Tratado de Reumatología Clínica

Tratado de Reumatología Clínica

Directores

Esther Francisca Vicente Rabaneda
Facultativa Especialista de Área, Servicio de Reumatología,
Hospital Universitario de La Princesa,
Instituto de Investigación Sanitaria-Princesa, Madrid.
Profesora Asociada de Ciencias de la Salud,
Departamento de Medicina, Universidad Autónoma de Madrid.
Profesora de la Escuela de Ecografía
de la Sociedad Española de Reumatología.

Francisco de Paula Gabriel Jiménez Núñez
Facultativo Especialista de Área, Servicio de Reumatología,
Hospital Regional Universitario de Málaga.
Colaborador Docente, Departamento de Medicina y Dermatología,
Facultad de Medicina, Universidad de Málaga.
Coordinador del Grupo de Ecografía
de la Sociedad Andaluza de Reumatología.

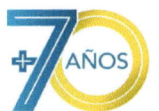 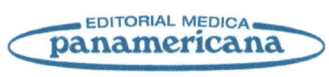

Desde 1953 formando Profesionales de la Salud

Buenos Aires - Bogotá - Madrid - México
www.medicapanamericana.com

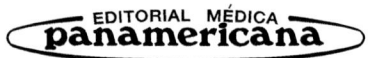

Visite nuestra página web:
http://www.medicapanamericana.com

ARGENTINA
Maipú, 1300, piso 3 (C1006ACT)
Ciudad Autónoma de Buenos Aires, Argentina
Tel.: (54-11) 5031-6919
e-mail: cinfo@medicapanamericana.com

COLOMBIA
Carrera 7a A. N.º 69-19 - Bogotá DC - Colombia
Tel.: (57-1) 235-4068
e-mail: infomp@medicapanamericana.com.co

ESPAÑA
Sauceda, 10 - 5ª planta - 28050 Madrid, España
Tel.: (34-91) 131-78-00 /
e-mail: info@medicapanamericana.es

MÉXICO
Av. Miguel de Cervantes Saavedra, n.º 233, piso 8, oficina 801
Col. Granada, Alcaldía Miguel Hidalgo
CP 11520 Ciudad de México, México
Tel.: (5255) 5250 0664
e-mail: infomp@medicapanamericana.com.mx

ISBN: 978-84-1106-172-8 (Versión impresa + Versión digital)
ISBN: 978-84-1106-173-5 (Versión digital)

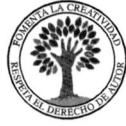
© 2025, EDITORIAL MÉDICA PANAMERICANA, S.A.
Sauceda, 10 - 5ª planta - 28050 Madrid - España
Depósito legal: M-1835-2025
Impreso en España

Coordinadores

Andrés Collado, Mariano
Facultativo Especialista de Área, Servicio de Reumatología, Hospital General Universitario Dr. Balmis, Alicante.
Profesor Asociado, Departamento de Medicina Clínica, Facultad de Medicina, Universidad de Miguel Hernández de Elche, Alicante.

Carreira Delgado, Patricia Esmeralda
Jefa de Sección de Reumatología, Hospital Universitario 12 de Octubre, Madrid.
Profesora Asociada, Facultad de Medicina, Área de Reumatología, Universidad Complutense de Madrid.

Castañeda Sanz, Santos
Jefe de Sección del Servicio de Reumatología, Hospital Universitario de La Princesa, Madrid.
Profesor Asociado, Facultad de Medicina, Área EDIP-Futuro, Universidad Autónoma de Madrid.

Castellví Barranco, Iván
Coordinador de Unidad de Enfermedades Autoinmunes sistémicas, Servicio de Reumatología, Hospital de la Santa Creu i Sant Pau, Barcelona.
Profesor Asociado, Facultad de Medicina, Universidad Autónoma de Barcelona.

Jiménez Núñez, Francisco de Paula Gabriel
Facultativo Especialista de Área, Servicio de Reumatología, Hospital Universitario Regional de Málaga.
Colaborador Docente, Departamento de Medicina y Dermatología, Facultad de Medicina, Universidad de Málaga.
Coordinador del Grupo de Ecografía de la Sociedad Andaluza de Reumatología.

López Medina, Clementina
Facultativa Especialista de Área, Servicio de Reumatología, Hospital Universitario Reina Sofía, Córdoba.
Profesora Permanente Laboral, Departamento de Ciencias Médicas y Quirúrgicas, Área de Reumatología, Facultad de Medicina y Enfermería, Universidad de Córdoba.

Vicente Rabaneda, Esther Francisca
Facultativa Especialista de Área, Servicio de Reumatología, Hospital Universitario de La Princesa, Instituto de Investigación Sanitaria-Princesa, Madrid.
Profesora Asociada de Ciencias de la Salud, Departamento de Medicina, Universidad Autónoma de Madrid.
Profesora de la Escuela de Ecografía de la Sociedad Española de Reumatología.

Autores

Acebes Cachafeiro, Carlos
Consultor, Servicio de Reumatología, *Cheltenham General Hospital*, Reino Unido.

Aguado Acín, María Pilar
Facultativa Especialista de Área, Unidad de Reumatología, Hospital Universitario La Paz, Madrid.
Profesora Honoraria, Facultad de Medicina, Universidad Autónoma de Madrid.

Aguilar Hurtado, María Carmen
Pendiente, Servicio de Radiodiagnóstico, Área de Tórax, Hospital Universitario Regional de Málaga.

Aguirre del Pino, Rodrigo
Facultativo Especialista de Área, Servicio de Reumatología, Complexo Hospitalario Universitario A Coruña.

Aguirre Zamorano, María Ángeles
Facultativa Especialista de Área, Unidad de Reumatología, Hospital Universitario Reina Sofía, Córdoba.

Aldasoro Cáceres, Vicente
Facultativo Especialista de Área, Servicio de Reumatología, Hospital Universitario de Navarra.
Colaborador Docente, Facultad de Medicina y Enfermería, Universidad de Navarra y Universidad Pública de Navarra.

Alegre Sancho, Juan José
Facultativo Especialista de Área, Servicio de Reumatología, Hospital Universitario Dr. Peset Aleixandre, Valencia.

Almazán Fernández de Bobadilla, María Vega
Facultativa Especialista de Área, Servicio de Pediatría, Centro de Salud de Maracena, Granada.

Andrés Collado, Mariano
Facultativo Especialista de Área, Servicio de Reumatología, Hospital General Universitario Dr. Balmis, Alicante.
Profesor Asociado, Departamento de Medicina Clínica, Facultad de Medicina, Universidad de Miguel Hernández de Elche, Alicante.

Añón Oñate, Isabel
Jefa de Sección de Reumatología, Hospital Universitario de Jaén.

Aranda Valera, Concepción
Facultativa Especialista de Área, Servicio de Reumatología, Hospital Universitario Reina Sofía, Córdoba.
Profesora Asociada, Facultad de Medicina, Departamento de Ciencias Médicas y Quirúrgicas, Área de Reumatología, Universidad de Córdoba.

Arboleya Rodríguez, Luis
Facultativo Especialista de Área, Servicio de Reumatología, Hospital Universitario Central de Asturias, Oviedo.

Arias Santiago, Salvador
Jefe de Servicio de Dermatología, Hospital Universitario Virgen de las Nieves, Granada.
Profesor Titular, Área de Dermatología, Facultad de Medicina, Universidad de Granada.

Atienza Mateo, Belén
Facultativa Especialista de Área, Servicio de Reumatología, Hospital Universitario Marqués de Valdecilla, Santander.
Colaboradora Docente, Facultad de Medicina, Departamento de Medicina y Psiquiatría, Universidad de Cantabria, Santander.

Blanco Alonso, Ricardo
Jefe de Departamento, Servicio de Reumatología, Hospital Universitario Marqués de Valdecilla, Santander.
Profesor Asociado, Facultad de Medicina, Departamento de Medicina y Psiquiatría, Universidad de Cantabria, Santander.

Borregón Garrido, Paula
Médica Interna Residente, Servicio de Reumatología, Hospital Universitario Regional de Málaga.

Bravo Bardají, Manuel Francisco
Facultativo Especialista de Área, Servicio de Cirugía Ortopédica y Traumatología, Hospital Universitario Regional de Málaga.

Bravo Mancheño, Beatriz
Facultativa Especialista de Área, Servicio de Pediatría, Unidad de Reumatología Pediátrica, Hospital Universitario Virgen de las Nieves, Granada.

Caballero Martínez, Luis Francisco
Facultativo Especialista de Área, Servicio de Enfermedades Infecciosas, Hospital Universitario Regional de Málaga.

Cabezas Lucena, Alba María
Facultativa Especialista de Área, Servicio de Reumatología, Hospital Universitario de Jaén.

Calabuig Sais, Irene
Facultativa Especialista de Área, Servicio de Reumatología, Hospital General Universitario Dr. Balmis, Alicante.

Calvet Fontova, Joan
Facultativo Especialista de Área, Servicio de Reumatología, Hospital Universitario Parc Taulí, Sabadell, Barcelona.
Colaborador Docente, Facultad de Medicina, Universidad Autónoma de Barcelona.

Calvo del Río, Vanesa
Facultativa Especialista de Área, Servicio de Reumatología, Hospital Universitario Marqués de Valdecilla, Santander.

Calvo Gutiérrez, Jerusalem
Facultativa Especialista de Área, Servicio de Reumatología, Hospital Universitario Reina Sofía, Córdoba.
Colaboradora Docente, Facultad de Medicina y Enfermería, Área de Reumatología, Departamento de Ciencias Médicas y Quirúrgicas, Universidad de Córdoba.

Campos Esteban, José
Facultativo Especialista de Área, Servicio de Reumatología, Hospital Universitario Puerta de Hierro Majadahonda, Madrid.

Carreira Delgado, Patricia Esmeralda
Jefa de Sección de Reumatología, Hospital Universitario 12 de Octubre, Madrid.
Profesora Asociada, Facultad de Medicina, Área de Reumatología, Universidad Complutense de Madrid.

Castañeda Sanz, Santos
Jefe de Sección del Servicio de Reumatología, Hospital Universitario de La Princesa, Madrid.
Profesor Asociado, Facultad de Medicina, Área EDIP-Futuro, Universidad Autónoma de Madrid.

Castaño Sánchez, Manuel
Facultativo Especialista de Área, Servicio de Reumatología, Hospital Clínico Universitario Virgen de La Arrixaca, El Palmar, Murcia.
Colaborador Docente, Facultad de Medicina, Área de Reumatología, Universidad de Murcia.

Castillo Dayer, Paloma Valentina
Facultativa Especialista de Área, Servicio de Reumatología, Hospital General Universitario J. M. Morales Meseguer, Murcia.

Castillo Gallego, María Concepción
Facultativa Especialista de Área, Servicio de Reumatología, Área de Consultas Externas de Reumatología, Hospital Universitario Torrecárdenas, Almería.

Castro Domínguez, Francisco
Jefe de Servicio de Reumatología, Centro Médico Teknon, Grupo Quironsalud, Barcelona.

Cobo Ibáñez, Tatiana
Facultativa Especialista de Área, Servicio de Reumatología, Hospital Universitario Infanta Sofía, San Sebastián de los Reyes, Madrid.
Profesora Asociada, Facultas de Ciencias Biomédicas y de la Salud, Área de Reumatología, Universidad Europea, Villaviciosa de Odón, Madrid.

Corominas Macías, Héctor
Jefe de Departamento de Reumatología, Unidad de Artritis, Hospital de la Santa Creu i Sant Pau, Barcelona.

Coronel Tarancón, Luis
Facultativo Especialista de Área, Servicio de Reumatología, Área de Artritis, Hospital Universitari Vall d'Hebron, Barcelona.

Correyero Plaza, María
Facultativa Especialista de Área, Servicio de Reumatología, Hospital Universitario 12 de Octubre, Madrid.

Cuadrado Lozano, María José
Directora del Servicio de Reumatología, Clínica Universidad de Navarra, Madrid.

Cuesta Narváez, Elena
Facultativa Especialista de Área, Servicio de Medicina Interna, Hospital Quironsalud, Málaga, Jaén.

De la Puente Bujidos, Carlos
Facultativo Especialista de Área, Servicio de Reumatología, Hospital Universitario Ramón y Cajal, Madrid.

De Toro Santos, Francisco Javier
Jefe de Servicio de Reumatología, Complexo Hospitalario Universitario A Coruña.

Díaz Cobos, Carolina
Facultativa Especialista de Área, Servicio de Medicina Interna, Hospital Quironsalud, Málaga.

Díaz-Cordovés Rego, Gisela
Facultativa Especialista de Área, Servicio de Reumatología, Hospital Universitario Regional de Málaga.

Díaz Torné, César
Facultativo Especialista de Área, Servicio de Reumatología, Unidad de Artritis, Hospital de la Santa Creu i Sant Pau, Barcelona.
Profesor Asociado, Facultad de Medicina, Universitat Autònoma de Barcelona.

Díaz Valle, David
Jefe de Sección de Oftalmología, Unidad de Superficie e Inflamación Ocular, Hospital Universitario Clínico San Carlos, Madrid.
Profesor Asociado, Facultad de Medicina, Universidad Complutense de Madrid.
Docente, Departamento Terapéutica Experimental, Facultad de Medicina y Ciencias de la Salud, Universidad de Barcelona.

Escudero Contreras, Alejandro
Jefe de Sección de Reumatología, Hospital Universitario Reina Sofía, Córdoba.
Profesor Contratado Doctor, Facultad de Medicina y Enfermería, Departamento de Ciencias Médicas y Quirúrgicas, Universidad de Córdoba.

Fiter Aresté, Jordi
Facultativo Especialista de Área, Servicio de Reumatología, Hospital Universitari Son Espases, Palma, Illes Balears.

Fuego Varela, Clara
Facultativa Especialista de Área, Servicio de Reumatología, Unidad de Reumatología, Hospital Universitario de Jerez de la Frontera, Cádiz.

Galisteo Lencastre Da Veiga, Carlos
Facultativo Especialista de Área, Servicio de Reumatología, Hospital Universitario Parc Taulí, Sabadell, Barcelona.

García Carazo, Sara
Facultativa Especialista de Área, Unidad de Reumatología, Hospital Universitario La Paz, Madrid.

García Fernández, Antía
Facultativa Especialista de Área, Servicio de Reumatología, Hospital Universitario Fundación Jiménez Díaz, Madrid.

García González, Alfredo Javier
Facultativo Especialista de Área, Servicio de Reumatología, Hospital Universitario 12 de Octubre, Madrid.

García Llorente, José Francisco
Facultativo Especialista de Área, Servicio de Reumatología, Hospital Galdakao-Usansolo, Galdakao, Bizkaia.

García Porrúa, Carlos
Facultativo Especialista de Área, Servicio de Reumatología, Hospital Universitario Lucus Augusti, Lugo.

García Rodríguez, Cintia
Facultativa Especialista de Área, Servicio de Reumatología, Hospital Universitario Clínico San Cecilio, Granada.

García Studer, Aimara
Médica Interna Residente, Servicio de Reumatología, Hospital Universitario Regional de Málaga.

García Vadillo, Alberto
Jefe de Sección de Reumatología, Hospital Universitario de La Princesa, Madrid.
Profesor Asociado, Facultad de Medicina, Área de Reumatología, Universidad Autónoma de Madrid.

Garrido Puñal, Noemí Patricia
Facultativa Especialista de Área, Servicio de Reumatología, Unidad de Gestión Reumatología y Traumatología, Hospital Universitario Virgen del Rocío, Sevilla.

Godoy Navarrete, Francisco Javier
Facultativo Especialista de Área, Servicio de Reumatología, Hospital Universitario de Jaén.

Gómez Centeno, Antonio Domingo
Facultativo Especialista de Área, Servicio de Reumatología, Hospital de Sabadell, Barcelona.

Gómez Gómez, Alejandro
Facultativo Especialista de Área, Servicio de Reumatología, Hospital Universitari Vall d'Hebron, Barcelona.

González Arribas, Guillermo
Médico Interno Residente, Servicio de Reumatología, Complexo Hospitalario Universitario A Coruña.

González Hombrado, Laura
Facultativa Especialista de Área, Servicio de Reumatología, Hospital del Tajo S.A., Aranjuez, Madrid.
Profesora Asociada, Facultad de Medicina, Área de Reumatología, Universidad Alfonso X el Sabio, Villanueva de la Cañada, Madrid.

González Quevedo, David
Facultativo Especialista de Área, Servicio de Cirugía Ortopédica y Traumatología, Hospital Universitario Regional de Málaga.
Profesor Asociado, Facultad de Medicina, Área de Traumatología, Departamento de Especialidades Quirúrgicas, Bioquímica e Inmunología, Universidad de Málaga.

González-Gay Mantecón, Miguel Ángel
Investigador Clínico, Servicio de Reumatología, Hospital Universitario Fundación Jiménez Díaz, Madrid.
Catedrático, Facultad de Medicina, Departamento de Medicina y Psiquiatría, Universidad de Cantabria, Santander.

Gutiérrez Cardo, Antonio Luis
Facultativo Especialista de Área, Servicio de Radiodiagnóstico, Área de Tórax, Hospital Universitario Regional de Málaga.
Investigador, Servicio de Medicina Nuclear, Departamento IBIMA Plataforma BIONAND, Área Arteriosclerosis, Prevención Vascular, Metabolismo y Enfermedades Neurológicas, Hospital Universitario Regional de Málaga.

Heras Recuero, Elena
Facultativa Especialista de Área, Servicio de Reumatología, Hospital Universitario Fundación Jiménez Díaz, Madrid.

Heredia Martín, Sergi
Facultativo Especialista de Área, Servicio de Reumatología, Hospital de Sant Joan Despí Moisès Broggi, Barcelona.

Hernández Rodríguez, Isabel
Facultativa Especialista de Área, Servicio de Reumatología, Hospital Universitario12 de Octubre, Madrid.

Íñiguez Ubiaga, Carlota Laura
Facultativa Especialista de Área, Servicio de Reumatología, Hospital Universitario Lucus Augusti, Lugo.

Jiménez Moleón, Inmaculada
Facultativa Especialista de Área, Servicio de Reumatología, Hospital Universitario Clínico San Cecilio, Granada.

Jiménez Núñez, Francisco de Paula Gabriel
Facultativo Especialista de Área, Servicio de Reumatología, Hospital Regional Universitario de Málaga.
Colaborador Docente, Departamento de Medicina y Dermatología, Facultad de Medicina, Universidad de Málaga.
Coordinador del Grupo de Ecografía de la Sociedad Andaluza de Reumatología.

Joven Ibáñez, Beatriz Esther
Facultativa Especialista de Área, Servicio de Reumatología, Hospital Universitario 12 de Octubre, Madrid.

Ladehesa Pineda, María Lourdes
Facultativa Especialista de Área, Unidad de Gestión Clínica de Reumatología, Hospital Universitario Reina Sofia, Córdoba.
Colaboradora Docente, Facultad de Medicina y Enfermería, Universidad de Córdoba.

Laíño Piñeiro, María Cruz
Facultativa Especialista de Área, Servicio de Reumatología, Hospital Universitario de Navarra.
Profesora Asociada, Facultad de Medicina, Área de Reumatología, Universidad Pública de Navarra.

Llop Vilaltella, María
Investigadora Clínica, Instituto Maimónides de Investigación Biomédica de Córdoba (IMIBIC).

Llorente Cubas, Irene María
Facultativa Especialista de Área, Servicio de Reumatologia, Hospital Universitario de La Princesa, Madrid.

López Lasanta, María
Facultativa Especialista de Área, Servicio de Reumatología, Unidad de Artritis Inflamatorias Crónicas, Área de Artritis Reumatoide, Hospital Universitari Vall d'Hebron, Barcelona.

López Medina, Clementina
Facultativa Especialista de Área, Servicio de Reumatología, Hospital Universitario Reina Sofía, Córdoba.
Profesora Permanente Laboral, Departamento de Ciencias Médicas y Quirúrgicas, Área de Reumatología, Facultad de Medicina y Enfermería, Universidad de Córdoba.

Loricera García, Javier
Facultativo Especialista de Área, Servicio de Reumatología, Hospital Universitario Marqués de Valdecilla, Santander.

Lucena Jiménez, Jorge Salvador
Facultativo Especialista de Área, Servicio de Cirugía Ortopédica y Traumatología, Hospital Universitario Regional de Málaga.

Macías Ávila, Carmen Patricia
Facultativa Especialista de Área, Servicio de Medicina Interna, Hospital Quironsalud Málaga.

Malouf Sierra, Jorge
Facultativo Especialista de Área, Servicio de Medicina Interna, Unidad de Metabolismo Óseo, Hospital de la Santa Creu i Sant Pau, Barcelona.

Maqueda López, Manuel
Facultativo Especialista de Área, Servicio de Reumatología, Hospital Universitario Juan Ramón Jiménez, Huelva.

Márquez Gómez, Ignacio
Facultativo Especialista de Área, Servicio de Enfermedades Infecciosas, Hospital Universitario Regional de Málaga.
Colaborador Docente, Facultad de Medicina, Área de Enfermedades Infecciosas, Departamento de Medicina Interna, Universidad de Málaga.

Márquez Ortiz, Ana María
Científica Titular, Instituto de Parasitología y Biomedicina López-Neyra, Consejo Superior de Investigaciones Científicas, Armilla, Granada.

Márquez Sánchez, Pilar
Facultativa Especialista de Área, Servicio de Area de Radiología Músculoesquelética Hospital Regional Universitario de Málaga.

Martín López, María
Facultativa Especialista de Área, Servicio de Reumatología, Unidad Multidisciplinar de Enfermedades Autoinmunes Sistémicas, Hospital Universitario 12 de Octubre, Madrid.
Colaboradora Docente, Facultad de Medicina, Universidad Complutense de Madrid.

Martín Pedraz, Laura
Facultativa Especialista de Área, Servicio de Pediatría, Unidad de Pediatría y Reumatología Pediátrica, Hospital Universitario Regional de Málaga.

Martínez Feíto, Ana
Facultativa Especialista de Área, Unidad de Inmunología, Hospital Universitario La Paz, Madrid.

Martínez Pérez, Rosalía
Facultativa Especialista de Área, Servicio de Reumatología, Hospital Universitario Virgen de Valme, Sevilla.

Melchor Díaz, Sheila
Facultativa Especialista de Área, Servicio de Reumatología, Unidad de Enfermedades Autoinmunes Sistémicas, Hospital Universitario 12 de Octubre, Madrid.
Colaboradora Docente, Facultad de Medicina, Departamento de Medicina Interna, Universidad Complutense de Madrid.

Melero González, Rafael Benito
Facultativo Especialista de Área, Servicio de Reumatología, Complexo Hospitalario Universitario de Lugo y Hospital del Meixoeiro, Vigo.
Colaborador docente, Facultad de Medicina, Universidad de Santiago de Compostela, A Coruña.

Méndez Díaz, Lara
Facultativa Especialista de Área, Servicio de Reumatología, Hospital Universitario Juan Ramón Jiménez, Huelva.

Mendoza Mendoza, Dolores
Facultativa Especialista de Área, Servicio de Reumatología, Hospital Universitario Virgen Macarena, Sevilla.

Miguel Pérez, María Isabel
Profesora titular, Departamento Patología y Terapéutica Experimental, Área de Anatomía y Embriología Humana, Facultad de Medicina y Ciencias de la Salud, Universidad de Barcelona.

Möller Parera, Ingrid
Directora Médica, Servicio de Reumatología, Instituto Poal de Reumatología, Barcelona.

Montalà Palau, Núria
Facultativa Especialista de Área, Servicio de Reumatología, Hospital Universitari Arnau de Vilanova, Lleida.

Montero Vílchez, Trinidad
Facultativa Especialista de Área, Servicio de Dermatología, Hospital Universitario Virgen de las Nieves, Granada.

Morales del Águila, María del Carmen
Facultativa Especialista de Área, Unidad de Medicina Familiar y Comunitaria, Hospital Universitario Regional de Málaga.

Morales Garrido, Pilar
Facultativa Especialista de Área, Unidad de Gestión Clínica de Reumatología, Hospital Universitario Clínico San Cecilio, Granada.
Tutora de Residentes, Hospital Universitario Clínico San Cecilio, Granada.

Moreira Navarrete, Virginia
Facultativa Especialista de Área, Servicio de Reumatología, Hospital Universitario Virgen Macarena, Sevilla.

Moreno Ramos, Manuel José
Facultativo Especialista de Área, Servicio de Reumatología, Hospital Clínico Universitario Virgen de La Arrixaca, El Palmar, Murcia.
Profesor Asociado, Facultad de Medicina, Departamento de Medicina Interna.

Moriano Morales, Clara
Facultativa Especialista de Área, Servicio de Reumatología, Complejo Asistencial Universitario de León.

Muñoz Carreño, María Pilar
Facultativa Especialista de Área, Servicio de Reumatología, Hospital Universitario de Guadalajara.

Nieto González, Juan Carlos
Facultativo Especialista de Área, Servicio de Reumatología, Hospital General Universitario Gregorio Marañón, Madrid.
Colaborador Docente, Facultad de Medicina, Universidad Complutense de Madrid.

Nozal Aranda, Pilar
Facultativa Especialista de Área, Unidad de Inmunología, Hospital Universitario La Paz, Madrid.

Nuño Nuño, Laura
Facultativa Especialista de Área, Servicio de Reumatología, Hospital Universitario La Paz, Madrid.

Orellana Garrido, Cristóbal
Facultativo Especialista de Área, Servicio de Reumatología, Hospital de Sabadell, Barcelona.

Ortega Castro, Rafaela
Facultativa Especialista de Área, Servicio de Reumatología, Hospital Universitario Reina Sofía, Córdoba.
Profesora Asociada, Facultad de Medicina, Departamento de Ciencias Médicas y Quirúrgicas, Universidad de Córdoba.

Ortiz Fernández, Lourdes
Investigadora Postdoctoral, Departamento de Biología Celular e Inmunología, Instituto de Parasitología y Biomedicina López-Neyra, Consejo Superior de Investigaciones Científicas, Armilla, Granada.

Ortiz Márquez, Fernando
Médico Interno Residente, Servicio de Reumatología, Hospital Universitario Regional de Málaga.

Park, Hye Sang
Facultativa Especialista de Área, Servicio de Reumatología, Hospital Hospital de la Santa Creu i Sant Pau, Barcelona.
Colaboradora Docente, Facultad de Medicina, Universitat Autònoma de Barcelona.

Pérez Albaladejo, Lorena
Facultativa Especialista de Área, Servicio de Reumatología, Complejo Universitario de Jaén.

Pérez Camacho, Inés
Facultativa Especialista de Área, Servicio de Enfermedades Infecciosas, Unidad de Gestión Clínica de Medicina Preventiva, Microbiología y Enfermedades Infecciosas, Hospital Universitario Regional de Málaga.

Pérez Galán, María José
Facultativa Especialista de Área, Servicio de Reumatología, Hospital Universitario Virgen de las Nieves, Granada.

Pérez Sancristóbal, Inés
Facultativa Especialista de Área, Servicio de Reumatología, Hospital Universitario Infanta Sofía, San Sebastián de los Reyes, Madrid.

Peris Bernal, Pilar
Facultativa Especialista de Área, Servicio de Reumatología, Hospital Clínic de Barcelona.
Profesora Asociada, Facultad de Medicina, Universidad de Barcelona.

Plasencia Rodríguez, Chamaida
Facultativa Especialista de Área, Servicio de Reumatología, Hospital Universitario La Paz, Madrid.
Colaboradora Docente, Facultad de Medicina, Universidad Autónoma de Madrid.

Plaza Aulestia, Nahia
Facultativa Especialista de Área, Servicio de Reumatología, Hospital Galdakao-Usansolo, Galdakao, Bizkaia.

Puche Larrubia, María Ángeles
Facultativa Especialista de Área, Servicio de Reumatología, Hospital Universitario Reina Sofía, Córdoba.

Quiroga Colina, Patricia
Médica Interna Residente, Servicio de Reumatología, Hospital Universitario de La Princesa, Madrid.

Ramos Giráldez, María Consuelo
Facultativa Especialista de Área, Servicio de Reumatología, Hospital Universitario Virgen de Valme, Sevilla.

Reina Sanz, Delia
Facultativa Especialista de Área, Servicio de Reumatología, Hospital de Sant Joan Despí Moisès Broggi, Barcelona.

Rivera Redondo, Javier
Facultativo Especialista de Área, Servicio de Reumatología, Hospital General Universitario Gregorio Marañón, Madrid.

Rodríguez Almaraz, María Esther
Facultativa Especialista de Área, Servicio de Reumatología, Hospital Universitario 12 de Octubre, Madrid.

Rojas Giménez, Marta
Facultativa Especialista de Área, Servicio de Reumatología, Hospital Universitario Reina Sofía, Córdoba.
Colaboradora Docente, Facultad de Medicina, Universidad de Córdoba.

Ruiz Román, Alberto
Facultativo Especialista de Área, Servicio de Reumatología, Hospital Universitario Juan Ramón Jiménez, Huelva.

Sala Icardo, Luis
Facultativo Especialista de Área, Servicio de Reumatología, Hospital Universitario de Torrejón, Torrejón de Ardoz, Madrid.
Profesor Asociado, Facultad de Medicina, Departamento de Reumatología, Universidad Francisco de Vitoria, Pozuelo de Alarcón, Madrid.

Sánchez Bilbao, Lara
Facultativa Especialista de Área, Servicio de Reumatología, Hospital Universitario Marqués de Valdecilla, Santander.

Sánchez Pernaute, Olga
Jefa de Servicio de Reumatología, Hospital Universitario Fundación Jiménez Díaz, Madrid.

Sanz Correa, Juan
Facultativo Especialista de Área, Servicio de Dermatología, Hospital Universitario Lucus Augusti, Lugo.

Sirvent Alierta, Elena Leonor
Facultativa Especialista de Área, Servicio de Reumatología, Parc Sanitari Sant Joan de Deu - Recinte Sant Boi, Barcelona.

Sobrino Díaz, Beatriz
Facultativa Especialista de Área, Servicio de Reumatología, Hospital Universitario Regional de Málaga.
Colaboradora docente y Tutora clínica de Pregrado, Facultad de Medicina, Departamento de Patología Médica, Universidad de Málaga.

Tornero Marín, Carolina
Facultativa Especialista de Área, Unidad de Reumatología, Hospital Universitario La Paz, Madrid.

Tornero Molina, Jesús
Jefe del Servicio de Reumatología, Hospital Universitario de Guadalajara.
Profesor Asociado, Facultad de Medicina, Área de Reumatología, Departamento de Medicina y Especialidades Médicas, Universidad de Alcalá, Alcalá de Henares, Madrid.

Torrens Cid, Luis
Facultativo Especialista de Área, Servicio de Reumatología, Hospital Universitario La Zarzuela, Madrid.

Trallero Araguás, Ernesto
Facultativo Especialista de Área, Servicio de Reumatología, Hospital Universitari Vall d'Hebron, Barcelona.

Trujillo Caballero, Laura
Facultativa Especialista de Área, Servicio de Pediatría, Unidad de Reumatología Pediátrica, Hospital Universitario Virgen de las Nieves, Granada.

Usón Jaeger, Jacqueline
Facultativa Especialista de Área, Servicio de Reumatología, Hospital Universitario de Móstoles, Madrid.
Profesora Asociada Reumatología Universidad Rey Juan Carlos, Madrid.

Valero Martínez, Cristina
Facultativa Especialista de Área, Servicio de Reumatología, Hospital Universitario de La Princesa, Madrid.

Valiente de Santis, Lucía Blanca
Facultativa Especialista de Área, Servicio de Enfermedades Infecciosas, Hospital Universitario Regional de Málaga.

Vázquez Gómez, Ignacio
Facultativo Especialista de Área, Servicio de Reumatología, Hospital Universitario Dr. Peset Aleixandre, Valencia.

Vegas Revenga, Nuria
Facultativa Especialista de Área, Servicio de Reumatología, Hospital Galdakao-Usansolo, Galdakao, Bizkaia.

Velloso Feijóo, María Luisa
Facultativa Especialista de Área, Servicio de Reumatología, Hospital Universitario Virgen de Valme, Sevilla.
Profesora Asociada, Facultad de Medicina, Área de Reumatología, Universidad de Sevilla.

Veroz González, Raúl
Facultativo Especialista de Área, Servicio de Reumatología, Hospital de Mérida, Badajoz.

Vicente Rabaneda, Esther Francisca
Facultativa Especialista de Área, Servicio de Reumatología, Hospital Universitario de La Princesa, Instituto de Investigación Sanitaria-Princesa, Madrid.
Profesora Asociada de Ciencias de la Salud, Departamento de Medicina, Universidad Autónoma de Madrid.
Profesora de la Escuela de Ecografía de la Sociedad Española de Reumatología.

A mi familia y mis maestros,
quienes me han inculcado el compromiso y la dedicación
hacia mi profesión y han despertado en mí la necesidad de profundizar
en el conocimiento y el deseo de investigar en busca de respuestas.

Esther Francisca Vicente Rabaneda

A Mª Victoria Irigoyen Oyarzabal,
quien me enseñó el amor y dedicación a los pacientes,
la verdadera vocación de ser médico.

A Laura Cano García y Elisabeth Gómez Moyano,
mis referentes cuando se trata de estar a un lado
y, lo más difícil, al otro de la mesa.

Y sobre todo a mis padres…,
me dieron la vida. Me inculcaron valores.
Siempre conmigo.

Francisco de Paula Gabriel Jiménez Núñez

Prólogo

La invitación para escribir el prólogo del *Tratado de Reumatología Clínica* me ha llenado de orgullo y satisfacción, ya que recoge el fruto de un gran esfuerzo colectivo del equipo editorial, coordinadores y autores, con el objetivo de incorporar los recientes avances acontecidos en el conocimiento y manejo del complejo campo de las enfermedades reumáticas.

El desarrollo tecnológico de los últimos años ha permitido profundizar en los mecanismos etiopatogénicos responsables de muchas de estas enfermedades. A los descubrimientos sobre genómica se han sumado los relativos a la proteómica y la transcriptómica, lo que nos está acercando a la posibilidad de realizar una medicina personalizada y de precisión. Se han identificado nuevas dianas terapéuticas y se han descubierto nuevos fármacos capaces de mejorar el control de la actividad inflamatoria, en el caso de las enfermedades inflamatorias y sistémicas, que es la principal responsable de la morbilidad de estos procesos.

También se han desarrollado nuevas herramientas diagnósticas y se han perfeccionado algunas de las existentes, lo que nos está ayudando a diagnosticar de forma temprana estos procesos, lo que es crucial para poder intervenir en el período de la «ventana de oportunidad» y así intentar cambiar el curso de algunas de las enfermedades más graves. Sin embargo, este tratado no se olvida de otras enfermedades altamente prevalentes, en las cuales la carga inflamatoria es menor, aunque pueden comportar dolor y discapacidad importantes, como las enfermedades metabólicas, degenerativas, de partes blandas o los síndromes de dolor generalizado.

La estructura de la obra parte de un cuerpo de conocimiento general, a modo de introducción, que aporta una visión global de las patologías reumáticas con el objetivo de facilitar el complejo proceso del diagnóstico diferencial, que se asienta sobre el ejercicio clásico de la medicina y se apoya en la anamnesis, la exploración física y las pruebas complementarias más adecuadas a la presunción diagnóstica.

El resto del tratado desgrana de forma específica y práctica las distintas enfermedades reumáticas, que se han agrupado siguiendo los criterios de clasificación más aceptados. Se han actualizado todos los aspectos de interés, desde los criterios de diagnóstico y/o clasificación hasta los nuevos descubrimientos sobre etiopatogenia, herramientas diagnósticas y opciones terapéuticas.

Esta obra se ha desarrollado con el objetivo de actualizar los conocimientos sobre el manejo integral de las enfermedades reumáticas no solo a los reumatólogos, sino también al resto de especialistas implicados en el cuidado de estos pacientes, ya que su abordaje multidisciplinar es un requisito indispensable para garantizar la consecución de desenlaces óptimos.

Finalmente, espero y deseo que se cumplan los objetivos marcados en el desarrollo de esta obra y que los lectores encuentren en ella una herramienta de soporte útil y práctica que les ayude en el día a día de su ejercicio profesional.

Dr. Santos Castañeda Sanz
Jefe de Sección del Servicio de Reumatología
Hospital Universitario de La Princesa, Madrid

Prefacio

La reumatología, en su complejidad y alcance, es una especialidad que desafía constantemente a la comunidad médica. Los avances científicos, el desarrollo de nuevas terapias y el refinamiento de las técnicas diagnósticas requieren una actualización continua y una formación rigurosa. Con este tratado de reumatología clínica, hemos querido ofrecer una obra que abarque todos los aspectos esenciales de la especialidad, desde los principios básicos hasta las innovaciones más recientes, para servir de apoyo y guía al profesional médico en la práctica diaria.

La creación de este tratado ha sido un esfuerzo colaborativo y multidisciplinario, en el que hemos contado con la participación de especialistas en cada área de la especialidad, junto a expertos de disciplinas afines, cuyo conocimiento complementa y enriquece el contenido. Nos propusimos integrar un enfoque práctico con un respaldo sólido en la evidencia científica más actualizada, lo que convierte a esta obra en una referencia accesible y, así lo esperamos, de consulta indispensable.

La estructura del tratado refleja nuestra intención de presentar una obra completa y sistemática, diseñada para facilitar la búsqueda de información tanto por parte de reumatólogos en formación como de profesionales experimentados. Cada capítulo ha sido elaborado meticulosamente para ofrecer una visión profunda, pero clara, de las enfermedades reumáticas y su manejo clínico, incorporando tanto los fundamentos teóricos como las pautas prácticas para el diagnóstico, el tratamiento y el seguimiento de estas patologías.

Hemos dedicado especial atención a los avances en la ecografía y otras herramientas de diagnóstico por imagen, que han revolucionado la forma en que abordamos muchas patologías reumatológicas. Asimismo, este tratado hace hincapié no solo en las enfermedades inflamatorias inmunomediadas o del metabolismo óseo, sino en otras áreas en constante evolución, como, por ejemplo, la patología general del aparato locomotor o las enfermedades infecciosas, destacando las recomendaciones y guías actuales para un tratamiento óptimo y personalizado.

Nos gustaría agradecer a Editorial Médica Panamericana la confianza depositada en nosotros para dirigir este tratado de reumatología clínica. Ambos directores tenemos desde siempre un gran interés docente, pero también discente, con el cual además disfrutamos, en ese papel continuo que es aprender y enseñar, pero sobre todo enseñar para también poder aprender. También queremos expresar nuestro profundo agradecimiento a los coordinadores, que nos han acompañado en esta tarea, y a todos los autores sin cuyo esfuerzo y dedicación no se habría podido generar esta obra.

Nuestro objetivo es que este tratado que tiene usted en sus manos…, o su dispositivo, refleje nuestra vocación, y se convierta en un recurso valioso tanto para el reumatólogo como para los profesionales de otras especialidades, que en muchas ocasiones se enfrentan a enfermedades reumáticas complejas.

Esther Francisca Vicente Rabaneda
Francisco de Paula Gabriel Jiménez Núñez

Índice

Introducción a las enfermedades reumáticas

I

Concepto, clasificación, epidemiología y pronóstico de las enfermedades reumáticas

1

G. González Arribas, R. Aguirre del Pino y F. J. de Toro Santos

---

 OBJETIVOS

- Definir el concepto de reumatología, reumatólogo y enfermedad reumática.
- Clasificar estas enfermedades en función de la fisiopatología.
- Conocer la epidemiología y el pronóstico de cada grupo de entidades.

INTRODUCCIÓN

El concepto de reumatología procede del vocablo griego *rheós*, introducido por Galeno hace más de 2.000 años y cuyo significado literal es «fluir». En la Antigüedad se concebían las enfermedades reumáticas como un flujo anómalo de humores circulantes desde el cerebro hacia las articulaciones.

> **!** En la actualidad, la reumatología es una especialidad médica que se dedica al diagnóstico y tratamiento de las enfermedades inflamatorias y autoinmunes del tejido conectivo, y de los trastornos de origen no traumático del aparato locomotor.

Para comprender la fisiopatología de las enfermedades reumáticas es preciso conocer la anatomía microscópica del tejido conectivo. Este es un conjunto heterogéneo de tejidos derivados del mesodermo, cuya función primordial es dar el sostén estructural (tejidos óseo y cartilaginoso), metabólico (tejido adiposo) e inmunológico (tejido hematopoyético) del resto de los aparatos y sistemas, además de desempeñar funciones antiinfecciosas y regenerativas.

Está formado por dos componentes: una matriz constituida por proteínas (colágeno, elastina, fibrilina, fibronectina, laminina, trombospondina e integrinas) y glucosaminoglucanos (condroitín sulfato, heparán sulfato, queratán sulfato y ácido hialurónico) en donde se localizan las células, en su mayoría fijas, como las células mesenquimales, osteoblastos, osteocitos, fibroblastos, miofibroblastos y adipocitos, y células móviles como los macrófagos (y sus derivados especializados, como los osteoclastos en el hueso, los histiocitos en la matriz extracelular, la microglía en el sistema nervioso central, las células de Kupffer en el hígado, el mesangio en el riñón y los neumocitos de tipo II en el pulmón), mastocitos, células plasmáticas, linfocitos y polimorfonucleares.

Por otro lado, el aparato locomotor está constituido por los huesos, los cartílagos, las articulaciones, las bolsas sinoviales, los músculos, los tendones, las fascias y las aponeurosis. Los puntos de anclaje de dichas estructuras en los huesos se denominan entesis.

Las funciones del aparato locomotor son fundamentalmente tres: permitir la bipedestación y el movimiento, proteger los órganos vitales y ser el principal reservorio de calcio y fósforo (iones fundamentales en la homeostasis muscular y neurológica).

> **!** El tejido conectivo es de distribución sistémica, por lo que las enfermedades inflamatorias o autoinmunes pueden afectar a multitud de órganos y aparatos. El reumatólogo es el médico especialista en estas enfermedades, además de en las dolencias no traumáticas del aparato locomotor.

> **!** El reumatólogo es el especialista en las patologías inflamatorias y autoinmunes del tejido conectivo y en los trastornos no quirúrgicos del aparato locomotor y la reumatología es la especialidad médica encargada del estudio de dichas patologías.

La reumatología cuenta con un amplio desarrollo en el campo de la medicina en las últimas décadas con un nivel muy elevado de investigación tanto básica como clínica. Es objeto de un notable cambio en cuanto a los tratamientos, con la introducción de las terapias biológicas y de las pequeñas moléculas, que han disminuido la morbimortalidad de enfermedades que hasta hace relativamente poco tiempo provocaban un alto grado de discapacidad. Los avances paralelos tanto en inmunología como en el diagnóstico por imagen aportan nuevas claves para resolver problemas desconocidos hasta la actualidad.

Hoy en día, el reumatólogo es un médico especialista capaz de manejar la ecografía musculoesquelética y de grandes vasos, hacer artrocentesis e infiltraciones ecoguiadas, biopsias de piel, de glándula salival menor y de grasa subcutánea, utilizar la capilaroscopia y el microscopio de luz polarizada.

Es preciso conocer que a nivel popular está arraigado el término «reuma» para referirse a las algias del aparato locomotor, probablemente debido al desconocimiento de la etiología de las enfermedades reumáticas y a la creencia de un origen común de cada una de ellas. No obstante, el término reuma no se recoge en los textos académicos ni existe ninguna enfermedad con este sobrenombre. Por lo que, para mayor corrección, se hablará de las enfermedades reumáticas.

CONCEPTO DE ENFERMEDAD REUMÁTICA

Debido a la fisiopatología de las enfermedades reumáticas, estas se caracterizan por dolor, rigidez, limitación en la movilidad e incapacidad funcional, asociados en ocasiones a signos de inflamación (aumento de temperatura, tumefacción o eritema) predominantemente en las articulaciones. Este proceso puede darse a nivel sistémico y afectar a la piel, las mucosas, las serosas, el pulmón, el riñón, el aparato digestivo, el sistema nervioso o el hematopoyético entre otros.

> **!** Las enfermedades reumáticas son aquellas derivadas de la reacción inflamatoria o autoinmune o del deterioro del aparato locomotor o del tejido conectivo.

Como consecuencia de la perpetuación de este proceso inflamatorio se produce una disminución de la esperanza de vida de estos pacientes y una gran carga de morbimortalidad, ocasionada por el daño orgánico secundario.

> **!** La perpetuación del proceso inflamatorio conduce a daño orgánico, consecuencia no reversible con los tratamientos, por lo que un diagnóstico y tratamiento precoces son fundamentales para evitar este daño.

Estas enfermedades afectan tanto a pacientes jóvenes, incluso a niños, como a pacientes ancianos y, por lo general, más a mujeres que a varones. Las proporciones varían desde 1:2 en la artritis reumatoide hasta 1:9 en el lupus eritematoso sistémico.

> **!** Las enfermedades reumáticas presentan una prevalencia muy elevada. En España, al menos 1 de cada 5 personas de la población general padecerá alguna enfermedad reumática. Esta proporción aumenta a 1 de cada 3 individuos entre los 45 y los 64 años de edad y aumenta a 1 de cada 2 a partir de los 65 años.

Desde el punto de vista clínico, existen multitud de síntomas y signos clínicos para orientar, con gran probabilidad, al diagnóstico de una enfermedad reumática como son: el dolor articular axial o periférico de características inflamatorias (mejora con el movimiento, empeora con el reposo y se acompaña de sensación de rigidez articular de más de 30 minutos de duración), la tumefacción articular con distri-

bución en patrones (monoartritis, oligoartritis o poliartritis, aguda, subaguda o crónica, simétrica, asimétrica o aditiva, periférica o axial, etc.), la limitación del balance articular o el dolor con la movilización articular (**Figs. 1-1** y **1-2**).

El análisis del líquido sinovial mediante artrocentesis y procesamiento en el laboratorio es muy útil en el diagnóstico etiológico de la artritis.

Otra sintomatología extraarticular que orienta a que se trate de un proceso inflamatorio es la aparición de úlceras cutáneas (**Fig. 1-3**) o mucosas recidivantes, la presencia de exantema fotosensible, el síndrome seco, que afecta a las glándulas salivales y lagrimales, el fenómeno de Raynaud, las úlceras en los pulpejos de los dedos de las manos, el engrosamiento cutáneo, la presencia de púrpura palpable, la debilidad muscular (proximal o distal, simétrica o asimétrica), multitud de manifestaciones neurológicas (convulsiones, cefalea, parestesias con distribución en guante-calcetín, que pueden orientar a una polineuropatía, la mononeuritis múltiple, manifestaciones parecidas a esclerosis múltiple o la afectación de la médula espinal), los episodios trombóticos (trombosis venosa profunda, tromboembolia pulmonar, accidentes cerebrovasculares, trombosis arteriales) y los sucesos obstétricos (abortos de repetición, insuficiencia placentaria, preeclampsia, entre otros).

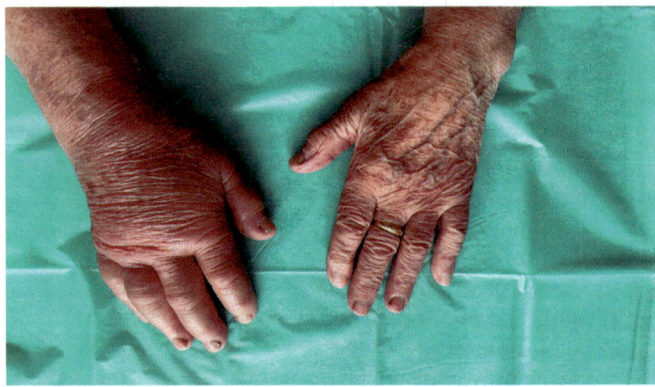

Figura 1-1. Reacción de partes blandas y poliartritis de carpo, metacarpofalángicas e interfalángicas proximales causada por una enfermedad por cristales de pirofosfato cálcico dihidratado.

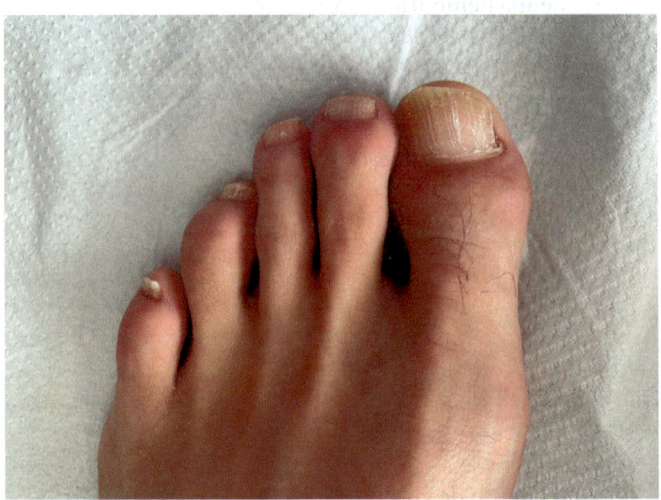

Figura 1-2. Artritis de 2ª y 4ª interfalángicas distales en un varón con artritis psoriásica.

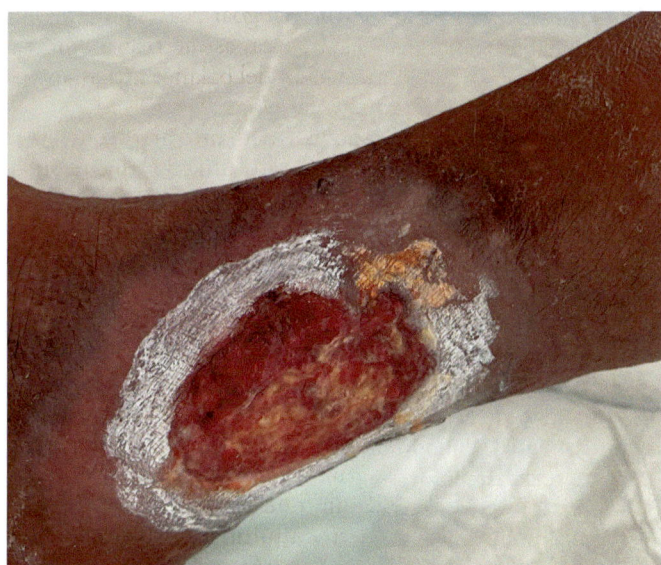

Figura 1-3. Úlcera de etiología vasculítica en una paciente con lupus eritematoso sistémico.

Son muy frecuentes las algias musculoesqueléticas locorregionales, como el hombro doloroso causado por una tendinitis del manguito rotador, el síndrome del túnel carpiano, los dedos en resorte o la fascitis plantar, situaciones que pueden ser causa de incapacidad laboral temporal.

Las algias derivadas de la espondiloartrosis, la gonartrosis, la rizartrosis o la coxartrosis son comunes en las consultas. En determinadas ocasiones se benefician de un tratamiento fisioterapéutico con el objetivo de recuperar el balance articular, o de un abordaje quirúrgico.

La osteoporosis es causante de un gran impacto socioeconómico: es una enfermedad silente que puede causar fracturas múltiples y cuya prevención efectiva disminuye la morbimortalidad de los pacientes.

Desde el punto de vista de laboratorio, es frecuente encontrar alteraciones en los análisis de los pacientes con enfermedades reumáticas. En una lectura sistemática de la analítica de sangre, es posible identificar la presencia de citopenias, anemia hemolítica autoinmune (reflejada por anemia macrocítica, lactato deshidrogenasa elevada, presencia de esquistocitos y consumo de haptoglobina), alargamiento del tiempo de tromboplastina parcial activada, aumento de la creatinina plasmática, presencia de hipergammaglobulinemia, elevación de la velocidad de sedimentación globular y de la proteína C-reactiva, presencia de títulos elevados de factor reumatoide, consumo de complemento, anticuerpos antinucleares positivos, en ocasiones acompañados de anticuerpos dirigidos contra antígenos extraíbles del núcleo, anticuerpos antipéptido cíclico citrulinado, anticuerpos anticitoplasma de neutrófilo o presencia de crioglobulinas en el suero.

El análisis de orina también puede mostrar alteraciones, como presencia de cilindros celulares o hemáticos, leucocituria o proteinuria.

Desde el punto de vista radiológico, los signos que orientan a artropatía inflamatoria son: la osteopenia yuxtaarticular, la osteopenia en banda, las erosiones óseas, la disminución del espacio articular o un aumento de la densidad de las partes blandas adyacentes al proceso inflamatorio. Por tanto, en un estudio radiográfico básico deben incluirse las manos, los pies, las rodillas y la pelvis. Los signos radiográficos que orientan a un proceso degenerativo son la disminución asimétrica del espacio articular, la esclerosis subcondral y la presencia de osteofitos o geodas yuxtaarticulares. Con la ecografía musculoesquelética se identifica la presencia de sinovitis activa mediante la señal en modo Doppler, la presencia de derrame articular subclínico o la hipertrofia sinovial, además de la utilidad demostrada en el estudio de las partes blandas yuxtaarticulares.

La radiología del tórax puede orientar a un proceso inflamatorio del tejido conectivo en caso de identificar fibrosis pulmonar, sobre todo si esta afecta a las bases pulmonares, junto a infiltrados «en vidrio deslustrado», bronquiectasias, bronquiolectasias, engrosamiento subpleural, engrosamiento de los septos (**Fig. 1-4**), presencia de panal de abeja, nódulos, cavitaciones o derrame pleural o pericárdico. La tomografía computarizada de tórax es la técnica más adecuada para el estudio del parénquima pulmonar aunque reporta una alta tasa de radiación.

También es posible identificar alteraciones en los vasos de mediano y gran calibre, como la presencia del signo del halo en la ecografía de arterias temporales, frontales y axilares, la presencia de estenosis, dilataciones o aneurismas en la angiotomografía computarizada (**Fig. 1-5**) o angioresonancia magnética con contraste o la presencia de captación de 18-fluorodesoxiglucosa en los tejidos con actividad inflamatoria mediante tomografía por emisión de positrones. La gammagrafía ósea es útil en el estudio de las enfermedades metabólicas óseas, como la enfermedad de Paget, aunque no distingue entre captación metabólica, infecciosa y tumoral.

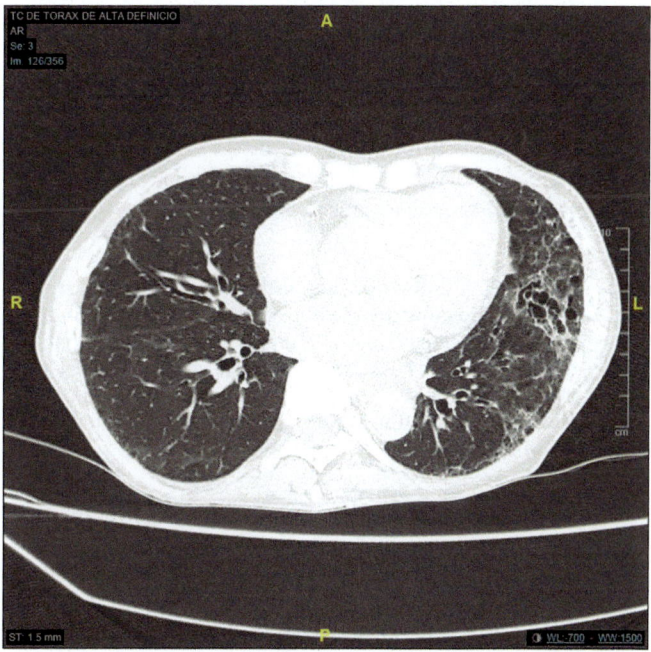

Figura 1-4. Tomografía axial computarizada de una paciente con enfermedad pulmonar intersticial secundaria a esclerosis sistémica.

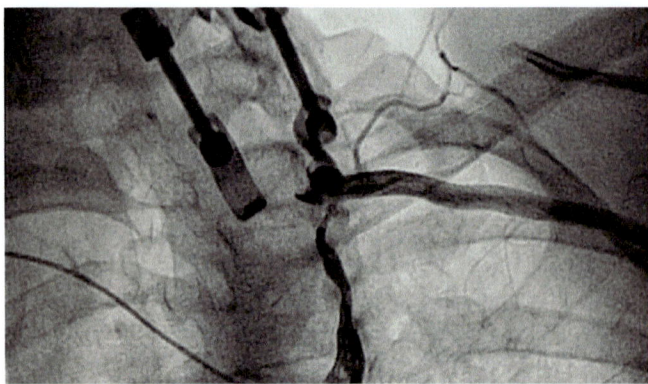

Figura 1-5. Cateterismo cardíaco en el que se observa una estenosis severa de la arteria subclavia izquierda en una paciente con enfermedad de Takayasu.

> **!** Existen signos clínicos de alarma que orientan a una enfermedad reumática y hay que buscar su correlación con las pruebas radiológicas y de laboratorio.

Desde el punto de vista terapéutico, son numerosas las familias de principios activos utilizadas, los más comunes son: los antiinflamatorios no esteroideos, los glucocorticoides (en formulación tópica, oral, intravenosa e intraarticular), los fármacos antirreumáticos modificadores de la enfermedad y los inmunosupresores (hidroxicloroquina, leflunomida, sulfasalacina, metotrexato, azatioprina, micofenolato de mofetilo, ciclofosfamida, ciclosporina y tacrólimus), fármacos biológicos (dirigidos contra diversas citocinas, como el factor de necrosis tumoral α, la interleucina-6, la interleucina-17, las interleucinas 12 o 23, el complejo de señalización CTLA-4, la interleucina-1, los fármacos antilinfocito B o antiinterferón), los inhibidores de la cinasa Jano, inhibidores de fosfodiesterasa 4 y 5, los antagonistas del receptor de la endotelina, los prostanoides o las gammaglobulinas.

CLASIFICACIÓN DE LAS ENFERMEDADES REUMÁTICAS

Las características fisiopatológicas de las enfermedades reumáticas pueden clasificarse en cuatro grandes grupos desde un punto de vista más práctico.

> **!** Existen las **enfermedades inflamatorias articulares y del tejido conectivo (o autoinmunes) y las espondiloartritis**, en las que existe una producción de autoanticuerpos o una respuesta inflamatoria mediada por el sistema inmunitario adaptativo con producción de citocinas proinflamatorias que desencadenan y perpetúan la enfermedad.

En este gran grupo se incluyen: la artritis reumatoide, el lupus eritematoso sistémico, el síndrome antifosfolípido, el síndrome de Sjögren, la esclerosis sistémica, las miopatías inflamatorias, las vasculitis sistémicas, la espondilitis axial y la artritis psoriásica (ambas muy ligadas en la bibliografía médica), la artritis relacionada con enfermedad inflamatoria intestinal, la artritis reactiva y otras enfermedades (Tabla 1-1). Las artritis microcristalinas constituyen un grupo especial, debido a la capacidad de los cristales para estimular el sistema inmunitario y provocar un proceso inflamatorio local.

Por otro lado, existen **los reumatismos de partes blandas**, enfermedades atribuidas al desgaste de los componentes del aparato locomotor, en su mayoría asociados a actividad física repetitiva o a una ergonomía inadecuada. Estas son las tendinitis, bursitis, fascitis o síndromes de compresión nerviosa.

A continuación, **la artrosis** se caracteriza por un daño del cartílago articular mediante un proceso de degradación y envejecimiento. El manejo de esta patología realmente recae en el médico de atención primaria con apoyo del reumatólogo, el médico rehabilitador o el cirujano ortopédico en los casos de crisis de dolor, de limitación de balance articular o de indicación quirúrgica.

Por último, las **enfermedades metabólicas óseas** se caracterizan por el desequilibrio entre la generación y la resorción ósea. En este grupo se incluye como principal entidad a la osteoporosis, pero también incluyen la osteomalacia, la enfermedad de Paget y otras entidades, como las enfermedades infiltrativas o neoplásicas que afectan a los huesos, por la importancia en el diagnóstico diferencial que pueden conllevar.

> **!** Para hacer una clasificación práctica de las enfermedades reumáticas, estas pueden dividirse en cuatro grupos: enfermedades inflamatorias articulares y del tejido conectivo, reumatismos de partes blandas, artrosis y enfermedades metabólicas óseas.

La Clasificación Internacional de Enfermedades en su 11ª revisión (CIE-11) agrupa las enfermedades del aparato musculoesquelético y del tejido conectivo en su capítulo 13, con los códigos comprendidos entre M00 y M99. No obstante, es más gráfico clasificar las enfermedades reumáticas tal y como se expone en la tabla 1-1.

EPIDEMIOLOGÍA Y PRONÓSTICO

Existen importantes diferencias en la incidencia y la prevalencia de las enfermedades reumáticas en las distintas partes del mundo. Esta diferencia depende de diversos factores, como el marco genético o los factores socioeconómicos, así como de otros aspectos, como el hecho de que algunos estudios de prevalencia locales se extrapolan a otras poblaciones (por ejemplo, a un país o una región) o la heterogeneidad en la metodología entre los estudios.

En este apartado, se revisa la epidemiología de las enfermedades reumáticas tanto a nivel mundial como en determinadas poblaciones específicas, incluida la española, así como el pronóstico general asociado a ellas.

Artritis reumatoide

Su prevalencia oscila entre el 0,3 % y el 1,2 % de la población mundial, el porcentaje es más elevado en ciertas tribus indias americanas (alrededor del 3 %) y es especialmente baja en

Tabla 1-1. Clasificación de las enfermedades reumáticas

Agrupación	Entidades integrantes

Enfermedades inflamatorias articulares y del tejido conectivo	• Artritis reumatoide
	• Lupus eritematoso sistémico
	• Síndrome antifosfolípido (primario o secundario a otra enfermedad autoinmune)
	• Síndrome de Sjögren (primario o secundario a otra enfermedad autoinmune)
	• Esclerosis sistémica:
	
	  – Esclerosis sistémica cutánea limitada. Síndrome de Reynolds
	  – Esclerosis sistémica cutánea difusa
	  – Esclerosis sistémica sin esclerodermia
	
	• Síndromes esclerodermiformes. Morfeas
	• Fascitis eosinofílica. Síndrome eosinofilia-mialgia. Síndrome tóxico por aceite de colza
	• Miopatías inflamatorias:
	
	  – Dermatomiositis, síndrome antisintetasa y miopatías clínicamente amiopáticas
	  – Polimiositis
	  – Miositis por cuerpos de inclusión
	  – Miopatía necrosante inmunomediada
	
	• Enfermedad mixta del tejido conectivo. Enfermedad indiferenciada del tejido conectivo. Síndromes de superposición
	• Vasculitis sistémicas:
	
	• Vasculitis de grandes vasos: polimialgia reumática, arteritis de células gigantes y enfermedad de Takayasu
	• Vasculitis de mediano vaso y vaso variable: poliarteritis nudosa, enfermedad de Kawasaki y síndrome de Behçet
	• Vasculitis de pequeño vaso:
	
	  – Asociadas a anticuerpos anticitoplasma de los neutrófilos: granulomatosis con poliangeitis, poliangeitis microscópica y granulomatosis eosinofílica con poliangeitis
	  – Secundarias a inmunocomplejos: vasculitis por inmunoglobulina A, vasculitis urticarial hipocomplementémica, crioglobulinemia y síndrome de Goodpasture
	
	• Otras vasculitis: tromboangeítis obliterante, secundarias a otra enfermedad autoinmune y secundarias a fármacos o tóxicos

Espondiloartritis	• Espondiloartritis axial radiográfica (espondilitis anquilosante) • Espondilitis axial no radiográfica • Artritis psoriásica • Artritis relacionada con enfermedad inflamatoria intestinal • Artritis reactiva • Síndrome SAPHO • Espondiloartropatías indiferenciadas
Artritis por microcristales	• Gota • Artritis por cristales de pirofosfato cálcico dihidratado • Artritis por cristales de oxalato cálcico • Artritis por cristales de fosfato cálcico básico • Artritis por cristales de hidroxiapatita

Enfermedades óseas	• Osteoporosis:
	
	  – Osteoporosis primaria
	  – Osteoporosis secundaria
	
	• Osteomalacia
	• Enfermedad de Paget
	• Osteonecrosis
	• Hiperostosis anquilosante vertebral
	• Osteodistrofia renal
	• Osteocondritis y osteocondrosis
	• Alteraciones de la glándula paratiroides

Artrosis	• Osteoartritis erosiva inflamatoria • Espondiloartrosis • Artrosis de las articulaciones periféricas
Reumatismos de partes blandas	• Tendinitis • Bursitis • Fascitis • Neuropatías por atrapamiento

(Continúa)

Tabla 1-1. Clasificación de las enfermedades reumáticas (*cont.*)

Agrupación	Entidades integrantes
Infecciones osteoarticulares	• Artritis infecciosas y espondilodiscitis (bacterianas, virales, micobacterianas y fúngicas) • Osteomielitis • Infecciones de partes blandas • Enfermedad de Lyme

Enfermedades reumáticas pediátricas	• Artritis idiopática juvenil
	
	  – Artritis idiopática juvenil sistémica
	  – Artritis idiopática juvenil poliarticular
	  – Artritis idiopática juvenil oligoarticular
	  – Artritis idiopática juvenil asociada a entesitis
	  – Artritis idiopática juvenil psoriásica:
	
	• Lupus eritematoso sistémico infantil
	• Miopatías inflamatorias en la infancia
	• Esclerosis sistémica infantil
	• Síndrome de Sjögren pediátrico
	• Vasculitis en la infancia
	• Síndromes autoinflamatorios

Manifestaciones reumatológicas en las neoplasias	• Poliartritis carcinomatosa • Osteoartropatía hipertrófica • Sinovitis simétrica seronegativa recurrente asociada a edema piqueteado (RS3PE) • Polimialgia reumática paraneoplásica • Dermatomiositis paraneoplásica • Poliarteritis nodosa paraneoplásica • Manifestaciones secundarias a tratamiento con inhibidores de *check-point* • Manifestaciones secundarias al trasplante de progenitores hematopoyéticos y de órgano sólido
Miscelánea	• Sarcoidosis • Amiloidosis • Enfemedad por IgG4 • Síndromes de hiperlaxitud articular • Reumatismo palindrómico • Enfermedades articulares por depósito

poblaciones asiáticas y africanas. Un aumento de la prevalencia suele ir de la mano de una población más envejecida. Se trata de una enfermedad que afecta tres veces más a las mujeres que a los hombres de forma global. En Europa, se calcula que hay entre 7 y 30 nuevos casos por cada 100.000 habitantes/año, mientras que en España se ha descrito una prevalencia en torno al 0,5 o y una incidencia anual de 8,3 casos por cada 100.000 adultos mayores de 16 años. La mayor parte de los pacientes son diagnosticados entre los 35 y los 50 años, aunque no es infrecuente el diagnóstico en el paciente mayor de 65 años con una presentación más atípica que en la artritis reumatoide clásica.

Se calcula que la artritis reumatoide disminuye la esperanza de vida de 3 a 7 años, especialmente en relación con una mayor incidencia de enfermedades cardíacas e infecciones.

Alrededor de un 10 % de todos los pacientes con artritis reumatoide presentan discapacidad grave a pesar del tratamiento. Existen ciertos factores de mal pronóstico asociados con una evolución más rápida y tórpida de la enfermedad, como son: la presencia de anticuerpos antipéptido cíclico citrulinado a título elevado o el tabaquismo. A su vez, pacientes mujeres, de raza caucásica, con enfermedad erosiva o con afectación extraarticular presentan peor pronóstico. Un diagnóstico y tratamiento precoces para controlar la actividad de la enfermedad son clave para reducir la morbimortalidad y evitar una discapacidad grave secundaria

a la enfermedad, estimada en un 10 % de todos los pacientes con artritis reumatoide.

 La artritis reumatoide es una enfermedad que afecta más a las mujeres, con una prevalencia global estimada en torno al 1 %.

Lupus eritematoso sistémico

Es una enfermedad con una presentación clínica de gran heterogeneidad, lo que dificulta estimaciones precisas y comparables entre distintas poblaciones. Se considera el paradigma de enfermedad autoinmune con importante variedad geográfica. Mientras que en Estados Unidos la tasa de incidencia se sitúa en torno a 7 casos por 100.000 habitantes/año, en Europa se calcula en alrededor de 1,5-4,5 casos por 100.000 habitantes/año. La prevalencia presenta mayor variación, si cabe: se han descrito prevalencias desde 20 hasta 120 casos por cada 100.000 habitantes.

Un factor muy importante a tener en cuenta en la epidemiología es la etnia. Las personas de etnia afroamericana, especialmente en Estados Unidos, son las que presentan una mayor incidencia y prevalencia, seguidas por los individuos de origen asiático; en último lugar se encuentran las personas de ascendencia caucásica. Es una enfermedad que afecta predominantemente a las mujeres, con una ratio de 7 mujeres afectadas por cada hombre, debido a una importante influencia estrogénica en la enfermedad. También es importante conocer que, sin contar el lupus eritematoso sistémico infantil, su incidencia es máxima entre la tercera y la cuarta décadas de la vida.

Respecto al pronóstico de la enfermedad, los pacientes con lupus eritematoso sistémico presentan una esperanza de vida menor que la población sana, aunque el avance en los tratamientos y el manejo en general de estos pacientes ha disminuido sensiblemente la mortalidad global.

En la actualidad, las principales causas de mortalidad son las infecciones (casi un tercio del total), las complicaciones del tratamiento y la nefropatía lúpica, así como las enfermedades cardiovasculares, especialmente en mortalidad tardía. La propia actividad lúpica también cobra una relativa importancia en la mortalidad en pacientes jóvenes, aunque desde el siglo pasado ha perdido terreno frente a las causas ya mencionadas.

Como factores de mal pronóstico en la morbimortalidad caben destacar la actividad de la enfermedad, el sexo masculino, la afectación renal, la presencia de anticuerpos antifosfolípido y la anemia hemolítica autoinmune.

> **!** El lupus eritematoso sistémico es una enfermedad de predominio femenino, con una importante heterogeneidad clínica, cuyo pronóstico ha mejorado en las últimas décadas.

Esclerosis sistémica

Tiene una prevalencia entre 7 y 489 casos por millón de habitantes y una incidencia de 0,6 a 122 casos por millón de personas/año. También es una enfermedad de distribución global. Ciertos grupos parecen tener una incidencia mayor, como ciertas tribus nativas americanas (indios choctaw) o los judíos askenazíes, mientras que los pacientes japoneses presentan la menor. La mayoría de los pacientes son diagnosticados entre los 30 y los 50 años y la ratio de afectación mujer:hombre es de hasta el 4:1.

La esclerosis sistémica puede presentarse como variante limitada y variante difusa. Esta última presenta peor pronóstico y mayor tasa de mortalidad (hasta 8 veces más que la población general) debido a una mayor afectación de órganos internos respecto a su forma limitada, punto que marca en gran medida el pronóstico en la enfermedad. Aunque la afectación cardíaca y renal en estos pacientes se asocia a peor pronóstico, la afectación pulmonar es sin duda la causa más frecuente de morbimortalidad asociada directamente con la enfermedad: la mitad de las muertes se atribuyen a hipertensión pulmonar y hasta un cuarto a fibrosis pulmonar. Respecto a la etnia, los pacientes de etnia afroamericana tienen una mayor afectación difusa y menor esperanza de vida, mientras que los pacientes de ascendencia asiática parecen presentar una presentación más temprana y mayor incidencia de hipertensión pulmonar.

Al contrario que en otras enfermedades autoinmunes, la presencia de anticuerpos específicos en el seno de la esclerosis sistémica parece influir en el pronóstico vital. Mientras que la positividad para el anticuerpo anticentrómero (asociado más a personas de etnia caucásica) presenta un mejor pronóstico al haberse descrito menor afectación pulmonar, el anticuerpo anti-Scl70 se ha asociado a peor pronóstico por afectación difusa y más incidencia de fibrosis pulmonar.

Otros anticuerpos, como el anti-U3RNP se ha relacionado como mayor incidencia de afectación renal y mayor mortalidad en varones de etnia afroamericana.

> La esclerosis sistémica puede ser de afectación limitada o difusa, con frecuente afectación pulmonar, aunque la afectación cardíaca y la renal conllevan peor pronóstico.

Síndrome de Sjögren

Para hablar de epidemiología, hay que distinguir entre síndrome de Sjögren primario (cuando aparece de forma aislada en un paciente) o síndrome de Sjögren secundario (asociado a otra enfermedad autoinmune, principalmente lupus eritematoso sistémico).

El síndrome de Sjögren primario afecta en su mayoría a individuos caucásicos, fundamentalmente a mujeres, en una proporción de hasta 20:1, generalmente entre la cuarta y la quinta décadas de la vida. Diversos estudios describen una incidencia alrededor de 3-5 casos por cada 100.000 habitantes, con una prevalencia variable dependiendo del estudio y de la región geográfica (entre el 0,2 y casi el 3 % de la población). Cabe destacar que en ancianos la prevalencia parece ser mayor (hasta 8 veces más), pero la polifarmacia y la menor tasa de producción de saliva asociada a la edad son factores de confusión a la hora de diagnosticar a un paciente añoso con síndrome de Sjögren primario.

Respecto a su forma secundaria, el síndrome de Sjögren se asocia a una variedad de enfermedades autoinmunes: se considera que está presente hasta casi en el 20 % de todos los pacientes con lupus eritematoso sistémico. Del mismo modo, es sobre todo prevalente en mujeres.

Por regla general, el síndrome de Sjögren presenta un curso benigno, pero las formas más graves pueden conllevar una importante reducción en la calidad de vida debido a la clínica de sequedad ocular y oral. Existen ciertos factores de riesgo que reducen la esperanza de vida de los pacientes, como las manifestaciones extraglandulares (principalmente enfermedad pulmonar intersticial), hipocomplementemia, crioglobulinemia o el desarrollo de linfomas. Las formas secundarias presentan un curso más benigno, con menor tasa de complicaciones extraglandulares.

Miopatías inflamatorias

Se calcula que la incidencia de las miopatías inflamatorias es de 2-10 casos por millón de habitantes/año, mientras que la prevalencia es en torno a 8/100.0000 habitantes. Obviando la afectación infantojuvenil, la mayoría de los pacientes debutan con la enfermedad entre los 45 y los 64 años. Analizando el sexo, las miopatías inflamatorias suelen afectar más a mujeres (2-3:1), proporción que se invierte al hablar en particular de la miopatía por cuerpos de inclusión en su forma esporádica.

Las miopatías por cuerpos de inclusión presentan un peor pronóstico al no contar con un tratamiento eficaz, mientras que las miositis asociadas a neoplasia dependen en su mayoría del tratamiento y la respuesta del cáncer subyacente. En el resto de las miopatías inflamatorias, el peor pronóstico se asocia a retrasos en el tratamiento, disfagia, afectación pulmonar (enfermedad intersticial o afectación musculatura respiratoria), afectación cardíaca y mayor debilidad muscular global en momento del inicio de la enfermedad. Al analizar los anticuerpos, algunos como el anti-Mi-2 se asocian a menor afectación muscular y excelente pronóstico, mientras que los pacientes con positividad para anti-SRP suelen presentar enfermedad más grave, refractariedad a tratamientos inmunosupresores y peor pronóstico global. Algunos estudios describen mayor positividad para ciertos anticuerpos en determinadas poblaciones (MDA-5 en hispanos y pacientes afroamericanos en comparación con individuos de ascendencia caucásica), pero, en general, la evidencia es escasa.

> **!** Las miopatías inflamatorias tienen un pronóstico notablemente relacionado con su asociación a neoplasias o positividad para determinados anticuerpos.

Espondiloartritis

Las espondiloartritis son un grupo de enfermedades que presentan afectación articular axial, periférica o mixta, conformado por la espondilitis axial, la artritis psoriásica, la artritis relacionada con enfermedad inflamatoria intestinal y la artritis reactiva. Las tasas de incidencia varían mucho en la literatura médica, de 0,48 a 63 casos por 100.000 habitantes y las tasas de prevalencia rondan el 0,01-2,5 %.

Dentro de las espondiloartritis, la espondilitis axial tiene unas tasas de incidencia de 0,44-7,3/100.000 habitantes y unas tasas de prevalencia de 0,007-1,7 %, utiliza los criterios clasificatorios de Nueva York. Por su parte, la incidencia de la artritis psoriásica varía entre 3,6 y 23/100.000 habitantes, con una prevalencia entre el 0,1 y el 0,4 %. Respecto a las diferencias entre sexos, las espondiloartritis se han considerado clásicamente de predominio masculino (3:1), aunque en estudios recientes se aprecia que la incidencia entre las mujeres está creciendo, quizás debido en parte al infradiagnóstico en décadas previas. También probablemente por esta causa las mujeres parecen tener un retraso diagnóstico mayor que los hombres, a pesar de que la edad de comienzo en ambos sexos no difiere. A su vez, las mujeres parecen presentar una evolución más lenta de la enfermedad, y algún estudio indica que ellas presentan una enfermedad menos agresiva y, por ende, con menor morbilidad.

Las espondiloartritis también están muy relacionadas con la presencia del complejo mayor de histocompatibilidad (HLA)-B27.

Existen diferencias raciales importantes en este punto, ya que hasta el 90 % de los pacientes caucásicos con espondiloartritis presentan positividad para el HLA-B27, mientras que en pacientes nativos americanos la positividad es prácticamente nula. Las pacientes de ascendencia afroamericana y árabe presentan tasas mucho menores que el grupo de población occidental.

En general, los varones jóvenes son el grupo con peor pronóstico de la enfermedad, y los pacientes con espondiloartritis presentan una mortalidad global 1,5 mayor que la población general, en su mayoría debida a las complicaciones derivadas de los factores de riesgo vascular. La afectación de caderas, la presencia de HLA-B27 y las formas familiares son otros factores de mal pronóstico para tener en cuenta.

Artropatías por cristales

Dentro de este grupo, probablemente la más frecuente en la práctica clínica sea la gota. El nivel sérico elevado de ácido úrico conlleva el depósito articular de urato monosódico, aunque tan solo en un 4 % de todos los pacientes con hiperuricemia (definida como > 7 mg/dL) desarrollarán gota.

Dependiendo de los estudios, la gota afecta a entre el 1 % y el 6,8 % de la población mundial, apuntando a ciertas tribus de Oceanía como las descritas con las mayores tasas de prevalencia. Tanto la incidencia como la prevalencia parecen estar en aumento de forma global.

La ingesta de alcohol es comúnmente conocida como un factor de riesgo para el desarrollo de gota. Dependiendo de la ingesta diaria estudiada, la gota se ha descrito como de 2 a 4 veces más frecuente en bebedores crónicos de alcohol; también parece que influye la toma de dos o más bebidas azucaradas al día. Respecto a la ingesta de carne roja y marisco, su presencia diaria o frecuente en la dieta favorece sensiblemente la presencia de gota, mientras que los lácteos aumentan la excreción en orina de ácido úrico y, por ende, podrían actuar como un factor protector. El uso de ciertas medicaciones, como los diuréticos de asa o la ciclosporina, también se relaciona con mayores incidencias de gota. En general, enfermedades como la hipertensión, la enfermedad renal crónica o la obesidad se asocian a un mayor riesgo de gota. La incidencia de la gota aumenta con la edad y, hasta la menopausia, es una enfermedad eminentemente masculina. A partir de este punto, la incidencia en las mujeres se acercará más a la de los hombres.

Es interesante comentar que los distintos factores de riesgo parece que tienen una distribución distinta en ambos sexos. Por ejemplo, una ingesta importante de alcohol (especialmente cerveza) es mayor en varones que en mujeres, mientras que estas tienden a tener asociada mayor incidencia de hipertensión e insuficiencia renal. Respecto a la raza, los pacientes de ascendencia afroamericana presentan una mayor incidencia que los caucásicos (riesgo relativo = 1,5-2), probablemente explicada por las mayores tasas de hipertensión en el primer grupo.

> **!** La gota es un importante factor de riesgo vascular y conlleva un aumento de la morbilidad.

Otra artropatía frecuente en la práctica clínica es la condrocalcinosis o seudogota, caracterizada por el depósito articular de cristales de pirofosfato cálcico. Al igual que la gota, su incidencia aumenta con la edad (radiográficamente descrita hasta en el 27 % de todos los individuos > 85 años), con una discreta tendencia a aparecer con mayor frecuencia en mujeres. Obviando las enfermedades genéticas asociadas con presencia precoz de condrocalcinosis, la artrosis y otras alteraciones de la articulación (como meniscectomía) favorecen la aparición de estos cristales.

 Solo el 4 % de todos los pacientes con hiperuricemia desarrollarán gota.

Artrosis

Su prevalencia es de aproximadamente el 10 % de los varones y el 18 % de las mujeres mayores de 60 años. La prevalencia aumenta con la edad, es infrecuente en individuos menores de 45 años y afecta mayoritariamente a mujeres.

La afectación articular varía entre sexos y grupo de edad. La artrosis aparece en todas las poblaciones, aunque es posible que la gravedad o las articulaciones más frecuentemente afectadas varíen de una población a otra debido a una distribución heterogénea de factores precipitantes y de progresión de la enfermedad, con especial mención a los factores ocupacionales, los biomecánicos, la obesidad y los factores genéticos. En torno al 50 % de los individuos mayores de 65 años tiene signos radiológicos de artrosis en las manos, mientras que la prevalencia de artrosis sintomática es del 10 % en este grupo de edad. En España, la prevalencia estimada de la artrosis sintomática de manos es de alrededor del 6 %. Excepto en la etnia afroamericana, la artrosis de manos es más frecuente en las mujeres que en los varones, con una ratio 2:1. Las articulaciones más frecuentemente afectadas son las interfalángicas distales y la trapeciometacarpiana.

Por lo que respecta a la gonartrosis, se ha estimado una prevalencia de gonartrosis sintomática del 10 %. En general, la gonartrosis afecta por igual a ambos sexos, aunque en las mujeres son menos frecuentes los signos radiológicos de artrosis. La prevalencia de la coxartrosis ronda el 5 % y es más frecuente en varones y en poblaciones caucásicas que en afroamericanas y asiáticas. En cuanto a la espondiloartrosis, se desconoce su prevalencia, pero se sabe mediante series de autopsias que la discopatía está presente en todas las personas mayores de 50 años y en alrededor del 80 % de los varones y que el 75 % de las mujeres mayores de 50 años tienen al menos un osteofito asociado a una vértebra. En general, la incidencia de cualquier tipo de artrosis aumenta de forma paralela a la edad, con mayor tasa para mujeres que para varones en rodillas y manos, y mayor tasa en varones en el caso de cadera y columna vertebral.

 Las articulaciones más afectadas por la artrosis son la trapeciometacarpiana y las interfalángicas distales.

Osteoporosis

Es actualmente la enfermedad metabólica ósea más frecuente. Las personas de edad avanzada son el conjunto de población con más rápido crecimiento en todo el mundo. A medida que las personas envejecen la masa ósea disminuye y el riesgo de fracturas aumenta.

La osteoporosis se define como un trastorno óseo caracterizado por una densidad mineral ósea disminuida que predispone a un mayor riesgo de fracturas. Es un importante problema de salud pública en todo el mundo. La carga social y económica de la osteoporosis está aumentando constantemente debido al envejecimiento de la población. En la actualidad afecta a 14 millones de individuos mayores de 50 años. Aunque la probabilidad de desarrollar osteoporosis en la actualidad es mayor en Europa y en América del Norte, aumentará en los países en desarrollo a medida que la esperanza de vida de la población en estos países se incremente. En España, se calcula que, a los 50 años, la prevalencia de osteoporosis ronda el 20 % en mujeres: el 23,3 en columna lumbar, el 9,9 en cuello femoral, así como del 2,6 % para ambas localizaciones simultáneamente. En hombres, la prevalencia ronda el 6,8 y en general, son cifras comparables a las de otras regiones de Europa.

Las fracturas por fragilidad se definen como aquellas producidas por un traumatismo de bajo impacto, como una caída desde bipedestación, y que afectan principalmente a húmero, muñeca, vértebras y cadera. En todo el mundo, se calcula que se producen unas 9 millones de fracturas al año debidas a la osteoporosis, lo que se traduce en una fractura cada 3 segundos. En España, la incidencia anual de fracturas de cadera en pacientes mayores de 65 años ronda las 36.000 (90,5 % de todas las fracturas de cadera), lo que conlleva un importante impacto sociosanitario.

Reumatismos de partes blandas

Dentro de esta categoría, en la que se incluyen tendinitis, bursitis y fascitis mecánicas, se excluyen las de origen traumático. Son una causa importante de absentismo laboral de origen reumatológico y es más común en población envejecida. Los reumatismos de partes blandas tienen una incidencia y prevalencia muy alta en la población general, en especial en profesiones de alta demanda física, aunque es difícil determinar con exactitud estas cifras debido a que los pacientes con casos más leves no siempre consultan con su médico.

Hay estudios que señalan que la incidencia de la tendinopatía del manguito de los rotadores oscila entre el 0,3 y el 5,5 % y tiene una prevalencia anual de entre el 0,5 y y el 7,4 %. De hecho, hay estudios que describen que la prevalencia de tendinopatía de los manguitos podría llegar hasta el 67 % si se toma todo el ciclo vital de un individuo. Respecto a las bursitis, afectan por igual a hombres y mujeres, aunque existen ciertas diferencias dependiendo de la zona afectada y de las características del paciente (por ejemplo, la trocanteritis es más común en mujeres obesas y la olecraneana en hombres con trabajos manuales) y en general, suponen hasta el 0,4 % de todas las visitas al médico de atención primaria. A su vez, la artrosis también aumenta el riesgo de bursitis mecánica, por lo que la incidencia y prevalencia de esta patología aumenta con la edad. Ciertas fascitis, como la fascitis plantar, también presentan una importante incidencia y prevalencia en el mundo. Se considera la causa más frecuente de dolor en el talón en consultas externas, con una prevalencia del 22 % en corredores de atletismo.

PUNTOS CLAVE

- La reumatología es la especialidad médica dedicada al diagnóstico y tratamiento de las enfermedades inflamatorias articulares, del tejido conectivo, enfermedades autoinmunes y los trastornos no quirúrgicos del aparato locomotor.
- El término «reuma» no está registrado en la literatura médica. Existen más de 200 enfermedades reumáticas y ninguna recibe la denominación anteriormente citada.
- Las enfermedades reumáticas pueden afectar a todo el espectro de población: varones, mujeres, niños y ancianos; sin embargo, su prevalencia es mayor en mujeres de mediana edad.
- Las enfermedades reumáticas pueden clasificarse en cuatro grupos: enfermedades inflamatorias articulares y del tejido conectivo o enfermedades autoinmunes, reumatismos de partes blandas, enfermedades metabólicas óseas y artrosis.
- La artritis reumatoide es la enfermedad inflamatoria articular más frecuente, presenta mayor prevalencia en mujeres, y actualmente, las principales causas de mortalidad son los episodios cardiovasculares mayores y las infecciones.
- Las espondiloartritis (sobre todo espondilitis axial y artritis psoriásica) son más prevalentes y graves en los varones,
- se relacionan con la presencia de HLA-B27 y los antecedentes familiares cobran especial relevancia.
- El tejido conectivo forma parte de todos los aparatos y sistemas, por lo que las enfermedades reumáticas, además del componente articular, tienen un importante componente visceral.
- Los pacientes con lupus eritematoso sistémico presentan una menor esperanza de vida que la población general, por lo que es importante un diagnóstico temprano. El avance en los tratamientos ha disminuido la morbimortalidad global.
- La esclerosis sistémica cutánea difusa presenta un pronóstico peor que la forma cutánea limitada.
- El pronóstico de las miopatías inflamatorias suele estar relacionado con la positividad para determinados anticuerpos, la afectación de órganos vitales como los pulmones y, de existir, la neoplasia subyacente.
- Solo el 4 % de todos los pacientes con hiperuricemia desarrollarán artritis gotosa.
- Las articulaciones más afectadas por la artrosis son la trapeciometacarpiana y las interfalángicas distales.

BIBLIOGRAFÍA

Altabás-González I, Pérez-Gómez N, Pego-Reigosa JM. How to investigate: suspected systemic rheumatic diseases in patients presenting with muscle complaints. Best Pract Res Clin Rheumato. 2019;33(4):101437.

Alves F, Gonçalo M. Suspected inflammatory rheumatic diseases in patients presenting with skin rashes. Best Pract Res Clin Rheumatol. 2019;33(4):101440.

Bellando-Randone S, Matucci-Cerinic M. Very early systemic sclerosis. Best Pract Res Clin Rheumatol. 2019;33(4):101428.

Bielsa I. Update of systemic vasculitides nomenclature. International Chapel Hill Consensus Conference, 2012. Actas Dermosifiliográficas. 2015;106(8):605-8.

Brook A, Corbett M. Radiographic changes in early rheumatoid disease. Ann Rheum Dis. 1977;36(1):71-3.

Carvalho PD, Machado PM. How to investigate: early axial spondyloarthritis. Best Pract Res Clin Rheumatol. 2019;33(4):101427.

Catoggio LJ, Soriano ER, Rosa JR. Tratamiento y pronóstico. Reumatol Clín. 2009;5(S3):35-9.

Choi H. Epidemiology of crystal arthropathy. Rheum Dis Clin North Am. 2006;32(2):255-73.

Fahad K, Kleppel H, Meara A. Paraneoplastic musculoskeletal syndromes. Rheum Dis Clin N Am. 2020;46(3):577-86.

García de Yébenes MJ, Loza E. Artritis reumatoide: epidemiología e impacto sociosanitario. Reumatol Clin Supl. 2018;14(2):3-6.

Gartner LP, Hiatt JL. Texto atlas de histología. 3ª. ed. México: McGraw-Hill Interamericana Editores; 2008.

Gatto M, Saccon F, Zen M, Iaccarino L, Doria A. Preclinical and early systemic lupus erythematosus. Best Pract Res Clin Rheumatol. 2019;33(4):101422.

González-Gay MÁ, Prieto-Peña D, Martínez-Rodríguez I, Calderón-Goercke M, Banzo I, Blanco R et al. Early large vessel systemic vasculitis in adults. Best Pract Res Clin Rheumatol. 2019;33(4):101424.

Irazoque-Palazuelos F, Barragán-Navarro Y. Epidemiología, etiología y clasificación. Reumatol Clín. 2009;5(S3):2-5.

Kang EH, Ha Y-J, Lee YJ. Autoantibody biomarkers in rheumatic diseases. Int J Mol Sci. 2020;21(4):1382.

Lane NE. Epidemiology, etiology, and diagnosis of osteoporosis. Am J Obstetr Gynecol. 2006;194(2): S3-S11.

Littlewood C, May S, Walters S. Epidemiology of rotator cuff tendinopathy: a systematic review. Shoulder Elbow. 2017;5(4).

Martins P, Fonseca JE. How to investigate: pre-clinical rheumatoid arthritis. Best Pract Res Clin Rheumatol. 2019;33(4):101438.

Naranjo A, Molina A, Quevedo A, Rubiño FJ, Sánchez-Alonso F, Rodríguez-Lozano C et al. Fracture liaison service model: treatment persistence 5 years later. Arch Osteoporos. 2021;16(1):60.

Patel R, Shahane A. The epidemiology of Sjögren's syndrome. Clin Epidemiol. 2014;6:247-55.

Singh JA, Reddy SG, Kundukulam J. Risk factors for gout and prevention: a systematic review of the literature. Curr Opin Rheumatol. 2011;23(2): 192-202.

Stolwijk C, Boonen A, van Tubergen A, Reveille JD. Epidemiology of spondyloarthritis. Rheum Dis Clin N Am. 2012;38(3):441-76.

Unanue LA, González Hermosa MR, Gardeazabal García J. Esclerodermia (esclerosis sistémica). Piel. 2010;25(5):252-66.

Van Vollenhoven RF. Sex differences in rheumatoid arthritis: more than meets the eye. BMC Med. 2019;7(1):12.

Estructura y función de las articulaciones, tejido conectivo y muscular

2

L. Coronel Tarancón, I. Möller Parera y M. I. Miguel Pérez

OBJETIVOS

- Entender la anatomía de las articulaciones sobre la base del conocimiento de su función, su biomecánica y de las relaciones entre las diferentes estructuras que la componen.
- Identificar y conocer la estructura y componentes del tejido conectivo.
- Aprender la estructura y componentes del tejido muscular.

INTRODUCCIÓN

Estructura y función se encuentran estrechamente unidas en el organismo, ya que la morfología tanto macroscópica como microscópica de los diferentes tejidos y órganos y sus componentes estructurales vienen determinados por la función que desempeñan y el aparato locomotor no es una excepción.

El papel de los tejidos musculoesqueléticos especializados está íntimamente asociado con la postura y el movimiento. Asimismo, el tejido conectivo aporta conexión anatómica, pero también funcional. Además, la matriz de tejido conectivo es un elemento clave en los mecanismos que permiten a las células percibir e interpretar fuerzas mecánicas.

Sin embargo, existen señales que, mediadas por factores celulares, ambientales o patológicos, conducen a una diferenciación celular anormal; por ejemplo, a una diferenciación de condrocitos hipertrófica alterada o una osificación endocondral retrasada, derivada de un proceso inflamatorio.

Por todo ello, el estudio del sistema musculoesquelético requiere una profundización anatómica e histológica que permita posteriormente interpretar los patrones de desarrollo, salud y enfermedad.

ARTICULACIONES

Se denominan articulaciones al conjunto de estructuras que unen dos o más huesos próximos. La función principal viene determinada por su componente estructural como soporte mecánico y cómo áreas que permiten el movimiento.

Las articulaciones se clasifican histológicamente según el tejido conectivo que las une y, funcionalmente, según su movimiento.

- Histológicamente los tres tipos de articulaciones son: fibrosas, cartilaginosas y sinoviales.
- Funcionalmente, se dividen en tres tipos: sinartrosis (inmóviles), anfiartrosis (ligeramente móviles) y diartrosis (móviles libremente).
- Las dos clasificaciones se correlacionan entre sí, ya que las sinartrosis son fibrosas, las anfiartrosis son cartilaginosas y las diartrosis son sinoviales

También se pueden clasificar en *articulaciones falsas*, con uniones continuas (sinartrosis: sindesmosis ligamentosas, sincondrosis cartilaginosas y sinostosis óseas) y *articulaciones verdaderas*, con uniones discontinuas (anfiartrosis y diartrosis).

Articulación fibrosa

Las articulaciones fibrosas se mantienen unidas por tejido fibroso, compuesto principalmente de colágeno, que mantiene las uniones fijas. Se caracterizan por ser inmóviles (sinartrosis) y no presentar cavidad (cráneo, dientes). Se clasifican en tres tipos: suturas, gonfosis y sindesmosis.

Suturas son las uniones que dan lugar a las articulaciones inmóviles. Su ejemplo más representativo son las articulaciones entre los huesos planos del cráneo (**Fig. 2-1**). Los huesos en forma de placa son ligeramente móviles al nacer, debido al tejido conectivo entre ellos (fontanelas). A medida que el cráneo se agranda, las fontanelas se reducen a una capa estrecha de tejido conjuntivo fibroso, denominada *fibras de Sharpey*, que suturan las placas óseas. Por último, las placas se osifican y se fusionan; esta fusión se denomina *sinostosis*.

Gonfosis son articulaciones fijas en las que el ligamento periodontal es el tejido fibroso formado por finas capas de colágeno que discurren entre la raíz dentaria y la cavidad ósea. Solo se sitúan entre los dientes y sus cavidades en la mandíbula y el maxilar.

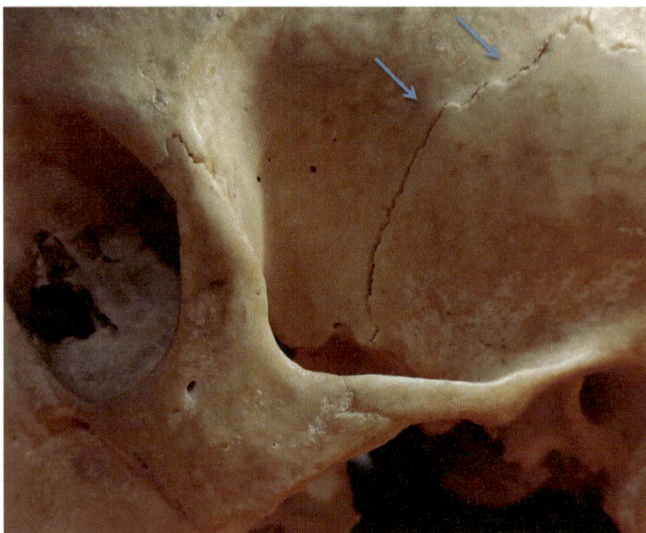

Figura 2-1. Articulación fibrosa tipo sutura: las uniones que dan lugar a las articulaciones inmóviles. El ejemplo más representativo son las articulaciones entre los huesos planos del cráneo. Las flechas indican la sutura entre el hueso temporal y parietal en un adulto.

Sindesmosis son articulaciones ligeramente móviles (anfiartrosis), en las que dos huesos adyacentes están unidos por un ligamento. Un ejemplo es el ligamento amarillo que conecta las láminas vertebrales, o la membrana interósea, que une el cúbito y el radio en el antebrazo o la tibia y el peroné.

Articulación cartilaginosa

Los huesos se unen mediante cartílago hialino (**Fig. 2-2**) o fibrocartílago. Dependiendo del tipo de cartílago involucrado se clasifican, además, como *articulaciones primarias* o sincondrosis y *articulaciones secundarias* o sínfisis.

Sincondrosis

Las sincondrosis solo tienen cartílago hialino y pueden ser permanentes o temporales:

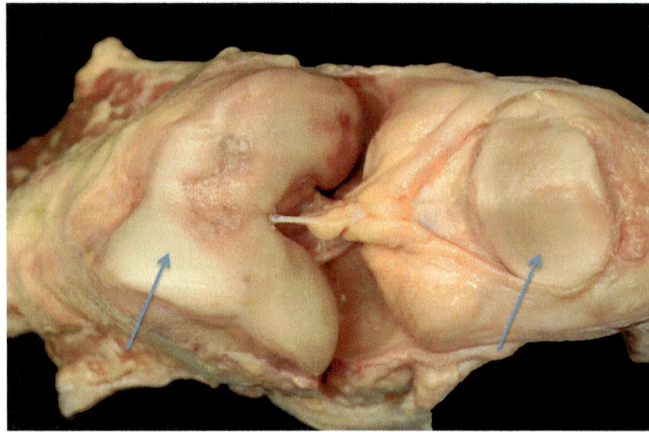

Figura 2-2. Disección de la articulación femorotibial con exposición de los cóndilos femorales y la rótula en disección. Las flechas azules indican el cartílago hialino.

- Una *sincondrosis temporal* es una placa epifisaria (placa de crecimiento) y funciona para permitir el alargamiento del hueso durante el desarrollo. Eventualmente, cuando todo el cartílago hialino se ha osificado, el hueso se alarga y la diáfisis y la epífisis se fusionan en *sinostosis*. Otras sincondrosis temporales unen el ilion, el isquion y los huesos púbicos de la cadera: con el tiempo, estos también se fusionan en un solo hueso de la cadera.
- Las *sincondrosis permanentes* no se osifican con la edad: conservan su cartílago hialino y funcionan para conectar huesos sin movimiento como una articulación de sinartrosis. Los ejemplos incluyen la caja torácica como la primera articulación esternocostal: la primera costilla está unida al manubrio por su cartílago costal. Otros ejemplos incluyen la relación entre el extremo anterior de las otras 11 costillas y el cartílago costal.

Sínfisis

Las sínfisis son articulaciones cartilaginosas, formadas por fibrocartílago. El fibrocartílago es grueso y fuerte, por lo que las sínfisis tienen una gran capacidad para resistir las fuerzas de tracción y flexión. Si bien el fibrocartílago une fuertemente los huesos adyacentes, la articulación sigue siendo una articulación de anfiartrosis y permite un movimiento limitado.

La sínfisis puede ser estrecha o ancha. Las sínfisis estrechas incluyen la sínfisis púbica y la articulación manubrioesternal. En las mujeres, la ligera movilidad de la sínfisis púbica entre los huesos púbicos es fundamental para el parto. Una sínfisis más ancha es la sínfisis intervertebral o disco intervertebral.

Articulación sinovial

Las articulaciones sinoviales o diartrosis, son las que permiten el movimiento más libre de los huesos que las constituyen. Se caracterizan por poseer una cavidad rodeada de una *cápsula articular* que se une a cada hueso participante rodeando las superficies articulares y está compuesta externamente por tejido conectivo y por una membrana sinovial internamente. Contiene líquido sinovial, secretado por la membrana sinovial (sinovia).

Las superficies articulares de cada hueso están recubiertas por cartílago. Diversas articulaciones sinoviales presentan fibrocartílago asociado entre los huesos articulares, destinado a aumentar su congruencia, como los meniscos de la articulación femorotibial. El fibrocartílago generalmente se encuentra en la parte menos móvil de la articulación (por ejemplo, el glenohumeral está en la escápula).

Las articulaciones sinoviales a menudo se clasifican por los ejes que las atraviesan y el tipo de movimiento que permiten:

- Plana (acromioclavicular).
- Tróclea o bisagra (humerocubital).
- *Trochus* o pivote (radiocubital, atlantoaxoidea).
- Condílea (radiocarpiana).
- «En silla de montar» (carpometacarpiana)
- Enartrosis (escapulohumeral).

Estructura y función de la articulación sinovial

El objetivo principal de la articulación sinovial es permitir el movimiento entre los huesos; sin embargo, este movimiento lo producen los músculos. Estos músculos y los tendones, que cruzan una articulación, resisten las fuerzas que actúan sobre esa articulación y se comportan como un «ligamento» dinámico.

La fuerza muscular es, por tanto, esencial para la estabilidad de las articulaciones sinoviales, especialmente durante la actividad de alto estrés, así como para las articulaciones con ligamentos más débiles, por ejemplo, la articulación escapulohumeral.

Si bien todas las articulaciones sinoviales son diartrosis, la extensión del movimiento varía entre los diferentes subtipos y, a menudo, está limitada por los ligamentos que conectan los huesos y la morfología propia de cada articulación. Según el movimiento que permiten, pueden ser:

- Plana. Una articulación deslizante, o plana, se presenta entre huesos con superficies planas y tamaño similar. Este tipo de articulación es multiaxial porque podría permitir el movimiento en varios ejes, pero, debido a los ligamentos que la rodean, el movimiento suele estar restringido y ser reducido. Los ejemplos incluyen las articulaciones intercarpianas, las intertarsianas y la acromioclavicular.
- Tróclea o en bisagra o gínglimo. Es una articulación entre el extremo cóncavo de un hueso y el extremo convexo de otro. Es uniaxial, porque solo permite el movimiento en un eje transversal. En el cuerpo, este eje de movimiento suele ser de flexión y extensión. Los ejemplos incluyen la articulación humerocubital y la tibioastragalina.
- *Trochus* o en pivote o trocoide. Una articulación de pivote se presenta entre dos huesos con bordes redondeados dentro de un anillo ligamentoso. Es uniaxial porque, aunque el hueso gira dentro de este anillo, lo hace en torno a un único eje vertical. Un ejemplo es la articulación atlantoaxoidea entre las vértebras cervicales C1 (atlas) y C2 (axis), que permite el movimiento negativo con la cabeza (rotación lado-lado).
- Condílea o condiloide o elipsoide. Se define como una articulación entre la depresión superficial de un hueso y la estructura redondeada de otro hueso o huesos. Este tipo de articulación es biaxial porque permite dos ejes de movimiento transversal y anteroposterior: flexión/extensión y medial/lateral (abducción/aducción). Un ejemplo es la articulación radiocarpiana.
- «En silla de montar». Es la articulación entre dos huesos que tienen forma de silla de montar o son cóncavas en una dirección y convexas en otra. Este tipo de articulación es biaxial. Un ejemplo es la primera articulación carpometacarpiana entre el trapecio (hueso del carpo) y el primer hueso metacarpiano del pulgar. Esta disposición permite que el pulgar se flexione y se extienda (dentro del plano de la palma), así como que se aproxime y separe del eje central de la mano. Esta destreza les da a los humanos el rasgo característico de los pulgares «oponibles».
- Esferoidea o enartrosis. Es una articulación esférica o glenoidea, entre la cabeza redondeada de un hueso y la concavidad de otro. Este tipo de articulación es multiaxial:

permite flexión/extensión, abducción/aducción y rotación. Las únicas dos articulaciones esféricas del cuerpo son las caderas (**Fig. 2-3**) y el hombro (glenohumeral). La menor profundidad de la cavidad glenoidea permite un rango de movimiento más extenso en el hombro; la cavidad más profunda del acetábulo y los ligamentos de soporte de la cadera restringen el movimiento del fémur.

Componentes de las articulaciones sinoviales

Las articulaciones sinoviales son las más ampliamente distribuidas en el organismo, permiten gran variedad de movimientos y se componen de diferentes estructuras:

- Hueso subcondral.
- Cartílago articular hialino.
- Cápsula articular.
- Fibrocartílagos interarticulares o meniscos.
- Medios de unión (ligamentos).
- Anejos articulares.

Es importante recordar que todos estos elementos constitutivos pueden no presentarse de forma simultánea en las diversas articulaciones.

Hueso subcondral (esqueleto óseo de la articulación)

Comprende el tejido situado bajo el cartílago. Se extiende desde el *tidemark* (frente de mineralización o unión entre el cartílago calcificado y no calcificado) hasta el inicio de la médula ósea (**Fig. 2-4**).

Sus funciones principales consisten en dar soporte al cartílago articular suprayacente, distribuir la carga mecánica

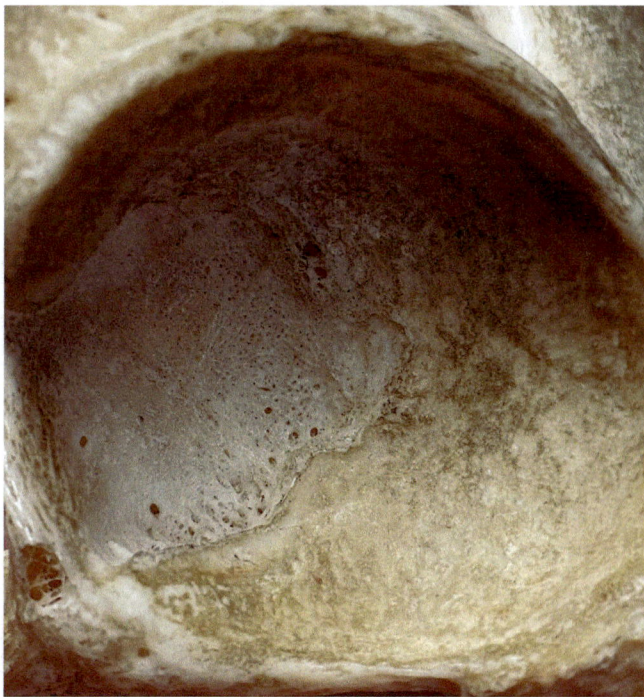

Figura 2-3. Articulación esferoidea. Imagen de la concavidad de la articulación de la cadera, que sirve para articular la cabeza femoral.

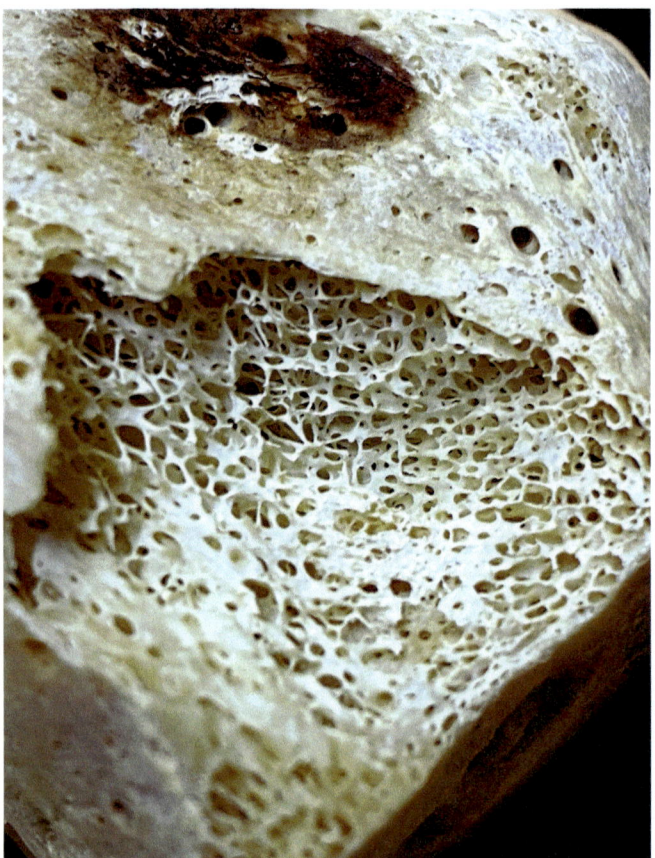

Figura 2-4. Trabeculación ósea que constituye un tejido tridimensional.

a la diáfisis cortical subyacente, absorber la tensión de los impactos mecánicos continuos y nutrir las capas profundas del cartílago hialino, especialmente en el período de crecimiento. Las alteraciones del remodelado del hueso subcondral tienen un papel relevante en determinadas patologías articulares.

La actividad de los elementos celulares está regulada, entre otras, por la tensión mecánica, de tal forma que el hueso puede adaptar su microarquitectura a las demandas, cambiando estímulos físicos por factores bioquímicos capaces de alterar la función celular. Estas adaptaciones reguladoras de las células se ajustan a la ley de Wolff de que la distribución y las propiedades materiales del hueso están determinadas dinámicamente por la carga aplicada.

Las propiedades mecánicas del hueso subcondral dependen de diversos factores, como la dirección de la carga, la localización, la integridad del cartílago adyacente y la microestructura trabecular. El hueso trabecular es más activo en su remodelado que el hueso cortical y tiene menor densidad y contenido mineral.

Cartílago articular

El cartílago articular es un tejido conectivo especializado de tipo hialino, avascular, aneural y alinfático. Carece de pericondrio. Se nutre del líquido sinovial por un mecanismo de difusión que actúa durante la carga articular.

A pesar de tener solo unos pocos milímetros de espesor, proporciona a la articulación solidez, flexibilidad, elasticidad

y resistencia a la presión, lo que previene el daño estructural de la articulación tras fuerzas mecánicas y minimiza el estrés en el hueso subcondral. El espesor varía en relación con la carga mecánica que debe soportar: es más grueso en aquellas regiones anatómicas con mayor presión. Por ejemplo, mide 1-2 mm en las articulaciones de los dedos, y 5-7 mm en la rótula de la articulación de la rodilla.

La extensión del revestimiento cartilaginoso es proporcional a la amplitud de los movimientos articulares, entendiendo que el sentido en el que se prolonga indica también el de la movilidad.

El cartílago hialino está constituido por matriz extracelular (MEC) y condrocitos (aproximadamente el 5 % del volumen). Sus funciones y propiedades están íntimamente relacionadas con la composición y estructura de dicha matriz. Por tanto, mantener su integridad es esencial para mantener la función del cartílago articular.

El cartílago articular puede ser dividido en capas o zonas, según profundidad. Las divisiones se basan en información descriptiva, como la orientación del colágeno, organización de los condrocitos y distribución de los proteoglucanos.

Procedentes de la zona más profunda (zona IV), donde las fibrillas de colágeno están adheridas al hueso por debajo del cartílago, se dirigen casi perpendicularmente, de forma radial, hacia la superficie articular (zona III), giran para proseguir su curso, casi paralelas a la superficie (zona II) y, tras un breve curso tangencial (zona I), retornan hacia la profundidad.

Mientras que la capa superficial se encarga de resistir fricciones, la media y sobre todo la profunda contrarrestan las presiones mecánicas.

La zona de cartílago calcificado se separa de la zona profunda por el *tidemark*. Esta capa calcificada separa el cartílago articular del hueso subcondral y se encarga de asegurar la firmeza y anclaje entre las fibrillas de colágeno del cartílago articular y el hueso subcondral. Esta capa presenta un pequeño número de condrocitos redondeados e hipertróficos, sin proteoglucanos.

Medios de deslizamiento. Cápsula y sinovial

La cavidad articular se presenta completamente cerrada por la cápsula articular, que es fundamental para la función de las articulaciones sinoviales. Sella el espacio articular, brinda estabilidad pasiva al limitar los movimientos y estabilidad activa a través de sus terminaciones nerviosas propioceptivas. Es un tejido conectivo fibroso denso que se une a los huesos a través de zonas de unión especializadas. Su grosor varía según las tensiones a las que está sujeto, se engrosa localmente para formar ligamentos capsulares y también puede incorporar tendones o tejido graso.

La cápsula articular está formada por dos capas morfológicamente diferenciadas:

- Membrana fibrosa: la pared externa, formada fundamentalmente por tejido conectivo denso de colágeno, que extiende sus fibras hasta el periostio de hueso. El grosor varía tanto en el interior de una articulación como entre las distintas articulaciones; en muchas articulaciones se presenta reforzada por ligamentos o tendones.

- Membrana sinovial: la pared interna, fijada en estrecha proximidad con el cartílago articular. Es una estructura derivada del ectodermo, que se desarrolla y especializa tardíamente en la articulación. Está formada por una capa íntima y una subíntima:
  - Sinovial íntima, *lining cells* o sinoviocitos: 1-2 capas de células parecidas a las del recubrimiento epitelial (sin serlo, al no poseer membrana basal) y cuya función principal es la producción y absorción de líquido articular:
    - Sinoviocitos-A (capa fronteriza con la cavidad articular): son células similares a los macrófagos, con vacuolas, aparato de Golgi, mitocondrias, lisosomas. Su función es la reabsorción de líquido sinovial, fagocitando bacterias y detritus celulares y manteniendo la transparencia del líquido sinovial. Expresan CD11b, CD14, CD68, CD163 y el receptor Fc de inmunoglobulina G FC-RIIIa (CD16), permitiéndoles reconocer y eliminar estas células infectadas o defectuosas.
    - Sinoviocitos-B (contiguos a los sinoviocitos-A): son células similares a los fibroblastos, con retículo endoplásmico rugoso y gránulos de secreción; sobre todo producen líquido sinovial. Expresan uridina difosfato glucosa deshidrogenasa, moléculas de adhesión de las células vasculares, factor acelerador de la degradación y vimentina; además sintetizan colágeno, proteínas de MEC, lubricina y ácido hialurónico.
  - Sinovial subíntima o subsinovial o estroma (tejido conectivo con vasos sanguíneos y linfáticos; nociceptores o terminaciones nerviosas libres; mecanoceptores, como los corpúsculos de Pacini y de Ruffini; y propioceptores, que reaccionan ante variaciones de longitud o tensión de la cápsula articular y colaboran en el control del desarrollo del movimiento articular). Su constitución se diferencia según la zona:
    - Membrana sinovial areolar: tejido conectivo muy laxo y vascularizado.
    - Membrana sinovial adiposa, sobre todo, células adiposas en el tejido conectivo.
    - Membrana sinovial fibrosa, tejido conectivo pobre en vasos y rico en colágeno.

La membrana sinovial proporciona una envoltura deformable que permite el movimiento de los tejidos adyacentes, poco deformables, y mantiene una superficie de tejido no adherente que facilita el desplazamiento. En cualquier grado de movimiento de una articulación sana, el complejo sinovial se sitúa entre las dos superficies articulares, dejando poco espacio para la confrontación directa entre ellas. Existen zonas de menor resistencia a través de las cuales puede protruir la membrana sinovial y que constituyen los *recesos sinoviales*.

La membrana sinovial contribuye a la lubricación del cartílago y a su nutrición, y regula el volumen y composición del líquido sinovial.

> 💡 La cápsula articular no es uniforme, presenta engrosamientos, que son los ligamentos, y zonas débiles, que constituyen los recesos articulares.

Los engrosamientos anormales de la cápsula producirán restricciones en el movimiento; lo contrario, laxitud articular. Una adaptación de la cápsula para resistir las presiones es la formación de fibrocartílago.

La cápsula puede ser considerada una estructura dinámica cuya matriz extracelular varía para adaptarse a las modificaciones en las demandas, sean fisiológicas o patológicas.

En enfermedades inflamatorias o degenerativas, la cápsula articular puede resultar dañada. Su zona de unión con el hueso se rige por las mismas normas que las del órgano de la entesis; modificaciones en la composición de la entesis darán lugar a calcificaciones o erosiones.

La membrana sinovial reacciona ante determinados estímulos con un incremento de la secreción, que se manifiesta con un derrame articular e hinchazón de toda la articulación. En caso de derrame articular, puede aparecer dolor secundario a la dilatación de la cápsula articular por la liberación de mediadores inflamatorios (prostaglandinas, histamina, bradicinina, citocinas).

Composición y función del líquido sinovial

El líquido articular es una sustancia viscosa clara, algo amarillenta (segregada por sinoviocitos; con un pH de 7,4-7,7). Su cantidad es variable: en la rodilla, su volumen llega a ser de 3-5 mL, mientras que en articulaciones pequeñas estará por debajo de 1 mL.

Está compuesto por hialuronato, lubricina (glucoproteína en forma de enzima), fosfolípidos, partículas de plasma sanguíneo (sobre todo, proteínas y glucosa) y células de defensa 60-150/μL (sobre todo, macrófagos y linfocitos).

Sus funciones principales son nutrir el cartílago hialino libre de vasos mediante difusión y convección, lubricar las carillas articulares cartilaginosas para reducir la fricción y amortiguar un golpe mediante el reparto de las fuerzas incidentes.

Fibrocartílagos interarticulares

Algunas articulaciones cuentan con estructuras intraarticulares que son importantes dispositivos de soporte para ellas, ya que aumentan la superficie receptora de fuerza e igualan las incongruencias entre los cuerpos articulares, lo que reduce de forma notable la presión que se ejerce sobre el cartílago articular.

Por definición, las *estructuras intraarticulares* están bañadas por el líquido sinovial, es decir, están en contacto directo con la sinovia, que las nutre. Estas estructuras intraarticulares son de varios tipos: meniscos, discos, rodetes.

Fibrocartílagos marginales o rodetes articulares. Son estructuras periféricas que cabe encontrar en el fondo de la superficie cóncava de ciertas diartrosis de tipo esférico. Pueden ocupar todo el contorno de la superficie articular o solo una parte. Si ocupan toda la superficie articular se denominan rodete articular o lábrum.

Son ejemplos clásicos los del hombro o la cadera (lábrum acetabular y rodete glenoideo), que aumentan la superficie de contacto y limitan el hueso adyacente a la posición fisiológica. Tienen una estructura prismática triangular, con una base, dos caras y un vértice. La base descansa sobre el cartílago articular, con el que se confunde, y, por la parte externa, toca con el periostio. De las dos caras, una es interna y forma la cavidad articular y otra externa en íntima relación con los elementos de unión periféricos. El vértice limita la cavidad articular y, a veces, presta inserción a uno de los bordes de la sinovial.

Fibrocartílagos marginales, discos. Tienen forma de segmento esferoideo con las siguientes partes: una cara cóncava, que forma parte de la cavidad articular; una cara convexa en relación con los tendones flexores de la mano y el pie; un borde adherente, más o menos grueso, que se continúa con el contorno de la cavidad falángica y un borde libre, delgado y constante, que da inserción a la sinovial. Aparecen, por ejemplo, en todas las falanges de las manos y de los pies, colocados en el lado de la flexión.

Fibrocartílagos articulares o meniscos. Son tabiques fibrocartilaginosos que se encuentran colocados de plano entre las dos superficies articulares adyacentes. Cada una de las caras tiene exactamente la forma de la superficie ósea a la cual corresponde y, como se sitúan principalmente en las articulaciones con ambas superficies convexas, las más de las veces son bicóncavos.

Varían mucho en la forma. En ocasiones, son verdaderos discos que ocupan toda la extensión de la articulación, como en la articulación temporomandibular. Otras veces, el fibrocartílago ha perdido su porción central, también en dicha articulación temporomandibular. En otros casos, se ha perdido no solo la parte central sino también parte del contorno, con lo que la superficie articular adopta forma de media luna, cuyo borde convexo, relativamente grueso, está adherido a los ligamentos periféricos, mientras que el borde cóncavo, delgado, flota libremente en el interior de la articulación: los meniscos de la rodilla son un ejemplo claro.

Los fibrocartílagos articulares, lo mismo que los fibrocartílagos marginales, reciben vasos y nervios. Los vasos penetran en el menisco por su borde periférico y progresan más o menos en su espesor. Por ejemplo, en los meniscos de la rodilla, los vasos se detienen en su parte media o antes de llegar a ella, de modo que la porción más inmediata al borde libre está generalmente desprovista de vasos. Los nervios presentan una distribución similar a los vasos, presentando nociceptores y mecanorreceptores predominantemente en la parte más externa.

Medios de unión (ligamentos)

Los ligamentos son estabilizadores primarios de la articulación. Pueden ser intracapsulares y extracapsulares.

Los **ligamentos intracapsulares** se sitúan dentro de la articulación, pero son extrasinoviales (al estar recubiertos por la subíntima), como los ligamentos cruzados de la rodilla. Como ligamentos de refuerzo de la cápsula, cumplen, sobre todo, una función mecánica. Así, son los encargados de la estabilidad y la conducción de la articulación (ligamentos conductores) o de restringir de diversas formas la amplitud de un movimiento (ligamentos inhibidores).

Los **ligamentos extraarticulares** pueden ser *capsulares*, si refuerzan la cápsula en íntimo contacto con ella (como los ligamentos iliofemoral, isquiofemoral y pubofemoral en la cadera) o *extracapsulares*, si discurren sin contacto directo con la cápsula articular (como el ligamento colateral peroneal de la articulación de la rodilla). Las estructuras ligamentarias que, a primera vista, discurren por la cavidad articular, con frecuencia se denominan erróneamente ligamentos intraarticulares (por ejemplo, los ligamentos cruzados de la articulación de la rodilla, o el ligamento de la cabeza del fémur, conductor de la articulación de la cadera). Sin embargo, dado que, a diferencia de un menisco o de un rodete articular, siempre aparecen recubiertas por una fina membrana sinovial íntima, porque discurren de forma subíntima, en sentido estricto, están dentro de la cápsula, son intracapsulares y, por tanto, están fuera de la cavidad articular propiamente dicha; es decir, son extraarticulares.

Matriz extracelular

La MEC constituye el 95 % del peso seco del cartílago articular y está esencialmente constituida por *fibras* o *fibrillas colágenas* (sobre todo de colágeno de tipo II, IX y XII), *proteoglucanos* (principalmente, agrecán) con glucosaminoglucanos (hialuronatos, sulfatos de condroitina y de queratano), así como proteínas nucleares y conectivas, glucoproteínas (por ejemplo, proteínas de adhesión, como la condronectina), *líquido intersticial* (agua) y electrólitos (cationes calcio [Ca^{++}], potasio [K^+], sodio [Na^+]).

La MEC desempeña un papel crucial en la regulación de la función de los condrocitos y en el mantenimiento de su ambiente osmótico. Su organización correcta es esencial para la función articular. El contenido de agua en el cartílago articular varía dependiendo de la profundidad. La concentración más alta, alrededor del 80 %, se encuentra cerca de la superficie del cartílago y disminuye hasta alrededor de 60 % en la zona profunda. La difusión de agua a través del cartílago ayuda a los nutrientes a moverse desde el líquido sinovial, lo que contribuye a su nutrición y lubricación, y ayuda a mantener su resistencia al daño mecánico y al envejecimiento.

El **colágeno** (proteína fibrosa) es la macromolécula más abundante de la MEC (60-70 % del peso seco); el colágeno de tipo II es el más común. Las fibrillas de colágeno (diámetro de 15 a 130 nm) están compuestas por moléculas de colágeno que, a su vez, están formadas por tres cadenas polipeptídicas (llamadas cadenas alfa) y que presentan la forma de una tuerca que gira hacia la derecha (triple hélice). Cada triple hélice (tropocolágeno) se une transversalmente mediante uniones covalentes en una retícula, lo que le confiere una gran resistencia a la tracción para el mantenimiento de la integridad del cartílago articular. En general, el colágeno forma una red fibrilar muy organizada que inmoviliza agregados de proteoglucanos y sirve como elemento de tensión.

Los **proteoglucanos** son macromoléculas sintetizadas por condrocitos y constituyen el segundo grupo mayoritario de componentes de la MEC: representan el 10-15 % del peso húmedo del tejido. Los proteoglucanos están formados por glucosaminoglucanos (GAG), que son polisacáridos largos no ramificados hechos de unidades disacáridas repetidas, unidos covalentemente a una proteína central. Las cadenas de GAG están compuestas de grupos carboxilo cargados negativamente o sulfatados, como el ácido hialurónico, el sulfato de queratina y el sulfato de condroitina, que atraen iones cargados positivamente. Esto produce un gradiente de concentración de iones entre el cartílago articular y los tejidos circundantes. Como consecuencia de este desequilibrio osmótico, el agua es arrastrada hacia el tejido, donde causa hinchazón y expansión de la red de la matriz, un mecanismo crucial para las propiedades biomecánicas del cartílago. De los proteoglucanos presentes en el cartílago, el *agrecán* es el más grande y abundante (es el 90 % de la masa total de los proteoglucanos de la matriz del cartílago), posee más de 100 cadenas de sulfato de condroitina y sulfato de queratina. Cada una de las moléculas de GAG puede representarse como las «púas» de un cepillo, que se encuentran unidas a una molécula central de ácido hialurónico mediante unas proteínas conectoras que actúan de enlace y estabilizan esta interacción. El agrecán proporciona una densidad de carga fija extremadamente alta y crea el ambiente osmótico necesario para retener el agua para el transporte de nutrientes y solutos.

La **condronectina** es una proteína multiadhesiva que desempeña un papel clave en la estructura del cartílago, se une específicamente a los glucosaminoglucanos, a las fibras de colágeno de tipo II y a las integrinas, y media la adherencia de los condrocitos a la matriz extracelular.

La resistencia y elasticidad del cartílago son condiciones indispensables para la eficiencia funcional de la articulación. Ambas características se aseguran por *presión oncótica*. Esta se establece mediante el funcionamiento combinado de proteoglucanos y fibrillas de colágeno en la MEC, que forman un conjunto funcional: las fibrillas de colágeno, con su característica resistencia a la tracción y a la rotura, le procuran al cartílago articular estabilidad mecánica e integridad articular, y los proteoglucanos aseguran sus características fisicoquímicas. Si se comprime el tejido cartilaginoso por un requerimiento mecánico (carga normal), el líquido intersticial y los cationes se escapan hacia la cavidad articular, con lo que la MEC se densifica progresivamente. Esto hace que el líquido fluya con más dificultad. La presión hidrostática del tejido va aumentando hasta que la presión hidrostática interior y la presión mecánica exterior están en equilibrio y cesa la compresión.

Mediante la densificación de la MEC, los GAG también se acercan entre sí. A causa de la creciente fuerza de rechazo, también surge una presión contraria. En descarga, el tejido retoma su volumen inicial al separarse de nuevo por rechazo: las cargas negativas y el líquido intersticial con iones libres se vuelven a introducir en el tejido hasta que la retícula de colágeno se restablece. El flujo de entrada y salida del líquido intersticial en carga y descarga se denomina *convección*. Es una condición esencial para la nutrición del cartílago articular libre de vasos, que se relaciona con la importancia del ejercicio y el movimiento para la salud articular.

Condrocitos

Los condrocitos se encargan de la síntesis, mantenimiento y degradación de la MEC. Según la región del cartílago donde se localizan, presentan una forma, tamaño y actividad metabólica distinta, además de un patrón de expresión genética diferente.

Su metabolismo está adaptado a bajas concentraciones de oxígeno, se nutren por difusión pasiva desde el líquido sinovial y obtienen la energía de la glucosa por la vía de la glucólisis.

Están ubicados en espacios denominados *lagunas*, rodeados por la MEC, que está constituida por una capa delgada que contiene material no fibrilar, como los proteoglucanos. Alrededor de la matriz pericelular se encuentra la *matriz territorial*, que está formada por una densa red de fibras de colágeno, especialmente, de tipo VI, que forman un «estructura tipo cápsula» alrededor de los condrocitos, y los protege del estrés mecánico. Por último, se encuentra la *región interterritorial*, que es la región más grande, compuesta por una red de colágeno fibrilar asociada con agrecanos y otros proteoglucanos pequeños, que contribuye a las propiedades biomecánicas del cartílago.

Los condrocitos, a pesar de estar normalmente en fase quiescente, son capaces de responder a diferentes estímulos bioquímicos, físicos o estructurales, a sintetizar enzimas, factores de crecimiento, citocinas o componentes de la MEC, lo que altera la homeostasis articular de manera positiva o negativa. Sin embargo, el relativamente pequeño número de condrocitos y su baja tasa de proliferación, además de la falta de nervios y vasos sanguíneos del tejido, hace que la renovación de los componentes de la MEC sea muy escasa, lo que se traduce en una limitada capacidad de regeneración.

Vascularización

Cada articulación del cuerpo tiene una vascularización diferente; sin embargo, existen patrones basados en la clasificación histológica de las articulaciones.

Las ramas perforantes de los vasos proximales suelen irrigar las articulaciones fibrosas. Por ejemplo, el riego sanguíneo de la articulación tibiofibular proviene de ramas de la arteria tibial anterior y de la arteria peronea.

Las articulaciones cartilaginosas solo reciben riego vascular en la periferia porque el cartílago en sí es un tejido avascular. Los discos intervertebrales, por ejemplo, son irrigados en los márgenes por capilares de los cuerpos vertebrales.

Las articulaciones sinoviales reciben vascularización a través de una rica anastomosis de arterias que se extiende desde ambos lados de la articulación, denominada *plexo periarticular*. Algunos vasos penetran en la cápsula fibrosa para formar un plexo más profundo en la membrana sinovial. Este plexo más profundo, denominado círculo vascular o *circulus vasculosus*, forma un bucle alrededor de los márgenes articulares que irriga la cápsula articular, la membrana sinovial y el hueso terminal. El cartílago articular, que es cartílago hialino avascular, se nutre del líquido sinovial.

Los vasos linfáticos de cada articulación siguen el drenaje linfático del tejido circundante. Algunas articulaciones albergan ganglios linfáticos, como los ganglios linfáticos poplíteos en la fosa poplítea de la rodilla.

Inervación

Cada articulación del cuerpo tiene una inervación diferente; sin embargo, la inervación de las articulaciones sinoviales es la más ampliamente conocida.

Las fibras sensoriales y autonómicas inervan las articulaciones sinoviales. Los nervios autónomos tienen una función vasomotora y controlan la dilatación o constricción de los vasos sanguíneos. Los nervios sensoriales de la cápsula articular y los ligamentos (nervios articulares) proporcionan retroalimentación propioceptiva de las terminaciones de Ruffini y los corpúsculos de Pacini. La propiocepción de la articulación permite el control reflejo de la postura, la locomoción y el movimiento. Las terminaciones nerviosas libres transmiten una sensación de dolor difusa y poco localizada. También, hay que recordar que el cartílago articular no tiene inervación.

Se aplican dos principios generales a la inervación de la articulación sinovial: la ley de Hilton y la observación de Gardner:

- La ley de Hilton establece que los nervios articulares que inervan una articulación son ramas de los nervios que inervan los músculos responsables de mover esa articulación. Por tanto, la irritación de los nervios articulares provoca un espasmo reflejo de los músculos que colocan la articulación en posición neutra. Estos nervios también inervan la piel suprayacente y proporcionan un mecanismo para el dolor referido de la articulación a la piel.
- La observación de Gardner indica que la parte de la cápsula articular que se tensa por la contracción de un grupo de músculos recibe inervación de los mismos nervios que inervan los músculos antagonistas. Esta relación proporciona arcos reflejos locales que estabilizan la articulación.

TEJIDO CONECTIVO

El tejido conectivo o conjuntivo está compuesto por un conjunto heterogéneo de tejidos orgánicos con funciones distintas, que comparten un origen común en el mesénquima embrionario originado a partir del mesodermo y que se caracterizan porque sus células (fijas o estables y migrantes) están inmersas en un abundante material intercelular: la MEC.

La MEC es una red organizada, formada por el ensamblaje de una variedad de polisacáridos y de proteínas secretadas por las células estables, que determina las propiedades físicas de cada una de las variedades de tejido conjuntivo. La función primordial del tejido conectivo es de sostén e integración sistemática del organismo.

La principal célula del tejido conectivo son los *fibroblastos* y su función es la producción y mantenimiento de la MEC. Además hay otros tipos de células como macrófagos, linfocitos, mastocitos y adipocitos. La MEC está formada por la *sustancia fundamental* y las *fibras*. La sustancia fundamental es amorfa y gelatinosa, formada por ácido hialurónico, GAG y moléculas de adhesión, que actúan como pegamento para las fibras y las células y le dan la capacidad de retener agua para la hidratación, la difusión de nutrientes y la nutrición del tejido.

> **!** En relación con las proporciones de cada uno de sus componentes (células, fibras y sustancia fundamental), su organización celular y su MEC, se puede clasificar el tejido conectivo en:
>
> - Tejido conectivo embrionario: mesenquimatoso y mucoso.
> - Tejido conectivo propiamente dicho: tejido conectivo laxo y denso.
> - Tejido conectivo especializado: reticular, sangre, tejido óseo, cartílago y tejido adiposo.

Tejido conectivo embrionario

En el embrión, el *tejido mesenquimatoso* compone la totalidad de los tejidos conjuntivos diferenciados y en diferenciación. Sus células principales son mesenquimales.

El *tejido conectivo mucoso* es un tejido conjuntivo laxo en el que predomina la sustancia fundamental amorfa, compuesta por ácido hialurónico. La celularidad es media, compuesta principalmente por fibroblastos y macrófagos irregularmente dispersos en la sustancia fundamental. Se encuentra en el cordón umbilical del recién nacido, formando la llamada *gelatina de Wharton*, y en muy escasa cantidad, en la pulpa de los dientes. Su presencia, sin embargo, es rara en el adulto.

Tejido conectivo propiamente dicho

El tejido conectivo propiamente dicho rellena espacios entre órganos (por ejemplo, entre la piel y los músculos), rodea los vasos sanguíneos, los nervios y muchos órganos, forma parte del estroma de órganos como el riñón, el hígado, las glándulas y las gónadas, y también es el tejido que forma los tendones, los ligamentos, la córnea y la dermis.

Se subdivide en: tejido conjuntivo laxo y denso.

Tejido conectivo laxo

También denominado tejido conectivo areolar, se caracteriza por la presencia de células y componentes extracelulares de la matriz en proporción algo más abundante que las fibras. Está presente en todo el cuerpo como recubrimiento de superficies internas, en la dermis de la piel o debajo de la capa epitelial en todos los órganos que tienen aperturas externas, como la lámina propia del sistema digestivo y respiratorio.

La organización y distribución de sus células y fibras hacen que sea un tejido flexible (laxo) y poco resistente a la tensión mecánica.

Contiene varios tipos de células. La principal son los *fibroblastos*. También hay células del sistema inmunitario, como *macrófagos, mastocitos* e *histiocitos*; otros tipos de células son los *adipocitos*, que acumulan grasa en su citoplasma, y las *células madre mesenquimales*, que dan lugar a los fibroblastos.

Las proteínas estructurales de las fibras de la MEC son de tres tipos, reticulares, colágenas y elásticas:

- Las fibras colágenas y reticulares son las más comunes, no son sino dos formas morfológicamente diferentes de colágena, producidas por los fibroblastos. Desempeñan una función estructural como soporte, aportan resistencia mecánica y dependiendo de su localización y función, predominará un tipo de colágeno u otro: colágeno tipo II-III (tejido embrionario o ganglios linfáticos), colágeno tipo V (piel, músculo liso), colágeno tipo XI (cartílago), entre otros. También aparecen en zonas de reparación y cicatrización.

- Las fibras elásticas dotan al tejido de flexibilidad y le confieren propiedades de estiramiento y retroceso elástico. Se organizan en una red tridimensional en la MEC. La proteína elastina funciona a modo de ladrillos, entre los que se distribuyen las fibras de colágeno, las cuales previenen la rotura o el daño del tejido conectivo cuando este es expuesto a excesiva tensión. Las fibras elásticas están muy presentes en las paredes de los vasos sanguíneos, los pulmones, la vejiga y la piel, estructuras que deben ajustar su forma en función de determinados estímulos.

El espacio viscoso y con elevado contenido en agua donde se sitúan las fibras de la MEC es la sustancia fundamental amorfa, también producida por los fibroblastos, la cual desempeña una función como tejido de soporte. Como la sustancia fundamental se pierde con la tinción de hematoxilina-eosina, lo que se aprecia en el microscopio es un espacio virtualmente vacío entre células y fibras. Está constituida mayoritariamente por proteoglucanos, GAG y glucoproteínas estructurales. Junto con las fibras elásticas, es la que proporciona al tejido conectivo laxo sus propiedades elásticas.

Tejido conectivo denso

Funciona rodeando otros órganos y tejidos, provee soporte mecánico y metabólico, pero también une estructuras y participa en la reparación tisular. Los ligamentos, los tendones, la capa interna de la piel, la dermis y la esclerótica son tipos de tejido conjuntivo denso.

Tiene una elevada proporción de fibras de colágeno densamente empaquetadas con fibroblastos poco activos. Dependiendo de cómo se ordenan las fibras de colágeno, se diferencia entre tejido conjuntivo denso irregular y regular.

Tejido conectivo denso irregular

Contiene fibras de colágeno organizadas en haces en diferentes direcciones en patrones irregulares, sin orientación definida. Forman una red tridimensional, que confiere resistencia y fuerza en todas las direcciones. Aparece tejido conectivo denso irregular *en las cápsulas articulares* y *la fascia muscular*, en *la túnica submucosa* situada debajo de la mucosa de órganos huecos, como aquellos que forman el aparato digestivo, cuya función es dar soporte a la mucosa y conectarla con la capa muscular subyacente. Esto le permite tolerar distensión durante su funcionamiento. En la capa reticular de la dermis, le aporta a la piel fuerza y resistencia al desgarro, si bien, a medida que envejece, la cantidad de colágeno de la piel disminuye de forma natural.

Tejido conectivo denso regular

La estructura presenta una organización regular. Las células que muestran este orden son los fibroblastos, los cuales sin-

tetizan la MEC y las fibras colágenas, que son componentes fundamentales del tejido conectivo denso.

La organización paralela de los fibroblastos proporciona una gran resistencia a las tensiones ejercidas a lo largo del tiempo en la misma dirección. Los fibrocitos, que son una forma menos activa de los fibroblastos, también se encuentran en el tejido conectivo denso regular y tienden a tener núcleos alargados y un citoplasma muy pequeño. Un ejemplo de esto es el tendón de Aquiles.

El tejido conjuntivo regular puede diferenciarse en haces paralelos (como ligamentos y tendones) o haces entrecruzados (como las fascias y la córnea). Sus propiedades físicas dependen de su organización, que confieren alta resistencia a la tracción combinada con flexibilidad. Esto lo hace idóneo para dar soporte al resto de los tejidos del cuerpo.

Por la importancia en reumatología, se profundizará en dos tipos de tejido conectivo denso regular: los tendones y los ligamentos.

Tendones

Los tendones fijan el músculo al hueso y le transfieren las fuerzas generadas dentro este. Su relación se establece en dos regiones: la unión miotendinosa y la osteotendinosa o entesis.

Están formados por tejido conjuntivo denso regular, caracterizado por presentar células y fibras conjuntivas ordenadas y en haces paralelos incrustadas dentro de la MEC, íntimamente unidas para proveer al tendón de máxima resistencia (**Fig. 2-5**). A pesar de ser estructuras duras e inextensibles, los tendones son flexibles.

Histológicamente, el tendón es la forma más densa de colágeno, con abundantes fibras de colágeno de tipo I, agrupadas en fascículos recubiertos por un endotendón y muy escasos proteoglucanos y fibras elásticas. Las células tendinosas, tendinocitos/tenocitos son fibroblastos de morfología alargada y citoplasma no visible con hematoxilina-eosina. La actividad de los tenocitos se altera con la exposición al estrés, las lesiones y el envejecimiento. Del 1 al 4 % de las células dentro de los tendones son células madre o progenitoras

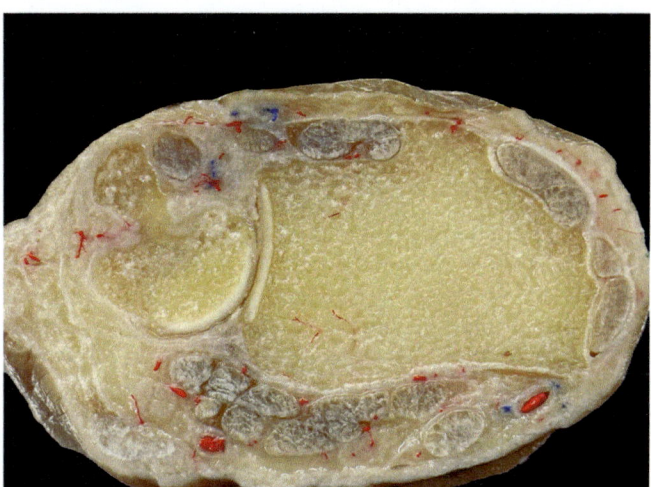

Figura 2-5. Corte transversal en región radiocubital distal en el que se muestran los tendones extensores (superficial) y flexores (profundos), que muestran tejido conectivo denso con organización regular.

de tendón, con características similares a las células madre mesenquimales.

A pesar de que los tendones están formados por tejido conectivo denso regular, están envueltos en una vaina de tejido conectivo, el *endotendón*, que se compone de tejido denso irregular, que puede estar cubierto por células sinoviales. Estas células producen un líquido lubrificante que reduce la fricción en sitios de alto roce, como los lugares donde el tendón cambia de dirección, y facilita el deslizamiento interfascicular. Esta capacidad de deslizamiento entre las diferentes fibras y fascículos es importante desde el punto de vista funcional, pero queda dañada en numerosas lesiones tendinosas. Ya que los tendones están muy poco vascularizados, dada su baja celularidad y las escasas necesidades de oxígeno y nutrientes, esto ocasiona que los tendones cicatricen con gran lentitud tras un traumatismo. Los pequeños vasos y nervios del tendón se encuentran contenidos en el endotendón.

Los tendones tienen propioceptores que responden a los cambios de tensión producidos por los músculos sobre el tendón. Están ubicados cerca de la unión miotendinosa y transmiten la información de las diferencias de tensión al sistema nervioso central, donde es procesada para la coordinación de la intensidad de la contracción muscular; también proporcionan retroalimentación inhibidora a la motoneurona alfa del músculo, que produce la relajación del tendón del músculo en contracción.

Uniones miotendinosas

Son regiones especializadas en las que las fibras musculares se unen a las fibras de colágeno del tendón (**Fig. 2-6**) y en las que las fuerzas son transmitidas entre las miofibrillas y la MEC. Mediante microscopia electrónica se aprecia que el extremo de la fibra muscular muestra evaginaciones e invaginaciones digitiformes de la membrana plasmática, a las que se adapta la lámina basal, que adopta un aspecto irregular en dientes de sierra.

En la cara interna de la membrana plasmática de la fibra muscular se observan las placas de adhesión, material de línea Z, en las que se insertan los filamentos de actina del primer sarcómero de la miofibrilla. En esta conexión entre citoesqueleto y MEC, las integrinas desempeñan un papel fundamental junto con otras proteínas como vinculina, talina y tanascina C.

Unión osteotendinosa (entesis)

Las entesis son los lugares donde un tendón, ligamento, cápsula articular o fascia muscular se unen al hueso. Están constituidas por un tejido de transición, cuya función (además del anclaje de tejidos blandos) es transmitir el estrés de estas zonas de fijación al hueso adyacente, y viceversa.

Tienen una gran importancia clínica, no solo por su rol en la patología mecánica, sino también en la patología inflamatoria reumática, como las espondiloartritis. Desde el punto de vista histológico, Benjamin *et al.* distinguen dos tipos: fibrosas y cartilaginosas.

Las entesis fibrosas son características de tendones o ligamentos que se unen a diáfisis o metáfisis de huesos largos.

Están formadas por tejido fibroso denso, que une el tendón o ligamento directamente al hueso, o indirectamente a través del periostio, sin evidencia de un fibrocartílago de interfase con el tejido óseo. Un ejemplo es la inserción del deltoides en la tuberosidad rugosa de la diáfisis humeral.

Las fibras de colágeno del tendón se irradian hacia el interior del hueso, donde se fusionan, por un lado, con las fibras de colágeno del periostio y, por otro, mediante fibras de colágeno más gruesas y robustas (denominadas fibras de Sharpey), que se introducen más profundamente en la corteza ósea. En esta zona se observa cartílago fibroso, que se mineraliza en su proximidad al hueso. La superficie ósea es rugosa en la zona de inserción del tendón.

Las entesis fibrocartilaginosas son características de uniones a epífisis y apófisis de huesos largos, a huesos cortos de manos y pies y a columna, donde la dirección de la fuerza transmitida por el tendón o el ligamento cambia a lo largo del arco de movimiento de la articulación. Un ejemplo es la inserción del tendón de Aquiles.

> **!** En general, las entesis acostumbran a ser mixtas y se pueden componer de zonas fibrosas y fibrocartilaginosas, que se desarrollarán en los lugares de más tracción mecánica. Además, dentro de una misma estructura, como el ligamento colateral medial de la rodilla, el origen proximal puede ser más fibrocartilaginoso y la inserción distal, más fibrosa.

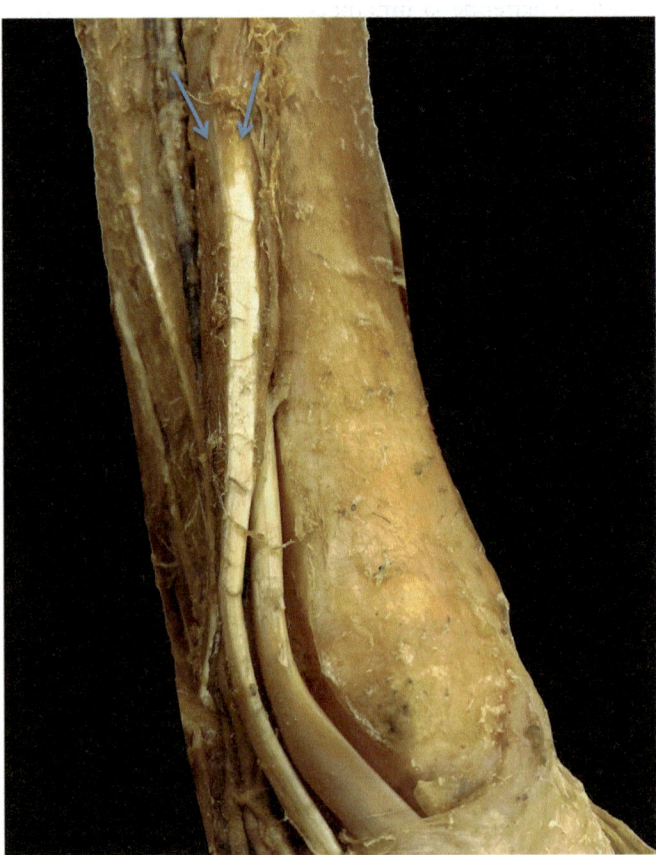

Figura 2-6. Unión miotendinosa del músculo flexor de los dedos con su tendón (flechas), donde las fibras musculares se unen a las fibras de colágeno del tendón.

La inflamación de la entesis se denomina *entesitis* y se ha confirmado en estudios con resonancia magnética que está presente en las primeras etapas de las espondiloartropatías, en todo el esqueleto, y que se afectan casi exclusivamente las entesis fibrocartilaginosas. Por ello, es importante, conocer en profundidad las características histológicas de las entesis fibrocartilaginosas, las cuales se dividen en cuatro zonas más o menos diferenciadas:

- Zona 1 fibrosa: tejido conectivo denso fibroso, formado por fibras de colágeno de tipo II, separadas por fibroblastos y, en la MEC, formada por proteoglucanos, con predominio del versicano.
- Zona 2 fibrocartilaginosa no calcificada: formada por células fibrocartilaginosas dispuestas en filas longitudinales, que reemplazan a los fibroblastos. En la MEC, formada por colágeno de tipo II y agrecanos.
- Zona 3 fibrocartilaginosa calcificada: menos celular que la zona 2, tiene una MEC calcificada. Una interfase denominada «marca de marea» separa el fibrocartílago no calcificado del calcificado y marca el límite mecánico entre los tejidos blandos y duros.
- Zona 4 hueso subcondral: es la zona de integración con el hueso.

En la zona 2 fibrocartilaginosa no calcificada, que no contiene vasos y tiene un espesor variable, es donde, teóricamente, se inicia la lesión de la entesis en las espondiloartritis y desde donde se extiende la inflamación al tejido sinovial y óseo adyacente.

Esto suscitó el interés de numerosos investigadores y, en 2001, Benjamin y McGonagle introdujeron el concepto de «órgano entésico», al estar constituida por diferentes tejidos. Estos autores definieron esta zona como «colección de tejidos relacionados en la entesis y cerca de ella, que sirven a una función común para disipar la tensión». De esta forma se intenta explicar por qué la inflamación de los pacientes con espondiloartritis se asocia a cambios difusos en los tejidos adyacentes, tanto de partes blandas (bursas, tejido celular subcutáneo) como de huesos de unión (erosiones, entesofitos).

Ligamentos

Los ligamentos son un componente fundamental del sistema osteomuscular, con propiedades biomecánicas específicas para proteger y estabilizar las articulaciones, permitir su movilidad, colaborar en mantener la presión fisiológica intraarticular y participar en los mecanismos de propiocepción y en el reflejo tendinomuscular. Su inserción en el hueso (entesis) puede ser directa, indirecta o combinada.

Los ligamentos están constituidos por tejido conjuntivo denso, con haces de fibras de colágeno que tienen una gran resistencia a la tracción, pero que se doblan con facilidad. Las fibras siguen un curso paralelo y a menudo en espiral a lo largo del ligamento. Tienen poca vascularización y pocas células: fibroblastos y fibrocitos, que se distribuyen alineados entre las fibras, y muy escasa presencia de macrófagos y células endoteliales. Los fibroblastos sintetizan procolágeno, que va al espacio extracelular.

La MEC representa el 80 % del tejido, consta de la sustancia fundamental, con un 70 % de agua, y los componentes fibrilares, que representan el 30 % del tejido y ocupa todo el espacio existente entre ellos y las propias células. En su interior se encuentran GAG, proteoglucanos, elastina y otros componentes, como ácido hialurónico, sulfato de condroitina y el sulfato de queratán, entre otros. La sustancia fundamental es también muy rica en componentes moleculares: agua, sales minerales, polisacáridos y proteínas.

Los ligamentos capsulares, a diferencia de los extracapsulares, son regiones engrosadas de la cápsula fibrosa articular donde las fibras de colágeno están orientadas de forma organizada.

Desde el punto de vista de la *biomecánica*, el profesor Verna Wright considera que son ligamentos todas las fibras de colágeno que unen los huesos y cuya función principal es soportar tensiones de tracción. Lo importante son sus puntos de unión en relación con la geometría de las superficies articulares.

Se puede decir que los ligamentos funcionan de dos maneras:

- Los que están en tensión durante la mayor parte o toda la amplitud del movimiento. Cuando se fijan en el eje del movimiento o muy cerca de él, las fibras del ligamento permanecen tensas y mantienen las superficies articulares en estrecha aposición, como los ligamentos cruzados de la rodilla.
- Los que solo están bajo tensión en un extremo del movimiento y actúan como topes finales. En la rodilla, varias estructuras colágenas funcionan de este modo, de las cuales se destacan los ligamentos colaterales y la cápsula posterior de la articulación.

Los ligamentos pueden presentar metaplasias similares a las de los tendones, con el desarrollo de un fibrocartílago o hueso sesamoideo, en aquellas localizaciones donde el ligamento apoya sobre una superficie ósea, confiriendo mayor resistencia mecánica. El ligamento elástico calcaneonavicular plantar está sustituido casi en su totalidad por fibrocartílago para sostener la cabeza del astrágalo o el ligamento escafosemilunar, que desarrolla un fibrocartílago en su espesor.

Cuando se produce una sobrecarga del ligamento por encima de su capacidad de resistencia, el tejido cede y se produce una pérdida parcial o completa de la solución de continuidad (esguince o rotura). El organismo reacciona para reparar la lesión con una secuencia en tres fases: hemostasia o inflamación, proliferación celular y de la MEC, y remodelación o maduración. Hay que destacar que en los ligamentos intraarticulares provistos de un epiligamento sinovial muy poco vascularizado no se produce un coágulo de fibrina, por lo que la fase proliferativa, siempre problemática, empieza con la regeneración de este epiligamento. Por esa razón, los ligamentos intraarticulares tienen menos capacidad de cicatrización.

TEJIDO MUSCULAR

El tejido musculoesquelético es el encargado de brindar movimiento (locomoción, movimientos internos, etc.), estabilidad y de mantener la postura del cuerpo humano. Convierte la energía química de la dieta en energía mecánica. Sus células constitutivas son los miocitos o fibra muscular, que tienen forma alargada y varias propiedades. Una de ellas es la *contractilidad*, debida a los filamentos de actina y miosina, gracias a la cual se contraen y generan fuerza para hacer un trabajo. Sus células, además, son excitables, ya que responden a estímulos químicos y producen señales eléctricas, pueden ser *extensibles* (pueden extenderse sin dañarse) y *elásticas* (recuperan la longitud inicial tras su extensión).

Según la disposición de los filamentos, hay tres tipos de tejido muscular: cardíaco, liso o estriado.

Músculo cardíaco

Solo hay músculo cardíaco en el corazón. Tiene apariencia estriada, pero las células musculares cardíacas solo tienen uno o dos núcleos; además, estas células forman una compleja red tridimensional ramificada.

Entre las células adyacentes, se encuentran los discos intercalares, que tienen uniones comunicantes y permiten que el corazón lata en sincronía. Gracias a estas conexiones, el corazón opera de forma involuntaria y se contrae de forma rítmica.

Músculo liso (visceral)

Rodea las arterias y los órganos tubulares del aparato digestivo, urinario y reproductivo. Las células de músculo liso tienen un solo núcleo central y están conectadas entre ellas por medio de uniones de tipo *gap* o uniones comunicantes.

Son células fusiformes cuyos filamentos de actina y miosina tienen una disposición aleatoria, lo que les confiere a estas células del músculo liso una apariencia lisa, no estriada, en comparación con los anteriores. El movimiento es involuntario.

Músculo estriado

Son fibras musculares largas y no ramificadas que pueden tener varios centímetros de longitud. Las fibras son multinucleadas, con miles de núcleos periféricos a intervalos regulares. Su apariencia es estriada, debido a la posición perpendicular de los filamentos de actina y miosina, y cada fibra muscular está controlada por la sinapsis de una neurona motora. Su control es voluntario.

Por la importancia en reumatología, la explicación se centrará en el tejido esquelético muscular, que es uno de los tejidos más dinámicos y plásticos del cuerpo humano.

> **!** El músculo esquelético representa en el organismo alrededor del 40 % del peso corporal total y contiene del 50 al 75 % de todas las proteínas corporales. En general, la masa muscular depende del equilibrio entre la síntesis y degradación de proteínas, y ambos procesos son sensibles a factores como el estado nutricional, el equilibrio hormonal, la actividad física o ejercicio, las lesiones o enfermedades, entre otros. El tejido esquelético muscular está formado por miocitos

Miocito o fibra muscular

Es una célula contráctil, especialmente grande, con un diámetro medio de 60 µm (20-100 µm) y una longitud de hasta 20 cm. En el citoplasma (sarcoplasma), las estructuras más importantes son miofibrillas, mitocondrias y los llamados sistemas longitudinal (L) y sistema transversal (T).

El sistema L es un sistema de espacios huecos que consta del retículo sarcoplásmico, con túbulos longitudinales que están localizados a lo largo de las miofibrillas y representan la reserva de iones de calcio.

El sistema T lo forman los repliegues a intervalos regulares de la membrana plasmática (sarcolema) hacia el interior de la célula, que generan tubos transversales y suponen un aumento de la superficie de la membrana celular de una fibra muscular de 5 a 10 veces, por lo que el espacio extracelular puede extenderse por toda la sección transversal de la fibra muscular. Esto posibilita una rápida extensión del potencial de acción hasta la profundidad de la fibra muscular.

Las células musculares esqueléticas tienen gran cantidad de núcleos (unos 50 núcleos/mm de longitud) localizados por debajo del sarcolema. Esta gran cantidad de núcleos procede del desarrollo embrionario. El tejido muscular procede del mesodermo, a excepción de los músculos del iris, que proceden del neuroectodermo. Las células mesenquimatosas se diferencian en mioblastos, que poseen un solo núcleo; los mioblastos se fusionan en cadena y forman miotubos. En los miotubos se sintetizan los miofilamentos necesarios para la contracción que, a medida que se sintetizan, aumentan de volumen y van ocupando la mayor parte del citoplasma. Los miofilamentos se agrupan en miofibrillas (al tercer mes son visibles las estriaciones), rodeadas por el retículo sarcoplásmico, y reorganizan sus orgánulos, a los que desplazan hacia la periferia. Una vez los filamentos se han organizado en sarcómeros, se convierten en células maduras: son un sincitio. Los núcleos se localizan inmediatamente por debajo de la membrana plasmática (sarcolema). Adyacentes a la membrana plasmática se sitúan las *células satélite*, células madre, que pueden diferenciarse en caso de lesiones y reparar el tejido.

Constitución de un sarcómero

El *sarcómero* es la unidad funcional más pequeña de la fibra muscular estriada, está comprendido entre dos bandas Z y formado por filamentos finos de actina alternados con filamentos gruesos de miosina regularmente distribuidos. La zona más oscura, en la que se superponen los filamentos de actina y miosina, es la *banda A*, con una zona central más clara, donde no hay filamentos de miosina, que se denomina *banda H*. La zona donde solo hay actina, más clara, es la *banda I*.

Los filamentos de actina y sus proteínas de acompañamiento, la *tropomiosina* y la *troponina*, están unidas a la línea Z y participan de dos sarcómeros. Los filamentos de miosina se presentan unidos entre sí en el centro del sarcómero en la *línea M* por la proteína *miosina* y, además, están mantenidos en posición por la proteína elástica *titina*. Los filamentos de miosina están formados por cabeza, cuello y cola y se distribuyen de forma bipolar.

En el momento de la contracción, las cabezas de miosina se unen a los filamentos de actina y estos se deslizan hacia la línea media en un movimiento de inclinación o remo de las cabezas de miosina, lo que disminuye la longitud de sarcómero hasta el 70 % de su longitud en reposo, mientras que la longitud de los filamentos de actina y miosina permanece estable. La base de estos procesos cíclicos es la rotura de trifosfato de adenosina de las cabezas de la miosina mediante la adenosina-trifosfatasa (ATPasa) y el incremento de la concentración de calcio procedente del retículo endoplásmico en el citoplasma, que activa a la tropomiosina que acompaña a la actina y facilita la unión de la cabeza de miosina.

Unidad motora. Transmisión neuromuscular

Una unidad motora es la totalidad de las fibras musculares inervadas por una fibra nerviosa motora (axón de la célula motora de la médula, que es una motoneurona alfa). El axón se ramifica en su tramo final (un ramo por fibra muscular), pierde su vaina de mielina y forma en cada uno de estos ramos una sinapsis neuromuscular, llamada *placa motora terminal*, donde tiene lugar la transferencia sináptica del potencial de acción de la motoneurona a la fibra muscular. El neurotransmisor es la acetilcolina. La acetilcolina abre los canales de sodio e induce la despolarización de la membrana celular, el potencial de acción resultante se transmite a través de las invaginaciones de la membrana celular, donde los receptores de dihidropirimidina interactúan con los receptores de rianodina yuxtapuestos del retículo sarcoplásmico, lo que permite el flujo de calcio desde dicho retículo sarcoplásmico hacia el citosol.

Cuanto más pequeño sea el número de fibras musculares agrupadas en una unidad motora, más preciso será su control motor fino (por ejemplo, los músculos de los dedos). Sin embargo, en músculos con una finalidad de sostén y pocos movimientos, varios miles de fibras musculares están inervadas por una fibra nerviosa (los glúteos).

Tejido conectivo intramuscular

Las fibras musculares están unidas entre sí por tejido conectivo, formando un conjunto funcional. El tejido conectivo está dispuesto en forma de envolturas con diferentes funciones:

- Endomisio: rodea a cada fibra muscular y tiene un papel relevante en la resistencia al desgarro muscular. Contiene abundantes capilares sanguíneos y ramificaciones terminales de axones motores, que van a las placas terminales motoras.
- Perimisio: agrupa las fibras musculares rodeadas de endomisio en fascículos musculares. Tiene un grosor de varios milímetros, por lo que se puede ver a simple vista y es importante para la transmisión de la fuerza muscular al tendón.
- Epimisio: rodea al conjunto de fascículos musculares que forman un músculo entero y se sitúa directamente por debajo de la fascia muscular.

Tipos de fibras musculares

Los tipos de fibras musculares se pueden dividir según su función en musculatura de sostén o de movimiento y, según la morfología de sus fibras musculares en relación con el tendón, en peniformes y no peniformes.

Musculaturas de sostén y de movimiento

Los músculos esqueléticos estriados están formados básicamente por dos tipos diferentes de fibras musculares: fibras de tipo I y de tipo II, que se diferencian en su perfil metabólico, sus características fisiológicas, histoquímicas y bioquímicas. Las fibras de tipo II se diferencian, a su vez, en IIA y IID, con base en las isoformas de distinto peso de sus cadenas de miosina.

Las diferencias en el perfil metabólico, en relación con la cantidad de mitocondrias y la actividad de la ATPasa intrínseca de la cabeza de miosina de las fibras de tipo I y de tipo II, les confiere diferente velocidad de contracción:

- Las fibras de tipo I tienen un perfil metabólico alto, generan mucha energía y consumen poca, tienen muchas mitocondrias, son ricas en mioglobina (dado que están muy vascularizadas) y en enzimas oxidativas (metabolismo aeróbico), tienen poco glucógeno y su actividad de la ATPasa intrínseca es más baja. La velocidad de la contracción es más lenta de acuerdo con su capacidad de contracción y están presentes, sobre todo, en la musculatura de sostén.
- Las fibras de tipo II son ricas en enzimas glucolíticas (anaeróbicas), tienen pocas mitocondrias y poca mioglobina y elevada velocidad de contracción. Llevan a cabo contracciones cortas y fuertes y se encuentran, sobre todo, en la musculatura de movimiento o de fuerza rápida.

La distribución de estas fibras en el músculo esquelético está determinada genéticamente.

El tipo de fibra muscular de una unidad motora está determinado por la neurona que la inerva. Por eso, todas las fibras de una misma unidad son del mismo tipo. Los músculos con unidades motoras pequeñas, de menos de 100, poseen predominantemente fibras de tipo II, de contracción rápida, y los músculos con unidades motoras grandes (varios miles de fibras musculares) poseen predominantemente fibras de tipo I, de contracción lenta.

Entre los 25 y los 75 años de vida, se pierde casi el 40 % de la masa muscular, sobre todo de fibras de tipo II.

Dado que los músculos esqueléticos poseen, sin embargo, cierto potencial de adaptación, se puede influir en la distribución genéticamente programada de fibras de tipo I y II mediante la actividad neuromuscular, es decir, con entrenamiento.

Los músculos que contienen predominantemente fibras de tipo I los tienen los atletas de pruebas de resistencia, como ciclistas, corredores de fondo, y los músculos con predominio de fibras de tipo II los tienen atletas de fuerza rápida, como velocistas y levantadores de pesas. Esta plasticidad fenotípica del músculo está basada en la modificación cualitativa y cuantitativa de la expresión genética y comprende, sobre todo, a las proteínas contráctiles y regulatorias del aparato miofibrilar y a las enzimas del metabolismo energético.

Músculos peniformes y no peniformes

Dependiendo de la orientación de sus fibras musculares en relación con el eje longitudinal del tendón, los músculos pueden ser peniformes y no peniformes:

- Los músculos no peniformes son los que tienen todas sus fibras paralelas (el músculo fusiforme).
- Los músculos peniformes (**Fig. 2-7**) tienen una alineación de los sarcómeros oblicua respecto al eje longitudinal del músculo/tendón, el ángulo de penación es variable, y en él influyen factores como la genética, la edad y el entrenamiento muscular. En general, a mayor ángulo de penación, menor carga de fuerza hacia el tendón correspondiente.

Existen músculos con fibras peniformes sencillas (músculo semimembranoso), dobles (músculo tibial anterior) y múltiples (músculo deltoides).

En general, las fibras musculares esqueléticas tienen un grosor similar, pero se diferencian considerablemente en cuanto a longitud, en la relación entre longitud de la fibra y longitud del músculo y en su ángulo de penación.

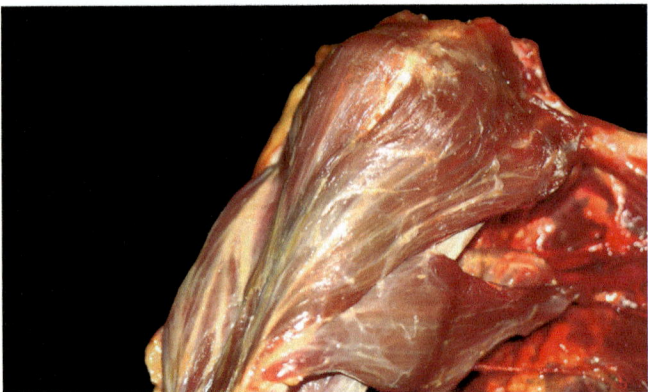

Figura 2-7. Músculos peniformes con una alineación de los sarcómeros oblicua respecto al eje longitudinal del músculo o tendón. A la izquierda, músculo deltoides; a la derecha, músculo pectoral (seccionado).

Estos tres factores desempeñan un papel importante en la *fuerza* de elevación, la *altura* de la elevación y, por tanto, en el *rendimiento* del trabajo del músculo (trabajo = fuerza × recorrido o fuerza de elevación × altura de elevación):

- Cuanto más largas sean las fibras, tanto mayor será la posibilidad de acortarse y, en consecuencia, la posible altura de elevación del músculo.
- Cuanto más largas sean las fibras en relación con la longitud total del músculo, tanto menor será su sección fisiológica transversa y, en consecuencia, la fuerza de elevación del músculo.
- Cuanto mayor sea el ángulo de penación, tanto mayor será la sección fisiológica y, por tanto, la fuerza de elevación.

Al comparar los músculos no peniformes con los peniformes, se aprecia que los *no peniformes*, que tienen las fibras dispuestas en sentido longitudinal al tendón, pueden transmitir casi la totalidad de su fuerza al tendón, su posibilidad de acortamiento es máxima y la sección anatómica transversa y la sección fisiológica son casi idénticas. Sin embargo, en los *peniformes*, las fibras forman un ángulo respecto al tendón, por lo que solo pueden transmitirle parcialmente su fuerza al tendón; además, su posibilidad de acortamiento máximo es mayor que el acortamiento real en activación del músculo, por lo que se gana recorrido, y la sección fisiológica transversa es mayor que su sección anatómica transversa, lo que aumenta la fuerza de elevación, que depende de la sección fisiológica transversa.

- En el músculo de fibras paralelas (no peniforme), el aprovechamiento de la fuerza es mayor (transmisión directa de la fuerza del músculo al tendón).
- En el músculo peniforme es mayor el desarrollo de la fuerza (más fibras por sección transversa, dado que las fibras se insertan en forma oblicua, por lo tanto, más fuerza de tracción). El músculo peniforme compensa la pérdida de aprovechamiento con un mayor desarrollo de su fuerza. Su gran ventaja respecto al músculo no peniforme reside en el ahorro de espacio. Si solo hubiera músculos no peniformes, la sección anatómica transversa del cuerpo sería demasiado grande en muchos sitios.

PUNTOS CLAVE

- Desde una perspectiva histológica, los tres tipos de articulaciones son: fibrosas, cartilaginosas y sinoviales; desde una perspectiva funcional, se dividen en tres tipos: sinartrosis (inmóviles), anfiartrosis (ligeramente móviles) y diartrosis (móviles libremente). Las dos clasificaciones se correlacionan entre sí, ya que las sinartrosis son fibrosas, las anfiartrosis son cartilaginosas y las diartrosis son sinoviales.
- Las articulaciones sinoviales se componen de diferentes estructuras: hueso subcondral, cartílago articular, cápsula articular, fibrocartílagos interarticulares, medios de unión y estructuras extraarticulares.
- El tejido conectivo se puede clasificar según las proporciones de cada uno de sus componentes (células, fibras y sustancia fundamental), su organización celular y su MEC en: embrionario propiamente dicho y especializado.
- La entesis es el lugar de unión de tendones, ligamentos, cápsula articular o fascias al hueso y acostumbran a ser mixtas, con un componente fibroso y otro fibrocartilaginoso.

(Continúa)

PUNTOS CLAVE *(cont.)*

- El músculo esquelético representa en el organismo alrededor del 40 % del peso corporal total y contiene del 50 al 75 % de todas las proteínas corporales. Está formado por miocitos y su unidad funcional es el sarcómero.
- Los tendones y ligamentos están compuestos por colágeno de tipo I, alineado en dirección de la fuerza.
- La entesis está formada por un tejido de transición especializado entre el tendón, ligamento, cápsula articular o fascia y el hueso, que es necesario para disminuir la concentración de fuerzas en la superficie de contacto entre dos tejidos diferentes.
- Los procesos de cicatrización de los tendones y ligamentos siguen varias fases definidas: hemostasia o inflamación, proliferación celular y de la matriz extracelular, y remodelación o maduración.
- El entorno físico influye en el mantenimiento del tejido no lesionado. La inmovilización es perjudicial y el ejercicio es beneficioso para las propiedades biomecánicas del tendón y del ligamento.

BIBLIOGRAFÍA

Balsa A, Díaz F. Tratado de enfermedades reumáticas. 2ª ed. Madrid: Editorial Médica Panamericana; 2022.

Benjamin M, McGonagle D. The anatomical basis for disease localisation in seronegative spondyloarthropathy at entheses and related sites. J Anat. 2001;199(Pt 5):503-26.

Blalock D, Miller A, Tilley M, Wang J. Joint instability and osteoarthritis. Clin Med Insights Arthritis Musculoskelet Disord. 2015 19;8:15-23.

Chijimatsu R, Saito T. Mechanisms of synovial joint and articular cartilage development. Cell Mol Life Sci. 2019;76(20):3939-3952.

Cope PJ, Ourradi K, Li Y, Sharif M. Models of osteoarthritis: the good, the bad and the promising. Osteoarthritis Cartilage. 2019;27(2):230-9.

Franchi M, Trirè A, Quaranta M, Orsini E, Ottani V. Collagen structure of tendon relates to function. ScientificWorldJournal. 2007;7:404-20.

Hébert-Blouin MN, Tubbs RS, Carmichael SW, Spinner RJ. Hilton's law revisited. Clin Anat. 2014;27(4):548-55.

Heinegard D. Proteoglycans and more-from molecules to biology. Int J Exp Pathol. 2009;90(6):575-86.

Iberite F, Gruppioni E, Ricotti L. Skeletal muscle differentiation of human iPSCs meets /bioengineering strategies: perspectives and challenges. NPJ Regen Med. 2022;7(1):23.

Juneja P, Munjal A, Hubbard JB. Anatomy, Joints. [Actualizado el 25 de julio de 2022]. En: StatPearls [Internet]. Treasure Island (FL): StatPearls Publishing; 2022.

Kaji DA, Tan Z, Johnson GL, Huang W, Vasquez K, Lehoczky JA et al. Cellular plasticity in musculoskeletal development, regeneration, and disease. J Orthop Res. 2020;38(4):708-18.

Kehl AS, Corr M, Weisman MH. Review: Enthesitis: new insights into pathogenesis, diagnostic modalities, and treatment. Arthritis Rheumatol. 2016;68(2):312-22.

Kumar V, Abbas AK, Aster JC. En: Robbins y Cotran. Patología estructural y funcional. 10ª edición. Barcelona: Elsevier; 2021.

Leonardi R, Ronsivalle V, Lagravere MO, Barbato E, Isola G, Lo Giudice A. Three-dimensional assessment of the spheno-occipital synchondrosis and clivus after tooth-borne and bone-borne rapid maxillary expansion. Angle Orthod. 2021;91(6):822-9.

Lieber RL, Binder-Markey BI. Biochemical and structural basis of the passive mechanical properties of whole skeletal muscle. J Physiol. 2021;599(16):3809-23.

Oftadeh R, Perez-Viloria M. Biomechanics and mechanobiology of trabecular bone: a review. J Biomech Eng. 2015;137(1):010802:1-15.

Pacifici M, Koyama E, Iwamoto M. Mechanisms of synovial joint and articular cartilage formation: recent advances, but many lingering mysteries. Birth Defects Res C Embryo Today. 2005;75(3):237-48.

Piotrkowski M, Poszepczyński J, Domżalski M. Methods of tibiofibular syndesmosis fixation. Ortop Traumatol Rehabil. 2021;23(3):221-8.

Purslow PP. The structure and role of intramuscular connective tissue in muscle function. Front Physiol. 2020;11:495.

Ralphs JR, Benjamin M. The joint capsule: structure, composition, ageing and disease. J Anat. 1994;184(Pt 3):503-9.

Ribbans WJ, September AV, Collins M. Tendon and ligament genetics: how do they contribute to disease and injury? A narrative review. Life (Basel). 2022;12(5):663.

Schünke M, Schulte E, Schumacher, U. Prometheus: Texto y atlas de anatomía. 5ª edición. Anatomía general y aparato locomotor. Madrid: Editorial Médica Panamericana; 2021. Tomo II.

Smith MD. The normal synovium. Open Rheumatol J. 2011;5:100-6.

Sophia Fox AJ, Bedi A, Rodeo SA. The basic science of articular cartilage: structure, composition, and function. Sports Health. 2009;1(6):461-8.

Swartz MA, Tschumperlin DJ, Kamm RD, Drazen JM. Mechanical stress is communicated between different cell types to elicit matrix remodeling. Proc Natl Acad Sci Estados Unidos. 2001;98(11):6180-5.

Tu C, He J, Wu B, Wang W, Li Z. An extensive review regarding the adipokines in the pathogenesis and progression of osteoarthritis. Cytokine. 2019;113:1-12.

Vinod E, Padmaja K, Ramasamy B, Sathishkumar S. Systematic review of articular cartilage derived chondroprogenitors for cartilage repair in animal models. J Orthop. 2022;35:43-53.

Watad A, Cuthbert RJ, Amital H, McGonagle D. Enthesitis: Much more than focal insertion point inflammation. Curr Rheumatol Rep. 2018; 20(7):41.

Wright V, Radin EL. Mechanics of human joints: Physiology, pathophysiology and treatment. Estados Unidos: Routledge; 1993.

Zhu X, Chan YT, Yung PSH, Tuan RS, Jiang Y. Subchondral bone remodeling: A therapeutic target for osteoarthritis. Front Cell Dev Biol. 2021;8: 607764.

El hueso: estructura y función

3

J. Malouf Sierra y F. P. G. Jiménez Núñez

OBJETIVOS

- Conocer la estructura ósea, desde la molecular y celular hasta la macroarquitectura.
- Comprender la importancia y función de cada nivel de estructura para traducir estos conocimientos a la función y estructura del tejido completo: el hueso.
- Entender las diferentes funciones de las células óseas durante cada etapa de la vida.
- Aprender la interacción y la secuencia de actividades de los diferentes tipos celulares involucrados en el desarrollo del tejido óseo.
- Distinguir entre el modelado y el remodelado óseo, la función e importancia de cada uno de ellos.
- Aplicar los conocimientos adquiridos a la comprensión de la pérdida de masa ósea con la edad y la patología en los pacientes de diferente raza y sexo.

GENERALIDADES DEL TEJIDO ÓSEO Y SU FUNCIÓN

El tejido óseo es un tipo de tejido conectivo que forma la estructura principal de los huesos. Es un tejido altamente especializado y complejo que tiene una gran variedad de funciones, como proporcionar soporte estructural, servir de anclaje a los músculos esqueléticos para movilizar las extremidades, proteger los órganos internos y producir células sanguíneas, entre otras.

El hueso es mucho más que solamente una estructura inerte y estática. Desde un punto de vista biológico, es un tejido vivo y complejo, en el que los componentes orgánicos, proteínas colágenas y no colágenas, y los compuestos minerales, entre los que están el calcio y el fosfato, son creados y mantenidos por los tres tipos de células óseas: los osteoblastos, los osteoclastos y los osteocitos.

El tejido óseo se compone de dichas células y de una matriz extracelular mineralizada. Los *osteoblastos* son las células formadoras de hueso, que producen la matriz extracelular. Los *osteocitos* son células maduras que se encuentran en la matriz extracelular y mantienen la homeostasis del tejido óseo. Los *osteoclastos* son las células encargadas de descomponer la matriz extracelular para, de esta forma, liberar minerales al torrente sanguíneo.

La *matriz extracelular* está compuesta principalmente de colágeno de tipo I y sales minerales, como el fosfato de calcio y el carbonato de calcio. Esta matriz es lo que da al tejido óseo su fuerza y rigidez. La mineralización de la matriz extracelular es un proceso crítico para la formación de huesos fuertes y saludables.

El tejido óseo se divide en dos tipos principales: el tejido óseo compacto o hueso cortical y el tejido óseo esponjoso o hueso trabecular.

El *tejido óseo compacto o hueso cortical* es denso y se encuentra en la superficie externa de los huesos, la corteza ósea; proporciona resistencia a la compresión y protege la parte interna de dichos huesos. El *tejido óseo esponjoso o hueso trabecular* se encuentra en la parte interna de los huesos y tiene una estructura porosa; proporciona soporte estructural y ayuda a reducir el peso del hueso.

Los huesos también contienen vasos sanguíneos y nervios, que son esenciales para el mantenimiento y la reparación del tejido óseo. Los vasos sanguíneos proporcionan nutrientes y oxígeno a las células óseas, mientras que los nervios controlan la sensación y el movimiento en el hueso.

Durante las primeras dos décadas de la vida el tejido óseo está en constante crecimiento. Al final de la segunda y durante la tercera década, el remodelado óseo se pone en marcha para mantener la masa ósea alcanzada y sigue teniendo el potencial de aumentarla. Después de la tercera década, la masa ósea inicia su declive.

El tejido óseo es un tejido dinámico, que responde a fuerzas externas, como la carga, y a fuerzas internas, como hormonas, factores de crecimiento, citocinas y estímulos nerviosos.

EL HUESO EN DESARROLLO

El crecimiento del esqueleto en los seres humanos se inicia en el período embrionario. Las células mesenquimales del mesodermo dan origen a diferentes estirpes celulares, que darán origen, a su vez, a los fibroblastos, condroblastos y osteoblastos, entre otros.

> El crecimiento y desarrollo óseo, durante el primer año después del nacimiento, están controlados por hormonas como la insulina y la hormona tiroidea; posteriormente, durante la infancia, este proceso está regulado por la hormona del crecimiento hasta la pubertad, momento en el que el proceso pasa a ser dirigido por las hormonas sexuales.

Durante la niñez y la pubertad existe un modelado constante del hueso que origina el crecimiento longitudinal, trasverso y por aposición. Los huesos largos crecen longitudinalmente, en perímetro y en las articulaciones. En primer lugar, se osifica la parte diafisaria del hueso y el crecimiento longitudinal tiene lugar en las placas de crecimiento de las zonas epifisarias de los huesos largos, que se fusionan una vez se alcanza la talla final.

Durante el crecimiento, con su composición material apropiada, el hueso se transforma en una pieza tridimensional excepcional de ingeniería biomecánica. Aunque existe variedad en la composición del material óseo, esta composición es muy similar entre los mamíferos terrestres, hasta el punto de que las diferencias estructurales entre los huesos resultan obvias a simple vista, pero la diversidad del tamaño de la sección trasversal, la forma y la distribución de la microarquitectura espacial en las tres dimensiones (como la disposición del hueso cortical y trabecular a lo largo de las diferentes secciones trasversales), no es tan obvia y no había sido descrita hasta hace muy poco.

Esta diversidad en el tamaño, forma y distribución de masa entre los huesos es el resultado de diferentes niveles de formación local en cada punto alrededor del perímetro perióstico y de la resorción en el punto correspondiente de la superficie endocortical durante el crecimiento.

> La resistencia ósea se optimiza, no aumentando la masa ósea sino modificando estratégicamente la forma, tamaño y distribución de la masa y utilizando el mínimo de cantidad neta de hueso necesaria para este propósito. Este proceso completo se realiza durante el crecimiento y modelado óseo en la infancia y la pubertad. En la vida adulta, el proceso encargado de mantener el esqueleto y su resistencia óptima es el remodelado óseo.

ESTIRPES CELULARES

Hay tres tipos de células óseas que se ven en los siguientes epígrafes.

Osteoclastos

El osteoclasto es la célula encargada de la resorción; es decir, de la degradación y reabsorción del tejido óseo. Esta actividad es esencial para el mantenimiento de la estructura y la fuerza del hueso, ya que permite la eliminación de células óseas viejas o dañadas y la liberación de minerales como el calcio y el fósforo.

Los osteoclastos se originan a partir de células precursoras hematopoyéticas, que se diferencian en células mononucleares llamadas *preosteoclastos*. Estos precursores se fusionan para formar células multinucleadas, que son los osteoclastos maduros. La diferenciación y activación de los osteoclastos está regulada por una serie de factores, que incluyen hormonas, citocinas y factores de crecimiento.

Los osteoclastos son una especie de macrófago especializado con una gran actividad enzimática, capaces de disolver el colágeno, los componentes minerales y las células óseas. Una vez activados, se adhieren a la superficie del hueso y secretan dichas enzimas, que degradan la matriz ósea, incluyendo colágeno y proteoglicanos. Estas enzimas incluyen la catepsina K, esencial para la resorción ósea, así como otras, como la metaloproteinasa de matriz y la fosfatasa ácida resistente al tartrato.

La superficie del osteoclasto que se encuentra en contacto con la matriz ósea está plegada en muchas proyecciones citoplasmáticas, con formas digitales que forman un borde festoneado. Su función es aumentar la superficie de la membrana celular y sellar firmemente la célula al hueso subyacente, lo que es necesario para iniciar el proceso de resorción. Una vez iniciado, se mueven a través de la superficie ósea y resorben de 40 a 60 mm de hueso, después de lo cual el proceso suele detenerse.

> Una vez creado el sello, se inicia la secreción de enzimas proteolíticas, como colagenasas y gelatinasas, para disolver el hueso. La superficie del hueso subyacente expuesto queda desnuda, con las fibras de colágeno visibles en el fondo de la cavidad; esta depresión creada por los osteoclastos se denomina laguna de Howship (**Fig. 3-1**).

En el hueso cortical, la resorción ósea sobreviene de una manera muy similar y los osteoclastos se abren camino «tragando» hueso hasta formar largos túneles a lo largo.

Osteoblastos

Los osteoblastos se originan a partir de células progenitoras mesenquimales y se diferencian primero en *osteoblastos inmaduros*, capaces de proliferar y sintetizar las proteínas de la matriz ósea, y después en *osteoblastos maduros*, que se encargan de la mineralización de dicha matriz, lo que le confiere su fuerza y resistencia.

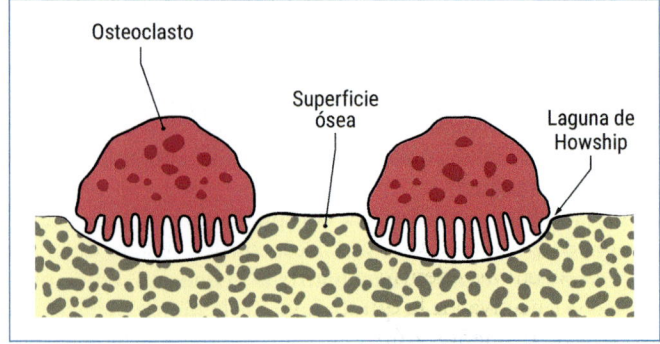

Figura 3-1. Ilustración de osteoclastos en la superficie ósea.

Los osteoblastos son la célula fundamental en el proceso de formación ósea. Durante su fase activa, con forma cuboidea, yacen juntos agrupados estrechamente y producen matriz ósea a una velocidad relativamente constante. Después, permanecen libres sobre la superficie, pero alrededor de uno de cada diez se incrusta de forma gradual en la matriz osteoide. La matriz osteoide recién formada, se mineraliza a buen ritmo y forma la matriz ósea dura mediante la producción de cristales de hidroxiapatita entre las fibras de colágeno densamente encajonadas. En el proceso de remodelado óseo «normal», la cantidad de hueso recién sintetizado será igual a la cantidad resorbida.

Una vez que los osteoblastos han quedado incluidos en pequeñas lagunas en la matriz ósea y se convierten en osteocitos, dejan de ser capaces de producir material osteoide. En modo alguno son células aisladas pasivas, sino que participan en una compleja red de pequeños canales del tejido óseo. De esta forma, los osteocitos son capaces de permanecer en contacto unos con otros y, probablemente, son capaces de controlar la actividad de los otros osteocitos y osteoblastos.

Los osteoblastos están regulados por una compleja red de factores de crecimiento, hormonas y señales mecánicas. La hormona paratiroidea, la interleucina 1 o el factor de necrosis tumoral beta estimulan la actividad de los osteoblastos, lo que aumenta la formación ósea, pero no tienen casi ninguna acción sobre los osteoclastos. Los osteoblastos tienen receptores para estas sustancias y, una vez estimulados, liberan señales que inducen la resorción por los osteoclastos. Por otro lado, la hormona calcitonina inhibe la actividad de los osteoblastos y estimula la actividad de los osteoclastos.

La actividad de los osteoblastos también puede ser modulada por señales mecánicas, como el estrés óseo generado por el ejercicio físico. En este caso, las fuerzas mecánicas estimulan la actividad de los osteoblastos y promueven la formación ósea.

Osteocitos

Los osteocitos son células altamente especializadas que se encuentran en la matriz ósea, se encargan de mantener la homeostasis y desempeñan un papel crucial en la remodelación.

Siendo las células más abundantes en el hueso, su papel específico dentro de la biología ósea se pasó por alto durante décadas, quizá debido a la dificultad de aislar los osteocitos maduros de la matriz mineralizada.

Los osteocitos se originan a partir de los osteoblastos, una vez que estos se han rodeado completamente de la matriz ósea. Los osteoblastos sufren entonces cambios morfológicos: desarrollan procesos celulares largos y delgados, pierden muchos de sus orgánulos citoplasmáticos y se convierten en células de forma estelar.

Los osteocitos poseen una ubicación muy singular en el hueso, al quedar atrapados dentro de lagunas similares a pequeñas «cuevas» dentro de la matriz ósea, donde forman una red conectiva en la que envían sus procesos dendríticos a través de pequeños «túneles», llamados *canalículos*, que se conectan y abarcan todo el volumen óseo.

A través de los canalículos, los osteocitos se comunican con otros osteocitos y con las células de la superficie ósea. Esta comunicación se lleva a cabo a través de la liberación de moléculas señalizadoras, como el factor de crecimiento transformante beta y el factor de crecimiento insulínico de tipo 1.

Los osteocitos desempeñan un papel importante en la regulación de la remodelación ósea. Cuando la carga mecánica sobre un hueso aumenta, los osteocitos detectan esta señal y responden liberando moléculas señalizadoras que activan los osteoblastos y promueven la formación de nuevo tejido óseo. Por el contrario, cuando la carga mecánica disminuye, los osteocitos liberan moléculas señalizadoras que activan los osteoclastos y promueven la reabsorción del tejido óseo.

El papel del osteocito como mecanorreceptor es esencial para la salud ósea, ya que permite al hueso adaptarse y responder a las demandas mecánicas y las fuerzas que se ejercen sobre él.

Cuando el hueso se somete a una carga mecánica o tensión, los osteocitos pueden detectar estos cambios a través de una variedad de mecanismos, como cambios en la presión de fluidos dentro del canalículo o deformaciones en la matriz ósea circundante. Así pues, los osteocitos responden a la presión, deformación, vibración y torsión, entre otras fuerzas.

Además de su papel en la regulación de la remodelación ósea, los osteocitos también desempeñan un papel en la regulación del metabolismo mineral: producen y secretan moléculas señalizadoras que regulan la absorción y el transporte de calcio y fósforo en el cuerpo.

ESTRUCTURA Y FUNCIÓN DEL ESQUELETO

La bipedestación requiere un enorme esfuerzo para pararse y moverse contra la gravedad. Las vértebras, la cintura pélvica, el fémur, la tibia y los huesos del pie trabajan junto con los músculos y el sistema nervioso para garantizar la estabilización del cuerpo y resistir el estrés mecánico generado por la gravedad.

Concretamente diseñado para resistir formidables presiones, el más largo de nuestros huesos antigravedad es un ejemplo perfecto de la «forma funcional de los huesos». Por análisis matemático, John C. Koch demostró que la forma externa del fémur, y también su estructura interna, forman una sola estructura mecánica magníficamente bien adaptada para una transmisión eficiente de las cargas desde el acetábulo hasta la tibia. En particular, el eje del fémur tiene la forma de un cilindro hueco, que es un excelente diseño para una máxima resistencia con un mínimo de material.

En términos biomecánicos, la estructura de cada hueso está fuertemente ligada a la función que desempeña.

Los huesos largos actúan como palancas; la pelvis está diseñada para la transmisión de fuerzas, el equilibrio y la marcha; las vértebras están diseñadas, junto con las estructuras aledañas (fibrocartilaginosas), para absorber energía durante la marcha o soportar cargas.

Además de la estructura de cada hueso, la estructura del conjunto también desempeña la misma función y es determinante para esa función: las ocho curvaturas de la columna vertebral hacen posible que se puedan soportar pesos y absorber golpes.

TIPOS DE HUESO

El **hueso cortical** es compacto, denso, fuerte y rígido. Forma la capa externa o corteza de la mayoría de los huesos. Sostiene el cuerpo, proporciona palancas para permitir el movimiento, protege los órganos y almacena elementos químicos, como el calcio y el fósforo. Representa aproximadamente el 80 % del esqueleto humano.

El **hueso trabecular** es más suave y flexible, se encuentra en el centro de los huesos largos al igual que en los extremos, cerca de las articulaciones y dentro de las vértebras. Está bien provisto de vasos sanguíneos y a menudo contiene médula ósea, donde se producen las células sanguíneas. Representa aproximadamente el 20 % del tejido óseo.

Cada hueso contiene diferentes proporciones de hueso cortical y trabecular, dependiendo de su estructura y su función. Así, el contenido de hueso cortical de una vértebra puede ser de solo el 5 %, mientras que el de la diáfisis femoral puede llegar a ser hasta del 80 %.

Tanto el hueso cortical como el trabecular están hechos de «ladrillos», llamados unidades de estructura básica (UEB).

Hueso cortical

La UEB del hueso cortical es la osteona, que comprende capas óseas concéntricas o lamelas que rodean un pasaje hueco llamado conducto de Havers, a través de los cuales discurren vasos sanguíneos y fibras nerviosas simpáticas.

Las osteonas tienen unos pocos milímetros de largo y unos 0,2 mm de diámetro y corren a lo largo del eje del hueso.

Perpendiculares al eje largo de la corteza están los conductos de Volkmann, que interconectan osteonas adyacentes, llevando pequeñas arterias dentro del hueso, y también interconectan los conductos de Havers al periostio, que es la membrana de tejido conectivo denso que cubre la superficie externa del hueso.

 La porosidad cortical es un determinante significativo del riesgo de fractura.

Los aumentos en la porosidad cortical se observan con el envejecimiento, pero también en enfermedades (hiperparatiroidismo, osteoporosis) y como efecto secundario de tratamientos farmacológicos (hormona tiroidea, hormona paratiroidea, fluoruro, prostaglandinas).

La porosidad cortical es del 3-5 % en los jóvenes, pero comienza a aumentar después de los 40 años y puede llegar al 20 % en el húmero y el fémur a los 80 años. Se cree que la remodelación haversiana aumentada explica el incremento de la porosidad cortical, acompañada de la ampliación de los conductos de Havers.

Hueso trabecular

Las UEB del hueso trabecular pueden describirse como osteonas incompletas (UEB arciformes), de 40-45 pm (picómetros) de ancho, hechas de lamelas dispuestas en pilas.

Los restos de UEB antiguas presentes entre las nuevas UEB son los constituyentes del hueso intersticial. Cuando se someten a estrés mecánico, las UEB arciformes se comportan como resortes planos multideslizantes.

El hueso trabecular comprende una compleja red de varillas y placas interconectadas, características microarquitectónicas que desempeñan un papel importante en la determinación de las propiedades mecánicas del hueso.

El hueso trabecular se remodela constantemente en respuesta al estrés que experimenta. El tipo microestructural de trabéculas (placa frente a varilla) es clave para determinar la resistencia del hueso trabecular y el cambio de una arquitectura de placa a varilla ocurre durante el envejecimiento, la remodelación ósea y la enfermedad. Este cambio arquitectónico, junto con la pérdida ósea, es una manifestación clave de la osteoporosis y afecta a las propiedades mecánicas del hueso y a la susceptibilidad a la fractura.

 Como se ha mencionado, el 80 % del hueso en el cuerpo humano es hueso cortical y el 20 %, hueso trabecular. Sin embargo, debido a su microarquitectura, la superficie del hueso trabecular es inmensamente mayor que la del cortical, por lo que el 80 % del remodelado óseo se realiza en el hueso trabecular y solamente el 20 % en el hueso cortical.

REMODELADO ÓSEO

El remodelado óseo es el proceso celular en el que se reemplaza el hueso viejo y microscópicamente dañado por tejido nuevo. Este proceso se repite durante toda la vida adulta y es necesario para mantener la salud del tejido.

El proceso se inicia con un microtraumatismo y subsiguiente estímulo químico, que notifica la necesidad de empezarlo. Los osteoclastos comienzan resorbiendo el hueso viejo y dañado, para que, posteriormente, los osteoblastos creen el hueso nuevo.

 El remodelado óseo es un proceso altamente regulado, influido por factores como la edad, el sexo, la nutrición y la actividad física.

Una comprensión completa del proceso de remodelado óseo es crucial para el diagnóstico y tratamiento de enfermedades óseas como la osteoporosis; comprensión que se inicia con un detallado conocimiento de cada uno de sus integrantes.

 El propósito del modelado y remodelado óseo durante el crecimiento es lograr la fuerza máxima. Sin embargo, el propósito de la remodelación ósea durante la edad adulta es mantener la resistencia ósea mediante la eliminación del hueso dañado.

El hueso, al igual que las carreteras, los edificios y los puentes, desarrolla daños por fatiga durante la carga repetida, pero solo el hueso tiene un mecanismo que detecta la ubicación y la magnitud del daño, lo elimina, lo reemplaza con hueso nuevo y, por tanto, restaura su composición del material, la microarquitectura y la macroarquitectura.

La resorción ósea no es mala para el hueso, a menos que se vuelva excesiva y no orientada. Por el contrario, la fase de reabsorción del ciclo de remodelación elimina el hueso dañado y es esencial para la salud ósea. De hecho, la supresión prolongada de la remodelación, utilizando una potente terapia antirresortiva, puede resultar en acumulación de microdaños, fracturas y reducción de la cicatrización ósea.

 La fase de formación del ciclo de remodelación restaura la estructura ósea siempre que el volumen de hueso dañado extraído se reemplace por el mismo volumen de hueso normal.

Este proceso depende de la producción normal, el trabajo y la vida útil de los osteoclastos y osteoblastos, pero la unidad mineral ósea (UMO) es una unidad en la que muchos tipos de células participan en la cascada de remodelación (**Fig. 3-2**).

Muerte de los osteocitos

El osteocito es una de estas células y desempeña un papel fundamental en el modelado y remodelado óseo. Son las células óseas más numerosas y longevas, pero las menos estudiadas. Hay alrededor de 10.000 células por milímetro cúbico y unos 50 procesos por célula.

Estos procesos conectan los osteocitos entre sí y con las células de revestimiento aplanadas en la superficie endóstica. Por lo tanto, el hueso con sus conductos de Havers y Volkmann, así como con su sistema canalicular lacunar, no es menos tergiversado en diseño que los sistemas de comunicación broncoalveolar, hepatobiliar o glomerulotubular.

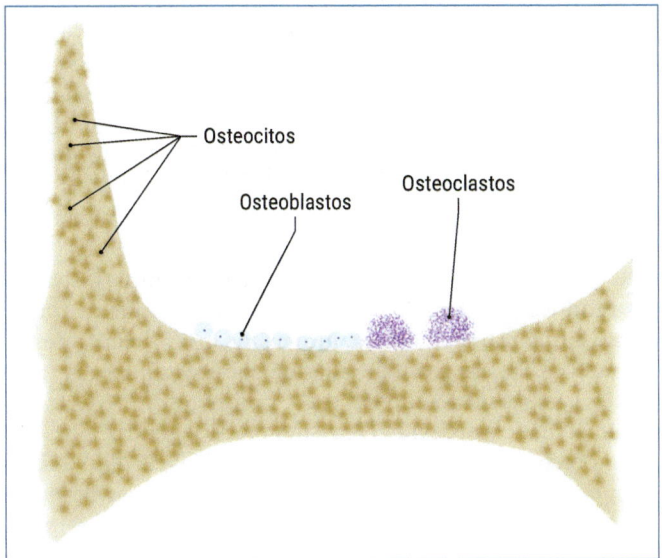

Figura 3-2. Unidad de remodelado óseo.

 La densa red de osteocitos, en forma de encaje con sus procesos, son parte de la maquinaria que protege la integridad de la composición y estructura del hueso. Las microfisuras cortan los procesos de los osteocitos en sus canalículos, produciendo su apoptosis.

 Los osteocitos apoptóticos también pueden ser una forma de daño, tal vez reduciendo la capacidad de absorción o disipación de energía del hueso cuando las lagunas se mineralizan. La deficiencia de estrógenos y la terapia con corticosteroides son dos ejemplos que impulsan esta apoptosis.

El aumento de la tasa de remodelado observado en las mujeres en la edad media de la vida puede deberse en parte a esta apoptosis de los osteocitos que, a su vez, pueden producir daño a la matriz mineralizada circundante, induciendo fragilidad ósea de forma independiente a la pérdida de masa ósea.

En estudios murinos de osteoporosis inducida por corticoides, se objetivan grandes lagunas de osteocitos rodeadas por matriz, con una reducción del 40 % en minerales y módulo elástico reducido. Además, la ablación genética de osteocitos produce fragilidad ósea y una mecanotransducción fallida. Se postula que la fragilidad ósea podría prevenirse utilizando agentes antiapoptóticos.

Si los osteocitos apoptóticos son una consecuencia del daño, también son un daño en sí, ya que producen deterioro de la matriz. El número de osteocitos muertos proporciona la información topográfica necesaria para identificar la ubicación y el tamaño del daño.

 Es probable que la apoptosis de los osteocitos sea uno de los primeros signos que señalan la necesidad de remodelación y precede a la osteoclastogénesis.

In vivo, la apoptosis de los osteocitos ocurre dentro de los 3 días posteriores a la inmovilización y es seguida, dentro de las 2 semanas siguientes, por la osteoclastogénesis. *In vitro*, la muerte de las células MLO-Y4 (similares a los osteocitos) inducida por el rascado, da como resultado la formación de células TRACP positivas (similares a los osteoclastos) a lo largo de la trayectoria de rascado.

Por tanto, al igual que la araña conoce la ubicación y el tamaño de su presa que se retuerce por las señales enviadas a lo largo de su red vibrante, es probable que la necesidad de remodelación reparadora sea señalada por la muerte de los osteocitos a través de sus procesos conectados por uniones de brecha a osteoblastos aplanados, los cuales recubren la superficie interna o endóstica del hueso, donde se lleva a cabo la remodelación. La naturaleza de la señal del osteocito sigue siendo desconocida.

El dosel de remodelación ósea

Todavía no es factible estudiar la vida de una UMO *in vivo*, ni documentar su nacimiento, el trabajo diario de reabsorción y formación hasta su fin como osteona o hemiosteona osificada, el registro «fosilizado» de ese ciclo de remodelación. Las inferencias con respecto a la secuencia del proceso y su regulación molecular deben hacerse con cautela, porque las observaciones se basan en «fotos instantáneas» histomorfométricas y estudios *in vitro* de sistemas celulares.

 La remodelación ósea ocurre en los componentes endocortical, trabecular e intracortical de la envoltura endosteal.

Las superficies endocorticales y trabeculares son adyacentes a la médula, mientras que la superficie intracortical forma la pared de los conductos haversianos. Mientras que la remodelación ocurre en estas superficies endósticas, el daño ocurre más profundamente, dentro de la matriz de osteonas o del hueso intersticial entre osteonas en el caso del hueso cortical, o dentro de hemiosteonas en el caso del hueso trabecular. Por tanto, la información sobre la ubicación y el tamaño del daño debe llegar a estas superficies, y las células involucradas en la remodelación deben llegar al sitio del daño debajo de la superficie endosteal. Esta disposición anatómica hace que las células de revestimiento aplanadas transmitan el estado de salud de la matriz ósea al entorno de la médula ósea que, a su vez, es una fuente de las células de la UMO, aunque no la única.

 Los osteocitos apoptóticos señalan la ubicación y tamaño del daño a las células aplanadas de revestimiento endóstico, llevan a la formación de un compartimiento de remodelado óseo, que confina y dirige el remodelado al daño, y minimizan la eliminación de hueso normal.

Se desconocen los pasos reguladores entre la muerte apoptótica de los osteocitos y la creación del compartimiento de remodelado óseo. Las células del revestimiento óseo expresan ARN mensajero de colagenasa. Un hecho temprano para la creación de este compartimiento puede ser la digestión de la colagenasa para exponer el hueso mineralizado, un requisito para que la resorción ósea osteoclástica se inicie. Las células aplanadas de revestimiento óseo son probablemente osteoblastos, ya que expresan marcadores del linaje osteoblástico, en particular, aquellos que forman el dosel sobre el compartimiento de remodelado óseo. Estas células del dosel también expresan marcadores de una variedad de factores de crecimiento y reguladores de la osteoclastogénesis, como el ligando de receptor activador para el factor nuclear κ B (RANKL, *receptor activator for nuclear factor κ B ligand*), lo que indica que el dosel tiene un papel central en la diferenciación de las células precursoras de origen estromal de la médula, el origen de monocitos y macrófagos, y los orígenes vasculares hacia sus respectivos fenotipos de osteoblastos, osteoclastos o vasculares.

Pasos multidireccionales del ciclo de remodelación

Aunque las dos funciones clásicas de remodelación, la reabsorción de un volumen de hueso por los osteoclastos y la formación de un volumen similar por los osteoblastos, ocurren secuencialmente, los hechos reguladores celulares y moleculares que conducen a estas dos funciones completamente diferenciadas pueden no ser secuenciales.

Algunos pueden ser contemporáneos y multidireccionales. La osteoblastogénesis y sus reguladores determinan la osteoclastogénesis y el volumen de hueso reabsorbido, mientras que la osteoclastogénesis y los productos de la matriz ósea reabsorbida regulan la osteoblastogénesis, y ambas pueden ser reguladas, hasta algún punto, por los osteocitos y sus productos como, por ejemplo, la esclerostina. Cómo se orquesta este tráfico celular y molecular de principio a fin está lejos de estar claro.

La señalización de los osteocitos apoptóticos a las células en el dosel que expresan el fenotipo osteoblástico puede influir la diferenciación adicional hacia los precursores de osteoblastos que expresan RANKL y osteoblastos totalmente diferenciados productores de osteoide. Así que, incluso en esta etapa, la regulación de la osteoclastogénesis y la osteoblastogénesis ocurre simultáneamente a través de precursores de osteoblastos.

Estudios en la línea celular MLO-Y4 muestran que las células dañadas similares a los osteocitos secretan factor estimulante de colonias de macrófagos (M-CSF) y RANKL.

 El M-CSF es un factor de crecimiento que induce proliferación y diferenciación del linaje celular monocito-macrófago.

No se sabe si esto ocurre en sujetos humanos *in vivo*, pero plantea la posibilidad de que los osteocitos participen en la diferenciación de células precursoras de monocitos-macrófagos hacia el linaje de los osteoclastos.

Tanto los precursores de osteoblastos como los de osteoclastos circulan y, por tanto, pueden llegar al compartimiento de remodelado óseo a través de la circulación y a través de capilares que penetran en el dosel. La contribución de los precursores del dosel y la médula a través de sinusoides o capilares no está bien definida, aunque la angiogénesis es esencial para la remodelación ósea.

Las células osteoprogenitoras están asociadas con estructuras vasculares en la médula.

Una vez diferenciados, los equipos de osteoclastos reabsorben un volumen de hueso dañado, pero se sabe poco de los factores que determinan el volumen de hueso reabsorbido, particularmente cómo se detiene la reabsorción después de que la región dañada ha sido reabsorbida.

Los productos del osteocito también contribuyen a la regulación de la formación ósea, como la esclerostina, aunque quizás también sea secretada por otras células. Esta es un producto del gen de la escleroesteosis e inhibe de forma permisiva la formación ósea. No se sabe si los precursores de los osteoblastos se generan antes de que se produzca la reabsorción, ya sea desde el dosel o por productos del osteoclasto antes de que comenzara la reabsorción de la matriz. Si es así, estos precursores forman equipos preventivos de células listas para depositar hueso, morir, convertirse en células de revestimiento u osteocitos dependiendo de señales posteriores de osteoclastos, la matriz reabsorbida o productos del osteocito como la esclerostina o por contacto célula-célula.

Después de la fase de resorción, los osteoblastos depositan osteoide para llenar parcial o completamente la sección transversal de la zanja. Con ello establecen el tamaño del balance negativo de UMO en esa sección transversal y forman las laminillas que luego sufren mineralización primaria y secundaria. En una sección transversal dada, no se sabe cómo los osteoblastos cambian la polaridad para producir las fibras de colágeno orientadas de manera diferente de lámina a lámina. La mayoría de los osteoblastos mueren, otros se convierten en células de revestimiento, mientras que otros quedan sepultados en el osteoide que formaron para convertirse en osteocitos que se comunican entre sí para «recablear» el sistema de comunicación canalicular osteocítico para su posterior mecanotransducción, detección de daños y reparación.

 En resumen, la remodelación ósea puede no ser exclusivamente impulsada por el daño, pero, si lo es, el osteocito parece desempeñar un papel fundamental en el inicio de este ciclo de remodelación y, tal vez, participe en la regulación de los volúmenes de hueso finalmente reabsorbidos y formados por la UMO.

Muchos de los avances que han tenido lugar plantean más preguntas que respuestas. Algunas cuestiones fundamentales se refieren al papel del metabolismo intermediario del remodelado, el vínculo entre el control central de la remodelación y la regulación del remodelado para la adaptación estructural regional a la carga y la eliminación del daño localizado. Incluso la cuestión de qué es «daño» traiciona muchas áreas que necesitan estudio. El daño nanoestructural o microestructural no se ha categorizado de forma exhaustiva en términos morfológicos, por lo que las causas del daño, los efectos biomecánicos, los medios bioquímicos o los medios estructurales para detectar, señalar y reparar diferentes tipos de daños siguen sin poder estudiarse.

CAMBIOS RELACIONADOS CON LA EDAD

Aunque el hueso puede acomodar las circunstancias de carga mediante el modelado adaptativo y la remodelación durante el crecimiento, esta capacidad disminuye porque cuatro cambios relacionados con la edad en la maquinaria celular de modelado y de remodelación ósea comprometen las propiedades materiales del hueso y su diseño estructural.

Fisiopatología

La capacidad del hueso para adaptarse a la carga se ve afectada porque cada vez que ocurre un proceso de remodelación hay pérdida de hueso y algo de deterioro estructural. La tasa de remodelación es rápida durante el crecimiento, porque cada proceso de remodelación deposita solo una pequeña porción de hueso. A medida que el crecimiento se acerca a su finalización «programada», la remodelación rápida ya no es necesaria y la tasa de remodelación se ralentiza. Con la finalización del crecimiento longitudinal, el único requisito para la formación ósea es la reparación de microdaños y de macrodaños, por lo que hay una disminución en la formación ósea. Por tanto, el primer cambio relacionado con la edad es una reducción en la formación ósea a nivel celular por cada UMO.

La segunda anomalía es también una reducción en la formación ósea, pero en el tejido. El modelado óseo en la envoltura perióstica se ralentiza precipitadamente después de completar el crecimiento longitudinal, pero continúa a ritmo lento para que los diámetros óseos se agranden, pero no más de unos pocos milímetros, durante los siguientes 60 años.

Los mecanismos de la reducción en el volumen de hueso formado en cada UMO no están bien definidos, pero pueden incluir una reducción en los precursores de células madre de los osteoblastos, una reducción en la diferenciación de las células madre al linaje de osteoblastos, una reducción de la producción de osteoide de células individuales y una reducción en la vida útil de estas células. Se cree que la tercera anomalía en la remodelación es un aumento en el volumen de hueso reabsorbido por la UMO, pero esto puede limitarse a un breve período después de la deficiencia de hormonas sexuales.

La cuarta anomalía relacionada con la edad en la maquinaria celular, que contribuye a la decadencia estructural, es un aumento en la tasa de remodelado óseo después de la menopausia. Esto se acompaña de un empeoramiento del balance óseo negativo en cada UMO, al aumentar el volumen de hueso reabsorbido y disminuir el volumen de hueso formado en muchas UMO: el resultado es que hay remodelado óseo en los tres componentes del compartimiento endóstico (endocortical, intracortical y trabecular).

Durante la edad adulta temprana

Si el volumen de hueso reabsorbido disminuye en el mismo grado que el volumen de hueso formado, no habrá balance neto negativo en la UMO a la finalización de un ciclo de remodelado, para que los procesos de remodelado no produzcan ninguna pérdida ósea permanente ni deterioro estructural.

Sin embargo, en algún momento de la edad adulta temprana, hay un balance óseo neto negativo, ya que el volumen de hueso reabsorbido excede el formado (independientemente de la disminución absoluta de ambos) y este balance negativo de UMO es el requisito necesario y suficiente para la pérdida de hueso del esqueleto, la descomposición estructural y la fragilidad ósea.

Algunos métodos no invasivos, como la densitometría o la tomografía computarizada, ponen de manifiesto una disminución de la masa ósea en la edad adulta joven, tanto en mujeres como en hombres. Suponiendo que la disminución no es un artefacto producido por un aumento en la grasa de la médula con la edad, es probable que esta disminución sea el resultado de la pérdida ósea impulsada por una disminución en la formación ósea. No se pueden hacer declaraciones más definitivas debido a la falta de datos histomorfométricos en mujeres premenopáusicas y hombres adultos jóvenes.

Riggs et al. informaron de una disminución en la densidad volumétrica trabecular en un estudio prospectivo de 3 años de duración en 553 mujeres y hombres menores de 50 años. Las mujeres perdieron el 37 % y los hombres el 42 % del hueso trabecular total perdido a lo largo de la vida, y el 6 y el 15 % de la pérdida ósea cortical de por vida. Es probable que las consecuencias estructurales y biomecánicas sean menores que la pérdida ósea que se produce en etapas posteriores de la vida por las siguientes razones:

- La tasa de remodelación es lenta.
- La pérdida ósea trabecular probablemente procede de la reducción de la formación ósea, en lugar de una mayor resorción ósea en la UMO.
- La pérdida ósea procede del adelgazamiento trabecular en lugar de la pérdida de conectividad, por lo que una disminución dada en la DMO trabecular produce menos pérdida de fuerza que la producida por la pérdida de conectividad.
- La aposición perióstica continua compensa en parte la pérdida ósea endocortical, desplazando las cortezas radialmente y manteniendo el área cortical y la resistencia a la flexión.

Durante la menopausia y el envejecimiento

La varianza en el balance positivo de UMO en las superficies trabeculares durante el crecimiento es pequeña en comparación con la varianza en la tasa de remodelación, de modo que la tasa de ganancia en la masa ósea es impulsada más por la tasa de remodelación. Del mismo modo, la varianza en el balance negativo de UMO durante el envejecimiento es pequeña en comparación con la varianza en la tasa de remodelación, pero la pérdida de masa ósea durante la menopausia y el envejecimiento es impulsada más por la tasa de remodelación.

 Por lo tanto, la mayor tasa de remodelación ósea es un determinante muy importante de la pérdida ósea y el aumento en la tasa de remodelación asociada con la deficiencia de estrógenos es la causante de la pérdida ósea acelerada. Las mujeres perimenopáusicas con tasas de remodelación en el cuartil más bajo pierden poco hueso.

La deficiencia de estrógenos también aumenta el volumen de hueso reabsorbido por cada UMO al prolongar la vida útil de los osteoclastos y reduce el volumen de hueso formado por cada UMO al disminuir la vida útil de los osteoblastos, lo que agrava el equilibrio negativo en la UMO. No se sabe si los cambios en la vida útil de las células son permanentes o temporales, pero la combinación de una remodelación rápida y un equilibrio de UMO más negativo que el observado antes de la menopausia acelera la pérdida ósea y la decadencia estructural después de ella.

Antes de la menopausia, la remodelación es lenta. La tasa de natalidad de las nuevas UMO que crean cavidades de reabsorción se corresponde con la lenta finalización de las UMO creadas previamente en su fase de formación. En la menopausia, este estado estacionario se ve perturbado por un aumento en la tasa de natalidad de nuevas UMO en la envoltura endostial del hueso. El mayor número de recién

formadas UMO eliminan el hueso, mientras que las escasas UMO creadas antes de la menopausia completan la remodelación al depositar hueso. Esta perturbación produce una aceleración neta en la pérdida ósea

Esta es la remodelación transitoria, una pérdida reversible de masa y mineral óseos, que es consecuencia del retraso normal en el inicio y la progresión más lenta de la fase de formación del ciclo de remodelado, en los muchos focos de remodelado creados después de la menopausia.

El déficit temporal en masa ósea y mineral tiene tres componentes: el sitio de excavación, que carece de osteoide y mineral; el osteoide, que carece de mineral, y el hueso, que ha sufrido mineralización primaria pero no secundaria.

La mineralización primaria ocurre rápidamente, mientras que la mineralización secundaria, con el lento agrandamiento de los cristales de mineral similar a la hidroxiapatita de calcio, tarda muchos meses o años en completarse. En cualquier momento, hay osteonas creadas en el período posmenopáusico inmediato y menos osteonas, creadas anteriormente, en varias etapas de la mineralización secundaria.

 La pérdida ósea disminuye en los 3-5 años posteriores a la menopausia, no porque la tasa de remodelación disminuya, sino porque la tasa de pérdida ósea se reduce debido a que el estado estacionario se restaura a la nueva tasa de remodelación más alta.

Ahora, el gran número de UMO que excavan cavidades de reabsorción se corresponde con el final de la remodelación mediante la formación ósea de la gran cantidad de UMO creadas en la menopausia temprana. La pérdida ósea continúa a un ritmo más rápido que antes de la menopausia, pero a un ritmo más lento que inmediatamente después de la menopausia, porque el equilibrio de la UMO es negativo, quizás más negativo que antes de la menopausia, lo que produce un déficit permanente en la masa ósea y la masa mineral. Cuanto mayor sea la tasa de remodelación y más negativo sea el balance de UMO, mayor será la pérdida ósea y la caries estructural. Si el empeoramiento del equilibrio de UMO producido por los cambios en la vida útil de los osteoclastos y osteoblastos es temporal y el balance negativo de UMO disminuye, pero persiste, la tasa de pérdida también disminuirá, pero persistirá porque la pérdida ósea es impulsada por la alta tasa de remodelación.

La remodelación ocurre en las superficies óseas, mucho más en la envoltura endostial que en la envoltura perióstica y más en la superficie trabecular que en la endocortical e intracortical de la envoltura endostial. El hueso trabecular tiene más superficie por unidad de volumen óseo que el hueso cortical, por lo que es más probable que sea remodelado el hueso trabecular que el hueso cortical.

Los sitios de reabsorción excavados crean «concentradores» de estrés. La alta tasa de remodelación y el balance negativo de UMO producen adelgazamiento trabecular y pérdida completa de trabéculas. El aumento de la profundidad de reabsorción es más probable que produzca perforación y pérdida completa de trabéculas que un mayor número de reabsorción, caries o formación reducida en la UMO en mujeres.

Una pérdida del 10 % de la densidad trabecular por perforación reduce la resistencia más que la misma pérdida por adelgazamiento trabecular.

A medida que continúa la remodelación, las trabéculas se pierden, por lo que la superficie trabecular disponible para la reabsorción disminuye, pero la remodelación en la superficie endocortical continúa aumentando la superficie endocortical (como los pliegues de una cortina). La remodelación en la superficie intracortical (conductos haversianos) aumenta la porosidad intracortical. El aumento de la porosidad debido al aumento del número de poros o el aumento del tamaño de los poros por la coalescencia de las cavidades de remodelación adyacentes aumenta la superficie disponible para la remodelación «trabecularizando» la corteza. O bien la superficie ósea total no cambia (al aumentar en el hueso cortical y disminuir en el hueso trabecular) o aumenta (solo en regiones del hueso cortical) de modo que, al final de la vida, la pérdida ósea es más cortical que trabecular.

A medida que avanza la edad y la remodelación continúa con la misma intensidad, debido a la deficiencia de estrógenos y, quizá, al hiperparatiroidismo secundario, la deficiencia y, quizá, en segundo lugar la extensión de la coalescencia de los poros aumenta, por lo que el número de poros en el hueso cortical disminuye, pero el área total de porosidad aumenta y, quizá, más en los pacientes con fracturas de cadera que en los controles.

La porosidad de las corticales reduce la capacidad del hueso para limitar la propagación de grietas, de modo que el hueso no puede absorber la energía impartida por una caída y, por lo tanto, se libera de la manera más indeseable, mediante fracturas. La remodelación continúa a una intensidad similar con su balance negativo de UMO: en la misma cantidad o en más superficie, elimina la misma cantidad de hueso de una cantidad cada vez menor de hueso, lo que acelera la pérdida ósea y la descomposición estructural.

El remodelado rápido también modifica las propiedades materiales del hueso, lo que aumenta el riesgo de fractura. El hueso más densamente mineralizado se elimina y se reemplaza con hueso más joven, menos denso y mineralizado, lo que reduce la rigidez.

El aumento del remodelado perjudica la isomerización del colágeno y reduce la resistencia ósea. El remodelado del hueso intersticial profundo se vuelve más densamente mineralizado y altamente reticulado con productos de glucación avanzada como la pentosidina, y ambos procesos reducen la resistencia ósea. Es más fácil que las microfisuras viajen a través de hueso mineralizado de forma homogénea y se alarguen. El hueso intersticial (entre las osteonas) tiene un reducido número de osteocitos, acumulando microdaños, ya que los osteocitos son las células encargadas de detectar los daños, y al reducirse su número, el daño se acumula al no repararse.

Al hacer comparaciones entre sexos o razas en estudios transversales, si bien la aposición perióstica es mayor en hombres que en mujeres, los hombres tienen un aumento secular en el tamaño óseo y las mujeres no, por lo que el aumento secular en los hombres mitigará el aumento en el ancho óseo debido a la edad y hará que parezca que el aumento relacio-

nado con la edad en los diámetros vertebrales y femorales del cuello y, por tanto, la aposición perióstica, sea similar en mujeres y hombres.

Los estudios longitudinales también son problemáticos porque los cambios en la aposición perióstica durante el envejecimiento son pequeños. La precisión de los métodos para determinar el diámetro óseo, generalmente densitometría ósea, y los problemas con la detección de bordes cuando la densidad mineral ósea está cambiando limita la fiabilidad de estas mediciones.

Se cree que la aposición perióstica aumenta como respuesta adaptativa para compensar la pérdida de fuerza producida por la pérdida ósea endocortical, por lo que no habrá pérdida neta de hueso, sin adelgazamiento cortical y sin pérdida de resistencia ósea. En un estudio prospectivo de más de 600 mujeres, Szulc *et al.* informaron de que la pérdida ósea endocortical ocurrió en mujeres premenopáusicas con aposición perióstica concurrente. Como la aposición perióstica fue menor que la reabsorción endocortical, las cortezas se adelgazaron, pero no hubo pérdida neta de hueso, porque la corteza más delgada ahora se distribuía alrededor de un perímetro más grande y se conservaba la masa ósea total. Además, la resistencia a la flexión aumentó a pesar de la pérdida ósea y el adelgazamiento cortical porque esta misma cantidad de hueso ahora se distribuía más lejos del eje neutro.

 Por tanto, la masa ósea sola es un mal predictivo de resistencia, porque la resistencia a la flexión está determinada por la distribución espacial del hueso.

A pesar de que el genio de la biología ósea, Fuller Albright, propuso hace más de 65 años que la osteoporosis era un trastorno de formación ósea reducida, la investigación sobre la patogénesis de la fragilidad ósea durante los últimos 40 años se ha centrado en el papel del aumento de la resorción ósea. Durante el envejecimiento, tanto el aumento de la resorción ósea endocortical como la reducción de la aposición perióstica causan pérdida ósea neta, alteraciones en la distribución del hueso restante y la aparición de la fragilidad ósea. La base celular del vigor de la formación ósea durante el crecimiento y la disminución progresiva durante el envejecimiento en la superficie perióstica y dentro de cada UMO aún no se ha definido.

Diferencias por sexo y raza

Una mayor proporción de mujeres que de hombres sufren fracturas por fragilidad durante su vida, y las razones de este dimorfismo sexual no están claras.

Los hombres tienen un esqueleto más grande que las mujeres, por lo que la resistencia a la flexión es mayor en los hombres que en las mujeres.

La pérdida ósea en la mayoría de los hombres, pero no en todos, es el resultado de un balance negativo de UMO producido por la reducción de formación en lugar de una mayor reabsorción por parte de las UMO, por lo que la pérdida ósea trabecular se produce por adelgazamiento en lugar de por pérdida de conectividad.

Los hombres no tienen una disminución en la edad media de la vida en las hormonas sexuales, ni un aumento en la tasa de remodelación que impulsa la descomposición estructural producida por el saldo negativo de UMO. Una mejor preservación del hueso trabecular en hombres de edad avanzada deja más superficies trabeculares, para que la remodelación continua, sobre la pérdida ósea trabecular, ocurra más tiempo en los hombres. La pérdida neta de hueso trabecular a lo largo de la edad es o similar o solo ligeramente mayor en mujeres que en hombres. Sin embargo, el mismo déficit en la densidad trabecular producido por el adelgazamiento (como ocurre en los hombres) produce menos reducción de la fuerza que la producida por la pérdida de conectividad (como ocurre en las mujeres).

La expansión de la cavidad medular ocurre en ambos sexos, pero no está claro si es mayor en las mujeres que en los hombres.

La porosidad cortical aumenta menos en los hombres que en las mujeres, porque la tasa de remodelación es menor en los hombres y, por tanto, la propagación de grietas en el hueso cortical probablemente se resiste mejor en los hombres que en las mujeres.

La aposición perióstica es mayor en hombres que en mujeres en algunos estudios, pero no en todos.

Por ello, las cuestiones metodológicas deben moderar las inferencias que se pueden hacer con respecto a la base del dimorfismo sexual en la resistencia ósea.

El riesgo absoluto de fractura en mujeres y hombres de la misma edad y densidad mineral ósea es similar.

Es probable que la menor incidencia de fracturas en hombres que en mujeres sea el resultado de una menor proporción de hombres ancianos que de mujeres mayores, que tienen propiedades materiales y estructurales (adelgazamiento cortical, porosidad, adelgazamiento trabecular, pérdida de conectividad, microdaños) por debajo del nivel crítico, en el que las cargas sobre el hueso son mayores que la capacidad neta del hueso para tolerarlas. La falla estructural ocurre menos en los hombres porque la relación entre la carga y la resistencia ósea se mantiene mejor en ellos.

FRACTURAS POR FRAGILIDAD

Los pacientes con fracturas por fragilidad son aquellos que presentan una o más fracturas ante un traumatismo mínimo o inexistente, o tras una caída desde una altura no mayor que la bipedestación.

Los pacientes con fracturas vertebrales pueden tener tasas de remodelación altas, normales o bajas. Algunos tienen un balance negativo de UMO debido a la disminución de la formación, aumento de la reabsorción o ambos; otros ni siquiera presentan un balance absoluto negativo de UMO. Algunos pacientes con fracturas vertebrales tienen aumentada la densidad mineral del tejido, mientras que en otros, se ha reducido. Algunos pacientes tienen una densidad de osteocitos reducida, y otros no.

La patogénesis y la base estructural de las fracturas por fragilidad es heterogénea y no es tenida en cuenta en las decisiones de práctica clínica. Aunque siga siendo incierta, merece la pena explorarla, lo cual podría mejorar la eficacia antifractura descrita para el arsenal terapéutico ya disponible.

PUNTOS CLAVE

- El propósito del modelado y remodelado óseo durante el crecimiento es optimizar la resistencia ósea, mientras que la del remodelado durante la edad adulta es mantenerla.
- El hueso debe ser rígido y a la vez flexible, pues de lo contrario se producirá la fractura, propiedades paradójicas que se logran mediante la adecuada composición material y el diseño estructural del hueso.
- Los cuatro cambios relacionados con la edad que comprometen dichas propiedades son una disminución en la formación ósea perióstica, una disminución en el volumen de hueso formado por cada unidad multicelular básica, la reabsorción continua por cada UMO y una alta tasa de remodelado.

- La pérdida ósea que sucede en la edad adulta temprana tiene modestas consecuencias estructurales y biomecánicas.
- Después de la menopausia, el aumento de la remodelación, el empeoramiento del equilibrio negativo de UMO y la disminución en la aposición perióstica aceleran el adelgazamiento cortical y la porosidad, el adelgazamiento trabecular y la pérdida de conectividad; el hueso intersticial, de remodelación profunda a superficial, se vuelve más densamente mineralizado, tiene pocos osteocitos, mayor reticulación de colágeno y un microdaño acumulado.
- El hiperparatiroidismo secundario en la senectud mantiene un alto remodelado, que produce un mayor adelgazamiento cortical y porosidad.

BIBLIOGRAFÍA

Arlot ME, Jiang Y, Genant HK, Zhao J, Burt-Pichat B, Roux JP, et al. Histomorphometric and μCT analysis of bone biopsies from postmenopausal osteoporotic women treated with strontium ranelate. J Bone Miner Res. 2007;23(2):215-22.

Aubin JE, Liu F, Malaval L, Gupta AK. Osteoblast and chondroblast differentiation. Bone. 1995;17(2):S77-83.

Beck TJ, Ruff CB, Warden KE, Scott WW, Rao GU. Predicting femoral neck strength from bone mineral data: A structural approach. InvestRadiol. 1990;25(1):6-18.

Bilezikian JP, Martin TJ, Clemens TL, Rosen CJ, editores. Principles of bone biology. 4ª edición. Londres: Academic Press; 2020.

Burger EH, Boonekamp PM, Nijweide PJ. Osteoblast and osteoclast precursors in primary cultures of calvarial bone cells. Anat Rec. 1986;214(1):32-40.

Burr DB, Forwood MR, Fyhrie DP, Martin RB, Schaffler MB, Turner CH. Bone microdamage and skeletal fragility in osteoporotic and stress fractures. J Bone Miner Res. 1997;12(1):6-15.

Clarke B. Normal bone anatomy and physiology. Clin J Am Soc Nephrol. 2008;3(Suppl 3):S131-9.

Cooper DM, Kawalilak CE, Harrison K, Johnston BD, Johnston JD. Cortical bone porosity: What is it, why is it important, and how can we detect it? Curr Osteoporos Rep. 2016;14(5):187-98.

Cowin SC. Bone mechanics handbook. 2ª edición. Boca Raton: Stephen C Cowin; 2013.

Dominici M, Le Blanc K, Mueller I, Slaper-Cortenbach I, Marini FC, Krause DS et al. Minimal criteria for defining multipotent mesenchymal stromal cells. The International Society for Cellular Therapy position statement. Cytotherapy. 2006;8(4):315-7.

Eastell R, Mosekilde L, Hodgson SF, Riggs BL. Proportion of human vertebral body bone that is cancellous. J Bone Miner Res. 2009;5(12):1237-1241.

Fang G, Ji B, Liu XS, Guo XE. Quantification of trabecular bone microdamage using the virtual internal bond model and the individual trabeculae segmentation technique. Comput Methods Biomech Biomed Engin. 2010;13(5):605-15.

Follet H, Viguet-Carrin S, Burt-Pichat B, Dépalle B, Bala Y, Gineyts E et al. Effects of preexisting microdamage, collagen cross-links, degree of mineralization, age, and architecture on compressive mechanical properties of elderly human vertebral trabecular bone. J Orthop Res. 2011;29(4):481-8.

Franz-Odendaal TA, Hall BK, Witten PE. Buried alive: How osteoblasts become osteocytes. Dev Dyn. 2006;235(1):176-90.

Friedenstein AJ, Chailakhyan RK, Gerasimov UV. Bone marrow osteogenic stem cells: in vitro cultivation and transplantation in diffusion chambers. Cell Prolif. 1987;20(3):263-72.

Gray H, Lewis WH. Anatomy of the human body. 20ª edición. Nueva York: Bartleby.com; 2000.

Hansson TH, Keller TS, Panjabi MM. A Study of the compressive properties of lumbar vertebral trabeculae: Effects of tissue characteristics: Spine. 1987;12(1):56-62.

Hill PA. Bone remodelling. Br J Orthod. 1998;25(2):101-7.

Holzer G, von Skrbensky G, Holzer LA, Pichl W. Hip fractures and the contribution of cortical versus trabecular bone to femoral neck strength. J Bone Mineral Res. 2009;24(3):468-74.

Knese KH, Harnack M. Über die Faserstruktur des Knochengewebes. Z Zellforsch Mikrosk Anat. 1962;57(4):520-58.

Koch JC. The laws of bone architecture. Am J Anat. 1917;21(2):177-298.

Kodama H, Nose M, Niida S, Yamasaki A. Essential role of macrophage colony-stimulating factor in the osteoclast differentiation supported by stromal cells. J Exper Med. 1991;173(5):1291-4.

Matsuo K, Irie N. Osteoclast–osteoblast communication. Arch Biochem Biophysics. 2008;473(2):201-9.

Moore KL. Anatomía con orientación clínica. 6ª ed. Philadelphia: Lippincott Williams and Wilkins; 2011.

Ohata Y, Ozono K. [Bone and stem cells. The mechanism of osteogenic differentiation from mesenchymal stem cell]. Clin Calcium. 2014;24(4):501-8.

Principios de anatomía y fisiología. 15ª ed. Madrid: Editorial Médica Panamericana; 2021.

Quinn JM, Elliott J, Gillespie MT, Martin TJ. A combination of osteoclast differentiation factor and macrophage-colony stimulating factor is sufficient for both human and mouse osteoclast formation in vitro. Endocrinology. 1998;139(10):4424-7.

Rockoff SD, Sweet E, Bleustein J. The relative contribution of trabecular and cortical bone to the strength of human lumbar vertebrae. Calc Tis Res. 1969;3(1):163-75.

Roodman GD. Advances in bone biology: The osteoclast*. Endocrine Rev. 1996;17(4):308-32.

Zebaze RM, Ghasem-Zadeh A, Bohte A, Iuliano-Burns S, Mirams M, Price RI et al. Intracortical remodelling and porosity in the distal radius and post-mortem femurs of women: a cross-sectional study. Lancet. 2010;375(9727):1729-36.

Autoinmunidad e inflamación. Células responsables

4

O. Sánchez Pernaute y J. Campos Esteban

OBJETIVOS

- Conocer las diferentes células que participan en la inflamación y la respuesta inmunitaria: las series mieloide y linfoide, la maduración de los distintos tipos celulares y su organización en los órganos linfoides primarios y secundarios.
- Reconocer la fisiopatología del sistema inmunológico como un *continuum* entre el sistema innato y el adaptativo.
- Identificar los procesos fisiológicos que generan la inflamación y las respuestas inmunitarias innatas y adaptativas: presentación antigénica, coestimulación y mecanismos de tolerancia central y periférica.
- Comprender la utilidad de los tratamientos dirigidos al control de la activación de las células causantes.

INTRODUCCIÓN: EL *CONTINUUM* ENTRE INMUNIDAD INNATA Y ADAPTATIVA

El sistema inmunitario está estructurado en elementos móviles y elementos fijos.

Los elementos móviles derivan de precursores mieloides y linfoides de la médula ósea, circulan por la sangre y por los vasos linfáticos y se ubican sobre todo en los órganos linfoides primarios y secundarios, así como en las barreras con el medio exterior. La redistribución y migración coordinada de las diferentes estirpes del sistema inmunitario está dirigida por la familia de las quimiocinas, cuyos principales miembros y acciones se muestran en la **tabla 4-1**. También se incluyen entre los elementos móviles los microorganismos comensales de la piel y de las mucosas, o microbiota. Se consideran elementos fijos las barreras, que incluyen piel y mucosas (epitelios, moco, lámina propia), el tejido conectivo (intersticio, fibras, fibroblastos, adipocitos y vasos), las células parenquimatosas y la propia microbiota.

La respuesta inmunitaria se produce tras el reconocimiento de una señal por las células del sistema inmunitario y su consecuente activación. Esta puede consistir en la producción de moléculas solubles y de receptores de membrana, en cambios en la conformación, movilidad o inhibición del metabolismo y en la regulación de la división y muerte celular.

Las respuestas inmunitarias innatas constituyen la primera línea de defensa del organismo. No precisan contacto previo con el agresor para su reconocimiento, son rápidas en ejecución y de una intensidad en ocasiones violenta. Las células efectoras de las respuestas innatas son poliespecíficas y poco eficientes. En contraposición, las respuestas inmunitarias adaptativas son específicas (incluso de una porción o epítopo de un determinado complejo proteínico), diversas y especializadas, capaces de generar memoria (de modo que la

respuesta al segundo estímulo con un mismo antígeno sea más rápida y eficiente) y autolimitadas, y disponen de mecanismos para evitar la autorreactividad y mantener la tolerancia de lo propio.

Mientras que los receptores innatos están codificados en la línea germinal, los receptores del sistema inmunitario adaptativo se generan mediante recombinación génica e hipermutación somática, lo que amplía de forma ilimitada su repertorio, como se explica en el apartado *Órganos linfoides primarios: médula ósea y timo.*

En la actualidad se entienden ambas respuestas inmunitarias como un *continuum*, tanto en las funciones homeostásicas que desarrollan las células de la inmunidad innata y la adaptativa como en su participación en diferentes enfermedades crónicas. En este sentido, una de las funciones más trascendentes del sistema inmunitario innato es seleccionar moléculas para su reconocimiento como antígenos por las células de la inmunidad adaptativa, a través de contactos directos. En este proceso, *denominado presentación de antígeno*s, la célula presentadora genera señales que son percibidas por los linfocitos T y que determinan o la maduración de las respuestas o la tolerancia al antígeno.

CÉLULAS MIELOIDES: PROGENITORES Y DIFERENCIACIÓN

Las células derivadas de precursores mieloides incluyen a los monocitos o macrófagos, las células dendríticas, los granulocitos y las plaquetas. Todos ellos constituyen los principales elementos móviles del sistema inmunitario innato.

Los granulocitos se diferencian del progenitor mieloide por la acción del factor de transcripción que se une a CCAAT, miembro épsilon (C/EBPe) y de represor de la transcripción independiente de factores de crecimiento (GFI-1) y de los factores

Tabla 4-1. Familia de las quimiocinas: principales acciones

Grupos (según Cys inicial)	Ligando	Receptor	Función
CXC	CXCL1	CXCR2	Atracción de neutrófilos
	CXCL2		
	CXCL3		
	CXCL5		
	CXCL7		
	CXCL6	CXCR1, CXCR2	
	CXCL8 (IL8)		
	CXCL4		Procoagulante
	CXCL9	CXCR3	Respuestas Th1, migración Th1, CD8, NK
	CXCL10		
	CXCL11		
	CXCL12 (SDF1)	CXCR4	Mielopoyesis, reclutamiento guiado o *homing* a médula ósea
	CXCL13	CXCR5	Organización de células B y Tfh en ganglio linfático
	CXCL14		*Homing* de macrófagos a piel y lámina propia
	CXCL16	CXCR6	Migración y supervivencia de NKT e ILC
CC	CCL1	CCR8	Migración de Th2 y Treg
	CCL2	CCR2	Migración de M1
	CCL12		
	CCL3	CCR1, CCR5	Migración de macrófagos y NK, interacciones de célula dendrítica-célula T
	CCL7	CCR2, CCR3	Movilización de monocitos
	CCL8	CCR1, CCR2, CCR3	Respuestas Th2
	CCL13	CCR2, CCR3, CCR5	Respuestas Th2
	CCL11 (eotaxina)	CCR3	Migración de eosinófilos y basófilos
	CCL24		
	CCL26	CCR3, CX3CR1	
	CCL17	CCR4	Respuestas Th2, migración Th2 y Treg, *homing* a pulmón y piel
	CCL18	CCR8	Respuestas Th2, marcador de M2
	CCL22	CCR4	Respuestas Th2, migración Th2 y Treg
	CCL19	CCR7	*Homing* de células T y células dendríticas al ganglio linfático
	CCL21	CCR6, CCR7	
	CCL20	CCR6	Respuestas Th17, *homing* de linfocitos B y célula dendrítica al tejido linfoide intestinal
	CCL25	CCR9	Migración de timocitos y *homing* de linfocitos T al intestino
	CCL27	CCR10	*Homing* de linfocitos T a la piel
	CCL28	CCR3, CCR10	*Homing* de células T y plasmáticas secretoras de IgA a mucosas

(Continúa)

Tabla 4-1. Familia de las quimiocinas: principales acciones (*cont.*)

Grupos (según Cys inicial)	Ligando	Receptor	Función
XC	XCL1	XCR1	Presentación cruzada por célula dendrítica CD8+
CX3C	XCL2		
	CX3CL1	CX3CR1	Migración de monocitos, NK y linfocitos T

Cys: cisteína; IgA: inmunoglobulina A; ILC: células linfoides innatas; M1: macrófagos M1; M2: macrófagos M2; NK: células asesinas naturales (*natural killers*); NKT: células T asesinas naturales; SDF1: *stromal cell derived factor*; Tfh: células T foliculares auxiliares (*follicular helper T cells*); Th: célula T colaboradora (*T-cell helper*); Th17: linfocitos Th17; Th2: linfocitos cooperadores Th2; Treg: linfocitos T reguladores.

tróficos del linaje (factor estimulante de colonias de granulocitos o CSF-G, factor trófico de progenitores, interleucina 3 o IL-3), que progresan por los estados madurativos de mieloblasto, promielocito, mielocito y metamielocito. Los granulocitos maduros se caracterizan por la segmentación de su núcleo.

Granulocitos

Se distinguen las siguientes subpoblaciones de granulocitos, con diferente abundancia y funciones:

> **!** Los **neutrófilos** acceden a la circulación sistémica en estado de maduración completa y permanecen en sangre durante 72 horas preparados para responder a estímulos que faciliten su migración a los tejidos inflamados. Tras este breve tiempo regresan a la médula ósea, donde sufren un proceso de muerte programada y son fagocitados. En caso de participar en la respuesta inflamatoria, se activan en el tejido.

En condiciones de inflamación, los neutrófilos pueden desarrollar formas de muerte programada, como la piroptosis o la necrosis, que provocan la activación de otras estirpes celulares, incluidas las células de la inmunidad adaptativa.

Los eosinófilos suelen localizarse en el tracto gastrointestinal, donde ejercen funciones antiparasitarias. Estas células tienen menos capacidad fagocítica que los neutrófilos, mientras que actúan como células centinela en la presentación de antígenos y participan en la activación de otras células inmunitarias, la respuesta antitumoral y la reparación tisular.

Los basófilos se mantienen en la circulación sistémica y tienen un papel principal en el inicio de la inflamación, a través de la liberación de sustancias vasoactivas y la producción de prostaglandinas.

Los mastocitos suelen migrar a los tejidos y ubicarse en la vecindad de los vasos, donde actúan como centinelas de la inmunidad innata y participan en las respuestas alérgicas.

Monocitos

Para diferenciarlos de los granulocitos, las células mieloides de estirpe macrofágica se denominan monocitos. La diferenciación monocitaria está dirigida por el factor estimulador de colonias monocíticas (CSF-M). Las células son habilitadas para salir a la sangre periférica mediante la expresión del receptor de quimiocina CCR2, que determina una diferenciación proinflamatoria. Los monocitos CCR2+ se mantienen en la circulación o se acantonan en el bazo, mientras que existen poblaciones antiinflamatorias sin este receptor, que se distribuyen en la sangre y en órganos no linfoides. En la **figura 4-1** se muestran las principales rutas y los marcadores de diferenciación de los monocitos. Así, se distinguen:

> **!** • **Los monocitos clásicos** (CD14++CD16-) constituyen hasta el 90 % de los circulantes en el adulto. Expresan la quimiocina CCR2 y tienen un carácter proinflamatorio, migran rápidamente a los tejidos y activan diferentes procesos intracelulares, que incluyen la vía de los interferones (IFN), el óxido nítrico, el factor de necrosis tumoral alfa (TNF-α), la vía de moléculas de señalización acopladas a receptores Jak (*signal transducer and activator of transcription*, STAT, moléculas Jak/STAT).
> • Los monocitos no clásicos (CD14-CD16++) expresan una alta cantidad de receptores 1 de fractalcina (CXC3R1) y patrullan el sistema circulatorio, se encargan de la eliminación de detritos durante la inflamación, además de producir citocinas antiinflamatorias y factores reparativos.

Los monocitos intermedios (CD14+CD16+) representan una transición entre estados de diferenciación. Expresan una alta cantidad de moléculas presentadoras de antígeno y del receptor CCR5. Sus principales funciones son el procesamiento de antígenos, presentación y transmigración.

Los monocitos clásicos se diferencian a intermedios tras entrar en contacto con un estímulo, y prosiguen su diferenciación hacia monocitos no clásicos.

En la periferia, los monocitos pueden diferenciarse hacia macrófagos (vía factor estimulante de colonias de monocitos o CSF-M) o hacia células dendríticas (por vía del factor estimulante de colonias granulomonocíticas o CSF-GM e IL-4).

CÉLULAS LINFOIDES: PROGENITORES Y DIFERENCIACIÓN. MADURACIÓN DE LOS LINFOCITOS

Las células madre hematopoyéticas se diferencian en células progenitoras multipotentes y a continuación en células progenitoras linfoides comunes. Las células derivadas de

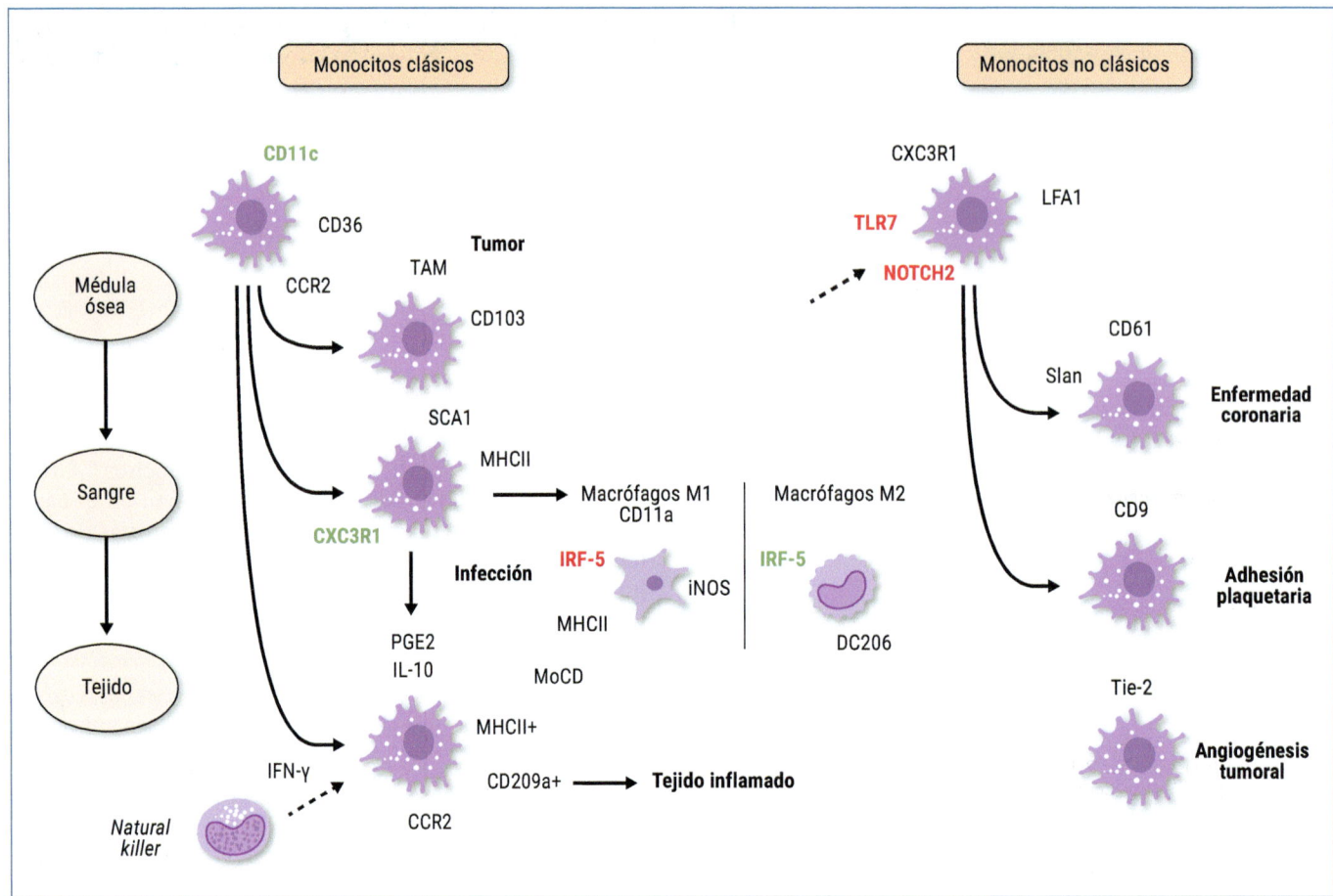

Figura 4-1. Diferenciación de los monocitos. Los monocitos clásicos expresan CD36 (*receptor scavenger*) y CCR2 (receptor de quimiocina, responsable de la salida desde la médula ósea) y tienen una reducida expresión de CD11c. A su vez, aquellos que expresan CD103 tienen funciones presentadoras de antígenos tumorales (por lo que se conocen como macrófagos asociados a tumores [*tumour associated macrophages*, TAM]), mientras que los que expresan CMH de clase II y SCA-1 pero carecen del receptor de fractalcina CXC3R1 son productores de PGE2 e IL-10 en respuesta a infecciones. Los monocitos CD209a+ CMH-II+ se diferencian a partir de IFN-γ producido por las células NK y dan lugar a células dendríticas de tipo 2 (CD2), las cuales pueden migrar al tejido inflamado y realizar funciones de coestimulación a células CD8+. Los monocitos no clásicos expresan CXC3R1. Desarrollan funciones de patrullaje en respuesta a TLR7 o NOTCH2. Estas funciones dependen parcialmente de la presencia de LFA1 en la superficie celular. MoCD: células dendríticas derivadas de monocitos.

los progenitores linfoides comunes son los linfocitos, que constituyen los principales elementos móviles del sistema inmunitario adaptativo, aunque han sido descritas también más recientemente células linfoides del sistema inmunitario innato (v. apartado *El tejido linfoide asociado a mucosas*). Los linfocitos se clasifican en tres familias principales: linfocitos B, linfocitos T y células NK (*natural killer*).

Los linfocitos B se desarrollan en una serie de etapas desde un progenitor pro-preB, proB precoz, proB tardío, preB grande y preB pequeño hasta dar lugar al linfocito B inmaduro, que adquiere progresivamente sus moléculas de superficie características (CD43, CD45) y receptores del complejo mayor de histocompatibilidad de clase II (CMH-II) en la fase proB precoz, CD43, CD45, CD19, CD40, CMH-II en la proB tardía y preB grande, perdiendo la expresión de CD43 en la preB pequeña y, por último, expresando la inmunoglobulina M (IgM) en la inmadura.

Por su parte, los linfocitos T pasan por una primera fase proT, doble negativa, dado que no expresan aún el receptor de las células T (TCR) ni las moléculas CD4 ni CD8. En esta fase se produce el reordenamiento de la cadena β del receptor, mediante un proceso de exclusión alélica en el que el alelo activado inhibe al otro. Si dicha recombinación es exitosa, se alcanza la fase preT, que expresa una cadena β en superficie unida a una proteína invariante denominada Tα, momento en el cual se producirá el reordenamiento de la cadena β. Las células supervivientes a estos dos procesos se denominan timocitos doble-positivos y expresan tanto el TCR con sus cadenas α y β como los marcadores CD3, CD4 y CD8. Tras el proceso de selección positiva y negativa (descrito en el apartado *Selección positiva y selección negativa. La coestimulación linfocitaria*) alcanzarán el estadio de linfocito T maduro.

Órganos linfoides primarios: médula ósea y timo

Los órganos linfoides primarios, también denominados generadores, son el lugar donde los linfocitos expresan por primera vez en su superficie los receptores de antígeno y alcanzan su madurez fenotípica y funcional. Los tipos de linfocitos se describen en la **tabla 4-2**.

Tabla 4-2. Tipos de linfocitos

Población	Fenotipo	Función
Linfocitos T *naïve* (vírgenes) ab	CD3+ CD45RA+ TCRab+	Inmunidad adaptativa celular, reconocimiento específico de péptidos restringida por MHC clases I/II
Linfocitos Th1	CD3+ CD4+ (Tbet+)	Inmunidad celular, activación de macrófagos, producen TNF e IFN
Linfocitos Th2	CD3+ CD4+ (GATA3+)	Colaboración con el linfocito B, respuesta alérgica, producen IL-4, IL-5, IL-13
Linfocitos Th17	CD3+ CD4+ (RORgt+)	Hiperinflamación, producción de IL-17, IL-17F, TNF
Linfocitos Treg	CD3+ CD4+ CD25+ (FOXP3+)	Supresión contacto-dependiente, producen TGF-β e IL-10
Linfocitos Treg tipo I	CD3+ CD4+	Regulación del sistema inmune, alta producción de IL-10
Linfocitos T citotóxicos	CD3+ CD8+	Inmunidad celular, citotoxicidad antígeno-específica, producen IFN, TNF, granzima y perforina
Linfocitos T gamma-delta	CD3+ TCRgd+ CD4- CD8-	Componente de la inmunidad epitelial, algo de citotoxicidad, producción de TNF e IFN
Linfocitos B *naïve*	CD19+ IgM+ IgD+	Inmunidad adaptativa humoral, célula presentadora de antígeno, anticuerpos naturales
Linfocitos B de memoria	CD19+ CD27+ IgM+	BCR de alta afinidad, rápida proliferación y diferenciación
Células plasmáticas	CD38+ CD138+	Producción de anticuerpos de alta afinidad constitutiva
Células NK	CD3- CD56+ CD94+	Citotoxicidad innata, citotoxicidad mediada por anticuerpos, producen IFN, TNF, granzima y perforina

BCR: receptor de los linfocitos B; IL: interleucina; IFN: interferón; MHC: complejo mayor de histocompatibilidad; NK: células asesinas naturales; TGF-β: factor de crecimiento transformante β; Th: T cooperadores; TNF: factor de necrosis tumoral; Treg: células T reguladoras.

> **!**
> - La maduración de los distintos tipos de linfocitos a partir de elementos pluripotenciales requiere una serie de etapas sucesivas que comienza en los órganos linfoides primarios (médula ósea para todos los linfocitos) y finaliza en el timo en el caso de los linfocitos T y en los órganos linfoides secundarios (tejidos linfoides periféricos) en el caso de los linfocitos B.
> - A lo largo de su diferenciación, los linfocitos son entrenados para diferenciar lo propio de lo extraño mediante la expresión en su superficie celular de receptores específicos de antígeno, el TCR y el receptor de los linfocitos B (BCR).

El receptor de los linfocitos T se compone de subunidades αβ o γδ, mientras que el receptor de los linfocitos B lo constituyen las inmunoglobulinas unidas a la superficie celular. El 90 % de los linfocitos T a nivel periférico son αβ, con la salvedad del tejido linfoide asociado a mucosas y la piel, en el que la proporción de linfocitos T γδ puede alcanzar el 30 %.

La producción de los receptores es un proceso muy complejo que genera un impresionante repertorio superior a 1.0^{14} mediante la combinación aleatoria de los segmentos proteicos V, D y J en el caso de las cadenas β y δ y los segmentos V y J en el caso de las cadenas α y γ; estos segmentos están codificados en unos centenares de exones (200 en el caso del TCR y en torno a 700 en el caso de las inmunoglobulinas). El proceso de recombinación es desencadenado por la IL-7 y en él participan múltiples enzimas, incluidas las recombinasas Rag (*recombination activating gene*) 1 y 2 y una enzima reparadora del ADN (metalobetalactamasa) codificada por el gen *Artemis*.

> **!**
> El BCR es capaz de reconocer péptidos pequeños y grandes, incluyendo su configuración secundaria y terciaria, así como antígenos no peptídicos, mientras que el TCR solo es capaz de reconocer fragmentos lineales peptídicos de unos 10-12 aminoácidos que le sean presentados en el bolsillo de presentación de antígenos de las moléculas del CMH.

La maduración de los linfocitos T, como se ha señalado, se produce en el timo, un órgano bilobar que se localiza en el mediastino anterior. El timo se forma a partir de una invaginación del ectodermo en la zona del cuello y el tórax del embrión, constituida por los arcos branquiales, y es poblado después por las células procedentes de la médula ósea. Cada lóbulo tímico se subdivide en múltiples lobulillos mediante los septos fibrosos y cada lobulillo se compone de una corteza externa y una médula interna. La corteza está poblada por una gran cantidad de linfocitos T, mientras la médula tiene una menor densidad celular. Además de los linfocitos T, en el timo están presentes también células epiteliales no linfoides y macrófagos y células dendríticas procedentes de la médula ósea. Un pequeño grupo de células dendríticas, sin embargo, proceden de precursores de linfocitos T, y se denominan células dendríticas linfoides.

La maduración de los timocitos se produce siguiendo un gradiente desde la corteza hasta la médula, como se verá en el apartado *Selección positiva y selección negativa. La coestimulación linfocitaria*.

Circulación linfoide

Una vez que los linfocitos abandonan los órganos linfoides primarios, ingresan al torrente sanguíneo para dirigirse a los órganos linfoides secundarios y a los tejidos periféricos. Para ello, los distintos órganos linfoides están conectados mediante dos sistemas circulatorios que funcionan de forma unitaria: el sanguíneo y el linfático. Los capilares linfáticos se unen formando conductos de tamaño progresivamente mayor por los que circula la linfa hasta alcanzar el conducto linfático derecho y el conducto torácico, que desembocan en la unión de las venas subclavia y yugular interna de cada lado, atravesando en su camino los ganglios linfáticos. Durante esta circulación y hasta su llegada a los órganos linfoides secundarios, los linfocitos se exponen a los antígenos procedentes de la linfa. Tras su paso por los órganos linfoides secundarios, los linfocitos T y B inmunitariamente competentes entran de nuevo en el sistema linfático y sufren un proceso de división por mitosis, formando un grupo de células idénticas capaz de reconocer y responder al mismo antígeno, denominado clon. Tras la estimulación por un antígeno específico, proliferarán y se diferenciarán en dos subpoblaciones: los linfocitos de memoria y las células efectoras.

Órganos linfoides secundarios: bazo, ganglios linfáticos

Los órganos linfoides secundarios o periféricos son el lugar donde los linfocitos inician y desarrollan las respuestas frente a los antígenos extraños. Para completar su desarrollo, las células B inmaduras se desplazan desde la médula ósea hacia el bazo como células B de transición, pasando por dos etapas: T1 (hasta su llegada al bazo) y T2 (durante su migración dentro del bazo), diferenciándose a continuación en linfocitos B foliculares y linfocitos B de la zona marginal, dependiendo del estímulo del BCR y otros receptores, para alcanzar por último el estadio de linfocito B maduro o *naïve* (virgen).

Los ganglios linfáticos están situados estratégicamente a lo largo del sistema linfático en los lugares en que es más fácil recibir las señales inmunitarias. En ellos se distinguen tres capas: la corteza, donde se sitúan los linfocitos B formando folículos; la capa media (también denominada corteza interna o paracorteza), poblada por linfocitos T (que acceden al ganglio a través de las vénulas endoteliales altas) y células dendríticas y, por último, la zona medular en la que se sitúan los conductos eferentes por los que los linfocitos B y T abandonan el ganglio linfático hacia la circulación.

FUNCIONES HOMEOSTÁTICAS EN LA PERIFERIA

Macrófagos residentes

Desde el desarrollo embrionario y durante el crecimiento, se generan diferentes poblaciones de macrófagos de vida media larga residentes en los tejidos. Estas células pueden derivar de progenitores embrionarios locales o de precursores mieloides. Se incluyen en esta población a las células de Kupffer, la microglía, los macrófagos alveolares, etc. Los macrófagos residentes tienen un papel en la diferenciación y el mantenimiento de la integridad tisular, al reconocer los antígenos locales y evitar una excesiva reactividad frente a ellos.

En general, se distinguen las subpoblaciones CD14-CD33+ y CD14+. Las primeras tienen una gran capacidad fagocítica y bactericida, pero responden poco a la presencia de señales de alarma, lo que favorece las respuestas adaptativas reguladoras. Los CD14+ se dividen a su vez en células con CD163 bajo, caracterizadas por la producción de citocinas proinflamatorias (IL-6, IL-29p19, TNF-α, IL-1β) y células con CD163 alto, productoras de IL-10.

Vigilancia de las barreras mucosas

El rol en el mantenimiento tisular está más acentuado en las barreras mucosas, ya que allí las células innatas deben impedir la invasión por patógenos, pero tolerar la presencia y colonización de comensales. En estos lugares tienen especial importancia las células dendríticas.

Las células dendríticas se diferencian de precursores localizados en la periferia y patrullan los tejidos en busca de signos de infección o de inflamación. Las células dendríticas inmaduras se caracterizan por una alta capacidad fagocítica. Tras la detección de señales activadoras en el tejido, estas células maduran y muestran aumento de la expresión de CCR7, que las habilita para migrar al ganglio linfático de vecindad y encontrarse con células T *naïve*. El proceso de maduración da lugar a la expresión de una alta concentración de receptores del CMH de clase II, moléculas coestimuladoras y a la producción de citocinas. La unión del antígeno ensamblado en el CMH con el TCR determina la activación y migración de la célula T al lugar de la inflamación, como se detalla en el apartado *Selección positiva y selección negativa. La coestimulación linfocitaria.*

Existe una amplia variedad de células dendríticas clasificadas en función de su ubicación y estado de desarrollo. Con respecto a sus funciones, se identifican tres poblaciones mayoritarias: las células dendríticas convencionales CDc1 y CDc2 y las plasmocitoides. Las CD1c participan en la presentación cruzada de antígenos a los linfocitos T citotóxicos y en las respuestas antivirales, mientras que las CDc2 inducen respuestas T frente a patógenos extracelulares y alérgenos.

> **!** Las células dendríticas plasmocitoides residen en órganos linfoides, recirculan entre ellos y constituyen el 0,5-1 % de las células mononucleares circulantes. Son la principal fuente de IFN-α.

Pueden identificarse por la presencia de CD4, CD45RA, CD68, CD123 y los antígenos sanguíneos de las células dendríticas 2 y 4. Característicamente las células dendríticas plasmocitoides no responden a componentes de la pared bacteriana, sino que parecen diseñadas específicamente para la defensa antiviral. Sus acciones fundamentales son promover la diferenciación y activación de otras poblaciones inmunitarias, incluyendo las células NK, los macrófagos, las respuestas T y las células plasmáticas.

Tejido linfoide asociado a mucosas

También pertenecen al sistema inmunitario innato algunos derivados linfoides, como las células linfoides innatas (CLI) y las células NK. Se trata de células sin receptor para el antígeno, pero que comparten linaje con los linfocitos y se asemejan a ellos por la secreción y activación, según los mismos perfiles de citocinas que las células efectoras. La clasificación de las CLI se muestra en la **tabla 4-3**.

> ❗ Al igual que otras células innatas, las CLI responden a la presencia en el medio de diferentes señales activadoras procedentes del microambiente tisular. Estas poblaciones celulares son de gran relevancia en la homeostasis de las barreras mucosas, en donde están ampliamente representadas.

Las alteraciones en sus funciones se relacionan con daño tisular (CLI1), respuestas alérgicas y un remodelado tisular fibrótico (CLI2) y enfermedades inflamatorias de la piel y mucosa intestinal (CLI3).

Detección de señales

El sistema inmunitario innato está provisto de una amplia gama de sensores que reconocen las alteraciones en el microambiente celular interpretadas como un peligro para la integridad del huésped e inician la respuesta defensiva frente a estos estímulos. Las señales identificadas por los receptores innatos son patrones moleculares asociados a patógenos (PAMP), así como también patrones moleculares asociados a daño tisular o celular (denominadas DAMP en analogía, por la sustitución de la p de *pathogens* por la de de *danger*). Consecuentemente, estos receptores reciben el nombre de receptor de reconocimiento de patrones (*pattern recognition receptors* PRR). Los principales PRR se muestran en la **tabla 4-4**.

Los PRR son moléculas muy conservadas filogénicamente que se localizan tanto en las membranas (plasmática e intra-

Tabla 4-3. Células linfoides innatas

Subtipo	Principales PAMP/DAMP	Citocinas estimuladoras	Citocinas producidas	Principales acciones
NK	Bacterias intracelulares, virus, tumores	IL-12, IL-15, IL-18	Granzimas, perforina, IFN-γ	Activación macrofágica, ROS, citotoxicidad
CLI1			TNF-α, IFN-γ	Activación macrofágica, ROS
CLI2	Parásitos, tejido adiposo, daño tisular, alérgenos	IL-25, IL-33, TSLP	IL-4, IL-5, IL-13, Areg	Producción de moco, activación alternativa del macrófago, reparación tisular, vasodilatación, termorregulación
CLI3	Bacterias extracelulares, hongos	IL-1b, IL-23	IL-17, IL-22, LT, GM-CSF	Fagocitosis, péptidos antimicrobianos, mantenimiento de epitelios

Areg: anfiregulina; CLI: células linfoides innatas; DAMP: patrones moleculares asociados a daño tisular o celular; GM-CSF: factor estimulante de colonias de granulocitos y macrófagos; IFN-γ: interferón γ; IL: interleucina; PAMP: patrones moleculares asociados a patógenos; ROS: radicales libres de oxígeno; TSLP: linfopoyetina estromal tímica.

Tabla 4-4. Principales receptores de reconocimiento de patrones

Molécula	Localización	Ligando
TLR4	Membrana plasmática	Lipopolisacárido de bacterias gramnegativas, alarminas
TRL2	Membrana plasmática	Peptidoglicano de bacterias grampositivas
TLR5	Flagelina	
RLR	Citosólicos	ARN de doble hélice
NLR	Citosólicos	Derivados de peptidoglicano
DAI, AIM2	Citosólicos	ADN de doble cadena
TLR3	Membrana endosomal, linfopoyetina estromal tímica	ARN de doble hélice
TLR7	Membrana endosomal	Ribonucleoproteína con ARN unicatenario
TLR9	Membrana endosomal	Regiones CpG no metiladas de ADN unicatenario
NLRP1	Citosólico	Muramil dipéptido
NLRP3	Citosólico	ATP, ácido úrico
cGAS	Citosólico	ADN de doble cadena

ADN: ácido desoxirribonucleico; ARN: ácido ribonucleico; ATP: adenosín trifosfato; CpG: citosina fosfo guanina.

celulares) como en el citosol. Entre las primeras, las principales son la familia de receptores del tipo Toll (*Toll-like receptors*, TLR), las lectinas de tipo C o receptores *scavenger* y los receptores del fragmento Fc de las inmunoglobulinas y del complemento (los cuales reconocen elementos opsonizados). Entre los PRR citosólicos se incluyen la familia del gen inducible por ácido retinoico, los receptores de nucleótidos con dominio de oligomerización (NLR) y los sensores del ADN. El reconocimiento se basa en la naturaleza del ligando y en la presencia de modificaciones postraducción características, pero no en la complementariedad de la secuencia peptídica. No solo las células macrofágicas de origen hemopoyético, sino también las células epiteliales y los fibroblastos pueden iniciar respuestas innatas tras la detección de PAMP y DAMP por un amplio repertorio de PRR. Los PRR señalizan mediante el reclutamiento de adaptadores (**Fig. 4-2**) que, a su vez, determinan una activación en cascada de moléculas de señalización intracelulares que da lugar al paso al núcleo de diferentes activadores de la transcripción de genes inducibles. Los principales factores de transcripción de las vías innatas son el factor de transcripción nuclear kappa B (NF-κB), la proteína activadora 1 y los factores reguladores de los interferones (IRF), los cuales provocan un aumento en la expresión de citocinas, quimiocinas, moléculas de adhesión, receptores de activación celular, proteasas e IFN de tipo I. Estos últimos incluyen IFN-α, IFN-β y otros múltiples genes estimulados por IRF.

> ❗ Los productos derivados de la activación de NF-κB, proteína activadora 1 y los IRF son responsables de la gran amplificación de la respuesta, que actúan de forma paracrina y autocrina a través de receptores de alta afinidad, como la familia Janus (JAK/STAT). También favorecen la maduración de las respuestas adaptativas y la presentación de antígenos en condiciones de coestimulación (es decir, en presencia de una segunda señal activadora).

Algunos de los receptores innatos intracelulares oligomerizan en el citoplasma y se unen a adaptadores capaces de activar la caspasa 1. Esta actividad se denomina inflamasoma y lleva a la maduración y secreción de la IL-1β y la IL-18, la producción de IFN-γ y a la puesta en marcha de un proceso de muerte celular inflamatoria denominada piroptosis. Los principales inflamasomas son NLRP3, AIM2, la pirina y la proteína mitocondrial de señalización antiviral. El ensamblaje multimolecular y el reclutamiento de ASC (proteína que contiene un dominio de reclutamiento y activación de caspasas) se desencadenan por la presencia de toxinas formadoras de poros. Estos, a su vez, permiten el eflujo de K+ de la célula, lo que en combinación con otros estímulos, como los radicales libres de oxígeno (ROS) o la actividad lisosomal, determinan la activación de los inflamasomas. Los inflamasomas están muy desarrollados no solo en las células monocítico-macrofágicas, sino en las barreras epiteliales. En estas áreas, la activación del inflamasoma cumple funciones homeostáticas, como precipitar la muerte de la célula y su extrusión de la barrera, atraer a células efectoras a través de la liberación de mediadores solubles y contraer la capa epitelial para sellar la superficie de separación entre células vecinas.

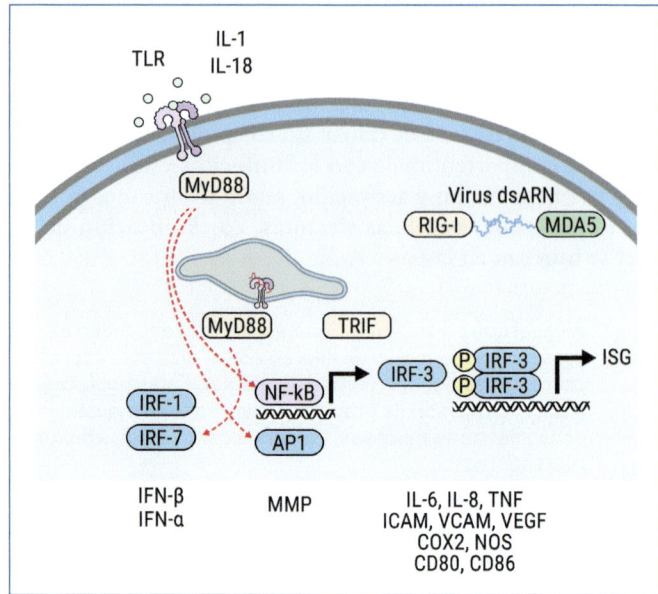

Figura 4-2. Señalización por las vías innatas. Los receptores del sistema inmune innato (PRR) funcionan a través de la coordinación entre la dimerización de sus ectodominios y de los dominios TIR citosólicos (MyD88 y TR1F1). Los complejos midosoma y trifosoma inician una cascada de señalización cuyo principal resultado es la activación de la transcripción por NF-κB. Esta determina un aumento de la transcripción de genes proinflamatorios, moléculas de adhesión, factores de crecimiento y moléculas coestimuladoras. La vía endosomal activa los factores reguladores de IFN, lo que determina la producción de IFN-I y genes estimulados por IFN-I (ISG). A través de MyD88 se activa también la vía de las MAPK y la activación del factor de transcripción AP-1; MMP: metaloproteinasas de matriz.

PARTICIPACIÓN CELULAR EN LA RESPUESTA INFLAMATORIA

La inflamación aguda es un proceso complejo que debe coordinarse para proporcionar tanto una protección inicial como una respuesta adaptativa efectiva. Esta coordinación comienza con el posicionamiento de las células innatas por los tejidos periféricos y la detección de DAMP y PAMP en el entorno.

Las células de la vigilancia inmunológica secretan citocinas inflamatorias y quimiocinas que promueven la llegada de células efectoras innatas, como los neutrófilos y los monocitos circulantes. Estas células siguen un gradiente de quimioatractantes hacia el lugar de la inflamación, que incluye productos bacterianos, mediadores lipídicos, como el leucotrieno LTB4, y fragmentos del complemento. Su migración está facilitada por la activación de los endotelios en respuesta a las señales proinflamatorias. El pericito, una célula de soporte estructural de los endotelios, expresa moléculas de adhesión que permiten el movimiento de las células sanguíneas a través de la pared del vaso. La primera fase, de rodamiento por el endotelio, deriva de las uniones entre selectinas e integrinas, lo que da lugar a la activación y secreción de sucesivas moléculas capaces de estimular la entrada de células inflamatorias en el tejido diana.

Polimorfonucleares: activación del neutrófilo

Los neutrófilos son las células más abundantes en el foco de la inflamación, tras su reclutamiento desde la circulación sistémica. La migración depende fundamentalmente de la activación de los receptores para CXCL12, C5a, LTB4 y formilpéptidos. Estas células tienen capacidad fagocítica a través de los receptores para la Fc de la iIgG, dectina 1 y la integrina Mac-1 (CD11b/CD18).

> ! La activación de los polimorfonucleares y de las plaquetas da lugar a la denominada respuesta tóxica, derivada de la degranulación y liberación al medio de mediadores vasoactivos, ROS, proteasas, moléculas activadoras del complemento y la hemostasia y diferentes productos microbiocidas. Estas células tienen capacidad de activar al inflamasoma NLRP3 y a la pirina, a través de los que producen IL-1 e IL-18, lo que tiene una particular trascendencia en las enfermedades autoinflamatorias.

Por otra parte, la producción de ROS provoca que los neutrófilos (así como los eosinófilos y los mastocitos) desarrollen un proceso de muerte programada de carácter microbiocida, que consiste en la formación de trampas extracelulares de neutrófilos (NET; NETosis [ETosis, para células que no son neutrófilos]), las cuales amplifican en gran medida el radio de acción y la magnitud de la actividad defensiva de estas células. La NETosis se produce fundamentalmente cuando las células no pueden llevar a cabo una fagocitosis eficaz, pero requiere una reserva energética, lo que limita su desarrollo en diferentes circunstancias o huéspedes. En este proceso se produce una suelta de proteasas de los gránulos azurófilos (incluyendo elastasa y mieloperoxidasa) al citoplasma celular, lo que determina la rotura del citoesqueleto y la disolución de la membrana nuclear. La citrulinación de las histonas por la acción de la enzima citrulinantepeptidildeiminasa 4 da lugar a la descondensación de la cromatina, que forma complejos con las proteasas de los gránulos del citosol y se extruye a través de poros de la membrana plasmática formando NET. Las NET constituyen una fuente de exposición y modificación de autoantígeno, incluyendo ADN oxidado o mieloperoxidasa, para su reconocimiento por las células inmunocompetentes (**Fig. 4-3**).

El umbral de NETosis puede bajar en presencia de anticuerpos e inmunocomplejos, citocinas como IL-8 y TNF-α o microcristales. La formación de NET en la circulación sistémica determina la activación de las plaquetas y la disfunción del endotelio, lo que constituye un mecanismo de inmunotrombosis.

Polimorfonucleares: activación del eosinófilo

Los eosinófilos migran fundamentalmente en respuesta a eotaxinas, las cuales pueden liberarse de forma directa por células epiteliales y fibroblastos, en particular durante las respuestas inmunitarias de tipo 2, como se detalla más adelante en el apartado *linfocitos T cooperadores (CD4+)* y en la **tabla 4-5**. Estas respuestas se inician con la detección de DAMP relacionados con alérgenos, como la linfopoyetina tímica derivada del estroma y la IL-33. Ambos factores favorecen la diferenciación de las subpoblaciones linfoides CLI2 y células T colaboradoras tipo 2 (Th2, *T-cell helper 2*), las cuales son fuente de las citocinas IL-4, IL-5 e IL-13, capaces de inducir la activación y transmigración del

Figura 4-3. Formación de las trampas extracelulares del neutrófilo (NET), quese forman mediante la extrusión celular de la cromatina en asociación con el contenido de los gránulos azurófilos. La figura muestra los principales inductores, el contenido de las NET y las acciones inmunes de estas formaciones. BAFF: factor activador de célula B; DAMP: patrones moleculares asociados a daño tisular o celular; IFN: interferón; IL: interleucina; PAMP: patrones moleculares asociados a patógenos ; ROS: radicales libres de oxígeno; TNF: factor de necrosis tumoral.

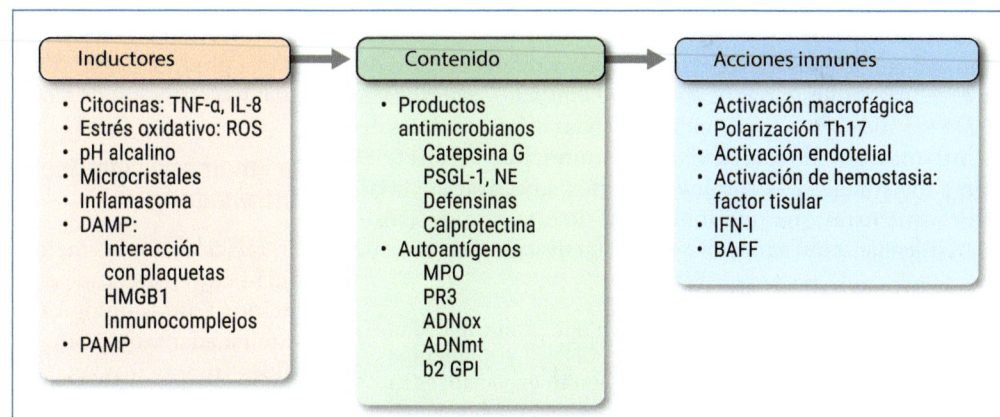

Inductores	Contenido	Acciones inmunes

• Citocinas: TNF-α, IL-8
• Estrés oxidativo: ROS
• pH alcalino
• Microcristales
• Inflamasoma
• DAMP:
  Interacción con plaquetas
  HMGB1
  Inmunocomplejos
• PAMP
	• Productos antimicrobianos
	  Catepsina G
	  PSGL-1, NE
	  Defensinas
	  Calprotectina
	• Autoantígenos
	  MPO
	  PR3
	  ADNox
	  ADNmt
	  b2 GPI
		• Activación macrofágica
		• Polarización Th17
		• Activación endotelial
		• Activación de hemostasia: factor tisular
		• IFN-I
		• BAFF

Tabla 4-5. Tipos de respuesta inmune

	Dirigida a	Estímulos	Citocinas activadoras	Factor de transcripción T	Polarización T	Marcadores de linaje	Células linfoides innatas activadas	Diferenciación monocito-macrófago	Mediadores macrofágicos	Granulocitos
Respuestas tipo 1	Patógenos intracelulares	IL-12, IL-18	T-bet, EOMES	Th1, CTL	IFN-γ	IL-C1, NK	M1	TNF-α, IL-12, IL-23	Activación de neutrófilos
Respuestas tipo 2	Helmintos extracelulares	IL-33, TSLP	GATA-3	Th2	IL-4, IL-5, IL-9, IL-13	IL-C2	M2	IL-10	Diferenciación de eosinófilos
Respuestas tipo 3	Bacterias y hongos extracelulares	IL-1, IL-, IL-23, TFGβ	RORγτ	Th17/22	IL-17, IL-22	IL-C3	M1	TFG-β	Activación de neutrófilos

eosinófilo, que pueden degranularse o acumularse en el tejido inflamado. Los gránulos del eosinófilo contienen la proteína básica mayor (que amplifica la activación de los eosinófilos e induce la producción de IL-8) y mediadores tóxicos, como la peroxidasa, la proteína catiónica y la neurotoxina derivada del eosinófilo. La degranulación de los eosinófilos da lugar a la liberación de factores protrombóticos y activadores de las plaquetas, eicosanoides, mediadores tóxicos, factores quimioatractantes, proteasas y factores profibróticos. Además, estas células pueden desarrollar ETosis y formar agregados celulares capaces de ocluir la microcirculación o formar acúmulos seudotumorales intratisulares.

 La activación de los granulocitos está estrechamente relacionada con mecanismos de daño inflamatorio y fenómenos protrombóticos, pero también con la activación de diferentes estirpes de células inmunitarias y con la exposición de autoantígenos, que facilitan la pérdida de autotolerancia.

PLASTICIDAD DE LA ESTIRPE MONOCÍTICA-MACROFÁGICA

Las células de estirpe monocítica-macrofágica constituyen el nexo entre el sistema inmunitario innato y el adaptativo. Los monocitos circulan en la sangre periférica desde donde pueden migrar e infiltrar los órganos diana diferenciándose localmente hacia células proinflamatorias, proliferar o ejercer funciones reguladoras. Estas células son sobre todo fagocíticas y células presentadoras de antígeno (APC) profesionales.

A continuación se comentarán las funciones principales de la células macrofágicas. Estas células adquieren diferentes fenotipos en función de las señales del microambiente, que se sincronizan con los procesos de maduración y diferenciación de otras células inmunitarias (v. apartado *Linfocitos T cooperadores [CD4+]* y **Tabla 4-5**) y se modifican en las diferentes fases de la inflamación. En particular, los monocitos se diferencian a macrófagos M1 (proinflamatorios) al activar la vía de IRF-5, mientras que una inhibición de esta ruta determina su diferenciación a macrófagos M2 (activación alternativa).

- Los macrófagos M1 muestran una gran capacidad fagocítica, alta expresión de CMH-II y moléculas coestimuladoras, por lo que están especializados en la presentación de antígeno. Estas células tienen actividad microbiocida y antitumoral, pero también se caracterizan por una alta producción de ROS.
- Los macrófagos M2 son fundamentalmente antiinflamatorios, expresan factores angiogénicos, como IL-8 o factor de crecimiento del endotelio vascular y tienen una menor producción de citocinas proinflamatorias y de ROS. Su principal función es «limpiar» el tejido inflamado de restos celulares y promover la reparación. Este carácter reparativo puede tener un papel en la tendencia profibrótica de los procesos inflamatorios crónicos y su activación es característica de la vía del factor de crecimiento transformante beta (TGF-β) y de la producción de galectina-3. Tienen actividad antiparasitaria y permiten el crecimiento tumoral.

RESPUESTA DE ESTRÉS. SÍNDROME DE ACTIVACIÓN MACROFÁGICA

La síntesis, el plegamiento y la modificación postraducción de las proteínas de membrana y de las secretadas se produce en el retículo endoplásmico rugoso. Existe un sistema de control de calidad de los péptidos sintetizados, denominado respuesta de mal plegamiento proteico, que se pone en marcha cuando se libera un exceso de calcio o se acumulan proteínas no plegadas. Este sistema incluye a la cinasa PERK, la enzima IRE-1 y el factor activador de la transcripción 6. Las tres moléculas se encuentran inactivas por la acción del chaperón BiP, que está implicado en el plegamiento y el tráfico de péptidos y el envío de péptidos mal plegados hacia el sistema de degradación peptídica del retículo endoplásmico. El acúmulo de proteínas mal plegadas en este retículo endoplásmico lleva a la disociación de BiP de su unión con PERK, IRE-1 y el factor activador de la transcripción 6. Este último activa la expresión de genes de respuesta de estrés del retículo endoplásmico. Por otra parte, PERK puede detener la síntesis proteica para permitir a la célula restaurar la homeostasis o bien entrar en apoptosis a través del factor de transcripción CHOP. La respuesta de estrés del retículo endoplásmico se pone en marcha durante la activación inmunitaria y supone un mecanismo de control de calidad de la activación celular. Cuando esta se halla desbordada o no se resuelve, deriva en una hiperproducción de citocinas dependientes de NF-κB y en la producción de IL-23.

Según lo descrito, la activación prolongada de las células monocíticas-macrofágicas es peligrosa y requiere un estrecho control por las células citotóxicas, que determina la muerte programada del macrófago. Si esta no se produce, puede desencadenarse un síndrome de activación macrofágica, que se caracteriza por un aumento de TNF-α e IL-6 en respuesta a PAMP y DAMP, una mayor producción de ROS derivados de la disfunción mitocondrial y la aparición de fenómenos de hemofagocitosis.

La «memoria» inmunológica innata o inmunidad entrenada

En relación con la «memoria» inmunológica innata o inmunidad entrenada, cabe destacar que la habilidad para generar memoria inmunológica es una característica restringida al sistema adaptativo. Sin embargo, tanto algunas células mieloides (monocitos, macrófagos y células dendríticas) como CLI y células naturales asesinas tienen la propiedad de alterar su metabolismo y su programa epigenético en respuesta a un contacto, lo que determina una modulación de la respuesta (amplificación o reducción) ante un segundo estímulo heterólogo. Este fenómeno se denomina «inmunidad entrenada» o «memoria inmunitaria innata» y persiste a lo largo de varios meses. Un ejemplo tradicional es la protección prolongada que confiere la vacunación con el bacilo de Calmette y Guérin sobre la sepsis, las infecciones respiratorias por diversos patógenos e incluso el desarrollo de algunos tumores. Como se ha podido demostrar, los monocitos de pacientes vacunados producen una mayor cantidad de TNF-α e IL-6 en respuesta a ligandos de TLR-2 y TLR-4, exhiben un aumento de la trimetilación de la histona 3 en el residuo lisina 4 (H3K4me3) en los promotores de moléculas proinflamatorias y metabólicas y, en consecuencia, muestran una activación del receptor del mamífero inhibido por rapamicina y de la glicólisis aerobia. La proteína de dicho receptor ayuda a controlar varias funciones celulares, como la supervivencia y la división con acciones fundamentalmente anabólicas, mientras que inhibe la vía homeostásica de la autofagia.

PRESENTACIÓN DE ANTÍGENOS. EL COMPLEJO MAYOR DE HISTOCOMPATIBILIDAD

Las células dendríticas constituyen la principal conexión entre los sistemas inmunitario innato y adaptativo mediante la presentación de antígeno. Este proceso lo llevan a cabo el grupo de receptores conocido como CMH.

Para ser reconocidos por los receptores específicos de las células T, los péptidos deben ir cargados en una región específicamente diseñada para ello, la hendidura del antígeno, en función de la cual se distinguen supertipos de moléculas del CMH. La unión entre los antígenos y las moléculas del CMH-I y del CMH-II tiene lugar también en el retículo endoplásmico, cuya integridad y homeostasis son, por tanto, fundamentales para la realización efectiva de las funciones de reconocimiento y presentación de antígenos. Algunos isotipos, como el B27, muestran una mayor complejidad en el ensamblaje, plegamiento y reciclaje de cadenas, lo que se ha puesto en relación con el desarrollo de estrés del retículo endoplásmico, la respuesta de mal plegamiento proteico y la hiperproducción de IL-23 por las células dendríticas, en la patogenia de las espondiloartropatías inflamatorias asociadas a este alelo.

 Las células monocíticas-macrofágicas, que incluyen a las células dendríticas ejercen funciones fundamentales para el correcto funcionamiento de la inmunidad adaptativa. En respuesta a la activación de un amplio repertorio de sensores de las alteraciones en el microambiente, son capaces de producir fagocitosis, procesamiento de antígenos para su presentación a los linfocitos, activación de señales de coestimulación para la maduración de las respuestas adaptativas, control de la supervivencia celular y modificación metabólica hacia respuestas inflamatorias o reparativas.

SELECCIÓN POSITIVA Y SELECCIÓN NEGATIVA. LA COESTIMULACIÓN LINFOCITARIA

Durante su maduración en el timo, los linfocitos T deben adquirir la capacidad de reconocer y unirse con afinidad a las moléculas del CMH que se encuentren unidas a un péptido no propio.

Para ello, en primer lugar, se produce una selección positiva en la corteza tímica, con la colaboración de las células epiteliales que contienen receptores del CMH-I y II. Este proceso implica la restricción por el CMH, de manera que los linfocitos de un individuo solo puedan ser capaces de reconocer antígenos presentados por las moléculas de CMH del mismo individuo. Los linfocitos T capaces de unirse a complejos péptido CMH-I se convertirán en linfocitos T CD8+, en tanto los que se unan a complejos péptido CMH-II evolucionarán a linfocitos T CD4+.

 Los linfocitos que no sean capaces de unirse con los CMH no recibirán señal de supervivencia y morirán por apoptosis, mientras que aquellos que se unan con afinidad elevada serán seleccionados para su supervivencia.

A continuación, se produce en la unión corticomedular y en la médula tímica un proceso de selección negativa: las células epiteliales tímicas expresan en su superficie el receptor de linfocitos T (TCR) para comprobar la afinidad de los linfocitos T por sí mismos, de modo que aquellos linfocitos que se unan al TCR recibirán la señal de apoptosis y se producirá la deleción clonal.

Por último, aquellos linfocitos que no se unen al TCR, pero reconocen al CMH (y son, por tanto, CD4+ o CD8+) continuarán su migración a los órganos linfoides secundarios como linfocitos T maduros *naïve*, donde se encontrarán con las células dendríticas.

La maduración de la células dendríticas es un requisito para iniciar las respuestas inmunitarias antígeno-específicas. La activación por TLR favorece la carga peptídica del CMH, determina una inducción de las moléculas coestimuladoras CD80 y CD86 y habilita a las células dendríticas para migrar desde el tejido inflamado hacia el ganglio linfático regional, lugar en donde pueden entrar en contacto con las células T *naïve* y estimularlas. Las citocinas producidas por las células dendríticas activadas determinan la diferenciación de las células CD4 *naïve* a las distintas subpoblaciones que se revisan en el apartado *Respuesta inmunitaria celular: células colaboradoras, citotóxicas y natural killer*.

RESPUESTA INMUNITARIA HUMORAL

La inmunidad humoral forma parte de la respuesta adaptativa y se denomina así porque su principal elemento efector son los anticuerpos que se encuentran en la sangre y la linfa, dos de los humores ya descritos en la medicina grecorromana. Se trata de una reacción que se produce en respuesta a un ataque específico y requiere un aprendizaje del linfocito B en el reconocimiento del antígeno y la subsecuente producción de anticuerpos, que inactivarán o marcarán los elementos extraños para que sean destruidos. El tiempo de respuesta será variable en función de que se trate de una respuesta primaria (la primera vez que dicho antígeno se detecte) o secundaria (respuesta frente a antígenos previamente reconocidos).

 La respuesta inmunitaria humoral incluye cuatro procesos que se desencadenan con la unión de un antígeno al BCR: la proliferación de los linfocitos B, su diferenciación en células plasmáticas productoras de anticuerpos, la creación de la memoria inmunológica y la presentación del antígeno a los linfocitos T.

Linfocitos B1 y B2

Se han descrito dos grupos fundamentales de linfocitos B: B1 y B2.

Los linfocitos B1 se identifican por los marcadores CD20+, CD27+, CD43+, CD70–. Se producen desde la etapa fetal y se autorrenuevan mayoritariamente en la periferia. Estas células expresan altos niveles de IgM y bajos de IgD en su superficie, y secretan de forma espontánea IgM e IgG3, con extensa polirreactividad. Se unen a carbohidratos asociados con patógenos, son activadas de forma rápida durante la respuesta inmunitaria innata y pueden mostrar autorreactividad. Se diferencian dos subtipos, B1a (CD5+) y B1b (CD5-). Los linfocitos B1a son los encargados de la generación de los anticuerpos séricos naturales, mientras que los B1b participan en la respuesta a antígenos extraños independientes del linfocito T. A diferencia del subtipo B1a, las células B1b pueden generarse en la médula ósea, tienen capacidad de memoria no tradicional y reconocen antígenos protectores en las bacterias, incluso en el ámbito intracelular. Los linfocitos B1 se localizan sobre todo en las cavidades peritoneal y pleural, en menor grado en el bazo y los ganglios linfáticos y, en muy baja proporción, en la sangre. Sus principales marcadores son CD20+, CD27+, CD43+, CD70–; los B1a son CD5+ y los B1b son CD5–; expresan altos niveles de IgM y bajos de IgD en su superficie, CD11b, CD21, CD23 y la isoforma CD45R del receptor de linfocito.

Los linfocitos B2, o linfocitos convencionales, se generan después del nacimiento y se reemplazan en la médula ósea. Son el subtipo de linfocito B mayoritario en la sangre periférica y cuando no están circulando se localizan en los órganos linfoides secundarios en los folículos linfoides, salvo un subgrupo denominado linfocitos B2 de la zona marginal, situados en la zona marginal del bazo y que constituyen la principal defensa frente a los patógenos transmitidos por la sangre, mediante una activación rápida independiente de linfocitos T.

Activación y proliferación de los linfocitos B. Células plasmáticas y linfocitos B de memoria

El proceso de activación y proliferación de los linfocitos B tiene lugar en dos fases secuenciales. El primer paso se denomina respuesta extrafolicular y se produce en los órganos linfoides secundarios, pero fuera de los folículos. Se produce proliferación, cambio de clase de inmunoglobulinas y diferenciación a plasmablastos, células de vida corta que son capaces de producir anticuerpos tempranos y débiles, sobre todo de clase IgM, para protección inmediata. El segundo paso del proceso de la proliferación de los linfocitos B se produce en el centro germinal de los ganglios linfáticos y dará lugar a células plasmáticas y linfocitos B de memoria.

Las células plasmáticas son células secretoras de anticuerpos no proliferativas y de larga vida, en tanto que las células B de memoria son un subgrupo de linfocitos B inactivos que se encuentran en constante circulación y aportan la capacidad de generar respuestas más potentes y rápidas frente a estímulos antigénicos a los que existe exposición previa. Estos linfocitos de memoria se originan tanto mediante activación dependiente de los linfocitos T a partir de linfocitos B2 como mediante activación

independiente de los linfocitos T a partir de los linfocitos B1b.

La activación del BCR conlleva la transducción de señales mediante su unión a cinasas de tipo Src (Lyn, Fyn, Blk) y la participación del denominado complejo coestimulatorio CD21-CD19-CD81. La CD21 es el receptor de la proteína del complemento C3d; la interacción entre C3d y CD21 y el antígeno unido al BCR reclutan al receptor CD19 a la proximidad del BCR, lo que desencadena la señalización intracelular.

Después, se produce la internalización del antígeno, su procesamiento a través de las moléculas de CMH y la expresión de los epítopos antigénicos en la hendidura del CMH para su presentación al linfocito T. A su vez, dichos linfocitos modulan las respuestas B mediante las citocinas IL-4, IL-5, IL-6 e IL-2 y el IFN-γ, determinando su diferenciación a célula plasmática productora de anticuerpos.

El cambio de clase de inmunoglobulinas se produce mediante la recombinación secuencial en el *locus* de los segmentos constantes de la cadena pesada de las inmunoglobulinas. Para aumentar la afinidad al antígeno se lleva a cabo un proceso denominado hipermutación somática, que consiste en la rotura de la cadena de ADN y su reintroducción, seguida de la reparación de errores. Ambos procesos son facilitados por la enzima editora del ácido ribonucleico inducida por activación: la citidina-desaminasa.

La íntima interacción entre el linfocito T y el linfocito B permite la señalización a través de los correceptores CD40 y su ligando (CD40L) y, en presencia de IL-4, el cambio de clase de las inmunoglobulinas. Inicialmente los linfocitos B *naïve* producen IgM e IgD, pero después de esta estimulación son capaces de producir IgG, IgA e IgE, cuyas funciones se detallan en la **tabla 4-6**. Además del cambio de clase de inmunoglobulinas, CD40 desencadena a través de la activación de la vía NF-κB, la proliferación, el desarrollo de memoria, la supervivencia de la célula plasmática y la secreción de inmunoglobulinas.

Linfocitos B reguladores

Las células B reguladoras son un tipo de linfocitos B inmunosupresores que limitan la expansión de linfocitos proinflamatorios mediante la expresión de IL-10, IL-35 y TGF-β, además de inducir la diferenciación de linfocitos T en reguladores T. Se trata de un grupo funcional heterogéneo que se origina a partir de cualquier otro de los descritos en presencia de un determinado microambiente inflamatorio.

RESPUESTA INMUNITARIA CELULAR: CÉLULAS COLABORADORAS, CITOTÓXICAS Y *NATURAL KILLER*

La inmunidad celular es la parte de la respuesta adaptativa mediada por los linfocitos T que actúa como defensa frente a los virus y los microorganismos intracelulares.

Una vez producida la anergia, el linfocito T no prolifera ni produce IL-2, ni siquiera aunque se produzca una coestimulación posterior (**Fig. 4-4**).

Tabla 4-6. Características de las inmunoglobulinas

Clase	Función	Función unida al receptor Fc
IgM	Forma el BCR en los linfocitos B, se une a patógenos y toxinas, activa el complemento	Ninguna
IgG	Neutraliza toxinas directamente, bloquea la adhesión de patógenos, activa el complemento	Facilita la citotoxicidad mediada por anticuerpos, opsoniza (activa fagocitos), inhibe la función linfocitaria a través del FcRγII (CD32)
IgA	Neutraliza toxinas directamente, bloquea la adhesión de patógenos en mucosas	Facilita la citotoxicidad mediada por anticuerpos
IgD	Forma el BCR en los linfocitos B	Ninguna
IgE	Ninguna	Induce la degranulación de mastocitos y basófilos, aumenta la supervivencia de los mastocitos, facilita la citotoxicidad mediada por anticuerpos dependiente de eosinófilos frente a parásitos

BCR: receptor de los linfocitos B; Fc: fragmento c; Ig: inmunoglobulina.

! Cuando los linfocitos T reconocen a sus respectivos péptidos específicos unidos CMH en las APC, la señalización a través del TCR produce cambios en las moléculas de adhesión que fortalecen y prolongan el contacto con la APC, pero para que se produzca la activación y proliferación, se requiere una segunda señal (coestimulatoria) consistente en la unión entre CD28 y los receptores CD80/86 de las APC. Este proceso se denomina cebado (*priming*). Después de la coestimulación, la activación y proliferación depende de la IL-2 producida por los propios linfocitos T. En caso de no producirse la coestimulación, el proceso se detiene y acontece la anergia (falta de respuesta).

Linfocitos T citotóxicos (CD8+)

Tras el cebado o *priming*, los linfocitos T CD8+ producen proteínas citotóxicas (como la perforina y las granzimas) y las secretan en el punto de contacto con la célula diana (la sinapsis inmunológica), dando lugar a la muerte celular específica sin dañar a las células vecinas. La perforina es una proteína disruptora de la membrana que facilita la capacidad de las granzimas para inducir la apoptosis. Además, hay que tener en cuenta que en la citólisis, los linfocitos efectores T CD8+ también producen IFN-γ y TNF-α.

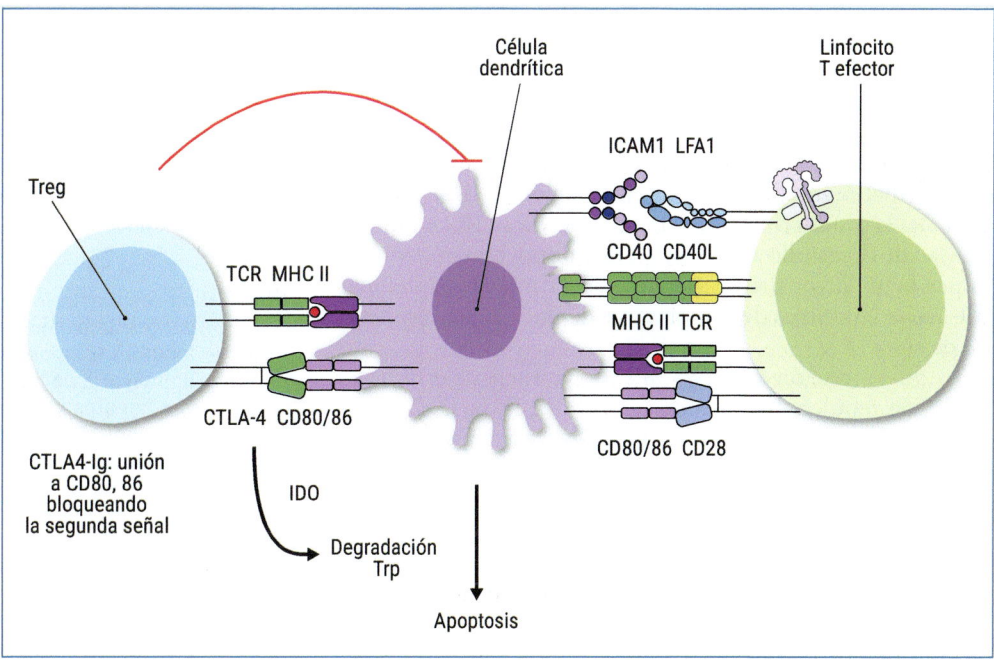

Figura 4-4. La sinapsis inmune. La sinapsis inmunológica es el contacto estrecho que se produce entre las células del sistema inmune y sus células diana (por ejemplo, los linfocitos T y las células presentadoras de antígenos o [APC]), a través de complejos supramoleculares de activación (SMAC). El SMAC central está constituido por el receptor de la célula T (TCR) y sus proteínas asociadas como CD2; el SMAC periférico está enriquecido en integrina LFA1 e ICAM1 (proteína de la superfamilia de las inmunoglobulinas) y el SMAC distal contiene microclústeres TCR-CD28, que se desplazan centrípetamente. La activación de la sinapsis requiere tres señales secuenciales: la primera señal es la unión del TCR al complejo péptido-CMH; la segunda señal son los receptores de coestimulación, tanto activatorios como inhibitorios. Los principales receptores de coestimulación son la unión CD28 en el linfocito T con CD80/86 en la APC y el receptor inducible ICOS con su ligando LICOS presente en células dendríticas, linfocitos B y algunas células estromales. Por otra parte, los receptores coinhibitorios o *checkpoints* emplean vías de señalización negativa para atenuar las cascadas de tirosinas-cinasas y otras vías. Entre ellos encuentran CTLA4 (que compite con CD28 en la unión a CD80) y el receptor de muerte celular programada 1 (PD1) que se une a sus ligandos (PD-L1 y PD-L2). Finalmente, la tercera señal está constituida por las citocinas producidas tras la activación: IDO: indolamina 2,3-dioxigenasa; Trp: triptófano.

Linfocitos T cooperadores (CD4+)

A diferencia del *priming* de los linfocitos citotóxicos CD8+, en el caso de los linfocitos colaboradores CD4+, el cebado da lugar a la diferenciación de varias poblaciones que se distinguen por la producción de determinadas citocinas y el desempeño de determinadas funciones efectoras. La heterogeneidad y la plasticidad de estas subpoblaciones depende de la temporalidad y la coexpresión cuantitativa de múltiples factores de transcripción reguladores, de modo que el balance entre las diferentes poblaciones modulará la respuesta inmunitaria hacia un predominio celular o humoral.

Teniendo en cuenta la expresión de citocinas y factores de transcripción específicos, los linfocitos T cooperadores se dividen en cinco subpoblaciones.

La diferenciación Th1 está controlada por el IFN-γ generado en la respuesta inmunitaria innata, lo que lleva a la regulación al alza del factor de transcripción T-bet, el regulador principal Th1 que, a su vez, aumenta los niveles del IFN-γ y del receptor de IL-12 (IL-12R). La presencia de IL-12 resulta en la activación de factor de transcripción STAT-4, que da lugar a una mayor producción de IFN-γ y formación de linfocitos Th1.

> ❗ **Los linfocitos cooperadores** Th2 son productores de IL-4, IL-5 e IL-13, y están especializados en facilitar la respuesta mediada por anticuerpos. Orquestan la proliferación del linfocito B de forma dependiente de IL-4 y CD40:CD40L, lo que da lugar a la respuesta humoral frente a patógenos extracelulares. Además, IL-4 e IL-5 activan la producción de IgE y la inflamación mediada por los eosinófilos, lo que es importante en la respuesta frente a los parásitos, pero que también genera las respuestas alérgicas.

La diferenciación a Th2 se inicia por señales débiles del TCR, que se complementan con la señalización a través del receptor STAT de IL-4. Esto produce la regulación al alza del factor de transcripción GATA3, que es considerado el principal regulador de la diferenciación a Th2, ya que aumenta la producción de citocinas específicas Th2 e inhibe las vías de desarrollo hacia Th1. La linfopoyetina estromal tímica es un factor tisular presente en el timo y los epitelios que activa las células dendríticas que desencadenan respuestas de tipo Th2.

La diferenciación a Th17 y la supervivencia de esta subpoblación requiere la presencia de TGF-β, IL-6, IL-23 y el factor de transcripción receptor huérfano relacionado con el ácido retinoico (ROR) γτ.

Los linfocitos T auxiliares foliculares expresan constitutivamente el receptor de folículo de linfocitos B CXCR5 y se localizan junto a los linfocitos B en los folículos de los órganos linfoides secundarios, en los que, tras interaccionar con los linfocitos B foliculares, mantienen los centros germinales mediante la producción de IL-21 y CD40L. Su factor de transcripción regulador principal es Bcl6 y parecen fundamentales para el mantenimiento de la memoria inmunitaria, controlar la inmunosenescencia y prevenir el desarrollo de autoinmunidad.

> ❗ **Los linfocitos T reguladores** (Treg) son una subpoblación con la capacidad de suprimir las respuestas de linfocitos T y prevenir el desarrollo de autoinmunidad. Los Treg naturales se desarrollan en el timo y expresan el receptor de alta afinidad para IL-2 CD25, citocina de la que dependen para su supervivencia. Su característica es expresar el factor de transcripción FoxP3, y su pérdida de función produce autoinmunidad.

Los Treg inducidos se desarrollan fuera del timo a partir de linfocitos T CD4+ *naïve* expuestos a TGF-β y son indistinguibles de los naturales tanto en sus funciones como en la expresión de FoxP3. Los linfocitos Treg producen IL-35, una citocina supresora de la familia de la IL-12 de descripción más reciente, que está implicada en la prevención de la autoinmunidad.

Se han descrito también otras subpoblaciones de linfocitos cooperadores, como los Th3 (regulados por TGF-β), los Tr1 (Treg de tipo 1, que no expresan FoxP3, producen IL-10 en gran cantidad y se desarrollan fuera del timo bajo el control de células dendríticas condicionadas por IL-10), los Th9 (regidos por IL-9) y los Th22 (dependientes de IL-22). Las subpoblaciones de linfocitos Th se resumen en la **figura 4-5**.

La polarización Th es determinante en la elaboración de los tipos de respuesta inmunitaria clásicamente descritas (v. **Tabla 4-5**).

Células *natural killer*

Aunque forman parte de la serie linfoide, las células *natural killer* (NK) muestran bastantes diferencias con el resto de los linfocitos. Anteriormente conocidos como células nulas (por no presentar en su superficie los receptores linfocitarios BCR ni TCR, ni la subunidad CD3, ni tampoco CD4 ni CD8) o también denominados linfocitos grandes granulares, forman parte de la respuesta inmunitaria innata. Se originan en la médula ósea y no requieren maduración tímica; expresan en su superficie los marcadores CD2, CD16, CD56 y la integrina LFA1 y son capaces de reconocer y eliminar por citólisis células tumorales o infectadas por virus y bacterias sin requerir un sensibilizante de antígeno. Su activación se lleva a cabo mediante IFN-γ e IL-2 y en su inhibición participan los receptores KIR, parte de la familia del CMH.

>
> - La respuesta inmunitaria adaptativa está mediada por los linfocitos B (respuesta humoral) y por los linfocitos T (respuesta celular).
> - La mayoría de los linfocitos B son del tipo B2 o convencionales y darán lugar a células plasmáticas y linfocitos B de memoria.
> - Los linfocitos T pueden ser citotóxicos (CD8+) o colaboradores (CD4+). Dentro de los linfocitos colaboradores, se distinguen varias subpoblaciones: linfocitos Th1 (especializados en la activación macrofágica), linfocitos Th2 (especializados en la facilitación de la respuesta mediada por anticuerpos de los linfocitos B), linfocitos Th17 (implicados en la regulación de la respuesta autoinmunitaria), linfocitos T auxiliares foliculares (encargados del mantenimiento de la memoria inmunitaria, de controlar la inmunosenescencia y de prevenir el desarrollo de autoinmunidad) y linfocitos Treg (implicados en la prevención de la autoinmunidad).

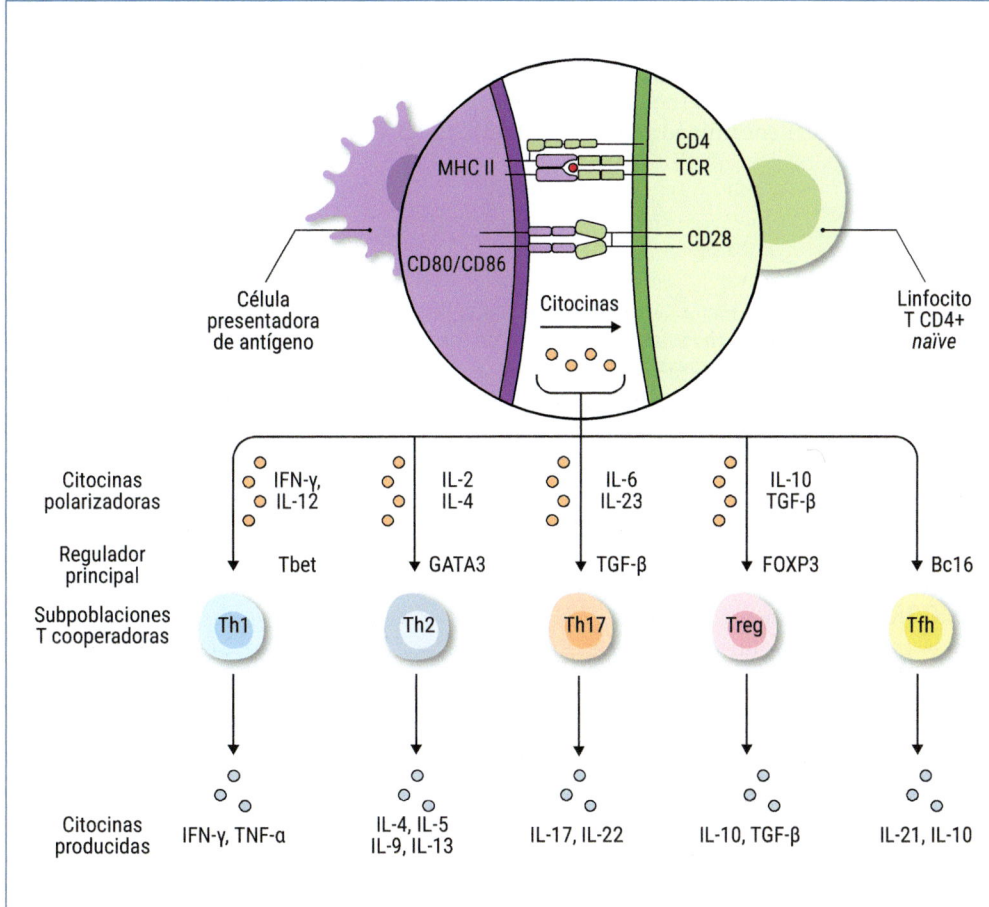

Figura 4-5. Diferenciación de los linfocitos CD4+. La figura muestra la polarización de los linfocitos cooperadores en respuesta a la sinapsis inmune con las células presentadoras de antígeno (APC), en función de los factores de diferenciación y con los perfiles de citocinas correspondientes.
IFN: interferón; TGF-β: factor de crecimiento transformador-beta; Tfh: linfocitos T auxiliares foliculares; TNF: factor de necrosis tumoral; Treg: linfocitos T reguladores.

TOLERANCIA CENTRAL Y TOLERANCIA PERIFÉRICA

Se denomina *tolerancia* a los procesos que tienen lugar para garantizar que los linfocitos B y T maduros no reconozcan los antígenos propios como extraños, ya que la generación por combinación aleatoria de los receptores celulares da lugar a la existencia de clones autorreactivos que deben ser eliminados para evitar el ataque del sistema inmunitario al propio organismo.

Esta tolerancia se lleva a cabo en primer lugar en el ámbito central (en la médula ósea para los linfocitos B y en el timo para los linfocitos T).

Los linfocitos B se someten a una selección negativa en la médula ósea cuando se unen a antígenos propios, mediante mecanismos de apoptosis (muerte celular) que conducen a la deleción del clon autorreactivo, edición del receptor (reordenamiento génico que permite desarrollar un nuevo receptor no autorreactivo antes de que se inicie el proceso de apoptosis o anergia) o la inducción de anergia (estado de no reactividad).

La tolerancia central de los linfocitos T se lleva a cabo en el timo mediante los procesos de selección positiva y negativa comentados en el apartado *Selección positiva y selección negativa. La coestimulación linfocitaria.*

En segundo lugar, se produce la tolerancia periférica, que tiene lugar en los órganos linfoides secundarios y en los tejidos periféricos y permite asegurar que los linfocitos autorreactivos que hayan escapado a los mecanismos de tolerancia central no sean capaces de desencadenar respuestas autoinmunitarias.

AUTOINMUNIDAD: PÉRDIDA DE TOLERANCIA. ÓRGANOS INMUNOPRIVILEGIADOS

Cuando los mecanismos de tolerancia central y periférica no son capaces de eliminar los clones linfocitarios autorreactivos, el sistema inmunitario ataca al propio organismo y produce enfermedades autoinmunitarias. Sin embargo, los órganos inmunoprivilegiados (los ojos, el sistema nervioso central, los testículos y el epidídimo, la placenta y el feto, y posiblemente los cartílagos articulares) toleran la presencia de antígenos sin que se desencadene una respuesta inmunitaria inflamatoria. Este proceso activo de tolerancia se interpreta como una adaptación evolutiva ventajosa para proteger órganos vitales y asegurar la reproducción de la especie. En esta situación, diversos factores, como la existencia de estructuras físicas que limitan el drenaje linfático, la baja expresión de CMH-Ia clásico, la expresión de moléculas no clásicas inmunorreguladoras de CMH-Ib, la presencia de moléculas inhibidoras de complemento, el TGF-β y la expresión del ligando de Fas conducen a que la exposición de antígenos a los linfocitos T no desencadene la respuesta inmunitaria.

La respuesta autoinmunitaria sucede cuando se origina la pérdida de la tolerancia, que es el conjunto de procesos redundantes que se producen tanto a nivel central (médula ósea y timo) como periférico (en los órganos linfoides secundarios y los tejidos) encaminados a que los linfocitos B y T maduros no reconozcan los antígenos propios como extraños, ya que la generación por combinación aleatoria de los receptores celulares origina clones autorreactivos que deben ser eliminados para evitar el ataque del sistema inmunitario al propio organismo.

PUNTOS CLAVE

- El contacto con factores ambientales y la activación de la respuesta innata modulan la activación de las respuestas inmunitarias adaptativas.
- La autotolerancia y la inmunorreactividad son procesos sujetos a un estrecho control, en el que intervienen el microambiente tisular y diferentes moléculas de señalización.

- Para mantener la homeostasis de la respuesta inmunitaria, deben controlarse los procesos de supervivencia y la muerte celular a través de mecanismos específicos.
- La pérdida de estos mecanismos de control determina la aparición de enfermedades inflamatorias crónicas y autoinmunitarias, así como la susceptibilidad a infecciones o el desarrollo de tumores.

BIBLIOGRAFÍA

Alam R, Gorska M. 3. Lymphocytes. J Allergy Clin Immunol. 2003;11 (2 Suppl):S476-85.

Chen H, Jiang Z. The essential adaptors of innate immune signaling. Protein Cell. 2013;4(1):27-39.

Kagan JC, Medzhitov R. Phosphoinositide-mediated adaptor recruitment controls Toll-like receptor signaling. Cell. 2006;125:943-55.

Larosa DF, Orange JS. Lymphocytes. J Allergy Clin Immunol. 2008;12 (2 Suppl):S364-9; quiz S412.

Lee M, Lee SY, Bae YS. Emerging roles of neutrophils in immune homeostasis. BMB Rep. 2022;55(10):473-80.

Mamilos A, Winter L, Schmitt VH, Barsch F, Grevenstein D, Wagner W, et al. Macrophages: from simple phagocyte to an integrative regulatory cell for inflammation and tissue regeneration. A review of the literature. Cells. 2023;11;12(2):276.

Nguyen AT, Szeto C, Gras S. The pockets guide to HLA class I molecules. Biochem Soc Trans. 2021;49(5):2319-31.

Schnappauf O, Chae JJ, Kastner DL, Aksentijevich I. The pyrin inflammasome in health and disease. Front Immunol. 2019;10:1745.

Zhu X, Zhu J. CD4 T Helper cell subsets and related human immunological disorders. Int J Mol Sci. 2020;21:8011.

Zielinski CE. T helper cell subsets: diversification of the field. Eur J Immunol. 2023;15:e2250218.

Genética de las enfermedades reumáticas

5

A. M. Márquez Ortiz y L. Ortiz Fernández

 OBJETIVOS

- Aprender conceptos básicos de genética.
- Distinguir entre estudios de asociación basados en hipótesis y libres de hipótesis.
- Comprender la metodología utilizada en los estudios de asociación.
- Saber cuáles son los genes y vías moleculares implicados en la susceptibilidad a desarrollar algunas de las principales enfermedades reumáticas.
- Analizar las potenciales aplicaciones clínicas de los hallazgos genéticos.

INTRODUCCIÓN

Las enfermedades monogénicas son aquellas causadas por la mutación de un solo gen y cuya herencia, generalmente, sigue un patrón mendeliano. Existen un gran número de enfermedades monogénicas, que suelen ser graves, pero que presentan una baja frecuencia en la población.

Sin embargo, la mayoría de las enfermedades reumáticas no presentan una herencia mendeliana, ya que su desarrollo no se debe a una mutación específica en un único gen, sino a la combinación de distintos tipos de factores, incluyendo factores genéticos y ambientales, por lo que se consideran enfermedades complejas.

> ! Las enfermedades reumáticas son poligénicas, es decir, su aparición se debe a la existencia de un gran número de alteraciones en la secuencia de ácido desoxirribonucleico (ADN) de numerosos genes, cada una de las cuales tiene una contribución pequeña al desarrollo de la enfermedad.

Además, la presencia de estas alteraciones no implica que el individuo desarrolle la enfermedad, incluso el conjunto de variantes de riesgo puede variar entre individuos y entre poblaciones. Estas particularidades hacen que el estudio del componente genético de este tipo de patologías sea complejo y que, por tanto, aún se desconozcan en gran medida los mecanismos patogénicos implicados en estas enfermedades.

ESTUDIOS GENÉTICOS EN LAS ENFERMEDADES REUMÁTICAS

En los últimos años, se ha producido un gran avance en el conocimiento del componente genético de las enfermedades reumáticas, gracias a la realización de numerosos estudios. A continuación, se describen los tipos de estudios genéticos principales que se han llevado a cabo, así como distintos conceptos relacionados con los mismos.

Variantes genéticas

En genética, una mutación es un cambio persistente en la secuencia genómica. Si aparece por primera vez en un individuo se denomina mutación *de novo*. Este cambio en el ADN puede surgir en una célula somática (mutación somática) o en la línea germinal (mutación germinal). En este último caso, los gametos portadores de la mutación la transmitirán a la descendencia. Esta es la base de las enfermedades hereditarias, que están causadas por mutaciones heredadas de cualquiera de los progenitores.

La forma más común es la *mutación puntual*, que cambia, inserta o elimina un único nucleótido en el genoma. Otros tipos de mutaciones afectarán a fragmentos más grandes de material genético o incluso a la estructura cromosómica, como duplicaciones de genes, inserciones/deleciones (*indels*) y reordenamientos de grandes regiones cromosómicas e inversiones cromosómicas.

Cuando la mutación se vuelve recurrente y se mantiene en la población con una frecuencia de al menos el 1 %, se habla de polimorfismo o variante genética.

> ! Dentro de estos, los polimorfismos de un solo nucleótido (*single nucleotide polymorphism*, SNP) son aquellos en los que se produce la sustitución de una única base, que da lugar a dos posibles alelos en esa posición (**Fig. 5-1**).

Los SNP se localizan en secuencias codificantes y no codificantes. Debido a la degeneración del código genético,

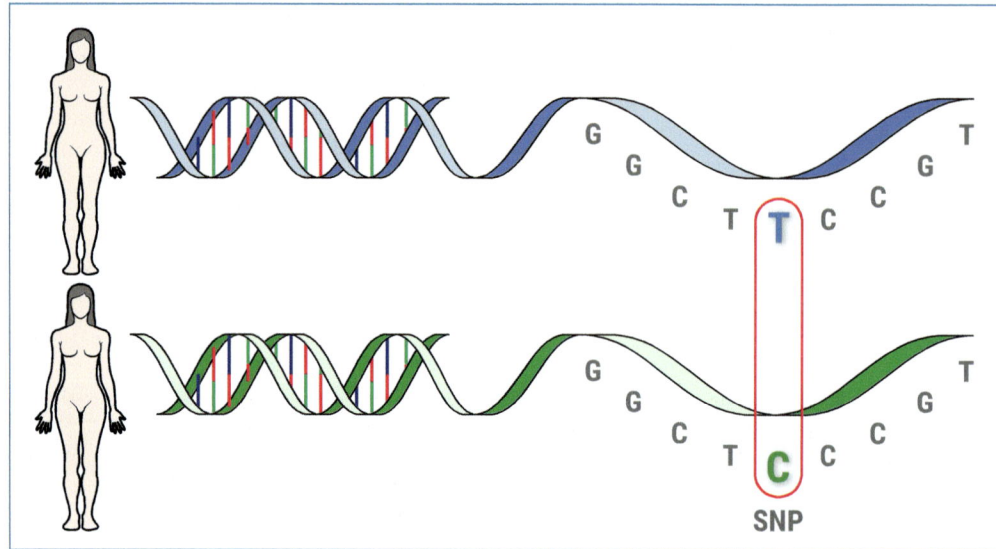

Figura 5-1. Las dos cadenas de ácido desoxirribonucleico (marcadas en color morado y verde) difieren en la sustitución de un solo par de bases (T por C). Este tipo de mutación puntual se conoce como polimorfismo de un solo nucleótido o SNP.

un SNP situado en una región codificante no producirá necesariamente una sustitución del aminoácido.

Según esto, los SNP se clasifican en dos grandes grupos: *SNP sinónimos*, en los que ambas formas conducen al mismo aminoácido (sin cambio aparente en la estructura primaria de la proteína); y *SNP no sinónimos*, que cambian la secuencia de la proteína. En este último caso, si la sustitución del aminoácido se produce dentro del sitio activo de la proteína, puede representar una mutación de pérdida de función (estos se denominan *SNP funcionales*). Por otra parte, los SNP localizados en regiones no codificantes tienen consecuencias graves si se encuentran en una secuencia reguladora o en sitios de unión de factores de transcripción.

En relación con la nomenclatura de los SNP, estas variantes genéticas se describen según un número de referencia conocido como RefSNP (rs). Por tanto, el nombre de cada SNP se compone de las letras rs seguidas del número correspondiente (por ejemplo, rs2476601 es un SNP en el gen *PTPN22*).

También se utiliza una nomenclatura basada en la sustitución nucleotídica, por ejemplo, C1858T indica que se sustituye una citosina por una timina en la posición 1858 de *PTPN22* en rs2476601 o, en el caso de que se trate de una sustitución no sinónima, existe otra nomenclatura que hace referencia a los aminoácidos implicados en el cambio (rs2476601 se denomina también R620W, porque da lugar a la sustitución de arginina [R] por triptófano [W] en el codón 620).

Algunas combinaciones de SNP están presentes en una población con mayor o menor frecuencia de lo que cabría esperar de una organización aleatoria basada en sus frecuencias individuales.

> ❗ Las asociaciones no aleatorias de SNP en diferentes locus del cromosoma que se transmiten juntas se denominan *haplotipos*.

En otras palabras, un haplotipo es un conjunto de SNP localizados en el mismo cromosoma que están estadísticamente asociados, debido a la recombinación limitada entre ellos.

> ❗ La asociación de dos SNP se cuantifica mediante el grado de desequilibrio de ligamiento (**Fig. 5-2**), que es la diferencia entre las frecuencias relativas observadas y las esperadas, suponiendo distribuciones aleatorias, y se representa mediante un parámetro denominado r2, que oscila entre cero y uno.

Se considera que dos SNP están altamente ligados si el valor numérico es ≥ 0,8.

Dado que, desde hace ya más de una década, se conoce la arquitectura de la disposición de los haplotipos en el genoma

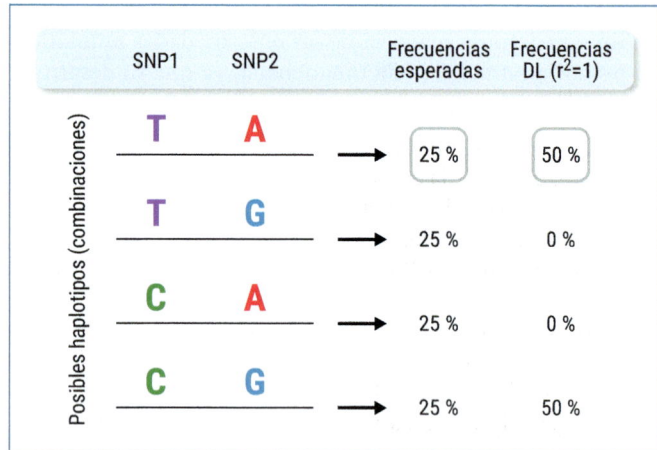

Figura 5-2. Esquema de desequilibrio de ligamiento. La imagen representa dos posibles situaciones de herencia para 2 polimorfismos de un solo nucleótido, cada uno de ellos con una frecuencia alélica de 0,5. Por un lado, se muestra una situación en la que los polimorfismos de un solo nucleótido se encuentran alejados en el genoma, sin ningún grado de desequilibrio de ligamiento entre ellos. Los diferentes alelos se transmitirán a la descendencia en forma de 4 haplotipos (cada uno de ellos con la misma probabilidad, 25 %). En la derecha, se ilustra una situación de completo desequilibrio de ligamiento en la que 2 polimorfismos de un solo nucleótido siempre se heredarán juntos. En este caso, solo se encontrarán 2 haplotipos (cada uno de ellos con la misma probabilidad, 50 %). Entre ambos casos, existe todo un gradiente de situaciones intermedias de desequilibrio de ligamiento. DL: desequilibrio de ligamiento; SNP: polimorfismo de un solo nucleótido.

humano, es posible determinar el SNP representativo de un haplotipo (lo que implica la presencia de otros SNP que están en alto desequilibrio de ligamiento con él). Este SNP concreto se denomina *tag SNP* y el resto de los SNP que componen el bloque haplotípico se conocen como *tagged SNP*. Según esto, la variación genética de una región genómica puede identificarse genotipando solo los tag SNP, sin necesidad de genotipar todos los SNP presentes en la región.

Estudios de asociación

Dadas las diferencias entre ambos tipos de patologías, la metodología utilizada para estudiar las enfermedades mendelianas no ha resultado útil para identificar los factores genéticos implicados en el desarrollo de las enfermedades complejas. Esto llevó al desarrollo de nuevas estrategias, principalmente, los estudios de asociación de casos y controles, cuyo objetivo es identificar variantes genéticas que influyan en la susceptibilidad de desarrollar el rasgo estudiado, en este caso, las enfermedades reumáticas.

> **!** Existen dos métodos habituales para identificar las variantes genéticas asociadas a rasgos complejos: los estudios basados en hipótesis o estudios de asociación de gen candidato y los estudios sin hipótesis o estudios de asociación de genoma completo (*genome-wide association studies*, GWAS).

En estos estudios, las variantes genéticas analizadas con más frecuencia son los SNP, debido, principalmente, a que son los causantes de la mayor parte de la variabilidad existente entre individuos y a la facilidad y rapidez de su genotipado.

Estudios de asociación de gen candidato

La estrategia de gen candidato es el enfoque más tradicional y consiste en el estudio de genes cuya función esté implicada en la patogénesis de la enfermedad estudiada. Por ejemplo, en la artritis reumatoide, la activación de las células T está alterada, por lo que se seleccionan genes que pueden influir en este proceso, como *PTPN22* (una fosfatasa específica de células T). A continuación, se seleccionan variantes genéticas en la región del gen de interés y se genotipan en cohortes de estudio (normalmente de casos y controles).

Una vez seleccionado el gen o genes candidatos, se obtienen los genotipos de las variantes genéticas de interés y, a continuación, se compara si se distribuyen diferencialmente entre los individuos enfermos y los sanos. La distribución de un parámetro dado (frecuencia alélica, frecuencia de portador o frecuencia genotípica en un locus determinado) se calcula para el conjunto de las personas con el fenotipo de interés y los controles sanos. Posteriormente, las frecuencias entre pacientes y controles se comparan mediante métodos estadísticos clásicos. El análisis más habitual en este tipo de estudios consiste en comparar las frecuencias alélicas en casos y controles mediante una prueba de chi cuadrado (χ^2). Con el valor χ^2 se calcula un valor *p*, que indicará si la distribución de la variante entre casos y controles es diferente de forma significativa o no a un determinado nivel. En los estudios

basados en hipótesis, un valor *p* inferior a 0,05 se suele interpretar como diferencias estadísticamente significativas en la distribución de la variante entre casos y controles.

Uno de los principales objetivos de los estudios genéticos en rasgos complejos es describir las variantes genéticas que identificarán el rasgo y determinar su efecto en la enfermedad de interés. Esto se evalúa estadísticamente calculando la *odds ratio* (OR), es decir, la relación entre las probabilidades de que se produzca un suceso en un grupo y las probabilidades de que se produzca en otro grupo. En el caso de las OR alélicas, estas expresan la proporción de un alelo en los casos y los controles. De este modo, una OR de 1 para un alelo significa que está representado por igual en casos y controles (es decir, que no está asociado con el rasgo o la enfermedad); una OR inferior a 1 significa que está más presente en los controles que en los casos (confiere protección) y una OR superior a 1 significa que el alelo está sobrerrepresentado en los casos (confiere riesgo). Cuanto más se aleja la OR de uno, más sobrerrepresentado o infrarrepresentado está el alelo en los casos o controles. Por ejemplo, una OR de dos significa que la variante se encuentra con el doble de frecuencia en los casos que en los controles (variante de riesgo). Generalmente, junto con la OR se calcula el intervalo de confianza, que da una estimación de la precisión de la OR. Por ejemplo, con una OR de 1,4 cuyo intervalo de confianza al 95 % es de 1,35 a 1,45 cabe interpretar que el valor de OR calculado para los datos es de 1,4, pero que hay un 95 % de posibilidades de que el valor real se sitúe entre 1,35 y 1,45. Por tanto, cuanto más estrecho sea el intervalo de confianza, más precisa será la OR.

Habitualmente, en las enfermedades inmunomediadas, la OR de los factores genéticos de riesgo varía entre 1,1 y 1,6, en el caso de genes localizados fuera de la región del antígeno leucocitario humano (*human leukocyte antigen*, HLA), cuyas variantes genéticas asociadas producen un riesgo pequeño o moderado, y entre 4 y 10, en el caso de los alelos HLA, en función de la enfermedad concreta estudiada.

Por otro lado, en este tipo de estudios la potencia estadística va a ser clave a la hora de identificar variantes genéticas asociadas con la enfermedad. La potencia de una prueba estadística es la probabilidad de que la prueba rechace una hipótesis nula falsa.

En el caso de los estudios de asociación genética, se establece como hipótesis nula la no asociación entre un SNP determinado y la enfermedad de interés, mientras que la hipótesis alternativa establecería la existencia de una asociación. Por tanto, la potencia estadística será la probabilidad de detectar una asociación genética si esta realmente existe. Así, cuanto mayor sea la potencia estadística de un estudio, menor será la probabilidad de que cometa errores de tipo II.

Existen tres parámetros principales que influyen en la potencia estadística de un estudio y, por tanto, en la fiabilidad de su resultado: el tamaño de la muestra, el tamaño del efecto que se busca detectar (reflejado por la OR) y la frecuencia del parámetro objeto de estudio (la variante genética). Normalmente, un estudio con, al menos, un 80 % de potencia estadística se considera adecuado y pueden hacerse interpretaciones sólidas de la prueba estadística. En igualdad de condiciones, los efectos son más difíciles de detectar en muestras más pequeñas. El aumento de tamaño de la muestra es, a menudo, la manera más fácil de aumentar la potencia estadística de una prueba. Por ello, los estudios de asociación con más capacidad para detectar asociaciones son aquellos con un mayor tamaño muestral.

También es de gran importancia en los estudios genéticos la validación de las asociaciones estadísticas obtenidas mediante la confirmación en cohortes independientes o la utilización de una tecnología de genotipado diferente.

Estudios de asociación del genoma completo

En los últimos años, los rápidos avances en las técnicas de genotipado han permitido genotipar cientos de miles o millones de variantes genéticas en todo el genoma a costes relativamente bajos. Esto ha facilitado a los científicos utilizar un nuevo enfoque en la búsqueda de variantes genéticas de riesgo para las enfermedades humanas. Así, el investigador no necesita tener una hipótesis sobre la enfermedad para buscar algo en particular en el genoma, sino que se puede interrogar a todo el genoma en busca de variantes asociadas a la enfermedad; por eso, se consideran estrategias libres de hipótesis.

Además, también se dice que son generadores de hipótesis, ya que, al analizar todo el genoma, es posible identificar asociaciones con genes que en un principio no se hubiera pensado que podían tener un papel en la patología. La **figura 5-3** muestra los distintos pasos de un estudio de asociación del genoma completo o GWAS, desde la selección de las cohortes de pacientes y controles hasta la caracterización funcional de las variantes genéticas asociadas a la enfermedad de estudio.

> **!** La primera tecnología capaz de realizar estudios libres de hipótesis vio la luz alrededor del año 2005, y consistía en genotipar unos cientos de miles de SNP en todo el genoma en cohortes de casos y controles para comprobar su asociación con la enfermedad, de ahí el nombre de estudios de asociación de todo el genoma o GWAS (**Figs. 5-3A** y **5-3B**).

La capacidad de genotipado de esas primeras tecnologías oscilaba entre 100.000 y 500.000 SNP. Con los chips de genotipado más modernos, se genotipan millones de SNP de manera simultánea. Esta tecnología, por tanto, ha supuesto una revolución en el conocimiento del componente genético de las enfermedades complejas. Con respecto a las enfermedades reumáticas, los GWAS han permitido identificar centenares de nuevos locus que influyen en el riesgo de desarrollarlas.

Dado el elevado número de polimorfismos que se analizan simultáneamente, la probabilidad de encontrar asociaciones falsas en este tipo de estudios es muy alta, por ello, para considerar que un SNP está asociado a la enfermedad de interés, se ha establecido un umbral de significación muy estricto ($p < 5 \times 10^{-8}$). Los resultados globales de un GWAS se representan a menudo en lo que se denomina un *Manhattan plot* (**Fig. 5-3C**), en el que se representan las posiciones genómicas de los SNP (eje X) frente al *menor logaritmo de base diez del valor p* ($-\log10$ [valor p]), de modo que cuanto más bajo (más significativo) es el valor p, más alto es el valor en el eje Y para ese SNP.

Otro proceso muy extendido en el análisis de GWAS es la imputación de genotipos, que consiste en inferir genotipos de SNP que no se analizan directamente basándose en el desequilibrio de ligamiento existente en el genoma y utilizando datos genotípicos de un panel de referencia.

Estudios immunochip

El desarrollo del *illumina infinium genotyping chip*, más conocido como *immunochip*, representó otro hito en los esfuerzos por estudiar la genética de las enfermedades inmunomediadas. El immunochip es un *array* (chip de ADN) que incluye unos 200.000 polimorfismos, principalmente SNP, diseñado para realizar el mapeo fino de casi 200 genes relevantes para múltiples trastornos inmunomediados diferentes. Por tanto, este chip lleva a cabo un genotipado a gran escala, pero su diseño se basa en una hipótesis previa, ya que está enfocado en el estudio de variantes genéticas en genes candidatos.

Otra característica importante del immunochip es que incluye una gran cantidad de polimorfismos localizados en la región HLA, lo que permite un estudio profundo del papel de esta región en las enfermedades inmunomediadas, algo de gran interés, considerando que la región HLA representa el principal factor de susceptibilidad para la mayor parte de estas patologías.

Identificación de variantes causales y genes diana

Los GWAS han descubierto muchas regiones del genoma que pueden influir en la probabilidad de desarrollar enfermedades complejas en humanos. Sin embargo, establecer asociaciones genéticas sólidas es solo el comienzo; el siguiente paso es identificar las variantes genéticas causales que explican las asociaciones observadas. Esto supone un desafío, ya que no siempre es el SNP más asociado el que causa la enfermedad, sino que puede ser un marcador genético de otra variante cercana el que sea la verdadera causante. Esto se debe a que, como se ha descrito, nuestro genoma se hereda en bloques, lo que hace que sea difícil identificar las variantes causales.

> **!** El proceso para identificar las variantes genéticas causales más probables se denomina mapeo fino, y suele llevarse a cabo mediante métodos estadísticos que aprovechan los patrones de desequilibrio de ligamiento observados en una población determinada (**Fig. 5-3D**).

Una vez identificadas las variantes más probables, el siguiente paso es averiguar qué genes pueden estar siendo afectados por ellas. Las señales de asociación indican una región del genoma en la que una variante genética está más presente en personas enfermas que en sanas. Sin embargo, la cercanía de esta variante a un gen que codifica una proteína no significa necesariamente que ese gen sea el causante de la enfermedad. La variante podría estar afectando una región reguladora de genes más lejanos. Por tanto, para entender los mecanismos subyacentes a una enfermedad compleja, es crucial investigar las consecuencias funcionales de las variantes asociadas. Además, a diferencia de las enfermedades mendelianas, que resultan de mutaciones en regiones codificantes, la mayoría de los SNP identificados para enfermedades complejas comunes se encuentran en regiones reguladoras no codificantes y parecen tener un papel regulador de la expresión génica. Así, los SNP que alteran los aminoácidos de las proteínas pueden tener un efecto drástico en su función y desempeñar un papel importante en la enfermedad, mientras que los SNP reguladores tienen efectos más modestos, que modifican la función del gen de manera más sutil.

> **!** La caracterización funcional de las variantes genéticas no codificantes asociadas a una enfermedad compleja se puede llevar a cabo mediante diversos enfoques experimentales y bioinformáticos.

Las herramientas de análisis bioinformático son las más ampliamente utilizadas, y permiten predecir el impacto de las variantes no codificantes en la regulación génica. Para ello, se determina si las variantes asociadas se solapan con distintas marcas epigenéticas asociadas a regiones reguladoras del genoma, lo que puede proporcionar información valiosa sobre su función potencial (**Fig. 5-3E**).

HALLAZGOS GENÉTICOS EN LAS ENFERMEDADES REUMÁTICAS

A continuación, se describen las asociaciones genéticas identificadas hasta el momento en algunas de las principales enfermedades reumáticas.

Artritis reumatoide

La artritis reumatoide es una enfermedad autoinmune que involucra las articulaciones de forma simétrica y se caracteriza, generalmente, por dolor persistente, inflamación y destrucción de las articulaciones. La gran mayoría de los pacientes con artritis reumatoide producen autoanticuerpos, principalmente factor reumatoide y anticuerpos antipéptidos cíclicos citrulinados (anti-CCP), y en su desarrollo, participan células inmunológicas, así como otros tipos de células del tejido sinovial, como los fibroblastos.

La causa de la artritis reumatoide sigue siendo desconocida, si bien el consenso de los investigadores es que están involucrados múltiples factores genéticos y ambientales. De hecho, la artritis reumatoide presenta una heredabilidad estimada del 60 %, de la que, al menos, el 30 % se ha atribuido a genes de la familia HLA de clase II.

Por ello, en los últimos años, se han desarrollado grandes estudios epidemiológicos con el fin de identificar estos factores, principalmente centrados en el componente genético de la enfermedad. Los primeros GWAS llevados a cabo en artritis reumatoide se realizaron en 2007, al comienzo de la era GWAS, en tres estudios paralelos independientes. Durante los años siguientes, se efectuaron estudios adicionales en varias poblaciones, que contribuyeron al descubrimiento de nuevos genes implicados. Más recientemente, gracias a la colaboración de numerosos investigadores en el ámbito internacional, se han finalizado varios metaanálisis de datos genómicos de pacientes con esta patología. El último de ellos, publicado en el año 2021, incluyó a casi 36.000 pacientes con artritis reu-

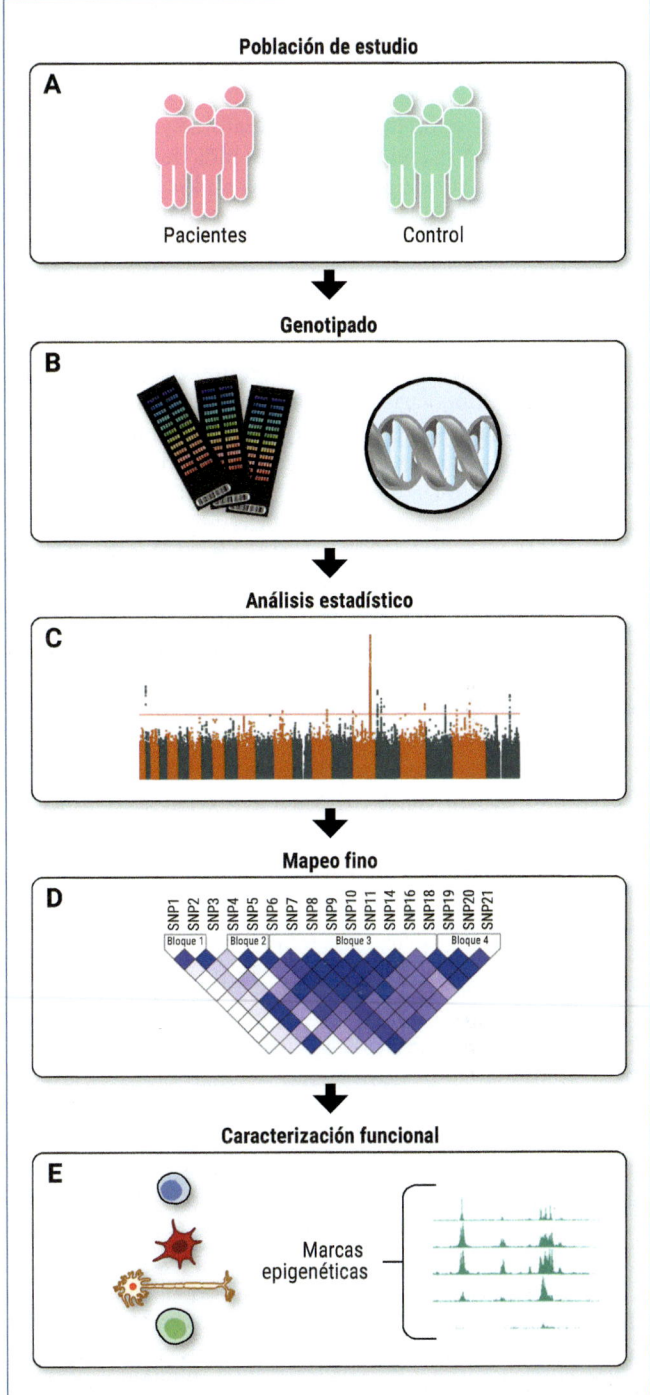

Figura 5-3. Etapas en el desarrollo de un estudio de asociación del genoma completo (GWAS). **A)** El primer paso de un GWAS consiste en identificar la enfermedad que se va a estudiar y seleccionar una población de estudio adecuada (casos y controles). **B)** El genotipado se realiza mediante *arrays* (chip de ácido desoxirribonucleico) de polimorfismos combinados con imputación. **C)** Las pruebas de asociación permiten identificar las regiones del genoma asociadas con la enfermedad de interés en todo el genoma. Los resultados del estudio de asociación se visualizan en unos gráficos denominados Manhattan. **D)** La identificación de las variantes causales más probables se realiza mediante un proceso denominado *mapeo fino*. **E)** Se utilizan métodos computacionales para predecir el efecto regulador de las variantes no codificantes mediante el análisis de su solapamiento con marcas epigenéticas implicadas en la regulación de la expresión génica. SNP: polimorfismos de un solo nucleótido.

matoide y a más de 240.000 individuos sanos pertenecientes a cinco grupos ancestrales diferentes. Los resultados de estos estudios han llevado a la identificación de más de 150 locus asociados con la artritis reumatoide.

La asociación entre la artritis reumatoide y las variaciones en la región HLA se identificó en la década de los 70, cuando se describió una asociación con los alelos DRB1*04:01, DRB1*04:04 y DRB1*04:05, correspondientes al serotipo DR4. Con el creciente conocimiento de la arquitectura del locus HLA, en particular del *HLA-DRB1*, se hizo evidente que esta asociación está relacionada con un conjunto de alelos, denominado epítopo compartido (*shared epitope*), que compartían una secuencia de cinco aminoácidos dentro de la tercera región hipervariable del gen *DRB1*. Concretamente, los alelos asociados presentaban en las posiciones aminoacídicas 70 a 74 alguna de estas secuencias de aminoácidos 70QRRAA74, 70QKRAA74 o 70RRRAA74. Estos aminoácidos están localizados dentro del bolsillo de unión al antígeno de la proteína HLA-DRβ1, lo que indica que la presentación antigénica está involucrada en la enfermedad. Cabe destacar que esta asociación es más fuerte en la artritis reumatoide anti-CCP positiva. Por el contrario, se descubrió que los alelos HLA-DRB1*13 aportan una fuerte protección contra la artritis reumatoide.

Estudios posteriores llevados a cabo en pacientes anti-CCP positivos han descrito asociaciones adicionales en la región HLA tanto dentro como fuera del gen HLA-DRB1, incluyendo asociaciones con alelos HLA-A, HLA-B y HLA-DPB1.

Además de las asociaciones con alelos clásicos o SNP de la región HLA, a partir de datos genotípicos es posible inferir los aminoácidos presentes en las moléculas HLA y determinar si están asociados con la enfermedad. Este enfoque ha demostrado que el perfil de asociación de los aminoácidos del locus HLA-DRB1 es muy diferente entre la artritis reumatoide anti-CCP positiva y negativa. Mientras que para la artritis reumatoide anti-CCP positiva el mayor riesgo es conferido por el aminoácido valina en posición 11 de la molécula DRB1 o por el aminoácido histidina en la posición 13, el mayor riesgo para la artritis reumatoide anti-CCP negativa corresponde a los aminoácidos leucina y serina en la posición 11 de DRB1.

Con respecto a las asociaciones descritas fuera de la región HLA, antes de la era GWAS se identificaron los genes *PADI4*, *PTPN22* y *CTLA4* como locus de susceptibilidad para la artritis reumatoide. *PADI4* codifica una proteína que participa en la regulación del proceso de citrulinación, a través del cual se pueden generar anti-CCP, mientras que *PTPN22* y *CTLA4* codifican proteínas que actúan como reguladores negativos de la activación de las células T. Posteriormente, gracias a la aproximación GWAS, el número de locus de susceptibilidad para la artritis reumatoide se ha incrementado de forma notable hasta alcanzar los 151 locus conocidos en la actualidad y ha quedado de manifiesto que el efecto de las asociaciones no HLA es mucho menor en comparación con las principales asociaciones dentro de esta región. Cabe destacar que el 64 % de estas asociaciones se podrían atribuir a genes con una función conocida en el sistema inmunológico. Así, a pesar de las limitaciones de este tipo de estudios, los GWAS han permitido identificar varias rutas biológicas involucradas en la patogénesis de la artritis reumatoide, como la vía de señalización de CD40 (*CD40, TRAF1, TRAF6, TNFAIP3, NFKB*) y la vía de señalización del receptor de células T (*T cell receptor, TCR*) (*PTPN22, RASGRP, TNFAIP3, TRAF6*).

Sin embargo, solo algunas de las variantes genéticas asociadas a la artritis reumatoide dan lugar a cambios en la secuencia de aminoácidos, lo que da como resultado proteínas disfuncionales. Un ejemplo de este tipo de variantes es la localizada dentro del gen *PTPN22*, la cual resulta en un cambio del aminoácido arginina a triptófano (Arg620Trp) localizado en una región de la proteína necesaria para su interacción con otras proteínas. Así, el alelo de esta variante que confiere riesgo a la artritis reumatoide resultaría en una menor señalización del receptor de células T (TCR) y del receptor de células B. Además, se ha descrito que varios polimorfismos del gen *PADI4* afectan a la estabilidad del ácido ribonucleico mensajero del gen y, por tanto, a su nivel de expresión génica.

Los genes *TNFAIP3, IL6R, NFKBIE, CD5, TYK2, CCR6, IL2RA* y *CD40* también presentan variantes funcionales asociadas a la artritis reumatoide. En este sentido, se ha demostrado que el SNP del gen *CD40* asociado a la artritis reumatoide lleva a un aumento en la expresión de la proteína CD40 en la superficie de las células B, que se traduce en una mayor señalización del factor de transcripción NF-κB (factor nuclear κB), que desempeña un papel crucial en la inflamación.

Con respecto al gen *CCR6*, se ha descrito una correlación entre el polimorfismo asociado a la artritis reumatoide y la expresión de este receptor de quimiocinas así como con los niveles séricos de interleucina (IL)-17 en pacientes con artritis reumatoide.

Dentro del gen *TNFAIP3*, que codifica la proteína A20 implicada en la señalización de NF-κB, se han identificado tres SNP asociados a la artritis reumatoide de manera independiente. Una de estas variantes conlleva una disminución de la avidez por la unión con el factor de transcripción NF-κB, lo que da lugar a la reducción de la expresión de *TNFAIP3* y de la proteína que codifica.

Por último, otro ejemplo es la correlación observada entre una variante asociada a la artritis reumatoide y localizada cerca del gen *IL2RA*, que codifica la subunidad α del receptor de IL-2, y los niveles de expresión de dicho gen y de su producto proteico en distintas células inmunológicas.

Como en el caso del locus HLA, los estudios de asociación genética centrados en la presencia de autoanticuerpos revelan diferencias notables entre la artritis anti-CCP positiva y negativa. Sin embargo, la mayoría de los estudios genéticos se han realizado en pacientes con artritis reumatoide sin estado de autoanticuerpos conocido, de manera que las diferencias entre ambos subgrupos de pacientes no se han confirmado mediante pruebas directas. Es probable que la artritis reumatoide anti-CCP positiva sea más prevalente y, por tanto, la mayoría de los resultados de los estudios de asociación en estudios sin discriminación por serología representen en realidad asociaciones con este subgrupo. Se han desarrollado varios GWAS con el objetivo de investigar el componente genético de los pacientes anti-CCP positivos y negativos por separado; sin embargo, estos estudios han llevado a la replicación de los resultados para la artritis reumatoide seropositiva y solo se han identificado unas pocas señales de asociación para la artritis reumatoide anti-CCP negativa. Concretamente, se han descrito tres señales asociadas a este subgrupo de pacientes, localizadas cerca de los genes *ANKRD55*, *IRF4* y *LINC01898*. De estos, *ANKRD55* e *IRF4* desempeñan papeles importantes en la respuesta inmunológica. El gen *ANKRD55* parece estar involucrado en la vía de señalización de la glucoproteína 130 (gp130), que es crítica para la cascada de señalización de varias citocinas, incluida la IL-6, mientras que *IRF4* codifica un factor regulador del interferón (IRF) y se considera un regulador clave de la autoinmunidad.

Espondiloartritis

Las espondiloartritis son un grupo de enfermedades inflamatorias caracterizadas por espondilitis, artritis periférica y entesitis, en el que se incluyen la espondilitis anquilosante, la artritis psoriásica, la artritis asociada con enfermedad inflamatoria intestinal, la artritis reactiva y la espondiloartritis indiferenciada.

Estas patologías presentan una etiología compleja con un importante componente genético, en el que la región HLA de clase I, concretamente el alelo HLA-B*27, desempeña un papel fundamental y representa una de las asociaciones más fuertes entre una enfermedad común y un antígeno HLA, con un riesgo relativo de espondiloartritis en individuos HLA-B*27 positivos alrededor del 40 %. Este alelo se asocia con un aumento importante en la susceptibilidad a desarrollar espondilitis anquilosante, lo que supone una quinta parte de su heredabilidad, y, en menor medida, con el riesgo de sufrir artritis psoriásica.

Se han propuesto varias hipótesis para explicar el relevante papel del HLA-B*27 en estas patologías. Una de las hipótesis más aceptada es la teoría del péptido artritogénico, que propone que la presentación de antígenos patógenos en HLA-B27 activa a los linfocitos T citotóxicos que, a su vez, reaccionan de forma cruzada con péptidos propios molecularmente similares. Otras teorías proponen que el papel de este alelo en la espondilitis anquilosante se debería a la formación de homodímeros de cadena pesada de HLA-B*27, que pueden convertirse en dianas para las células *natural killer* (NK), o al incorrecto plegamiento de la molécula HLA-B*27 en el retículo endoplásmico, que puede resultar en la activación de una respuesta frente a proteínas no plegadas y en la producción de IL-2.

Además del alelo B*27, se ha descrito una asociación entre la espondilitis anquilosante y otros alelos del gen *HLA-B*, incluyendo B*1302, B*4001, B*4002, B*4701 y B*5101, que confieren riesgo a la enfermedad, y B*0702 y B*5701, que tienen un efecto protector. Este es también el caso de la artritis psoriásica, en la que se han descrito otros tres alelos del gen *HLA-B* asociados con esta enfermedad, B*38, B*08 y B*39. Además, se ha demostrado que la presencia del aminoácido glutamina en la posición 45 de la molécula HLA-B representa un factor de riesgo para la artritis psoriásica. Esta posición aminoacídica podría influir en la unión de los péptidos a la molécula HLA-B, ya que está localizada en el surco de unión de dicha molécula con el antígeno. De hecho, las proteínas codificadas por los alelos asociados con la artritis psoriásica (HLA-B*27, B*39 y B*38) contienen glutamina en la posición 45.

A pesar de la relevancia del HLA en estas patologías, los estudios epidemiológicos indican que otros genes localizados fuera de esta región también participan en el desarrollo de las espondiloartritis. La mayor parte de los estudios genéticos llevados a cabo para establecer el papel de estos genes no HLA se han realizado en espondilitis anquilosante y artritis psoriásica. En el caso de la espondilitis anquilosante, hasta el momento, se han publicado cuatro GWAS, un estudio immunochip y varios estudios del componente genético compartido entre la espondilitis anquilosante y otras enfermedades relacionadas, que han llevado a la identificación de 119 variantes genéticas asociadas con esta patología.

Respecto a la artritis psoriásica, se han publicado cuatro GWAS y un estudio immunochip, y se han identificado 15 locus asociados con esta espondiloartritis. Los resultados de estos estudios han puesto de manifiesto la existencia de solapamiento genético entre la espondilitis anquilosante y la artritis psoriásica, y han identificado varias rutas compartidas, como la vía IL-23/células T colaboradoras-17 (T-*helper-17*, Th17) y la vía del factor de necrosis tumoral (TNF)/NF-κB, con un papel importante en ambas patologías.

Varios genes que participan en la vía de señalización IL-23/Th17, que desempeña un papel fundamental en la inmunidad adaptativa mediada por las células T, se encuentran asociados tanto con la espondilitis anquilosante como con la artritis psoriásica, mientras que otros son específicos de cada una de ellas. Entre los genes comunes a ambas se encuentran *IL23R*, que codifica la subunidad p19 del receptor de IL-23; *IL12B*, que codifica la subunidad IL-12p40 compartida por las citocinas IL-12 e IL-23 y *TYK2*, que codifica una tirosina cinasa implicada en la señalización de los interferones (IFN) tipo I, así como de IL-12 e IL-23.

En concreto, la asociación del gen *IL23R* con la espondilitis anquilosante se debe a dos variantes genéticas que parecen tener un efecto independiente en la enfermedad. Por un lado, se ha descrito que la variante de cambio de sentido Arg381Gln tiene un papel funcional y confiere protección a la espondilitis anquilosante mediante la disminución de la producción de IL-17A e IL-22 inducida por IL-23 y mediante la fosforilación del factor de transcripción STAT3 (*signal transducer and activator of transcription*, es decir, transductor de la señal y activador de la transcripción), y la reducción del número de células Th17. Por otro lado, la presencia del alelo de riesgo de la variante rs11209032 se asocia a un mayor número de linfocitos Th1. La identificación de una asociación entre estos mismos polimorfismos y otras enfermedades inmunomediadas, como psoriasis y enfermedad inflamatoria intestinal, ha llevado al desarrollo de fármacos dirigidos a esta vía que se utilizan en la actualidad en su tratamiento. En el caso de la artritis psoriásica, el polimorfismo del locus *IL23R* asociado con esta espondiloartritis es independiente de los asociados con la espondilitis anquilosante, aunque aún no se ha determinado su mecanismo de acción en la enfermedad.

Con respecto a *TYK2*, la misma variante genética se asocia a ambas patologías, así como a otras muchas enfermedades inmunomediadas. Se ha descrito que el alelo minoritario de esta variante tiene un efecto protector y resulta en una menor señalización en respuesta a citocinas, como IFN, IL-12 e IL-23.

Otros genes involucrados en el eje IL-23/Th17 se asocian de manera específica con una de estas dos enfermedades. Así, el gen *JAK2*, que codifica una tirosina cinasa involucrada en la señalización de IL-23R, y otros genes que codifican citocinas relacionadas con dicho eje, como *IL10* o *IL19*, representan locus de susceptibilidad para la espondilitis anquilosante. Respecto a la artritis psoriásica, se ha descrito una asociación con otros dos genes relacionados con esta vía, *IL23A*, que codifica una subunidad de la citocina IL-23, y *TRAF3IP2*, que codifica la proteína Act1 involucrada en las respuestas mediadas por las células Th17. Concretamente, la asociación del gen *TRAF3IP2* con la artritis psoriásica se debe a un SNP no sinónimo que tiene un efecto negativo sobre la capacidad de Act1 para interaccionar con TRAF6, lo que influye en la interrelación entre la respuesta inmunológica innata y adaptativa.

Dentro de la vía TNF/NF-κB se encuentran numerosos genes cuya función resulta fundamental en la respuesta inmune innata, algunos de los cuales se asocian de manera específica a la espondilitis anquilosante o la artritis psoriásica, mientras que otros son comunes a ambas. Así, el gen *TNFRSF1A*, que codifica el receptor principal del TNF; el *NFKB1*, que codifica un componente de NF-κB, y el *TNFAIP3*, que codifica una enzima que participa en la supresión de la actividad de NF-κB, se asocian específicamente a la espondilitis anquilosante; mientras que el gen *REL*, que codifica una subunidad del complejo NF-κB, el *TNIP1*, que regula la activación de NF-κB, y el *FBXL19*, que codifica una proteína que inhibe la señalización de NF-κB, representan genes de susceptibilidad para la artritis psoriásica.

Entre los genes que se asocian tanto a la espondilitis anquilosante como a la artritis psoriásica están el *NFKBIA*, que participa en la inactivación de los dímeros de NF-κB, el *NOS2*, que codifica la enzima óxido nítrico sintasa, cuya transcripción puede ser inducida por NF-κB, y el *TYK2*, que codifica una tirosina cinasa implicada en el inicio de la señalización de IFN-α y la activación de NF-κB.

Además de las asociaciones descritas en genes que participan en las dos vías anteriores, también se han descrito otras rutas involucradas específicamente en la espondilitis anquilosante o la artritis psoriásica. En este sentido, varios genes que codifican aminopeptidasas se han asociado con la espondilitis anquilosante, incluyendo *ERAP1*, que desempeña un papel esencial en la selección de los antígenos endógenos que van a ser presentados a las células T por las moléculas HLA (incluyendo HLA-B27); el *ERAP2*, implicado también en el recorte de péptidos antes de su presentación, y el *NPEPPS*, que desempeña un papel en el procesamiento de los péptidos derivados del proteasoma.

En el caso de *ERAP1*, las variantes asociadas a la espondilitis anquilosante parecen tener un efecto protector frente a la enfermedad a través de la disminución de la actividad de la enzima, lo que indica que la presentación de antígenos realizada por la molécula HLA-B27 favorecería el desarrollo de esta patología, lo que concuerda con la teoría del péptido artritogénico.

Por otro lado, varios genes involucrados en la señalización del IFN se han asociado con la artritis psoriásica, tales como el *IFNLR1*, que codifica una proteína que influye en la señalización de los IFN de tipo III; el *IFIH1*, que codifica un sensor de ARN viral e induce la producción de IFN, y *TYK2*, que también desempeña un papel en la señalización de los IFN de tipo I.

Esclerosis sistémica

La esclerosis sistémica es una enfermedad autoinmune caracterizada por un desequilibrio inmunológico, daño vascular y la deposición extensa de colágeno, que conduce a la fibrosis en la piel y en diferentes órganos internos.

En función de la extensión de la fibrosis, la esclerosis sistémica se subclasifica clínicamente como esclerosis sistémica cutánea limitada o difusa. Por otro lado, el desequilibrio inmunitario conduce a la producción de autoanticuerpos mutuamente excluyentes, en particular anticentrómero y antitopoisomerasa; este último relacionado con un peor pronóstico.

Como la mayoría de las enfermedades autoinmunes, la esclerosis sistémica presenta una etiología compleja en la que participan un número indeterminado de factores genéticos y ambientales. Las primeras pruebas que apoyaron la existencia del componente genético provinieron de estudios de agregación familiar. De hecho, la presencia de antecedentes familiares positivos de esclerosis sistémica es el principal factor de riesgo descrito hasta la fecha.

La primera asociación genética con esclerosis sistémica fue descrita en la década de los 70 y corresponde con la región HLA. Posteriormente, el desarrollo de múltiples estudios de genes candidatos identificaron factores genéticos adicionales, como *IRF5* y *STAT4*. Sin embargo, los mayores avances conseguidos proceden de los estudios a gran escala. En particular, en esclerosis sistémica se han llevado a cabo seis GWAS y un estudio immunochip, la mayoría de ellos en población europea.

El GWAS sobre esclerosis sistémica más reciente, publicado en el año 2019, es, además, el de mayor envergadura ya que ha analizado a casi 10.000 pacientes procedentes de 14 cohortes europeas independientes. Los resultados de este estudio identificaron un total de 27 asociaciones genéticas con esclerosis sistémica, 13 de las cuales representaban nuevos locus de susceptibilidad.

En la actualidad, la región HLA sigue representando la asociación más fuerte con la esclerosis sistémica, lo que indica que debe desempeñar un papel crucial en los procesos autoinmunes que ocurren en esta patología. Aunque la mayoría de las asociaciones genéticas se han encontrado en genes de clase II, entre los que destacan los alelos DRB1*11:04, DQB1*02:02 y DPB1*13:01, un estudio reciente publicado en 2021 describió por primera vez una asociación con un alelo HLA de clase I, HLA-B*08:01. Estos resultados indican no solo la implicación de las células T CD4+ sino también de las T CD8+. Es interesante resaltar que la ascendencia influye en estas asociaciones. Así, mientras que en los individuos de ascendencia europea y en los hispanos la asociación más fuerte es con los haplotipos DRB1*1104, DQA1*0501 y DQB1*0301, el alelo DRB1*0804 está asociado predominantemente en población afroamericana.

Por otro lado, las variantes genéticas asociadas con la enfermedad localizadas fuera de la región HLA se han relacionado con genes involucrados en la respuesta inmunológica, tanto innata como adaptativa, así como con otros procesos biológicos también relevantes en la patogénesis de la esclerosis sistémica, como la apoptosis, la autofagia, la vasculopatía y la fibrosis. A continuación, se destacan algunas de las asociaciones genéticas más consistentes con la esclerosis sistémica y su posible papel funcional en la fisiopatología de la enfermedad.

Cuatro genes que codifican IRF han sido asociados con la susceptibilidad a la esclerosis sistémica: *IRF4, IRF5, IRF7* e *IRF8*. Estos IRF pertenecen a una familia de factores de transcripción que se activan después de la inducción de IFN de tipo I, lo que concuerda con la desregulación de la vía de señalización del IFN de tipo I encontrada en la esclerosis sistémica. En particular, se ha detectado una mayor expresión y activación de genes inducibles por IFN en pacientes de esclerosis sistémica. Este hecho, observado también en otras patologías autoinmunes como el lupus eritematoso sistémico (LES), se conoce como «firma del IFN».

A su vez, reforzando la importancia de la «firma del IFN» en la esclerosis sistémica, también se ha encontrado asociado el gen *PRDM1*, que codifica una proteína que actúa como un represor de la expresión del gen que codifica el IFN-β. Otras asociaciones relacionadas con el sistema inmunitario son los genes *TNFAIP3* y *TNIP1*. Las proteínas codificadas por estos genes están involucradas en la vía de señalización proinflamatoria de NF-κB inducida por TNF.

También se han descrito asociaciones de genes relacionados con la biología de las células T y B. Por ejemplo, *TNFSF4* está involucrado en la proliferación y supervivencia de las células T y B, y el gen *BLK* codifica una tirosina cinasa implicada en el desarrollo de linfocitos B, su diferenciación y la señalización a través del receptor de células B. También se ha descrito la asociación de otros genes como *IL12A, IL12RB1, IL12RB2, STAT4* y *TYK2*, que destacan el papel de las vías de señalización IL-12/IL-23 y Jak/STAT.

El componente genético conocido de la esclerosis sistémica también pone de manifiesto la importancia de otras vías moleculares en la patogénesis de esta enfermedad. Por ejemplo, la asociación del gen *DDX6*, que codifica la proteína que regula al factor de crecimiento del endotelio vascular (VEGF) bajo condiciones de hipoxia, apunta a la importancia de las vías moleculares ligadas a vasculopatía. El papel de la autofagia, que a su vez es un proceso clave en el correcto funcionamiento del sistema inmunitario, está respaldado por la asociación del gen *ATG5*, involucrado en el alargamiento del autofagosoma, y del gen *RAB2A*, implicado en la regulación de la formación de autofagosomas y autolisosomas. A su vez, la eliminación alterada del ADN degradado y la apoptosis surgió como un nuevo proceso relacionado con la enfermedad a través de la identificación de dos genes asociados a la esclerosis sistémica: *DNASE1L3* y *GSDMA*. Por último, las evidencias genéticas también apuntan a un papel relevante de la fibrosis, que es uno de los procesos clave de la patogénesis de la enfermedad. En este contexto, se ha descrito la asociación del locus *PPARG*, el cual ha mostrado tener un papel antifibrótico tanto *in vitro* como *in vivo*. Además, se ha descrito que pacientes con esclerosis sistémica tienen un deterioro de su expresión y función.

La identificación de patrones genéticos específicos de subgrupos de pacientes es de gran relevancia y podrían servir como biomarcadores de subtipos clínicos o serológicos que ayuden a mejorar la clasificación para predecir con mayor precisión el enfoque terapéutico. En este sentido, se han identificado asociaciones específicas del HLA en relación con la presencia de autoanticuerpos. Concretamente, un estudio reciente identificó los alelos DRB1*08:01 y DRB1*07:01 asociados con pacientes positivos para el anticuerpo anticentrómero y los alelos DPA1*02:01 y DQB1*03:01 asociados con la presentación antitopoisomerasa.

También se han observado diferencias genéticas específicas de subtipos clínicos. En particular, *MERKT*, que codifica una tirosina cinasa asociada previamente a otras enfermedades autoinmunes, se ha asociado con la forma cutánea limitada de la enfermedad, y *ANKRD12*, que codifica un miembro de la familia de cofactores con repeticiones de anquirina implicado en la modulación de la transcripción génica, se ha asociado con la forma más grave de la enfermedad, esto es, la esclerosis sistémica difusa cutánea.

Lupus eritematoso sistémico

El LES es una enfermedad autoinmune sistémica compleja caracterizada por una desregulación inmunológica y por la pérdida de tolerancia a autoantígenos, lo que conduce a la producción de autoanticuerpos, al depósito de inmunocomplejos y a daños inflamatorios secundarios. Aunque su causa exacta no se conoce, está influida por una combinación de factores genéticos y ambientales. Su fuerte base genética se ha demostrado mediante estudios en familias y gemelos, que han permitido estimar una heredabilidad del 43-66 %. Además, la tasa de concordancia del LES en gemelos monocigóticos oscila entre el 25 y el 57 %, frente al 2 % en gemelos dicigóticos.

La principal señal de asociación del LES corresponde a la región HLA, como ocurre en la mayor parte de las enfermedades autoinmunes; en concreto, al gen *HLA-DRB1*. Sin embargo, ha sido difícil identificar qué variantes genéticas impulsan el desarrollo del LES, ya que los patrones de desequilibrio de ligamiento específicos de cada etnia y la heterogeneidad alélica dan lugar a asociaciones muy inconsistentes entre poblaciones. Por ejemplo, con respecto a los alelos clásicos *HLA-DRB1*, los pacientes asiáticos con LES se caracterizan por poseer más copias de HLA-DRB1*09:01 y HLA-DRB1*15:01 que los individuos sanos. Por otro lado, en estudios europeos, el riesgo es conferido sobre todo por dos haplotipos extendidos que contienen los alelos de clase II HLA-DRB1*15:01 y HLA-DRB1*03:01. Además, se han descrito otras señales de asociación que parecen ser independientes de las identificadas en el gen HLA-DRB1, como algunos polimorfismos localizados en los genes *NOTCH1* y *MICB*, aunque aún no está claro si realmente desempeñan un papel en la susceptibilidad a la enfermedad.

El conocimiento de la etiología genética del LES ha avanzado de modo espectacular gracias a la aplicación de los GWAS, con los que se han identificado alrededor de 180 locus asociados a esta enfermedad, lo que permite explicar más del 50 % de su heredabilidad. Considerando el elevado número de locus asociados al LES, en este capítulo se pasa a explicar aquellos en los que se han identificado las variantes causales más probables, así como las principales vías en las que participan los genes afectados.

Muchos de los genes de susceptibilidad para el LES, como *PTPN22, CSK, BLK, BANK1, PXK, ETS1, IKZF1, IKZF2, IKZF3, IL10* o *TNFSF13B*, participan en las vías de señalización de distintas células inmunológicas, sobre todo de las células B. En el caso de *PTPN22*, la variante de cambio de sentido es la misma que se ha visto asociada a la artritis reumatoide (Arg620Trp) y a otras enfermedades reumáticas, y resulta en una alteración de la señalización del TCR y el receptor de células B. Además, la proteína codificada por *PTPN22* interactúa físicamente con la tirosina cinasa Lyn codificada por *CSK*, otro de los genes asociados con LES. En este sentido, el alelo que confiere riesgo al LES en este gen se correlaciona con una mayor expresión de *CSK*, un aumento de la fosforilación de Lyn y una mayor activación de las células B. *BLK* y *BANK1* también participan en la señalización de las células B, regulando su proliferación y diferenciación y modulando su umbral de activación, respectivamente. Los polimorfismos de riesgo de *BLK* se localizan en el promotor y resultan en una disminución de la actividad promotora, lo que podría afectar a las respuestas mediadas por las células B, mientras que, en el caso de *BANK1*, se han descrito tres variantes genéticas asociadas a LES que disminuyen la señalización de las células B y favorecen la expansión de las células B de memoria. Con respecto al gen *PXR*, la asociación con LES parece deberse a un haplotipo de riesgo que resulta en una menor internalización del receptor de células B.

Por último, el gen *TNFSF13B* codifica el factor activador de células B (BAFF), que regula la selección y supervivencia de las células B. Una inserción-deleción (GCTGT→A), localizada en la región 3'UTR del gen, se ha descrito como la variante que causa esta asociación, ya que resulta en una mayor producción de BAFF soluble y un incremento de la inmunidad humoral. De hecho, el anticuerpo monoclonal belimumab, dirigido frente a BAFF presenta eficacia clínica en pacientes con LES.

Variantes genéticas localizadas en dos genes implicados en el proceso de autofagia, *NCF1* y *NCF2*, que codifican dos subunidades reguladoras del complejo fagocítico NADPH oxidasa-2 (NOX2), se han asociado de forma consistente al LES. Concretamente las variantes Arg90His de *NCF1* e His-389Gln de *NCF2* tienen un papel funcional, lo que resulta en una disminución de la producción de especies reactivas de oxígeno derivadas de NOX2. Además, se han descrito asociaciones con otros genes implicados en autofagia, como *ATG5, HIP1, ATG16L2, CDKN1B, DRAM1* y *CLEC16A*, que tienen un papel modulador del proceso de autofagia.

El aclaramiento de inmunocomplejos representa otra de las vías con un papel en el LES. En este sentido, tres variantes genéticas (Arg77His, Ala858Val y Pro1146Ser) localizadas en el gen *ITGAM*, que codifica la proteína CD11b que forma parte de un receptor del complemento implicado en la fagocitosis de los inmunocomplejos, confieren riesgo a esta patología. Estas variantes de cambio de sentido llevan a una alteración del proceso de fagocitosis y, en consecuencia, a un defecto en el aclaramiento de los inmunocomplejos, los cuales se depositan y pueden producir daño tisular.

Al igual que ocurre en la esclerosis sistémica, los polimorfismos localizados en distintos *IRF, IRF5, IRF7* e *IRF8*, se han visto asociados al LES, lo que pone de manifiesto el papel fundamental de la vía del IFN en esta patología. En el caso de *IRF5,* se ha descrito una asociación con dos variantes independientes, una de ellas localizada en la región promo-

tora del gen y cuyo alelo de riesgo da lugar a un aumento de la expresión de *IRF5*. Con respecto a *IRF7*, también se ha identificado una variante funcional asociada con el LES. Se ha descrito que esta variante afecta a la expresión de *IRF7* y tiene un papel en la regulación de las respuestas mediadas por IFN.

Varios genes implicados en la vía proinflamatoria NF-κB, tales como *TNFAIP3, TNIP1, UBE2L3, PRKCB* y *NFKBIA*, representan locus de susceptibilidad al LES. En este caso, se han identificado variantes funcionales y, por tanto, probablemente causales, en los genes *TNFAIP3*, que, como ya se ha descrito, codifican la proteína A20 implicada en la vía NF-κB, y *UBE2L3*, que codifica una enzima necesaria para la activación de NF-κB. La presencia del alelo de riesgo de la variante genética asociada a LES en el gen *TNFAIP3* da lugar a la disminución de la expresión de A20 y, por tanto, a un aumento de la señalización de NF-κB, mientras que el alelo de riesgo para el LES del polimorfismo del gen *UBE2L3* resulta en un aumento de la expresión del gen, una activación de NF-κB incrementada y mayores niveles de células plasmáticas circulantes en pacientes con LES.

Vasculitis

Las vasculitis sistémicas representan un grupo heterogéneo de enfermedades crónicas caracterizadas por la inflamación de los vasos sanguíneos, que estrecha u ocluye la luz y limita el flujo sanguíneo, lo que conduce a un daño significativo de tejidos y órganos. Estos trastornos se clasifican según el tamaño de los vasos sanguíneos afectados en vasculitis de vasos grandes, medianos y pequeños. En la actualidad, se sabe que la mayor parte de estos síndromes presentan una etiología compleja en la que tanto los factores ambientales como los genéticos desempeñan un papel importante en su desarrollo.

Arteritis de Takayasu

La arteritis de Takayasu es una vasculitis crónica caracterizada por una inflamación granulomatosa de los grandes vasos, de predominio en el cayado aórtico y sus ramificaciones, que se traduce en síntomas constitucionales inespecíficos, como fiebre y pérdida de peso, y complicaciones graves, como estenosis arterial, oclusión y aneurisma. Esta enfermedad afecta sobre todo a mujeres jóvenes, con una mayor incidencia en Asia y América Latina.

Los estudios genéticos han demostrado que la región HLA representa el principal factor de riesgo genético en la arteritis de Takayasu. Específicamente, se ha descrito una asociación consistente entre el alelo clásico HLA-B*52:01 y esta vasculitis en distintas poblaciones. Además, otros genes, tanto de clase I como de clase II, parecen tener un efecto en la arteritis de Takayasu, en concreto, se han descrito asociaciones independientes con los alelos clásicos DRB1*07, B*13:02, B*15:01 y DQB1*05:02.

Fuera de la región HLA, 14 locus se han asociado de modo consistente con la arteritis de Takayasu mediante cinco estudios genéticos a gran escala. Entre los locus asociados, hay genes con un papel relevante en la respuesta inmunológica, como *IL6* o *IL12B*, que codifican citocinas proinflamatorias; *LILRB3* y *LILRA3*, que codifican proteínas que se unen a moléculas HLA de clase I y, en el caso de *LILRB3*, inhibe la estimulación de las células inmunológicas; *FCGR2A*, que codifica un receptor Fcg de inmunoglobulina (FcgR) con un papel relevante en la inmunidad humoral; *SVEP1*, que participa en la remodelación de los vasos y en la adhesión de los leucocitos a las células endoteliales mediante el aumento de la expresión de diversas citocinas; *CFL2*, que codifica un regulador clave de la dinámica de la actina, lo que podría desempeñar un papel importante en la interacción entre las células T y las células B; y *DUSP22*, implicado en fibrosis e inflamación.

Además, hay otros genes cuya función en la patología no está clara, incluyendo *PTK2B*, que codifica PYK2, una tirosina cinasa citoplásmica activada por la entrada de calcio intracelular y relacionada con la activación de proteínas cinasas activadas por mitógenos (MAP cinasas), *VPS8*, que codifica una proteína vacuolar involucrada en el tráfico de proteínas mediado por vesículas, y *KLHL33*, que codifica una proteína que se expresa específicamente en el tejido cardíaco, el cual se encuentra afectado con frecuencia en pacientes con arteritis de Takayasu. Además, en los GWAS desarrollados hasta el momento, también se han descrito señales en las regiones 17q21, 21q22 y 13q21, sin embargo, aún no se ha identificado el gen causal dentro de estos locus.

Arteritis de células gigantes

La arteritis de células gigantes (ACG) es una vasculitis caracterizada por la inflamación crónica de los vasos sanguíneos de mediano y gran calibre, principalmente la aorta y las arterias carótidas externas y sus ramas, y representa la vasculitis más frecuente en ancianos de países occidentales. Una de sus principales complicaciones es la oclusión de la arteria oftálmica, que conduce a una ceguera aguda e irreversible.

En los últimos años, se han llevado a cabo un elevado número de estudios de asociación de genes candidatos en ACG, la mayoría de ellos centrados en el análisis de genes que codifican citocinas inflamatorias. Estos estudios han identificado la región HLA de clase II, específicamente el alelo clásico DRB1*04, como el principal factor de riesgo genético en la ACG. Además, en los últimos años, se han realizado dos estudios genéticos a gran escala sobre ACG, un GWAS y un estudio immunochip. Ambos han confirmado el alelo clásico HLA-DRB1*04 como la asociación más consistente con esta vasculitis. También se han encontrado varios locus no HLA con un papel en la predisposición genética de la ACG, incluidos *PTPN22*, *PLG* y *P4HA2*.

Como ya se ha descrito, el gen *PTPN22* codifica una tirosina fosfatasa implicada en varias vías de señalización inmunológicas, como la vía del TCR y la actividad humoral de las células B. La señal más fuerte dentro de este locus corresponde a la misma variante funcional (R620W) asociada a la artritis reumatoide y el LES. Por otro lado, *PLG* codifica el plasminógeno, involucrado en diferentes procesos relevantes para la ACG, como la angiogénesis, el reclutamiento de linfocitos y la producción de mediadores inflamatorios, como el TNF-α y la IL-6. *P4HA2* es un importante gen de respuesta a la hipoxia que induce la expresión de otros genes implicados en la patogénesis de la ACG como *IL6*, *MMP9* y *VEGF*.

Enfermedad de Kawasaki

La enfermedad de Kawasaki es una vasculitis sistémica que afecta a vasos de pequeño y mediano calibre, cuya principal complicación es el desarrollo de lesiones en las arterias coronarias. Afecta sobre todo a niños, en especial, de origen asiático.

Hasta la fecha, se han publicado siete GWAS y un estudio immunochip en enfermedad de Kawasaki, tanto en población europea como asiática; sin embargo, solo se han identificado unas pocas asociaciones consistentes.

Aunque la región HLA también está implicada en la predisposición genética a la enfermedad de Kawasaki, hasta el momento no se han podido definir los alelos asociados a ella, lo que puede deberse a los pequeños tamaños muestrales de estos estudios y a las diferencias en los patrones de desequilibrio de ligamiento que existen entre las distintas poblaciones. Mientras que en población japonesa se han descrito asociaciones con el alelo Bw54, los estudios en pacientes europeos apuntan a un efecto de los alelos Bw51 y B44. Además, se han identificado asociaciones con variantes genéticas tanto en la región HLA de clase II en población japonesa y europea (localizadas entre los genes *DQB2* y *DOB*) como en la región HLA de clase I en población coreana, aunque estas últimas no se pudieron confirmar en una corte de Japón.

Con respecto a los factores de riesgo fuera del locus HLA, solo cinco locus, *FCGR2A*, *ITPKC*, *CASP3*, *BLK* y *CD40*, que desempeñan un papel relevante en la respuesta inmunológica mediada por células T y B, se han asociado de forma consistente a la enfermedad de Kawasaki:

- El polimorfismo asociado a esta enfermedad dentro del gen *FCGR2A*, que, como ya se ha mencionado, está implicado en la inmunidad humoral, es una variante no sinónima que da lugar al cambio de histidina por arginina (H131R), lo cual conduce a una disminución de la afinidad de este receptor por la inmunoglobulina G2.
- El gen *ITPKC* codifica una isoenzima implicada en la regulación negativa de la activación de las células T. La variante genética implicada en la susceptibilidad a la enfermedad de Kawasaki en este gen también tiene una implicación funcional, que afecta a los niveles de ITPKC, lo que influye, a su vez, en la producción de IL-1b e IL-18.
- *CASP3* codifica una caspasa que participa en el proceso de apoptosis. En este caso, se ha descrito que los polimorfismos asociados a la enfermedad de Kawasaki afectan a la unión del factor de transcripción NFATc2, que desempeña un papel en la regulación de numerosos genes, incluyendo citocinas, receptores de células T y otros factores de transcripción.
- *BLK* codifica una tirosina cinasa con un papel crucial en la señalización del receptor de células B y, por tanto, en la activación de estas células y la producción de anticuerpos.
- El gen *CD40* codifica un receptor que se expresa en la superficie de las células presentadoras de antígeno y participa en el proceso inflamatorio regulando la selección de células T autorreactivas y la activación de células B y T.

Vasculitis asociadas a anticuerpos anticitoplasma de los neutrófilos

Las vasculitis asociadas con anticuerpos contra el citoplasmático de neutrófilos (*anti-neutrophil cytoplasmic antibody*, ANCA) son un grupo de trastornos caracterizados por la inflamación necrosante de vasos pequeños, incluidas arteriolas, capilares y vénulas, que comprende tres afecciones separadas: granulomatosis con poliangeítis (GPA), poliangeítis microscópica (PAM) y granulomatosis eosinofílica con poliangeitis (GEPA).

Las vasculitis ANCA positivas afectan con frecuencia a los pequeños vasos del aparato respiratorio y los riñones y se caracterizan por la presencia de anticuerpos dirigidos contra dos proteínas, la proteinasa 3 (PR3) y la mieloperoxidasa, ubicadas en la membrana de monocitos y neutrófilos.

En los últimos años se han llevado a cabo gran cantidad de estudios de asociación de gen candidato, que han llevado a la identificación de varios genes asociados con las vasculitis ANCA positivas, tales como *PRTN3, SERPINA1, PTPN22, CTLA4, FCGR3B* y *TLR9*, además de la región HLA.

Más tarde, la aplicación de los análisis a gran escala al estudio de componente genético de las vasculitis asociadas a ANCA ha permitido confirmar el papel de los genes *PRTN3, SERPINA1, PTPN22* y *CTLA4* como factores de susceptibilidad para estas patologías e identificar nuevos locus de riesgo. En concreto, hasta el momento, se han desarrollado cuatro GWAS en pacientes con vasculitis asociadas a ANCA: dos de ellos con pacientes tanto con GPA como con PAM, otro en el que se analizaron solo pacientes con GPA y, el más reciente, centrado en GEPA.

La región HLA representa el principal factor de riesgo genético para las vasculitis asociadas a ANCA. Se han descrito varias asociaciones entre la GPA y alelos HLA clásicos mediante estudios de asociación de genes candidatos, pero solo DPB1*0401 ha mostrado una asociación consistente en diferentes poblaciones. Además, los GWAS llevados a cabo en esta enfermedad han demostrado que la asociación con este alelo es específica de ANCA, ya que está más fuertemente asociado con el subgrupo de pacientes positivos para PR3 que con la GPA en general. La estratificación según la especificidad de ANCA también ha revelado una asociación entre los locus DQA y DQB1 y los pacientes con mieloperoxidasa positiva en los dos GWAS sobre GPA y PAM. Por otro lado, el locus HLA se asocia con la GEPA positiva para mieloperoxidasa, pero no con el subconjunto de pacientes con ANCA negativo. Concretamente, los alelos DRB1*08:01, DQA1*02:01 y DRB1*01:03 confieren el mayor riesgo y el alelo DQA1*05:01 confiere protección frente a GEPA.

Con respecto a los genes asociados con las vasculitis ANCA positivas fuera del HLA, los genes *PRTN3* y *SERPINA1* representan locus de riesgo para la GPA: en concreto, estas asociaciones son específicas del subgrupo de pacientes positivos para PR3. *PRTN3* codifica la proteína PR3, frente a la que se dirigen los ANCA, y *SERPINA1* codifica la α1-antitripsina (α1-AT), un inhibidor de serina proteasas, incluyendo PR3. Se ha propuesto que, dado que PR3 es un objetivo de la α1-AT, una menor producción de este inhibidor causada por el alelo de riesgo de la variante asociada a GPA podría dar

como resultado niveles más altos de PR3 circulante, lo que podría conducir a la síntesis de ANCA anti-PR3. Por otro lado, las asociaciones identificadas con polimorfismos de los genes *PTPN22* y *CTLA4*, ambos reguladores negativos de la activación de células T, parecen ser comunes a GPA y PAM. Concretamente, la variante de *PTPN22* asociada a estas vasculitis es la misma implicada en la susceptibilidad a la ACG, artritis reumatoide y LES (Arg620Trp), así como a otras enfermedades inmunomediadas. En el caso del gen *CTLA4*, se han descrito dos variantes asociadas, un microsatélite $(AT)_n$, que se correlaciona con una menor función de CTLA4 y una menor inhibición de la proliferación de células T, y una variante de cambio de sentido que afecta al tráfico de CTLA4 a la superficie celular. Por último, el GWAS realizado en GEPA ha permitido identificar nueve locus asociados con esta vasculitis, siete de ellos (*BCL2L11, TSLP, GATA3, CDK6, IRF1/IL5, LPP/BCL6* y *BACH2*) asociados tanto con pacientes ANCA-positivos como negativos y dos (*GPA33* y un locus intergénico en 12q21) asociados específicamente con el subgrupo de pacientes de GEPA negativos para mieloperoxidasa. *TSLP, IRF1/IL5, GATA3, LPP/BCL6, CDK6, BCL2L11* y *BACH2* son genes que codifican proteínas conocidas por controlar las respuestas Th2 y la inflamación eosinofílica, dos características cardinales de la GEPA. Además, la mayoría de ellos se han involucrado en asma, otro componente principal del fenotipo de esta vasculitis:

- TSLP es producida por células estromales y epiteliales en respuesta a estímulos inflamatorios, y promueve la eosinofilia y las respuestas Th2 al actuar sobre los mastocitos, las células linfoides innatas y las células dendríticas.
- La IL-5 es una citocina Th2 prototípica que induce la activación de los eosinófilos y prolonga su supervivencia.
- *GATA3* también marca las respuestas inmunitarias Th2, ya que es un factor de transcripción Th2 clave que impulsa la secreción de citocinas estimulantes de eosinófilos como IL-4, IL-5 e IL-13.
- *LPP/BCL6, CDK6, BCL2L11* y *BACH2* están involucrados en la homeostasis de las células T y B, y contribuyen a la regulación de las respuestas Th2 y eosinofílicas.

Por otro lado, *GPA33* codifica una glucoproteína de superficie celular que mantiene la función de barrera en el epitelio intestinal. La variante asociada a la GEPA ANCA-negativa afecta la expresión de *GPA33* en el tejido bronquial, lo que indica que esta molécula puede controlar la función de barrera respiratoria y contribuir a la patogénesis de este subconjunto de pacientes.

Como ha quedado patente, los distintos estudios genéticos han puesto de manifiesto que el componente genético parece correlacionarse principalmente con el tipo de ANCA, así como con su presencia o ausencia, más que con el diagnóstico de GPA, PAM o GEPA, lo que señala que las vasculitis asociadas a ANCA podrían redefinirse según el estado de los ANCA.

Enfermedad de Behçet

La enfermedad de Behçet es un trastorno inflamatorio que afecta a arterias y venas de todos los tamaños. Se caracteriza por la aparición de manifestaciones clínicas heterogéneas, incluyendo úlceras orales y genitales, que son las lesiones características de esta vasculitis, así como manifestaciones vasculares, gastrointestinales, articulares y del sistema nervioso central. Esta condición muestra una preponderancia masculina y es más frecuente en Oriente Medio y Asia.

La enfermedad de Behçet es una de las vasculitis que más se ha beneficiado de la era del genoma completo, con trece estudios genéticos a gran escala hasta el momento. Esto ha llevado al descubrimiento de un número significativo de locus de riesgo consistentes, incluida la región HLA que, como en otras vasculitis, es el principal locus de susceptibilidad para la enfermedad de Behçet. Específicamente, el alelo clásico HLA-B*51 representa la asociación más fuerte dentro de esta región en diferentes poblaciones. También se han identificado otras asociaciones independientes dentro de la región HLA ubicadas dentro del gen *PSORS1C1*, aguas arriba del gen *HLA-F-AS1* y dentro de HLA-Cw*16:02. Además, un immunochip posterior también describió dos señales, HLA-B*57 y HLA-A*03, que mostraron un efecto independiente al conferido por B*51.

Aparte de la región HLA, se han identificado varios locus implicados en la susceptibilidad a la enfermedad de Behçet, la mayoría de ellos con un papel fundamental en la respuesta inmunológica. Concretamente, varios de estos genes participan en la regulación de las respuestas mediadas por las células T CD4+, sobre todo Th1 y Th17.

El locus *IL23R/IL12RB2* contiene dos genes con un papel crucial en la respuesta inflamatoria: *IL23R*, que, como ya se ha mencionado, codifica una subunidad del receptor de IL-23, e *IL12RB2*, que codifica una cadena del receptor de IL-12. También se ha descrito una asociación genómica entre el gen *IL12A*, que codifica la subunidad p35 de la IL-12, y esta vasculitis. Como ya se ha descrito, la IL-12 y la IL-23 participan en las respuestas inmunológicas mediadas por células Th1 y Th17, respectivamente. Además, la proteína codificada por *STAT4* es un factor de transcripción que media en las respuestas a IL-12, IL-23 e IFN de tipo I, y regula la diferenciación de los linfocitos Th1 y Th17. La señal detectada en la región *KLRC4* se localiza dentro de un bloque haplotípico que contiene cinco genes receptores de células NK, algunos de los cuales actúan como coestimuladores de células T CD4+ y CD8+. *GIMAP4* codifica una proteína que participa en la regulación de la apoptosis de las células T. Los estudios funcionales realizados revelaron que el alelo menor del polimorfismo más asociado dentro de esta región se correlacionaba con una menor actividad proteica, y que las células T CD4+ de pacientes con Behçet tienen una expresión disminuida de *GIMAP4*. La proteína codificada por *EGR2* es un factor de transcripción que desempeña un papel fundamental en la inducción de anergia de las células T y en la función supresora de las células Treg. Por otro lado, algunos de los locus de susceptibilidad para la enfermedad de Behçet desempeñan papel importante en la ruta del IFN, incluyendo *IRF8*, que codifica un factor de transcripción que regula la expresión de genes estimulados por IFN de tipo I, y *PTPN1*, que participa en la respuesta celular a la estimulación con IFN.

Además, otros genes de susceptibilidad están involucrados en otros aspectos de la respuesta inmunológica; así, el gen

IL10 codifica una citocina que tiene una función antiinflamatoria al suprimir la expresión de citocinas proinflamatorias, pero también promueve las respuestas de las células B al mejorar su supervivencia y proliferación, así como la producción de anticuerpos. Los genes *CCR1* y *CCR3* forman un grupo de genes receptores de quimiocinas que codifican proteínas críticas para el reclutamiento de células inmunitarias efectoras al lugar de la inflamación. *ERAP1* codifica una amino peptidasa que, como ya se ha descrito, es crucial para la presentación de antígenos a través de moléculas HLA de clase I. Curiosamente, las variantes de *ERAP1* parecen conferir riesgo en pacientes con Behçet positivos para HLA-B*51, lo que indica la existencia de una interacción entre ambas proteínas. La proteína codificada por *LACC1* es una oxidorreductasa que promueve la activación del inflamasoma, la producción de especies reactivas de oxígeno y la función bactericida de los macrófagos. Por último, también se han descrito asociaciones con genes cuya función no está directamente relacionada con la enfermedad, como *TFCP2L1, RIPK2, FUT2, JRLK/CNTN5*, así como con una región intergénica localizada entre los genes *LNCAROD/DKK1*.

TRASLACIÓN DE LOS HALLAZGOS GENÉTICOS A LA CLÍNICA

La investigación genética tiene como uno de sus objetivos centrales la traducción del conocimiento biológico en avances médicos. Aunque este proceso suele requerir una cantidad considerable de tiempo, se han identificado diferentes áreas en las que los estudios genéticos a gran escala tienen aplicaciones clínicas significativas (**Fig. 5-4**).

Identificación de nuevas dianas terapéuticas

Un análisis retrospectivo ha demostrado que las dianas farmacológicas respaldadas por evidencia genética tienen el doble de probabilidades de progresar con éxito a través del proceso de desarrollo de fármacos. Esto indica que la información genética es una parte fundamental del conjunto de herramientas para el desarrollo de medicamentos. En este sentido, la detección de genes y de vías moleculares que se ven afectados en las enfermedades reumáticas ha permitido la identificación de nuevos objetivos terapéuticos para estas patologías. Por ejemplo, las asociaciones genéticas han facilitado en parte el desarrollo de una serie de terapias como abatacept, a partir de la asociación observada entre *CTLA4* y la artritis reumatoide, o secukinumab, basado en la asociación de *IL23R* con la espondilitis anquilosante.

Por otro lado, también se han iniciado programas de desarrollo de fármacos dirigidos contra el gen *ERAP1* a partir de la identificación de su asociación genética con la espondilitis anquilosante y la enfermedad de Behçet, entre otras.

El gran número de asociaciones genéticas estadísticamente sólidas y los avances en su interpretación funcional representan una tremenda oportunidad para el desarrollo de fármacos más exitosos. Sin embargo, su implementación no es sencilla y requiere una comprensión más clara de las asociaciones genéticas derivadas de los GWAS.

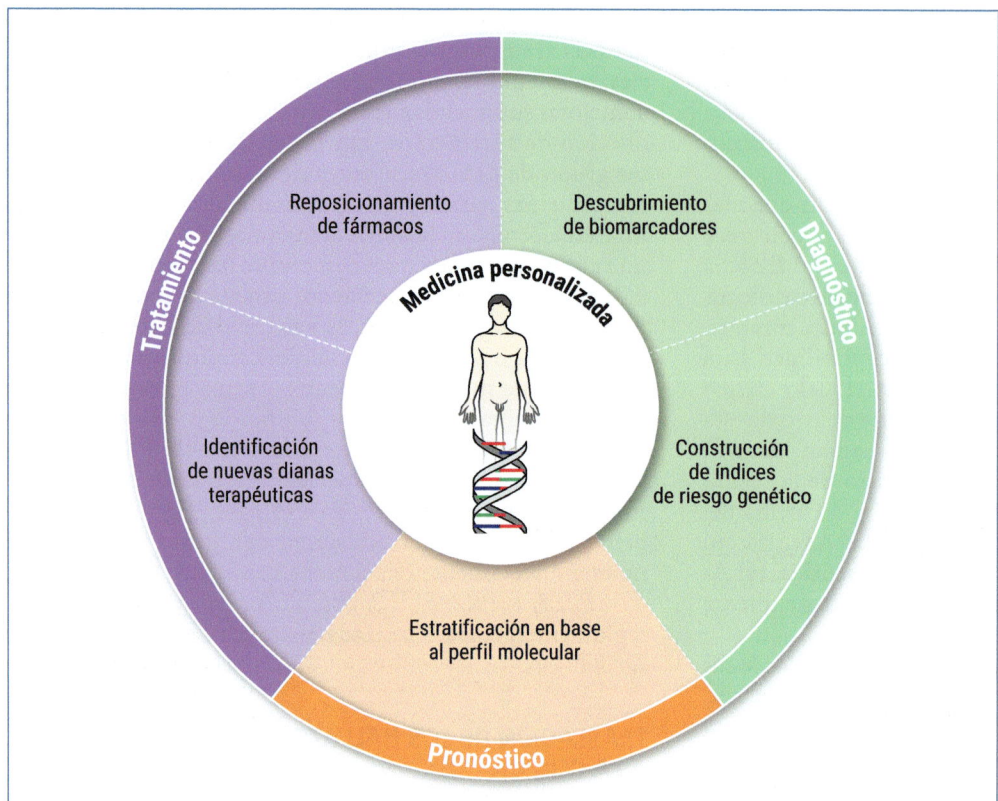

Figura 5-4. Esquema de las distintas aplicaciones de los estudios de asociación del genoma completo desarrollados en enfermedades reumáticas.

Reposicionamiento de fármacos

El reposicionamiento de fármacos, que consiste en identificar nuevos usos para medicamentos ya aprobados y disponibles en el mercado, es una estrategia prometedora, ya que ofrece importantes ventajas, como la reducción de costes y tiempos, en comparación con el desarrollo de nuevos fármacos desde cero, y la posibilidad de mejorar el tratamiento de enfermedades para las cuales no existen tratamientos efectivos.

En las enfermedades reumáticas hay varios ejemplos de reposicionamiento de medicamentos, como es el caso del anticuerpo monoclonal rituximab, dirigido frente a las células B CD20+, utilizado inicialmente para el tratamiento del linfoma no hodgkinianos, y más tarde en la artritis reumatoide, o el tocilizumab, un anticuerpo monoclonal dirigido frente al receptor de IL-6, que se desarrolló para tratar el carcinoma de pulmón de células grandes y actualmente se usa en el tratamiento de varias enfermedades reumáticas.

En la búsqueda de nuevas aplicaciones para medicamentos ya existentes, el conocimiento de la patogénesis de la enfermedad ha sido fundamental, como en el caso de los fármacos ya mencionados. Sin embargo, ha quedado patente que la genética también es una herramienta valiosa para la identificación de nuevas indicaciones de fármacos.

Así, en un GWAS sobre artritis reumatoide se identificaron nuevos locus asociados con la enfermedad a través del análisis combinado de datos genéticos de diferentes poblaciones. A partir de este análisis, se descubrieron numerosos genes asociados a la enfermedad que son dianas de medicamentos ya existentes, algunos de los cuales se utilizan en oncología y demostraron ser eficaces en el tratamiento de la artritis reumatoide.

Un estudio similar en la esclerosis sistémica identificó numerosos genes candidatos asociados a esta patología, siete de los cuales eran dianas de fármacos ya en uso, lo que indica que podrían ser útiles en el tratamiento de la esclerosis sistémica.

Herramientas de diagnóstico

Por último, el uso de datos GWAS para desarrollar puntuaciones de riesgo genético (*genetic risk score*, GRS) es otra aplicación importante en el campo de la genética de las enfermedades reumáticas. Los GRS son puntuaciones numéricas que se calculan a partir de múltiples variantes genéticas asociadas con una enfermedad en particular, y que se utilizan para predecir el riesgo de desarrollar esa enfermedad en individuos de la población general. En el caso de las enfermedades reumáticas, los GWAS han identificado múltiples variantes genéticas asociadas con diferentes tipos de enfermedades. Al combinar estas variantes en un GRS, se identifica a los individuos con un mayor riesgo de desarrollar una enfermedad reumática concreta en función de su perfil genético y, por tanto, determinar a aquellos individuos que se beneficiarán de una vigilancia más estrecha o de intervenciones preventivas tempranas.

La capacidad de predicción de un modelo de GRS puede considerarse útil en el ámbito clínico cuando cumple con ciertos criterios. En primer lugar, el GRS debe estar validado en una población independiente de aquella en la que se desarrolló. Esto significa que se debe demostrar que el modelo es capaz de predecir el riesgo de enfermedad de manera precisa y consistente en diferentes grupos de personas. En segundo lugar, el GRS debe ser capaz de mejorar la capacidad predictiva por encima de los factores de riesgo clásicos utilizados en la práctica clínica actual. El área bajo la curva (*area under the curve*, AUC) es una medida comúnmente utilizada del poder discriminatorio de un GRS en la predicción del riesgo de enfermedad. El valor del AUC oscila entre 0,5 (ausencia de discriminación) y 1 (discriminación perfecta). El umbral del AUC que se considera suficiente para que una GRS sea aplicable en la clínica depende de la enfermedad o afección específica que se estudie y de las directrices basadas en la evidencia disponibles. Sin embargo, en general, se considera que un AUC de 0,7 o superior indica una discriminación moderada, mientras que un AUC de 0,8 o superior indica una discriminación fuerte.

En este sentido, recientemente, se han desarrollado GRS para distintas enfermedades reumáticas que han demostrado una capacidad predictiva lo suficientemente alta como para ser potencialmente útiles en la clínica. Por ejemplo, un GRS desarrollado para espondilitis anquilosante demostró un AUC de 0,92 combinado con resonancia magnética, lo que indica una alta capacidad de diagnóstico y una utilidad clínica potencial.

PUNTOS CLAVE

- Las enfermedades reumáticas son patologías complejas cuyo desarrollo se debe al efecto combinado de determinados factores ambientales y de un gran número de variantes genéticas localizadas en diferentes regiones del genoma, cada una de las cuales tiene una contribución pequeña al desarrollo de la enfermedad.

- Existen dos estrategias principales para identificar las variantes genéticas asociadas al desarrollo de las enfermedades complejas: los estudios basados en hipótesis, en los que se analiza uno o unos pocos polimorfismos en un gen determinado, y los estudios libres de hipótesis, en los que se analizan cientos de miles o millones de polimorfismos distribuidos a lo largo de todo el genoma.

- Los estudios genéticos realizados en los últimos años, principalmente los GWAS, han permitido identificar numerosos genes implicados en las distintas enfermedades reumáticas, lo que ha ayudado al conocimiento de las vías biológicas que se encuentran afectadas en estas patologías.

- La identificación de nuevas dianas farmacológicas, el reposicionamiento de fármacos y el desarrollo de herramientas para predecir el riesgo a desarrollar una enfermedad determinada representan algunas de las aplicaciones clínicas de los hallazgos genéticos.

BIBLIOGRAFÍA

Abdellaoui A, Yengo L, Verweij KJH, Visscher PM. 15 years of GWAS discovery: Realizing the promise. Am J Hum Genet. 2023;110(2):179-94.

Acosta-Herrera M, González-Gay MA, Martín J, Márquez A. Leveraging genetic findings for precision medicine in vasculitis. Front Immunol. 2019;10:1796.

Angiolilli C, Marut W, Van der Kroef M, Chouri E, Reedquist KA, Radstake TR. New insights into the genetics and epigenetics of systemic sclerosis. Nat Rev Rheumatol. 2018;14(11):657-73.

Cano-Gámez E, Trynka G. From GWAS to function: Using functional genomics to identify the mechanisms underlying complex diseases. Front Genet. 2020;11:424.

Costantino F, Breban M, Garchon HJ. Genetics and functional genomics of spondyloarthritis. Front Immunol. 2018;9:2933.

Dedmon LE. The genetics of rheumatoid arthritis. Rheumatology (Oxford). 2020;59(10):2661-70.

Ha E, Bae SC, Kim K. Recent advances in understanding the genetic basis of systemic lupus erythematosus. Semin Immunopathol. 2022;44(1):29-46.

Ishigaki K, Sakaue S, Terao C, Luo Y, Sonehara K, Yamaguchi K et al. Multi-ancestry genome-wide association analyses identify novel genetic mechanisms in rheumatoid arthritis. Nat Genet. 2022;54(11):1640-51.

Li Z, Wu X, Leo PJ, de Guzmán E, Akkoc N, Breban M et al. Polygenic Risk Scores have high diagnostic capacity in ankylosing spondylitis. Ann Rheum Dis. 2021;80(9):1168-74.

López-Isac E, Acosta-Herrera M, Kerick M, Assassi S, Satpathy AT, Granja J et al. GWAS for systemic sclerosis identifies multiple risk loci and highlights fibrotic and vasculopathy pathways. Nat Commun. 2019;10(1):4955.

Ortiz-Fernández L, Saruhan-Direskeneli G, Alibaz-Oner F, Kaymaz-Tahra S, Coit P, Kong et al. Identification of susceptibility loci for Takayasu arteritis through a large multi-ancestral genome-wide association study. Am J Hum Genet. 2021;108(1):84-99.

Ortiz-Fernández L, Sawalha AH. Genetics of Behçet's disease: functional genetic analysis and estimating disease heritability. Front Med. 2021;8:625710.

Torkamani A, Wineinger NE, Topol EJ. The personal and clinical utility of polygenic risk scores. Nat Rev Genet. 2018;19(9):581-90.

Trivioli G, Márquez A, Martorana D, Tesi M, Kronbichler A, Lyons PA, et al. Genetics of ANCA-associated vasculitis: role in pathogenesis, classification and management. Nat Rev Rheumatol. 2022;18(10):559-74.

Valoración integral del paciente reumático

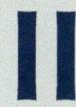

Anamnesis, exploración física y medidas de desenlace 6

N. P. Garrido Puñal y F. P. G. Jiménez Núñez

 OBJETIVOS

- Obtener una historia clínica detallada del paciente, incluyendo síntomas, antecedentes médicos y estilo de vida.
- Dominar las técnicas de exploración física.
- Adquirir habilidades de inspección, palpación, percusión y auscultación para evaluar diferentes sistemas del cuerpo.
- Conectar la información de la anamnesis y la exploración física con posibles diagnósticos diferenciales.
- Comprender la importancia de mantener la confidencialidad y el respeto por la privacidad del paciente durante el proceso de evaluación.
- Identificar las principales medidas de desenlace, en especial aquellas que se emplean en la práctica clínica habitual y en la mayoría de los ensayos clínicos.

INTRODUCCIÓN

En este capítulo, se abordará la parte más importante de la relación médico-paciente, ya que sin una buena anamnesis y exploración física es imposible llegar a un diagnóstico y tratamiento adecuados.

ANAMNESIS

Según el diccionario de la Real Academia Española (RAE), es «la información aportada por el paciente y por otros testimonios para confeccionar su historial médico».

Se trata del proceso con el cual el médico se aproxima al paciente como conjunto y se hace una idea retrospectiva de su vida y de la razón por la que acude a la consulta. Es una parte fundamental porque tras ella el profesional tiene que haber establecido un diagnóstico sindrómico de presunción sobre el que continuar el acto médico.

Durante la anamnesis el médico tiene que hacerse una idea global de lo que le ocurre al paciente (subjetivo). No solo hay que escuchar, sino también entender lo que el paciente transmite para, tras la exploración física, pasar de lo subjetivo (síntomas) a lo objetivo (signos), y establecer con ello un diagnóstico sindrómico.

Es crucial seguir un esquema preestablecido para no olvidar preguntas importantes:

- Si se ve al paciente por primera vez, el profesional debe presentarse.
- Establecer una relación de confianza con el paciente. Conviene ser empáticos y para ello es importante demostrarle que lo que está contando importa: mirarle a los ojos, no atender el móvil personal ni contestar llamadas o mensajes salvo de imperiosa necesidad.
- Informar al paciente de cómo se desarrollará la entrevista: bloque de historia previa, enfermedad actual, exploración física, diagnóstico y tratamiento, o lo que es lo mismo: pasado, presente y futuro.

Antecedentes

Hay que conocer:

- Antecedentes personales: es muy importante preguntar por las fechas:
  - Alergias o intolerancias.
  - Riesgo cardiovascular: hipertensión arterial, diabetes, dislipemias.
  - Antecedentes quirúrgicos.
  - Hábitos tóxicos: tabaco, consumo de alcohol, drogas.
  - Anamnesis dirigida por sistemas sobre los antecedentes (problemas neurológicos, pulmonares, cardíacos, digestivos, urogenitales, musculoesqueléticos y cutáneos).
  - Tratamiento actual: al preguntarle por el tratamiento habitual, se hará evidente muchas veces que hay antecedentes personales que ha olvidado comentar, bien porque no los considera importantes o porque cree que, al estar tratados, ya están curados.
- Antecedentes familiares de interés: generales y, en especial, sobre enfermedades reumáticas, intestinales y cutáneas, ya que en algunos casos puede ayudar al diagnóstico (por ejemplo, el diagnóstico de artritis psoriásica

en un paciente con rasgos de sospecha, pero sin afectación cutánea, pero que tiene antecedentes familiares de psoriasis).
- Estado sociolaboral: trabajo actual y los que ha realizado previamente, por su potencial papel en el desarrollo de algunas enfermedades.

Presente o enfermedad actual

Conocida la historia previa del paciente, hay que centrarse en lo que le preocupa, pero siempre de forma dirigida. Son tres las preguntas básicas que hay que realizar:

- **¿Qué le pasa?** Hay que escuchar, comprender lo que cuenta el paciente e ir formulando preguntas ordenadas para conocer los síntomas y los órganos afectados y así llegar a una conclusión. En reumatología, uno de los principales motivos de solicitud de valoración es el dolor y es crucial ayudar al paciente a describir sus características. Se ha de indagar sobre otras manifestaciones clínicas relevantes, que muy probablemente el paciente no asociará a una enfermedad reumática, como la fiebre, lesiones cutáneas, úlceras orales, enfermedad de Raynaud, cansancio, alopecia, diarrea, etcétera.
- **¿Desde cuándo le pasa?** Tiene relevancia conocer la secuencia temporal, si es algo agudo o crónico, continuo o en brotes, si ha ido en aumento o descenso desde que se inició el síntoma, si le ha ocurrido con anterioridad o no.
- **¿A qué lo atribuye?** Los factores que el paciente identifica como desencadenantes o modificadores del síntoma.

El objetivo es establecer un diagnóstico y tratamiento, pero no basta con identificar de forma correcta el problema médico responsable. Es clave explicar al paciente en qué consiste su proceso, cuál es su pronóstico y qué medidas terapéuticas ayudarán a su resolución o control. Además, hay que incorporar al paciente en la toma de decisiones durante todo el proceso diagnóstico y su seguimiento.

Se exponen a continuación las partes de la entrevista sobre las que detenerse un poco más en el ámbito de la reumatología.

Dolor

El dolor es el síntoma por el que acuden la mayoría de las personas a una consulta de reumatología general. Es una experiencia sensorial y emocional, una respuesta del sistema nervioso a una lesión o daño tisular o tras un daño emocional.

Tras la entrevista se debe haber obtenido respuesta a las tres preguntas anteriores (cómo, desde cuándo y los factores que lo modifican), pero, en el caso del dolor, también es relevante identificar su cronología.

Cronología del dolor

La cronología del dolor se refiere al patrón o evolución que sigue a lo largo del tiempo. Puede variar en función de la causa subyacente y del tipo de dolor que se esté experimentando. En todo proceso de dolor hay tres fases:

- **Fase de inicio**: el dolor generalmente comienza en respuesta a un estímulo específico, como una lesión, una enfermedad o una condición médica. Esta etapa puede estar marcada por una sensación repentina de malestar o molestia.
- **Fase aguda**: en esta etapa, el dolor puede ser intenso y punzante. Es una respuesta normal del cuerpo a la lesión o enfermedad, y tiene la función de alertar al organismo sobre el daño y fomentar el proceso de curación. Se suele asociar con inflamación y puede durar desde unos pocos días hasta varias semanas, dependiendo de la causa y de la respuesta del cuerpo.
- **Fase de resolución**: si el dolor se debe a una lesión o un problema temporal, esta fase se caracteriza por una mejora gradual y por la reducción del dolor a medida que el proceso que lo originó desaparece.

En función del modo de inicio y de la evolución, el dolor puede clasificarse en:

- **Dolor agudo**: normalmente es una respuesta a la estimulación de los nociceptores (terminaciones nerviosas especializadas, que detectan el estímulo doloroso y envían señales eléctricas al cerebro y la médula espinal) frente a una lesión o daño en el organismo. Suele ser de inicio brusco, intenso y de corta duración. Es la respuesta del sistema nervioso a un daño o una inflamación y tiene la función de proteger al organismo. Su duración va desde segundos hasta semanas; normalmente menos de un mes.
- **Dolor subagudo**: su inicio es más lento, con una intensidad progresivamente creciente y una duración que suele prolongarse entre 1 y 3 meses.
- **Dolor crónico.**: de duración superior a 3 meses, aunque algunos autores amplían este tiempo a más de 6 meses.

Clasificación del dolor según su origen y características

Otras características del dolor por las que hay que preguntar de forma específica son: la localización, la calidad, la intensidad, la respuesta emocional, el efecto sobre la funcionalidad, etcétera.

Inflamatorio

Sus características son: dolor que mejora con el movimiento, pero empeora con el reposo, durante la noche y en las primeras horas del día. Cuando afecta a las articulaciones periféricas, los pacientes lo describen como profundo o quemante y bien localizado en la articulación, acompañado en muchas ocasiones de tumefacción articular, aumento de la temperatura local y enrojecimiento de la piel suprayacente. En el caso de los procesos inflamatorios crónicos que afectan a la columna vertebral (como las espondiloartropatías), la relevancia del dolor inflamatorio como seña de identidad de estos procesos queda enfatizada en los numerosos criterios que se han generado a lo largo del tiempo para su identificación (**Tabla 6-1**).

Se debe prestar especial cuidado al dolor nocturno ya que, aunque en reumatología el origen más frecuente es el de un proceso inflamatorio, también es una de las llamadas «banderas rojas» en una evaluación porque puede tratarse de

Tabla 6-1. Características del dolor lumbar inflamatorio según el grupo Ankylosing Spondilytis Assessment Study (ASAS)

Lumbalgia inflamatoria en pacientes con dolor lumbar crónico (> 3 meses) si se cumplen al menos cuatro de los siguientes:

- Edad de inicio < 40 años
- Inicio insidioso
- Mejoría con el ejercicio
- No mejoría con el reposo
- Dolor nocturno (con mejoría tras levantarse)

un proceso tumoral o una fractura. Esto es especialmente relevante durante la evaluación de procesos que obligan al paciente a acudir a urgencias.

Mecánico

Es aquel que empeora con los movimientos y mejora con el reposo. Es típico de la artrosis periférica y de los procesos degenerativos axiales.

Dolor neuropático

El dolor neuropático es un tipo de dolor crónico que resulta de una disfunción o daño en el sistema nervioso. A diferencia del dolor nociceptivo, que es una respuesta normal del cuerpo a un estímulo doloroso (como una lesión o una quemadura), el dolor neuropático es una enfermedad en sí misma y puede persistir mucho tiempo después de que la lesión inicial haya sanado. Las características del dolor neuropático se resumen en la **tabla 6-2**.

Entre sus causas destacan las lesiones nerviosas traumáticas (accidentes o lesiones deportivas); enfermedades neurodegenerativas (neuropatía diabética, metabolopatías, etc.); infecciones víricas o bacterianas que afectan a los nervios (neuralgia posherpética); trastornos del sistema nervioso central (esclerosis múltiple); síndromes de atrapamiento nervioso (síndrome del túnel carpiano) o efectos secundarios de ciertos medicamentos.

Dolor por sensibilización central

Es un dolor producido por una hiperestimulación o amplificación de las señales del sistema nervioso central y periférico.

Esta amplificación del dolor puede ocurrir incluso cuando la causa que lo originó no existe. Sus características están registradas en la **tabla 6-3**. Este tipo de dolor es el que se observa en procesos como la fibromialgia o el síndrome de fatiga crónica.

Otras manifestaciones

Pueden surgir otras manifestaciones, como las que se exponen a continuación, siendo importante recoger en la historia clínica tanto su presencia como su ausencia.

Tumefacción. Es un aumento de tamaño de una parte del cuerpo. En las enfermedades inflamatorias crónicas es especialmente relevante la tumefacción articular o periarticular, que puede estar acompañada por otros síntomas o signos como enrojecimiento, dolor, calor o limitación de la movilidad. En ocasiones se trata de una apreciación subjetiva del paciente que no se constata en la exploración física. Se ha de interrogar al paciente sobre este signo, su duración, los desencadenantes, si es o no recurrente, así como la localización, si afecta o no a la movilidad articular o se asocia a trastornos cutáneos.

Impotencia funcional o discapacidad. Puede deberse al dolor o a la pérdida de rango de movimiento articular, pero muchas veces el paciente lo describe como pérdida de fuerza.

Rigidez. Es la dificultad para iniciar el movimiento articular; el paciente suele describirlo como una gelificación o torpeza. Sus características ayudan a diferenciar su origen. En las enfermedades inflamatorias se denomina *rigidez matutina*, predomina en las primeras horas del día y su duración suele ser mayor de 30 minutos, aunque los pacientes también la experimentan tras períodos de reposo prolongados. Es típica de las artritis inflamatorias como la artritis reumatoide, las conectivopatías o las espondiloartritis. Sin embargo, la rigidez también se observa en la artrosis, especialmente en los estadios avanzados, pero su duración es inferior a la de los procesos inflamatorios, ya que no supera, por lo general, los 20-30 minutos.

Fatiga. Es una sensación de falta de energía y motivación que ocurre asociada a multitud de procesos reumatológicos tanto inflamatorios como autoinmunes. Es importante filiarla porque puede ser la primera manifestación de un brote de la enfermedad en patologías como en el lupus eritematoso sistémico o en el síndrome de Sjögren y suele acompañar

Tabla 6-2. Características del dolor neuropático

- Sensaciones anormales: quemazón, hormigueo, pinchazos, entumecimiento o descargas eléctricas
- Localización específica; puede seguir el trayecto de los nervios afectados
- Hipersensibilidad al tacto ligero o al roce, lo que suele provocar un aumento del dolor. Suele acompañarse de parestesias
- Espontáneo: sin necesidad de un estímulo externo. Esto puede hacer que el dolor sea impredecible e incontrolable
- Crónico: puede persistir durante semanas, meses o incluso años
- Referido: puede sentirse en un área diferente de donde se encuentra el problema real

Tabla 6-3. Características del dolor por sensibilización central

- Generalizado y mal definido
- Hipersensibilidad: dolor con menor estimulación o en situaciones en las que otros no lo sentirían
- Persistente: en algunos casos durante meses o años
- Percepción de un estímulo en un punto lejano al estimulado
- No proporcionado al estímulo
- Influido por factores emocionales como el estrés, la ansiedad y la depresión, que pueden aumentar su intensidad

a la actividad de la artritis reumatoide, las espondiloartritis, etc. Hay que distinguir la fatiga del cansancio derivado de los trastornos del sueño o el estrés y para ello un buen interrogatorio es fundamental.

Fatiga mental. Es un nuevo concepto que aparece en enfermedades como la fibromialgia y el síndrome de fatiga crónica, que es una disminución de la capacidad física y mental tras la realización una tarea durante un período de tiempo determinado. Suele ser continua y limitante.

Fiebre. Debe estudiarse su duración, patrón y sintomatología acompañante. Muchas de las enfermedades autoinflamatorias tienen como principal síntoma los episodios recurrentes de fiebre sin origen conocido. También puede ser el marcador del inicio de un brote de lupus eritematoso sistémico o de una infección intercurrente.

Lesiones cutáneas o mucosas. Es fundamental preguntar activamente por ellas y luego evaluarlas en la exploración física, documentar la localización y cuándo han aparecido. La *fotosensibilidad y las lesiones ungueales* son claves para enfermedades como el lupus eritematoso sistémico, las vasculitis, la dermatomiositis, la esclerodermia, la artritis psoriásica, etc. La sintomatología oral, como la presencia y localización de *úlceras orales y genitales*, es clave en enfermedades como la de Behçet. La presencia de síndrome seco en forma de *xerostomía* y *xeroftalmia* (sequedad oral y ocular) también tiene que estar recogida en la historia clínica, ya que ayudan al diagnóstico del síndrome de Sjögren tanto primario como el secundario a otras enfermedades reumáticas. La *alopecia* (parcheada o difusa, tiempo de evolución) es relevante en el lupus eritematoso sistémico. El *síndrome de Raynaud*, definido como el cambio de color de los dedos de las manos o los pies con la exposición al frío, es importante en la anamnesis de las conectivopatías. Es de gran ayuda preguntar por fotografías de las lesiones, si no son visibles en el momento de la exploración.

Astenia, anorexia y pérdida de peso. La *astenia* es la sensación de falta de energía o vitalidad, y la *anorexia*, la pérdida de apetito. Se debe documentar si hay *pérdida de peso*, que se considera significativa cuando es superior al 5 % en los últimos 6 meses. La presencia de estos tres de forma simultánea es lo que se considera *síndrome constitucional*, y suele ser necesario investigar la posibilidad de un proceso neoplásico subyacente.

EXPLORACIÓN FÍSICA

Tiene que ser estructurada, englobar la exploración tanto del aparato locomotor como la de aquellos órganos o sistemas relevantes según la anamnesis.

Impresión general

Se refiere al estado general del paciente, que habrá que categorizar como bueno, malo o regular. También engloba su estado de ánimo y actitud.

Exploración general

Durante la exploración general, se medirán o analizarán los siguientes aspectos que se detallan a continuación.

Constantes vitales. Es importante recoger la presión arterial y la frecuencia cardíaca, especialmente en las enfermedades inflamatorias sistémicas. También se debe medir la saturación de oxígeno basal en los pacientes en los que se sospeche afectación pulmonar.

Datos antropométricos. Datos como la talla, el peso, el índice de masa corporal o el perímetro abdominal son de gran interés debido al conocido aumento de riesgo cardiovascular asociado a las enfermedades autoinmunes, en cuya prevención debe implicarse el reumatólogo de forma proactiva.

Exploración de cabeza y cuello. Inspección de asimetrías, tumefacción, pulsos carotídeos y si hay o no signos de hipertensión venosa yugular. Comprobación de la existencia o no de adenopatías y de megalias glandulares (glándulas salivales mayores y tiroides) y si las hubiera, especificar el número, el tamaño, si están o no adheridas a planos profundos y si son o no dolorosas. No se debe olvidar descartar soplos en carótidas y subclavias si se sospecha la posibilidad de una vasculitis.

Exploración cardiopulmonar. Se debe auscultar a todos los pacientes. La patología valvular cardíaca y las arritmias son frecuentes en muchas enfermedades inflamatorias sistémicas y la primera aproximación a su diagnóstico es la auscultación cardíaca. El pulmón es otro órgano que se afecta con frecuencia en estas enfermedades. La presencia de *crepitantes de tipo velcro* de predominio en las bases debe hacer sospechar la presencia de una neumopatía intersticial, que puede asociarse a la esclerosis sistémica, la artritis reumatoide y los síndromes antisintetasa, entre otros procesos. El derrame pleuropericárdico es otra manifestación frecuente en enfermedades como el lupus eritematoso sistémico o la artritis reumatoide. No cabe olvidar el incremento de procesos infecciosos pleuropulmonares en estos pacientes, tanto por la propia enfermedad como por los tratamientos inmunomoduladores que reciben.

Exploración abdominal. La presencia de visceromegalias o hepatoesplenomegalia puede orientar hacia la sospecha de un síndrome de Felty. Los soplos de la aorta abdominal ayudan para el diagnóstico de las vasculitis de vaso grande.

Exploración de miembros. Ante la sospecha de vasculitis de gran vaso se debe buscar la presencia de soplos y asimetrías en los pulsos periféricos en extremidades superiores e inferiores. Las asimetrías en la presión arterial de los brazos orientan hacia la enfermedad de Takayasu. La evaluación de los miembros en busca de trombosis es especialmente relevante en los pacientes con síndrome antifosfolípido, al igual que la presencia de edemas en miembros inferiores debe siempre ser evaluada en los procesos reumáticos en los que se puede comprometer la función renal.

La prueba de Allen forma parte del diagnóstico de anomalías vasculares de la extremidad superior, como el síndrome del desfiladero torácico, donde una posible causa puede ser la compresión de la arteria o vena subclavia a su paso por el triángulo interescalénico por hipertrofia de los cuerpos musculares. El objetivo de la prueba es identificar los pacientes con alteración en la circulación colateral de la mano. Utilizando ambos pulgares, se comprime la arteria cubital y radial para obstruir el flujo sanguíneo, y a continuación se pide al paciente que abra y cierre la mano rápidamente apretando el puño. Cuando esté de color blanco (suele llevar entre 30 y 40 segundos), se le pide al paciente que relaje la mano manteniéndola abierta y ligeramente flexionada. A continuación se mantiene la presión sobre la arteria radial pero liberando la cubital. Si la palma de la mano se pone colorada o roja en menos de 10 segundos, la arteria cubital es funcional.

Exploración neurológica. Se ha de prestar atención a los signos de afectación del sistema nervioso central en las enfermedades inmunomediadas, especialmente si el paciente manifiesta síntomas, aunque no es necesaria una valoración exhaustiva en todos los casos.

Entre las posibles valoraciones destacan:

- **Estado mental**: valorar mediante preguntas sencillas si hay orientación en tiempo y espacio, evaluar la memoria, las habilidades verbales, matemáticas, el razonamiento, el juicio, el estado de ánimo, saber si hay ideas suicidas.
- **Fuerza**: evaluar el tono y el trofismo muscular, así como la fuerza para la extensión y la flexión de distintos grupos musculares y compararlos con las regiones contralaterales. Para evaluar la fuerza, se utiliza la escala del Medical Research Council (MRC) del Reino Unido, que actualmente se acepta de forma universal. Su escala es la siguiente: 0 equivale a ausencia de contracción muscular visible; 1 es contracción muscular visible con movimiento mínimo o sin él; 2 indica movimiento del miembro, pero no contra la gravedad; 3 indica movimiento del miembro contra la gravedad, pero sin resistencia; 4 significa que hay movimiento al menos contra cierta resistencia opuesta por el examinador; y 5 indica que hay fuerza completa.
- **Sensibilidad**: se pide al paciente que cierre los ojos y se le realizan distintos estímulos en la zona donde refiere una disminución de la sensibilidad y en la contralateral, para explorar la sensibilidad al tacto, la punción y el dolor.
- **Reflejos osteotendinosos**: son la contracción involuntaria del músculo, breve e inmediata, tras percutir sobre el tendón en la unión ósea. Sirve para evaluar una posible lesión neurológica y siempre hay que realizarlos de forma simétrica. Los más estudiados en el miembro superior son el *reflejo bicipital*, cuya valoración se realiza percutiendo con un martillo sobre el tendón del bíceps en la cara anterior del codo (explora las raíces cervicales C5 y C6); y el *reflejo tricipital*, que se explora percutiendo sobre el tendón del tríceps en el olécranon (raíces C6 y C7). En el miembro inferior, son el *reflejo rotuliano*, al percutir sobre el tendón rotuliano con la rodilla flexionada y la musculatura relajada (territorios lumbares L2, L3 y L4); y el *reflejo aquíleo*, que produce la extensión de la planta del pie al percutir sobre el tendón de Aquiles (raíz sacra S1). Es importante calificar la intensidad de la respuesta según una escala universalmente aceptada y siempre realizada de forma bilateral: 0 indica no respuesta; 1, hiporreflexia; 2, respuesta normal; 3, respuesta normal, pero de mayor intensidad; 4, hiperreflexia; y 5, clonus.

- **Marcha**: la exploración de la marcha dará mucha información en la patología del aparato locomotor y no solo como parte de la exploración neurológica, sino que su observación permitirá observar posturas antiálgicas, trastornos por acortamientos de miembros, etc. Para ello se pide al paciente que camine en línea recta, y luego de puntillas y sobre los talones.
- **Maniobras radiculares**:
  - *Maniobra de Spurling*: debe realizarse ante la sospecha de una cervicobraquialgia. Para ello, se reduce el diámetro del agujero intervertebral, pidiendo al paciente que doble la cabeza hacia el lado afectado, posterior a lo cual el examinador realiza una compresión axial de la cabeza. Se considera una prueba positiva si se reproducen los síntomas hacia el miembro superior afectado.
  - *Maniobra de Neri*: se realiza con el paciente sentado con las caderas y las rodillas en flexión de 90º. El explorador procede a la flexión forzada de cabeza y cuello y si es positiva produce dolor irradiado a la extremidad inferior correspondiente. La maniobra de Neri reforzada combina la flexión del cuello con la elevación de la extremidad inferior.
  - *Maniobra de Goldthwait*: consiste en la elevación de la extremidad inferior con la rodilla extendida; la aparición de dolor en la región lumbar baja indica compromiso de la misma.
  - *Maniobra de Lasègue*: se utiliza para evaluar la presencia de irritación del nervio ciático y posibles hernias de disco en la columna lumbar. Se realiza con el paciente totalmente en decúbito supino. El examinador levanta pasivamente una de las piernas del paciente, extendida, intentando llegar a los 90°. Se considera positiva si aparece dolor a lo largo del trayecto del nervio ciático, entre los 30-60° de elevación.
  - *Maniobra de Bragard*: se utiliza para obtener información adicional sobre la presencia de irritación nerviosa en la columna lumbar. Esta prueba se realiza inmediatamente después de la maniobra de Lasègue. El examinador baja lentamente la pierna del paciente de 10 a 15° y realiza una dorsiflexión del pie. Se considera positiva si aparece dolor lumbar o en el trayecto ciático.

Examen del aparato locomotor

La exploración musculoesquelética se divide en dos grandes apartados: axial y periférica.

Exploración axial

Respecto a la inspección, hay que que evaluar la estática, ver si hay desviaciones de la columna tanto en el plano sagital como en el anteroposterior, y para ello es importante desnudar al paciente y explorarlo en bipedestación, de frente y de perfil.

Se evaluará la curvatura de la columna y, si esta está o no compensada, para diferenciar una actitud escoliótica de una verdadera escoliosis. Para ello, se emplea la *prueba de Adams*, que consiste en que el paciente se incline hacia delante manteniendo las piernas extendidas: una mayor prominencia de un hemitórax respecto al otro indicará la existencia de una rotación de las vértebras y, por tanto, de una escoliosis verdadera; en el caso de que se corrija la desviación, se tratará de una actitud escoliótica.

Con la palpación, se valorará la aparición de dolor de la musculatura paravertebral, uniones condroesternales y apófisis espinosas, así como la existencia de contracturas musculares o inflamación (tumefacción, eritema o calor) en las articulaciones condroesternales.

La valoración de las *espondiloartritis* merece especial mención, ya que en este caso es necesaria una exploración exhaustiva y reglada de la columna y, con un método específico, se evalúa la postura, la movilidad y el dolor:

- La inspección puede no mostrar alteraciones aparentes en las fases más iniciales. En formas más avanzadas, se apreciará la rectificación de la lordosis lumbar o flexión de la columna dorsal.
- Pruebas funcionales lumbares:
  - Distancia de dedos-suelo: se le pide al paciente que flexione la columna e intente llegar al suelo con los dedos sin doblar las rodillas, para medir la distancia existente.
  - Prueba de Schober: con el paciente en bipedestación se le hace una marca a la altura de la apófisis espinosa de S1 y otra 10 cm más arriba; luego se le pide que haga una flexión de la columna lumbar e intente llegar al suelo sin flexionar las rodillas para medir la distancia entre las dos marcas. En condiciones normales la distancia se ampliará hasta al menos 15 cm.
  - Distancia de dedos-suelo con la lateralización de la columna: en bipedestación y con los brazos pegados al cuerpo se le pide al paciente que intente llegar con los dedos al suelo desde esa posición, primero con un brazo y luego con otro, para medir la distancia existente.
- Pruebas torácicas:
  - Palpación de las articulaciones condrocostales en busca de dolor o tumefacción.
  - Medición de la amplitud torácica: con el paciente en bipedestación y los brazos a ambos lados relajados, se mide la circunferencia del tórax en espiración y en inspiración.
- Columna cervical: se valoran los grados de movilidad en las rotaciones y los movimientos de flexión y extensión, evaluando la aparición de dolor o de dolor referido al ejecutarlos:
  - Distancia de occipucio-pared: con el paciente en bipedestación, se mide la distancia entre el occipucio y la pared.
  - Distancia de trago-pared: con el paciente en bipedestación, se mide la distancia entre el trago y la pared en ambos lados.
- Exploración de las sacroilíacas:
  - Maniobras de apertura y cierre: separándolas o aproximándolas, al apoyarse el explorador en las espinas ilíacas anteriores.
  - Maniobra de sacroilíacas en decúbito, del 4 o de Fabere: se coloca la cadera del paciente en flexión, abducción y rotación externa, con el tobillo en la rodilla contraria, mientras el explorador sujeta el ilíaco y presiona sobre la rodilla flexionada. Es positiva cuando el paciente refiere dolor en la articulación sacroilíaca.
  - Maniobra de sacroilíacas en prono: elevando el miembro inferior con la rodilla en extensión, es positiva si el paciente refiere dolor exactamente donde se ha localizado su articulación sacroilíaca con la otra mano.

Exploración periférica

La exploración de las articulaciones periféricas debe realizarse de forma sistemática: inspección, palpación, rango de movimientos y fuerza muscular. Hay que diferenciar si el origen del dolor proviene de la articulación, las estructuras periarticulares (tendones, bursas o ligamentos) o es referido. Siempre se debe valorar la articulación diana, es decir, la sintomática, y compararla con la contralateral. Sin embargo, en el estudio de las artritis crónicas se incluirán recuentos articulares más extensos, que se engloban en índices multidimensionales para calcular de forma objetiva la actividad de la enfermedad.

La inspección permite valorar la presencia de tumefacción, enrojecimiento, deformidades o asimetrías. Mediante la palpación se identificará la existencia de tumefacción y calor local, así como la respuesta dolorosa. Hay que explorar el grado de movilidad activa y pasiva y valorar si se asocia con dolor. Las maniobras resistidas son útiles para evaluar la fuerza y si se asocian con dolor. Cada articulación tiene unos rangos específicos de movilidad (**Tabla 6-4**).

La distribución y el tipo de afectación articular orientarán sobre la patología subyacente.

Articulación temporomandibular

La articulación temporomandibular es una articulación compleja de cuya movilidad dependen el habla, la deglución, y la apertura y cierre de la mandíbula para la masticación, entre otras cosas. Hay que evaluar los movimientos de apertura y cierre de la boca; movimiento lateral de la mandíbula, la masticación y la protrusión y retrusión. La protrusión es el movimiento hacia adelante de la mandíbula, como cuando se empujan los dientes inferiores hacia adelante. La retrusión es el movimiento hacia atrás de la mandíbula.

Respecto a la fuerza muscular, se valorarán la apertura y cierre de la mandíbula; ciertos ejercicios de protrusión, retrusión y lateralidad contra la resistencia del examinador, además de la masticación (si hay o no claudicación al masticar es muy importante en patologías como la arteritis de la temporal o la polimialgia reumática).

Hombro

Para medir el rango de movimiento pasivo y activo, se solicitará al paciente que realice ejercicios sin resistencia de

Tabla 6-4. Grados de movilidad de las articulaciones axiales y periféricas

Articulación	Movimiento	Rango de movimiento (aproximado)
Hombro	Flexión	De 0 a 180°
	Extensión	De 0 a 60°
	Abducción	De 0 a 180°
	Aducción	De 0 a 45°
	Rotación interna	De 0 a 70°
	Rotación externa	De 0 a 90°
Codo	Flexión	De 0 a 150°
	Extensión	De 0 a 180°
Muñeca	Flexión	De 0 a 90°
	Extensión	De 0 a 70°
	Desviación radial	De 0 a 20°
	Desviación cubital	De 0 a 30°
Cadera	Flexión	De 0 a 120°
	Extensión	De 0 a 30°
	Abducción	De 0 a 45°
	Aducción	De 0 a 30°
	Rotación interna	De 0 a 40°
	Rotación externa	De 0 a 45°
Rodilla	Flexión	De 0 a 135°
	Extensión	De 0 a 180°
Tobillo	Flexión plantar	De 0 a 50°
	Flexión dorsal	De 0 a 20°
	Inversión	De 0 a 35°
	Eversión	De 0 a 25°
Columna cervical	Flexión	De 0 a 45°
	Extensión	De 0 a 45°
	Inclinación lateral	De 0 a 45°
Columna lumbar	Flexión	De 0 a 80°
	Extensión	De 0 a 30°
	Inclinación lateral	De 0 a 35°
Columna torácica	Flexión	De 0 a 35°
	Extensión	De 0 a 25°
	Inclinación lateral	De 0 a 30°

largo del bíceps en su corredera bicipital, con el paciente en bipedestación o en sedestación, con los hombros relajados, los codos en flexión de 90° y las palmas de las manos hacia arriba para determinar su integridad y si asocia dolor a la palpación.

La fuerza muscular permite evaluar la musculatura que rodea el hombro y los rangos de movimiento, para ello se ejecutan las siguientes pruebas:

- Prueba de abducción: el paciente se sienta o se coloca de pie con el brazo a los lados del cuerpo. Luego, se le pide que levante el brazo hacia un lado, separándolo del cuerpo (abducción). Se aplicará resistencia para evaluar la fuerza del deltoides, el músculo principal responsable de este movimiento.
- Prueba de flexión: el paciente se sienta o se coloca de pie con el brazo extendido hacia abajo. Se le pide que levante el brazo hacia adelante (flexión). Se aplicará resistencia para evaluar la fuerza del deltoides anterior.
- Prueba de extensión: el paciente se sienta o se coloca de pie con el brazo doblado en un ángulo de 90°. Se le pide que empuje hacia atrás (extensión) para estirar el brazo hacia atrás. Se aplicará resistencia para evaluar la fuerza del deltoides posterior.
- Prueba de rotación externa e interna: el paciente se sienta o se coloca de pie con el brazo doblado en un ángulo de 90° y el codo pegado al cuerpo. Se le pide que gire el brazo hacia afuera (rotación externa) y hacia adentro (rotación interna). Se aplicará resistencia para evaluar la fuerza de los músculos rotadores del hombro.

Muñeca y mano

Es necesario primero inspeccionar ambas manos en busca de asimetrías y luego palpar cada una de las articulaciones para evaluar sinovitis o dolor en la palpación.

Para determinar la fuerza muscular se evalúa la fuerza de agarre y el control de los movimientos de los dedos.

En la tendinitis de De Quervain se objetiva el dolor a la extensión contra resistencia del pulgar y la maniobra de Finkelstein (desplazamiento cubital de la muñeca mientras el paciente agarra el pulgar entre sus dedos).

Si se sospecha un síndrome del túnel carpiano, hay dos pruebas específicas: las de Tinel y de Phalen. El signo de Tinel se provoca percutiendo con el martillo de reflejos sobre el pliegue palmar distal. Se considera positivo si se desencadena dolor, adormecimiento o sensación de calambre. El signo de Phalen consiste en una flexión palmar forzada de las muñecas. Se considera positivo si produce dicha sintomatología.

Codo

Se inspecciona si hay o no tumefacción articular y los movimientos de pronosupinación y flexoextensión. Cuando hay derrame articular lo primero que se limita es la extensión completa del codo. También es necesario palpar el epicóndilo y la epitróclea para descartar dolor o tumefacción.

abducción, rotación interna y externa y posteriormente los mismos, pero contra resistencia para evaluar la integridad del manguito de los rotadores. También se palpará el tendón

Se valora la amplitud de movimiento de flexoextensión desde la posición neutra de 0° hasta la flexión máxima de 150° y la amplitud de movimientos de pronosupinación.

Cadera

Es una articulación profunda, por lo que es difícil palpar la tumefacción, que suele generar intenso dolor y limitación al movimiento. Se procederá de la siguiente manera:

- En una primera inspección, se observará la postura del paciente y la alineación de las caderas mientras está de pie y caminando. Se buscarán señales de asimetría, cojera, inflamación o cualquier deformidad evidente.
- Se utilizarán las manos para palpar la región de la cadera y buscar áreas sensibles, inflamadas o con cambios en la temperatura local. También se buscarán puntos de dolor específicos, como el trocánter mayor, la región inguinal o el área de la articulación.
- Se evaluará el rango de movimiento de la cadera, pidiéndole al paciente que realice movimientos específicos, como la flexión, extensión, abducción (movimiento hacia afuera), aducción (movimiento hacia adentro) y rotaciones interna y externa. Se buscará cualquier restricción en el movimiento o dolor durante estas maniobras.
- Prueba de Patrick: maniobra en la cual se coloca al paciente en decúbito supino y se provoca una flexión, abducción y rotación externa de la cadera, para evaluar la amplitud de movimiento, que suele estar limitada en los pacientes con artrosis de cadera.
- Se evaluará la fuerza muscular de los músculos alrededor de la cadera, como los músculos glúteos, cuádriceps y los flexores de la cadera. Esto se puede hacer pidiéndole al paciente que realice movimientos contrarresistencia o con resistencia manual.
- Prueba de Trendelenburg: puede identificar insuficiencia glútea o de abductores. Es positiva cuando el paciente se mantiene de pie apoyando una extremidad y la cadera contralateral cae.

Rodilla

Con el paciente en bipedestación es importante evaluar el eje de carga y observar si existe alguna deformidad:

- *Genu* valgo: desviación angular de la rodilla en el plano frontal por aumento del ángulo que forman el eje de la tibia y el del fémur, el cual supera su valor normal de 5 a 7°. Si la deformidad es bilateral, las rodillas se juntan y los tobillos se separan, dando lugar a las piernas «en X», y si es unilateral, las piernas adoptan forma de «K».
- *Genu* varo: desviación angular de la rodilla en el plano frontal por disminución del ángulo que forman el eje de la tibia y el del fémur. En el examen clínico se observa que las rodillas se separan y los tobillos se juntan.
- *Genu recurvatum*: desviación angular de la rodilla en el plano sagital, de modo que los ejes de la tibia y del fémur forman un ángulo abierto hacia delante.

Mediante palpación, se identificarán las diferentes estructuras, como la rótula (patela), los cóndilos femorales y tibiales, los meniscos y los ligamentos, para identificar posibles fuentes de dolor o inflamación. Con el paciente en decúbito supino se palpan ambas rodillas y se evalúan tanto las asimetrías como la presencia o no de derrame articular. Para ello, con el pulgar y el índice de una mano se fijará la rótula y con la otra mano se hará una presión vertical para valorar la presencia de peloteo, indicativo de la existencia de derrame articular.

Para determinar el rango de movimiento, se considerarán las siguientes maniobras:

- Flexión: es el movimiento mediante el cual la rodilla se dobla hacia atrás, acercando el talón al glúteo. El rango normal de flexión de la rodilla es de 135 a 155°.
- Extensión: es el movimiento por el cual la rodilla se estira completamente y la pierna se coloca en línea recta. La extensión completa debe alcanzar los 0°.
- Movimientos rotatorios: se realizan cuando la pierna está flexionada. Los movimientos de rotación interna y externa implican girar la pierna hacia adentro o hacia afuera, respectivamente.

Se evaluará la fuerza de los músculos que rodean la rodilla, como cuádriceps y músculos isquiotibiales, mediante pruebas de resistencia. También se puede evaluar la fuerza y estabilidad de los músculos y tendones encargados de los movimientos rotatorios de la rodilla.

Son pruebas específicas:

- Prueba de McMurray: esta maniobra se realiza para evaluar la presencia de lesiones en los meniscos de la rodilla. El paciente está acostado boca arriba y el médico flexiona la rodilla y luego la gira hacia adentro y hacia afuera mientras la extiende lentamente. Se presta atención a cualquier clic, chasquido o dolor que indique una posible lesión en el menisco.
- Prueba de Apley: esta maniobra también se utiliza para evaluar la integridad de los meniscos. El paciente está boca abajo y el médico aplica presión hacia abajo en la pierna del paciente mientras gira la rodilla hacia adentro y hacia afuera. Se observa si hay dolor o si hay dificultad para mover la rodilla en ciertas direcciones.
- Prueba del resalte rotuliano (prueba de la rótula de la zona II de Smillie): el médico coloca una mano en la parte superior de la rótula y le pide al paciente que contraiga los cuádriceps (músculos del muslo) mientras él empuja la rótula hacia abajo. Esto permite evaluar la presencia de un resalte excesivo de la rótula (luxación rotuliana).
- Prueba de Lachman: se utiliza para evaluar la estabilidad del ligamento cruzado anterior. Con el paciente acostado boca arriba, el médico sujeta la parte inferior del muslo y la parte superior de la pierna y realiza un movimiento hacia adelante y hacia atrás para evaluar la cantidad de desplazamiento anteroposterior de la tibia. Se busca un aumento significativo en el desplazamiento, lo que podría indicar una lesión del ligamento cruzado anterior.

- Prueba del cajón anterior: implica empujar la tibia hacia adelante en relación con el fémur para evaluar el desplazamiento excesivo de la tibia, lo que podría indicar una lesión del ligamento cruzado anterior.
- Prueba del cajón posterior: implica empujar la tibia hacia atrás en relación con el fémur para evaluar el desplazamiento excesivo de la tibia, lo que podría indicar una lesión del ligamento cruzado posterior.
- Prueba de valgo y varo: sirve para evaluar la integridad de los ligamentos colaterales (ligamento colateral medial-valgo y ligamento colateral lateral-varo). El médico aplica una presión suave en la parte externa o interna de la rodilla mientras la dobla ligeramente para evaluar la estabilidad lateral.

Pie y tobillo

Se inspeccionará la extremidad observando el pie y el tobillo, en busca de hinchazón, enrojecimiento y deformidades. A veces es difícil diferenciar la artritis del edema (suele rebasar los límites del tobillo, con empeoramiento vespertino y mejora tras el descanso nocturno) y de la tenosinovitis (generalmente de distribución longitudinal). Es de importancia vital evaluar los trastornos en la alineación, que pueden ser secundarios a problemas congénitos, traumatismos o enfermedades diversas. Son deformidades:

- Pie plano: hundimiento, con disminución o desaparición de la bóveda plantar, especialmente de su arco longitudinal interno. Es la deformidad estática más frecuente de la extremidad inferior. Habitualmente se asocia una desviación en valgo.
- Pie cavo: exageración de la bóveda plantar, con elevación de su arco longitudinal interno, junto con un acortamiento de su longitud por aproximación de los puntos de apoyo anterior y posterior.
- Pie valgo: la planta del pie rota hacia fuera, en pronación o eversión, de modo que su apoyo se realiza sobre el borde interno, y además adopta una actitud de abducción, con la punta dirigida hacia fuera. Habitualmente se asocia al pie plano.
- Pie varo: la planta del pie rota hacia dentro, en supinación o inversión, de modo que su apoyo en el suelo se realiza sobre el borde externo, y además adopta una posición en aducción, con la punta dirigida hacia dentro. Habitualmente se asocia al pie equino y al pie cavo.
- Pie equino: actitud de flexión plantar exagerada, apoyándose el pie en el suelo por su extremo anterior (cabeza de los metatarsianos o los dedos).
- Pie plano flexible: cuando la persona está parada y el pie está apoyado en el suelo y sostiene el peso, el pie es plano, y cuando la persona no está de pie, el arco vuelve a formarse.
- Pie zambo: deformidad mixta en la que se asocian un pie equino y un pie varo. Requiere atención médica temprana para corregir la deformidad y mejorar la función del pie y tobillo.
- *Hallux valgus*: deformidad permanente del primer dedo del pie hacia fuera, y puede llegar a colocarse por encima o por debajo del dedo o de los dedos vecinos. Se acompaña de una desviación hacia dentro de la extremidad distal del primer metatarsiano, cuya cabeza forma un saliente en el borde interno del pie. El ángulo que forman los ejes longitudinales de este hueso y el de la primera falange está abierto hacia fuera.

Se palparán cuidadosamente el pie y el tobillo, incluyendo los huesos (tarsianos, metatarsianos, calcáneo), los tendones (fascia plantar, de Aquiles, tibial posterior), los ligamentos (deltoideo, laterales), los espacios interdigitales (neuroma de Morton) y los músculos, en busca de puntos de dolor, sensibilidad o deformidades. La valoración de alteraciones en el grosor del tendón de Aquiles se objetiva mejor en decúbito prono.

Se evaluará el rango de movimiento de las articulaciones del pie y el tobillo, incluyendo la flexión plantar (movimiento que incrementa el ángulo aproximado de 90° entre la parte frontal del pie y la tibia), la dorsiflexión o flexión dorsal (movimiento que reduce el ángulo entre el pie y la pierna en el cual los dedos del pie se acercan a la espinilla), la inversión (girar el pie hacia dentro), la eversión (girar el pie hacia afuera) y los movimientos de rotación del tobillo.

Se harán pruebas para evaluar la estabilidad de las articulaciones del pie y el tobillo, especialmente para detectar lesiones en los ligamentos; la fuerza de los músculos del pie y del tobillo, como los músculos peroneos y tibiales, se evaluará mediante pruebas de resistencia.

La marcha y el equilibrio se evaluarán observando la forma de caminar del paciente (marcha) para detectar cualquier alteración o cojera y se harán pruebas de equilibrio y estabilidad para evaluar la función del pie y el tobillo durante actividades específicas.

Son ejemplos de pruebas específicas:

- Prueba de Thompson: sirve para evaluar la integridad del tendón de Aquiles, que conecta el músculo de la pantorrilla con el talón. El paciente se coloca en decúbito prono (boca abajo) y el médico comprime el músculo de la pantorrilla. La falta de movimiento del pie en flexión plantar (levantar los dedos hacia arriba) en respuesta a la compresión puede indicar una rotura del tendón de Aquiles.
- Prueba de Klein: se emplea para evaluar la función y estabilidad del tendón tibial posterior, que es esencial para el mantenimiento del arco del pie. El paciente se coloca en decúbito prono y se le pide que haga una flexión plantar resistida mientras el médico palpa y evalúa el tendón. La falta de fuerza o dolor en el tendón puede indicar una lesión o disfunción del tendón tibial posterior.
- Prueba de Tinel: se utiliza para evaluar la irritación o compresión de los nervios en el pie y el tobillo. El médico golpea suavemente el nervio peroneo (en el tobillo lateral) o el nervio tibial posterior (en el tobillo medial). El resultado es positivo si el paciente experimenta sensaciones de hormigueo o entumecimiento en el área del nervio golpeado.

En la **tabla 6-4** se describen los rangos de movimiento de las principales articulaciones. Es importante tener en cuenta que estos rangos de movimiento son aproximados y pueden variar de una persona a otra, dependiendo de factores como la edad, el sexo, la flexibilidad, el estado de salud y la condición física.

MEDIDAS DE DESENLACE

Las medidas de desenlace son variables o resultados que se utilizan para evaluar los efectos de un tratamiento o intervención en un paciente o en un grupo de pacientes. Estas medidas son fundamentales para determinar la eficacia, seguridad y efectividad de una intervención médica. En la actualidad las evaluaciones tradicionales como: «el paciente se encuentra bien, normal, mejor» no son suficientes, no solo en ensayos clínicos, sino tampoco en la práctica clínica diaria. Para ello se utilizan las medidas de desenlace.

Existen varios tipos de medidas de desenlace (*outcomes*). Algunas miden resultados definitivos, como las defunciones o la reposición articular, pero en reumatología las más usadas son las que miden *variables de proceso*, como son los recuentos articulares, la medición de reactantes de fase aguda, etc., que van a permitir, en cierto modo, predecir la evolución de la enfermedad.

Cada vez cobran más importancia las medidas de desenlace del paciente, los llamados resultados reportados por el paciente, accesibles de forma gratuita en una biblioteca en línea desarrollada por la European League Against Rheumatism (EULAR) (http://oml.eular.org/). En estos cuestionarios, la mayoría autoaplicados, se recogen las sensaciones del paciente sobre su propia enfermedad y cómo afecta a su calidad de vida. En la actualidad son indispensables en los ensayos clínicos.

Hay medidas de desenlace propias de distintas enfermedades y otras que pueden utilizarse en todas y que facilitan comparar las distintas patologías.

Medidas de desenlace de calidad de vida

Miden el impacto de la enfermedad sobre la vida del paciente de forma global, no solo en la salud, sino en su esfera emocional, sociolaboral, familiar.

Las más utilizadas son:

- *Short-Form 36* (SF-36): es un cuestionario de salud que está compuesto por 36 ítems, que pretenden recoger todos los aspectos relevantes para caracterizar la salud de un individuo. Con estas preguntas se trata de cubrir, al menos, ocho aspectos o dimensiones: función física, rol físico, dolor corporal, salud general, vitalidad, función social, rol emocional y salud mental. En esta escala de 0 a 100 del SF-36, cuanto mayor es la puntuación obtenida, mejor es el estado de salud. Así, 0 representa el peor estado de salud, y 100, el mejor estado de salud medido.
- *EuroQol 5-Dimension* (EQ-5D): es un instrumento genérico de medición de la calidad de vida relacionada con la salud, autoadministrado, corto y sencillo de rellenar. El individuo valora su estado de salud, primero en niveles de gravedad por dimensiones (sistema descriptivo) y luego en

una escala visual analógica (EVA) de evaluación más general. Un tercer elemento del EQ-5D es el índice de valores sociales que se obtiene para cada estado de salud generado por el instrumento. El sistema descriptivo contiene cinco dimensiones de salud (movilidad, cuidado personal, actividades cotidianas, dolor/malestar y ansiedad/depresión) y cada una de ellas tiene tres niveles de gravedad (sin problemas, algunos problemas o problemas moderados y problemas graves).
- *Nottingham Health Profile* (NHP): es una herramienta estandarizada para medir los problemas de salud y las intervenciones médicas o sociales. Está estructurado en dos partes: una primera de 38 preguntas organizadas en seis categorías (sueño, movilidad física, energía, dolor, reacciones emocionales, aislamiento social), y una segunda que contiene siete declaraciones que evalúan las áreas afectadas por la salud (empleo, tareas del hogar, vida social, relaciones personales, vida sexual, *hobbies* e intereses, vacaciones).

Medidas de desenlace del lupus eritematoso sistémico

Hay muchas escalas, complejas de rellenar y que no definen bien la actividad de la enfermedad, posiblemente por ser una enfermedad muy heterogénea que afecta a muchos órganos. La mayoría de ellas son escalas evolutivas que responden a cómo se ha encontrado el paciente en las últimas 4 semanas en comparación con las anteriores, lo que obliga a estar comparando con las escalas previas para rellenarlas. Por este motivo se utilizan en ensayos clínicos y muy poco en la práctica diaria, ya que se necesita un personal entrenado y mucho tiempo para cumplimentarlas. Las más utilizadas son:

- *Systemic Lupus Erythematosus Disease Activity Index* (SLEDAI): esta es la más sencilla de las escalas y por eso de las pocas utilizadas en la práctica clínica. Es una herramienta que evalúa la actividad global del lupus eritematoso sistémico teniendo en cuenta múltiples variables, como la presencia de síntomas, hallazgos de laboratorio y resultados de pruebas de imagen. Incluye 24 ítems agrupados en nueve categorías y a cada uno de ellos se le da una puntuación distinta en función de la gravedad. Para marcar alguno de los ítems, los síntomas deben estar presentes como mínimo en los últimos 10 días. La puntuación máxima es de 105. En la actualidad se utilizan más las modificaciones de este formulario como son el SELENA-SLEDAI o el SLEDAI 2K o el SLEDAI-2K modificado.
- *British Lupus Isles Assessment Group Index* (BILAG): tiene 86 ítems y se agrupan en ocho sistemas. Cada ítem también hay que subclasificarlo en función de la limitación o la gravedad, que asocian en categorías (A, B, C D o E).
- *Systemic Lupus Activity Measure* (SLAM): es considerado por algunos expertos el índice menos adecuado, ya que incluye medidas subjetivas, como la fatiga y las artralgias.
- Systemic Lupus International Collaborating Clinics/ American College of Rheumatology (SLICC/ACR)

Damage Index (SDI): evalúa el daño acumulado desde el inicio de la enfermedad. Para incluir los parámetros es necesario que estén establecidos como mínimo durante 6 meses. Es útil para medir el impacto a largo plazo de la enfermedad en el paciente.

- *Cutaneous Lupus Erythematosus Disease Area and Severity Index* (CLASI): para la valoración cutáneo-mucosa, es un cuestionario fácil de cumplimentar; tiene una parte sobre actividad y otra sobre daño.
- *European Consensus Lupus Activity Measure* (ECLAM): es un índice sencillo que se puede usar en estudios retrospectivos, ya que existe una buena correlación entre el ECLAM calculado de forma inmediata y aquel calculado con los datos recogidos en la historia clínica.

Medidas de desenlace de la artritis reumatoide

Frecuentemente se utilizan índices compuestos en la práctica clínica para definir el tratamiento por objetivos. Tienen una parte clínica y otra analítica, y se han definido unos valores umbrales para definir la remisión o la baja actividad de la enfermedad. También se puede evaluar de forma general la respuesta al tratamiento mediante los índices de respuesta 20, 50 y 70 del ACR. Esta medida se basa en criterios específicos establecidos que exigen una mejoría del 20, 50 o 70 % sobre unas variables previas.

Cuestionario de evaluación de salud

Es una medida de desenlace ampliamente utilizada en estudios clínicos y en la práctica clínica para evaluar la funcionalidad y discapacidad en pacientes con artritis reumatoide y otras enfermedades reumáticas. Es autoadministrado. Consiste en una serie de preguntas que se distribuyen en ocho grupos, y cada uno aborda la capacidad del paciente para realizar diferentes actividades cotidianas. Cada pregunta tiene opciones de respuesta con una escala de 0 a 3, donde 0 representa que el paciente puede realizar la actividad sin dificultad y 3 indica que no puede hacerla en absoluto. La puntuación final del cuestionario de evaluación de salud (*Health Assessment Questionnaire*, HAQ) se obtiene al sumar el peor de los valores de cada uno de los ocho grupos de actividades, corregido por preguntas relacionadas con la necesidad de ayuda de otras persona o utensilios para poder realizar las mismas. Varía de 0 a 3, y cuanto más alto sea el resultado, mayor será la discapacidad funcional del paciente.

El HAQ es una herramienta útil para evaluar el impacto de la artritis reumatoide en la vida diaria de los pacientes y para monitorizar la respuesta al tratamiento a lo largo del tiempo. Aunque existen discrepancias, se ha señalado que en la práctica clínica diaria una variación de dos pasos (0,250 puntos) equivaldría a un cambio real.

Disease Activity Score 28

Se basa en la evaluación clínica de la presencia de dolor e inflamación en 28 articulaciones (hombros, codos, muñecas, metacarpofalángicas, interfalángicas proximales de las manos y rodillas), la velocidad de sedimentación globular o la proteína C-reactiva y la evaluación global del paciente sobre su enfermedad en una escala visual analógica de 0 a 100, en la que 0 representa sin actividad y 100 representa una enfermedad muy activa.

El DAS28 es una herramienta útil en la práctica clínica y en los ensayos clínicos para monitorizar la actividad de la enfermedad.

Clinical Disease Activity Index y el Simplified Disease Activity Index

Son otras herramientas utilizadas para evaluar la actividad de la artritis reumatoide. Ambos índices se calculan de un modo más sencillo que la compleja fórmula del DAS28, sumando los resultados de sus componentes:

- El *Clinical Disease Activity Index* (CDAI) tiene en cuenta cuatro componentes:
  - Número de articulaciones dolorosas (28 articulaciones específicas).
  - Número de articulaciones inflamadas (28 articulaciones específicas).
  - Evaluación global del paciente sobre su enfermedad en una escala visual analógica de 0 a 10.
  - Evaluación global del médico sobre la enfermedad en una escala visual analógica de 0 a 10.
- El *Simplified Disease Activity Index* (SDAI) tiene en cuenta los mismos cuatro componentes que el CDAI y añade el valor de la proteína C-reactiva en mg/dL. De forma análoga al anterior, tiene cuatro puntos de corte para definir el grado de actividad, aunque con valores diferentes.

En la **tabla 6-5** se recoge la correlación de los distintos índices para evaluar la actividad de la artritis reumatoide.

Routine Assessment of Patient Index Data y el Arthritis Impact Measure Scale

El *Routine Assessment of Patient Index Data* (RAPID3) es un índice de actividad que incluye tres medidas autorreportadas por el paciente: la función física (10 ítems), la valoración global del dolor y la valoración global de la enfermedad.

El *Arthritis Impact Measure Scale* (AIMS) es un instrumento que valora las dimensiones física, psíquica y social, en nueve dominios: movilidad, actividad física, actividades

Tabla 6-5. Índices compuestos de actividad de la artritis reumatoide

Índice de actividad	Puntuación	Remisión	Baja actividad	Moderada actividad	Alta actividad
DAS28	0-10	< 2,6	2,6-3,1	3,2-5,1	> 5,1
CDAI	0-76	≤2,8	> 2,8-≤10	> 10-≤22	> 22
SDAI	0-86	≤3,3	> 3,3-≤11	> 11-≤26	> 26
RAPID3	0-30	0-3	3,01-6	6,01-12	> 12

CDAI: *Clinical Disease Activity Index*; DAS28: *Disease Activity Score* de 28 articulaciones; RAPID3: *Routine Assessment of Patient Index Data*; SDAI: *Simplified Disease Activity Index*.

de la vida diaria, destreza, actividades del hogar, dolor, actividad social, depresión y ansiedad.

Medidas de desenlace de la artritis psoriásica

Al ser una enfermedad que afecta a distintos dominios como la piel, las articulaciones, los tendones y las uñas, entre otros, tiene distintas medidas de desenlace. Se exponen a continuación los cuestionarios más utilizados.

Dominio cutáneo

Hay dos medidas utilizadas para evaluar diferentes aspectos de la psoriasis. Aunque ambos índices están relacionados con la extensión de las lesiones cutáneas, tienen enfoques y cálculos distintos:

- **Índice de severidad del área de la psoriasis (*Psoriasis Area And Severity Index*, PASI)**: evalúa tanto la gravedad como la extensión de las lesiones cutáneas en la psoriasis. Se basa en la evaluación de cuatro áreas del cuerpo en las que se encuentran las lesiones (cabeza, tronco, extremidades superiores y extremidades inferiores) y tiene en cuenta la intensidad del eritema (enrojecimiento), induración (engrosamiento de la piel) y descamación de la piel en cada área. El PASI asigna puntuaciones a cada componente (eritema, induración y descamación) en una escala de 0 a 4, y luego se ponderan por el porcentaje de superficie cutánea afectada en cada área. La puntuación total del PASI indica la gravedad y extensión de las lesiones.
- **Área de superficie corporal afectada (*Body Surface Area*, BSA)**: se centra exclusivamente en la extensión de las lesiones cutáneas de la psoriasis, sin tener en cuenta su gravedad. Se evalúa el porcentaje de superficie corporal afectada por las lesiones, sin considerar los detalles sobre el tipo de lesiones o su intensidad. Se calcula dividiendo el área de la piel afectada por las lesiones entre la superficie total

del cuerpo. El resultado se expresa como un porcentaje: el 100 % indica que toda la superficie del cuerpo estaría afectada por las lesiones.

Dominio articular

En la **tabla 6-6** aparecen los índices para evaluar la afectación articular y sus diferencias. Son herramientas útiles para evaluar la actividad y gravedad de la artritis psoriásica y para medir su respuesta al tratamiento.

Dominio ungueal

Se emplean, sobre todo, dos índices:

- *Nail Psoriasis Severity Index* (NAPSI): es una herramienta diseñada específicamente para evaluar la gravedad de la afectación ungueal en la psoriasis y la artritis psoriásica. Se utiliza para cuantificar los cambios patológicos en las uñas en ambas manos y pies. Se basa en la evaluación de diferentes características ungueales, como la presencia de «picaduras pequeñas» (*pitting*), onicólisis (desprendimiento del borde libre de la uña), leuconiquia (manchas blancas), decoloración, hiperqueratosis (engrosamiento de la uña) y áreas eritematosas. Se asignan puntuaciones a cada característica en una escala de 0 a 4 según su gravedad, y se suman para obtener un resultado global. La puntuación total puede variar de 0 a 80. Un NAPSI más alto indica una mayor gravedad de la afectación ungueal.
- *Composite Nail Psoriasis Severity Index* (cNAPSI): es una versión modificada del NAPSI que se utiliza para evaluar la afectación ungueal de forma más comprensiva en ensayos clínicos y estudios de investigación.

Dominio tendinoso

Se comparten las siguientes escalas con la espondilitis anquilosante y la espondiloartritis:

Tabla 6-6. Índices de actividad de la artritis psoriásica			
Índice	**Componentes evaluados**	**Puntuación**	**Interpretación de la actividad**
Disease Activity in Psoriatic Arthritis (DAPSA)	Recuento de articulaciones tumefactas	Hasta 66 puntos (suma de componentes)	Remisión: DAPSA ≤ 4
	Recuento de articulaciones dolorosas	Hasta 68 puntos (suma de componentes)	Baja actividad: DAPSA 5-14
	Evaluación global del paciente	Escala de 0-10	Moderada actividad: DAPSA 15-28
	Evaluación global del médico	Escala de 0-10	Alta actividad: DAPSA > 28
	Proteína C-reactiva	Valor en mg/dL	
Índice de gravedad del *Group for Research and Assessment of Psoriasis and Psoriatic Arthritis* (GRAPPA)	Recuento de articulaciones inflamadas	No se utiliza una puntuación específica	Interpretación basada en la valoración global del paciente y el médico
	Recuento de articulaciones dolorosas	No se utiliza una puntuación específica	
	Evaluación global del paciente	Escala de 0-10	
	Evaluación global del médico	Escala de 0-10	

- *Maastricht Ankylosing Spondylitis Enthesitis Score* (MASES): inicialmente desarrollado para evaluar la entesitis en la espondilitis anquilosante, el MASES también se utiliza en otras enfermedades reumáticas, como la artritis psoriásica. Es un índice que evalúa 13 puntos de entesis en el cuerpo. Se utilizan maniobras de presión para determinar si hay dolor, sensibilidad o inflamación en cada entesis. Se asignan puntuaciones a cada entesis en una escala de 0 a 3 según la presencia y gravedad de los hallazgos inflamatorios. La puntuación total puede variar de 0 a 78. Un MASES más alto indica una mayor afectación de las entesis.
- *Leeds Enthesitis Index* (LEI): este índice evalúa seis entesis en cada lado del cuerpo, lo que suma un total de 12 sitios. Se utiliza una escala de 0 a 3 para asignar puntuaciones según la presencia y la gravedad de la inflamación. La puntuación total del LEI puede variar de 0 a 36. Un LEI más alto indica una mayor afectación de las entesis.

Estos índices ofrecen una evaluación más objetiva y estandarizada de la entesitis en pacientes con artritis psoriásica y otras espondiloartritis.

Dominio de calidad de vida y funcionalidad

Algunos de los índices de calidad de vida más utilizados en artritis psoriásica son:

- *Psoriatic Arthritis Quality of Life* (PsAQoL): es un cuestionario específico para pacientes con artritis psoriásica. Evalúa la calidad de vida en 20 áreas diferentes, incluyendo síntomas físicos, emocionales, aspectos sociales, ocio y actividades cotidianas. Se presenta en una escala de 0 a 3, en la que 0 es la mejor calidad de vida y 3 la peor calidad de vida posible.
- *Dermatology Life Quality Index* (DLQI): aunque inicialmente fue desarrollado para pacientes con enfermedades de la piel, como la psoriasis, también se utiliza en pacientes con artritis psoriásica que presentan afectación cutánea significativa. Evalúa el impacto de la enfermedad en la calidad de vida relacionada con la piel mediante 10 preguntas.

Espondiloartritis y espondilitis anquilosante

En la espondiloartritis y, en especial, en la espondilitis anquilosante, se emplean escalas que proporcionan información valiosa para evaluar diferentes aspectos de la enfermedad, incluyendo su grado de actividad, la función física, la afectación articular y la movilidad de la columna vertebral.

En la **tabla 6-7** se recoge una comparativa de dichos índices.

Artrosis

El más utilizado es el *Western Ontario and McMaster Universities Osteoarthritis Index* (WOMAC). Es un cuestionario específico para artrosis de rodilla y cadera. Contiene 24 ítems

agrupados en tres escalas: dolor (0-20), rigidez (0-8) y capacidad funcional (0-68). Las escalas se usan por separado, pero no se suman. Cada ítem se contesta con una escala tipo verbal de cinco niveles que se codifican como: ninguno = 0, poco = 1, bastante = 2, mucho = 3 y muchísimo = 4.

Fibromialgia

En otras enfermedades como la fibromialgia, los cuestionarios tienen mucha importancia para la investigación y para medir las limitaciones que genera la enfermedad. Incluyen las principales esferas afectadas: dolor, hipersensibilidad, capacidad funcional y esfera emocional sobre ansiedad/depresión y calidad de vida. Algunos de los más utilizados son:

- **Índice de dolor generalizado (IDG)**: es un recuento del número de áreas, entre un total de 19 agrupadas en cinco regiones, en las que el paciente ha tenido dolor durante la última semana. El valor debe estar entre 0 y 19.
- **Escala de severidad de síntomas (ESS)**: se divide en dos apartados, que sumados puntúan en total entre 0 y 12. El primero se refiere al nivel de severidad en la última semana (puntuación de 0-9) de la fatiga (0 nada, 1 ligera, 2 moderada y 3 muy intensa), sueño no reparador (0-3) y síntomas cognitivos (0-3). El segundo, son los síntomas que ha tenido en los últimos 6 meses (puntuación 0-3): cefalea (0 no ha tenido, 1 sí ha sufrido). dolor o calambres en abdomen inferior (0-1) y depresión (0-1).
- **Índice de impacto de fibromialgia (*Fibromyalgia Impact Questionnaire*, FIQ)**: evalúa el impacto en la capacidad física, la posibilidad de realizar el trabajo habitual y, en el caso de realizar una actividad laboral remunerada, el grado en el que ha afectado esta actividad, así como ítems subjetivos muy relacionados con el cuadro de síndrome de fibromialgia (dolor, fatiga, sensación de cansancio y rigidez) y con el estado emocional (ansiedad y depresión).
- **EVA del dolor**: es una escala que permite al paciente calificar la intensidad del dolor en una línea continua, en la que 0 representa «ningún dolor» y 10 representa «dolor máximo».
- **Escala de fibrofatiga**: es una escala específica que evalúa el impacto de la fatiga en pacientes con fibromialgia.

Fatiga crónica

Las escalas más usadas son las siguientes:

- **Índice de fatiga de Chalder**: evalúa la fatiga percibida como el conjunto de sensaciones subjetivas de cansancio, mayor esfuerzo o dificultad para iniciar y mantener actividades físicas (fatiga física) y mentales (fatiga cognitiva) que requieren motivación. La escala consta de 14 ítems que evalúan la gravedad o intensidad de la fatiga percibida mediante dos factores, la fatiga física (ítems 1-8) y cognitiva (ítems 9-14).
- **EVA de la fatiga**: de manera similar a la EVA del dolor, esta escala permite al paciente calificar la intensidad de la

Tabla 6-7. Índices empleados en el estudio de las espondiloartritis

Índice	Objetivo	Componentes evaluados	Puntuación	Interpretación de la actividad
Bath Ankylosing Spondylitis Disease Activity Index (BASDAI)	Evaluar la actividad de la espondilitis anquilosante	Fatiga	De 0 a 10	0: sin actividad
		Dolor en columna vertebral		
		Dolor en articulaciones periféricas		10: actividad muy alta
		Dolor en articulaciones sacroilíacas		
Bath Ankylosing Spondylitis Functional Index (BASFI)	Evaluar la función física y capacidad para realizar actividades cotidianas	Rigidez matutina	De 0 a 10	0: sin dificultad
		Capacidad para levantarse de una silla		
		Capacidad para caminar		
		Capacidad para inclinarse		10: incapacidad para realizar la actividad
		Capacidad para llevar objetos		
Ankylosing Spondylitis Disease Activity Score (ASDAS)	Evaluar la actividad de la espondilitis anquilosante de manera compuesta	Capacidad para ponerse medias y zapatos	Variable	Baja actividad: ASDAS-PCR < 1,3
		BASDAI		
		Escala visual analógica del paciente		Moderada actividad: 1,3 ≤ASDAS-PCR < 2,1
				Alta actividad: 2,1 ≤ ASDAS-PCR < 3,5
		PCR		Muy alta actividad: ASDAS-PCR ≥ 3,5
Bath Ankylosing Spondylitis Metrology Index (BASMI)	Evaluar la movilidad y la función de la columna vertebral	Movilidad cervical	De 0 a 2	0: función normal
		Movilidad torácica		
		Movilidad lumbar		
		Movilidad de la caja torácica		
		Flexión de cadera		
		Extensión de la columna vertebral		2: función muy limitada
		Prueba de Schober		

PCR: proteína C-reactiva.

fatiga en una línea continua, en la que 0 representa «ninguna fatiga» y 10 representa «fatiga máxima».

- **Cuestionario de evaluación de fatiga (*Fatigue Assessment Scale*, FAS)**: se compone de 10 ítems, cada uno de ellos diseñado para que los pacientes reflexionen sobre sus sentimientos y comportamientos habituales relacionados con la fatiga, tanto física como mental.
- **Escala de evaluación funcional de terapia de enfermedades crónicas-fatiga (*Functional Assessment of Chronic Illness Therapy-Fatigue*, FACIT-F)**: se basa en una escala tipo Likert de 5 puntos (0 = nada; 1 = un poco; 2 = algo; 3 = mucho; y 4 = muchísimo). El período de recuperación para cada pregunta es «durante los últimos 7 días». El rango de puntuación posible es de 0 a 52, siendo 52 la ausencia de fatiga. Para obtener la puntuación de 0 a 52, cada respuesta de cada ítem (excepto los ítems 7 y 8) se recodifica, de manera que 0 sea una mala

respuesta y 4 una buena respuesta. Todas las respuestas se suman con el mismo peso, se dividen por el número de preguntas contestadas y se multiplican por 13. Se descarta el cuestionario si no se responden más de 50 % de los ítems.

Estas medidas de desenlace son útiles para evaluar la gravedad de los síntomas y el impacto en la vida diaria de los pacientes con fibromialgia y fatiga crónica.

Otra herramienta empleada en los ensayos clínicos son los cuestionarios sobre el riesgo de suicidio, como el **Columbia-Suicide Severity Rating Scale (C-SSRS)**. Esta herramienta fue desarrollada por investigadores de la Universidad de Columbia y la Food and Drug Administration (FDA) como una medida estandarizada para evaluar la gravedad de la ideación y el comportamiento suicida en personas de 10 años de edad o más.

PUNTOS CLAVE

- Una adecuada aproximación diagnóstica y terapéutica depende fundamentalmente de la anamnesis y la exploración física.

- La indicación de pruebas complementarias debe ajustarse a las mismas, y no al contrario.

BIBLIOGRAFÍA

Bickley LS, Szilagyi PG. Bates Guía de exploración física e historia clínica/Bates' Guide to Physical Examination and History Taking (Edición en español). 2010.

Carbonel Abelló J. Semiología de las Enfermedades Reumáticas. Monografías de la Sociedad Española de Reumatología. Madrid: Editorial Médica Panamericana; 2006.

Egol K, Koval KJ, Zuckerman JD. Manual de fracturas. 5ª ed. Wolters Kluwer; 2016.

Hoppenfeld S. Exploración física de la columna vertebral y las extremidades. Manual Moderno; 2002

Jiménez López A. Manual de Exploración (Propedéutica Clínica). Salamanca: Librería Cervantes; 2000.

Moder KJ, Hunder GG. History and Physical Examination of the Musculoskeletal System. En: Harris ED, Budd RC, Firestein GS, Genovese MC, Sergent JS, Ruddy S, Seldge CB, et al. (eds.). Kelley's Textbook of Rheumatology. 7ª ed. Philadelphia: Elsevier Saunders; 2005. p. 483-500.

Sociedad Española de Reumatología (SER). Manual SER de enfermedades reumáticas. Elsevier Editorial; 2015.

El laboratorio en las enfermedades reumáticas y autoinmunes

7

A. Martínez Feito, P. Nozal Aranda y C. Plasencia Rodríguez

 OBJETIVOS

- Proporcionar una visión global de los parámetros de laboratorio más frecuentes que se solicitan en el estudio de las distintas enfermedades reumáticas.
- Describir los autoanticuerpos y su correlación con las distintas enfermedades autoinmunes sistémicas.
- Describir las principales asociaciones de los antígenos leucocitarios humanos (HLA, de sus siglas en inglés) con enfermedades reumáticas y autoinmunes.
- Evaluar la evidencia de cómo hacer monitorización terapéutica de fármacos biológicos.
- Resumir las principales técnicas de laboratorio para realizar las determinaciones más frecuentes en reumatología.

INTRODUCCIÓN

En la valoración de pacientes con enfermedades reumáticas se precisa del apoyo de pruebas complementarias para un diagnóstico y seguimiento adecuados. El laboratorio tiene un papel relevante dentro de las pruebas solicitadas en reumatología, puesto que resulta de gran utilidad para orientar una sospecha diagnóstica, identificar situaciones que requieran un manejo terapéutico específico y monitorizar la respuesta a los tratamientos.

Las enfermedades reumáticas engloban un grupo muy amplio de enfermedades con gran heterogeneidad. Eso conlleva que haya una gran variedad de marcadores séricos o urinarios que resultan útiles en la evaluación rutinaria de estas patologías.

En este capítulo, se verán con detalle los estudios que se solicitan en la práctica clínica del laboratorio para pacientes con enfermedades reumáticas y autoinmunes. Estas pruebas van desde estudios muy cotidianos solicitados en la población general, como un hemograma y bioquímica completa, hasta estudios más específicos, como la detección de autoanticuerpos o estudios genéticos del complejo mayor de histocompatibilidad asociados a enfermedad.

HEMOGRAMA

El hemograma puede proporcionar información de gran utilidad para el diagnóstico y la monitorización de las enfermedades reumáticas. La sangre está compuesta de elementos suspendidos en un medio fluido llamado plasma. Los elementos que constituyen el torrente sanguíneo incluyen los glóbulos rojos, los glóbulos blancos y las plaquetas. El plasma constituye el 55-66 % del volumen total de sangre y se obtiene por centrifugación de la sangre, a la que se impide coagular. Si se coloca sangre en un tubo y se deja que se coagule por sí misma, se separa su suero. A diferencia del plasma, el suero sanguíneo carece de factores de coagulación como el fibrinógeno y los factores V y VIII.

Aunque no es el objetivo de este capítulo analizar con detalle todas las alteraciones que se producen en el hemograma, sí que es importante recalcar que en las enfermedades reumáticas cabe encontrar alteraciones en el hemograma que pueden orientar el diagnóstico, ayudar a monitorizar la enfermedad o identificar una toxicidad a fármacos.

Serie roja

La anemia es la alteración más común de la serie roja en pacientes con enfermedades reumáticas. Se considera que hay anemia cuando la hemoglobina está por debajo 12 g/mL en el sexo femenino y por debajo de 13 g/mL en el sexo masculino. Para categorizar adecuadamente el tipo de anemia es importante evaluar otros parámetros en el hemograma distintos a la hemoglobina, como el volumen corpuscular medio, el índice de saturación de transferrina, la ferritina, los reticulocitos, la haptoglobina, etcétera.

En la **tabla 7-1** se especifican con detalle las características diferenciales entre los tipos de anemia. La anemia más frecuentemente observada en pacientes con enfermedades reumáticas es la anemia por trastornos crónicos, que se asocia con la actividad de la enfermedad. Sin embargo, otros tipos de anemia son la ferropénica o la anemia hemolítica autoinmune, que requieren un estudio y un manejo terapéutico distinto.

Tabla 7-1. Diagnóstico diferencial de la anemia

Parámetros	Anemia microcítica		Anemia normocítica	Anemia macrocítica		
	Anemia ferropénica	Talasemia	Anemia de trastornos crónicos	Anemia hemolítica autoinmune	Anemia hemolítica microangiopática	Anemia megaloblástica
VCM	↓	↓↓	N o ↓	N o ↑	N o ↑	↑
Hematócrito	↓	↑	↓	↓	↓	↓
IST	↓	N o ↓	N o ↓	N o ↑	N o ↑	N
Ferritina	↓	N	↑	N o ↑	N	N
Reticulocitos	N o ↓	↑	N o ↓	↑	↑	N o ↓
Haptoglobina	N	N	N	↓↓	↓↓	N
RFA	N	N	↑	N o ↑	N	N
LDH	N	N	N	↑	↑	N
Vitamina B$_{12}$, folato	N	N	N	N	N	↓
Prueba de Coombs	-	-	-	+	-	-

IST: índice de saturación de transferrina; LDH: lactato deshidrogenasa; N: normal; RFA: reactantes de fase aguda; VCM: volumen corpuscular medio.

Serie blanca

La serie blanca también puede estar alterada en pacientes con enfermedades reumáticas. Los leucocitos pueden estar alterados tanto por exceso (leucocitosis > 10.000 células/mm^3) como por defecto (leucocitopenia < 4.000 células/mm^3).

Es frecuente la leucocitosis con neutrofilia secundaria al tratamiento con corticoides, síndromes autoinflamatorios o enfermedad de Still del adulto. La presencia de eosinofilia (> 5.000 células/mm^3) orienta a diagnósticos como la poliangitis eosinofílica o la fascitis eosinofílica.

Por otra parte, la leucocitopenia a expensas de linfocitos (linfopenia < 1.500 células/mm^3) es una alteración frecuente en algunas enfermedades autoinmunes sistémicas como el lupus eritematoso sistémico (LES). Este parámetro se correlaciona con la actividad de la enfermedad, por lo que suele mejorar en respuesta al tratamiento. Situaciones de neutrocitopenia (< 1.000 células/mm^3) se asocian de forma principal a toxicidad farmacológica, pero también a otras causas, como a actividad de la enfermedad autoinmune o a infecciones graves.

Serie plaquetaria

El recuento de plaquetas también puede estar alterado en pacientes con enfermedades reumáticas. Por una parte, cabe observar un aumento del recuento total de plaquetas (trombocitosis > 450.000/mL) como reactantes de fase aguda o cabe encontrar trombocitopenia (< 150.000/mL). No es infrecuente observar trombocitopenia en pacientes con enfermedades autoinmunes sistémicas como el LES y el síndrome antifosfolípido. Tampoco se puede olvidar que la trombocitopenia puede producirse secundaria a fármacos o a infecciones. En cualquier caso, es poco frecuente observar trombocitopenias graves (< 20.000/mL) que requieran una actitud terapéutica urgente.

BIOQUÍMICA GENERAL

En pacientes con enfermedades reumatológicas inflamatorias y autoinmunes sistémicas se recomienda hacer un estudio bioquímico. Al inicio de la enfermedad suele requerirse un análisis más completo para orientar el diagnóstico diferencial. No obstante, en el seguimiento, este perfil será más concreto, puesto que la finalidad es controlar la enfermedad y descartar toxicidades a fármacos.

Una bioquímica inicial incluirá un perfil renal, perfil hepático, perfil lipoproteico, iones, proteínas séricas, glucosa y un sistemático de orina. Posteriormente, en función de las sospechas diagnósticas, hay otros parámetros que se pueden solicitar adicionalmente:

- **Enzimas musculares**: en caso de estudio de mialgias o miositis se recomienda añadir parámetros como la creatina-fosfocinasa, que es la enzima más sensible para identificar daño muscular. Sin embargo, conviene recordar que existen otras enzimas que también suelen elevarse en situaciones de daño muscular, como las transaminasas (aspartato transaminasa y alanina aminotransferasa), la lactato deshidrogenasa y la aldolasa.
- **Ácido úrico**: en situaciones en las que se sospeche artritis microcristalina por urato monosódico, se recomienda estudiar el ácido úrico en sangre y en orina. Se considera hiperuricemia cuando la concentración sérica es superior a 6-7 mg/dL. También se determinan el nivel de ácido úrico en orina (uricosuria).
- **Hormonas tiroideas**: en cuadros de artralgias o mialgias, es frecuente querer descartar una alteración de la

función tiroidea. Por ello, se recomienda añadir al estudio la hormona estimulante del tiroides y la tiroxina libre.

- **Vitamina D (calciferol)**: es una vitamina grasa soluble que se transforma en el hígado (25-hidroxivitamina D, calcidiol) y en el riñón (1, 25-hidroxivitamina D, calcitriol) hasta conseguir el metabolito activo. Entre sus múltiples propiedades destaca su papel relevante en la homeostasis del calcio y el metabolismo óseo. Para su adecuado metabolismo se requiere la exposición a radiación ultravioleta. Se consideran niveles adecuados para la salud ósea aquellos niveles de calcidiol que no producen elevaciones de la hormona paratiroidea. Estos valores se sitúan entre 20 y 40 ng/mL; se acepta el valor de 30 ng/mL como media de consenso.
- **Hormona paratiroidea**: el estudio de esta hormona está indicado en enfermedades del metabolismo óseo o para completar el diagnóstico diferencial de cuadros articulares.
- **Proteinograma**: tener un proteinograma basal resulta de gran utilidad para descartar alteraciones subyacentes. La presencia de un pico monoclonal orienta a la presencia de una gammapatía monoclonal. Por otra parte, en enfermedades inflamatorias crónicas, como el síndrome de Sjögren, es frecuente encontrar aumentos policlonales de las gammaglobulinas.
- **Inmunoglobulinas**: una cuantificación basal de inmunoglobulinas séricas (IgG, IgM e IgA) es útil para descartar alteraciones subyacentes. La monitorización sérica de los niveles de IgG se recomienda en pacientes que están en tratamiento crónico con fármacos anti-CD20, como rituximab. En situaciones de eosinofilia, se recomienda completar el estudio con determinación de IgE para descartar procesos alérgicos. Otras inmunoglobulinas menos frecuentemente solicitadas son la IgG4 o la IgD, en caso de sospechar una enfermedad por IgG4 o un síndrome de hiper-IgD, respectivamente.

REACTANTES DE FASE AGUDA

Los reactantes de fase aguda (RFA) son un grupo heterogéneo de proteínas plasmáticas cuya concentración aumenta o disminuye al menos un 25 % durante un proceso inflamatorio. Las condiciones que comúnmente desencadenan una respuesta de fase aguda son infección, traumatismos, quemaduras, infarto tisular, situaciones de inflamación y malignidad. Los RFA generalmente desempeñan un papel beneficioso en la adaptación y la defensa durante los episodios de estrés, pero a veces la respuesta aguda del huésped puede ser perjudicial. Los RFA participan en una variedad de actividades relacionadas con la inflamación que pueden ser proinflamatorias o antiinflamatorias.

Los RFA se conocen como *proteínas de fase aguda positivas* cuando, tras un daño, se produce un aumento de su concentración en sangre o tejidos: la proteína C-reactiva, la sustancia amiloide A (SAA) o la procalcitonina. En cambio, se conocen como *proteínas de fase aguda negativas* cuando tienen una tendencia decreciente tras situaciones de estrés o daño, como ocurre con la albúmina, la transferrina o la transtirretina.

A su vez, los RFA se pueden clasificar según su mecanismo de acción en inhibidores de las proteasas, proteínas de coagulación, componentes del complemento, proteínas de transporte y otras proteínas. En la **tabla 7-2** se resumen los principales reactantes de fase aguda según su función.

La mayoría de los RFA son producidos por hepatocitos, mientras que algunos son secretados por fibroblastos, macrófagos, adipocitos, células endoteliales y células parenquimatosas. Aunque en la respuesta de fase aguda se den juntos diferentes componentes, puede haber discordancia entre las concentraciones plasmáticas de varios RFA, lo que indica que cada uno de ellos está regulado de forma individual. Además, durante una reacción de fase aguda, un solo RFA puede desempeñar múltiples funciones y diversos RFA pueden tener actividades biológicas similares.

Tabla 7-2. Clasificación de los reactantes de fase aguda según su función

Clasificación	RFA positivos	RFA negativos
Inhibidores de proteasa	Alfa-1-antitripsina	
Proteínas de transporte	• Hemopexina • Ceruloplasmina	• Transferrina • Transtirretina
Componentes del complemento	C2, C3, C4, C5, C9, factor B, C1 inhibidor, proteína fijadora de C4b	
Coagulación y fibrinólisis	• Fibrinógeno • Protrombina • Plasminógeno • Activador tisular del plasminógeno • Proteína S	Factor XII
Participantes en procesos de inflamación	• Antagonista del receptor de la IL-1 • Proteínas fijadoras de lipopolisacáridos	
Apolipoproteínas	Sustancia amiloide A	Albúmina
Otros	• VSG • PCR • Ferritina • Procalcitonina	• Alfa-fetoproteína • Globulina fijadora de tiroxina • Factor 1 de crecimiento similar a la insulina

IL: interleucina; PCR: proteína C-reactiva; RFA: reactantes de fase aguda; VSG: velocidad de sedimentación globular.

Las citocinas inducidas por inflamación son los principales estímulos para la inducción de RFA. Otros factores que influyen en la expresión de RFA incluyen factores de crecimiento, hormonas y otros mediadores. La interleucina-6 (IL-6) es el principal estimulador de la mayoría de los RFA, mientras que la IL-4 y la IL-10 regulan a la baja la síntesis hepática de RFA. La IL-1, el factor de necrosis tumoral alfa (TNF-α) y los glucocorticoides tienen efectos positivos en la expresión génica de la fase aguda en los hepatocitos.

A continuación, se explican los RFA más comúnmente relacionados y utilizados en la práctica clínica de las enfermedades reumáticas.

Velocidad de sedimentación globular

La velocidad de sedimentación globular (VSG) se define como la velocidad (mm/hora) a la que caen los eritrocitos suspendidos en plasma cuando se colocan en un tubo vertical. Es un RFA no proteico que cambia en respuesta a los niveles de fibrinógeno plasmático y la viscosidad del plasma y, por tanto, se denomina RFA indirecto. Comienza a aumentar dentro de las primeras 24-48 horas y disminuye lentamente con la resolución de la inflamación.

La VSG es el RFA más utilizado, pero puede verse influida por el número, el tamaño y la forma de los glóbulos rojos, la presencia de otras proteínas plasmáticas, la edad del paciente y muchos otros factores desconocidos.

La VSG se usa como herramienta no solo en el diagnóstico, sino también para monitorizar la respuesta al tratamiento en distintas enfermedades reumatológicas, como ejemplo la artritis reumatoide o la arteritis de células gigantes.

Su valor normal se calcula de forma diferente según el sexo del paciente. Para el sexo masculino se calcula con la edad dividida por 2; y para el sexo femenino con la edad + 10 dividida por 2.

Proteína C-reactiva

La proteína C-reactiva se produce como una proteína homopentamérica, denominada proteína C-reactiva nativa, que puede disociarse irreversiblemente en los sitios de inflamación e infección en cinco monómeros separados, denominados proteína C-reactiva monomérica.

La proteína C-reactiva se sintetiza sobre todo en los hepatocitos, pero también en las células del músculo liso, los macrófagos, las células endoteliales, los linfocitos y los adipocitos. Su producción es estimulada principalmente por la IL-6. Su concentración cambia de forma rápida en respuesta a los cambios en el proceso inflamatorio. La influencia de la edad y el sexo es mínima en ella.

Comparada con la VSG, la proteína C-reactiva es un indicador más sensible. Comienza a aumentar a las 12-24 horas y alcanza su punto máximo a los 2 o 3 días. Su vida media es de unas 9 horas. La prueba de proteína C-reactiva de alta sensibilidad se usa para medir niveles muy bajos.

Elevaciones menores (de 3 a 10 mg/L) de la proteína C-reactiva se observan en situaciones como obesidad, embarazo, diabetes y periodontitis. En cambio, elevaciones moderadas (de 10 a 100 mg/L) se detectan en condiciones inflamatorias, como el LES, la artritis reumatoide y en neoplasias malignas, entre otras. Elevaciones más marcadas de la proteína C-reactiva (> 100 mg/L) suelen verse en infecciones agudas.

La proteína C-reactiva no solo tiene una acción proinflamatoria sino también antiinflamatoria. Inicia la eliminación de bacterias específicas y células necróticas mediante la interacción con los sistemas efectores humorales y celulares de la inflamación. Induce la producción de citocinas inflamatorias y factores tisulares.

Su valor se considera normal cuando su concentración sérica es < 0,3 mg/L.

Ferritina

La ferritina es una importante proteína de almacenamiento de hierro intracelular. Los hepatocitos, las células renales tubulares proximales, las células de Kupffer y los macrófagos secretan ferritina en diversas condiciones.

La hiperferritinemia es un marcador de activación importante de macrófagos. Esta activación se produce principalmente por citocinas proinflamatorias, como la IL-1, IL-6, IL-18 y el TNF. Durante la infección activa, la ferritina protege al huésped al limitar la disponibilidad de hierro para el patógeno.

La ferritina extracelular actúa como un sistema de suministro de hierro y también exhibe varias actividades inmunológicas, incluida la unión a las células T, la supresión del tipo retardado de hipersensibilidad para inducir anergia, la supresión de la producción de anticuerpos en los linfocitos B, la reducción de la fagocitosis en los granulocitos, la regulación de la mielopoyesis, etc. La ferritina comienza a elevarse a las 24-48 horas y puede permanecer elevada entre 5 días y 5 semanas.

Es característica la elevación de este marcador en la enfermedad de Still del adulto, que, además, se correlaciona con la actividad de la enfermedad. La determinación de la ferritina glicosilada aumenta la especificidad para el diagnóstico: es menor al 20 % el porcentaje de ferritina glicosilada sugestivo de enfermedad de Still.

La hiperferritinemia también puede observarse en otras enfermedades, como el síndrome hemofagocítico, la hemocromatosis, las neoplasias, las transfusiones, el alcoholismo, las alteraciones hepáticas o esplénicas, etcétera.

Se considera normal cuando el nivel sérico se encuentra entre 15 y 300 µg/L.

Sustancia amiloide A

Las proteínas de la SAA son apolipoproteínas que se asocian rápidamente con lipoproteínas de alta densidad después de su síntesis y secreción, y que influyen en el metabolismo del colesterol durante estados inflamatorios. La SAA aumenta la adhesión y la quimiotaxis de las células fagocíticas y los linfocitos. Sin embargo, en algunos pacientes con inflamación crónica, el efecto neto del aumento de la producción de SAA es perjudicial, debido al depósito tisular de fragmentos de SAA y al desarrollo de amiloidosis sistémica. El nivel de la SAA es paralelo al de la proteína C-reactiva, aunque algunos estudios apuntan a que el de SAA puede ser más sensible.

Se considera normal cuando su concentración sérica es < 1 mg/dL.

Calprotectina

La calprotectina (CLP, proteína S100A8/S100A9) es una proteína de patrón molecular asociado al daño y refleja principalmente la activación de los neutrófilos. Su determinación fecal es un biomarcador validado en la enfermedad inflamatoria intestinal.

Muchos estudios han indicado un aumento significativo del nivel de CLP en suero y líquido sinovial en pacientes con artritis reumatoide. Se ha asociado la CLP con la diferenciación celular, la migración, la apoptosis y la producción de factores proinflamatorios en la artritis reumatoide. Además, existen relaciones positivas entre los niveles de CLP séricos y sinoviales con reactantes de fase aguda tradicionales. Asimismo, los valores séricos se han asociado con la actividad de la enfermedad, la progresión ecográfica y radiográfica, así como la respuesta al tratamiento de la artritis reumatoide. Sin embargo, se precisan más estudios que validen su uso para monitorizar pacientes con enfermedades reumatológicas.

Los puntos de corte del nivel sérico normal de CLP descritos en la literatura médica varía según el kit de laboratorio utilizado.

Procalcitonina

La procalcitonina es la prohormona de la calcitonina y, en condiciones normales, se sintetiza en las células C parafoliculares de la glándula tiroides en respuesta a la hipercalcemia. Es un marcador recientemente identificado de infección bacteriana y del carcinoma medular de tiroides, pudiendo también elevarse en otros tumores Durante la infección, es secretada por todas las células parenquimatosas y las células diferenciadas. Su secreción está regulada a la baja por el interferón gamma, que se produce en respuesta a infecciones víricas, lo que lo convierte en un marcador atractivo de infección bacteriana. El nivel de procalcitonina aumenta dentro de las 2 a 4 horas posteriores a la infección, alcanza su punto máximo dentro de las 6 a las 24 horas y también desciende inmediatamente después de controlar la infección. Por tanto, es superior a la proteína C-reactiva y a la VSG como marcador de infección. Su vida media es de 25 a 30 horas en el plasma.

La procalcitonina no se eleva en afecciones inflamatorias no infecciosas, como la polimialgia, la enfermedad inflamatoria intestinal, la poliarteritis nodosa o el LES. No se ve afectada por el tratamiento con glucocorticoides y agentes antiinflamatorios no esteroideos.

Las pruebas semicuantitativas de procalcitonina consumen menos tiempo. El aumento transitorio se observa en traumatismos masivos, como quemaduras graves y cirugía mayor. Cualquier tratamiento que estimule las citocinas, como el tratamiento con anticuerpos de células T o la transfusión de granulocitos y la enfermedad de injerto contra huésped, puede aumentar el nivel de procalcitonina. También se observan niveles más altos en la crisis de Addison, el paludismo, la infección por hongos y el carcinoma medular de la tiroides.

Se considera que su valor es normal cuando su concentración sérica es < 0,05 ng/mL.

Otras proteínas consideradas reactantes de fase aguda

También se consideran RFA las siguientes proteínas:

- **Complemento**. El sistema del complemento es un componente importante de la inmunidad innata y es mediador en las respuestas desencadenadas por anticuerpos. Consta de casi 60 proteínas plasmáticas y de membrana que forman tres vías de activación distintas pero superpuestas, así como una cascada lítica terminal común y una red de reguladores y receptores. Niveles bajos de C4 y C3 o solo C4 bajo pueden ayudar a identificar enfermedades reumatológicas en las que haya formación de inmunocomplejos, como el LES, el síndrome de Sjögren y las crioglobulinemias, entre otras. Además, un aumento de sus niveles indica que hay respuesta al tratamiento.
- **Haptoglobina**. Es un antioxidante que protege contra las especies reactivas del oxígeno mediante la eliminación de la hemoglobina libre de células que contienen hierro de la circulación. Este valor es bajo o indetectable en la anemia hemolítica autoinmune.
- **α1-antitripsina**. Es una proteína producida en el hígado que inhibe la generación del anión superóxido, al antagonizar la actividad de las enzimas proteasas. Su efecto protector tisular es especialmente importante en el pulmón.
- **Hepcidina**. Es una proteína producida por el hígado que contribuye a la disminución del hierro sérico al reducir la absorción intestinal de hierro y dificultar la liberación de hierro de los macrófagos.
- **Fibrinógeno**. Está implicado en la adhesión, propagación y proliferación de células endoteliales, que son fundamentales para la reparación de tejidos. Su descenso puede observarse en el síndrome hemofagocítico.
- **Péptido natriurético**. Estos péptidos son secretados por los cardiocitos y reflejan una disfunción cardíaca y riesgo cardiovascular. Además, algunas situaciones proinflamatorias estimulan el sistema neurohormonal cardíaco y provocan elevaciones del péptido natriurético. También pueden elevarse en tromboembolismo pulmonar, enfermedad pulmonar crónica o insuficiencia renal. Su principal utilidad en las enfermedades inflamatorias crónicas es como marcador de hipertensión arterial pulmonar, de especial relevancia en la esclerosis sistémica.

AUTOANTICUERPOS

Los autoanticuerpos son inmunoglobulinas que reconocen antígenos propios. Se detectan en el suero y en otros fluidos corporales, como el líquido cefalorraquídeo, líquido sinovial, etcétera.

Son autoanticuerpos:

- Factor reumatoide.
- Anticuerpos antipéptido citrulinado.
- Anticuerpos anticarbamilados.
- Anticuerpos antifosfolípidos (AAF).
- Anticuerpos anticitoplasma de los neutrófilos (ANCA).
- Anticuerpos antinucleares.
- Anticuerpos específicos de conectivopatías.

Factor reumatoide

Los factores reumatoides son anticuerpos que reconocen la región constante de la inmunoglobulina IgG. El primero que se describió y el que se mide habitualmente en la práctica clínica es el factor reumatoide de clase IgM, aunque existen también de las demás clases de inmunoglobulinas.

La determinación del factor reumatoide se utiliza para el diagnóstico y pronóstico de la artritis reumatoide, pero no es exclusivo de esta, ya que puede aparecer en otras enfermedades autoinmunes, infecciones o neoplasias e incluso en la población general (en torno al 8 %).

La presencia del factor reumatoide en pacientes con artritis reumatoide se asocia a peor pronóstico, con una mayor erosión articular y más manifestaciones extraarticulares. Además, algunos estudios lo han asociado a peor respuesta a algunos fármacos, entre ellos, a los inhibidores del TNF (anti-TNF), de estructura molecular tipo inmunoglobulina debido a su unión inespecífica con el factor reumatoide que provoca la formación de inmunocomplejos disminuyendo la biodisponibilidad del fármaco.

Generalmente se miden por nefelometría o turbidimetría, pero también se determinan por otras técnicas (análisis por inmunoabsorción ligado a enzimas [ELISA, *enzyme-linked immunosorbent assay*] aglutinación, etcétera).

Anticuerpos antipéptidos citrulinados

Los anticuerpos antipéptidos citrulinados reconocen péptidos citrulinados (aunque no el mismo epítopo) en diversas proteínas, tales como factor perinuclear, queratina y filagrina. Esta modificación postraduccional es llevada a cabo por las enzimas peptidilarginina-desaminasas, que convierten los residuos de arginina en citrulina por desaminación. Son estos residuos de citrulina en diversas proteínas los que son reconocidos por los autoanticuerpos.

Estos autoanticuerpos son altamente específicos de la artritis reumatoide (> 95 %) y tienen, además, una elevada sensibilidad (70-80 %). Aparecen de forma muy precoz, incluso antes de la aparición de la clínica y son predictores de la evolución de la enfermedad. Títulos altos se correlacionan con mayor gravedad y con mayor erosión articular.

Generalmente su determinación se hace por ELISA.

Anticuerpos anticarbamilados

Estos anticuerpos son resultados de modificaciones proteicas postraduccionales, como ocurre con los anticuerpos contra péptidos citrulinados. En ese caso se produce una modificación de un residuo de lisina a uno de homocitrulina a partir de un proceso denominado carbamilación en el cual también participan la urea y el cianato.

La relación entre anticuerpos anticarbamilados y el riesgo de desarrollar artritis reumatoide es controvertida, aunque algunos estudios postulan que la presencia de los anticuerpos anticarbamilados se asocia de forma temprana al desarrollo de artritis reumatoide y también se asocia con el daño articular.

Su determinación se hace con ELISA.

Anticuerpos antifosfolípido

Hay numerosos AAF que reconocen proteínas de unión a fosfolípidos. Pueden ser de distintos isotipos: tanto IgG, como IgA o IgM.

Estos anticuerpos se relacionan con el síndrome antifosfolípido, cuyas manifestaciones clínicas pueden ser comunes a otras patologías, por lo que la presencia en suero de AAF es importante para definir el síndrome.

En la actualidad, los AAF incluidos en los criterios de clasificación son el anticoagulante lúpico, los anticuerpos anticardiolipina y los anti-β_2 glicoproteína I de clase IgG e IgM. Otros autoanticuerpos de interés no incluidos en los criterios son los antiprotrombina/fosfatidilserina, los antianexina V y los de isotipo IgA:

- El anticoagulante lúpico mide de forma indirecta la presencia de anticuerpos que inhiben *in vitro* las reacciones de la coagulación dependientes de fosfolípidos, produciendo, paradójicamente, una prolongación en el tiempo de coagulación en los ensayos.
- Los anticuerpos anticardiolipina son los AAF más comunes. Suelen aparecer tras infecciones, a causa de un mimetismo molecular entre antígenos de diversas bacterias y la β_2-GPI. Además, existe una predisposición genética a la formación de estos autoanticuerpos, relacionada con el complejo mayor de histocompatibilidad del antígeno leucocitario humano (HLA: DR7, DR4 y DR53 son los alelos más predisponentes).
- Los anti-β_2-GPI. La β_2-GPI es una proteína altamente glicosilada con capacidad anticoagulatoria presente en el plasma. Tiene afinidad por fosfolípidos con carga negativa, como la cardiolipina, el fosfatidilinositol o la fosfatidilserina. La unión de la β_2-GPI a la cardiolipina provoca un cambio conformacional de la primera, de manera que expone el epítopo reconocido por el autoanticuerpo preformado. Esta unión del autoanticuerpo al complejo (cardiolipina-β_2-GPI) hace que se produzca una dimerización de la β_2-GPI, con lo que aumenta el grado de agregación plaquetar y, con ello, la coagulabilidad de la sangre y el riesgo de trombosis.

Existen otros autoanticuerpos asociados al síndrome antifosfolípido, como los antidominio I de la β_2-GPI, anticuerpos antiprotrombina y anticomplejo fosfatidilserina/protrombina, anticuerpos antifosfatidiletanolamida, anticuerpos antivimentina y anticuerpos antianexina A5 y antianexina 2.

Anticuerpos anticitoplasma de neutrófilo

Son autoanticuerpos dirigidos contra antígenos presentes en el citoplasma de los neutrófilos, específicamente contra el contenido de los gránulos de estos. Se asocian a las vasculitis de pequeño y mediano calibre (granulomatosis con poliangitis, poliangitis microscópica, granulomatosis eosinofílica con poliangitis), aunque también pueden aparecer en otras situaciones, como infecciones, enfermedad inflamatoria intestinal, colangitis esclerosante primaria, neoplasias, otras conectivopatías, o incluso asociados a fármacos.

Existen numerosos tipos de ANCA, algunos de ellos no caracterizados hoy por hoy, pero hay dos principales cuyas afinidades son: la enzima proteolítica 3 (PR3) y la mieloperoxidasa (MPO). La metodología empleada en la determinación de ANCA es la inmunofluorescencia indirecta sobre neutrófilos fijados en etanol y confirmados en formalina, o el ELISA.

Los anticuerpos anti-PR3 dan lugar a un patrón citoplasmático por inmunofluorescencia indirecta que se denomina c-ANCA. Se asocian con mayor frecuencia (75 %) a granulomatosis con poliangitis (**Fig. 7-1**).

Los anticuerpos anti-MPO dan lugar a un patrón perinuclear en una inmunofluorescencia indirecta con etanol, que se llama p-ANCA, y a un patrón citoplasmático, c-ANCA, en una inmunofluorescencia indirecta con formalina. Aparecen con una frecuencia del 65 % en poliangeitis microscópica, del 45 % en la granulomatosis eosinofílica con poliangitis, y del 80 % en las vasculitis limitadas al riñón (v. **Fig. 7-1**).

Aquellos ANCA distintos de PR3 y MPO se conocen como x-ANCA y aparecen representados por un patrón perinuclear suave en una inmunofluorescencia indirecta con metanol. Se encuentran asociados a otras entidades clínicas, como infecciones, enfermedad inflamatoria intestinal, colangitis esclerosante primaria, fibrosis quística o neoplasias.

Anticuerpos antinucleares

La denominación anticuerpos antinucleares (ANA) se ha usado históricamente para referirse a los anticuerpos dirigidos contra los antígenos intracelulares, tanto nucleares como citoplasmáticos, detectados por inmunofluorescencia indirecta sobre células. Los ANA son biomarcadores serológicos con un papel central en el diagnóstico y la clasificación de las enfermedades autoinmunes sistémicas.

Los ANA detectados por inmunofluorescencia indirecta sobre células Hep2 reconocen multitud de antígenos específicos por lo que suele usarse como técnica de cribado por

su alta sensibilidad. En general, los patrones de fluorescencia observados por esta técnica se corresponden con determinados anticuerpos, por lo que un cribado inicial por inmunofluorescencia indirecta puede dirigir después el estudio de las distintas especificidades mediante otras técnicas como *inmunoblots*, ELISA, etcétera.

En general, los patrones de inmunofluorescencia indirecta sobre células Hep2 se dividen en tres grupos: nucleares, citoplasmicos y asociados a mitosis. Dentro de los nucleares puede haber distintos patrones, como el homogéneo, moteado o granular, el nucleolar, etc., algunos de los cuales pueden a su vez subclasificarse.

En muchos casos, estos anticuerpos se detectan en enfermedades concretas, pero no solo eso, muchos de ellos están claramente asociados con fenotipos específicos de esas enfermedades autoinmunes sistémicas o con determinadas manifestaciones. Aun así, la asociación entre presencia de un anticuerpo y enfermedad no es tan simple, ya que algunos anticuerpos aparecen en más de una enfermedad, y se calcula que los ANA están presentes en entre el 5 y el 30 % de las personas sanas.

El concepto de antígenos extraíbles del núcleo, ya en desuso, surgió como alusión a la técnica original para identificar los antígenos reconocidos por los ANA que se extraían del núcleo con una solución salina. En la actualidad, se usa para referirse a algunos anticuerpos conjuntamente (Ro52, Ro60, La, Sm, ribonucleoproteína nuclear [RNP], Scl70 y Jo-1), frecuentemente asociados a conectivopatías.

Anticuerpos específicos de conectivopatías

Anticuerpos anti-ácido desoxirribonucleico de doble cadena

Los anticuerpos antiácido desoxirribonucleico de doble cadena (anti-dsADN) están incluidos en los criterios del Colegio Americano de Reumatología (ACR) y la Alianza Europea de Asociaciones de Reumatología (EULAR) de LES. Tienen una prevalen-

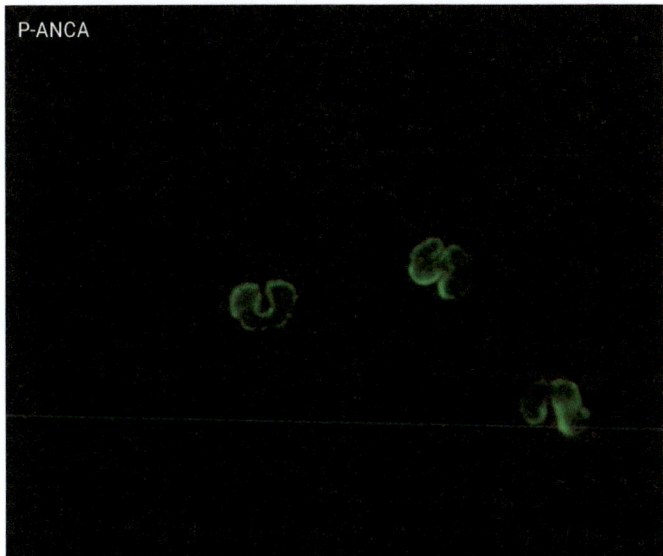
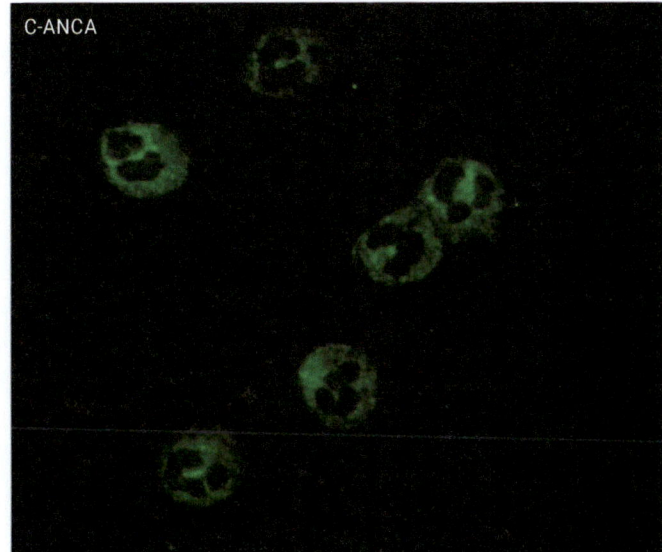

Figura 7-1. Patrones de inmunofluorescencia indirecta de anticuerpos antineutrófilos.
ANCA: anticuerpos anticitoplasma de los neutrófilos; C-ANCA: patrón citoplasmático de ANCA por inmunofluorescencia indirecta; P-ANCA: patrón perinuclear de ANCA en una inmunofluorescencia indirecta con etanol.

cia de entre el 42 y el 92 % en LES, con una especificidad superior al 90 %, pero una sensibilidad entre el 5 y el 55 %. Esta variabilidad en la sensibilidad probablemente se deba a las diferentes técnicas usadas para su determinación: prueba de Farr, de inmunofluorescencia indirecta sobre *Crithidia luciliae*, de ELISA, de quimioluminiscencia, etc., cada una con sus características propias y dependientes de la naturaleza del ADN que usen como antígeno. En el LES, sus niveles se correlacionan con la actividad clínica, especialmente con la nefritis lúpica, por lo que es uno de los pocos anticuerpos en los que la cuantificación es útil para el seguimiento. En más del 75 % de los pacientes con LES y anticuerpos anti-dsADN, estos anticuerpos experimentan una elevación respecto a sus niveles en remisión hasta 6 meses antes de la aparición de un brote.

Anticuerpos antinucleosomas

Un nucleosoma es la unidad básica de empaquetamiento del ADN. La prevalencia y la sensibilidad de estos anticuerpos en LES está en ambos casos en torno al 60 %, con una especificidad de entre el 85 y el 95 %. Al igual que en el caso de los anticuerpos anti-dsADN, sus niveles se correlacionan con la actividad de la enfermedad, por lo que su cuantificación es de interés durante el seguimiento, especialmente en aquellos pacientes sin anticuerpos anti-dsADN.

Anticuerpos antihistonas

Los anticuerpos antihistonas aparecen en aproximadamente el 95 % de los pacientes con LES asociado a medicamentos, y su prevalencia disminuye hasta el 50-80 % en el caso de LES primario. En el caso del LES inducido por medicamentos, los títulos van disminuyendo con la retirada del fármaco.

Anticuerpos anti-Sm

Los anticuerpos anti-Sm son muy específicos de LES (99-100 %), aunque tienen una baja prevalencia (10-50 %), por lo que están incluidos en los criterios clasificatorios. Confieren mal pronóstico en la nefritis lúpica, pero no se correlacionan con la actividad de la enfermedad, por lo que no son útiles para el seguimiento de los pacientes. Se encuentran asociados con frecuencia a los anticuerpos antirribonucleoproteína nuclear (anti-RNP).

Anticuerpos antirribosomales

Estos anticuerpos se detectan en el 12-20 % de los pacientes con LES, con una especificidad mayor del 97 %, y se asocian con la actividad clínica y con manifestaciones neuropsiquiátricas, aunque no tienen utilidad en el seguimiento.

Anticuerpos anti-C1q

Los anticuerpos anti-C1q se encuentran en el 4-60 % de los pacientes con LES, y su prevalencia aumenta con la edad. Su producción se asocia con el desarrollo de glomerulonefritis membranoproliferativa, con una especificidad del 92 %, y pueden aparecer hasta 6 meses antes de un brote de nefri-

tis lúpica. Su presencia se asocia con mayor afectación renal durante el curso de la enfermedad. El C1q es una proteína sérica, por lo que los anticuerpos dirigidos frente a ella no se consideran ANA, ni se detectan por inmunofluorescencia.

Anticuerpos anti-Ro/SSA y anti-La/SSB

La presencia de anticuerpos anti-Ro (cualquiera de sus dos antígenos, Ro52 y Ro60) y anti-La está incluida en los criterios de clasificación del síndrome de Sjögren, pero no son necesarios para llegar al diagnóstico. En el caso del síndrome de Sjögren primario, estos anticuerpos suelen aparecer asociados, y aunque el anti-Ro puede aparecer solo, es extremadamente raro encontrar el anti-La como única especificidad. La sensibilidad del anti-Ro52, anti-Ro60 y anti-La en el síndrome de Sjögren está estimada en alrededor del 42, el 51 y el 29 %, con una especificidad del 100, el 98 y el 99 %, respectivamente. La presencia de estos anticuerpos se asocia con un inicio temprano, mayor gravedad de la afectación glandular, mayor prevalencia de manifestaciones extraglandulares y riesgo de desarrollar un linfoma no hodgkiniano.

Además, los anticuerpos anti-Ro/SSA y anti-La/SSB también pueden aparecer de forma frecuente en el LES, con una prevalencia del 36-64 % y del 8-33 %, respectivamente, pero no son específicos de esta enfermedad. En este caso, se asocian con manifestaciones cutáneas y hematológicas, con el LES neonatal y, en el caso del anti-Ro52 con el bloqueo cardíaco fetal.

Anticuerpos antisintetasas

Los anticuerpos dirigidos frente a las aminoacil-ácido ribonucleico de transferencia sintetasas son específicos del síndrome antisintetasa, un tipo de miopatía inflamatoria. Existen ocho autoanticuerpos descritos hasta ahora: anti-Jo1, anti-PL7, anti-PL12, anti-EJ, anti-OJ, anti-KS, anti-Zo y anti-Ha. El anti-Jo1 es el más prevalente (70 %), seguido del anti-PL12 (15 %) y el anti-PL7 (10 %), mientras que el resto se observan en menos del 2 % de los casos. Su presencia es mutuamente excluyente, aunque pueden aparecer junto con el Ro52, lo que confiere un peor pronóstico. El fenotipo clínico y la tasa de supervivencia dependen del autoanticuerpo, con mayor afectación muscular en el caso de positividad para el anti-Jo1, anti-PL7 y anti-EJ y una mayor afectación pulmonar en el caso de presencia de anti-PL12, anti-OJ y anti-KS.

Anticuerpos antipartícula de reconocimiento de señal

El anticuerpo antipartícula de reconocimiento de señal tiene una prevalencia en torno al 5-20 % en los pacientes con miopatía necrotizante y está asociado a una debilidad muscular rápidamente progresiva, muy grave y con una mala respuesta al tratamiento inmunosupresor convencional.

Anticuerpos anti-3-hidroxi-3-metilglutaril-coenzima A reductasa

La 3-hidroxi-3-metilglutaril-coenzima A reductasa es una enzima que participa en el metabolismo del colesterol, y el anticuerpo frente a ella se encuentra en el 10-15 % de los pacientes con miopatía necrotizante, con una prevalencia del

65 % en pacientes en tratamiento con estatinas. Los niveles de anticuerpos se correlacionan con la actividad de la enfermedad y los niveles séricos de creatina-cinasa, por lo que pueden ser útiles en el seguimiento de la enfermedad.

La presencia de este anticuerpo se asocia a cáncer y a una buena respuesta al tratamiento, especialmente en aquellos pacientes que han estado en tratamiento con estatinas.

Anticuerpos anti-Tif1-γ

Los anticuerpos anti-Tif1-γ se encuentran en la dermatomiositis y están fuertemente asociados a la presencia de cáncer, con una sensibilidad del 78 % y una especificidad del 89 %, por lo que en caso de hallar este autoanticuerpo se debe buscar de forma activa la presencia de tumores. Los pacientes con este anticuerpo presentan frecuentemente disfagia.

Anticuerpos anti-Mi2

Los anticuerpos anti-Mi2 son específicos de la dermatomiositis y tienen una prevalencia del 5-35 %. Los pacientes con este anticuerpo suelen presentar mayor afectación cutánea y fotosensibilidad, así como una buena respuesta al tratamiento.

Anticuerpos anti-MDA5

Los anticuerpos anti-MDA5 tienen una prevalencia del 10-15 % en la dermatomiositis, que llega al 50 % en el caso de población asiática.

La presencia de este anticuerpo se asocia con un riesgo elevado de desarrollar enfermedad pulmonar intersticial difusa grave y rápidamente progresiva, con el consiguiente mal pronóstico. Aproximadamente el 50 % de estos pacientes fallecen en los primeros 6 meses tras el diagnóstico de fallo respiratorio. El nivel de este anticuerpo se correlaciona con la enfermedad y llega a desaparecer al alcanzar la remisión.

Anticuerpos anti-SAE

El anti-SAE es un anticuerpo dirigido frente a un pequeño modificador similar a la ubiquitina, enzima activadora específica de la dermatomiositis, aunque con una baja prevalencia (< 8 %). Los pacientes con este anticuerpo debutan con una dermatomiositis amiopática inicial que progresa a miositis, con una disfagia grave.

Anticuerpos anti-NXP2

Los anticuerpos frente a la proteína de matriz nuclear 2 (anti-NXP2) están asociados a la dermatomiositis. En el caso de pacientes adultos, su presencia se asocia con el desarrollo de cáncer, y con calcinosis y atrofia muscular, especialmente en los pacientes con dermatomiositis juvenil.

Anticuerpos anti-CN1a

Recientemente se ha identificado la presencia del anticuerpo frente a la 5'-nucleotidasa citosólica 1A en aproximadamente un tercio de los pacientes con miopatía por cuerpos de inclu-

sión, aunque no es específico de esta entidad, ya que también se encuentra en pacientes con LES y síndrome de Sjögren. La presencia de este anticuerpo no parece afectar al pronóstico ni al curso de este tipo de miositis.

Anticuerpos anti-Aácido desoxirribonucleico topoisomerasa I/anti-Scl7

Estos autoanticuerpos se encuentran en el 20-40 % de los pacientes de esclerosis sistémica y tienen una especificidad del 90 %. Se asocian con la forma de esclerosis sistémica con afectación cutánea difusa, con alto riesgo de fibrosis pulmonar e hipertensión arterial pulmonar, lo que confiere un mal pronóstico, con una supervivencia a 10 años de alrededor del 60 %.

Anticuerpos anticentrómero

Los anticuerpos anticentrómero se asocian a la esclerosis sistémica limitada y al síndrome de CREST (calcinosis, Raynaud, dismotilidad esofágica, esclerodactilia y telangiectasias, por sus siglas en inglés), encontrándose en el 20-35 % de estos pacientes, con una especificidad del 93 %.

Se asocian a un elevado riesgo de desarrollar hipertensión arterial pulmonar, pero con poca afectación de otros órganos internos. La tasa de supervivencia a 10 años de estos pacientes es del 93 %, por lo que son considerados de buen pronóstico.

Anticuerpos anti-ácido ribonucleico polimerasa III

Estos autoanticuerpos tienen una prevalencia de entre el 5 y el 20 % de los pacientes con esclerosis sistémica, dependiendo del origen étnico, con una especificidad del 94 %. Se asocian a la esclerosis sistémica difusa, con elevado riesgo de crisis renales, mayor afectación cutánea y más riesgo de desarrollar cáncer. Confieren mal pronóstico, con una tasa de supervivencia a 10 años del 30 %.

Anticuerpos anti-U3-ribonucleoproteína nuclear/anticuerpos antifibrilarina

Los anticuerpos antifibrilarina o anti-U3-RNP, tienen una prevalencia inferior al 15 % y una especificidad del 97 %. Se asocian a la forma difusa de esclerosis sistémica, con mal pronóstico por la gran afectación cutánea, muscular, cardíaca, renal y la presencia de hipertensión arterial pulmonar.

Anticuerpos anti-Th/To

Los anticuerpos anti-Th/To se detectan en el 1-3 % de los pacientes con esclerosis sistémica. Se asocian a la forma limitada, con alto riesgo de hipertensión arterial pulmonar con o sin enfermedad pulmonar intersticial diseminada. Los pacientes con este autoanticuerpo tienen un mejor pronóstico relativo, con menor mortalidad y afectación articular que otros pacientes de esclerosis sistémica con otros autoanticuerpos.

Los anticuerpos asociados a esclerosis sistémica aparecen en más del 95 % de los pacientes. Es extremadamente infrecuente la presencia de más de un anticuerpo en el mismo paciente.

Anticuerpos asociados a los síndromes de solapamiento

Los síndromes de solapamiento agrupan a aquellos pacientes que cumplen criterios de más de una enfermedad autoinmune sistémica e incluyen a la enfermedad mixta del tejido conectivo.

Los anticuerpos más frecuentes en estos síndromes son los anti-Pm/Scl, anti-Ku, anti-U1-RNP y anti-NOR90.

Los anticuerpos anti-Pm/Scl se asocian al solapamiento de esclerosis sistémica limitada con miositis, fibrosis pulmonar, disfagia y úlceras digitales.

Los anticuerpos anti-Ku se asocian con esclerosis sistémica limitada con miositis, sin úlceras digitales ni telangiectasias, pero con alto riesgo de desarrollo de enfermedad pulmonar intersticial diseminada y elevación de creatina-cinasa, generalmente.

Los anti-U1-RNP definen la enfermedad mixta del tejido conectivo, que puede incluir características del LES, miositis, dermatomiositis, artritis reumatoide, esclerosis sistémica y enfermedad pulmonar intersticial diseminada.

Los anti-NOR90 se asocian a esclerosis sistémica limitada con fibrosis pulmonar, pero no son específicos, ya que también pueden encontrarse en LES, artritis reumatoide o síndrome de Sjögren.

En la **tabla 7-3**, se resumen las asociaciones de autoanticuerpos a las diferentes patologías autoinmunes y la aproximación en la detección de estos anticuerpos.

ASOCIACIÓN DEL COMPLEJO MAYOR DE HISTOCOMPATIBILIDAD A ENFERMEDADES REUMÁTICAS

El componente hereditario que predomina, en torno al 50 %, en las enfermedades autoinmunes es el efecto de los polimorfismos del complejo mayor de histocompatibilidad o sistema HLA. Hay que tener en cuenta que estas asociaciones de alelo o haplotipo HLA se tratan, en todo caso, de una predisposición a padecer una enfermedad, pero que no es la causa de estas enfermedades. De hecho, algunos de ellos son compartidos por varias enfermedades, como el haplotipo 8.1 (HLA-B8, DR3, DQ2). En la **tabla 7-4** se resumen las principales asociaciones de HLA con enfermedades inmunomediadas, y se abordan a continuación.

HLA-B27. Tiene relación con distintas enfermedades reumáticas llamadas espondiloartritis, entre las que cabe destacar la espondilitis anquilosante. Alrededor del 90 % de estos pacientes con espondilitis anquilosante son positivos para el HLA-B27. El HLA-B27 está incluido dentro de los criterios de clasificación de la Assessment of SpondyloArthritis International Society (ASAS) de las espondiloartritis.

HLA-B51. La enfermedad de Behçet es una forma de vasculitis que se manifiesta con úlceras urogenitales, uveítis, lesiones cutáneas, artritis, enterocolitis e inflamación de otros órganos.

La enfermedad de Behçet está asociada con el alelo HLA-B5 del complejo mayor de histocompatibilidad y más específicamente con el HLA-B51, el fragmento predominante del antígeno general HLA-B5. HLA-B*51 es, por tanto, el factor de riesgo más fuertemente asociado con la enfermedad de Behçet, lo que ha sido confirmado en múltiples poblaciones.

HLA-A29. La retinocoroidopatía «en perdigonada» (*birdshot retinochoroidopathy*, BSCR) es una rara uveitis posterior bilateral crónica, caracterizada por múltiples y peculiares lesiones hipopigmentadas de la coroides y de la retina. La patogénesis es desconocida, pero la positividad para el HLA-29 parece conferir predisposición a padecerla (riesgo relativo de 50 a 224) y la autoinmunidad retiniana parece desempeñar algún papel.

Existen otros alelos HLA asociados a la eficacia de algunos tratamientos en pacientes con enfermedades autoinmunes, como es el caso del alelo HLA-DQA*05. En estudios de asociación del genoma completo se ha descrito que la presencia del alelo HLA-DQA1*05 aumenta hasta dos veces el riesgo de desarrollar anticuerpos frente a los fármacos biológicos infliximab y adalimumab, anticuerpos anti-TNF que se usan para tratar varias enfermedades reumáticas. Sin embargo, hay que tener en cuenta que un resultado positivo en el estudio genético no determina el desarrollo de anticuerpos antifármaco, ya que el 40 % de la población que recibe tratamiento anti-TNF es portadora del HLA-DQA1*05.

MARCADORES DEL REMODELADO ÓSEO

El tejido óseo es un tipo de tejido conjuntivo formado por una matriz extracelular mineralizada y células especializadas. Las células del tejido óseo son los osteoblastos, osteoclastos y osteocitos. Los osteoblastos se encargan de la formación de la matriz ósea y pueden diferenciarse a osteocitos y a células de revestimiento. Los osteoclastos reabsorben la superficie ósea. Los osteocitos son mecanorreceptores que dirigen el remodelado óseo y la homeostasis mineral. El remodelado óseo es el proceso de formación y reabsorción acoplada de los osteoblastos y osteoclastos.

Los marcadores de remodelado óseo son productos secretados por las células óseas, que se liberan a la sangre y pueden ser determinados en sangre y en orina. La determinación de estos parámetros aporta información adicional a la densitometría ósea, puesto que revela el estado bioquímico del hueso. Para su adecuada interpretación debe tenerse en cuenta que estas determinaciones tienen variabilidad biológica y que se recomienda su extracción en ayunas entre las 8:00 y las 10:00 horas de la mañana.

Los marcadores de remodelado óseo se dividen en dos grandes grupos:

- Marcadores de formación ósea: reflejan la actividad de los osteoblastos. Entre ellos están las proteínas de la matriz, como la osteocalcina y los propéptidos carboxilo y aminoterminal del procolágeno de tipo 1 (P1CP y PINP). También cabe encontrar enzimas, como la fosfatasa alcalina ósea. Todos estos marcadores se determinan en sangre.
- Marcadores de resorción ósea: estos marcadores reflejan la actividad de los osteoclastos. Aquí están, por una parte, los productos de degradación del colágeno, como los telopéptidos carboxilo y aminoterminal del colágeno tipo 1 (CTX y NTX). Estos marcadores pueden determinarse en sangre y orina. Por otra parte, se identifican enzimas, como la fosfatasa ácida tartrato resistente 5b (TRAP5b). La TRAP5b solo se determina en sangre.

Tabla 7-3. Anticuerpos específicos de enfermedades del tejido conectivo

Enfermedad	Anticuerpos asociados		Aproximación a la detección de anticuerpos
Lupus eritematoso sistémico	• dsADN • Nucleosomas • Histonas • Ribosomal • Sm • C1q		• La detección de ANA por IFI tiene una elevada sensibilidad (criterio ACR/EULAR), aunque baja especificidad. Ampliar con EFS si la IFI es positiva • Cuantificación de anti-dsADN por EFS* • Anti-C1q: solo EFS**
Síndrome de Sjögren	• Ro/SSA52 • Ro/SSA60 • La/SSB		Combinar IFI y EFS específicos, ya que la IFI puede resultar negativa en algunos casos
Miopatías inflamatorias	Síndrome antisintetasa	Jo-1	La IFI tiene baja sensibilidad en muchos de los casos, por lo que son necesarios EFS
		PL-7	
		PL-12	• IFI positiva en: anticuerpos antisintetasas, SRP, HMGCR (patrón HALIP), Mi-2, MDA5
		EJ, OJ, KS, Zo, Ha	• Jo1 y anti-MDA5 a veces son negativos en IFI***
	Miopatía necrosante	SRP	
		HMGCR	
	Dermatomiositis	Tif1-γ	
		Mi-2	
		MDA5	
		SAE	
		NXP2	
	Miopatía por cuerpos de inclusión	CN1A	
Esclerosis sistémica	Scl70/ topoisomerasa I		• La IFI es muy buen cribaje por su elevada sensibilidad • Muchos anticuerpos tienen patrones parecidos, por lo que son necesarios EFS para la identificación de los anticuerpos específicos
	Centrómero		
	ARN polimerasa III		
	U3-RNP/ fibrilarina		
	Th/To		
Síndromes de solapamiento	Pm/Scl		• Cribado por IFI • Si la IFI es positiva, estudiar especificidades por EFS en función del patrón
	Ku		
	RNP		
	NOR90		

ACR: Colegio Americano de Reumatología; ANA: anticuerpos antinucleares; ARN: ácido ribonucleico; CN1A: nucleotidasa citosólica 1A; dsADN: antiácido desoxirribonucleico de doble cadena; EFS: ensayos en fase sólida (análisis por inmunoabsorción ligado a enzimas [ELISA], *inmunoblot*, etc.); EULAR: Alianza Europea de Asociaciones de Reumatología; IFI: inmunofluorescencia indirecta; HALIP: patrón de inmunofluorescencia indirecta en triple tejido; HMGCR: 3-hidroxi-3-metilglutaril-coenzima A reductasa; NXP2: proteína de matriz nuclear 2; RNP: ribonucleoproteína nuclear; SRP: partícula de reconocimiento de señal.

*: se deben cuantificar por ensayos en fase sólida (EFS).

**: solo existen EFS, lo que los distingue del resto de anticuerpos incluidos en el estudio del LES.

***: en general este grupo de anticuerpos tienen IFI positiva, pero Jo1 y anti-MDS5 muchas veces no se ven (IFI negativa), lo que los distingue del resto de sintetasas.

MONITORIZACIÓN DE FÁRMACO Y ANTICUERPOS ANTIFÁRMACO

Los anticuerpos monoclonales frente a diferentes citocinas, tales como el TNF-α, IL-6, IL-17, IL-23, etc., se emplean en enfermedades inflamatorias inmunomediadas, como la artritis reumatoide, la espondiloartritis, la psoriasis o la enfermedad inflamatoria intestinal, en las que estas moléculas pueden encontrarse elevadas.

Al tratarse de estructuras moleculares de gran tamaño y de naturaleza proteica, todos son capaces de producir una respuesta no deseada, conocida como inmunogenicidad, cuya expresión es la producción de anticuerpos antifármaco, que es tanto mayor cuanto «menos humano» sea el anticuerpo monoclonal.

La medición tanto del nivel del fármaco circulante como de la posible presencia de anticuerpos antifármaco se ha asociado con la respuesta clínica y la supervivencia al tratamiento biológico. Además, permite el ajuste de dosis o

Tabla 7-4. Alelos de antígenos leucocitarios humanos asociados a enfermedad autoinmune

Enfermedad reumática	Alelo de HLA asociado
Espondilitis anquilosante, artritis psoriásica, artritis reactiva	B*2705
Síndrome de Goodpasture	DRB1*15
Dermatomiositis	DQA1**0501
Miastenia *gravis*	DRB1*0301
Artritis reumatoide	• DRB1*04 04DRB1*0101 • DRB1*0401
Artritis idiopática juvenil	DRB1*0801 DRB1*11
Pénfigo foliáceo	DRB1*0404 DRB1*14
Pénfigo *vulgaris*	DRB1*0402
Lupus eritematoso sistémico	DRB1*0301
Esclerosis sistémica	DRB1*11
Síndrome de Sjögren	DRB1*0301-DQB1*0201

HLA: antígeno leucocitario humano.

intervalo de administración de forma personalizada en cada paciente.

Para medir el nivel de fármaco, el método más usado es el ELISA. Los ELISA más específicos capturan el antígeno (TNF) en la matriz sólida (placa de poliestireno) mediante un anticuerpo monoclonal anti-TNF, que deja libre el sitio de unión del TNF al fármaco específico que se quiere medir.

Existen otros muchos métodos para la medida de niveles y anticuerpos antifármaco, como es el radioinmunoensayo, que es similar al ELISA, pero el revelado se realiza con anticuerpos marcados con isótopos radioactivos. El principal inconveniente de esta técnica es el uso de radioactividad, lo cual limita su uso a instalaciones especiales para el manejo de la radioactividad.

Para valorar la bioactividad o la capacidad neutralizante de los anticuerpos frente al fármaco, se emplean los llamados bioensayos, basados en la utilización de líneas celulares (K562, HEK293) que responden a la presencia de TNF-α emitiendo luminiscencia. Esto es debido a que el promotor del gen *NFκB* está asociado a un gen reportero de la luciferasa. La presencia de un fármaco anti-TNF en el medio es detectada por la inhibición de la luminiscencia emitida en presencia de una cantidad conocida de TNF. Por el contrario, la presencia de anticuerpos frente al fármaco se detecta por el aumento de la luminiscencia. El inconveniente de esta técnica es la dificultad del manejo de células vivas y el requerimiento de disponer de instrumentos específicos de medida de la luminiscencia.

LÍQUIDO SINOVIAL

El líquido sinovial es un fluido resultante de un dializado del plasma sanguíneo, presente en las cavidades articulares móviles o diartrodiales. Entre su composición proteica destaca la presencia de ácido hialurónico y glicoproteínas, lo que le confiere una viscosidad característica.

Las funciones del líquido sinovial engloban: lubricar el interior de la cavidad articular (fricción entre cartílago, meniscos y tejido sinovial), contribuir a la nutrición del cartílago articular actuando como medio de transporte de nutrientes y favorecer la excreción de sustancias de desecho.

El líquido sinovial normal contiene pocas células (< 200/mm³) predominando los monocitos-macrófagos. El estudio del líquido sinovial es de gran utilidad en reumatología, porque ayuda a orientar sobre la etiología que está causando problemas a dicho nivel. Tras la extracción de líquido sinovial mediante una artrocentesis, se puede hacer un análisis bioquímico general para ver si las características son sugestivas de líquido de etiología mecánica, inflamatoria, séptica o hemorrágica. En la **tabla 7-5**, se especifican las características diferenciales del líquido sinovial en función del tipo de patología. Además, ante la sospecha de artritis séptica, se debe enviar una muestra a microbiología para proceder al cultivo del líquido sinovial.

Otro aspecto donde es crucial el estudio de del líquido sinovial es para la correcta caracterización de las artritis microcristalinas. Una herramienta básica en práctica clínica es la identificación de cristales en el microscopio óptico de luz polarizada. Se explicará detenidamente en el capítulo 48.

TÉCNICAS DE LABORATORIO

A continuación, se describen las principales técnicas usadas para determinar los distintos parámetros que han aparecido a lo largo del capítulo.

Nefelometría o turbidimetría

La nefelometría se basa en la detección de los complejos antígeno-anticuerpo por la refracción que dichos complejos producen sobre los rayos de luz que se hacen pasar por el tubo con el antígeno y el anticuerpo correspondiente. Se utiliza para cuantificar proteínas en el suero y en otros líquidos biológicos.

La turbidimetría es el proceso de medir la pérdida de intensidad de la luz transmitida debido al efecto de dispersión de las partículas suspendidas en ella. Cuando un antisuero específico y una muestra que contiene antígeno se mezclan con una solución amortiguadora de reacción forman un precipitado. La solución se vuelve turbia. La turbidimetría mide la cantidad de luz que puede pasar a través de esta solución, que irá disminuyendo según aumenta la cantidad de precipitado.

Ensayo de inmunoabsorción ligado a enzima

La prueba ELISA es una técnica sensible, versátil, precisa y reproducible, de carácter cuantitativo y cualitativo, para la determinación de antígenos o anticuerpos en una muestra biológica.

El principio básico de la técnica de ELISA es el uso de un antígeno o un anticuerpo conjugado con una enzima, la cual es capaz de reaccionar con su sustrato, generando una reacción de color donde se produce la interacción inmunológica antígeno-anticuerpo. El cambio de color se detecta visualmente y se puede cuantificar la cantidad de antígenos o anticuerpos presente en la muestra mediante un espectrofotómetro y la medición de la densidad óptica a diferentes longitudes de onda según el sustrato usado.

Existen diferentes modalidades de ELISA (**Fig. 7-2**).

Tabla 7-5. Características diferenciales del líquido sinovial

	Fisiológico	Mecánico	Inflamatorio	Séptico	Hemorrágico
Características macroscópicas					
Transparencia	Transparente	Transparente	Translúcido	• Turbio • Opaco	• Turbio • Opaco
Color	Pajizo	Amarillo	Amarillo	Amarillo/verdoso	Rojo/marrón
Viscosidad	Alta	Alta	Disminuida	Variable	Variable
Características microscópicas					
Recuento celular (células/mm³)	< 200	< 2.000	2.000-50.000	> 50.000	Variable
PMN (%)	< 10	< 25	> 50	> 75	< 50
Glucosa	Similar al plasma	Similar al plasma	Similar al plasma	Baja	Variable
Proteínas (g/dL)	1,3-1,8	3-3,5	> 4	> 4	Variable
Causas asociadas a estas características					
Tipos de patologías	Normalidad	Artrosis	• Artritis microcristalina • Artritis reumatoide • Espondiloartritis • Otras artritis inflamatorias	Infección bacteriana	• Traumatismo • Coagulopatía • Tumores

PMN: polimorfonucleares.

ELISA directo: el antígeno se detecta de forma directa con anticuerpos marcados.

ELISA indirecto: en esta variante se aumenta la sensibilidad de la técnica al emplear un anticuerpo primario sin marcar y un anticuerpo secundario marcado.

ELISA sándwich o de captura: se llama así porque el antígeno forma un sándwich entre un primer anticuerpo, que está unido a la placa o soporte donde tiene lugar todo el proceso, y un segundo anticuerpo, que también reconoce el antígeno y está marcado con la enzima que produce la

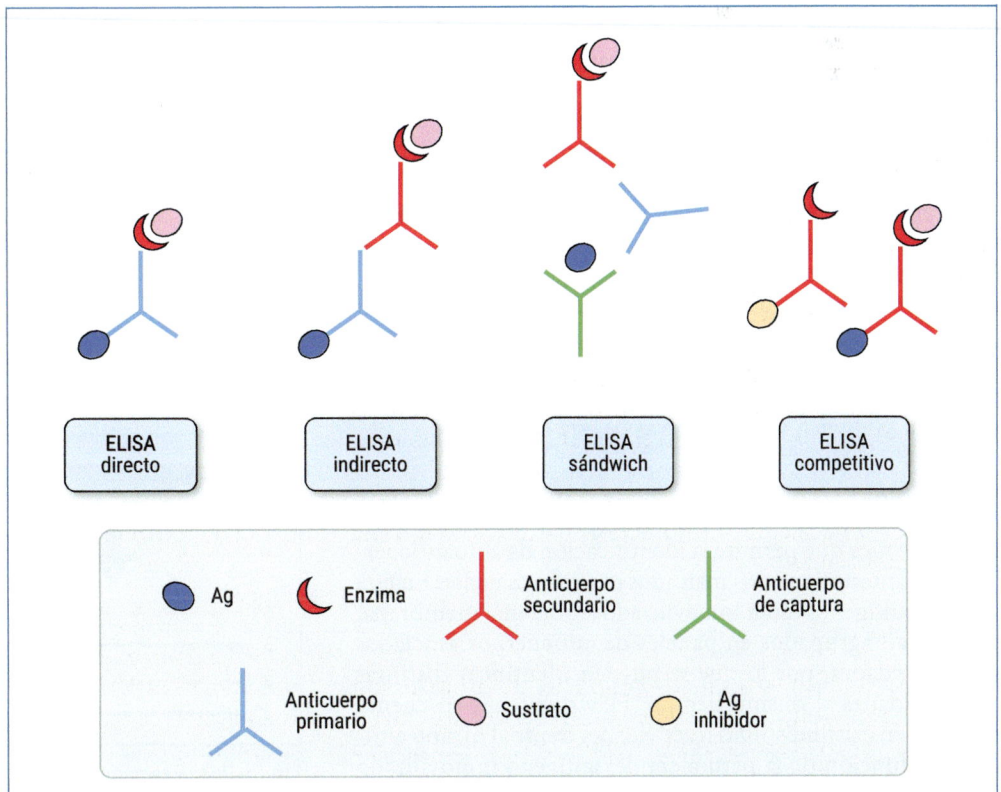

Figura 7-2. Diferentes modalidades de prueba de inmunoabsorción ligada a enzimas (*enzyme linked immunosorbent assay*, ELISA).
Ag: antígeno.

señal detectable (ELISA sándwich directo), aunque a veces se añade un tercer anticuerpo con la enzima conjugada (ELISA sándwich indirecto).

ELISA competitivo. Se une al fondo del pocillo de la microplaca un antígeno de referencia. Se añade a los pocillos la muestra más el anticuerpo y, si existe un antígeno presente en la muestra, compite con el antígeno de referencia por la unión al anticuerpo. El material no unido se elimina con los lavados. Cuanto más antígeno hay en la muestra, menos anticuerpo termina unido al fondo de los pocillos a través del antígeno de referencia y, por tanto, menos señal habrá.

Inmunofluorescencia

Se basa en el uso de anticuerpos monoclonales o policlonales enlazados con un fluorocromo (isotiocianato de fluoresceína, ficoeritrina, etc.) y dirigidos contra algún componente, bien sea sobre una matriz fija o sobre una muestra de tejido. Posteriormente, empleando microscopios de fluorescencia se observan las preparaciones. Hay dos tipos de inmunofluorescencia:

- Directa: en la que se utilizan anticuerpos específicos unidos directamente al fluorocromo (para identificar antígenos en la matriz o tejido).
- Indirecta: se emplea un anticuerpo secundario unido al fluorocromo, que reconoce un anticuerpo primario presente en la muestra biológica (usado para la detección de autoanticuerpos).

Quimioluminiscencia

Estas técnicas son similares a las anteriores, con la diferencia del tipo de molécula que emite la señal, que en este caso se trata de sustancias luminosas. La luz emitida se produce por un salto electrónico en la cámara de reacción (luminómetro).

Suelen emplearse para ello reacciones enzimáticas (quimioluminiscencia), imitando lo que ocurre en la naturaleza (bioluminiscencia), como el sistema luciferina (sustrato)-luciferasa (enzima).

Otro marcador muy empleado es el quelato de rutenio, que necesita un pulso eléctrico para iniciar la emisión de luz (electroquimioluminiscencia).

Estas técnicas son de elevada sensibilidad y se suelen emplear para detectar sustancias a baja concentración, al igual que los inmunoensayos enzimáticos, si bien llegan a ser más sensibles que estos. Existen las correspondientes versiones directas, indirectas, en sándwich y competitivas de esta técnica.

Inmunoblot

Es una técnica que permite la identificación de autoanticuerpos mediante anticuerpos marcados enzimáticamente. En este caso, los antígenos están inmovilizados sobre una membrana, en general, agrupados en paneles de anticuerpos asociados a enfermedades, por lo que se pueden identificar distintas especificidades al mismo tiempo. Hay que tener en cuenta que pueden existir distintas reactividades frente al mismo antígeno en función de la naturaleza del antígeno inmovilizado (purificado o recombinante) o del péptido o fragmento usado.

Genética

La reacción en cadena de la polimerasa es un método rápido, económico y simple para generar múltiples copias de un fragmento de ADN a partir de una molécula molde.

La reacción en cadena de la polimerasa se desarrolla por medio de un método enzimático *in vitro*, que genera millones de copias idénticas de un fragmento de ADN, partiendo de dos oligonucleótidos o iniciadores (*primers* o cebadores) sintéticos complementarios a las regiones flanqueantes de cada una de las cadenas de ADN del fragmento que se quiera amplificar (**Fig. 7-3**).

Un ciclo de reacción en cadena de la polimerasa está compuesto por tres diferentes pasos, cada uno de los cuales se desarrolla a diferente temperatura: primero uno de desnaturalización para separar la doble cadena de ADN; seguido de uno de hibridación de los *primers* con cada una de ellas y, finalmente, una reacción enzimática de extensión mediante la enzima ADN polimerasa, que permite adicionar nucleótidos complementarios a la cadena molde a partir del extremo 3' de cada uno de los iniciadores y generar dos nuevas moléculas de ADN de doble cadena.

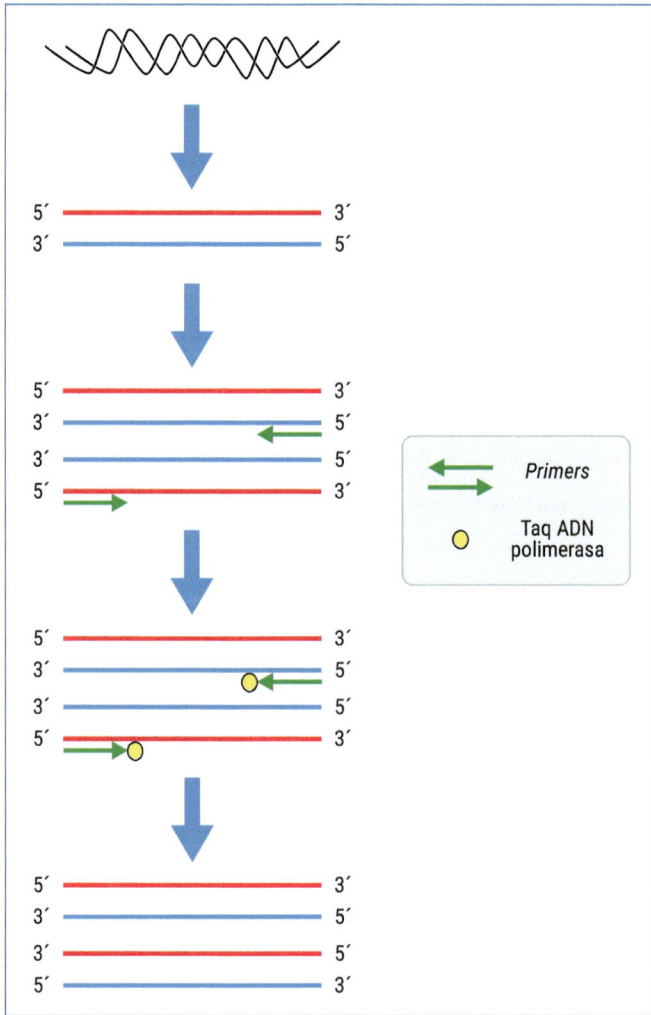

Figura 7-3. Reacción en cadena de la polimerasa. ADN: ácido desoxirribonucleico.

Una variante de la reacción en cadena de la polimerasa es la que se hace en *tiempo real* y permite medir los productos a medida que se van acumulando. Se conoce también en ocasiones como reacción en cadena de la polimerasa cuantitativa, pues determina la cantidad de producto durante la fase exponencial, siempre que se realice una curva de calibración. De esta forma se podría calcular el número de moléculas nuevas que se están sintetizando durante la fase exponencial de la reacción en cadena.

Las sondas que emiten señal a través del fluorocromo indicador se conocen como sondas TaqMan y están designadas para que anillen dentro de una región de ADN amplificada con una pareja específica de *primers*. El diseño de la sonda incluye una molécula inhibidora del fluoróforo,

pues se encuentran próximas entre sí cuando la sonda está intacta. Cuando la Taq polimerasa empieza a amplificar en dirección 5'-3' a través del *primer* (tanto directo como reverso), alcanza la zona en que se ha hibridado la sonda y, mediante su actividad exonucleasasa 5'-3', la empieza a degradar. Gracias a esa degradación se libera el fluoróforo y, por tanto, se rompe su proximidad con la molécula inhibidora del fluoróforo, lo que permite que este emita la señal de fluorescencia.

Esta técnica sirve para discriminar alelos HLA asociados a enfermedades autoinmunitarias, como los alelos HLA-B*27 (espondilitis anquilosante) y HLA-B*51 (enfermedad de Behçet), mediante el uso de *primers* específicos de unión a HLA-B.

PUNTOS CLAVE

- Existen parámetros de laboratorio generales para el diagnóstico de enfermedades reumatológicas, como los reactantes de fase aguda y otros más específicos, como los autoanticuerpos.
- La identificación de autoanticuerpos facilita y apoya el diagnóstico de las enfermedades autoinmunes sistémicas, confiriendo en algunos casos un valor pronóstico a estas.
- La implementación de la monitorización terapéutica de los fármacos biológicos permite individualizar los tratamientos en estos pacientes.

BIBLIOGRAFÍA

Anaya JM, Shoenfel Y, Correa PA, García-Carrasco M, Cervera R. Autoinmunidad y enfermedad autoinmune. Medellín (Colombia): Corporación para Investigaciones Biológicas; 2005.

Balsa Criado A, Díaz González F. Tratado de enfermedades reumáticas. 2ª ed. Madrid: Editorial Médica Panamericana; 2022.

Bloem K, Van Leeuwen A, Verbeek G, Nurmohamed MT, Wolbink GJ, Van der Kleij D, et al. Systematic comparison of drug-tolerant assays for antidrug antibodies in a cohort of adalimumab-treated rheumatoid arthritis patients. J Immunol Methods. 2015;418:29-33.

Bodis G, Toth V, Schwarting A. Role of human leukocyte antigens (HLA) in autoimmune diseases. Rheumatol Ther. 2018;5(1):5-20.

Bossuyt X, De Langhe E, Borghi MO, Meroni PL. Understanding and interpreting antinuclear antibody tests in systemic rheumatic diseases. Nat Rev Rheumatol. 2020;16(12):715-26.

Brown JP, Don-Wauchope A, Douville P, Albert C, Vasikaran SD. Current use of bone turn over markers in the management of osteoporosis. Clin Biochem. 2022;109-110:1-10.

Cáliz R, Díaz del Campo,, Fontecha P, Galindo Izquierdo M, López, Longo FJ, et al. Recomendaciones de la Sociedad Española de Reumatología sobre síndrome antifosfolípido primario. Parte I: Diagnóstico, evaluación y tratamiento. Reumatol Clin. 2020;16(2):71-86.

Carubbi F, Alunno A, Cipriani P, Bistoni O, Scipioni R, Liakouli V, et al. Laboratory assessment of patients with suspected rheumatic musculoskeletal diseases: Challenges and PPitfalls. Curr Rheumatol Rev. 2019;15(1):27-43.

De Menthon M, Lavalley MP, Maldini C, Guillevin L, Mahr A. HLA-B51/B5 and the risk of Behçet's disease: a systematic review and meta-analysis of case-control genetic association studies. Arthritis Rheum. 2009;61:1287-96.

Didier K, Bolko L, Giusti D, Toquet S, Robbins A, Antonicelli F, Servettaz A. Autoantibodies associated with connective tissue diseases: what meaning for clinicians. Front Immunol. 2018;9:541.

Du KM, Ji Y, Xie JH, Fu M, Sun Y, Jin Y, et al. HLA-A, -B, -DR haplotype frequencies from ADN typing data of 26,266 Chinese bone marrow donors. Hum Immunol. 2007;68:854-66.

Gebe JA, Swanson E, Kwok WW. HLA class II peptide-binding and autoimmunity. Tissue Antigen. 2002;59(2):78-87.

Hen M, Kallenberg CG. New advances in the pathogenesis of ANCA-associated vasculitides. C Clin Exp Rheumatol. 2009;27(1 Suppl 52):S108-14.

Jarlborg M, Courvoisier DS, Lamacchia C, Martínez Prat L, Mahler M, Bentow C. Serum calprotectin: a promising biomarker in rheumatoid arthritis and axial spondyloarthritis. Arthritis Res Ther. 2020;22(1):105.

Lallemand C, Kavrochorianou N, Steenholdt C, Bendtzen K, Ainsworth MA, Meritet JA, et al. Reporter gene assay for the quantification of the activity and neutralizing antibody response to TNFα antagonists. J Immunol Methods. 2011;373(1-2):229-39.

Martínez Girón R, Martínez Torre S. Citodiagnóstico del líquido sinovial. Rev Esp Patol. 2020;53(2):100-12.

Mori M, Beatty PG, Graves M, Boucher KM, Milford EL. HLA gene and haplotype frequencies in the North American population: the National Marrow Donor Program Donor Registry. Transplantation. 1997;64:1017-27.

Mulhearn B, Tansley SL, McHugh NJ. Autoantibodies in connective tissue disease. Best Pract Res Clin Rheumatol. 2020;34(1):101462.

Novella-Navarro M, Plasencia-Rodríguez C, Nuño L, Balsa A. Risk factors for developing rheumatoid arthritis in patients with undifferentiated arthritis and inflammatory arthralgia. Front Med (Lausanne). 2021;8:668898.

Pascual-Salcedo D, Plasencia C, Ramiro S, Nuño L, Bonilla G, Nagore D, et al. Influence of immunogenicity on the efficacy of long-term treatment with infliximab in rheumatoid arthritis. Rheumatology (Oxford). 2011;50(8):1445-52.

Pulpadathil J, Swapna D. Acute phase reactants: Relevance in Dermatology. Indian Dermatol Online J. 2022;14(1):1-8.

Qin W, Weiqian C, Jin L. The role of calprotectin in rheumatoid arthritis. J Transl Int Med. 20197(4):126-31.

Regueiro C, Nuño L, Ortiz AM, Peiteado D, Villalba A, Pascual-Salcedo D, et al. Value of measuring anticarbamylated protein antibodies for classification on early arthritis patients. Sci Rep. 2017;7(1):12023.

Rudwaleit M, Van der Heijde D, Landewé R, Listing J, Akkoc N, Brandt J, et al. The development of Assessment of SpondyloArthritis International Society classification criteria for axial spondyloarthritis (part II): Validation and final selection. Ann Rheum Dis. 2009;68(6):777-83.

Sazonovs A, Kennedy NA, Moutsianas L, Heap GA, Rice DL, Reppell M, et al. HLA-DQA1*05 carriage associated with development of antidrug antibodies to infliximab and adalimumab in patients with Crohn's disease. Gastroenterology. 2020;158(1):189-99.

Shi J, Van de Stadt LA, Levarht EW, Huizinga TW, Toes RE, Trouw LA, et al. Anti-carbamylated protein antibodies are present in arthralgia patients and predict the development of rheumatoid arthritis. Arthritis Rheum. 2013;65(4):911-5.

Sproston NR, Ashworth JJ. Role of C-reactive protein at sites of inflammation and infection. Front Immunol. 2018;9:754.

Stochmal A, Czuwara J, Trojanowska M, Rudnicka L. Antinuclear antibodies in systemic sclerosis: an update. Clin Rev Allergy Immunol. 2020;58(1):40-51.

Willemze A, Trouw LA, Toes RM, Huizinga TW. The influence of ACPA status and characteristics on the course of RA. Nat Rev Rheumatol. 2012;8(3):144-52.

Yazici H, Fresko I, Yurdakul S. Behçet's syndrome: disease manifestations, management, and advances in treatment. Nat Clin Pract Rheumatol. 2007;3:148-55.

Yazici H, Tascilar K, Yazici Y. 2022 American College of Rheumatology/European Alliance of Associations for Rheumatology classification criteria sets for three types of antineutrophilic cytoplasmic antibody-associated vasculitis. Curr Opin Rheumatol. 2023;35(1):1-5.

Yee A, Webb T, Seaman A, Infantino M, Meacci F, Manfredi M, et al. Anti-CarP antibodies as promising marker to measure joint damage and disease activity in patients with rheumatoid arthritis. Immunol Res. 2015;61(1-2):24-30.

Radiología simple

8

F. J. Godoy Navarrete, A. M. Cabezas Lucena y F. P. G. Jiménez Núñez

OBJETIVOS

- Indicar una radiografía simple solo cuando aporte beneficios en el abordaje diagnóstico o terapéutico del paciente.
- Hacer una lectura ordenada y sistematizada de cualquier exploración radiológica.
- Aprender la semiología básica y reconocer los patrones principales de enfermedad.

INTRODUCCIÓN

La radiografía simple suele ser, junto con una analítica básica que incluya los reactantes de fase aguda, la prueba complementaria inicial en el abordaje diagnóstico y terapéutico de las enfermedades reumáticas y musculoesqueléticas.

Para evitar un gasto sanitario innecesario y la radiación al paciente, no es preciso radiografiar todas las localizaciones en las que el paciente tiene dolor.

La indicación de radiografía ha de basarse en la sospecha diagnóstica para las que serán prioritarias aquellas localizaciones que aporten información al diagnóstico o impliquen un cambio terapéutico.

Para evitar errores en el diagnóstico, es recomendable realizar al menos dos proyecciones de la misma localización, así como obtener la imagen de la articulación contralateral a la afectada para compararla, también con radiografías previas.

Las diferentes densidades son el resultado de la distinta absorción de rayos X por los diferentes tejidos: la mayor es la densidad del metal (más blanco que el calcio), seguida del calcio (blanco), agua (gris), grasa (gris tenue) y la menor densidad es la del aire (negro).

Requiere, para su correcta interpretación, una adecuada adquisición de la imagen, en las proyecciones recomendadas (**Tabla 8-1**), con la ventaja actual añadida de optimizarla una vez adquirida en formato digital, al menos en cierta medida.

La radiografía simple es una herramienta diagnóstica de escasa especificidad, actualmente superada en sensibilidad por otras pruebas de imagen para un diagnóstico precoz en la mayoría de las enfermedades reumáticas y musculoesqueléticas, aunque sigue siendo la prueba estándar para monitorizar su progresión estructural.

SISTEMÁTICA DE LECTURA DE IMÁGENES

La lectura de las radiografías debe hacerse siempre en el mismo orden.

Se recomiendan dos reglas nemotécnicas anglosajonas para la lectura de hueso y el tórax (**Tabla 8-2**).

En general, si en estadios precoces es posible precisar la distribución de una artropatía, el diagnóstico diferencial es más corto.

La simetría, la afectación de determinadas articulaciones, su tamaño, el lugar de afectación proximal o distal en las

Tabla 8-1. Proyecciones más frecuentes en enfermedades reumáticas y musculoesqueléticas	
Área	**Proyección**
Mano y dedos	PA y L
Codo	AP y L
Hombro	AP en rotación externa/interna
Columna	• AP y L • Oblicuas para los agujeros de conjunción • L en flexión y extensión para subluxación atloaxoidea
Pelvis	AP
Sacroilíacas	AP con 30° de angulación cefálica
Sacro y cóccix	AP y L
Cadera	AP en rotación interna y axial
Rodilla	AP en carga y L
Tobillo	AP y L
Pies y dedos	AP

AP: anteroposterior; L: lateral; PA: posteroanterior.

Tabla 8-2. Reglas nemotécnicas para la sistemática de lectura de radiología simple

Ósea		
A	*Alignment*	Alineación
B	*Bone*	Hueso
C	*Cartilage*	Cartílago
D	*Distribution*	Distribución
S	*Soft*	Partes blandas
Tórax		
A	*Airways*	Vías aéreas
B	*Breathing*	Pulmones y pleura
C	*Circulation*	Silueta cardiovascular
D	*Disability*	Huesos
E	*Everything else*	Todo lo que no se mencionó antes

Tabla 8-3. Claves diagnósticas radiológicas en artritis

Afectación en manos	
Proximal	• AR • EDPC
Distal	• APs • ARe • Artrosis
Bilateral y simétrica	• Artrosis primaria • AR
Afectación de grandes articulaciones	• Artrosis • AR • EDPC • EA
Afectación de sacroilíacas	• EA • EIIC • APs • Gota • ARe • Artrosis • Infección • Hiper-PTH
Mineralización normal	• Artrosis • EDPC • Gota
Quistes subcondrales o geodas	• AR • Artrosis • EDPC • Necrosis avascular
Desplazamiento superior de la cabeza humeral	• AR • EDPC • Rotura del manguito de los rotadores

APs: artritis psoriásica; AR: artritis reumatoide; ARe: artritis reactiva; EA: espondilitis anquilosante; EDPC: enfermedad por depósito de pirofosfato cálcico; EIIC: enfermedad inflamatoria intestinal crónica; hiper-PTH: hiperparatiroidismo.

manos y la existencia o no de desmineralización, son elementos clarificadores en el diagnóstico diferencial (**Tabla 8-3**).

SEMIOLOGÍA RADIOLÓGICA ÓSEA

Se facilitan una serie de definiciones según las distintas zonas.

Definiciones

Alineación

Son trastornos de la alineación de las **articulaciones periféricas**:

- *Coxa valga*: aumento por encima de 130° del ángulo que forman el eje de la cabeza y el cuello con el eje de la diáfisis femoral; este ángulo, llamado cervicodiafisario o de inclinación (se mide en una radiografía anteroposterior de pelvis), se considera normal cuando mide entre 120 y 130°.
- *Coxa vara*: disminución por debajo de 120° del ángulo cervicodiafisario femoral.
- Dedo «en cuello de cisne»: hiperextensión de la articulación interfalángica proximal (IFP), flexión de la articulación interfalángica distal (IFD) y, a veces, flexión de la metacarpofalángica (MCF).
- Dedo «en ojal»: flexión de la articulación IFP e hiperextensión de la IFD.
- Dedo «en garra»: hiperextensión de la articulación MCF, que se acompaña secundariamente de flexión de las articulaciones IFP e IFD.
- Dedo «en gatillo» o «en resorte»: flexión de la IFP, debido a la dificultad de uno de los dedos de la mano para completar los movimientos de flexión y de extensión, debido a la aparición de un nódulo fibroso, que suele ser palpable, en el tendón del músculo flexor común superficial de los dedos, a la altura de la cabeza del metacarpiano y muchas veces también de un engrosamiento de la polea proximal en la primera falange.

- Dedo «en martillo»: deformidad de un dedo del pie consistente en una flexión permanente de la segunda falange sobre la primera, que afecta con más frecuencia al segundo dedo del pie y, muchas veces, es bilateral. La primera falange está en hiperextensión sobre el metacarpiano y la tercera falange en hiperextensión o en continuidad con la segunda.
- *Genu recurvatum*: desviación angular de la rodilla en el plano sagital, de modo que los ejes de la tibia y del fémur forman un ángulo abierto hacia delante.
- *Genu* valgo: aumento del ángulo que forman en el plano frontal el eje de la tibia y el del fémur, que supera su valor normal de 5 a 7°.
- *Genu* varo: disminución del ángulo que forman en el plano frontal el eje de la tibia y el del fémur.
- *Hallus valgus*: deformidad del primer dedo del pie, que se desvía de forma permanente hacia fuera y puede llegar a colocarse por encima o por debajo del dedo o de los dedos vecinos. Se acompaña de una desviación hacia dentro de la extremidad distal del primer metatarsiano, cuya cabeza forma un saliente en el borde interno del pie. El ángulo que forman los ejes longitudinales de este hueso y el de la primera falange está abierto hacia fuera.

- Luxación: pérdida total de contacto entre las epífisis que forman la articulación.
- Subluxación: pérdida parcial de contacto entre las epifisis.

Son trastornos de la alineación de **columna** los siguientes:

- Cifosis: curvatura normal de convexidad posterior en el plano sagital de las regiones torácica y sacra de la columna vertebral.
- Escoliosis: desviación del eje longitudinal del raquis en el plano frontal, que determina una deformidad tridimensional caracterizada por una curvatura lateral anómala generalmente asociada con acuñamiento y rotación de los cuerpos vertebrales involucrados. Puede ser postural o estructural, y presentar curvas secundarias compensatorias por encima y por debajo de la desviación.
- Espondilolistesis o anterolistesis: deslizamiento anterior de una vértebra sobre la que está debajo.
- Lordosis: curvatura sagital fisiológica, de convexidad anterior, propia de las regiones cervical y lumbar de la columna vertebral, que se adquiere después del nacimiento.
- Retrolistesis: deslizamiento posterior de un cuerpo vertebral con respecto al cuerpo de la vértebra subyacente.

Hueso

La orientación diagnóstica de los trastornos óseos se recoge en la **tabla 8-4**. Se definen los siguientes términos:

- Avulsión: arrancamiento.
- Desmineralización o resorción: disminución de la densidad mineral ósea, que determina el adelgazamiento de la cortical y la desaparición de las trabéculas.
- Enostosis: excrecencia ósea que se desarrolla dentro de la cavidad medular de un hueso o en la superficie interna de la cortical ósea.
- Entesofito: calcificación ósea que surge de la entesis, zona donde el tendón se une al hueso.
- Erosión: solución de continuidad que afecta a la cortical.
- Esclerosis: condensación o aumento de densidad ósea.
- Exostosis: protuberancia de tejido óseo que se desarrolla en la superficie de un hueso.
- Fisura: fractura ósea incompleta con forma de hendidura que no circunscribe ningún fragmento óseo.
- Fractura: solución de continuidad de un hueso producida habitualmente por la acción de un traumatismo mecánico que actúa de forma súbita y violenta y sobrepasa su resistencia.
- Geoda: imagen redondeada de aspecto radiotransparente y localización subcondral que no llega a romper la cortical ósea.
- Hiperostosis: neoformación o hipertrofia localizada o difusa de un hueso.
- Osteofito: proliferación ósea en la superficie de un hueso, generalmente de origen perióstico, que se desarrolla en las proximidades de una articulación. En el caso de la columna, el trayecto es inicialmente horizontal.
- Osteonecrosis: lesión de origen isquémico que provoca una fragmentación del hueso y, por tanto, una zona irregular de la cortical.

Tabla 8-4. Diagnóstico diferencial según la mineralización ósea

Disminución	
Generalizada	• OP, OM, hiper-PTH • Rápida: SDRC, artritis inflamatorias, desuso
Yuxtaarticular	AR
Subcondral	Artritis séptica, artritis inflamatorias, desuso
Localizada	EDA, artritis crónicas, sarcoidosis
Localizada mal delimitada	Infecciones, tumores
Quistes y geodas	EDA, EDPC, gota
Artritis mutilante	Artropatía neuropática, APs, AR
Vertebral	• En vértices: EA • En disco: espondilitis infecciosa
Erosiones	• Marginales: AR, APs • Excéntricas: gota • Centrales: EDA
Aumento	
Hipertrofia	• Subcondral: EDA • Cortical y trabecular: Paget • Tendón: EA, EDPC • General: acromegalia
Osteofitos	EDA
Periostitis	• Localizada: EA, tumor, infección • Difusa: osteoartropatía hipertrófica
Vertebral	• Sindesmofitos: EA • HVID

APs: artritis psoriásica; AR: artritis reumatoide; EA: espondilitis anquilosante; EDA: enfermedad degenerativa articular; EDPC: enfermedad por depósito de pirofosfato cálcico; hiper-PTH: hiperparatiroidismo; HVID: hiperostosis vertebral idiopática difusa; OM: osteomalacia; OP: osteoporosis; SDRC: síndrome del dolor regional complejo.

- Osteopenia: disminución de la densidad ósea que en radiografía se objetiva como una hipodensidad.
- Periostitis: despegamiento de la línea del periostio de la estructura ósea secundaria a cualquier inflamación, aguda o crónica.
- Quiste: imagen redondeada, de mayor tamaño que la geoda, de aspecto radiotransparente y localización no necesariamente subcondral.
- Secuestro: porción de tejido óseo separado del circundante sano, generalmente por falta de vascularización.
- Sindesmofito: entesopatía calcificante de trayecto vertical que puede llegar a fusionarse con el de la vértebra contigua. Puede ser:
  - Marginal: imagen radiopaca vertical, tenue y delgada, que se extiende entre los vértices de cuerpos vertebrales adyacentes, visible en proyección lateral, y que se debe a la calcificación de las fibras externas del anillo fibroso del disco intervertebral y del ligamento longitudinal anterior.
  - No marginal: la calcificación salta de la parte media de la cara lateral de un cuerpo vertebral a la región equivalente del cuerpo adyacente, dejando una zona radiotransparente entre la calcificación y los cuerpos vertebrales; es más visible en proyección anteroposterior.

Espacio articular

Se ven las siguientes definiciones:

- Anquilosis: fusión completa de los huesos de la articulación que provoca pérdida total del espacio articular.
- Aumento del espacio articular: generalmente por derrame, pero también puede deberse a hipertrofia cartilaginosa o resorción ósea grave.
- Derrame: presencia de líquido en la articulación.
  - En la cadera puede objetivarse como el «signo de la lágrima», caracterizado por un aumento de la distancia entre la parte medial de la cabeza femoral y la referencia ósea llamada lágrima, formada por varias estructuras que limitan la parte medial del acetábulo.
  - En la rodilla el signo más fiable es la distancia entre los paquetes grasos suprarrotuliano y femoral anterior.
- Pinzamiento: disminución de la interlínea articular debida a un deterioro del grosor del cartílago que recubre los extremos óseos, que suelen mostrar un aumento de densidad radiológica (esclerosis subcondral).
- Ratón: cuerpo libre intraarticular de origen endógeno, de naturaleza condral u osteocondral, procedente de la membrana sinovial, de los meniscos o de los extremos articulares.

Partes blandas

La orientación diagnóstica de los trastornos de partes blandas se resume en la **tabla 8-5**. Se definen los siguientes términos:

- Aumento de partes blandas: imagen hiperdensa secundaria a inflamación o edema que circunda a las estructuras óseas; la forma localizada se denomina nódulo.
- Calcificación: depósito patológico de sales de calcio y, en menor medida, de otras sales minerales. Puede ser:
  - Distrófica: afecta a los tejidos necróticos, en la que no se altera el metabolismo del calcio.
  - Metastásica: de los tejidos sanos, propia de los estados de hipercalcemia.
- Presencia de aire o gas (fenómeno de vacío): la presencia de imágenes radiolúcidas entre planos musculares obliga a descartar la presencia de infección. Por otra parte, estas imágenes de características lineales dentro de los discos vertebrales indican discopatía degenerativa.

Patrones de enfermedad

Estos patrones se recogen en la **tabla 8-6**. Se definen algunos términos a continuación.

Artrosis

Es la enfermedad degenerativa articular por excelencia y se caracteriza por la presencia de un pinzamiento asimétrico del espacio articular, esclerosis, osteofitos y geodas.

El pinzamiento está casi siempre presente, pero es poco específico. La esclerosis subcondral estará presente en grado variable, excepto si hay osteoporosis grave asociada. La única

Tabla 8-5. Diagnóstico diferencial según la afectación de partes blandas

Aumento	
Generalizado	• Artropatías inflamatorias • Acromegalia • Osteoartropatía hipertrófica • SDRC
Localizado	• Artritis, tendinosis, dactilitis • Tumor, nódulo reumatoideo, tofo, etcétera
Disminución	
Generalizada	• Atrofia muscular • ES
Localizada	• Esclerodactilia • Artropatía neuropática
Calcificación	
Subcutánea	• ES • Hiper-PTH
Músculo	DM
Periarticular, bursas y tendones	• EDH, tendinosis calcificante • CREST
Cartílago	• EDPC, gota • Hiper-PTH • Hemocromatosis, enfermedad de Wilson
Disco intervertebral	• Aislado: normalidad, EDPC • Generalizado: ocronosis
Aire	
Subcutáneo, músculo	Infección por anaerobios
Disco intervertebral, articulación	EDA

CREST: calcinosis, Raynaud, disfunción esofágica, esclerodactilia y telangiectasias; DM: dermatomiositis; EDA: enfermedad degenerativa articular; EDH: enfermedad por depósito de hidroxiapatita; EDPC: enfermedad por depósito de pirofosfato cálcico; ES: esclerosis sistémica; hiper-PTH: hiperparatiroidismo; SDRC: síndrome del dolor regional complejo.

enfermedad que produce osteofitos sin esclerosis ni pinzamiento articular es la hiperostosis vertebral idiopática difusa.

 Si la afectación artrósica no es bilateral y simétrica debe cuestionarse que sea una artrosis primaria, lo que obliga al cribado de una enfermedad subyacente.

Su localización preferente es en articulaciones de carga, como son la rodilla, cadera, la primera metatarsofalángica y tarsometatarsiana de pies; en las manos predomina la afectación trapecioescafoidea, primera carpometacarpiana, primera MCF, IFP e IFD.

 La artrosis erosiva se caracteriza frente a la artrosis nodular por una afectación predominante de IFD, con erosiones centrales y anquilosis, a veces de difícil diagnóstico diferencial con la artritis psoriásica.

Otras localizaciones en las que la artrosis puede provocar también erosiones son las articulaciones temporomandibular, acromioclavicular, sacroilíacas y sínfisis del pubis.

Tabla 8-6. Patrones radiológicos de las artropatías

	Simetría	Osteopenia	Proliferación ósea	Pinzamiento simétrico	Anquilosis
Enfermedad degenerativa articular	A veces	No	Sí	No	No
Artritis reumatoide	Sí	Sí	No	Sí	A veces
Artritis psoriásica	A veces	No	Sí	Sí	Sí
Espondilitis anquilosante	No	A veces	Sí	Sí	Sí
Gota	No	No	Irregular	Tardío	No
Artritis séptica	No	Sí	Irregular	Sí	Sí

Artritis reumatoide

La artritis reumatoide suele afectar de forma simétrica a manos (carpos, MCF, IFP) y pies (metatarsofalángicas).

> ! Inicialmente puede objetivarse un aumento difuso de partes blandas y osteopenia yuxtaarticular, para con el paso del tiempo aparecer las típicas erosiones marginales sin fenómenos reparativos y la pérdida uniforme del espacio articular que, cuando son simultáneas, tan bien caracterizan al patrón inflamatorio.

La inflamación persistente llegará a provocar trastornos de la alineación: desviación cubital, dedos «en ojal», pulgar «en Z» o dedos «en cuello de cisne». En la afectación del hombro, la cabeza humeral puede desplazarse hacia arriba y en la cadera el desplazamiento de la cabeza femoral suele ser axial, en lugar de superolateral, como sucede en la artrosis.

Aunque no es muy frecuente, la inflamación continua de la sinovial de la articulación atloaxoidea puede provocar su subluxación.

La incorporación de las terapias biológicas al arsenal terapéutico y las estrategias de tratamiento por objetivos hacen cada vez más infrecuente encontrar en la artritis reumatoide de larga evolución hallazgos de enfermedad degenerativa articular, en la que predomina el pinzamiento articular frente a la presencia de esclerosis y osteofitos.

Artritis psoriásica

Frecuentemente de carácter asimétrico, tanto axial como periférica, presenta, a diferencia de la artritis reumatoide:

- Una mayor frecuencia de anquilosis y afectación de IFD de las manos.
- Erosiones de tipo proliferativo, sin osteopenia yuxtaarticular.
- Signos de periostitis por tendinosis.
- Dactilitis o dedo «en salchicha»: inflamación difusa de partes blandas a lo largo de un dedo de la mano o del pie.

Existe una forma mutilante caracterizada por la lesión «en lápiz y copa», producto de una resorción ósea grave, que determina un ensanchamiento del espacio articular y erosiones óseas, en las que el extremo estrecho del metacarpiano o las falanges («lápiz») descansa en el extremo expandido del hueso adyacente que comparte la articulación («copa»).

Espondiloartritis

La afectación periférica suele ser una oligoartritis asimétrica de miembros inferiores con tendencia a la anquilosis, pero su rasgo distintivo es la afectación axial y entesítica.

La entesitis, inflamación de la zona de unión del tendón al hueso, produce erosiones con carácter proliferativo. Son localizaciones características el tendón de Aquiles y la fascia plantar. Radiológicamente las espondiloartropatías suelen producir un espolón calcáneo con márgenes borrosos, en oposición a la enfermedad degenerativa articular.

A diferencia de la enfermedad degenerativa articular de sacroilíacas, la sacroilitis se caracteriza en sus primeros estadios por una osteoporosis periarticular y erosiones, con afectación principal del lado ilíaco de la articulación en su parte inferior. La afectación clásica de la espondilitis anquilosante es bilateral y simétrica, aunque suele ser de inicio unilateral. Cuando la enfermedad progresa, las erosiones se hacen más grandes e incluyen el lado sacro y se ensancha el espacio articular. Posteriormente, la esclerosis yuxtaarticular se hace más prominente y la aparición de los puentes óseos marcan el comienzo de la anquilosis.

En su diagnóstico diferencial cabe mencionar la osteítis condensante del ilíaco (cambio reactivo esclerótico con forma triangular, que no afecta a la articulación) y cuando es unilateral, las infecciones.

Con respecto a la osteítis del esqueleto axial en la espondilitis anquilosante, inicialmente se produce una resorción de las esquinas vertebrales que determina la aparición de pequeñas erosiones (lesiones de Romanus), aunque también pueden aparecer en la unión discovertebral (espondilodiscitis aséptica o lesión de Anderson). Posteriormente, se producirá la formación de hueso nuevo a lo largo de la cara anterior del cuerpo vertebral, que les confiere un aspecto cuadrado a las vértebras (*squaring*).

Más adelante, la reacción proliferativa determina la aparición de esclerosis, sindesmofitos y anquilosis, dando el aspecto «en caña de bambú». La osificación de los ligamentos interespinosos y la anquilosis de las articulaciones facetarias producen el «signo de las vías del tranvía».

En su diagnóstico diferencial cabe mencionar la hiperostosis vertebral idiopática difusa, la enfermedad de Scheuermann y la enfermedad por depósito de pirofosfato cálcico.

En ocasiones es difícil diferenciar, basándose únicamente en si la orientación es vertical u horizontal, si una osificación paravertebral es un sindesmofito grande o dos osteofitos que unen dos vértebras, en cuyo caso suele ser útil mirar a otros niveles del esqueleto axial para ver si son unos u otros.

 Los sindesmofitos marginales y simétricos son típicos de la espondilitis anquilosante, mientras que los no marginales y asimétricos indican otras espondiloartropatías, como la asociada a enfermedad inflamatoria intestinal crónica y, si son voluminosos, a psoriasis y síndrome de Reiter.

Artritis microcristalinas

En la gota no se produce resorción subcondral y, salvo en estadios avanzados, no suele haber un pinzamiento del espacio articular. Las erosiones suelen ser excéntricas con bordes escleróticos, con aparición de tofos en las partes blandas.

 Ante la sospecha clínica de enfermedad por depósito de pirofosfato cálcico, se harán radiografías de ambas rodillas, manos y pelvis (sínfisis del pubis) para localizar los depósitos cálcicos que la caracterizan, bien sea en el espesor del cartílago, la membrana sinovial, las bursas, los tendones, los ligamentos, las partes blandas o los discos intervertebrales.

La enfermedad por depósito de pirofosfato cálcico presenta un patrón de enfermedad degenerativa articular, pero con ciertas diferencias frente a la artrosis, como las siguientes:

- Afectación de hombros, codos, carpos y MCF.
- Mayor daño estructural, con mayor número y tamaño de quistes subcondrales, y la presencia de grandes osteofitos.

Enfermedades autoinmunes sistémicas

La osteoporosis y la atrofia de partes blandas suelen ser los hallazgos más característicos de este grupo de enfermedades.

Las calcificaciones de partes blandas se presentan normalmente en la esclerosis sistémica y la dermatomiositis.

El lupus eritematoso sistémico se caracteriza por una poliartritis bilateral y simétrica con afectación de carpos, MCF e IFP, pero a diferencia de la artritis reumatoide, con ausencia de erosiones. Puede aparecer una desviación cubital de las MCF con hiperextensión de las IFP y flexión de las IFD que se denomina artropatía de Jaccoud.

En la esclerosis sistémica de larga evolución es típica la acrosteólisis (resorción ósea de partes distales) y también pueden objetivarse erosiones en las IFD.

Enfermedades óseas

El principal hallazgo de la osteoporosis es el adelgazamiento de la cortical y la localización donde mejor se aprecia es en la cortical medial de la diáfisis de los segundos metacarpianos, en los que es normal un cuarto o un tercio del grosor total del metacarpiano. Desde una perspectiva axial, las vértebras se observan con bordes acentuados y predominio de la trabeculación vertical, por pérdida de la trabeculación horizontal.

La osteomalacia es radiológicamente indistinguible de una osteoporosis y su único hallazgo característico pero infrecuente son las fracturas de Looser, que aparecen sobre todo en la pelvis y la escápula en cúmulos grandes de osteoide, como bandas radiotransparentes que interrumpen verticalmente la cortical del hueso.

El síndrome de dolor regional complejo se caracteriza por un aumento de las partes blandas y una intensa osteoporosis que afecta normalmente a la parte distal de una extremidad.

La osteoporosis por desuso se caracteriza por un aspecto parcheado y en ocasiones permeativo. Para diferenciarlo de un verdadero proceso permeativo medular hay que valorar la cortical: si es sólida, es un patrón permeativo, mientras que en la osteoporosis por desuso la corteza está agujereada (patrón seudopermeativo).

 El patrón permeativo orienta a un proceso agresivo (sarcoma de Ewing, infección o granuloma eosinófilo en jóvenes, mieloma múltiple, metástasis o linfoma primario en pacientes mayores), mientras que el seudopermeativo indica procesos más benignos (osteoporosis grave, hemangioma, radiación).

El signo clave del hiperparatiroidismo es la reabsorción subperióstica (hueso con aspecto de borde de sello), más frecuentemente en el borde radial de las falanges medias de la mano, si bien también puede afectar a la parte medial de la tibia proximal, clavícula distal y sacroilíacas. En el cráneo, el aspecto es deslustrado (cráneo «en cristal esmerilado») o finalmente granular (cráneo «en sal y pimienta»). Otros hallazgos son:

- La osteoesclerosis, normalmente difusa, pero que a menudo afecta a las vértebras, en forma de bandas escleróticas no bien definidas (columna «en jersey de rugby»).
- Los tumores pardos, lesiones líticas expansivas de aspecto agresivo, en fases avanzadas.

La osteoesclerosis consiste en el infrecuente hallazgo de un aumento difuso de la densidad ósea. Su diagnóstico diferencial se incluye en la **tabla 8-7**.

La enfermedad de Paget se caracteriza por una resorción osteoclástica excesiva y una sustitución del tejido medular por fibrosis con trabéculas dispuestas de forma desorganizada. Son imágenes características de esta patología la vértebra enmarcada, la vértebra de marfil, el cráneo algodonoso y la transición brusca entre hueso normal y patológico. Sus signos radiográficos son los siguientes:

- Hipertrofia ósea: hueso ensanchado o alargado, en el que se observa la hipertrofia en el engrosamiento de las corticales.
- Aspecto fibrilar y filamentoso.
- Imágenes algodonosas y quísticas, entremezcladas en los huesos cortos y anchos.

En el caso de la osteonecrosis el hallazgo característico es la esclerosis a un solo lado de la articulación, sin pinzamiento ni osteofitos. La densidad parcheada o moteada sigue a la

Tabla 8-7. Diagnóstico diferencial de la osteoesclerosis

Patología	Claves diagnósticas
Osteodistrofia renal	Resorción ósea subperióstica
Anemia de células falciformes	Infartos óseos, vértebras «en pescado» (deformidades bicóncavas en los platillos vertebrales)
Mielofibrosis	Esplenomegalia, hematopoyesis extramedular
Osteopetrosis	Hueso dentro del hueso (pequeña copia de cuerpo vertebral dentro del normal), vértebra «en sándwich» (platillos densamente escleróticos, muy bien definidos)
Picnodisostosis	Talla baja, mandíbulas hipoplásicas, falanges distales con apariencia de tiza a la que se le ha sacado punta
Carcinoma metastásico	Destrucción cortical, componente lítico
Mastocitosis	
Enfermedad de Paget	Fase lítica, esclerótica y mixta
Ejercicio excesivo	
Fluorosis	Calcificación de ligamentos

Tabla 8-8. FEGNOMASHIC

Inicial	Patología
F	Displasia fibrosa
E	• Encondroma • Granuloma eosinófilo
G	Tumor de células gigantes
N	Fibroma no osificante
O	Osteoblastoma
M	• Metástasis • Mieloma
A	Quiste óseo aneurismático
S	Quiste óseo solitario
H	Hiperparatiroidismo (tumor pardo)
I	Infección
C	• Condroblastoma • Fibroma condromixoide

Tabla 8-9. Claves diagnósticas ante lesión lítica benigna

Menor de 30 años	• Granuloma eosinófilo • Quiste óseo aneurismático • Fibroma no osificante • Condroblastoma • Quiste óseo solitario
No periostitis ni dolor	• Displasia fibrosa • Encondroma • Fibroma no osificante • Quiste óseo solitario
Epifisario	• Condroblastoma • Infección • Tumor de células gigantes • Geoda • Granuloma eosinófilo • Quiste óseo aneurismático
Múltiple	• Displasia fibrosa • Granuloma eosinófilo • Encondroma • Metástasis y mieloma • Hiperparatiroidismo

presencia de derrame articular, para posteriormente observarse la radiotransparencia subcondral, que forma una línea fina a lo largo de la superficie articular y, finalmente, el colapso y la fragmentación de la superficie articular.

Enfermedades infecciosas

En el caso de la artritis séptica es importante un estudio radiológico basal, aunque sea infrecuente que se objetiven signos de infección, para monitorizar el daño estructural y orientar el diagnóstico etiológico.

En el caso de artritis piógenas los cambios radiológicos son más graves y precoces, generalmente con un patrón unilateral de características inflamatorias (edema de partes blandas, osteoporosis regional, disminución del espacio articular, erosiones y anquilosis).

El aspecto radiológico de una osteomielitis es muy variable. En el caso de las agudas puede aparecer una tumefacción de partes blandas y en pocos días una osteoporosis metafisaria y reacciones periósticas, para finalmente observarse secuestro óseo o geodas. En las osteomielitis crónicas pueden objetivarse el absceso de Brodie (lesión única de aspecto lítico con esclerosis alrededor) y periostitis de capas gruesas.

La presencia de un secuestro óseo es muy sugestiva de infección, pero el granuloma eosinófilo, el linfoma y el fibrosarcoma también pueden presentarlo.

Neoplasias

Se recomienda la regla nemotécnica FEGNOMASHIC (**Tabla 8-8**) para recordar el diagnóstico diferencial de las lesiones líticas benignas (**Tabla 8-9**).

El encondroma es la lesión lítica más frecuente en las manos y el aspecto clave en su diagnóstico son las calcificaciones, excepto en las falanges.

Con respecto al tumor de células gigantes es imposible discriminar radiológicamente si es benigno o maligno. Para incluirlo en el diagnóstico diferencial de una lesión lítica debe tenerse en cuenta lo siguiente:

- Aparece únicamente en pacientes con epífisis cerradas.
- Es una lesión epifisaria, que linda con la superficie articular.
- Su localización es excéntrica en la cavidad medular.
- Tiene una transición estrecha o bien definida pero no esclerótica, excepto en la pelvis y el calcáneo.

El fibroma no osificante es una lesión benigna asintomática, que suele aparecer en la cortical de la metáfisis de un hueso largo, usualmente la rodilla, con un borde esclerótico fino festoneado y levemente expansivo, y que es raro verlo después de los 30 años, ya que suelen cicatrizar con esclerosis y desaparecer.

El osteoblastoma es una lesión poco frecuente y se incluye junto al quiste óseo aneurismático y la tuberculosis en el diagnóstico diferencial de las lesiones líticas expansivas de los elementos vertebrales posteriores.

La enfermedad metastásica debe valorarse ante cualquier lesión lítica, sea de aspecto benigno o agresivo, por encima de los 40 años. El mieloma puede presentarse como lesiones líticas únicas o múltiples, llamadas plasmocitomas, y que pueden preceder a la evidencia clínica y hematológica del mieloma en años.

El quiste óseo aneurismático casi siempre es expansivo y de aparición en menores de 30 años. El quiste óseo solitario es siempre de localización central, suele aparecer en la parte proximal del húmero y fémur, y es asintomático, salvo cuando se fracturan.

> ! Reconocer una lesión de aspecto agresivo es fácil (destrucción cortical, periostitis y zona de transición ancha), pero no lo es decretar su malignidad o benignidad.

La destrucción cortical puede ser llamativa, pero diversos procesos benignos cursan con ella, por lo que para indicar malignidad debe estar presente al menos otro criterio más.

La periostitis es una reacción inespecífica del periostio. Según el tiempo de actuación del factor irritante se puede clasificar de una de estas dos formas:

- Benigna: de aspecto grueso, ondulado, uniforme o denso, ya que el proceso subyacente produce una inflamación crónica de bajo grado que da tiempo al periostio a producir una capa gruesa de hueso neoformado y remodelarlo para formar una cortical normal.
- Agresiva: de apariencia «en capas de cebolla», «en rayos de sol» o amorfa, ya que es producto de una inflamación de alto grado e instauración más aguda, sin tiempo para consolidar.

Se requiere prudencia para clasificar como maligna una periostitis de aspecto agresivo, porque pueden ser provocada por lesiones benignas; en cambio, en una periostitis de aspecto benigno difícilmente subyace una lesión maligna.

Se consideraba que una lesión que crece en el eje longitudinal de un hueso largo indica benignidad, pero la orientación o eje de la lesión es un criterio diferenciador de escasa utilidad.

> La zona de transición o límite entre la lesión y el hueso sano es el indicador diferenciador más fiable, ya que es más fácil de caracterizar que la periostitis y siempre está presente, pero solo es aplicable a la interpretación de lesiones líticas y solo en la lectura de una radiología simple y no de otras pruebas de imagen.

Esta zona de transición puede ser:

- Estrecha: si está bien definida o tiene un borde esclerótico; indica benignidad.
- Ancha: si no es fácilmente delimitable, indica agresividad pero no es sinónimo de malignidad.

Las lesiones permeativas, caracterizadas por agujeros múltiples y pequeños, no tienen un borde identificable e indican malignidad, aunque la infección y el granuloma eosinófilo pueden presentar dicho aspecto.

Una vez que la lectura radiológica sugiere malignidad, hay que realizar el diagnóstico diferencial de los tumores malignos, siendo más útil la edad (**Tabla 8-10**) para acotar el listado de posibles causas que las características radiográficas de la lesión (**Tabla 8-11**).

No existen hallazgos útiles en la orientación etiológica de los tumores de partes blandas, como tampoco la existencia de un aumento de partes blandas es un criterio de malignidad de una lesión ósea. Con respecto a las lesiones articulares, los procesos malignos no deben incluirse inicialmente en su diagnóstico diferencial.

Otras enfermedades reumáticas

La sarcoidosis tiene predilección por las falanges de las manos: son típicas las áreas óseas líticas con morfología «en panal» o «en encaje», con espacios subarticulares preservados.

Tabla 8-10. Tumores malignos según la edad del paciente

Menos de 30 años	• Sarcoma de Ewing • Osteosarcoma
30-40 años	• Fibrosarcoma • Tumor de células gigantes maligno • Sarcoma de células reticulares • Sarcoma paraostal
Más de 40 años	• Metástasis • Mieloma • Condrosarcoma

Tabla 8-11. Características de los tumores malignos óseos primario

Osteosarcoma	• El más frecuente • Típico en metáfisis de hueso largo • Destructivo, con esclerosis evidente
Osteosarcoma paraostal	• Origen en periostio, crece hacia fuera del hueso • Típico en la parte posterior del fémur, próximo a la rodilla
Sarcoma de Ewing	• Lesión permeativa en diáfisis de hueso largo • Periostitis, preferentemente «en capas de cebolla»
Condrosarcoma	A veces tiene un aspecto lítico con calcificaciones «en copos de nieve»
Metástasis	• Puede tener cualquier apariencia • Blástica: cáncer de próstata o mama como • primera opción, casi nunca renal • Lítica expansiva: indica un origen renal o tiroideo

Radiológicamente son indistinguibles los cambios de una hemofilia de los de una artritis idiopática juvenil, aunque son hallazgos clásicos el agrandamiento epifisario asociado a diáfisis con sensación de fragilidad, también presentes en pacientes con parálisis por desuso de la articulación. El ensanchamiento del espacio intercondíleo del fémur descrito en la hemofilia y la artritis idiopática juvenil rara vez aparece como único hallazgo radiológico en dichas entidades.

La clásica artropatía por hemocromatosis afecta de la 2ª a la 4ª MCF, donde frecuentemente se observan signos de enfermedad degenerativa articular. Son característicos los grandes «osteofitos colgantes» o «en gancho», producto del agrandamiento en forma cuadrada de la cabeza de los metacarpianos.

La tríada clásica de una artropatía de Charcot son: destrucción articular, luxación y hueso formado heterotópico (calcificación de partes blandas o zonas de osificación adyacentes a la articulación).

SEMIOLOGÍA RADIOLÓGICA DEL TÓRAX

Se deben tener en cuenta las definiciones que se recogen a continuación.

Definiciones

- Atelectasia: pérdida de volumen en el parénquima pulmonar, normalmente asociado a un aumento de la densidad radiológica. El signo radiológico más fiable es el desplazamiento de las cisuras interlobares en el sentido del pulmón colapsado, pero el más precoz es la agrupación de estructuras broncovasculares en el interior del área que se está colapsando, que refleja la expansión incompleta del pulmón. Como signos indirectos destacan el desplazamiento mediastínico ipsilateral, la elevación diafragmática, el desplazamiento del hilio, la aproximación de costillas y la hiperinsuflación compensadora de los lóbulos adyacentes.
- Signo cervicotorácico: cuando la porción cefálica de una masa bien delimitada sobrepasa el nivel de las clavículas en la radiografía de tórax posteroanterior se puede asegurar que dicha masa no se encuentra en el mediastino anterior. Una lesión mediastínica anterior con extensión cervical pierde sus límites por encima del nivel de las clavículas en la radiografía de tórax posteroanterior y esto sucede como consecuencia de la anatomía del mediastino anterior, ya que la entrada torácica es un plano inclinado, más alto por detrás que por delante.
- Signo de Golden o de la S invertida: cuando una masa localizada en el hilio produce una atelectasia del lóbulo superior, provoca un desplazamiento de la cisura que da la forma de una S invertida, en la que la parte superior cóncava representa la cisura desplazada y la parte inferior convexa corresponde al borde de la masa.
- Signo de la convergencia hiliar: la convergencia de las imágenes vasculares hacia el hilio aumentado indica que este representa a la arteria pulmonar aumentada de tamaño; si los vasos no se dirigen hacia la lesión, el hallazgo indica que se trata de una masa mediastínica (signo de la convergencia hiliar negativo).
- Signo de la silueta: se refiere a cualquier opacidad pulmonar que está en contacto con el borde cardíaco, la aorta o el diafragma y borra su contorno; no es un signo específico de neumonía, ya que puede verse en tumores, abscesos y otras lesiones.
- Signo de lesión extrapulmonar: las lesiones de origen pleural o extrapleural tienen bordes nítidos en su interfase con el pulmón por estar delimitadas por la pleura, con densidad homogénea, son convexas hacia el pulmón y forman con este ángulos obtusos en sus extremos superior e inferior; las lesiones intrapulmonares, por el contrario, tienen bordes imprecisos o desflecados, son heterogéneas (áreas claras, broncograma aéreo), con bordes agudos hacia la pleura.
- Signo del broncograma aéreo: definido por la visibilidad anormal del aire de los bronquios en el seno de la opacidad. Los bronquios se hacen visibles cuando el aire en los alvéolos es reemplazado por agua, sangre, pus o células. El bronquio, que tiene aire en su luz, se aprecia como una estructura tubular radiolucente rodeado de condensación alveolar. Este signo revela que la patología se encuentra ubicada dentro del parénquima pulmonar y confirma que la luz del bronquio está permeable.
- Signo del hilio oculto: si pueden verse los vasos pulmonares a través de la masa significa que no está en contacto con la arteria pulmonar y por tanto la lesión se encuentra en el mediastino, por delante o por detrás del hilio; cuando no se puede identificar el contorno de los vasos hiliares dentro de la imagen, la lesión está en contacto con la arteria pulmonar y por eso los borra, es decir, la lesión se encuentra en el hilio.
- Signo toracoabdominal o «del iceberg»: si una masa bien definida tiene bordes convergentes en forma de paréntesis, a ambos lados de la columna, es torácica, porque queda dibujada por el aire que la rodea; por el contrario, cuando los bordes son divergentes, suele tratarse de masas abdominales (adenopatías, aneurismas).

Patrones de enfermedad

Se señalan distintos patrones indicativos de enfermedad.

Alveolar

Es el conjunto de signos que traducen una afectación del extremo distal del árbol aéreo, por sustitución del aire de los alvéolos por líquido, elementos celulares u otros productos. Entre ellos cabe destacar:

- Opacidades: de densidad agua, representan la ocupación alveolar.
- Broncograma y bronquiolograma aéreos: visualización anormal de claridades bronquiales y bronquiolares en el interior de una opacidad creada por ocupación alveolar. Confirma que la luz del bronquio está permeable.
- Alveolograma aéreo: formado por pequeñas claridades redondeadas o policíclicas de tamaño milimétrico visibles en el interior de una opacidad que corresponden a la presencia de lobulillos cuyos alvéolos todavía están llenos de aire.

Las opacidades pueden ser de distribución:

- Sistematizada: implica que la gran mayoría de los lobulillos de un lóbulo o varios segmentos pulmonares están afectados, comportan el borrado de los contornos de los vasos del territorio afecto y se hallan limitados por la pleura.
- «En alas de mariposa»: típicas del edema agudo de pulmón, se localizan a ambos lados de los hilios respetando vértices, bases y periferia; son heterogéneas, de límites imprecisos y borran los vasos hiliares y perihiliares.
- No sistematizada:
  - Mal delimitadas, diseminadas, más o menos confluentes, unilaterales o bilaterales.
  - Algodonosas, de límites imprecisos y distribución anárquica.
  - Imagen inversa de la de «alas de mariposa»: de predominio en territorios subpleurales, típica de la neumonía eosinófila.

Intersticial

Es el conjunto de signos que traducen afectación del intersticio pulmonar, sean los compartimentos perilobulillares (interlobulillares), intralobulillares o peribroncovasculares, que en condiciones normales no son visibles:

- Líneas septales de Kerley: corresponden a la visualización anormal de los tabiques interlobulillares engrosados.
- Líneas no septales: suelen corresponder a bandas de fibrosis o atelectasias planas subsegmentarias, que suelen acompañarse de imágenes de retracción segmentaria o lobular.
- Opacidades nodulares: los nódulos intersticiales suelen ser bien delimitados, de bordes netos y sin confluencia.
- Opacidades peribroncovasculares: indefinición perihiliar y peribroncovascular, que orienta a sarcoidosis y linfangitis carcinomatosa.
- Zonas de condensación pseudoalveolar o alveolar: opacidades grandes por desaparición del aire por colapso, acumulación intersticial o alveolar o confluencia de nódulos.
- Imágenes «en vidrio deslustrado»: zonas de hiperatenuación que no borran los contornos de las estructuras normales bronquiales o vasculares ni de las estructuras anómalas subyacentes.

- Cavidades aéreas:
  - Quistes «en sacabocados»: su presencia sugiere histiocitosis X y la linfangioleiomiomatosis.
  - Cavidades reticulares.
- Bronquiectasias de tracción.
- Adenopatías y engrosamientos o derrames pleurales.

 Son patognomónicas la presencia de líneas septales engrosadas y «en panal de miel», mientras que las imágenes «en vidrio deslustrado» se pueden objetivar tanto en un síndrome alveolar como en uno intersticial.

Es importante recordar que un síndrome alveolar puede ocultar un síndrome intersticial subyacente.

Por último, hay que tener en cuenta que una radiografía de tórax en la que se aprecie una enfermedad limitada por una cisura o un lóbulo va en contra de la existencia de un patrón intersticial. El patrón intersticial es generalmente difuso, ya que los septos y cisuras no constituyen apenas una barrera para la extensión de la lesión.

Bronquial

Es el conjunto de manifestaciones radiológicas de las afecciones bronquiales:

- Signos directos:
  - Engrosamiento de las paredes bronquiales: imagen «en cañón de escopeta» (formada por el bronquio y la rama de la arteria pulmonar en el hilio), «en raíles», «en anillo».
  - Bronquiectasia: dilatación de la luz bronquial.
  - Acumulación anómala de secreciones: opacidades tubulares de vértice hiliar con un aspecto lineal, «en dedo de guante», en V o en Y.
  - Calcificaciones bronquiales.
- Signos indirectos:
  - Atelectasia.
  - Atrapamiento.

Pleural

Agrupa los signos que traducen la presencia de líquido (derrame pleural), aire (neumotórax) o cualquier otro tejido anormal entre las hojas pleurales.

 PUNTOS CLAVE

- La radiología simple constituye una herramienta imprescindible en el abordaje diagnóstico de las enfermedades reumáticas y musculoesqueléticas, pese a la disponibilidad de otras técnicas de imagen con mayor sensibilidad y especificidad.
- En la actualidad, la radiografía simple sigue siendo el patrón oro en la evaluación de la progresión estructural de las enfermedades reumáticas y musculoesqueléticas.

- La lectura organizada y sistemática de las imágenes, así como la identificación de patrones radiológicos según la valoración semiológica, permite una correcta orientación diagnóstica.
- Es de obligado conocimiento para el reumatólogo, además del dominio de la lectura de la radiología ósea, la interpretación adecuada de una radiografía de tórax.

BIBLIOGRAFÍA

Ballina García FJ. Manual de radiología de enfermedades reumáticas. Barcelona: Editorial Glosa; 2018.

Balsa A, Díaz-González F, Álvaro-Gracia Álvaro JM, Bustabad S, Carreira PE, A G-PJ, et al (eds.). Tratado de enfermedades reumáticas. 2ª ed. Madrid: Editorial Médica Panamericana; 2022.

González-Morán MS. Displasia del desarrollo de la cadera. Rev Esp Cir Ortop Traumatol. 2013;57(1).

Hoffer AJ, Kingwell D, Leith J, Mcconkey M, Ayeni OR, Lodhia P. Intra-articular soft tissue pathology of the postpartum hip: a systematic review. Curr Rev Musculoeskelet Med. 2022;15(6):659-66.

Iglesias Gamarra A. Hiperostosis esquelética idiopática difusa: Aspectos clínicos y mecanismos patogénicos. Rev Colomb Reumatol. 2020;7(2):71-2.

Louie GH, Ward MM. Measurement and treatment of radiographic progression in ankylosing spondylitis: lessons learned from observational studies and clinical trials. Curr Opin Rheumatol. 2014;26(2):145-50.

Salaffi F, Carotti M, Beci G, Di Carlo M, Giovagnoni A. Radiographic scoring methods in rheumatoid arthritis and psoriatic arthritis. Radiol Med. 2019;124(11):1071-86.

Taylor JA, Resnick D. Aparato locomotor. Diagnóstico radiológico. Madrid: Marbán Libros; 2003.

Van der Heijde D. Quantification of radiological damage in inflammatory arthritis: rheumatoid arthritis, psoriatic arthritis and ankylosing spondylitis. Best Pract Res Clin Rheumatol. 2004;18(6):847-60.

Vargas Romero J. Radiología de tórax. En: Gregorio Soto J (ed.). Manual de diagnóstico y terapéutica en neumología. 3ª ed. Sevilla: Neumosur; 2016.

Ecografía

9

E. F. Vicente Rabaneda y M. C. Castillo Gallego

OBJETIVOS

- Conocer las ventajas e inconvenientes del uso de la ecografía musculoesquelética y extraarticular en reumatología en la práctica clínica habitual.
- Describir las principales aplicaciones de la ecografía para el diagnóstico, monitorización y tratamiento de las enfermedades reumáticas.
- Exponer la utilidad de que el reumatólogo realice la ecografía durante el proceso de la valoración clínica del paciente y aportar las claves para su implementación óptima.

INTRODUCCIÓN

El uso de la ecografía en reumatología ha experimentado un crecimiento exponencial en los últimos años, en los que ha pasado de ser una prueba empleada para conocer qué le ocurría al paciente en una determinada localización anatómica del aparato locomotor a servir para responder a otras preguntas, como qué enfermedad, qué actividad inflamatoria o qué daño estructural tiene el paciente. Más aún, los avances tecnológicos de los últimos años y los hallazgos favorables encontrados en la investigación de la última década han permitido ampliar su campo de aplicación al estudio de algunas manifestaciones extraarticulares de las enfermedades inflamatorias mediadas por mecanismo inmune.

En resumen, esto supone un salto cualitativo de lo local a lo general, a lo que afecta a la persona y a su valoración integral. Este cambio conceptual es el presente de la ecografía y la base sobre la que se construirá su futuro en reumatología.

La ecografía debe utilizarse en la práctica clínica de una forma eficaz y eficiente, con el objetivo de ayudar a mejorar el diagnóstico o la toma de decisiones terapéuticas, especialmente en situaciones en las que los métodos habituales de evaluación clínica u otras técnicas de imagen no consigan la precisión necesaria, como sucede en muchos casos con la radiología simple, o sean muy costosos o poco accesibles, como la resonancia magnética (RM), la tomografía computarizada (TC) o la tomografía por emisión de positrones (PET).

ECOGRAFÍA MUSCULOESQUELÉTICA

La ecografía es una técnica excelente para la evaluación de las diferentes estructuras musculoesqueléticas mediante equipos de alta resolución, con transductores lineales de banda ancha y multifrecuencia (7-15 MHz), con buena definición lateral y armónica de los tejidos, que permiten un examen en escala de grises y con ecografía Doppler (color y *power*-energía). Los avances tecnológicos con sondas de alta y muy alta frecuencia (18-22 MHz) casi alcanzan resoluciones anatómicas.

Existen un conjunto de «mandamientos» que se deben tener en cuenta a la hora de realizar una ecografía relativos a la posición del explorador y del paciente, los ajustes del ecógrafo y la ejecución de la exploración.

La ecografía presenta algunas ventajas sobre otras técnicas de imagen a la hora de explorar el sistema musculoesquelético: elevada resolución espacial, exploración dinámica, examen de múltiples áreas anatómicas en un acto, estudio comparativo con región contralateral, inocuidad, buena tolerancia e inmediatez de los hallazgos.

Las lesiones elementales, inflamatorias y estructurales, que componen las patologías detectadas por ecografía han sido definidas por el Grupo de Ecografía de Outcome Measures in Rheumatology (OMERACT).

Membrana sinovial y espacio articular

La *hipertrofia sinovial* se define como la presencia de tejido sinovial hipoecogénico (o hipoecoico) anormal dentro de la cápsula articular que no es desplazable, es poco compresible y puede presentar señal Doppler (Fig. 9-1). En la actualidad es el único componente que define la sinovitis ecográfica, con independencia de la existencia de señal Doppler o derrame sinovial, que ha sido excluido de la definición por su baja fiabilidad, al estar presente con frecuencia en sujetos sanos.

El derrame articular puede ser anecoico, hipoecogénico o hiperecogénico (o hiperecoico) (sangre, detritus, septos, calcificaciones, etc.); en ocasiones es difícil de distinguir

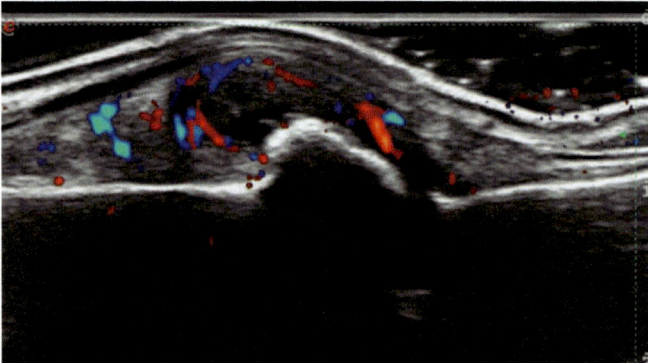

Figura 9-1. La imagen se corresponde con un corte longitudinal de la segunda articulación metacarpofalángica de la mano derecha y muestra una hipertrofia sinovial de grado 3 y una señal *power*-Doppler (Doppler-energía) sinovial de grado 3, según la escala semicuantitativa de Outcome Measures in Rheumatology (OMERACT).

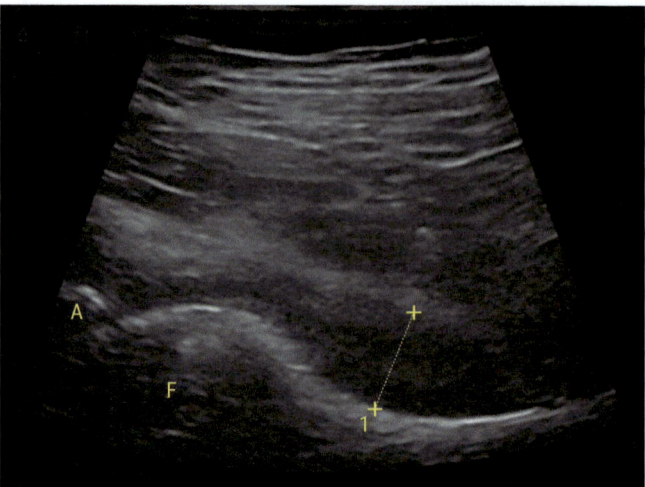

Figura 9-3. Ecografía de la cadera en escala de grises y corte longitudinal. Se aprecia un contenido hipoecogénico que distiende la cápsula articular.

del engrosamiento sinovial (**Fig. 9-2**). En estos casos, se busca la existencia del refuerzo acústico posterior característico de los derrames (aumento local de la ecogenicidad en profundidad), se realiza una compresión gradual con la sonda (el derrame es desplazable y compresible) y se utiliza el Doppler (solo puede estar presente en la sinovitis, nunca en el derrame).

La ecografía es siete veces más sensible que la exploración física para detectar artritis periférica, por lo que se emplea para su diagnóstico en circunstancias en las que hay dudas, como en localizaciones profundas como la cadera, para las que resulta especialmente útil (**Fig. 9-3**). Tanto la sinovitis en escala de grises como el Doppler han demostrado ser predictivos del desarrollo de artritis reumatoide en artritis indiferenciada y artritis reumatoide preclínica, con o sin factor reumatoide y anticuerpos antipéptidos cíclicos citrulinados positivos. También son predictivos de agresividad de la enfermedad y de daño estructural radiográfico.

Además, la ecografía proporciona información relevante sobre la existencia de daño articular, en forma de pinzamiento, subluxaciones y, especialmente, *erosiones*, que se definen como la discontinuidad intraarticular o extraarticular de la superfi-

cie ósea, visible en dos planos perpendiculares (**Fig. 9-4**). La presencia de erosiones no solo tiene implicaciones pronósticas sino también diagnósticas, ya que en el caso de enfermedades como la artritis reumatoide se consideran evidencia *prima facie* (prueba a primera vista) de la enfermedad.

La ecografía también puede ser de ayuda para el diagnóstico diferencial de una artritis de inicio. Se han publicado artículos que señalan que el patrón de afectación de las articulaciones metacarpofalángicas puede diferenciar la artritis reumatoide de la artritis psoriásica. En esta última predominaría un patrón de tumefacción hipoecoica peritendinosa (paratenonitis) con señal Doppler en los tendones extensores digitales, que es muy infrecuente en la artritis reumatoide (**Fig. 9-5**). Por el contrario, la hipertrofia sinovial con Doppler intrasinovial en metacarpofalángicas sería más frecuente en la artritis reumatoide (v. **Fig. 9-1**). Otros hallazgos de interés son la osificación de las inserciones entésicas capsulares, más frecuentes en las espondiloartritis (ESPA) que en la artritis reumatoide, o la presencia de agregados microcristalinos sinoviales, capsulares o extracapsulares característicos de la gota o la condrocalcinosis. La presencia de osteofitos, visibles como prominencias óseas en los márgenes articulares, orientará hacia la artrosis, erosiva o no erosiva (**Fig. 9-6**).

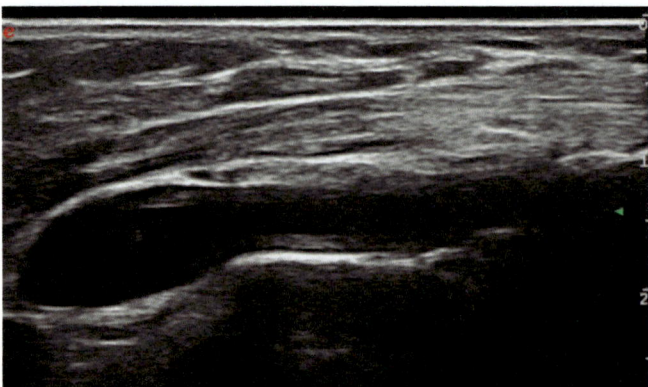

Figura 9-2. Ecografía del receso parapatelar lateral de la rodilla izquierda en escala de grises y corte longitudinal. Se aprecia leve hipertrofia sinovial y derrame anecogénico moderado que distiende el receso.

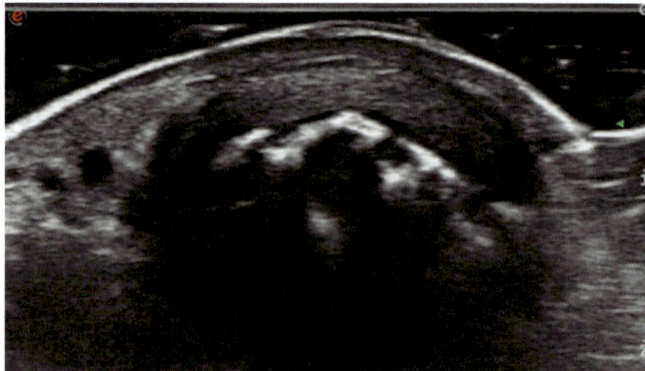

Figura 9-4. Ecografía de la articulación metacarpofalángica en escala de grises y corte transversal. Muestra pérdidas de la continuidad del borde óseo visible en relación con erosiones.

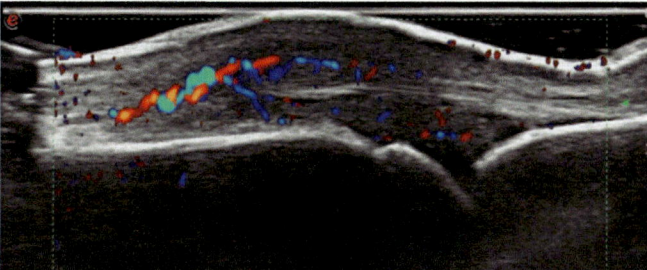

Figura 9-5. Paratenonitis y sinovitis de la articulación metacarpofalángica con señal *power*-Doppler (Doppler-energía).

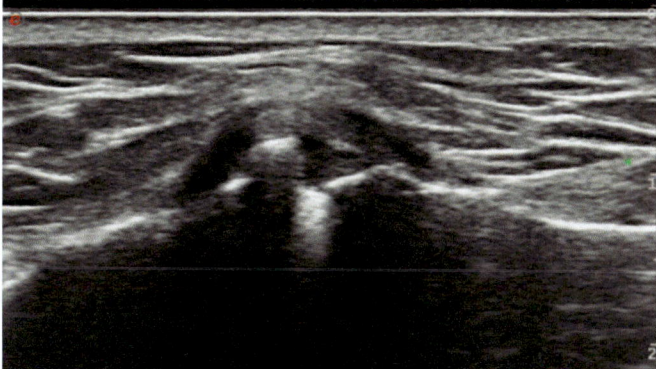

Figura 9-6. Osteofitos en los bordes óseos visibles de la articulación acromioclavicular, con distensión de su cápsula articular.

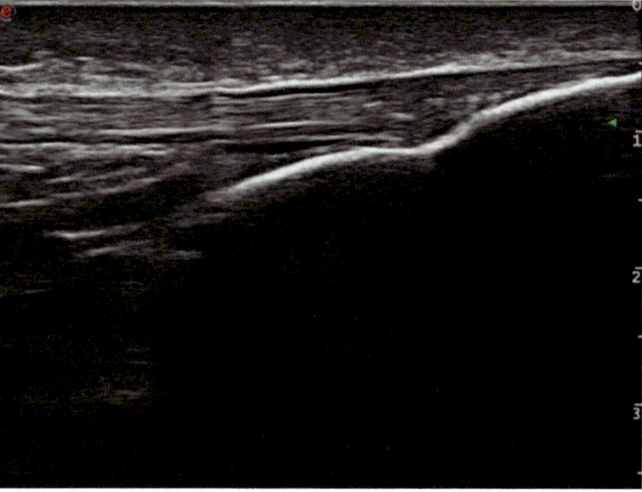

Figura 9-7. Pequeños agregados hiperecogénicos en la entesis distal del tendón rotuliano.

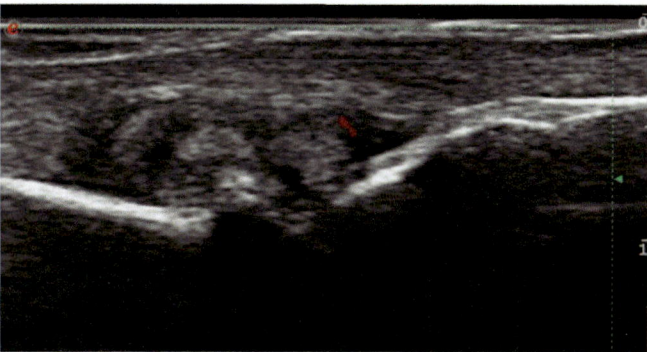

Figura 9-8. Distensión de la cápsula articular de la articulación metatarsofalángica del pie izquierdo por sinovitis y tofos. Se aprecia leve señal *power*-Doppler (Doppler-energía) en el anillo hipoecogénico de uno de los tofos.

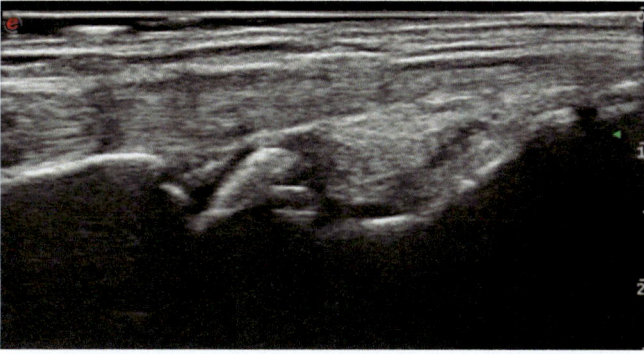

Figura 9-9. Agregado ovalado hiperecogénico en la muñeca derecha, que no deja sombra posterior, en un paciente con condrocalcinosis.

En el caso de la gota, los agregados de urato monosódico (UMS) se visualizan como focos hiperecogénicos heterogéneos, que mantienen su alto grado de reflectividad incluso cuando se reduce la ganancia o se cambia el ángulo de insonación y que pueden presentar una sombra acústica cuando hay una elevada concentración de cristales (**Fig. 9-7**). Por otro lado, la identificación de tofos ha demostrado tener una alta especificidad para el diagnóstico de gota. Ecográficamente, los tofos son agregados no homogéneos, circunscritos y rodeados por un pequeño anillo anecoico, que pueden ser hiperecogénicos o hipoecogénicos y generar sombra acústica (**Fig. 9-8**) o no generarla.

En la condrocalcinosis, los agregados de pirofosfato cálcico dihidratado (PPCDH) aparecen en la ecografía como depósitos hiperecogénicos de tamaño variable que no muestran sombra posterior (**Fig. 9-9**). También se pueden identificar en el líquido sinovial, en el que se desplazan con el movimiento articular o la presión con la sonda.

La cuantificación y monitorización de la actividad inflamatoria sinovial en las artritis inmunomediadas es crucial y la ecografía cobra especial relevancia en los casos dudosos para la toma de decisiones terapéuticas, como la introducción, el cambio, la intensificación o la optimización de los fármacos modificadores de la enfermedad sintéticos, biológicos o dirigidos. La escala de grises y el Doppler han demostrado ser sensibles al cambio y capaces de predecir rebrotes en pacientes en remisión en múltiples estudios, en los que la artritis reumatoide es la enfermedad más estudiada.

La hipertrofia sinovial y el Doppler se cuantifican en las articulaciones siguiendo la escala semicuantitativa de OMERACT de 0 a 3. En el caso de la artritis reumatoide, el grupo de ecografía de la European League Against Rheumatism (EULAR)-OMERACT ha consensuado un índice para cuantificar la sinovitis que tiene en cuenta de forma combinada los componentes de la escala de grises y el Doppler. Este índice, denominado *Global OMERACT-EULAR Score System*, GLOESS, ha demostrado una alta fiabilidad.

Respecto del paciente, en la artritis reumatoide se han propuesto múltiples índices para valorar la sinovitis, que recogen la suma de recuentos articulares, que difieren en número (6-18 articulaciones) y localizaciones articulares. Aunque no hay un consenso sobre cuál utilizar, los índices más extensos dan más información y se recomienda que la exploración incluya la muñeca y la segunda articulación metacarpofalángica de forma bilateral. Tampoco hay acuerdo sobre si las valoraciones deben ser diferentes según la ecografía tenga finalidad diagnóstica o sobre comprobar la remisión, aunque parece aconsejable añadir la evaluación de las articulaciones sintomáticas en el primer caso y la de las articulaciones centinela (las que siempre se ven afectadas) en el segundo supuesto.

Por otra parte, la ecografía es una herramienta útil para guiar procedimientos invasivos como infiltraciones o artrocentesis, especialmente en articulaciones profundas o de difícil acceso. Aporta precisión y evita las punciones «blancas» que, en ocasiones, se producen con las técnicas realizadas de forma ciega.

> **!** La sensibilidad de la ecografía para detectar sinovitis periférica es superior a la de la exploración física y similar a la de la resonancia magnética. Su precisión para cuantificar la sinovitis, especialmente en pacientes en remisión, es superior a la de los parámetros clínicos empleados comúnmente. La ecografía mejora el rendimiento de procedimientos intervencionistas, como infiltraciones o artrocentesis

Tendones y bursas

Los tendones y la bursas son estructuras que se afectan con frecuencia en las enfermedades reumáticas de distinto origen, tanto inflamatorias como degenerativas, traumáticas o microcristalinas. La ecografía es de gran utilidad para su diagnóstico y manejo.

Tendones

Los tendones son estructuras que conectan el músculo al hueso, lo que permite el movimiento de las articulaciones y el mantenimiento de la postura del cuerpo. Los tendones sanos se visualizan en la ecografía como un patrón fibrilar en los cortes longitudinales, a modo de una fina y compacta red de delgadas líneas hiperecogénicas, paralelas, cuya contraparte histológica corresponde a la interfase entre el endotenon y el peritenon. En el plano transversal, los tendones tienen forma ovoide o redondeada y muestran un aspecto moteado, como un conjunto de puntos hiperecogénicos agrupados de forma homogénea. Su estructura interna altamente ordenada, compuesta por la superposición secuencial de planos de fibras de colágeno y septos, les confiere la propiedad de ser muy anisotrópicos en el examen ecográfico.

La ecografía permite diagnosticar con precisión la patología tendinosa. La *tendinosis* se define como cambios en su ecoestructura con pérdida del patrón fibrilar y aspecto heterogéneo del tendón, que puede presentar un grosor aumentado o disminuido. La *tenosinovitis* se caracteriza por un ensanchamiento anormal anecoico o hipoecogénico (en relación con las fibras del tendón) de la vaina del tendón, que puede estar relacionado tanto con la presencia de líquido tenosinovial anormal como con hipertrofia sinovial, y que puede mostrar señal Doppler (**Fig. 9-10**). Se ha publicado una clasificación OMERACT de tenosinovitis, semicuantitativa, de 0 a 3, que incluye la valoración en escala de grises y Doppler. Las *roturas* tendinosas pueden ser el resultado de un proceso inflamatorio crónico, de una lesión mecánica o de la combinación de ambas (**Fig. 9-11**). En su estudio debe valorarse si la rotura es parcial, cuando la solución de continuidad de las fibras afecta a una pequeña porción del tendón, o total, cuando compromete todo su espesor, y realizar las mediciones pertinentes.

La existencia de *daño tendinoso* se visualiza como un defecto tendinoso focal interno o periférico (es decir, ausencia de fibras) en la región delimitada por la vaina del tendón,

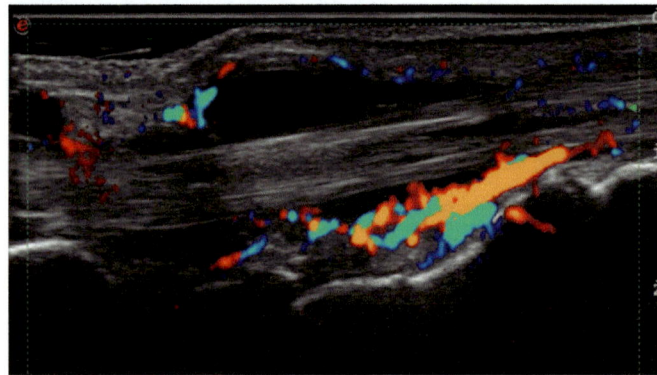

Figura 9-10. Tenosinovitis del tendón extensor común de la muñeca derecha. Se aprecia distensión de la vaina sinovial con contenido anecogénico en relación con líquido sinovial y contenido hipoecogénico en relación con tejido sinovial hipertrófico, que muestra señal *power*-Doppler (Doppler-energía).

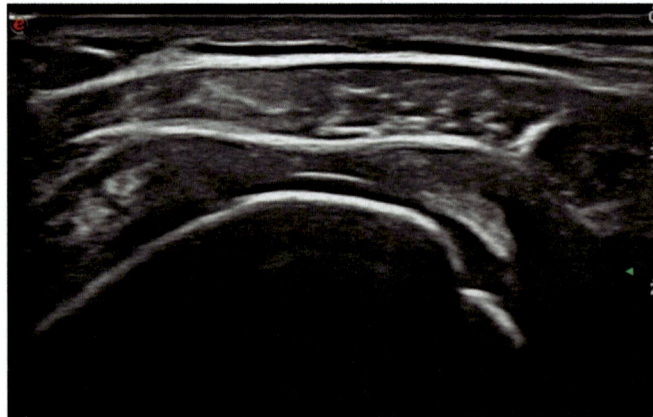

Figura 9-11. Rotura parcial de espesor completo del tendón supraespinoso en corte transversal. Se aprecia el signo de interfase, en forma de una fina línea hiperecogénica sobre el cartílago de la cabeza humeral en la solución de continuidad del tendón, que se muestra como un área hipoecogénica con marcado aplanamiento de la convexidad del tendón, lo que se conoce como «signo de la rueda pinchada».

presente en dos planos perpendiculares. Otras alteraciones tendinosas son las debidas a las *calcificaciones*, imágenes hiperecogénicas que pueden dejar sombra posterior (**Fig. 9-12**) y la presencia de *agregados de microcristales* de PPCDH o de UMS, con morfología de tofo o sin ella.

También cabe evaluar si hay *luxaciones* o *subluxaciones* del tendón. La exploración dinámica es de gran interés para identificar el *impingement* o pinzamiento subacromial, que se caracteriza por la dificultad parcial o total de paso del tendón supraespinoso por debajo del acromion en la maniobra de elevación-abducción del hombro.

Bursas

Las bursas no son visibles por ecografía en situaciones de normalidad. Se vuelven aparentes cuando se produce una *bursitis*, que se caracteriza por la presencia de derrame o hipertrofia sinovial que distiende la bursa con un espesor superior a 2 mm y que en ocasiones presenta señal Doppler (**Fig. 9-13**). La ecografía permite establecer si están en comunicación con la cavidad articular y es de gran ayuda para los procedimientos intervencionistas, como infiltraciones o aspiraciones.

La imagen ecográfica de la bursa no sirve para su diagnóstico etiológico, pero ayuda a distinguir las lesiones quísticas benignas de los tumores.

Ligamentos y músculos

Los ligamentos son bandas fibrosas de tejido conectivo de elasticidad limitada que unen dos superficies óseas independientes. Su principal función biomecánica es proveer estabilidad a una articulación, ya que limitan sus movimientos. Debido a esta característica, los ligamentos son susceptibles de sufrir lesiones derivadas de traumatismos o movimientos inadecuados de las articulaciones. Desde el punto de vista anatómico, pueden ser extraarticulares o intraarticulares.

En la ecografía muestran un patrón fibrilar menos organizado que el tendón. Para facilitar su identificación, se

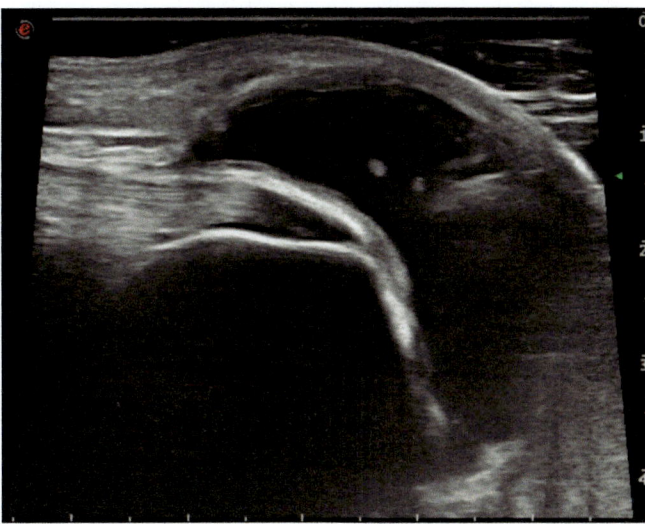

Figura 9-13. Bursitis olecraneana. La ecografía muestra un corte longitudinal de la región posterior del codo. Se aprecia una marcada distensión de la bursa olecraneana, suprayacente a la entesis distal del tendón del tríceps, por un contenido anecogénico, con dos pequeños agregados hiperecogénicos en su interior y una leve hipertrofia sinovial de la pared de la bursa.

recomienda empezar a explorar en la posición en la que el ligamento esté elongado. Cuando se lesionan, muestran una pérdida de su ecoestructura homogénea interna. También se pueden visualizar depósitos de microcristales con las mismas características que las comentadas en el apartado anterior, en relación con la afectación tendinosa.

Desde el punto de vista histológico, los músculos se componen de las fibras musculares y de tejido conectivo. En la ecografía, presentan un patrón «en pluma de ave» en los cortes longitudinales y un patrón «en cielo estrellado» en los cortes transversales.

Las roturas musculares serán parciales o totales; en la fase aguda es frecuente la identificación de un contenido anecogénico entre los cabos de la solución de continuidad de las fibras que se corresponde con el hematoma, el cual se vuelve más ecogénico en fases más avanzadas. En las miopatías inflamatorias la ecografía ayudará a identificar las áreas de miositis susceptibles de biopsia, ya que muestran una inversión del patrón muscular normal, con una apariencia hiperecogénica. También sirve para sospechar la existencia de un daño nervioso porque los músculos denervados presentan una atrofia de sus fibras y un reemplazo graso que les confiere una apariencia hiperecogénica.

Entesis

La *entesis* se define como la región donde un tendón, ligamento, cápsula articular o fascia muscular se une al hueso. Es considerada, en la actualidad, como un órgano dentro de un concepto anatómico funcional. La ecografía permite explorar diferentes lesiones elementales de las entesis, que muestran varios aspectos del proceso inflamatorio (signos agudos y crónicos), así como daño estructural.

La *entesopatía*, según OMERACT, se define como la alteración hipoecoica con pérdida de la arquitectura fibrilar nor-

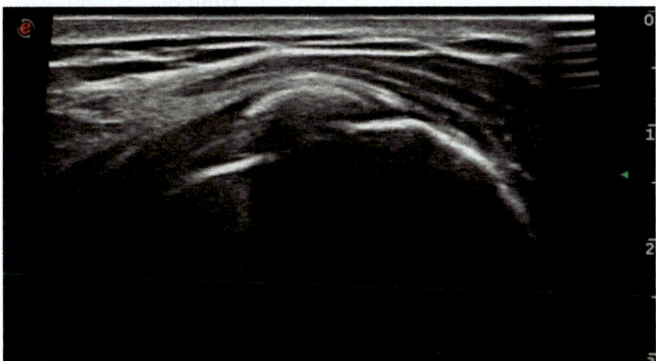

Figura 9-12. Tendinosis calcificante del tendón supraespinoso. La ecografía muestra un corte longitudinal en escala de grises del tendón supraespinoso que se aprecia como hipoecogénico, con una imagen hiperecogénica convexa en su interior, con sombra posterior que borra el borde óseo de la cabeza humeral a dicho nivel y que se corresponde con una calcificación intratendinosa.

mal o engrosamiento del ligamento o tendón en su inserción ósea, que puede contener focos hiperecogénicos sugestivos de calcificaciones vistos en dos planos perpendiculares y mostrar cambios óseos, incluyendo entesofitos (excrecencia hiperecogénica en continuidad con la cortical ósea de la entesis con sombra acústica posterior), erosiones o irregularidades. Su prevalencia aumenta con la edad.

La *entesitis* es la lesión inflamatoria elemental de la entesis y se define como el engrosamiento hipoecogénico de la entesis anatómica que exhibe señal Doppler a menos de 2 mm de la superficie ósea. Las calcificaciones, entesofitos y erosiones son las lesiones estructurales. En la entesis también cabe valorar la existencia de bursitis, con o sin señal Doppler, pero esta lesión no ha sido recogida por OMERACT.

De todas las lesiones ecográficas de la entesis, el Doppler yuxtacortical se ha descrito como la más específica de las ESPA (**Fig. 9-14**). La entesitis periférica es un rasgo característico de las ESPA de gran importancia para su diagnóstico precoz. Las principales entesis a explorar son las de los miembros inferiores, como la fascia plantar y los tendones de Aquiles, el rotuliano proximal y distal, el cuádriceps y los glúteos en el trocánter, sin olvidar los tendones extensores en los epicóndilos y el tríceps braquial en los miembros superiores.

Se han desarrollado varios índices ecográficos para el estudio de las entesis periféricas, que han seleccionado diferentes localizaciones, aunque no hay recomendaciones específicas sobre cuál usar. Los primeros utilizaban solamente la escala de grises; entre ellos cabe citar el Glasgow Ultrasound Enthesitis Scoring System (GUESS) o el Sonographic Enthesitic Index (SEI), que demostraron que la ecografía tiene una sensibilidad y una especificidad muy superiores a las de la exploración clínica para la valoración de la entesis. Posteriormente, la incorporación del Doppler a la exploración de múltiples entesis ha permitido demostrar el valor de la ecografía para clasificar a los pacientes que padecen ESPA. Así, D'Agostino *et al.* demostraron que el Doppler en la entesis puede diferenciar a pacientes con ESPA de los que presentan lumbalgia mecánica o artritis reumatoide con una razón de verosimilitud positiva de 4,1. Similar capacidad de discriminación entre ESPA axiales evolucionadas o de reciente comienzo y controles se ha demostrado con el índice Madrid Sonographic Enthesitis Index (MASEI), con una razón de verosimilitud positiva de 5,2. Además, diversos trabajos han demostrado una buena fiabilidad interlector, intralector e interexplorador de la ecografía de entesis.

Otro aspecto interesante es el de la sensibilidad al cambio, es decir, la utilidad de la ecografía de entesis a la hora de valorar la mejoría o empeoramiento de los pacientes en el tiempo o tras una intervención terapéutica. Avanzar en este campo es muy interesante porque en las ESPA faltan medidas objetivas a la hora de valorar la enfermedad, ya que se trabaja, fundamentalmente, con índices basados en el paciente. En este sentido, la evidencia señala la mejoría de lesiones de actividad, como bursitis o señal Doppler, tras la administración de terapia biológica con antagonistas del factor de necrosis tumoral, así como la desaparición o aparición de erosiones en relación con parámetros de actividad en estos pacientes.

Las minientesis de las manos están cobrando cada vez más relevancia para el diagnóstico de la artritis psoriásica. La entesitis de la bandeleta central del tendón extensor del dedo es una de las lesiones más características. También se afectan con frecuencia las entesis flexoras y las entesis funcionales de los dedos, de forma aislada o en el contexto de un conjunto de lesiones elementales adicionales que aparecen en la dactilitis, que es una manifestación clínica muy asociada a la artritis psoriásica.

Dactilitis

La dactilitis o «dedo en salchicha» es una entidad clínica caracterizada por la tumefacción uniforme de un dedo de la mano o del pie que, como se ha comentado, es muy característica de la artritis psoriásica. En la ecografía presentará el siguiente conjunto de lesiones elementales, en mayor o menor medida: paratenonitis de tendones extensores de los dedos, tenosinovitis de tendones flexores de los dedos, edema del tejido celular subcutáneo, sinovitis, entesitis que afecta a entesis de inserción y entesis funcionales (como las de las poleas flexoras o la vaina flexora) y señal Doppler (**Fig. 9-15**). Algunos autores refieren que la sinovitis es un hallazgo menos frecuente que la tenosinovitis o la polientesitis.

 La ecografía permite distinguir las lesiones elementales subyacentes a la dactilitis.

Articulaciones sacroilíacas

La utilidad de la ecografía para detectar la actividad inflamatoria de las articulaciones sacroilíacas ha sido escasamente estudiada. Se ha propuesto que la presencia de señal Doppler color dentro de la articulación sacroilíaca, con un índice de resistividad < 75, es el signo ecográfico con me-

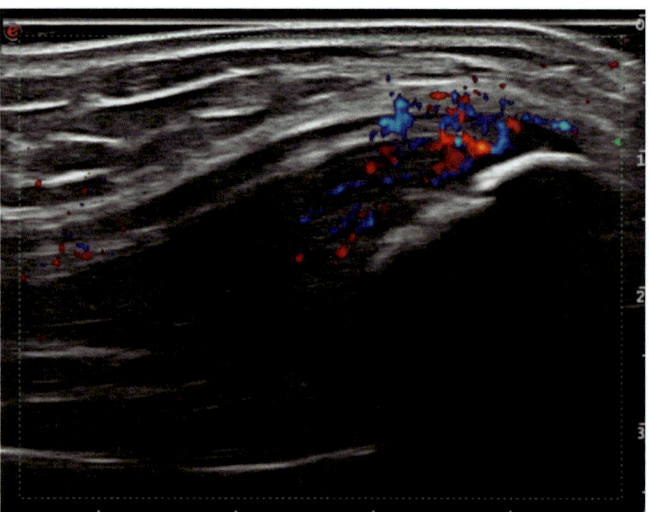

Figura 9-14. Entesitis del cuádriceps. En la ecografía se aprecia un corte longitudinal de la entesis rotuliana del tendón del cuádriceps que aparece hipoecogénico y engrosado, con una señal intensa de *power-Doppler* (Doppler-energía) que llega hasta la región yuxtacortical. Se puede apreciar también la irregularidad del borde óseo rotuliano visible.

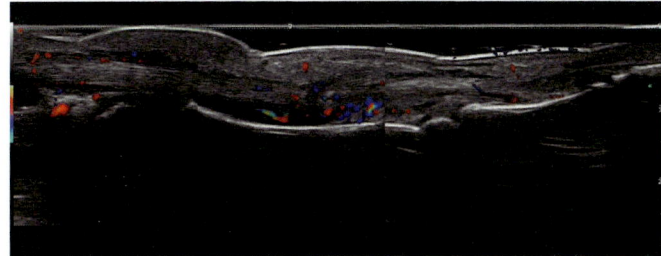

Figura 9-15. Dactilitis. La ecografía muestra una imagen compuesta de la cara flexora del segundo dedo de la mano derecha. Se aprecian varias de las lesiones elementales ecográficas descritas en la dactilitis: tenosinovitis de los tendones flexores, entesitis de la vaina flexora y de las poleas flexoras, engrosamiento del tejido celular subcutáneo y señal *power*-Doppler (Doppler-energía).

jores resultados de sensibilidad (70,3 %) y especificidad (85,7 %) para detectar sacroilitis (**Fig. 9-16**). Se ha calculado su precisión frente a la exploración física de sacroilíacas, considerada el método de referencia, en un estudio que incluía ESPA sintomáticas y asintomáticas y controles con lumbalgia mecánica.

Cartílago articular

La ecografía permite evaluar las áreas de cartílago hialino y fibrocartílago accesibles a su ventana acústica.

Cartílago hialino

El cartílago hialino de sujetos sanos aparece al examen ecográfico como una sutil banda anecoica homogénea suprayacente al borde óseo. El margen superficial, denominado condrosinovial, es más sutil y fino que el margen profundo, denominado osteocondral. La correcta visualización de los márgenes del cartílago requiere que el haz de ultrasonido sea perpendicular a la superficie cartilaginosa.

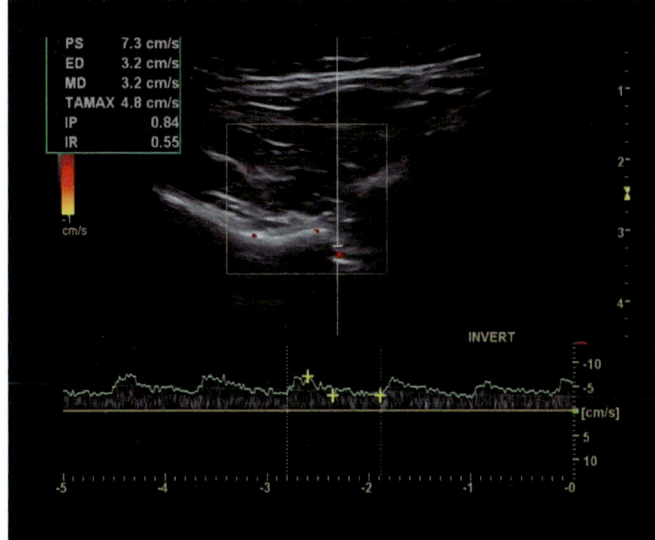

Figura 9-16. Ecografía de articulación sacroilíaca derecha con señal Doppler y Doppler espectral con un índice de resistividad de 0,55, que se ha asociado en la literatura médica con sacroilitis.

El intervalo de normalidad del grosor del cartílago hialino varía según el área anatómica que se considera. Su espesor normal puede variar desde 0,1 mm en las cabezas de las falanges hasta un máximo de 3 mm en los cóndilos femorales de la rodilla.

El cartílago hialino de los cóndilos femorales, de la muñeca y de las cabezas metacarpianas es el más estudiado por su fácil accesibilidad y por ser una diana característica de procesos degenerativos e inflamatorios.

Cuando se daña el cartílago se pierde su estructura anecoica o se adelgaza su grosor, que muestra irregularidades o afilamiento en, al menos, uno de sus márgenes. Cuando el origen es degenerativo los cambios son más focales que cuando es secundario a un proceso inflamatorio, que ocasiona un daño más extenso.

El estudio del cartílago por ecografía es especialmente útil para el diagnóstico de las enfermedades microcristalinas. Es recomendable una exploración multiplanar y realizar ajustes de ganancia y rango dinámico para facilitar la visualización de los depósitos de microcristales. Adicionalmente, un estudio de prueba de concepto ha proporcionado evidencia inicial de que los depósitos de PPCDH no generan una sombra acústica sustancial, a diferencia de los de hidroxiapatita y UMS, que generan atenuación de los ultrasonidos de forma proporcional a la concentración de cristales.

La condrocalcinosis es una enfermedad infradiagnosticada que, con frecuencia, se diagnostica erróneamente como artritis reumatoide seronegativa o polimialgia reumática. En la ecografía, el depósito de cristales de PPCDH produce la aparición de focos hiperecogénicos de tamaño y forma variables, sin sombra posterior, fijos en su interior y que se desplazan junto con el cartílago articular en las maniobras dinámicas (**Fig. 9-17**).

En la gota, el depósito de UMS produce el signo de «doble contorno», definido por una banda hiperecogénica anormal sobre el margen superficial del cartílago, independiente del ángulo de insonación, que puede ser regular, irregular, continua o intermitente, y que se diferencia del signo de la interfase del cartílago, que sí desaparece con los cambios de ángulo de la sonda (**Fig. 9-18**).

En la condrocalcinosis también se ha descrito un seudodoble contorno, que aparece como una banda hiperecogénica

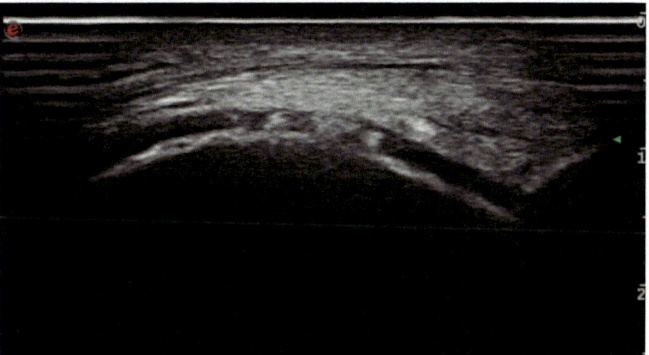

Figura 9-17. Agregados hiperecogénicos en el interior del cartílago femoral característicos de los depósitos de pirofosfato cálcico dihidratado de la condrocalcinosis.

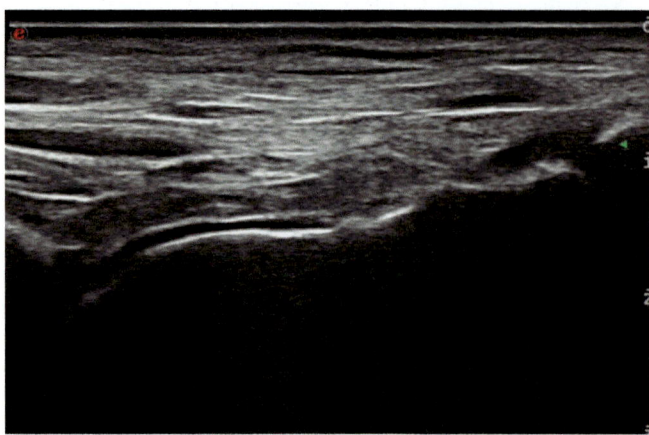

Figura 9-18. Imagen de doble contorno en el cartílago de la cúpula del astrágalo del tobillo, característica del depósito de cristales de urato monosódico de la gota.

sobre el margen superficial del cartílago, pero el depósito de PPCDH tiene una ubicación anatómica diferente al de UMS en la gota. En la condrocalcinosis los cristales se producen dentro de la cápsula o del ligamento que se encuentra sobre el cartílago hialino, mientras que en la gota los cristales se producen en la superficie del cartílago hialino. Desde un punto de vista práctico, cabe distinguirlos mediante una exploración dinámica: en la primera, el seudodoble contorno y el cartílago se mueven de forma opuesta (el cartílago se desliza debajo del ligamento), mientras que en la gota, el doble contorno y el cartílago se mueven de forma sincrónica y en la misma dirección.

La detección de doble contorno y tofos ha demostrado valores elevados de especificidad (88-95 %), valor predictivo positivo (94-98 %) y precisión (0,82-0,84) para el diagnóstico de gota. Sin embargo, la especificidad de los agregados es menor. Se han propuesto diferentes áreas a explorar, pero siempre deben incluir las primeras articulaciones metacarpofalángicas y las rodillas, así como la articulación afectada clínicamente.

Se han identificado depósitos de UMS por ecografía hasta en un tercio de los pacientes con hiperuricemia asintomática, lo que facilita un diagnóstico y un tratamiento precoces. Como constatación de la relevancia de la ecografía para el estudio de las enfermedades microcristalinas, cabe destacar que el signo del doble contorno se ha incluido en los nuevos criterios de clasificación de la gota del American College of Rheumatology (ACR)/EULAR de 2015. Además, estudios longitudinales con tratamientos hipouricemiantes han mostrado que la ecografía es sensible al cambio y que se aprecia disminución del tamaño de los tofos y del doble contorno.

En el caso de la condrocalcinosis, se está trabajando para validar unos criterios de clasificación en los que la ecografía sea un ítem, pero faltan aspectos por investigar. La ecografía ha mostrado una buena precisión diagnóstica frente a la histología (sensibilidad del 71-88 %, especificidad del 68-91 %), con valores de sensibilidad más altos en el menisco, pero una especificidad más elevada en el cartílago hialino. Sin embargo, la fiabilidad interobservador solo se ha mostrado buena

en la muñeca y la rodilla, aunque la fiabilidad intraobservador es buena en todas las localizaciones. Recientemente OMERACT ha propuesto un índice semicuantitativo (de 0 a 3) para clasificar la extensión de la afectación, valorando las rodillas (meniscos y cartílago hialino) y muñecas (fibrocartílago triangular): 0 (sin imágenes compatibles); 1 (≤ 3 puntos únicos o un depósito pequeño); 2 (> 3 puntos únicos o > 1 depósito pequeño o ≥1 depósito más grande que ocupa ≤50 % de la estructura bajo examen) y 3 (depósitos en > 50 % de la estructura bajo examen). Ha demostrado ser factible y fiable tanto en imágenes estáticas como en pacientes.

Fibrocartílago

El fibrocartílago normal aparece como un área triangular homogéneamente hiperecogénica. Su visualización mejora gracias al examen dinámico y, al igual que ocurre con el cartílago hialino, la ventana acústica limita la evaluación a la parte más superficial, por lo que si se sospecha una lesión imposible de visualizar con la ecografía, habrá que recurrir a la RM.

Se puede explorar mediante ecografía el fibrocartílago de muchas áreas anatómicas, incluida la rodilla (menisco medial y lateral), la muñeca (ligamento triangular del carpo) y el hombro (lábrum glenoideo). Tanto los meniscos como el ligamento triangular del carpo pueden verse afectados por depósitos de cristales de PPCDH y, aunque la ecografía muestra buena sensibilidad en estas localizaciones, es menos específica que en el cartílago hialino.

ECOGRAFÍA EXTRAARTICULAR

La exploración ecográfica en reumatología ha traspasado la frontera de las estructuras musculoesqueléticas para abordar de forma integral la valoración de las enfermedades inflamatorias mediadas por mecanismo inmune. El estudio del riesgo cardiovascular y de la afectación de las glándulas salivales mayores cada vez está más integrado en la práctica clínica asistencial. En el campo de las vasculitis de vaso grande, especialmente de la arteritis de células gigantes, la ecografía se ha convertido en una herramienta de primera línea en el proceso diagnóstico, reconocida por las sociedades científicas en sus recomendaciones e incorporada en los nuevos criterios de clasificación de la enfermedad. La investigación en otras manifestaciones extraarticulares, como la enfermedad pulmonar intersticial, cuyo diagnóstico precoz es crucial para mejorar su curso evolutivo, está mostrando resultados muy alentadores.

Ecografía de carótidas para el estudio del riesgo cardiovascular

Las enfermedades inflamatorias mediadas por mecanismo inmune presentan un incremento del riesgo cardiovascular (RCV) debido a una ateroesclerosis acelerada en la que intervienen tanto los factores de RCV clásicos como los factores propios de la enfermedad, en especial, la inflamación crónica.

La artritis reumatoide es la enfermedad más estudiada y se ha comprobado que las calculadoras de RCV desarrolladas para la población general no son buenas herramientas en esta población. Los estudios que han comparado el comportamiento de los diferentes algoritmos han encontrado que la mayoría de ellos, como el Systematic Coronary Risk Evaluation (SCORE), el índice de Framingham o el de Reynold, infraestiman el RCV, aunque otros, como el *QRESEARCH risk estimator version 2* (QRISK2) lo sobreestiman. Por ello, en algunos índices, se han hecho modificaciones específicas para los pacientes con artritis reumatoide.

El SCORE modificado (mSCORE), aconsejado por las recomendaciones EULAR para el manejo del RCV en las enfermedades reumáticas, incluye un factor multiplicador de 1,5, y el QRISK3 incorpora a la artritis reumatoide como un factor de riesgo de enfermedad cardiovascular. En algunos estudios recientes se señala que el QRISK3 y el nuevo SCORE, el SCORE2, podrían identificar un mayor porcentaje de pacientes con artritis reumatoide en RCV alto o muy alto que el mSCORE. Sin embargo, la mejora obtenida con estas herramientas modificadas se ha demostrado insuficiente al compararlas con marcadores de imagen subrogados de alto RCV, como la medición del grosor íntima-media carotídeo (cIMT) automática o las placas de ateroma en carótidas (**Fig. 9-19**).

Corrales *et al.* han demostrado en una cohorte de artritis reumatoide que el mSCORE solo reclasificaba a riesgo alto o muy alto riesgo a 5 de las 327 casos de artritis reumatoide estudiados, mientras que la ecografía carotídea (placas o aumento de cIMT) reclasificaba a riesgo muy alto al 13 y al 63 % de las artritis reumatoides consideradas de riesgo bajo o moderado, respectivamente. De gran relevancia son los datos provenientes del estudio longitudinal prospectivo a 5 años de esta cohorte, en la que la presencia de placas

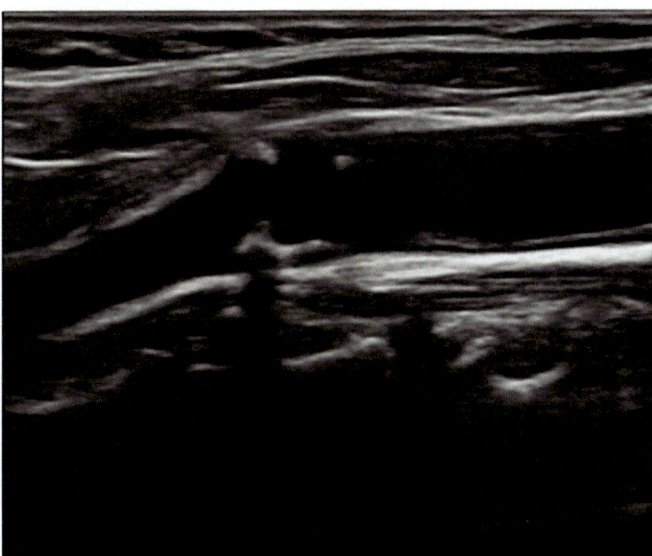

Figura 9-19. Engrosamientos focales y abruptos del grosor íntima-media hacia la luz vascular en la bifurcación carotídea en relación con placas de ateroma, con contenido hiperecogénico, que deja sombra posterior y borra la pared vascular en una de ellas, característico de las placas calcificadas.

carotídeas se ha mostrado como mejor predictor de problemas cardiovasculares (*hazard ratio* [HR] o cociente de riesgo: 5,25; *p* = 0,01) y muerte (HR: 6,10; *p* = 0,09) que el mSCORE (HR: 1,05; *p* = 0,55 y HR: 1,14; *p* = 0,06, respectivamente) o el QRISK3 (HR: 1,03; *p* = 0,10; y HR: 1,03; *p* = 0,11, respectivamente). Sin embargo, el uso combinado del QRISK3 y el mSCORE identifica a la mayoría de las artritis reumatoides con alto riesgo de placas carotídeas (sensibilidad del 83,3 % y *odds ratio* [OR] o razón de probabilidades diagnóstica: 10,6). Este valor añadido de la ecografía frente al mSCORE también se ha confirmado en las ESPA o la artritis psoriásica.

A estas medidas de RCV absoluto se ha incorporado recientemente una medida de RCV relativo, la edad vascular, que se puede determinar por el cIMT y el SCORE. La edad vascular por cIMT se define como la edad en la que el valor compuesto de cIMT para un individuo de un género determinado representaría el valor medio (percentil 50) de cIMT. Se ha demostrado que la edad vascular por cIMT está aumentada en la artritis reumatoide y que su capacidad de discriminar la presencia de placa carotídea es similar a la de la edad vascular determinada por el SCORE, pero, a diferencia de este último, la asociación solo es significativa en los pacientes menores de 60 años. Estos datos indican que podría ser una herramienta de gran interés en jóvenes con artritis reumatoide y bajo RCV por SCORE.

Es importante destacar que en la valoración del RCV de la artritis reumatoide hay que tener en cuenta la actividad de la enfermedad, ya que la proteína C-reactiva elevada de forma sostenida se ha asociado con aumento del cIMT carotídeo; y en los pacientes con actividad moderada-alta de la enfermedad por Disease Activity Score de 28 articulaciones (DAS28), con proteína C-reactiva se ha encontrado un riesgo doble (OR: 2,26) al de los pacientes en remisión de desarrollar placas carotídeas a 6 años, especialmente en aquellos que estaban categorizados como de riesgo bajo por el SCORE.

Sustentándose en estos datos, las recomendaciones EULAR para el manejo del RCV en pacientes con artritis reumatoide y otras enfermedades inflamatorias articulares aconsejan considerar el cribado ecográfico de placas carotídeas en estos pacientes. La implantación de la ecografía carotídea en la práctica clínica no solo es factible, con un tiempo de exploración de 5 a 10 minutos, sino que además es recomendable, debido a que se ha demostrado que estrategias de manejo por objetivos del RCV en la artritis reumatoide se asocian con una disminución significativa de la progresión del cIMT y de los eventos cardiovasculares mortales y no mortales a los 5 años de seguimiento cuando se comparan con la práctica clínica habitual. Todo ello apoya un papel proactivo del reumatólogo.

La investigación sobre la aplicación de la inteligencia artificial y los modelos integrales de predicción del RCV que combinan los factores de RCV clásicos y la ecografía carotídea, que ya han demostrado mejorar la identificación de los individuos con alto RCV en la población general, al estudio de los pacientes con enfermedades inflamatorias mediadas por mecanismo inmune permitirá seguir avanzando en la prevención de su RCV.

! • La ecografía carotídea mejora la estratificación del RCV en las enfermedades inflamatorias mediadas por mecanismo inmune mediante la identificación de un aumento del cIMT o la presencia de placas.
• La valoración ecográfica de los pacientes con actividad moderada o alta de la enfermedad, aun con riesgo bajo por mSCORE, es especialmente útil, ya que tienen el doble de probabilidad de desarrollar placas carotídeas a 5 años.

Ecografía de glándulas salivales mayores

La ecografía de las glándulas salivales mayores, parótidas y glándulas submandibulares ha demostrado ser una herramienta válida de acuerdo con el filtro OMERACT. Múltiples estudios han demostrado su validez de aspecto y contenido. La ecografía de glándulas salivales mayores permite detectar las alteraciones estructurales glandulares típicas del síndrome de Sjögren primario (SSp): heterogeneidad del parénquima con áreas hipoecoicas o seudoquistes, cambios de tamaño, difuminación del borde glandular posterior respecto a los tejidos circundantes, calcificaciones múltiples o agregados y bandas hiperecogénicas. Además, estas lesiones se corresponden con el estadio evolutivo.

Respecto a la validez de constructo, la ecografía de las glándulas salivales mayores ha demostrado ser comparable o superior a técnicas de imagen como la sialografía y la gammagrafía salival, aunque tiene menor sensibilidad que la RM, especialmente en las fases más precoces del SSp. El grado de afectación visible en esta ecografía, especialmente la fibrosis, también ha demostrado asociarse con la afectación del flujo salival; se ha señalado un mejor rendimiento diagnóstico en el subgrupo de población de mediana edad. Adicionalmente se ha asociado el deterioro en la ecografía de las glándulas salivales mayores con el perfil inmune y los índices de actividad clínicos, como el EULAR *Sjögren's syndrome disease activity index* (ESSDAI), cuyos datos resultan contradictorios con los del EULAR *Sjögren's syndrome patient reported index* (ESSPRI). La ecografía de las glándulas salivales mayores también ha demostrado la validez de criterio al mostrar una correlación de moderada a buena con la biopsia de glándula salival menor y discretamente menor con la biopsia de parótida (r = 0,376), aunque con una concordancia absoluta del 83 %.

Se han descrito múltiples índices de ecografía de las glándulas salivales mayores, que incluyen diferentes lesiones elementales y escalas de medida. En un intento de homogeneización, un grupo de expertos ha consensuado las definiciones de las lesiones elementales detectadas por esta prueba y ha seleccionado las más reproducibles para generar el índice semicuantitativo de OMERACT, que incluye la exploración de las cuatro glándulas salivales mayores y puntúa la afectación de 0 a 3, seleccionando la más afectada (**Fig. 9-20**). Se considera patológico cuando es ≥ 2. Este índice ha sido validado y ha demostrado buenos valores de fiabilidad interobservador e intraobservador, tanto para las imágenes estáticas como para la adquisición de imágenes.

La precisión diagnóstica de la ecografía de las glándulas salivales mayores ha demostrado ser muy buena. Datos de

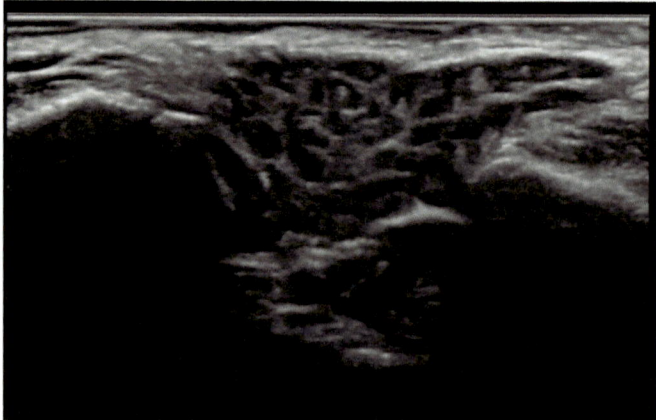

Figura 9-20. Ecografía de la glándula parótida en escala de grises y corte transversal de un paciente con síndrome de Sjögren. Se aprecia una pérdida marcada de la homogeneidad del parénquima glandular con múltiples áreas hipoecoicas o anecoicas, sin tejido sano circundante, que se corresponde con un grado 3 del índice de *Outcome Measures in Rheumatology* (OMERACT).

un metaanálisis reciente arrojan unos valores agregados de sensibilidad del 80 % y de especificidad del 90 %. Aplicando el índice de OMERACT, Al Tabaa *et al.* encontraron que la ecografía de las glándulas salivales mayores patológica (≥ 2) tiene una sensibilidad del 57 %, una especificidad del 91 %, un valor predictivo positivo (VPP) del 72 % y un valor predictivo negativo (VPN) del 82 %. Se ha descrito la asociación de índices elevados en esta prueba con la vasculitis crioglobulinémica y marcadores serológicos, histológicos y citológicos de linfoma, y se ha aconsejado un seguimiento estrecho ante la presencia de abundantes quistes sin parénquima sano residual o glándulas fibróticas con un índice OMERACT de 3.

Con respecto a la sensibilidad al cambio de la ecografía de las glándulas salivales mayores, se necesitan más estudios, aunque los datos preliminares parecen prometedores. Se ha descrito una mejoría de la afectación del parénquima glandular tras tratamiento con rituximab, así como una mejoría del síndrome seco en los pacientes con menor índice de afectación ecográfica.

Aunque la exploración unilateral de la glándula parótida y la glándula submandibular ha demostrado el mismo rendimiento diagnóstico que la valoración bilateral de ambas, en la práctica clínica se recomienda evaluar todas las glándulas salivales como ayuda al diagnóstico diferencial. En el SSp es característica la afectación difusa de las glándulas salivales, con posible coexistencia de diferentes estadios evolutivos. Por el contrario, la afectación glandular aislada hará sospechar otro diagnóstico. En la litiasis salival crónica se han encontrado lesiones elementales indistinguibles del SSp. Se ha descrito que la afectación con seudoquistes de las glándulas submandibulares sin afectar a las parótidas podría ser un rasgo de sospecha del síndrome relacionado con la inmunoglobulina G4 y que la ecografía de las glándulas salivales mayores patológica se asocia con un fenotipo de afectación predominante en mujeres y caracterizado por síndrome seco, síntomas alérgicos, eosinofilia y niveles séricos de inmunoglobulina G4 más elevados, con menor afectación orgánica. Respecto al síndrome de Sjögren asociado a la artritis reumatoide y otras conectivopatías, se han descrito las mismas lesiones elementales y el mismo rendimiento diagnóstico de la ecografía de las glándulas salivales mayores que en el SSp.

El índice de ecografía de las glándulas salivales mayores de OMERACT ha demostrado asociarse con el diagnóstico de SSp, con independencia del resto de los ítems incluidos en los criterios de clasificación ACR de 2016. Además, cuando se ha evaluado el efecto de incluir esta ecografía patológica como un ítem menor más de estos criterios, se ha visto que mejora su sensibilidad sin apenas impacto sobre su especificidad. La ecografía de las glándulas salivales mayores podría ser especialmente interesante en los pacientes negativos para SSA, ya que un índice ≥ 2 ha mostrado una especificidad del 91 % y un VPN del 92 % para el diagnóstico de SSp.

Si a todo lo ya descrito se le suma la inocuidad, buena tolerancia y factibilidad de la ecografía de las glándulas salivales mayores, con un tiempo de exploración de 5 a 10 minutos, es comprensible que sean cada vez más las voces expertas que proponen la incorporación de esta prueba en la primera línea de la estrategia diagnóstica del SSp. Incluso se empieza a plantear que en pacientes con un índice OMERACT < 2 y anticuerpos anti-Ro negativos se podría evitar la biopsia de glándula salival menor, ya que el diagnóstico de SSp es muy improbable.

La investigación en el campo de la ecografía de las glándulas salivales mayores es intensa. Se ha consensuado un índice semicuantitativo de Doppler color por OMERACT para el estudio de la vascularización de las glándulas salivales, que muestra buena fiabilidad. Su aplicación clínica como marcador subrogado de actividad o respuesta al tratamiento está por demostrar. En el marco del Proyecto HarmonicSS de la Unión Europea se está aplicando la inteligencia artificial al análisis de imágenes de ecografía de las glándulas salivales mayores y se han identificado algoritmos automatizados que identifican la patología glandular de forma rápida y con una fiabilidad superior a los expertos. Su integración para la cuantificación de los índices de ecografía de las glándulas salivales mayores (ECOGSM) podría ayudar a la incorporación efectiva de la técnica como herramienta diagnóstica no invasiva.

La elastografía, sobre todo la cuantitativa, podría ayudar al diagnóstico de SSp, especialmente en los casos con un índice OMERACT normal (0) o indeterminado (1) cuando la elasticidad de las glándulas salivales es ≥ 6,45 kPa. También ha mostrado una elevada sensibilidad (92 %) y especificidad (100 %) para el diagnóstico de linfoma tipo tejido linfoide asociado a mucosas cuando la elasticidad es ≥ 11,5 kPa, hay hipertrofia parotídea y un índice OMERACT grado 3. Se postula que podría detectar de forma más precisa la fibrosis, aunque es necesario confirmar su reproducibilidad.

Otras líneas de investigación están evaluando la utilidad de la biopsia mínimamente invasiva guiada por ecografía de parótidas hipertróficas. Estudios preliminares en cadáveres y humanos indican que es posible obtener de forma segura muestras adecuadas para el estudio histológico.

> **!**
> - La ecografía de las glándulas salivales es útil para el diagnóstico de SSp en pacientes con síndrome seco. Su normalidad no excluye el diagnóstico, pero con anti-Ro negativos lo hace improbable.
> - Se recomienda la exploración bilateral de las glándulas parótidas y de las submandibulares para facilitar el diagnóstico diferencial del SSp con otras patologías.
> - Se aconseja un seguimiento estrecho ante abundantes quistes sin parénquima sano residual o glándulas fibróticas con índice OMERACT de 3, por asociarse con riesgo de linfoma.

Ecografía aplicada al estudio de las vasculitis de vaso grande

El avance acontecido en la investigación sobre la aplicación de la ecografía al estudio de las vasculitis de vaso grande (VVG), principalmente de la arteritis de células gigantes (ACG), junto con las mejoras tecnológicas de los ecógrafos, ha posicionado a esta técnica en la primera línea del abordaje diagnóstico.

Arteritis de células gigantes

La validez de la ecografía para el diagnóstico de la ACG frente al diagnóstico histológico mediante biopsia de arteria temporal (sensibilidad 63-83 % y especificidad 81-90 %) y al diagnóstico clínico (sensibilidad 55-78 % y especificidad 81-100 %) se ha confirmado en cinco metaanálisis. Sin embargo, en los estudios transversales y prospectivos más recientes, que tienen un riesgo de sesgos bajo, la sensibilidad y especificidad rondan el 90 %.

Los temores a la dependencia del operador se han visto disipados con sendos ejercicios de reproducibilidad realizados por el grupo OMERACT, que han probado su fiabilidad intralector e interlector (κ: 0,98 y 0,83, respectivamente) y su fiabilidad intraexplorador e interexplorador (κ: 0,86 y 0,76, respectivamente), así como por los hallazgos del estudio TABUL, en el que se encontraron valores de fiabilidad para los ecografistas (κ: 0,61) similares a los de los patólogos para la biopsia de arteria temporal (κ: 0,62).

Además, se ha avanzado en la estandarización de la exploración. El grupo OMERACT ha definido las lesiones elementales ecográficas en las VVG (signo del halo y de la compresión, estenosis y oclusión), y han señalado al signo del halo y de la compresión como los más relevantes para el diagnóstico de la ACG.

El *signo del halo* se caracteriza por un engrosamiento homogéneo e hipoecogénico de la pared arterial hacia la luz, que está bien delimitado y suele ser concéntrico (**Fig. 9-21**). Es el signo ecográfico más sensible para la detección de arteritis, pero no es patognomónico. En un 2-3 % de los pacientes tiene otro origen: otras vasculitis (granulomatosis con poliangeitis, granulomatosis eosinofílica, panarteritis nudosa), amiloidosis, hiperplasia angiolinfoide o linfoma.

El *signo de la compresión* se evalúa ejerciendo presión con la sonda sobre la arteria temporal (**Fig. 9-22**). En condiciones de normalidad, se colapsa la luz vascular, que deja de ser distinguible del tejido celular subcutáneo circundante. En la ACG, la pared engrosada sigue siendo claramente visible tras la compresión (signo positivo). Este signo tampoco es patognomónico, ya que puede deberse a otros procesos, como la ateroesclerosis.

La *estenosis* se puede detectar por la presencia de *aliasing* (solapamiento) en la exploración Doppler, que se caracteriza por un flujo turbulento con colores mezclados y un aumento de las velocidades de flujo sistólicas y diastólicas. Era más relevante en los equipos con sondas de menor resolución, ya que los equipos actuales de alta gama suelen posibilitar ver el signo del halo a dicho nivel. Además, está más sujeto a interpretación errónea por los exploradores menos expertos. Su utilidad radica en que se asocia con la gravedad de la afectación de las arterias extracraneales.

Las *oclusiones* se definen como la ausencia de Doppler color en una arteria ocupada por material hipoecogénico, incluso usando frecuencia de repetición de pulso baja y ganancia de color alta. Son más frecuentes en arterias temporales, vertebrales y axilares, pero se ven en menos del 30 % de los pacientes. Su presencia no aumenta la sensibilidad de la técnica.

Con respecto a los parámetros técnicos y operativos, las recomendaciones EULAR sobre el uso de la imagen en VVG versan sobre las características del ecógrafo, el tipo de sonda y los ajustes del foco, la profundidad, la frecuencia, la ganancia o el ángulo de insonación Doppler adecuados.

En la actualidad, las recomendaciones de la EULAR, tanto del uso de la imagen en la práctica clínica como del manejo de las VVG, posicionan a la ecografía de ambas arterias temporales, incluyendo el tronco común y las ramas frontal y parietal, y a las arterias axilares como la primera modalidad de imagen en pacientes con sospecha de ACG predominantemente craneal, y consideran el «signo del halo» no compresible como el hallazgo más sugestivo.

También se considera que la identificación de inflamación mural o cambios luminales en las arterias extracraneales por ecografía apoya el diagnóstico de VVG, aunque se reconoce la limitación de la ecografía, al no poder evaluar la aorta torácica.

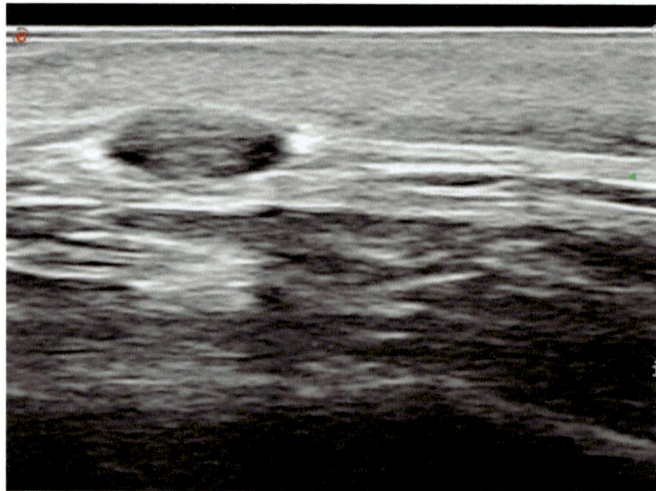

Figura 9-22. Signo de la compresión positivo. En esta ecografía se muestra la imagen de la arteria temporal representada en la **figura 9-21** tras ejercer compresión con la sonda. Se distingue el área correspondiente a la arteria, que aparece como una imagen hipoecogénica ovalada, de las estructuras circundantes.

De tal forma que en situaciones con sospecha clínica alta de ACG y ecografía positiva o con sospecha clínica baja y ecografía negativa, cabría establecer o descartar el diagnóstico de ACG sin necesidad de pruebas adicionales, respectivamente. Sin embargo, en las situaciones intermedias debe ampliarse el estudio con biopsia de arteria temporal u otras técnicas de imagen, como RM, TC o PET-TC.

Esta preferencia de la ecografía sobre la biopsia de arteria temporal se debe a las pruebas sobre su validez y la inmediatez de los resultados, junto con su inocuidad y menor coste, siempre y cuando la realice un explorador experto y de forma precoz, para evitar el impacto negativo sobre el resultado de la ecografía del tratamiento esteroideo, cuyo inicio nunca debe retrasarse por la prueba de imagen. Es preferible realizar la ecografía en los primeros 2 o 3 días, ya que se ha descrito una rápida disminución de la sensibilidad a partir de los 5 días, aunque la media de tiempo hasta la resolución del halo suele ser de 2 a 3 semanas; este período será más prolongado a mayor número de ramas afectadas.

La selección de las arterias temporales y las arterias axilares como vasos diana se debe al alto rendimiento diagnóstico que mostraron en estudios que incluyeron evaluaciones extensas de múltiples vasos periféricos y a que reducen el tiempo de exploración, con el consiguiente aumento de factibilidad en la práctica clínica. En manos expertas se ha descrito un tiempo de exploración corto, de 6,4 ± 2,1 minutos, para la investigación de cambios vasculíticos en las arterias temporales mediante el signo de compresión. Este período es más prolongado, de 10 a 35 minutos, para el signo del halo, especialmente si se incluyen las arterias axilares.

Añadir la exploración de las arterias axilares a las arterias temporales aumenta la sensibilidad de la ecografía, sin disminuir la especificidad. Se han descrito incrementos adicionales de sensibilidad para el diagnóstico de la ACG extracraneal al incorporar las arterias subclavias y vertebrales.

El cribado de afectación extracraneal en la ACG no es baladí, ya que puede estar presente entre el 12 y el 50 %

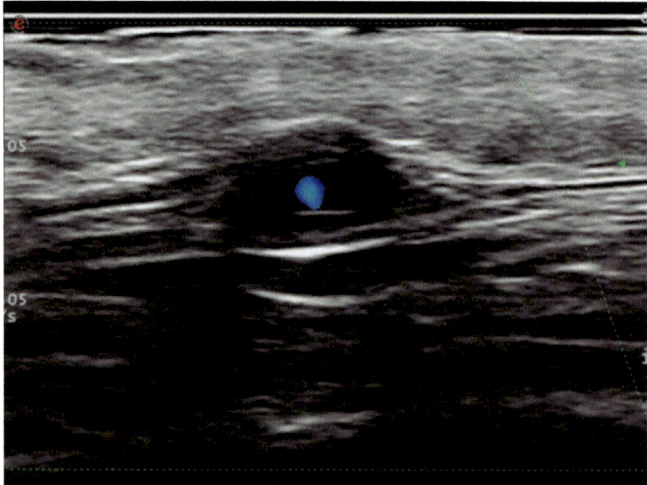

Figura 9-21. Signo del halo en la arteria temporal. En esta ecografía en corte transversal de la arteria temporal se aprecia un engrosamiento hipoecogénico marcado de la pared vascular, de toda la circunferencia del vaso: la señal color de ecografía Doppler queda reducida a la región más central de la luz vascular.

de los casos. Además, la caracterización de la ACG como craneal, extracraneal o mixta es relevante porque marca fenotipos diferenciados. Mientras que en las formas craneales predominan los síntomas isquémicos visuales y cerebrales, en el fenotipo extracraneal, predominante en pacientes más jóvenes, destacan la clínica sistémica inespecífica, la fiebre y un mayor requerimiento terapéutico. Las formas mixtas suman las manifestaciones de ambos fenotipos, suelen tener marcadas alteraciones analíticas y son más frecuentes en hombres mayores.

Como refrendo de la utilidad diagnóstica de la ecografía en las VVG, los nuevos criterios de clasificación de ACG del ACR de 2022 también han incluido los hallazgos ecográficos: signo del halo en arterias temporales (+5 puntos) o en ambas arterias axilares (+2 puntos) y signos de daño luminal (estenosis, oclusión o aneurismas) en arterias axilares de forma bilateral (+2 puntos).

La aplicación de la ecografía con fines diagnósticos en el seno de circuitos de derivación rápida ha demostrado reducir significativamente tanto el tiempo de evolución hasta el diagnóstico (79 % en 24 horas frente a 64,6 %, $p = 0,023$) como la pérdida de visión permanente (9 frente a 37 %) cuando se compara con el manejo clínico convencional de las cohortes históricas.

Con el objetivo de mejorar la estratificación del riesgo de tener ACG, se han desarrollado índices que combinan parámetros clínico-analíticos, entre los que destaca el índice de probabilidad preprueba de Southend, que clasifica a los pacientes como de riesgo bajo (< 9), intermedio (9-12) o alto (> 12). La combinación de este índice con la exploración ecográfica ha mostrado mejorar sus valores de sensibilidad, especificidad, VPP y VPN, recalcando la importancia de la valoración integral de estos pacientes.

En busca de un diagnóstico más precoz y preciso de ACG, se ha introducido la medición del IMT vascular, posible gracias a la mejora de la resolución espacial que, en los nuevos equipos con sondas de 20-24 MHz, llega a 0,1 mm. Se han propuesto puntos de corte para diagnosticar ACG, aunque aún no hay consenso sobre los valores óptimos: arteria temporal común (≥ 0,40-0,42 mm), ramas frontales (≥ 0,34-0,40 mm) y parietales (≥ 0,29-0,40 mm), arterias faciales (≥ 0,37-0,40 mm), occipitales (≥ 0,40 mm), vertebrales (≥ 0,70 mm) y extracraneales, incluyendo carótidas, arterias axilares y subclavias (≥1 mm).

Uno de los principales problemas de diagnóstico diferencial de un IMT elevado en arterias temporales y demás vasos extracraneales es la ateroesclerosis. Algunos autores proponen exigir un IMT > 0,34 mm en al menos dos ramas de las arterias temporales frontal o parietal cuando exista ateroesclerosis carotídea (IMT > 0,9 mm) para minimizar los falsos positivos. También se ha propuesto valorar la morfología del aumento de grosor del IMT como rasgo de ayuda para diferenciar la afectación arteriosclerótica de la vasculítica. Mientras que, en la primera, la afectación de la circunferencia vascular es heterogénea y el cambio de inclinación de la pendiente del IMT es abrupto, en la afectación vasculítica, el engrosamiento del IMT es más homogéneo, extenso y de pendiente más suave (*slope sign* o signo de la pendiente).

Se está investigando la utilidad de la ecografía para monitorizar la evolución de la ACG. Se han propuesto varios índices que cuantifican el grado de afectación vascular en arterias temporales y arterias axilares, y lo contabilizan en ocho segmentos: ramas común, frontal y parietal de las arterias temporales y arterias axilares de ambos lados.

El recuento del halo (*halo count*) suma el número de vasos con signo del halo, a los que asigna un valor de 1 (rango: 0-8). El índice del halo (*halo score*) asigna un valor de 0 a 4 a las mismas arterias en función del grosor de su IMT, cuyos puntos de corte del IMT se calcularon a partir de los percentiles 20, 40, 60 y 80 de la población del estudio. Multiplica por 3 la puntuación de las arterias axilares para que tengan el mismo peso que las arterias temporales, y su rango va de 0 a 24. Por último, el índice provisional *OMERACT GCA Ultrasonography Score* (OGUS), que está pendiente de validación, se calcula como la suma del IMT medido en cada segmento, dividida por los valores de corte redondeados de los IMT para cada segmento (tronco común de arterias temporales: 0,4 mm, ramas parietal y frontal de arterias temporales: 0,3 mm y arterias axilares: 1,0 mm) y, a su vez, dividido por el número de segmentos disponibles.

El grupo OMERACT de vasculitis recomienda utilizar dos índices, el OGUS que mide el IMT, y el recuento de halo, que mide el número de segmentos con signo del halo positivo. El IMT se debe medir en la zona de pared de máximo grosor, excluyendo áreas biopsiadas, las zonas con lesiones ateroescleróticas y los segmentos ausentes. Alternativamente, se puede medir la pared total en compresión y dividir el resultado por 2. Se recomienda hacer la medición en escala de grises, con dos decimales y en corte longitudinal, y repetir la medición a lo largo del tiempo utilizando el mismo método.

Aunque los estudios longitudinales son aún escasos, a mayor número de arterias afectadas, mayor precisión diagnóstica, carga inflamatoria y riesgo de isquemia ocular. Los cambios de grosor del IMT son más rápidos y significativos en las arterias temporales, y son de menor cuantía y más lentos en los vasos extracraneales, en los que tiende a predominar la estabilidad.

En el seguimiento evolutivo se recomienda repetir la ecografía en situaciones de sospecha de rebrote o cuando los marcadores de actividad no sean fiables, pero no se recomienda hacer la monitorización de imagen en los pacientes en remisión clínico-analítica.

OMERACT ha propuesto unos criterios para diferenciar las lesiones de afectación vasculítica aguda, que muestran un engrosamiento de pared hipoecogénico, de las asociadas a una fase crónica, en las que la pared vascular se muestra más hiperecogénica, e incluso con un patrón de múltiples líneas hiperecogénicas paralelas o concéntricas en las exploraciones longitudinal y transversal, respectivamente.

Con respecto a la monitorización del daño estructural (estenosis, oclusión, dilataciones o aneurismas), en especial en los territorios vasculares previamente inflamados, se aconseja decidirlo de forma individualizada.

Entre las líneas de investigación se están valorando la ecografía con contraste y el estudio de la neovascularización mediante ecografía microvascular de alta definición.

> **!** Se recomienda explorar la arteria temporal y la axilar de forma bilateral, e incorporar la exploración de las arterias subclavias, vertebrales y carótidas para aumentar la sensibilidad y disminuir el riesgo de falsos positivos.

Takayasu

En la enfermedad de Takayasu, a diferencia de la ACG, las arterias temporales suelen estar respetadas y las arterias axilares están menos comprometidas; los vasos más afectados son las arterias subclavias, carótidas y la aorta abdominal. Dada la dificultad para obtener un diagnóstico histológico, al afectar a vasos menos accesibles a biopsia, las técnicas de imagen desempeñan un papel crucial para su diagnóstico: así lo reconocen las recomendaciones de la EULAR sobre el manejo de las VVG y el uso de la imagen en las VVG, además de los últimos criterios de clasificación de enfermedad de Takayasu del ACR de 2022, en los que la evidencia de vasculitis de la aorta o sus ramas mediante técnicas de imagen (angio-RM/TC, ecografía o PET-TC) es un requisito absoluto.

En estos criterios se reconoce el papel de la ecografía para detectar la presencia de daño luminal (estenosis, oclusión o aneurismas), así como para valorar la existencia de compromiso bilateral en arterias carótidas, subclavias y renales. Se recomienda explorar nueve territorios: aorta torácica, aorta abdominal, arterias mesentéricas, carótidas, subclavias y renales.

> **!**
> - Ante la sospecha de enfermedad de Takayasu, las recomendaciones de la EULAR aconsejan iniciar la investigación de inflamación mural o cambios luminales mediante RM o usar la ecografía como alternativa (así como la TC y la PET-TC), teniendo en cuenta su limitación para evaluar la aorta torácica. Los parámetros técnicos y los ajustes operativos son los mismos que para la ACG.
> - Los hallazgos ecográficos de la fase aguda de la enfermedad de Takayasu muestran unos rasgos diferenciales con respecto a la ACG, no solo por el tipo de vasos predominantemente afectados, sino por las características de la imagen, que muestra un engrosamiento de la pared isoecoico, circunferencial y extenso que se conoce como «signo del macarrón», que se considera casi patognomónico de esta enfermedad.

Con respecto a la monitorización de la actividad o del daño estructural (estenosis, oclusión, dilataciones o aneurismas), se siguen los mismos criterios que para la ACG.

Ecografía para el estudio de la enfermedad pulmonar intersticial

La ecografía pulmonar aplicada al estudio de la enfermedad pulmonar intersticial (EPI) en las enfermedades autoinmunes sistémicas ha supuesto un reto para el reumatólogo, debido a que se basa en la interpretación de artefactos que se generan debido a la gran diferencia de impedancia acústica entre el aire del pulmón y los tejidos blandos suprayacentes. En el pulmón sano, la ecografía no puede mostrar una representación anatómica del parénquima debido a que cerca del 95 % de la energía acústica se refleja en la pleura.

El patrón ecográfico del pulmón sano se caracteriza por la presencia de una línea pleural fina y regular, que se desliza con los movimientos respiratorios, junto con las líneas A, que son artefactos horizontales que se generan por fenómenos de reverberación que aparecen en forma de múltiples réplicas de la línea pleural en profundidad, separadas por espacios equidistantes (**Fig. 9-23**).

En la EPI aparecen unos artefactos de reverberación vertical denominados líneas B, en forma de líneas hiperecogénicas que se originan en la línea pleural, que se desplazan de forma sincrónica con ella, y se dirigen hacia el fondo de la pantalla, borrando las líneas A (**Fig. 9-24**). La presencia de múltiples líneas B constituye el patrón ecográfico de síndrome pulmonar intersticial. Cuando las líneas B coalescen y ocupan todo el espacio subpleural generan el denominado «pulmón blanco». La línea pleural también puede mostrar alteraciones en forma de irregularidades, engrosamiento, fragmentación o nódulos subpleurales (**Fig. 9-25**). Estos artefactos patológicos son el resultado de la disminución del aire del parénquima pulmonar o de la expansión del espacio intersticial. Es importante recalcar que las líneas B no son patognomónicas de EPI, ya que pueden estar presentes en otras patologías, como el edema pulmonar o los infiltrados neumónicos, y en la actualidad tampoco permiten discriminar entre una afectación intersticial más inflamatoria o fibrótica.

Las evidencias más sólidas sobre la utilidad de la ecografía en este campo se centran en el cribado de la EPI y, especialmente, en la esclerosis sistémica, que es en la que la evaluación de su validez (aspecto, criterio y constructo) está más avanzada, aunque están publicándose datos análogos en otras patologías, como la artritis reumatoide o el síndrome antisintetasa. Predominan los estudios de pacientes con EPI

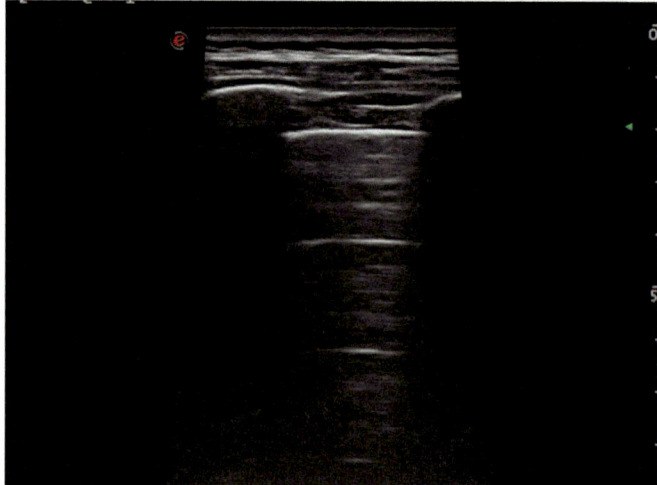

Figura 9-23. Patrón ecográfico de pulmón sano. Se aprecia una línea pleural fina y regular distinguible por debajo de los rebordes costales, que aparecen como líneas hiperecogénicas que dejan sombra posterior, junto con las líneas A, que son los artefactos horizontales en profundidad que aparecen en forma de múltiples líneas hiperecogénicas equidistantes.

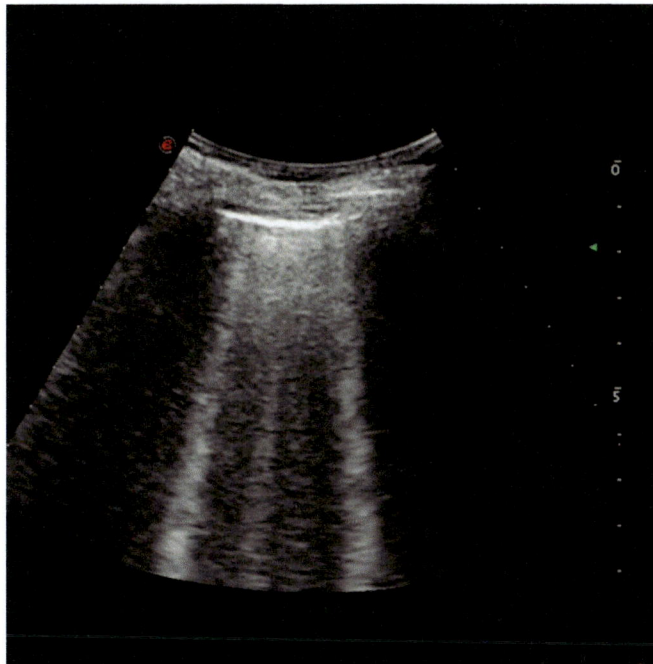

Figura 9-24. Patrón ecográfico de síndrome pulmonar intersticial. Se aprecian múltiples líneas B, en forma de líneas hiperecogénicas tipo rayo láser que parten de la línea pleural y llegan hasta el fondo de la pantalla sin desvanecerse, borrando las líneas A.

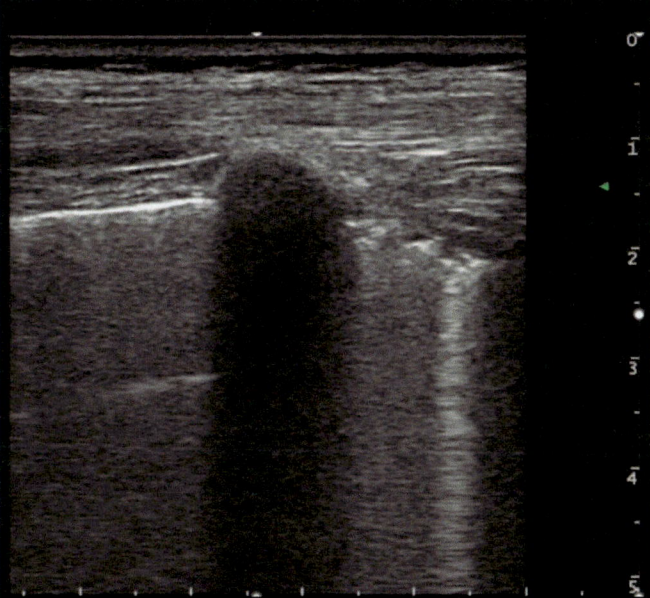

Figura 9-25. Alteraciones de la línea pleural. En la ecografía, se aprecia la línea pleural correspondiente a dos espacios intercostales adyacentes, delimitados por la sombra posterior de la costilla que los separa. La línea pleural de la parte izquierda de la imagen es fina y regular, mientras que la de la parte derecha es irregular, está engrosada y fragmentada y asocia una línea B.

definida y evolucionada, aunque los datos encontrados en estudios que incluían a pacientes en estadios muy precoces o incluso con enfermedad subclínica son igualmente alentadores.

Se ha descrito una buena correlación entre las líneas B y la presencia y gravedad de la EPI en la TC de tórax de alta resolución (TCAR), que es la prueba de referencia para su diagnóstico, con una sensibilidad (72-100 %), especificidad (88-92 %) y VPP (90-95 %) elevados, así como un VPN incluso del 100 %.

Las líneas B también han demostrado capacidad para discriminar pacientes con EPI frente a controles sanos y han mostrado una buena correlación con las pruebas de función respiratoria y los parámetros clínico-analíticos asociados con la gravedad de la enfermedad o el riesgo de desarrollar EPI.

En la esclerodermia, se han asociado con los anticuerpos antitopoisomerasa-1 (Scl70), la afectación cutánea difusa, la progresión del daño en capilaroscopia, las úlceras digitales o el índice de gravedad. En la artritis reumatoide, se ha descrito su asociación con los anticuerpos anti-péptidos cíclicos citrulinados, la actividad inflamatoria y la función física. Más recientemente, se ha comunicado la correlación de las líneas B con un biomarcador de EPI, el KL-6 (*Krebs von den Lungen-6*).

Los datos publicados sobre la utilidad de las alteraciones de la línea pleural para el cribado de la EPI son más escasos, pero muestran una buena correlación con el número de líneas B y la presencia, extensión y gravedad de la TCAR. Algunos autores han encontrado una mejor discriminación de la existencia o no de EPI mediante el estudio del engrosamiento de la línea pleural que de las líneas B. Incluso se ha publicado que un grosor de la línea pleural > 3 mm puede identificar EPI subclínica en pacientes con pruebas de función respiratoria y prueba de la marcha de 6 minutos normales. También se ha señalado que el patrón de alteraciones de la línea pleural (nódulos subpleurales y grado de engrosamiento) podría identificar diferentes patrones de EPI en TCAR. Por último, algunos autores plantean que las alteraciones de la línea pleural podrían tener mejor capacidad de discriminación entre casos y controles sanos que las líneas B, al no encontrar alteraciones pleurales en los controles sanos, mientras que el 7 % de ellos tenía líneas B.

Con respecto a la capacidad predictiva y la utilidad de la ecografía para la monitorización de la EPI, los datos publicados son aún escasos y preliminares. En una corte de esclerodermia se ha descrito que la presencia de cinco líneas B en los espacios intercostales posteriores en la ecografía basal se asocia con la aparición o empeoramiento de la EPI (HR: 3,378; intervalo de confianza 95 %: 1,137-9,994; *p* = 0,028) tras un seguimiento medio de 28 meses. Los cambios en la línea pleural también parecen ser de utilidad en el seguimiento.

Sperandeo *et al.* encontraron, en un estudio de 2 años de seguimiento en pacientes con esclerodermia, que cuando la ecografía se mantenía normal no aparecían signos de EPI en la TCAR, mientras que si el grosor de la línea pleural aumentaba a > 3 mm, aparecían cambios concordantes en la TCAR, aun con pruebas de función respiratoria y prueba de la marcha de 6 minutos normales.

El principal problema para la implementación de la ecografía pulmonar en la práctica clínica diaria es la falta de consenso sobre qué y cómo medir: líneas B o línea pleural; tipo de sonda (lineal, sectorial o convexa); ajustes del ecógrafo; número de espacios intercostales; índices. Tampoco está establecida la curva de aprendizaje.

La mayor parte de los protocolos examinan el tórax de forma bilateral e incluyen los espacios intercostales de las regiones anterior, lateral y posterior. En un intento de aumentar la factibilidad de la ecografía pulmonar, se han propuesto recuentos cada vez más reducidos, pasando de los 72 espacios intercostales iniciales a los 14 propuestos por Gutiérrez *et al.*, que mantienen unas buenas propiedades métricas, aunque algunos datos recientes indican que para el cribado podría ser suficiente la exploración bilateral de los espacios intercostales posterobasales. Esto permite reducir la duración del examen de 23 minutos a unos 8 minutos, en manos expertas.

Para el estudio de líneas B se suele aconsejar el uso de sondas convexas o sectoriales con baja frecuencia (3-5 MHz), especialmente en pacientes obesos o musculados. Los índices de líneas B se suelen generar sumando el número de líneas B visibles en cada espacio intercostal evaluado. En los casos en los que las líneas B se aglutinan en bandas, su número se calcula dividiendo el porcentaje de la línea pleural que ocupan por 10. Con respecto a los puntos de corte para definir la presencia de EPI, varían según el recuento de espacios intercostales evaluados por el índice.

Sobre la evaluación de la línea pleural, la tendencia es usar sondas lineales con una frecuencia más alta que para la evaluación de las líneas B (10-12 MHz). La heterogeneidad en su medición es aún mayor que la descrita para las líneas B. En algunos estudios se valora la presencia de alteraciones y en otros se mide su grosor y la existencia de nódulos subpleurales. Fairchild *et al.* han propuesto un índice que combina dos criterios: la presencia de lesiones de la línea pleural (pérdida de continuidad, presencia de cavitaciones o una apariencia granular hiperecogénica) y las tres condiciones que deben cumplir: ≥1 lesiones distintas de > 2 mm de ancho o lesiones confluentes que abarquen toda la superficie pleural; seudoengrosamiento; seguir el movimiento pleural y persistir. La presencia de al menos un área patológica en los 14 espacios intercostales propuestos por Gutiérrez *et al.* obligaría a solicitar una TCAR, ya que en su validación preliminar en pacientes con esclerodermia encontraron una sensibilidad del 100 % y una especificidad del 82 % para identificar EPI en la TCAR.

Se ha descrito una buena fiabilidad intraobservador e interobservador tanto para el estudio de líneas B como el de la línea pleural, incluso empleando distintos tipos de sondas (cardiológica, lineal o convexa) y equipamientos (ecógrafos de gama alta o de bolsillo).

En resumen, los datos disponibles sobre la aplicación de la ecografía al cribado de la EPI son prometedores, por lo que se destaca su utilidad como herramienta adicional a las empleadas en la práctica clínica, a la espera de completar su validación como medida de desenlace.

PUNTOS CLAVE

- La ecografía es una técnica de imagen cada vez más utilizada en la práctica clínica habitual por los reumatólogos para el diagnóstico de patología articular y extraarticular.
- Las lesiones elementales de la ecografía musculoesquelética, su combinación y localización, ayudan a un diagnóstico más preciso.
- La ecografía permite identificar la sinovitis, cuantificar la actividad de las enfermedades inflamatorias, monitorizar su evolución y optimizar los tratamientos.
- La ecografía permite caracterizar los distintos tipos de lesiones tendinosas, identificar las bursitis, valorar las lesiones de los ligamentos, definir la patología muscular y valorar el cartílago.
- El Doppler yuxtacortical en la entesis es la lesión más específica de las espondiloartritis, mientras que la paratenonitis está fuertemente asociada a la artritis psoriásica.
- La ecografía es una técnica fiable y precisa para la identificación de depósitos de microcristales.
- La ecografía de carótidas está aconsejada por las guías de la EULAR para valorar el riesgo cardiovascular de los pacientes con enfermedades inflamatorias mediadas por mecanismo inmune y artritis crónicas.

- La ecografía de las glándulas salivales mayores es útil para el diagnóstico diferencial del síndrome seco, el diagnóstico de SSp y la identificación de pacientes con mayor riesgo de linfoma.
- La ecografía es la primera técnica para el diagnóstico de la ACG, incluyendo al menos ambas arterias temporales y axilares, y considerando los hallazgos en el contexto de la probabilidad pretest clínico-analítica. Requiere un operador experto con un equipamiento adecuado.
- En la enfermedad de Takayasu, la ecografía se considera una alternativa a la RM y la exploración se aconseja que incluya las arterias carótidas, subclavias, mesentéricas, renales y la aorta abdominal. El signo del macarrón es altamente sugestivo de esta enfermedad.
- El patrón ecográfico del síndrome pulmonar intersticial se caracteriza por la presencia de múltiples líneas B, que pueden asociar alteraciones de la línea pleural.
- El proceso no concluso de validación de la ecografía pulmonar muestra datos prometedores que sugieren su utilidad para el cribado de la EPI.
- Es importante recalcar que la ecografía tanto musculoesquelética como extraarticular requiere una curva de aprendizaje y un conocimiento profundo de los ajustes necesarios para cada exploración.

BIBLIOGRAFÍA

Agca R, Heslinga SC, Rollefstad S, Heslinga M, McInnes IB, Peters MJ, et al. EULAR recommendations for cardiovascular disease risk management in patients with rheumatoid arthritis and other forms of inflammatory joint disorders: 2015/2016 update. Ann Rheum Dis. 2017;76(1):17-28.

Al Tabaa O, Gouze H, Hamroun S, Bergé E, Belkhir R, Pavy S, et al. Normal salivary gland ultrasonography could rule out the diagnosis of Sjögren's syndrome in anti-SSA-negative patients with sicca syndrome. RMD Open. 2021;7(1):e001503.

Balint PV, Terslev L, Aegerter P, Bruyn GA, Chary-Valckenaere I, Gandjbakhch F, et al. Reliability of a consensus-based ultrasound definition and scoring for enthesitis in spondyloarthritis and psoriatic arthritis: an OMERACT US initiative. Ann Rheum Dis. 2018;77(12):1730-35.

Barskova T, Gargani L, Guiducci S, Randone SB, Bruni C, Carnesecchi G, et al. Lung ultrasound for the screening of interstitial lung disease in very early systemic sclerosis. Ann Rheum Dis. 2013;72(3):390-5.

Bruyn GA, Hanova P, Iagnocco A, D'Agostino MA, Möller I, Terslev L, et al. Ultrasound definition of tendon damage in patients with rheumatoid arthritis. Results of a OMERACT consensus-based ultrasound score focussing on the diagnostic reliability. Ann Rheum Dis. 2014;73(11):1929-34.

Bruyn GA, Iagnocco A, Naredo E, Balint PV, Gutiérrez M, Hammer HB, et al. OMERACT definitions for ultrasonographic pathologies and elementary lesions of rheumatic disorders 15 years on. J Rheumatol. 2019;46(10):1388-93.

Castillo-Gallego C, De Miguel E, García-Arias M, Plasencia C, Lojo-Oliveira L, Martín-Mola E. Color Doppler and spectral Doppler ultrasound detection of active sacroiliitis in spondyloarthritis compared to physical examination as gold standard. Rheumatol Int. 2017;37(12):2043-7.

Chrysidis S, Duftner C, Dejaco C, Schäfer VS, Ramiro S, Carrara G, et al. Definitions and reliability assessment of elementary ultrasound lesions in giant cell arteritis: a study from the OMERACT Large Vessel Vasculitis Ultrasound Working Group. RMD Open. 2018;4(1):e000598.

Cipolletta E, Abhishek A, Di Matteo A, Grassi W, Filippucci E. Dynamic assessment of the double contour sign by ultrasonography helps to distinguish between gout and calcium pyrophosphate deposition disease. RMD Open. 2023;9(1):e002940.

Corrales A, Vegas-Revenga N, Rueda-Gotor J, Portilla V, Atienza-Mateo B, Blanco R, et al. Carotid plaques as predictors of cardiovascular events in patients with rheumatoid arthritis. Results from a 5-year-prospective follow-up study. Semin Arthritis Rheum. 2020;50(6):1333-8.

D'Agostino MA, Terslev L, Aegerter P, Backhaus M, Balint P, Bruyn GA, et al. Scoring ultrasound synovitis in rheumatoid arthritis: a EULAR-OMERACT ultrasound taskforce-Part 1: definition and development of a standardised, consensus-based scoring system. RMD Open. 2017;11;3(1):e000428.

De Miguel E, Beltrán LM, Monjo I, Deodati F, Schmidt WA, García-Puig J. Atherosclerosis as a potential pitfall in the diagnosis of giant cell arteritis. Rheumatology (Oxford). 2018;57(2):318-21.

Dejaco C, Ponte C, Monti S, Rozza D, Scirè CA, Terslev L, et al. The provisional OMERACT ultrasonography score for giant cell arteritis. Ann Rheum Dis. 2023;82(4):556-64.

Dejaco C, Ramiro S, Bond M, Bosch P, Ponte C, Mackie SL, et al. EULAR recommendations for the use of imaging in large vessel vasculitis in clinical practice: 2023 update. Ann Rheum Dis. 2024;83(6):741-51.

Ferraz-Amaro I, Corrales A, Atienza-Mateo B, Vegas-Revenga N, Prieto-Peña D, Blanco R, et al. Moderate and high disease activity predicts the development of carotid plaque in rheumatoid arthritis patients without classic cardiovascular risk factors: six years follow-up study. J Clin Med. 2021;10(21):4975.

Ferraz-Amaro I, Corrales A, Quevedo-Abeledo JC, Atienza-Mateo B, Prieto-Peña D, Blanco R, et al. The performance of vascular age in the assessment of cardiovascular risk of patients with rheumatoid arthritis. J Clin Med. 2020;9(12):4065.

Filippou G, Sirotti S. How can ultrasonography help in the management of CPPD? From diagnosis to clinical subset identification. Curr Opin Rheumatol. 2023;35(3):185-93.

Gandjbakhch F, Terslev L, Joshua F, Wakefield RJ, Naredo E, D'Agostino MA, et al. Ultrasound in the evaluation of enthesitis: status and perspectives. Arthritis Res Ther. 2011;13(6):R188.

Gargani L, Bruni C, Romei C, Frumento P, Moreo A, Agoston G, et al. Prognostic value of lung ultrasound b-lines in systemic sclerosis. Chest. 2020;158(4):1515-25.

Gargani L, Romei C, Bruni C, Lepri G, El-Aoufy K, Orlandi M, et al. Lung ultrasound B-lines in systemic sclerosis: cut-off values and methodological indications for interstitial lung disease screening. Rheumatology (Oxford). 2022;61(SI):SI56-64.

Grayson PC, Ponte C, Suppiah R, Robson JC, Gribbons KB, Judge A, et al. 2022 American College of Rheumatology/EULAR classification criteria for Takayasu arteritis. Ann Rheum Dis. 2022;81(12):1654-60.

Gutiérrez M, Ruta S, Clavijo-Cornejo D, Fuentes-Moreno G, Reyes-Long S, Bertolazzi C. The emerging role of ultrasound in detecting interstitial lung disease in patients with rheumatoid arthritis. Joint Bone Spine. 2022; 89(6):105407.

Gutiérrez M, Salaffi F, Carotti M, Tardella M, Pineda C, Bertolazzi C, et al. Utility of a simplified ultrasound assessment to assess interstitial pulmonary fibrosis in connective tissue disorders: preliminary results. Arthritis Res Ther. 2011;13(4):R134.

Gutiérrez M, Schmidt WA, Thiele RG, Keen HI, Kaeley GS, Naredo E, et al. International consensus for ultrasound lesions in gout: results of Delphi process and web-reliability exercise. Rheumatology (Oxford). 2015;54(10):1797-805.

Gutiérrez M, Soto-Fajardo C, Pineda C, Alfaro-Rodríguez A, Terslev L, Bruyn GA, et al. Ultrasound in the assessment of interstitial lung disease in systemic sclerosis: a systematic literature review by the OMERACT Ultrasound Group. J Rheumatol. 2020;47(7):991-1000.

Hellmich B, Agueda A, Monti S, Buttgereit F, De Boysson H, Brouwer E, et al. 2018 Update of the EULAR recommendations for the management of large vessel vasculitis. Ann Rheum Dis. 2020;79(1):19-30.

Hočevar A, Bruyn GA, Terslev L, De Agustin JJ, MacCarter D, Chrysidis S, et al. Development of a new ultrasound scoring system to evaluate glandular inflammation in Sjögren's syndrome: an OMERACT reliability exercise. Rheumatology (Oxford). 2022;61(8):3341-50.

Jousse-Joulin S, D'Agostino MA, Nicolas C, Naredo E, Ohrndorf S, Backhaus M, et al. Video clip assessment of a salivary gland ultrasound scoring system in Sjögren's syndrome using consensual definitions: an OMERACT ultrasound working group reliability exercise. Ann Rheum Dis. 2019;78(7):967-73.

Jousse-Joulin S, Gatineau F, Baldini C, Baer A, Barone F, Bootsma H, et al. Weight of salivary gland ultrasonography compared to other items of the 2016 ACR/EULAR classification criteria for Primary Sjögren's syndrome. J Intern Med. 2020;287(2):180-8.

Kim JW, Lee H, Park SH, Kim SK, Choe JY, Kim JK. Salivary gland ultrasonography findings are associated with clinical, histological, and serologic features of Sjögren's syndrome. Scand J Rheumatol. 2018;47(4):303-10.

Laskou F, Coath F, Mackie SL, Banerjee S, Aung T, Dasgupta B. A probability score to aid the diagnosis of suspected giant cell arteritis. Clin Exp Rheumatol. 2019;37 Suppl 117(2):104-8.

Monti S, Bartoletti A, Bellis E, Delvino P, Montecucco C. Fast-Track ultrasound clinic for the diagnosis of giant cell arteritis changes the prognosis of the disease but not the risk of future relapse. Front Med (Lausanne). 2020;7:589794.

Naredo E, D'Agostino MA, Wakefield RJ, Möller I, Balint PV, Filippucci E, et al. Reliability of a consensus-based ultrasound score for tenosynovitis in rheumatoid arthritis. Ann Rheum Dis. 2013;72(8):1328-34.

Neogi T, Jansen TL, Dalbeth N, Fransen J, Schumacher HR, Berendsen D, et al. 2015 Gout classification criteria: an American College of Rheumatology/European League Against Rheumatism collaborative initiative. Ann Rheum Dis. 2015;74(10):1789-98.

Ponte C, Grayson PC, Robson JC, Suppiah R, Gribbons KB, Judge A, et al. 2022 American College of Rheumatology/EULAR classification criteria for giant cell arteritis. Ann Rheum Dis. 2022;81(12):1647-53.

Rueda-Gotor J, Ferraz-Amaro I, Genre F, González-Mazón I, Corrales A, Calvo-Rio V, et al. Factors associated with atherosclerosis in radiographic and non-radiographic axial spondyloarthritis. A multicenter study on 838 patients. Semin Arthritis Rheum. 2022;55:152037.

Schäfer VS, Chrysidis S, Schmidt WA, Duftner C, Iagnocco A, Bruyn GA, et al. OMERACT definition and reliability assessment of chronic ultrasound lesions of the axillary artery in giant cell arteritis. Semin Arthritis Rheum. 2021;51(4):951-6.

Schäfer VS, Juche A, Ramiro S, Krause A, Schmidt WA. Ultrasound cut-off values for intima-media thickness of temporal, facial and axillary arteries in giant cell arteritis. Rheumatology (Oxford). 2017;56(9):1479-83.

Sebastian A, Tomelleri A, Kayani A, Prieto-Pena D, Ranasinghe C, Dasgupta B. Probability-based algorithm using ultrasound and additional tests for suspected GCA in a fast-track clinic. RMD Open. 2020;6(3):e001297.

Terslev L, Naredo E, Iagnocco A, Balint PV, Wakefield RJ, Aegerter P, et al. Defining enthesitis in spondyloarthritis by ultrasound: results of a Delphi process and of a reliability reading exercise. Arthritis Care Res (Hoboken). 2014;66(5):741-8.

Theander E, Mandl T. Primary Sjögren's syndrome: diagnostic and prognostic value of salivary gland ultrasonography using a simplified scoring system. Arthritis Care Res (Hoboken). 2014;66(7):1102-7.

Van der Geest KS, Borg F, Kayani A, Paap D, Gondo P, Schmidt W, et al. Novel ultrasonographic Halo Score for giant cell arteritis: assessment of diagnostic accuracy and association with ocular ischaemia. Ann Rheum Dis. 2020;79(3):393-9.

Vicente-Rabaneda EF, Acebes C, Castañeda S. Usefulness of extra-articular ultrasound applied to systemic inflammatory diseases in clinical practice. Reumatol Clin (Engl Ed). 2021;17(4):229-36.

Vicente-Rabaneda EF, Bong DA, Castañeda S, Möller I. Use of ultrasound to diagnose and monitor interstitial lung disease in rheumatic diseases. Clin Rheumatol. 2021;40(9):3547-64.

Wakefield RJ, Balint PV, Szkudlarek M, Filippucci E, Backhaus M, D'Agostino MA, et al. Musculoskeletal ultrasound including definitions for ultrasonographic pathology. J Rheumatol. 2005;32(12):2485-7.

Wang Y, Chen S, Lin J, Xie X, Hu S, Lin Q, et al. Lung ultrasound B-lines and serum KL-6 correlate with the severity of idiopathic inflammatory myositis-associated interstitial lung disease. Rheumatology (Oxford). 2020;59(8):2024-9.

Zabotti A, Filippou G, Canzoni M, Adinolfi A, Picerno V, Carrara G, et al. OMERACT agreement and reliability study of ultrasonographic elementary lesions in osteoarthritis of the foot. RMD Open. 2019;5(1): e000795.

Zabotti A, Zandonella Callegher S, Lorenzon M, Pegolo E, Scott CA, Tel A, et al. Ultrasound-guided core needle biopsy compared with open biopsy: a new diagnostic approach to salivary gland enlargement in Sjögren's syndrome? Rheumatology (Oxford). 2021;60(3):1282-90.

Técnicas de imagen avanzadas

10

P. Márquez Sánchez, M. C. Aguilar Hurtado y A. L. Gutiérrez Cardo

 OBJETIVOS

- Conocer la utilidad del uso de la resonancia magnética (RM) en el diagnóstico y monitorización de las enfermedades reumáticas.
- Comprender la información que aporta cada secuencia y su correlación con los cambios histológicos de los tejidos afectos por dichas entidades nosológicas.
- Reconocer los casos en la práctica clínica donde la tomografía computarizada (TC) aportará información adicional en la patología osteoarticular.
- Distinguir los distintos patrones de afectación pulmonar intersticial en la TC de alta resolución, dada sus implicaciones pronósticas y terapéuticas.
- Aprender las indicaciones de las distintas técnicas de medicina nuclear en reumatología.

RESONANCIA MAGNÉTICA

En los últimos años se ha producido un extraordinario desarrollo de las diferentes técnicas radiológicas destinadas al estudio de las enfermedades reumatológicas. Son especialmente destacados los avances en RM y ecografía, lo que ha contribuido a que se incorporen como herramientas muy valiosas no solo en el algoritmo diagnóstico, sino también en el terapéutico.

 La RM es probablemente la técnica radiológica más útil en la valoración de lesiones de cualquier localización tisular del sistema musculoesquelético.

 Facilita un diagnóstico precoz, distingue entre lesiones inflamatorias activas y estructurales, valora la respuesta al tratamiento, la remisión y progresión de la enfermedad y detecta posibles complicaciones.

El reconocimiento de la ventana de oportunidad y el tratamiento precoz por objetivos en la consecución de la remisión de enfermedad son dos aspectos básicos que explican el porqué de dicho desarrollo y la necesidad de disponer de herramientas válidas en el abordaje de los pacientes reumáticos, a la altura del actual arsenal terapéutico.

Conceptos técnicos

La RM adquiere imágenes anatómicas tridimensionales sometiendo el área que se va a estudiar a un campo magnético con potentes imanes y antenas, sin el empleo de ninguna radiación ionizante. La potencia del campo magnético de las máquinas de RM disponibles habitualmente varían entre 0,5 y 3 teslas.

El paciente se introduce en el tubo o *gantry* para conseguir que la zona anatómica objeto del estudio esté lo más cerca posible del centro geométrico del imán. Hay máquinas de RM con el *gantry* cerrado y otras que lo tienen abierto, circunstancia que disminuye la sensación de claustrofobia. En todo caso, el paciente debe evitar cualquier movimiento para no degradar las imágenes.

El uso de antenas específicas para estudiar cada articulación mejora la resolución espacial y la calidad de las imágenes. Las antenas pueden ser de varios tipos. Las hay de *transmisión-recepción*, que se caracterizan por generar el pulso de radiofrecuencia y recoger la señal que devuelven los tejidos analizados. Las de *recepción* son las más usadas y solo reciben la señal que emiten los tejidos. Además, pueden ser *envolventes*, con capacidad para rodear la zona a estudio y obtener una señal homogénea, o *superficiales*, cuya señal varía según la profundidad de los tejidos que se estudian. Otros tipos de antenas son de *cuadratura*, que reciben la señal por dos canales diferentes, y las *phased array* (antenas en fase), que son varias antenas unidas en las que cada una recibe información de un tejido que se une para formar una imagen.

En las **tablas 10-1, 10-2** y **10-3**, se resumen respectivamente las ventajas, desventajas y contraindicaciones de la RM.

Secuencias

La valoración de las lesiones se realiza combinando toda la información que aportan conjuntamente las secuencias empleadas. Las secuencias más usadas son las potenciadas en T1, T2,

Tabla 10-1. Ventajas del uso de la resonancia magnética

No emplea radiación ionizante, sino radiofrecuencia

Posibilidad de uso en niños, embarazadas y pacientes con controles radiológicos frecuentes

Imágenes con gran resolución espacial y multiplanar

Gran contraste tisular

Tabla 10-2. Desventajas del uso de la resonancia magnética

Adquisición y mantenimiento caros

No disponible en todos los centros sanitarios, ni operativa de forma permanente

Pacientes con claustrofobia

Tiempo de exploración prolongado

Artefactos por el movimiento de los pacientes

Artefactos por material ferromagnético en los pacientes

No aplicable hasta 6 meses tras ciertos implantes (*coils*, filtros vasculares, endoprótesis)

Tabla 10-3. Contraindicaciones del empleo de la resonancia magnética

Portadores de marcapasos: puede provocar movilización del generador de impulsos, daño del dispositivo, calentamiento de los cables, disparo o activación inadecuada de los dispositivos, corrientes inducidas por los cables o interferencias electromagnéticas; es una contraindicación relativa en aquellos marcapasos con componentes ferromagnéticos más reducidos

Portadores de desfibriladores automáticos implantables

Pacientes con implantes cocleares: en el interior del implante hay un pequeño imán que puede ser dañado

Pacientes con dispositivos electrónicos (bombas de analgesia o insulina): es necesario su apagado antes de la resonancia magnética

Portadores de cuerpos extraños: sensación de calor y riesgo de movilización de estos materiales, especialmente graves los casos de esquirlas metálicas intraoculares

Pacientes con tatuajes con pigmentos ferromagnéticos: sensación de calor y quemaduras; se solventa colocando una compresa fría sobre el tatuaje

El contraste con gadolinio esta contraindicado en embarazadas y pacientes con insuficiencia renal

Tabla 10-4. Características de la intensidad de señal en las secuencias más usuales de los diferentes tejidos

Tejido	Señal en T1	Señal en T2	Señal en STIR
Hueso cortical	Baja	Baja	Baja
Hueso medular	Baja-intermedia	Intermedia	Intermedia
Líquido	Baja	Alta	Alta
Grasa	Alta	Intermedia-alta	Baja
Aire	Baja	Baja	Baja
Tendones	Baja	Baja	Baja
Ligamentos	Baja	Baja	Baja
Músculos	Intermedia	Intermedia	Intermedia
Cartílago	Baja-intermedia	Intermedia	Intermedia

STIR: recuperación de inversión de tiempo corto (*short time inversion recovery*).

> **!** Las secuencias potenciadas en T1 proporcionan inestimables datos anatómicos, así como la detección de cambios destructivos (erosiones) y proliferativos (sindesmofitos, anquilosis).

Muestran hipointensidad de señal el líquido, el aire, calcio, ligamentos y tendones. La grasa, melanina, sangre en estadio subagudo y los tejidos realzados con gadolinio muestran una intensidad de señal alta en esta secuencia.

Las secuencias potenciadas en T2 muestran el líquido, la grasa y los tejidos inflamados con hiperintensidad de señal. El hueso cortical es hipointenso y el medular es de intensidad intermedia por su contenido en grasa. Si se emplea una secuencia T2 con saturación de la grasa, se incrementa la detección de los cambios inflamatorios, como el edema en la médula ósea, que aparece de modo más destacado.

> **!** La secuencia STIR permite una supresión homogénea de la señal de la grasa y detecta el edema tisular, por lo que es más sensible para detectar inflamación.

Sin embargo, no realiza una saturación específica para la grasa, sino que anula también la señal de los tejidos con un T1 corto, como la melanina o el gadolinio (**Fig. 10-1**).

La secuencia de densidad protónica, intermedia entre T1 y T2, también es muy útil en la valoración anatómica: con saturación de la grasa potencia la detección de líquido y los cambios inflamatorios.

Las secuencias GRE son muy sensibles a la susceptibilidad magnética y al desplazamiento químico. Potenciadas en T2 son muy útiles para detectar restos de hemosiderina y sobrecarga de hierro, que son muy hipointensas en esta secuencia, lo que se denomina efecto *blooming*. Por tanto, son muy empleadas y complementarias en lesiones con sangrado crónico, como la sinovitis villonodular (o vellonodular) pigmentada o la artropatía hemofílica (**Fig. 10-2**).

densidad protónica, con saturación grasa, una de las cuales es la secuencia de recuperación de inversión de tiempo corto (*short time inversion recovery*, STIR) y la otra eco de gradiente (GRE).

La RM obtiene imágenes tridimensionales en distintas potenciaciones, isotrópicas, lo que permite hacer reconstrucciones multiplanares. En la actualidad se están incorporando nuevas secuencias especialmente útiles en la caracterización tisular cuantitativa.

En la **tabla 10-4** se resumen las características de señal de cada tejido en las secuencias más empleadas.

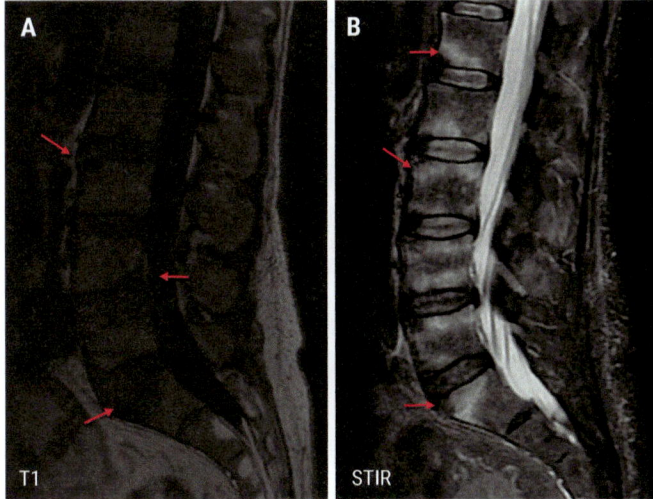

Figura 10-1. Resonancia magnética en plano sagital de la columna lumbar. **A)** Secuencia potenciada en T1 (**A**) y recuperación de inversión de tiempo corto (*short time inversión recovery*, STIR) (**B**). El edema óseo en las plataformas epifisarias y en las esquinas anteriores y posteriores de los cuerpos vertebrales, en un paciente afecto de una espondiloartropatía axial con cambios activos o agudos, es visible como focos hipointensos en secuencia T1 e hiperintensos en STIR (flechas rojas).

Aunque las imágenes generadas por RM tienen una extraordinaria resolución tisular, a veces no se consigue una adecuada diferenciación entre los distintos tejidos y es necesario usar contrastes con propiedades paramagnéticas. El más empleado en el estudio de la patología del aparato locomotor es el gadolinio, que facilita que las lesiones muestren una hiperintensidad de señal en las secuencias potenciadas en T1, lo que facilita la detección de lesiones vascularizadas, tejidos inflamados, vasos o tumores.

Las secuencias T1 con supresión grasa y gadolinio incrementan la precisión de la RM, en especial, para diferenciar el exudado o líquido sinovial de las sinovitis o tenosinovitis. Es una secuencia muy sensible para detectar cambios inflamatorios, aunque no se suele emplear de forma rutinaria en la patología reumatológica. Además de los inconvenientes propios de la administración del contraste, aumenta la duración y el coste de la prueba.

 El líquido articular y la membrana sinovial inflamada son hipointensos en T1 e hiperintensos en T2; el empleo de gadolinio mejora la identificación de la sinovitis aguda (que capta el gadolinio), lo que permite diferenciarla del líquido articular (que no lo capta). El edema óseo es hipointenso en T1 e hiperintenso en T2 y STIR. Las erosiones, interrupciones en la cortical visibles en dos planos, se caracterizan en T1 por la pérdida de la hipointensidad del hueso cortical y de la señal intermedia del hueso trabecular.

La imagen ponderada en difusión (*diffusion weighted imaging* o DWI) es una secuencia que aporta información sobre el movimiento browniano de las moléculas de agua dentro de los tejidos. Se basa en la atenuación de la señal tisular causada por el movimiento térmico de las moléculas de agua. La difusión del agua se ve limitada, sobre todo, por el estado de

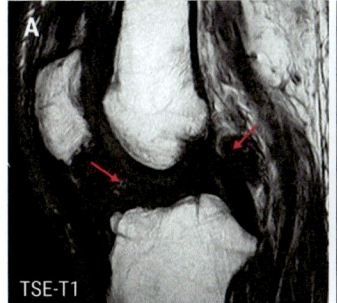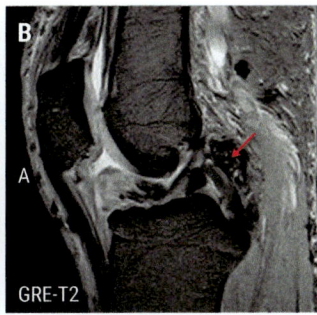

Figura 10-2. Resonancia magnética en plano sagital de rodilla con secuencias potenciadas en T1 (**A**) y eco de gradiente-T2 (**B**). Paciente afecto de sinovitis villonodular pigmentada, con restos de hemosiderina (flechas rojas) por sangrados previos, muy hipointensos, con efecto *blooming* localizado en la grasa de Hoffa e intraarticular entre los ligamentos cruzados.

la membrana celular. En general, el agua difunde libremente, pero cuando hay una limitación o restricción del movimiento, se produce un aumento de señal en el tejido patológico. Las lesiones inflamatorias tienen una proporción alterada de agua intracelular y extracelular y, por tanto, producen una señal en imagen ponderada en difusión variable, que es útil en la detección de la actividad inflamatoria temprana.

El método Dixon permite distinguir los tejidos del contenido de agua y grasa mediante el fenómeno del cambio químico. Mediante un proceso técnico se obtienen cuatro secuencias diferentes: en fase, fuera de fase, agua-sola y grasa-sola. Su análisis permite una valoración cuantitativa de la médula ósea, de extraordinario valor para diferenciar entre los cambios activos de la sacroilitis, en los que el edema es el criterio esencial, de los recambios grasos, que son un cambio estructural propio del estadio crónico.

Las técnicas de *T2-mapping* (mapeo T2) proporcionan información cuantitativa sobre el estado del cartílago hialino y del edema de la médula ósea, entre otros. Detecta la disminución del colágeno en el cartílago hialino antes de que sean evidentes los cambios morfológicos.

Indicaciones en reumatología

A continuación, se detallan las patologías reumatológicas más importantes en las que la RM tiene un papel destacado en el diagnóstico.

Artritis reumatoide

En la artritis reumatoide la RM ayuda a un diagnóstico precoz, dada su capacidad para detectar y caracterizar la sinovitis, el edema óseo subcondral y las erosiones.

 El edema óseo se correlaciona con la presencia de sinovitis, pero también con el desarrollo de erosiones (**Fig. 10-3**), por lo que podría tener relevancia como factor pronóstico y condicionar la actitud terapéutica en la artritis reumatoide de inicio.

Es más sensible que la exploración física para objetivar sinovitis y que la radiografía simple para detectar erosiones, y

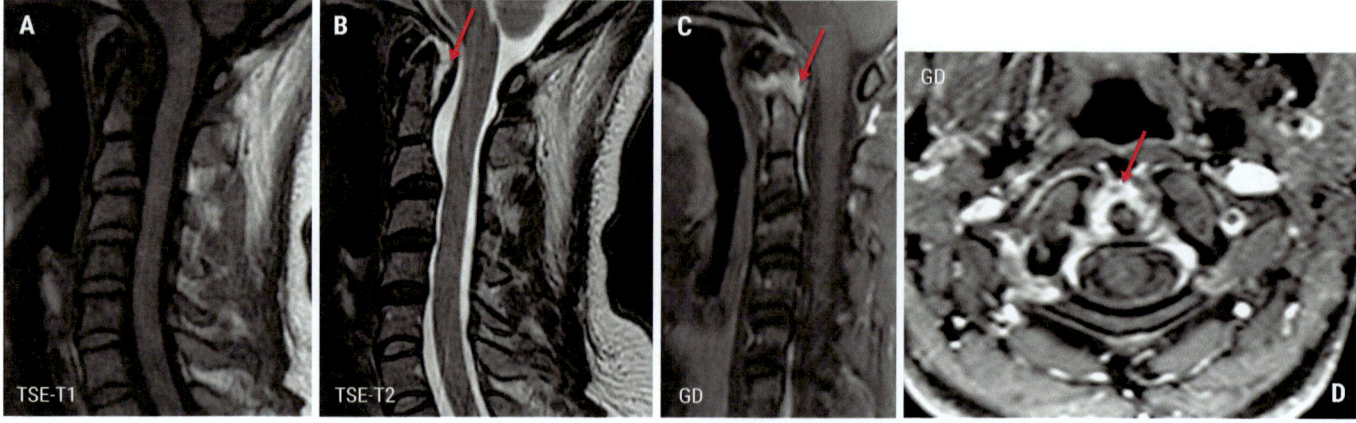

Figura 10-3. Resonancia magnética de columna cervical. Paciente con artritis reumatoide con erosión de la odontoides y *pannus* (flechas rojas) que muestra hipointensidad de señal en T1, hiperintensidad de señal en T2 y capta gadolinio. Secuencias en plano sagital T1 (**A**), recuperación de inversión de tiempo corto (**B**) y T1 con gadolinio y saturación grasa (**C**) y axial T1 con gadolinio y saturación grasa (**D**).

aunque permite evaluar la actividad inflamatoria de la enfermedad tanto en las articulaciones como en los tendones de los pacientes en remisión clínica, no se recomienda su uso estandarizado en la práctica clínica para monitorizar la respuesta al tratamiento.

La RM es útil para evaluar el daño estructural en tendones y cartílagos; resulta de elección la RM de columna cervical en la valoración de síntomas neurológicos o en caso de radiografía sugestiva de subluxación atloaxoidea.

También es especialmente útil en articulaciones profundas.

Espondiloartritis

Las espondiloartritis se clasifican en las de *predominio axial* y de *predominio periférico*. Dentro de las axiales, se incluye la radiográfica o espondilitis anquilosante y la no radiográfica.

La RM es una técnica fundamental para la clasificación y abordaje diagnóstico de la espondiloartritis de predominio axial, incluso en casos de afectación periférica dudosa para la detección de sinovitis, erosiones, entesitis, tenosinovitis y dactilitis, además de presentar capacidad pronóstica y discriminatoria de respuesta al tratamiento.

> **!** La RM de sacroilíacas y de columna vertebral no se recomiendan como primera prueba de imagen para el diagnóstico de espondiloartritis de predominio axial, pero sí en caso de duda para el diagnóstico de las no radiográficas.

Solo en casos dudosos, cuando existe la posibilidad de un cambio sustancial en el esquema de tratamiento, la RM podría usarse, siempre en combinación con el resto de las herramientas habituales en la práctica clínica, para monitorizar la actividad inflamatoria y la respuesta terapéutica, para la indicación o suspensión de la terapia biológica, y para valorar el grado y progresión del daño estructural, tanto axial como periférico.

En un intento por facilitar el diagnóstico precoz en pacientes que no hubieran desarrollado cambios radiológicos en sacroilíacas, el grupo Assessment of SpondyloArthritis International Society (ASAS) introdujo en sus criterios de clasificación de 2009 un brazo clínico y otro de imagen, dada la capacidad de la RM en sacroilíacas para detectar lesiones inflamatorias. Recomendó las secuencias en plano paracoronal potenciadas en T1, GRE-T2 y STIR, así como las secuencias en el plano axial potenciadas en T1 y STIR.

Aunque la secuencia T1 con supresión grasa y de gadolinio tiene mayor sensibilidad para la detección de capsulitis y sinovitis en sacroilíacas, la secuencia STIR es suficiente para valorar las lesiones inflamatorias activas, especialmente de las que por sí solas son suficientes para la clasificación, como el edema óseo o la osteítis subcondral periarticular en sacroilíacas (**Tabla 10-5**).

Inicialmente se aceptó como RM positiva para la clasificación la presencia de una única lesión de edema óseo en al menos dos cortes consecutivos o de varias lesiones en un solo corte. Sin embargo, esta definición ha determinado en la

Tabla 10-5. Características de las lesiones de espondiloartritis axial en resonancia magnética

Lesiones inflamatorias	Señal en T1	Señal en STIR	Señal en T1 FS Gd
Edema óseo/osteítis	Baja	Alta	Alta
Capsulitis	Baja	Alta	Alta
Entesitis	Baja	Alta	Alta
Sinovitis	Baja	Alta	Alta
Lesiones estructurales			
Depósitos grasos	Alta	Baja	Baja
Erosiones	Baja	Baja	Baja
Esclerosis subcondral	Baja	Baja	Intermedia
Puentes óseos/anquilosis	Alta	Baja	Intermedia

STIR: recuperación de inversión de tiempo corto (*short time inversion recovery*); T1 FS Gd: T1 con supresión grasa y administración de gadolinio.

práctica clínica un sobrediagnóstico de sacroilitis, por lo que en 2016 el grupo ASAS eliminó estos criterios cuantitativos y determinó que es necesario una cantidad mínima de osteítis para efectuar el diagnóstico.

En 2019, volvió a publicar los criterios necesarios para el diagnóstico de sacroilitis, considerando cambios inflamatorios activos el edema de médula ósea (sugestivo de espondiloartritis de predominio axial y localización subcondral, con señal normal de la médula interforaminal sacra), la capsulitis (de localización periarticular), la inflamación en áreas de erosión, la entesitis (sin considerarla en la inserción de los ligamentos interóseos) y la presencia de líquido en el espacio articular.

Asimismo, consideran actualmente cambios estructurales las erosiones, lesiones grasas o metaplasia (deben ser de señal homogénea y localización subcondral), relleno graso en una erosión o *backfill* (con intensidad de señal de grasa y reborde escleroso, lo que indica que está localizado en una erosión o en la confluencia de estas), esclerosis (subcondral > 5 mm), anquilosis (con señal normal de médula ósea) y el brote óseo (puente intraarticular con intensidad de señal de médula ósea).

La columna estará afectada en las esquinas anteriores y posteriores del cuerpo vertebral (lesión de Romanus), en la unión discovertebral (lesión de Anderson) y en otras localizaciones (articulaciones costovertebrales y costotransversas, pedículos, articulaciones facetarias y las inserciones ligamentosas de las apófisis espinosas).

Las secuencias recomendadas en columna son T1 y STIR, con cortes sagitales de C1 a D10 y de D10 hasta S2. Aunque la secuencia T1 FS de gadolinio presenta una mayor sensibilidad para la detección de lesiones en elementos posteriores, no se recomienda su uso en práctica clínica.

Las lesiones de las esquinas vertebrales (espondilitis anterior o posterior), ya sean agudas (edema) o crónicas (depósito graso), son muy características de espondiloartritis de predominio axial, sobre todo en personas jóvenes.

La presencia de lesiones agudas en columna es un signo predictivo de respuesta al tratamiento, y los depósitos, grados del desarrollo de sindesmofitos.

Otras enfermedades

En la **tabla 10-6** se recogen algunas de las muchas indicaciones de la RM en las enfermedades reumáticas y musculoesqueléticas.

TOMOGRAFÍA COMPUTARIZADA

La TC es una técnica rápida, que apenas presenta artefactos debidos a los movimientos del paciente ni tiene contraindicaciones absolutas. Sin embargo, pese a su alta capacidad multiplanar de resolución, utiliza radiación ionizante (mayor cuanto más detalle y mayor profundidad de la lesión), presenta limitaciones en presencia de cuerpos extraños metálicos y es inferior a la RM y la ecografía en la valoración de partes blandas.

Tabla 10-6. Otras indicaciones de la resonancia magnética en las enfermedades reumáticas y musculoesqueléticas

Anomalías congénitas y del desarrollo

Desórdenes metabólicos

Discopatías
• Degenerativas: Modic tipo I, II y III
• Inflamatorias

Fractura vertebral
• Aguda, subaguda, crónica
• Osteoporótica, metastásica

Lesiones traumáticas

Infecciones
• Espondilodiscitis
• Osteomielitis

Miopatías
• Diagnóstico diferencial
• Guía para la toma de biopsia

Estudio de miositis y de osteomielitis crónica multifocal recurrente
• Resonancia magnética cuerpo completo

Osteonecrosis

Infarto óseo

Patología regional
• Bursitis
• Lesiones ligamentosas
• Lesiones de fibrocartílago
• Lesiones meniscales
• Lesiones tendinosas

Sinovitis villonodular pigmentada

Tumores
• Hueso
• Tejidos blandos
• Respuesta a tratamientos: neoadyuvancia, quimioterapia, radioterapia, cirugía

Vasculitis
• Angiorresonancia magnética

En la actualidad es fundamental en la valoración sistémica de las enfermedades inflamatorias inmunomediadas (patología pulmonar, cerebral, vascular) y aporta información diagnóstica adicional en patología ósea y articulaciones complejas (**Tabla 10-7**).

Probablemente adquiera una mayor relevancia en los próximos años para la valoración de daño estructural y monitorización con la TC de baja dosis, o por la especificidad para el diagnóstico de gota de la TC de energía dual.

Enfermedad pulmonar intersticial

En las enfermedades del tejido conectivo (ETC) pueden estar afectadas cualesquiera de las estructuras del sistema respiratorio (parénquima pulmonar, pleura, vasos pulmonares, músculos respiratorios y estructuras óseas); en algunos casos,

Tabla 10-7. Indicaciones musculoesqueléticas de la tomografía computarizada

Artrotomografía computarizada	Lesiones intraarticulares
Cuerpos extraños	
Cuerpos libres intraarticulares	
Daño estructural	• Anquilosis • Erosiones • Sindesmofitos
Fracturas	• Retraso de la consolidación • Pseudoartrosis
Lesiones osteocondrales	Osteocondritis disecante
Osteomielitis	Secuestro óseo
Patología de esqueleto axial	• Espondilodiscitis • Estenosis del canal lumbar • Fracturas por insuficiencia en pelvis y sacro • Fractura vertebral
Prótesis	• Menores artefactos metálicos que con la resonancia magnética Complicaciones periprotésicas
Tomografía computarizada dual	• Composición química de tejidos: ácido úrico, edema de médula ósea, etc.
Traumatismos	• Morfología y extensión articular de las fracturas
Tumores óseos	

Tabla 10-8. Clasificación de las neumonías intersticiales idiopáticas de la American Thoracic Society-European Respiratory Society (ATS-ERS)

Fibrosante crónica	• Neumonía intersticial usual • Neumonía intersticial no específica
Asociadas a tabaco	• Bronquiolitis respiratoria-enfermedad pulmonar intersticial • Neumonía intersticial descamativa
Agudas o subagudas	• Neumonía organizada • Neumonía intersticial aguda
Raras	• Fibroelastosis pleuroparenquimatosa • Neumonía intersticial linfocítica

Tabla 10-9. Clasificación de las neumonías intersticiales idiopáticas de la American Thoracic Society-European Respiratory Society (ATS-ERS)

	NIU	NINE	NO	NIL	DAD/NIA	Hemorragia	EVA
AR	+++	++	++	+	+	-	+++
ES	+	+++	+	-	+	-	-
MI	+	+++	+++	-	+	-	-
SS	+	++	-	++	+	-	+
EMTC	+	++	+	-	-	-	-
LES	+	++	+	+	++	+++	-

AR: artritis reumatoide; DAD: daño alveolar difuso; EMTC: enfermedad mixta del tejido conectivo; ES: esclerosis sistémica; EVA: enfermedad de la vía aérea; LES: lupus eritematoso sistémico; MI: miopatías inflamatorias; NIA: neumonía intersticial aguda; NIL: neumonía intersticial linfocítica; NINE: neumonía intersticial no específica; NIU: neumonía intersticial usual; NO: neumonía organizada; SS: síndrome de Sjögren.

la afectación pulmonar precederá en años al resto de las manifestaciones, incluida la articular.

La enfermedad pulmonar intersticial es una patología frecuente en las ETC, con hallazgos histológicos y radiológicos parecidos a las formas idiopáticas (**Tabla 10-8**).

Se utiliza el concepto de *neumonías inclasificables* cuando no existe un diagnóstico de consenso pese a la valoración multidisciplinar: resulta muy útil su clasificación en función de su comportamiento evolutivo como *fibrosante* o *no fibrosante*.

La frecuencia y manera en que se afecta el sistema respiratorio depende de la propia ETC (**Tabla 10-9**), pero también de la toxicidad pulmonar y del mayor riesgo de infecciones del arsenal terapéutico.

> **!** La neumonía intersticial no específica (NINE) supone el tipo de afectación intersticial más frecuente en las ETC, excepto en la artritis reumatoide, en la que la neumonía intersticial usual (NIU) supone el patrón más habitual.

La radiografía de tórax presenta una baja sensibilidad en la detección de la enfermedad pulmonar intersticial incipiente. En cambio, la TC de alta resolución (TCAR) tiene una buena sensibilidad y especificidad y es útil para distinguir entre una enfermedad pulmonar intersticial potencialmente reversible y una irreversible (fibrosis).

La TCAR utiliza cortes finos: es necesario un grosor de corte inferior a 2 mm para el correcto diagnóstico de la patología intersticial:

- Patrón reticular: engrosamiento fino del intersticio intralobular, muy sugestivo de fibrosis (**Fig. 10-4**).
- Patrón «en panal»: presencia de pequeños quistes subpleurales agrupados; se considera un hallazgo específico de fibrosis y constituye el criterio diagnóstico más importante del patrón NIU (**Fig. 10-5**).
- Bronquiectasias/bronquielectasias de tracción: representan dilataciones irregulares de la vía aérea causadas por una fibrosis retráctil del parénquima pulmonar adyacente.
- Opacidad «en vidrio deslustrado»: tenue aumento de densidad con preservación de los márgenes bronquiales y vasculares. Su presencia predominante indica patrón NINE, exacerbación o infección. No constituyen un hallazgo frecuente en el patrón NIU, a pesar de que en muchos pacientes con neumopatía fibrosante pueden coexistir con patrón «en panal» o bronquiectasias de tracción. La TCAR es fundamental en la detección de signos sugestivos de enfermedad potencialmente reversible y se considera que la presencia de vidrio deslustrado no asociado a signos de fibrosis (bronquielectasias por tracción, panalización) indica reversibilidad.

La TCAR, con una adecuada valoración de la clínica, pruebas funcionales respiratorias, lavado broncoalveolar y datos

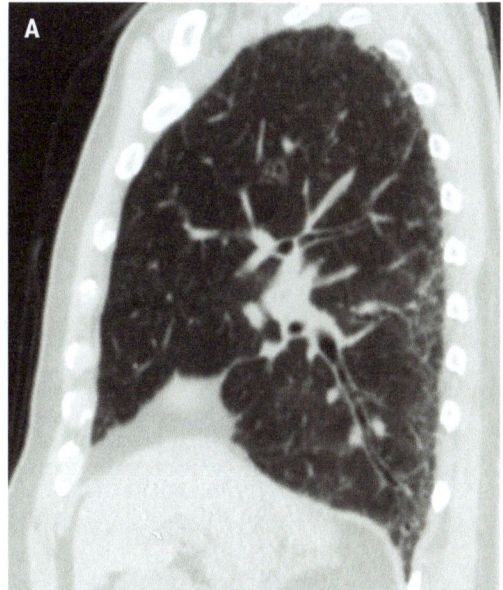

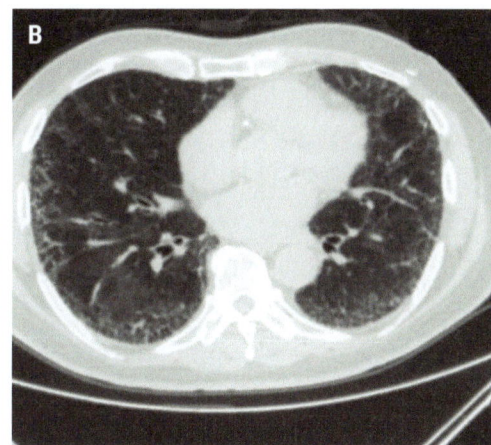

Figura 10-4. Tomografía computarizada de alta resolución de pulmón con patrón reticular periférico en paciente con artritis reumatoide. **A)** Corte sagital. **B)** Corte axial.

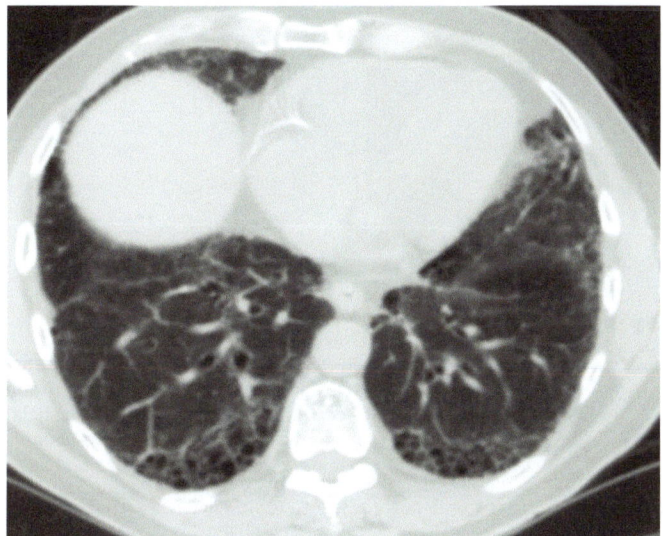

Figura 10-5. Tomografía computarizada de alta resolución de pulmón con panalización en paciente con artritis reumatoide.

de laboratorio, hace que la biopsia pulmonar se limite a casos excepcionales con presentación clínica o radiológica atípicas.

Un nuevo concepto es el de las anomalías intersticiales pulmonares (*interstitial lung abnormalities*), descritas en el 10 % de los pacientes asintomáticos para enfermedad pulmonar intersticial. Se refiere a hallazgos incipientes de enfermedad intersticial en pacientes habitualmente asintomáticos. Estos hallazgos, aunque mínimos, deben ser referidos en el informe de la TCAR, ya que requerirán seguimiento.

 Es fundamental distinguir el patrón NIU del resto, ya que supone un peor pronóstico frente al resto de las neumopatías intersticiales (**Tabla 10-10**).

El patrón radiológico NIU se caracteriza por una reticulación bilateral y simétrica, de distribución preferente subpleu-

ral y posterobasal. La panalización es un hallazgo frecuente que apoya el diagnóstico, mientras que el vidrio deslustrado es escaso o está ausente. El patrón NIU es el más frecuente en la artritis reumatoide (**Fig. 10-6**).

El patrón radiológico NINE se puede solapar con el de la NIU (**Fig. 10-7**), pero, en general, el vidrio deslustrado es más habitual en la NINE (puede ser reversible), y la panalización es infrecuente en el momento del diagnóstico. La presencia de vidrio deslustrado de localización preferente en lóbulos inferiores que preserva el espacio subpleural es muy sugestiva de NINE (**Fig. 10-8**). Este respeto subpleural no aparece en todos los casos de NINE y no se presenta en el patrón NIU. La NINE es la neumonía intersticial más frecuente en las ETC.

En las guías de la American Thoracic Society-European Respiratory Society (ATS-ERS) del 2022 se incluye un nuevo concepto, el de *fibrosis pulmonar progresiva*, referida a pacientes con enfermedad pulmonar intersticial de etiología conocida o desconocida distinta de la fibrosis pulmonar idiopática que, teniendo evidencia radiológica de fibrosis pulmonar, cumple en el último año y sin explicación alternativa al menos dos de los siguientes criterios:

- Empeoramiento de los síntomas respiratorios (tos, disnea).
- Evidencia funcional de progresión de la enfermedad (empeoramiento de la capacidad vital forzada o de la difusión pulmonar de monóxido de carbono).
- Evidencia radiológica de progresión de la enfermedad (empeoramiento de las imágenes fibrosantes o aparición de nuevas lesiones).

 El pronóstico de la enfermedad pulmonar intersticial asociada a ETC es, en general, mejor que la de las formas idiopáticas, pero sin diferencias significativas en el caso de la NINE.

La neumonía organizada asociada a ETC tiene una clínica y pronóstico similar a la neumonía organizada idiopática. Sin

Tabla 10-10. Patrones radiológicos de fibrosis pulmonar de las guías radiológicas de la American Thoracic Society-European Respiratory Society (ATS-ERS) 2018/2022

Patrón	Distribución	Hallazgos
NIU	• Predominio basal (en ocasiones difuso), subpleural, a menudo heterogéneo	• Panalización, patrón reticular, bronquiectasias/bronquielectasias de tracción • Ausencia de hallazgos que indiquen un diagnóstico alternativo
NIU probable	• Predominio basal y subpleural, a menudo heterogéneo	• Patrón reticular, bronquiectasias/bronquiectasias de tracción • Ausencia de panal y de hallazgos que sugieran un diagnóstico alternativo
NIU indeterminada	• Variable o difuso	• Fibrosis con algunos hallazgos discretos de patrón no NIU
No NIU	• Predominio en campos superiores o medios • Predominio peribroncovascular con preservación subpleural	Cualquiera de los siguientes: • Consolidación predominante • Vidrio deslustrado predominante (en ausencia de exacerbación) • Patrón «en mosaico» extenso con atrapamiento aéreo en espiración • Nódulos difusos • Quistes

NIU: neumonía intersticial usual.

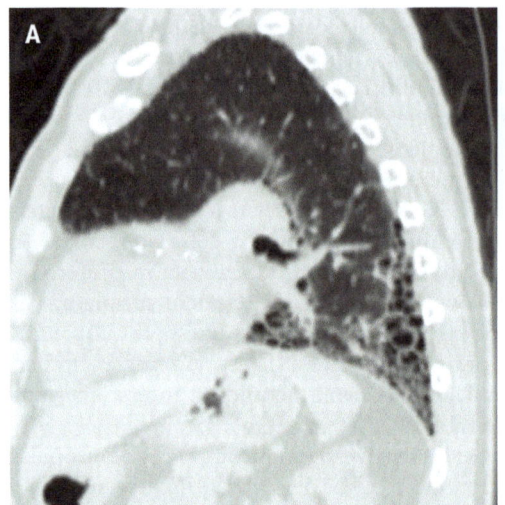

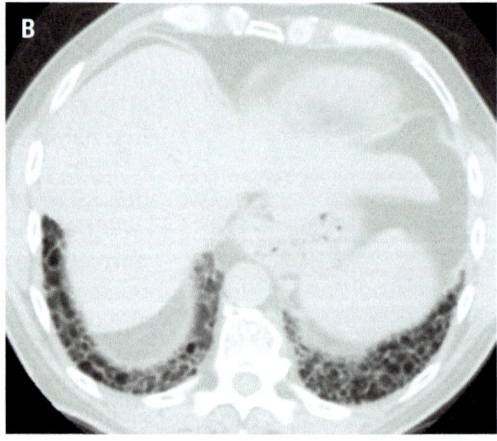

Figura 10-6. Tomografía computarizada de alta resolución de pulmón con patrón de neumonitis intersticial usual en paciente con artritis reumatoide. Se observa panalización basal. **A)** Corte sagital. **B)** Corte axial.

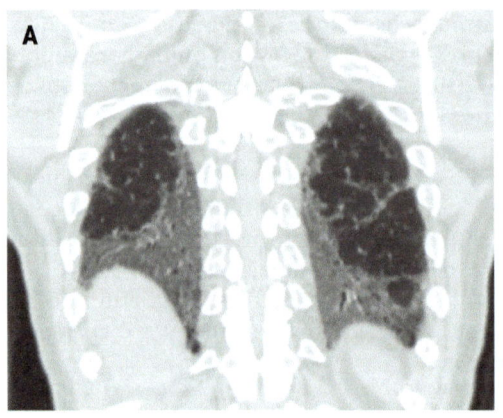

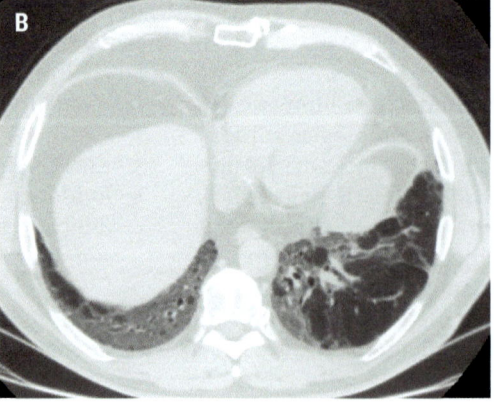

Figura 10-7. Tomografía computarizada de alta resolución de pulmón de paciente con esclerosis sistémica. Se aprecia un patrón de neumonía intersticial no específica (NINE) con vidrio bibasal más acentuado en el lado derecho, con bronquielectasias asociadas y pérdida de volumen en relación con NINE fibrótica. No es un patrón de neumonitis intersticial usual, porque en este caso el vidrio deslustrado es predominante. **A)** Corte sagital. **B)** Corte axial.

embargo, la primera muestra mayor tendencia a la recurrencia y a presentar bronquiectasias por tracción en la TCAR.

La exacerbación aguda de la neumopatía intersticial, similar a la que aparece en la fibrosis pulmonar idiopática, se presenta también en las asociadas a ETC.

En la literatura médica se han descrito tres signos radiológicos que, si bien no son específicos, sí son más habituales en el patrón NIU asociado a ETC que en la fibrosis pulmonar idiopática y deben alertar sobre la presencia o desarrollo posterior de una ETC subyacente, ya que en algunos casos pueden

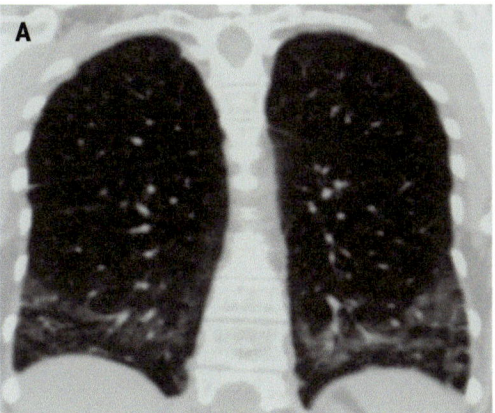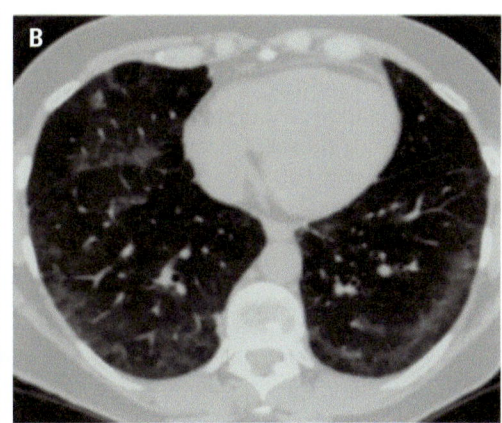

Figura 10-8. Tomografía computarizada de alta resolución de pulmón de paciente con enfermedad mixta del tejido conectivo. Se aprecia vidrio de predominio periférico y basal, con respeto subpleural, que es muy típico del patrón de neumonía intersticial no específica. **A)** Corte sagital. **B)** Corte axial.

preceder en años al resto de las manifestaciones clínicas de dichas enfermedades:

- Signo del lóbulo anterosuperior o signo «de las cuatro esquinas»: en las formas idiopáticas de NIU se aprecia afectación de predominio posterobasal, pero en la relacionada con ETC puede asociar afectación de segmentos anteriores de lóbulos superiores.
- Signo del «panal exuberante»: hace referencia a un llamativo patrón «en panal», que ocupa más del 70 % de las zonas parenquimatosas afectadas por la fibrosis.
- Signo del «borde abrupto o recto»: caracterizado por un límite muy bien definido, en el plano craneocaudal, entre el parénquima afecto y el sano.

Hallazgos radiológicos en la enfermedad pulmonar asociada a conectivopatías

Artritis reumatoide

La artritis reumatoide afecta al pulmón de diferentes maneras: afectación pleural (las más frecuente), enfermedad pulmonar intersticial (la de mayor morbimortalidad), afectación de vía aérea (bronquiectasias, bronquiolitis folicular y bronquiectasias asociadas o no a bronquiolitis), nódulos reumatoideos, vasculitis, hipertensión pulmonar, afectación de la pared torácica y músculos respiratorios.

La *afectación pleural* la mayoría de las veces es asintomática; la más común es el engrosamiento, seguido del derrame pleural.

En relación con la *afectación intersticial*, el patrón más frecuente es la NIU, seguido de la NINE y la neumonía organizada. Con menor prevalencia pueden observarse otros patrones como la neumonía intersticial descamativa, linfocítica y aguda o daño alveolar difuso.

En el patrón de neumonía organizada se observan consolidaciones o focos de vidrio deslustrado, de predominio peribroncovascular o periféricas, que pueden ser migratorias (cambian su localización en el tiempo), de predominio basal y en lóbulos inferiores. El signo del atolón o del halo invertido es muy específico, aunque no es patognomónico de la neumonía organizada ni siempre está presente; se caracteriza por una opacidad central «en vidrio deslustrado», rodeada periféricamente por una zona

de mayor consolidación, normalmente con morfología redondeada.

La *bronquiolitis folicular*, por hiperplasia del tejido linfoide en los bronquios, se manifiesta en la TCAR como pequeños nódulos centrolobulillares, de predominio en los lóbulos inferiores. Las *bronquiectasias* son frecuentes y la TC es la prueba más sensible para su diagnóstico.

Al contrario, la *bronquiolitis obliterante* o *constrictiva* es infrecuente y de mal pronóstico, caracterizada por la obstrucción de la pequeña vía aérea de forma aguda o subaguda y por una inflamación y fibrosis peribronquiolar concéntrica que estrecha y oblitera la luz bronquial, produciendo tos seca y disnea rápidamente progresiva. Se produce un patrón obstructivo resistente al tratamiento broncodilatador. La radiografía de tórax puede ser normal o mostrar signos de atrapamiento aéreo. En la TCAR se observa engrosamiento de las paredes bronquiales, patrón «en mosaico» con vidrio deslustrado y atrapamiento aéreo, bronquiectasias y nódulos centrolobulillares de distribución parcheada.

Los *nódulos pulmonares reumatoides* son redondeados y bien definidos, únicos o múltiples, unilateral o bilaterales. De tamaño variable, de milímetros a varios centímetros, se localizan habitualmente en los lóbulos superiores, con situación subpleural. Pueden cavitar en el 50 % de los pacientes. Suelen ser asintomáticos y de evolución variable y, aunque su pronóstico es bueno, el único diagnóstico de certeza es el estudio histológico.

El *síndrome de Caplan* se caracteriza por la aparición, en pacientes con artritis reumatoide, de imágenes nodulares redondeadas en ambos campos pulmonares de localización predominante en lóbulos superiores y periféricos, que pueden cavitarse o calcificarse, junto con las alteraciones típicas de la neumoconiosis. Fue descrito inicialmente como neumoconiosis de mineros de carbón y artritis reumatoide, también se ha descrito asociado a otros tipos de neumoconiosis.

Con respecto a la *toxicidad pulmonar por fármacos* puede ser de utilidad consultar el sitio web Pneumotox (disponible en: www.pneumotox.com). Aunque son cuadros excepcionales, el metotrexato puede producir neumonitis por hipersensibilidad (vidrio, nódulos centrolobulillares, atrapamiento aéreo) y, mucho menos frecuentemente, una neumonía organizada criptogénica (con consolidaciones de predominio peribroncovascular) y daño alveolar difuso.

Esclerosis sistémica

La afectación pulmonar intersticial es la causa principal de morbimortalidad en esta enfermedad, más frecuente en esclerosis sistémica difusa y más grave en fumadores. El patrón NINE es el más habitual, que producirá, en estadios avanzados, hipertensión pulmonar y *cor pulmonale* secundarios.

> **!** La esclerosis sistémica es la conectivopatía que con más frecuencia se asocia a hipertensión pulmonar, que puede aparecer aislada (más frecuente en esclerosis sistémica localizada) o asociada a enfermedad pulmonar intersticial

En la TC se aprecia una dilatación del cono de la arteria pulmonar (mayor de 2,9 cm) y sus ramas.

El hallazgo en TCAR de un esófago dilatado en un paciente con enfermedad pulmonar intersticial indica esclerosis sistémica, en la que la dismotilidad y el reflujo gastroesofágico predisponen a neumonitis por broncoaspiración.

Espondilitis anquilosante

La afectación pulmonar es poco frecuente y cuando tiene lugar es en estadios avanzados, generalmente en forma de fibrosis y con mayor frecuencia en los lóbulos superiores, que pueden desarrollar quistes y cavitaciones, lo que genera un aspecto similar a las ocasionadas por secuelas de infección antigua por tuberculosis.

Lupus eritematoso sistémico

> **!** En el lupus eritematoso sistémico (LES) las manifestaciones pulmonares agudas son más comunes que en otras ETC, en forma de pleuritis/derrame pleural, infección, neumonitis lúpica aguda, edema pulmonar y hemorragia alveolar difusa.

Las formas crónicas, en forma de enfermedad pulmonar intersticial, se presentan habitualmente como patrón NINE. Es infrecuente la progresión a fibrosis y panalización.

La forma de afectación torácica más frecuente es la *pleural* en forma de pleuritis, asociada o no a derrame pleural, que suele ser pequeño o moderado y de predominio bilateral. Puede ser recurrente y en un tercio de los casos asociar derrame pericárdico.

La *neumonitis aguda lúpica* es una manifestación poco frecuente pero grave del LES. Se caracteriza por fiebre, disnea, tos y, ocasionalmente, hemoptisis. En la radiografía de tórax se visualizan opacidades «en vidrio» o consolidaciones bilaterales de predominio en bases. En la TCAR se aprecian infiltrados «en vidrio deslustrado», consolidaciones y zonas de engrosamiento reticular. La neumonía lúpica corresponde histológicamente a grados variables de daño alveolar difuso, edema y hemorragia alveolar. Puede evolucionar hacia una neumonitis intersticial crónica con gran alteración ventilatoria restrictiva. Es fundamental hacer el diagnóstico diferencial con las infecciones, por lo que suele ser necesario un lavado broncoalveolar.

La enfermedad pulmonar intersticial es una complicación poco frecuente del LES. Los patrones más frecuentes son el patrón NINE, seguido del patrón NIU, aunque también se han observado patrones de neumonía intersticial linfocítica y de neumonía organizada criptogénica. Esta última, antigua bronquiolitis obliterante con neumonía organizada, se caracteriza por la presencia de consolidación alveolar, dilatación bronquial leve y opacidades «en vidrio deslustrado», rara vez con nódulos. Su afectación es parcheada, periférica o peribronquial de predominio basal, que a veces respeta el espacio subpleural, con tendencia a la migración.

La *hemorragia alveolar difusa* es otra complicación rara aunque potencialmente mortal. Puede ser la primera manifestación del LES. Los síntomas se suelen desarrollar en horas o en pocos días, con fiebre, tos, disnea y hemoptisis. Generalmente ocurre en pacientes con LES activo. Radiológicamente se observan infiltrados alveolares bilaterales.

La *hipertensión pulmonar* no es una complicación frecuente del LES. Tiene peor pronóstico y supervivencia que la hipertensión pulmonar primaria. Otras alteraciones vasculares asociadas al LES son las trombosis secundarias al síndrome antifosfolípido.

El *síndrome del pulmón encogido* o *arrugado* consiste en la aparición de disnea o dolor torácico larvado, alteración de los músculos respiratorios y una disminución de los volúmenes pulmonares en la radiografía de tórax, con atelectasias bibasales, elevación de los diafragmas y patrón restrictivo con difusión normal en las pruebas funcionales en ausencia de afectación parenquimatosa que lo justifique. Se encuentran frecuentemente atelectasias bibasales y zonas de vidrio en la TCAR.

Se encuentran *bronquiectasias* y engrosamiento de las paredes bronquiales en el 20 % de los pacientes, pero suelen ser silentes. También se ha descrito la aparición de bronquiolitis obliterante.

Síndrome de Sjögren

El síndrome de Sjögren se puede asociar a otras ETC. Las manifestaciones pulmonares suelen aparecer de forma tardía, generalmente en forma de NINE, seguida de la neumonía intersticial linfocítica y la NIU.

La *neumonía intersticial linfocítica* es una enfermedad linfoproliferativa benigna. Aunque clásicamente se ha asociado con el síndrome de Sjögren (el 90 % de ellas), puede aparecer en otras entidades, como en infección por virus de la inmunodeficiencia humana, síndrome de inmunodeficiencia variable común y otras enfermedades autoinmunes. En la TCAR cabe encontrar infiltrados en vidrio deslustrado, quistes de pared fina, nódulos de diferentes tamaños, nodulillos centrolobulillares y engrosamiento de septos.

Con respecto a la *afectación de la vía aérea*, puede aparecer un patrón de bronquiolitis, con atrapamiento aéreo, engrosamiento de paredes bronquiales, bronquiectasias y nódulos centrolobulillares.

La prevalencia de *linfoma pulmonar* primario en pacientes con síndrome de Sjögren se estima en torno al 2 %, en general tipo tejido linfoide asociado a mucosas de células B.

En la radiografía se presentan como masas con broncograma, nódulos únicos o múltiples, en ocasiones cavitados, e infiltrados difusos.

El derrame pleural es muy poco frecuente en el síndrome de Sjögren primario, pero cuando aparece suele ser bilateral. En general, aparece asociado a la artritis reumatoide.

Polimiositis/dermatomiositis

La afectación pulmonar hasta en un tercio de los casos es previa a las manifestaciones cutáneas y musculares, de las que la NINE es la más común, seguida por la neumonía organizada (consolidaciones periféricas y peribroncovasculares con tendencia a migrar de localización) y el daño alveolar difuso.

Todas ellas tienen una presentación muy variable, desde infiltrados rápidamente progresivos con fallo respiratorio hasta cuadros insidiosos de lenta evolución.

Por la propia afectación muscular y laríngea también es frecuente la hipoventilación y la broncoaspiración.

Enfermedad mixta del tejido conectivo

La afectación pulmonar suele ser leve y el patrón más común es una NINE con predominio de vidrio deslustrado, aunque la NIU, el derrame pleural o la hipertensión pulmonar también pueden aparecer.

MEDICINA NUCLEAR

La aportación de la medicina nuclear al diagnóstico y manejo de distintas enfermedades reumáticas se basa en la puesta en evidencia de diversos mecanismos fisiopatológicos. En los años 60 del siglo pasado se introdujo la gammagrafía ósea planar para obtener imágenes de la artrosis, posteriormente siguieron desarrollos como el marcaje de inmunoglobulinas en los años 80, el desarrollo de la imagen tomográfica de fotón único *single photon emission tomography* (SPECT) y de emisión de positrones (PET) en los 90 y la implantación de técnicas híbridas con TC o RM ya en este siglo.

> **!** La imagen por técnicas de medicina nuclear se basa en la detección de radiación procedente de isótopos radiactivos introducidos en el organismo asociados a fármacos que les proporcionan la especificidad para poner en evidencia procesos fisiológicos o patológicos.

En función del tipo de *decay* o decaimiento físico de los isótopos utilizados y del tipo de emisión que producen, la detección se realizará a través de la recogida de información de fotones procedentes de emisiones gamma (como es el caso del tecnecio 99 metaestable [^{99m}Tc]) o de la detección de dos emisiones gamma simultáneas procedentes de la aniquilación de un positrón, como en el caso del flúor 18 (^{18}F) y de otros emisores de positrones.

Es limitado el número de radioisótopos utilizados, con características favorables tanto desde el punto de vista físico como químico. Sin embargo, se han desarrollado infinidad de fármacos a los que unirlos.

Técnicas

Existen distintos procedimientos desarrollados dentro de la medicina nuclear basados en las técnicas de detección y el tipo de emisión radiactiva.

Gammagrafía ósea

Los radiofármacos más usados en las enfermedades reumáticas son los que evalúan el remodelado óseo, más frecuentemente los difosfonatos metileno-difosfonato o el hidroxi-metileno-difosfonato marcados con ^{99m}Tc.

Las bases farmacológicas de uso de estos radiofármacos radican en la unión a la matriz ósea en formación. Los difosfonatos se unen a los cristales de hidroxiapatita en formación. Así la llegada del radiofármaco es dependiente del flujo sanguíneo a la lesión o al hueso, sin que siga una relación lineal. La acumulación se produce de forma extravascular mediante difusión pasiva. Los difosfonatos se fijan de forma preferente al fosfato de calcio amorfo antes de su maduración a cristales de hidroxiapatita. Esto hace que cualquier proceso que desequilibre el remodelado óseo, fundamentalmente hacia el aumento de la síntesis ósea, provoque un marcado aumento de la captación del trazador. Los difosfonatos también se acumulan en procesos que aumentan la vascularización y el depósito de calcio en partes blandas o tejidos necróticos.

Las opciones técnicas de la gammagrafía ósea incluyen la posibilidad de hacer estudios dinámicos para obtener información de la vascularización de la región a estudio (fase primera o vascular), imágenes que aportan datos en enfermedades inflamatorias (fase precoz o tisular) y, por último, las obtenidas a partir de una hora tras la inyección intravenosa sobre el depósito de calcio y el remodelado óseo (fase tardía u ósea).

También existe la opción de hacer estudios tridimensionales con la adquisición SPECT, a través de las que se obtienen imágenes tomográficas derivadas de proyecciones planares alrededor del paciente. Con la evolución de las gammacámaras este procedimiento se ha hecho cada vez más rápido y asociado a imágenes de TC (SPECT-TC). Esta modalidad aumenta significativamente la precisión y solventa muchas de las limitaciones de la imagen planar.

La mayor accesibilidad a la gammagrafía ósea, el fácil manejo de los radiofármacos, su precio y la alta sensibilidad han hecho que durante años haya sido una técnica ampliamente utilizada. Sin embargo, su baja especificidad determina una baja utilidad cuando lo que se encuentran son cambios óseos difusos, lo que se conoce como *patrón metabólico*.

Este patrón se da en varias enfermedades sistémicas que provocan alteraciones generalizadas del metabolismo óseo, pero, con determinados matices, permite hacer aproximaciones a osteoporosis, osteomalacia o hiperparatiroidismo; menos frecuentemente es asociable a la enfermedad de Paget.

El patrón metabólico se caracteriza por los siguientes rasgos:

- Aumento de la captación en el esqueleto axial respecto a la captación normal y también en la diáfisis de huesos largos. Especialmente es evidente en huesos como la calota, el esternón y las uniones condrocostales.
- Aumento de la captación periarticular.

- Disminución relativa de la captación fisiológica en riñones y partes blandas.

Debe considerarse también la captación osteoarticular en las artritis y artrosis. El incremento en las fases vascular y tisular informa de un aumento de la vascularización y estasis precoz del radiofármaco dependiente del mayor flujo sanguíneo asociado a la inflamación.

> Existen diversos patrones gammagráficos característicos de enfermedades reumáticas: como el signo de la cabeza del toro en la región esternocostoclavicular en el SAPHO, la imagen «en V» o «en punta de lápiz» en huesos largos afectos en la enfermedad de Paget o el aumento trifásico de captación, difuso y periarticular de la extremidad afecta, más evidente en la fase tardía, del síndrome de dolor regional complejo.

Gammagrafía de glándulas salivares

Técnicamente es un procedimiento sencillo, dado que el radiofármaco utilizado, el pertecnectato de ^{99m}Tc, es directamente obtenido de la elución del generador de molibdeno/tecnecio, disponible en casi todos de servicios de medicina nuclear.

Permite evaluar la perfusión, así como la integridad de las funciones glandulares de producción y excreción de saliva.

Ampliamente utilizada en el pasado para el diagnóstico del síndrome de Sjögren, en la actualidad no forma parte de los criterios de clasificación; en su lugar suele utilizarse la ecografía con resultados equiparables (sensibilidad del 80 % y especificidad del 83 %).

Otros trazadores

La gammagrafía con citrato de galio 67 se utiliza para el estudio de focos infecciosos y en la sarcoidosis muestra el patrón típico del signo del panda y de lambda. Su uso en la actualidad es residual tras la incorporación a los servicios de la tomografía por emisión de positrones con ^{18}F-fluorodesoxiglucosa (FDG).

La gammagrafía con leucocitos marcados con indio 111 o ^{99m}Tc-hexametil-propileno-amino-oxima se utiliza para la detección precoz de infecciones osteoarticulares.

El uso de inmunoglobulinas se debe a que se unen al tejido inflamatorio, de forma inespecífica o a través de receptores Fc, moléculas específicas de unión a selectina E. Los nanocoloides presentan unión por mecanismos no bien esclarecidos en la artritis, con buena correlación con la RM.

Otros marcadores de la activación de macrófagos también han recibido atención como potenciales dianas diagnósticas, como por ejemplo el ^{11}C-PK11195, si bien las alternativas a dicho fármaco, utilizado ampliamente en fase de investigación en neurología, no han progresado aún como herramientas de uso clínico ni han sido comercializadas.

PET-TC 18F-NaF

El mecanismo de captación de este radiofármaco emisor de positrones es equiparable al descrito para la gammagrafía ósea.

De hecho, es un trazador originalmente utilizado para estudios gammagráficos.

El desarrollo tecnológico de la PET ha hecho que se vuelva a utilizar, lo que permite una alta resolución espacial en comparación con la gammagrafía y una mayor sensibilidad de la detección de cambios óseos.

PET-TC 18F-FDG

La tomografía por emisión de positrones-tomografía computarizada con flúor-18- fluorodesoxiglucosa es una técnica de amplia difusión y uso, que progresivamente se ha ido incorporando a la valoración de distintas enfermedades no oncológicas gracias a los mecanismos metabólicos que pone en evidencia.

La captación de ^{18}F-FDG es un reflejo del metabolismo celular a través de la actividad glucolítica celular. Se utiliza como marcador subrogado de la activación metabólica de los tejidos y se mantiene relativamente estable en el tiempo para obtener imágenes con comodidad.

La alteración en la distribución de la ^{18}F-FDG es un reflejo de la fisiopatología relacionada con los procesos inflamatorios, en los que se producen transformaciones en la célula que aumentan la entrada de glucosa en el citoplasma (transporte facilitado) y su fosforilación, que reduce su salida. Estas adaptaciones conducen a una mayor oferta del sustrato metabólico. Sin embargo, la ^{18}F-FDG no continúa la vía fisiológica y se queda atrapada dentro de la célula. Especialmente marcada es la acumulación en las transformaciones que se dan en procesos inflamatorios crónicos y en el desarrollo de granulomas.

El valor de captación estándar es una cuantificación proporcional al consumo glucolítico y, por tanto, informa sobre la actividad metabólica de la lesión. En las imágenes, las escalas de color utilizadas se correlacionan con estos valores cuantitativos, por lo que se observa que la intensidad del color se incrementa con el valor de dicha captación estándar.

Con la PET se evalúan lesiones inflamatorias articulares y extraarticulares de todo el cuerpo en un único examen y, aunque la captación es inespecífica, algunos patrones indican patologías concretas. Además, puede ser de útil en el seguimiento de la actividad de la enfermedad, lo que facilita el ajuste del tratamiento.

Entre los inconvenientes, se encuentra la mayor radiación con la realización conjunta de ambas técnicas, su coste y la semivida corta del FDG, que limita la disponibilidad de la prueba.

PET-RM

Combina en una sola exploración la alta resolución y la definición de partes blandas de la RM y la información de cambios moleculares procedente de la PET.

En los procesos inflamatorios se han publicado distintas aproximaciones al uso de esta tecnología, fundamentalmente mediante ^{18}F-FDG y ^{18}F-fluoruro de sodio. Los resultados muestran que mejora las capacidades diagnósticas de cada una de las técnicas por separado, al poner en evidencia los mecanismos fisiopatológicos de enfermedades como la sarcoidosis cardíaca, la miocarditis, la artritis o la vasculitis.

En la actualidad, es una técnica poco accesible, dados los costes inherentes a las tecnologías implicadas y la necesidad de una mayor evidencia científica.

Indicaciones en reumatología

A continuación se incluyen distintas indicaciones habituales de las técnicas de medicina nuclear en reumatología.

Enfermedad de Paget

La gammagrafía ósea (**Fig. 10-9**) es la técnica de imagen más sensible para el diagnóstico y valoración de la extensión de la enfermedad (monostótica o poliostótica), permite evaluar la respuesta al tratamiento (no se recomienda su uso seriado, a menos que exista sintomatología de nueva aparición) y tiene cierto papel en la detección de la malignización.

Las TC, RM, PET y SPECT (**Fig. 10-10**) son útiles en caso de dudas y especialmente en la valoración de las complicaciones, como fracturas, compresiones nerviosas o sospecha de malignidad.

Vasculitis

Múltiples trabajos han demostrado la utilidad de la PET-TC con ¹⁸F-FDG en las vasculitis de grandes vasos para diferenciar la aortitis aislada de la arteritis de células gigantes o la arteritis de Takayasu. Además, sirve para descartar malignidad e infecciones en pacientes con sospecha de vasculitis de grandes vasos con síndrome constitucional.

En la arteritis de células gigantes (**Fig. 10-11**) se propone como técnica de elección cuando se sospecha la enfermedad pero la biopsia de arteria temporal es negativa, así como para valorar la respuesta al tratamiento. Se utilizó en un amplio ensayo clínico como marcador de imagen para identificar a pacientes con arteritis no craneal en la evaluación de la respuesta a tocilizumab.

Polimialgia reumática

Se ha descrito un patrón de distribución característica con PET-TC ¹⁸F-FDG, que puede ser de ayuda en su diagnóstico diferencial. Habitualmente se encuentra un patrón de captación aumentada, tanto articular (hombros, caderas,

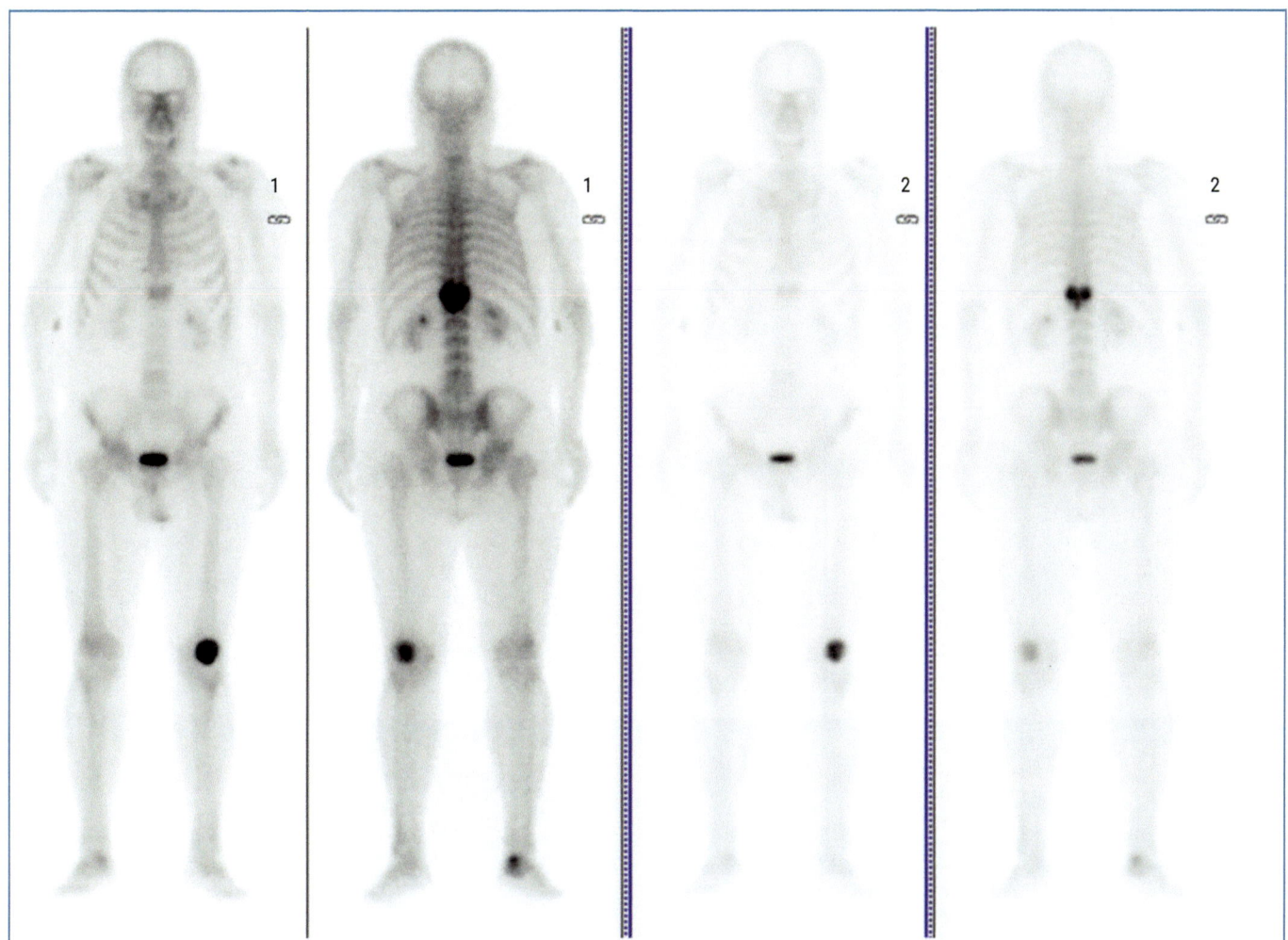

Figura 10-9. Gammagrafía ósea. Rastreo en paciente con enfermedad de Paget monostótica en vértebra torácica, que presenta imagen de morfología característica en la vértebra torácica T11 con intensa captación, en la que se aprecia afectación en la rótula izquierda y el calcáneo derecho (poliostótica).

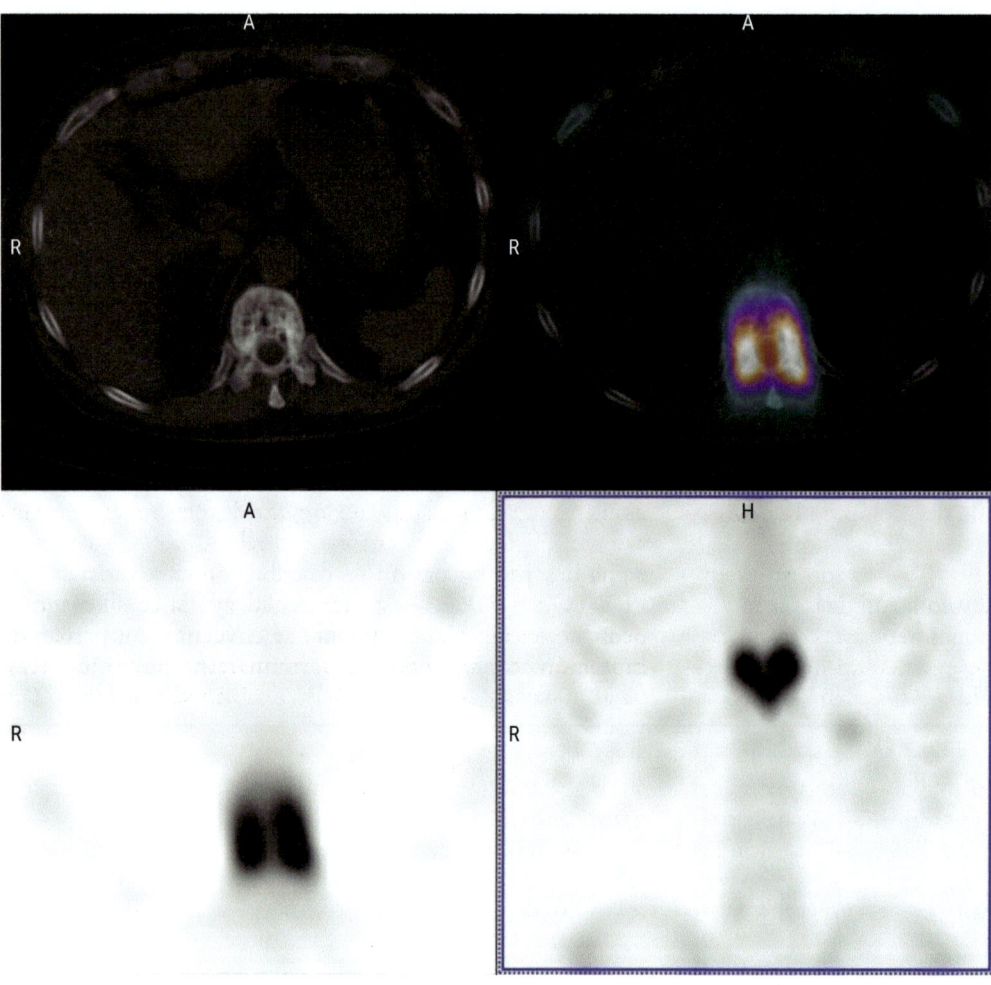

Figura 10-10. Imagen tomográfica de fotón único con tomografía computarizada con ^{99m}Tc-HDP o tecnecio 99m hidroxidifosfonato. Enfermedad de Paget monostótica en vértebra torácica. Correspondencia con aumento de la trabeculación y densidad ósea en la vértebra torácica T11.

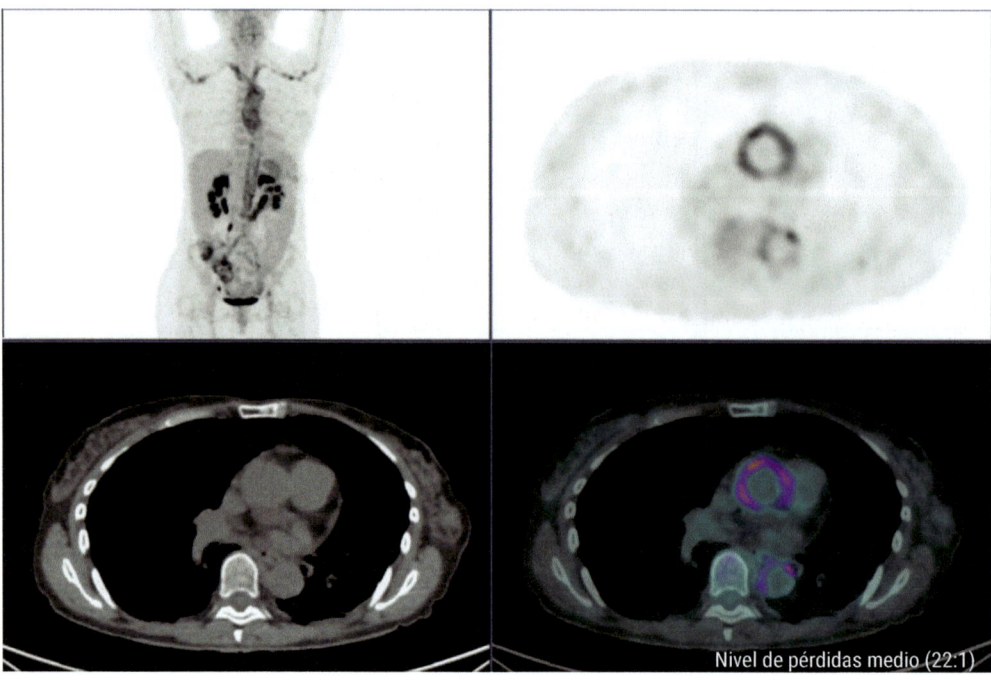

Nivel de pérdidas medio (22:1)

Figura 10-11. Tomografía por emisión de positrones-tomografía computarizada con flúor-18-fluoro-desoxiglucosa en paciente con arteritis de células gigantes. Inflamación de aorta y ramas principales

esternoclavicular, interespinosas cervicales y lumbares) como periarticular en forma de entesitis (pectíneo, aductor largo), tenosinovitis y bursitis (trocantérica, isquioglútea).

Se ha demostrado una sensibilidad superior al 80 % en la mayoría de las localizaciones, especialmente en las captaciones en tuberosidades isquiáticas o trocánteres mayores femorales. La captación en la bursa interespinosa tiene los mayores valores de especificidad (81 %) en metaanálisis que incluyen comparaciones con grupos control.

Sirve para valorar la actividad tanto articular como extraarticular, incluida la afectación vascular que asocia esta enfermedad en arterias de mediano y gran calibre.

Como en otros procesos inflamatorios es muy dependiente de la interferencia con corticoides, por lo que se valora su potencial uso como evaluador de la respuesta terapéutica.

Espondiloartritis y artritis reumatoide

Los estudios que han evaluado la capacidad diagnóstica de la gammagrafía ósea en estos procesos muestran una alta sensibilidad (> 80 %), pero su baja especificidad no permite la diferenciación de otros orígenes de las captaciones, como la propia artrosis.

Para solventar esta inespecificidad se han desarrollado diversos radiofármacos marcando inmunoglobulinas y se han evaluado las capacidades de la gammagrafía con leucocitos marcados y anticuerpos antigranulocitos. Estas últimas dos opciones no han proporcionado resultados satisfactorios y los primeros no están disponibles para uso clínico.

Otras múltiples opciones tampoco han logrado tener una utilidad clínica (anticuerpos anti-CD20, anti-CD4, anti-CD3, folatos en macrófagos activados, etc.).

La utilización del SPECT y SPECT-TC (**Fig. 10-12**) en los estudios de gammagrafía ósea sí ha demostrado mejorar sensiblemente la especificidad de las exploraciones. Ostendorf et al. demostraron, además de un aumento en la sensibilidad, una mejor diferenciación de los patrones asociados a la artritis reumatoide frente a la captación por artrosis, y una buena correlación con el edema en médula ósea y erosiones en la RM.

La mayoría de los estudios recientes han valorado la utilidad de la PET-TC con ¹⁸F-FDG. El patrón de captación por aumento del metabolismo glucolítico es el de detección de múltiples articulaciones hipercaptantes con alta intensidad, tanto pequeñas como grandes, y, ocasionalmente, la de captación en ganglios linfáticos regionales, de forma más típica los axilares. El grado de captación se correlaciona con el volumen de *pannus* evaluado con RM y con la clínica.

Al mismo tiempo, es de ayuda al diagnóstico la detección de hallazgos extraarticulares en la TC, con o sin correlato de hipermetabolismo: nódulos pulmonares, neumonía intersticial, úlceras y nódulos cutáneos, o incluso asociación con vasculitis.

El patrón de distribución permite hacer aproximaciones a la diferenciación con otros procesos, como espondiloartropatías o artritis relacionadas con conectivopatías.

Se ha utilizado la capacidad de variación de la PET-FDG en relación con los cambios inducidos por la terapia como marcador de respuesta. El porcentaje de cambio de los valores

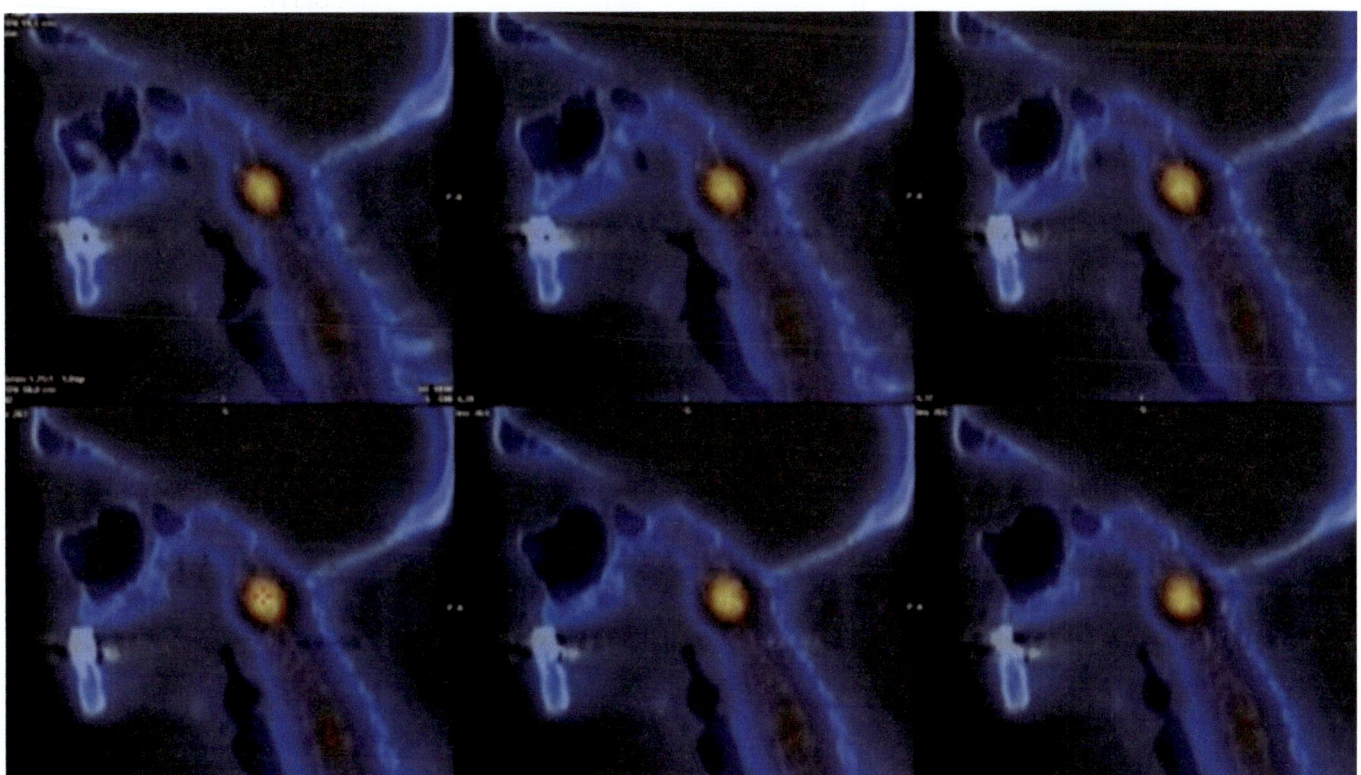

Figura 10-12. Imágenes seriadas de fusión de gammagrafía ósea (imagen tomográfica de fotón único-tomografía computarizada) en un caso de artritis de la articulación atloaxoidea en un paciente con artritis reumatoide.

cuantitativos respecto a una situación basal muestran buena correlación con valores analíticos, como la proteína C-reactiva, la velocidad de sedimentación globular y también con parámetros de actividad, como el *Disease Activity Score* de 28 articulaciones (DAS28).

Enfermedad de Still del adulto

Se ha propuesto la PET con ^{18}F-FDG como marcador de actividad en esta enfermedad, dada su correlación con marcadores séricos como la lactato deshidrogenasa, la aspartato aminotransferasa y la ferritina. La actividad metabólica en la médula ósea y el hígado, pero especialmente en el bazo, se ha valorado como marcador pronóstico.

Sarcoidosis

La intensa captación en las enfermedades granulomatosas con PET-TC con ^{18}F-FDG ha convertido esta técnica de imagen en una herramienta de gran valor diagnóstico en la sarcoidosis (**Fig. 10-13**).

No se recomienda su uso rutinario en el diagnóstico inicial, pero sí en casos dudosos para guiar la localización más adecuada para la biopsia, ya que demuestra muy alta sensibilidad para las lesiones activas, de hasta el 97 % en los ganglios linfáticos mediastínicos.

En algunos estudios se demuestra su potencial como marcador pronóstico en la afectación pulmonar y en la valoración de la respuesta terapéutica.

En otros órganos es también de utilidad (afectación neuromuscular, cutánea, ocular), y como complemento a la RM en la afectación cardíaca y de médula ósea, ya que permite confirmar diagnósticos de sospecha y sirve como guía de la terapia de inmunosupresión.

Fibrosis retroperitoneal idiopática

Inicialmente descrita como potencial origen de falsos positivos en PET-TC ^{18}F-FDG en la evaluación de lesiones neoplásicas, esta técnica ha demostrado su utilidad en la detección de dicha enfermedad, en la monitorización de la respuesta al tratamiento y en el pronóstico (la persistencia de captación tras tratamiento identifica a los pacientes con mayor recidiva potencial).

Fiebre o aumento de la velocidad de sedimentación de origen desconocido

También en esta indicación, la PET-TC con ^{18}F-FDG es una técnica sensible en la identificación de los sitios de inflamación, que permite guiar la estrategia diagnóstica.

En distintos estudios se ha encontrado capacidad de detección del foco entre el 38 y el 75 % de los casos y ha demostrado ser coste-efectiva cuando se utiliza de forma precoz en esquemas diagnósticos en ausencia de sospecha de focalidad.

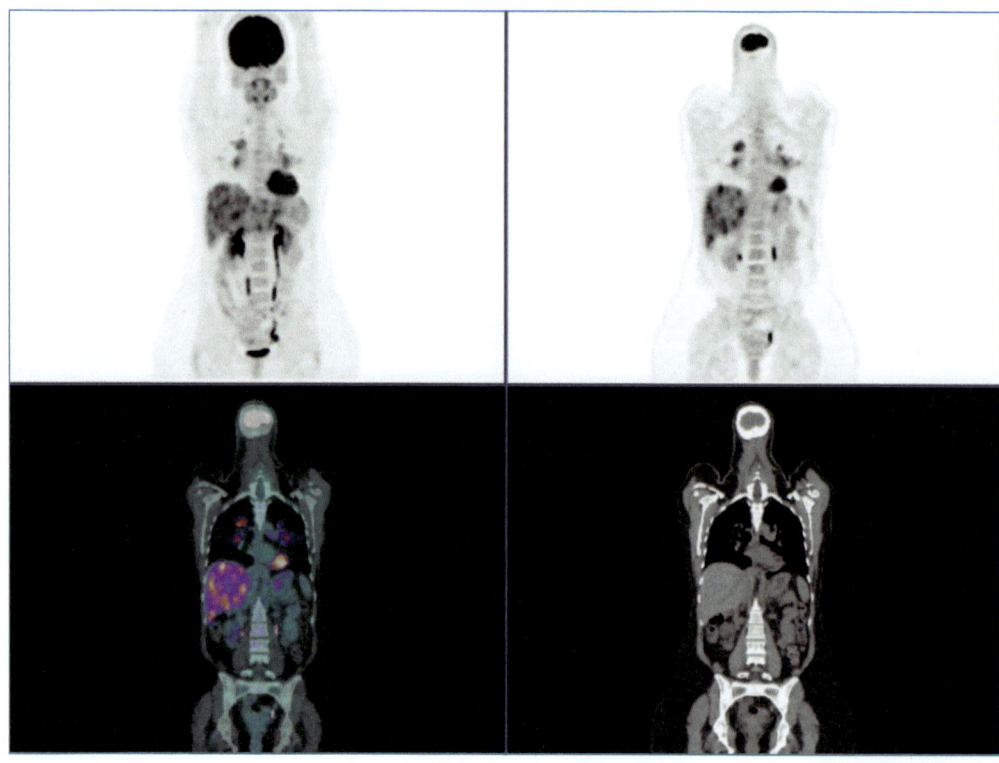

Figura 10-13. Imágenes de proyección de máxima intensidad de contraste y coronales de un estudio de tomografía por emisión de positrones-tomografía computarizada con flúor-18-fluorodesoxiglucosa en paciente con afectación pulmonar, linfática y hepática por sarcoidosis.

PUNTOS CLAVE

- La RM se ha convertido en una herramienta esencial en el abordaje diagnóstico y terapéutico de los pacientes reumáticos, especialmente en las espondiloartritis; resulta necesaria para una interpretación básica en la práctica clínica de lesiones activas y estructurales.
- Son de obligado conocimiento para el reumatólogo las indicaciones, pero también las secuencias adecuadas y el uso o no de gadolinio, en función de la sospecha clínica.
- La TCAR presenta una buena sensibilidad y especificidad para el diagnóstico de enfermedad pulmonar intersticial, así como capacidad discriminativa de lesiones poten-

cialmente reversibles y de sospecha de la posibilidad de una ETC asociada previa a la aparición de sus síntomas.
- La enfermedad pulmonar intersticial más frecuente en las ETC es la NINE, excepto en la artritis reumatoide, en la que el patrón NIU es el más habitual.
- Las indicaciones más habituales de la gammagrafía ósea son la valoración de la extensión de la enfermedad de Paget y de procesos tumorales.
- La PET es una herramienta de utilidad en las vasculitis de grandes vasos y la sarcoidosis.

BIBLIOGRAFÍA

Backhaus M, Kamradt T, Sandrock D, Loreck D, Fritz J, Wolf KJ,, et al. Arthritis of the finger joints: A comprehensive approach comparing conventional radiography, scintigraphy, ultrasound, and contrast-enhanced magnetic resonance imaging. Arthritis Rheum. 1999;42(6):1232-45.

Becerra Nakayo EM, García Vicente AM, Soriano Castrejón AM, Mendoza Narváez JA, Talavera Rubio MP, Poblete García VM,, et al. Análisis de costo-efectividad en el diagnóstico de fiebre de origen desconocido y el papel de la 18F-FDG PET-TC: propuesta de algoritmo diagnóstico. Rev Esp Med Nucl Imagen Molec. 2012;31(4):178-86.

Beckers, C, Ribbens C, André B, Marcelis S, Kaye O, Mathy L, et al. Assessment of disease activity in rheumatoid arthritis with 18 F-FDG PET. J Nucl Med. 2004;45(6):956-64.

Brady D, Berkowitz EA, Sharma A, Ackman JB, Bernheim A, Chung M, et al. CT morphologic characteristics and variant patterns of interstitial pulmonary fibrosis in systemic lupus erythematosus. Radiol Cardiothorac Imaging. 2021;3(4):e200625.

Capobianco J, Timberland A, Thompson BM, Antunes VB, Jasinowodolinski D, Meirelles G. Thoracic manifestations of collagen vascular diseases. Radiographics. 2012;32:33-50.

Carstensen SMD, Terslev L, Jensen MP, Østergaard M. Future use of musculoskeletal ultrasonography and magnetic resonance imaging in rheumatoid arthritis. Curr Opin Rheumatol. 2020;32(3):264-72.

Choi YJ, Sohn YB, Chung, Y-S. Updates on Paget's disease of bone. Endocrinol Metab. 2022;37:732-43.

Chung JH, Cox CW, Montner SM, Adegunsoye A, Oldham JM, Husain AN, et al. CT features of the usual interstitial pneumonia pattern: Differentiating connective tissue disease- associated interstitial lung disease from idiopathic pulmonary fibrosis. Am J Roentgenology. 2018;210:307-13.

De Bois MH, Tak PP, Arndt JW, Kluin PM, Pauwels EK, Breedveld FC. Joint scintigraphy for quantification of synovitis with 99mTc-labelled human immunoglobulin G compared to histological examination. Clin Exp Rheumatol. 1995;13(2):155-9.

De Hooge M, Van den Berg R, Navarro-Compán V, Reijnierse M, Van Gaalen F, Fagerli K, et al. Patients with chronic back pain of short duration from the space cohort: which MRI structural lesions in the sacroiliac joints and inflammatory and structural lesions in the spine are most specific for axial spondyloarthritis? Ann Rheum Dis. 2016;75:1308-14.

Dejaco C, Ramiro S, Duftner C, Besson FL, Bley TA, Blockmans D, et al. EULAR recommendations for the use of imaging in large vessel vasculitis in clinical practice. Ann Rheum Dis. 2018;77(5):636-43.

Díaz Villalonga I, Martín Martín L, Gavilanes Vaca AV, Martínez González I, Ortiz Evan L, Tirado Muñoz A. Manifestaciones torácicas de las enfermedades del tejido conectivo: diagnóstico y seguimiento. SERAM. 2021;1(1).

Diekhoff T, Lambert R, Hermann KG. MRI in axial spondyloarthritis: understanding an 'ASAS-positive MRI' and the ASAS classification criteria. Skeletal Radiol. 2022;51(9):1721730.

Eshed I, Hermann KG. MRI in imaging of rheumatic diseases: an overview for clinicians. Clin Exp Rheumatol. 2018;36(Suppl. 114):S10-5.

Freeston JE, Bird P, Conaghan PG. The role of MRI in rheumatoid arthritis: research and clinical issues. Curr Opin Rheumatol. 2009;21(2):95-101.

Giménez A, Mazzini S, Franquet T. El informe radiológico en patología intersticial pulmonar. Radiología. 2022;64.

Gómez Carrera L, Bonilla Hernán G. Manifestaciones pulmonares de las enfermedades del colágeno. Arch Bronconeumol. 2013;49(6):249-60.

Jamar F, Houssiau FA, Devogelaer J, Chapman PT, Haskard DO, Beaujean V, et al. Scintigraphy using a technetium 99m-labelled anti-E-selectin Fab fragment in rheumatoid arthritis. Reumatology. 2002;41(1):53-61.

Kirienko M, Erba PA, Chiti A, Sollini M. Hybrid PET/MRI in infection and inflammation: an update about the latest available literature evidence. Semin Nucl Med. 2022;53:107-24.

Kouijzer IJ, Mulders-Manders CM, Bleeker-Rovers CP, Oyen WJ. Fever of unknown origin: the value of FDG-PET/CT. Semin Nucl Med. 2018;48(2):100-7.

Li X, Dong C, Ma X, Wang Y. 18F-FDG PET/CT associates with disease activity and clinical recurrence of AOSD Patients. Front Med. 2021;8.

Maksymowych WP, Lambert RG, Baraliakos X, Weber U, Machado PM, Pedersen SJ, et al. Data-driven definitions for active and structural MRI lesions in the sacroiliac joint in spondyloarthritis and their predictive utility. Rheumatology (Oxford). 2021;60(10):4778-89.

Martín-Noguerol T, Casado-Verdugo OL, Beltrán LS, Aguilar G, Luna A. Role of advanced MRI techniques for sacroiliitis assessment and quantification. Eur J Radiol. 2023;163:110793.

Mc Queen FM, Chan E. Insights into rheumatoid arthritis from use of MRI. Curr Rheumatol Rep. 2014;16:388.

Morin G, Mageau A, Benali K, Bertinchamp R, Piekarski E, Raimbourg Q, et al. Persistent FDG/PET CT uptake in idiopathic retroperitoneal fibrosis helps identifying patients at a higher risk for relapse. Eur J Intern Med. 2019;62:67-71.

Mottonen TT, Hannonen P, Toivanen J, Rekonen A, Oka M. Value of joint scintigraphy in the prediction of erosiveness in early rheumatoid arthritis. Ann Rheum Dis. 1988;47:183-9.

Okabe T, Shibata H, Shizukuishi K, Yoneyama T, Inoue T, Tateishi U. F-18 FDG uptake patterns and disease activity of collagen vascular diseases-associated arthritis. Clin Nucl Med. 2011;36(5):350-4.

Ostendorf B, Mattes-György K, Reichelt DC, Blondin D, Wirrwar A, Lanzman R. Early detection of bony alterations in rheumatoid and erosive arthritis of finger joints with high-resolution single photon emission computed tomography, and differentiation between them. Skeletal Radiol. 2010;39(1):55-61.

Palmer WE, Rosenthal DI, Schoenberg OI, Fischman AJ, Simon LS, Rubin RH, Polisson RP.. Quantification of inflammation in the wrist with gadolinium-enhanced MR imaging and PET with 2-[F-18]-fluoro-2-deoxy-D-glucose. Radiology. 1995;196(3):647-55.

Palmucci S, Galioto F, Fazio G, Ferlito A, Cancemi G, Di Mari A, et al. Clinical and radiological features of lung disorders related to connective-tissue diseases: a pictorial essay. Insights Imaging. 2022;13(1):108.

Palosaari K, Vuotila J, Takalo R, Jartti A, Niemelä R, Haapea M. Contrast-enhanced dynamic and static MRI correlates with quantitative 99Tcm-labelled nanocolloid scintigraphy. Study of early rheumatoid arthritis patients. Rheumatology (Oxford, England). 2004;43(11):1364-73.

Piekarski E, Benali K, Rouzet F. Nuclear Imaging in Sarcoidosis. Semin Nucl Med. 2018;48(3):246-60.

Raghu G, Remy-Jardin R, Myers JL, Richeldi L, Christopher M. Idiopathic pulmonary fibrosis (an update) and progressive pulmonary fibrosis in adults: an official ATS\ERS\JRS\ALAT clinical practice guideline. Am J Respir Crit Care Med. 2022;205(9):e18-47.

Rudwaleit M, Van der Heijde D, Landewé R, Akkoc N, Brandt J, Chou CT, et al. The assessment os spondyloarthritis international society classification criteria for peripheral spondyloarthritis and for spondyloarthritis in general. Ann Rheum Dis. 2011;70(1):25-31.

Schueller-Weidekamm C, Mascarenhas VV, Sudol-Szopinska I, Boutry N, Plagou A, Klauser A, et al. Imaging and interpretation of axial spondylarthritis: The radiologist´s perspective-consensus of the Arthritis Subcommitee of the ESSR. Semin Musculoskelet Radiol. 2014;18(3):265-79.

Shiboski CH, Shiboski SC, Seror R, Criswell LA, Labetoulle M, Lietman TM.. 2016 ACR-EULAR Classification Criteria for primary Sjögren's Syndrome: A Consensus and Data-Driven Methodology Involving Three International Patient Cohorts. Arthritis Rheumatol. 2017;69(1):35.

Sieper J, Rudwaleit M, Baraliakos X, Brandt J, Braun J,Burgos-Vargas R, et al. The Assessment of SpondyloArthritis International Society (ASAS) handbook: a guide to assess spondyloarthritis. Ann Rheum Dis. 2009;68(Suppl 2):iiii44.

Slart RM; Writing group; Reviewer group; Members of EANM Cardiovascular; Members of EANM Infection & Inflammation; Members of Committees, SNMMI Cardiovascular; et al FDG-PET/CT(A) imaging in large vessel vasculitis and polymyalgia rheumatica: joint procedural recommendation of the EANM, SNMMI, and the PET Interest Group (PIG), and endorsed by the ASNC. Eur J Nucl Med Mol Imaging. 2018l;45(7):1250-69.

Song GG, Lee YH. Diagnostic accuracies of sialography and salivary ultrasonography in Sjögren's syndrome patients: A meta-analysis. Clin Exp Rheumatol. 2014;32(4):516-522. https://www.clinexprheumatol.org/abstract.asp?a=7716

Stone JH, Tuckwell K, Dimonaco S, Klearman M, Aringer M, Blockmans D. Trial of tocilizumab in giant-cell arteritis. N Engl J Med. 2017;377(4):317-28.

Sudoł-Szopińska I, Mróz J, Ostrowska M, Kwiatkowska B. Magnetic resonance imaging in inflammatory rheumatoid diseases. Reumatol. 2016;54(4):170-6.

Tanaka N, Kunihiro Y, Kubo M, Kawano R, Oishis K, Ueda K, et al. HRCT findings of collagen vascular disease-related interstitial pneumonia (CVD-IP): a comparative study among individual underlying diseases. Clin Radiol. 2018;73:8331-10.

Taniguchi Y, Arii K, Kumon Y, Fukumoto M, Ohnishi T, Horino T, et al. Positron emission tomography/computed tomography: A clinical tool for evaluation of enthesitis in patients with spondyloarthritides. Rheumatology. 2010;49(2):348-54.

Treglia G, Annunziata S, Sobic-Saranovic D, Bertagna F, Caldarella C, Giovanella L. The role of 18F-FDG-PET and PET/CT in patients with sarcoidosis: An updated evidence-based review. Acad Radiol. 2014;21(5):675-84.

Valoyes Guerrero L, Sarrias Guzmán M, Álvarez Sánchez C, Bengoechea Fajardo MJ. El TCAR en las manifestaciones pulmonares de las enfermedades del tejido conectivo. SERAM; 2018.

Van de Wiele C, Van den Bosch F, Mielants H, Simons M, Veys EM, Dierckx RA. Bone scintigraphy of the hands in early stage lupus erythematosus and rheumatoid arthritis. J Rheumatol. 2017;24(10):1916-21.

Van der Geest KS, Treglia G, Glaudemans AW, Brouwer E, Jamar F, Slart, RH, et al. Diagnostic value of [18F]FDG-PET/CT in polymyalgia rheumatica: a systematic review and meta-analysis. Eur J Nucl Med Molec Imaging. 2021;48:1876-89.

Weber U, Pedersen SJ, Østergaard M, Rufibar K, Lambert RG, Maksymowych WP. Can erosions on MRI of the sacroiliac joints be reliably detected in patients with ankylosing spondylitis? - A cross-sectional study. Arthritis Res Ther. 2012;14:R124-R24.

Yilmaz S, Tan YZ, Ozhan M, Halac M, Asa S, Sönmezoglu K. FDG PET/CT in monitoring treatment of retroperitoneal fibrosis. Rev Esp Med Nucl Imagen Molec. 2012;31(6):338-9.

Aproximación diagnóstica

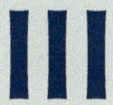

Aproximación clínica al paciente con artritis periférica

11

F. P. G. Jiménez Núñez, D. Mendoza Mendoza y V. Moreira Navarrete

OBJETIVOS

- Elaborar una historia clínica exhaustiva y realizar una exploración física completa para la correcta orientación diagnóstica de pacientes con artritis.
- Diferenciar una articulación dolorosa de causa articular, periarticular o de dolor referido.
- Indicar las pruebas complementarias pertinentes en función de la anamnesis y exploración física.
- Distinguir los cuadros clínicos que constituyen una urgencia médica de los que no.

MONOARTRITIS

Se define la monoartritis como la patología articular inflamatoria consistente en dolor, aumento de temperatura, enrojecimiento, tumefacción e impotencia funcional en una sola articulación que, en ocasiones, puede ser la forma de inicio de enfermedades con afectación oligoarticular (dos o tres articulaciones afectadas) o poliarticular (al menos cuatro articulaciones afectas).

> ! Cuando el tiempo de duración de la sintomatología es inferior a 6 semanas se clasifica como monoartritis aguda, que suele tener un inicio rápido en horas o días; se habla de monoartritis crónica si supera este tiempo.

Abordaje diagnóstico

La *monoartritis aguda* del adulto tiene numerosas causas. Las más frecuentes son la artritis microcristalina, la artritis postraumática o las descompensaciones de causa mecánica.

> Siempre hay que considerar una monoartritis aguda como una urgencia médica que precisa una actuación rápida para descartar una artritis séptica, debido a su curso destructivo y a la necesidad de tratamiento precoz.

Otra consideración en la evaluación inicial de una monoartritis es diferenciarla de otras patologías que pueden simular una artritis, como la afectación periarticular (celulitis, paniculitis, edema, fascitis, tendinitis, bursitis), el dolor referido (es muy frecuente el dolor referido en la rodilla de la patología de la cadera) y otras lesiones intraarticulares no inflamatorias que producen hidrartros (lesiones ligamentosas, meniscales, fracturas, osteocondritis y osteonecrosis).

El espectro diagnóstico del paciente con monoartritis es amplio. La monoartritis puede ser la única o la primera manifestación de una enfermedad sistémica, por lo que es de gran importancia hacer una valoración clínica exhaustiva.

> En el escenario clínico de una monoartritis crónica, una vez descartadas las causas más frecuentes de monoartritis aguda, el diagnóstico diferencial debe centrarse en los inicios monoarticulares de artropatías inflamatorias crónicas y autoinmunes sistémicas. También deben tenerse en cuenta las monoartritis crónicas infecciosas y tumorales.

La **figura 11-1** resume el algoritmo de decisión diagnóstica ante un paciente con monoartritis. En la **tabla 11-1** se presentan algunas claves para orientar el diagnóstico en función de los datos de la historia clínica y la exploración del paciente; y en la **tabla 11-2**, las causas de monoartritis que deben considerarse en el diagnóstico diferencial.

Anamnesis

Es importante conocer cómo fue el inicio de los síntomas, su evolución y si existe sintomatología asociada, actual o pasada, así como los antecedentes personales y familiares del paciente.

En la historia clínica deben recogerse el mayor número de datos para conseguir un diagnóstico lo más rápido y preciso posible:

- Antecedentes familiares: enfermedades reumáticas y relacionadas (psoriasis, enfermedad inflamatoria intestinal, coagulopatías hereditarias).
- Edad y sexo: en personas mayores es más frecuente la artritis por microcristales; en varones habrá que sospechar gota y espondiloartropatías y en mujeres, condrocalcinosis, gonococia y posible inicio de conectivopatías o artritis reumatoide.

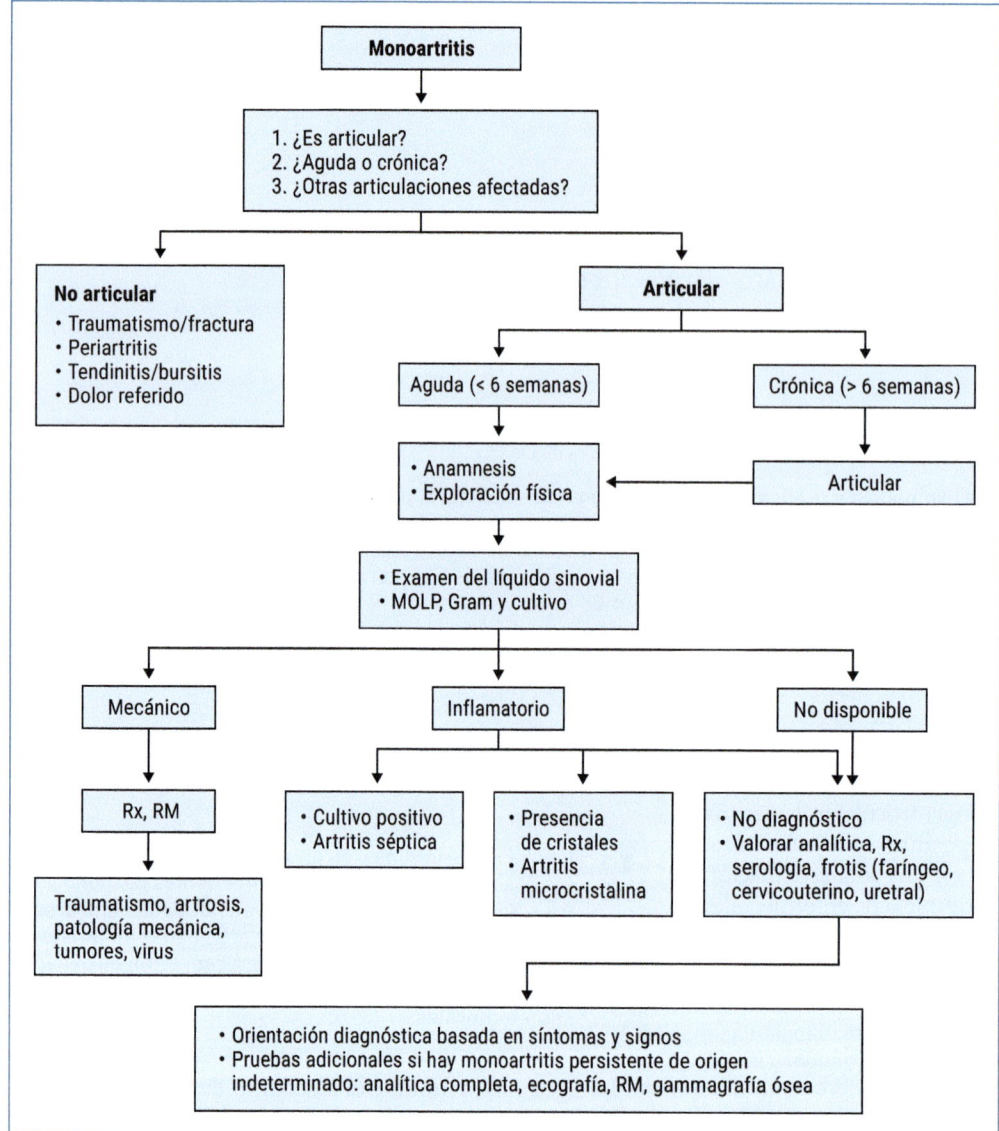

Figura 11-1. Algoritmo de actuación ante una monoartritis.
MOLP: microscopio óptico de luz polarizada; RM: resonancia magnética; Rx: radiografía simple.

- Hábitos tóxicos: algunas relaciones establecidas son la toma de alcohol y gota, el consumo de drogas y la artritis séptica, y el tabaco y la artritis reumatoide.
- Traumatismos: orientan a artritis postraumática, fractura y patología mecánica, aunque traumatismos previos pueden desencadenar una crisis de gota. También debe tenerse en cuenta la posibilidad de artritis séptica por inoculación desde heridas superficiales y la artritis por cuerpo extraño.
- Antecedentes personales o factores predisponentes: presencia de cuadros dolorosos agudos semejantes al actual, toma de fármacos (diuréticos y gota, anticoagulantes y antiagregantes en hemartros), enfermedades sistémicas como la diabetes, trastornos metabólicos, neuropatías, instrumentalización del paciente o tratamientos inmunosupresores (susceptibilidad a infecciones, entre ellas, la artritis séptica), cribado de enfermedades que en su evolución se asocien con monoartritis (enfermedad inflamatoria intestinal, hiperuricemia, psoriasis), hábitos alimenticios (productos lácteos no pasteurizados y brucelosis), contactos con animales o agentes físicos, picaduras o viajes recientes

(enfermedad de Lyme), factores de riesgo para enfermedades de transmisión sexual (artritis gonocócica).
- Características del dolor: es importante diferenciar el dolor mecánico del inflamatorio, y tener en cuenta el dolor referido.
- Localización típica: la gota en la primera articulación metatarsofalángica, los pacientes adictos a drogas por vía parenteral en la articulación esternoclavicular, y la sarcoidosis como periartritis en el tobillo (frecuentemente bilateral).

> ! Comienzo y tiempo de evolución: un inicio rápido en horas o pocos días indica infección o artritis microcristalina, aunque las infecciones fúngicas o por micobacterias tienen un curso insidioso; la instauración en días o semanas indica una artropatía inflamatoria crónica.

- Forma de evolución: el dolor crónico con brotes de reagudización orienta a artrosis; si es intermitente, a artritis por microcristales o enfermedad de Lyme; si es migratorio, a artritis gonocócica o vírica o reumatismo palindrómico, y si es aditivo, a artritis inflamatoria crónica.

Tabla 11-1. Claves diagnósticas en el abordaje de la monoartritis

Síntomas y signos clave	Sospecha diagnóstica
Inicio del dolor en minutos, traumatismo	Fractura, cuerpo libre intraarticular, trastorno mecánico
Inicio del dolor en horas a 1 o 2 días	Infección, microcristalina, otras artritis inflamatorias
Inicio insidioso en días o semanas	Infección, artrosis, enfermedad infiltrativa, tumor
Adictos a drogas por vía parenteral, inmunodeprimidos	Artritis séptica
Crisis previas en cualquier articulación, con resolución espontánea	Artritis microcristalinas, otras artritis inflamatorias
Tratamiento corticoideo prolongado actual o reciente	Infección, necrosis avascular
Coagulopatía, uso de anticoagulantes	Hemartros
Uretritis, conjuntivitis, diarrea, exantema	Artritis reactiva
Psoriasis o alteraciones ungueales	Artritis psoriásica
Uso de diuréticos, presencia de tofos, historia de litiasis renal, consumo de alcohol	Gota
Trastornos metabólicos	Condrocalcinosis
Uveítis, lumbalgia inflamatoria	Espondiloartropatía
Adulto joven, poliartralgias migratorias, tendinitis, lesiones cutáneas	Artritis gonocócica
Adenopatías hiliares, eritema nudoso, periartritis de tobillos	Sarcoidosis

- Sintomatología asociada: la fiebre orienta a proceso infeccioso, aunque hay que tener en cuenta que la artritis séptica puede cursar sin fiebre y que otras causas de artritis como la microcristalina pueden manifestarla. Es necesario el cribado de síntomas que el paciente puede no asociar a la clínica actual, como diarrea, tos seca y disnea, clínica urinaria o genital, conjuntivitis, úlceras orales o genitales, lesiones cutáneas, alopecia o fenómeno de Raynaud.

Exploración física

Es muy importante hacer una exploración física sistemática para descartar la presencia de artritis en otras localizaciones; es decir, para descartar que el escenario clínico sea una oligoartritis o una poliartritis en lugar de una monoartritis.

Se debe hacer un estudio sistemático por aparatos para detectar otros signos que ayuden al diagnóstico diferencial:

- Ojos: uveítis (espondiloartropatías, enfermedad de Behçet, artritis crónica juvenil, sarcoidosis), queratoconjuntivitis (en síndrome de Sjögren, lupus eritematoso sistémico, artritis reumatoide), epiescleritis (en la artritis reumatoide), visión borrosa (en la arteritis de células gigantes).
- Piel: psoriasis cutánea o ungueal, eritema nudoso (infecciones, fármacos, sarcoidosis, enfermedad de Behçet), tofos (gota), dactilitis (espondiloartropatías), eritema «en alas de mariposa» (lupus eritematoso sistémico), embolias sépticas, adenopatías.
- Aparato cardiorrespiratorio: crepitantes, soplos.
- Aparato digestivo: úlceras orales (enfermedad de Behçet, artritis reactivas, artritis enteropáticas, lupus eritematoso sistémico), diarrea (enfermedad inflamatoria intestinal, enfermedad de Whipple, artritis reactivas), disfagia (esclerosis sistémica), síndrome seco (síndrome de Sjögren), visceromegalias.
- Aparato genitourinario: úlceras genitales (enfermedad de Behçet, síndrome de Reiter, lupus eritematoso sistémico), uretritis/cervicitis (artritis reactivas).

Pruebas complementarias

La artrocentesis y el examen del líquido sinovial es la prueba más rentable y la primera en la aproximación diagnóstica de una monoartritis aguda.

Examen del líquido sinovial

Ante una monoartritis con inflamación llamativa, la falta de disponibilidad para una artrocentesis es motivo para derivar al paciente a un servicio hospitalario, dada la destrucción articular que produce una artritis séptica no diagnosticada a tiempo.

No estará indicada si existe celulitis periarticular (por el riesgo de contaminar e infectar la articulación), pero ni la anticoagulación ni la trombocitopenia, salvo casos extremos, contraindican su realización.

El estudio del líquido sinovial permite diferenciar el líquido mecánico del inflamatorio o del séptico (**Tabla 11-3**), mediante la visualización macroscópica, recuento celular, estudio bioquímico, estudio microbiológico y la visualización de cristales con microscopio óptico de luz polarizada. Para ello, es importante que la recogida y el envío de la muestra se hagan de forma adecuada.

Tabla 11-2. Diagnóstico diferencial de la monoartritis

Artritis microcristalina	• Gota • Condrocalcinosis • Hidroxiapatita • Oxalato cálcico • Lípidos • Infiltración de corticoides
Traumatismo	• Artritis postraumática
Patología mecánica	• Descompensación artrósica (hidrartros) • Fracturas • Lesión ligamentosa • Meniscopatía • Osteocondritis disecante • Osteonecrosis aséptica
Artritis infecciosas	• Bacterianas agudas: gonocócica y no gonocócica (*Staphylococcus aureus*) • Bacterianas crónicas: *Brucella*, *Borrelia burgdorferi* (enfermedad de Lyme), *Treponema pallidum* (sífilis), *Tropheryma whipplei* (enfermedad de Whipple), *Pasteurella multocida* (pasteurelosis) • Víricas: parvovirus B19, enterovirus (virus de Coxsackie y echovirus), virus de la hepatitis B, virus de la hepatitis C, rubéola, adenovirus, varicela, virus del herpes simple, citomegalovirus, virus de la parotiditis, virus del chikunguya, zika, dengue, SARS-CoV-2 • Micobacterias: tuberculosis • Hongos: *Sporothrix schenckii* (esporotricosis)
Enfermedades reumáticas inflamatorias	• Tumores cerebrales • Espondiloartropatías • Artritis psoriásica • Artritis reactivas • Artritis reumatoide (más frecuente de inicio oligoarticular o poliarticular) • Artritis idiopática juvenil • Lupus eritematoso sistémico • Enfermedad de Behçet • Sarcoidosis • Vasculitis • Enfermedad de Still • Fiebre mediterránea familiar
Neoplasias	• Benignas: sinovitis villonodular pigmentada, lipoma arborescente, osteocondromatosis sinovial • Malignas: osteosarcoma, condrosarcoma, fibrosarcoma, metástasis • Hematológicas: leucemia, linfoma, mieloma múltiple, procesos mielodisplásicos • Síndromes paraneoplásicos
Enfermedades hematológicas	• Hemofilia • Anticoagulantes
Otras	• Artropatía neuropática • Hidrartrosis intermitente • Síndrome de dolor regional complejo • Sinovitis por cuerpo extraño

SARS-CoV-2: síndrome respiratorio agudo severo causado por coronavirus de tipo 2.

El líquido sinovial con más de 2.000 leucocitos/mm³ se considera inflamatorio, y el que está por debajo, mecánico. Cuanto mayor es la celularidad y el porcentaje de polimorfonucleares, mayor es la probabilidad de una artritis bacteriana, especialmente por encima de los 25.000 leucocitos/mm³. Sin embargo, las artritis microcristalinas y las artropatías inflamatorias crónicas pueden tener recuentos celulares muy altos.

 Los cristales de urato monosódico tienen forma de aguja con fuerte birrefringencia negativa, mientras que los de pirofosfato cálcico suelen ser polimorfos, en forma de bastón o romboideos, con birrefringencia positiva débil. Para el diagnóstico de cristales de hidroxiapatita, es necesaria la tinción con rojo de alizarina o su visualización con microscopia electrónica.

La concentración de glucosa en el líquido sinovial suele ser inversamente proporcional a su celularidad, pero no aporta más información etiológica, como tampoco la concentración de proteínas o lactato deshidrogenasa.

El estudio microbiológico básico incluye la tinción de Gram y cultivo para aerobios y anaerobios, aunque, según la sospecha diagnóstica, serán necesarios cultivos en medios especiales para micobacterias u hongos, tinción de Thayer-Martin para *Neisseria*, etc. Según la sospecha diagnóstica, será útil determinar cultivos de otras localizaciones, como orina, orofaringe, cérvix, uretra, heces o hemocultivos.

La determinación de la reacción en cadena de la polimerasa para la detección de ADN bacteriano en el líquido articular será útil en el diagnóstico de determinadas artritis secundarias a agentes infecciosos, como las producidas por *Yersinia*, *Borrelia burgdorferi*, *Chlamydia*, *Neisseria gonorrhoeae* y ureaplasma, aunque se debe tener precaución al interpretar los resultados, porque puede aparecer contaminación con otros cúmulos de ADN y provocar un falso positivo. La prueba tampoco es capaz de distinguir entre organismos vivos y muertos. Tiene especial utilidad en el diagnóstico de gérmenes cuyo cultivo puede ser lento o en pacientes tratados con antibióticos previamente a la recogida de cultivos.

Laboratorio

La solicitud analítica inicial incluirá hemograma, velocidad de sedimentación globular, proteína C-reactiva, bioquímica (función renal, hepática y niveles de ácido úrico) y orina (básico y sedimento).

En caso de traumatismo o hemartros se debe ampliar la solicitud con un estudio de coagulación.

La hiperuricemia por sí sola no es diagnóstica de gota. Además, todos los pacientes con gota tienen en algún momento un nivel elevado en sangre de ácido úrico, pero pueden ser normales en el ataque agudo, por lo que no se debe basar la exclusión de este diagnóstico en la normalidad sérica de este parámetro.

Ante la sospecha de actividad biológica (aumento de velocidad de sedimentación globular y proteína C-reactiva, trombocitosis, anemia normocítica y normocrómica) se ampliará el estudio con el fin de filiar una posible etiología reumática.

Tabla 11-3. Hallazgos diagnósticos del estudio del líquido sinovial

Aspecto	Viscosidad	Leucocitos/ mm³	PMN (%)	Glucosa (% LS/sangre)	Cristales	Cultivo	Diagnóstico
Claro	Alta	< 200	< 10	95-100	–	–	Líquido normal
Claro	Alta	< 2.000	< 25	95-100	–	–	Mecánico
Hemático	Variable	< 4.000	< 25	95-100	–	–	Traumático
Turbio	Baja	2.000-50.000	> 50	80-100	B fuerte, E negativa	–	Gota
Turbio	Baja	2.000-50.000	> 50	80-100	B débil o ausente, E positiva	–	Condrocalcinosis
Purulento	Variable	> 50.000	> 75	< 50		+	Artritis séptica
Turbio	Baja	2.000-50.000	> 50	75	–	–	Artropatías inflamatorias

B: birrefringencia; E: elongación; LS: líquido sinovial; PMN: polimorfonucleares.

Deberán hacerse hemocultivos si existe sospecha de origen séptico de la monoartritis; en esta situación la procalcitonina será de utilidad para distinguir causas inflamatorias de bacterianas. Serologías y cultivos específicos son de indicación en sospecha de artritis reactivas o monoartritis crónica infecciosa.

Imagen

La radiología simple se hará de la articulación afecta y la contralateral. Normalmente aporta poca información en la artritis aguda, aunque permite detectar artrosis, fracturas, tumores, procesos infecciosos y osteonecrosis. Ante la sospecha de condrocalcinosis, se indagará la presencia de calcificaciones en el menisco de la rodilla, el ligamento triangular del carpo y la sínfisis púbica.

La ecografía permite la confirmación de la sinovitis, cuantificar el grado de inflamación mediante ecografía Doppler y orientar el diagnóstico (signo del doble contorno en la gota, punteado hiperecogénico cartilaginoso en la condrocalcinosis). Además, localiza topográficamente de forma exacta el problema (sinovitis, tenosinovitis y entesitis frente a afectación de partes blandas) y facilita la artrocentesis guiada.

Las demás herramientas de imagen serán necesarias en caso de monoartritis persistentes no filiadas. La tomografía computarizada es muy útil para el diagnóstico de fracturas de estrés y para caracterizar tumores óseos, así como para descartar infecciones de partes blandas y sus complicaciones. Sin embargo, la resonancia magnética la supera en la valoración de partes blandas y es de elección en la sospecha de lesiones ligamentosas y meniscales, así como en la sinovitis en articulaciones profundas, como de hombro y cadera.

Según sospecha clínica inflamatoria, tumoral, infecciosa o de fracturas por insuficiencia, podrían ser útiles la gammagrafía ósea o una tomografía por emisión de positrones-tomografía computarizada.

Etiología

Artritis séptica o de causa infecciosa

Suele ser monoarticular y darse en articulaciones de gran tamaño, acompañada o no de fiebre, adenopatías y afectación del estado general, aunque la ausencia de fiebre no debe hacer descartar la posibilidad de una artritis séptica.

Las artritis sépticas no gonocócicas son más frecuentes y graves y es de vital importancia llegar a un diagnóstico precoz porque son rápidamente destructivas. Es monoarticular en el 80-90 % de los casos. Se suelen producir por diseminación hematógena. Otras vías de entrada son la inoculación o diseminación directa desde infecciones de tejidos blandos subyacentes o por procedimientos, como artrocentesis y artroscopia. Los gérmenes más frecuentes son *Staphylococcus aureus* (60 %), seguido de *Staphylococcus epidermidis*, *Streptococcus* β-hemolítico y bacilos gramnegativos (*Salmonella, Eschericchia coli, Pseudomonas*). Las articulaciones más afectadas son la rodilla en adultos, la cadera en niños y la articulación esternoclavicular y el manubrio esternal en adictos a drogas por vía parenteral. En pacientes inmunodeprimidos hay que pensar en infecciones por micobacterias o por hongos.

La artritis gonocócica debe sospecharse en adultos jóvenes sexualmente activos; es más frecuente en mujeres. Se presenta como monoartritis en el 40 %; en el resto, como oligoartritis o tenosinovitis (muñecas, rodillas, tobillos), acompañada de lesiones vesiculopustulosas. En el 50-80 % de los casos puede aislarse *Neisseria gonorrhoeae* en el aparato genital; es muy poco frecuente su aislamiento en el líquido sinovial.

Otras causas de artritis de origen infeccioso son bacterianas, como las espiroquetas (enfermedad de Lyme y lúes) y la brucelosis, o virus como el herpes simple, el virus de Coxsackie y parvovirus B19. En estos casos, las pruebas serológicas pueden llevar al diagnóstico.

Artritis microcristalinas

Constituyen la causa más frecuente de monoartritis aguda. Varios tipos de cristales pueden causar monoartritis, pero la gota y la condrocalcinosis son los más comunes.

En pacientes que están recibiendo diálisis hay que pensar en los cristales de oxalato cálcico. Otros cristales que causan artritis son la hidroxiapatita, los lípidos o los corticoides intraarticulares.

- La gota se produce por el depósito de cristales de urato monosódico. Se asocia con hiperuricemia, aunque unos niveles séricos normales de urato no descartan el diagnóstico. Son factores predisponentes la hipertensión, hiperlipemia, excesivo consumo de alcohol, insuficiencia renal y fármacos (diuréticos tiacídicos, ácido acetilsalicílico). La articulación más afectada es la metatarsofalángica del primer dedo (podagra), seguida de tarso, tobillo y rodilla. Hay tendencia a la recurrencia. Pueden hacerse oligoarticulares o poliarticulares.

- La condrocalcinosis se produce por el depósito de cristales de pirofosfato cálcico dihidratado. Es la «gran simuladora» en las enfermedades reumáticas, porque puede causar cualquier patrón de artritis. Predomina en pacientes mayores de 60 años. La forma más habitual es idiopática, aunque existen enfermedades predisponentes como la hemocromatosis, el hiperparatiroidismo, la hipomagnesemia, la hipofosfatasia, la enfermedad de Wilson, la gota y la ocronosis, y en estos casos suele manifestarse en pacientes más jóvenes. Es frecuente que se desencadene tras acontecimientos estresantes, como cirugía, traumatismos o enfermedades agudas. Aunque puede afectar a cualquier articulación, es más frecuente en la rodilla, también en las manos. En la radiología simple, puede demostrarse la presencia de calcificación del fibrocartílago en la rodilla, del ligamento triangular del carpo y en la sínfisis del pubis.

Artritis reactiva

Se define como la inflamación aséptica de una o varias articulaciones que aparece tras un proceso infeccioso ubicado en cualquier parte del organismo.

El germen no se encuentra en la articulación, sino que se trata de una manifestación articular de la infección. Se asocian con infecciones gastrointestinales (*Salmonella*, *Shigella*, *Yersinia* y *Campylobacter*) y genitourinarias (*Chlamydia trachomatis* y *Ureaplasma urealyticum*).

También se incluyen en este grupo la fiebre reumática y la artritis postestreptocócica, que se producen tras infecciones faríngeas por *Streptococcus pyogenes* β-hemolítico del grupo A.

Enfermedades inflamatorias crónicas y autoinmunes sistémicas

Muchas pueden presentarse como una monoartritis, especialmente la artritis psoriásica, las espondiloartritis y la enfermedad de Behçet.

El 25 % de las monoartritis crónicas acaban siendo una artropatía inflamatoria crónica.

POLIARTRITIS

Se define la presencia de poliartritis como la existencia de signos inflamatorios en cuatro o más articulaciones. Se habla de poliartritis aguda cuando su tiempo de evolución es menor de 6 semanas y crónica si supera las 6 semanas.

Abordaje diagnóstico

El principal problema diagnóstico consiste en determinar si un paciente con dolor poliarticular tiene, efectivamente, una artropatía inflamatoria, ya que en muchas ocasiones se refiere como inflamación lo que en realidad no lo es.

El diagnóstico es clínico por la existencia de síntomas y signos propios: calor, rubor, dolor, tumefacción e impotencia funcional. Sin embargo, no siempre es fácil para el médico diferenciar entre artritis, artralgia o afectación periarticular (muscular, tendinosa o ligamentosa).

La confirmación de la existencia de poliartritis se acompañará de una anamnesis, exploración física y exploraciones complementarias que ayuden a identificar la causa (Tabla 11-4).

Tabla 11-4. Causas de poliartritis

Enfermedades autoinmunes	• Artritis reumatoide • Lupus eritematoso sistémico • Síndrome de Sjögren • Esclerosis sistémica • Enfermedad mixta del tejido conectivo • Polimiositis o dermatomiositis • Artritis idiopática juvenil • Enfermedad de Still del adulto • Poliarteritis nudosa • Púrpura de Schoenlein-Henoch • Crioglobulinemia • Enfermedad de Behçet
Enfermedades endocrinas	• Hiperparatiroidismo • Hipotiroidismo
Espondiloartropatías	• Artritis enteropáticas • Artritis psoriásica • Espondilitis anquilosante
Artritis estériles	• Artritis reactivas • Enfermedad de Lyme • Fiebre reumática • Reumatismo de Poncet
Artritis infecciosas	• Bacterianas: gonococo, meningococo, *Brucella*, tuberculosis, endocarditis bacteriana, enfermedad de Lyme, enfermedad de Whipple, gérmenes piógenos en inmunodeprimidos • Micóticas: *Candida*, *Aspergillus* • Parásitos • Víricas: virus de la hepatitis B, virus de la hepatitis C, rubéola, virus de la inmunodeficiencia humana, citomegalovirus, virus de Epstein-Barr
Artritis microcristalinas	• Condrocalcinosis • Gota • Hidroxiapatita
Enfermedades neoplásicas	• Leucemia aguda • Linfoma no hodgkiniano • Síndromes mielodisplásicos • Síndromes paraneoplásicos
Enfermedades por depósito	• Amiloidosis • Hemocromatosis
Otras	• Drepanocitosis • Fiebre mediterránea familiar • Osteoartropatía hipertrófica • Policondritis recidivante • Sarcoidosis • Síndrome de Sweet

Son criterios de ingreso hospitalario los siguientes:

- Importante afectación del estado general que impida su estudio ambulatorio.
- Fiebre elevada.
- Sospecha de etiología séptica.
- Sospecha de enfermedad subyacente grave: neoplasia, colagenosis, vasculitis, etcétera.
- Necesidad de exploraciones complementarias hospitalarias.

Anamnesis

Se valorarán los siguientes aspectos:

- Antecedentes familiares: artritis y enfermedades relacionadas (psoriasis, enfermedad inflamatoria intestinal crónica, uveítis).
- Antecedentes personales: profesión, psoriasis cutánea y ungueal, viajes recientes, diarreas habituales, hábitos tóxicos o adicción a drogas.
- Edad y sexo: en sujetos jóvenes se considerarán las espondiloartropatías en varones y conectivopatías y artritis víricas (parvovirus B19, rubéola) en mujeres; en mujeres de edad media se pensará en la artritis reumatoide; en pacientes mayores de 60 años, considerar la polimialgia reumática, la condrocalcinosis y los procesos paraneoplásicos (son menos frecuentes).
- Factores desencadenantes: la ingesta de fármacos diuréticos, piracinamida, etambutol, ciclosporina, didanosina, ritonavir o ácido acetilsalicílico pueden provocar hiperuricemia y gota aguda. Otros fármacos, como hidralacina, procainamida o isoniacida, pueden agudizar los cuadros de lupus. Las infecciones previas al inicio del cuadro indican artritis reactivas.
- Hábitos sexuales: ayuda al diagnóstico de poliartritis gonocócica, artritis reactivas o asociada a virus de la hepatitis B o infección por el virus de la inmunodeficiencia humana. La presencia de uretritis o cervicitis orientan hacia la existencia de una enfermedad de transmisión sexual.

> ❗ Forma de comienzo (brusco o insidioso) y curso clínico (agudo o crónico): el desarrollo en horas de poliartralgias intensas sin inflamación marcada puede indicar viriasis. El desarrollo de poliartritis en un tiempo superior a 6 semanas orienta hacia un proceso crónico reumático.

- Distribución de las articulaciones afectas: pequeñas o grandes, de forma simétrica (típica de la artritis reumatoide) o asimétrica (típica de las espondiloartritis).
- Secuencia de afectación articular:
  - Intermitente: los episodios inflamatorios se alternan con períodos asintomáticos. Presentan este patrón la artritis microcristalina, la fiebre mediterránea familiar, la enfermedad de Whipple y el reumatismo palindrómico.
  - Migratorio: cuando tiende a desaparecer la inflamación en una articulación y se afecta otra de forma sucesiva. Es típico de la artritis gonocócica y la fiebre reumática.

- Aditivo: sin que se resuelva la inflamación en las articulaciones iniciales, se van afectando nuevas localizaciones. Es el patrón característico de la artritis reumatoide.

Exploración física

Existen una serie de patrones de afectación sugestivos que facilitan el diagnóstico:

- Patrón de artritis reumatoide: afectación simétrica de pequeñas articulaciones de manos (carpos, metacarpofalángicas, interfalángicas proximales) y pies (metatarsofalángicas), con relativa preservación de las interfalángicas distales de las manos.
- Patrón de artritis psoriásica: afectación asimétrica de sacroilíacas, grandes y pequeñas articulaciones, con afectación de las articulaciones interfalángicas distales en las manos, y posibilidad de dactilitis.
- Patrón de artritis reactivas: monoartritis u oligoartritis asimétrica de grandes articulaciones y predominio en miembros inferiores, con o sin sacroilitis asimétrica.
- Patrón de espondilitis anquilosante: afectación axial y sacroilitis simétrica, con oligoartritis asimétrica de grandes articulaciones y predominio en miembros inferiores, asociadas a entesitis.
- Patrón de artrosis nodular: deformidad bilateral y simétrica por afectación de las articulaciones trapeciometacarpiana, interfalángica proximal e interfalángicas distales de las manos, aunque inicialmente puede presentarse de forma única o asimétrica.

El cuadro poliarticular en ocasiones va acompañado de fiebre (que obliga a descartar etiología infecciosa) y de síntomas y signos sistémicos (**Tabla 11-5**).

Además de una buena valoración articular, se hará una exploración general por órganos y aparatos:

- Cabeza y cuello: existencia de adenopatías; tofos en pabellones auriculares; parotidomegalia en el síndrome de Sjögren; aftosis oral y genital en el lupus eritematoso sistémico o enfermedad de Behçet; ausencia o debilidad de pulso en la arteritis de células gigantes.
- Tórax: crepitantes secos que orienten a enfermedad pulmonar intersticial asociada, soplos cardíacos o roces pleurales o pericárdicos.
- Abdomen: existencia de organomegalias como en el lupus eritematoso sistémico, enfermedad de Still o amiloidosis.
- Extremidades: nódulos reumatoideos en codos o tendón de Aquiles; eritema nudoso en la poliarteritis nudosa, sarcoidosis o lupus eritematoso sistémico; púrpura en miembros inferiores en la púrpura de Schoenlein-Henoch; psoriasis cutánea o ungueal; asimetría de pulsos o de presión arterial en arteritis de Takayasu.
- Locomotor: se han de valorar todas las articulaciones periféricas y constatar la existencia de artritis activa, de sinovitis residual o de limitación funcional activa o pasiva. Siempre se debe valorar el raquis, incluyendo su movilidad.
- Sistema nervioso: anomalías centrales o periféricas.

Tabla 11-5. Síntomas y signos sistémicos

Cardiocirculatorios	• Pericarditis: LES, artritis reumatoide • Endocarditis: LES, síndrome antifosfolípido • Hipertensión arterial: PAN, esclerosis sistémica • Raynaud: esclerosis sistémica, enfermedad mixta del tejido conectivo, dermatomiositis, LES
Cutaneomucosos	• Cicatrices y alopecia cicatricial: lupus discoide crónico • Dactilitis: espondiloartropatías (artritis psoriásica), gota, sarcoidosis, tuberculosis, sífilis, anemia de células falciformes • Edema de dedos: esclerosis sistémica, artritis psoriásica • Eritema «en alas de mariposa»: LES • Eritema heliotropo: dermatomiositis • Eritema nodoso: infecciones, fármacos, sarcoidosis, enfermedad de Behçet • Esclerodactilia: esclerosis sistémica • Exantema: enfermedad de Still, enfermedad de Lyme • Lesiones vasculíticas: PAN, LES, artritis reumatoide • Nódulos subcutáneos: artritis reumatoide, fiebre reumática • Pápulas de Gottron: dermatomiositis • Psoriasis cutánea o ungueal: artritis psoriásica • Pustulosis palmoplantar: artritis reactiva • Queratodermia plantar: artritis reactiva • Tofos auriculares: gota tofácea crónica • Úlceras orales: LES, enfermedad de Behçet, espondiloartropatías
Digestivos	• Diarrea: enfermedad inflamatoria intestinal crónica, enfermedad de Whipple, artritis reactiva • Disfagia: esclerosis sistémica, miopatías inflamatorias • Dolor abdominal y diarreas: espondiloartropatías • Malabsorción: esclerosis sistémica, amiloidosis
Fiebre	• Artritis séptica, artritis microcristalina, artritis reactiva, LES, fiebre reumática, enfermedad de Still
Genitourinarios	• Balanitis circinada: artritis reactiva • Disuria o tenesmo vesical: artritis reactiva • Orquitis: PAN • Úlceras genitales: enfermedad de Behçet
Sistema nervioso central	• Cefalea: arteritis de la temporal • Crisis convulsivas: LES • Mielitis transversa: LES • Mononeuritis o polineuritis: PAN, LES, artritis reumatoide • Síndrome meníngeo: LES
Sistema nervioso periférico	• Mononeuritis: LES, artritis reumatoide, PAN • Polineuritis: LES, artritis reumatoide • Neuropatía por atrapamiento: artritis reumatoide
Oculares	• Conjuntivitis: artritis reactiva • Epiescleritis: artritis reumatoide • Queratoconjuntivitis: síndrome de Sjögren, LES, artritis reumatoide • Uveítis: espondiloartropatías, LES, enfermedad de Behçet, artritis idiopática juvenil, sarcoidosis • Visión borrosa: arteritis de la temporal • Xeroftalmía y xerostomía: síndrome de Sjögren
Respiratorios	• Insuficiencia respiratoria: esclerosis sistémica, LES, artritis reumatoide • Dolor pleurítico: LES

LES: lupus eritematoso sistémico; PAN: poliarteritis nudosa.

Exploraciones complementarias

Laboratorio

Se hará una analítica que incluya:

- Hemograma: es frecuente encontrar leucocitosis con neutrofilia y habrá que descartar causa infecciosa. En casos evolucionados con poliartritis crónica es frecuente encontrar anemia normocítica normocrómica.
- Reactantes de fase aguda: velocidad de sedimentación globular y proteína C-reactiva.
- Bioquímica completa: glucosa, urea, creatinina, iones, úrico, transaminasas, calcio y proteínas totales. En secuencias posteriores se hará proteinograma, hormonas tiroideas y la determinación de autoinmunidad en función de la sospecha clínica (antígeno leucocitario humano-B27, factor reumatoide, anticuerpos antiproteínas citrulinadas, anticuerpos antinucleares, anticuerpos anti-ADN, anticuerpos antiantígenos extraíbles del núcleo, anticuerpos anticitoplasma de los neutrófilos).
- Estudio de coagulación.
- Sistemático de orina.
- Hemocultivos o urocultivos: si hay fiebre.

Examen del líquido sinovial

El análisis del líquido sinovial está indicado tanto con fines diagnósticos como terapéuticos y, aunque es de más utilidad en las monoartritis, también lo es en la poliartritis. Por un lado, para descartar la etiología séptica (cultivo) o microcristalina (microscopio óptico de luz polarizada) y, por otro, para diferenciar entre etiología inflamatoria y no inflamatoria.

Imagen

El estudio radiológico debe incluir, además de una radiografía de manos y pies, la de las articulaciones tumefactas y de tórax. Si se sospecha una condrocalcinosis, el estudio debe incluir también rodillas y pelvis para objetivar si existe depósito de pirofosfato. Ante la sospecha de una espondiloartropatía, se hará radiografía de las articulaciones sacroilíacas.

La principal utilidad de la radiología es la valoración de la progresión de la enfermedad en el tiempo, ya que inicialmente la radiología de las articulaciones afectadas suele ser normal o mostrar solo un aumento de partes blandas.

 La ecografía no solo es de utilidad en la valoración de la sinovial y otros tejidos musculoesqueléticos que orienten a la etiología de la poliartritis, sino también de manifestaciones extraarticulares, como la afectación glandular en el síndrome de Sjögren, la afectación pulmonar intersticial, la presencia de arteritis o la estratificación del riesgo cardiovascular.

Otras pruebas de imagen son muy útiles cuando existe la sospecha de una espondiloartritis no radiológica (resonancia magnética), vasculitis (tomografía por emisión de positrones-tomografía computarizada) o una afectación pulmonar intersticial (tomografía computarizada).

Tratamiento inicial

Debe recomendarse reposo relativo de las articulaciones en posición funcional, con reincorporación lo antes posible a la vida diaria.

Sospecha de etiología séptica

Ante la sospecha de un origen infeccioso causante de la poliartritis es obligatorio el ingreso hospitalario y la rápida introducción de antibioterapia intravenosa de amplio espectro, según la sospecha etiológica.

En este caso puede ser adecuado el uso de analgésicos puros, para no enmascarar un posible pico febril, que permita la extracción de hemocultivos.

Sospecha de etiología microcristalina

Se pueden administrar antiinflamatorios no esteroideos (AINE), y una alternativa es el uso de colchicina, a dosis de 1 mg cada 8 horas, según la tolerancia intestinal los primeros 3 días, y mantener a 1 mg al día durante 1 semana.

En la gota, si el paciente estaba tomando hipouricemiantes nunca deben suspenderse. Si no los estaba tomando, no deben iniciarse hasta pasadas 2-3 semanas desde que se haya resuelto el episodio agudo, asociándose entonces colchicina (0,5 o 1 mg/día) durante 6 meses para prevenir los brotes que aparecen en relación con el descenso de la uricemia que dichos fármacos (alopurinol, febuxostat) producen.

Junto con los AINE o la colchicina, se puede iniciar una pauta de glucocorticoides orales que permitan el control rápido de los síntomas. Inicialmente puede comenzarse con prednisona a dosis de 20 mg/día, con reducción de 5 mg cada 3-5 días hasta suspenderla.

Resto de los procesos

Al igual que en las artritis microcristalinas, junto a los AINE se puede iniciar una pauta de glucocorticoides orales que permitan el control rápido de los síntomas. Sin embargo, la reducción de dosis debe ser más lenta y, en muchos casos, han de mantenerse a dosis bajas durante más tiempo.

 PUNTOS CLAVE

- Es imprescindible una buena anamnesis y una exploración física detallada que permitan aclarar la etiología de la artritis.
- La monoartritis puede ser un proceso localizado o la primera manifestación de una enfermedad sistémica, de ahí la importancia del interrogatorio sobre las manifestaciones extraarticulares.
- El estudio del líquido sinovial es fundamental e imprescindible para el estudio de los pacientes con artritis, particularmente en el abordaje de la monoartritis y, en especial, si hay sospecha de artritis séptica o microcristalina.
- La ecografía es la herramienta diagnóstica de mayor utilidad para confirmar la existencia de sinovitis en caso de una exploración física dudosa.
- La monoartritis aguda es una urgencia médica y debe ser considerada como una artritis séptica mientras no se demuestre lo contrario.

BIBLIOGRAFÍA

Caracuel Ruiz MÁ, Jiménez Murillo L, Ladehesa Pineda L, Muñoz Ávila J, Aparicio Sánchez J, Montero Pérez FJ. Monoartritis agudas y poliartritis. En: Jiménez Murillo L, Montero Pérez FJ. Medicina de urgencias y emergencias. Guía diagnóstica y protocolos de actuación. 6ª ed. Madrid: Elsevier; 2018. p. 620-6.

Castro Villegas MC, Escudero Contreras A, Mendoza Mendoza D. Monoartri-

tis. En: Aragonés Manzanares R, Jiménez Núñez FG. Urgencias y cuidados críticos en Reumatología. Madrid: Editorial Médica Panamericana; 2013. p. 39-48.

Dejaco C, Ramiro S, Duftner C, Besson FL, Bley TA, Blockmans D et al. EULAR recommendations for the use of imaging in large vessel vasculitis in clinical practice. Ann Rheum Dis. 2018;77(5):636-43.

Escudero Contreras A, Torres Delgado EM, Castro Villegas MC. Poliartritis agudas. En: Aragonés Manzanares R, Jiménez Núñez FG. Urgencias y cuidados críticos en Reumatología. Madrid: Editorial Médica Panamericana; 2013. p. 49- 6.

Machoid K. Evaluation and management of early inflammatory polyarthritis. Rheumatology. 6ª ed. Philadelphia: Mosby Elsevier Ltd.; 2014. p. 785-9.

Olivas-Vergara OM, Torres-Arrese M. Monoartritis y poliartritis. En: Suárez-Pita D, Vargas Romero JC, Salas Jarque J, Losada Galván I, de Miguel Campo B, Catalán Martín PM, et al. Manual de diagnóstico y terapéutica médica. Hospital Universitario 12 de Octubre. 8ª ed. Madrid: MSD; 2017. p. 169-82.

Van Vollenhoven RF. Evaluation of monoarticular and polyarticular arthritis. En: Firestein GS. Firestein and Kelley's Textbook of Rheumatology. 11ª ed. Elsevier; 2020. p. 663-77.

Evaluación del paciente con dolor axial

12

I. Jiménez Moleón, P. Morales Garrido y C. García Rodríguez

OBJETIVOS

- Conocer el manejo clínico, diagnóstico y terapéutico del paciente con dolor axial.
- Reconocer y aplicar las pruebas necesarias para completar su estudio.
- Identificar en un paciente los signos de alarma *red flags* (banderas rojas) y *yellow flags* (banderas amarillas), que permitirán identificar patologías graves subyacentes.
- Distinguir a los pacientes con sospecha de una etiología específica causante del cuadro.

INTRODUCCIÓN

La trascendencia de los síndromes dolorosos axiales reside en dos razones: por un lado, son una de las patologías más prevalentes en la consulta médica y, por otro, suponen un riesgo potencial de cronicidad y de incapacidad en el paciente, con el consiguiente impacto en la calidad de vida y su repercusión en términos de costes sanitarios.

Este capítulo se centrará en el desarrollo de los síndromes dolorosos de columna cervical, columna dorsal y columna lumbar.

El dolor axial es tan frecuente en el ser humano que casi puede ser considerado como un «síntoma del vivir cotidiano».

De todos ellos, el síndrome doloroso axial más frecuente es la lumbalgia, seguido de la cervicalgia y, por último, de la dorsalgia.

LUMBALGIA

El dolor lumbar o lumbalgia es uno de los padecimientos más antiguos y frecuentes de la humanidad, muy probablemente debido a la condición de bípedos de los seres humanos, de tal forma que el 65-80 % de la población lo padece en algún momento de su vida.

Los factores de riesgo que se han asociado al dolor lumbar incluyen la herencia, factores psicosociales, levantamiento de cargas pesadas, obesidad, debilidad de la musculatura lumbar, embarazo, renta y grado educativo bajos.

Aún más, durante los últimos años, la incapacidad asociada a dolor lumbar se ha convertido en un problema de gran importancia en las sociedades occidentales.

Etiología

Según se pueda o no determinar las causas, las lumbalgias serán específicas o inespecíficas (**Tabla 12-1**).

Lumbalgia específica

Se define como aquella lumbalgia para la que es posible identificar la causa; sucede solo en el 20 % de los casos, y en un 5 % subyace una patología grave.

Lumbalgia inespecífica

En la inmensa mayoría de los casos (80 %), no es posible atribuir la causa del dolor lumbar a ninguna lesión específica, por lo que es mejor hablar de lumbalgia inespecífica o dolor lumbar inespecífico.

El dolor lumbar inespecífico representa un problema sanitario de primer orden en los países industrializados, en los que se considera como una nueva epidemia. Este grupo genera el 85 % del gasto sanitario y social por patología lumbar.

La lumbalgia inespecífica es un proceso benigno y autolimitado, aunque recurrente entre el 35 y el 85 % de los casos, según las series. Suele comenzar al inicio de la tercera década de la vida y su prevalencia aumenta con la edad hasta los 65 años. Varones y mujeres resultan afectados con frecuencia similar.

En la etiopatogenia de la lumbalgia inespecífica solo algunos factores de carácter ocupacional se han podido relacionar con el primer episodio de dolor lumbar (el trabajo físico intenso, mala higiene postural, la exposición a vibraciones y un bajo grado de satisfacción laboral).

La historia natural de la lumbalgia inespecífica permite establecer una clasificación útil desde el punto de vista práctico y pronóstico. Así, se habla de los siguientes subtipos:

- Lumbalgia aguda, cuando dura menos de 6 semanas.
- Lumbalgia subaguda, cuando dura más de 6 semanas y menos de 12.
- Lumbalgia crónica, a partir de las 12 semanas.

Tabla 12-1. Etiología de la lumbalgia

Causa grave subyacente (3-5 %)	Causa específica (12-15 %)	Lumbalgia inespecífica (80 %)
Síndrome de cola de caballo de cualquier etiología	Estenosis de canal lumbar	*
Tumores malignos primarios vertebrales	Espondilitis anquilosante y enfermedades relacionadas	*
Tumores malignos metastásicos	Osteoporosis con aplastamientos vertebrales	*
Espondilodiscitis con o sin absceso epidural	Enfermedad de Paget de hueso	*
Absceso epidural	Tumores benignos	*
Hematoma epidural	Malformaciones vasculares	*
Quiste hidatídico	Lipomatosis	*
Tumor pélvico	Quistes aracnoideos	*
Infección pélvica		*
Aneurisma abdominal		*
Fractura vertebral complicada		*

*No se ha encontrado ninguna causa grave subyacente y/o específica que justifique el dolor lumbar del paciente.

Valoración clínica

Según la guía de práctica clínica sobre dolor lumbar agudo publicada por la Agency for Health Care Policy and Research (AHCPR) en 1995, para la valoración inicial de un paciente con dolor lumbar agudo únicamente es necesaria una adecuada anamnesis y exploración física.

La anamnesis irá dirigida a recoger las características clínicas y a tratar de identificar posibles causas graves subyacentes mediante una serie de preguntas destinadas a determinar los *síntomas de alerta o alarma (red flags)*. Son preguntas obligadas la presencia o no de fiebre acompañando al dolor lumbar agudo; la presencia o no de clínica constitucional, como anorexia o hiporexia, la pérdida de peso y si el dolor despierta al paciente por la noche (**Tabla 12-2**).

En los casos de lumbalgia inespecífica, hay alguna evidencia sobre la utilidad de prestar atención a posibles factores psicosocioeconómicos que podrían influir en la posterior cronificación del dolor y de la incapacidad, los denominados *yellow flags*.

Desde el punto de vista de la exploración física, la única evidencia contenida en la literatura médica se encuentra en la guía de la AHCPR para el manejo de la lumbalgia aguda, en la que se establece la necesidad de explorar las raíces lumbosacras L4-S1 y el signo de Lasègue.

Exploraciones complementarias

Como resultado de la anamnesis y la exploración física, se encuadrará al paciente en uno de los grupos expuestos a continuación.

Pacientes con sospecha de patología grave subyacente y pacientes con sospecha de etiología específica

El grupo de pacientes con sospecha de patología grave subyacente es cuantitativamente el menos numeroso (3-5 %), pero cualitativamente es muy importante.

El objetivo fundamental en este grupo es llegar a establecer la etiología del dolor lumbar lo más rápido posible. Por ello, se recurrirá a aquellas exploraciones complementarias que se consideren necesarias o estén disponibles.

El grupo de pacientes con sospecha de causa específica supone alrededor del 12-15 % del total. En este grupo se comienza por el estudio radiológico simple y una analítica elemental. Las exploraciones complementarias subsiguientes estarán en función de la sospecha diagnóstica (proteinograma, marcadores tumorales, reactantes de fase aguda, inmunoglobulinas, etcétera).

Pacientes con lumbalgia inespecífica

Las pruebas en estos casos será alguna de las que se exponen a continuación.

Tabla 12-2. *Red flags* (banderas rojas) del paciente con lumbalgia

Antecedentes	Síntomas
Edad > 50 años cáncer, < 40 años espondiloartropatías	Dolor en reposo
Manipulación instrumental	Dolor de intensidad creciente
Adictos a drogas por vía parental	Pérdida de fuerza en miembros inferiores
Infección previa	Alteración de esfínteres
Inmunosupresión	Fiebre
Tumor	Cuadro constitucional
Traumatismo reciente	Disnea, sudoración nocturna

Radiología simple

En los pacientes con lumbalgia inespecífica no es necesario practicar ningún tipo de estudio radiológico en las primeras 8 semanas de evolución.

Tan solo en 1 de cada 2.500 radiografías se detecta algo no sospechado en la historia o en la exploración que tiene relevancia en el tratamiento del paciente.

Una vez transcurridas las 8 semanas, la petición electiva de exploraciones radiológicas debe seguir la norma que recomienda que solo se realicen si su resultado afectará al tratamiento prescrito.

 La tomografía computarizada (TC) y la resonancia magnética (RM) solo estarían indicadas en el caso de radiculopatía o clínica de compromiso radicular, ya que muchas personas sanas presentan imágenes compatibles con hernia discal, hallazgo que puede conducir a tratamientos quirúrgicos innecesarios.

Estudios electrofisiológicos

Las exploraciones electrofisiológicas solo estarán indicadas en aquellos pacientes con signos de afectación neurológica en los que la exploración clínica no deja claro si son de origen radicular, medular o periférico (**Fig. 12-1**).

Tratamiento

Tratamiento de la lumbalgia de causa grave o específica

Una vez establecido el diagnóstico de lumbalgia de causa grave o específica se procederá al tratamiento a la mayor brevedad posible.

Se considera urgente el síndrome de cola de caballo de cualquier etiología, por lo que estos pacientes requieren la valoración inmediata por neurocirugía.

En pacientes con lumbalgia de causa específica, el tratamiento será el de la causa que está originando la lumbalgia.

Tratamiento de la lumbalgia aguda inespecífica

La mayor parte de las lumbalgias corresponden a un sobreesfuerzo y son autolimitadas.

 La lumbalgia mecánica solo requiere tratamiento conservador. La medida principal durante la fase aguda es el reposo relativo; además, se administrarán analgésicos, antiinflamatorios y relajantes musculares (estos últimos, no más de 2 semanas).

Una vez remitan los síntomas, generalmente a partir de las 2 semanas, se valorará la rehabilitación y un programa de ejercicios de reeducación de higiene postural. Se recomendarán ejercicios aeróbicos reglados, como natación terapéutica, pilates terapéutico, etc., con el objetivo de fortalecer la musculatura lumbar y evitar nuevos episodios de lumbalgia.

Es importante prevenir que la lumbalgia inespecífica desencadene una incapacidad crónica. En los países industrializa-

dos cabe hablar de una verdadera epidemia de incapacidad crónica atribuida al fracaso en el manejo terapéutico del dolor lumbar inespecífico.

Los expertos en este campo proponen las siguientes medidas:

- Poner igual énfasis en el alivio sintomático del dolor y en la recuperación de la función. Recomendar que los pacientes continúen activos y desviar recursos desde modalidades pasivas de tratamiento hacia modalidades activas.
- Recordar que cuanto más tiempo permanezca una persona alejada de su trabajo debido a dolor lumbar inespecífico, menos probabilidad hay de que se reincorpore, por lo que el objetivo fundamental debe ser mantener a la persona trabajando o hacer que se reincorpore lo antes posible.
- Es más provechoso dedicar recursos al correcto tratamiento en estadios precoces, dado que los casos con incapacidad crónica requieren abordajes mucho más costosos y con menor tasa de éxito.

LUMBALGIAS CON IRRADIACIÓN RADICULAR

El dolor lumbar se puede irradiar hacia el miembro inferior, lo que indicará la compresión de una raíz nerviosa.

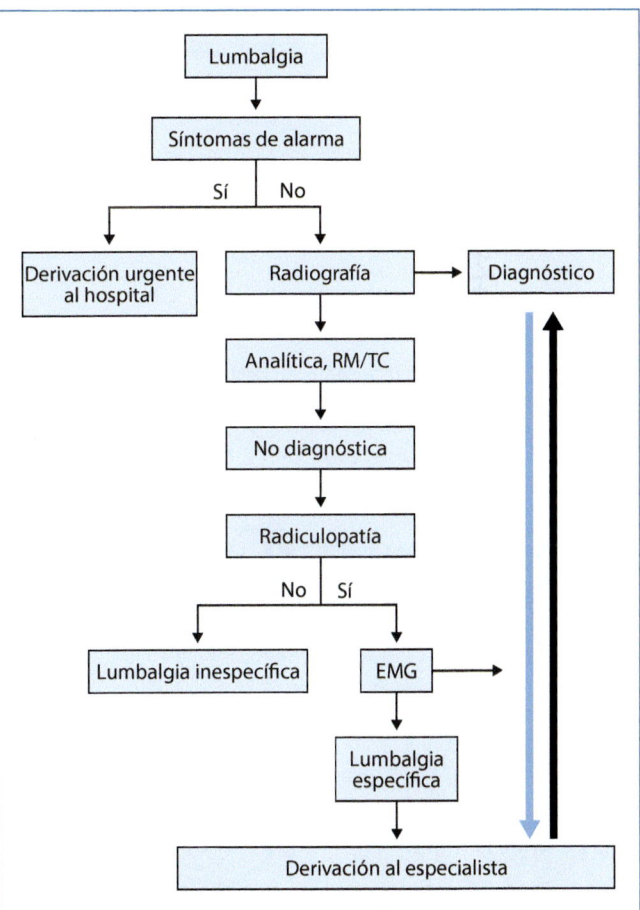

Figura 12-1. Algoritmo diagnóstico propuesto para los pacientes con lumbalgia.
EMG: electromiografía; RM: resonancia magnética; TC: tomografía computarizada.

> **!** Las raíces nerviosas que con mayor frecuencia se afectan son L5 o S1 y, con menor frecuencia, las raíces más altas.

La evaluación neurológica de las extremidades inferiores en un paciente con dolor radicular puede identificar a menudo la raíz nerviosa específica afectada (**Tabla 12-3**).

> **!** Se conoce como *lumbociática* la presentación simultánea o sucesiva de una lumbalgia con irradiación a L5 o a S1 y como *lumbocruralgia* si la irradiación es a L4 o a L3.

Una lumbalgia con irradiación radicular puede ser debida a múltiples causas, pero las dos más frecuentes son compresivas y de origen vertebral:

- Hernia de disco intervertebral.
- Estenosis del canal lumbar.

Tabla 12-3. Características neurológicas de la radiculopatía lumbosacra

Disco	Raíz nerviosa	Pérdida motora	Reflejo alterado	Pérdida sensitiva
L3-L4	L4	Dorsiflexión del pie	Rotuliano	Cara medial del pie
L4-L5	L5	Dorsiflexión del dedo gordo	Ninguno	Cara dorsal del pie
L5-S1	S1	Flexión plantar del pie	Aquíleo	Cara lateral del pie

L: lumbar; S: sacro.

Hernia de disco intervertebral

La hernia discal resulta de la degeneración del núcleo pulposo del disco intervertebral, que termina protruyendo y ocasionando una herniación o extrusión del disco, que habitualmente es posterolateral. Se suele asociar a espondilosis, sobreesfuerzo físico o traumatismos.

La localización más frecuente de las hernias discales en la columna lumbar es en los espacios L4-L5 y L5-S1.

No parece haber diferencias significativas entre ambos sexos. El grupo de edad más afectado es el comprendido entre los 35 y los 45 años.

Clasificación

Las hernias de disco se clasifican según la situación del fragmento herniado.

Desde el punto de vista práctico, la situación de la hernia vendrá condicionada por la resistencia opuesta por los ligamentos vertebrales común anterior y común posterior, que es variable en los distintos niveles de la columna vertebral.

A continuación se exponen dos clasificaciones de las hernias de disco según su localización (**Fig. 12-2**):

- Clasificación en centrales, anteriores y posteriores.
- Clasificación en posterolaterales, laterales, mediales, paramediales, mediolaterales, foraminales y extraforaminales.
-

Topografía

El espacio intervertebral lumbar más afectado es el L4-L5, seguido inmediatamente por el espacio L5-S1; entre los dos suponen el 98 % de las hernias discales lumbares.

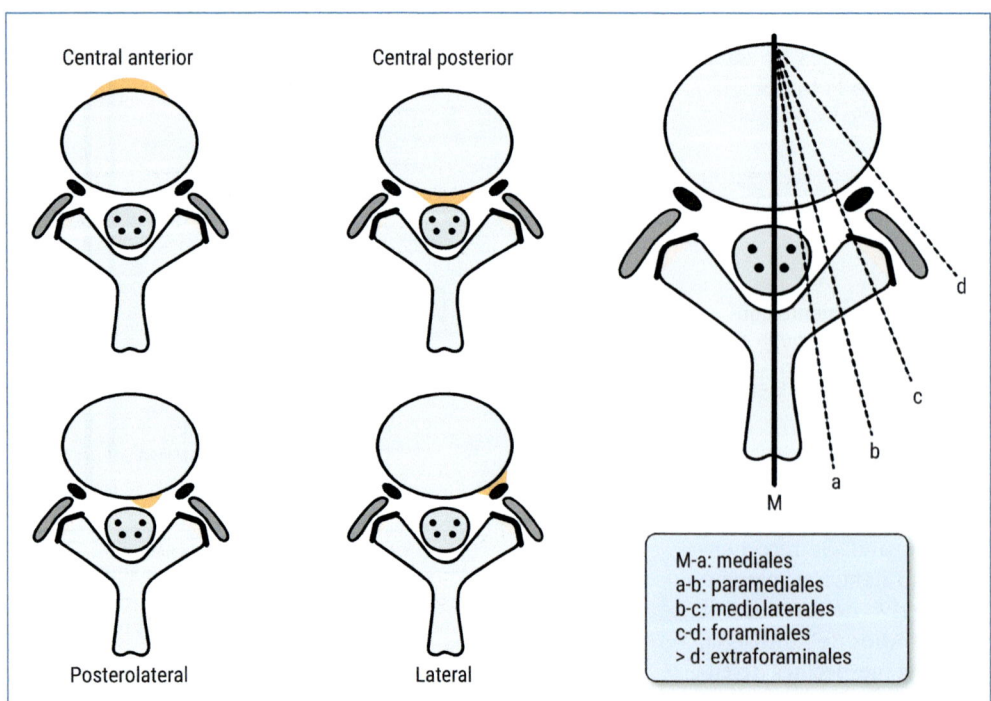

M-a: mediales
a-b: paramediales
b-c: mediolaterales
c-d: foraminales
> d: extraforaminales

Figura 12-2. Clasificación de las hernias de disco según su localización.

El 2 % restante lo componen, de forma conjunta, los espacios L3-L4, L2-L3 y L1-L2.

Desde el punto de vista clínico, el paciente puede comenzar con dolor lumbar paravertebral (lumbalgia) y dolor a la percusión de apófisis espinosas, acompañado de contractura de la musculatura paravertebral lumbar. El dolor aumenta con la flexión de columna y muy característicamente con las maniobras de Valsalva (tos, estornudo, defecación).

Lo característico de la hernia discal es que el dolor lumbar se irradia hacia el miembro inferior (ciática), debido a la compresión de la raíz nerviosa.

Puede desencadenarse con la maniobra de Lasègue (elevación pasiva de la pierna extendida con el paciente en decúbito supino: es positiva si aparece dolor a menos de 45°) y Bragard (igual que la de Lasègue, pero añadiendo dorsiflexión del pie).

Habitualmente el paciente refiere trastornos sensitivos (parestesias, hipoestesias) o déficits motores que orientan a la raíz nerviosa comprimida por la hernia discal (esta raíz afectada suele ser la que lleva el nombre de la vértebra inferior del espacio discal).

> **!** Así, es importante tener en cuenta lo siguiente:
>
> - Hernia discal L3-L4: sale la raíz nerviosa L3 y se comprime la raíz L4.
> - Hernia discal L4-L5: sale la raíz nerviosa L4 y se comprime la raíz L5.
> - Hernia discal L5-S1: sale la raíz nerviosa L5 y se comprime la raíz S1.

En algunos casos, un disco herniado puede comprimir más de una raíz: por ejemplo, en el nivel L5-S1, una hernia discal con una porción foraminal comprimirá a la raíz L5, que sale, y la porción no foraminal puede comprimir la raíz S1, que sale por el espacio inmediatamente inferior; o bien una hernia discal suficientemente grande, con rotura del anillo y del ligamento vertebral común posterior y secuestrada en el espacio subdural puede producir una compresión masiva de las raíces de la cola de caballo, lo que constituye una urgencia quirúrgica.

La ya mencionada **tabla 12-3** ayudará a correlacionar la raíz clínicamente afectada con el espacio intervertebral en el que se encuentra la hernia.

Diagnóstico

El diagnóstico de compresión radicular es fundamentalmente clínico, en función de las características del dolor y de las manifestaciones neurológicas.

La realización indiscriminada de pruebas de imagen de columna vertebral lleva a un bajo rendimiento de hallazgos clínicamente útiles y a una gran cantidad de hallazgos confusos, alta exposición a la radiación y costes elevados.

Un problema primordial en todos los estudios de imagen solicitados es que en ellos se identifican anomalías anatómicas (variantes de la normalidad) frecuentes en individuos sanos, asintomáticos y que no se relacionan ni son la causa del dolor de espalda.

> El objetivo de las exploraciones complementarias de imagen (TC, RM, mielografía) es, fundamentalmente, la confirmación del diagnóstico clínico.

Por ello, solo serán valorables las que resulten concordantes con las manifestaciones clínicas. Siempre deben ir precedidas de un estudio radiológico simple de la columna lumbar (suelen ser suficientes las proyecciones anteroposteriores y laterales en bipedestación).

Esto es debido a la alta prevalencia de hernias discales en sujetos asintomáticos.

> La RM sin contraste es la mejor prueba inicial para pacientes con lumbalgia que requieren estudios avanzados. Es la modalidad preferible para la detección de infección, cáncer vertebral, hernias discales y estenosis de canal.

Los estudios electrofisiológicos son útiles para valorar el grado de lesión radicular, o para aquellos casos en los que no está claro si las alteraciones neurológicas son de origen radicular, de nervio periférico o del sistema nervioso central.

Evolución

La evolución de la hernia de disco intervertebral cabe considerarla desde dos puntos de vista: la resolución de la hernia propiamente dicha y la resolución del dolor radicular producido por ella.

Resolución de la hernia

El advenimiento del TC y la RM ha permitido seguir la evolución en el tiempo de las hernias de disco intervertebrales y ha puesto en evidencia de forma objetiva que la porción de disco herniado puede disminuir de tamaño, e incluso desaparecer.

> Las hernias que con más frecuencia desaparecen o se reducen en mayor magnitud son las extruidas; en una menor proporción, las secuestradas; y en mucha menor proporción, las contenidas.

No se conoce en profundidad el mecanismo o mecanismos que conducen a la reabsorción de las hernias de disco, si bien se piensa que los infiltrados celulares y el tejido de granulación observados en algunas de ellas forman parte del proceso de reparación que se pone en marcha en cualquier sitio del organismo después de una lesión.

Otros mecanismos propuestos han sido la deshidratación del fragmento herniado y la reducción de la parte del núcleo herniado a través de la rotura del anillo fibroso.

Desde el punto de vista de las técnicas de imagen, se pueden observar cambios morfológicos a partir de los 6 meses de evolución.

Evolución del dolor radicular

En la inmensa mayoría de los casos, la compresión radicular por hernia discal es un proceso que evoluciona favorablemente de forma espontánea, si bien el tiempo de resolución puede requerir más de 6 meses, durante los cuales se produce la recuperación paulatina y el descenso progresivo del dolor.

Tratamiento

El abordaje de la hernia será médico o quirúrgico, si bien hay nuevos tratamientos en perspectiva.

Tratamiento médico

El tratamiento inicial de la hernia discal debe ser conservador, salvo en los casos en los que se objetive pérdida de fuerza (por ejemplo, pie caído en la radiculopatía L5), disfunción de esfínteres o síndrome de la cola de caballo, en los que está indicada la cirugía urgente.

El dolor y la impotencia funcional que experimenta el paciente en los primeros días suelen ser lo suficientemente intensos como para precisar reposo, que debe ser considerado como una consecuencia indeseable del proceso, no como parte del tratamiento. Este reposo no debe superar los 7-10 días.

Los analgésicos, antiinflamatorios no esteroideos y los relajantes musculares constituyen el tratamiento de primera línea en el control del dolor.

En aquellos pacientes con dolor muy intenso que no cede con una pauta analgésica adecuada o que presentan déficit motor, puede ser beneficioso prescribir dexametasona a dosis iniciales de 3-4 mg/8 hora, que se irán reduciendo progresivamente en el transcurso de 10-12 días y se complementará con complejos de vitamina B_1-B_6 y B_{12}.

En ocasiones, son necesarios otros analgésicos más potentes, como opioides (dolantina, morfina, tapentadol), antidepresivos tricíclicos (amitriptilina) o antiepilépticos (pregabalina, gabapentina), todos ellos con indicación para el tratamiento del dolor neuropático.

Una vez controlado, se debe animar al paciente a realizar tareas que no le incrementen el dolor (caminar o nadar).

Los ejercicios de rehabilitación de columna lumbar no se deben iniciar hasta transcurridas 3 semanas desde el alivio del dolor agudo.

Se deben explicar al paciente todas aquellas medidas de higiene postural de protección de la columna lumbar.

En ocasiones, como último paso previo a la cirugía, resultarán útiles las infiltraciones epidurales con corticoides *depot*.

Tratamiento quirúrgico

Del total de hernias discales sintomáticas, solo el 1-2 % se tratan quirúrgicamente. La única indicación absoluta de tratamiento quirúrgico es el síndrome de cola de caballo.

Son indicaciones relativas la presencia de déficit motor progresivo, dolor muy intenso que no cede al tratamiento conservador descrito en el apartado anterior o la presencia de episodios recidivantes (y cada vez más frecuentes) de lumbociática o lumbocruralgia.

El objetivo fundamental de la cirugía no es la hernia en sí misma, sino la descompresión de la raíz afectada.

Algunas técnicas quirúrgicas utilizadas son la hemilaminectomía o laminectomía con disectomía.

Nuevos tratamientos en perspectiva

En la aparición del dolor radicular por hernia discal se ha demostrado que el factor de necrosis tumoral alfa (TNFα) desempeña un papel muy importante.

Basándose en dichos trabajos, se han llevado a cabo ensayos aleatorizados controlados en humanos con resultados esperanzadores.

A lo largo de los próximos años se irán viendo más ensayos clínicos sobre el uso de este tipo de terapias en el manejo de la radiculopatía por hernia discal.

Estenosis de canal lumbar

Es una reducción del diámetro anteroposterior del canal vertebral que puede producir compresión o compromiso vascular de la médula espinal o de la cola de caballo.

El mecanismo más frecuente de producción de la estenosis de canal vertebral es la aparición a lo largo de la vida de cambios degenerativos espinales: hipertrofia de las articulaciones interapofisarias, hipertrofia del ligamento amarillo, escoliosis degenerativa, la posible existencia de quistes sinoviales interapofisarios y el depósito de cristales de sales cálcicas.

La existencia de escoliosis o de espondilolistesis no degenerativas puede contribuir en gran medida a la producción de estenosis de canal en las personas que las presentan.

Con menor frecuencia, la estenosis del canal vertebral es de origen congénito o secundaria a otras entidades, como la hiperostosis difusa esquelética idiopática o enfermedad de Forestier-Rotés Querol, la enfermedad de Paget, la acromegalia o la fluorosis.

La estenosis se produce a nivel central, en los recesos laterales o en los agujeros de conjunción, de forma única o combinada. Algunos estudios recientes indican que determinadas características anatómicas individuales, unidas a los cambios degenerativos que suceden con la edad, contribuyen al desarrollo de estenosis del canal lumbar.

No obstante, igual que sucede con las hernias del disco intervertebral, entre el 7 y el 21 % de las personas asintomáticas presentan estenosis del canal cuando son estudiadas por TC o RM.

La localización más frecuente de la estenosis de canal es la zona lumbar (sobre todo en L2-L3, pues es el canal vertebral fisiológicamente más estrecho); también puede ser cervical. La localización dorsal es muy rara.

Manifestaciones clínicas

La manifestación clínica más característica y frecuente es la «seudoclaudicación» o «claudicación neurógena de los miembros inferiores», que consiste en la aparición, generalmente bilateral, de dolor o debilidad en los muslos y pantorrillas, desencadenado por la bipedestación o la deambulación y que se alivia al inclinarse hacia delante, sentarse o tumbarse, y que empeora con la hiperextensión de columna.

La distancia que puede recorrer, o el tiempo que puede permanecer de pie antes de que aparezcan los síntomas, suele ser bastante constante para cada paciente.

Hay que distinguir la *claudicación neurógena* de la *claudicación vascular*. Para ello, es útil recordar que las características del dolor son distintas, pero sobre todo, hay que recordar que en la claudicación neurógena todas las maniobras que disminuyan la lordosis lumbar mejoran los síntomas, cosa que no ocurre en la claudicación vascular.

A partir de la observación anterior, el paciente con claudicación neurógena tolera mejor montar en bicicleta que caminar, mientras que en la claudicación vascular la tolerancia a ambas actividades es similar.

En las formas graves, el paciente, en su afán por disminuir la compresión, adopta una postura inclinada hacia delante, con ligera flexión de las caderas y las rodillas.

La alteración de esfínteres es, en general, poco frecuente.

Las maniobras de elongación radicular suelen ser negativas y las alteraciones neurológicas poco relevantes cuando se exploran en reposo.

Diagnóstico

La estenosis de canal lumbar es un diagnóstico fundamentalmente clínico, pues hay personas asintomáticas con estenosis de canal en los estudios radiológicos y personas con manifestaciones clínicas características, pero con exploraciones complementarias negativas para la estenosis de canal.

Dado que hay un gran solapamiento entre las dimensiones del canal lumbar en sujetos normales y en personas con clínica de estenosis, no hay hasta el momento ninguna exploración absolutamente diagnóstica.

Desde el punto de vista radiológico, hay cuatro técnicas con las que evaluar al paciente con clínica sugestiva de estenosis del canal lumbar: TC, RM, mielo-TC y mielografía convencional. Todas tienen sus ventajas y sus inconvenientes, aunque cualquiera de ellas puede utilizarse para el diagnóstico.

Es recomendable empezar por las menos invasivas. A pesar de que en ocasiones se ha señalado que la RM debería reemplazar a la mielografía, esta última técnica es la mejor prueba diagnóstica para evaluar la columna lumbar de forma dinámica.

Tanto la TC como la RM tienen falsos positivos y falsos negativos. Los falsos positivos aumentan con la edad. También es importante reseñar que, en general, no hay correlación entre el grado de estenosis y la intensidad de las manifestaciones clínicas.

La electromiografía, en manos expertas, revelará una o más radiculopatías en el 92 % de los pacientes. El patrón más frecuente es el de radiculopatías múltiples bilaterales con evidencia de afectación de musculatura paraespinal.

Tratamiento

El dolor lumbar, generalmente crónico y de características mecánicas, en principio debe tratarse de forma conservadora, siguiendo las mismas indicaciones establecidas para la lum-balgia crónica inespecífica, encaminadas a disminuir el dolor y mejorar la función.

Las radiculopatías agudas que pueden surgir a lo largo de la evolución se tratarán de forma similar a las que se presentan en el contexto de compresión por una hernia discal. El objetivo fundamental es, también, controlar el dolor y mejorar o conservar la función lo mejor posible.

Para ello, se suelen utilizar con mayor frecuencia analgésicos y antiinflamatorios no esteroideos. En ocasiones, será necesario emplear esteroides por vía oral.

Las dos manifestaciones que plantean más problemas de manejo son la claudicación neurógena y el dolor radicular crónico, en estos casos se planteará si es mejor el tratamiento conservador o quirúrgico.

La única evidencia contenida en la literatura médica es precisamente que hay poca evidencia que auxilie a la hora de tomar la decisión.

En dos trabajos prospectivos publicados en el año 2000 se comparaban el tratamiento conservador y el tratamiento quirúrgico. En ambos se concluía que los pacientes sometidos a tratamiento quirúrgico tuvieron mejores resultados. En uno de ellos el seguimiento tuvo lugar durante 4 años y, aunque los beneficios de la cirugía disminuyeron algo en el tiempo, los pacientes intervenidos mantuvieron una situación mejor que los no operados.

En el otro estudio el seguimiento fue de 10 años: los pacientes operados mostraron mejores resultados y, además, no se deterioraron con el tiempo. No obstante, los autores proponían la conveniencia de un tratamiento conservador inicial, puesto que no se empeoraba el pronóstico ante un posible tratamiento quirúrgico posterior.

Por tanto, y con base en lo publicado en la literatura médica, el tratamiento de elección es quirúrgico (laminectomía).

CERVICALGIA Y CERVICOBRAQUIALGIA

El dolor cervical irradiado hacia el miembro superior recibe el nombre de *cervicobraquialgia*, que es uno de los motivos más frecuentes de consulta, pues se calcula que aproximadamente el 35 % de la población tendrá dolor cervical o cervicobraquialgia en algún momento de su vida (**Fig. 12-3**).

El grupo más pequeño, pero en el que es imprescindible un diagnóstico y tratamiento correcto y precoz, corresponde a los tumores e infecciones de la propia columna cervical, casos de compresión medular de cualquier etiología y la patología grave extravertebral, ya sea de origen cervical, torácico o incluso abdominal (tumores, infecciones, cardiopatía isquémica, alteraciones de los grandes vasos, etcétera).

En otro grupo de enfermos, también pequeño, se llegará a un diagnóstico específico: hernias discales cervicales, estenosis del canal cervical con clínica compatible, enfermedades inflamatorias vertebrales, polimialgia reumática, etc. Como sucede en la patología de la columna lumbar, en la mayoría de los casos de dolor cervical no se llega a saber la causa específica. Está ampliamente establecido que no hay correlación entre los hallazgos radiológicos y el dolor.

Desde el punto de vista de su evolución cronológica, la cervicalgia, que cabe llamar *inespecífica*, puede cursar de forma aguda, en cuyo caso se suele autolimitar a menos de un mes.

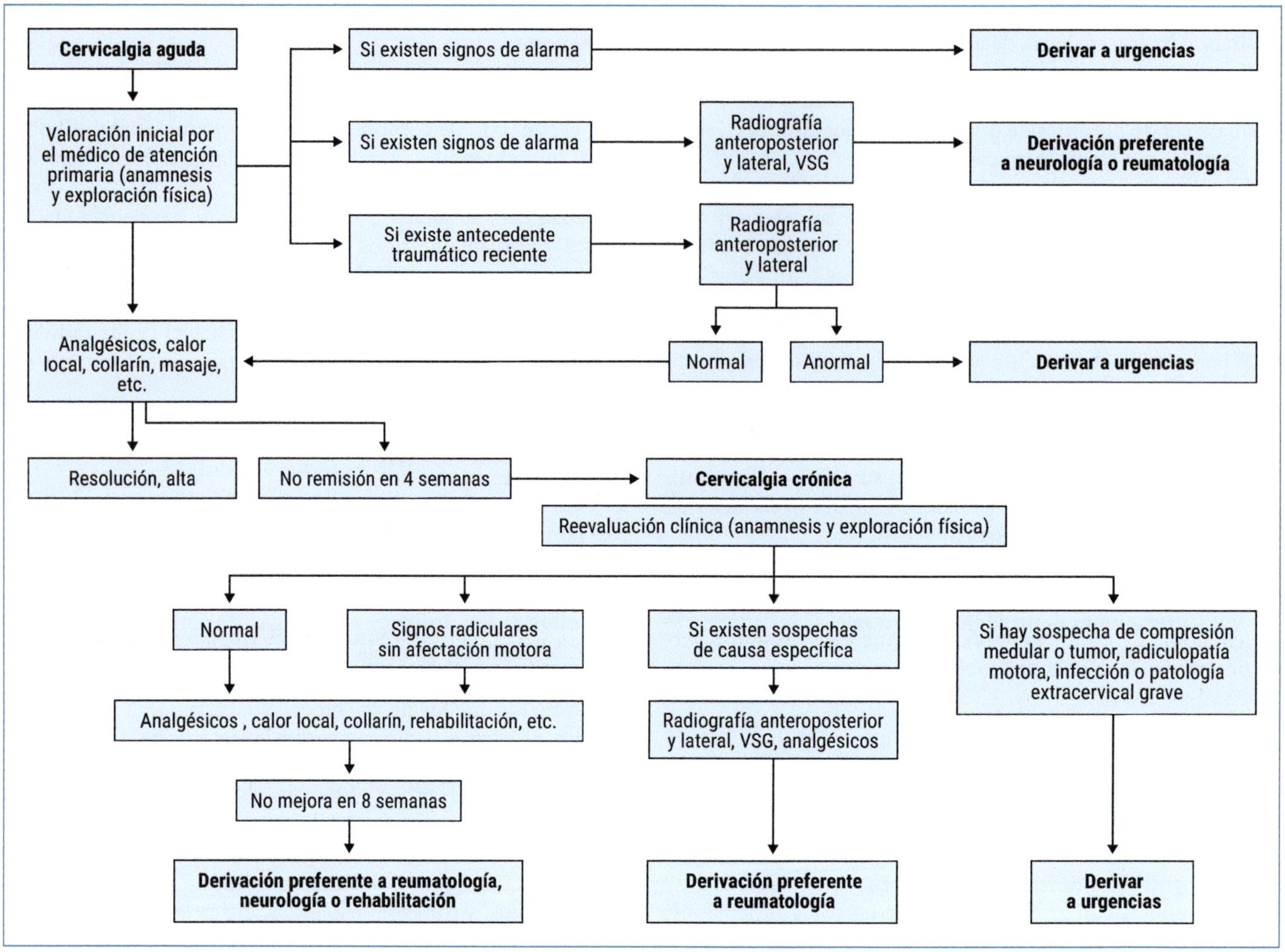

Figura 12-3

```
Cervicalgia aguda ──→ Si existen signos de alarma ──────────────────→ Derivar a urgencias
      │
      ▼
Valoración inicial por ──→ Si existen signos de alarma ──→ Radiografía ──→ Derivación preferente
el médico de atención                                    anteroposterior    a neurología o reumatología
primaria (anamnesis                                      y lateral, VSG
y exploración física)
      │            └──────→ Si existe antecedente ──→ Radiografía
      │                     traumático reciente         anteroposterior
      │                                                 y lateral
      ▼                                                      │
Analgésicos, calor ◄────────────────── Normal      Anormal ──→ Derivar a urgencias
local, collarín, masaje,
etc.
      │
      ├──────────────────┐
      ▼                  ▼
Resolución, alta    No remisión en 4 semanas ──→ Cervicalgia crónica
                                                 Reevaluación clínica (anamnesis y exploración física)
```

```
Normal   Signos radiculares        Si existen sospechas       Si hay sospecha de compresión
         sin afectación motora     de causa específica        medular o tumor, radiculopatía
                                                               motora, infección o patología
                                                               extracervical grave
   │            │                         │
   ▼            ▼                         ▼
Analgésicos, calor local, collarín,   Radiografía anteroposterior
rehabilitación, etc.                   y lateral, VSG, analgésicos
   │
   ▼
No mejora en 8 semanas
   │
   ▼
Derivación preferente a reumatología,   Derivación preferente      Derivar
neurología o rehabilitación             a reumatología             a urgencias
```

Figura 12-3. Algoritmo de un paciente con cervicalgia o cervicobraquialgia. VSG: velocidad de sedimentación globular.

Puede ser también de *carácter crónico*, con reagudizaciones más o menos frecuentes; en muchos casos, los pacientes se quejan de otras molestias asociadas (mareos, insomnio, algias difusas, etc.) con gran componente funcional, que suelen ser refractarias a todo tipo de terapias.

En las últimas décadas, debido al elevado número de accidentes de tráfico, ha aparecido una patología cervical nueva: el síndrome del latigazo cervical (*whiplash syndrom*), con importantes repercusiones socioeconómicas.

 La cervicobraquialgia implica dolor cervical irradiado hacia el miembro superior. Tal como sucede en la patología compresiva de la columna lumbar, las dos causas más frecuentes de compresión cervical son la hernia discal cervical y la estenosis del canal cervical.

Hernia discal cervical

En los pocos estudios epidemiológicos existentes sobre las hernias de disco cervicales clínicamente significativas, se observa una incidencia de 6,5 casos por 100.000 habitantes en varones y 4,6 en mujeres. El grupo de edad más afectado varía según los estudios, si bien la patología es más frecuente entre la 4ª y la 6ª décadas.

El espacio afectado con más frecuencia es el cervical C5-C6, seguido por el espacio C6-C7; entre ambos constituyen el 75 % de los casos de hernia discal cervical.

El aspecto topográfico más importante en las hernias de disco cervicales es su relación con la médula espinal, cuyo diámetro es máximo en este segmento vertebral y que puede resultar comprimida.

Igual que sucede en la zona lumbar, las raíces nerviosas pueden comprimirse y producir las manifestaciones clínicas correspondientes.

! Para correlacionar la raíz clínicamente afectada con el espacio intervertebral en el que se encuentra la hernia hay que tener en cuenta lo siguiente:

- En la zona cervical hay ocho pares de raíces nerviosas y solo siete vértebras.
- Entre el occipital y C1 sale la raíz C1, en el espacio C1-C2 sale C2, en el espacio C2-C3 sale C3, en el espacio C3-C4 sale C4, en el espacio C4-C5 sale C5, en el espacio C5-C6 sale C6, en el espacio C6-C7 sale C7 y entre el espacio cervical y torácico C7-T1 sale C8.
- Las raíces más afectadas son C5 y C6.

Manifestaciones clínicas

En las hernias de disco cervicales, la aparición de la sintomatología no está tan claramente relacionada con esfuerzos como en el caso de las hernias lumbares, si bien en alrededor del 20 % de los casos puede haber antecedente de un accidente de tráfico.

La presentación clínica suele ser aguda y, con menor frecuencia, subaguda, con dolor cervical de intensidad variable.

Como resultado de la compresión radicular, hay dolor irradiado según el territorio de la raíz, lo que da lugar a la denominación del cuadro clínico de *cervicobraquialgia*. El dolor aumenta con el movimiento, con las maniobras de Valsalva (tos, estornudo, defecación) y con la compresión y elongación de la raíz afectada.

El dolor radicular del paciente se desencadena mediante maniobras de compresión y se alivia realizando distracción radicular.

Las maniobras más utilizadas son las siguientes:

- Maniobra de compresión axial: consiste en presionar verticalmente la cabeza del paciente; resulta positiva cuando desencadena el dolor radicular.
- Maniobra de Spurling: consiste en la compresión de la cabeza con el cuello extendido y rotado hacia el lado del dolor; es positiva cuando desencadena el dolor radicular.
- Maniobra de distracción cervical: se realiza tirando de forma lenta y paulatina de la cabeza del enfermo; es positiva cuando se produce alivio del dolor radicular.
- Maniobra de abducción del hombro: consiste en abducir pasivamente el hombro del lado afectado, con lo que se consigue disminuir la elongación de la raíz; es positiva cuando se produce alivio del dolor. Esto sucede en el 68 % de los pacientes con radiculopatía cervical debida a compresión extradural. De hecho, los pacientes cuentan con frecuencia que su dolor se alivia cuando colocan la mano por detrás de la cabeza, como si la estuvieran sujetando.

 El aspecto clínico más importante en las hernias de disco cervicales es la posibilidad de que aparezcan síntomas y signos de compresión medular, que pueden ser muy variables y que han de buscarse siempre (**Tabla 12-4**).

Diagnóstico

Se alcanza de la misma forma que el caso de la hernia discal lumbar, con la salvedad de que es muy importante determinar la existencia de compresión medular y de sus alteraciones.

Evolución

En general, es completamente superponible a la evolución de las hernias discales lumbares, a excepción de aquellos casos que cursen con compresión medular.

Tratamiento médico

Es necesario conseguir un alivio adecuado del dolor mediante la utilización de analgésicos o antiinflamatorios no esteroideos, acompañados, en ocasiones, de relajantes musculares.

Los ciclos cortos de tratamiento con dexametasona son útiles en aquellos casos en los que no es posible controlar el dolor radicular con otros fármacos.

En los primeros días de dolor agudo intenso, para controlarlo mejor, será necesario un collarín cervical durante unos días, que se retirará por las noches. Su retirada siempre se hará de forma paulatina a lo largo de varios días, haciendo que el paciente lo utilice menos tiempo al día hasta su suspensión.

Con el fin de aliviar el dolor se utilizarán, además, medios físicos, como los ultrasonidos o las microondas. Dos o tres semanas después de superar la fase aguda, se comenzará de forma paulatina con ejercicios de rehabilitación de la columna cervical.

Tabla 12-4. Diagnóstico diferencial de las principales causas de cervicobraquialgia				
Compresión intrarraquídea	**Compresión extrarraquídea**	**Radiculopatía no compresiva**	**Otras enfermedades neurológicas**	**Otros**
Hernia discal cervical	Adenopatías	Meningorradiculitis infecciosa	Síndrome de cordones posteriores	Patología del hombro
Estenosis del canal cervical	Tumores viscerales	Diabetes	Enfermedades medulares	Patología del codo
Fracturas vertebrales complicadas	Hematomas	Otras enfermedades metabólicas	Esclerosis lateral amiotrófica	
Siringomielia			Síndrome del túnel carpiano	
			Neurosífilis	
Espondilodiscitis con absceso epidural			Neuropatía periférica	
Tumores primarios y tumores metastásicos				
Luxación atloaxoidea	Síndrome de Pancoast		Degeneración combinada subaguda	

Tratamiento quirúrgico

Dado que, en la inmensa mayoría de los casos, la evolución de la hernia discal cervical clínicamente sintomática mejora de forma espontánea, la mayoría de los pacientes reciben tratamiento médico.

Se reserva para los pacientes con mielopatía. En los casos que cursan únicamente con radiculopatía, las indicaciones quirúrgicas son similares a las expuestas en la hernia discal lumbar.

Estenosis del canal cervical

Respecto a la epidemiología, los pacientes con estenosis del canal cervical clínicamente significativa corresponden, sobre todo, al grupo de edad comprendido entre los 45 y los 65 años. Es algo más frecuente en los varones, con proporción 6/4 respecto a las mujeres.

La frecuencia de la estenosis del canal cervical es menor que la del canal lumbar, aunque ambas coexisten con cierta frecuencia.

Topografía

La estenosis del canal cervical en la zona central suele iniciarse en C5-C6 y C6-C7, aunque puede llegar a extenderse de forma proximal hasta C3-C4. Las estenosis de los recesos laterales y del agujero de conjunción aparecen matizadas en la columna cervical por la presencia de las articulaciones uncovertebrales. Ambos tipos de estenosis se suelen combinar de forma variable.

Manifestaciones clínicas

La estenosis de los recesos laterales y de los agujeros de conjunción pueden dar lugar a cervicobraquialgia, que cursará de forma aguda, similar a la que sucede en los casos de hernia discal cervical, o de forma crónica (**Tabla 12-5**).

Sin embargo, la estenosis central del canal cervical es importante desde una perspectiva clínica *porque es la causa más frecuente de mielopatía cervical* (**Tabla 12-6**). El dolor cervical está ausente en muchas ocasiones y la forma de presentación suele ser un trastorno de la marcha en un paciente que, en ocasiones, tiene antecedentes de cervicobraquialgia.

El patrón más frecuente es la presencia de una marcha espástica y atáxica combinada con debilidad en los miembros superiores.

Diagnóstico

Entre los estudios de imagen, son útiles la TC combinada con mielografía y la RM. En el primer caso se obtiene información del área del canal vertebral.

 La sospecha clínica es la parte más importante del diagnóstico.

Se ha observado que se producen síntomas cuando esta área es de alrededor de 60 mm^3, lo que supone el 30 % menos de lo normal. La RM es muy útil porque, además, proporciona información sobre el estado de la médula espinal: se ha observado que, cuando existen alteraciones de la señal medular, el éxito del tratamiento quirúrgico es menos probable.

Evolución

En un trabajo en el que se estudió la historia natural de la mielopatía cervical secundaria a estenosis del canal en 114 pacientes, se encontró que el 34 % de los pacientes mejoraron espontáneamente, el 64 % no mostraron progresión de la sintomatología y solo el 26 % empeoraron.

Tratamiento médico

Basados en las observaciones de la historia natural de la mielopatía por estenosis del canal, la mayoría de los autores recomiendan un tratamiento conservador en la mayor parte de los casos, cuyos objetivos, como siempre, serán el alivio del dolor por medios tanto físicos como farmacológicos, y el tratamiento simultáneo de la incapacidad funcional, de forma que se consiga una calidad de vida lo más normal posible.

Tratamiento quirúrgico

No se ha demostrado que el tratamiento quirúrgico obtenga mejores resultados que la evolución natural del proceso. Lo anterior implica que para que el tratamiento quirúrgico sea de

Tabla 12-5. Características neurológicas de la radiculopatía cervical

Raíz afectada	C4-C5	C5-C6	C6-C7	C7-D1
Reflejo alterado	Bicipital	• Bicipital • Estilorradial	Tricipital	Tricipital
Déficit motor	• Separación de hombro • Flexión de codo	• Flexión de codo • Extensión de muñeca	• Extensión de codo • Flexión de muñeca	• Flexión de dedos • Musculatura intrínseca de la mano
Déficit sensitivo	• Hombro • Cara lateral de brazo	• Cara lateral de antebrazo • 1er y 2º dedo	3er dedo	• 4º-5º dedos • Cara medial de antebrazo

C: cervical; D: dorsal.

Tabla 12-6. Síntomas y signos más frecuentes de mielopatía cervical

Motores	Sensitivos	Dolor
Hiperreflexia	Nivel sensitivo poco definido	Dolor radicular irradiado a miembros superiores
Signo de Babiński	Pérdida de sensibilidad propioceptiva	Dolor cervical
Marcha espástica	Alteraciones de la sensibilidad de uno o más dermatomas	
Afectación de esfínteres		
Debilidad de miembros superiores		
Paraparesia		
Tetraparesia		
Síndrome de Brown-Sequard		
Atrofia de manos		
Fasciculaciones		

verdad beneficioso, la indicación debe ser hecha en pacientes cuidadosamente seleccionados.

No obstante, una vez decidido que el tratamiento será quirúrgico, este se efectuará antes de que se produzcan lesiones medulares irreversibles.

DORSALGIA

La dorsalgia es, de todos los síndromes englobados bajo el término dolor de espalda, el menos frecuente.

Tiene la misma etiología que el dolor cervical, pero al ser la columna más rígida, las luxaciones postraumáticas, espondilosis y hernias discales son raramente causa de dolor dorsal.

Las enfermedades vertebrales que con mayor frecuencia son causa de dorsalgia son las fracturas por osteoporosis y el mieloma múltiple (**Tabla 12-7**).

El abordaje diagnóstico y terapéutico de un paciente con dorsalgia puede seguir perfectamente el razonamiento expuesto en los apartados de lumbalgia y lumbociática

Su diagnóstico diferencial es el más complicado de todos, pues, además de abarcar todos los aspectos enumerados para la zona lumbar, cobran especial relevancia los dolores irradiados de origen visceral: cardiovasculares, pulmonares, mediastínicos, hepatobiliares, gastrointestinales y retroperitoneales.

Al igual que ocurre en la columna lumbar y en la cervical, la columna torácica también puede ser asiento de patología compresiva, como la hernia de disco y la estenosis del canal.

Hernia de disco torácica

Respecto a la epidemiología, la incidencia de hernias de disco torácicas clínicamente significativas se estima en alrededor de un caso por millón de habitantes, lo que supone entre el 0,25 y el 0,75 de las hernias discales sintomáticas. El grupo de edad más afectado parece ser el comprendido entre la 4ª y la 6ª décadas de la vida.

Topografía

El 75 % de las hernias torácicas suceden por debajo de T8 y, de ellas, las más frecuentes se dan en T11-T12. Dadas las pequeñas dimensiones del canal vertebral en la zona dorsal, siempre existe la posibilidad de que haya compresión medular.

Tabla 12-7. Causas más frecuentes de dorsalgia

Enfermedades reumáticas	Enfermedades óseas	Enfermedades locales de la región dorsal	Dolor referido
Fibromialgia	Fracturas por osteoporosis	Síndrome de dolor miofascial	Infarto de miocardio y angor
Espondilitis anquilosante y otras espondiloartropatías	Fracturas por metástasis y hemopatías	Espondilitis y espondilodiscitis infecciosa	Pericarditis
Hiperostosis anquilosante vertebral	Otras enfermedades óseas	Traumatismos	Aneurisma de aorta
Espondiloartrosis y degeneración discal		Enfermedad de Sheuerman	Enfermedades de vesícula biliar
		Herpes zóster	Ulcus y cáncer gástrico o pancreatitis y cáncer de páncreas

La correlación entre el nivel de la hernia y la raíz afectada es la misma que en la zona lumbar.

Manifestaciones clínicas

A diferencia de lo que sucede con las hernias lumbares y cervicales, no hay un cuadro típico fácilmente identificable en las hernias torácicas. El paciente puede presentarse con grados variables de dolor torácico, en general de características mecánicas, dolor radicular intercostal y mielopatía, con manifestaciones diversas.

Diagnóstico

En este caso es difícil hacer el diagnóstico solo por la historia y la exploración clínica, por lo que las exploraciones complementarias de imagen son fundamentales para identificar la causa, así como el grado de compresión medular, si existiera.

Tratamiento

La literatura médica enfatiza el tratamiento quirúrgico de las hernias de disco torácicas, especialmente cuando hay síntomas y signos de compresión medular.

Estenosis de canal dorsal

Es un proceso idéntico al que tiene lugar en la zona lumbar y en la cervical, pero mucho menos frecuente, por lo que se desconoce su historia natural. Su diagnóstico es difícil, dado que raras veces se piensa en él y requiere estudios de imagen, que para ser valorables deben ser concordantes con la historia y la exploración.

En ausencia de afectación neurológica, se recomienda tratamiento conservador con analgésicos o antiinflamatorios no esteroideos, restringir las actividades que aumenten el dolor y realizar ejercicio aeróbico moderado. Cuanto el tratamiento conservador fracasa o aparecen síntomas y signos de mielopatía, se debe considerar el tratamiento quirúrgico.

PUNTOS CLAVE

- El manejo de los síndromes dolorosos axiales es muy importante, por ser una de las patologías más prevalentes que se encuentran en la consulta médica y por su riesgo potencial de inducir cronicidad e incapacidad para el paciente, con el consiguiente impacto en la calidad de vida de los sujetos que la padecen y su repercusión en términos de costes sanitarios.
- El dolor lumbar o lumbalgia, es uno de los padecimientos más frecuentes de la humanidad. Es importante saber identificar posibles causas graves subyacentes mediante una serie de preguntas denominadas como *red flags* o síntomas de alerta y/o alarma , y conocer el manejo correcto desde el punto de vista de pruebas complementarias a solicitar, así como el correcto manejo terapéutico.
- El aspecto clínico más importante en las hernias de disco tanto lumbares como cervicales es la posibilidad de que aparezcan síntomas y signos de compresión medular, que pueden ser muy variables y que han de buscarse siempre y saber reconocerlos como clínicos.

BIBLIOGRAFÍA

Abdel Shaheed C, Maher CG, Williams KA, Day R, McLachan AJ. Efficacy, tolerability, and dose-dependent effects of opioid analgesics for low back pain: a systematic review and meta-analysis. JAMA Intern Med. 2016;176:958-68.

Abdi S, Datta S, Trescot AM, Schultz DM, Adlaka R, Atluri SL, et al. Epidural steroids in the management of chronic spinal pain: A systematic review. Pain Physician. 2007;10:185-212.

Akcam FZ, Kaya O, Ceylan T. Comment on: Spondylodiscitis: Update on diagnosis and management. J Antimicrob Chemother. 2011;66:1199-200.

American Society of Anesthesiologists Task Force on Chronic Pain Management, American Society of Regional Anesthesia, Pain, Medicine, An Updated Report by the American Society of Anesthesiologists Task Force on Chronic Pain Management, the American Society of Regional Anesthesia, Pain Medicine. Practice guidelines for chronic pain management. Anesthesiology. 2010;112:810-33.

Barrey CY, Le Huec JC. Chronic low back pain: Relevance of a new classification based on the injury pattern. Orthop Traumatol Surg Res. 2019;105:339-46.

Benlloch AM, Codina AM, Ten LB, Donat SM, Belda DV, García RA, et al. Metástasis vertebrales. Rev Esp Cir Osteoartic. 2014;49:17-26.

Briggs AM, Smith AJ, Straker LM, Bragge P. Thoracic spine pain in the general population: Prevalence, incidence and associated factors in children, adolescents and adults. A systematic review. BMC Musculoskelet Disord. 2009;10:77.

Buhmann Kirchhoff S, Becker C, Duerr HR, Reiser M, Baur-Melnyk A. Detection of osseous metastases of the spine: Comparison of high resolution multi-detector-CT with MRI. Eur J Radiol. 2009:69:567-73.

Carey TS, Evans AT, Hadler NM, Lieberman GM, Kalsbeek WD, Jackman AM, et al. Acute sever low pain. A population-based study of prevalence and care seeking. Spine. 1996;21:339-44.

Cassidy JD, Cote P, Carroll LJ, Kristman V. Incidence and course of low back pain in the general population. Spine. 2005;30:2817-23.

Chou R, Deyo R, Friedly J, Skelly A, Weimer M, Fu R, et al. Systemic pharmacologic therapies for low back pain: A systematic review for an American College of Physicians Clinical Practice Guideline. Ann Intern Med. 2017;166(7):480-92.

Deyo RA, Rainville J, Kent DL. What can the history and examination tell us about low back pain? JAMA. 1992;268:760-5.

Dolor cervical. En: Saunders (editor). Manual de práctica médica. Madrid: McGraw-Hill-Interamericana, edición española, 1996.

Dreyer SJ, Boden SD. Non operative treatment of neck and arm pain. Spine (Phila Pa 1976). 1998;23(24):2746-54.

Dvörak J. Epidemiology, physical examination and neurodiagnostics. Spine (Phila Pa 1976). 1998;23(24):2663-73.

Fruth SJ. Differential diagnosis and treatment in a patient with posterior upper thoracic pain. Phys Ther. 2006;86:254-68.

García JB, Hernández-Castro JJ, Núñez JG, Ar Pazos M, Aguirre JO, Jreige A, et al. Prevalence of low back pain in Latin America: a systematic literature review. Pain Phys. 2014;17:379-91.

Hartvigsen J, Nielsen J, Kyvik KO, Fejer R, Vach W, Iachine I, et al. Heritability of spinal pain and consequences of spinal pain: a comprehensive genetic epidemiologic analysis using a population-based sample of 15,328 twins ages 20-71 years. Arthritis Rheum. 2009;61:1343-51.

Hoy D, Geere JA, Davatchi F, Meggitt B, Barrero LH. A time for action: Opportunities for preventing the growing burden and disability from musculoskeletal conditions in low and middle-income countries. Best Pract Res Clin Rheumatol. 2014;28:377-93.

Kalichman L, Hunter DJ. Lumbar facet joint osteoarthritis: a review. Semin Arthritis Rheum. 2007;37:69-80.

Louw QA, Morris LD, Grimmer-Somers K. The prevalence of low back pain in Africa: a systematic review. BMC Musculoskelet Disord. 2007;8:105.

Mannion AF, Brox JI, Fairbank JC. Consensus at last! Long-term results of all randomized controlled trials show that fusion is no better than non-operative care in improving pain and disability in chronic low back pain. Spine J. 2016;16:588-90.

Medel Rebollo J, Ribera Canudas MV, Mesas Idáñez Á, Márquez Martínez E, Martínez Ripol P, Candela Custardoy A, et al. Técnicas mínimamente invasivas en el tratamiento del dolor crónico. Seminarios de la Fundación Española de Reumatología. 2013;14(4):135-41.

Ming-Chih JK, Minh LC, Huang GY, Mitra R, Smuck M. Trends in ambulatory physician opioid prescription in the United States, 1997-2009. PM R. 2014;6(7):575-582.e4.

Miranda Mayordomo JL, Flórez García MT. Las pruebas complementarias. En: Dolor lumbar. Clínica y rehabilitación. Madrid: Grupo Aula Médica; 1996. pp. 157-94.

National Guideline Centre (UK). Low back pain and sciatica in over 16s: Assessment and management. Londres: National Institute for Health and Care Excellence (NICE); 2016.

Rose PS, Buchowski JM. Metastatic disease in the thoracic and lumbar spine: Evaluation and management. J Am Acad Orthop Surg. 2011;19:37-48.

Santos C, Donoso R, Ganga M, Eugenin Ó, Lira F, Santelices JP. Dolor lumbar: revisión y evidencia de tratamiento. Rev Méd Clín Las Condes. 2020;31(5-6):387-95.

Stochkendahl MJ, Kjaer P, Hartvigsen J, Kongsted A, Aaboe J, Andersen M, et al. National clinical guidelines for non-surgical treatment of patients with recent onset low back pain or lumbar radiculopathy. Eur Spine J. 2018;27(1):60-75.

Vos T, Allen C, Arora M, Barber RM, Bhutta ZA, Brown A, et al. Global, regional, and national incidence, prevalence, and years lived with disability for 310 diseases and injuries, 1990-2015: a systematic analysis for the Global Burden of Disease Study 2015. Lancet. 2016;388:1545-602.

Watts RW, Silagy CA. A meta-analysis on the efficacy of epidural corticosteroids in the treatment of sciatica. Anaesth Intensive Care. 1995;23:564-9.

Wong AY, Karppinen J, Samartzis D. Low back pain in older adults: risk factors, management options and future directions. Scoliosis Spinal Disord. 2017;12:14.

Orientación diagnóstica en el paciente con debilidad muscular

13

L. Nuño Nuño

OBJETIVOS

- Identificar las causas reumáticas y no reumáticas de debilidad muscular y orientarlas según la sospecha clínica.
- Evaluar la utilidad de diferentes pruebas complementarias en el diagnóstico diferencial.

INTRODUCCIÓN

La debilidad muscular es un síntoma habitual en la mayor parte de las miopatías inflamatorias autoinmunes. Sin embargo, hay otras entidades que cursan con debilidad muscular, algunas incluso con elevación en los niveles de creatina-cinasa o con presencia de un infiltrado inflamatorio en la biopsia muscular, que pueden confundirse con las miopatías inflamatorias autoinmunes y que incluyen desde otras miopatías (hereditarias o adquiridas) hasta trastornos neurológicos puros.

Por ello, es importante hacer una adecuada aproximación diagnóstica ante un paciente que refiere debilidad muscular o en pacientes ya diagnosticados, pero con mala respuesta al tratamiento inmunomodulador convencional.

 Es fundamental diferenciar la verdadera debilidad muscular de otras causas que puedan inducir a confusión y orientar el cuadro por la anamnesis y la exploración física.

Definición de debilidad muscular

La debilidad muscular es la disminución de la capacidad del músculo para contraerse con la energía adecuada y suele ser la manifestación más característica de las enfermedades neuromusculares. El diagnóstico diferencial de la debilidad muscular es extenso, incluyendo etiología neurológica, reumatológica, endocrina, genética, farmacológica, infecciosa o tóxica. Aunque la causa de la debilidad en ocasiones es evidente, a menudo no está clara, por lo que es necesario una adecuada anamnesis y exploración física, que guiarán la pertinencia de pruebas complementarias como analítica, electromiograma, pruebas de imagen y biopsia muscular.

Debilidad de origen no neuromuscular

En primer lugar, la verdadera debilidad muscular debe diferenciarse de la fatiga y de la astenia subjetivas o del déficit motor relacionado con dolor, pero con fuerza conservada (**Tabla 13-1**).

La astenia es una sensación de cansancio o agotamiento en ausencia de debilidad muscular.

La fatiga (diferente de la fatigabilidad, que se detalla más adelante) es un síntoma inespecífico y atribuible a muchas otras causas, sobre todo si la exploración neurológica es normal.

Tanto la astenia como la fatiga son condiciones comunes en personas que tienen síndrome de fatiga crónica, trastornos del sueño, depresión o enfermedad cardíaca o pulmonar crónica. La distinción entre astenia o fatiga y debilidad primaria a menudo no está clara. Además, la astenia y la fatiga pueden coexistir con debilidad muscular, como en pacientes con esclerosis múltiple y depresión concomitante. Debido a que la depresión es frecuente, es esencial considerarla como una posible causa de los síntomas de un paciente que refiere debilidad.

Debilidad de origen neuromuscular

La verdadera debilidad de origen neuromuscular es debida a la disfunción de la neurona motora superior o de la unidad

Tabla 13-1. Causas de astenia y fatiga que pueden confundirse con debilidad muscular

Depresión, ansiedad	Enfermedad cardíaca, pulmonar, renal o hepática crónica
Alteraciones en el sueño	Diabetes mellitus, enfermedad de Addison
Fibromialgia, síndrome de astenia crónica	Embarazo, posparto
Anemia	Dolor crónico
Hipotiroidismo	Sedentarismo, desacondicionamiento físico, sarcopenia
Alteración hidroelectrolítica	Fármacos (quimioterapia, narcóticos, etcétera)
Infecciones, fiebre	Síndrome paraneoplásico

motora, la cual incluye la neurona motora inferior, las raíces nerviosas, el plexo nervioso, el nervio periférico, la unión neuromuscular y el músculo (**Figs. 13-1** y **13-2**).

Las enfermedades de la neurona motora (superior o inferior) son un grupo heterogéneo que se caracteriza por la degeneración progresiva de las motoneuronas.

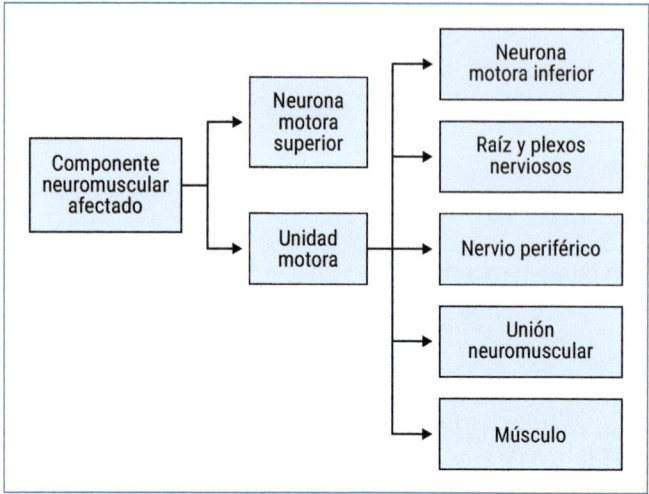

Figura 13-1. Componentes del sistema neuromuscular.

Las neuronas motoras superiores se localizan en el córtex prefrontal y sus axones se prolongan por los tractos corticoespinales y corticobulbares. Las enfermedades de la neurona motora superior afectan a amplios grupos musculares y producen debilidad, espasticidad e hiperreflexia.

Las neuronas motoras inferiores se sitúan en los núcleos motores de los nervios craneales del tronco del encéfalo y en las astas anteriores de la médula espinal e inervan directamente los músculos esqueléticos.

> **!** La lesión de la neurona motora inferior produce síntomas de atrofia, debilidad, disminución de los reflejos osteotendinosos, fasciculaciones y fibrilación de los músculos a los que inervan.

> **💡** Es importante diferenciar clínicamente a qué componente del sistema neuromuscular afecta la debilidad para orientar el origen.

A continuación, se comentan las enfermedades más importantes que pueden ocasionar debilidad muscular en adultos (**Tabla 13-2**).

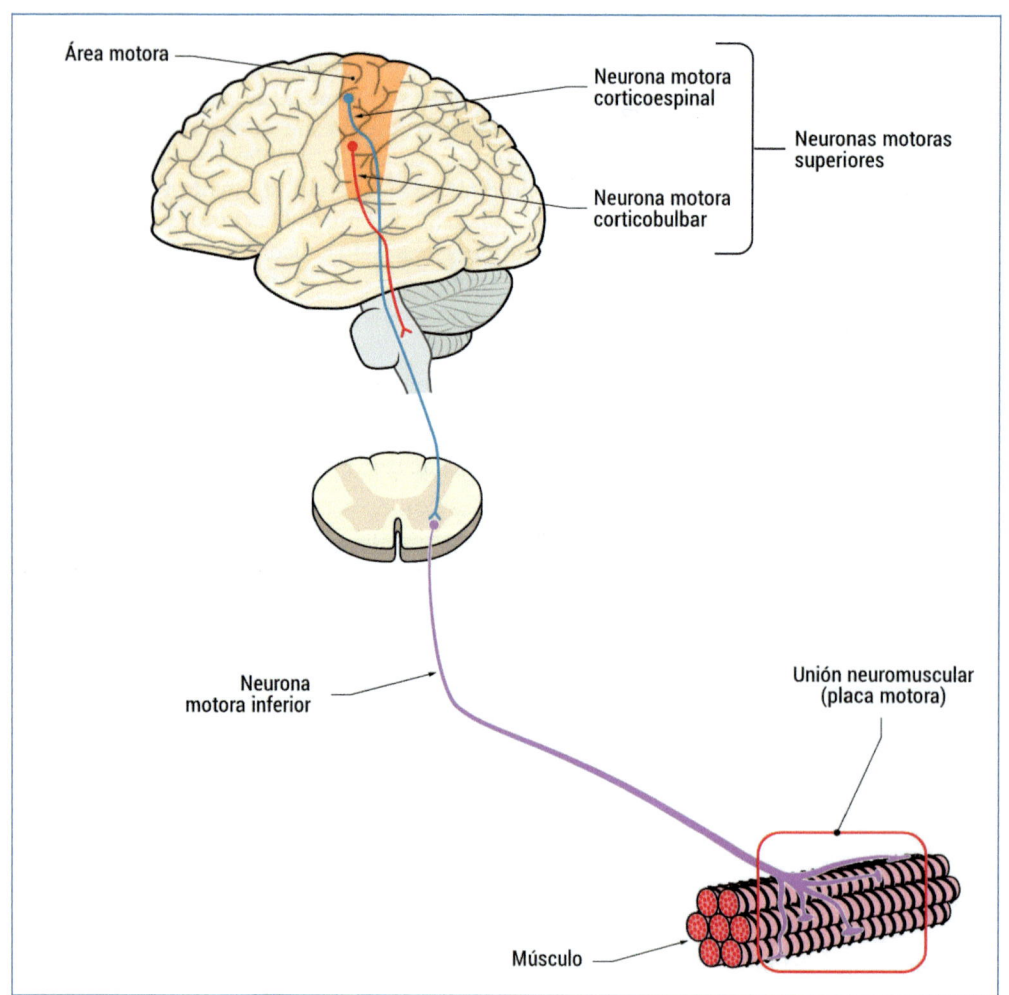

Figura 13-2. Anatomía del sistema neuromuscular.

Tabla 13-2. Enfermedades más frecuentes del sistema neuromuscular que pueden cursar con debilidad		
Localización	**Etiología**	**Enfermedad más frecuente**
Córtex cerebral, tronco del encéfalo, tracto corticoespinal		• Ictus • Esclerosis múltiple • Masas cerebrales o de la médula espinal • Esclerosis lateral amiotrófica • Esclerosis lateral primaria • Paraparesia espástica familiar
Asta anterior de la médula o tronco del encéfalo	Hereditarias	• Atrofias musculares espinales • Atrofia bulboespinal
	Adquiridas	• Virales: poliomielitis • Degenerativas: esclerosis lateral amiotrófica
Raíces nerviosas		• Radiculopatía
Plexo nervioso		• Plexopatía braquial • Plexopatía lumbosacra
Nervios periféricos	Hereditarias	• Charcot-Marie-Tooth • Enfermedades neurodegenerativas: leucodistrofias, ataxia-telangiectasia, etcétera
	Adquiridas	• Traumáticas, compresivas • Inflamatorias: síndrome de Guillain-Barré, polineuropatía desmielinizante crónica inflamatoria, vasculitis y otras enfermedades autoinmunes • Infecciosas • Tóxicas • Metabólicas
Placa motora	Hereditarias	• Síndromes miasténicos congénitos
	Adquiridas	• Miastenia *gravis* • Botulismo • Intoxicación por organofosforados
Músculo	Hereditarias	• Distrofias musculares • Parálisis periódicas • Miopatías distales • Miopatías congénitas • Miopatías metabólicas • Miopatías mitocondriales
	Adquiridas	• Miopatías inflamatorias idiopáticas • Infecciosas • Tóxico-medicamentosas • Endocrinas • Carenciales

ENFERMEDADES DE LA NEURONA MOTORA SUPERIOR

Las neuronas motoras superiores, localizadas en el córtex cerebral, tronco del encéfalo y tractos corticoespinales, se pueden lesionar por ictus, esclerosis múltiple, traumatismos o tumores cerebrales o de la médula espinal, entre otras causas, lo que producirá debilidad, que habitualmente afecta a amplios grupos musculares, espasticidad e hiperreflexia.

 La esclerosis lateral amiotrófica puede afectar a la neurona motor superior, a la neurona motora inferior, o ambas.

ENFERMEDADES DE LA UNIDAD MOTORA

A continuación, se describen las causas más frecuentes de debilidad muscular de origen en la unidad motora. Excluyendo los traumatismos, tumores y patología mecánica, la causa más frecuente de afectación de la neurona motora inferior es la esclerosis lateral amiotrófica, del nervio periférico es el síndrome de Guillain-Barré, de la unión neuromuscular es la miastenia *gravis* y del músculo es la miopatía inflamatoria autoinmune.

Enfermedades de la neurona motora inferior

Las enfermedades más frecuentes en adultos son:

Esclerosis lateral amiotrófica. Es una enfermedad neurodegenerativa que involucra principalmente la destrucción axonal de neuronas motoras superiores, inferiores o ambas. La mayoría son casos esporádicos, con un 10% de causas hereditarias. La sintomatología es heterogénea, con síntomas que pueden ser de motoneurona superior, con piramidalismo, de motoneurona inferior, con debilidad muscular intensa y amiotrofia progresiva de los músculos de las regiones medulares afectadas, o bulbares con afectación de la musculatura de la lengua, disartria y disfagia.

El diagnóstico se basa sobre todo en criterios clínicos, tras descartar otras causas.

> ⚠ En las fases más activas de la enfermedad puede haber una discreta elevación de creatina-cinasa por denervación muscular, aunque los niveles elevados orientan más a una miopatía inflamatoria o metabólica.

Existen variantes clínicas como la atrofia muscular progresiva, con afectación de la motoneurona inferior pura; esclerosis lateral primaria, con afectación de la motoneurona superior pura y la parálisis bulbar progresiva con afectación bulbar pura.

Poliomielitis. Es una enfermedad infecciosa con afectación del asta anterior de la médula espinal, caracterizada por debilidad asimétrica, arreflexia, fasciculaciones y atrofia de las extremidades. Se suele manifestar como una monoparesia aguda, habitualmente de predominio proximal y de miembros inferiores. La musculatura bulbar y respiratoria se ven afectadas hasta en 35 % de los casos y no afecta a la sensibilidad.

Aunque la poliomielitis esté erradicada, las infecciones por otros enterovirus y por herpes pueden dar lugar al mismo cuadro clínico. El líquido cefalorraquídeo muestra en un inicio pleocitosis e hiperproteinorraquia. A las 3 o 4 semanas, la electromiografía muestra signos difusos de denervación.

Enfermedades de las raíces nerviosas

Son radiculopatías y plexopatías, según el órgano afectado.

Radiculopatías

La sintomatología se caracteriza por dolor, que puede ser de inicio agudo o subagudo, parestesias referidas a la metámera y, en casos más graves, debilidad muscular y alteración de los reflejos correspondientes a la raíz afectada. En la **tabla 13-3** se describe la semiología de las radiculopatías según la raíz afectada y en la **tabla 13-4** las causas de las lesiones.

Tabla 13-3. Semiología de las radiculopatías

Raíz lesionada	Dolor referido	Parestesias o hipoestesia	Reflejo afectado	Debilidad muscular
C5	Escápula, cuello, brazo lateral	Brazo lateral	Bicipital	Abducción y flexión del hombro; flexión del codo
C6	Escápula, cuello, brazo y antebrazo radial	Brazo y antebrazo radial distal, pulgar	Estiloradial	Flexión del codo, pronación y extensión del carpo
C7	Cuello, brazo y antebrazo posterior	Brazo y antebrazo posterior, 3er dedo	Tricipital	Extensión del codo, flexión del carpo y extensión de los dedos
C8	Cuello, brazo y antebrazo cubital	4º y 5º dedos y eminencia hipotenar	Ninguno	Flexión de los dedos y musculatura intrínseca de la mano
T1	Cuello, brazo cubital	Antebrazo cubital	Ninguno	Musculatura intrínseca de la mano, síndrome de Horner
L3	Muslo anterior, ingle	Muslo anterior y medial	Ninguno	Flexión cadera y aducción
L4	Muslo anterior, rodilla, pierna medial	Región anteromedial pierna y medial pie	Patelar	Extensión de la rodilla, inversión y extensión del pie
L5	Posterolateral de muslo y pierna, dorso del pie y 1er dedo	Pierna lateral y dorso del pie hasta el 1er dedo	Ninguno	Flexión dorsal del pie y del 1er dedo
S1	Muslo y pierna posterolateral hasta la planta del pie	Pierna posterior, pie lateral y planta	Aquíleo	Flexión plantar y eversión del pie

C: cervical; L: lumbar; S: sacra; T: torácica.

Tabla 13-4. Etiología de las lesiones radiculares

Traumática	• Hernia discal • Fracturas, luxaciones • Hiperextensión cervical	Degenerativa	• Espondiloartrosis • Espondilolisis • Estenosis del canal
Tumoral	• Meningioma • Neurinoma • Quistes • Metástasis	Infecciosa	• Meningitis • Herpes zóster • Osteomielitis • Neuritis postinfecciosa
Inflamatoria	• Síndrome de Guillain-Barré • Aracnoiditis crónica	Vascular	• Isquemia • Hematomas • Malformación vascular dural
Malformaciones congénitas	• Espina bífida • Mielomeningocele	Metabólica	• Diabetes *mellitus* • Enfermedad de Paget

Habría que sospechar clínicamente una radiculopatía en caso de presentar síntomas de dolor, parestesias e hiporreflexia en el territorio de una raíz nerviosa, con debilidad muscular en los casos más graves.

Plexopatías

 El dato más característico de sospecha de una plexopatía braquial o lumbosacra es un déficit sensitivo-motor que no puede explicarse por la afectación de una única raíz o nervio periférico.

Se caracteriza por debilidad muscular, seguida de amiotrofia de rápida instauración, alteración de los reflejos, hipoestesia/anestesia (que puede ser parcheada) y dolor (**Tabla 13-5**). La causa más frecuente de las plexopatías es el traumatismo (**Tabla 13-6**). El diagnóstico de las plexopatías braquiales y lumbosacras se confirma mediante estudios neurofisiológicos, en los que se encuentra un patrón neurógeno en los músculos inervados por los nervios afectados.

Por otra parte, la electromiografía de la musculatura paravertebral contribuye a diferenciar entre lesiones radiculares y del plexo. Las pruebas de imagen (resonancia magnética nuclear [RM], la tomografía axial computarizada [TC] y la tomografía por emisión de positrones-[PET]-TC) ayudan al diagnóstico en caso de presentar una patología compresiva, lesiones inflamatorias o signos de fibrosis tras radioterapia.

A continuación, se identifican unos tipos de plexopatía.

Plexopatía braquial. El plexo braquial aporta inervación a la piel y la musculatura de la extremidad superior y es una estructura muy susceptible de ser lesionada. Se forma a partir de los ramos ventrales de los nervios espinales C5-C8 y T1 (**Fig. 13-3**). Aparte del déficit sensitivo-motor, puede producir dolor en el hombro o el brazo.

En ocasiones se asocia un síndrome de Horner con disfunción autonómica.

La plexopatía braquial completa es rara, debida a traumatismos importantes o a grandes neoplasias compresivas. La mayor parte de los casos de plexopatía braquial será parcial.

Se dividen en supraclaviculares, con afectación de los troncos primarios, e infraclaviculares, con afectación de los troncos secundarios o cordones. Algunos datos clínicos orientan la localización de la lesión. Así las estructuras supraclaviculares (raíces y troncos primarios) inervan la musculatura tanto flexora como extensora, mientras que las infraclaviculares (troncos secundarios o cordones) inervan la musculatura flexora o extensora, pero no ambas a la vez.

Plexopatía lumbosacra. El plexo lumbosacro inerva la pelvis y la extremidad inferior, y en general, es menos frecuente que la plexopatía braquial (**Fig. 13-4**). La clínica puede incluir déficit sensitivo-motor (incluyendo debilidad muscular), atrofia

Tabla 13-6. Causas de plexopatía braquial y lumbosacra

Causa estructural	Plexopatía braquial	• Traumatismos • Neoplasias • Cirugía (yatrogénica) • Compresión del desfiladero torácico superior
	Plexopatía lumbosacra	• Traumatismos • Neoplasias • Cirugía (yatrogénica) • Hematomas retroperitoneales • Aneurismas de aorta abdominal • Abscesos o quistes musculares • Embarazo
Causa no estructural	• Posradiación • Vasculitis • Idiopática	

Tabla 13-5. Semiología de las plexopatías braquial y lumbar

Segmentos involucrados	Segmentos involucrados		Déficit muscular	Déficit sensitivo	Alteración de reflejos
Braquial	C5-T1	Tronco primario superior	Cintura escapular, hombro	Territorio de nervios circunflejo, cutáneo lateral, parte del mediano	Bicipital, estilorradial
		Tronco primario medio	Extensores del antebrazo, codo, muñeca y dedos, pronación del antebrazo	Dorso del antebrazo	Tricipital
		Tronco primario inferior*	Flexores de mano y dedos, musculatura intrínseca de la mano	Borde interno de mano y antebrazo	Flexor de los dedos
Lumbar	L1-L4		Flexores de cadera, rotación externa y aducción de la cadera; extensores de la rodilla	Cara anterointerna del muslo	Rotuliano
Sacro	L4-S4		Extensores y abductores de la cadera, flexión de la rodilla, flexoextensión del pie y dedos	Cara posterior del muslo, cara posterior y posterolateral de pierna y superficie plantar y dorsolateral del pie	Aquíleo

*Puede asociar síndrome de Horner.
C: cervical; L: lumbar; S: sacra; T: torácica.

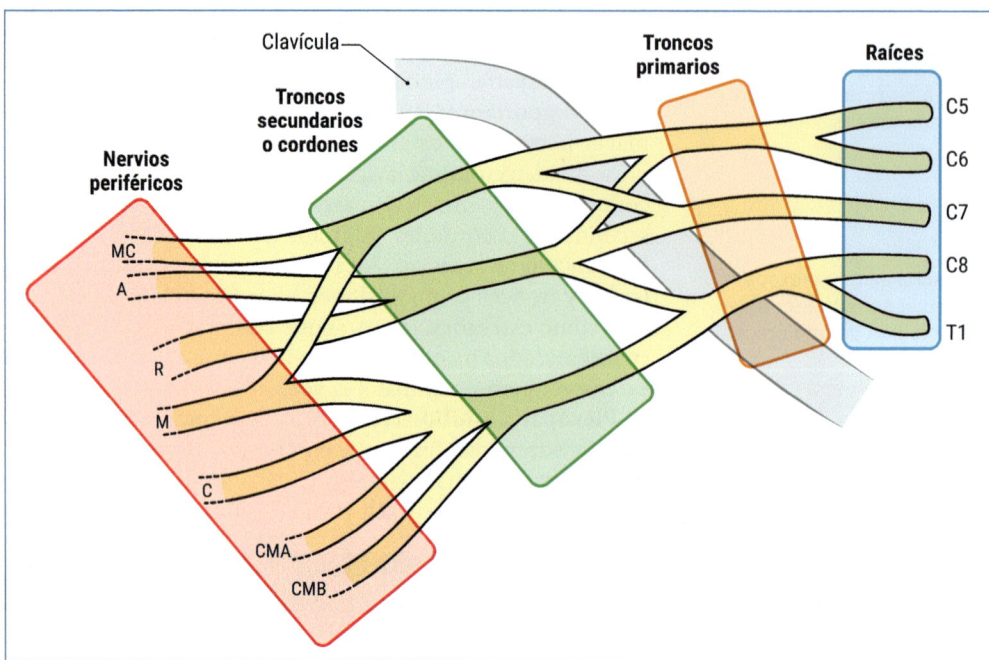

Figura 13-3. Plexo braquial.
A: nervio axilar; C: nervio cubital; C (en raíces): cervical; CMA: nervio cutáneo medial del antebrazo; CMB: nervio cutáneo medial del brazo; M: nervio mediano; MC: nervio musculocutáneo; R: nervio radial; T: torácico.

muscular, dolor, alteraciones en el esfínter urinario o impotencia, según los raíces afectadas.

Enfermedades de los nervios periféricos

En la mayor parte de las neuropatías los síntomas sensitivos aparecen antes que los síntomas motores.

Entre los síntomas sensitivos habrá dolor, hiperalgesia, alodinia, o parestesias. Entre los síntomas motores referidos se encuentran las fasciculaciones, los calambres, la debilidad y la atrofia muscular. Es fundamental distinguir entre mononeuropatía aislada, mononeuropatía múltiple y polineuropatía.

Mononeuritis. Es la lesión de un nervio aislado, con síntomas y signos motores o sensitivos en el territorio de ese nervio. Puede estar causada por un traumatismo, compresión o atrapamiento (causas más frecuentes), inflamación, infiltración neoplásica o isquemia por vasculitis.

Los nervios más afectados son el nervio mediano (síndrome del túnel del carpo), el radial (compresión aguda por torsión del húmero), cubital (compresión crónica en el codo), peroneo profundo (compresión en la cabeza del peroné) y el femorocutáneo (meralgia parestésica) y entre los pares craneales el nervio más frecuentemente lesionado es el facial.

Mononeuropatía múltiple. Es la lesión de varios nervios no contiguos, de forma no simétrica y que a menudo no es simultánea en el tiempo y de evolución a veces rápida. En ocasiones resulta difícil diferenciar la mononeuritis múltiple de la polineuropatía. Las causas más frecuentes vienen recogidas en la **tabla 13-7**.

> **!** Se sospechará una mononeuritis múltiple en caso de presentar un curso temporal intermitente o escalonado, la asimetría en la exploración física o la no predilección en la afectación distal.

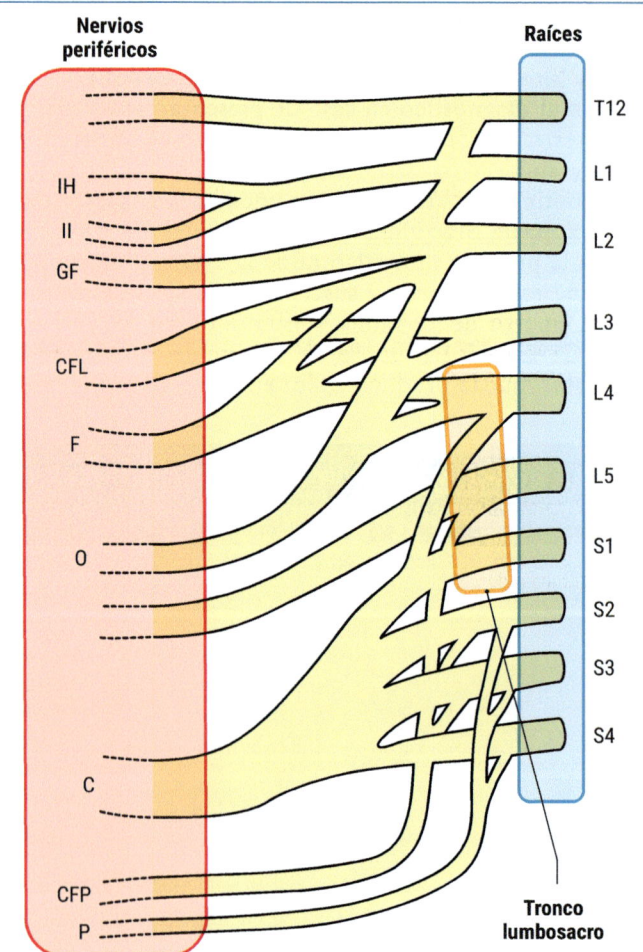

Figura 13-4. Anatomía del plexo lumbosacro.
C: nervio ciático; CFL: nervio cutáneo femoral lateral; CFP: nervio cutáneo femoral posterior; F: nervio femoral; GF: nervio genitofemoral; IH: nervio iliohipogástrico; II: nervio ilioinguinal; L: lumbar; O: nervio obturador; P: nervio pudendo; S: sacra; T: torácica.

Tabla 13-7. Causas de mononeuritis múltiple

Vasculitis. Vasculitis primarias, síndrome de Sjögren, artritis reumatoide, crioglobulinemia, vasculitis aislada del sistema nervioso periférico

Diabetes

Sarcoidosis

Linfoma, neoplasias

Amiloidosis

Porfiria

Infecciones: Lyme, virus de la inmunodeficiencia humana, citomegalovirus, hepatitis C, lepra

Neuropatía motora multifocal

Polineuropatía. Es la lesión difusa, simétrica y habitualmente distal de muchos nervios periféricos. La forma más frecuente es la polineuropatía sensitivo-motora distal y simétrica, con predilección por los síntomas sensitivos, que suele empezar en la parte distal de las extremidades, con una distribución «en guante» y «en calcetín». Con la evolución puede aparecer debilidad y atrofia de la musculatura intrínseca de los pies y, en casos más avanzados, provocar inestabilidad de la marcha y debilidad de los extensores del pie. Las causas más frecuentes de polineuropatía vienen reflejadas en la **tabla 13-8**.

> ! En caso de debilidad proximal, hay que descartar en primer lugar una afectación radicular o una miopatía.

> 💡 En caso de déficit sensitivo-motor difuso, simétrico y distal habrá que sospechar una polineuropatía más que una mononeuritis múltiple.

Tabla 13-8. Clasificación de las polineuropatías

Curso		Enfermedades
Agudo-subagudo		• Síndrome de Guillain-Barré y variantes • Porfiria • Difteria • Vasculitis • Sarcoidosis • Paraneoplásica • Tóxicas: arsénico, talio, alcohol • Medicamentosa • Déficit de vitamina B_{12}
Crónico	Desmielinizantes	• Hereditarias. Enfermedad de Charcot-Marie-Tooth • Neuropatías disinmunes
	Axonales	• Diabetes • Metabólicas, nutricionales • Tóxicas • Insuficiencia renal • Variantes de la enfermedad de Charcot-Marie-Tooth

Síndrome de Guillain-Barré. Es la polineuropatía inflamatoria más frecuente, con afectación monofásica aguda. En la mayor parte de los casos suele haber una infección precedente en las 4 semanas previas. En ocasiones se asocia a vacunas, neoplasias, trasplantes o tratamientos inmunosupresores, como el antifactor de la necrosis tumoral.

La forma más frecuente es una parálisis ascendente, progresiva y simétrica. Inicialmente hay debilidad proximal en extremidades inferiores, que progresa a debilidad distal, y que luego se extiende a los miembros superiores. Esta debilidad puede variar desde una leve dificultad para caminar hasta la parálisis completa de todas las extremidades.

Suelen aparecer de forma simultánea síntomas sensitivos de predominio distal en manos y pies con distribución «en guante» y «en calcetín». En caso de progresión de la debilidad, puede llegar a afectar a los nervios faciales, la musculatura bulbar y respiratoria, lo que requerirá ingreso en las unidades de cuidados intensivos por el potencial desenlace fatal. Hasta en el 15 % de los casos se asocian síntomas disautonómicos, como arritmias cardíacas, hipertensión arterial, hipotensión postural, síntomas vasomotores, o secreción inadecuada de hormona diurética o vasopresina. A las 4 semanas o menos se estabiliza la fase aguda, aunque en algunos casos puede haber secuelas irreversibles a largo plazo.

Enfermedades de placa motora

La causa adquirida más frecuente de enfermedad de placa motora es la miastenia *gravis* (v. **Tabla 13-2**).

Miastenia *gravis*. Es una enfermedad autoinmune, causada por un defecto en la transmisión neuromuscular en la placa motora debido a la producción de anticuerpos dirigidos contra receptores postsinápticos de acetilcolina y otras proteínas que intervienen en la señalización.

> ! Las manifestaciones iniciales más frecuentes son la diplopía y la ptosis palpebral, por afectación de la musculatura oculomotora.

También puede haber afectación de la musculatura facial, con dificultad para cerrar los ojos, de la musculatura orofaríngea, con dificultad para comer, alteraciones en la fonación y disfagia, debilidad de la musculatura flexora del cuello, lo que dificulta sostener la cabeza, y afectación de la musculatura de extremidades. Hasta en el 20% de los casos puede haber una crisis miasténica, que puede ser la forma de inicio de la enfermedad, con debilidad aguda y generalizada, que afecta a la musculatura respiratoria y deglutoria y que puede tener un desenlace fatal, por lo que es una urgencia vital.

> ! Es muy típico que produzca debilidad con fatigabilidad (debilidad que empeora con contracciones repetidas y mejora en el reposo) y fluctuación (empeoramiento a lo largo del día y con oscilaciones temporales).

El tratamiento consiste en tratamiento sintomático con inhibidores de la acetilcolinesterasa (piridostigmina), inmunosupresores a largo plazo, timectomía en casos seleccionados, y en las exacerbaciones agudas o en las crisis miasténicas, inmunoglobulinas intravenosas, inmunoadsorción o plasmaféresis.

Botulismo. Se produce por la presencia de toxina del *Clostridium botulinum*. Esta toxina produce un bloqueo de la liberación presináptica de la acetilcolina en la unión neuromuscular. La forma clásica ocurre por la ingesta de la toxina a partir de alimentos contaminados. Las manifestaciones clínicas se inician entre las 12 y las 36 horas tras la ingesta de la comida contaminada. El paciente desarrolla sintomatología bulbar, con visión borrosa, diplopía, ptosis palpebral, trastornos pupilares, oftalmoparesia, disartria y disfagia. Después aparece debilidad progresiva descendente que afecta inicialmente a las extremidades superiores y luego a las inferiores.

Miopatías

Las miopatías son un grupo heterogéneo de enfermedades que pueden tener un origen adquirido o hereditario. La importancia del diagnóstico precoz radica en que algunas miopatías adquiridas son potencialmente tratables, entre las que se incluyen las debidas a exposición a tóxicos o fármacos, infecciones, patologías endocrinas y las miopatías inflamatorias idiopáticas de origen autoinmune. Las miopatías congénitas pueden debutar en la infancia, la adolescencia o incluso en la edad adulta, por lo que habrá que tenerlas en cuenta en el diagnóstico diferencial de las miopatías inflamatorias autoinmunes.

> ❗ Las miopatías por alteración en el metabolismo glucídico o lipídico, así como las secundarias a disfunción mitocondrial, tienen en común que pueden presentarse como una intolerancia al ejercicio.

Miopatías hereditarias

En la **tabla 13-9** se citan la mayor parte de las miopatías hereditarias. A continuación se describen las miopatías más importantes que pueden debutar en el adulto.

Distrofias musculares

Las distrofias musculares suelen aparecer en la edad infantil o en la adolescencia, aunque algunas miopatías genéticas, como la distrofia muscular de Becker o la distrofia miotónica, se pueden iniciar en la edad adulta. Las distrofinopatías y la distrofia de cinturas cursan al inicio con debilidad proximal de extremidades superiores e inferiores (**Tabla 13-10**).

> ❗ Hay algunas formas de distrofias musculares, como la distrofia facioescapulohumeral o la distrofia de cinturas, que se presentan en ocasiones con debilidad muscular, elevación de la creatina-cinasa e infiltrado inflamatorio en la biopsia muscular y que pueden confundirse con las miopatías inflamatorias de origen autoinmune.

En el electromiograma se aprecian descargas miotónicas en la distrofia miotónica, aunque puede haber un patrón miotónico inespecífico en el resto. Desde el punto de vista

Tabla 13-9. Clasificación de las miopatías hereditarias

Distrofias musculares	• Distrofinopatías • Distrofias de cinturas • Distrofia facioescapulohumeral • Valosinopatía • Distrofia oculofaríngea • Distrofia de Emery-Dreifuss
Miopatías con miotonía clínica	• Distrofias miotónicas • Miotonías congénitas
Canalopatías	• Parálisis periódicas
Miopatías distales	
Miosinopatías	
Miopatías congénitas	
Miopatías metabólicas	• Enfermedades del metabolismo de glucógeno • Enfermedades del metabolismo lipídico • Miopatías mitocondriales

histológico, para diferenciar las distrofias de las miopatías inflamatorias, en las miopatías inflamatorias hay mayor frecuencia de infiltración de linfocitos CD8 e incremento difuso del complejo mayor de histocompatibilidad de tipo I en la biopsia muscular, mientras que en las distrofias el infiltrado por linfocitos suele ser focal y es raro que haya predominio de CD8 o de dicho complejo de tipo I. Por otra parte, el análisis inmunohistoquímico puede ser diagnóstico de las distrofias, en caso de detectarse ausencia de ciertas proteínas musculares (por ejemplo, disferlina, sarcoglicanos o distrofina).

A continuación, se resumen las distrofias más importantes en el adulto:

• **Distrofinopatías**: se producen por mutaciones en el gen *DMD*, que codifica la proteína distrofina. La herencia es recesiva ligada al cromosoma X, aunque en ocasiones pueden aparecer mutaciones espontáneas *de novo*, por lo que habitualmente afecta a varones.

En las distrofinopatías cabe encontrar una elevación de la creatina-cinasa y cambios miopáticos inespecíficos en el electromiograma. En la biopsia muscular hay cambios típicos de procesos distróficos, así como infiltrados inflamatorios. El diagnóstico se realiza con clínica compatible y estudio genético positivo. Si el estudio genético no detecta ninguna mutación, pero la sospecha clínica es alta, se hará una biopsia muscular para confirmar o descartar el diagnóstico, planteando el diagnóstico diferencial con otras enfermedades. Mediante inmunohistoquímica de la biopsia, se comprueba la deficiencia de distrofina. Es fundamental el asesoramiento genético a las madres portadoras. Al igual que en las miopatías inflamatorias, puede haber una mejoría de la debilidad muscular con los esteroides, aunque suele ser más discreto y no responden a tratamientos inmunomoduladores.

Entre ellas se incluyen la distrofia de Duchenne (de inicio en edad infantil), la distrofia de Becker y las mujeres portadoras sintomáticas. Se comentan a continuación las distrofias que pueden iniciar la clínica en la edad adulta:

Tabla 13-10. Distribución de la debilidad en las distrofias musculares

	Proximal en extremidades superiores	Proximal en extremidades inferiores	Distal en extremidades superiores	Distal en extremidades inferiores	Facial	Otras manifestaciones clínicas
Distrofinopatías	Sí	Sí	Sí	No	No	Miocardiopatía dilatada
Distrofia de cinturas	Sí	Sí	No	No	No	Disartria, miocardiopatía dilatada, arritmias
Distrofia facioescapulohumeral	Sí	No	No	Sí	Sí	Escápula alada, hipoacusia, telangiectasias retinianas
Distrofia muscular de Emery-Dreifuss	Sí	No	No	Sí	No	
Distrofia oculofaríngea	Sí	Sí	No	No	Sí	Ptosis progresiva, disfagia
Distrofia muscular distal	No	No	Sí	Sí	No	

– **Distrofia muscular de Becker:** afecta a varones. La gravedad y la edad de aparición son muy variables. Suele iniciarse en edad infantil, pero hay formas de inicio en edad adulta. Cursa con debilidad muscular proximal en cinturas escapular y pélvica con posible afectación cardíaca, fundamentalmente con miocardiopatía dilatada, y respiratoria.

– **Mujeres portadoras sintomáticas:** las mujeres portadoras de una mutación en el gen *DMD* pueden desarrollar la enfermedad en caso de que asocien una inactivación del cromosoma X sano. La clínica es muy variable, desde hiperCKemia (elevación de creatina cinasa) asintomática hasta una debilidad proximal de inicio a partir de la tercera década, o una hipertrofia aislada de gemelos. Puede haber afectación cardíaca hasta en el 10-20 % de los casos.

• **Distrofias de cinturas:** es un grupo muy heterogéneo de enfermedades, tanto en la intensidad de los síntomas como en la edad de aparición, ya que aparecen tanto en la etapa posnatal como en la edad adulta. La herencia puede ser autosómica dominante o recesiva, dependiendo del subtipo de distrofia. Cursan con debilidad de cintura pélvica o escapular, que se puede extender distalmente con la evolución y confundirse con una miopatía inflamatoria de origen autoinmune.

> **!** Lo característico de la distrofia de cinturas es la afectación selectiva de determinados músculos o incluso de forma parcheada de determinados músculos, lo cual orienta a un origen genético y la diferencia de las miopatías inflamatorias.

Algunos pacientes presentan disartria, contracturas articulares, alteración cardíaca con miocardiopatía y arritmias, o insuficiencia respiratoria. Los niveles de creatina-cinasa suelen estar elevados. La biopsia muscular en general es inespecífica, con rasgos distróficos, aunque en la disferlinopatía puede haber un infiltrado inflamatorio importante, que obligará al diagnóstico diferencial con una miopatía inflamatoria. El diagnóstico se alcanza con clínica compatible y estudio genético positivo.

• **Distrofia facioescapulohumeral:** es la segunda distrofia muscular más frecuente en adultos, después de la enfermedad de Steinert. La expresividad clínica es muy heterogénea. Las manifestaciones comunes de la enfermedad son la debilidad muscular facial, en especial los músculos orbiculares o periorales, la musculatura fijadora de la escápula, con una escápula alada, y la debilidad proximal de extremidades superiores, con atrofia del deltoides y dificultad para elevar los brazos. En los miembros inferiores se afecta primero la musculatura de los dorsiflexores de los pies, que se manifiesta con un pie caído. También puede haber debilidad de la musculatura de la mitad inferior del abdomen, lo que produce un abdomen prominente, y en decúbito, la contracción abdominal produce un desplazamiento rostral del ombligo.

> **!** Es característico de esta enfermedad la afectación marcadamente asimétrica.

Son frecuentes la hipoacusia para sonidos de alta frecuencia y las telangiectasias retinianas.

Miopatías con miotonía clínica

Las hay de dos tipos:

• **Distrofia miotónica tipo 1 (enfermedad de Steinert):** es la distrofia muscular más prevalente en el adulto, en torno a 8 casos/100.000 habitantes. Existen tres formas de presentación: formas infantiles, la clásica del adulto y la oligosintomática de inicio tardío.
En la forma clásica del adulto cursa con debilidad, cataratas y miotonía de inicio antes de los 50 años. Suele haber calvicie frontal, afectación de la musculatura facial, con atrofia de la musculatura temporal y de los maseteros, así como afectación orofaríngea o ptosis palpebral y debilidad distal del flexor profundo de los dedos y de los dorsiflexores de los pies. Con la progresión de la enfermedad, puede haber debilidad proximal.

> **!** Es característico de esta enfermedad el fenómeno mio-
> tónico, que se manifiesta como un retraso en la relaja-
> ción tras una contracción mantenida de unos 10 segun-
> dos y que es especialmente evidente tras la contracción
> de la mano.

Puede haber afectación cardíaca, con trastornos en la conducción, afectación de la musculatura respiratoria u otras
manifestaciones endocrinológicas, cognitivo-conductuales
o gastrointestinales.

En las formas oligosintomáticas de inicio tardío se dan
manifestaciones aisladas, como calvicie, cataratas, debilidad
facial, ptosis palpebral o disfagia.

- **Distrofia miotónica tipo 2**: se manifiesta en la edad media
de la vida y, a diferencia de la de tipo 1, la afectación muscular es proximal con debilidad, así como mialgias inespecíficas y rigidez. No suele haber afectación de otros órganos
y la miotonía, en caso de que esté presente, suele ser leve.

Distrofias distales

Es un grupo muy heterogéneo de enfermedades, con afectación
de inicio distal en la gran mayoría. Hay que hacer diagnóstico diferencial con otras miopatías que cursan con afectación
predominantemente distal, como la distrofia miotónica tipo 1,
miopatías metabólicas, miopatías por cuerpos de inclusión,
síndromes escapuloperoneales y la miopatía amiloidea.

Canalopatías

Las parálisis periódicas son enfermedades neuromusculares
relacionadas con un defecto en los canales iónicos musculares, que se caracteriza por episodios de debilidad muscular
dolorosa, en ocasiones precipitada por el ejercicio intenso, el
ayuno o la ingesta de hidratos de carbono.

La mayoría de los casos son hereditarios, por lo general con
un patrón de herencia autosómico dominante. Se han descrito casos adquiridos de parálisis periódica hipopotasémica
en asociación con hipertiroidismo.

De estas parálisis cabe destacar dos tipos:

- **Parálisis periódica hipopotasémica.** Los ataques se inician en la infancia tardía o en la adolescencia, varían en
frecuencia y duración (desde minutos hasta días), desencadenados tras ejercicio físico frío o la ingesta de hidratos
de carbono. El examen neurológico durante un ataque demuestra debilidad en las cuatro extremidades con arreflexia o hiporreflexia, con exploración normal en períodos
intercrisis. El diagnóstico se realiza por la clínica, historia
familiar y potasio sérico disminuido.
- **Parálisis periódica hiperpotasémica.** Se inicia en la infancia o niñez temprana y se manifiesta por episodios transitorios de debilidad generalizada, que son más cortos y
más frecuentes que en la forma hipopotasémica, por lo
general precipitada por la exposición al frío, ayuno, ejercicio o tras la ingestión de pequeñas cantidades de potasio. Se suele asociar con miotonía de la lengua, las manos
y los párpados.

Miopatías metabólicas

Las miopatías metabólicas son un grupo heterogéneo de enfermedades genéticas debidas a un defecto en los mecanismos de
producción de la energía celular. Se clasifican en glucogenosis,
causadas por mutaciones en las enzimas de metabolismo del
glucógeno, miopatías lipídicas, causadas por mutaciones en
las enzimas de metabolismo lipídico, y las miopatías mitocondriales.

Los síntomas musculares son muy variados: en algunas
enfermedades cursan con síntomas fluctuantes con intolerancia al ejercicio, mialgias y rabdomiólisis, y en otras se manifiestan como una debilidad muscular progresiva. En algunas
enfermedades puede haber afectación de otros órganos. En
la anamnesis es necesario indagar sobre el tipo de actividad
física que desencadena los síntomas (intensidad, duración), si
estos aparecen durante o después del desarrollo del ejercicio
y otros precipitantes, para orientar la etiología.

> **!** La aparición de síntomas en los primeros 10 minutos del
> ejercicio indica una alteración en el metabolismo de los
> hidratos de carbono. Si el desencadenante es la actividad
> prolongada de baja intensidad, la sospecha debe dirigirse
> hacia alteraciones del metabolismo lipídico.

A continuación, se comentan algunas de las enfermedades
metabólicas más frecuentes.

- **Alteraciones en el metabolismo de los hidratos de carbono**: se producen por alteración de cualquiera de las enzimas implicadas, tanto en su ruta de biosíntesis como en
las vías de degradación del glucógeno, ya sea por acúmulo
o por uso anómalo. Las más frecuentes son la enfermedad
de McArdle y la enfermedad de Pompe:
  - **Enfermedad de McArdle**: es la más frecuente de las miopatías metabólicas de los carbohidratos. Es una enfermedad con herencia autosómica recesiva. Aunque la
  clínica suele iniciarse en la infancia, se suele diagnosticar en los adultos. Se debe a un déficit de la isoenzima
  muscular de la glucógeno-fosforilasa o miofosforilasa,
  codificada por el gen *PYGM*, encargado del inicio de
  la degradación del glucógeno. Se manifiesta por síntomas fluctuantes, con aparición de síntomas al inicio
  de la actividad física como una intolerancia al ejercicio y mialgias, rabdomiólisis desencadenada por ejercicio, o una elevación basal de las cifras de creatina-cinasa (habitualmente 5-10 veces del límite superior de la
  normalidad), más intensa tras ejercicio físico intenso. A
  los pocos minutos del ejercicio, el músculo puede utilizar otros sustratos energéticos (glucosa y ácidos grasos libres), por lo que existe una mejoría parcial de la
  sintomatología con el ejercicio (fenómeno *second wind*
  o de segunda entrada, característico de esta entidad).
  Ante la sospecha clínica, se solicitará una prueba de ejercicio en isquemia en el antebrazo. La prueba reflejará
  la ausencia de un incremento del lactato basal, al estar
  bloqueada la glucogenólisis, mientras que la curva de
  amonio será normal. El diagnóstico se confirmará con
  estudio genético, y en casos negativos, la biopsia muscu-

lar demostrará el defecto enzimático y la presencia de vacuolas subsarcolémicas rellenas de material PAS (ácido peryódico de Schiff) positivo, por acúmulo de glucógeno en las células musculares.

– **Enfermedad de Pompe (glucogenosis de tipo II)**: es una enfermedad de herencia autosómica recesiva, que se produce por alteración de la degradación del glucógeno dentro de los lisosomas, secundaria al déficit de la enzima alfa-glucosidasa ácida. Además de haber un acúmulo patológico de glucógeno en los tejidos, el daño tisular es consecuencia de la disfunción secundaria de los lisosomas con alteración de la autofagia y no por el depósito en sí mismo, con mantenimiento del metabolismo muscular. Hay formas de inicio infantil, juvenil o adulta, en función del grado de actividad enzimática residual.

> **!** A diferencia de la enfermedad de McArdle, la enfermedad de Pompe cursa con debilidad muscular lentamente progresiva, no influida por el ejercicio físico.

Afecta sobre todo a la musculatura axial y proximal de las extremidades, y puede producir debilidad de forma precoz de la lengua, del músculo subescapular o paraespinales, de la pared abdominal, aductores y de la musculatura respiratoria. La creatina-cinasa puede estar aumentada o normal. Son característicos de esta enfermedad la frecuente presencia de descargas miotónicas en los estudios electromiográficos (sobre todo en la musculatura paraespinal) y la insuficiencia respiratoria precoz (patrón ventilatorio restrictivo con síntomas de hipoventilación nocturna). La biopsia de músculo puede mostrar vacuolas citoplasmáticas rellenas de material PAS positivo por acúmulo de glucógeno, que también se tiñen con fosfatasa ácida, otra proteína lisosomal. Sin embargo, en ocasiones la biopsia muscular puede ser normal, sobre todo, en formas del adulto.

> **!** Ante la sospecha clínica de una enfermedad de Pompe o ante una hipercreatina-cinasaemia de origen indeterminado, se solicitará la determinación de la actividad de la enzima con la prueba de gota seca (muestra de sangre impregnada en papel), que deberá confirmarse en otro tejido (linfocitos, fibroblastos o músculo). El diagnóstico de confirmación es genético.

- **Alteraciones en el metabolismo de los lípidos**: pueden afectar a la degradación intracelular de los triglicéridos, la captación de la carnitina, el transporte mitocondrial de ácidos grasos de cadena larga o a la beta-oxidación de los ácidos grasos.

  – **Enfermedad por déficit de carnitina-palmitoiltransferasa 2 (CPT2)**: es la causa más frecuente de alteración en el metabolismo de los lípidos y de mioglobinuria de repetición en los adultos.

  Se trata de una enfermedad de transmisión autosómica recesiva, que se produce por alteración de la enzima de la membrana interna mitocondrial CPT2, involucrada en el transporte de los ácidos grasos de cadena larga al interior de la mitocondria, donde tiene lugar su catabolismo. En las formas de presentación neonatal e infantil puede haber afectación en otros órganos. En las formas de presentación en el adulto se suele manifestar con una miopatía con mialgias, rabdomiólisis y mioglobinuria ante esfuerzos prolongados de baja intensidad, sobre todo si se realiza en ayunas, con fiebre o con una enfermedad intercurrente.

> **!** Los pacientes toleran ejercicios breves de alta intensidad y las cifras de creatina-cinasa se normalizan tras la resolución de los episodios agudos de rabdomiólisis.

Ante la sospecha clínica, se solicitará un estudio de acilcarnitinas de cadena larga en suero. En caso de aumento, el diagnóstico se confirmará con la medición de la actividad de la CPT2 en el músculo, linfocitos o fibroblastos o con estudio genético. La prueba del ejercicio en el antebrazo será normal y, aunque una biopsia muscular muestra en ocasiones un aumento leve e inespecífico de lípidos, también puede ser rigurosamente normal.

- **Miopatías mitocondriales**: las mitocondrias son orgánulos subcelulares, cuya función principal es la de producir la mayor parte de la energía celular en forma de trifosfato de adenosina mediante el sistema de fosforilación oxidativa. Las miopatías mitocondriales son enfermedades heterogéneas debidas a defectos en las proteínas y enzimas de diferentes rutas bioquímicas que afectan al sistema de fosforilación oxidativa.

  Los síntomas son muy variados como oftalmoplejía externa crónica (una de las manifestaciones más frecuentes, con ptosis palpebral y parálisis progresiva y fija de los músculos oculares), retinitis pigmentosa, neuropatía óptica, hipoacusia, crisis epilépticas, ataxia, diabetes, miocardiopatía, nefropatía, alteración de la conducción cardíaca y seudoobstrucción intestinal. En los músculos se manifiesta como intolerancia al ejercicio, mialgias, debilidad muscular o rabdomiólisis de repetición. Se acompaña siempre de cifras no muy elevadas de creatina-cinasa. Con frecuencia se identifica un incremento del ácido láctico en sangre, debido a la metabolización anaeróbica citoplasmática a consecuencia del bloqueo del metabolismo aeróbico. La biopsia muscular muestra la existencia de:

  – Fibras con acúmulos granulares basófilos (debido a la proliferación mitocondrial).
  – Fibras con tinción intensa con succinato-deshidrogenasa, que da lugar a fibras de color azul rotas (debido a la proliferación mitocondrial).
  – Ausencia de tinción citocromo oxidasa, reflejo de disfunción mitocondrial.
  – Presencia de fibras de color rojo rotas.

Sin embargo, estos hallazgos no son específicos de las miopatías mitocondriales y se pueden hallar en otras miopatías, principalmente en la miositis por cuerpos de inclusión y la distrofia oculofaríngea, así como en individuos de edad avanzada. El diagnóstico se confirma con estudios moleculares y genéticos.

Miopatías adquiridas

Las hay de distinto origen.

Miositis inflamatorias idiopáticas de origen autoinmune

Se caracterizan por presentar debilidad muscular como manifestación predominante y, en ocasiones, manifestaciones extramusculares (articulares, cutáneas, pulmonares o cardíacas, entre otras). En la actualidad se clasifican en los siguientes subgrupos: dermatomiositis, polimiositis, miositis por cuerpos de inclusión, miopatías necrotizantes inmunomediadas y síndrome de solapamiento. El diagnóstico se basa en estudios de autoinmunidad, neurofisiológicos e histopatológicos.

Miopatías infecciosas

El espectro clínico de síndromes musculares asociados con infecciones virales puede variar de mialgias benignas a rabdomiólisis con fallo renal y mioglobinuria. Los agentes infecciosos más comunes asociados con la debilidad muscular incluyen la gripe y el virus de Epstein-Barr (**Tabla 13-11**).

Clínicamente se manifiestan con mialgias intensas, por lo general localizadas en los gemelos y elevación de las enzimas musculares hasta 20-30 veces más de lo normal.

Miopatías tóxico-medicamentosas

Existe una amplia variedad de fármacos que producen síntomas musculares (**Tabla 13-12**). Uno de los más frecuentes son las estatinas, que producen una amplia variedad de sintomatología muscular, como hiperCKemia asintomática, mialgias difusas y debilidad de predominio proximal, miopatía necrotizante aguda con posible rabdomiólisis, o son el desencadenante de una verdadera miopatía necrotizante inmunomediada.

Otras alteraciones que favorecen la toxicidad muscular de las estatinas son el hipotiroidismo, la enfermedad hepática, la insuficiencia renal crónica, el déficit de vitamina D o la asociación con otros fármacos como el gemfibrocilo, ciclosporina, niacina o claritromicina, entre otros. En cuanto a tóxicos, el alcohol puede producir debilidad muscular debido a una

Tabla 13-11. Causas más frecuentes de miositis infecciosas

Virus	• Gripe	Parásitos	• Toxoplasmosis
	• Virus de la inmunodeficiencia humana		• Triquinosis
			• Malaria
	• Virus de Epstein-Barr		• Cisticercosis
			• Hidatidosis
	• Rabia		• Tripanosoma
	• Poliomielitis		
	• SARS-CoV-2		
Bacterias	• Enfermedad de Lyme		
	• Sífilis		

SARS-CoV-2: síndrome respiratorio agudo severo causado por coronavirus de tipo 2.

Tabla 13-12. Fármacos asociados a miotoxicidad

Fármacos frecuentemente utilizados en reumatología: colchicina, cloroquina e hidroxicloroquina, ciclosporina, tacrólimus, esteroides, inhibidores de TNF-alfa	Inhibidores de los *check-points* (puntos de control)
Enalapril	Omeprazol
Ciprofloxacino	Labetalol
Cimetidina	Salbutamol

TNF-alfa: factor de necrosis tumoral alfa.

miopatía directa o por neurotoxicidad. Ciertas drogas, como las anfetaminas, la cocaína o los opioides, también ocasionan miotoxicidad.

Miopatías endocrinológicas

Algunas enfermedades endocrinas cursan con debilidad. Estas son: el hipertiroidismo, el hipotiroidismo, la insuficiencia adrenal (enfermedad de Addison), el exceso de glucocorticoides endógeno (síndrome de Cushing), la acromegalia y el hiperaldosteronismo primario (síndrome de Conn). La neuropatía diabética puede afectar a las neuronas motoras, incluyendo los nervios oculomotores.

Alteraciones de electrólitos

Las alteraciones electrolíticas del calcio, fosfato, potasio y sodio pueden producir debilidad muscular, por lo que hay que tenerlo en cuenta para la solicitud de pruebas complementarias.

EXPLORACIÓN FÍSICA

El examen físico es crucial para diagnosticar la causa de debilidad muscular.

Exploración general

La exploración general ayudará a orientar la causa subyacente. Así, habría que realizar una adecuada exploración cardiopulmonar. Hay que fijarse en otros datos como la existencia de hepatomegalia, cataratas (distrofia miotónica), calvicie, déficit intelectual, epilepsia, exantema cutáneo, o una afectación multisistémica, que podría orientar hacia una miopatía hereditaria.

Exploración neuromuscular

En pacientes con debilidad muscular se realizará una exploración para diferenciar afectación de la neurona motora superior o de la unidad motora.

Los hallazgos de la neurona motora superior incluyen espasticidad, hiperreflexia, reflejo de Babiński positivo y clonus. Los hallazgos en caso de lesiones de las neuronas motoras inferiores incluyen reflejos disminuidos o ausentes, hipotonía, atrofia muscular y fasciculaciones (**Tabla 13-13**).

La presencia de tetania, el signo de Chvostek (la percusión del nervio facial anterior al lóbulo de la oreja e inferior al arco

Tabla 13-13. Semiología de las lesiones del sistema neuromuscular

Componente neuromuscular afectado	Localización de la lesión	Tono muscular	Sensibilidad	Reflejos	Babiński
Neurona motora superior	Córtex cerebral, tronco del encéfalo, tracto corticoespinal	Aumentado (espasticidad)	+/-	Aumentados	Positivo
Unidad motora	Neurona motora inferior	Disminuido	+/-	Normales o disminuidos	Negativo
	Nervio periférico	Disminuido	+/-	Normales o disminuidos	Negativo
	Unión neuromuscular (o placa motora)	Disminuido	No afectado	Normales o disminuidos	Negativo
	Músculo	Disminuido	No afectado	Normales	Negativo

cigomático provoca espasmo del nervio facial ipsilateral) y el signo de Trousseau (la inflación de la presión arterial braquial con el manguito induce espasmo carpopedal distal) indican una hipocalcemia. La presencia de ptosis o diplopía puede indicar una miastenia *gravis*.

Además de la fuerza muscular, también habría que explorar los nervios craneales, los reflejos, la sensibilidad y la coordinación.

La exploración muscular incluye la fuerza, el tono, la atrofia o hipertrofia y los movimientos anormales como fasciculaciones o calambres. Mediante la exploración de la fuerza muscular cabrá determinar si existe debilidad muscular y cuantificar el grado de debilidad.

> ! Para orientar el diagnóstico, es fundamental definir el patrón de afectación de la debilidad según la topografía predominante de distintos grupos musculares.

Clásicamente, la fuerza muscular se ha cuantificado según la escala del *Medical Research Council*, con seis grados (**Tabla 13-14**). La exploración de la fuerza se realiza oponiendo resistencia a grupos musculares y no de forma individual. Sin embargo, en especial en el caso de los músculos largos, la exploración de la fuerza por dicha escala puede ser normal, salvo en caso de una inflamación o atrofia importantes. En estos casos, será más reveladora la exploración de músculos específicos. A pesar de la utilidad de esta escala, una de las limitaciones principales es la escasa consistencia interobservador. La exploración muscular estará influida por la edad, el estado físico y el grado de entrenamiento del paciente, la presencia de dolor articular, de un déficit neurológico y del grado de colaboración. En las miopatías inflamatorias de origen autoinmune, una exploración más detallada de los grupos musculares se lleva a cabo con la prueba manual muscular (MMT8, *muscular manual testing*) (**Tabla 13-15**), aplicada sobre la musculatura de los flexores del cuello y de las extremidades superiores e inferiores del lado dominante.

El MMT8 es una herramienta que evalúa la fuerza muscular mediante exploración física sobre ocho grupos musculares. Se valora la fuerza de forma bilateral de músculos a nivel proximal (deltoides, bíceps, glúteo máximo, glúteo medio y cuádriceps), distal (extensores del carpo y dorsi-flexores del tobillo) y axial (flexores del cuello). La puntuación tiene el rango de 0-80. Se realiza midiendo la fuerza del paciente, contra la resistencia del explorador o, en caso de debilidad más intensa, en posición eliminando la gravedad, y se les otorga una puntuación en una escala de Kendall de 0 a 10. Un grupo muscular graduado de 0-3 en la escala de Kendall indica debilidad severa, grado 4-6 indica debilidad moderada, grado 7-9

Tabla 13-14. Escala de fuerza del *Medical Research Council*

0	Ausencia de contracción
1	Contracción muscular visible sin movimiento
2	Movimiento cuando no es contra gravedad
3	Movimiento contra gravedad
4	Movimiento contrarresistencia, pero menor de lo normal
5	Fuerza normal

Tabla 13-15. Exploración MMT8

Grupos musculares	Derecho	Izquierdo	Axial
Musculatura axial (0-10)			
Flexores del cuello (0-10)	–	–	
Musculatura proximal (0-50)			
Deltoides (0-10)			–
Bíceps braquial (0-10)			–
Cuádriceps (0-10)			–
Glúteo mayor (0-10)			–
Glúteo medio (0-10)			–
Musculatura distal (0-20)			
Extensores de la muñeca (0-10)			–
Dorsiflexores del tobillo (0-10)			–

MMT: prueba muscular manual (*muscular manual testing*).

indica debilidad leve y grado 10 indica ausencia de debilidad detectable. Al igual que otras medidas de fuerza y función, el MMT no discrimina entre actividad y daño muscular.

La diferenciación entre afectación de neurona motora superior e inferior es fundamental para orientar la causa de la debilidad, según los hallazgos en la exploración física. Las lesiones de la neurona motora superior se caracterizan por una elevación del tono muscular y una hiperreflexia. En cambio, en las lesiones de la motoneurona inferior habrá una hipotonía muscular, atrofia y reflejos normales o disminuidos. Hay que tener en cuenta que en la enfermedad precoz de neurona motora superior puede haber una hiporreflexia y un tono muscular disminuido iniciales, antes de que se desarrollen la espasticidad e hiperreflexia características.

Por otra parte, en caso de sospecha de miastenia *gravis*, habría que explorar también la fatigabilidad con la realización repetida de movimientos y, en caso de sospecha de miotonías hereditarias, habría que explorar el fenómeno miotónico pidiendo al paciente que mantenga una presión de las manos durante 10 segundos.

PRUEBAS COMPLEMENTARIAS

Se explican a continuación.

Pruebas de laboratorio

Algunas de las pruebas de laboratorio más utilizadas son la determinación de las de enzimas musculares, la analítica general, el perfil de acilcarnitinas y la autoinmunidad.

Enzimas musculares

La creatina-cinasa se eleva de forma variable en relación con la rabdomiólisis, consecuencia de la necrosis aguda de fibras musculares, con la consiguiente liberación de componentes musculares a la sangre. Puede estar elevada en muchas miopatías, no solo en las miopatías metabólicas e inflamatorias, también en varias distrofias musculares, aunque su normalidad no excluye una miopatía. También puede haber elevación de otras enzimas musculares, como la aldolasa, lactato-deshidrogenasa, transaminasa aspartato-aminotransferasa o transaminasa glutámico-oxalacética y transaminasa alaninotransferasa o transaminasa glutámico-pirúvica de origen muscular.

Analítica general

Se debe considerar la determinación de electrólitos, incluyendo los niveles de calcio, potasio, sodio, fosfato y magnesio, así como pruebas de la función tiroidea, la medición del cortisol, de la vitamina D, hormona paratiroidea, proteinograma y velocidad de sedimentación globular. En caso de debilidad episódica conviene solicitar siempre potasio y hormonas tiroideas.

Perfil de acilcarnitinas

Ante la sospecha de miopatía lipídica, el patrón de acilcarnitinas en sangre (gota seca o en fase líquida) orienta hacia el defecto genético o molecular específico.

Autoinmunidad

Los anticuerpos antirreceptor de la acetilcolina están presentes en el 80 y el 90 % de los pacientes con miastenia *gravis* generalizada, aunque solo son positivos en el 50 % de los pacientes con miastenia *gravis* ocular aislada. Se solicitarán ciertos anticuerpos en función de la sospecha clínica: anticuerpos anti-MusK (miastenia *gravis* de predominio bulbar), anticuerpos anticanales del calcio (síndrome de Lambert-Eaton) o anticuerpos específicos o asociados a miopatías inflamatorias (más detallado en otro capítulo). Hay que tener en cuenta que la negatividad de los anticuerpos no excluye por completo las patologías previas.

Estudios neurofisiológicos

Se suelen emplear el electroneurograma y el electromiograma, cuya importancia fundamental es que distinguen entre un patrón neurógeno o miopático en caso de dudas clínicas (**Tabla 13-16**).

Electroneurograma

El electroneurograma o la electroneurografía (ENG) estudia los potenciales de acción y velocidades de conducción de los nervios periféricos tras la estimulación. Se puede evaluar la parte sensitiva (ENG sensitiva) o la parte motora (ENG motora) de los nervios.

La ENG sensitiva ayuda a diagnosticar las neuropatías por atrapamiento de miembro superior e inferior, así como la afectación sensitiva de las polineuropatías dependientes de la longitud. Sin embargo, daría resultados normales en el caso de enfermedades del asta anterior y en las lesiones sensitivas preganglionares, como las radiculopatías sensitivas y mielopatías, así como en los trastornos de la unión neuromuscular, en el músculo y en las lesiones del sistema nervioso central. En el caso de sospecha de mononeuropatías sensitivas inusuales y mononeuritis múltiple debe explorarse bilateralmente, pues la asimetría en la ENG orientará hacia una mononeuritis múltiple.

En la ENG motora se realiza un estudio de estimulación eléctrica sobre nervios motores en varios puntos. Los nervios motores más estudiados son el nervio mediano, cubital, peroneo y tibial. Además, también pueden evaluarse las raíces y otros nervios, tanto de las extremidades como craneales. Orienta para el diagnóstico de neuropatías desmielinizantes y diferencia entre hereditarias (por ejemplo, enfermedad de Charcot-Marie-Tooth), con enlentecimiento uniforme de la conducción, y adquiridas (por ejemplo, síndrome de Guillain-Barré), con enlentecimiento no uniforme. También ayuda al diagnóstico de neuropatías adquiridas asociadas a otras enfermedades (diabetes *mellitus*, insuficiencia renal crónica, hepatopatías).

Estimulación repetitiva

Consiste en una estimulación repetitiva con pulsos idénticos sobre un nervio motor, con el fin de agotar la reserva en la placa de unión neuromuscular.

Tabla 13-16. Hallazgos en pruebas complementarias en las enfermedades más frecuentes de origen en la unidad motora				
Afectación de unidad motora	**Enfermedad más frecuente**	**Electromiograma**	**Creatina-cinasa**	**Biopsia muscular**
Neurona motora inferior	Esclerosis lateral amiotrófica	Fibrilaciones, ondas positivas, fasciculaciones y pérdida de unidades motoras	Normal o discreta elevación	Denervación aguda (fibras angulares) y crónica (*type-grouping*)
Nervio periférico	Síndrome de Guillain-Barré	Velocidad de conducción lenta; latencias motoras, sensitivas y de onda F prolongadas	Normal	Denervación aguda si afectación axonal
Unión neuromuscular	Miastenia *gravis*	Respuesta decreciente con estimulación repetitiva y facilitación postetánica	Normal	Normal
Músculo	Miopatía inflamatoria	Irritabilidad de membrana (descargas de alta frecuencia y fibrilaciones); reclutamiento rápido de potenciales pequeños polifásicos de unidad motora	Normal o elevado	Infiltrados inflamatorios, degeneración de fibras, necrosis

> **!** Es útil en los casos de sospecha de enfermedades de la placa neuromuscular (miastenia *gravis*, síndrome miasteniforme de Eaton-Lambert, botulismo, síndromes miasténicos congénitos), sobre todo en las entidades autoinmunes con estudio inmunológico negativo.

Sin embargo, la electromiografía de fibra aislada es una técnica más sensible para el estudio de la unión neuromuscular, aunque técnicamente es más difícil.

Electromiograma

Evalúa diversos componentes de la actividad muscular eléctrica: la actividad muscular espontánea, la respuesta a la inserción de la aguja, el tipo de potenciales de unidad motora y la rapidez con la que son reclutadas las unidades motoras adicionales en respuesta a una señal eléctrica.

La inflamación muscular, la atrofia muscular, la necrosis, la denervación o las enfermedades neuromusculares dan lugar a diferentes patrones en el electromiograma. Además, esta técnica ayuda a localizar la causa de debilidad en la neurona motora, la unión neuromuscular o el músculo y complementa el examen neurológico.

Es útil para el estudio de las miopatías. Sin embargo, los hallazgos no son patognomónicos para enfermedades específicas en general, aunque la distribución de las alteraciones halladas junto con los hallazgos clínicos suelen distinguir las diferentes miopatías. Puede detectar descargas miotónicas en las miotonías, distrofias miotónicas, parálisis periódicas hiperpotasémicas y la enfermedad de Pompe.

Prueba de ejercicio en isquemia de antebrazo

Resulta útil para detectar la enfermedad de McArdle y otros defectos de la glucólisis. Se trata de una prueba dinámica en la que se evalúa cómo el músculo es capaz de obtener energía a partir de la glucosa. Consiste en medir los niveles plasmáticos de lactato y amonio en el antebrazo basal y en isquemia (con manguito de insuflación) de forma seriada con ejercicio. En sujetos normales, las cifras de ácido láctico y amonio se incrementan de forma paralela.

> **!** En la enfermedad de McArdle se aumenta el amonio, con una curva de lactato plana.

En la alteración de mioadenilato deaminasa se eleva el ácido láctico, pero no el amonio, y en las miopatías lipídicas no se eleva ninguno de los dos.

Biopsia muscular

Es útil para el diagnóstico definitivo de una amplia variedad de miopatías. La biopsia se hará, idealmente, de un músculo afecto, evitando hacerla sobre un músculo con punción reciente en un electromiograma. El sitio ideal de la biopsia es un músculo con debilidad clínica de leve a moderada. Se deben evitar los músculos muy débiles, porque la biopsia de un músculo en una etapa avanzada de la miopatía a menudo muestra signos de fibrosis o infiltración grasa, lo que produce resultados no diagnósticos.

Los hallazgos histológicos mostrarán fibras musculares atróficas, degeneradas o regeneradas, hallazgos referidos como cambios miopáticos, o hallazgos más específicos como acumulación de glucógeno (en enfermedades por depósito de glucógeno), fibras rojas rasgadas (en miopatías mitocondriales) o depósito de amiloide (amiloidosis).

La evaluación de técnicas histoquímicas para proteínas y enzimas específicos revelará deficiencias de proteínas, así como el estudio de miopatías metabólicas o de distrofias musculares. La microscopia electrónica y el estudio bioquímico detectarán cambios sutiles no detectados por otras técnicas para el diagnóstico de miopatías metabólicas o por déficit de proteínas.

Pruebas de imagen

La tomografía computarizada o la resonancia magnética (RM) son fundamentales en caso de sospecha de accidente cerebrovascular, esclerosis múltiple, lesión raquídea o de columna, o síndrome «de cola de caballo».

La RM muscular es una herramienta muy sensible para detectar cambios musculares, como edema muscular secundario a miositis o inflamación muscular, aunque es un hallazgo muy inespecífico que se observa en múltiples procesos (incluso en individuos sanos con el ejercicio físico). Por otra parte, también es posible detectar degeneración grasa, secundaria a una atrofia muscular.

Distinguir por RM muscular un proceso neurógeno de uno miopático es complicado. Sin embargo, la identificación de determinados patrones musculares en las fases precoces orientará a las diferentes enfermedades neuromusculares. Así, por ejemplo, en la enfermedad de Steinert hay una afectación en estadios iniciales del compartimento posterior de la pierna (gemelo interno, sóleo) y del compartimento anterior del muslo (vasto intermedio, vasto medial y lateral), sin afectación del recto femoral, y de extremidades superiores, el tríceps y los flexores y extensores del carpo.

Además de para orientar la causa, la RM muscular también es útil para evaluar la extensión de la miopatía, el grado de atrofia muscular y los cambios en el grado de afectación con la evolución de la enfermedad. También ayuda a orientar el músculo para una biopsia muscular.

La ecografía muscular también tiene utilidad en las miopatías, así como para detectar compresión de nervios periféricos; por su frecuencia, destaca el síndrome del túnel del carpo. La variedad de anomalías identificables con la ecografía incluye variaciones en el grosor y la ecogenicidad del músculo (con edema o atrofia), así como heterogeneidad intramuscular (por ejemplo, calcificaciones) y la presencia de movimientos musculares involuntarios (por ejemplo, fasciculaciones). Al igual que la RM muscular, la participación de grupos musculares específicos y el patrón de aumento de la ecogenicidad orientarán hacia enfermedades específicas. La ecografía muscular también es una herramienta sensible del cambio de enfermedad en las distrofias musculares. Los avances recientes en el *power*-Doppler (Doppler-energía) y en la ecografía con contraste tienen el potencial de aumentar la utilidad de la ecografía en la evaluación de la enfermedad muscular inflamatoria.

Estudios genéticos

Supone el diagnóstico de certeza en muchas enfermedades musculares, aunque no es una herramienta infalible. Con el desarrollo tecnológico y la reducción de los costes, es posible solicitar estudios extensos (panel de genes, exoma clínico), a veces no dirigidos, que aportan un volumen de información ingente que hay que saber interpretar con cautela y conocimiento.

PUNTOS CLAVE

- Es fundamental realizar una adecuada historia clínica y exploración física para orientar la causa de la debilidad, para diferenciar la debilidad unilateral de la bilateral y la clínica de neurona motora superior de la inferior, además de la afectación del sistema nervioso central y del periférico.
- Es muy importante considerar causas potencialmente graves de debilidad, como ictus isquémico o hemorrágico,

miastenia *gravis*, síndrome de Guillain-Barré, compresión medular e infección, como meningitis bacteriana o absceso epidural.
- Hay algunas formas de distrofias musculares que se presentan con debilidad muscular, elevación de creatina-cinasa e infiltrado inflamatorio en la biopsia muscular, y que puede confundirse con las miositis inflamatorias idiopáticas.

BIBLIOGRAFÍA

Chinoy H, Lilleker JM. Pitfalls in the diagnosis of myositis. Best Pract Res Clin Rheumatol. 2020;34:101486.

Silvestri NJ, Wolfe GI. HyperCKemia. Pract Neurol. 2019:38-40.

Szczęsny P, Świerkocka K, Olesińska M. Differential diagnosis of idiopathic inflammatory myopathies in adults - the first step when approaching a patient with muscle weakness. Reumatologia. 2018;56(5):307-15.

Síndromes dolorosos de los miembros

14

J. Usón Jaeger y L. González Hombrado

OBJETIVOS

- Repasar la anatomía topográfica funcional, los procesos comunes según la localización del dolor y las maniobras exploratorias para el diagnóstico de los síndromes dolorosos musculoesqueléticos y las neuropatías de atrapamiento de los miembros.
- Conocer los factores de riesgo y asociados propios de la articulación y del paciente relacionados con actividades profesionales y recreativas.
- Comprender el valor añadido del uso de la ecografía como extensión de la exploración física en los diferentes trastornos.
- Entender que el manejo terapéutico debe ser individualizado.

INTRODUCCIÓN

Los síndromes dolorosos musculoesqueléticos regionales del miembro superior e inferior son muy frecuentes en la población adulta; por lo común son autolimitados y se manejan de modo conservador, pero causan importante discapacidad funcional y absentismo laboral. Las personas con alteraciones de la biomecánica articular por trastornos del desarrollo, secuela de fracturas, enfermedades articulares, metabólicas (diabetes *mellitus*) o enfermedades neuromusculares tienen mayor riesgo de presentar algún síndrome doloroso musculoesquelético regional. Los movimientos repetitivos, las posturas prolongadas o estáticas desencadenan estos síndromes dolorosos y se pueden relacionar con la actividad deportiva, recreativa y laboral.

El origen del dolor es principalmente periarticular, debido a una lesión de una o más estructuras blandas: tendones, entesis, bursas, retináculos, ligamentos, fascias, músculos o nervios. Cuando se comprime o se atrapa el nervio periférico, puede originarse una neuropatía por atrapamiento (NPA), que producirá parestesias, debilidad y atrofia, que en ocasiones coexiste con una alteración intraarticular que contribuye al dolor y la discapacidad.

El médico, concretamente el especialista en medicina del trabajo, ha de saber valorar si el síndrome doloroso musculoesquelético regional cumple los criterios para clasificarlo como enfermedad profesional. Entre los criterios, figura el diagnóstico morfológico de la lesión con alguna prueba de imagen, como la ecografía. En el anexo I del Real Decreto 1299/2006, de 10 de noviembre, por el que se aprueba el cuadro de enfermedades profesionales en el sistema de la Seguridad Social y se establecen criterios para su notificación y registro, se recoge un cuadro de enfermedades profesionales

en el sistema de la Seguridad Social en el que se establecen los criterios para su notificación y registro (**Tabla 14-1**).

En general, los trastornos musculoesqueléticos (incluyendo la cervicalgia, la dorsalgia y la lumbalgia) suponen más del 83 % de las enfermedades profesionales en España, además del 32 % de los accidentes de trabajo y del 53 % de las patologías no traumáticas. Es un problema de salud que el Marco Estratégico Europeo para la Seguridad y Salud en el Trabajo señala como prioritario para los estados miembros.

El hilo conductor de este capítulo es el dolor articular localizado en hombro, codo, muñeca y mano, cadera, rodilla, tobillo y pie. La primera parte se centra en los factores etiológicos y de riesgo, los principios básicos del diagnóstico y el manejo terapéutico. En cada región, se describen los síndromes dolorosos musculoesqueléticos regionales y las NPA más importantes y frecuentes según la localización del dolor. Además, en cada región, se añade algún detalle relacionado con la enfermedad profesional tomado de las *Directrices para la decisión clínica en enfermedades profesionales* del Ministerio de Trabajo.

FACTORES ETIOLÓGICOS Y DE RIESGO

Los factores etiológicos y de riesgo se dividen en locales y sistémicos.

Los *factores locales intrínsecos* incluyen la disminución de fuerza y propiocepción relacionada con la edad, el mal alineamiento biomecánico, el balance muscular alterado, la hipermovilidad o hipomovilidad (localizada o difusa), la alteración de la vascularización o de la inervación.

Los *factores locales extrínsecos* incluyen herramientas o equipos en malas condiciones, elevada demanda musculoesquelética o sobreúso, entrenamiento físico inadecuado, trau-

Tabla 14-1. Trastornos musculoesqueléticos de origen profesional en España

Agente	Patología
Vibraciones mecánicas transmitidas a la mano y al brazo (25-250 Hz)	Fenómeno de Raynaud
	Osteonecrosis aséptica avascular de huesos del carpo (semilunar y escafoides), artrosis de codo y de muñeca
Posturas forzadas* y movimientos repetitivos** en el trabajo	*Bursitis* crónica en zonas de apoyo de las rodillas (prepatelar e infrapatelar), zonas glúteas, retrocalcánea, de la apófisis espinosa de C7 y subacromiodeltoidea, fascia anterior del muslo, maleolar externa, preesternal, higroma crónico del codo (olecraniana)
	Vainas tendinosas, tejidos peritendinosos e inserciones musculares y tendinosas Hombro: patología tendinosa crónica del manguito de los rotadores, síndrome de pinzamiento subacromial, tendinitis calcificante, rotura del manguito
	Codo: epicondilitis y epitrocleítis
	Muñeca y mano: tendinitis de De Quervain, tenosinovitis estenosante digital (dedo en resorte), tenosinovitis del extensor largo del primer dedo
	Arrancamiento de apófisis espinosas
	Neuropatías: del nervio cubital por compresión en el codo Síndrome del túnel carpiano por compresión del nervio mediano en la muñeca, compresión del nervio ciático poplíteo externo en la cabeza del peroné, neuropatía del nervio torácico largo, nervio dorsal de la escápula y nervio circunflejo o axilar, neuropatía del nervio radial
	Lesiones del menisco: degeneración y rotura de menisco

*Las posturas forzadas son las derivadas de posturas en el trabajo que supongan que una o varias regiones anatómicas dejan de estar en una posición natural de comodidad para pasar a una posición forzada que genera hiperextensiones, hiperflexiones o hiperrotaciones osteoarticulares, con la consecuente producción de lesiones por sobrecarga.

**Los movimientos repetidos son un grupo de movimientos continuos, mantenidos durante un trabajo para realizar el mismo tipo de movimiento o con las mismas secuencias de gestos más del 50 % del tiempo, que implica al mismo conjunto osteomuscular y provoca fatiga muscular, sobrecarga, dolor y, por último, lesión.

matismos, ambiente, fármacos y otros como inmovilización, uso de esteroides locales, analgésicos y antiinflamatorios no esteroideos.

Los *factores sistémicos* incluyen enfermedades articulares degenerativas, microcristalinas e inflamatorias, diabetes *mellitus*, menopausia y fármacos como glucocorticoides o quinolonas.

Desde una perspectiva laboral, entran en juego numerosos factores de riesgo relacionados que se dividen en tres categorías: físicos y biomecánicos, organizativos y psicosociales e individuales. Los factores psicosociales y organizativos junto con los riesgos físicos pueden provocar estrés, fatiga y ansiedad, lo que, a su vez, aumenta el riesgo de sufrir un síndrome doloroso musculoesquelético regional.

La mayoría de las tendinopatías se deben a una sobrecarga mecánica y a microtraumatismos repetitivos de la unidad musculotendinosa. En la **tabla 14-2** se enumeran los factores de riesgos intrínsecos y extrínsecos relacionados con patología tendinosa por sobrecarga y en la **tabla 14-3**, las diferentes tendinopatías comunes asociadas a diferentes actividades.

Es habitual que el tendón sufre en la zona menos vascularizada (por ejemplo, zona distal del tendón supraespinoso, cuerpo del tendón aquíleo). El conocimiento fisiopatológico se sustenta en la lesión aguda tendinosa y el proceso de cicatrización o reparación. Las personas con diabetes *mellitus* tienen tendones más gruesos, con desorganización de las fibrillas debido a la hiperglucemia y al cúmulo de productos finales de

Tabla 14-2. Tendinopatía por sobrecarga: factores de riesgo

Factores intrínsecos: relacionados con las propiedades del tendón y su capacidad de reparación	Factores extrínsecos: relacionados con la carga que soporta el tendón
Edad > 35 años, menopausia	Entrenamiento inadecuado
Obesidad	Patrones de movimiento deficientes (marcha, teclados, mala técnica al levantar pesos)
Lesión tendinosa previa	Ergonomía deficiente (movimiento excesivo o posición incómoda articular durante la actividad)
Alteraciones anatómicas y biomecánicas (laxitud articular, debilidad muscular)	Equipamiento deficiente o en mal estado
Fármacos (fluoroquinolonas, estatinas, inhibidores de la aromatasa)	
Comorbilidades (diabetes *mellitus*, enfermedades reumáticas, cardíacas, vasculares)	

Tabla 14-3. Asociación del tendón y las actividades laborales/deportivas

Manguito de los rotadores: nadadores, atletas lanzadores, trabajos que requieren levantar los brazos, personas que usan sillas de ruedas o bastones, trabajadores sedentarios

Extensor común de la muñeca y la mano: actividades ocupacionales o laborales que requieren extensión repetida de la muñeca (jugadores de tenis, especialmente si su golpe del revés es a una mano, músicos, pintores, fontaneros, carpinteros, mecánicos, cocineros)

Flexor común de la muñeca y la mano: actividades ocupacionales o laborales que requieren flexión repetida de la muñeca: golf, béisbol, lanzamiento de jabalina, trabajos que requieran coger objetos de 5 kg o más durante 2 horas al día o más, o de 10 kg más de 10 veces al día

Abductor largo y extensor corto del pulgar (primer compartimento de los extensores): taquígrafas, uso prolongado de herramientas manuales, dar biberón a bebés, deportes de raqueta, remo, golf, esquí

Glúteo medio y menor: subir escaleras, subir cuestas

Tendón rotuliano: fútbol, correr, rugby, voleibol, baloncesto

Tendón aquíleo: correr, especialmente cuestas o superficies resbaladizas, fútbol, vida sedentaria

glucólisis. La hiperglucemia es un marcador metabólico de tendinopatía.

PRINCIPIOS BÁSICOS DEL DIAGNÓSTICO Y EL TRATAMIENTO

Es esencial tener un buen conocimiento de la anatomía topográfica en reposo y en movimiento. El profesor Canoso y sus colaboradores diseñaron un método pedagógico validado de autoexploración del sistema musculoesquelético basado en 13 ejercicios del miembro superior y 8 del inferior que facilita la detección de muchos síndromes dolorosos musculoesqueléticos regionales.

El diagnóstico es clínico mediante la identificación de los factores de riesgo, signos y síntomas. La exploración clínica consiste en inspeccionar, palpar y realizar maniobras activas y resistidas. En la tabla 14-4 se muestran las maniobras activas y resistidas más usadas, con un enlace a vídeos demostrati-

vos. Hay que señalar que faltan estudios para determinar la precisión diagnóstica de la mayoría de las maniobras clínicas empleadas.

La ecografía musculoesquelética es hoy la herramienta fundamental para localizar, identificar y cuantificar las lesiones morfológicas en función de la clínica y la exploración (Tabla 14-5). El diagnóstico clínico-ecográfico es más preciso y, por ello, se puede diseñar un tratamiento a medida para indicar el tipo de ejercicio y la terapia local intralesional más adecuados. De hecho, en la mayoría de los casos relacionados con el trabajo, es preciso tener un diagnóstico morfológico.

La terapia local intralesional guiada por ecografía es más precisa que la topográfica por palpación, porque asegura que la aguja está en la articulación, entre la vaina sinovial y el tendón (tenosinovitis o tendosinovitis), intrabursal (bursitis), perientesis-tendón (tendinosis, tendinosis calcificante, entesopatía), perinerviosa (NPA), intramuscular (punto

Tabla 14-4. Maniobras activas y resistidas más usadas en los síndromes dolorosos musculoesqueléticos regionales

Nombre	Positivo	Vídeo
Maniobra de Neer	Pinzamiento subacromial	▶ Vídeo 14-1
Maniobra de Hawkins-Kennedy	Pinzamiento subacromial	▶ Vídeo 14-2
Maniobra de Yocum	Pinzamiento subacromial	▶ Vídeo 14-3
Maniobra de Jobe	Tendinosis y rotura del supraespinoso	▶ Vídeo 14-4
Maniobra de Patte	Tendinosis del infraespinoso	▶ Vídeo 14-5
Maniobra de Gerber	Rotura subescapular	▶ Vídeo 14-6
Maniobra de Speed	Tendinosis de la cabeza larga del bíceps	▶ Vídeo 14-7
Manobra de Yergason	Tendinosis de la cabeza larga del bíceps	▶ Vídeo 14-8
Maniobra de Cozen	Entesotendinopatía del extensor común muñeca y dedos	▶ Vídeo 14-9
Manobra de Maudsley	Entesotendinopatía del extensor común muñeca y dedos	▶ Vídeo 14-10
Prueba de Tinel (túnel cubital, codo)	Atrapamiento del nervio cubital	▶ Vídeo 14-11
Rule of nine o regla del nueve (túnel radial)	Atrapamiento del nervio radial	
Maniobra de Finkelstein	Tenosinovitis, primer compartimento del extensor	▶ Vídeo 14-12
Maniobra de Phalen y de Tinel (túnel del carpo)	Atrapamiento del nervio mediano	▶ Vídeo 14-13
Maniobra de Patrick-Faber	Localiza el dolor de origen coxofemoral, periarticular lateral en la zona glútea o posterior del sacroilíaco	▶ Vídeo 14-14
Maniobra de los tendones glúteos	Entesotendinopatía glútea o bursitis glútea profunda	▶ Vídeo 14-15
Maniobra de Ober	Fascial lata y de la cintilla iliotibial	▶ Vídeo 14-16
Maniobra de Noble	Entesopatía de la cintilla iliotibial	▶ Vídeo 14-17
Maniobra de McMurray	Meniscopatía	▶ Vídeo 14-18
Maniobra de Smillie	Condropatía rotuliana	▶ Vídeo 14-19
Maniobra de Tinel (túnel tarsiano)	Atrapamiento del nervio tibial posterior	▶ Vídeo 14-20

Vídeo: La flecha roja indica la dirección de la fuerza aplicada por el clínico (resistida), y la flecha verde, la fuerza aplicada por el paciente (activa).

gatillo) o intrarretinacular/polea (primer compartimento extensor, dedos «en gatillo»). Cuando existe inflamación y dolor, el inyectable más usado es el glucocorticoide *depot* con anestésico local o sin él. Los esclerosantes y los factores de crecimiento plaquetario se usan para modular el proceso curativo tendinoso.

La radiografía simple contribuye poco al diagnóstico, por lo que no se debe emplear de forma rutinaria. Puede ser de utilidad ante la sospecha de alguna alteración estructural o la presencia de calcificaciones. La resonancia magnética nuclear será de utilidad en casos con complejidad diagnóstica que no se hayan podido diagnosticar con las técnicas habituales descritas.

El manejo terapéutico inicial global consiste en seis pasos generales:

1. Excluir enfermedad sistémica.
2. Eliminar los factores agravantes.
3. Explicar el síndrome.
4. Explicar las estrategias de autoayuda.
5. Aliviar el dolor.
6. Explicar el pronóstico.

La gran mayoría de las veces se debe tratar al paciente en la primera consulta: no es necesario esperar las pruebas complementarias. Las estrategias de autoayuda engloban economía y ergonomía articular y ejercicios específicos para el paciente.

Son muchos los tratamientos rehabilitadores que se indican en función del tiempo de la lesión, tipo de lesión y expectativas del paciente.

- Entre las terapias manuales, la técnica de Cyriax es un masaje transverso profundo perpendicular a la lesión tendinosa o muscular.

- El fortalecimiento excéntrico consiste en contraer el músculo alargándolo (este tipo de contracción es usada durante el frenado del movimiento articular).
- La crioterapia se utiliza en una lesión aguda o inflamatoria en forma de hielo, criogel, criogás.
- La termoterapia se utiliza en una lesión establecida cuando existen contracturas, rigidez articular, ya que facilita la movilización y los estiramientos de la zona. La termoterapia superficial se da en forma de calor local, infrarrojos y baños de parafina. La termoterapia profunda utiliza corrientes de alta frecuencia que superan los 10.000 Hz para conseguir un efecto antiinflamatorio. Existen tres modalidades: ultrasonidos, onda corta y microondas.
- La estimulación nerviosa eléctrica transcutánea se emplea para reducir el dolor crónico localizado.
- La electrólisis percutánea intratisular es una técnica reciente muy usada para tratar muchas tendinopatías degenerativas que, a través del paso continuo de flujo de electrones, produce una licuefacción del tejido degenerado y activa los mecanismos de regeneración o reparación del tejido blando.
- Las ondas de choque son fundamentalmente analgésicas y se usan para tratar tendinopatías calcificantes y fascitis plantar.

HOMBRO

El hombro doloroso es el tercer motivo de consulta de origen musculoesquelético en atención primaria y constituye el 20 % de las consultas en especializada. La prevalencia global es del 30 % y está aumentando por la mayor edad de la población y por los estilos de vida. En la **tabla 14-6** se enumeran las causas propias (intrínsecas), extrínsecas y

Tabla 14-5. Aplicaciones de la ecografía musculoesquelética		
Diagnósticas	**Tendones**	• Diagnóstico diferencial: tendinosis, tendosinovitis, paratendinosis, entesopatía, rotura, subluxación • Estudio de la extensión y el tamaño de las roturas • Diferenciar lesiones inflamatorias reversibles de estructurales irreversibles • Detección, localización y cuantificación de los depósitos cristalinos • Valoración de la función del tendón con maniobras activas y resistidas
	Bursas	• Diagnóstico diferencial: bursitis, celulitis y artritis • Detección y caracterización de bursas superficiales y profundas
	Fascias	• Detección y caracterización de fascitis • Valoración de áreas fibróticas
	Poleas y retináculos	• Detectar el engrosamiento de poleas flexoras de las manos • Detectar el engrosamiento de retináculos asociado a dolores tendinosos • Detectar quistes de poleas
	Ligamentos	• Diagnóstico de lesión aguda o crónica ligamentosa
	Nervios	• Diagnóstico de compresión en túneles osteofibrosos • Detectar la causa local de la compresión • Valoración del nervio, diagnóstico diferencial en tumores nerviosos
	Otros	• Estudio de nódulos subcutáneos • Diagnóstico y caracterización de gangliones, quistes sinoviales
Terapéuticas		• Guiar punciones perilesionales • Guiar punciones intralesionales • Monitorización de respuesta terapéutica local

Tabla 14-6. Causas de hombro doloroso

Causas intrínsecas

Síndrome del pinzamiento subacromial: tendinosis del manguito rotador, bursitis subacromiodeltoidea, tendinosis calcificante del manguito rotador, tenosinovitis bicipital, roturas del manguito rotador, artrosis acromioclavicular

Alteraciones glenohumerales: capsulitis adhesiva, artrosis, artritis, osteonecrosis, rotura del lábrum glenoideo, inestabilidad glenohumeral

Causas extrínsecas

Alteraciones regionales: radiculopatía cervical en C5-C6, compresión del nervio subescapular, neuritis braquial, dolor regional complejo de tipo II, artritis esternoclavicular

Referidas: colecistopatía, absceso subfrénico, infarto de miocardio, tiroidopatía, osteodistrofia renal

referidas del hombro doloroso y en la **figura 14-1** se muestra un resumen de la exploración del hombro. La prueba de imagen inicial es la radiografía. La proyección anteroposterior y en rotación externa de ambos hombros informa sobre la existencia de calcificación tendinosa y bursal, osteofitos, pinzamiento, irregularidades corticales en el troquíter e infiltración neoplásica.

Dolor anterolateral

Es la localización de dolor en el hombro más frecuente. Se debe al llamado *síndrome de pinzamiento subacromial* (SPS), antes denominado periartritis escapulohumeral.

El dolor irradia hacia el deltoides y aparece debido a determinadas actividades laborales o recreativas realizadas con los brazos por encima de la cabeza. Es habitual sentir dolor con el apoyo nocturno sobre el lado afectado. Las maniobras de pinzamiento subacromial son positivas y la movilidad pasiva es normal (v. **Tabla 14-4**).

Este síndrome clínico incluye todas aquellas causas que producen una traslación superior de la articulación glenohumeral y una compresión del espacio subacromial. Se afecta el manguito rotador (tendón supraespinoso, infraespinoso, redondo menor y subescapular), la cabeza larga del tendón del bíceps, la bursa subacromiodeltoidea y el lábrum. Además, la existencia de inestabilidad glenohumeral y escapular, así como las alteraciones del tamaño del acromion (fundamentalmente del tipo III «en gancho»); el *os acromiale* y la artrosis acromioclavicular favorecen la aparición de este síndrome.

Siguen vigentes los estadios evolutivos del SPS de Charles Neer descritos en 1972: en menores de 25 años, habría edema con hemorragia (estadio 1); entre los 25-40 años, habría fibrosis y tendinosis del manguito rotador (estadio 2); y en los mayores de 40 años, desgarro del manguito rotador, tendón bicipital y cambios óseos (estadio 3). Aproximadamente el 80 % de las personas a los 80 años tienen *rotura del manguito rotador.* Es el tendón del supraespinoso el más afectado, tanto con SPS como sin él.

La *maniobra de Jobe* dolorosa indica tendinopatía del supraespinoso y la claudicación del hombro contrarresistencia indica rotura completa de este (v. **Tabla 14-4**, **vídeo 14-4**). La rotura parcial del supraespinoso se considera causante del dolor cuando tiene signos de tendinosis en aquellos pacientes con factores de riesgo, dado que es frecuente la rotura parcial (extraarticular) detectada por imagen en personas sin dolor de hombro. Se considera rotura completa cuando existe un defecto en todo el espesor del tendón. Si este se retrae más allá del acromion no es posible una reinserción tendinosa, pero si esta es menor, se debe considerar un tratamiento quirúrgico. La rotura crónica del manguito rotador aumenta la carga mecánica de la cabeza larga del bíceps y comienza un proceso inflamatorio y degenerativo (tendosinovitis, roturas y luxación medial).

La proyección radiográfica *outlet* permite la correcta valoración del espacio subacromial y la proyección axilar de la

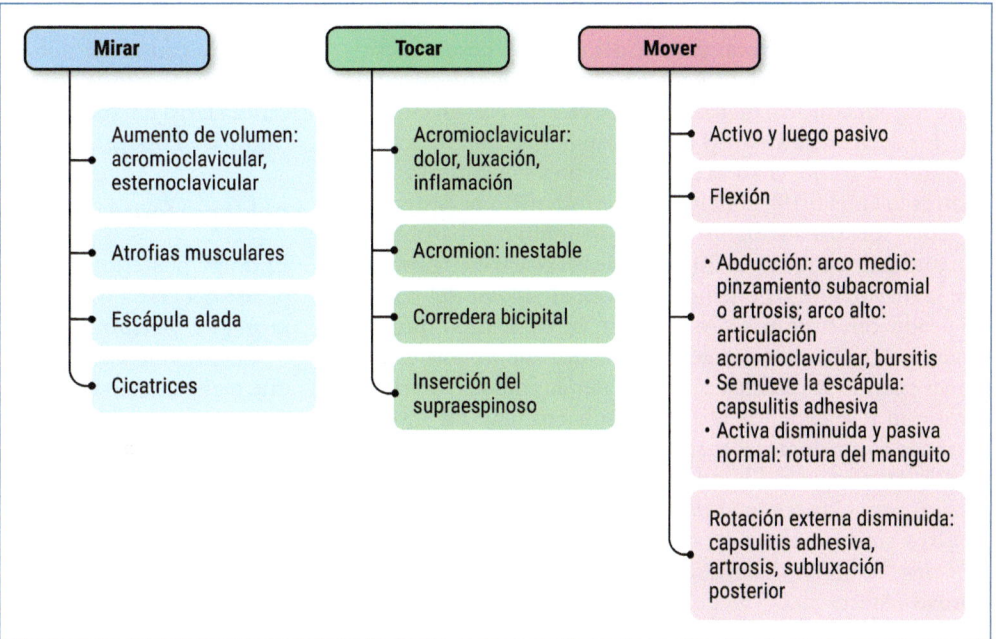

Figura 14-1. Resumen de la exploración del hombro.

existencia de *os acromiale*. Se recomienda realizar siempre una ecografía dinámica del hombro que ayude a tipificar y caracterizar las lesiones.

En función de la edad, el tipo de trabajo o actividad, la intensidad del dolor, la discapacidad funcional y los hallazgos clínicos y ecográficos, se individualizará el manejo terapéutico. Inicialmente se controlará el dolor y se recomendarán ejercicios tanto para fortalecer la articulación glenohumeral como para estabilizar la escápula. Hasta la fecha, no existe un protocolo de actuación validado. Cuando existe inflamación, es planteable una punción-aspiración en el lugar más accesible, seguida de una infiltración con esteroides y anestésicos locales. En las tendinosis o tendinosis calcificantes, se recomienda una infiltración con esteroides por la vía lateral en el espacio subacromial (bursa). Mientras que, cuando el manguito rotador está roto se recomienda la infiltración por vía posterior o anterior. Los adultos con factores de riesgo que no mejoran a los 6 meses con tratamiento conservador deberían ser referidos a un cirujano ortopédico especialista en hombro. El anciano que tiene importante dolor con limitación funcional por artrosis secundaria a rotura del manguito rotador que no mejora con tratamiento conservador, incluidos bloqueos nerviosos, podría beneficiarse de la artroplastia (prótesis inversa).

Se puede considerar enfermedad profesional en aquellos trabajadores que realicen trabajos con los codos en posición elevada o que tensen los tendones o la bolsa subacromial, en general, acciones asociadas a levantar y alcanzar, y en los que hagan uso continuado del brazo en abducción o flexión, como pintores, escayolistas y montadores de estructuras. Además, se precisa la confirmación del síndrome mediante exploración y estudio ecográfico, con correspondencia del cuadro clínico con la exposición, analizada mediante métodos de evaluación ergonómica y biomecánica del hombro; que haya mejoría o desaparición de los síntomas con el descanso o cambio de tarea; con reaparición o agravamiento tras reemprender el trabajo y con ausencia de patología en la zona de causa no laboral.

Generalmente cuando el dolor es súbito (atraumático) y agudo, existe tendinitis calcificante del supraespinoso o bursitis subacromiodeltoidea. La *tendinopatía calcificante* (depósito de hidroxiapatita cálcica) es más frecuente en la mujer. En el 50 %, el dolor desaparece a los 1-3 meses (con o sin tratamiento conservador), y al año, el 70 % de los pacientes son asintomáticos y tan solo en el 30 % el dolor es intermitente o persistente y, de estos, aproximadamente el 80 % mejoran con barbotaje o con ondas de choque y el 20 % requieren cirugía. Es probable que la mayoría de las calcificaciones en el espesor del tendón no produzcan síntomas y se absorban con el tiempo (proceso dinámico). La tendinosis calcificante es de peor pronóstico funcional cuando la calcificación es bilateral, grande, anterior al acromion y se extiende al espacio subacromial. En mujeres ancianas con rotura del manguito rotador puede existir una artritis destructiva del hombro por cristales de hidroxiapatita cálcica, conocida como el *síndrome de Milwaukee*.

Otro síndrome clínico de dolor anterior es la *capsulitis adhesiva*, también denominada hombro congelado o artrofibrosis. Afecta al 2-5 % de la población, con máxima incidencia a los 50 años y es algo más frecuente en las mujeres,

en el brazo no dominante. Puede ser idiopática o secundaria a diabetes *mellitus* y asociada a inmovilización del brazo (tendinopatía calcificante, rotura del manguito rotador, fracturas, ictus), hipotiroidismo, enfermedad de Parkinson, enfermedades autoinmunes, terapia antirretroviral, etcétera.

Se distinguen tres etapas clínicas: primera fase inflamatoria dolorosa, con dolor intenso mecánico y en reposo (2-9 meses); segunda fase adhesiva o rígida (patrón capsular), con dolor moderado o incluso leve (4-12 meses); tercera fase resolutiva, cuando desaparece el dolor y reaparece la movilidad del hombro (5-24 meses). El diagnóstico es clínico, tras descartar otras causas de patrón capsular glenohumeral (artrosis secundaria a rotura del manguito rotador, artritis inflamatoria, microcristalina o séptica, necrosis avascular).

La infiltración intraarticular con corticoide y anestésico local seguida de movilización temprana probablemente sea el mejor tratamiento. Es fundamental, para una pronta recuperación, que el paciente realice los ejercicios indicados de forma regular.

Dolor anterior

Se han descrito cuatro subtipos de *pinzamiento anterior*: pinzamiento subcoracoideo y pinzamiento anterosuperior, huella condral y lesión de FUSSI o *frayed upper edge subscapularis with impingement*.

El pinzamiento subcoracoideo generalmente es debido a una tendinopatía o desgarro del tendón subescapular y está asociado al SPS con rotura del manguito rotador. El dolor se localiza cerca de la coracoides.

> **!** El pinzamiento anterosuperior, descrito en tenistas, se debe a una compresión de la superficie articular de la porción superolateral del tendón subescapular y la polea del bíceps contra la superficie anterior glenoidea. Es difícil de diferenciar del SPS. La huella condral y la lesión de FUSSI son lesiones más raras de difícil diagnóstico

Otras causas de dolor anterior son la rotura del lábrum anterior, la artrosis acromioclavicular, la tendosinovitis de la cabeza larga del bíceps y la rotura de la cabeza larga del bíceps (signo de Popeye).

Dolor posterior

El dolor posterior de origen intrínseco es poco frecuente y puede deberse a *tendinopatía de los rotadores externos, redondo menor e infraespinoso*.

El *síndrome del espacio cuadrilátero* afecta a personas jóvenes que realizan actividades repetitivas por encima de la cabeza, con atrofia y debilidad debido a una compresión del nervio axilar en el espacio cuadrilátero (superior: el redondo menor; inferior: el redondo mayor; medial: cabeza larga del tríceps y cuello quirúrgico del húmero).

Otra causa de dolor posterior es el *síndrome de atrapamiento del nervio subescapular* en la fosa supraescapular o en la fosa esfingoglenoidea debido a lesiones compresivas, como ganglliones, o de tracción, como hipertrofia ligamentosa o tendinosa. Puede observarse en varones atléticos que realizan movimientos repetitivos por encima de la cabeza, que acuden por dolor nocturno posterior intenso, con debilidad y atrofia de los músculos supraespinoso e infraespinoso.

CODO

La localización más frecuente de dolor en el codo es en su zona lateral.

Dolor lateral

El diagnóstico diferencial es muy amplio e incluye: entesotendinopatía extensora de la muñeca y los dedos, cuerpos libres, codo en valgo sometido a sobrecarga manual, artritis y lesiones osteocondrales de la articulación radiohumeral, síndrome del túnel radial, plica sinovial lateral, radiculopatía cervical, síndrome del desfiladero torácico y dolor miofascial.

La causa morfológica más frecuente es la entesotendinopatía. Afecta al 3 % de la población trabajadora, con una incidencia de 4-7 personas por cada 1.000 habitantes. Una de cada tres personas persiste sintomática más de 12 meses a pesar del tratamiento. El 5 % de los pacientes son derivados a cirugía.

Su terminología es confusa y variada: tendinopatía lateral del codo, epicondilitis lateral, «codo de tenista», epicondilalgia lateral y epicondilosis. Las maniobras clínicas más empleadas son la palpación del epicóndilo lateral, la *prueba de Cozen y la prueba de Maudsley* (v. Tabla 14-4, vídeos 14-9 y 14-10). Estas tres maniobras provocan dolor insercional del tendón y son positivas cuando la causa es una entesotendinopatía del tendón común de los extensores de la muñeca y los dedos. Suele ocurrir en el brazo dominante. Hay un aumento de riesgo asociado a más de 2 horas diarias de esfuerzo físico con flexoextensión del codo o flexión forzada de la muñeca; más de 4 horas diarias de flexoextensión de la muñeca y más de 2 horas diarias de movimientos repetidos de pronación y supinación del antebrazo (girar, atornillar y desatornillar). Generalmente el dolor es de tipo mecánico y de comienzo insidioso, está presente durante la actividad y tras un calentamiento puede ceder, pero aumenta en intensidad y duración de forma progresiva. Incluso aparece en reposo, de día o de noche, y llega a limitar las actividades cotidianas, como dar la mano o subirse el pantalón.

El tiempo óptimo de incapacidad temporal son 30 días. A pesar de que este síndrome doloroso musculoesquelético regional es muy prevalente, no existe un tratamiento efectivo y consistente superior a la propia historia natural de la lesión. Varias revisiones sistemáticas señalan que la infiltración con esteroide reduce el dolor solo a corto plazo (6-8 semanas), así como el uso de antiinflamatorios no esteroideos tópicos y de ejercicios excéntricos. Si en la exploración solo es dolorosa la palpación del epicóndilo lateral, hay que buscar un origen articular húmero-radial, en concreto, causas de inestabilidad lateral mediante la maniobra *supination antero-lateral pain test* (SALT), que indica artritis, y la maniobra *posterior elbow pain by palpation-extension of the radiocapitellar joint* (PEPPER), que indica condropatía de la cabeza radial. Si ambas maniobras son negativas, entonces se procede a buscar la NPA *del túnel radial* mediante la localización del dolor empleando la *rule of nine* o regla del nueve junto con la provocación de dolor durante una extensión resistida del tercer dedo (v. Tabla 14-4).

Esta NPA casi siempre afecta solo al antebrazo dominante y es más frecuente en la mujer trabajadora que en el hombre. Es típico un estudio electromiográfico normal. El tratamiento conservador con antiinflamatorios no esteroideos, terapia manual e infiltración perinerviosa (guiada por ecografía) puede resultar eficaz para muchos pacientes. Sin embargo, si el dolor recurre o persiste más de 3 meses, se recomienda cirugía para liberar el nervio, que resuelve el dolor en el 67-93 % de los pacientes.

Dolor medial

El dolor medial del codo es el segundo más frecuente que puede deberse a una entesotendinopatía de los flexores de la muñeca y los dedos, a síndrome del túnel cubital, a insuficiencia del ligamento colateral cubital, a artritis, radiculopatía cervical, a síndrome del desfiladero torácico y a síndrome miofascial.

La localización más frecuente es la zona epicondílea medial (o epitróclea) debido a una *entesotendinopatía de los flexores* de la muñeca y dedos. Afecta al 1 % de la población y es más común en personas que realizan actividades recreativas y laborales que requieren movimientos repetidos de pronación del antebrazo y flexión de la muñeca («codo del golfista»). Es más frecuente en el brazo dominante y su forma de presentación suele ser insidiosa.

La radiculopatía cervical C6-C7, que debilita la musculatura, puede favorecer la lesión entesotendinosa. En la exploración clínica debe haber dolor en el epicóndilo medial, dolor en la flexión resistida de la muñeca con el antebrazo en extensión y en pronación y dolor que aparece al final de la extensión pasiva de la muñeca con el antebrazo en extensión. Si estas maniobras son negativas puede que el dolor sea de otro origen, como neurológico por *atrapamiento del nervio cubital* en el túnel del cubital. Se relaciona con trabajos en los que se produce apoyo sobre el canal cubital de forma directa o indirecta y movimientos extremos de hiperflexión y de hiperextensión. Se deben buscar las causas de esta compresión, como fractura previa de codo, artrosis, lipomas, codos en valgo, etcétera.

El dolor se caracteriza por ser neuropático e irradiar distalmente en la zona cubital. Entre las manifestaciones clínicas, destaca: hipoestesia y parestesias en el territorio cubital, debilidad del músculo flexor profundo del cuarto y del quinto dedo, incapacidad de mantener el quinto dedo pegado al cuarto (*signos de déficit de Wartenberg*), atrofia por eminencia hipotenar y signo de Tinel en el túnel cubital. Se confirma siempre con estudio electromiográfico que informa del grado funcional de afectación del nervio.

El tiempo óptimo de incapacidad temporal es de 60 días. La infiltración con esteroides en el túnel cubital mejora los síntomas sensitivos. La cirugía con descompresión o transposición del nervio está indicada cuando existe afectación motora.

Dolor posterior

La alteración posterior más frecuente es la *bursitis olecraniana* aguda o crónica (higroma crónico del codo). La bursitis aguda generalmente es dolorosa. Es importante una punción-aspiración diagnóstica (mecánica, inflamatoria, microcristalina, infecciosa).

Las actividades de riesgo son las que producen microtraumatismos, presión prolongada sobre superficies duras y el uso excesivo de la articulación. Con frecuencia existe celulitis local con infección de la bursa por *Staphylococcus aureus*. Esta bursa no comunica con la articulación, por ello, cuando existe bursitis séptica, es muy rara la artritis séptica. La bursitis crónica contiene depósitos amorfos de hidroxiapatita e hiperqueratosis de la piel.

El tiempo óptimo de incapacidad temporal son 20 días. Si la bursitis es recurrente o limita el trabajo, se considera la bursectomía.

La *entesotendinopatía del tríceps* es rara y más descrita en levantadores de peso. Existe dolor a la palpación del olécranon y con la extensión resistida del codo.

Dolor anterior

El dolor en la fosa ante cubital puede deberse a una *entesotendinopatía del bíceps* (codo del escalador) o una *bursitis bicipitorradial* (bursitis cubital). Esta bursa rodea el bíceps en la zona próxima a su inserción en la tuberosidad del radio. Ambas lesiones pueden coexistir. Clínicamente se palpa una leve tumefacción y dolor a la flexión resistida.

La *artrosis de codo* es infrecuente pero entraría dentro del diagnóstico diferencial de un dolor localizado en esta zona, con limitación de la movilidad tanto activa como pasiva y crepitación articular.

MUÑECA Y MANO

El dolor de la muñeca (carpo) y la mano es un motivo de consulta muy frecuente. Es fundamental conocer bien la anatomía y las maniobras exploratorias para hacer una correcta aproximación diagnóstica.

Dolor palmar en muñeca

Aproximadamente el 5 % de la población puede sufrir de dolor en la muñeca debido a un atrapamiento del nervio mediano en el túnel del carpo. El *síndrome del túnel carpiano* es la NPA más frecuente del adulto y afecta tres veces más a la mujer que al hombre. La prevalencia es mayor en mujeres con un índice de masa corporal mayor de 29.

En la **tabla 14-7** se muestran las causas y los factores de riesgo del síndrome del túnel carpiano. Con frecuencia es bilateral y familiar. Generalmente comienza con parestesias en los tres primeros dedos de la mano y en la zona radial del cuarto dedo, molestias sordas y dolorosas en la mano, el antebrazo e incluso en la parte superior del brazo y, posteriormente, debilidad o torpeza de la mano. Los síntomas empeoran con el sueño (mano en flexión prolongada) y por movimientos repetitivos de la mano y muñeca, que se ali-

vian con frecuentes cambios de postura y sacudidas de la mano. Realizar ambas maniobras de provocación, de Phalen y de Tinel, aumenta la precisión del diagnóstico clínico (v. **Tabla 14-4**, **vídeo 14-13**). En casos avanzados, aparece debilidad para la abducción y oposición del pulgar, así como atrofia tenar.

El electromiograma (EMG) aporta certeza diagnóstica y es la prueba de referencia, especialmente si se considera tratamiento quirúrgico, dado que informa sobre la función y el grado de afectación del nervio.

La ecografía del túnel del carpo es muy útil. Primero, porque detecta alteraciones morfológicas del nervio: el área ≥ 10 mm^2 en el túnel es el signo ecográfico que se correlaciona con los cambios en el EMG. Segundo, porque permite detectar diferentes causas dentro del túnel.

El uso nocturno de una muñequera para mantener el carpo en posición neutra suele aliviar los síntomas nocturnos en los casos leves-moderados. La infiltración con esteroides intratúnel o perineural es muy eficaz a medio plazo. La disección quirúrgica del ligamento transverso beneficia al 85 % de los pacientes cuando existe afectación axonal del nervio mediano y cuando fracasan las medidas conservadoras.

Dolor cubital en muñeca

El atrapamiento cubital distal en el canal de Guyon en la muñeca es mucho menos frecuente que el proximal en el codo. Puede aparecer en ciclistas y deportistas de raqueta. Hay parestesias en la región hipotenar, en el quinto dedo y

Tabla 14-7. Síndrome del túnel carpiano: causas y factores de riesgo

Predisposición genética	Predisposición familiar, que generalmente es bilateral debido a un túnel más estrecho y largo
Lesiones ocupantes de espacio	Ganglión, tenosinovitis, músculo flexor de los dedos, lipoma, hipertrofia del ligamento anular del carpo, callo de fractura, calcificaciones
Actividades recreativas y profesionales de flexoextensión prolongada o forzosa de la muñeca y mano, uso de herramientas vibratorias	Limpiadores, mecanógrafos, músicos, carniceros, albañiles
Endocrinopatías	Obesidad, diabetes *mellitus*, hipotiroidismo, acromegalia
Enfermedades inflamatorias reumáticas	Artritis reumatoide, espondiloartropatías, lupus eritematoso sistémico, esclerosis sistémica, polimiositis o dermatomiositis, polimialgia reumática, gota, enfermedad por depósito de cristales de pirofosfato cálcico
Infecciones	Osteomielitis, artritis y tenosinovitis séptica, enfermedad gonocócica diseminada
Otras	Embarazo, toma de inhibidores de la aromatasa

en la mitad cubital del cuarto dedo. Puede aparecer debilidad de los músculos intrínsecos de la mano, con dificultad para la prensión y la pinza.

Otra causa de dolor cubital es la afectación por entesotendinopatía del flexor cubital del carpo, que es mucho menos frecuente que la afectación del tendón flexor radial del carpo. Este tendón no posee vaina sinovial. Clínicamente hay dolor sobre el pisiforme, que aumenta con la flexión resistida en desviación cubital.

También causan dolor cubital la lesión del complejo fibrocartílago triangular, el síndrome de impactación cubitocarpiana, la lesión del ligamento lunopiramidal y la fractura del ganchoso.

Dolor radial en muñeca

La *tendosinovitis estenosante de De Quervain* es una de las tendinopatías más frecuentes de la muñeca y afecta a la primera corredera radial tenofibrosinovial extensora de la mano. Tiene una prevalencia en torno al 0,5 % en hombres y al 1,3 % en mujeres. Es común entre personas que cogen bebés con el pulgar en separación radial. Puede existir una historia previa de entesotendinopatía extensora o flexora de la muñeca y de la mano.

Desde un punto de vista morfológico, hay engrosamiento del tendón abductor largo, del extensor corto y del retináculo, así como diferentes grados de tendosinovitis (ambos tendones comparten vaina sinovial). Se aprecia la presencia de tabique entre los tendones y de tendones supernumerarios (generalmente del tendón abductor largo). Estas dos últimas alteraciones se asocian con una pobre respuesta terapéutica conservadora. El dolor irradia desde el radio distal hasta el pulgar, puede palparse tumefacción local y la *maniobra de Finkelstein* resulta positiva.

El uso de ortesis diurna durante 2 semanas disminuye el dolor. La infiltración con esteroides en el compartimento es eficaz en el 75 % de los casos. Si no hay mejoría en 6 semanas, se indica cirugía para liberar el compartimento. Con frecuencia coexiste una *rizartrosis* del pulgar, que debe ser tratada adecuadamente e individualizada según el paciente.

Otra causa menos frecuente es la lesión del *flexor radial del carpo*, que posee vaina sinovial; así, su posibles lesiones incluyen tendosinovitis, ganglión de la vaina y entesotendinopatía.

Desde un punto de vista clínico, hay dolor en la zona palmorradial del carpo y puede haber tumefacción o dolor a la palpación del escafoides. El dolor aumenta con la flexión resistida en desviación radial.

Otras causas de dolor radial cerca de la base del pulgar son la laxitud ligamentosa congénita, la artrosis-artritis, ganglión y la fractura del escafoides.

Dolor dorsal en muñeca

El *síndrome de intersección* se caracteriza por dolor de aspecto radial con sensación de tumefacción e incluso crepitación, unos 4 cm proximal al tubérculo de Lister por una tendosinovitis en la segunda corredera radial (extensor radial corto y largo) o por la compresión de los músculos del abductor largo del pulgar y el extensor corto del pulgar con los tendones de la segunda corredera.

A la exploración se obtiene dolor con la flexión en pronación de la muñeca y dolor a la extensión de la muñeca contrarresistencia. Es frecuente en personas que realizan cargas en flexoextensión del carpo.

El *ganglión* constituye hasta el 70 % de todas las tumoraciones de tejidos blandos de la muñeca y la mano. Causa dolor crónico del carpo y es más frecuente en las mujeres. Es un quiste lleno de mucina que se origina en la cápsula articular o en la vaina tendinosa adyacente debido a microtraumatismos repetidos y que provoca una degeneración mucoide del tejido conectivo. El 70 % de los ganglios articulares residen en la zona dorsal de la muñeca, entre el escafoides y el semilunar (ligamento escafolunar), mientras que el 20 % residen en la zona palmar (radioescafoidea, escafolunar, escafotrapezoidea, metacarpotrapezoidea). El 10 % restante procede de la vaina sinovial de los tendones flexores. Los ganglios visibles o palpables son fáciles de diagnosticar como nódulos indurados bien circunscritos. Pueden ser silentes u originar dolor mecánico localizado con sensación de pérdida de fuerza y pueden remitir de forma espontánea.

Es posible puncionar el ganglión y aspirarlo, guiado por ecografía, si el paciente lo desea por dolor o por motivos estéticos. Previamente habrá que explicarle que el ganglión articular puede recidivar, mientras que el tendinoso generalmente no lo hace. La extirpación quirúrgica adecuada del ganglión articular consigue una resolución en el 90 % de los casos. Las mujeres jóvenes presentan en ocasiones una prominencia ósea no móvil en el dorso que corresponde a un espolón óseo en la segunda o tercera articulación carpometacarpiana, que se conoce como *giba carpiana* y que se confunde con un ganglión dorsal.

Otras causas de dolor dorsal son la tenosinovitis de los extensores, las lesiones del ligamento escafolunar y la enfermedad de Kienböck.

Dolor en palma de mano

El llamado *dedo «en gatillo»* o *«en resorte»* es una causa muy frecuente de dolor de la mano. Se debe al engrosamiento de la polea A1 que, en función del origen y de la evolución del proceso, puede condicionar la aparición de quistes de la polea, tendosinovitis y tendinosis. Suele ocurrir en el primer dedo, seguido del segundo y del tercero. Puede coexistir con la tendosinovitis estenosante De Quervain o el síndrome del túnel carpiano.

Inicialmente existe dolor con sensación de hinchazón y crepitación al flexionar el dedo al despertar por las mañanas. Se pierde la capacidad de flexionar y extender el dedo de forma progresiva, y se llega al bloqueo en flexión. A la altura del pliegue palmar medio, en línea al eje del dedo, se palpa el nódulo y se siente la crepitación.

Las ortesis nocturnas con una flexión de la metacarpofalángica (de 10 a 15°) junto con una infiltración con esteroides y anestésico local entre la polea y el tendón son eficaces a largo plazo. Las personas diabéticas tienen peor respuesta y generalmente precisan cirugía. Tanto la liberación percutánea guiada por ecografía como la cirugía abierta son efectivas.

El *síndrome de Dupuytren* consiste en una proliferación fibroblástica con disposición alterada de colágeno de tipo III y engrosamiento de la fascia palmar (respecto a los tendones). Se forman nódulos, luego cordones, se produce un engrosamiento cutáneo y una retracción de los dedos en flexión. Suele ir asociado a trabajos manuales de repetición con herramientas vibratorias, a tabaco, alcohol, diabetes *mellitus*, y a otras formas de fibromatosis, como la de la fascia plantar (enfermedad de Ledderhose), el cuerpo cavernoso del pene (enfermedad de Peyronie) y el dorso de los dedos de la mano (*nódulos de Garrod*).

El síndrome de Dupuytren es más frecuente en el varón adulto con historia familiar. En los casos de crecimiento rápido del nódulo, la infiltración con esteroides puede detenerlo, incluso revertirlo. Cuando aparece el cordón se puede intentar disolverlo con colagenasa (tratamiento costoso). En casos graves, con cordones y contracturas, se recomienda la aponeurotomía percutánea con aguja o la fasciectomía quirúrgica.

En la *queroartropatía diabética* existe una limitación de la extensión de los dedos (excepto el pulgar), se dan las *manos de predicador* por camptodactilia, cicatriz palmar y caminos tendinosos, pero no aparecen bandas fibrosas como en el síndrome de Dupuytren.

Dolor en dedos

Dolor que puede estar producido por varias causas: dedos en martillo, quistes mucinosos, artrosis nodular, tumores óseos benignos, tumores de células gigantes, fibrosos, glómicos, infecciones (paroniquia, panadizo, tenosinovitis y artritis piógenas).

CADERA

El dolor referido en dicha localización puede tener su origen tanto en las propias estructuras que lo componen como en una estructura a distancia, tanto del esqueleto axial como del visceral. La mayoría del dolor referido en dicha localización es causado por patología de partes blandas (bursitis/tendinitis) secundarias a alteraciones en la marcha, problemas de estática o microtraumatismos. Otras causas de dolor es la patología intraarticular de la articulación coxofemoral (patología degenerativa articular, coxitis) y, menos frecuentemente, dolor referido de patología a distancia (**Tabla 14-8**).

Dolor lateral

El *síndrome doloroso del trocánter mayor (del espacio peritrocantérico)* es la causa más frecuente dolor en cadera en todas las edades. Puede ser unilateral o bilateral y es más frecuente en mujeres, con una prevalencia de hasta el 20-35 %.

Desde un punto de vista clínico, existe dolor en la zona lateral del trocánter, en ocasiones referido en áreas anterior y posterior, por lo que se debe hacer diagnóstico diferencial con dolor referido en dichas localizaciones. El dolor a veces se irradia por la cara lateral desde la zona trocantérea, asociando dolor en la cintilla iliotibial, sin sobrepasar la rodilla (en este caso, a veces, puede confundirse con una radiculopatía); aumenta al subir escaleras y con el decúbito lateral (sobre todo nocturno).

La causa morfológica más frecuente es la *entesotendinopatía de inserción de los tendones glúteos* medio y menor, que clásicamente se ha denominado tendinitis trocantérea.

Las *bursitis trocantéreas* son menos frecuentes. La bursitis del glúteo menor (entre la faceta posterior del trocánter y el glúteo menor) es más común que la bursitis trocantérea superficial (por debajo de la piel). Estas alteraciones descritas pueden coexistir.

Los factores asociados relacionados con este síndrome son dismetría de miembros inferiores que produce alteraciones en la marcha, traumatismos, gonartrosis, obesidad, patología de la propia articulación coxofemoral o patología de columna. En la exploración es típico encontrar una movilidad tanto activa como pasiva de la articulación coxofemoral completa, con un dolor intenso selectivo a la palpación sobre el trocánter mayor. El dolor empeora claramente con abducción y rotación externa (v. **Tabla 14-4**).

El diagnóstico se basa en la clínica y en la exploración física. Las pruebas de imagen se solicitarán para descartar patología asociada. Se recomienda realizar una radiografía simple para descartar anomalías de la articulación coxofemoral, calcificaciones, fracturas de estrés, etc. La ecografía puede resultar de gran ayuda para detectar distensión de la bursa o alteración de la ecoestructura de los tendones glúteos. La resonancia magnética nuclear solo procede en caso de evolución tórpida o dudas diagnósticas.

Es importante valorar siempre y corregir las alteraciones de la estática e indicar al paciente ejercicios de fortalecimiento muscular y trabajos de la mecánica de la marcha, así como la pérdida de peso. Las infiltraciones locales con esteroides son una buena opción terapéutica cuando el dolor es intenso y existe engrosamiento tendinoso o bursal.

Tabla 14-8. Diagnóstico diferencial del dolor de cadera

Dolor anterior/ inguinal	Dolor lateral	Dolor posterior
Coxartrosis	Síndrome doloroso del trocánter mayor	Sacroilitis
Coxitis	Tendinitis de la fascia lata	Síndrome piriforme
Necrosis avascular	Fractura de estrés	Bursitis iquioglútea
Bursitis del iliopsoas	Lesión del lábrum	Pinzamiento isquiofemoral
Pinzamiento femoroacetabular	Pinzamiento femoroacetabular	
Fractura de estrés	Meralgia parestésica	
Tendinitis de aductores	Radiculopatía lumbar	
Meralgia parestésica		
Osteítis púbica		Dolor referido: patología lumbar
Dolor referido: patología lumbar, genitourinaria		
Dolor visceral: hernias		Claudicación vascular

La *fascitis de la fascia lata* también puede producir dolor en la zona lateral de la cadera, que irradia por el muslo con la deambulación, generalmente causada por sobrecarga. La *maniobra de Ober* resultará positiva (v. **Tabla 14-4**, **vídeo 14-16**).

Dolor posterior

El dolor referido en esta localización puede tener su origen en la articulación sacroilíaca, tanto por patología inflamatoria como degenerativa. En esta puede aparecer cuando el paciente se levanta con una postura forzada, que genera presión en la articulación, los ligamentos y los tejidos blandos de sostén. En caso de ser por patología inflamatoria (sacroilitis), el paciente presenta dolor en región glútea, a veces con irradiación por la parte posterosuperior de la extremidad inferior, que puede interferir el sueño. Los pacientes con dolor de origen sacroilíaco suelen tener hipersensibilidad a la palpación sobre dicha articulación y presentan una prueba positiva de compresión pélvica para apertura y cierre de sacroilíacas.

El *síndrome del glúteo medio* es un dolor miofascial localizado en la región glútea que se irradia por la cara posterior del muslo, suele empeorar al caminar y al tumbarse sobre el lado afecto. Se palpa con más facilidad con el paciente en decúbito lateral y la pierna elevada en ligera abducción. Durante las últimas etapas del embarazo es un origen frecuente de dolor de cadera. La exploración se realiza con el paciente en posición de decúbito contralateral con la pierna flexionada 90° mientras se hace presión sobre el recorrido del músculo glúteo medio en la nalga. Este dolor puede ser confundido con dolor producido en la articulación sacroilíaca e incluso con la inflamación de la bolsa trocantérea anterior del glúteo medio y con el síndrome facetario lumbar.

La *bursitis isquioglútea* se produce por inflamación de la bursa localizada entre el glúteo mayor y la tuberosidad isquiática. Característicamente existe dolor en la zona inferior glútea que se irradia por la cara posterior de la pierna y que empeora con decúbito supino y, sobre todo, al sentarse sobre una superficie dura. Es más frecuente en personas que permanecen tiempo sentadas o que hacen movimientos repetidos de las extremidades en sedestación. Se relaciona con trabajos que requieran una sedestación mantenida (secretarios, oficinistas, etc.).

Siempre hay que hacer diagnóstico diferencial, cuando el paciente refiere dolor en la parte posterior de la cadera, con un *dolor irradiado de columna lumbar*, que característicamente presentaría unas maniobras de irritación espinal positivas y un empeoramiento del dolor con los movimientos de columna lumbar.

Dolor anterior

El dolor localizado en la cara anterior de la cadera suele corresponder a problemas de la propia articulación en muchos de los casos.

La *coxartrosis*, en adultos mayores, es la causa más frecuente de dolor referido en esta localización. Presentan una clínica gradual y progresiva de dolor y limitación funcional. La prueba de *Anvil* puede ayudar al diagnóstico (con el enfermo en decúbito y las rodillas en extensión, se golpea varias veces el talón ipsilateral, lo que provoca dolor en la cadera si hay patología degenerativa).

El *pinzamiento femoroacetabular*, por el contrario, es más frecuente en adultos jóvenes físicamente activos, que presentan un dolor insidioso localizado en la ingle con ocasional irradiación hacia aspecto lateral de la cadera. La maniobra de Patrick-Fabere tiene una sensibilidad del 96-99 % (v. **Tabla 14-4**, **vídeo 14-14**).

Los pacientes con *bursitis del músculo iliopsoas* presentan dolor en la cara anterior de la cadera, que aumenta con la flexión contra resistencia o bien en la extensión forzada de la cadera.

Esta bursa está situada entre la superficie anterior de la cápsula articular y el tendón del psoas ilíaco. En el 15 % de los pacientes está comunicada con la articulación, por lo que en algunos casos puede coexistir con inflamación intraarticular. En estos casos, la ecografía resultará de gran ayuda tanto para el diagnóstico como para una punción guiada.

La *entesotendinosis de aductores* está causada de forma más frecuente por determinadas actividades deportivas (fútbol, equitación, danza, carrera), aunque también aparece en patología inflamatoria, como en las espondiloartropatías.

El más afectado es el aductor largo en su inserción en la rama pubiana. La localización del dolor es la cara anterior y la cara interna del muslo en la zona de inserción pubiana y se reproduce con la aducción contrarresistencia. A veces irradia hacia el vientre muscular, a los anillos inguinales y a la parte inferior del abdomen. Hay que hacer diagnóstico diferencial con procesos genitourinarios y hernias en dicha localización.

Una causa que hay que tener presente en un paciente con dolor en región inguinal, incluso con radiografía normal, es la *fractura de estrés* y la *necrosis avascular de la cabeza femoral*. Hay que pensar en ellas sobre todo en pacientes con sintomatología muy intensa con limitación muy acusada en la movilidad pasiva y mala respuesta analgésica.

Un dolor localizado a la palpación sobre la sínfisis del pubis con irradiación a la región medial del muslo puede ser secundario a una *osteítis del pubis*. Estos pacientes suelen adoptar, en caso de inestabilidad, una marcha denominada «marcha de pato» para intentar no mover la pelvis (llamada osteopatía dinámica del pubis).

Esta patología es más frecuente en mujeres y hay que hacer el diagnóstico diferencial con las *fracturas de estrés (fracturas de la rama ileopubiana o isquiopubiana)* en dicha localización que, a veces, no son visibles en radiología simple.

La *meralgia parestésica* es una NPA debida a la compresión del nervio femorocutáneo (función sensitiva) por el ligamento inguinal. En la mayoría de los casos no se determina la causa de este síndrome. La obesidad, el embarazo, determinadas intervenciones quirúrgicas y los traumatismos repetidos se han relacionado con ella.

Los hallazgos físicos consisten en una hipersensibilidad sobre el nervio femorocutáneo en el origen del ligamento inguinal a la altura de la espina ilíaca anterosuperior; puede existir un signo de Tinel positivo sobre el nervio a su paso por debajo del ligamento. Existe dolor, adormecimiento y disestesias en zona anterolateral del muslo, que nunca sobrepasan la rodilla, sin objetivarse defecto motor ni limitación en la movilidad de la articulación coxofemoral.

El EMG daría el diagnóstico, al diferenciarlo de una radiculopatía lumbar y de una neuropatía femoral diabética, entre otros, entidades con las que habrá que hacer un diagnóstico diferencial.

El *síndrome del piriforme (piramidal)* es una NPA que produce dolor, adormecimiento y parestesias en el territorio de distribución del nervio ciático. El músculo piriforme se inserta en la cara anterior del sacro y en la cara superior del trocánter mayor del fémur. Para ello tiene que salir de la pelvis atravesando el agujero ciático mayor, donde se relaciona con vasos y nervios que discurren también por él, como el nervio ciático.

En el síndrome del piriforme se produce una compresión del nervio por el músculo piriforme a su paso a través de la escotadura isquiática. Es más frecuente cuando el músculo es grande o cuando el paciente presenta una variante anatómica bastante frecuente, en la cual el músculo se divide en dos vientres entre los que pasa el nervio ciático. Durante la rotación interna de la cadera, la inserción tendinosa y el vientre muscular pueden comprimir el nervio ciático y producir dicho síndrome. Los síntomas empeoran con la maniobra de FAIR (flexión, aducción y rotación interna de la cadera), y no se ven alterados con los movimientos de la columna lumbar.

En la exploración se detecta dolor y debilidad en la extremidad afectada al realizar abducción resistida con la cadera a 90° de flexión. Un dato característico del síndrome piriforme es la aparición de un dolor similar a una ciatalgia con la maniobra de rotación interna combinada con aducción *(signo de Onnet positivo)*. El EMG puede ayudar al diagnóstico diferencial con una radiculopatía lumbar.

RODILLA

Aunque la mayoría de los dolores en esta localización son secundarios a patología de rodilla, es importante explorar siempre la cadera y la columna porque puede tratarse de un dolor referido.

Dolor anterior

El *síndrome de dolor patelofemoral* es la causa más común de dolor en la cara anterior de la rodilla en adolescentes y en menores de 60 años, con una radiografía normal la mayoría de las veces. La incidencia en Estados Unidos es del 3-6 %. Los factores de riesgo son el sexo femenino, determinadas actividades (correr, saltar, subir y bajar escaleras), el valgo dinámico, la inestabilidad patelar, debilidad del cuádriceps, anomalías en la pisada (pies pronados, eversión del retropié).

En 2016 fue definido como un dolor que ocurre alrededor o detrás de la patela, que se agrava con actividades que sobrecarguen la rótula con la rodilla flexionada (sedestación prolongada y al bajar escaleras).

El concepto *condromalacia rotuliana* se utiliza cuando se aprecian anomalías en el cartílago femoral en radiografía simple, en la resonancia magnética nuclear o en la artroscopia, y puede haber derrame articular. En la exploración se pueden encontrar un «signo del cepillo» positivo (dolor al realizar movimientos de la rótula tanto en sentido proximal a distal como medial a lateral), *prueba de Smillie* positiva (el paciente con el cuádriceps en tensión, evita la flexión de la rodilla cuando se le presiona hacia medial la rótula con ambos pulgares (v. **Tabla 14-4**, **vídeo 14-19**) o *prueba de Zohlen*. El tratamiento consiste fundamentalmente en ejercicios de fortalecimiento muscular, sobre todo, de los flexores de la rodilla. La cirugía será considerada como último recurso.

La *gonartrosis* es la causa más frecuente de dolor de rodilla en pacientes mayores. El dolor lo suelen localizar anterior, de forma difusa en la rodilla y, a veces, más intensamente en el compartimento medial. El dolor empeora al bajar escaleras y al caminar. Cuando existe artritis suele haber dolor en reposo. Otras causas posibles son la *osteocondritis* y la *necrosis avascular*.

La *entesotendinitis cuadricipital* ocurre sobre todo en pacientes con movimientos repetitivos que producen estrés en la cara anterior de la rodilla, como en los corredores y atletas. El paciente presenta un dolor en el polo superior de la rótula que empeora con movimientos de extensión contrarresistencia.

La *bursitis prepatelar*, también conocida como *rodilla de beata*, es una causa de dolor e inflamación en la cara anterior de la rodilla muy frecuente, sobre todo en trabajos que requieran habitualmente una posición de rodillas mantenida. La bursa está localizada entre el tejido subcutáneo y la rótula, y su inflamación suele ser secundaria a microtraumatismos, aunque también se encuentra en algunas artropatías inflamatorias, como la artropatía gotosa, e incluso secundaria a infecciones por heridas por continuidad.

El paciente presenta dolor a la presión digital sobre la zona, que suele estar inflamada, y la flexoextensión no suele estar limitada salvo que coexista inflamación intraarticular. Es frecuente que el paciente sea incapaz de arrodillarse. En la mayoría de los casos, sobre todo con signos de inflamación local, habría que realizar un aspirado de la bursa para su análisis.

En la *tendinitis rotuliana proximal* se palpa dolor en la inserción proximal rotuliana. Clínicamente, el paciente nota dolor en la zona anteroinferior de la rótula, que aumenta al saltar, correr, ponerse de cuclillas y, a veces, incluso al caminar. Esta entesotendinosis clásicamente es conocida como «rodilla del saltador».

La *bursitis infrarrotuliana superficial* es frecuente en personas cuyas profesiones precisan estar arrodillados, debido a microtraumatismos repetitivos. Existe dolor y tumefacción distal a la rótula con rubor y calor o sin ellos, además de dificultad para arrodillarse o de bajar escaleras.

La *bursitis infrarrotuliana profunda* es menos frecuente que la superficial y produce un dolor similar con menos signos inflamatorios locales. Está más descrita en la patología inflamatoria (espondiloartropatías y artropatías microcristalinas, sobre todo) que por sobrecarga o por actividades recreativas.

La *inflamación de la grasa de Hoffa (hoffitis)* suele afectar a adultos jóvenes y atletas. Se produce una inflamación de la grasa situada por detrás del tendón rotuliano y debajo de la rótula (grasa de Hoffa). El paciente presenta dolor y a veces inflamación en la zona anterior de la rodilla, que aumentan al caminar. La causa más frecuente son los microtraumatismos repetidos. Se produce, sobre todo, en deportes con mucha compresión en la rodilla, por ejemplo, tenis, fútbol o surf.

En adolescentes, durante el período de crecimiento, se puede producir una osteocondritis de la tuberosidad anterior de la tibia, denominada *enfermedad de Osgood-Schlatter* que, en los adultos, se objetiva como alteración ósea en esa zona, generalmente asintomática.

Dolor medial

La *lesión del menisco* medial es más frecuente que la lateral. Es típica la aparición de bloqueo articular cuando el menisco está roto. El paciente suele tener un antecedente traumático, aunque en muchos de los casos no se objetiva un claro desencadenante, ya que se trata de lesiones meniscales secundarias a patología degenerativa. El diagnóstico es clínico y con maniobras exploratorias positivas (maniobra de McMurray y maniobra de Apley) (v. **Tabla 14-4, vídeo 14-18**). Las lesiones meniscales son frecuentes en trabajos que requieran posturas en hiperflexión de la rodilla, en cuclillas de forma prolongada.

La *bursitis* o *entesotendinopatía anserina* («pata de ganso») produce un dolor en la zona superointerna de la tibia que aumenta con los movimientos de valgo de rodilla. La bursa anserina se encuentra en la zona profunda del tendón anserino. En la mayoría de los casos se trata de una entesotendinopatía de inserción conjunta de estos músculos; la inflamación de la bursa es mucho menos frecuente. Cuando hay bursitis suele existir una tumefacción sobre la zona, mientras que en la tendinosis no se suele objetivar inflamación local.

Es más frecuente en mujeres de mediana edad y con sobrepeso. Se ha relacionado con alteraciones biomecánicas (*genu valgo*, pie plano), diabetes, edad avanzada, gonartrosis y algunas actividades deportivas (corredores). El paciente refiere un dolor selectivo en la zona, suele presentar cojera, dificultad para arrodillarse y dolor al subir escaleras.

El tratamiento consiste en mejorar la biomecánica de la pierna (plantillas), disminución de peso y ejercicio físico. Las infiltraciones con corticoides en dicha localización son de gran utilidad.

La *lesión del ligamento colateral medial* puede ser aguda (por traumatismo directo o rotación traumática excesiva de rodilla) o crónica (generalmente asociada a artrosis del compartimento medial). El dolor aumenta con el estrés del ligamento. La *bursitis del ligamento colateral medial*, también llamada bursitis innominada, es una rara causa de dolor medial en la interlínea. El paciente puede notar una sensación de chasquido o de bloqueo al flexionar la rodilla afectada.

Dolor lateral

La *tendinopatía de bíceps femoral* se produce frecuentemente en deportistas de carrera, ciclismo y fútbol. Para detectarla, con la rodilla a 90° de flexión y el pie fijo en el suelo, se contrae el bíceps femoral y se palpa por encima de la cabeza peroneal, con dolor en dicha zona.

La banda iliotibial a su paso junto al epicóndilo lateral del fémur produce un roce en los movimientos de flexoextensión en los que la cintilla se desplaza de atrás (en flexión) hacia delante (en extensión). En pacientes con actividades físicas intensas de flexoextensión de rodilla continuada, como corredores de larga distancia, ciclistas, esquiadores, futbolistas o levantadores de peso, se puede producir el *síndrome de fricción del aparato iliotibial*, que presenta dolor en la cara lateral de la rodilla, que es máximo a 30° de flexión, acompañado a veces de sensación de debilidad por encima del cóndilo femoral lateral. En algunos casos se objetiva el engrosamiento de la bursa posterior a la inserción de la cintilla, o sinovitis del receso lateral capsular.

La *tendinopatía de la cintilla iliotibial distal* produce dolor en la zona de inserción de la banda, aunque, en ocasiones, el dolor se refiere en la cara lateral de la pierna con cierta semejanza a un dolor de origen lumbar. Esta patología suele aparecer en pacientes portadores de prótesis de rodilla por pinzamiento o en casos de artrosis avanzadas.

La *lesión del ligamento colateral lateral* es menos frecuente que la del ligamento medial y suele producirse tras un mal gesto en varo. Los quistes parameniscales suelen asociarse a rotura del menisco. No obstante, aunque muy raros, cabe encontrar quistes del menisco lateral (más frecuentes que en el medial) sin rotura meniscal localizados con mayor frecuencia en el tercio anterior o en su zona media, que producen dolor en la zona lateral de la rodilla con maniobras meniscales positivas.

El *atrapamiento del ciático poplíteo externo o peroneo común* se produce por la compresión del nervio ciático poplíteo externo a la altura de la cabeza del peroné, al entrar en el túnel peroneo. Puede ser debido a posturas prolongadas en flexión de rodilla, vendajes, traumatismos o excrecencias óseas. En la región anterolateral de la pierna aparecen disestesias y debilidad en la flexión dorsal del tobillo y la eversión del antepié. Suele ser positivo el signo de Tinel en la entrada al túnel peroneo. Es frecuente en trabajos en los que se produzca un apoyo prolongado y repetido de forma directa o indirecta sobre las correderas anatómicas, como movimientos de hiperflexión e hiperextensión y posición en cuclillas.

Dolor posterior

El *quiste de Baker* está producido por la inflamación de la bursa del gastrocnemio semimembranosa secundaria a una extravasación del líquido sinovial desde la zona posteromedial de la cápsula articular.

Los quistes de Baker presentan tres partes bien definidas: base, cuello y cuerpo. El cuello realiza una función de válvula unidireccional; así, durante la flexión de rodilla, el cuello es permeable y permite el paso del líquido sinovial articular al quiste, mientras que en extensión el cuello se colapsa. Puede aparecer en cualquier patología de rodilla que asocie derrame articular, tanto mecánica como inflamatoria. Los pacientes presentan tumefacción en la zona medial del hueco poplíteo, variable según su tamaño, que se hace más evidente al flexionar la rodilla. La complicación más frecuente es la rotura espontánea del quiste, que produce un dolor en la parte posterior de la rodilla y en la zona gemelar que puede simular una trombosis venosa profunda, con la que se hará el diagnóstico diferencial. En el caso de rotura del quiste de Baker, el signo de Homans es negativo. La cirugía no suele indicarse, salvo que el paciente se encuentre muy sintomático. Suele ser de utilidad la aspiración ecoguiada del quiste.

La *tendinosis del semimembranoso* se origina por su roce con la cápsula articular, el cóndilo femoral medial o la meseta tibial medial (sobre todo, en presencia de osteofitos). Este hecho puede ocurrir durante la flexión de la rodilla o durante un estrés en valgo de esta, lo que produce una lesión tendinosa y, en algunas ocasiones, una *bursitis del semimembranoso*.

TOBILLO

En el tobillo y pie, al tratarse de articulaciones de carga, es muy importante valorar la biomecánica de la marcha, que muchas veces contribuye a la aparición del dolor regional.

Dolor anterior

La *articulación tibioperoneoastragalina* es una articulación frecuentemente afectada por artrosis, que produce un dolor localizado alrededor del tobillo que empeora con el movimiento. Algunos pacientes se quejan de sensación de fricción o chasquido al mover la articulación que, con el tiempo, puede experimentar un deterioro gradual de la capacidad funcional y dificultar la marcha. En caso de que el paciente tenga derrame articular se observará una inflamación en la cara anterior o anterolateral de la articulación, pues la cápsula es más laxa en dicha localización, con una limitación y dolor de los movimientos de flexoextensión de tobillo tanto activos como pasivos. La articulación subastragalina se ve afectada con menos frecuencia.

El *tendón del tibial anterior* (localizado en el aspecto más medial) es el tendón que más se afecta en el compartimento anterior. Puede lesionarse en forma de tendinitis o tendosinovitis. Los factores predisponentes para su lesión son los osteofitos a lo largo de su trayecto, la pérdida del arco medial por sobrepeso, el uso de zapatos ajustados o de tacón alto, las alteraciones posquirúrgicas, etc. La tendinosis bajo el retináculo extensor se ha descrito sobre todo en corredores jóvenes. Característicamente hay dolor con la bipedestación y con la marcha, a veces asociado con edema en el aspecto dorsomedial del tobillo. Existe dolor selectivo al palpar o presionar el tibial anterior con una relativa flexión plantar del primer metatarsiano durante la dorsiflexión activa del pie.

Las lesiones de los tendones extensor largo del primer dedo y extensor común de los dedos son menos frecuentes que las del tibial anterior. Son factores predisponentes el sobreúso mecánico, las artropatías inflamatorias, la diabetes *mellitus*, la artrosis y las artropatías microcristalinas, entre otros.

Dolor medial

La tendinopatía del tibial posterior produce dolor medial, generalmente posterior al maléolo, que aumenta al ponerse de puntillas, con la extensión contrarresistencia y con la flexión activa del pie.

A veces se puede palpar tumefacción retromaleolar e inframaleolar medial, probablemente debido a la inflamación de la vaina sinovial (tendosinovitis). Las personas con sobrepeso o con pie plano con valgo de talón suelen tener una distensión del tendón (tendinosis). El uso de plantillas para corregir el arco plantar es primordial en el tratamiento para evitar su rotura. El ligamento deltoideo es muy resistente y se lesiona menos que los ligamentos laterales; su lesión suele ser debida a traumatismos agudos de alta intensidad, profesionales o recreativos.

Dolor lateral

La causa más frecuente de dolor lateral es la lesión de los ligamentos laterales, sobre todo, del ligamento peroneoastragalino anterior secundaria a traumatismos de repetición o a esguinces de tobillo por movimientos de inversión. No hay que olvidar que, en ocasiones, se asocia a tendosinovitis de los peroneos. Produce dolor en la zona retromaleolar externa e inframaleolar, que aumenta con los movimientos de inversión del pie. Los tendones peroneos se pueden salir del canal osteofibroso por un giro brusco del pie por lesión del retináculo.

Dolor posterior

La *tendinopatía aquílea* es la causa más frecuente de dolor posterior. La mayoría de las lesiones del Aquiles se deben a traumatismos repetidos, como sucede en deportistas. Aparece, además, en el hombre obeso y sedentario. De las lesiones por sobreúso, la patología del tendón no insercional (tendinopatía o peritendinosis) es la más frecuente (65 %), seguida de la entesopatía (25 %), y, por último, la lesión de la unión miotendinosa.

En caso de entesopatía bilateral, es importante descartar enfermedad inflamatoria (espondiloartropatía y gota). Se conoce como síndrome de Haglund a la existencia de una exostosis del tubérculo posterosuperior del calcáneo con engrosamiento entesotendinoso asociado a bursitis retrocalcánea.

La *rotura* tendinosa espontánea más frecuente es la del tendón de Aquiles. En la mayoría de los casos, sin lesión tendinosa previa; es más frecuente en varones no entrenados tras ejercicio intenso. Suelen localizarse en el cuerpo del tendón a unos 2-6 cm de la inserción (zona menos vascularizada). Aparece dolor muy intenso, con imposibilidad para caminar y ponerse de puntillas. El signo de exploración más específico es el «signo del pellizco», signo de Thompson o signo de Simmonds, que consiste en una compresión de la masa gemelar con el paciente en decúbito prono con el pie fuera de la camilla, tras lo cual el pie no hace la flexión dorsal. En estos casos de rotura el tratamiento es la cirugía.

La *bursitis retroaquílea* localizada entre el tendón de Aquiles y la piel suele ser producida por roce, sobre todo con zapato duro (botas de seguridad). Muchas veces es asintomática. Se palpa fácilmente, al tratarse de una bursitis superficial.

La *bursitis retrocalcánea* o *preaquílea*, localizada entre el tendón de Aquiles y el calcáneo, suele ser debida a microtraumatismos, sobre todo, en corredores, pero también es muy mucha frecuente en patología inflamatoria. Aparece dolor al caminar y con la flexión dorsal del tobillo. Se detecta dolor a la compresión a ambos lados del tendón de Aquiles y es frecuente la tumefacción local.

PIE

La localización más frecuente de dolor es en el antepié.

Pie anterior

La *metatarsalgia* se define como dolor en la parte anterior del pie en la zona de apoyo de una o más cabezas de metatarsianos. Suele asociarse una hiperqueratosis plantar en la zona de dolor como respuesta a la sobrecarga.

Las causas más frecuentes se resumen en la **tabla 14-9**. Aunque las causas de metatarsalgia son multifactoriales, en la práctica clínica los factores biomecánicos explican el 9 % de los casos.

En una primera aproximación diagnóstica, se hará un estudio radiológico de ambos pies en carga. El tratamiento habitualmente es ortopédico, con plantillas de descarga con corazón metatarsal o barra retrocapital.

La *enfermedad de Freiberg* u *osteocondrosis de la cabeza del segundo metatarsiano* se produce sobre todo en individuos jóvenes, deportistas, que se exponen a microtraumatismos repetidos. Una causa de metatarsalgia en el adulto objetivada radiológicamente es el aplastamiento de la cabeza metatarsal.

La *fractura de estrés* es el resultado de una acción muscular repetitiva que supera la potencia del hueso y su capacidad de remodelamiento normal. No existen antecedentes traumáticos y sí de sobreesfuerzo físico. Generalmente existe edema en el

Tabla 14-9. Causas de metatarsalgia

Primarias	Primer metatarsiano corto
	Hallux valgus adquirido
	Deformidades congénitas de las cabezas de los metatarsianos
	Longitud desproporcionada del segundo y tercer metatarsiano
	Anomalías del retropié que conlleven sobrecarga del antepié
	Pie equino
	Pie cavo
	Adelgazamiento del músculo gastrocnemio o tríceps
Secundarias	Sinovitis/bursitis en las articulaciones metatarsofalángicas (artritis reumatoide, artritis psoriásica, gota, etcétera)
	Enfermedades neurológicas (enfermedad de Charcot-Marie-Tooth)
	Enfermedad de Freiberg
	Fracturas de estrés
	Dedos «en martillo»; dedos «en garra»
	Consolidación defectuosa de lesiones en los metatarsianos
Yatrogénicas	Secuelas de cirugía de *hallux valgus*
	Secuelas de cirugía en metatarsianos

dorso del pie, con palpación dolorosa al comprimir el metatarsiano con el primer y el segundo dedo del explorador. La fractura de estrés relacionada con la marcha se localiza en el tercer o el cuarto metatarsianos. Es frecuente en profesiones que mantengan bipedestación prolongada y con el uso de botas de seguridad.

Las radiografías en fases iniciales pueden ser normales. Ante la sospecha se debe descargar el antepié.

Los *dedos «en martillo»* hacen referencia a la subluxación superior de las articulaciones metatarsofalángicas, con la consecuente flexión plantar de las articulaciones proximal y distal de los dedos del pie. Producen dolor, sobre todo, al caminar. Si con calzado adecuado y medidas ortopodológicas no mejora la sintomatología, habría que recurrir a cirugía.

La *enfermedad de Iselin* es una epifisitis por tracción del músculo peroneo lateral corto y su tendón en la inserción en la apófisis del base del quinto metatarsiano. Se describe en jóvenes deportistas.

El *hallux valgus*, conocido popularmente como juanete, es más frecuente en mujeres, tras el uso de calzado estrecho de puntera o de una talla más pequeña de la que corresponde. Consiste en la subluxación de la articulación metatarsofalángica con desviación interna del primer metatarsiano y externa de la primera falange del primer dedo. Sobre esta zona se produce un callo, una inflamación de la bolsa sinovial y, en ocasiones, una artritis aguda por un mecanismo de roce continuado. Pueden existir cambios degenerativos y una mala alineación de las falanges proximal y distal.

Uno de los síndromes dolorosos más frecuentes del antepié es el *neuroma de Morton*. No se trata de un verdadero neuroma, sino de una fibrosis del nervio interdigital. Se considera una NPA secundaria a la compresión del nervio interdigital en el ligamento transverso intermetatarsiano, más frecuente en el tercer espacio intermetatarsiano, dado que el nervio interdigital está formado por ramas del nervio plantar medial y lateral. A menudo son múltiples (65 %) y bilaterales.

El dolor es lancinante, urente con irradiación distal hacia los dedos afectos y proximales. Genera una deambulación dolorosa, que empeora al caminar. Es más frecuente en mujeres de edad media y tras el uso de calzado no adecuado (zapatos estrechos, tacones), en bailarinas y personas con bipedestación prolongada o que hacen largas caminatas. A diferencia de la artritis o bursitis metatarsal, el dolor se localiza en el espacio metatarsiano. La palpación de cada espacio intermetatarsiano permite apreciar una tumoración blanda (neurinoma) entre las cabezas de los metatarsianos que, al comprimir lateralmente las cabezas metatarsianas entre sí o bien con la compresión dorsoplantar del espacio interdigital correspondiente, reproduce la clínica referida por la paciente (dolor lancinante característico).

Es característico el *signo de Mulder* positivo, clic palpable al hacer la aproximación de los metatarsianos. La ecografía es la técnica de elección para valorar el neuroma de Morton y, en casos no concluyentes, la resonancia magnética confirma el diagnóstico. El tratamiento de estas NPA inicialmente es conservador, con uso de calzado adecuado, evitar desencadenantes y antiinflamatorios no esteroideos. La infiltración local con corticoides es eficaz. En caso de no mejoría, se aconsejará la descompresión quirúrgica.

Mediopié

La causa más frecuente de dolor mecánico en el mediopié es la *artrosis tarsiana*, más frecuente en adultos con sobrepeso y alteraciones en la alineación. En jóvenes, el dolor que aparece con la carga, deambulación y con palpación del hueso navicular (escafoides) es característico de la osteocondrosis del hueso navicular, denominada enfermedad de Köhler. Esta lesión predispone a la artrosis de tarso en el adulto. Las lesiones ligamentosas del mediopié generalmente se asocian a esguinces de tobillo o a artrosis de tarso. Siempre hay que tener en cuenta que un dolor en la parte posterior de la pierna con dolor en el talón y en la zona plantar puede ser irradiado por compresión de la raíz lumbosacra L5-S1.

El *síndrome de túnel tarsiano* es una NPA del nervio tibial posterior a su paso por el túnel del tarso, entre el calcáneo y el retináculo flexor.

Desde un punto de vista clínico, hay dolor urente en la zona lateral del mediopié y hormigueo en el talón que empeora con la deambulación y con la supinación o abducción forzada del pie. Puede ser debido a callo de fractura, desviación en valgo del talón, a sinovitis o a ganglones. El diagnóstico se confirma por estudios de EMG y resonancia magnética.

El síndrome del túnel tarsiano anterior es una NPA del nervio tibial anterior (rama del ciático poplíteo externo) a su paso por el túnel tarsiano anterior junto con el tendón extensor de primer dedo y el extensor común, cubiertos por el retináculo extensor a la altura del escafoides. Se caracteriza por parestesias en el dorso del pie y en el primer dedo. Las causas suelen ser traumatismos, el uso de calzado no adecuado, ganglones, pie cavo y osteofitos en esa localización. El diagnóstico se confirma con EMG. Son útiles las infiltraciones locales.

Pie plantar

La fascitis plantar es la causa más frecuente de talalgia. Los microtraumatismos repetitivos, especialmente cuando existe sobrepeso o alteraciones del arco plantar, producen una sobredistensión de las fibras de colágeno con irritación de terminaciones nerviosas, en la fascia y, sobre todo, en su entesis.

Es característico el dolor en el talón en la fase de ataque del talón (cuando impacta contra el suelo), que puede irradiar al tercio proximal del arco plantar. El dolor se inicia al levantarse por la mañana, disminuye parcialmente con la actividad y reaparece al aumentar la actividad. Si existe fascitis plantar bilateral, habrá que valorar la posibilidad de espondiloartritis. En la exploración se pone de manifiesto el dolor con la dorsiflexión forzada, pasiva o activa, del pie y de los dedos y la extensión de la pierna al tensar la aponeurosis plantar.

Se deben corregir las alteraciones estáticas del pie en caso de que estén presentes. La infiltración con corticoides puede ser útil cuando existe dolor e impotencia funcional moderada o grave. Puede coexistir *bursitis subcalcánea*.

El *espolón calcáneo* es una exostosis ósea secundaria a osificaciones en la entesis en el área subcalcánea o retrocalcánea posterior. Es un hallazgo radiológico frecuente tanto en personas con talalgia como sin ella, sin una correlación clínico-radiológica. El dolor es atribuido a una entesopatía, bursitis, inflamación del periostio e incluso irritación de los filetes nerviosos vecinos.

La fibromatosis plantar (enfermedad de Ledderhose) se produce por una proliferación de fibroblastos y miofibroblastos en la aponeurosis plantar. Es más frecuente en varones de edad media. Puede ser bilateral hasta en el 50 % de los casos. Se palpan nódulos indurados dolorosos o indoloros en la planta del pie y no suele ir acompañada de contractura de la fascia. Generalmente el tratamiento es conservador y solo en casos de dolor o por razones estéticas se realizará cirugía.

PUNTOS CLAVE

- El síndrome clínico más frecuente de omalgia es el pinzamiento subacromial relacionado con actividades en las que se eleva el brazo por encima de la cabeza. Hay diferentes estadios de tendinopatía del manguito rotador con alteraciones inflamatorias asociadas, como bursitis subacromiodeltoidea, tendosinovitis bíceps y derrame articular.
- La causa más frecuente de dolor de codo es la entesotendinopatía de los músculos extensores de la muñeca y los dedos. Si las maniobras resistidas son negativas, se deben buscar otras causas de dolor lateral de codo.
- La neuropatía por atrapamiento más frecuente es el síndrome de túnel carpiano. La ecografía informa sobre la morfología del nervio y las posibles causas intratúnel y el electromiograma sobre la función del nervio.
- Los ganglones de muñeca son causa de dolor crónico. Si son articulares, pueden recidivar tras la punción-aspiración.
- La causa más frecuente de dolor en la zona lateral de la cadera es la entesotendinopatía de inserción de los tendones glúteos en el trocánter mayor, con bursitis asociada

o sin ella. Es importante valorar las causas subyacentes para su abordaje terapéutico.
- El síndrome patelofemoral es una causa frecuente de dolor anterior de la rodilla. Es importante incidir en la ejecución de ejercicios de fortalecimiento del aparato extensor de la rodilla.
- El neuroma de Morton es una causa frecuente de dolor en el antepié; la compresión lateral de los metatarsianos reproduce el dolor, que es más frecuente en el tercer espacio interdigital.
- La entesotendinopatía del Aquiles, con o sin bursitis, es frecuente; cuando es bilateral se debe descartar una patología inflamatoria.
- La ecografía en manos del clínico es la mejor herramienta para realizar el diagnóstico morfológico y plantear estrategias terapéuticas, que incluyen punciones ecoguiadas.
- Las medidas de corrección ergonómicas y los ejercicios son dos pilares fundamentales en el tratamiento. Las infiltraciones con esteroides ayudan a controlar el dolor y la inflamación.

BIBLIOGRAFÍA

Bowley M P, Doughty CT. Entrapment neuropathies of the lower extremity. Med Clin North Am. 2019;103:371-82.

Bruns A, Möller I, Martinoli C. Back to the roots of rheumatology - Imaging of regional pain syndromes. Best Pract Res Clin Rheumatol. 2020;34(6):101630.

Cunningham G, Lädermann A. Redefining anterior shoulder impingement: a literature review. Int Orthop. 2018;42(2):359-66.

Dalagiannis N, Tranovich M, Ebraheim N. Teres minor and quadrilateral space syndrome: A review. J Orthop. 2020;20:144-6.

Di Filippo L, Vincenzi S, Pennella D, Maselli F. Treatment, diagnostic criteria and variability of terminology for lateral elbow pain: Findings from an overview of systematic reviews. Healthcare. 2022;10(6):1095.

Directrices para la decisión clínica enfermedades profesionales: Trastornos musculoesqueléticos de origen profesional del miembro superior. Madrid: Instituto Nacional de Seguridad y Salud en el Trabajo (INSST); 2022.

Donohue KW, Fishman FG, Swigart CR. Dolor en la mano y la muñeca. En: Firestein y Kelley; Tratado de Reumatología. 11ª ed. Barcelona: Elsevier España SLU; 2022. cap. 53. p. 800-12.

Gaitonde DY, Ericksen A, Robbins RC. Patellofemoral pain syndrome. Am Fam Physician. 2019;99:88-94.

Hodes A, Umans H. Metatarsalgia. Radiol Clin North Am. 2018;56: 877-92.

Hong E, Kraft MC. Evaluating anterior knee pain. Med Clin North Am. 2014;98:697-717.

Iriarte, I, Pedret C, Balius R, Cerezal,L. Ecografía musculoesquelética del miembro inferior. Exploración anatómica y patológica. Madrid: Editorial Médica Panamericana; 2011.

Järvinen TAH, Kannus P, Maffulli N, Khan KM. Achilles tendon disorders: etiology and epidemiology. Foot Ankle Clin. 2005;10:255-66.

Martin SD, Thornhill TS. Dolor de hombro. En: Firestein y Kelley. Tratado de reumatología. 11ª ed. Barcelona: Elsevier España SLU; 2022. cap. 49. p.727-52.

Martínez Rodríguez P, Calvo Rodríguez D, González Cal A, Calvo Mosquera G. Update on gluteus medius syndrome. Semergen. 2013;39:208-13.

Meleger AL. Overview of soft tissue musculoskeletal disorders. UpToDate [Internet]. Isaac Z (ed.). UpToDate, Waltham, MA [actualizado el 29 de julio de 2022; consultado en julio de 2024]. Disponible en: https://medilib.ir/uptodate/show/7757

Panush RS. Trastornos musculoesqueléticos de origen profesional y recreativo. En: Firestein y Kelley. Tratado de reumatología. 11ª ed. Barcelona: Elsevier España SLU; 2022. cap. 38. p. 551-62.

Patrick NC, Hammert WC. Hand and wrist tendinopathies. Clin Sports Med. 2020;39(2):247-58.

Segal N A, Felson DT, Torner JC, Zhu Y, Curtis JR, Niu J, et al. Greater trochanteric pain syndrome: epidemiology and associated factors. Arch Phys Med Rehabil. 2007;88:988-92.

Simons SM, Kruse D. Dixon JB. Subacromial (shoulder) impingement syndrome. UpToDate [Internet]. Grayzel J (editor). UpToDate, Waltham, MA [actualizado el 30 de abril de 2024; consultado el 11 de julio de 2024]. Disponible en: https://medilib.ir/uptodate/show/240

Stewart B D, Nascimento A F. Palmar and plantar fibromatosis: a review. J Pathol Transl Med. 2021;55:265-70.

Tendinopathy. Clinical overview. Clinical Key Elsevier BV. 2021:1-20.

Vaughan A, Hulkower S. Evaluation of the adult with shoulder complaints. UpToDate [Internet]. Grayzel J (ed.). UpToDate, Waltham, MA [actualizado el 29 de noviembre de 2023; consultado el 11 de julio de 2024]. Disponible en: https://medilib.ir/uptodate/show/238

Villa L, Pérez A. Monografías médico-quirúrgicas del aparato locomotor. La cadera. tomo 1. Madrid: Tea Ediciones; 2001.

Wilson JJ, Furukawa M. Evaluation of the patient with hip pain. Am Fam Physician. 2014;89:27-34.

Zwerus EL, Somford MP, Maissan F, Heisen J, Eygendaal D, van den Bekerom MP. Physical examination of the elbow, what is the evidence? A systematic literature review. Br J Sports Med. 2018;52(19):1253-60.

 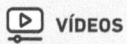 VÍDEOS

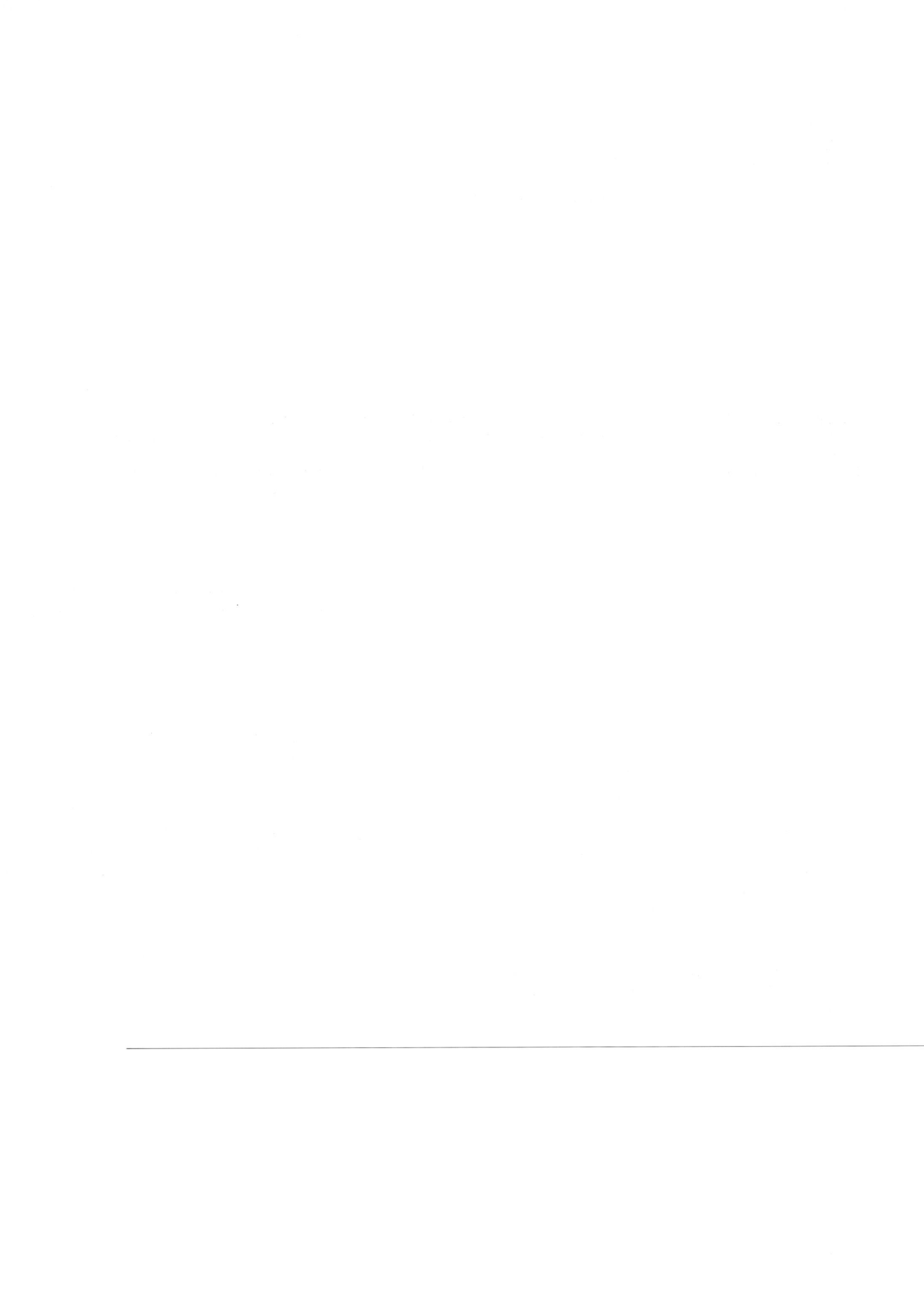

Manifestaciones cutáneas de las enfermedades reumáticas

15

M. J. Pérez Galán, T. Montero Vílchez y S. Arias Santiago

OBJETIVOS

- Reconocer las manifestaciones cutáneas características de las enfermedades reumáticas.
- Identificar la relación entre las manifestaciones cutáneas de las enfermedades reumáticas y la gravedad de las complicaciones sistémicas.
- Distinguir las manifestaciones cutáneas que puedan sugerir un diagnóstico precoz de enfermedad sistémica.

LUPUS ERITEMATOSO CUTÁNEO

El lupus eritematoso cutáneo (LEC) es una enfermedad autoinmune multisistémica, más frecuente en mujeres jóvenes, que provoca un gran impacto en la calidad de vida. Su patogenia es compleja y se ha relacionado con factores genéticos y ambientales (radiación ultravioleta) que provocan una disfunción de los linfocitos y está asociada con la formación de autoanticuerpos. Algunas formas clínicas de LEC se han relacionado con la ingesta de algunos fármacos.

El LEC debe diferenciarse de otras entidades, como el lupus vulgar (tuberculosis cutánea), lupus pernio (sarcoidosis) o el lupus miliar diseminado (entidad diferenciada en el espectro de la rosácea granulomatosa).

Se clasifica en tres subtipos específicos: LEC agudo, LEC subagudo y LEC crónico. Aunque el LEC agudo se asocia al lupus eritematoso sistémico (LES), las otras dos formas clínicas no siempre están asociadas a LES. Estas formas presentan un aspecto clínico, histopatológico e inmunológico característico y pueden coexistir en un mismo paciente. La presencia de una dermatitis vacuolar de interfase con engrosamiento de membrana basal, asociada a un infiltrado linfohistiocitario perivascular y perianexial junto con hiperqueratosis folicular y depósitos de mucina son datos característicos de la histopatología de esta enfermedad.

La gravedad del LEC se puede medir objetivamente con instrumentos validados, como el *Cutaneous Lupus Area Severity Index* (CLASI) usado sobre todo en ensayos clínicos. Además, se han descrito otras lesiones cutáneas inespecíficas, que no permiten hacer un diagnóstico de LEC, pero que sí se suelen relacionar con la actividad del LES (perniosis, fotosensibilidad, vasculitis, livedo reticular, fenómeno de Raynaud, úlceras, alopecia no cicatricial, etcétera).

Los criterios de LES según la nueva clasificación de 2019 de la European League Against Rheumatism y el American College of Rheumatology (EULAR/ACR) incluyen como dominios clínicos mucocutáneos las formas específicas de LEC agudo, LEC subagudo, LEC discoide y manifestaciones inespecíficas, como las úlceras orales y la alopecia no cicatricial.

Lupus eritematoso cutáneo crónico

El **lupus eritematoso discoide** es una de las formas más frecuentes de LEC, se observa en el 20 % de los pacientes con LES y es moderadamente fotosensible. Se caracteriza por lesiones únicas o múltiples, en forma de placa eritematoviolácea con superficie hiperqueratósica (tapones córneos), indurada, bien delimitada y de tamaño variable, con una cicatriz atrófica central (**Fig. 15-1**). Afecta a los anejos cutáneos (puede producir alopecia cicatricial) y origina alteraciones en la pigmentación (hipopigmentación e hiperpigmentación).

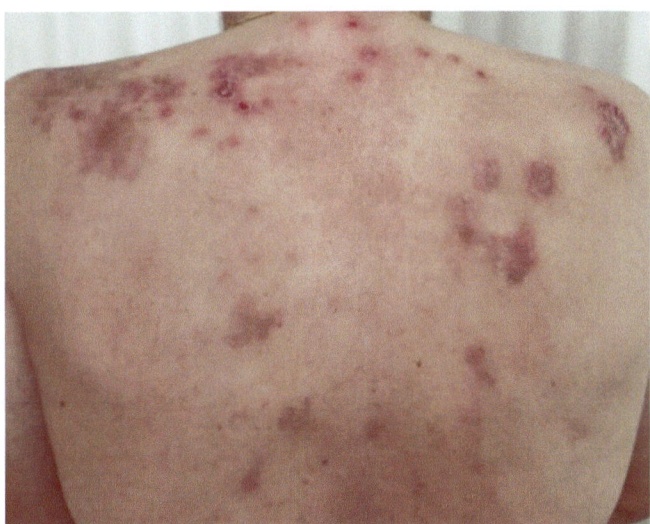

Figura 15-1. Paciente con lesiones de lupus discoide en la región superior de la espalda.

Se localiza con frecuencia en zonas fotoexpuestas, como la región facial, pabellones auriculares (concha), región cervical y brazos. La forma generalizada se extiende al tronco y a las extremidades y se asocia con más frecuencia a LES.

El 60 % de los pacientes con lesiones de lupus discoide presentan afectación del cuero cabelludo y en el 10 % es la única manifestación de la enfermedad: en este caso rara vez progresa a LES. Se caracteriza por placas eritematovioláceas de forma redondeada o irregular con atrofia variable, tapones córneos y telangiectasias. La tricoscopia es muy útil para evidenciar estos signos clínicos (puntos rojos, megacapilares, tapones córneos, etc.) (**Fig. 15-2**). En muchos casos se produce una alopecia permanente como consecuencia de la destrucción inflamatoria de los folículos pilosos y constituye una causa importante de alopecia cicatricial. En ocasiones también se afecta la mucosa oral en forma de placas blanquecinas que se pueden ulcerar, bien delimitadas, pero con bordes irregulares, telangiectasias y estrías en la periferia. Es característico el signo de Grispan, que consiste en desdibujamiento y engrosamiento del borde rojo labial. Es frecuente la afectación de las uñas: en estos pacientes se produce desde una distrofia de la lámina ungueal con estrías longitudinales hasta lesiones más graves con destrucción total de la uña. Se han definido otras manifestaciones como *pitting* (piqueteado ungueal), leuconiquia estriada, *clubbing* o acropaquia, eritema de la lámina ungueal y telangiectasias.

Se han descrito numerosas formas clínicas de LEC crónico, entre las que destacan la forma hipertrófica, que afecta a zonas de extensión de extremidades con lesiones hiperqueratósicas; la **paniculitis lúpica**, en la que se afecta el tejido celular subcutáneo y se forman placas y nódulos subcutáneos dolorosos recubiertos de piel normal o aparecen lesiones de LEC en los glúteos o la cara, cuya evolución suele ser lenta y por brotes, con lesiones cicatriciales y lipoatrofia. El **lupus pernio** (*chilblain*) se caracteriza por máculas eritematovioláceas (**Fig. 15-3**), a veces infiltradas, que se desencadenan por el frío y la humedad y se localizan en zonas acrales (nariz, pabellón

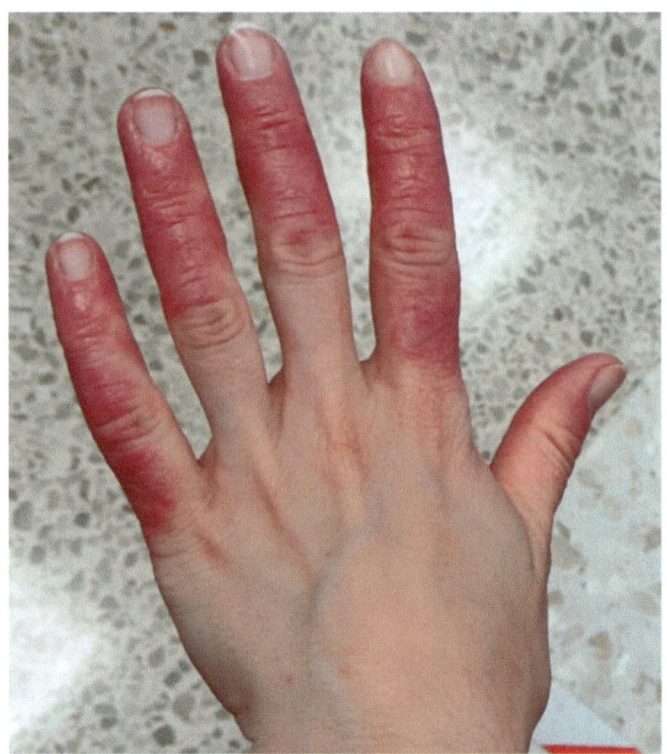

Figura 15-3. Paciente con lesiones de lupus pernio (*chilblain*) en los dedos de las manos.

auricular, dedos, etc.); es común el dolor o prurito y la fotosensibilidad, y algunos pacientes pueden presentar anti-Ro/antígeno A relacionado con el síndrome de Sjögren (*Sjögren's syndrome related antigen A* [SSA]) y fenómeno de Raynaud. El **lupus túmido** (**Fig. 15-4**) se caracteriza por placas eritematoedematosas de aspecto urticariforme sin tendencia a dejar cicatrices ni tapones córneos, si bien es frecuente la fotosensibilidad. La asociación con LES es excepcional. Los pacientes

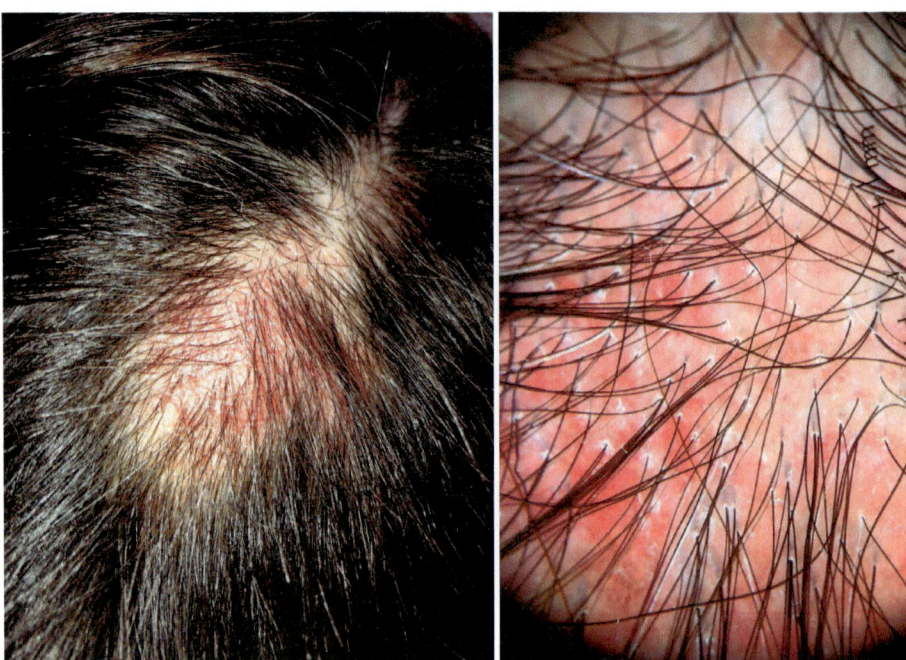

Figura 15-2. Imagen clínica y dermatoscopia de lupus discoide en cuero cabelludo.

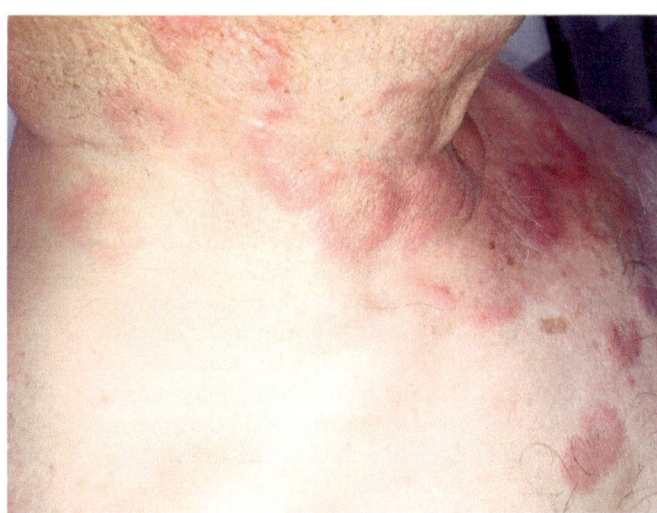

Figura 15-4. Lesiones eritematoedematosas en la región cervical compatible con lupus túmido.

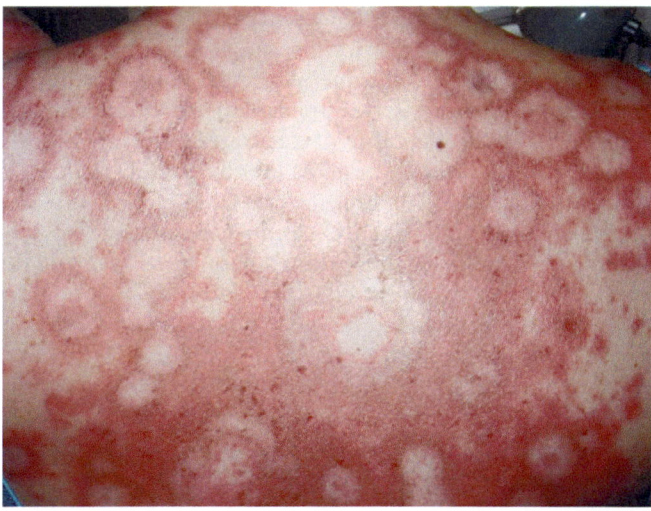

Figura 15-5. Lesiones anulares, policíclicas con leve descamación en la región superior de la espalda compatibles con lupus subagudo.

pueden presentar anticuerpos anti Ro-SSA y fenómeno de Raynaud. Recientemente el lupus túmido se ha incluido en una variante independiente denominada **LEC intermitente**.

 El lupus discoide es la forma más frecuente de LEC; el riesgo de desarrollar LES es, en general, bajo, aunque es mayor en las formas generalizadas.

Lupus eritematoso cutáneo subagudo

Esta forma de LEC se caracteriza por lesiones cutáneas eritematosas, eruptivas, no induradas, desencadenadas con frecuencia por la exposición solar. No suele dejar cicatriz, trastornos de la pigmentación ni presentar tapones córneos. Afecta generalmente al cuello y al escote, zona extensora de los antebrazos, región superior de la espalda y dorso de las manos, con menor afectación facial. Las lesiones en el cuero cabelludo y las extremidades inferiores no son frecuentes.

 El LEC subagudo es muy fotosensible y existen dos variantes clínicas: una anular-policíclica y otra psoriasiforme.

La forma **anular-policíclica** (**Fig. 15-5**) se caracteriza por lesiones eritematosas redondeadas, con crecimiento centrífugo, borde más activo con leve descamación y zona central aclarada. En la variante **psoriasiforme** se observan lesiones eritematodescamativas o eccematosas, con mayor frecuencia en tronco y extremidades y sin tendencia al aclaramiento central referido en la variante anterior.

Las lesiones de LEC subagudo pueden simular el eritema anular centrífugo, el eritema multiforme o la necrólisis epidérmica tóxica. En el **síndrome de Rowell** aparecen manifestaciones clínicas de LEC subagudo con el eritema multiforme.

Otra variante clínica es el **lupus neonatal**, que se caracteriza por la transmisión transplacentaria de autoanticuerpos maternos anti Ro-SSA asociados o no a anti-La-SSB. En la

mitad de los casos aparecen lesiones cutáneas similares a las del LEC subagudo, son eritematodescamativas, con disposición anular o bien en forma de livedo reticular generalizada. La cara y el cuero cabelludo son las zonas afectadas con mayor frecuencia. Se pone de manifiesto tras varias semanas de vida, a veces tras la exposición solar, aunque se han descrito casos de presentación al nacimiento. En el transcurso de los meses, coincidiendo con la desaparición de los anticuerpos maternos, las lesiones se resuelven de forma espontánea, aunque persiste en algunos casos atrofia epidérmica, hipopigmentación residual o telangiectasias. En el 50 % de los casos se produce afectación cardíaca en forma de bloqueo auriculoventricular completo, que en la mayoría de ellos requiere la colocación de un marcapasos permanente: este problema es la causa principal de morbimortalidad. Hasta en el 25 % de los casos se desconoce que la madre presentaba anticuerpos anti Ro-SSA, lo que dificulta el diagnóstico.

El **LEC subagudo inducido por fármacos** constituye un tercio de esta forma de LEC y se ha asociado a más de 100 fármacos distintos (el debut suele ocurrir tras una media de 6 semanas desde el inicio del fármaco). Ocurre en pacientes de mayor edad, de forma más frecuente con las formas ampollosas y similares a las del eritema multiforme y el patrón de autoanticuerpos también suele ser similar. La mejoría tras la suspensión del fármaco puede variar desde meses hasta varios años.

Lupus eritematoso cutáneo agudo

Las lesiones de LEC agudo se caracterizan por ser eritematoedematosas, discretamente descamativas y desencadenadas por la exposición solar (muy fotosensibles). Estas lesiones no dejan cicatrices residuales, trastornos en la pigmentación ni cicatrices atróficas como se ha referido en las variantes previas. Las lesiones cutáneas se asocian con la actividad del LES y con mayor riesgo de nefritis.

Se distinguen dos formas clínicas, el eritema facial «en alas de mariposa» y el exantema generalizado. El **eritema «en vespertilio» o «en alas de mariposa»**, que generalmente aparece tras la exposición solar, se caracteriza por máculas y pápulas eritematosas con tendencia a confluir con cierto grado de edema y descamación. Se localiza en la región malar, sobre la nariz y mejillas. El pliegue nasolabial suele estar respetado y en la zona periférica pueden aparecer vesículas. La erupción se extiende desde días hasta varias semanas, que suelen coincidir con un brote de la enfermedad sistémica y está presente en el 52 % de los pacientes en el momento del diagnóstico de LES. El **LEC agudo generalizado** se presenta como un eritema maculopapuloso, tras la exposición solar, que afecta a las extremidades y tronco y simula un exantema medicamentoso o viral. Como en el caso anterior, se resuelve espontáneamente en el transcurso de horas o días y deja una hiperpigmentación postinflamatoria residual. Cuando afecta al dorso de las manos, es típico que se respete la piel sobre las articulaciones interfalángicas y metacarpofalángicas, una característica diferencial con la dermatomiositis.

Otras manifestaciones cutáneas de los pacientes con LEC agudo son las telangiectasias, úlceras orales, poiquilodermia, descamación o erosiones. Además, se ha descrito una forma ampollosa de LEC agudo.

En la **tabla 15-1** se resumen las principales características del LEC crónico, subagudo y agudo.

 El eritema «en alas de mariposa» es una característica del LEC agudo. El LEC agudo es la forma de LEC que más se asocia a LES.

DERMATOMIOSITIS

La dermatomiositis es una enfermedad autoinmune infrecuente que se caracteriza por una miopatía inflamatoria de la musculatura proximal y simétrica junto con una afectación cutánea característica (**Fig. 15-6**). Además, en el trascurso de

la enfermedad, se pueden afectar diversos órganos (pulmones o corazón) o asociarse a otras enfermedades autoinmunes.

La dermatomiositis amiopática se caracteriza por ausencia de afectación muscular y supone el 20 % de las dermatomiositis. La dermatomiositis puede debutar en la infancia o en la edad adulta y es importante recordar que hasta el 25-30 % de las dermatomiositis en adultos pueden ser paraneoplásicas (1-2 años tras el diagnóstico). Las formas juveniles se asocian con más frecuencia a calcinosis cutánea y vasculitis de vasos pequeños. La etiopatogenia de la enfermedad no es bien conocida, aunque influyen factores genéticos, autoinmunes (autoanticuerpos) y algunos desencadenantes, como las neoplasias, infecciones virales, fármacos, etc., también deben ser considerados.

Los cinco criterios diagnósticos de dermatomiositis de Bohan y Peter recogen la erupción cutánea típica de dermatomiositis (que suele preceder a la afectación muscular) como uno de ellos. El resto de los criterios son la debilidad muscular simétrica y proximal, que progresa en semanas o meses; la biopsia muscular compatible con miopatía inflamatoria; el aumento de los niveles séricos de enzimas musculares o los hallazgos electromiográficos de miopatía. Se han definido diferentes autoanticuerpos en esta enfermedad que tienen importancia pronóstica porque se relacionan con diferentes fenotipos clínicos y manifestaciones sistémicas.

La histopatología de una biopsia de lesiones cutáneas de dermatomiositis no es muy específica y suele mostrar una dermatitis vacuolar con depósitos de mucina. Hay dos instrumentos validados para clasificar la gravedad de la enfermedad: el *Dermatomiositis Skin Severity Index* (DSSI) y el *Dermatomiositis Disease Area and Severity Index* (CDASI); también se pueden utilizar otras herramientas para analizar el impacto en la calidad de vida de los pacientes: *Skindex-29* y el *Dermatology Life Quality Index* (DLQI).

En la **tabla 15-2** se recogen las principales características clínicas de la dermatomiositis que, en general, son más pruriginosas que las lesiones de los pacientes con LEC.

Tabla 15-1. Características y diferencias de las formas de lupus eritematoso cutáneo

	LEC crónico (discoide)	LEC subagudo	LEC agudo
Aspectos clínicos destacados	• Lesiones eritematovioláceas • Tapones córneos • Cicatrices atróficas • Hiperpigmentación o hipopigmentación • Alopecia cicatricial • Puede afectar a mucosas • Moderadamente fotosensible • Es la forma más frecuente de LEC (62-83 %)	• Lesiones eritematosas, no induradas, descamativas, con telangiectasias en patrón anular o psoriasiforme • Ausencia de cicatrices y de tapones córneos • Muy fotosensible	• Lesiones eritematoedematosas (induradas) • Sin atrofia epidérmica, tapones foliculares ni cicatrices • Variantes: eritema «en alas de mariposa» o forma generalizada • Muy fotosensible
Autoanticuerpos y alteraciones analíticas	• ANA positivos en el 30-40 % de los pacientes • Anti-Ro-SSA o anti-ADN excepcionalmente positivos	• ANA positivos en 60-80 % de los pacientes • Los anti-Ro-SSA (70-90 %) se asocian a la variante anular y a fotosensibilidad	• ANA positivos en la mayoría (80-90 %) de los pacientes, anti-ADNds (40 %), hipocomplementemia
Riesgo de progresión a LES (3-5 años tras el diagnóstico)	• Localizado: 5-10 % • Generalizado: 15-28 % • Paniculitis lúpica: 5-10 % • La presencia de ANA positivos y anti-ADNds son marcadores de riesgo de evolución a LES	• 50 % (15 % de alteraciones neurológicas y nefritis)	Superior al 90 %

ADN: ácido desoxirribonucleico; anti-ADNds: anticuerpos anti-ADN de doble cadena; ANA: anticuerpos antinucleares; LEC: lupus eritematoso cutáneo; LES: lupus eritematoso sistémico; SSA: antígeno A relacionado con el síndrome de Sjögren.

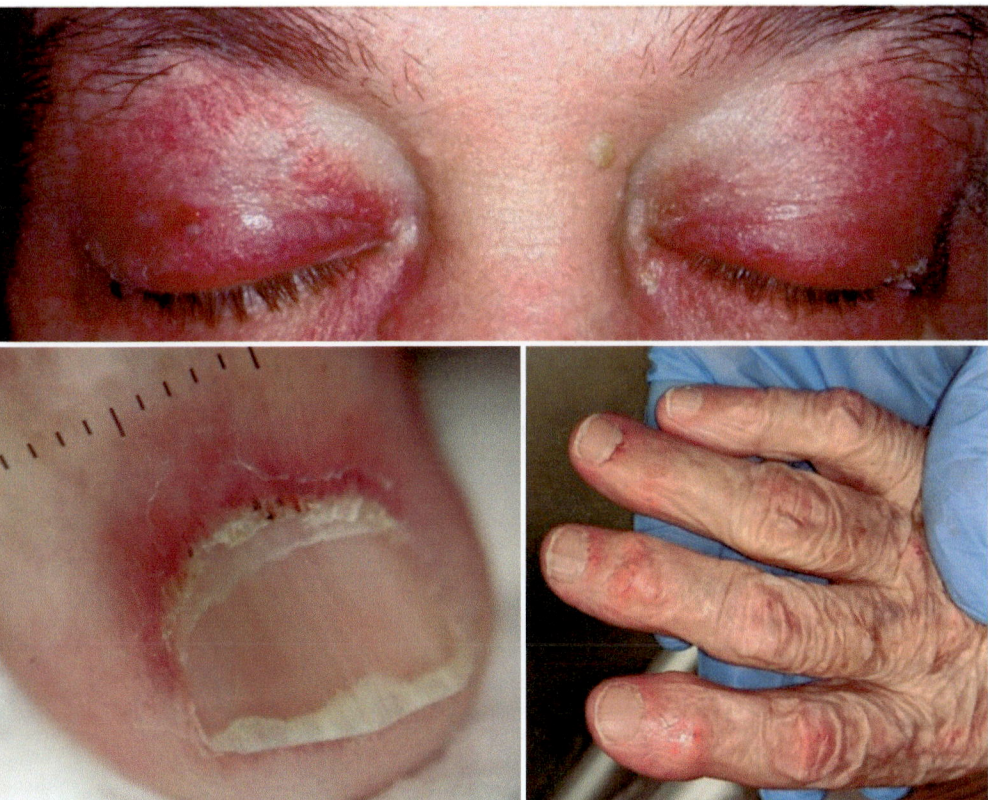

Figura 15-6. Paciente con diagnóstico de dermatomiositis en el que se aprecia eritema en heliotropo, telangiectasias e hipertrofia cuticular y pápulas de Gottron.

Además de estas manifestaciones cutáneas se han descrito otras menos específicas como la fotosensibilidad, lesiones en la mucosa oral, vasculitis, paniculitis, úlceras, eritema flagelado, fenómeno de Raynaud, alopecia no cicatricial, signo del Holster o de la cartuchera (poiquilodermia de la región lateral de los muslos), telangiectasias gingivales o lipoatrofia.

En la **tabla 15-3** se resumen las principales características clínicas de los pacientes con dermatomiositis en función del tipo de autoanticuerpo.

ESCLERODERMIA O ESCLEROSIS SISTÉMICA

La esclerodermia, palabra de origen griego antiguo σκληρός (*sklēro*, «duro») y el sufijo griego -δερμία (-dermía), es una enfermedad crónica que produce fibrosis de la piel.

La esclerosis sistémica o esclerodermia es una enfermedad del tejido conectivo caracterizada por vasculopatía de pequeños vasos, que produce una respuesta inflamatoria y autoinmune con disfunción de los fibroblastos que da lugar a una producción anómala de la matriz extracelular y a fibrosis marcada en diferentes órganos y tejidos.

La esclerosis sistémica se clasifica según el grado de compromiso cutáneo en esclerosis sistémica cutánea limitada, la cual es el subtipo más común, y esclerosis sistémica cutánea difusa. Estos subtipos son definidos según la extensión de la afectación cutánea. En la esclerodermia limitada la afectación se limita a zonas distales de codos y rodillas, cara y cuello, mientras que en la difusa existe afectación del tronco y de la zona proximal de las extremidades.

Manifestaciones cutáneas

A continuación se describen los cambios cutáneos más característicos en la esclerodermia: cambios fibróticos, calcinosis y otros.

Cambios fibróticos

Las alteraciones cutáneas empiezan en las extremidades, sobre todo en los dedos de manos y pies, y van pasando por distintas fases. En una primera fase existe un edema simétrico en dedos, los llamados *puffy fingers* (dedos hinchados), que es seguida de una fase esclerótica y una fase atrófica. Pueden aparecer contracturas y dedos en flexión (con dificultad para conseguir la extensión completa), afilamiento de dedos y reabsorción de falanges distales (**Fig. 15-7**).

La afectación facial es característica. Los pacientes presentan pérdida de expresividad (máscara facial), con desaparición de las arrugas frontales, afinamiento de labios y nariz, dificultad para abrir la boca (**Fig. 15-8**) y aparecen prominentes arrugas radiales alrededor de la boca.

En la esclerodermia cutánea difusa, los pacientes presentan hinchazón de manos y desarrollan engrosamiento de la piel, que se extiende a la parte superior de brazos, muslos y puede afectar al tronco. Estos pacientes tienen más probabilidad de rápida progresión de la afectación cutánea, aparición temprana de fibrosis pulmonar, mayor riesgo de crisis renal y de afectación cardíaca.

Calcinosis

Los pacientes con esclerosis sistémica pueden presentar acúmulos de calcio unidos a la piel adyacente, con un aspecto

Tabla 15-2. Manifestaciones cutáneas características de la dermatomiositis

Manifestación cutánea	Características clínicas
Pápulas de Gottron	• Presente en más del 80 % de los pacientes • Pápulas y placas eritematovioláceas localizadas en la cara dorsal de las articulaciones interfalángicas y metacarpofalángicas • Signo de Gottron: lesiones maculosas eritematovioláceas en el dorso de las manos, codos, rodillas o tobillos
Exantema en heliotropo	• Afecta al 60 % de los pacientes y suele ser uno de los primeros signos clínicos • Lesiones eritematoedematosas localizadas de forma simétrica en los párpados y la región periorbitaria asociadas con la exposición solar
Poiquilodermia	Máculas eritematosas, atrofia, telangiectasias y alteraciones de la pigmentación (hiperpigmentación o hipopigmentación) que aparecen en zonas fotoexpuestas. Cuando se localizan en la región del escote y la base del cuello, se denomina «signo del chal»
Manifestaciones ungueales	• Telangiectasias y engrosamiento distrófico de la cutícula ungueal • Hemorragias ungueales en astilla
«Manos de mecánico»	Fisuras e hiperqueratosis en la región lateral y palmar de las manos y los dedos (aspecto de manos sucias). Cuando se asocian a fenómeno de Raynaud, poliartritis erosiva, fiebre, enfermedad pulmonar intersticial y anticuerpos anti-Jo-1 constituye el síndrome antisintetasa
Calcinosis cutánea	• Más frecuente en las formas infanto-juveniles (25-70 %) • En los pacientes adultos, afecta a un porcentaje inferior al 15 % • Se caracteriza por nódulos subcutáneos, indurados, que se pueden ulcerar debido al depósito de calcio en el tejido celular subcutáneo y la fascia

Tabla 15-3. Características clínicas más relevantes de la dermatomiositis en función del perfil de autoanticuerpos

Autoanticuerpos	Manifestaciones clínicas más relevantes
Anti-Mi-2 (2-38 %)	• Dermatomiositis del adulto • Eritema en heliotropo, pápulas de Gottron, signo de Gottron, «signo del chal», signo de Holster, distrofia periungueal, eritema periungueal • Debilidad muscular proximal y elevación de la creatina-cinasa • Menor riesgo de afectación pulmonar y neoplasias • Buena respuesta al tratamiento
Anti-TIF-1-gamma (38-41 %)	• Formas del adulto e infanto-juveniles • Erupción cutánea más intensa, grave y a veces psoriasiforme • Lesiones eritematosas en paladar duro • Pápulas hiperqueratósicas palmares y placas purpúricas • Se asocia a formas clásicas o amiopáticas • Niveles más bajos de la creatina-cinasa • No suele haber fenómeno de Raynaud, artritis ni afectación pulmonar • Asociación con formas paraneoplásicas
Anti-NXP-2 (14-25 %)	• Frecuente la calcinosis cutánea y el edema cutáneo • Manifestaciones cutáneas más sutiles y bajo riesgo de afectación pulmonar • Miositis proximal, distal, disfagia, mialgias, vasculopatía intestinal. • Riesgo incrementado de neoplasia no confirmado
Anti-MDA-5 (0-13 %)	• Manifestaciones cutáneas graves: alopecia no cicatricial, úlceras cutáneas (gangrena u osteomielitis), máculas eritematosas dolorosas palmares, pápulas de Gottron, lesiones livedoides, fenómeno de Raynaud, calcinosis cutánea, paniculitis, vasculitis de pequeño-mediano vaso • Frecuente la afectación pulmonar intersticial (en algunos casos rápidamente progresiva y asociada a elevada mortalidad). Las úlceras cutáneas se asocian con la afectación pulmonar • Fiebre, artritis, miositis
Anti-SAE 1-2 (5-10 %)	• Lesiones típicas de dermatomiositis • Signo de las «alas de ángel»: eritema en la región subescapular • Miopatía, disfagia, enfermedad pulmonar intersticial, hipertensión pulmonar y neoplasias
Anti-Jo-1	• Síndrome antisintetasa • Las «manos de mecánico» se asocian con mayor riesgo de enfermedad pulmonar intersticial • Lesiones similares en los pies («pies del caminante») • Enfermedad pulmonar intersticial, fiebre, fenómeno de Raynaud

blanquecino, que suelen aparecer en las rodillas, hombros, codos, muñecas, antebrazos y manos. En ocasiones pueden producir ulceración cutánea, con secreción de material calcáreo (**Fig. 15-9**).

Otros cambios cutáneos

Otras manifestaciones cutáneas de la esclerosis sistémica son: hiperpigmentación o despigmentación («sal o pimienta»), piel seca o lipoatrofia.

Manifestaciones cutáneas vasculares

A continuación, se describen los cambios vasculares más característicos en la esclerodermia: el fenómeno de Raynaud y las telangiectasias.

Fenómeno de Raynaud

La mayoría de los pacientes con esclerosis sistémica presentan fenómeno de Raynaud, el cual es la característica más común de presentación de la enfermedad; puede ser muy grave y tener un gran impacto en la calidad de vida de los pacientes.

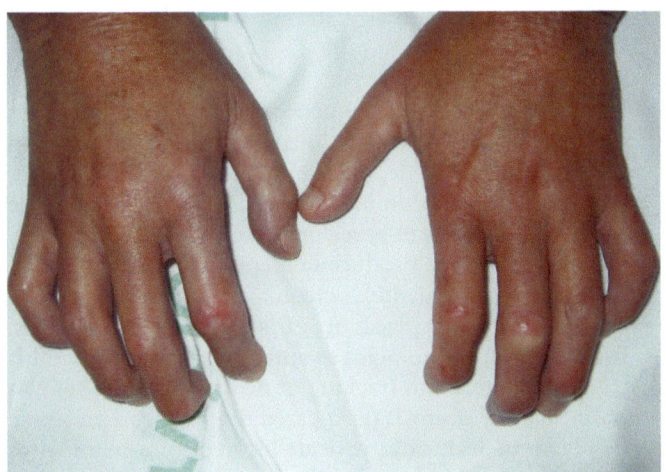

Figura 15-7. Paciente con esclerosis sistémica en el que se aprecia esclerodactilia, contracturas y dedos en flexión, con dificultad para conseguir la extensión completa.

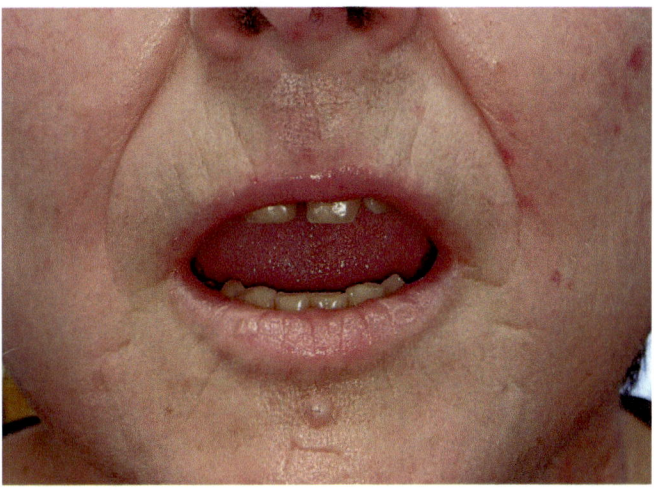

Figura 15-8. Paciente con esclerosis sistémica con dificultad para la apertura bucal.

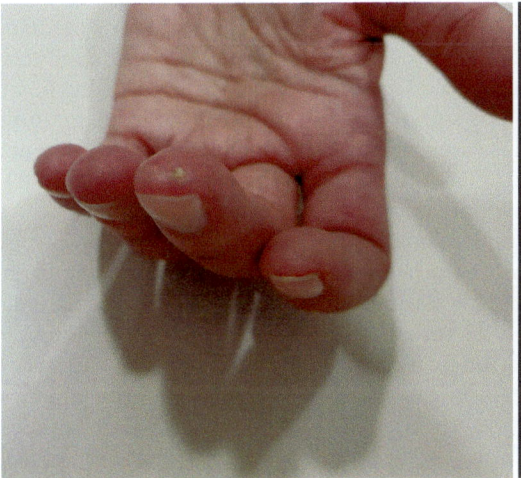

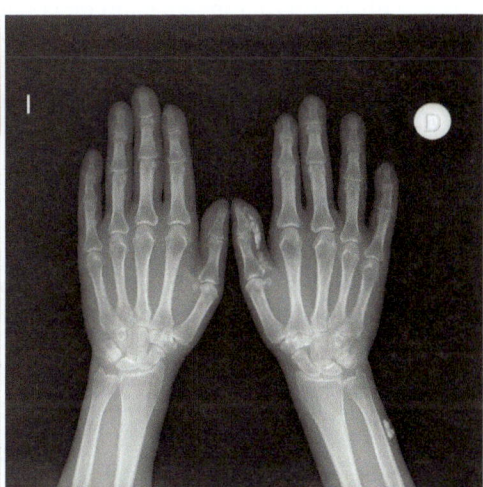

Figura 15-9. Calcinosis cutánea en un paciente con esclerosis sistémica.

Se caracteriza por crisis de vasoespasmo con constricción de los vasos de los dedos de las manos y los pies. Dichos vasoespasmos dan lugar a cambios de coloración de los dedos en tres fases: blanqueamiento o palidez como consecuencia de la vasoconstricción, seguido de cianosis (color azulado) por isquemia y de enrojecimiento o rubor debido a la reperfusión y la dilatación arteriolar.

Aproximadamente el 50% de todos los pacientes con esclerosis sistémica presentarán úlceras digitales en algún momento en el curso de su enfermedad, que causan dolor intenso y secuelas funcionales importantes.

De estos pacientes que presentan úlceras digitales, el 31-71 % las tendrán de forma recurrente y el 30 % de los pacientes con úlceras digitales persistentes tendrán una pérdida permanente de tejido (**Fig. 15-10**).

El fenómeno de Raynaud puede preceder en años a la aparición de otros síntomas, particularmente en la esclerosis sistémica limitada. En la esclerosis sistémica cutánea difusa, el fenómeno de Raynaud aparece de forma simultánea o posterior a las lesiones cutáneas.

En pacientes con fenómeno de Raynaud está indicada la realización de capilaroscopia para detectar cambios micro-

vasculares asociados a esclerosis sistémica y otras enfermedades reumáticas.

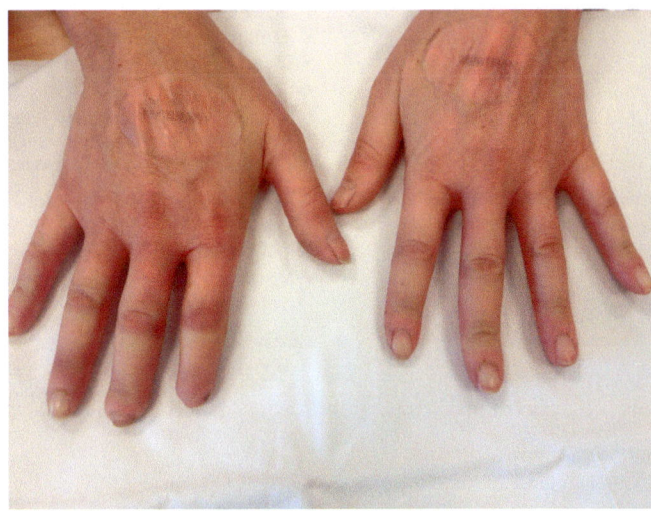

Figura 15-10. Paciente con esclerosis sistémica, úlceras digitales y pérdida de tejido.

Telangiectasias

Las telangiectasias o «arañas» vasculares son dilataciones de capilares pequeños y de los vasos superficiales. Producen lesiones de color rojo brillante de 1-4 mm de diámetro. En la esclerosis sistémica son redondas y pueden aparecer en la cara, las manos, el tronco o en la mucosa oral.

La esclerosis sistémica cutánea limitada se asocia a importantes manifestaciones vasculares, como el fenómeno de Raynaud, telangiectasias y, en ocasiones, a hipertensión arterial pulmonar años antes de la aparición de la fibrosis. Se asocia a anticuerpos anticentrómero.

Existe un subgrupo de pacientes con esclerosis sistémica, más frecuente en la forma limitada, que presentan síndrome de CREST (calcinosis, fenómeno de Raynaud, dismotilidad esofágica, esclerodactilia y telangiectasia).

VASCULITIS

Las vasculitis son una inflamación de la pared de los vasos sanguíneos que se limita a los vasos de la piel o afecta también a los vasos de cualquier órgano interno. Las vasculitis se pueden clasificar en función del calibre de los vasos afectos (vasos pequeños, medianos o grandes). Los signos cutáneos de las vasculitis reflejan el tamaño de los vasos afectos (**Tabla 15-4**).

Las manifestaciones sistémicas también ayudan a clasificar las vasculitis. Asimismo, otras pruebas complementarias, como una inmunofluorescencia directa positiva o la presencia o ausencia de anticuerpos citoplasmáticos antineutrófilos (ANCA), contribuyen a filiar el tipo de vasculitis. El diagnóstico de las vasculitis se realiza en función de la clínica, la exploración física y las pruebas complementarias. En ocasiones es necesaria una biopsia de un órgano comprometido para la confirmación diagnóstica: la piel es el más accesible cuando está afectada. Hay diferentes tipos de vasculitis:

- Las vasculitis de vasos pequeños dañan las arteriolas, los capilares y las vénulas poscapilares, que ocupan la región superficial y media de la dermis. El daño se suele producir por el depósito de inmunocomplejos en la pared de los vasos, que activan el reclutamiento de los neutrófilos. Las lesiones que se producen en la piel son púrpuras palpables (la más frecuente), petequias, púrpuras maculares y en diana, pápulas y placas urticariales, vesículas y pústulas. En la anatomía patológica se aprecian signos de vasculitis leucocitoclástica: infiltración por neutrófilos de las vénulas poscapilares y necrosis de la pared del vaso, con presencia de polvo nuclear, cariorrexis de los nucléolos o linfocitos extravasculares.
- Las vasculitis que cursan con afectación de vasos pequeños y medianos son vasculitis *pauciinmunes* en las que el daño vascular lo producen directamente los neutrófilos. En la piel se manifiestan con lesiones típicas de las vasculitis de vaso pequeño y mediano. Dentro de este grupo se engloban las vasculitis asociadas a anticuerpos anticitoplasma de los neutrófilos positivos, que incluyen la poliangitis microscópica, la granulomatosis con poliangitis (antigua enfermedad de Wegener) y la granulomatosis eosinofílica con poliangitis (GEPA) o antigua enfermedad de Churg-Strauss.
- Las vasculitis de vasos medianos dañan las arterias y venas que se localizan en la región profunda de la dermis y en el tejido celular subcutáneo. Pueden manifestarse en la piel como livedo racemosa, púrpura retiforme, úlceras, nódulos subcutáneos o necrosis digitales (v. **Tabla 15-4**). Dentro de este grupo se engloba la panarteritis nudosa.
- Las vasculitis de grandes vasos, como la arteritis de la temporal o la arteritis de Takayasu, no suelen afectar a la piel.

Tabla 15-4. Clasificación de las vasculitis cutáneas en función del calibre de los vasos afectos

Calibre de los principales vasos dañados	Tipo de vasculitis	Tipo de lesiones cutáneas
Vasos pequeños	• Idiopática • Púrpura de Schönlein-Henoch • Edema agudo hemorrágico del lactante • Urticaria-vasculitis • Eritema elevado persistente • Mayor parte de las vasculitis secundarias a fármacos, infecciones, neoplásicas o autoinmunes	• Púrpura palpable • Petequias • Púrpuras maculares y «en diana» • Pápulas y placas urticariales, anulares, targetoides • Vesículas, pústulas, ampollas
Vasos pequeños y medianos	• Enfermedad por crioglobulinas • Vasculitis asociadas a ANCA (poliangitis microscópica, GPA, GEPA) • Algunas causas secundarias, como fármacos o artritis reumatoide	
Vasos medianos	Panarteritis nudosa	• Livedo racemosa • Púrpura retiforme • Úlceras • Nódulos subcutáneos • Necrosis digitales
Vasos grandes	• Arteritis de la temporal • Arteritis de Takayasu	• Rara afectación cutánea

ANCA: anticuerpos citoplasmáticos antineutrófilos; GEPA: granulomatosis eosinofílica con poliangitis; GPA: granulomatosis con poliangitis.

En ocasiones, puede verse una alopecia de la zona temporal con eritema y úlceras asociadas en una arteritis de la temporal tardía y, en la arteritis de Takayasu, se pueden apreciar nódulos de tipo pioderma gangrenoso en las piernas.

 Los signos cutáneos de las vasculitis reflejan el tamaño de los vasos afectos.

Vasculitis de vasos pequeños

En este epígrafe se hablará de las vasculitis leucocitoclásticas, la púrpura de Schönlein-Henoch, el edema agudo hemorrágico del lactante, la urticaria-vasculitis y el eritema elevado persistente.

Vasculitis cutánea de vaso pequeño o vasculitis leucocitoclástica

Más del 50 % de las vasculitis leucocitoclásticas son idiopáticas, aunque pueden asociarse a infecciones, enfermedades autoinmunes, fármacos o enfermedades neoplásicas. Se caracterizan por la aparición de púrpuras en miembros inferiores, especialmente en los tobillos, en zonas declives o áreas sometidas a presión. La mayoría no asocian afectación sistémica. Hasta el 30 % se presentan con artralgias leves. El tratamiento es sintomático. Si las lesiones duran más de cuatro semanas o se presentan con afectación sistémica grave, es necesario tratamiento con dapsona, asociada o no, a colchicina. Para el control rápido de los síntomas son necesarios corticoides sistémicos, a los que posteriormente se puede asociar metotrexato o azatioprina.

Púrpura de Schönlein-Henoch

La púrpura de Schönlein-Henoch es una patología que suele aparecer en niños menores de 10 años y es la forma más frecuente de vasculitis infantil. Se asocia a una infección respiratoria previa. Es más frecuente en varones.

Clínicamente se caracteriza por la aparición de una púrpura palpable en nalgas y extremidades inferiores, asociada a artritis (55 %), dolor abdominal (50 %) y afectación renal (40 %). Otros síntomas concomitantes más infrecuentes son la orquitis o la hemoptisis. Existe una forma del adulto (vasculitis de inmunoglobulina A [IgA], de vaso pequeño del adulto) más grave y que se asocia con mayor frecuencia a la aparición de lesiones cutáneas necrosadas, insuficiencia renal crónica o neoplasias.

La histología de la púrpura de Schönlein-Henoch se caracteriza por una vasculitis leucocitoclástica con depósitos perivasculares de IgA y C3 visible en la inmunofluorescencia directa.

El tratamiento de esta enfermedad es sintomático. Los corticoides sistémicos son necesarios si aparece artritis grave, dolor abdominal o nefritis. Los corticoides no disminuyen el riesgo de recidiva. Para disminuir las recidivas o la duración de las lesiones cutáneas se emplea dapsona o colchicina.

 La púrpura de Schönlein-Henoch es la forma más frecuente de vasculitis en niños. Su histología se caracteriza por depósitos perivasculares de IgA y de C3.

Edema agudo hemorrágico del lactante

El edema agudo hemorrágico del lactante es una patología típica de niños de entre 4 y 24 meses que han presentado una infección de vías respiratorias previa.

Las manifestaciones clínicas se caracterizan por la aparición de placas purpúricas anulares o «en diana» en la cara y en las extremidades, sin manifestaciones sistémicas. En la histología se aprecia una vasculitis leucocitoclástica con depósitos de IgA. No requiere tratamiento y suele resolverse de forma espontánea en menos de 3 semanas.

Urticaria-vasculitis

La urticaria-vasculitis es una patología que afecta con más frecuencia a mujeres en la quinta década de la vida.

Clínicamente se caracteriza por la aparición de placas urticariales persistentes, es decir, que duran más de 24 horas, dolorosas y que se resuelven dejando una hiperpigmentación residual. Estas lesiones suelen aparecer en el tronco y en las extremidades proximales.

Otras manifestaciones sistémicas son el angioedema o la artritis. La afectación pulmonar, renal o digestiva, son más infrecuentes. A veces aparece en el contexto de otras enfermedades autoinmunes, como el LES o el síndrome de Sjögren. En la histología se aprecia una vasculitis leucocitoclástica con depósito de C3 e inmunoglobulinas. El tratamiento se basa en antihistamínicos orales y corticoides sistémicos.

Eritema elevado persistente

El eritema elevado persistente en una patología que aparece entre la tercera y la sexta décadas de la vida en pacientes con virus de la inmunodeficiencia humana. También puede aparecer en el contexto de otras infecciones, enfermedades del tejido conectivo o gammapatía monoclonal de IgA.

Clínicamente se manifiesta como pápulas y placas de color rojo-violáceas asintomáticas en las superficies extensoras de las rodillas o codos, que pueden durar años. Es frecuente la afectación ocular. No suele aparecer otra sintomatología sistémica.

En la anatomía patológica de las lesiones se aprecia una vasculitis leucocitoclástica fibrosante con eosinófilos. El tratamiento de elección es la dapsona.

Vasculitis de vasos pequeños y vasos medianos

En este apartado, se hablará de las vasculitis crioglobulinémicas, las asociadas a anticuerpos anticitoplasma de los neutrófilos positivos, la poliangitis microscópica, la granulomatosis con poliangitis y la granulomatosis eosinofílica con poliangitis.

Vasculitis crioglobulinémica (por crioglobulinas mixtas)

La vasculitis crioglobulinémica por crioglobulinas mixtas (de tipo II y III) aparece en pacientes con hepatitis C u otras infecciones (virus de la inmunodeficiencia humana), enfermedades del tejido conectivo o trastornos linfoproliferativos, como linfomas no hodgkinianos de tipo B. El signo cutáneo más frecuente es la aparición de púrpuras palpables en miembros inferiores no desencadenadas por el frío (a diferencia de las vasculitis crioglobulinémicas de tipo I). Los pacientes también pueden presentar artralgias, mialgias, neuropatía periférica o glomerulonefritis membranosa. En el proteinograma se aprecia un pico policlonal de IgG e IgM. Las lesiones mejoran con el tratamiento de la patología subyacente.

Vasculitis asociadas a anticuerpos anticitoplasma de los neutrófilos positivos

Las vasculitis asociadas a ANCA se caracterizan por la presencia de anticuerpos contra el citoplasma de los neutrófilos. Estos anticuerpos también pueden estar presentes en otras situaciones, como la colitis ulcerosa, una hepatitis autoinmune o el abuso de cocaína. La afectación cutánea es frecuente en este tipo de vasculitis, con gran prevalencia en pacientes jóvenes. Las características específicas de los diferentes tipos de vasculitis-ANCA se presentan en la **tabla 15-5**. Es frecuente la aparición de lesiones cutáneas en las vasculitis-ANCA. Los pacientes con manifestaciones cutáneas tienen un mayor riesgo de padecer afectación pulmonar, renal y neurológica.

> La presencia de anticuerpos anticitoplasma de los neutrófilos es característica pero no exclusiva de las vasculitis-ANCA.

Poliangitis microscópica

La poliangitis microscópica es una enfermedad que afecta a pacientes en la quinta o sexta décadas de la vida, con un predominio masculino. Los anticuerpos pueden ser positivos para patrón perinuclear de ANCA (p-ANCA) en el 60 % y para patrón citoplasmático de ANCA (c-ANCA) en el 25 %. En la histología se aprecian signos típicos de vasculitis necrosante sin granulomas.

En el 90 % de los pacientes la manifestación clínica es renal, fundamentalmente, una glomerulonefritis necrosante. También son frecuentes las alteraciones pulmonares, que se manifiestan como capilaritis, infiltrados pulmonares o hemorragia pulmonar. En ocasiones, se asocia una mononeuritis múltiple.

Otras manifestaciones sistémicas menos frecuentes son las alteraciones del tracto respiratorio superior, las alteraciones gastrointestinales, cardíacas u oculares. Entre el 30 y el 60 % de los pacientes presentan afectación cutánea, que puede ser el primer signo de enfermedad en el 15-30 % de los pacientes.

La púrpura palpable es la manifestación cutánea más frecuente, seguida de las placas eritematosas, livedo racemosa, hemorragias lineales subungueales «en astilla», placas urticariales o úlceras. La afectación cutánea se asocia a una mayor mortalidad.

Tabla 15-5. Características de las vasculitis por anticuerpos anticitoplasma de los neutrófilos

	Poliangitis microscópica	Granulomatosis con poliangitis	Granulomatosis eosinofílica con poliangitis
Epidemiología	• Varón > mujer • 50-60 años	• Mujer > varón • 45-65 años	• Varón = mujer • 50 años
Anticuerpos	• **p-ANCA** (MPO) 60 % • c-ANCA (PR3) ~25 %	• **c-ANCA** (PR3) ~75 % • p-ANCA (MPO) ~20 %	• **p-ANCA** (MPO) 30-40 % • c-ANCA (PR3) < 10 %
Histología	• Vasculitis necrosante • **No granulomas**	• Vasculitis necrosante • Granulomas	• Vasculitis necrosante • Granulomas • Eosinofilia
Afectación sistémica	• Renal (90 %): **glomerulonefritis** necrosante en semiluna • Pulmón (30-50 %): capilaritis e infiltrados pulmonares; **hemorragia pulmonar** • Neurológica: mononeuritis múltiple • Menos frecuente: TRS, GI, cardíaca, ocular	• TRS (90 %): **úlceras nasales, nariz «en silla de montar»**, pérdida aguda de audición, otitis/sinusitis/mastoiditis crónica, estenosis subglótica • Pulmón: infiltrados pulmonares fijos cavitados, **hemorragia pulmonar** • Renal: **glomerulonefritis** • Afectación ocular • Menos frecuente: neurológica, GI, cardíaca	• TRS: sinusitis, **rinitis alérgica**, pólipos • Pulmón: **asma**, infiltrados pulmonares migratorios • **Eosinofilia** periférica (> 10 %), elevación de IgE • Mononeuropatía o polineuropatía • Miopericarditis • Menos frecuente: GI, ocular • Asma y rinitis preceden a vasculitis
Afectación cutánea	• Púrpura palpable (más frecuente) • Placas eritematosas (50 %) • Livedo racemosa (17 %) • Hemorragias lineales subungueales o «en astilla» (6 %) • Placas urticariales (6 %) • Úlceras (6 %)	• Púrpura palpable (más frecuente) • Úlceras orales y nasales • Sangrado gingival (**encías «en fresa»**) • Nódulos subcutáneos dolorosos • Úlceras semejantes al **pioderma gangrenoso** • Lesiones papulonecróticas	• Púrpura palpable (más frecuente) • Nódulos subcutáneos • Lesiones urticariales • Livedo reticular • Púrpuras retiformes • Lesiones papulosas necrosadas
Prevalencia de afectación cutánea	30-60 %	10-50 %	40-52 %

ANCA: anticuerpos anticitoplasma de los neutrófilos; c-ANCA: patrón citoplasmático de ANCA; GI: gastrointestinal; IgE: inmunoglobulina E; MPO: mieloperoxidasa; p-ANCA: patrón perinuclear de ANCA; PR3: proteinasa 3; TRS: tracto respiratorio superior.

El tratamiento de esta enfermedad son los corticoides sistémicos a altas dosis asociados a otros fármacos, como el rituximab o la ciclofosfamida.

Granulomatosis con poliangitis

La granulomatosis con poliangitis, antigua enfermedad de Wegener, afecta con más frecuencia a mujeres que a hombres. Los síntomas se inician en torno a los 45-60 años. Aunque es rara en niños, es la vasculitis-ANCA más frecuente a estas edades. La positividad para c-ANCA ronda el 75 % y la de p-ANCA en torno al 20 %. La histología muestra una vasculitis necrosante con granulomas.

El tracto respiratorio superior se afecta en el 90 % de los pacientes y son manifestaciones típicas las úlceras nasales, la nariz «en silla de montar» (**Fig. 15-11**), y la pérdida de la audición unilateral. La afectación pulmonar da lugar a infiltrados pulmonares fijos cavitados y a hemorragia pulmonar. Los pacientes también presentan afectación de los vasos renales, que se manifiesta como glomerulonefritis. Asimismo,

puede aparecer afectación ocular. Manifestaciones sistémicas menos frecuentes son las neurológicas, las gastrointestinales y las cardíacas.

Entre el 10-50 % de los pacientes con granulomatosis con poliangitis presentan afectación cutánea o mucocutánea. La púrpura palpable es el signo cutáneo más frecuente. También pueden aparecer úlceras orales y nasales, sangrado gingival con encía con apariencia de fresa, nódulos subcutáneos dolorosos, úlceras semejantes a las del pioderma gangrenoso (**Fig. 15-12**), y lesiones papulonecróticas. Es poco frecuente que las manifestaciones cutáneas sean el primer síntoma de enfermedad, pero la presencia de púrpura palpable sí podría predecir un daño renal posterior.

El tratamiento de elección son los corticoides sistémicos a los que se puede asociar rituximab o ciclofosfamida. Si la enfermedad no es grave, se emplean corticoides sistémicos asociados con metotrexato. En la enfermedad limitada el trimetoprima-sulfametoxazol puede ser una buena opción.

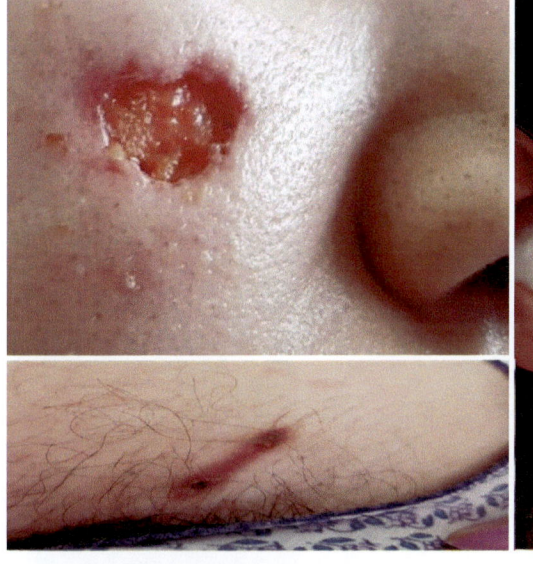
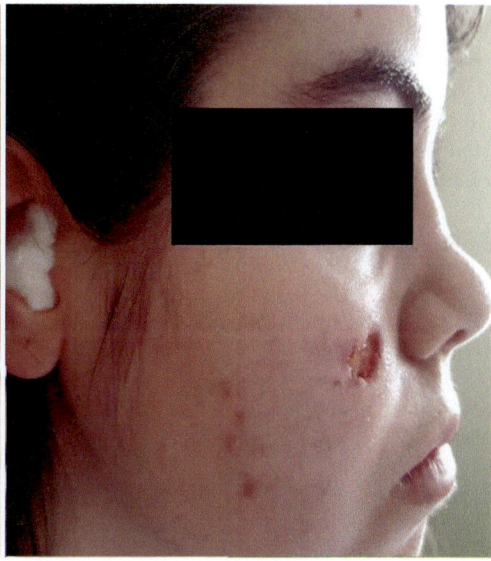

Figura 15-11. Mujer de 19 años que presenta una úlcera en la mejilla derecha, dos úlceras costrosas en región inguinal y nariz «en silla de montar» en el contexto de una granulomatosis con poliangitis.

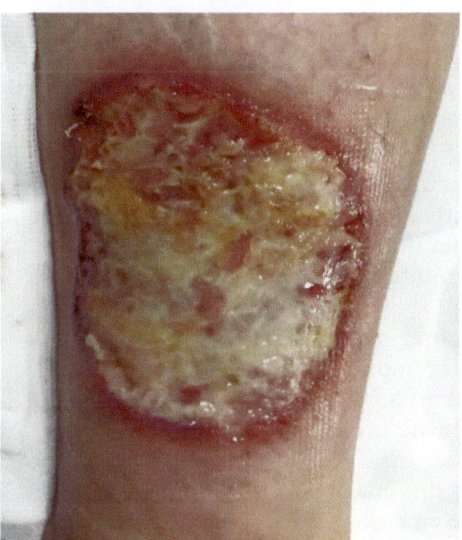
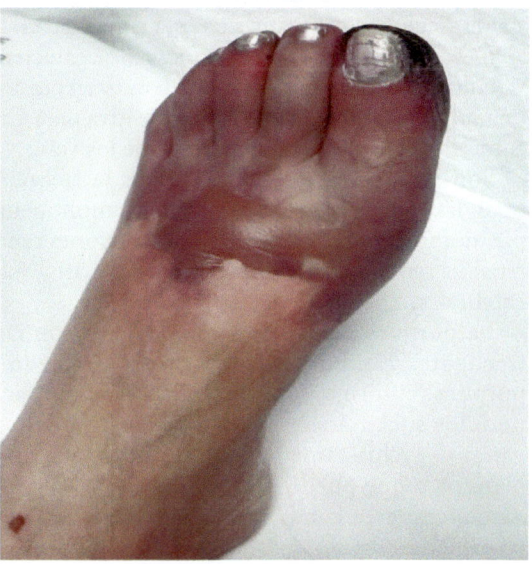

Figura 15-12. Mujer de 56 años que presenta una úlcera similar al pioderma gangrenoso y necrosis digital de los dedos del pie en el contexto de una granulomatosis con poliangitis.

Granulomatosis eosinofílica con poliangitis

La GEPA, antigua enfermedad de Churg-Strauss, es una vasculitis que aparece sobre todo en la quinta década de la vida y que afecta por igual a ambos sexos. Los anticuerpos pueden ser positivos para p-ANCA (30-40 %). La positividad para los c-ANCA es rara (< 10 %). La histología de estas lesiones se manifiesta como una vasculitis necrosante con granulomas y eosinofilia.

Los pacientes con GEPA presentan afectación del tracto respiratorio superior, que se manifiesta como sinusitis, rinitis alérgica o pólipos nasales. También es frecuente el daño pulmonar, que da lugar a asma o a infiltrados pulmonares migratorios. Los pacientes suelen presentar eosinofilia periférica y elevación de la IgE. No es infrecuente la asociación con mononeuritis, polineuritis o miopericarditis. Manifestaciones menos frecuentes son la afectación del tracto digestivo o las alteraciones oculares.

La púrpura palpable es la manifestación cutánea más frecuente. También pueden aparecer nódulos cutáneos, lesiones urticariales, livedo reticular, púrpura retiforme o lesiones papulosas necrosadas. Los signos cutáneos están presentes en torno el 50 % de los pacientes y es raro que la enfermedad debute con afectación cutánea. La aparición de una púrpura palpable se asocia a una GEPA más grave.

El 80 % de los pacientes responderán a corticoides sistémicos en monoterapia. Otras opciones de tratamiento son la ciclofosfamida o el rituximab. Actualmente también se está utilizando el mepolizumab, un anticuerpo monoclonal inhibidor de la interleucina-5.

 La púrpura palpable es el signo cutáneo más frecuente de vasculitis.

Vasculitis de vasos medianos

La vasculitis de vasos medianos más típica es la panarteritis nudosa. Es una enfermedad que afecta con más frecuencia a varones (ratio 4:1) entre los 40 y 60 años de edad. Se asocia a infecciones del virus de la hepatitis B (10 %). Es raro encontrar anticuerpos circulantes en esta enfermedad.

Desde el punto de vista histológico se caracteriza por una vasculitis de arteria de tamaño mediano y en ocasiones aparece una inmunofluorescencia directa positiva para C3 e IgM, así como fibrina alrededor de la pared de los vasos.

Son síntomas clínicos generales la fiebre, artralgias, mialgias, parestesias asociadas a una mononeuritis múltiple, dolor abdominal, orquitis, alteraciones renales (hipertensión renovascular; sin glomerulonefritis) y los infartos cerebrales.

La púrpura palpable es la manifestación cutánea más frecuente. También pueden aparecer: livedo racemosa, púrpura retiforme inflamatoria, úlceras «en sacabocados», nódulos subcutáneos y gangrenas periféricas. Existe una variante exclusivamente cutánea que tiene un curso más benigno y que puede ir acompañada de algunos síntomas sistémicos leves como fiebre, artralgias, mialgias y neuropatía periférica.

En la panarteritis nudosa asociada a virus de la hepatitis B, el tratamiento de esta infección mejora la vasculitis. El tratamiento de la panarteritis nudosa exclusivamente cutánea leve suele ser suficiente con corticoides tópicos o intralesionales. La panarteritis nudosa sistémica requiere un tratamiento agresivo con corticoides sistémicos en combinación con ciclofosfamida.

ARTRITIS REUMATOIDE

Las manifestaciones cutáneas de la artritis reumatoide suelen aparecer en pacientes con títulos elevados de factor reumatoide y con artritis de años de evolución. Las manifestaciones más características de la artritis reumatoide se exponen a continuación.

Nódulos reumatoideos

Es la manifestación cutánea más común en la artritis reumatoide. Son nódulos blandos que se localizan en las superficies de extensión y presión, como el olécranon, pero pueden aparecer en cualquier parte del organismo, incluido el pulmón.

Son más frecuentes en pacientes fumadores con factor reumatoide positivo y suele ser una manifestación tardía de la enfermedad, aunque en ocasiones precede a la afectación articular (**Fig. 15-13**).

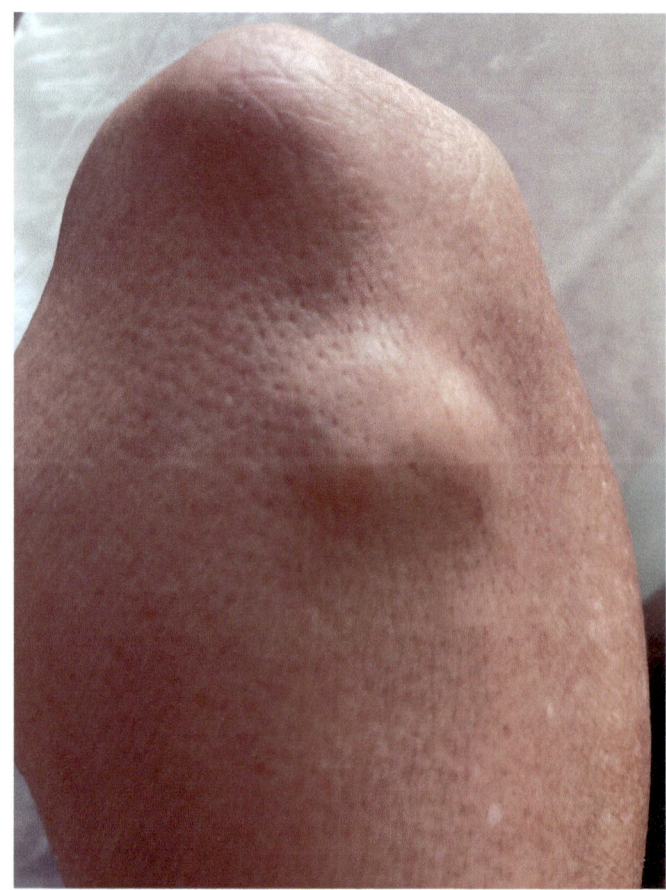

Figura 15-13. Nódulo reumatoideo en paciente con artritis reumatoide.

La presencia de nódulos reumatoides subcutáneos se ha asociado a un mayor riesgo de enfermedad cardiovascular, así como de mortalidad cardiovascular, respiratoria y por todas las causas.

La nodulosis reumatoide consta de múltiples nódulos reumatoideos subcutáneos, con sinovitis intermitente, lesiones quísticas subcondrales y, en ocasiones, derrame pleural y epiescleritis.

Dermatosis neutrofílicas

Hay dos tipos de dermatosis neutrofílica:

- **Dermatosis neutrofílica reumatoide.** Aparece en pacientes con factor reumatoide positivo de larga evolución. Cursa con pápulas y placas eritematosas simétricas urticariformes en superficies de extensión de extremidades. Es poco frecuente.
- **Pioderma gangrenoso.** Comienza como una o varias pápulas o lesiones ampollosas pequeñas, generalmente en las piernas, el abdomen o la región genital, aunque puede localizarse en cualquier sitio. Las lesiones pueden confluir y dar lugar a granulomas ulcerados y úlceras necróticas y dolorosas, con una base purulenta. Pueden tardar años en curar y dejan cicatrices tróficas y, en ocasiones, hiperpigmentadas.

Vasculitis reumatoide

Suele aparecer en pacientes con factor reumatoide positivo, con enfermedad de larga evolución y con nódulos reumatoideos. Las manifestaciones cutáneas más frecuentes de esta vasculitis son pápulas purpúricas digitales, petequial, lesiones ulcerosas en miembros inferiores y gangrena.

Úlceras cutáneas

Las úlceras crónicas en pacientes con artritis reumatoide suelen ser multifactoriales (vasculitis, insuficiencia renal, estasis venosa, etc.) y, en ocasiones, requieren tratamiento inmunosupresor para cicatrizar.

Cambios cutáneos secundarios a medicamentos

Los tratamientos empleados en el tratamiento de la artritis reumatoide producen cambios cutáneos, como, por ejemplo:

- Corticoides: atrofia cutánea.
- Salazopirina: exantema pruriginoso.
- Hidroxicloroquina: prurito, fotosensibilidad, encanecimiento prematuro del cabello.
- Metotrexato y leflunomida: caída de cabello.
- Fármacos antifactor de necrosis tumoral: psoriasis paradójica.

Otras lesiones cutáneas que pueden aparecer en pacientes con artritis reumatoide son el fenómeno de Raynaud, telangiectasias y la dermatitis granulomatosa.

ARTRITIS PSORIÁSICA

La lesión cutánea característica de la artritis psoriásica es la psoriasis y consiste en una pápula o placa eritematosodescamativa con bordes bien delimitados, cubierta de escamas.

La psoriasis es una enfermedad inflamatoria crónica caracterizada por la proliferación exagerada de queratinocitos como respuesta a la activación del sistema inmunitario por medio de linfocitos T.

Existen varios tipos descritos de psoriasis:

- Psoriasis en placas: es la forma más común de la enfermedad, también llamada «psoriasis vulgar». Se caracteriza por el desarrollo de lesiones elevadas, usualmente de más de 1 cm de diámetro, de base eritematosa, coronadas por una escama gruesa plateada seca.
- Psoriasis «en gotas»: se trata de pápulas eritematodescamativas que tienen entre 0,5 y 1,5 cm de diámetro y están coronadas por una escama usualmente delgada y plateada.
- Psoriasis pustulosa: caracterizada por numerosas pústulas estériles que aparecen sobre una base eritematosa.
- Psoriasis eritrodérmica: caracterizada por producir brotes agudos o subagudos de placas eritematosas, descamativas que afectan al 70 % o más de la superficie corporal del paciente.

En la mayoría de los pacientes con artritis psoriásica, la psoriasis precede a la aparición de la artritis una media de siete a ocho años. En aproximadamente el 7-15 % de los pacientes, la artritis precede a la enfermedad cutánea.

En diversos estudios se ha analizado la afección cutánea que más se asocia al desarrollo de la artritis psoriásica y se han destacando las lesiones del cuero cabelludo, la afectación ungueal y la psoriasis invertida (interglútea y perineal).

Cabe destacar la presencia de psoriasis ungueal, pues cuando existe afectación articular de un dedo, casi siempre existe psoriasis ungueal en dicho dedo (**Fig. 15-14**).

En general, no suele existir relación entre la gravedad de la psoriasis y la afectación articular, aunque parece que los pacientes con psoriasis pustulosa presentan una afectación articular más grave.

Hay un subgrupo de pacientes con artritis y psoriasis pustulosa que pueden presentar síndrome de SAPHO (acrónimo de: sinovitis, acné, pustulosis, hiperostosis, osteítis).

OTRAS ENFERMEDADES REUMATOLÓGICAS CON MANIFESTACIONES CUTÁNEAS

Existen otras múltiples enfermedades reumatológicas con manifestaciones cutáneas. Dentro de este apartado se incluye la artritis idiopática juvenil de comienzo sistémico (enfermedad de Still) y enfermedad de Still de comienzo en el adulto, la policondritis recidivante, el síndrome de Sjögren y las enfermedades autoinflamatorias.

Artritis idiopática juvenil de comienzo sistémico (enfermedad de Still) y enfermedad de Still de comienzo en el adulto

La artritis idiopática juvenil es la enfermedad reumática más frecuente en la infancia. Afecta normalmente a menores de

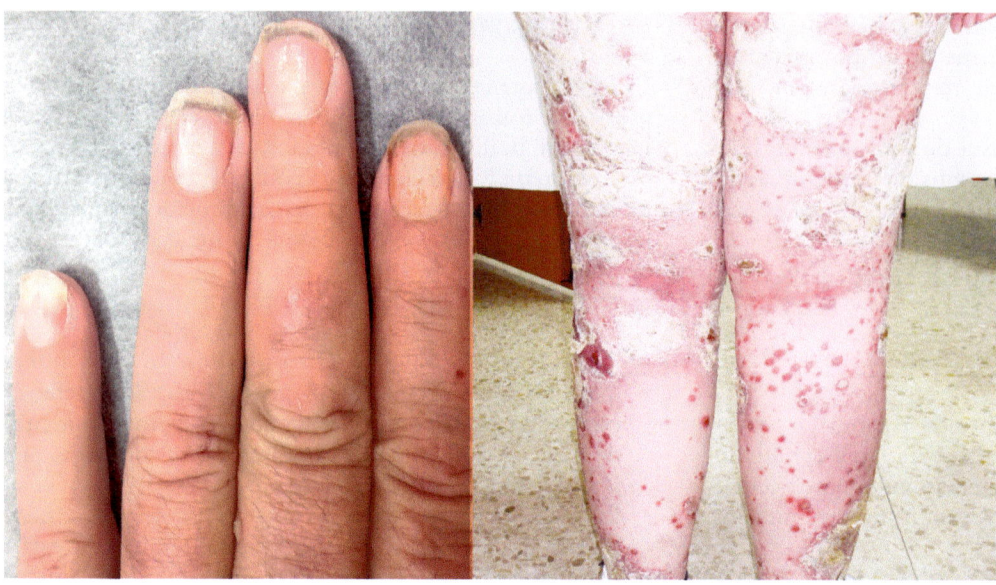

Figura 15-14. Psoriasis ungueal (uñas de las manos) y lesiones eritematodescamativas en placas y «gotas» en las extremidades inferiores.

16 años con igual distribución por sexos. La enfermedad Still del adulto afecta sobre todo a mujeres menores de 30 años. La clínica de estas entidades es muy similar. Ambas se manifiestan con picos febriles vespertinos, artritis poliarticular y un exantema maculopapular transitorio de color rosa-salmón asintomático. En la enfermedad de Still del adulto es frecuente la aparición de una anquilosis carpiana. El exantema de la artritis idiopática juvenil tiene predilección por axilas y muñecas, mientras que el de la enfermedad de Still del adulto se localiza en el tronco y en las zonas de presión, aunque también puede afectar a las palmas y las plantas.

Otras alteraciones cutáneas posibles son pápulas y placas persistentes pruriginosas purpúricas lineales, eritema periorbitario y nódulos reumatoideos. La histología de las lesiones cutáneas se caracteriza por la aparición de un infiltrado mixto perivascular e intersticial de predominio de neutrófilos. Los pacientes también presentan linfadenopatía periférica y hepatoesplenomegalia. En las pruebas de laboratorio es frecuente que aparezca leucocitosis con neutrofilia y la ferritina elevada. Si la ferritina está muy elevada hay que descartar un síndrome de activación macrofágica.

Policondritis recidivante

La policondritis recidivante es una enfermedad autoinflamatoria en la que se generan anticuerpos contra el colágeno de tipo II. Es una enfermedad infrecuente que aparece en adultos de edad media y que se caracteriza por la aparición de eritema, tumefacción y dolor, asociado o no, a la destrucción de la porción cartilaginosa del pabellón auricular, que puede afectar a la audición. Suele respetar el lóbulo de la oreja.

A veces también se afecta el cartílago nasal, con aparición de un aspecto típico de nariz «en silla de montar», y las articulaciones costocondrales. Los pacientes también pueden presentar artritis oligoarticular o poliarticular de rodillas y metacarpofalángicas e interfalángicas proximales o inflamación ocular. Otras manifestaciones cutáneas asociadas son las aftas, la vasculitis de pequeño vaso, placas urticariales anulares, lividez reticular, síndrome de Sweet linfocítico, eritema elevado y eritema nudoso.

Síndrome de Sjögren

El síndrome de Sjögren, un trastorno autoinmunitario más frecuente en mujeres de 40-50 años, se caracteriza por la afectación de las glándulas lacrimales (xeroftalmía) y de las salivales (xerostomía). Puede aparecer asociado a otras enfermedades del tejido conectivo, como el lupus.

Las manifestaciones cutáneas características son la xerosis y prurito. También aparecen petequias, púrpura (palpable y no palpable), vasculitis urticarial, eritema anular, eritema nudoso y fenómeno de Raynaud.

Otras manifestaciones asociadas son la poliartritis simétrica, sequedad vaginal o una neuropatía periférica. Es frecuente que los pacientes presentes autoanticuerpos anti-SSA/Ro (~60-80 %) y anti-SSB/La (~40-60 %). En el caso de que aparezca una púrpura habría que descartar una crioglobulinemia de tipo I, que incrementa el riesgo de linfoma. El tratamiento es sintomático.

Enfermedades autoinflamatorias

Las enfermedades autoinflamatorias, trastornos monogénicos con activación aberrante del sistema inmunitario innato, se caracterizan por fiebres recidivantes y brotes de inflamación multiorgánica. Los órganos afectados pueden ser la piel, las articulaciones, los ojos y las serosas. Dentro de este grupo se engloban los síndromes hereditarios con fiebres periódicas, la deficiencia del antagonista del receptor para la interleucina-1, la psoriasis pustulosa debida a señales anómalas de interleucina-36 o CARD14 y las anomalías del interferón. Las lesiones cutáneas varían desde pápulas urticariales evanescentes y pústulas estériles hasta pioderma gangrenoso y lesiones parecidas a sabañones.

Se ha descrito una nueva enfermedad autoinflamatoria denominada VEXAS (vacuolas, enzima E1, ligado al cromosoma X, autoinflamatorio, somático). La enfermedad se debe a una mutación somática adquirida del gen *UBA1*, localizado en el cromosoma X, que codifica para la enzima E1, responsable, a su vez, de la ubicuitinación de las proteínas. Afecta predominantemente a los hombres en la segunda mitad de la vida. Los pacientes suelen presentar afectación cutánea, hematológica y articular. En el 89 % de los casos,

aparece afectación cutánea variada: nódulos eritematosos dolorosos y urticados similares a los de Sweet, afectación cartilaginosa con condritis, vasculitis cutánea y angioedema periorbitario.

Los rasgos histológicos incluyen una dermatosis neutrofílica con vasculitis leucocitoclástica. Es característica la presencia de vacuolas citoplasmáticas en la médula ósea.

PUNTOS CLAVE

- Las enfermedades reumáticas pueden presentar una gran variedad de manifestaciones cutáneas.
- Existen manifestaciones cutáneas que son características de ciertas enfermedades autoinmunes.

- A través de las lesiones cutáneas, cabe sospechar y llegar a un diagnóstico y, por tanto, ofrecer un tratamiento precoz de las enfermedades reumáticas.

BIBLIOGRAFÍA

Alibaz-Oner F, Koster MJ, Crowson CS, Makol A, Ytterberg SR, Salvarani C, et al. Clinical spectrum of medium-sized vessel vasculitis. Arthritis Care Res (Hoboken). 2017;69(6):884-91.

Almeida de Jesús A, Goldbach-Mansky R. Monogenic autoinflammatory diseases: Concept and clinical manifestations. Clin Immunol. 2013;147(3):155-74.

Barnadas MA, Pérez E, Gich I, Llobet JM, Ballarín J, Calero F, et al. Diagnostic, prognostic and pathogenic value of the direct immunofluorescence test in cutaneous leukocytoclastic vasculitis. Int J Dermatol. 2004;43(1):19-26.

Bolognia J, Schaffer J, Cerroni L. Dermatología. Cuarta edición. Barcelona: Elsevier España; 2019.

Chung SA, Langford CA, Maz M, Abril A, Gorelik M, Guyatt G, et al. 2021 American College of Rheumatology/Vasculitis foundation guideline for the management of antineutrophil cytoplasmic antibody-associated vasculitis. Arthritis Rheumatol. 2021;73(8):1366-83.

Cohen MR, Reda DJ, Clegg DO. Baseline relationships between psoriasis and psoriatic arthritis: analysis of 221 patients with active psoriatic arthritis. Department of Veterans Affairs Cooperative Study Group on Seronegative Spondyloarthropathies. J Rheumatol. 1999;26(8):1752.

Comarmond C, Cacoub P. Granulomatosis with polyangiitis (Wegener): Clinical aspects and treatment. Autoimmun Rev. 2014;13(11):1121-5.

Criado PR, Marques GF, Morita TC, de Carvalho JF. Epidemiological, clinical and laboratory profiles of cutaneous polyarteritis nodosa patients: Report of 22 cases and literature review. Autoimmun Rev. 2016;15(6):558-63.

Cutolo M, Herrick AL, Distler O, Becker MO, Beltrán E, Carpentier P, et al. Nailfold videocapillaroscopic features and other clinical risks factors for digital ulcers in systemic sclerosis: A multicenter, prospective cohort study. Arthritis Rheumatol. 2016;68:2527-39.

Dan J, Afarideh M, Sprow G, Keyes E, Díaz D, Vázquez T, et al. Preliminary definition of cutaneous flare in dermatomyositis: A retrospective review. J Am Acad Dermatol. 2023;88(1):190-1.

Denton CP, Khanna D. Systemic sclerosis. Lancet. 2017;390:1685-99.

Efthimiou P, Kontzias A, Hur P, Rodha K, Ramakrishna GS, Nakasato P. Adult-onset Still's disease in focus: Clinical manifestations, diagnosis, treatment, and unmet needs in the era of targeted therapies. Semin Arthritis Rheum. 2021;51(4):858-74.

Elman SA, Joyce C, Nyberg F, Furukawa F, Goodfield M, Hasegawa M, et al. Development of classification criteria for discoid lupus erythematosus: Results of a Delphi exercise. J Am Acad Dermatol. 2017;77(2):261-7.

Elmgren J, Nyberg F. Clinical aspects of cutaneous lupus erythematosus. Front Med (Lausanne). 2023;9:984229.

Fiore E, Rizzi M, Ragazzi M, Vanoni F, Bernasconi M, Bianchetti MG, et al. Acute hemorrhagic edema of young children (cockade purpura and edema): A case series and systematic review. J Am Acad Dermatol. 2008;59(4):684-95.

Fraticelli P, Benfaremo D, Gabrielli A. Diagnosis and management of leukocytoclastic vasculitis. Intern Emerg Med. 2021;16(4):831-41.

Frumholtz L, Laurent-Roussel S, Lipsker D, Terrier B. Cutaneous vasculitis: Review on diagnosis and clinicopathologic correlations. Clin Rev Allergy Immunol. 2021;61(2):181-93.

Furuta S, Iwamoto T, Nakajima H. Update on eosinophilic granulomatosis with polyangiitis. Allergol Int. 2019;68(4):430-6.

Hernández-Rodríguez J, Alba MA, Prieto-González S, Cid MC. Diagnosis and classification of polyarteritis nodosa. J Autoimmun. 2014;48-49:84-9.

Hocevar A, Tomsic M, Perdan Pirkmajer K. Clinical approach to diagnosis and therapy of polyarteritis nodosa. Curr Rheumatol Rep. 2021; 23(3):14.

Karadag O, Jayne DJ. Polyarteritis nodosa revisited: A review of historical approaches, subphenotypes and a research agenda. Clin Exp Rheumatol. 2018;36 Suppl 111(2):135-42.

Kataoka H, Tomita T, Kondo M, Mukai M. Presence of purpura is related to active inflammation in association with IL-5 in eosinophilic granulomatosis with polyangiitis. Rheumatol Int. 2021;41(2):449-54.

Kitching AR, Anders HJ, Basu N, Brouwer E, Gordon J, Jayne DR, et al. ANCA-associated vasculitis. Nat Rev Dis Primers. 2020;6(1):71.

Kodumudi V, Bibb LA, Adalsteinsson JA, Shahriari N, Skudalski L, Santiago S, et al. Emerging therapeutics in the management of connective tissue disease. Part II: Dermatomyositis and scleroderma. J Am Acad Dermatol. 2022;87(1):21-38.

Lebwohl M. Psoriasis. Lancet. 2003;361:1197-204.

LeRoy EC, Black C, Fleischmajer R, Jablonska S, Krieg T, Medsger TA, et al. Scleroderma (systemic sclerosis): Classification, subsets and pathogenesis. J Rheumatol. 1988;15:202-5.

Lim D, Fiorentino D, Werth V. Current concepts and advances in dermatomyositis: A dermatological perspective. Clin Exp Rheumatol. 2023;41(2):359-69.

Marzano AV, Raimondo MG, Berti E, Meroni PL, Ingegnoli F. Cutaneous manifestations of ANCA-associated small vessels vasculitis. Clin Rev Allergy Immunol. 2017;53(3):428-38.

Mathian A, Miyara M, Cohen-Aubart F, Haroche J, Hie M, Pha M, et al. Relapsing polychondritis: A 2016 update on clinical features, diagnostic tools, treatment and biological drug use. Best Pract Res Clin Rheumatol. 2016;30(2):316-33.

Micheletti RG, Chiesa Fuxench Z, Craven A, Watts RA, Luqmani RA, Merkel PA, et al. Cutaneous manifestations of antineutrophil cytoplasmic antibody-associated vasculitis. Arthritis Rheumatol. 2020;72(10):1741-7.

Momen SE, Jorizzo J, Al-Niaimi F. Erythema elevatum diutinum: A review of presentation and treatment. J Eur Acad Dermatol Venereol. 2014;28(12):1594-602.

Montero-Vilchez T, Martínez-López A, Salvador-Rodríguez L, Ramírez-Barberena MC, Tercedor-Sánchez J, Molina-Leyva A, et al. Cutaneous manifestations of granulomatosis with polyangiitis: A case series study. Acta Derm Venereol. 2020;100(10):adv00150.

Monti S, Craven A, Klersy C, Montecucco C, Caporali R, Watts R, et al. Association between age at disease onset of anti-neutrophil cytoplasmic antibody-associated vasculitis and clinical presentation and short-term outcomes. Rheumatology (Oxford). 2021;60(2):617-28.

Nestle F, Kaplan D, Barker J. Psoriasis. N Engl J Med. 2009;361:496-509.

Pugh D, Karabayas M, Basu N, Cid MC, Goel R, Goodyear CS, et al. Large-vessel vasculitis. Nat Rev Dis Primers. 2022;7(1):93.

Ramelli V, Lava SA, Simonetti GD, Bianchetti MG, Ramelli GP, Milani GP. Blistering eruptions in childhood Henoch-Schonlein syndrome: Systematic review of the literature. Eur J Pediatr. 2017;176(4):487-92.

Ramos-Casals M, Anaya JM, García-Carrasco M, Rosas J, Bove A, Claver G, et al. Cutaneous vasculitis in primary Sjogren syndrome: Classification and clinical significance of 52 patients. Medicine (Baltimore). 2004;83(2):96-106.

Ross C, Makhzoum JP, Pagnoux C. Updates in ANCA-associated vasculitis. Eur J Rheumatol. 2022;9(3):153-66.

Shah D, Rowbottom AW, Thomas CL, Cumber P, Chowdhury MM. Hypocomplementaemic urticarial vasculitis associated with non-Hodgkin lymphoma and treatment with intravenous immunoglobulin. Br J Dermatol. 2007;157(2):392-3.

Sterling D, Duncan ME, Philippidou M, Salisbury JR, Kulasekararaj AG, Basu TN. VEXAS syndrome (vacuoles, E1 enzyme, X-linked, autoinflammatory, somatic) for the dermatologist. J Am Acad Dermatol. 2022; S0190-9622(22)00181-5.

Terrier B, Cacoub P. Cryoglobulinemia vasculitis: An update. Curr Opin Rheumatol. 2013;25(1):10-8.

Trivioli G, Terrier B, Vaglio A. Eosinophilic granulomatosis with polyangiitis: Understanding the disease and its management. Rheumatology (Oxford). 2020;59(Suppl 3):iii84-iii94.

Wechsler ME, Akuthota P, Jayne D, Khoury P, Klion A, Langford CA, et al. Mepolizumab or placebo for eosinophilic granulomatosis with polyangiitis. N Engl J Med. 2017;376(20):1921-32.

Wilson FC, Icen M, Crowson CS, McEvoy MT, Gabriel SE, Kremers HM. Incidence and clinical predictors of psoriatic arthritis in patients with psoriasis: A population-based study. Arthritis Rheum. 2009;61(2): 233-9.

Wojcik K, Wawrzycka-Adamczyk K, Wludarczyk A, Sznajd J, Zdrojewski Z, Masiak A, et al. Clinical characteristics of Polish patients with ANCA-associated vasculitides-retrospective analysis of POLVAS registry. Clin Rheumatol. 2019;38(9):2553-63.

Zeeck M, Kotter I, Krusche M. VEXAS syndrome. Z Rheumatol. 2022; 81(9):782-6.

Manifestaciones oculares de las enfermedades reumáticas

16

A. Gómez Gómez y D. Díaz Valle

 OBJETIVOS

- Conocer las bases anatómicas de la afectación ocular y la terminología y recursos utilizados por oftalmología.
- Saber diagnosticar y manejar los distintos tipos de afectación corneal en las enfermedades reumáticas autoinmunes sistémicas.
- Distinguir los distintos tipos de afectación escleral en las enfermedades reumáticas autoinmunes sistémicas.
- Diferenciar los tipos de afectación, diagnóstico y manejo de la afectación uveal en las enfermedades reumáticas autoinmunes sistémicas.
- Reconocer los síndromes oftálmicos que pueden requerir un manejo inmunomodulador.
- Comprender el papel del reumatólogo en el manejo de la inflamación ocular.
- Analizar el impacto de la afectación ocular en los pacientes con enfermedades reumáticas autoinmunes sistémicas.

INTRODUCCIÓN

Existen diferentes manifestaciones oculares asociadas a enfermedades reumáticas autoinmunes sistémicas (ERAS) cuyo diagnóstico, tratamiento y pronóstico variará de forma significativa según el tipo de afectación y su localización anatómica. Para una adecuada valoración de los pacientes reumatológicos, es fundamental conocer estas manifestaciones, ya que pueden ser el síntoma guía para el diagnóstico de diversas patologías, como las espondiloartritis, el síndrome de Sjögren o la enfermedad de Behçet, o puede ser un síntoma asociado a la aparición de complicaciones sistémicas, como en la artritis reumatoide o en las vasculitis sistémicas.

Además, es importante conocer el diagnóstico diferencial de la afectación ocular inflamatoria, que incluye los síndromes limitados al ojo, que pueden requerir tratamiento inmunomodulador sistémico, y la patología ocular infecciosa o neoplásica, que es fundamental tener presente, sobre todo, en aquellos pacientes con presentaciones atípicas o evolución tórpida. Para esto, es importante estar familiarizados con la terminología utilizada por oftalmología, ya que su exploración es la fuente principal, y en muchos casos, la única, que permitirá conocer el estado inflamatorio del ojo en un momento dado. Como reumatólogos, es necesario entender que la afectación ocular tiene un impacto social, psicológico y económico muy importante en los pacientes, y su manejo adecuado, siempre en colaboración con oftalmología, puede mejorar de forma sustancial su calidad de vida.

Anatomía del ojo

El globo ocular se compone de tres capas concéntricas: la esclerocórnea (externa), la úvea (intermedia) y la retina (interna) (**Fig. 16-1**).

La *esclerocórnea* es rígida y está formada por la córnea, primera lente refractiva del ojo, y la esclera, un tejido opaco, blanquecino y resistente, en el que se insertan los músculos extraoculares. Desde el punto de vista patológico, en esta capa, es posible encontrar inflamación corneal (queratitis) e inflamación escleral (epiescleritis y escleritis).

La *úvea* o capa media está compuesta de delante a atrás por el iris, el cuerpo ciliar y la coroides. La parte más posterior del cuerpo ciliar se denomina *pars plana*, región no cubierta por la retina y a través de la cual se inyectan los tratamientos intraoculares al interior de la cavidad vítrea. La inflamación de esta capa se denomina uveítis.

La *retina*, la capa interna, es una membrana delgada que cubre gran parte de la superficie interior del ojo en la que se encuentran los fotorreceptores (conos y bastones) y las neuronas que transmiten a la corteza occipital a través del *nervio óptico*, segundo par craneal, que comienza en el disco óptico. Diversas ERAS, como el lupus eritematoso sistémico, el síndrome de Behçet o la sarcoidosis pueden estar asociadas con neuritis óptica, ya sea de manera aislada o en un contexto de neuromielitis óptica. Por último, la retina central contiene la mácula y la fóvea, y su vascularización procede de la arteria y la vena central de la retina. La oclusión de la arteria central de la retina, que puede ocurrir en la arteritis de células gigantes, entre otras enfermedades, producirá isquemia, con afectación grave de la agudeza visual.

Desde otro punto de vista, el ojo se puede dividir en segmento anterior y segmento posterior. El *segmento anterior* está formado, a su vez, por la cámara anterior, entre la córnea y el iris, y la cámara posterior, entre el iris y el cristalino. El cristalino es la lente natural del ojo, que contribuye al enfoque de la luz en la retina y en la acomodación. El humor acuoso

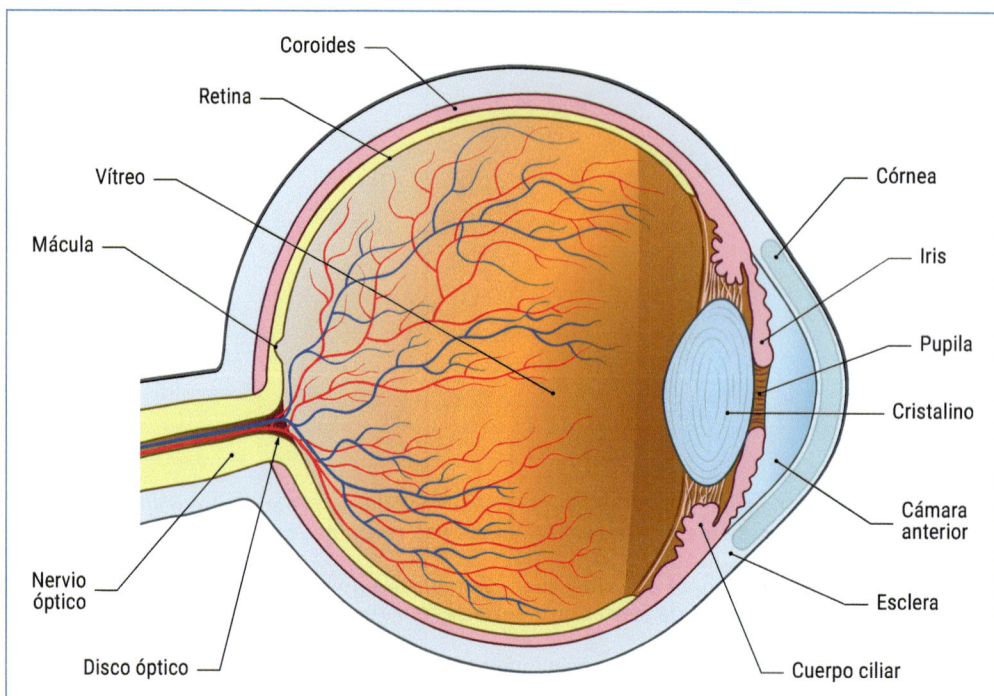

Figura 16-1. Anatomía del ojo.

se encuentra en la cámara anterior y el equilibrio entre su producción y eliminación mantiene la presión intraocular (PIO). La cámara vítrea es el espacio entre el cristalino y la retina y contiene el humor vítreo, gelatinoso, que rellena la mayor parte del globo ocular.

En este capítulo se expone la patología inflamatoria de las tres capas del ojo. La patología ocular arterial y neurológica asociada a ERAS será tratada en los capítulos correspondientes.

> ❗ La exploración del ojo es competencia de los oftalmólogos. Por eso, para una correcta comunicación que garantice el manejo óptimo de los pacientes, es importante conocer el fundamento y la utilidad de las pruebas diagnósticas y la terminología para describir los hallazgos obtenidos.

Exploración del ojo

En las **tablas 16-1** y **16-2** se muestran los principales hallazgos y las pruebas correspondientes que debe conocer un profesional de la reumatología.

Medición de agudeza visual: la agudeza visual es la capacidad para percibir, detectar o identificar objetos en buenas condiciones de iluminación. Se mide con optotipos, que se proyectan a 5 m usando diferentes escalas. Las escalas más utilizadas son la de Snellen y la logMAR.

Biomicroscopia mediante lámpara de hendidura: permite ver y cuantificar la cantidad de células en la cámara y el vítreo anterior, inyección perilimbal, precipitados retroqueráticos y nódulos en el iris. En la exploración del fundus (fondo de ojo), interponiendo una lente apropiada, se observa la turbidez del humor vítreo, los focos inflamatorios en la retina o coroides, la vasculitis retiniana y el edema del disco óptico

por inflamación del nervio, o como complicación secundaria a inflamación en otras localizaciones del ojo.

Tomografía de coherencia óptica (*optical coherence tomography*, OCT): proporciona imágenes de alta calidad de los tejidos oculares (**Fig. 16-2**). Se puede combinar con la visualización del flujo sanguíneo (angiografía) de los vasos de las áreas dañadas mediante la angiografía de OCT. Sirve para valorar la presencia de células inflamatorias, opacidad vítrea, agregados vítreos, aumento del flujo sanguíneo o de densidad vascular, grosor coroideo (aumentado en la mayoría de las uveítis, incluyendo aquellas con afectación anterior) o inflamación en la cabeza del nervio óptico. Se considera el método de referencia tanto para la valoración del edema macular, principal causa de pérdida de visión en pacientes con uveítis, como de la membrana epirretiniana, complicación frecuente de las uveítis intermedias y posteriores. Tanto la OCT como la angiografía de OCT son útiles para detectar y manejar la neovascularización coroidea inflamatoria. La OCT *en face* ofrece imágenes transversales de cualquier profundidad, lo que permite valorar y localizar adecuadamente la actividad inflamatoria. El empleo de la OCT de segmento anterior permite valorar las capas de la córnea y el posible daño estructural asociado a enfermedades inflamatorias corneales.

Angiografía: evalúa las alteraciones en el fundus secundarias a inflamación vascular intraocular, especialmente en uveítis no anteriores. Se considera el método de referencia en la valoración del paciente con vasculitis retiniana (**Fig. 16-3**).

Ecografía ocular: útil para valorar el fondo de ojo en presencia de opacidad del vítreo.

Campimetría: determina el umbral de sensibilidad luminosa en la zona central de la retina, y es útil en la valoración de pacientes con glaucoma asociado a uveítis y en la monitorización del daño estructural retiniano, así como en las neuritis ópticas. Junto con la OCT, se emplea en el seguimiento de los pacientes en tratamiento con antipalúdicos.

Tabla 16-1. Hallazgos en exploración ocular según la localización anatómica

Localización	Descripción de los hallazgos	Exploración
Córnea	• Queratitis, precipitados retroqueráticos. Úlcera corneal central o periférica • Debe evaluarse el grado de adelgazamiento estromal	BMC, OCT-SA
Esclera	• Epiescleritis: hiperemia sectorial o difusa debida a la congestión del plexo episcleral superficial	BMC
	• Escleritis: congestión del plexo episcleral superficial y profundo, de coloración violácea • Edema escleral. Posible daño estructural con adelgazamiento y pérdida tisular	BMC, OCT-SA
Cristalino	Catarata: pérdida de transparencia del cristalino que causa una disminución de agudeza visual. Suele requerir cirugía si la agudeza visual es inferior a 0,5, considerando las necesidades visuales del paciente	BMC
Úvea	Tabla 16-2	

BMC: biomicroscopia; OCT: tomografía de coherencia óptica (*optic coherence tomography*); OCT-SA: OCT de segmento anterior.

Tabla 16-2. Hallazgos en exploración ocular de la úvea

Localización y hallazgos	Descripción	Exploración
Uveítis anterior	Inflamación predominantemente anterior al cristalino	BMC
Celularidad en cámara anterior (Tyndall)	Se suele graduar de 0 a 4+ según el grado de actividad	BMC
Hipopion	Colección de material en la cámara anterior del ojo. Puede ser estéril, por proceso inflamatorio intraocular, o no estéril, por infección intraocular grave. Se mide en milímetros de altura en la zona central de la cámara anterior	BMC
Sinequias anteriores	Adherencia del iris a la córnea	BMC
Sinequias posteriores	Adherencia del iris al cristalino. Hallazgo inespecífico más común en algunas formas de uveítis, como la asociada a HLA-B27 o a sarcoidosis	BMC
Precipitados retroqueráticos	Acúmulos celulares adherentes al epitelio corneal. Los de gran tamaño se catalogan como «granulomatosos» y se ven en enfermedades como la sarcoidosis, la tuberculosis y la infección por herpes zóster	BMC
Queratopatía en banda	Depósito de calcio bajo el epitelio corneal. Hallazgo común en las uveítis asociadas a artritis idiopática juvenil	BMC
Flare	Turbidez del humor acuoso producida por el aumento de proteínas en la cámara anterior, que aparece por disrupción de la barrera hematoacuosa en uveítis anterior	BMC
Uveítis intermedia	La inflamación se localiza predominantemente en la cavidad vítrea	BMC
Bolas de nieve (*snowballs*)	Agregados celulares en el vítreo inferior	BMC
Bancos de nieve (*snowbanks*)	Depósito de material inflamatorio en la retina periférica y *pars plana*, característicos de uveítis intermedia del tipo *pars planitis*	BMC
Vitritis	Presencia de células inflamatorias en la cavidad vítrea. Se gradúa de 0 a 4+	BMC
Pars planitis	Inflamación de la *pars plana*, región anatómica de la coroides no cubierta por retina	BMC
Uveítis posterior	Inflamación de las estructuras de la zona posterior del ojo: retina, coroides o los vasos de la retina	BMC, OCT, angiografía
Vasculitis retiniana	Inflamación de los vasos retinianos. Puede ser periférica o central	BMC, OCT, angiografía
Coroiditis, retinitis y coriorretinitis	Inflamación de la coroides, la retina o ambas	BMC, OCT, angiografía
Papilitis	Inflamación de la parte anterior del nervio óptico	BMC, OCT, angiografía
Panuveítis	Inflamación simultánea de la cámara anterior, el humor vítreo y la retina o la coroides	BMC, OCT, angiografía

BMC: biomicroscopia; OCT: tomografía de coherencia óptica (*optic coherence tomography*); HLA-B27: antígeno leucocitario humano-B27; OCT-SA: OCT de segmento anterior.

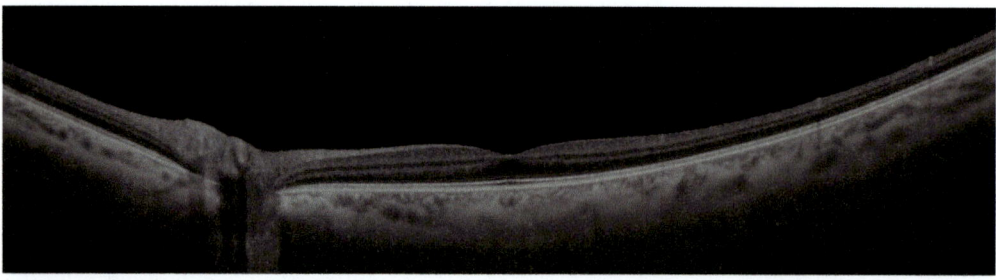

Figura 16-2. Tomografía de coherencia óptica normal.

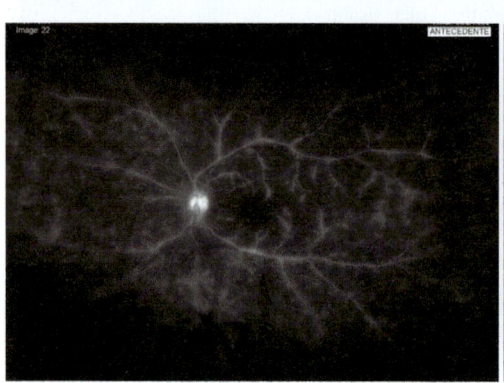
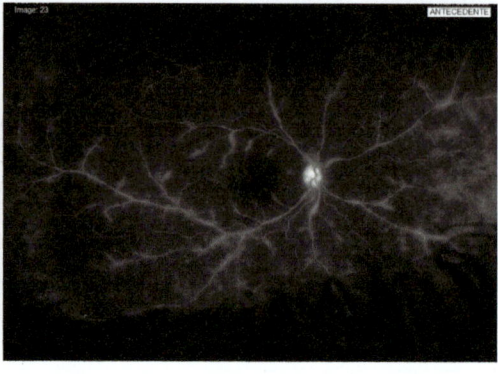

Figura 16-3. Vasculitis retiniana bilateral. Los signos de actividad de la vasculitis consisten en tinción de la pared vascular y fuga de contraste a través de la pared del vaso inflamado.

Tonometría: mide la PIO, que es la presión que ejercen los líquidos intraoculares contra la pared del ojo, necesaria para que se mantenga distendido. Su valor medio es 16 mmHg; por encima de 21 mmHg se considera elevada.

AFECTACIÓN DE LA CÓRNEA EN LAS ENFERMEDADES REUMÁTICAS

La córnea es un tejido transparente y avascular cuya afectación viene condicionada por sus características anatómicas. La *córnea periférica* se nutre a través de los capilares perilimbares y las arcadas linfáticas perilimbares, por lo que está expuesta a células inmunes y a mediadores inflamatorios. La *córnea central*, en cambio, se nutre por difusión desde el humor acuoso y la película lagrimal.

 En ERAS, la afectación central de la córnea se asociará principalmente a ojo seco, mientras que la periférica se asociará a fenómenos inflamatorios y alteraciones vasculares.

Dentro de la afectación corneal en las ERAS se incluyen las queratitis o úlceras corneales, que pueden ser centrales o periféricas (*peripheral ulcerative keratitis*, PUK) y la queratopatía en banda.

Queratitis o úlceras corneales centrales

Se asocian principalmente a la queratoconjuntivitis seca o enfermedad de ojo seco, una condición muy común en la población general.

 La prueba de Schirmer patológica suele presentarse en pacientes que padecen ojo seco hiposecretor, lo que indica una disminución en la producción de la lágrima acuosa.

Pueden ser evaporativas, que es la causa más frecuente, o por déficit de producción lagrimal (enfermedad de ojo seco hiposecretor), que es la que suele asociarse a ERAS, como el síndrome de Sjögren o la artritis reumatoide.

Queratitis ulcerativa periférica

Es la afectación inflamatoria y destructiva de la zona de la córnea más cercana al limbo esclerocorneal, asociada con adelgazamiento corneal en forma de medialuna, defecto epitelial y células inflamatorias en el estroma corneal. Puede llegar a producir queratólisis o *melting* corneal, con perforación en los casos más graves (**Fig. 16-4**). Tiene una incidencia de entre 0,2 y 3 casos por millón de habitantes al año, y es más frecuente en mujeres.

Puede ser de causa infecciosa, traumática, neurológica, relacionada con anomalías del párpado, neoplásica o autoinmune, aunque en una pequeña proporción de los casos no se encuentra una causa identificable. Es importante tener siempre en cuenta que puede ser la presentación de una enfermedad ocular o sistémica potencialmente grave e incluso letal.

Manifestaciones clínicas

Inicialmente suele aparecer enrojecimiento ocular, lagrimeo, fotofobia y, sobre todo, dolor, un síntoma prominente en la PUK y cuya intensidad es variable. Puede asociar distintos grados de disminución de agudeza visual, tanto en casos agudos, debido a la inflamación, como en los crónicos, por astigmatismo y opacidad corneal.

Suele ser unilateral y si es bilateral tiende a ser asimétrica. En pacientes con artritis reumatoide, la PUK puede ser bilateral hasta en el 50 % de los casos. La ulceración progresiva conducirá a perforación corneal, una complicación muy grave que asocia, además de una pérdida visual profunda en el 65 %

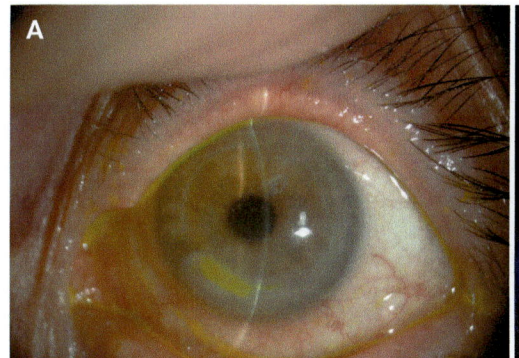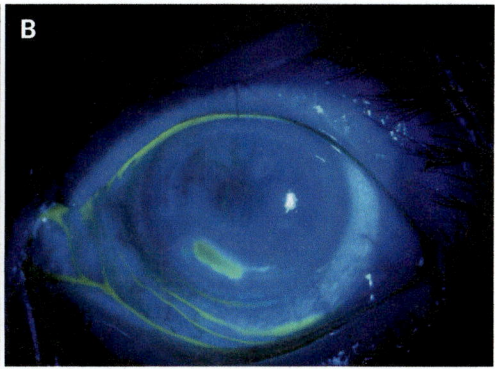

Figura 16-4. Queratitis ulcerativa periférica. Se observa ulceración estromal periférica de localización yuxtalimbal en la zona corneal inferior (**A**), teñido con fluoresceína (**B**).

de los pacientes (agudeza visual inferior a 1/10), una mayor mortalidad a un año por todas las causas.

La PUK puede ser la forma de presentación de vasculitis sistémicas, como la granulomatosis con poliangitis, mientras que en la artritis reumatoide suele ser una manifestación tardía.

Diagnóstico etiológico

Identificar la causa de la PUK es importante para su manejo adecuado. En la mayoría de los casos, ocurre en pacientes con ERAS conocida, por lo que suele ser suficiente con una historia clínica detallada y la evaluación clínica mediante biomicroscopia. Si no se identifica una causa, se recomienda hacer hemograma, bioquímica, velocidad de sedimentación globular, proteína C-reactiva, urea y análisis de orina. Si con los resultados de estas pruebas no es posible identificar la causa de la PUK, se recomienda realizar estudio inmunológico con anticuerpos anticitoplasma de los neutrófilos, anticuerpos antinucleares, factor reumatoide, anticuerpos anti-péptido cíclico citrulinado (anti-CCP) y enzima convertidora de la angiotensina, radiografía de tórax o tomografía axial computarizada, y serologías o pruebas pertinentes si se sospecha infección (sífilis, virus de la hepatitis C, virus de la hepatitis B, virus de la inmunodeficiencia humana).

> **!** Hasta en el 53 % de los casos de PUK existe alguna ERAS asociada, de las que la artritis reumatoide es la más frecuente.

Las vasculitis sistémicas, como la granulomatosis con poliangitis o la panarteritis nudosa, también pueden ser causa de PUK, cuyo sustrato es una vasculitis necrosante de las arterias ciliares anteriores o perilímbicas. La PUK ha sido descrita en policondritis recidivante, lupus eritematoso sistémico, síndrome de Sjögren, esclerosis sistémica o sarcoidosis, entre otras.

También se asocia a: enfermedades dermatológicas, como acné, rosácea, penfigoide cicatricial o el síndrome de Stevens-Johnson; y a enfermedad inflamatoria intestinal (Crohn) o al síndrome hemolítico urémico. En cualquier caso, siempre hay que tener presente que el cribado de infecciones es fundamental, ya que suponen alrededor del 20 % de las PUK.

La úlcera de Mooren es una úlcera corneal periférica idiopática, de morfología serpiginosa con borde abrupto de avance, crónica, dolorosa y característicamente en ausencia

de escleritis, que progresa de forma circunferencial y central y cuyo diagnóstico es de exclusión. Es la causa de alrededor de un tercio de las PUK y suele ser unilateral. Puede complicarse con iritis, inflamación de la cámara anterior, infecciones secundarias, glaucoma, cataratas y perforación corneal en el 35-40 % de los casos. En la úlcera de Mooren, el dolor suele ser desproporcionado respecto a su gravedad aparente.

Tratamiento

El objetivo debe ser promover la curación epitelial, evitar la pérdida de tejido estromal minimizando la inflamación y prevenir la sobreinfección.

La forma de PUK predominante en pacientes ancianos ocurre sobre todo en caucásicos y responde generalmente a terapia tópica. Otros patrones clínicos que afectan a pacientes más jóvenes, con mayor prevalencia en aquellos de origen africano, son más intensivos y suelen requerir terapia sistémica con corticoides e incluso inmunomoduladores (**Tabla 16-3**).

Tratamiento local

Para el tratamiento local, se emplearán:

- **Antibióticos tópicos.** Para prevenir sobreinfecciones, lágrimas artificiales sin conservantes, inhibidores de la

Tabla 16-3. Protocolos de tratamiento propuestos según la etiología para el tratamiento de la queratitis ulcerativa periférica

Artritis reumatoide	Corticoides y MTX asociados a tratamiento tópico. AZA y CyC como segunda línea
Granulomatosis con poliangitis o panarteritis nudosa	Corticoides y CyC o RTX, solos o en combinación con otros inmunomoduladores
Lupus eritematoso sistémico y policondritis recidivante	Corticoides y citotóxicos
Pacientes pediátricos con enfermedad sistémica asociada	MTX, ciclosporina A si no hay respuesta
Úlcera de Mooren	Tratamiento inmunomodulador

Adaptada de: Gupta Y, Kishore A. 2021.
AZA: azatioprina; CyC: ciclofosfamida; MTX: metotrexato; RTX: rituximab.

colagenasa tópicos (acetilcisteína o acetato de medroxi-progesterona), colirio de insulina y suero autólogo, ya que promueven la reepitelización de la úlcera.

- **Corticoides tópicos.** Se deben usar con precaución si existe una ERAS subyacente, como la artritis reumatoide, ya que pueden inhibir la formación de colágeno, aumentar el riesgo de perforación corneal y retrasar la curación epitelial. Además, pueden producir efectos adversos, como glaucoma, catarata y aumento de riesgo de infecciones. Se puede valorar el uso de corticoides de liberación prolongada o *depot* en casos con escleritis asociada, pero también aumentan el riesgo de perforación escleral.
- **Antiinflamatorios no esteroideos tópicos.** Tratan la inflamación, pero pueden provocar perforaciones corneales silentes y queratólisis, especialmente en ancianos con enfermedad de superficie ocular, por lo que se desaconsejan en esta patología.
- **Ciclosporina y tacrólimus tópicos.** Se recomiendan como adyuvantes por su efecto antiinflamatorio y por el efecto ahorrador de corticoides.

Tratamiento sistémico

Para el manejo de la morbilidad, se emplearán antiinflamatorios no esteroideos orales, sobre todo en casos de PUK asociada a escleritis; ácido ascórbico en casos de queratólisis o doxiciclina oral para la prevención de colagenólisis por inhibición de la acción de las metaloproteinasas de matriz en la córnea.

Para el manejo de la enfermedad sistémica subyacente se empleará una combinación de corticoides sistémicos e inmunomoduladores si hay riesgo de pérdida de visión:

- **Corticoides sistémicos**: prednisona oral o equivalente a dosis de 0,5-1 mg/kg al día si se objetiva adelgazamiento corneal, con bajada gradual según sea la respuesta clínica. Si existe riesgo de pérdida de visión, se recomiendan pulsos de metilprednisolona en dosis variables (250 mg hasta 1 g diario) durante 3 días, seguidos de prednisona oral.
- **Inmunomoduladores**: reducen la morbimortalidad tanto en PUK como en escleritis necrosante asociada a ERAS y tienen papel como ahorradores de corticoides. El *metotrexato* es el más ampliamente utilizado de primera línea en PUK. El *micofenolato mofetilo*, la ciclofosfamida y la azatioprina también han mostrado eficacia en PUK; esta última es más segura, pero menos eficaz que la ciclofosfamida. La *ciclosporina A* mejora la curación de los defectos epiteliales y reduce el dolor en la PUK bilateral y progresiva que no responde a la terapia estándar y quirúrgica.

Dentro de los fármacos biológicos, los inhibidores del factor de necrosis tumoral α (TNF-α) como infliximab (IFX) y adalimumab (ADA), y el anti-CD20 rituximab (RTX) son los más utilizados. Otros fármacos como certolizumab, golimumab, tocilizumab, belimumab y abatacept también pueden ser útiles. Etanercept es menos eficaz que IFX y se ha asociado con escleritis inducida por fármacos, por lo que su uso en enfermedades oculares inflamatorias es limitado. RTX es eficaz como terapia de inducción en PUK asociada a artritis reumatoide y se ha utilizado para prevenir ceguera en PUK refractaria asociada a granulomatosis con poliangitis tras la no respuesta a la ciclofosfamida.

En un estudio comparativo entre inhibidores del TNF-α y RTX en PUK asociada a diferentes enfermedades reumáticas, refractaria a corticoides sistémicos y a al menos un inmunomodulador, ambas estrategias mostraron ser igualmente eficaces. La ciclofosfamida y el IFX han mostrado tener un rápido inicio de acción y un gran efecto ahorrador de corticoides. Por último, los inhibidores de la cinasas Jano (JAK) también parecen efectivos en la PUK.

Cirugía

Pueden ser necesarias queratoplastias laminares o penetrantes o el trasplante de membrana amniótica, por sus propiedades antiinflamatorias y reepitelizantes. Idealmente debe retrasarse hasta que se ha alcanzado el control de los fenómenos inflamatorios para reducir las posibilidades de rechazo del injerto, más frecuente en pacientes con enfermedades sistémicas asociadas, y para aumentar su supervivencia.

Queratopatía en banda

Es una opacidad en banda horizontal de aspecto gris blanquecino, en la región interpalpebral, ocasionada por depósitos de calcio en la zona subepitelial, capa de Bowman y estroma anterior.

Su aparición es progresiva y puede llegar a afectar a la visión. Puede ser idiopática o aparecer en el contexto de enfermedades oculares inflamatorias, como queratoconjuntivitis seca o, sobre todo, uveítis, y más especialmente en aquellas asociadas a artritis idiopática juvenil.

El hiperparatiroidismo, la toxicidad por vitamina D, la enfermedad de Paget, la sarcoidosis o el mieloma múltiple también pueden causar queratopatía en banda.

AFECTACIÓN DE LA ESCLERA EN ENFERMEDADES REUMÁTICAS AUTOINMUNES SISTÉMICAS

El plexo vascular epiescleral, con vasos dispuestos en línea recta y de forma radial, se encuentra por debajo del plexo conjuntival. El plexo escleral, más profundo, presenta un patrón de vasos entrecruzados adheridos estrechamente a la esclera.

La *epiescleritis* puede ser simple o nodular. Es generalmente autolimitada y no suele asociar daño estructural. Es menos grave que la escleritis y tiende a aparecer a una edad más temprana.

La *escleritis*, según la zona del globo ocular afectada, puede ser anterior o posterior. La escleritis anterior será nodular o difusa (formas más habituales), necrosante con inflamación o necrosante sin inflamación (escleromalacia). La escleritis posterior es menos frecuente. La inflamación escleral se asocia con una enfermedad sistémica en el 18-35 % de los pacientes en el momento de la presentación y en el 38-45 % durante el seguimiento. Afecta mayoritariamente a mujeres de entre 51 y 69 años de edad (**Tabla 16-4**).

 La artritis reumatoide es el diagnóstico más comúnmente asociado a escleritis.

Tabla 16-4. Características diferenciales entre epiescleritis y escleritis	
Epiescleritis (Fig. 16-5A)	**Escleritis (Fig. 16-5B)**
Ingurgitación del plexo vascular conjuntival y episcleral superficial	Afectación de todos los plexos vasculares, sobre todo profundo
Rojo brillante	Enrojecimiento violáceo
Blanquea con fenilefrina	No blanquea con fenilefrina
Casi siempre idiopática	Hasta el 60 % presenta patología asociada
Leve molestia	Dolor intenso e irradiado
Sin afectación visual	Riesgo visual
Sin daño estructural	Daño estructural (córnea, uveítis)

Artritis reumatoide

Entre el 8 y el 15 % de los pacientes con escleritis presentan una artritis reumatoide asociada, mientras que, entre los pacientes con artritis reumatoide, aproximadamente el 5 % desarrollarán epiescleritis y el 2 % escleritis, que serán bilaterales en un tercio de los casos.

La escleritis asociada a la artritis reumatoide habitualmente es anterior, mientras que la escleritis posterior, por su menor incidencia, está menos descrita en el contexto de esta patología. Los pacientes con escleritis asociada a artritis reumatoide tienen más riesgo de presentar formas difusas o necrosantes que los pacientes con escleritis idiopática (más propensos a presentar formas nodulares), tienen mayor riesgo de complicaciones oculares, de presentar una inflamación escleral difícil de tratar y es más difícil que alcancen la remisión. De hecho, la inflamación persistente más de 5 años es más frecuente en pacientes con escleritis asociada a una enfermedad sistémica o con anticuerpos circulantes (factor reumatoide, anticuerpos antinucleares y anticuerpos anticitoplasma de los neutrófilos).

La actividad de la artritis reumatoide al inicio de la afectación ocular es leve o ausente en alrededor del 70 % de los pacientes con escleritis y del 40 % de los pacientes con epiescleritis, y la mayoría las desarrollan estando en tratamiento con corticoides o inmunomoduladores, incluyendo agentes biológicos.

La duración y gravedad de la enfermedad articular, el tratamiento o el perfil de anticuerpos parecen comparables en pacientes con artritis reumatoide y enfermedad ocular frente a aquellos que tengan dicho tipo de artritis sin enfermedad ocular. En pacientes con artritis reumatoide, incluso cuando la enfermedad parece estable, la aparición de escleritis necrosante o de PUK puede preceder o ser simultánea al desarrollo de una vasculitis reumatoide sistémica, con importante aumento de la tasa de mortalidad los años siguientes, por lo que el diagnóstico temprano es fundamental. No existe consenso sobre el tratamiento óptimo de las manifestaciones oculares de la vasculitis reumatoide, pero se recomienda el uso de corticoides sistémicos junto con inmunomoduladores, incluyendo tratamiento biológico temprano con inhibidores del TNF-α o RTX.

Diagnóstico de la escleritis

El diagnóstico de la afectación escleral anterior es clínico y las pruebas de laboratorio sirven para descartar enfermedades asociadas.

En la escleritis posterior, pueden ser de utilidad la *B-scan* o la resonancia magnética. Al igual que ocurría con la PUK, en la mayoría de los casos, la artritis reumatoide se diagnostica antes de la aparición de la escleritis, con una duración promedio de la enfermedad de 15 años, mientras que puede ser la forma de presentación en pacientes con vasculitis asociada a anticuerpos anticitoplasma de los neutrófilos.

Algunos estudios indican que, en pacientes con escleritis idiopática, los marcadores inmunológicos podrían ser predictivos del riesgo de desarrollar una ERAS en el futuro. Es interesante recalcar que la afectación ocular en los pacientes con vasculitis sistémicas, salvo en el síndrome de Behçet, no suele ser en forma de vasculitis retiniana y sí en forma de afectación corneal (PUK) o escleral (escleritis).

 La escleritis y la PUK pueden ser manifestaciones de enfermedades sistémicas graves.

Respecto al diagnóstico diferencial, las infecciones representan el 5 % de los casos de epiescleritis y el 13,5 % de los casos de escleritis, principalmente secundarias a tuberculosis, sífilis, herpes simple o herpes zóster. En los casos refractarios al tratamiento, se recomienda la búsqueda exhaustiva de infecciones antes de intensificar el tratamiento inmunomodulador.

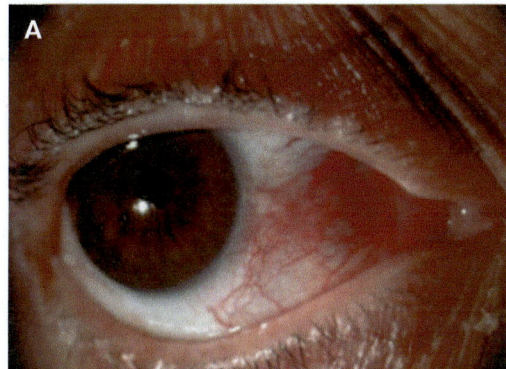 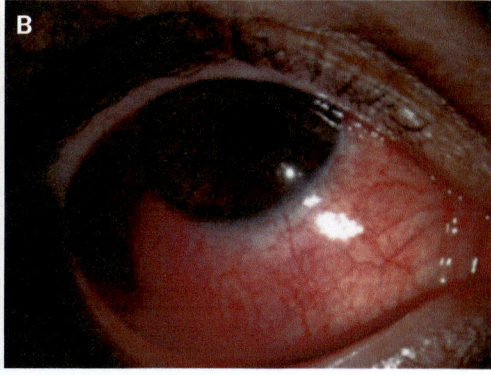

Figura 16-5. A) Epiescleritis. **B)** Escleritis

Tratamiento de la afectación escleral

Para la epiescleritis se emplearán antiinflamatorios no esteroideos por vía oral o corticoides tópicos y lágrimas artificiales. En casos refractarios o recurrentes, puede ser necesario el uso de corticoides tanto perioculares como por vía oral o, excepcionalmente, inmunomoduladores como hidroxicloroquina, leflunomida o metotrexato.

En el caso de las escleritis, se recomienda el uso de antiinflamatorios no esteroideos orales como primera línea, aunque los corticoides, por vía oral o intravenosa, pueden ser necesarios en más del 70 % de los pacientes. El tratamiento tópico asociado puede incluir corticoides, ciclopléjicos, lágrimas artificiales o ciclosporina. El uso de inmunomoduladores es necesario en aproximadamente la mitad de los pacientes.

Metotrexato, micofenolato mofetilo, sulfasalacina, ciclofosfamida, ciclosporina A o azatioprina han demostrado eficacia. En caso de ineficacia, el uso de fármacos biológicos, como los *inhibidores del TNF-α*, en concreto IFX, ADA y certolizumab pegol, han demostrado utilidad en casos refractarios. Etanercept, al igual que ocurre en la afectación del aparato uveal, parece ser menos efectivo. RTX a dosis de 500 mg o 1.000 mg en dos infusiones separadas por 15 días, junto con 100 mg de metilprednisolona intravenosa, ha demostrado eficacia en casos graves. Abatacept también ha mostrado eficacia en pequeñas series de casos. Los *inhibidores de JAK*, en concreto tofacitinib, pueden ser efectivos en escleritis refractaria, incluyendo la escleritis necrosante. Gevokizumab, un antiinterleucina-1β, ha mostrado ser eficaz en el control de la escleritis asociada a la artritis reumatoide refractaria. Por último, la administración subcutánea de gel de la hormona adrenocorticotropa dos veces por semana durante 6 o más meses puede ser útil, aunque aproximadamente el 25 % de los pacientes experimentan efectos adversos similares a los derivados del uso de corticoides.

En pacientes en tratamiento inmunomodulador previo al inicio de la escleritis o si existe fallo a inmunomoduladores convencionales (control incompleto, necesidad de dosis altas de corticoides o múltiples recurrencias), se puede valorar tratamiento con IFX, ADA o ciclofosfamida.

Las inyecciones subconjuntivales con triamcinolona han mostrado eficacia en esta patología. El tratamiento local no debe considerarse para pacientes con escleritis necrosante, ya que, además del riesgo de perforación, puede indicar el inicio de una afectación vasculítica sistémica que debe abordarse con inmunomodulación sistémica.

Uveítis

Las uveítis son un conjunto heterogéneo de enfermedades que tienen en común la *inflamación de la úvea*, cuya causa puede ser inflamatoria, traumática, infecciosa o neoplásica.

 Se clasifican en función de la localización anatómica primaria de la inflamación, ya que este aspecto asocia importantes implicaciones diagnósticas, terapéuticas y pronósticas.

Según su localización, existen cuatro grupos: la *uveítis anterior*, la *uveítis intermedia*, la *uveítis posterior* y la *panuveí-*tis (**Tabla 16-5**). Es importante señalar que la uveítis puede afectar también a estructuras adyacentes a la úvea, como la retina, el humor vítreo o la papila. Por ello, desde un punto de vista práctico, el término uveítis se hace extensivo a cualquier proceso inflamatorio intraocular.

Además, las uveítis se pueden clasificar en función de su forma de inicio, duración o curso (**Tabla 16-6**).

 La presencia de edema macular puede asociarse a cualquier tipo anatómico de uveítis y no cambia el diagnóstico de localización.

Con base en estas clasificaciones, se han descrito 11 patrones de afectación (**Tabla 16-7**).

 Los patrones de uveítis son muy útiles para orientar el diagnóstico y evitar exploraciones innecesarias.

Tabla 16-5. Localización anatómica de las uveítis según la inflamación

Tipo	Localización primaria de la inflamación	Incluye
Uveítis anterior	Cámara anterior	• Iritis • Iridociclitis • Iritis anterior
Uveítis intermedia	Vítreo	• *Pars planitis* • Ciclitis posterior • Vitritis
Uveítis posterior	Retina o coroides	• Coroiditis focal, multifocal o difusa • Coriorretinitis • Retinocoroiditis • Retinitis • Neurorretinitis
Panuveítis	Cámara anterior, vítreo y retina o coroides	

Adaptada de: Jabs DA, 2005.

Tabla 16-6. Descriptores de uveítis del grupo de trabajo *Standardization of Uveitis Nomenclature* **(SUN)**

Categoría	Descripción	Comentario
Inicio	• Repentino • Insidioso	
Duración	• Limitada • Persistente	• ≤ 3 meses de duración • > 3 meses de duración
Curso	Agudo	• Inicio repentino y duración limitada
	Recurrente	• Episodios repetidos separados por períodos de inactividad sin tratamiento de ≥3 meses de duración
	Crónico	• Uveítis persistente con recaída en menos de 3 meses tras suspender el tratamiento

Adaptada de: Jabs DA, 2005.

Tabla 16-7. Patrones de presentación de las uveítis y diagnósticos asociados

Patrón de uveítis	Diagnósticos asociados más frecuentes	
Uveítis anterior		
Uveítis anterior aguda (Fig. 16-6)		
Unilateral recurrente	• Espondiloartritis • Idiopática no relacionada con HLA-B27 • Idiopática relacionada con HLA-B27 • Síndromes oftalmológicos • Enfermedad inflamatoria intestinal	• Herpes • Uveítis vírica inespecífica • Sífilis • Psoriasis
Unilateral no recurrente	• Idiopática no relacionada con HLA-B27 • Espondiloartritis • Idiopática relacionada con HLA-B27 • Síndromes oftalmológicos con uveítis anterior • Herpes	• Uveítis viral inespecífica • Enfermedad inflamatoria intestinal • Lupus eritematoso sistémico • Sarcoidosis
Aguda bilateral	• Idiopática no relacionada on HLA-B27 • Psoriasis • Espondiloartritis	• Síndromes oftalmológicos con uveítis anterior • Nefritis y uveítis tubulointersticial
Uveítis anterior crónica (Fig. 16-7)		
	• Idiopática relacionada con HLA-B27 • Síndromes oftalmológicos con uveítis anterior • Síndrome de Sjögren	• Uveítis asociada a artritis idiopática juvenil • Sarcoidosis • Espondiloartritis • Herpes
Uveítis intermedia(Fig. 16-8)		
	• *Pars planitis* • Idiopática sin «bancos de nieve» (*snow banks*)	• Espondiloartritis • Sarcoidosis • Esclerosis múltiple
Uveítis posterior (Fig. 16-9)		
Coriorretinitis unilateral	• Toxoplasmosis • Sífilis • Otras infecciones	• Coriorretinitis oftalmológica • Sarcoidosis
Coriorretinitis bilateral	• Coriorretinitis oftalmológica • Síndromes de manchas blancas • Toxoplasmosis	• Lupus eritematoso sistémico • Síndromes de mascarada
Vasculitis retiniana	• Idiopática • Enfermedad de Behçet • Síndromes de mascarada	• Tuberculosis • Sarcoidosis
Panuveítis		
Panuveítis con coriorretinitis	• Toxoplasmosis • Panuveítis idiopática • Coriorretinitis oftalmológica	• Herpes • Síndrome de Vogt-Koyanagi-Harada
Panuveítis con vasculitis retiniana	• Enfermedad de Behçet • Panuveítis idiopática • Sífilis	• Enfermedad inflamatoria intestinal • Sarcoidosis • *Pars planitis*
Panuveítis con desprendimiento exudativo de retina	• Síndrome de Vogt-Koyanagi-Harada • Oftalmía simpática	• Enfermedad de Behçet • Toxocariasis

Adaptada de: Bañares A, 1997.

Epidemiología de las uveítis

No obstante, no se debe olvidar que las infecciones son la causa de uveítis más frecuente en países en vías de desarrollo. Por tanto, la prevalencia y expresión fenotípica de los diferentes tipos de uveítis dependerá de la distribución geográfica, la influencia medioambiental y los hábitos sociales de la población, además de la edad, el sexo y los factores genéticos del paciente.

Las uveítis no infecciosas son la causa del 5-10 % de los casos de ceguera en el mundo, y el 35 % de los pacientes con uveítis presentan desde pérdida visual significativa hasta ceguera legal.

Las uveítis no infecciosas pueden ocurrir de forma aislada o como manifestaciones de enfermedades sistémicas subyacentes, incluyendo enfermedades reumáticas, en un número significativo de pacientes (v. **Tabla 16-7**). Entre las causas más comunes se incluyen la uveítis anterior

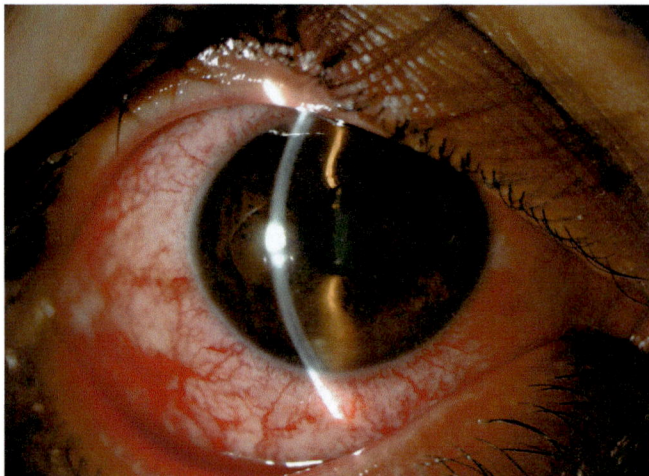

Figura 16-6. Uveítis anterior aguda.

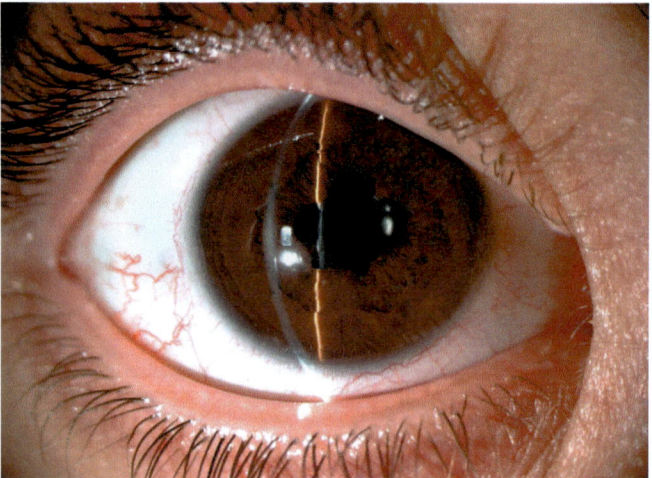

Figura 16-7. Uveítis anterior crónica.

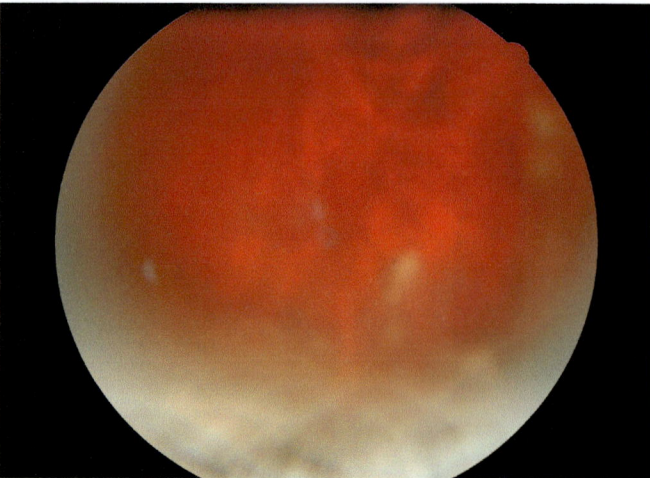

Figura 16-8. Uveítis intermedia.

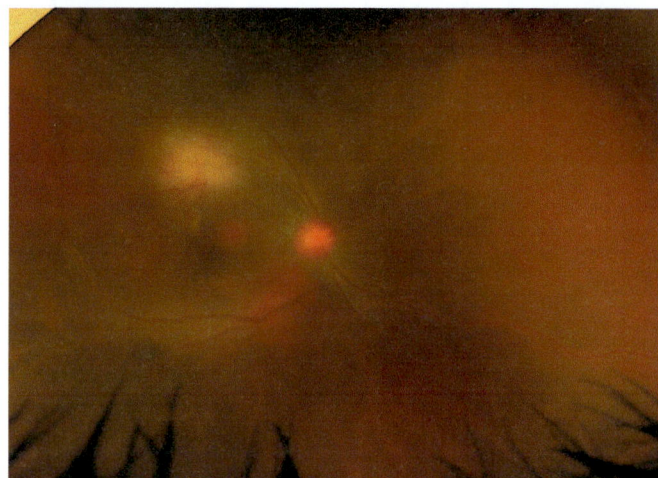

Figura 16-9. Uveítis posterior (patrón de coriorretinitis unilateral).

asociada a antígeno leucocitario humano-B27 (HLA-B27) (4-32 %), la artritis idiopática juvenil, la sarcoidosis, el síndrome de Vogt-Koyanagi-Harada (VKH), la coriorretinopatía «en perdigonada» (*birdshot*), la coroiditis multifocal, la coroiditis serpiginosa, la enfermedad de Behçet y la esclerosis múltiple. Según su localización anatómica, presentan diferentes características epidemiológicas:

- La uveítis anterior es el tipo más común de uveítis. En países occidentales su prevalencia alcanza el 90 % del total de las uveítis en centros de atención primaria y el 50-60 % en centros terciarios. Muy frecuentemente son idiopáticas (38-88 % de los casos). La prevalencia de uveítis entre los pacientes con espondilitis anquilosante es del 20-40 %, con artritis reactiva del 12-37 %, con artritis psoriásica del 3-16 % y con enfermedad inflamatoria intestinal del 2-9 %. De forma inversa, la prevalencia de espondiloartritis en cualquier tipo de uveítis es del 5 %, asciende al 8-12 % si se trata de una uveítis anterior aguda y aumenta aún más en presencia del HLA-B27. La prevalencia de la artritis reactiva es del 3 % para todos los casos de uveítis, pero aumenta hasta el 5-10 % en pacientes con uveítis anterior aguda.

- Las uveítis intermedias son las menos frecuentes, solo suponen alrededor del 15 % de las uveítis. La mayoría son idiopáticas (60-99 %) y entre las etiologías identificables se incluyen la sarcoidosis, la esclerosis múltiple, la infección por el virus linfotrópico humano de células T tipo 1, la sífilis, la enfermedad de Lyme y el linfoma intraocular.

- Las uveítis posteriores es el segundo tipo más común, al suponer entre el 15 y el 30 % del total de las uveítis. La mayoría son idiopáticas, seguidas en frecuencia por la toxoplasmosis, cuya prevalencia varía según la localización geográfica. La sarcoidosis supone el 1-13 % de los casos de uveítis posteriores en Occidente. Otras causas comunes son la coriorretinopatía «en perdigonada», así como procesos infecciosos como la sífilis, la tuberculosis y la necrosis retiniana aguda causada por virus del grupo herpes.

- La prevalencia de las panuveítis también es muy variable según la localización geográfica; es más alta en Sudamérica, África y Asia. La panuveítis idiopática es la más común en Europa (22-99 %), y las causas más asociadas son la enfermedad de Behçet, con una prevalencia mayor en la zona del Mediterráneo, la sarcoidosis o el síndrome de VKH.

 La uveítis anterior es la forma más común de uveítis, seguida por orden de frecuencia por las uveítis posteriores, las panuveítis y las uveítis intermedias.

Existen diferencias en cuanto a la distribución y causas de uveítis según la franja de edad:

- Las uveítis en niños suponen el 5-16 % de todos los casos de uveítis en la mayoría de centros terciarios. La incidencia anual en Europa es de unas 10 veces menor comparada con los adultos. Asocian mayor tendencia a la cronicidad y mayores tasas de complicaciones y de pérdida de visión, de manera que hasta un tercio de los niños con uveítis presentan pérdida visual grave, sobre todo si aparece antes de los 5 años de edad. La uveítis anterior idiopática es la más frecuente, seguida de la asociada a artritis idiopática juvenil, que es, a su vez, la enfermedad sistémica más asociada a uveítis en este grupo de edad. La uveítis asociada a anticuerpos antinucleares sin diagnóstico de artritis idiopática juvenil es una entidad que hay que tener presente. La uveítis posterior es el segundo tipo más común de uveítis (15-50 %) en esta población.
- En adultos jóvenes, el tipo más frecuente es la uveítis anterior, con un aumento comparativo de uveítis intermedias frente a otros grupos, asociado con la mayor incidencia de esclerosis múltiple en mujeres jóvenes caucásicas.
- Por encima de los 60 años, suponen el 6-22 % de las uveítis de inicio y habitualmente son idiopáticas. En cuanto a la localización, las uveítis anterior son las más frecuentes (22-75 %), seguidas de panuveítis (13-42 %), uveítis posterior (7-21 %) y uveítis intermedias (4-9 %).

! En cuanto al edema macular, una complicación de las uveítis, se han postulado mecanismos que lo relacionan con la interleucina-6, con el aumento de la población de células T *helper* o auxiliares con respecto a la de las T reguladoras y con el aumento de citocinas proinflamatorias como el TNF-α, el factor de crecimiento del endotelio vascular (VEGF) y el aumento de la permeabilidad vascular. Los inhibidores de la interleucina-6 han demostrado ser útiles para el tratamiento del edema macular uveítico.

En España, un estudio de 2022 ha analizado las características epidemiológicas de las uveítis registradas en la región de Toledo. Se registraron 389 casos de uveítis, con una prevalencia de 58,7 por 100.000 habitantes (intervalo de confianza del 95 %: 53,0-64,9) y con una edad media de los pacientes de 47,0 ± 20,6 años, de los cuales el 57,8 % fueron mujeres. La localización anatómica más prevalente fue la uveítis anterior. En adultos, la prevalencia fue mayor para las uveítis idiopáticas, mientras que la etiología autoinmune fue la más frecuente en niños. En adultos, la uveítis autoinmune fue la segunda más frecuente (23,5 %), con una prevalencia de 15,8 (intervalo de confianza del 95 %:

12,6-19,6) por 100.000 habitantes, seguido de síndromes oftalmológicos (14,5 %), infecciones (48 %) y síndromes de mascarada (0,6 %).

Fisiopatología y etiopatogenia

La etiopatogenia de las uveítis es desconocida, aunque hay evidencia para aceptar que existe una base autoinmune. Como en cualquier enfermedad inmunomediada, la combinación de predisposición genética y factores medioambientales se ha relacionado con diferentes mecanismos celulares, firmas de citocinas y quimiocinas y vías de señalización alteradas en pacientes con uveítis. Desde el punto de vista genético, se han identificado diferentes locus de susceptibilidad para desarrollar uveítis. Los haplotipos más reconocidos y utilizados en la práctica clínica habitual son:

- HLA-B27: asocia mayor riesgo de uveítis, independientemente de la presencia de una espondiloartritis asociada. De hecho, el 1 % de la población HLA-B27 positivo presenta uveítis anterior frente al 0,2 % de la población general. Por otro lado, el HLA-B27 está presente en el 94 % de los pacientes con uveítis y espondiloartritis. En los pacientes con HLA-B27 y espondilitis anquilosante, la uveítis presenta predominio masculino, más afectación bilateral, más sinequias, mayor incidencia de glaucoma secundario y mayor prevalencia de catarata complicada, con peor pronóstico visual que los pacientes con uveítis y HLA-B27 sin espondilitis anquilosante. La presencia del HLA-B27 asocia afectación vascular retiniana periférica en alrededor del 40 % de los pacientes con *uveítis anterior aguda*.
- HLA-B5/B*51: la presencia de este alelo en pacientes con enfermedad de Behçet se asocia con un mayor riesgo de desarrollar uveítis.
- HLA-A29: asociado a coriorretinopatía de *birdshot*, causa poco frecuente de uveítis posterior, que aparece sobre todo en países desarrollados y particularmente en el norte de Europa. Su presencia supone un aumento del riesgo de padecer esta patología de entre 50 y 224 veces.

En cuanto al edema macular, una complicación de las uveítis, se han postulado mecanismos que lo relacionan con la interleucina-6, con el aumento de la población de células *T helper* con respecto a la de las T reguladoras y con el aumento de citocinas proinflamatorias como el TNF-α, el VEGF y el aumento de la permeabilidad vascular. Los inhibidores de la interleucina-6 han demostrado ser útiles para el tratamiento del edema macular uveítico.

Diagnóstico de las uveítis

Existen hallazgos característicos de las uveítis según su localización anatómica. Los más frecuentes están reflejados en la **tabla 16-2**.

Respecto al uso de los estudios complementarios en el diagnóstico de las uveítis, en muchas ocasiones, los datos clínicos y la exploración del paciente con uveítis orientarán hacia una posible etiología.

> **!** Ante un primer episodio de uveítis anterior unilateral no complicada sin otros síntomas asociados, dado que en un alto porcentaje son idiopáticas, se suele administrar tratamiento tópico y considerar ampliar el estudio etiológico si la evolución no es favorable o aparecen recurrencias. Dentro del diagnóstico diferencial, es importante tener siempre en cuenta la posibilidad de infección y de neoplasia, principalmente en aquellas uveítis refractarias al tratamiento o de presentación atípica.

En el diagnóstico diferencial y los síndromes limitados al ojo, existen uveítis idiopáticas o asociadas a síndromes puramente oftalmológicos que en muchas ocasiones requieren el manejo con inmunomoduladores, por lo que es importante conocerlas.

Se exponen a continuación varias de ellas.

Uveítis heterocrómica de Fuchs: enfermedad ocular clásicamente considerada de etiología desconocida que supone un porcentaje pequeño (0,5-6,2 %) de las uveítis. Se considera relacionada con agentes infecciosos como el virus de la rubéola, el citomegalovirus o el toxoplasma. Se caracteriza por escasa o nula hiperemia, heterocromía o atrofia difusa del iris, precipitados retroqueráticos estrellados dispersos por toda la superficie endotelial, escasa celularidad en cámara anterior y ausencia de sinequias. Con frecuencia se desarrolla catarata subcapsular posterior de maduración rápida y, en algunos casos, glaucoma y opacidades vítreas significativas. No suele requerir tratamiento, salvo corticoides tópicos en casos excepcionales de exacerbaciones sintomáticas. Pueden ser necesarios tratamientos hipotensores e incluso cirugía de glaucoma.

Síndrome de Posner Schlossman o crisis glaucomatociclítica: enfermedad poco frecuente que se caracteriza por presentar ataques recurrentes de uveítis anterior no granulomatosa y PIO muy elevada. Se considera relacionada con el citomegalovirus, por lo que ante la sospecha clínica se hará punción de cámara anterior, reacción en cadena de la polimerasa del humor acuoso para determinación de citomegalovirus y carga viral.

Nefritis y uveítis tubulointersticial: uveítis anterior bilateral asociada con nefritis tubulointersticial aguda. Es poco frecuente y puede asociar manifestaciones sistémicas como artromialgias, fiebre, pérdida de peso y dolor abdominal. El diagnóstico se basa en la presencia de uveítis anterior y una biopsia renal compatible. Se aconseja realizar una analítica de orina incluyendo la determinación urinaria de β2 microglobulina. Puede requerir tratamiento corticoideo e inmumodulador.

Coriorretinopatía de _birdshot_: causa poco frecuente de uveítis posterior asociada a HLA-A29 (**Fig. 16-10**). Puede requerir corticoides sistémicos e inmunomoduladores, incluyendo fármacos biológicos.

Coroiditis serpiginosa: inflamación recurrente, bilateral y asimétrica de la coroides, que asocia pérdida de coriocapilares, atrofia del epitelio pigmentario de la retina y pérdida de los fotorreceptores. Puede requerir corticoides sistémicos e inmunomoduladores, incluyendo fármacos biológicos. Se hará siempre un cribado de enfermedad tuberculosa en pacientes con este fenotipo clínico de uveítis.

Coroiditis multifocal idiopática: inflamación crónica de etiología desconocida con presencia de múltiples lesiones en retina y coroides, suele ser bilateral y afectar a mujeres en edades medias de la vida. Puede requerir tratamiento con inmunomoduladores.

Vasculitis retiniana idiopática: la asociación de vasculitis retiniana y vasculitis sistémica es rara, salvo en la enfermedad de Behçet.

Oftalmia simpática: enfermedad poco frecuente y muy grave, definida como panuveítis en un ojo tras lesión traumática o posquirúrgica del ojo contralateral. En ocasiones, supone la pérdida de visión permanente en un paciente sano sin comorbilidades oculares. Suele cursar como panuveítis grave con desprendimientos exudativos de la retina. El tiempo hasta el inicio de los síntomas tras la lesión es altamente variable. Puede requerir corticoides sistémicos e inmunomoduladores, incluyendo fármacos biológicos, y la enucleación del ojo traumatizado es controvertida.

Síndrome de VKH: también conocido como síndrome uveomeníngeo, es una panuveítis granulomatosa bilateral y difusa que cursa con desprendimiento de retina seroso y que puede acompañarse de afectación del sistema nervioso central, alteraciones dermatológicas y auditivas. Es poco frecuente en Europa, pero común en Asia. Se ha postulado una respuesta autoinmune a antígenos asociados con la melanina. Puede requerir corticoides sistémicos e inmunomoduladores, incluyendo fármacos biológicos.

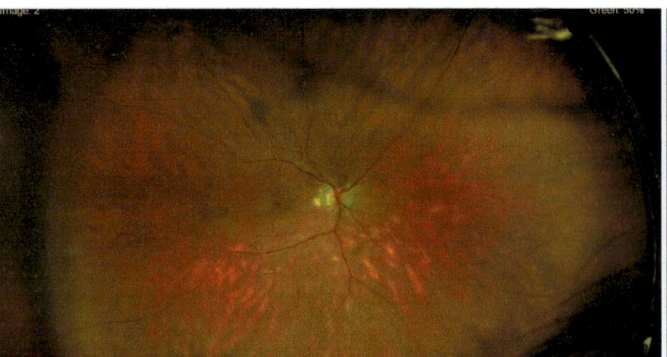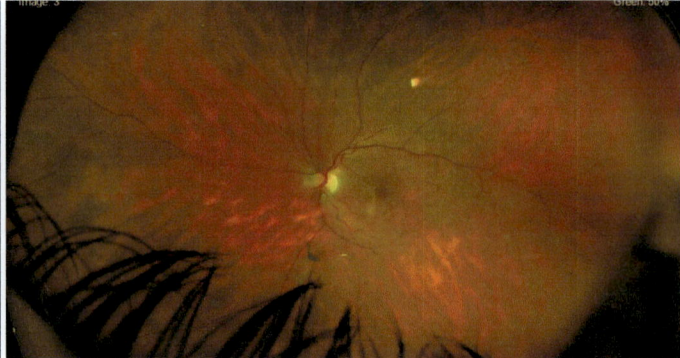

Figura 16-10. Retinografía de campo amplio en paciente con coriorretinopatía en perdigonada (_birdshot_). Se observa la existencia de lesiones hipopigmentadas profundas en el segmento posterior, de localización predominante en la zona nasal inferior en ambos ojos, así como turbidez vítrea moderada.

Síndromes de mascarada: cuadros no primariamente uveíticos que simulan uveítis por asociar un componente inflamatorio. Los tumores intraoculares primarios o metastásicos, especialmente el linfoma del sistema nervioso central, son la causa más frecuente.

 Existen síndromes limitados al ojo que pueden requerir tratamiento inmunomodulador.

 Tanto la actividad inflamatoria persistente como los tratamientos y procedimientos derivados del manejo de las uveítis pueden asociar complicaciones a largo plazo.

Complicaciones de las uveítis

A continuación, se detallan las complicaciones de las uveítis.

Sinequias: adhesiones del iris que pueden ser anteriores, hacia el ángulo iridocorneal, o posteriores, hacia el cristalino. En ocasiones, son el resultado de la actividad inflamatoria del ojo. Estas sinequias pueden producir el cierre del ángulo camerular y conducir al desarrollo de un glaucoma secundario por diferentes mecanismos.

Edema macular: acumulación patológica de fluido en la retina central como complicación de enfermedades, como la retinopatía diabética, las oclusiones retinianas vasculares o las uveítis. Asocia una disminución variable de la agudeza visual. Los síntomas más habituales son metamorfopsias, micropsia, visión borrosa, escotoma central y reducción del contraste o la sensibilidad al color. De los tres patrones de edema macular descritos por OCT, en uveítis, el quístico y el difuso son las formas más típicas, mientras que el desprendimiento subretiniano se observa habitualmente en combinación con alguno de los otros dos. Alrededor de un tercio de los pacientes con uveítis desarrollan edema macular, sobre todo en uveítis intermedias y uveítis posteriores, aunque también en uveítis anteriores.

Membrana epirretiniana: proliferación prerretiniana de células miofibroblásticas y matriz extracelular como manifestación final de diferentes patologías (cirugía de cataratas, enfermedad vascular retiniana, uveítis o desgarros retinianos), aunque la mayoría son idiopáticas. La sintomatología dependerá de la localización, duración, gravedad y tipo, y puede ser asintomática. Afectará a la agudeza visual, causará visión borrosa, metamorfopsias y otras alteraciones visuales. Es importante descartar vasculitis retiniana, uveítis y desgarros retinianos.

Catarata: opacidad parcial o total del cristalino que provoca que la luz se disperse dentro del ojo y no se pueda enfocar en la retina, lo que crea imágenes difusas. Es la causa más común de ceguera tratable con cirugía. Aparece hasta en el 50-78 % de las uveítis, puede provocar pérdida de visión reversible y es resultado tanto del proceso primario de la enfermedad como del tratamiento con corticoides. La población con uveítis suele presentar cataratas más tempranas y con mayor comorbilidad ocular que la población general, precisan cirugía en una alta proporción y asocian más complicaciones intraoperatorias.

Glaucoma: el glaucoma secundario a inflamación, por obstrucción de la salida del humor acuoso por células inflamatorias y mediadores químicos, puede afectar de forma grave a la visión y requerir el manejo intensivo con terapia antiinflamatoria y fármacos reductores de la PIO. El 30 % de los glaucomas uveíticos no responden al tratamiento médico y requerirán dispositivos de drenaje.

Queratopatía en banda: véase el apartado *Afectación corneal*.

En un estudio en España (Toledo), el 45,8 % de los pacientes con uveítis presentó al menos una complicación, principalmente sinequias posteriores (19,0 %), hipertensión ocular (14,0 %), edema macular (7,5 %), membrana epirretiniana (6,9 %), glaucoma (6,6 %), atrofia iridiana (5,6 %) y cataratas (5,5 %). El riesgo de complicaciones aumenta con la edad, en uveítis intermedias y panuveítis, y en las uveítis crónicas o recurrentes.

Tratamiento de las uveítis no infecciosas

El correcto tratamiento de las uveítis es crucial para evitar el daño estructural y la pérdida de visión.

 El uso de corticoides ya sea de forma tópica, en inyecciones locales, o administrados de forma sistémica, es el pilar fundamental en el tratamiento de las uveítis, pero en ocasiones, es necesario el uso de inmunomoduladores tanto para el control inflamatorio como para reducir la cantidad de corticoides administrada.

En noviembre de 2022, se publicaron las primeras recomendaciones de la Sociedad Española de Reumatología sobre el tratamiento de las uveítis, en las que se basará esta parte del capítulo.

Fármacos utilizados para el tratamiento de las uveítis

Son los corticoides y los inmunomoduladores sistémicos.

Corticoides

Existen tres vías de administración, tópica, local y sistémica.

Para la *administración tópica*, se suele utilizar prednisolona o dexametasona.

Para la *administración local*, se emplean las inyecciones perioculares y la terapia intravítrea. Para las inyecciones perioculares, normalmente se utiliza acetónido de triamcinolona transeptal o en el espacio subtenoniano, lo que evita los efectos sistémicos y concentra el corticoide en el lugar donde es más efectivo, que trata, además, el posible edema macular asociado. Para la terapia intravítrea, existen implantes de liberación sostenida de duración variable de acetónido de fluocinolona y de dexametasona, que se utilizan principalmente en uveítis con afectación posterior tras intolerancia o fallo a la terapia inmunomoduladora, como terapia puente o en edema macular que afecte a la visión. La inyección intraocular directa de corticoides está en desuso por existir alternativas más seguras.

Para la *administración sistémica*, se emplea la forma oral (prednisona) o intravenosa, incluyendo bolos de metilprednisolona.

Hay que considerar que los corticoides pueden presentar *efectos adversos* oculares, principalmente cataratas y elevación de la PIO. Es importante tener en cuenta que la aparición de cataratas con los implantes intravítreos es casi universal, suelen ser subcapsulares posteriores y requerir cirugía, y en pacientes muy jóvenes, alterará el desarrollo visual del ojo y producirá ambliopía. La elevación de la PIO conducirá a glaucoma en cualquier momento del tratamiento y requerirá tratamiento hipotensor ocular, que será reversible tras la retirada si la terapia se ha mantenido un tiempo limitado.

Inmunomoduladores sistémicos

Pueden ser necesarios por la gravedad del cuadro, por la posible enfermedad subyacente o por la refractariedad a corticoides. Ciclosporina A y ADA son los únicos que cuentan con la aprobación para su uso en uveítis en su ficha técnica.

Tratamiento de las uveítis no infecciosas según su localización anatómica

En las uveítis anteriores, se usarán los *corticoides tópicos* como la primera opción. Los *antiinflamatorios no esteroideos tópicos* pueden asociarse como ahorradores de corticoides o para prevención de recurrencias en uveítis anteriores de curso crónico, o como coadyuvante al tratamiento en casos de edema macular uveítico. Entre los i*nmunomoduladores sintéticos convencionales*, metotrexato y sulfasalacina son los más utilizados en uveítis anteriores recurrentes, sobre todo en aquellas asociadas a espondiloartritis. En uveítis anterior refractaria o recurrente tras fallo a otros tratamientos, se recomienda valorar el uso de *inmunomoduladores biológicos*, principalmente inhibidores del TNF-α y con mayor evidencia para ADA. Etanercept y los fármacos antiinterleucina-17A a las dosis comercializadas no han mostrado eficacia.

En las uveítis no anteriores, cuando existe afectación intermedia, y sobre todo posterior, la necesidad de tratamiento con fármacos inmunomoduladores es mayor que en las uveítis anteriores. En las uveítis intermedias el uso de corticoterapia administrada de forma local intermitente será suficiente en entre un cuarto y un tercio de los pacientes, especialmente en aquellos que tienen formas de afectación unilateral o asimétrica. En el resto, el manejo con corticoides en monoterapia será adecuado en algunos casos, aunque la mayoría de los pacientes que necesitan terapia sistémica precisarán tratamiento inmunomodulador para alcanzar un control mantenido de la inflamación. En pacientes con uveítis posterior o panuveítis, el uso de inmunomoduladores es aún más frecuente.

Los *corticoides sistémicos* por vía oral son el tratamiento de inicio, aunque en casos graves y bilaterales se considerará utilizarlos a dosis altas y por vía intravenosa. Como en otras patologías, el objetivo es iniciar con la dosis eficaz más baja posible y seguir con un descenso gradual con monitorización estrecha de la actividad de la uveítis y de los posibles episodios adversos del fármaco. Se pueden utilizar como terapia previa o al iniciar inmunomoduladores sintéticos o biológicos, si fueran precisos. Los *corticoides locales* en forma de inyecciones perioculares se recomiendan en episodios agudos y unilate-

rales, mientras que los implantes de liberación sostenida se suelen utilizar en casos graves o refractarios, especialmente si la enfermedad está limitada al ojo y es unilateral, en ancianos, seudofáquicos (por el desarrollo de catarata) o si los inmunomoduladores están contraindicados.

Los *inmunomoduladores* desempeñan un papel importante en uveítis moderadas o graves de curso crónico, para control de la inflamación o como ahorradores de corticoides. Entre los *inmunomoduladores sintéticos convencionales* existe evidencia y experiencia para el uso de metotrexato, micofenolato mofetilo y sódico, ciclosporina, tacrólimus, azatioprina y ciclofosfamida. Interferón α-2a, α-2b y β también han mostrado eficacia en uveítis, pero son menos utilizados en España. Hay pocos datos de eficacia que apoyen la utilización de un fármaco sobre otro, y es habitual la combinación de inmunomoduladores sintéticos convencionales o su asociación con inmunomoduladores biológicos cuando es preciso. La elección, por tanto, dependerá de las características del paciente, la posible enfermedad subyacente y el perfil de seguridad y accesibilidad del fármaco.

Entre los *inmunomoduladores biológicos*, se recomienda el uso de inhibidores del TNF-α, especialmente ADA. IFX, golimumab, certolizumab, tocilizumab y RTX pueden ser alternativas. No existe evidencia para el uso de etanercept o de secukinumab, ni para la administración de otros biológicos por vía intravítrea. Los inhibidores de las JAK han mostrado resultados satisfactorios en series de casos, aunque por ahora la calidad de la evidencia es baja.

En el edema macular uveítico, el tratamiento de inicio suele emplear corticoides sistémicos o locales por vía periocular, o implantes de dexametasona o de acetato de fluocinolona. Los *inhibidores de la anhidrasa carbónica* (acetazolamida) se utilizan como tratamiento de inicio y a corto plazo en pacientes con edema macular uveítico leve, al igual que los antiinflamatorios no esteroideos como terapia coadyuvante. Los inmunomoduladores sintéticos convencionales como metotrexato, micofenolato o ciclosporina A, tacrólimus o azatioprina, pueden tener un papel en casos refractarios o como ahorradores de corticoides. En cuanto a los tratamientos biológicos, los fármacos anti-VEGF intravítreos (bevacizumab, ranibizumab, aflibercept) sustituyen a los corticoides cuando están contraindicados. El uso de los inhibidores del TNF-α, en concreto ADA, se recomiendan con base en la práctica clínica, al igual que el uso de tocilizumab en edema macular refractario. El interferón α-2a también es una opción en el edema macular refractario. Existe poca evidencia que apoye el uso de RTX, sarilumab o fármacos citotóxicos en estos casos. Por último, es importante destacar que el uso de la OCT permite monitorizar la respuesta del edema macular al tratamiento de forma no invasiva y muy precisa (**Fig. 16-11**).

AFECTACIÓN OCULAR SEGÚN LA ENFERMEDAD REUMÁTICA AUTOINMUNE SISTÉMICA

En una revisión sistemática, se encontró que la afectación ocular está presente en al menos 1 de cada 5 pacientes con artritis reumatoide, y entre un cuarto y un tercio de los pacientes con enfermedad del tejido conectivo y vasculitis.

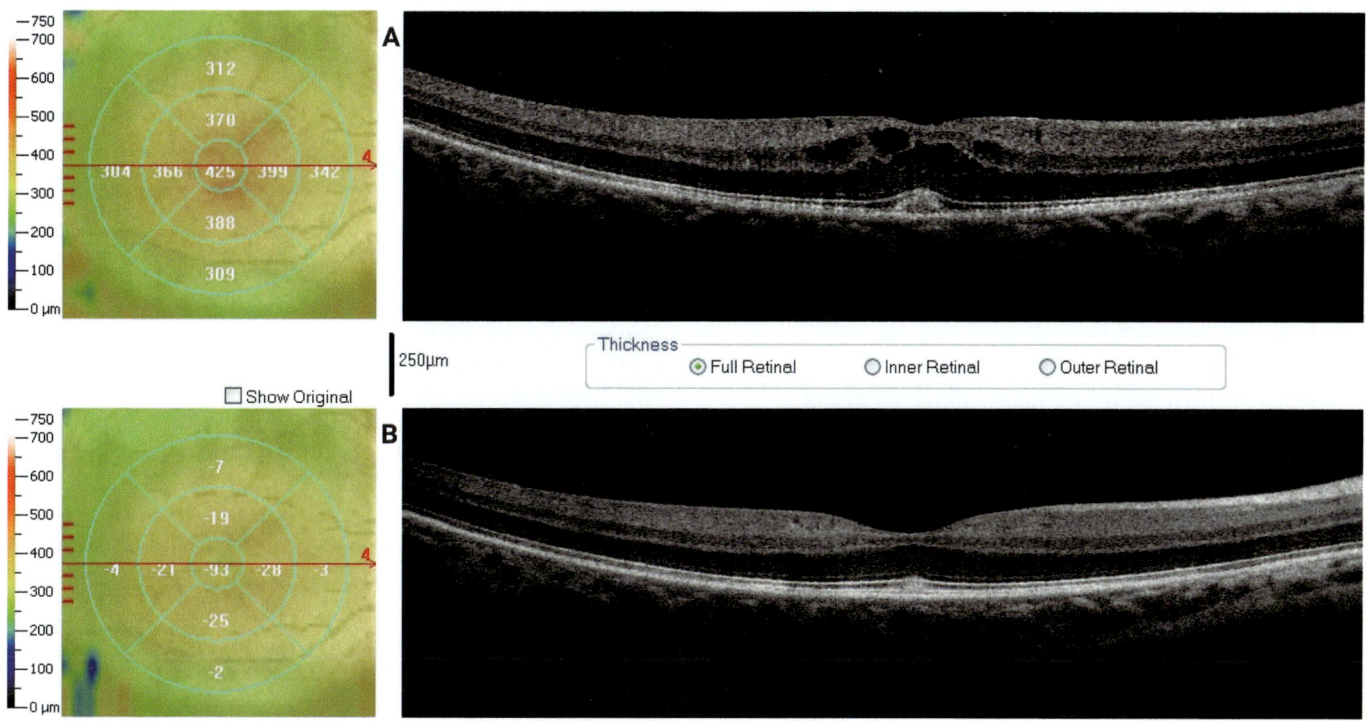

Figura 16-11. Edema macular quístico uveítico (**A**) y su evolución tras tratamiento (**B**).

Tabla 16-8. Afectación ocular en enfermedades reumáticas

Enfermedad	Tipo de afectación ocular
Artritis reumatoide	QCS, PUK, epiescleritis, escleritis, uveítis. Los pacientes con anticuerpos anti péptido cíclico citrulinado y factor reumatoide positivos parecen tener más probabilidades de presentar algún tipo de afectación ocular
Lupus eritematoso sistémico	Inflamación de músculos extraoculares, seudotumor orbitario, afectación del párpado en lupus discoide, ojo seco, queratitis punteada, PUK. Poco frecuente: epiescleritis y escleritis. Oclusión de la arteria central de la retina o venosa. Coroidopatía
Síndrome de Sjögren primario	QCS, PUK, epiescleritis, escleritis, uveítis
Vasculitis	Isquemia en coroides y segmento anterior, PUK, escleritis, vasculitis oclusiva retiniana periférica y central, NOI, afectación de músculos extraoculares (miositis, parálisis)
Miopatías inflamatorias	Afectación de párpados (exantema en heliotropo, lagoftalmos, ptosis), QCS, catarata, hemorragias retinianas, manchas algodonosas en retina (microinfartos), afectación del nervio óptico
Sarcoidosis	Uveítis en cualquier localización (más frecuente anterior), compromiso orbitario con atrapamiento ocular, queratoconjuntivitis seca (QCS), PUK
Esclerosis sistémica	Afectación del párpado (eversión, lagoftalmos, blefaromiosis, pérdida de pestañas, madarosis). Vasculopatía conjuntival o de la epiesclera. QCS, atrofia del iris, afectación de retina
Polimialgia reumática	Epiescleritis, escleritis, uveítis
Síndrome de Behçet	Uveítis, típicamente panuveítis bilateral, crónica, recurrente y no granulomatosa con vasculitis retiniana, vasculitis retiniana oclusiva necrosante
Espondiloartritis	Espondiloartritis axial, artritis psoriásica, artritis reactivas y artritis enteropáticas: uveítis anterior, conjuntivitis, iritis, ojo seco, epiescleritis. La uveítis anterior en la artritis psoriásica es con más frecuencia bilateral, crónica y con mayor incidencia si existe psoriasis en el cuero cabelludo
Artrosis	Discreto aumento del riesgo de desarrollar degeneración macular asociada a la edad en algunos estudios
Fibromialgia	QCS, principalmente secundario al tratamiento
Osteoporosis	Uveítis secundaria al uso de bisfosfonatos (infrecuente)
Gota	Casos descritos de depósitos tofáceos en párpados, conjuntiva, córnea, iris, esclera y órbita
Policondritis recidivante	Epiescleritis y escleritis, uveítis, NOI, edema palpebral, ptosis
Síndromes autoinflamatorios	Uveítis (FMF; síndrome de Blau, típicamente panuveítis granulomatosa), afectación del nervio óptico (NOMID), conjuntivitis (síndrome de Muckle-Wells, TRAPS), edema palpebral (TRAPS), escleritis y epiescleritis (FMF)

FMF: fiebre mediterránea familiar; NOI: neuropatía óptica isquémica; NOMID: enfermedad inflamatoria multisistémica de inicio neonatal; PUK: queratitis ulcerativa periférica; QCS: queratoconjuntivitis seca; TRAPS: síndrome periódico asociado al receptor del factor de necrosis tumoral.

La prevalencia de afectación ocular fue del 18 % en artritis reumatoide, 26 % en granulomatosis con poliangitis, 27% en arteritis de células gigantes, 27 % en sarcoidosis, 31 % en lupus eritematoso sistémico y 35 % en artritis psoriásica. Las complicaciones más frecuentemente asociadas a la sarcoidosis fueron la uveítis anterior y la posterior (16 y 6 % de los pacientes, respectivamente). La manifestación más común fue la queratoconjuntivitis seca, especialmente en el síndrome de Sjögren primario (89 % de los pacientes). En la **tabla 16-8** se muestra el tipo de afectación ocular descrito en distintas enfermedades reumáticas.

TOXICIDAD OCULAR DE FÁRMACOS UTILIZADOS EN REUMATOLOGÍA

La *cloroquina* y la *hidroxicloroquina*, a largo plazo, inducen maculopatía o retinopatía periférica, que pueden dar lugar a pérdida de visión irreversible. El riesgo es mayor en pacientes tratados con hidroxicloroquina durante más de 5 años o con dosis superiores a 5 mg/kg al día, en aquellos con empeoramiento de la función hepática o renal, o si reciben tratamiento concomitante con tamoxifeno. Se recomienda una valoración basal y después anual a partir del quinto año. En grupos de alto riesgo o en tratamiento con cloroquina, por su perfil de riesgo menos favorable, se recomienda la monitorización anual desde el inicio.

Los *bisfosfonatos* se han relacionado con la aparición de conjuntivitis, epiescleritis, escleritis, queratitis o uveítis, e incluso *melting* corneal. Suelen responder a la retirada del fármaco, aunque en ocasiones es preciso el uso de corticoterapia. La clínica generalmente reaparece con la reintroducción del bisfosfonato.

El uso a largo plazo de *alopurinol* se ha asociado con el desarrollo de catarata cortical y subcapsular. Se recomienda remitir a oftalmología si aparecen alteraciones visuales.

Los *corticoides* se han asociado a la formación de cataratas y elevación de la PIO.

PUNTOS CLAVE

- La patología ocular inflamatoria tiene un gran impacto en la calidad de vida de los pacientes.
- Es importante familiarizarse con la terminología y herramientas utilizadas por oftalmología para una colaboración eficiente.
- La queratoconjutivitis seca asocia queratitis central y es frecuente en la población general, pero es más grave y tiene peor pronóstico cuando está asociada a ERAS.
- La queratitis periférica ulcerativa es un cuadro grave asociado a diferentes ERAS que requiere tratamiento temprano y, habitualmente, inmunomoduladores.
- La epiescleritis suele ser benigna y con un pronóstico más favorable que la escleritis.
- La escleritis es grave en ocasiones y se asocia a diferentes ERAS; puede reflejar un fenómeno vasculítico subyacente.
- La localización anatómica de las uveítis se relaciona con las posibles enfermedades asociadas, su manejo diagnóstico y terapéutico, y su pronóstico.
- El pilar fundamental del tratamiento de las uveítis son los corticoides.

- Las uveítis anteriores son las más frecuentes, en muchas ocasiones son idiopáticas, asocian mejor pronóstico y requieren con menos frecuencia tratamiento sistémico.
- Las uveítis anteriores no idiopáticas se asocian principalmente a las espondiloartritis.
- Las uveítis intermedias son las menos frecuentes, la mayoría son idiopáticas y se pueden asociar, entre otras enfermedades, a sarcoidosis o a esclerosis múltiple.
- Las uveítis posteriores y panuveítis asocian peor pronóstico que las uveítis anteriores o intermedias y suelen requerir inmunomoduladores asociados a corticoterapia.
- Las vasculitis sistémicas no suelen cursar con vasculitis retinianas. A menudo se asocian a cuadros inflamatorios de superficie ocular (escleritis y PUK).
- La decisión de iniciar un inmunomodulador en uveítis dependerá de la gravedad, el pronóstico visual, la enfermedad subyacente y las características del paciente.
- Una misma ERAS puede presentar distintos tipos de afectación ocular.
- Es importante conocer y monitorizar los posibles efectos oculares secundarios de los fármacos utilizados en reumatología.

BIBLIOGRAFÍA

Abásolo L, Prieto-García Á, Díaz-Valle D, Benítez-del-Castillo JM, Pato E, García-Feijoo J, et al. Influence of baseline demographic and clinical characteristics in the visual outcome of intermediate uveitis: a survival analysis. Br J Ophthalmol. 2016;100(12):1651-5. Disponible en: http://dx.doi.org/10.1136/bjophthalmol-2015-307774

Ahmad R, Mehta H. The ocular adverse effects of oral drugs. Aust Prescr. 2021;44(4):129-36.

American Journal of Ophthalmology. 2021;228:1-280.

Bañares A, Jover JA, Fernández-Gutiérrez B, Benítez del Castillo JM, García J, Vargas E, et al. Patterns of uveitis as a guide in making rheumatologic and immunologic diagnoses. Arthritis Rheum. 1997;40(2):358-70.

Bloch-Michel E, Nussenblatt RB. International Uveitis Study Group recommendations for the evaluation of intraocular inflammatory disease. Am J Ophthalmol. 1987;103(2):234-5.

Clavel G, Gabison E, Semerano L. Corneal and scleral involvement in inflammatory rheumatic disease: Rheumatologists and ophthalmologists exchanging views. Joint Bone Spine. 2019;86(6):699-705.

Dick AD, Rosenbaum JT, Al-Dhibi HA, Belfort R Jr, Brézin AP, Chee SP, et al. Guidance on noncorticosteroid systemic immunomodulatory therapy in noninfectious uveitis: Fundamentals of care for UveitiS (FOCUS) initiative. Ophthalmology. 2018;125(5):757-73.

Espinosa G, Herreras JM, Muñoz-Fernández S, García Ruiz de Morales JM, Cordero-Coma M. Documento de recomendaciones sobre el tratamiento con inmunodepresores de la uveítis no anterior, no infecciosa, no neoplásica. Med Clin (Barc). 2020;155(5):220.e1-12.

Espinosa G, Muñoz-Fernández S, García Ruiz de Morales JM, Herreras JM, Cordero-Coma M. Documento de recomendaciones de tratamiento de la uveítis anterior no infecciosa. Med Clin (Barc). 2017;149(12):552.e1-12.

García-Aparicio A, Alonso Martín L, López Lancho R, Quirós Zamorano R, del Olmo Pérez L, Sánchez Fernández S, et al. Epidemiology of uveitis in a Spanish region: Prevalence and etiology. Ophthalmic Epidemiol. 2021;28(3):227-36.

Grupo de trabajo del Documento de Recomendaciones sobre Uveítis. Recomendaciones SER sobre tratamiento de la uveítis. Madrid: Sociedad Española de Reumatología; 2022 [consultado el 18 de julio de 2024]. Disponible en https://www.ser.es/recomendaciones-ser-sobre-tratamiento-de-la-uveitis/

Gupta Y, Kishore A, Kumari P, Balakrishnan N, Lomi N, Gupta N, et al. Peripheral ulcerative keratitis. Surv Ophthalmol. 2021;66(6):977-98.

Hassanpour K, H El-Sheikh R, Arabi A, R Frank C, M Elhusseiny A, K Eleiwa T, et al. Peripheral ulcerative keratitis: A review. J Ophthalmic Vis Res. 2022;17(2):252-75.

Jabs DA. Immunosuppression for the uveitides. Ophthalmology. 2018; 125(2):193-202.

Jabs DA, Nussenblatt RB, Rosenbaum JT, Standardization of Uveitis Nomenclature (SUN) Working Group. Standardization of uveitis nomenclature for reporting clinical data. Results of the First International Workshop. Am J Ophthalmol. 2005;140(3):509-16.

Kemeny-Beke A, Szodoray P. Ocular manifestations of rheumatic diseases. Int Ophthalmol. 2020;40(2):503-10.

Nussenblatt RB. The natural history of uveitis. Int Ophthalmol. 1990;14(5-6):303-308. Disponible en: http://dx.doi.org/10.1007/bf00163549

Rosenbaum JT, Dick AD. The eyes have it: A rheumatologist's view of uveitis. Arthritis Rheumatol. 2018;70(10):1533-43.

Thorne JE, Skup M, Tundia N, Macaulay D, Revol C, Chao J, et al. Direct and indirect resource use, healthcare costs and work force absence in patients with non-infectious intermediate, posterior or panuveitis. Acta Ophthalmol. 2016;94(5):e331-9.

Tsirouki T, Dastiridou A, Symeonidis C, Tounakaki O, Brazitikou I, Kalogeropoulos C, et al. A focus on the epidemiology of uveitis. Ocul Immunol Inflamm. 2018;26(1):2-16.

Turk MA, Hayworth JL, Nevskaya T, Pope JE. Ocular manifestations in rheumatoid arthritis, connective tissue disease, and vasculitis: A systematic review and metaanalysis. J Rheumatol. 2021;48(1):25-34.

Arsenal terapéutico

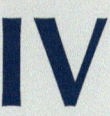

Antiinflamatorios no esteroideos, analgésicos y colchicina. Opiáceos y coadyuvantes

17

R. Ortega Castro, A. Escudero Contreras y C. Aranda Valera

OBJETIVOS

- Aumentar el grado de conocimientos, habilidades y actitudes sobre el uso seguro de antiinflamatorios no esteroideos y analgésicos.
- Conocer el mecanismo de acción, indicaciones generales, efectos secundarios, contraindicaciones e interacciones de estos fármacos.

ANTIINFLAMATORIOS NO ESTEROIDEOS

A pesar del mejor conocimiento en la participación inmunológica en muchas enfermedades reumáticas y el consecuente avance en su tratamiento, los antiinflamatorios no esteroideos (AINE) siguen siendo la piedra angular en el tratamiento del dolor y la inflamación en los pacientes con enfermedades musculoesqueléticas.

No existen diferencias apreciables en la eficacia de los AINE disponibles en el mercado, cuya selección en la práctica clínica se basa en la preferencia de los pacientes, la comodidad posológica y en la presencia de antecedentes gastrointestinales o cardiovasculares.

Definición y clasificación

Los antiinflamatorios no esteroideos son fármacos con una estructura química heterogénea y actividad antipirética, antiinflamatoria y analgésica gracias a su capacidad para inhibir las enzimas ciclooxigenasa (COX), que intervienen en la síntesis de prostaglandinas, tromboxanos y leucotrienos. La mayor parte de los AINE se absorben completamente en el tubo digestivo, tienen un primer paso metabólico hepático, se unen a proteínas plasmáticas y tienen un volumen de distribución pequeño.

El primer AINE disponible fue el ácido acetilsalicílico (AAS), comercializado a finales del siglo XIX por Bayer con el nombre comercial de Aspirina®. En el último siglo se han comercializado múltiples AINE para uso en humanos.

Pueden clasificarse, según su estructura química, de la siguiente forma:

- Salicilatos, entre los que se encuentra la Aspirina®.
- Derivados indolacéticos, entre los que se encuentra la indometacina.

- Derivados arilacéticos, entre los que se encuentran el aceclofenaco y el diclofenaco.
- Ácidos enólicos que, a su vez, se dividen en: oxicanes, entre los que se encuentran piroxicam y meloxicam, y en pirazolonas, entre los que se encuentra la fenilbutazona.
- Derivados arilpropiónicos; entre ellos, el ibuprofeno, el naproxeno y el dexcetoprofeno.

En la actualidad hay una nueva categoría de AINE llamada coxib (inhibidores de la ciclooxigenasa), que tiene la particularidad de inhibir únicamente a la ciclooxigenasa 2 (COX-2). En este nuevo grupo se encuentran el celecoxib y el etoricoxib.

La mayoría de los AINE clásicos (sin selectividad para las isoformas COX) son ácidos débiles, mientras que los coxib tienen características de sulfonamidas o sulfonas.

Su clasificación clásica ha atendido a la estructura química; sin embargo, a la hora de seleccionar un AINE son más útiles otras clasificaciones que atienden a su selectividad frente a las COX, lo que condiciona ciertos usos, y a su semivida de eliminación (**Tabla 17-1**).

Indicaciones

La principal indicación para el empleo de los AINE es la disminución del dolor. Las indicaciones aprobadas en ficha técnica son variadas según el tipo de dolor y van desde el dolor de origen musculoesquelético o neurológico hasta la dismenorrea. Esto hace que la población diana a la que se puede prescribir estos fármacos sea amplia y muy heterogénea.

La respuesta a los AINE varía de unos individuos a otros, lo que hace que la indicación y la evaluación de la respuesta a estos medicamentos deban individualizarse.

Tabla 17-1. Clasificación de los antiinflamatorios no esteroideos más utilizada en reumatología, según selectividad y la semivida de eliminación

Selectividad de los inhibidores		
Grupo	**Características COX-1/COX-2**	**AINE**
1	Inhiben ambas isoformas	AAS, ibuprofeno, naproxeno, indometacina
2	Inhiben la COX-2 con una selectividad 2-100 veces mayor que la COX-1	Celecoxib, etoricoxib, diclofenaco, meloxicam
Semivida de la eliminación		
Grupo	**Características t1/2**	**AINE**
1	Corta (0,25-5 h)	AAS, ibuprofeno, diclofenaco, indometacina
2	Intermedia (6-14 h)	Naproxeno, celecoxib
3	Prolongada (20 h)	Meloxicam

AAS: ácido acetilsalicílico; AINE: antiinflamatorios no esteroideos; COX: ciclooxigenasa; t1/2: semivida de eliminación plasmática.

> **!** Ningún AINE ha demostrado ser superior a otro y la eficacia de los tradicionales es semejante a la de los coxib. No se puede recomendar ningún AINE sobre otro en función de su respuesta clínica. Diversos estudios han mostrado una eficacia similar.

Tiempo de uso

Los AINE deben prescribirse a la dosis mínima eficaz y durante el menor tiempo posible. Esta recomendación es recogida por las agencias reguladoras, teniendo en cuenta datos que señalan la dependencia de la dosis de los efectos adversos y que el riesgo se mantiene en el tiempo. Por todo ello, y dada la posibilidad de efectos adversos, se recomienda su uso cuando no hay alternativa posible, tanto por intolerancia como por ineficacia.

El uso continuado a largo plazo con AINE puede estar justificado en ciertas condiciones, como es el caso de la espondiloartritis axial, en la que se recomiendan como primera línea de tratamiento si los pacientes presentan dolor lumbar inflamatorio y rigidez. Son de elección en el tratamiento continuado si la enfermedad es sintomática, activa y persistente, ya que han demostrado control de la actividad inflamatoria y reducción del grado de progresión radiográfica.

Los AINE producen una mejoría en la calidad de vida de los enfermos con patología reumática aguda o crónica, ya que su eficacia en la reducción del dolor y de los síntomas asociados a la inflamación en esos casos es incuestionable.

Mecanismo de acción

Desde su proposición por Vane en 1971, se acepta que la inhibición de la síntesis de determinados eicosanoides es el principal mecanismo de acción de los AINE.

Los eicosanoides se forman a partir de la actividad enzimática de las COX-1 y COX-2, que convierten al ácido araquidónico en prostaglandinas G2 y H2.

Las prostaglandinas, por tanto, se producen a partir de una ruta oxidativa del ácido araquidónico y las enzimas COX. Existen tres formas de COX (COX-1, COX-2 y COX-3), de las que son más relevantes las dos primeras (COX-1 y COX-2) como responsables de la síntesis de las prostaglandinas. La COX-3 se expresa de forma cuantiosa en el corazón y en el sistema nervioso central, pero su función continúa siendo incierta.

De una forma simple, se puede decir que la COX-1 es responsable de la síntesis de eicosanoides que están implicados en el control homeostático de múltiples funciones fisiológicas, tales como el inicio de la agregación plaquetaria, la citoprotección de la mucosa gastrointestinal, la hemodinámica renal o la diferenciación de macrófagos. Por el contrario, la COX-2 parece estar involucrada en la mediación del dolor, la fiebre y la inflamación (**Fig. 17-1**).

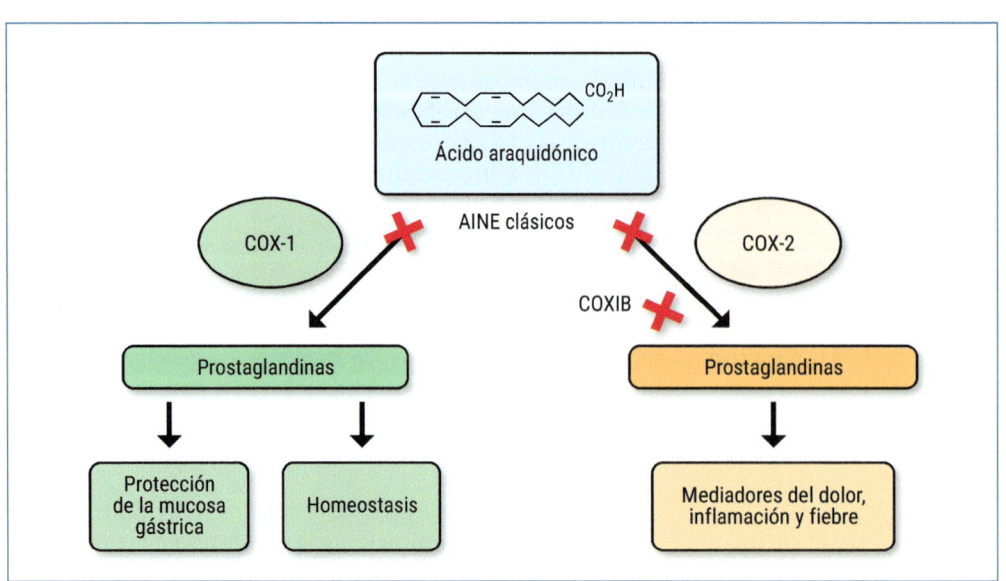

Figura 17-1. Papel esquemático de las enzimas ciclooxigenasa en las funciones corporales y mecanismo de acción de los antiinflamatorios no esteroideos.
AINE: antiinflamatorios no esteroideos; COX: ciclooxigenasa; COXIB: inhibidores de la ciclooxigenasa.

La inhibición de las enzimas COX lleva aparejados los efectos beneficiosos y los no deseados en los principales órganos y sistemas donde la actividad COX desempeña un papel clave.

Acciones terapéuticas

A continuación se describen las acciones terapéuticas de los AINES:

Acción analgésica

Aunque su intensidad analgésica resulta moderada, es su principal aplicación clínica. La acción analgésica tiene dos componentes:

- Central: al revertir el estado de hiperexcitabilidad espinal generado en respuesta a los estímulos dolorosos periféricos.
- Periférico: en los tejidos, al inhibir la síntesis de prostaglandinas producidas por ambas isoformas de la COX, los AINE impiden la acción sensibilizadora de las terminaciones periféricas libres (nociceptores) y disminuyen la acción de otros mediadores.

Acción antiinflamatoria

La capacidad para reducir la inflamación de los AINE es variable. En general, son más eficaces para reducir las inflamaciones agudas que las crónicas y su eficacia depende del tipo de proceso inflamatorio, de la participación de algunos eicosanoides en el proceso y de la posibilidad de que actúen además por mecanismos de acción independientes de la síntesis de prostaglandinas.

Efectos adversos y otras consideraciones

A continuación se describen los efectos adversos de los AINES:

Efectos adversos digestivos

En 1938 se demostraron los efectos gastrolesivos de la AAS y desde entonces se acepta que este efecto es compartido por el resto de los AINE, con diferente intensidad.

Los AINE provocan daño en la mucosa gastroduodenal por efecto local y sistémico. El primero, debido a su disociación y absorción con alteración del metabolismo celular y consecuente lesión de la mucosa, y el segundo debido a un desequilibrio de las enzimas COX, que altera los mecanismos fisiológicos protectores de la mucosa gastrointestinal al alterar la síntesis de las prostaglandinas PG12 y PGE2, cuya alteración reduce la producción de moco protector, aumenta la secreción de ácido gástrico y disminuye el flujo sanguíneo a la mucosa, originando el desarrollo de una lesión crónica.

Los efectos gastrointestinales más frecuentes son leves, como náuseas, pirosis, dispepsia, gastritis, dolor gástrico, diarrea o estreñimiento. Más graves, aunque menos frecuentes, son la úlcera gastroduodenal, las hemorragias y las perforaciones, que pueden desembocar en ingreso e incluso en muerte, y que suponen un porcentaje no desdeñable de hospitalizaciones y muertes al año en estos pacientes.

Para minimizar las complicaciones gastrointestinales, es importante tener en cuenta los subgrupos de pacientes con especial riesgo de padecerlos: mayores de 60 años, con antecedentes de úlcera péptica, hemorragia o perforación, con tratamiento a dosis altas, por un tiempo prolongado, la coexistencia de otras patologías graves, infección por *Helicobacter pylori* o uso concomitante de corticoides o anticoagulantes.

De los AINE clásicos, el ibuprofeno y el diclofenaco son los menos gastrolesivos, mientras que el AAS, el naproxeno y la indometacina se sitúan en un nivel intermedio de riesgo, que es dependiente de la dosis. Por su parte, los inhibidores de la COX-2 son menos gastrolesivos que cualquier AINE tradicional, si bien pierden esta ventaja cuando se administran de forma simultánea con el AAS.

La profilaxis de úlcera gastroduodenal, dirigida especialmente a los grupos de riesgo, se basa en el uso simultáneo de inhibidores de la bomba de protones.

En cuanto a su uso en pacientes con enfermedad inflamatoria intestinal, los estudios epidemiológicos existentes son en general de calidad baja y con resultados claramente contradictorios. Por otra parte, no hay ensayos clínicos que demuestren que la toma de AINE empeora los síntomas o que aumenta su recurrencia, si bien algunas series de casos con números variables de pacientes así lo indican. En este sentido, un estudio relativamente reciente señaló que el 17-28 % de los pacientes con enfermedad de Crohn o colitis ulcerosa en remisión que recibieron AINE no selectivos, como naproxeno, diclofenaco o indometacina durante 4 semanas, presentaron recurrencia en los primeros 9 días tras la toma del fármaco. Esto no se dio en los que tomaron un inhibidor selectivo de la COX-2, AAS a dosis bajas o paracetamol. Se ha testado en unos pocos ensayos clínicos si el uso de inhibidores selectivos de la COX-2 se asocia con una reactivación de la enfermedad inflamatoria intestinal quiescente y se ha observado que no había mayor recurrencia frente a placebo, tanto con etoricoxib (60-120 mg/día) como con celecoxib (200 mg/12 horas).

Efectos adversos cardiovasculares

La introducción de fármacos inhibidores selectivos de la COX-2 en 1998 indujo altas expectativas al presentar una eficacia igual a la de los AINE no selectivos, pero con un perfil de toxicidad gastrointestinal más seguro. Más adelante, la observación de un aumento en la frecuencia de enfermedades cardiovasculares enfrió estas expectativas, pero abrió un camino crucial para entender no solo los efectos beneficiosos, sino también todos los efectos adversos asociados al uso de los AINE. En octubre de 2006, la Agencia Europea para la Evaluación de Medicamentos (EMEA), emitió un informe respecto a la existencia de nuevos datos sobre los riesgos cardiovasculares de tipo aterotrombótico de los AINE tradicionales. Naproxeno y celecoxib son los AINE con menor riesgo cardiovascular.

El aumento de riesgo cardiovascular por el uso de inhibidores selectivos de la COX-2 se explicó por un desequilibrio entre la inhibición de tromboxano y la prostaciclina hacia un estado de proagregación plaquetaria y vasoconstricción, pero, dado que el aumento del riesgo cardiovascular se da también con los AINE no selectivos clásicos, el mecanismo se vislumbra más complejo. Además, tanto los AINE tradicionales como los inhibidores de la COX-2 se asocian a un aumento en la presión arterial y a edemas, en diversos grados. También existe una clara asociación entre el riesgo de desarrollar insuficiencia cardíaca y la administración de este tipo de fármacos, además de la bien conocida relación de la toma de AINE y el desarrollo de episodios o reagudizaciones de insuficiencia cardíaca.

En la actualidad, la selección de un AINE debe atenerse a una cuidadosa valoración del beneficio frente a los riesgos gastrointestinales y cardiovasculares (**Fig. 17-2**).

Efectos adversos renales

Los AINE producen una disminución de la función renal y retención de sodio y agua. Las manifestaciones clínicas suelen ser la elevación de las cifras de creatinina sérica, edemas, hipertensión, desequilibrio de agua y electrólitos, fallo renal, necrosis papilar renal o síndrome nefrótico.

La Sociedad Española de Nefrología recomienda hacer una estimación anual de la función renal según el filtrado glomerular. De acuerdo con ello se categoriza la presencia de enfermedad renal crónica (**Tabla 17-2**).

Se considera que hay riesgo moderado de desarrollar un episodio adverso renal cuando los enfermos cursan con enfermedad renal crónica de estadio 3 o disminución del volumen intravascular, hipertensión arterial o insuficiencia cardíaca congestiva y edema periférico.

En situaciones de compromiso renal (hipotensión, insuficiencia cardíaca congestiva, disminución de sodio o cirrosis hepática con ascitis), el riñón necesita síntesis de prostaglandinas para asegurar la filtración glomerular. En estas situaciones, los AINE pueden originar una insuficiencia renal aguda.

Tabla 17-2. Estimación del daño renal

Estadio	Filtrado glomerular (mL/min/1,73 m²)	Descripción
1	⩾ 90	Daño renal con filtrado glomerular normal
2	60-89	Daño renal, ligero descenso del FGe
3	30-59	Descenso moderado del FGe
4	15-29	Descenso grave del FGe
3	Prolongada (20 h)	Meloxicam

FGe: filtrado glomerular estimado.

El riesgo relativo de presentar algún episodio adverso renal es diferente para cada tipo de AINE y, aparentemente, no sigue ningún efecto de clase. Al igual que con otro tipo de toxicidad, estos efectos son dependientes de la dosis y acumulativos con el tiempo de exposición. Además, en los enfermos reumáticos la comorbilidad renal y cardiovascular suele asociarse, lo que incrementa el riesgo. El riesgo es relativamente más elevado para la indometacina y es intermedio para el naproxeno, ibuprofeno, diclofenaco, meloxicam y celecoxib.

Por otro lado, la retención de sodio y agua provoca la aparición de edemas y el aumento de peso, además de agravar o poner de manifiesto una insuficiencia cardíaca o una hipertensión arterial. Por otro lado, los AINE, y especialmente la indometacina, también producen en ocasiones hiperpotasemia grave, que es reversible tras su retirada.

Por tanto, en pacientes con enfermedad renal crónica en estadio 3, o con comorbilidad renal o cardiovascular asociada, no se recomienda el empleo de AINE, salvo en situaciones especiales y con estricta vigilancia clínica. Los estadios 4 y 5 se consideran de riesgo elevado de desarrollar un episodio adverso renal: en estos casos el empleo de AINE está contraindicado.

Todos los AINE se asocian con incremento de la presión arterial en sujetos hipertensos, si bien este efecto es escaso en individuos con presión arterial normal. El cambio medio mínimo en la presión arterial tras el inicio de AINE es una elevación de 5 mmHg: el significado clínico de este incremento resulta incierto. El riesgo es mayor para los coxib (rofecoxib mayor que etoricoxib y menor para celecoxib). Es importante monitorizar la presión arterial tras el inicio de AINE, sobre todo en ancianos, en sujetos con hipertensión arterial previa y en pacientes con enfermedad renal crónica. El empleo de AINE está contraindicado con hipertensión arterial descontrolada. La presencia de daño renal grave asociado a AINE es un episodio raro, con datos escasos sobre su ocurrencia y factores de riesgo.

Efectos adversos hepáticos

Los AINE provocan el 10 % de los casos de hepatotoxicidad debida a fármacos. La afectación hepática más frecuente por AINE es la elevación leve y asintomática de enzimas hepáticas que son dependientes de la dosis, aunque con componente idiosincrásico. Suele responder a la retirada del fármaco. Las

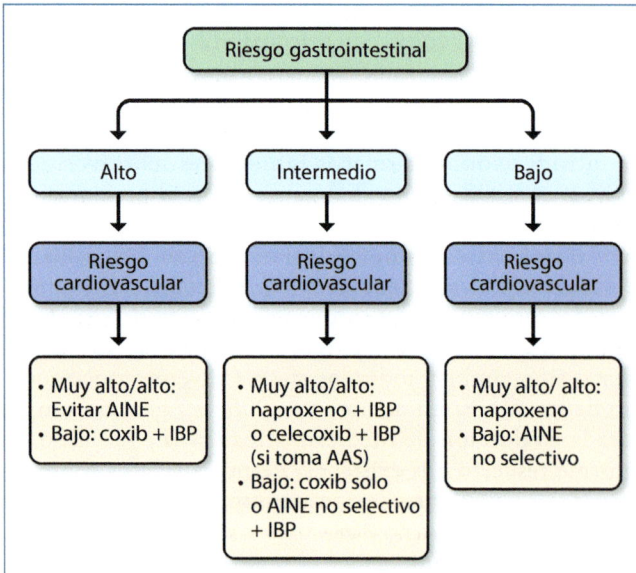

Figura 17-2. Algoritmo de recomendaciones para el uso de antiinflamatorios no esteroideos según el riesgo gastrointestinal y cardiovascular. AAS: ácido acetilsalicílico; AINE: antiinflamatorios no esteroideos; Coxib: inhibidores de la ciclooxigenasa; IBP: inhibidores de la bomba de protones.

formas más graves de afectación hepática son la hepatitis aguda o crónica.

Hipersensibilidad y seguridad hematológica

En pacientes con antecedentes de hipersensibilidad a AINE, eritema multiforme, urticaria, antecedentes de síndrome de Stevens-Johnson o fotosensibilidad, se debe tener mucha precaución antes de prescribir un AINE, e individualizarlo en cada caso.

No hay pruebas claras sobre qué hacer en el caso de administración de AINE a pacientes con estados de hipersensibilidad previos, de tal modo que no hay establecidas recomendaciones precisas, sino generales. Por ello, se recomienda extremar las precauciones en el uso de AINE en pacientes asmáticos. Así, se propone individualizar el uso de AINE en estos casos y, en los que finalmente se pauten, hacer una monitorización estrecha. Si existen antecedentes de alergia demostrada y específica a AINE tradicionales o al AAS, se debe tener en cuenta que hay pruebas, aunque contradictorias, de reacción cruzada con otros AINE. Por ello, de nuevo, se recomienda individualizar el uso de AINE en estos casos y, en los que se prescriba, monitorizar de manera estrecha.

Por otro lado, en pacientes con trastornos hematológicos, como la anemia o leucopenia, los AINE deben ser utilizados a la dosis mínima necesaria durante el menor tiempo posible y monitorizar los recuentos celulares de forma periódica.

Uso en ancianos

Los mayores de 65 años constituyen un grupo de población más susceptible a desarrollar acontecimientos adversos relacionados con el uso de AINE, sobre todo cuando su uso es más continuado, especialmente de origen digestivo. De hecho, algunos estudios han puesto de manifiesto que estos pacientes tienen un riesgo cinco veces mayor de toxicidad gastrointestinal. Múltiples factores parecen estar implicados: el daño directo en la mucosa digestiva, la inhibición de prostaglandinas protectoras endógenas, el aumento del tiempo de hemorragia y la posible disminución de la capacidad de eliminación de estos fármacos, que produciría mayores concentraciones sanguíneas.

Pero, además, y en probable relación con la inhibición de prostaglandinas, se han descrito alteraciones en la función renal que pueden causar importantes cambios en el filtrado glomerular y en la presión arterial y, en pacientes con disfunción ventricular, un mayor riesgo de desarrollar insuficiencia cardíaca congestiva. A esto habría que añadir la polimedicación de muchos de estos pacientes y la posibilidad de interacciones. El uso de protectores gástricos se asocia a la reducción del riesgo de úlcera gastroduodenal en este grupo de población.

Por tanto, los AINE son eficaces en los ancianos para el tratamiento de diversas patologías, si bien el riesgo de acontecimiento adverso grave es mayor, por lo que sería recomendable, por un lado, individualizar en cada caso el uso de los AINE, ya que hay otras alternativas de tratamiento del dolor o la inflamación muy seguras y eficaces, como los analgésicos o los esteroides a dosis bajas y, por otro, usar protectores gástricos.

Uso durante el embarazo

Se ha documentado que el uso de AINE al final del embarazo puede tener como efecto el cierre prematuro del ductus arterioso, producir oligohidramnios y anuria neonatal. Debido a estos efectos, no está indicado el uso de AINE en el tercer trimestre del embarazo. Sin embargo, se sabe poco acerca de los posibles efectos teratogénicos y si el beneficio de su uso en el primer trimestre supera los riesgos. En este sentido, una revisión sistemática ha mostrado que, aunque no existe una asociación estadística clara (probablemente debida al escaso número de pacientes estudiadas, la heterogeneidad de los diseños, etc.), sí se han dado casos de malformaciones cardíacas, defectos orofaciales, gastrosquisis y abortos espontáneos.

Ante la falta de datos más concluyentes, se debería restringir el uso de AINE durante todo el embarazo.

Interacciones

Teniendo en cuenta la participación de las prostaglandinas en múltiples procesos fisiológicos, es frecuente un elevado número de interacciones farmacológicas que obligan a ajustar la dosis o suspender diversos fármacos.

En la tabla 17-3 se muestra un resumen de las normas generales para el uso de AINE y las recomendaciones del consenso de la Sociedad Española de Reumatología (SER).

ANALGÉSICOS Y COLCHICINA

Los analgésicos periféricos, también llamados analgésicos menores o analgésicos no opioides, constituyen un grupo heterogéneo de fármacos, formado por el paracetamol, las pirazolonas (como el metamizol) y los AINE. Son el primer escalón en la escala analgésica de la Organización Mundial de la Salud (OMS) y habitualmente ejercen su efecto en dolor de intensidad leve o moderada, de tipo nociceptivo tanto agudo como crónico. Dado que tienen techo terapéutico, no se recomienda usarlos por encima de las dosis máximas, por lo que en caso de falta de control del dolor se deberá plantear o asociar un coadyuvante o la subida de escalón analgésico.

La gran mayoría de los procesos reumatológicos agudos y crónicos precisan este tipo de fármacos para su tratamiento, de ahí la importancia de conocer adecuadamente su perfil de seguridad, su eficacia, sus limitaciones y las pautas de manejo.

Paracetamol

El N-acetil-aminofenol, acetaminofeno o paracetamol fue sintetizado en 1878 por Morse, y Von Mering lo introdujo por primera vez en la medicina en 1893 como antipirético/analgésico. Desde mediados del siglo XX, se convirtió, por su adecuado perfil de eficacia-seguridad en el analgésico más utilizado en todo el mundo y especialmente en los Estados Unidos, donde su dispensación es de venta libre. Figura en la lista de medicamentos esenciales de la OMS para el tratamiento del dolor leve a moderado.

Tabla 17-3. Resumen de las recomendaciones del consenso de la Sociedad Española de Reumatología (SER)

Eficacia

Indicaciones. La principal indicación es la disminución del dolor. Ningún AINE ha demostrado ser superior a otro

Riesgo cardiovascular

- **Estratificación de riesgo**. En todos los pacientes que tomen AINE de forma crónica debe hacerse una estimación del riesgo cardiovascular, al menos una vez al año

- **Complicaciones cardiovasculares**. La administración de AINE se asocia a un incremento de riesgo cardiovascular, que varía según el tipo de AINE utilizado. El naproxeno es uno de los más seguros; diclofenaco e indometacina son los que se asocian a un mayor riesgo cardiovascular. Etoricoxib y diclofenaco tienen un perfil cardiovascular similar

- **Uso de anticoagulantes**. La combinación de anticoagulantes orales con AINE se debe evitar. En caso de ser necesario, los coxib parecen asociarse a menor riesgo de hemorragia

- **Uso de antiagregantes**. Evitar los AINE en pacientes con infarto agudo de miocardio que toman AAS. En los pacientes que toman AAS de forma profiláctica y precisen AINE, considerar los coxib

Riesgo gastrointestinal

- **Estratificación de riesgo digestivo**. La edad > 60 años y los antecedentes de úlcera son factores de riesgo para el desarrollo de complicaciones gastrointestinales en pacientes que toman AINE

- **Complicaciones gastrointestinales asociadas a AINE**. No se recomienda usar dos o más AINE de manera simultánea, ya que aumenta la toxicidad sin aumentar la eficacia

- **Estrategias de prevención**. IBP + AINE no selectivo sirve para prevenir las complicaciones gastrointestinales en pacientes de riesgo o con dispepsia. El uso de un coxib reduce las complicaciones gastrointestinales

- **Riesgo hepático**. La toxicidad hepática grave por AINE es rara. En pacientes con cirrosis hepática se recomienda evitar el uso de antiinflamatorios no esteroideos

- **Enfermedad inflamatoria intestinal**. Se deben evitar los AINE. En caso de necesidad, se recomienda el uso de coxib durante un tiempo corto a dosis baja

Riesgo renal

- **Estratificación de riesgo renal**. En los enfermos que reciben AINE de forma crónica, se debe estimar el filtrado glomerular, al menos una vez al año, para evaluar la función renal

- **Complicaciones renales asociadas a los AINE**. En enfermedad renal crónica en estadio 3, o con comorbilidad renal o cardiovascular asociada, no se recomienda usar AINE. En pacientes con enfermedad renal crónica en estadio 4 y 5 el empleo de AINE está contraindicado

AAS: ácido acetilsalicílico; AINE: antiinflamatorios no esteroideos; IBP: inhibidores de la bomba de protones; coxib: inhibidores de la ciclooxigenasa.

Pertenece al grupo de fármacos analgésicos con efecto antipirético. En patología musculoesquelética se recomienda su uso como primer escalón para el manejo del dolor en la artrosis o el dolor crónico lumbar, dada la baja tasa de efectos adversos gastrointestinales, cardiovasculares y renales.

Se absorbe por completo y de forma rápida por vía oral en la zona superior del aparato gastrointestinal (duodeno), alcanzando concentraciones plasmáticas máximas a los 30-60 minutos. Su metabolización es fundamentalmente hepática por sulfoconjugación y glucuroconjugación en el 90 % y su eliminación se produce por vía renal en forma de metabólicos no activos. En situaciones de dosis tóxicas de paracetamol (10-15 g) puede provocar la saturación de este proceso de conjugación. El paracetamol es oxidado, lo que provoca la aparición de un metabolito tóxico, como el N-acetil-p-benzoquinona imina, que se acumula en el hígado y en los túbulos renales y provoca necrosis.

Presenta límites amplios de dosificación. En niños, su dosificación oscila entre los 10 y los 15 mg/kg hasta una dosis máxima de 80 mg/kg, y en adultos hasta 4 gramos diarios. Este amplio margen terapéutico le da su característico perfil de seguridad, aunque puede llegar a ser hepatotóxico en pacientes alcohólicos o con hepatopatía previa. Dosis únicas superiores a los 10-15 g son letales. La gravedad del cuadro se valora a partir de sus concentraciones plasmáticas relacionadas con el momento de la ingestión.

El tratamiento puede ser sintomático o neutralizante del metabolito reactivo con productos ricos en grupos –SH. El más recomendado en el momento actual es N-acetilcisteína, administrada por vía oral o intravenosa, si es posible, en las 8 primeras horas después de la ingestión.

Aunque su mecanismo de acción no está completamente identificado, parece presentar eficacia preferentemente central a través de la acción sobre la COX-3 presente en el sistema nervioso central y por el reclutamiento de influencias serotonérgicas bulboespinales antinociceptivas.

Aunque se han descrito otros efectos adversos del paracetamol relacionados con sangrado gastrointestinal, fallo renal o enfermedad cardiovascular, son muy poco frecuentes. El paracetamol ha sido utilizado por las mujeres embarazadas durante muchos años sin ningún efecto nocivo apreciable sobre el desarrollo del bebé. Por esta razón, se recomienda también como primera opción de analgésico en las mujeres embarazadas.

Metamizol

El metamizol o dipirona es, como el paracetamol, un fármaco analgésico antipirético no opiáceo no perteneciente al grupo de los AINE y que posee efectos espasmolíticos. Es un profármaco y, tras su administración oral, se hidroliza en el intestino a su metabolito activo principal: 4-metilaminoantipirina, que estructuralmente se relaciona con la pirazolona. Se absorbe bien y alcanza una concentración máxima a los 60-90 minutos para ser metabolizado posteriormente en el hígado; es eliminado por vía renal.

Su mecanismo de acción analgésica deriva de la inhibición de una COX-3 central y en la activación del sistema opioidérgico y del sistema cannabinoide. La acción antipirética se relaciona con el bloqueo de las vías dependientes e independientes de las prostaglandinas en la fiebre inducida por lipopolisacáridos bacterianos, lo que hace pensar que este fármaco tiene un mecanismo de acción antipirética claramente distinto al de los AINE. El mecanismo responsable del efecto espasmolítico del metamizol está asociado con la liberación de calcio (Ca^+) intracelular como resultado de la reducción de la síntesis de fosfato de inositol.

La biodisponibilidad oral es del 85 %, se absorbe rápidamente y su eficacia es similar a la intravenosa, por lo que la vía de administración de elección es la oral. Su uso es generalizado para procesos febriles y dolorosos en muchos países europeos, incluyendo España, donde su venta es libre.

Las dosis habituales oscilan entre 575 mg y 1 g cada 4-6 horas por vía oral, o 2 g cada 6-8 horas por vía intramuscular o intravenosa. Es una preparación relativamente segura, aunque entre sus efectos adversos, el más grave pero afortunadamente poco frecuente y por el que ha sido retirado en Estados Unidos, es su potencial efecto mielotóxico: puede provocar neutropenia (agranulocitosis), de probable origen inmunológico no dosis dependiente. La Agencia Española del Medicamento lanzó una advertencia para usarlo solo a las dosis mínimas eficaces y el menor tiempo posible, y vigilar la presencia de otros factores de riesgo, como la leucopenia previa, la presencia de hepatitis C o el uso concomitante de citostáticos.

Otro efecto adverso raro descrito es la hipotensión tras su administración intravenosa, no así en la administración intramuscular. Prácticamente no incrementa el riesgo de úlcera péptica ni de nefrotoxicidad, por lo que es una buena alternativa a los AINE en población anciana o con comorbilidades.

Colchicina

La colchicina es un fármaco con propiedades antimitóticas, antiinflamatorias y antifibróticas. Es capaz de detener la división celular en metafase al unirse a la tubulina del citoesqueleto celular bloqueando la formación de microtúbulos, estructuras esenciales para el mantenimiento de la forma y movilidad celular, por lo que va a reducir la deformabilidad y elasticidad de los neutrófilos, propiedades necesarias para su extravasación a los focos inflamatorios: así ejerce su efecto como antiinflamatorio.

Está indicada dentro de su ficha técnica para el manejo del paciente con gota, tanto en el ataque agudo, como en la prevención del ataque inducido por el inicio del tratamiento con hipouricemiantes o en el tratamiento del paciente con gota crónica. Además tiene indicación en la prevención de los ataques de fiebre mediterránea familiar.

Otras indicaciones fuera de ficha técnica son la prevención de ataques de seudogota o la prevención de úlceras mucocutáneas en el síndrome de Behçet.

Los efectos adversos más habituales son en su mayoría gastrointestinales (p. ej., diarrea, náuseas, vómitos), que son poco frecuentes a dosis bajas (de 0,5 a 1 mg al día). Los efectos secundarios menos comunes (< 1 %) incluyen supresión de la médula ósea, hepatotoxicidad y miotoxicidad. La insuficiencia renal crónica que conduce a un aumento del nivel de colchicina es un factor de riesgo importante para la aparición de efectos secundarios.

OTRAS TERAPIAS: COADYUVANTES

Según la última encuesta del estudio EVADOR de evaluación del dolor en las consultas de reumatología españolas, el 12 % de los pacientes asistidos presentaba dolor de características neuropáticas, que no necesariamente responden a la medicación habitual de AINE o analgésicos, por lo que la actitud terapéutica varía sustancialmente. Es en estos casos de dolor neuropático cuando se emplean estos coadyuvantes asociados al tratamiento habitual porque habitualmente no se ha logrado alcanzar el objetivo terapéutico. Si el tratamiento con uno de estos fármacos a dosis plenas es insuficiente, se recomienda la combinación de dos o más medicamentos con diferente mecanismo de acción.

La International Association for the Study of Pain (IASP) publicó a finales de 2018 una nueva clasificación del dolor crónico para la undécima edición de la *International Classification of Diseases* (ICD-11), que incorpora como una de las categorías el dolor neuropático (periférico o central), definido como aquel que aparece como consecuencia de una lesión o enfermedad del sistema somatosensorial. Puede ser secundario a lesión directa por traumatismos o secundario a enfermedades vasculares, autoinmunes (esclerosis múltiple, lupus eritematoso sistémico, síndrome de Sjögren), metabólicas (diabetes), infecciosas (virus de la inmunodeficiencia humana, herpes), neoplasias o debido a toxicidad farmacológica (agentes quimioterapéuticos), etcétera.

Cuando este dolor se hace continuo durante 3 meses o más, es considerado como dolor crónico y, dado que en ocasiones no se puede tratar la causa subyacente, las terapias suelen ir dirigidas al tratamiento de los síntomas.

El dolor neuropático presenta determinadas características que lo diferencian del dolor nociceptivo:

- No sigue una topografía anatómica según el tipo y el lugar de la lesión causal, sino que afecta al trayecto de la región neuronal dañada.
- No existe relación entre lesión y aparición o duración del dolor, por lo que se pierden las características adaptativas del dolor, que pueden mantenerse aunque la lesión causal se haya resuelto o el estímulo inicial haya desaparecido. Esto último permite su aparición espontánea, o provocada por un estímulo leve (hiperalgesia) o por un estímulo no doloroso (alodinia).
- Suele acompañarse de alteraciones propias del daño neuronal, como parestesias, anestesias, disestesias, etc., a diferencia del dolor nociceptivo, en el que la evaluación neurológica suele ser normal.

Los fármacos más utilizados tienen características neuromoduladoras e incluyen como primera línea de tratamiento los antidepresivos tricíclicos (amitriptilina, nortriptilina), los inhibidores de la recaptación de serotonina y la noradrenalina (duloxetina o venlafaxina) y los gabapentinoides (pregabalina y gabapentina).

En una segunda línea están disponibles opiáceos menores, como el tramadol y los parches de capsaicina al 8 % y de lidocaína al 5 %.

Por último, si todo lo anterior falla, como tercera línea se podría emplear la toxina botulínica de tipo A o los opioides mayores.

Antidepresivos

Son fármacos habituales para el tratamiento de la depresión, que puede llegar a estar presente de forma simultánea en pacientes que sufren dolor crónico. Como también presentan efecto analgésico intrínseco, se emplean normalmente a dosis inferiores a las pautas antidepresivas.

La alteración de los mecanismos descendentes (vía descendente inhibitoria espinal) es uno de los procesos implicados en la fisiopatología del dolor crónico. Tanto la serotonina como la noradrenalina están implicadas en su regulación. Por ello, los fármacos más usados en este caso son los antidepresivos tricíclicos y los inhibidores de la recaptación de noradrenalina y serotonina. Sin embargo, la acción de la serotonina puede ser también facilitadora, lo cual complica el establecimiento de una terapia más eficaz y explica por qué los inhibidores selectivos de la recaptación de serotonina (fluoxetina, paroxetina) no son tan útiles como analgésicos.

Antidepresivos tricíclicos

Son los antidepresivos con mayor eficacia demostrada para el dolor neuropático, sobre todo, amitriptilina y su metabolito, nortriptilina. Actúan inhibiendo la recaptación de serotonina y de noradrenalina en la vía descendente inhibitoria espinal y, además, parece que bloquean los canales de sodio y los receptores histaminérgicos, colinérgicos y de N-metil-D-aspartato antagonistas en el cerebro y en la médula espinal.

La amitriptilina tiene indicación sobre el trastorno depresivo mayor, el dolor neuropático y el tratamiento profiláctico de la cefalea tensional en adultos y de la migraña.

La dosis de inicio es de 10 a 25 mg en dosis única nocturna, que se irá aumentando progresivamente de 10 a 25 mg cada 3-7 días para una mejor tolerabilidad. Se dará en una o dos tomas siempre y cuando cada dosis no exceda los 75 mg y no se deben superar los 100 mg en total: la dosis ideal recomendada es de 25 a 75 mg al día.

En el caso del tratamiento como antidepresivo se recomiendan unas dosis entre 25 y 150 mg divididos en dos tomas.

Sus principales efectos adversos incluyen los efectos muscarínicos (sequedad de boca, pérdida de la acomodación visual, retención urinaria y estreñimiento), antihistamínicos (sedación) y simpaticolíticos (hipotensión ortostática).

Inhibidores de la recaptación de noradrenalina y serotonina

También han demostrado eficacia en el dolor neuropático al actuar como analgésicos a través de los adrenorreceptores β_2 en la vía descendente inhibitoria espinal.

Duloxetina. Es el fármaco principal de este grupo y está indicado en la neuropatía diabética dolorosa. También se utiliza en otros tipos de dolor neuropático, como en casos de dolor generalizado como la fibromialgia, en la que está muy extendido. La dosis inicial es de 30-60 mg al día, que podría incrementarse hasta los 120 mg. Se debe comprobar la efectividad analgésica de forma periódica, por ejemplo, cada 3 meses y ajustar en función de la tolerancia y el efecto analgésico. Se emplea como alternativa a los antidepresivos tricíclicos cuando no se toleran los efectos secundarios de estos, sobre todo en pacientes mayores, cardiópatas, con glaucoma o

con hiperplasia benigna de próstata. Su efecto secundario más habitual son las náuseas, cuya frecuencia aumenta al elevar la dosis diaria. Este efecto secundario es menos frecuente si se inicia el tratamiento a una dosis de 30 mg día. Otros efectos secundarios son: la sequedad bucal, las alteraciones del sueño y el estreñimiento. También puede producir somnolencia y mareo. Se debe suspender paulatinamente, ya que puede provocar ansiedad si se retira de manera brusca.

Venlafaxina. No cuenta con indicaciones aprobadas para el dolor neuropático. Entre sus efectos adversos se incluyen las náuseas, la somnolencia, la dispepsia, el insomnio, la sudoración y la impotencia.

Gabapentinoides

Son los más utilizados y estudiados para el tratamiento del dolor crónico. Son fármacos derivados del ácido gammaminobutírico y su efecto analgésico se produce a través de su acción sobre los canales de calcio dependiente de voltaje, donde inhiben la liberación de aminoácidos excitadores, como el glutamato, lo que disminuye la propagación del impulso nociceptivo y, secundariamente, el proceso de sensibilización central.

Surgieron como fármacos anticonvulsivantes, pero son empleados como analgésicos en el tratamiento del dolorneuropático, del dolor posquirúrgico, del síndrome fibromiálgico, para la migraña, vejiga neurógena o para el síndrome de piernas inquietas. Esta diversidad de indicaciones radica en la poca interacción con otros psicofármacos o analgésicos, lo cual supone una gran ventaja, teniendo en cuenta el elevado consumo de fármacos de los pacientes con dolor crónico.

Dentro de este grupo están la pregabalina y la gabapentina y, aunque existen otros fármacos anticonvulsivantes utilizados para tratar el dolor crónico, su uso está menos extendido, como el de la carbamacepina.

Pregabalina

La pregabalina tiene indicación en dolor neuropático periférico y central, así como en las crisis epilépticas parciales (con o sin generalización secundaria) y en el trastorno de ansiedad generalizada. Tiene una acción más rápida y potente que la gabapentina, por lo que se utiliza en dosis menores.

Aunque se puede comenzar con una dosis de 150 mg dividida en dos o tres tomas, se recomienda, para mejorar la tolerancia y evitar efectos negativos, empezar con dosis inferiores e incrementar paulatinamente cada 7 días hasta la dosis máxima de 600 mg. Recientemente se ha comercializado una nueva presentación de toma única diaria nocturna, para facilitar el cumplimiento y minimizar los efectos secundarios. Entre estos están los mareos, cefaleas, somnolencia, el aumento de peso y los edemas.

Gabapentina

Tiene indicación para el tratamiento de la epilepsia y el dolor neuropático periférico. Debe iniciarse a dosis bajas, por ejemplo, 100 mg, e ir subiendo a 300, 600 o 900 mg de forma progresiva para evitar los efectos secundarios y aumentar la tolerabilidad.

La dosis máxima diaria es de 3.600 mg.

Se trata de un fármaco seguro, dado que solo presenta peligro de interacción por efecto sedante con los opioides. Sus efectos adversos incluyen edema, somnolencia y mareo, que se pueden minimizar con un ajuste de dosis escalonado. En pacientes ancianos, este fármaco puede exacerbar el déficit cognitivo.

Anticomiciales

En algunos casos, como en la neuralgia del trigémino, se aconseja la carbamacepina o la oxcarbacepina como primera opción.

En el dolor neuropático central tras ictus, se emplea de elección la lamotrigina a dosis de 25 mg/día. En el dolor neuropático central de la esclerosis múltiple se han utilizado cannabinoides con buenos resultados.

En cualquier caso, el efecto terapéutico no es inmediato y la reducción del dolor se consigue días después de haber alcanzado la dosis efectiva.

Otros fármacos

Se exponen los siguientes:

El **tramadol** es un analgésico de acción central, agonista opioide puro no selectivo de los receptores μ, δ y κ, que actúa como inhibidor selectivo de la recaptación de noradrenalina y serotonina. La dosis inicial debe ser de 50 a 100 mg al día y debe aumentarse progresivamente hasta una dosis de mantenimiento de 50 a 100 mg cada 6-8 horas. La mayoría de los estudios muestran beneficios, pero su baja tolerabilidad y seguridad lo han relegado a una segunda línea de tratamiento.

La **lidocaína en parches al 5 %** tiene efecto anestésico local, indicado como tratamiento de primera línea para la neuralgia posherpética. Su acción deriva de su efecto anestésico sobre los axones neuronales del lugar donde se aplica, bloqueando los canales de sodio y evitando así la despolarización de la membrana y la transmisión del impulso nociceptivo. De esta manera puede producir alivio de la alodinia. Puede ser útil en casos en los que no se puede utilizar los fármacos habituales de primera línea por intolerancias u otras causas.

La **capsaicina tópica** actúa como agonista selectivo de los receptores de potencial transitorio vaniloide-1 liberando péptidos, como el péptido relacionado con el gen de la calcitonina y la sustancia P. Provoca una desensibilización del área donde se aplica. Está indicada como primera línea en la neuralgia posherpética y diabética a elevadas concentraciones. Su efecto dura unas 12 semanas, pero ha de aplicarse antes un anestésico local para evitar el dolor urente que produce y que dificulta la adherencia al tratamiento. Para el dolor neuropático se ha propuesto como segunda línea, porque el efecto beneficioso es pequeño, se requiere un entrenamiento para aplicarla y tiene efectos secundarios que dificultan su uso a largo plazo.

Los **cannabinoides** son múltiples compuestos derivados de la planta del cannabis (como el tetrahidrocannabinol), algunos disponibles y otros aún en estudio, que pueden ser útiles como analgésicos. Su uso indebido y los riesgos para la salud mental a largo plazo, sobre todo en personas susceptibles, los ha relegado a una condición de fármaco de tercera línea, cuando los opioides y otros adyuvantes han fallado como analgésicos.

La **toxina botulínica tipo A** es una neurotoxina producida por *Clostridium botulinum*, que actúa como relajante muscular y como analgésico. Se utiliza a una dosis de 50-200 UI por vía subcutánea en el área dolorosa cada 3 meses. Ha demostrado mejorar la neuralgia posherpética. Está considerada como fármaco de tercera línea en dolor neuropático debido a la baja calidad de la evidencia existente.

El **tapentadol** es un agonista opioide M (con mayor potencia sobre este receptor que el tramadol) y, además, con acción inhibitoria sobre la recaptación de la noradrenalina (no así con la serotonina), lo cual le confiere propiedades analgésicas en el dolor neuropático, que no son tan evidentes como en otros tipos de opioides. Se recomienda empezar a dosis de 25 mg e ir aumentando progresivamente según la tolerancia y la necesidad hasta alcanzar la dosis mínima requerida para que ejerza la acción analgésica deseada. En tratamiento de dolor de características neuropáticas no se recomienda exceder los 500 mg al día, repartidos en dos tomas.

También se usan combinaciones farmacológicas, ya que varios estudios han demostrado la mejora del dolor neuropático con la combinación de fármacos que buscan una mayor eficacia con menos efectos secundarios. A este respecto existen combinaciones que se potencian, es decir, su efecto conjunto es mayor que la suma de sus efectos por separado, como la combinación de los antidepresivos u opiáceos con los anticonvulsivantes. Asimismo, se puede combinar cualquiera de ellos con tratamientos tópicos (como lidocaína o capsaicina) o con los AINE que, aunque son poco efectivos en el dolor neuropático, sí son útiles con el dolor musculoesquelético.

PUNTOS CLAVE

- Los AINE han demostrado amplía eficacia en el tratamiento del dolor y la inflamación en diferentes patologías y la elección del principio activo depende del perfil de riesgo gastrointestinal y cardiovascular del paciente.
- Los AINE deben emplearse, en la medida que la patología de base lo permita, en ciclos cortos de tratamiento y a las dosis más bajas posibles, siempre dentro de su rango de eficacia, y vigilando de manera específica las complicaciones digestivas, cardiovasculares, renales, hepáticas y hematológicas.
- Los analgésicos no opiáceos son un grupo limitado de fármacos que tienen efecto central sobre la COX-3 pero diferentes de los AINE clásicos. Se caracterizan por ser eficaces en el control del dolor con un amplio margen de seguridad.
- Los coadyuvantes permiten el bloqueo de la percepción dolorosa actuando sobre los receptores o las vías de señalización. Al modular la percepción dolorosa, permiten un buen control analgésico con dosis bajas o, asociados a otros analgésicos o AINE, con mayor potencia analgésica que por separado.
- Los opiáceos son fármacos muy potentes para el control del dolor, pero tienen la particularidad de que generan tolerancia y dependencia, por lo que su manejo debe ser adecuado por parte de profesionales bien conocedores de los mismos.

BIBLIOGRAFÍA

Balsa Criado A, Díaz González F. Analgésicos periféricos. AINE: colchicina. En: Tratado de enfermedades reumáticas. 2ª ed. Madrid: Sociedad Española de Reumatología; 2022.

Baroncini A, Maffulli N, Al-Zyoud H, Bell A, Sevic A, Migliorini F. Nonopioid pharmacological management of acute low back pain: A level I of evidence systematic review. J Orthop Res. 2023;41(8):1781-91.

Bjordal JM, Ljunggren AE, Klovning A, Slodal L. Non-steroidal anti-inflammatory drugs, including cyclo-oxygenase-2 inhibitors, in osteoarthritic knee pain: Meta-analysis of randomised placebo controlled trials. BMJ. 2004;329:1317.

Bori Segura G, Hernández Cruz B, Gobbo M, Lanas Arbeloa Á, Salazar Párramo M, Terán Estrada L, et al. Appropriate use of non-steroidal anti-inflammatory drugs in rheumatology: Guidelines from the Spanish Society of Rheumatology and the Mexican College of Rheumatology. Reumatol Clin. 2009;5:3-12.

Braun J, van den Berg R, Baraliakos X, Boehm H, Burgos-Vargas R, Collantes-Estévez E, et al. 2010 update of the ASAS/EULAR recommendations for the management of ankylosing spondylitis. Ann Rheum Dis. 2011;70:896-904.

Chen YP, Jobanputra P, Barton P, Byran S, Fry-Smith A, Harris G, et al. Cyclooxygenase-2 selective non-steroidal anti-inflammatory drugs (etodolac, meloxicam, celecoxib, rofecoxib, etoricoxib, valdecoxib and lumiracoxib) for osteoarthritis and rheumatoid arthritis: A systematic review and economic evaluation. Health Technol Assess. 2008;12:1-278.

Colloca L, Ludman T, Bouhassira D, Baron R, Dickenson AH, Yarnitsky D, et al. Neuropathic pain. Nat Rev Dis Primers. 2017;3:17002.

Coxib and traditional NSAID Trialists' (CNT) Collaboration; Bhala N, Emberson J, Merhi A, Abramson S, Arber N, Baron JA, et al. Vascular and upper gastrointestinal effects of non-steroidal anti-inflammatory drugs: Meta-analyses of individual participant data from randomised trials. Lancet. 2013;382:769-79.

Drugs.com [web]. Acetaminophen (monograph). Estados Unidos: Drugs.com. Disponible en: https://www.drugs.com/monograph/acetaminophen.html

Escalas C, Trijau S, Dougados M. Evaluation of the treatment effect of NSAIDs/TNF blockers according to different domains in ankylosing spondylitis: Results of a meta-analysis. Rheumatology (Oxford). 2010;49:1317-25.

European Medicines Agency. European Medicines Agency review concludes positive benefit-risk balance for non-selective NSAIDs. Londres: EMA; 2006.

Ferraz-Amaro I, Díaz-González F. NSAIDs and peptic ulcer disease. En: Chai J (editor). Peptic ulcer disease. Rijeka: Intechweb; 2011. p. 75-92.

Ficha técnica de metamizol Normon. Centro de Información de Medicamentos [Internet]. Madrid: Agencia Española de Medicamentos y Productos Sanitarios; 2020. Disponible en: https://cima.aemps.es/cima/dochtml/ft/63430/FT_63430.htm

Forrest K, Symmons D, Foster P. Systematic review: Is ingestion of paracetamol or non-steroidal anti-inflammatory drugs associated with exacerbations of inflammatory bowel disease? Aliment Pharmacol Ther. 2004; 20:1035-43.

Garner SE, Fidan DD, Frankish RR, Judd M, Towheed T, Tugwell P, et al. Rofecoxib for rheumatoid arthritis. Cochrane Database Syst Rev. 2005;1:CD003685.

Haroon N, Shen H, Carty A, Béhier J-M, Calin A, Olivieri I, et al. Continuance of non-steroidal anti-inflammatory drugs may reduce radiographic progression in ankylosing spondylitis patients on biological therapy. Arthritis Rheum. 2011;63:1303.

Hunt RH, Choquette D, Craig BN, De Angelis C, Habal F, Fulthorpe T, et al. Approach to managing musculoskeletal pain: Acetaminophen, cyclooxygenase-2 inhibitors, or traditional NSAIDs? Can Fam Physician. 2007;53:1177-84.

Kean WF, Rainsford KD, Kean IR. Management of chronic musculoskeletal pain in the elderly: Opinions on oral medication use. Inflammopharmacology. 2008;16:53-75.

Konijnenbelt-Peters J, van der Heijden C, Ekhart C, Bos J, Bruhn J, Kramers C. Metamizole (dipyrone) as an alternative agent in postoperative analgesia in patients with contraindications for nonsteroidal anti-inflammatory drugs. Pain Pract. 2017;17(3):402-8.

Korwisi B, Barke A, Treede RD. Evidence- and consensus-based adaption of the IASP complex regional pain syndrome diagnostic criteria to the ICD-11 category of chronic primary pain: a successful cooperation of the IASP with the World Health Organization. Pain. 2021;162(9):2313-4.

Lampl C, Voelker M, Diener HC. Efficacy and safety of 1,000 mg effervescent aspirin: individual patient data meta-analysis of three trials in migraine headache and migraine accompanying symptoms. J Neurol. 2007;254(6):705-12.

Lanas A, Benito P, Alonso J, Hernández-Cruz B, Barón-Esquivias G, Perez-Aísa Á, et al. Safe prescription recommendations for non steroidal anti-inflammatory drugs: consensus document ellaborated by nominated experts of three scientific associations (SER-SEC-AEG). Reumatol Clin. 2014;10(2):68-84.

Manual de diagnóstico y terapéutica médica. 9ª ed. Madrid: Hospital 12 de Octubre; 2023.

Martínez López JA. Revisión sistemática: ¿Es seguro el uso de AINES en durante el embarazo? Reumatol Clin. 2008;4(5):191-6.

Metamizol y riesgo de agranulocitosis [Internet]. Madrid: Agencia Española de Medicamentos y Productos Sanitarios; 2018. Disponible en: https://www.aemps.gob.es/informa/notasinformativas/medicamentosusohumano-3/seguridad-1/2018/ni_muh_fv-15-2018-metamizol-agranulocitosis/

Moncada S, Ferreira SH, Vane JR. Prostaglandins, prostaglandin-like drugs and the oedema of inflammation. Nature. 1973;246(5430):217-9.

Organización Mundial de la Salud. Lista de medicamentos esenciales [Internet; consultado el 20 de febrero de 2023]. Disponible en: https://www.who.int/publications/i/item/WHO-MHP-HPS-EML-2021.02

Pascart T, Richette P. Colchicine in gout: An update. Curr Pharm Des. 2018;24(6):684-9.

Plana-Veret C, Seoane-Mato D, Goicoechea García C, Vidal-Fuentes J; Grupo de Trabajo del Proyecto EVADOR. Evaluación del dolor en consultas de reumatología españolas: Estudio EVADOR. Reumatol Clin. 2021;17(2):88-96.

Przybyła GW, Szychowski KA, Gmiński J. Paracetamol: An old drug with new mechanisms of action. Clin Exp Pharmacol Physiol. 2020;48:3-19.

Ramiro S, Radner H, Van der Heijde D, Van Tubergen A, Buchbinder R, Aletaha D, et al. Combination therapy for pain management in inflammatory arthritis (rheumatoid arthritis, ankylosing spondylitis, psoriatic arthritis, other spondyloarthritis). Cochrane Database Syst Rev. 2011;10: CD008886.

Sandborn WJ, Stenson WF, Brynskov J Lorenz RG, Steidle GM, Robbins JL, et al. Safety of celecoxib in patients with ulcerative colitis in remission: A randomized, placebo-controlled, pilot study. Clin Gastroenterol Hepatol. 2006;4:203-11.

Schnitzer TJ. Update on guidelines for the treatment of chronic musculoskeletal pain. Clin Rheumatol. 2006;25:S22-9.

Sieper J, Klopsch T, Richter M, Kapelle A, Rudwaleit M, Schwank S, et al. Comparison of two different dosages of celecoxib with diclofenac for the treatment of active ankylosing spondylitis: Results of a 12-week randomised, double-blind, controlled study. Ann Rheum Dis. 2008;67:323-9.

Takeuchi K, Smale S, Premchand P Maiden L, Sherwood R, Thjodleifsson B,

et al. Prevalence and mechanism of nonsteroidal anti-inflammatory drug-induced clinical relapse in patients with inflammatory bowel disease. Clin Gastroenterol Hepatol. 2006;4:196-202.

Temprano KK, Bandlamudi R, Moore TL. Antirheumatic drugs in pregnancy and lactation. Semin Arthritis Rheum. 2005;35(2):112-21.

U.S. Food and Drug Administration. Medication guide for non-steroidal anti-inflammatory drugs (NSAIDs). Silver Spring: FDA; 2007.

Van der Heijde D, Baraf HS, Ramos-Remus C, Calin A, Weaver AL, Schiff M, et al. Evaluation of the efficacy of etoricoxib in ankylosing spondylitis: Results of a fifty-two-week, randomized, controlled study. Arthritis Rheum. 2005;52:1205-15.

Vermillion ST, Scardo JA, Lashus AG, Wiles HB. The effect of indomethacin tocolysis on fetal ductus arteriosus constriction with advancing gestational age. Am J Obstet Gynecol. 1997;177(2):256-9; discussion 9-61.

Yekkirala AS, Roberson DP, Bean BP, Woolf CJ. Breaking barriers to novel analgesic drug development. Nat Rev Drug Discov. 2017;16(8):545-64.

Glucocorticoides. Fármacos modificadores de la enfermedad sintéticos. Inmunomoduladores

18

M. Castaño Sánchez, M. J. Moreno Ramos, P. V. Castillo Dayer y F. P. G. Jiménez Núñez

OBJETIVOS

- Reconocer los diferentes corticoides, sus formas de administración, indicaciones y perfil de seguridad.
- Profundizar en el uso de los fármacos modificadores de la enfermedad sintéticos convencionales e inmunosupresores en el ámbito de las enfermedades reumáticas.
- Familiarizarse con la monitorización de la toxicidad de dicho arsenal terapéutico.

GLUCOCORTICOIDES

Los glucocorticoides son una parte esencial del arsenal terapéutico de los procesos de origen inflamatorio y autoinmune, tanto por vía sistémica como local mediante infiltraciones.

Su nombre deriva de su capacidad para modificar el metabolismo de la glucosa, frente a los mineralocorticoides, cuya función principal es la actuación renal en el mantenimiento de los niveles normales de algunos iones como el sodio y el potasio.

Fisiología

Los glucocorticoides endógenos desempeñan un papel fundamental en el restablecimiento de la homeostasis en respuesta a situaciones de estrés. También ejercen un papel crucial en el desarrollo y función de diversos órganos y, por supuesto, en el ámbito inmunológico.

Los glucocorticoides son auténticas hormonas de la familia de los esteroides, en la que se incluyen también los mineralocorticoides, estrógenos, progestágenos y andrógenos. Los glucocorticoides endógenos se sintetizan a partir del colesterol en las glándulas suprarrenales, producción que está regulada por el eje hipotálamo-hipofisario. El hipotálamo secreta, en respuesta a diversas señales neurales, endocrinas e inflamatorias, la hormona liberadora de corticotropina, que estimula la producción de hormona adrenocorticótropa en la hipófisis y esta, a su vez, induce la liberación de glucocorticoides en las glándulas suprarrenales. El cortisol (hidrocortisona) liberado retroalimenta negativamente la hipófisis y el hipotálamo y reduce la liberación de una y otra hormonas.

El eje hipotálamo-hipofisario-suprarrenal está vinculado a los ritmos circadianos. En los humanos, las concentraciones de cortisol en sangre alcanzan el pico máximo por la mañana y van disminuyendo progresivamente durante el día, por lo que son más bajas durante la noche.

Este eje también es estimulado por citocinas proinflamatorias (interleucina-1 [IL-1] e IL-6), factor de necrosis tumoral, interferón) liberadas como respuesta a lesiones tisulares o a patógenos. La liberación posterior de cortisol inducida por estas citocinas controla la respuesta inflamatoria e inmune y actúa como un mecanismo de retroalimentación.

Farmacología

Los glucocorticoides sintéticos de uso terapéutico (**Tabla 18-1**) poseen una importante capacidad antiinflamatoria e inmunosupresora, mayor que el cortisol, aunque con una actividad mineralocorticoide menor.

Su biodisponibilidad por vía oral es excelente y no se ve interferida por alimentos ni por antiácidos.

En individuos sanos, el 80-90 % del cortisol circulante se une a la transcortina o globulina transportadora de corticoides, el 5-15 % a la albúmina y solo el 5 % circula libre y es activo. Por el contrario, los glucocorticoides sintéticos presentan una menor unión a la albúmina y a la globulina transportadora de corticoides, por lo que difunden más rápidamente a los tejidos y, por ello, presentan una mayor potencia antiinflamatoria.

Los efectos de los glucocorticoides están mediados por la unión a su receptor. Este se localiza principalmente en el citoplasma, en un complejo multiproteico unido a chaperonas y tirosina-cinasas, en un estado inactivo con alta afinidad por los glucocorticoides. Cuando se produce dicha unión tiene lugar la disociación del complejo multiproteico, con lo que los glucocorticoides inducendos tipos de efectos: genómicos y no genómicos (**Tabla 18-2**).

Tabla 18-1. Características de los glucocorticoides sintéticos

	D Eq (mg)	Ac GC	Ac MC	UP	Vm p (h)	Vm b (h)
Acción rápida						
Cortisona	25	0,8	0,8	–	0,5	8-12
Hidrocortisona	20	1	1	++++	1,5-2	8-12
Acción intermedia						
Deflazacort	6	4	0,5	+++	1,1-1,9	12-36
Metilprednisolona	4	5	0,5	–	> 3,5	12-36
Prednisolona	5	4	0,8	++	2,1-3,5	12-36
Prednisona	5	4	0,8	+++	3,4-3,8	12-36
Triamcinolona	4	5	0	++	2 - > 5	12-36
Acción prolongada						
Betametasona	0,6	25	0	++	3-5	36-72
Dexametasona	0,75	25-40	0	++	3-4,5	36-72

Ac GC: actividad glucocorticoidea frente a la hidrocortisona; Ac MC: actividad mineralocorticoidea frente a la hidrocortisona; D Eq: dosis equivalente; h: horas; mg: miligramos; UP: unión a proteínas; Vm b: vida media biológica; Vm p: vida media plasmática.

Tabla 18-2. Clasificación de las dosis de glucocorticoides según la dosis diaria de prednisona

Tipo	Dosis (mg/d)	Indicaciones	Ef G	S RGCc (%)	Ef nG
Baja	≤ 7,5	• Terapia de mantenimiento • Brotes leves	+	< 50	–
Media	> 7,5 y ≤ 30	Tratamiento inicial	++	50-100	±
Alta	> 30 y ≤ 100	• Afectación severa de órgano diana • Complicaciones viscerales	+++	Casi 100	++
Muy alta	> 100	Tratamiento inicial de manifestaciones que ponen en peligro la vida	+++	100	+++
Pulsos	> 250 de 1-5 días	Tratamiento inicial de manifestaciones que ponen en peligro la vida	+++	100	++++

d: día; Ef G: efectos genómicos; Ef nG: efectos no genómicos; mg: miligramos; S RGCc: saturación del receptor de glucocorticoide en el citosol.

Los efectos genómicos se producen por translocación del receptor al núcleo celular, mientras que los no genómicos, dependientes de la dosis del glucocorticoide, suceden por integración en las vías de señalización de los componentes liberados del complejo multiproteico.

A efectos prácticos se prefiere la metilprednisolona a la prednisona en situaciones de gravedad, ya que, si bien los efectos genómicos son parecidos en ambas moléculas, a dosis altas los efectos no genómicos de la metilprednisolona triplican a los de la prednisona.

Posología y forma de administración

La administración diaria por vía oral es la forma más efectiva para el control de la inflamación. La vía parenteral se reserva para aquellos casos de mucha urgencia o cuando la vía oral esté contraindicada.

Los pocos ensayos clínicos controlados de calidad metodológica aceptable muestran en artritis reumatoide que la administración mensual por vía intramuscular consigue una reducción moderada de la actividad inflamatoria, más evidente en las primeras 24 semanas de tratamiento, pero de significación poco relevante frente a la administración de 7,5 mg al día de prednisona oral. Además, el beneficio en términos de inhibición de la progresión radiográfica fue menor por vía intramuscular que por vía oral, ya que la administración intramuscular se asocia con niveles séricos muy elevados de glucocorticoides que después decaen bruscamente y este pico de concentración activaría mecanismos genómicos y no genómicos. Sin embargo, las dosis bajas por vía oral activan mecanismos solo genómicos y puede «reconstituirse» el eje hipófisis-hipotálamo-suprarrenal, con mayor beneficio sobre la inflamación.

Los glucocorticoides de administración intraarticular son una estrategia eficaz en manos experimentadas; también pueden administrarse en megadosis (bolos) por vía intravenosa, en formas de liberación prolongada, incluidos en liposomas o mediante pegilación.

Indicaciones

Los glucocorticoides constituyen la base fundamental del tratamiento inicial de las vasculitis sistémicas y de las miopatías inflamatorias, bien a dosis altas orales o en pulsos intravenosos; también en la polimialgia reumática, a dosis medias como terapia de inducción, con una excelente respuesta característica, y a dosis bajas como terapia de mantenimiento.

En el grueso de las enfermedades inflamatorias inmunomediadas o autoinmunes sistémicas, los glucocorticoides son el tratamiento puente a los fármacos antirreumáticos modificadores de la enfermedad (FAME) de cualquier índole, así como el pilar del tratamiento de los brotes y manifestaciones sistémicas graves. Como botón de muestra se menciona el lupus eritematoso sistémico (LES), cuyo esquema de dosificación es variable según la manifestación clínica y su gravedad.

En el síndrome de Sjögren su uso es ocasional, a dosis bajas para la artritis y en forma de bolos por vía intravenosa si hay afectación visceral. En el caso de la esclerosis sistémica hay que ser prudentes con la posibilidad de una crisis renal esclerodérmica, por eso se debe evitar su uso o no sobrepasar los 15 mg al día de prednisona y durante el menor tiempo posible, recomendándose dosis bajas si hay artritis y dosis medias en caso de afectación visceral.

En la artritis reumatoide su uso suele ser a dosis bajas y muy ocasionalmente a dosis media o altas si hay brote articular o manifestaciones sistémicas, respectivamente, incluso en forma de pulsos intravenosos con afectación visceral grave. Existe controversia respecto a si los glucocorticoides a dosis bajas son modificadores del curso de la enfermedad, ya que en estadios precoces parecen inhibir el desarrollo de erosiones. Existen estudios que demuestran que son inductores de remisión y, a pesar de que a dosis bajas presentan pocos efectos secundarios, en principio deben considerarse una terapia puente hacia el inicio de los FAME.

En las espondiloartritis su uso se restringe a dosis bajas en la artritis periférica, sin evidencia de eficacia axial.

En las artritis microcristalinas se deben usar a dosis medias, por vía oral o parenteral, solo si hay contraindicación o refractariedad a los antiinflamatorios no esteroideos (AINE).

El uso más habitual de los glucocorticoides por vía intraarticular se produce en las artritis microcristalinas, artritis reumatoide y espondiloartritis periféricas.

Seguridad

Se conocen los efectos secundarios de los glucocorticoides (**Tabla 18-3**) y su relación con la dosis y el tiempo de exposición, pero no siempre se conocen con exactitud la prevalencia, la gravedad o la idiosincrasia en cada individuo.

 En pacientes con hepatopatías graves es preferible usar metilprednisolona, debido al metabolismo hepático de la prednisona. En el embarazo no deben usarse dexametasona ni betametasona. Asimismo, deben tenerse en cuenta ciertas comorbilidades frecuentes en enfermos reumáticos por su papel sinérgico en la aparición de efectos adversos con los glucocorticoides.

Tabla 18-3. Efectos secundarios del tratamiento con glucocorticoides	
Cardiovasculares	• Aterogénesis • Hipertensión arterial • Insuficiencia cardíaca
Dermatológicos	• Acné • Estrías violáceas • Fragilidad capilar • Hirsutismo • Reacciones alérgicas • Retraso de la curación de las heridas
Endocrino-metabólicos	• Dislipemia • Hiperglucemia • Impotencia • Obesidad • Retraso del crecimiento • Síndrome de Cushing (obesidad central, «cara de luna llena», «joroba de búfalo») • Supresión del eje hipotálamo-hipofisario-suprarrenal, con insuficiencia suprarrenal si hay supresión brusca • Trastornos menstruales
Gastrointestinales	• Hemorragia digestiva • Pancreatitis • Úlcera péptica
Inmunológicos	Susceptibilidad a desarrollar infecciones
Musculoesqueléticos	• Miopatías • Osteonecrosis aséptica • Osteoporosis
Neuropsiquiátricos	• Alteraciones del humor y de la personalidad • Hipertensión endocraneal benigna • Insomnio • Psicosis
Obstétricos	• Fisura palatina • Prematuridad • Retraso del crecimiento fetal
Oculares	• Cataratas • Coriorretinopatía serosa central • Glaucoma

En relación con la seguridad de los glucocorticoides a dosis bajas los estudios observacionales tienden a sobreestimar la asociación, mientras que los ensayos clínicos, aunque solo demuestren una relación con glaucoma y ganancia de peso, no pueden evaluar a largo plazo este aspecto.

Se ha establecido que la toxicidad de las dosis bajas de glucocorticoides tiene dos patrones, uno relacionado con la dosis acumulada y otro con la dosis diaria. Sin embargo, se desconoce el umbral de dosis segura.

La supresión del eje hipotálamo-hipofisario-suprarrenal es más frecuente en pacientes de aspecto cushingoide y con dosis ≥ 20 mg al día de prednisona durante más de 3 semanas, mientras que dosis ≤ 5 mg al día no suelen provocar dicha supresión, que es mucho menos probable si el tratamiento es < 3 semanas de duración o a días alternos.

Sin relación con la supresión del eje se ha descrito un síndrome de reducción de glucocorticoides cuyos síntomas de labilidad emocional, astenia y dolores musculares y articulares desaparecen en 1-2 semanas.

Si bien existen unas recomendaciones generales sobre la pauta de descenso de los glucocorticoides (Tabla 18-4), en la práctica clínica dichas recomendaciones suelen estar bastante condicionadas por la experiencia previa del facultativo y las comorbilidades del paciente.

FÁRMACOS MODIFICADORES DE LA ENFERMEDAD SINTÉTICOS

El concepto de FAME fue introducido en los años setenta para distinguir este grupo de fármacos de los AINE, por su capacidad para retrasar el daño estructural. En la actualidad se usa para englobar a todos aquellos fármacos con capacidad demostrada sobre la patogenia de las enfermedades reumáticas inflamatorias e inmunomediadas.

En este capítulo se abordarán los FAME sintéticos convencionales y otros fármacos inmunomoduladores. En capítulos posteriores se profundizará en las terapias dirigidas, que incluyen los FAME sintéticos dirigidos y los FAME biológicos.

Metotrexato

La dosis inicial de metotrexato (MTX) es de 10 a 15 mg a la semana, con incrementos de 5 mg cada mes, hasta llegar a un máximo de 25 mg semanales (en ocasiones, 30 mg). Habitualmente la dosis suele ser única, pero en caso de intolerancia gastrointestinal puede dividirse en dos tomas.

- La biodisponibilidad del MTX por vía subcutánea es mayor que por vía oral con dosis ≥ 20 mg a la semana.
- Siempre debe suplementarse con ácido fólico, para reducir la frecuencia de toxicidad hematológica, hepática y gastrointestinal (náuseas, mucositis).

La dosis habitual es de 5-10 mg a la semana al día siguiente de la toma del MTX o 1-2 mg diarios. Una alternativa es el empleo de 5-7,5 mg semanales de ácido folínico, administrados al día siguiente de la toma del MTX, si bien no está claro que esta opción inhiba algunos de los efectos del fármaco.

Indicaciones

Dada su eficacia y seguridad, el MTX es el FAME sintético convencional de referencia para el tratamiento, no solo de la artritis reumatoide, sino también de otras muchas artropatías inflamatorias crónicas. Además, es el fármaco más utilizado en combinación con otros FAME.

El MTX presenta en su ficha técnica indicación en artritis reumatoide, artritis psoriásica, artritis idiopática juvenil y síndrome de Reiter. Fuera de ficha técnica es de uso recomendado en polimiositis, sarcoidosis, colagenosis y vasculitis.

En la artritis reumatoide numerosos estudios avalan la eficacia de MTX frente a otros FAME sintéticos convencionales, de los que ninguno ha demostrado superioridad frente a MTX.

Tabla 18-4. Pauta de disminución de glucocorticoides según la dosis diaria de prednisona	
Dosis actual del paciente	**Disminución a indicar**
> 40 mg/día	5-10 mg/día cada 1-2 semanas
20-40 mg/día	5 mg/día cada 1-2 semanas
10-20 mg/día	2,5 mg/día cada 2-3 semanas
5-10 mg/día	1 mg/día cada 2-4 semanas
< 5 mg/día	0,5 mg/día cada 2-4 semanas

Se han establecido estrategias de tratamiento combinado con MTX + FAME sintéticos convencionales, en artritis reumatoide de inicio, que han demostrado superioridad frente a la monoterapia, si bien todos estos estudios incluyen a los corticoides como parte de la estrategia de combinación, por lo que es difícil establecer la eficacia real de las combinaciones sin corticoides.

En pacientes con artritis reumatoide de inicio sin exposición previa a MTX, la eficacia del MTX en combinación con dosis bajas de prednisona fue similar a la observada con terapia antifactor de necrosis tumoral, abatacept y rituximab en monoterapia. Los únicos fármacos que han demostrado superioridad a MTX en monoterapia en este subgrupo de pacientes son tocilizumab y baricitinib.

Seguridad

La supervivencia media del MTX en diferentes cohortes de práctica clínica varía entre el 40 y el 60 % a los 5 años. La frecuencia de acontecimientos adversos graves es menor al 1 % y se minimiza cuando se toman las medidas adecuadas.

La toxicidad gastrointestinal es el grupo de efectos adversos más común (úlceras orales, dolor abdominal, dispepsia, hiporexia); las náuseas son el efecto secundario más frecuente, generalmente asociado a mal estado general al día siguiente de la administración de MTX. Su frecuencia es del 20-70 % en el primer año de tratamiento y puede controlarse con tratamiento sintomático (antieméticos, antiácidos o paracetamol), administrando el fármaco al acostarse, con la administración de ácido fólico o cambiando a la vía subcutánea.

Las úlceras orales son frecuentes y dependientes de la dosis de MTX. Para prevenirlas se pueden indicar enjuagues durante 1 minuto cada 6 horas los 3 días posteriores a su toma, con una solución de 300 mg de alopurinol en 60 mL de agua. Si el paciente ya tiene úlceras, se tratará con la aplicación tres veces al día de un colutorio con triamcinolona al 0,01 % y lidocaína al 0,1 %.

En escasas ocasiones, se han descrito cuadros de mucositis grave en pacientes que reciben dosis bajas de MTX. Su tratamiento consiste en la suspensión del fármaco, colutorios analgésicos y antisépticos y en suplementos de ácido fólico.

La toxicidad hematológica más frecuente es la leucopenia, pero puede aparecer en forma de anemia megaloblástica, trombocitopenia o pancitopenia. Estas alteraciones son potencialmente graves y pueden poner en riesgo la vida del paciente, si bien suelen responder a dosis altas de ácido fólico en combinación con el factor estimulante de crecimiento de colonias de granulocitos. Los factores de riesgo son errores en la posología (muy típico en pacientes ancianos), insuficiencia renal, hipoalbuminemia y administración concomitante de trimetoprim/sulfametoxazol.

- En los controles analíticos de monitorización de toxicidad del MTX, la macrocitosis franca es un aviso de toxicidad medular grave inminente. Debe sospecharse de incumplimiento terapéutico cuando el volumen corpuscular medio no sea > 90 fL.
- Puede haber una elevación leve de transaminasas en un tercio de los casos, siendo necesario la interrupción del MTX si dicha elevación es mayor de tres veces el límite superior de la normalidad, pudiéndose reinstaurar posteriormente a dosis menores; elevaciones inferiores suelen revertir espontáneamente o con la reducción de dosis.

En caso de persistir las transaminasas elevadas tras suspenderlo, debe derivarse al paciente para su valoración por una unidad de hepatología. Factores de riesgo para el desarrollo de toxicidad hepática son el alcoholismo, infección por virus de la hepatitis B y C, obesidad mórbida, diabetes y deficiencia de α-1-antitripsina. Es rara la fibrosis hepática inducida por MTX, pero no se recomienda la biopsia hepática periódica.

La toxicidad pulmonar es un tema bastante controvertido. Al inicio del uso generalizado de MTX se describieron diversos síndromes clínicos, como neumonitis por hipersensibilidad, fibrosis, edema pulmonar no cardiogénico, pleuritis, derrame pleural, nodulosis, etc., si bien era difícil distinguir si la afectación pulmonar se debía a la propia artritis reumatoide o era inducida por MTX. En la actualidad se considera que la toxicidad pulmonar asociada a dosis bajas de MTX es muy rara, pero aguda y grave, con un cuadro de hipersensibilidad al fármaco que es más frecuente al inicio del tratamiento, clínicamente caracterizado por disnea, tos seca, fiebre, alteraciones radiológicas y eosinofilia. Si se confirma la sospecha de toxicidad pulmonar por MTX, es obligado suspender el fármaco e iniciar tratamiento con corticoides.

La nodulosis reumatoide se define como la aparición o el incremento de nódulos reumatoideos y podría estar relacionada con el aumento de los niveles de adenosina. Cuando aparecen, hay que consensuar con el paciente la continuación o retirada del tratamiento.

Otros efectos secundarios son la caída del cabello (la alopecia es poco frecuente), prurito, erupción cutánea, empeoramiento de psoriasis cutánea, síndrome seudogripal, efectos neurológicos (mareos, cefalea, astenia, visión borrosa, afasia y alteraciones cognoscitivas), alteraciones menstruales, oligospermia, impotencia, reducción de la lívido y esterilidad.

El MTX no incrementa el riesgo de cáncer.

Durante su tratamiento están contraindicadas las vacunas de virus vivos atenuados.

El MTX está contraindicado en los siguientes casos:

- El embarazo y la lactancia. El tiempo recomendado de su interrupción antes de intentar un embarazo es 3 meses.
- Presencia de infecciones moderadas o graves activas.
- Hipersensibilidad conocida al fármaco.
- Un aclaramiento de creatinina < 30 mL por minuto y, en caso de ser 30-59 mL por minuto debe reducirse la dosis al 50 %.
- Insuficiencia hepática con bilirrubina > 5 mg/dL, personas alcohólicas y con hepatopatía crónica alcohólica. La infección por el virus de la hepatitis B es una contraindicación relativa, sobre todo si hay elevación de transaminasas.

Leflunomida

La dosis habitual de inicio de leflunomida son 20 mg al día por vía oral. En la actualidad está en desuso la dosis inicial de carga de 100 mg diarios los 3 primeros días de tratamiento, por su mayor toxicidad (diarrea).

En caso de tratamiento combinado con MTX, se recomienda iniciar con 10 mg al día, con subida posterior a 20 mg diarios si no existe toxicidad y es clínicamente necesario.

En caso de remisión de la enfermedad o toxicidad, puede reducirse la dosis a 10 mg diarios de mantenimiento.

Indicaciones

La leflunomida presenta en su ficha técnica indicación en artritis reumatoide y artritis psoriásica. Fuera de ella se recomienda en el tratamiento de la artritis lúpica crónica grave y la poliartritis crónica seronegativa refractarias a antipalúdicos y MTX. Existen datos de eficacia en vasculitis granulomatosas asociadas a anticuerpos anticitoplasma de los neutrófilos, dermatomiositis, esclerosis sistémica y sarcoidosis.

Es un FAME con un perfil beneficio-riesgo muy similar al de MTX y es la opción más usada en casos de ineficacia, intolerancia o contraindicación a MTX.

Puede usarse en terapia combinada con FAME biológicos y con FAME sintéticos convencionales, aunque la información a este respecto es mucho menor que con MTX. Pese a su eficacia en combinación con MTX, esta opción no se aconseja de forma generalizada dada su mayor toxicidad.

Seguridad

Su perfil de seguridad es similar al de MTX. Los efectos adversos más frecuentes son los gastrointestinales (náuseas, vómitos, dispepsia, dolor abdominal).

La diarrea suele aparecer dentro de los 3 primeros meses de tratamiento y se resuelve posteriormente. Solo en un pequeño porcentaje de los pacientes persiste tras la suspensión del tratamiento. Se han notificado casos de colitis, incluyendo colitis microscópica, en pacientes tratados con leflunomida.

También es frecuente la elevación de transaminasas: debe suspenderse el tratamiento si dicha elevación supera 3 veces el límite superior de la normalidad. Elevaciones inferiores suelen revertir espontáneamente o con la reducción de dosis a 10 mg al día. De forma excepcional, pueden aparecer casos de hepatitis graves o fulminantes durante los primeros 6 meses de tratamiento, generalmente con el uso concomitante de otros fármacos hepatotóxicos.

En el 10 % de los pacientes puede aparecer prurito, exantema, alopecia y, con mucha menor frecuencia, reacciones graves de hipersensibilidad, como pueden ser el síndrome de hipersensibilidad a fármacos con eosinofilia y síntomas sistémicos y el síndrome de Stevens-Johnson. Se han notificado casos de psoriasis pustular y empeoramiento de psoriasis con el uso de leflunomida.

La hipertensión arterial es un efecto de clase, ocurre en el 20 % de los casos y suele responder a tratamiento antihipertensivo habitual. Es más frecuente con la toma concomitante de AINE.

De forma infrecuente se ha relacionado con la aparición de enfermedad pulmonar intersticial, sobre todo en población oriental, con bajo peso y exposición previa a MTX.

La anemia es la toxicidad hematológica más frecuente (< 1 %) y se han informado casos aislados de pancitopenia. Requieren especial vigilancia los pacientes en tratamiento combinado con MTX.

Algunos pacientes presentan una pérdida de peso inexplicable, en cuyo caso se recomienda la suspensión de leflunomida.

También se ha notificado cuadros neurológicos, como cefalea y mareos, incluso una neuropatía periférica axonal sensitiva y motora en pacientes con factores de riesgo previos (diabetes y asociación con fármacos neurotóxicos), caracterizados por parestesias e hipoestesias «en guante» y «en calcetín», que precisan la suspensión del fármaco.

Al igual que otras terapias inmunosupresoras, existe una mayor susceptibilidad a infecciones.

Durante su tratamiento están contraindicadas las vacunas de virus vivos atenuados.

La leflunomida está contraindicada en estos casos:

- El embarazo y la lactancia.
- Presencia de infecciones moderadas-graves activas.
- Combinación con fármacos hepatotóxicos y la toma de alcohol.
- Insuficiencia renal e insuficiencia hepática graves.
- Infección por virus de la hepatitis B o virus de la hepatitis C.
- Inmunodeficiencias.
- Afectación de la médula ósea.
- Hipoproteinemia grave: puede aumentar los niveles plasmáticos de teriflunomida, dado que este se une en gran medida a las proteínas plasmáticas.

En caso de acontecimientos adversos graves, se hará un lavado de leflunomida durante 11 días con colestiramina (8 g por vía oral cada 8 horas, que reduce la vida media a 1-2 días) o carbón activado (50 g cada 6 horas, que reduce los niveles plasmáticos a la mitad tras 6 horas de tratamiento).

> En caso de deseo genésico, se recomienda lavado con colestiramina, tanto en hombres como en mujeres. Una vez realizado, debe medirse la concentración plasmática de teriflunomida en dos análisis separados por un intervalo mínimo de 14 días; si ambas concentraciones plasmáticas son inferiores a 0,02 mg/L, se aconseja esperar 3 meses para reducir al máximo el riesgo de toxicidad fetal.

Sulfasalacina

La dosis inicial de sulfasalacina (SSZ) es de 500 mg cada 12 horas por vía oral, con aumento posterior de la dosis de 500 mg diarios cada semana hasta la dosis deseada, según sea la respuesta clínica y la tolerancia del paciente, con una dosis máxima de 1.500 mg cada 12 horas.

Son comprimidos de 500 mg, que deben tomarse a intervalos regulares durante el día, preferiblemente después de las comidas. Pueden tragarse enteros o disueltos, en agua u otro líquido, siempre y cuando se disuelva el comprimido completo. La presentación farmacéutica en España no dispone de cubierta entérica, motivo por el cual ha sido un FAME de menor uso que en otros países.

Indicaciones

En la ficha técnica está indicada en el tratamiento de la enfermedad de Crohn activa, así como en los episodios agudos y en el mantenimiento de la remisión de la colitis ulcerosa.

> Fuera de la ficha técnica su uso más frecuente es en espondiloartritis. En la artritis reumatoide es un FAME sintético convencional de tercera línea, relegado a pacientes con artritis reumatoide sin criterios de mal pronóstico y actividad leve-moderada, a pacientes con intolerancia a MTX y leflunomida, o como parte de la triple terapia.

Seguridad

La SSZ es en general un fármaco seguro. Los acontecimientos adversos suelen aparecer al inicio del tratamiento, sobre todo en los 3 primeros meses, si bien pueden mejorarse con una escalada lenta de la dosis o el uso de comprimidos con cubierta entérica y suelen desaparecer con el empleo continuado del fármaco.

Puede producir un cambio en la coloración de la orina, lágrimas y sudor, por lo que hay que informar a los pacientes de su posible aparición para evitar la suspensión del fármaco, ya que es un efecto inocuo.

Los efectos adversos más comunes son los gastrointestinales (náuseas, dolor abdominal, diarrea, alteración del gusto), que suelen asociarse a los del sistema nervioso (cefalea, mareos, *tinnitus*, insomnio, irritabilidad, ansiedad).

La elevación de las enzimas hepáticas suele ser leve y transitoria, aunque se ha descrito algún caso aislado de hepatitis fulminante.

Aproximadamente el 5 % de los pacientes desarrolla un exantema maculopapular pruriginoso generalizado, que aparece en los 3 primeros meses de tratamiento y que obliga a la suspensión del fármaco. Se han descrito casos aislados de eritema multiforme, necrosis epidérmica toxica, síndrome de Stevens-Johnson y síndrome de hipersensibilidad a fármacos con eosinofilia y síntomas sistémicos (cursa con exantema, fiebre, malestar general, eosinofilia y alteraciones de las enzimas hepáticas), que además obligan al tratamiento con glucocorticoides.

Puede aparecer leucopenia y neutropenia, que mejoran tras la suspensión del fármaco. En raras ocasiones se produce agranulocitosis. La trombocitopenia es leve y transitoria.

En caso de macrocitosis, al interferir la SSZ en la absorción y el metabolismo del ácido fólico, deben administrarse suplementos de este.

Al ser una sulfamida, en pacientes con deficiencia de glucosa-6-fosfato deshidrogenasa (G6PDH) aparecen cuadros de hemólisis, por lo que en estos casos está contraindicada.

La SSZ puede provocar una neumopatía intersticial eosinofílica, que cursa con fiebre, tos, disnea y pérdida de peso. En la radiografía de tórax se observan infiltrados inflamatorios evanescentes. Esta es una complicación muy rara que obliga a la suspensión del fármaco y a la administración de corticoides.

También puede causar cristaluria y cálculos renales, por lo que es preciso tener precaución en pacientes con historia previa de litiasis y recomendar la toma abundante de líquidos.

No debe administrase en pacientes con insuficiencia renal, insuficiencia hepática o discrasias sanguíneas, salvo que el beneficio supere al riesgo.

En pacientes con un cuadro clínico de dolor de garganta, fiebre, palidez, púrpura o ictericia durante el tratamiento, se deberá suspender la SSZ hasta que se descarte la presencia de mielosupresión, hemólisis o hepatotoxicidad.

Otros acontecimientos adversos muy raros son hipogammaglobulinemia, enfermedad similar al lupus y meningitis aséptica.

En varones puede producir oligospermia reversible, por lo que es recomendable interrumpir el tratamiento 3 meses antes de intentar la concepción.

La SSZ puede usarse en el embarazo (requiere suplementos de ácido fólico) y, con precaución, en la lactancia (salvo prematuros con hiperbilirrubinemia), así como en pacientes con hepatopatía leve, virus de la hepatitis B, virus de la hepatitis C e infección por el virus de la inmunodeficiencia humana.

La SSZ está contraindicada en los siguientes casos:

- Hipersensibilidad a sulfamidas o salicilatos.
- Porfiria aguda intermitente y deficiencia de G6PDH, por la posibilidad de hemólisis.
- Obstrucción intestinal o urinaria.

Antipalúdicos

En práctica clínica, la **hidroxicloroquina** (HCQ) es el antipalúdico más empleado, habitualmente a una dosis inicial de 200 mg cada 12 horas hasta la mejoría y después una dosis de mantenimiento de 200-400 mg al día.

Las nuevas guías de la European League Against Rheumatism (EULAR) de 2023 para el manejo del LES mantienen la recomendación de una dosis máxima de HCQ de 5 mg/kg de peso real, pero matizan que debe individualizarse según el riesgo de exacerbación clínica y toxicidad retiniana (enfermedad renal, enfermedad macular o retiniana preexistente, uso de tamoxifeno).

Esto se debe a que un estudio observacional encontró un riesgo de brotes con dosis ≤ 5 mg/kg al día durante los 6 meses previos de casi el doble y más de seis veces superior para los brotes moderados o graves, frente a una dosis > 5 mg/kg al día.

La **cloroquina** presenta un peor perfil de seguridad que la HCQ, especialmente una mayor toxicidad retiniana. Su dosis habitual en práctica clínica es de 250 mg al día, aunque las recomendaciones establecen una dosis máxima de 3 mg/kg de peso real.

La **quinacrina** o **mepacrina**, en dosis de 100 mg al día, puede añadirse a la HCQ en el tratamiento del lupus cutáneo subagudo refractario.

Eficacia

En la ficha técnica presentan indicación en artritis reumatoide, artritis idiopática juvenil, LES, espondiloartritis, esclerosis sistémica y sarcoidosis.

Son de indicación desde el diagnóstico en todos los pacientes con LES, ya que previenen los brotes, tienen efecto antitrombótico, mejoran el perfil metabólico (hipolipemiante e hipoglucemiante) y tienen un efecto reductor de daño acumulado y mortalidad. Son especialmente útiles en las manifestaciones generales, cutaneomucosas y articulares.

En la artritis reumatoide los antipalúdicos presentan menor eficacia en monoterapia que otros FAME y no han demostrado que inhiban la progresión radiológica. Sin embargo, son muy bien tolerados y suelen utilizarse con frecuencia en terapias combinadas, como la triple terapia (MTX + SSZ +HCQ).

Son también de utilidad fuera de ficha técnica en el síndrome de Sjögren (aumentan el flujo salival), enfermedad mixta del tejido conectivo, el síndrome antifosfolípido (reduce los episodios trombóticos), la dermatomiositis (mejoran la afectación cutánea) y el reumatismo palindrómico (disminuyen la frecuencia de brotes).

Seguridad

Los efectos secundarios más frecuentes son los gastrointestinales (náuseas, vómitos, anorexia, diarrea, calambres abdominales) y cutáneos (alopecia, sequedad, pigmentación piel y mucosas, exantema pruriginoso).

En el ámbito oftalmológico son más frecuentes los efectos secundarios con la cloroquina que con la HCQ y son dosis dependientes. Pueden provocar visión borrosa por alteración de la acomodación en el cuerpo ciliar, que es dosis dependiente y cede con la suspensión del fármaco. Los depósitos corneales suelen aparecer a las 3 semanas de iniciar el fármaco y también son reversibles.

La toxicidad retiniana es el acontecimiento adverso más temido, ya que puede ocasionar una ceguera permanente, si bien es excepcional si no se superan las dosis recomendadas. Dicho riesgo aumenta si la exposición al fármaco es superior a los 20 años. Producen una maculopatía pigmentaria irreversible, con una patrón característico «en ojo de toro», que produce escotomas centrales o pericentrales. Los factores de riesgo para su desarrollo son la edad > 60 años, insuficiencia renal, insuficiencia hepática y duración del tratamiento superior a los 5 años.

En el sistema nervioso central pueden provocar irritabilidad, nerviosismo, cambios emocionales, psicosis, cefalea, ataxia y vértigo.

Son poco frecuentes la toxicidad hematológica, hepática o renal. Hay que tener precaución en pacientes con déficit de G6PDH, por el riesgo de hemólisis.

Sí pueden producir debilidad musculoesquelética y de forma muy infrecuente una miocardiopatía, que cursa con trastornos de la conducción, y debilidad muscular proximal sin elevación de la creatina fosfocinasa.

 La HCQ es segura en el embarazo y la lactancia.

Otros fármacos modificadores de la enfermedad sintéticos

Algunos otros FAME sintéticos son el avacopan, el aurotiomalato sódico y la D-penicilamina.

Avacopan

Está indicado, en combinación con una pauta de rituximab o ciclofosfamida, para el tratamiento de pacientes adultos con granulomatosis con poliangitis o poliangitis microscópica graves y activas.

La dosis recomendada es de 30 mg por vía oral cada 12 horas, con las comidas.

Ha de vigilarse especialmente la aparición de infecciones, toxicidad hepática y citopenias (leucopenia, linfopenia y neutropenia).

Aurotiomalato sódico

En la actualidad está en desuso (medicación extranjera), debido a su perfil de seguridad, con efectos adversos graves, como toxicidad renal y hematológica, reacciones cutáneas, mucositis y neumonitis.

Tenía indicación en la artritis reumatoide y la artritis idiopática juvenil y fue usado fuera de la ficha técnica en la artritis psoriásica.

Se administra por vía intramuscular de forma semanal, empezando la 1ª semana con 10 mg, la 2ª con 25 mg y la 3ª y subsiguientes semanas con 50 mg, hasta alcanzar una dosis acumulada de 1 g. Posteriormente, se intenta disminuir la dosis o alargar el intervalo de administración para mantenerlo en 25-50 mg cada 2-4 semanas, según la evolución clínica.

D-penicilamina

Tenía indicación en artritis reumatoide y artritis idiopática juvenil. Fuera de ficha técnica fue usada en la esclerosis sistémica como terapia antifibrótica cutánea y pulmonar, pero se abandonó al demostrarse su ineficacia.

En artritis reumatoide la dosis de inicio eran 125-250 mg al día repartidos en 2-4 tomas con el estómago vacío, con incrementos graduales de 125-250 mg cada 4-8 semanas hasta un máximo de 1 g diario como dosis de mantenimiento.

INMUNOMODULADORES

Se recogen aquí los siguientes: azatioprina, ciclofosfamida, micofenolato de mofetilo e inhibidores de la calcineurina, entre otros.

Azatioprina

La dosis habitual de azatioprina (AZA) es de 2-3 mg/kg al día, en dosis única o repartida, administrada con las comidas.

 Se puede iniciar con dosis de 50 mg al día la primera semana y subir 0,5 mg/kg cada 4-6 semanas hasta obtener respuesta o alcanzar la dosis máxima de 3 mg/kg al día. Sin embargo, se recomienda iniciar tratamiento con dosis según concentraciones de tiopurina metiltransferasa (**Tabla 18-5**).

En caso de no disponer de dichas concentraciones, cabe orientarse por el volumen corpuscular medio, evitando siempre la neutropenia. El valor de dicho volumen corpuscular aumenta a los 3 meses de tratamiento en 3-8 fL y a los 6 meses en 6-8 fL respecto del basal. Si se excede de este aumento, hay que reducir la dosis 0,5 mg/kg al día, y si no llega, se recomienda aumentarla 0,5 mg/kg al día.

Tabla 18-5. Dosis inicial de azatioprina según concentraciones de tiopurina metiltransferasa

Niveles de TPMT	Dosis inicial de AZA
< 5 U/L	No administrar
5,1-13,7 U/L	0,5 mg/kg/día
13,8-18 U/L	1,5 mg/kg/día
18,1-26 U/L	2,5 mg/kg/día
26,1-40 U/L	3 mg/kg/día

AZA: azatioprina; TPMT: tiopurina metiltransferasa; U: unidades.

Indicaciones

Está indicada como tratamiento ahorrador de glucocorticoides en pacientes con LES, miositis inflamatoria idiopática, artritis reumatoide (3ª línea), anemia hemolítica autoinmune, púrpura trombocitopénica idiopática, poliarteritis nudosa, hepatitis autoinmune, piodermia gangrenosa o pénfigo vulgar.

Fuera de ficha técnica se utiliza para tratar la enfermedad pulmonar intersticial en dolencias reumáticas, enfermedad de Behçet, síndrome de Sjögren, sarcoidosis, enfermedad asociada a inmunoglobulina G4, así como adyuvante a FAME biológicos en pacientes con intolerancia o contraindicación a MTX.

En el LES se utiliza como tratamiento de 1ª línea de mantenimiento de la nefritis lúpica y en 2ª línea en manifestaciones extrarrenales.

Seguridad

Los efectos adversos más frecuentes son los gastrointestinales (náuseas, vómitos, diarrea) y hepáticos (elevación de transaminasas). Pueden aparecer también síntomas generales (hipotensión, fiebre, exantema).

La mielotoxicidad (leucopenia, trombocitopenia, anemia o combinaciones) suele ser reversible, si bien es más frecuente en pacientes con actividad disminuida de tiopurina metiltransferasa. Existe una mayor susceptibilidad a infecciones víricas (varicela, virus del herpes simple, citomegalovirus) o a sus reactivaciones (virus de la hepatitis B y C), bacterianas y micóticas. Se ha descrito un aumento de riesgo de neoplasias hematológicas y cutáneas. En la insuficiencia renal y la insuficiencia hepática se recomienda disminuir su dosis.

 Puede utilizarse con precaución durante el embarazo (a dosis ≤ 2 mg/kg al día) y lactancia.

En varones puede provocar disminución de la espermiogénesis.

 Durante su tratamiento están contraindicadas las vacunas de virus vivos atenuados y puede reducir la respuesta a vacunas inactivadas.

Ciclofosfamida

La ciclofosfamida por vía intravenosa se emplea en manifestaciones graves del LES, como nefritis, afectación del sistema nervioso central o trombocitopenias. Tradicionalmente, se utiliza la pauta del National Institutes of Health (NIH), con bolos mensuales durante 6 meses de 0,5-1 g/m² con ajuste de dosis en función de la respuesta clínica y la cifra de leucocitos en sangre a los 14 días de la infusión intravenosa. A partir de los 6 meses, los bolos son trimestrales hasta cumplir 1-2 años de tratamiento o se sustituyen por otros fármacos, como la AZA, el micofenolato de mofetilo o el MTX. Una pauta alternativa (según el *Euro-Lupus Nefritis Trial*) consiste en el uso de dosis quincenales de 500 mg por vía intravenosa durante 3 meses (seis dosis), seguidas de mantenimiento con AZA o micofenolato de mofetilo.

La ciclofosfamida por vía intravenosa también se utiliza en el tratamiento de la afectación pulmonar intersticial en la artritis reumatoide y en conectivopatías, como la esclerosis sistémica o las miopatías inflamatorias, así como en la enfermedad inflamatoria ocular grave.

A dosis de 1-3 mg/kg al día en una o varias tomas se usa preferentemente en vasculitis sistémicas, como las vasculitis asociadas a anticuerpos anticitoplasma de los neutrófilos o la poliarteritis nudosa, dada su menor tasa de recidivas que con la vía intravenosa. Si embargo, la respuesta inicial a la ciclofosfamida intravenosa con la pauta del *European Vasculitis Study Group* (15 mg/kg hasta un máximo de 1.500 mg, cada 2-3 semanas hasta completar 6 meses) en la mayoría de los cuadros es similar a la de la vía oral.

Indicaciones

Debido a su perfil de seguridad, el uso de la ciclofosfamida se reserva, en general, para los cuadros más graves, como afectación visceral en el LES, esclerosis sistémica o manifestaciones extraarticulares de la artritis reumatoide, enfermedad de Behçet, vasculitis sistémicas y las asociadas a conectivopatías.

Seguridad

La principal limitación del uso de la ciclofosfamida es su toxicidad, que depende de su dosis acumulada y que es mayor con la vía oral que con la vía intravenosa.

La principal reacción adversa es la pancitopenia. La leucopenia alcanza su valor máximo en los 8-14 días desde el tratamiento, para recuperarse a los 18-25 días. La trombocitopenia es menos frecuente.

La toxicidad ovárica se produce en el 50 % de las mujeres mayores de 30 años que reciben más de 8 g de ciclofosfamida. Se puede considerar el uso de análogos de la hormona liberadora de gonadotropinas en mujeres que requieran tratamiento prolongado. En varones se recomienda valorar la criopreservación de semen antes del tratamiento.

La cistitis hemorrágica se produce por irritación de uno de sus metabolitos, la acroleína. Es más frecuente en fumadores y con el uso de la vía oral. Se minimiza con la administración de mesna.

La leucemia aguda, el cáncer de vejiga y de cérvix, son las neoplasias más frecuentemente asociadas al tratamiento con ciclofosfamida.

Pude provocar efectos secundarios gastrointestinales como náuseas, vómitos y anorexia. Otros efectos son alopecia reversible, fragilidad capilar, hiperuricemia, cardiotoxicidad, síndrome de secreción inadecuada de hormona antidiurética y neumonitis intersticial.

 Se recomienda la profilaxis con isoniacida si hay infección tuberculosa latente y para la prevención de infección por *Pneumocystis jirovecii* con 3 dosis semanales de cotrimoxazol.

La ciclofosfamida requiere el ajuste de dosis en los siguientes casos:

- Insuficiencia renal: con aclaramiento de creatinina de 10-50 mL/minuto, el 75 % de la dosis difusa habitual; con < 10 mL/minuto, el 50 % de la dosis habitual.
- Insuficiencia hepática: bilirrubina de 3-5 mg/dL o transaminasa glutámico oxalacética > 180 mg/dL, el 75 % de la dosis habitual; si la bilirrubina es > 5 mg/dL, evitarla.

Durante su tratamiento están contraindicadas las vacunas de virus vivos atenuados y para el resto de las vacunas se recomienda su administración 2 semanas antes del inicio del tratamiento.

La ciclofosfamida está contraindicada en estos casos:

- Alergia al fármaco.
- El embarazo y la lactancia.
- Cistitis hemorrágica.
- Porfiria.

Micofenolato de mofetilo y ácido micofenólico

El micofenolato se administra por vía oral en ayunas, comenzando por 500 mg cada 12 horas e incrementando semanalmente la dosis según su eficacia y el control del hemograma, hasta un máximo de 3 g diarios. En el caso del ácido micofenólico, 360 mg equivalen a 500 mg de micofenolato de mofetilo.

La administración por vía intravenosa solo se utiliza en la prevención de rechazo de trasplantes.

Indicaciones

Está indicado para el rechazo agudo de trasplante renal, cardíaco y hepático.

Fuera de ficha técnica, ha demostrado ser tan eficaz como la ciclofosfamida para el tratamiento de inducción de la nefritis lúpica y el mantenimiento de la remisión renal, y se emplea como 2ª línea en el LES extrarrenal (articular y neuropsiquiátrico). También se ha utilizado para la artritis reumatoide, miopatías inflamatorias, síndrome de Sjögren, vasculitis asociada a anticuerpos anticitoplasma de los neutrófilos, esclerosis sistémica y en el tratamiento de inducción y mantenimiento de la enfermedad pulmonar intersticial diseminada asociada a enfermedades reumáticas, en especial, de la esclerosis sistémica.

Seguridad

Los efectos adversos más frecuentes son relativamente leves y dependientes de la dosis e incluyen citopenias, diarrea, dolor abdominal y náuseas. También se ha descrito hepatotoxicidad, incremento del riesgo de infecciones y desarrollo de neoplasias hematológicas (linfomas) y cutáneas.

Durante su tratamiento están contraindicadas las vacunas de virus vivos atenuados.

Ambos están contraindicados:

- En el embarazo (medidas anticonceptivas hasta 6 semanas tras la suspensión) y lactancia.
- Con la toma de alcohol.

- Con el uso concomitante de AZA y se desconoce el riesgo/beneficio en combinación con tacrólimus y sirólimus.

Inhibidores de la calcineurina

En la artritis reumatoide la **ciclosporina** se administra generalmente por vía oral, en una dosis inicial de 3 mg/kg al día repartida en dos tomas, con incrementos diarios de 0,5-0,75 mg/kg cada 1-2 meses, alcanzando la dosis máxima de mantenimiento de 5 mg/kg al día. Si no hay eficacia a los 6 meses, se recomienda suspenderlo. También se puede administrar a dosis iniciales de 2,5 mg/kg al día en dos tomas en combinación con MTX.

En los pacientes con enfermedad de Behçet y uveítis endógena, la dosis inicial es de 5 mg/kg al día, hasta el máximo de 7 mg/kg diarios, pero con un máximo de 5 mg/kg al día como terapia de mantenimiento.

En pacientes que precisen administración intravenosa por intolerancia oral, debe diluirse en suero glucosado al 5 % a una dosis de 3-6 mg/kg al día durante 2-6 horas. Para uso oftálmico se administra en emulsión al 0,05 %, una gota en cada ojo cada 12 horas. En España se adquiere en formulación magistral de preparación hospitalaria y en algunas farmacias, o en la sección de suministros de medicamentos extranjeros de la Consejería de Sanidad.

La dosis para la administración oral de **tacrólimus** en la nefritis lúpica es de 0,1 mg/kg al día durante 2 meses en combinación con corticoides, para posteriormente reducir la dosis a 0,06 mg/kg al día. Por vía tópica son dos aplicaciones al día a una concentración de 0,03-0,1 % en adultos y de 0,03 % en niños, hasta una semana después de la desaparición de los síntomas.

La dosis de **voclosporina** es de 23,7 mg (tres cápsulas de 7,9 mg) cada 12 horas, con el estómago vacío.

Indicaciones

Las indicaciones de la **ciclosporina** en ficha técnica son la inmunosupresión en trasplante de órganos, artritis reumatoide, psoriasis, síndrome nefrótico, dermatitis atópica, uveítis endógena y uveítis refractaria con afectación retiniana asociada a Behçet sin manifestaciones neurológicas.

Además, es eficaz en la queratoconjuntivitis seca del síndrome de Sjögren y se ha utilizado en el LES (como alternativa al micofenolato de mofetilo y la ciclofosfamida en terapia de inducción de nefritis proliferativa y membranosa; alternativa a AZA y a micofenolato de mofetilo en el tratamiento de mantenimiento de nefritis proliferativa y de 2ª línea en el tratamiento de la artritis), en la enfermedad pulmonar intersticial difusa de miopatías inflamatorias idiopáticas, esclerosis sistémica, vasculitis, artritis psoriásica, artritis idiopática juvenil y espondiloartritis.

El **tacrólimus** está indicado en ficha técnica para la prevención y tratamiento del rechazo de aloinjerto hepático, renal o cardíaco y en la dermatitis atópica moderada-grave refractaria a corticoides tópicos. Se ha demostrado su eficacia en el LES (como alternativa a micofenolato de mofetilo y a la ciclofosfamida en la terapia de inducción de nefritis proliferativa y membranosa, y asociado a micofenolato de MFM en casos refractarios con proteinuria persistente) y en la enfermedad pulmonar intersticial difusa de miopatías inflamatorias idiopáticas. También se ha utilizado en la artritis reumatoide, esclerosis sistémica, uveítis y hepatitis autoinmune. El tratamiento tópico es eficaz en las manifestaciones cutáneas de las enfermedades autoinmunes, en especial en el LES y la dermatomiositis.

La **voclosporina** presenta indicación en ficha técnica para la nefritis activa de clase III, IV o V, incluidas las clases mixtas III/V y IV/V, en combinación con micofenolato de mofetilo.

Seguridad

Los efectos adversos más importantes de la **ciclosporina** son la nefrotoxicidad y la hipertensión arterial, generalmente reversibles tras la disminución de la dosis o la interrupción del tratamiento.

Se recomiendan las determinaciones periódicas de las concentraciones de ciclosporina en sangre, así como de la función hepática y renal. Para el tratamiento de la hipertensión arterial son de elección los calcio antagonistas (nifedipino) y los betabloqueantes, y evitar el uso de diuréticos ahorradores de potasio.

Además, puede producir hipertricosis, hiperplasia gingival, molestias gastrointestinales, osteopenia, mialgias, temblor, hiperpotasemia, hipomagnesemia, hiperuricemia e hiperlipidemia, que suelen ser reversibles al disminuir la dosis. No se ha demostrado un aumento de tumores en la artritis reumatoide, aunque se han publicado casos de linfomas asociados al virus de Epstein-Barr reversibles al suspenderla.

Los efectos secundarios del **tacrólimus** son similares a los de la ciclosporina, aunque la hipertricosis, la hipertrofia gingival o la hipertensión arterial son menos frecuentes. Con tacrólimus por vía intravenosa se han observado efectos neurológicos, como convulsiones, encefalopatía y focalidad neurológica, reversibles tras el cambio a la vía oral y el descenso de la dosis o la suspensión. También se han descrito infecciones, nefropatía por virus BK y leucoencefalopatía multifocal progresiva asociada a virus JC. Se han notificado linfomas con regresión tras la suspensión y cáncer de piel. Sin embargo, muchos de estos efectos adversos no se identifican en las dosis utilizadas para las enfermedades reumáticas autoinmunes, aunque se recomienda hacer control de estos.

Entre los efectos secundarios de la **voclosporina** parece existir una mayor probabilidad de aumento del intervalo QT y aplasia pura de células rojas que con el resto de los inhibidores de la calcineurina.

Los inhibidores de la calcineurina presentan las siguientes contraindicaciones:

- Ciclosporina: insuficiencia renal, hipertensión arterial no controlada, psoriasis que reciban tratamiento con otros inmunosupresores, fotoquimioterapia con luz ultravioleta A (psoralenos más radiación ultravioleta de longitud de onda A) y ultravioleta B.
- Tacrólimus: hipersensibilidad a macrólidos, toma combinada con ciclosporina.
- Voclosporina: uso concomitante de un inhibidor potente de CYP3A4 (ketoconazol, itraconazol, claritromicina) por el riesgo de nefrotoxicidad con voclosporina.

Con ciclosporina y voclosporina deben evitarse las vacunas de virus vivos atenuados y, en el caso de voclosporina, las vacunas inactivadas pueden no producir la suficiente inmunogenicidad durante su tratamiento.

> La ciclosporina y el tacrólimus pueden mantenerse durante el embarazo, a la mínima dosis eficaz y con control estricto de la presión arterial, en especial en pacientes con actividad moderada-grave. Podrían ser compatibles con la lactancia, aunque con evidencia limitada y bajo nivel de recomendación. Sin embargo, la voclosporina debe evitarse en el embarazo (debido a su contenido en alcohol) y la lactancia (hasta 7 días después de su suspensión).

Otros inmunomoduladores

También se emplean otros inmunomoduladores.

Clorambucilo

Es un agente alquilante cuya absorción se reduce con el alimento; se administra por vía oral en dosis única inicial a razón de 0,1-0,2 mg/kg al día durante 4-8 semanas, seguida de una terapia de mantenimiento, ya sea con una dosis diaria menor o con ciclos de tratamiento intermitentes.

Fuera de ficha técnica se empleaba en la amiloidosis secundaria y menos frecuentemente en pacientes con enfermedades autoinmunes que no toleraban ciclofosfamida por su toxicidad vesical.

Los episodios adversos y las medidas preventivas son similares a los de la ciclofosfamida, con un mayor riesgo de leucemia, pero sin toxicidad vesical.

Dapsona

La dapsona (medicación extranjera) es un antibiótico utilizado clásicamente para la infección por *Mycobacterium leprae* y la dermatitis herpetiforme.

Su eficacia se ha comunicado en varios subtipos de lupus eritematoso cutáneo, urticaria-vasculitis y úlceras orales de la enfermedad de Behçet.

Es particularmente útil para el tratamiento de las variedades de lupus más inflamatorias, como el lupus profundo y algunos casos de lupus discoide inflamatorio. Es de elección para el lupus ampollar, con una respuesta espectacular, ya que la formación de nuevas lesiones cesa en las 12-48 horas siguientes a haberse iniciado el tratamiento.

El tratamiento se inicia con 25-50 mg al día y puede aumentarse la dosis en 50 mg cada 2 semanas hasta alcanzarse un máximo de 200-300 mg al día.

Se debe administrar la dosis efectiva más baja posible para minimizar los posibles efectos adversos, tales como hemólisis, metahemoglobinemia y polineuritis. Antes del tratamiento hay que descartar la deficiencia de G6PDH, monitorizar el perfil hepático y, sobre todo, realizar un hemograma semanal el primer mes, mensual hasta los 6 meses y, posteriormente, con frecuencia semestral.

Talidomida

La talidomida ha sido nuevamente comercializada en España, con indicación de uso combinado con melfalán y prednisona como tratamiento de primera línea de pacientes con mieloma múltiple no tratado, de edad ≥ 65 años o no aptos para recibir quimioterapia a altas dosis.

Fuera de la ficha técnica, su uso en reumatología se reserva para casos muy refractarios de alopecia asociada al lupus y lupus discoide, así como úlceras orales o genitales de la enfermedad de Behçet.

La dosis oral es de 100 mg cada 6-8 horas hasta que desaparezcan los síntomas.

Debe vigilarse la aparición de neutropenia y la inducción de polineuropatía, que puede ser irreversible.

Debido al riesgo de producir malformaciones congénitas (focomelia), el uso de talidomida está contraindicado en mujeres embarazadas. En mujeres con capacidad de gestación y en varones solo se podrá prescribir si se cumple con lo establecido en el Programa de Prevención de Embarazo.

PUNTOS CLAVE

- Los glucocorticoides son muy utilizados en reumatología por sus efectos antiinflamatorios e inmunomoduladores.
- Se recomiendan en horario matinal, a la menor dosis y tiempo posible, evaluando las comorbilidades del paciente, con atención a la posibilidad de enmascarar síntomas de infección y sin olvidar la indicación de tratamiento preventivo de osteoporosis ni la gastroprotección en pacientes con toma concomitante de AINE.
- MTX es el FAME de elección en el tratamiento de la artritis reumatoide y, en caso de ineficacia o efectos adversos, leflunomida y SSZ.

- Los antipalúdicos constituyen la base del tratamiento farmacológico del LES, por su capacidad profiláctica de brotes y su efecto antitrombótico, mejora del perfil metabólico y efecto reductor de mortalidad.
- Micofenolato de mofetilo, ciclofosfamida y AZA son el tratamiento de primera o segunda línea en numerosas manifestaciones de enfermedades autoinmunes sistémicas.
- Es imprescindible un exhaustivo conocimiento y capacidad de monitorización de la toxicidad para el correcto manejo de este arsenal terapéutico.

BIBLIOGRAFÍA

Andreu Sánchez JL, Cuadrado Lozano MJ. Tratado SER de diagnóstico y tratamiento de enfermedades sistémicas. 2ª ed. Madrid: Ergon; 2023.

Baschant U, Lane NE, Tuckermann J. The multiple facets of glucocorticoid action in rheumatoid arthritis. Nat Rev Rheumatol. 2012;8:645-55.

Firestein GS, Kelley WN. Tratado de reumatología. 11.ª ed. Firestein GS, Budd RC, Gabriel SE, Koretzky GA, McInnes IB, O'Dell JR, editores. Elsevier España, S.L.U; 2018. p. 1007-30.

Chang C, Greenspan A, Gershwin ME. The pathogenesis, diagnosis and clinical manifestations of steroid-induced osteonecrosis. J Autoimmun. 2020;110:102460.

Escoter-Torres L, Caratti G, Mechtidou A, Tuckermann J, Uhlenhaut NH, Vettorazzi S. Fighting the fire: mechanisms of inflammatory gene regulation by the glucocorticoid receptor. Front Immunol. 2019;10:1859.

Fanouriakis A, Kostopoulou M, Andersen J, Aringer M, Arnaud L, Bae S-C, et al. EULAR recommendations for the management of systemic lupus erythematosus: 2023 update. Ann Rheum Dis. 2023;ard-2023-224762.

Fonseca J, Abdelkhalik AA, Emery P. Glucocorticoids and rheumatoid arthritis. Rheum Dis Clin N Am. 2016;42:33-46.

Friedman B, Cronstein B. Methotrexate mechanism in treatment of rheumatoid arthritis. Joint Bone Spine. 2019;86(3):301-7.

George MD, Baker JF, Winthrop K, Hsu JY, Wu Q, Chen L, et al. Risk for serious infection with low-dose glucocorticoids in patients with rheumatoid arthritis: a cohort study. Ann Intern Med. 2020;173(11):870-8.

Hoes JN, Jacobs J, Boers M, Boumpas D, Buttgereit F, Caeyers N, et al. EULAR evidence-based recommendations on the management of systemic glucocorticoid therapy in rheumatic diseases. Ann Rheum Dis. 2007;66:1560-7.

Hua C, Buttgereit F, Combe B. Glucocorticoids in rheumatoid arthritis: current status and future studies. RMD Open. 2020;6(1):e000536.

Ibarra Barrueta O, García Martín E, López Sánchez P, Ramírez Herráiz E, Merino Bohórquez V, Ais Larisgoitia A. Biological and immunosuppressive medications in pregnancy, breastfeeding and fertility in immune mediated diseases. Medicamentos inmunosupresores y biológicos en el embarazo, la lactancia y la fertilidad en enfermedades inmunomediadas. Farm Hosp. 2023;47(1):39-49.

Jacobs JW, Blijsma J. Glucocorticoid therapy. En: Firestein G, Budd R, Gabriel S, McInnes I, O'Dell J. Kelley's textbook of rheumatic diseases. 9ª ed. Philadelphia PA: Saunders Elsevier; 2013. p. 894-915.

Jaimes-Hernández J, Meléndez-Mercado CI, Mendoza-Fuentes A, Aranda-Pereira P, Castañeda-Hernández G. Eficacia de leflunomida 100 mg semanales comparado con dosis bajas de metotrexate en pacientes con AR activa. Estudio clínico doble ciego aleatorizado. Reumatol Clínica. 2012;8(5):243-9.

Jiménez Palop M. Antipalúdicos: actualización de su uso en enfermedades reumáticas. Reumatol Clínica. 2006;2(4):190-201.

Kerschbaumer A, Sepriano A, Bergstra SA, Smolen JS, van der Heijde D, Caporali R, et al. Efficacy of synthetic and biological DMARDs: a systematic literature review informing the 2022 update of the EULAR recommendations for the management of rheumatoid arthritis. Ann Rheum Dis. 2023;82(1):95-106.

Marmor MF, Kellner U, Lai TY, Melles RB, Mieler WF; American Academy of Ophthalmology. Recommendations on screening for chloroquine and hydroxychloroquine retinopathy (2016 Revision). Ophthalmology. 2016;123(6):1386-94.

Mercieca C, Kirwan J. The intelligent use of systemic glucocorticoids in rheumatoid arthritis. Expert Rev Clin Immunol. 2014;10:143-57.

Meriño-Ibarra E, Delgado Beltrán C. Artritis reumatoide: ¿cómo usar los fármacos en el embarazo y la lactancia? Reumatol Clínica. 2011;7(4):262-6.

Molad Y, Gorshtein A, Wysenbeek AJ, Guedj D, Majadla R, Weinberger A, et al. Protective effect of hydroxychloroquine in systemic lupus erythematosus. Prospective long-term study of Israeli cohort. Lupus. 2002;11:356-61.

Ramamoorthy S, Cidlowski JA. Corticosteroids: Mechanisms of action in health and disease. Rheum Dis Clin North Am. 2016;42(1):15-31.

Riancho JA, Peris P, González-Macías J, Pérez-Castrillón J. Guías de práctica clínica en la osteoporosis postmenopáusica, glucocorticoidea y del varón (actualización 2022). Sociedad Española de Investigación Ósea y del Metabolismo Mineral (SEIOMM). Rev Osteoporos Metab Miner. 2022;14(1):13-33.

Saag K, Buttgereit F. Systemic glucocorticoids. En: Hochberg MC, Silman AJ, Smolen JS, Weinblatt ME, Weisman MH. Rheumatology. 6ª ed. Philadelphia PA: Mosby Elsevier; 2015. p. 423-32.

Shimba A, Ikuta K. Glucocorticoids regulate circadian rhythm of innate and adaptive immunity. Front Immunol. 2020;11:2143.

Silva Fernández L, Andreu Sánchez JL. Órdenes de tratamiento en reumatología 2022. 7ª ed. Madrid: Editorial Médica Panamericana; 2022.

Singh JA. Treatment guidelines in rheumatoid arthritis. Rheum Dis Clin North Am. 2022;48(3):679-89.

Skorpen CG, Hoeltzenbein M, Tincani A, Fischer-Betz R, Elefant E, Chambers C, et al. The EULAR points to consider for use of antirheumatic drugs before pregnancy, and during pregnancy and lactation. Ann Rheum Dis. 2016; 75(5):795-810.

Smolen JS, Landewé RB, Bergstra SA, Kerschbaumer A, Sepriano A, Aletaha D, et al. EULAR recommendations for the management of rheumatoid arthritis with synthetic and biological disease-modifying antirheumatic drugs: 2022 update. Ann Rheum Dis. 2023;82(1):3-18.

Strehl C, Van der Goes M, Bijlsma J, Jacobs J, Buttgereit F. Glucocorticoid-targeted therapies for the treatment of rheumatoid arthritis. Expert Opin Investig Drugs. 2017;26(2):187-95.

Van der Goes MC, Jacobs JW, Boers M, Andrews T, Blom-Bakkers MA, Buttgereit F, et al. Monitoring adverse events of low-dose glucocorticoid therapy: EULAR recommendations for clinical trials and daily practice. Ann Rheum Dis. 2010;69(11):1913-9.

Woodcock T, Barker P, Daniel S, Fletcher S, Wass JA, Tomlinson JW, et al. Guidelines for the management of glucocorticoids during the peri-operative period for patients with adrenal insufficiency: Guidelines from the Association of Anaesthetists, the Royal College of Physicians and the Society for Endocrinology UK [correcciones publicadas en Anaesthesia. 2020;75(9):1252]. Anaesthesia. 2020;75(5): 654-63.

Fármacos biológicos y otras dianas de tratamiento 19

N. Plaza Aulestia, N. Vegas Revenga y J. F. García Llorente

OBJETIVOS

- Conocer las diferentes dianas terapéuticas, su mecanismo de acción y posología.
- Aprender el uso de los fármacos, según las indicaciones de la ficha técnica o fuera de ella.
- Valorar los riesgos al administrar un tratamiento biológico y cómo minimizarlos.
- Saber qué fármacos usar en edad fértil, durante el embarazo y la lactancia.

ANTIFACTOR DE NECROSIS TUMORAL

El desarrollo de las terapias biológicas empezó por los antifactores de necrosis tumoral (anti-TNF), debido probablemente a los efectos pleiotrópicos de esta citocina, importante tanto en la defensa del huésped como en la patogénesis de diversas enfermedades inflamatorias crónicas. Dentro del proceso inflamatorio, su producción más importante es debida a los macrófagos activados.

El anti-TNF se puede unir tanto a su receptor transmembrana (importante en la señalización intracelular y la inflamación local) como al receptor soluble, ambos implicados en el proceso inflamatorio. No obstante, existen diferencias entre los anti-TNF en cuanto a la especificidad de unión y a la posibilidad de formar complejos de fármaco con el ligando.

Estructura y mecanismo de acción

El **infliximab** fue el primer anti-TNF aprobado, con una estructura molecular de anticuerpo monoclonal de la inmunoglobulina G1 (IgG1) humano-murino quimérico producido mediante tecnología de ácido desoxirribonucleico (ADN) recombinante.

El **etanercept** ha sido el primer tratamiento anti-TNF subcutáneo. Consiste en una proteína humana dimérica construida genéticamente por fusión del dominio extracelular soluble del receptor 2 del TNF humano (TNR2/p75), unido al dominio Fc (fragmento cristalizable) de la IgG1 humana. Su estructura y su función son únicas: puede bloquear tanto el TNF como la linfotoxina α e impedir la unión del TNF con los receptores de la superficie.

El **adalimumab** es un anticuerpo monoclonal humano de tipo IgG1 que bloquea la unión del TNF a sus receptores de superficie.

El **golimumab** es un anticuerpo monoclonal humano IgG1 dirigido contra el TNF.

El **certolizumab pegol** es un fragmento de unión al antígeno de un anticuerpo humanizado recombinante contra el TNF conjugado con polietilenglicol. Al no tener la fracción Fc no fija el complemento ni induce citotoxicidad celular mediada por anticuerpos o degranulación de neutrófilos.

Indicaciones en ficha técnica

Todos los fármacos de esta clase (**Tabla 19-1**) tienen indicación en diferentes enfermedades autoinmunes, aunque no todas las enfermedades se pueden tratar con todos los fármacos (**Tabla 19-2**). En mayor o menor medida, todos los anti-TNF tienen eficacia probada en la artritis reumatoide, la artritis psoriásica y la espondilitis anquilosante.

Asimismo, desde la incorporación de la definición de la espondiloartritis axial no radiológica, casi todos los anti-TNF han demostrado su eficacia en ensayos clínicos dirigidos, aunque en todas las patologías hay ciertas peculiaridades que destacar.

Es el caso del uso de infliximab y adalimumab, que, en pacientes con artritis reumatoide, combinados con metotrexato, disminuyen la inmunogenicidad que generan los anti-TNF.

En general, son fármacos que mejoran los parámetros clínicos, analíticos y radiológicos. Incluso pueden tener un efecto positivo en otros campos, no solo en el ámbito articular (artritis periférica/axial, entesitis y dactilitis). Es el caso de la indicación de los anti-TNF en la psoriasis, uveítis o enfermedades inflamatorias intestinales.

Sin llegar a conseguir la indicación oficial, otros tipos de enfermedades como la sarcoidosis, el síndrome de Sjögren, la enfermedad de Behçet, las miopatías inflamatorias o algunas vasculitis, han demostrado buenas respuestas a los anti-TNF en muchas series de casos y pequeños estudios.

Tabla 19-1. Características individuales de los fármacos antifactores de necrosis tumoral

	Infliximab	Adalimumab	Golimumab	Certolizumab	Etanercept
Ligandos		• TNF soluble • TNF transmembrana			• TNF soluble • TNF transmembrana • TNF beta (linfotoxina A)
Estructura	Ac monoclonal quimérico	Ac monoclonal humano IgG1	Ac monoclonal humano IgG1K	Fragmento Fab de Ac monoclonal unido a molécula de polietilenglicol	• Proteína de fusión • Receptor 2 del TNF
Vida media	7,7- 9,5 días	14 ± 4 días	14 días	14 días	4,3 ± 1,3 días
Eliminación			Eliminación por proteasas		
Vía de administración	Intravenosa y subcutánea	Subcutánea	Intravenosa o subcutánea	Subcutánea	Subcutánea
Posología	• 3-5 mg/kg • Inducción semanas 0,2 y 6 • Mantenimiento cada 8 semanas	40 mg cada 2 semanas	• Intravenosa: 2 mg/kg inducción en las semanas 0 y 4 • Mantenimiento cada 8 semanas • Subcutánea: 50 mg cada 8 semanas	400 mg mensual o 200 mg cada 2 semanas	50 mg semanal o 25 mg dos veces por semana
Formación de complejos con complemento	+++	+++	+++	–	+
Uso concomitante con metotrexato	Menor incidencia de autoanticuerpos y menor aclaramiento	Disminuye el aclaramiento hasta el 44 %	• Aumenta la concentración del fármaco hasta el 21-52 %. • Disminuyen los autoanticuerpos del 7 al 2 %	Menor incidencia de autoanticuerpos	Sin efecto

Ac: anticuerpo; Fab: fragmento de unión al antígeno; Ig: inmunoblobulina; TNF: factores de necrosis tumoral.

Posología

Debido a su naturaleza (eliminados por el sistema mononuclear-fagocítico) no tienen metabolismo hepático ni renal, de modo que su alteración de la función no les afecta (v. **Tabla 19-1**).

Contraindicaciones

No se deben administrar en los siguientes casos:

- Síndromes desmielinizantes: se han reportado varios casos de esclerosis múltiple o enfermedad desmielinizante periférica con el uso de anti-TNF. Además, su uso en pacientes con esclerosis múltiple empeora los síntomas, así como sus exacerbaciones. Por tanto, en caso de que el paciente tenga síntomas asociados, habrá que suspender el fármaco.
- Enfermedad cardíaca congestiva: el uso de anti-TNF produce un empeoramiento importante de dicha condición, de modo que está contraindicado en las clases III y IV del American College of Cardiology (ACC) y la American Heart Association (AHA).

- Neoplasias: no se ha visto mayor incidencia de neoplasias en estos pacientes, que es parecida a la de la población general. Aun así, se desaconseja el uso de anti-TNF en pacientes con linfomas así como valoración individualizada en casos de cáncer de piel.

Efectos secundarios

Cualquiera de estos fármacos suele ser bien tolerado a corto y largo plazo, pero son posibles las reacciones infusionales o del punto de inyección (urticaria o lesiones eritematosas). Estas últimas suelen ser típicas, aunque no de tanta relevancia como para suspender el fármaco. Aun así, cada vez son mejor toleradas, al quitar de la fórmula subcutánea el citrato.

Otros efectos secundarios característicos de esta familia farmacológica son los siguientes:

- Antigenicidad: su presencia puede disminuir la vida media del fármaco y su eficacia. Esta antigenicidad es máxima con infliximab y menor con adalimumab; es menos relevante aún en los pacientes tratados con metotrexato concomitante.
- Infecciones: el bloqueo del TNF hace más difícil la respuesta inflamatoria contra organismos intracelulares. Las infecciones más frecuentes son aquellas del aparato respiratorio superior e inferior, infecciones urinarias y otras infecciones comunes. En los estudios de vigilancia poscomercialización se registró un aumento de incidencia tanto de la tuberculosis pulmonar como extrapulmonar. Esta situación obligó a un cribado habitual de infección tuberculosa latente, que ha reducido enormemente esta complicación.

Tabla 19-2. Indicaciones de uso de los antifactores de necrosis tumoral

Indicaciones	Infliximab	Adalimumab	Golimumab	Certolizumab	Etanercept
Artritis reumatoide	Sí	Sí	Sí	Sí	Sí
Artritis psoriásica	Sí	Sí	Sí	Sí	Sí
Espondilitis anquilosante	Sí	Sí	Sí	Sí	Sí
Espondiloartritis axial no radiográfica	No	Sí	Sí	Sí	Sí
Artritis idiopática juvenil	No	Sí	Sí **	No	Sí **
Psoriasis	Sí	Sí	No	Sí	Sí
Enfermedad de Crohn	Sí	Sí	No	No	No
Colitis ulcerosa	Sí	Sí	Sí	No	No
Uveítis*	No	Sí	No	No	No
Psoriasis pediátrica en placas	No	Sí	No	No	Sí
Hidradenitis supurativa	No	Sí	No	No	No
Enfermedad de Crohn pediátrica	Sí	Sí	No	No	No
Colitis ulcerosa pediátrica	Sí	No	No	No	No
Uveítis pediátrica	No	Sí	No	No	No

*Uveítis: intermedia, posterior y panuveítis. **Incluye artritis idiopática juvenil poliarticular.
El color verde indica la aprobación del fármaco en esa patología. El color rojo expresa la no indicación del fármaco en esa patología.

- Enfermedades autoinmunes: del 10 al 15 % de los pacientes tratados con anti-TNF desarrollan anticuerpos anti-ADN de doble cadena. Sin embargo, muy pocos son los que desarrollan un lupus eritematoso sistémico.

- Psoriasis paradójica: la aparición de nuevas lesiones cutáneas en pacientes sin psoriasis previa ocurre del 2 al 5 % de los pacientes tratados con anti-TNF. Son muy similares a las lesiones de psoriasis vulgar y psoriasis palmoplantar.

ANTIINTERLEUCINA-1

Dentro de los fármacos antiinterleucina-1 (anti-IL-1), están disponibles: anakinra, canakinumab y rilonacept. Este último no tiene actualmente aprobación de la Agencia Europea del Medicamento (EMA) para su uso en reumatología, por lo que se analizan en profundidad el anakinra y el canakinumab.

Estructura y mecanismo de acción

El **anakinra** es un antagonista recombinante del receptor humano para la IL-1 (r-metHuIL-1ra) producido en células de *Escherichia coli* por tecnología del ADN recombinante. Neutraliza la actividad biológica de la IL-1α e IL-1β, al inhibir por mecanismos competitivos su unión al receptor de tipo I de la IL-1.

El **canakinumab** es un anticuerpo monoclonal IgG1 completamente humano obtenido mediante la tecnología del ADN recombinante en células de mieloma Sp2/0 de ratón. Reconoce la IL-1β circulante e inhibe su acción biológica.

Indicaciones en ficha técnica y fuera de ficha técnica

Se exponen según cada medicamento.

Anakinra

Dentro de las indicaciones de anakinra en reumatología, se encuentran:

- La artritis reumatoide, en combinación con metotrexato, en pacientes resistentes a monoterapia con metotrexato.
- Los síndromes periódicos asociados a criopirinas (CAPS) en adultos, jóvenes y lactantes a partir de 8 meses de vida, con peso corporal > 10 kg.

- La fiebre mediterránea familiar, asociado a colchicina.
- La enfermedad de Still con manifestaciones sistémicas de actividad moderada-alta, o en pacientes con actividad continuada de la enfermedad tras tratamiento con antiinflamatorios no esteroideos (AINE) o glucocorticoides, en adultos, jóvenes y lactantes a partir de 8 meses de vida, con peso corporal > 10 kg.
- Pacientes adultos con infección por síndrome respiratorio agudo severo causado por coronavirus de tipo 2 con neumonía que necesitan oxígeno suplementario y tienen riesgo de evolucionar a una insuficiencia respiratoria grave determinada por una concentración plasmática del receptor soluble del activador de plasminógeno tipo urocinasa (suPAR) ≥ 6 ng/mL.

Fuera de las indicaciones de ficha técnica (*off label*) se puede utilizar en casos seleccionados de enfermedades autoinflamatorias de la infancia y el síndrome de Schnitzler, en el tratamiento de la crisis gotosa aguda y por cristales de pirofosfato cálcico cuando otras alternativas estén contraindicadas o no hayan sido eficaces. También puede ser útil en pericarditis recurrente idiopática por su similitud con la fiebre mediterránea familiar.

Canakinumab

Entre las indicaciones de canakinumab están:

- Los síndromes periódicos asociados a la criopirina en adultos, jóvenes y niños a partir de 2 años.
- El síndrome periódico asociado al receptor del factor de necrosis tumoral.
- El síndrome de hiperinmunoglobulina D o déficit de mevalonato cinasa.
- La fiebre mediterránea familiar.
- La artritis idiopática juvenil (AIJ) sistémica, activa en niños a partir de 2 años que no hayan respondido a AINE y corticoides sistémicos. Puede administrarse en monoterapia o en combinación con metotrexato.
- La enfermedad Still del adulto. Puede administrarse en monoterapia o en combinación con metotrexato.
- Las crisis articulares frecuentes de gota (al menos tres ataques en los 12 meses previos), en pacientes en los que está contraindicado, no se tolera o es ineficaz el tratamiento con AINE y colchicina, y en quienes no son adecuadas las series repetidas de corticoides.

Hay que precisar que el canakinumab tiene indicación aprobada en el caso de la enfermedad de Still del adulto y las crisis gotosas, pero no está financiado por el Sistema Nacional de Salud.

Fuera de la ficha técnica, también se puede utilizar en procesos inflamatorios graves, en cuya patogenia la IL-1 desempeña un papel importante, refractarios a la terapia convencional.

Posología

Se exponen por separado.

Anakinra

Anakinra tiene posología diferente según la indicación:

- Artritis reumatoide: 100 mg por vía subcutánea diarios.
- CAPS (adultos, jóvenes y lactantes mayores de 8 años o > 10 kg de peso):
  - Dosis de inducción: 1-2 mg/kg al día.
  - Mantenimiento: en CAPS leves, mantener la dosis de inducción (1-2 mg/kg al día) y en CAPS graves suele ser necesario ajustar la dosis a 3-4 mg/kg/día, hasta un máximo de 8 mg/kg al día.
- Fiebre mediterránea familiar y enfermedad de Still:
  - Si el peso corporal > 50 kg: 100 mg por vía subcutánea a diario.
  - Si el peso corporal < 50 kg: 1-2 mg/kg al día.

La anakinra no necesita realizar un ajuste de dosis en enfermedad hepática moderada (Child-Pugh de clase B) ni en enfermedad renal leve (aclaramiento de creatinina [ClCr]: 89 mL/min). Se debe usar con precaución en enfermedad hepática grave y en insuficiencia renal moderada (ClCr: 30-59 mL/min). En pacientes con insuficiencia renal grave (ClCr: < 30 mL/min) o enfermedad renal 5 terminal, incluida diálisis, se debe considerar la administración de anakinra en días alternos.

Canakinumab

La posología de canakinumab también varía según la indicación:

- CAPS (adultos, jóvenes y niños ≥ 4 años), una inyección subcutánea cada 8 semanas, según el peso corporal:
  - De 7,5 a < 15 kg: 4 mg/kg.
  - Entre 15 y 40 kg: 2 mg/kg.
  - Si es > 40 kg: 150 mg.
  En pacientes con una dosis inicial de 150 mg o 2 mg/kg, si no se consigue una respuesta clínica satisfactoria (resolución de la erupción y otros síntomas inflamatorios generalizados) una vez transcurridos 7 días desde el inicio del tratamiento, puede considerarse una segunda dosis de canakinumab de 150 mg o 2 mg/kg. Si, en lo sucesivo, se consigue una respuesta completa al tratamiento, se debe mantener el régimen con dosis elevadas de 300 mg o 4 mg/kg cada 8 semanas. Si no se consigue una respuesta clínica satisfactoria una vez transcurridos 7 días de esta dosis aumentada, puede considerarse una tercera dosis de canakinumab a 300 mg o 4 mg/kg. Si, en lo sucesivo, se obtiene una respuesta completa al tratamiento, se debe considerar el régimen con dosis elevadas de 600 mg u 8 mg/kg cada 8 semanas, con base en la valoración clínica individual.
- CAPS (niños de 2-4 años): 4 mg/kg. Para pacientes con una dosis inicial de 4 mg/kg, si no se consigue una respuesta clínica satisfactoria transcurridos 7 días del inicio del tratamiento, puede considerarse una segunda dosis de canakinumab (4 mg/kg). Si, en lo sucesivo, se obtiene una respuesta clínica completa, se debe considerar el mante-

nimiento del régimen con dosis elevadas de 8 mg/kg cada 8 semanas, con base en la valoración clínica individual.

- Síndrome periódico asociado al receptor del factor de necrosis tumoral, síndrome de hiperinmunoglobulina D o déficit de mevalonato cinasa y fiebre mediterránea familiar (adultos, jóvenes y niños a partir de 2 años): inyección subcutánea cada 4 semanas, según el peso corporal:
  - Si es > 40 kg: 150 mg por vía subcutánea.
  - Entre 7,5 y 40 kg: 2 mg/kg.
  Si no se alcanza una respuesta clínica satisfactoria 7 días después de iniciar el tratamiento, se considerará una segunda dosis de canakinumab de 150 mg o 2 mg/kg. Si se alcanza una respuesta completa al tratamiento, se debe mantener la pauta de dosis elevadas de 300 mg (o 4 mg/kg para pacientes que pesan ≤ 40 kg) cada 4 semanas.
- Enfermedad Still del adulto y AIJ sistémica: 4 mg/kg en inyección subcutánea cada 4 semanas (máximo 300 mg/día).
- Gota: 150 mg por vía subcutánea en dosis única. En pacientes respondedores y que requieren un retratamiento, debe haber un intervalo de al menos 12 semanas antes de administrar una nueva dosis de canakinumab.

El uso de canakinumab no ha sido estudiado en pacientes con enfermedad hepática, por lo que no se pueden hacer recomendaciones acerca de la posología en este contexto. No requiere un ajuste en enfermedad renal.

Contraindicaciones

Son las siguientes.

- **Anakinra** no se debe administrar si:
  - Hipersensibilidad al principio activo, a alguno de los excipientes o a proteínas derivadas de *E. coli*.
  - Insuficiencia renal avanzada (ClCr < 30 mL/min).
  - Neutropenia: recuento absoluto de neutrófilos <1,5 × 10^9/L.
- **Canakinumab** no se debe administrar en casos de hipersensibilidad al principio activo o si hay infecciones activas graves.

Efectos secundarios

El efecto adverso más frecuente, tanto con anakinra como con canakinumab, es la reacción en el lugar de inyección. Se ha observado neutropenia (recuento absoluto de neutrófilos <1,5 × 10^9/L) y leucopenia con los inhibidores de IL-1, así como elevación transitoria y asintomática de enzimas hepáticas. Las infecciones más frecuentes son las neumonías, celulitis, rinitis/sinusitis o gastroenteritis.

ANTIINTERLEUCINA-6

La IL-6 es secretada por monocitos, linfocitos B y T y fibroblastos. Suele estar elevado el nivel de dicha citocina tanto en el suero como en el tejido inflamatorio en pacientes con artritis reumatoide y artritis psoriásica.

Existen dos tipos de receptores para la IL-6, uno de manera soluble y otro asociado a la membrana y a la glucoproteína 130. El receptor de la IL-6 está de manera convencional en la membrana de linfocitos y hepatocitos, pero las formas solubles del receptor pueden interaccionar con el componente de la glucoproteína 130, que se expresa en una gran variedad de tipos celulares.

Los dos tratamientos biológicos comercializados que inhiben la IL-6 son tocilizumab y sarilumab. Existe otro fármaco anti-IL-6, siltuximab, con indicación en la enfermedad de Castleman.

Otra forma de controlar la acción de la IL-6, en lugar de la acción sobre los receptores, es sobre la propia interleucina. Sirukumab es un anticuerpo monoclonal IgG1κ anti-IL-6 que ha demostrado su eficacia a las dosis de 50 o 100 mg por vía subcutánea cada 2 o 4 semanas. No obstante, dado el perfil de efectos secundarios en cuanto a la alteración de las enzimas hepáticas y la neutropenia, este fármaco no se ha autorizado para su comercialización. Otros fármacos elaborados han sido olokizumab y clazakizumab, sin llegar a autorizarse su uso.

> **!** Durante la pandemia de la COVID-19, se generalizó el uso y los estudios para el tratamiento o prevención de la neumonía en pacientes críticos: llegaron a tener indicación y uso en varios escenarios tanto el tocilizumab como el sarilumab.

Estructura y mecanismo de acción

Tocilizumab y sarilumab se unen a la forma soluble y a la de la transmembrana del receptor de la IL-6. Los tratamientos que actúan sobre el receptor de la IL-6 son más específicos para inhibir la respuesta inflamatoria que aquellos que actúan solo sobre la IL-6.

Indicaciones en ficha técnica y fuera de ficha técnica

Dentro de las indicaciones de **tocilizumab** en reumatología, se encuentran:

- Artritis reumatoide grave, activa y progresiva en adultos no tratados previamente con metotrexato y pacientes adultos con respuesta inadecuada o intolerancia a un tratamiento previo con uno o más fármacos antirreumáticos modificadores de la enfermedad (FAME) o con antagonistas del TNF.
- Artritis idiopática juvenil sistémica en pacientes de hasta 2 años de edad que no han respondido adecuadamente a terapias anteriores con AINE y corticoides sistémicos. También, en combinación con metotrexato está indicado para el tratamiento de la AIJ poliarticular en pacientes de esa edad que no han respondido adecuadamente al tratamiento previo con metotrexato. Puede darse en monoterapia, sin asociarse a metotrexato, cuando no sea apropiado su uso.
- Síndrome de liberación de citocinas grave o potencialmente mortal inducido por el receptor de antígeno quimérico de células T, en adultos y en población pediátrica de hasta 2 años de edad.
- Arteritis de células gigantes.

La única indicación del **sarilumab** es la artritis reumatoide moderada-grave si el tratamiento previo no ha funcionado bien o no se ha tolerado. Se puede utilizar en monoterapia o junto con metotrexato.

Ambos fármacos podrían utilizarse fuera de ficha técnica en procesos autoinmunes inflamatorios graves y refractarios, como amiloidosis secundaria, polimialgia reumática, enfermedad de Still o el síndrome hemofagocítico. El sarilumab, aunque no tiene indicación, podría utilizarse igual que el tocilizumab en la arteritis de células gigantes.

Posología

El **tocilizumab** se administra tanto de manera subcutánea como intravenosa, mientras que el sarilumab solo tienen la versión subcutánea. La dosis intravenosa del tocilizumab suele ser de 8 mg/kg cada 4 semanas, aunque, según circunstancias clínicas del paciente, se puede reducir a 4 mg/kg. La posología por vía subcutánea es de 162 mg semanales. La dosis recomendada de **sarilumab** es de 200 mg cada 2 semanas, que se reducirá a 150 mg según el perfil del paciente.

Ambos fármacos se caracterizan por tener una farmacocinética bifásica. A bajas concentraciones predomina la eliminación no lineal dependiente de la concentración; sin embargo, una vez que se satura, la eliminación está predominantemente determinada por una farmacocinética lineal. Según se aumenta la dosis, desciende la eliminación del fármaco, de modo que se prolonga su vida media. Esto no se ve afectado ni con el metotrexato ni con el consumo de alcohol, la edad, ni la raza.

Efectos secundarios

Pueden ser debidos tanto a sus efectos inmunomoduladores como estar relacionados con la propia IL-6.

Infecciones. Las más comunes son las respiratorias o del tipo de la faringitis. Generalmente ocurren con dosis más altas; también pueden darse celulitis, neumonía, diverticulitis, gastroenteritis e infecciones por herpes zóster. Suelen ser un poco más relevantes cuando se asocian a metotrexato o a un FAME sintético convencional (FAMEsc). Puede retrasarse el diagnóstico de cualquier proceso infeccioso por su acción sobre los reactantes de fase aguda.

Elevación de las enzimas hepáticas. Se produce una elevación de hasta tres o más veces el nivel máximo en el 6,5 % de los pacientes que reciben el fármaco asociado a un FAMEsc; se produce por debajo del 2 % en aquellos que lo reciben en monoterapia. Este hallazgo no se ha acompañado de alteraciones de la función hepática ni de otros episodios graves importantes.

Elevación de los niveles de lípidos. Tocilizumab está asociado al aumento del colesterol total y sus fracciones (lipoproteínas de baja densidad y lipoproteínas de alta densidad) a partir de la sexta semana y se mantiene en el tiempo. Lo mismo ocurre con sarilumab a partir de la cuarta semana de tratamiento. A pesar de estas alteraciones, los episodios cardiovasculares no se incrementan en los ensayos clínicos.

Neutropenia. Generalmente se trata de un descenso leve o moderado en el 29 % de los pacientes, que se normaliza tras interrumpir el tratamiento. Tampoco se ha relacionado dicha disminución de los niveles de neutrófilos con otros episodios adversos ni infecciones.

Plaquetopenia. Es un efecto más frecuente con tocilizumab (8-9 %) que con sarilumab (1 %). Tampoco se han registrado casos graves, salvo esporádicos reportes de epistaxis y hemorragias en pacientes con trombocitopenia moderada o grave.

 Perforación gastrointestinal. A pesar de ser una circunstancia rara, puede aparecer como complicación de la diverticulitis. La mayoría de los pacientes que la desarrollan también están en tratamiento con AINE, corticoides o metotrexato

Reacciones de infusión con tocilizumab. Generalmente son episodios de hipertensión, cefalea y reacciones cutáneas en las 24 horas siguientes a la infusión.

Anticuerpos. El desarrollo de anticuerpos puede ser mayor en aquellos pacientes que utilizan dosis más bajas de tocilizumab. En muy pocos casos, surgen problemas graves de hipersensibilidad.

ANTIINTERLEUCINA-12/23

La IL-12 y la IL-23 son liberadas por las células dendríticas y los macrófagos en respuesta a señales de peligro innatas. Estas dos moléculas son importantes en la defensa del huésped y en la cicatrización de las heridas.

De manera individual, la IL-12 induce la diferenciación de los linfocitos T originales hacia los linfocitos T colaboradores tipo 1 (Th1) secretores de interferón γ; mientras que la IL-23, en presencia de IL-6, del factor de crecimiento transformador β y de IL-1, promueve la diferenciación de los linfocitos T originales hacia linfocitos Th17. En la actualidad solo hay disponible un fármaco IL-12/23, que recibe el nombre de **ustekinumab**.

Estructura y mecanismo de acción

El ustekinumab es un anticuerpo monoclonal humano IgG1κ que se une a la subunidad proteica p40 en las citocinas IL-12 e IL-23.

Indicaciones en ficha técnica y fuera de ficha técnica

En la ficha técnica se recogen las siguientes indicaciones:

- Psoriasis en placas de moderada a grave en niños mayores de 6 años, adolescentes y adultos que no responden, no toleran o tienen contraindicados otros tratamientos sistémicos o fototerapia
- Artritis psoriásica activa en mayores de 18 años con respuesta inadecuada a FAME o fototerapia. Se usa solo o en combinación con metotrexato.
- Enfermedad de Crohn o colitis ulcerosa activas, de moderadas a graves, en pacientes adultos con respuesta inade-

cuada al tratamiento convencional o antagonistas de anti-TNF-α o presentan contraindicaciones médicas a estos tratamientos.

Fuera de la ficha técnica se emplea en espondiloartritis refractarias a terapia convencional, si bien su efecto axial es menor que el de otros tratamientos, se puede considerar en pacientes con manifestaciones predominantemente periféricas asociadas a enfermedad inflamatoria intestinal. Además, se han publicado datos prometedores de fase II para pacientes con enfermedad de Behçet y úlceras orales y genitales no respondedoras a colchicina. Por el contrario, la buena respuesta del lupus eritematoso sistémico en fase II no se ha llegado a corroborar en los ensayos de fase III.

Posología

Tras una dosis de carga inicial en las semanas 0 y 4, se continúa con dosis de mantenimiento cada 12 semanas.

Para el tratamiento de la psoriasis y de la artritis psoriásica suele predominar la vía subcutánea. Están comercializadas las dosis de 45 o 90 mg; esta última debe considerarse en los pacientes de más peso (> 100 kg) para aumentar la eficacia.

En la enfermedad de Crohn se recomienda una dosis de carga intravenosa basada en el peso, seguida de la administración subcutánea cada 8 semanas para lograr la concentración terapéutica más alta con la mayor eficacia clínica.

En el caso de edad pediátrica, la dosis recomendada de ustekinumab se basa en el peso corporal (si el peso es < 60 kg, la dosis recomendada es de 0,75 mg/kg) y se administra por vía intravenosa. En edad adulta, el ustekinumab se suele administrar por vía subcutánea ajustando la dosis de la pluma a peso corporal; si el peso está entre 60 y 100 kg, la dosis recomendada es de 45 mg; si es > 100 kg, la dosis recomendada es de 90 mg.

En todos los casos, se debe considerar la suspensión del tratamiento si no hay respuesta tras 28 semanas. Los pacientes de edad avanzada no requieren ajuste de dosis. Tampoco se indica un cambio de dosis en pacientes con insuficiencia hepática o renal.

Efectos secundarios

Los inhibidores de la IL-12/23 normalmente se toleran bien. Pueden aparecer reacciones en la zona de inyección, al igual que con cualquiera de los fármacos biológicos; sin embargo, la incidencia con ustekinumab es inferior al 1-2 %.

Otros efectos secundarios son: infecciones (nasofaringitis), mareo, cefalea, diarrea, náuseas, vómitos, astenia, mialgias y artralgias.

ANTIINTERLEUCINA-17

La familia de las citocinas de la IL-17 está compuesta de seis moléculas relacionadas estructuralmente (IL-17 A-F), capaces de unirse a distintos receptores clásicos de la IL-17. IL-17A e IL-17F son las que se implican con más fuerza en la inflamación. Estas citocinas promueven la regulación al alza de una serie de quimiocinas y citocinas, como la IL-6, el factor estimulante de colonias de granulocitos, péptidos antimicrobianos y β-defensinas, y favorecen la migración de los neutrófilos. Además, mantienen las defensas del huésped al proteger las superficies mucosas e inducir la cicatrización de las heridas.

Los fármacos disponibles dentro del grupo de IL-17 son el secukinumab, el ixekizumab y el bimekizumab.

Estructura y mecanismo de acción

El **secukinumab** es un anticuerpo monoclonal humano IgG1 que se une selectivamente a la citocina IL-17A para inhibir su unión con el receptor de la IL-17. El **ixekizumab** es un anticuerpo monoclonal IgG4 humanizado con la misma unión y actividad neutralizante frente a IL-17A que el secukinumab. El **bimekizumab** es un anticuerpo monoclonal humanizado Ig1/κ que se une selectivamente a las citocinas IL17-A, IL-17F e IL-17AF, bloqueado así su interacción con el complejo receptor IL-17RA/IL-17RC.

Indicaciones en ficha técnica y fuera de ficha técnica

Tanto el **secukinumab** como el **ixekizumab** están indicados para las siguientes enfermedades:

- Psoriasis en placas de moderada a grave en adultos que precisen tratamiento sistémico.
- Psoriasis en placas de moderada o grave en niños y adolescentes a partir de 6 años de edad candidatos a tratamiento sistémico. En el caso del ixekizumab se recomienda un peso corporal superior a los 25 kg.
- Solo o en combinación con metotrexato, en artritis psoriásica activa en pacientes adultos con respuesta inadecuada a FAME.
- Espondilitis anquilosante activa con respuesta inadecuada a terapia convencional.
- Espondiloartritis axial no radiográfica con respuesta inadecuada a terapia convencional y con signos objetivos de inflamación.

Secukinumab tiene también la indicación para la hidradenitis supurativa, la artritis idiopática juvenil relacionada con entesitis y la artritis psoriásica juvenil.

El **bimekizumab** está indicado en la psoriasis en placas, artritis psoriásica, espondilitis anquilosante, espondiloartritis axial no radiográfica y en la hidradenitis supurativa.

Fuera de la ficha técnica, los fármacos anti-IL-17 se podrían emplear en uveítis no infecciosa refractaria grave con respuesta inadecuada a terapia convencional.

Posología

El **secukinumab** se inicia con dosis de carga de 150 o 300 mg por vía subcutánea las semanas 0, 1, 2, 3 y 4. Posteriormente, se administra una dosis de mantenimiento cada 4 semanas. Para la psoriasis la dosis suele ser de 300 mg, mientras que en la artritis psoriásica se inicia con 150 mg (salvo fallo previo a otro biológico; en esos casos concretos se usaría una dosis inicial de 300 mg). En casos de artritis psoriásicas refractarias a 150 mg, puede aumentarse a 300 mg. Aunque el aclaramiento del secukinumab aumenta en paralelo al peso del paciente, no está indicado un ajuste de la dosis.

Los regímenes de dosificación del **ixekizumab** se diferencian por la indicación, pero tanto para la psoriasis como para la artritis psoriásica se incluye una dosis de carga de 160 mg (dos inyecciones de 80 mg cada una). En caso de psoriasis moderada-grave (a pesar de artritis concomitante), se continuará con una inyección de 80 mg cada 2 semanas durante los primeros 3 meses (hasta la semana 12); la dosis de mantenimiento será de 80 mg cada 4 semanas. En pacientes con artritis psoriásica, la dosis de mantenimiento es de 80 mg por vía subcutánea cada 4 semanas.

Es curioso el aumento de la biodisponibilidad con la administración subcutánea de ixekizumab en el muslo, si se compara con el abdomen o el brazo, a pesar de ser una administración aceptable en cualquier sitio. El aclaramiento aumenta en las personas de más peso; sin embargo, la edad no influye considerablemente sobre la farmacocinética.

La dosis de bimekizumab en pacientes con espondiloartritis axial y artritis psoriásica es de 160 mg (administrados en una inyección subcutánea de 160 mg) cada 4 semanas. Para pacientes con artritis psoriásica coexistente con psoriasis en placas de moderada a grave, la dosis recomendada es la misma que para la psoriasis en placas (320 mg administrados en dos inyecciones subcutáneas de 160 mg cada una en la semana 0, 4, 8, 12 y 16 y después cada 8 semanas).

Se debe considerar interrumpir el tratamiento si no hay respuesta en 16-20 semanas. Algunos pacientes con respuesta parcial al inicio mejoran con un tratamiento continuado de más de 16 semanas.

No se ha estudiado el uso en pacientes con insuficiencia hepática o renal, por lo que no hay recomendaciones al respecto.

Efectos secundarios

Las situaciones más frecuentes son infección de vías altas, candidiasis, herpes oral, rinorrea, diarrea y urticaria.

Una preocupación con el uso de estos fármacos es el posible empeoramiento de la enfermedad intestinal inflamatoria, así como su aparición *de novo*. Los estudios hasta el momento señalan que la incidencia es baja y que no está directamente relacionada con el tratamiento.

ANTIINTERLEUCINA-23

Los efectos proinflamatorios de la IL-23, sobre la inflamación y la remodelación del hueso, están modulados indirectamente por los linfocitos Th17 a través de la liberación de TNF e IL-17. Dentro de la familia de los IL-23, se encuentran el guselkumab y el risankizumab.

Estructura y mecanismo de acción

El **guselkumab** es un anticuerpo monoclonal IgG1λ completamente humano que se una a la subunidad proteica p19 de IL-23. El **risankizumab** es un anticuerpo monoclonal humanizado IgG1 dirigido contra la subunidad proteica p19 de la IL-23.

Indicaciones en ficha técnica y fuera de ficha técnica

Tanto el guselkumab como el risankizumab están aprobados para su uso en psoriasis en placas de moderada a grave en adultos candidatos a tratamiento sistémico.

El **guselkumab** está indicado para la artritis psoriásica activa en adultos y en edad pediátrica con respuesta inadecuada o intolerancia a un FAME previo, solo o en combinación con metotrexato.

Fuera de las indicaciones de la ficha técnica se emplea en espondiloartritis refractarias graves que no han respondido a la terapia convencional.

El **risankizumab** solo dispone de indicación para artritis psoriásica activa en adultos con respuesta inadecuada o que han sido intolerantes a uno o más FAME.

Posología

La dosis de inicio recomendada del **guselkumab**, tanto para la psoriasis como para la artritis psoriásica, es de 100 mg en las semanas 0 y 4 por vía subcutánea. La dosis de mantenimiento es de 100 mg cada 8 semanas. Para los pacientes con artritis psoriásica que presenten factores de riesgo para daño articular se puede valorar la administración cada 4 semanas.

Para psoriasis en placas y artritis psoriásica se administra una dosis de **risankizumab** de 150 mg por vía subcutánea en las semanas 0 y 4. Después se mantiene una dosis de 150 mg cada 12 semanas.

En ambos casos, se recomienda suspender el tratamiento en aquellos pacientes sin mejoría entre las semanas 16 y 24.

Efectos secundarios

Los efectos adversos que con más frecuencia se han registrado al recibir **guselkumab** han sido: infecciones de las vías respiratorias altas, nasofaringitis, cefalea, aumento de transaminasas, diarrea, artralgias, eritema o dolor en el lugar de inyección y tiña.

En la fase poscomercialización se han notificado reacciones de hipersensibilidad graves, incluida anafilaxia. Algunas reacciones, del tipo de urticaria y disnea, se registraron incluso días después de recibir guselkumab.

Los efectos secundarios más frecuentes tras administrar **risenkizumab** son las infecciones de vías respiratorias altas, cefalea, tiña, recciones en el punto de inyección, prurito y fatiga.

COESTIMULACIÓN DE LINFOCITO B-T

El **abatacept** es el único fármaco que presenta este complejo mecanismo de acción. La interacción de la célula T con CD28 y CD80/CD86 (de las células presentadoras de antígeno) hace que la respuesta inmunológica se active. En la membrana del linfocito T está el CTLA-4, que estabiliza esta unión con la célula presentadora de antígenos.

Estructura y mecanismo de acción

El abatacept es una proteína de fusión humanizada y actúa, por una parte, en la porción extracelular del CTLA-4 y, por otra parte, en la unión del fragmento Fc de una IgG1. Este CTLA-4 es el que se une al CD80/86 de la célula presentadora de antígenos e impide la activación del linfocito T.

Indicaciones en ficha técnica y fuera de ficha técnica

Dentro de la ficha técnica se recogen las siguientes:

- En combinación con metotrexato en artritis reumatoide moderada o grave con fracaso a FAME o anti-TNF. También se puede valorar en pacientes con artritis reumatoide no tratados previamente con metotrexato.
- Solo o en combinación con metotrexato, en artritis psoriásica, en adultos con respuesta inadecuada a FAME.
- Solo o en combinación con metotrexato; en AIJ poliarticular moderada o grave, en niños > 6 años con respuesta inadecuada a otros FAME.

Fuera de la ficha técnica, se podría valorar su uso en pacientes con lupus eritematoso sistémico en quienes predomine un componente de artritis y en la enfermedad pulmonar intersticial en artritis reumatoide.

Posología

Los estudios iniciales fueron con dosis intravenosa ajustada a peso corporal en las semanas 0, 2 y 4. Después, una dosis de mantenimiento cada 4 semanas. Posteriormente se desarrolló la formulación subcutánea de 125 mg semanales. No se necesita ajuste de dosis en ancianos.

Efectos secundarios

La presencia de infecciones es baja; las más frecuentes son la neumonía, bronquitis, celulitis e infecciones de la vía urinaria. Tampoco se produce aumento de neoplasias. Las reacciones adversas más frecuentes son reacciones alérgicas a la infusión, cefaleas y náuseas.

AGENTES ANTILINFOCITO B

Se estudian los dos siguientes: rituximab y belimumab.

Rituximab

El rituximab presenta un amplio uso dentro de las enfermedades autoinmunes sistémicas. Por el contrario, no dispone de indicación aprobada dentro de este abanico de patologías, al no haber demostrado su eficacia en los ensayos clínicos.

> **!** El uso compasivo del rituximab se debe a haber demostrado su eficacia en trabajos no controlados y en series de casos.

Estructura y mecanismo de acción

Rituximab es un anticuerpo monoclonal quimérico murino/humano obtenido por ingeniería genética, que representa una inmunoglobulina glucosilada con las regiones constantes de la IgG1 humana y las secuencias de la región variable de las cadenas ligeras y cadenas pesadas murinas. Se une específicamente al antígeno CD20, expresado en los linfocitos pre-B y B maduros, pero no en células madre hematopoyéticas, células pro-B, células plasmáticas ni en otros tejidos normales.

El rituximab produce una disminución de linfocitos B mediante diversos mecanismos: citotoxicidad dependiente de anticuerpo o complemento, fagocitosis y apoptosis de células B. No está claro cuál de estos mecanismos es más importante en la disminución de células B en pacientes con artritis reumatoide, aunque los datos indican que la citotoxicidad dependiente de anticuerpos mediada por el receptor Fcγ y la fagocitosis dependiente de anticuerpos son los mecanismos principales. Además, produce reducción secundaria y de menor entidad de linfocitos T CD4+.

Indicaciones dentro y fuera de ficha técnica

Dentro de las indicaciones en reumatología, se encuentran:

- Artritis reumatoide activa grave con respuesta inadecuada o intolerancia a FAME, incluyendo uno o más tratamientos con anti-TNF.
- Adultos con granulomatosis con poliangeitis o con poliangeitis microscópica activa y grave, en combinación con glucocorticoides. También está indicado en combinación con glucocorticoides, para la inducción de remisión en pacientes pediátricos (2-18 años) con estas dos enfermedades.

Se emplea fuera de ficha técnica para el tratamiento de enfermedades autoinmunes en cuya patogenia está implicada principalmente la inmunidad humoral, como el lupus eritematoso sistémico, el síndrome de Sjögren, la vasculitis crioglobulinémica, la enfermedad pulmonar intersticial relacionada con enfermedades autoinmunes sistémicas o la dermatomiositis, entre otras.

Posología

Se administra mediante dos infusiones de un gramo de rituximab intravenoso cada 14 días. Sin embargo, en algunos ensayos y estudios de cohortes se señala que una dosis más baja, ya sea 500 mg administrados 2 veces con 2 semanas de diferencia o 1.000 mg administrados una única vez, también puede ser efectiva.

Para prevenir reacciones infusionales, se recomienda premedicación junto al rituximab. Un esquema terapéutico de premedicación es un gramo de paracetamol oral o intravenoso, 2 mg oral o 5 mg intravenosos de dexclorfeniramina y 100 mg intravenosos de metilprednisolona, todo ello administrado al menos 30 minutos antes de la primera y de la segunda infusión de rituximab en cada ciclo de tratamiento. No es necesario ajustar la dosis en insuficiencia renal y hepática.

Contraindicaciones

No se recomienda administrar rituximab en los siguientes supuestos:

- Pacientes en un estado inmunodeprimido grave.
- Infección activa o grave (por ejemplo, tuberculosis, infecciones oportunistas, sepsis).
- Insuficiencia cardíaca grave (clase IV según la clasificación de la New York Heart Association [NYHA]) o enfermedad cardíaca grave descompensada.

Efectos secundarios

Los efectos adversos más frecuentes son los relacionados con la perfusión del fármaco, que en la mayoría de las ocasiones ocurren durante los primeros 30-120 minutos de la primera perfusión.

Los síntomas más leves y comunes incluyen cefalea, fiebre, escalofríos, sudoración, exantema cutáneo, náuseas, vómitos, prurito y mareo. Además, se han descrito angioedema, disnea, broncoespasmo e hipotensión leve.

En casos más graves, se ha incluido hipotensión refractaria, edema pulmonar y exacerbación de patologías cardíacas previas, como angina de pecho, insuficiencia cardíaca o arritmias.

Para evitar los efectos secundarios descritos, es importante una premedicación en estos pacientes antes de la infusión del rituximab y aumentar la velocidad de infusión gradualmente, mientras se monitorizan los signos y síntomas sugestivos de reacción de hipersensibilidad al fármaco.

> **!** Se recomienda la medición de inmunoglobulinas (IgG, IgA e IgM) antes de tratar con rituximab o en caso de infecciones graves durante el curso del tratamiento. En caso de hipogammaglobulinemia grave, se requiere terapia prolongada de reemplazo de inmunoglobulinas. Las infecciones más frecuentes son las del aparato respiratorio superior y de las vías urinarias

> Se han descrito casos letales de leucoencefalopatía multifocal progresiva tras el uso de rituximab para el tratamiento de enfermedades autoinmunes. Los casos descritos tenían múltiples factores de riesgo de dicha leucoencefalopatía, como la enfermedad de base, el uso de inmunosupresores o quimioterapia previa. Si hubiera sospecha de que el paciente padece leucoencefalopatía multifocal progresiva, se debe suspender la infusión de rituximab hasta confirmar o descartar la sospecha. La terapia con rituximab conlleva un riesgo de reactivación de la hepatitis B entre los pacientes positivos para el antígeno de superficie (HBsAg) o para el anticuerpo del núcleo (HBcAc). Por ello, todos los pacientes deben tener determinación de HBsAg y HBcAc antes de comenzar con el tratamiento. Los pacientes con hepatitis B activa no deben ser tratados con rituximab. Para los pacientes con HBsAg o HBcAc positivos, se debe consultar con los hepatólogos para consensuar la terapia antiviral óptima y la monitorización. Este control estrecho debe mantenerse durante varios meses tras el tratamiento, ya que las reactivaciones pueden ocurrir mucho después de completar la terapia con rituximab.

Otros efectos adversos menos comunes asociados a rituximab son las reacciones mucocutáneas graves (síndrome de Stevens-Johnson, dermatitis vesiculoampollosa y necrólisis epidérmica tóxica). Estos efectos secundarios raros general-

mente se presentan de 1 a 13 semanas después de la administración del fármaco. Además, se han descrito reacciones de enfermedad del suero (hipersensibilidad tipo III retardada) y casos de neumonía organizada.

Belimumab

Belimumab (anti-BAFF/BLyS) es el primer fármaco biológico autorizado para su aplicación en pacientes con lupus eritematoso sistémico. En los últimos años su uso se ha ido extendiendo progresivamente, pero en un primer momento se mantuvo muy restringido al perfil de los pacientes incluidos en los ensayos clínicos.

Estructura y mecanismo de acción

Es un anticuerpo monoclonal humano que se une específicamente a la forma soluble de la proteína estimuladora de linfocitos B humanos y actúa bloqueando la unión del estimulador de linfocitos B soluble a sus receptores en los linfocitos B. Son citocinas de la superfamilia del TNF que prolongan la supervivencia y estimulan la proliferación de las células B. En consecuencia, el uso de belimumab afecta sobre todo a las células B transicionales y a las células B maduras. Al no actuar sobre las células B de memoria ni sobre células plasmáticas, también supone una limitación en su eficacia. Lo mismo sucede con el rituximab.

Indicaciones en ficha técnica

El belimumab está indicado como tratamiento adyuvante en pacientes mayores de 5 años con lupus eritematoso sistémico activo a pesar del tratamiento estándar. Además, es imprescindible la determinación del nivel de actividad de la enfermedad mediante la aplicación del índice *Systemic Lupus Erythematosus Disease Activity Index* (SELENA-SLEDAI): se requiere como mínimo una puntuación de 10 puntos.

Las indicaciones generales son:

- Pacientes con lupus eritematoso sistémico clínicamente activos y anticuerpos antinucleares positivos, especialmente si, además, presenta anti-ADN positivos o hipocomplementemia.
- Ausencia de respuesta tras, al menos, 3 meses de tratamiento que incluya un antipalúdico, prednisona y, al menos, un inmunodepresor a dosis adecuada.
- Necesidad de prednisona a dosis de mantenimiento ≥ 7,5 mg al día para alcanzar la remisión a pesar de tratamiento inmunodepresor adecuado.

Entre los usos específicos están:

- Afectación mucocutánea refractaria.
- Artritis refractaria.
- Serositis refractaria.
- Trombocitopenia < 30.000 10^9/L refractaria o recidivante.
- Vasculitis cutánea refractaria.
- Nefritis de clases III, IV o V no grave, con recidiva en fase de mantenimiento.
- Afectación multisistémica refractaria.

Posología

El belimumab puede administrarse mediante perfusión intravenosa o por inyección subcutánea. Cuando se administra mediante perfusión intravenosa, la dosis recomendada es de 10 mg/kg. Las tres primeras dosis se administran con intervalos de 2 semanas; después, una vez cada 4 semanas. Si se opta por la vía subcutánea, la dosis es de 200 mg una vez a la semana.

En adultos con nefritis lúpica activa se administrará una inyección subcutánea de 400 mg (dos inyecciones de 200 mg) una vez a la semana durante las primeras 4 semanas; luego deberán cambiar a una dosis de 200 mg una vez a la semana.

No se ha registrado una recomendación de ajuste de dosis por motivos de edad, sexo, raza, actividad de la enfermedad o características basales. La respuesta clínica puede tardar 4 meses y el tratamiento debería suspenderse, si no hay respuesta, a los 6 meses.

Contraindicaciones

No hay datos de seguridad en pacientes con infecciones por el virus de la inmunodeficiencia humana, hepatitis B o C, hipogammaglobulinemia, ni en trasplantados. Tampoco se recomienda su uso en situaciones de afectación activa del sistema nervioso central (incluye convulsiones, accidente cerebrovascular, psicosis, síndrome orgánico cerebral o vasculitis del sistema nervioso central), o si hay un tratamiento concomitante con otros depletivos de células B. De acuerdo con esta última circunstancia, se han realizado estudios de uso secuencial con rituximab-belimumab en lupus eritematoso sistémico sin claro beneficio adicional.

Efectos secundarios

Las reacciones graves relacionadas con la perfusión y las reacciones de hipersensibilidad son poco frecuentes (<1 %), y responden al tratamiento con prednisona y adrenalina. En cuanto a los controles hematológicos, se ha observado una disminución significativa de los niveles de IgG, IgM e IgA. Aquellos pacientes en tratamiento con belimumab pueden presentar mayor número de infecciones oportunistas.

APREMILAST

Apremilast es una molécula pequeña que se administra por vía oral e inhibe la fosfodiesterasa 4, modulando mediadores proinflamatorios y antiinflamatorios. Se trata de una fosfodiesterasa específica del monofosfato de adenosina cíclico cuya inhibición eleva los niveles intracelulares de este último y disminuye la respuesta inflamatoria mediante modulación de la expresión de TNF-α, IL-23, IL-17 y otras citocinas proinflamatorias. El monofosfato de adenosina cíclico modula también los niveles de citocinas antiinflamatorias, como la IL-10. Estos mediadores proinflamatorios y antiinflamatorios están implicados tanto en la artritis psoriásica como en la psoriasis.

Indicaciones en ficha técnica

Apremilast está indicado en:

- Artritis psoriásica: solo o en combinación con FAME en artritis psoriásica activa en pacientes adultos que han tenido una respuesta inadecuada o han presentado intolerancia al tratamiento previo con un FAME.
- Psoriasis cutánea en placas crónica, de moderada a grave en pacientes adultos que no han respondido a otro tratamiento sistémico o lo tienen contraindicado o no lo toleran, incluyendo ciclosporina, metotrexato o psoraleno y luz ultravioleta A.
- Úlceras orales en la enfermedad de Behçet, pero no está financiado por el Sistema Nacional de Salud.

Posología

La dosis recomendada de apremilast es de 30 mg vía oral cada 12 horas. Se inicia con una dosis de 10 mg al día, que se va aumentando progresivamente hasta los 30 mg.

Apremilast no precisa ajuste de dosis en personas de edad avanzada, insuficiencia hepática ni en insuficiencia renal leve-moderada. En caso de insuficiencia renal grave (ClCr < 30 mL/min), la dosis se debe reducir a 30 mg diarios y la escalada de dosis se realiza administrando únicamente la dosis de la mañana.

Efectos secundarios

Las reacciones adversas más frecuentes son las gastrointestinales, con náuseas y diarrea que normalmente ocurren en las 2 primeras semanas de tratamiento y, por lo general, se resuelven en un plazo de 4 semanas. Otros síntomas frecuentes son las infecciones del aparato respiratorio superior y la cefalea.

INHIBIDORES DE CINASAS JANO

Las *cinasas Jano* (JAK) son una familia de tirosina-cinasas que actúan intracelularmente como transductores de señal, e incluyen las moléculas JAK1, JAK2, JAK3 y TYK2. Las JAK actúan formando dímeros en la porción intracitoplasmática de los receptores de citocinas. Las JAK fosforilan y estimulan transductores de señal y activadores de transcripción, activando la expresión génica dentro de la célula.

Indicaciones en ficha técnica y fuera de ficha técnica

Cada sustancia tiene su propia indicación:

- **Tofacitinib**: tiene aprobada su indicación para la artritis reumatoide, la artritis psoriásica, espondilitis anquilosante, artritis idiopática juvenil y colitis ulcerosa.
- **Baricitinib**: está autorizado para la artritis reumatoide, la artritis idiopática juvenil (AIJ), la dermatitis atópica y *alopecia areata*. Además, fuera de la ficha técnica, se puede usar en artritis psoriásica y en lupus eritematoso sistémico.
- **Upadacitinib**: tiene indicación en artritis psoriásica, artritis reumatoide, espondilitis anquilosante, espondiloartritis

axial no radiográfica, enfermedad de Crohn, colitis ulcerosa y dermatitis atópica.
- **Filgotinib**: está indicado para la artritis reumatoide y la colitis ulcerosa.

Posología

Se ve según cada fármaco.

Tofacitinib

La dosis recomendada de tofacitinib en artritis psoriásica, artritis reumatoide y espondilitis anquilosante es de 5 mg dos veces al día.

En casos de AIJ poliarticular (niños entre 2 y 18 años) se ajusta según el peso;

- Entre 10 y 20 kg: 3,2 mg (solución oral), dos veces al día.
- Entre 20-40 kg: 4 mg, dos veces al día.
- Mas de 40 kg: 5 mg, dos veces al día.

Baricitinib

La dosis recomendada es de 4 mg una vez al día. Se pueden administrar 2 mg diarios en pacientes mayores de 75 años, con historia de infecciones crónicas o recurrentes o en los pacientes que hayan conseguido una remisión clínica sostenida con la dosis de 4 mg diarios.

Upadacitinib

La dosis recomendada en artritis psoriásica, artritis reumatoide y espondiloartritis axial es de 15 mg una vez al día.

Filtgotinib

En artritis reumatoide la dosis es 200 mg una vez al día. En pacientes mayores de 75 años se recomiendan 100 mg diarios.

Con ninguno de ellos es preciso ajustar la dosis en insuficiencia renal leve. Se debe administrar la mitad de la dosis recomendada de tofacitinib, baricitinib y filgotinib en casos de insuficiencia renal moderada, y está contraindicada la administración de baricitinib y tofacitinib en insuficiencia renal grave (ClCr < 30mL/min).

No es necesario ajuste de dosis de baricitinib, filgotinib y upadacitinib en insuficiencia hepática leve-moderada. La dosis de tofacitinib debe reducirse a 5 mg en casos de insuficiencia hepática moderada.

Contraindicaciones

Se usará con precaución si existen factores de riesgo para enfermedad tromboembólica. No se recomienda el uso de ningún inhibidor de JAK en las siguientes circunstancias:

- Tuberculosis o infecciones activas graves.
- Tratamiento concomitante con terapia biológica, azatioprina, ciclosporina o tacrólimus.
- Insuficiencia hepática grave.

Efectos secundarios

Los efectos secundarios más frecuentes son las infecciones de vías respiratorias superiores, de la vía urinaria y elevación de creatinina y creatina-cinasa (asintomáticos).

Se ha detectado un aumento del riesgo de herpes zóster en estos pacientes, por lo que se recomienda la vacunación frente al virus de varicela-zóster antes de iniciar el tratamiento con inhibidores de las JAK. Se han notificado también episodios de trombosis venosa profunda y tromboembolia pulmonar en pacientes tratados con jakinib en ensayos clínicos.

Los inhibidores de JAK se deben usar con precaución en pacientes con factores de riesgo de trombosis venosa profunda o tromboembolia pulmonar, como edad avanzada, obesidad o historial médico de ambas enfermedades, o aquellos con intervención quirúrgica prevista o inmovilización prolongada.

Por último, en pacientes con antecedentes de cáncer, se recomienda valorar el uso de otros tratamientos biológicos antes de usar los JAK.

Hay que tener especial precaución con las citopenias y la anemia: se interrumpirá temporalmente el tratamiento con los inhibidores JAK si hay linfopenia < 500 células/μL × 10^9; neutropenia < 1.000 células μL y anemia < 8 g/dL.

ANIFROLUMAB

Es un anticuerpo monoclonal completamente humano IgG1κ dirigido contra el receptor de interferón tipo 1. Se produce en células de mieloma de ratón (NS0) mediante tecnología de ADN recombinante.

Indicaciones en ficha técnica

Anifrolumab está indicado en el lupus eritematoso sistémico activo moderado o grave, a pesar de la terapia estándar, con anticuerpos positivos, añadido al tratamiento estándar.

Posología

Se administra por vía intravenosa a dosis de 300 mg cada 4 semanas. No se requiere ajuste de dosis en pacientes de edad avanzada, en insuficiencia renal ni hepática.

Efectos secundarios

Como en otros tratamientos biológicos cabría encontrar infecciones del aparato respiratorio superior, bronquitis, herpes zóster, nasofaringitis y reacciones relacionadas con la infusión.

MEPOLIZUMAB

Existen tres fármacos contra el receptor de la IL-5: mepolizumab, reslizumab y benralizumab. Pero desde el punto de vista reumatológico, mepolizumab es el fármaco con los estudios más potentes. La unión de la IL-5 a la fracción α de su receptor produce la diferenciación eosinofílica, maduración, supervivencia y propiedades quimiotácticas para la migración de los eosinófilos a los tejidos diana. Sus estudios principales se desarrollaron dentro del campo del asma, con unos resultados desalentadores al principio, hasta que se encontró la población diana.

Estructura y mecanismos de acción

Es un anticuerpo monoclonal humanizado IgG1κ que se une y neutraliza a la IL-5, la principal citocina involucrada en la proliferación, maduración, activación, reclutamiento y supervivencia de los eosinófilos.

Indicaciones en ficha técnica y fuera de ficha técnica

Son las siguientes:

- Asma eosinofílica grave, como tratamiento adicional en pacientes adultos, adolescentes y niños mayores de 6 años.
- Rinosinusitis crónica con pólipos nasales, como tratamiento adicional con corticosteroides intranasales en aquellos adultos en los que no hay control adecuado con esteroides sistémicos o con cirugía.
- Granulomatosis eosinofílica con poliangeitis, como tratamiento adicional en pacientes mayores de 6 años si es del tipo recurrente-remitente o refractaria.
- Síndrome hipereosinofílico, como tratamiento adicional en adultos no controlados adecuadamente sin una causa secundaria no hematológica identificable.

Fuera de la ficha técnica se valorará su uso en todos los procesos en los que los eosinófilos desempeñen un papel patogénico relevante, con exacerbaciones y ausencia de respuesta mantenida al tratamiento convencional.

Posología

En cuanto a las indicaciones que concierne a reumatología, como es el caso de la granulomatosis eosinofílica con poliangeitis y el síndrome hipereosinofílico, la dosis es 300 mg cada 4 semanas en adultos y adolescentes a partir de los 12 años. En niños de 6-11 años, 200 mg cada 4 semanas si pesan más de 40 kg y 100 mg si pesan menos de 40 kg. No requiere ajuste de dosis en pacientes de edad avanzada, ni con insuficiencia renal o hepática.

Efectos secundarios

El perfil de seguridad del fármaco es bueno, con pocos efectos secundarios asociados. Los más frecuentes son infecciones del aparato respiratorio inferior, faringitis, congestión nasal, cefalea, lumbalgia, dolor abdominal, reacciones en el punto de inyección, pirexia, infecciones en la vía urinaria y eccema.

AVACOPAN

El avacopan es un antagonista selectivo del receptor 5a del complemento humano (C5aR1 o CD88) e inhibe competitivamente la interacción entre C5aR1 y la anafilatoxina C5a.

El bloqueo específico y selectivo de C5aR1 de avacopan reduce los efectos proinflamatorios de C5a, que incluyen la activación, la migración de neutrófilos y la adherencia a los sitios de inflamación de los vasos sanguíneos pequeños, la retracción de las células endoteliales vasculares y la permeabilidad.

Indicaciones en ficha técnica

El avacopan está indicado para el tratamiento de pacientes adultos con granulomatosis con poliangeítis o poliangeítis microscópica graves y activas, en combinación con rituximab o ciclofosfamida.

Posología

La dosis recomendada es de 30 mg por vía oral dos veces al día, con las comidas, en asociación con rituximab o ciclofosfamida.

No es necesario ajustar la dosis en pacientes de edad avanzada, con insuficiencia hepática leve o moderada ni en insuficiencia renal. Se debe evitar en pacientes con niveles elevados de aspartato transaminasa, alanina aminotransferasa, fosfatasa alcalina o bilirrubina total > 3 veces el límite superior de la normalidad.

Efectos secundarios

Los efectos secundarios más frecuentes son las náuseas, cefalea, leucopenia, infección del aparato respiratorio superior, diarrea, vómitos y nasofaringitis.

Tabla 19-3. Recomendaciones de uso de cada fármaco en edad fértil, embarazo y lactancia			
Fármaco	**Edad fértil**	**Embarazo**	**Lactancia**
Infliximab	• No precisa retirada previa en mujeres • No repercusión en la fertilidad de varones.	Probablemente seguro, pero no aceptado su uso dentro de las indicaciones. Se trasmite vía placentaria en la 2ª mitad del embarazo	Compatible. Riesgo muy bajo para la lactancia y el lactante
Etanercept	• No precisa retirada previa en mujeres • No repercusión en la fertilidad de varones	Probablemente seguro, pero no aceptado su uso dentro de las indicaciones. Se podría mantener hasta la semana 30-32.	Compatible. Riesgo muy bajo para la lactancia y el lactante

(Continúa)

Tabla 19-3. Recomendaciones de uso de cada fármaco en edad fértil, embarazo y lactancia *(cont.)*

Fármaco	Edad fértil	Embarazo	Lactancia
Adalimumab	• No precisa retirada previa en mujeres • No repercusión en la fertilidad de varones	Probablemente seguro, pero no aceptado su uso dentro de las indicaciones. Se trasmite vía palcentaria en la 2ª mitad del embarazo	Compatible. Riesgo muy bajo para la lactancia y el lactante
Golimumab	• No precisa retirada previa en mujeres • No repercusión en la fertilidad de varones	Se transmite vía placentaria en la 2ª mitad del embarazo, no hay datos de su seguridad.	Compatible. Riesgo muy bajo para la lactancia y el lactante
Certolizumab	• No precisa retirada previa en mujeres • No repercusión en la fertilidad de varones	Seguro durante todo el embarazo	Compatible. Riesgo muy bajo para la lactancia y el lactante
Anakinra	ACO durante 1 semana después de la última dosis	Probablemente seguro	Riesgo bajo. Bastante seguro
Canakinumab	ACO durante 3 meses después de la última dosis	Probablemente seguro. Análisis riesgo/beneficio	Riesgo muy bajo, seguro
Tocilizumab	ACO durante 3 meses después de la última dosis	Contraindicado	Riesgo muy bajo, seguro
Sarilumab	ACO durante 3 meses después de la última dosis	Contraindicado	Riesgo bajo, posiblemente seguro
Ustekinumab	ACO durante 15 semanas después de la última dosis	Contraindicado	Riesgo muy bajo, seguro
Secukinumab	ACO durante 20 semanas después de la última dosis	Contraindicado	Riesgo bajo, posiblemente seguro.
Ixekizumab	ACO durante 10 semanas después de la última dosis	Contraindicado	Riesgo bajo, posiblemente seguro
Guselkumab	ACO durante 12 semanas después de la última dosis	Contraindicado	Riesgo bajo, posiblemente seguro
Risankizumab	ACO durante 21 semanas después de la última dosis	Contraindicado	Riesgo muy bajo, seguro
Abatacept	ACO durante 14 semanas después de la última dosis	Probablemente seguro	Riesgo bajo, posiblemente seguro
Rituximab	ACO durante 12 meses después de la última dosis	Probablemente seguro. En el 3er trimestre, disminuyen los linfocitos B del feto	Riesgo muy bajo, seguro
Belimumab	ACO durante 4 meses después de la última dosis	Probablemente seguro	Riesgo bajo, posiblemente seguro
Apremilast	ACO solo durante el tratamiento	Evitar	Riesgo bajo, posiblemente seguro
Tofacitinib	ACO durante 4 semanas después de la última dosis	Contraindicado	Riesgo muy alto. No hay datos. Evitar
Baricitinib	ACO durante 1 semana después de la última dosis	Contraindicado	Riesgo alto. Usar alternativa segura o suprimir lactancia 3-7 semividas del fármaco
Upadacitinib	ACO durante 4 semanas después de la última dosis	Contraindicado	Riesgo muy alto. No hay datos. Evitar
Filgotinib	ACO durante 1 semana después de la última dosis	Contraindicado	Riesgo muy alto. No hay datos. Evitar
Anifrolumab		Contraindicado	No hay datos, evitar
Mepolizumab	ACO durante 4 meses después de la última dosis	Contraindicado	Riesgo bajo, posiblemente seguro
Avacopan		Contraindicado	Contraindicado

ACO: anticonceptivos orales.

Las reacciones adversas graves más frecuentes son alteraciones de la función hepática y neumonía.

Dado que avacopan es un sustrato de CYP3A4, se debe evitar el uso de inductores potentes de esta enzima (por ejemplo, carbamacepina, enzalutamida, mitotano, fenobarbital, fenitoína, rifampicina y la hierba de San Juan) con avacopan.

USO DE FÁRMACOS BIOLÓGICOS Y OTRAS DIANAS DE TRATAMIENTO EN EDAD FÉRTIL, DURANTE EL EMBARAZO Y LA LACTANCIA

Las advertencias que hay que tener en cuenta con cada fármaco en la edad fértil, embarazo y lactancia se resumen en la **tabla 19-3**.

PUNTOS CLAVE

- Los tratamientos anticitocinas y moduladores de la respuesta inmune han demostrado una eficacia clínica importante en un gran número de enfermedades con un perfil de seguridad aceptable. Además, se ha disminuido la carga de discapacidad que todas ellas llevan implícita.
- El futuro de este tipo de tratamientos parece estar próximo a estancarse, tanto por la falta de dianas eficaces diferentes como por el hecho de la entrada de los biosimilares. En general, los biosimilares han mejorado mucho la eficiencia de estos fármacos, pero complican la evolución de fármacos innovadores.

- Aunque no aparece en la ficha técnica, está generalizada en la práctica clínica habitual y avalada por la literatura médica científica la posibilidad de optimizar el uso del tratamiento. Se podría valorar tanto reducir la dosis del fármaco como aumentar el intervalo de administración en aquellos pacientes con enfermedad estable durante un tiempo prolongado.
- No se instaurará nunca un tratamiento en situaciones conocidas de infecciones activas o hipersensibilidad al principio activo o a alguno de sus excipientes.

BIBLIOGRAFÍA

Agencia Europea de Medicamentos (EMA). Ficha técnica de cada tratamiento.

Carson KR, Evens AM, Richey enfermedad de Alzheimer, Habermann TM, Focosi D, Seymour JF, et al. Progressive multifocal leukoencephalopathy after rituximab therapy in HIV-negative patients: a report of 57 cases from the Research on Adverse Drug Events and Reports project. Blood. 2009;113(20):4834-40.

¿Es compatible con la lactancia? [Internet]. En: lactancia.org. Asociación para la Promoción e Investigación científica y cultural de la Lactancia Materna [consulta el 18 de julio de 2024]. Disponible en: https://www.e-lactancia.org/

Firestein GS, Budd RF, Gabriel SE Koretzky G, McInnes IB, O'Dell JR. Firestein y Kelley: Tratado de reumatología. Barcelona: Editorial Elsevier; 2022.

Gómez Reino J, Loza E, Andreu JL, Balsa A, Batlle E, Cañete JD, et al. Consenso SER sobre la gestión de riesgo del tratamiento con terapias biológicas en pacientes con enfermedades reumáticas. Reumatol Clin. 2011;7(5): 284-98.

Mitka M. FDA: Increased HBV reactivation risk with ofatumumab or rituximab. JAMA. 2013;310(16):1664.

MotherToBaby [web; consulta el 18 de julio de 2024]]. Disponible en: https://mothertobaby.org/

Pavord ID, Bel EH, Bourdin A, Chan R, Han JK, Keene ON, et al. From DREAM to REALITI-A and beyond: Mepolizumab for the treatment of eosinophil-driven diseases. Allergy. 2022;77(3):778-97.

Silva L, Andréu JL. Órdenes de tratamiento en reumatología. 7ª ed. Madrid: Editorial Médica Panamericana; 2022.

Otras terapias inmunomoduladoras o avanzadas

20

A. García Fernández y C. de la Puente Bujidos

OBJETIVOS

- Conocer las indicaciones y la utilidad de algunos tratamientos ante el fracaso de las medidas convencionales.
- Conocer los mecanismos de acción y los posibles eventos adversos de cada tratamiento.

INMUNOGLOBULINAS

Las inmunoglobulinas son proteínas presentes en el plasma sanguíneo, secretadas por las células plasmáticas, y constituyen uno de los principales componentes de la respuesta inmune adaptativa. Las inmunoglobulinas intravenosas (IgIV) son un producto derivado de la sangre que se obtiene a partir de unos 10.000 donantes sanos. Contienen en su mayoría inmunoglobulina G (IgG) policlonal, con una vida media de 3-4 semanas, similar a la composición del plasma humano. Para la elaboración de las fórmulas comerciales son precisos múltiples procesos de purificación y seguridad, como la eliminación de factores de la coagulación, inactivación de virus, garantizar la ausencia de agentes infecciosos o la neutralización de autoanticuerpos. La necesidad de un gran número de donantes y la complejidad del proceso de fabricación dificulta su uso por su disponibilidad limitada y su alto coste.

Si bien son la piedra angular, desde hace más de 60 años, del tratamiento de las inmunodeficiencias primarias que afectan al sistema inmunitario humoral, debido a su efecto sustitutivo, su acción inmunomoduladora y, por tanto, su posible utilidad en enfermedades autoinmunes sistémicas (EAS) data de la década de los 80. Lejos de ser reemplazadas por otros tratamientos inmunosupresores o terapias biológicas, sus indicaciones y su uso son cada vez más frecuentes.

Mecanismo de acción

Son dos: la sustitución y la inmunomodulación.

Sustitución

En las inmunodeficiencias primarias o en la hipogammaglobulinemia secundaria al uso de rituximab y otros inmunosupresores en EAS, el uso de IgIV, a dosis sustitutiva de 200-400 mg/kg de peso cada 3-4 semanas, reemplaza el déficit de la inmunidad humoral por dos mecanismos principales: por un lado, resuelve la falta de anticuerpos antibacterianos

y antivíricos; por otro lado, estimula el sistema inmunitario adaptativo mediante la neutralización u opsonización de microorganismos y toxinas mediado por IgG.

Cuanto mayor sea el número de donantes, mayor efecto sustitutivo tendrá y, por tanto, mayor será la prevención de infecciones.

Inmunomodulación

Las IgIV, a dosis de 2 g/kg de peso cada 4 semanas (repartido entre 2 y 5 días), son fármacos inmunomoduladores, pero el mecanismo exacto por el que producen este efecto es desconocido.

De la misma manera que a dosis sustitutivas producen una neutralización de bacterias y toxinas, a mayor dosis se produce una modulación dependiente de dos regiones de las inmunoglobulinas: del fragmento de unión al antígeno y del fragmento cristalizable (**Tabla 20-1**).

Tabla 20-1. Mecanismo de acción de las inmunoglobulinas intravenosas
Dependientes del fragmento de unión al antígeno
• Neutralización o supresión de autoanticuerpos
• Neutralización o supresión de citocinas proinflamatorias (TNF o IL-6)
• Neutralización de componentes del complemento activados
• Bloqueo de la unión de células efectoras a diferentes moléculas de adhesión
• Bloqueo de diferentes receptores de superficie de células del sistema inmunitario
• Maduración y modulación de células dendríticas
Dependientes del Fc
• Bloqueo del receptor neonatal de Fc
• Bloqueo de la activación del receptor Fc gamma
• Regulación al alza del factor inhibidor del receptor Fc gamma
• Facilitación de propiedades antiinflamatorias de inmunoglobulinas glucosiladas

Fc: fragmento cristalizable; IL-6: interleucina-6; TNF: factor de necrosis tumoral.

Indicaciones en enfermedades autoinmunes sistémicas

Dada la heterogeneidad de las EAS y la baja prevalencia de muchas de ellas, la evidencia de las IgIV en muchas situaciones clínicas es limitada.

Enfermedad de Kawasaki

La enfermedad de Kawasaki es la vasculitis sistémica más frecuente en edad infantil y se presenta con mayor frecuencia en niños menores de 5 años.

Su principal complicación sin tratamiento, en el 20-30 % de los pacientes, es el desarrollo de aneurismas coronarios. El uso de IgIV (2 g/kg), en dosis única y combinada con ácido acetilsalicílico, ha demostrado no solo la mejoría clínica, sino la reducción en el desarrollo de esta grave complicación, sobre todo cuando se administra en los primeros 10 días de síntomas.

Púrpura trombocitopénica idiopática

En caso de púrpura trombocitopénica idiopática o trombopenia inmune asociada a EAS, el uso de IgIV está indicado en primera línea cuando sea necesario un aumento rápido de las plaquetas (sangrado activo grave o necesidad de cirugía) o, en segunda línea, tras el fracaso de corticoides a dosis altas u otros inmunosupresores.

Su principal limitación es su efecto transitorio, por lo que pueden ser utilizadas como terapia puente hasta que otros tratamientos de acción lenta (micofenolato de mofetilo, rituximab) hagan efecto.

Miopatías inflamatorias

El objetivo del tratamiento es la mejoría de la fuerza muscular, la normalización de las enzimas musculares y, en el caso de la dermatomiositis, la desaparición de lesiones cutáneas. Las IgIV están recomendadas en primera línea en polimiositis y dermatomiositis grave con riesgo vital (insuficiencia respiratoria grave, disfagia, etc.) o en enfermedad refractaria a terapia estándar. Si bien su administración mensual es eficaz en la disminución de la actividad en dermatomiositis, se ha asociado a un mayor riesgo de tromboembolia pulmonar.

Anemia hemolítica autoinmune

Con menor evidencia y efectividad que en las trombocitopenias inmunes, es posible el tratamiento con IgIV en caso de anemia hemolítica autoinmune grave asociada a EAS, sobre todo en aquellos pacientes refractarios a corticoides.

Esclerosis sistémica

El uso de IgIV es uno de los tratamientos de urgencia en ES. Es de utilidad en la miopatía asociada a esclerosis sistémica, en la afectación digestiva y como tratamiento ahorrador de corticoides.

Polineuropatía desmielinizante inmune y síndrome de Guillain-Barré

Si bien no existen ensayos clínicos aleatorizados, su uso en el síndrome de Guillain-Barré está ampliamente recomendado. En caso de presentarse en el contexto de EAS, principalmente en lupus eritematoso sistémico, su uso precoz (en los 3 primeros meses) se ha descrito eficaz.

Otras situaciones de baja evidencia pueden ser: brote de EAS durante el embarazo, prevención de bloqueo cardíaco congénito en madres anti-Ro, en caso de síndrome antifosfolípido catastrófico refractario al tratamiento estándar, entre otros.

Toxicidad

El efecto secundario más frecuente (0,5 %) es la aparición de un cuadro seudogripal (fiebre, cefalea, mialgias, náuseas, hipertensión arterial, etc.), por lo que se recomienda premedicación con antihistamínicos y antitérmicos. En caso de aparición, la disminución de la velocidad de infusión puede atenuarlo.

Otras posibles complicaciones del tratamiento son aún menos frecuentes, por lo que se considera un tratamiento seguro y su administración es posible en situaciones como el embarazo o la infección concomitante. Dada la mayor gravedad, pese a su muy baja incidencia, es importante tener en cuenta las siguientes posibilidades:

- Insuficiencia renal aguda secundaria a nefritis tubular osmótica: sobre todo en aquellos pacientes con insuficiencia renal previa, estados de deshidratación o mayores de 65 años. En un porcentaje de pacientes puede ser necesaria la diálisis.
- Reacciones de anafilaxia no mediadas por IgE: los pacientes con déficit de IgA poseen anticuerpos anti-IgA que reaccionan con la IgA de las IgIV, por lo que se deben determinar las inmunoglobulinas de forma previa a su administración (en ellos no se recomienda usarlas).
- Anemia hemolítica: es similar al déficit de IgA por la presencia de anticuerpos anti-ABO y anti-Rh en pacientes con sangre del grupo 0 o Rh negativo, cuando se administra a dosis muy altas.
- Eventos cardiovasculares: principalmente trombóticos, tanto arteriales como venosos, debido a la hiperviscosidad de las IgIV. Son factores de riesgo los antecedentes de patología cardiovascular, trombofilia e hiperviscosidad.

Es importante tener en cuenta la posible positivización de serologías frente a agentes infecciosos, así como la disminución del título, incluso la negativización, de autoanticuerpos debido a la composición de las IgIV. Son recomendables los estudios analíticos previos al tratamiento, para evitar confusión con falsos positivos y negativos.

PLASMAFÉRESIS

La plasmaféresis o recambio plasmático es un conjunto de técnicas extracorpóreas que se caracterizan por extraer, separar y retirar el plasma del paciente, mientras que los componentes celulares son devueltos junto con un fluido de sustitución (plasma o albúmina, principalmente) que mantenga la presión oncótica y el volumen intravascular. El procedimiento es eficaz al recambiar grandes cantidades de plasma (entre 1 y 1,5 veces el volumen plasmático). El objetivo de la aféresis es eliminar de la sangre el patógeno causante de la enfermedad (por ejemplo, autoanticuerpos, inmunocomplejos, crioglobulinas o toxinas). Además, es posible infundir en el fluido de sustitución componentes terapéuticos, como proteínas deficitarias patogénicas de la enfermedad. El eliminar autoanticuerpos, inmunocomplejos, etc., del torrente sanguíneo y disminuir su producción por la acción de los tratamientos inmunosupresores ha demostrado ser eficaz en el tratamiento de diversas manifestaciones de las EAS.

Mecanismos de acción

Son los siguientes:

- Eliminación de autoanticuerpos.
- Eliminación de inmunocomplejos circulantes y activación de macrófagos y monocitos.
- Eliminación de citocinas y moléculas de adhesión.
- Reposición de componentes plasmáticos.
- Sensibilización de células productoras de anticuerpos a agentes inmunosupresores.
- Alteración de la ratio de linfocitos T *helper* (colaboradores) Th1/Th2.

Procedimiento

Para llevar a cabo la separación de los componentes sanguíneos existen dos procedimientos principales:

- Centrifugación: más frecuente en hematología, para separar las células por su diferente densidad y peso.
- Filtración: es preciso una membrana que divida los componentes celulares del plasma según el tamaño. Es el método más utilizado para pacientes que precisen diálisis.

Además del propio proceso, la frecuencia será diferente según qué toxina o anticuerpo haya que eliminar. Así, componentes celulares que se distribuyen predominantemente de manera intravascular, como la IgM, se eliminarán en gran proporción en pocas sesiones. En cambio, la IgG tiene una distribución tanto intracelular como extravascular, por lo que serán necesarios múltiples procedimientos seriados, con un día de espera entremedias para permitir la redistribución al espacio intravascular.

En las EAS, la eficacia del recambio plasmático dependerá de la rapidez de producción de autoanticuerpos; por ello, es importante iniciar conjuntamente la terapia inmunosupresora. Tratamientos como el rituximab deberán administrarse justo después de finalizar la plasmaféresis, sabiendo que un porcentaje del tratamiento será eliminado en las siguientes sesiones.

Indicaciones en enfermedades autoinmunes sistémicas

Se recogen algunas indicaciones para las enfermedades autoinmunes sistémicas mencionadas a continuación.

Microangiopatía trombótica

La microangiopatía trombótica es un síndrome que puede presentarse en varias EAS, caracterizada por la anemia hemolítica microangiopática y la trombopenia. En algunas de estas situaciones clínicas y enfermedades la plasmaféresis puede ser de utilidad.

Púrpura trombocitopénica trombótica. La plasmaféresis con recambio plasmático rico en ADAMTS13 (cuyo déficit es el causante de esta patología) es el tratamiento de elección ante la sospecha de esta entidad. Produce una reducción drástica de la mortalidad (en torno al 90 % en la era preplasmaféresis). Debe mantenerse hasta la normalización del número de plaquetas. Se puede presentar en el contexto de EAS como lupus eritematoso sistémico o como síndrome de Sjögren.

Síndrome antifosfolípido catastrófico. El uso de plasmaféresis, junto con pulsos de corticoides y anticoagulación, podría ser efectivo en el tratamiento de esta grave complicación, sobre todo en aquellos pacientes con cuadros graves y anemia hemolítica microangiopática. Si el fluido de sustitución debe ser plasma o albúmina es un tema de debate, ya que los factores de la coagulación, citocinas y moléculas de activación del complemento presentes en el plasma podrían empeorar la situación, ya crítica, de estos pacientes.

Polineuropatía desmielinizante inmune y síndrome de Guillain-Barré

Es similar a lo que ocurre con las IgIV: su uso está recomendado en primera línea de tratamiento, con un menor coste. El uso conjunto de IgIV y plasmaféresis no ha demostrado una mejoría en la supervivencia.

Vasculitis

Las vasculitis son un grupo heterogéneo de enfermedades caracterizadas por la inflamación y el daño vascular en presencia de autoanticuerpos específicos. La plasmaféresis está indicada o recomendada en algunas vasculitis de pequeño vaso.

Enfermedad antimembrana basal glomerular. Forma parte del tratamiento de primera línea, junto con la terapia inmunosupresora. Se recomienda emplear la plasmaféresis hasta la negativización de los autoanticuerpos, los cuales están considerados patogénicos y marcadores de actividad.

Anticuerpos anticitoplasma de los neutrófilos positivo. Si bien su uso en pacientes con enfermedad grave (diálisis, hemorragia alveolar) está muy extendido, el reciente estudio Pexivas no ha demostrado una mejoría ni de la supervivencia ni de la necesidad de diálisis. Por ello, su uso queda reducido a pacientes con hemorragia alveolar y criterios de gravedad.

Crioglobulinemia. El objetivo principal del tratamiento es el control de la causa precipitante de la crioglobulinemia (neoplasia hematológica, virus de la hepatitis C, patología autoinmune de base, etc.), por lo que el recambio plasmático se reserva solo para pacientes con riesgo vital, junto con tratamiento inmunosupresor.

Lupus eritematoso sistémico

La plasmaféresis en pacientes con nefritis lúpica no ha demostrado ser beneficiosa. En caso de lupus neuropsiquiátrico grave, miocarditis lúpica o hemorragia alveolar, se puede considerar añadir este tratamiento.

Otras situaciones

En otras situaciones, como casos graves de trombocitopenia inmune, anemia hemolítica autoinmune, afectación pulmonar intersticial rápidamente progresiva asociada a dermatomiositis anti-MDA5 positivo, por ejemplo, el uso de plasmaféresis, con la eliminación de anticuerpos e inmunocomplejos, puede ser eficaz, tras la falta de respuesta o dada la progresión tras la terapia inmunosupresora estándar.

También es planteable su uso durante el embarazo de pacientes con EAS, cuando otros tratamientos inmunosupresores estén contraindicados.

Leucoaféresis

La leucoaféresis o granulocitoaféresis constituye una técnica extracorpórea con la que se extraen, separan y retiran únicamente los leucocitos de la sangre del paciente. Dado que el volumen es mucho menor, no es preciso un fluido de sustitución. Su uso en EAS, sobre todo en artritis reumatoide o enfermedad inflamatoria intestinal, se basa en la disminución de citocinas proinflamatorias al eliminar los leucocitos presentes en la sangre periférica. Es una técnica segura, con baja tasa de sucesos adversos, que se reserva para pacientes refractarios a la terapia estándar o con contraindicación para la inmunosupresión.

TRASPLANTE DE PRECURSORES HEMATOPOYÉTICOS

La idea de emplear el trasplante con precursores hematopoyéticos (TPH) en EAS surgió a finales del siglo XX, al comprobar que algunos pacientes con una neoplasia hematológica concomitante tratada mediante este procedimiento experimentaban una remisión de la enfermedad. El mecanismo que lo produce es el restablecimiento de la tolerancia inmune, cuya pérdida dio lugar a la enfermedad.

Introducción

Los tratamientos inmunosupresores clásicos pueden atenuar la respuesta inmune y detener la progresión de la enfermedad, pero no tienen un efecto curativo y requieren administración continuada, lo cual supone un riesgo acumulado de toxicidad.

El trasplante con precursores hematopoyéticos persigue la inmunoablación, esto es, la erradicación de la memoria inmunológica, para obtener remisiones prolongadas sin precisar tratamiento crónico. Así, la inmunoablación elimina los anticuerpos característicos de las EAS o los obtenidos tras la vacunación, a diferencia de lo que ocurre con la inmunosupresión clásica.

La disponibilidad de tratamientos biológicos o sintéticos dirigidos de alta eficacia ha disminuido la necesidad de TPH en las enfermedades en que están indicados. A pesar de ello, el número de procedimientos realizados sigue creciendo en enfermedades con mal pronóstico y en las que no se dispone de un tratamiento eficaz.

En reumatología, la esclerosis sistémica es la enfermedad en la que más a menudo se emplea. Dentro de las enfermedades inmunomediadas, la esclerosis sistémica, la esclerosis múltiple y la enfermedad de Crohn son las tres indicaciones principales.

Metodología

En EAS los trasplantes autólogos tienen el objeto de administrar altas dosis de quimioterapia para, posteriormente, intentar un rescate con los precursores hematopoyéticos obtenidos del paciente. El trasplante alogénico, en el que se sustituye la médula del paciente por la de un donante, la toxicidad y la mortalidad son mucho más elevadas y su empleo en EAS es muy limitado.

El trasplante autólogo requiere varias fases:

- Movilización: de precursores hematopoyéticos mediante la administración de estimuladores de colonias y ciclofosfamida.
- Aféresis: obtención de las células con o sin manipulación (selección de células CD34+).
- Acondicionamiento: altas dosis de ciclofosfamida, con o sin globulina antitimocítica e incluso irradiación corporal total.
- Infusión.

Indicaciones

La opción de TPH debe plantearse ante una EAS con mal pronóstico que implique un incremento de la mortalidad o de daño irreversible de un órgano vital. Debe no haber respondido a tratamientos convencionales y ha de llevarse a cabo antes de que se haya producido un daño orgánico definitivo. En el caso de la esclerosis sistémica, se ha empleado en las formas difusas y rápidamente progresivas.

La principal limitación para el TPH es la mortalidad asociada al procedimiento (5-8 %), aunque es muy inferior a la asociada al trasplante alogénico (10-60 %). A diferencia de este último, en el TPH autólogo no se produce enfermedad injerto contra huésped. En el TPH autólogo las infecciones y, especialmente la afectación cardíaca, son complicaciones graves causantes de la mortalidad y que exigen seleccionar a los candidatos de forma cuidadosa. La otra limitación es el requerimiento del centro de referencia con experiencia en TPH.

Resultados

La mayor evidencia procede de los ensayos clínicos que se han realizado en pacientes con esclerosis sistémica. Los pacientes incluidos en los ensayos presentan enfermedad de reciente aparición (menos de 4-5 años) con afectación cutánea difusa y afectación visceral (sobre todo pulmonar). Comparados con la administración de ciclofosfamida, los pacientes tratados con TPH muestran una mayor supervivencia global y una mayor supervivencia libre de episodios. Sin embargo, en el primer año la mortalidad es mayor en los pacientes trasplantados (mortalidad relacionada con el trasplante): alcanza el 6-10 %.

La mortalidad relacionada con el trasplante es mayor en pacientes con esclerosis sistémica que en otras indicaciones: la causa más común son las complicaciones cardíacas y el motivo es la probable afectación cardíaca, a menudo subclínica, en estos pacientes. Por ello, se ha recomendado extremar, en la selección de los pacientes, el cribado de afectación cardíaca realizando resonancias cardíacas y cateterismo a todos ellos.

La recidiva de la enfermedad es frecuente a pesar del acondicionamiento intenso, debido a que erradicar el repertorio inmunológico es poco factible. El riesgo de recidiva disminuye si se seleccionan en la aféresis las células CD34+.

La evidencia en lupus eritematoso sistémico es menor y no se dispone de ensayos aleatorizados. La indicación se limitaría a formas refractarias a pesar del tratamiento convencional disponible. El procedimiento produce mejoría clínica en los parámetros analíticos que reflejan actividad, como los títulos de anticuerpos y los niveles de complemento.

Pronóstico

La toxicidad y la mortalidad asociada al procedimiento es la principal limitación para el empleo de esta técnica. Las estrategias para minimizarla son, fundamentalmente:

- Selección adecuada del paciente: además de la indicación derivada de la refractariedad a las medidas convencionales, es preciso descartar comorbilidades, especialmente cardiopatía, de forma exhaustiva, ya que las complicaciones cardíacas representan la principal causa de mortalidad.
- Mejoría de la técnica: la experiencia acumulada ha permitido perfeccionar el procedimiento y en los últimos años la mortalidad asociada ha disminuido.
- Tratamiento de soporte, en especial, la profilaxis antiviral, antibiótica y antifúngica, el aislamiento respiratorio, la vacunación y el tratamiento intensivo y precoz de las complicaciones.

CÉLULAS RECEPTORAS DE ANTÍGENO QUIMÉRICO

A pesar de que la patogenia de las EAS no está completamente definida, no hay duda de que la pérdida de tolerancia por parte de los linfocitos T desempeña un papel primordial en este proceso.

Este tratamiento de células T receptoras de antígeno quimérico (*chimeric antigen receptor*, CAR-T) se basa en transferir linfocitos del propio paciente, pero introduciendo en estos una modificación genética de forma que expresen un receptor «artificial» con un dominio extracelular (que reconocería el antígeno «diana») y un dominio intracelular que daría lugar, tras la unión con el antígeno, a la activación de estos linfocitos.

La indicación actual está establecida para neoplasias de células B, como la leucemia linfoblástica y el linfoma de células grandes. La investigación se dirige a su utilidad en algunas enfermedades inmunomediadas (lupus eritematoso sistémico,

pénfigo, miastenia, neuromielitis óptica), infecciosas (virus de la inmunodeficiencia humana, COVID-19) y en neoplasias de órgano sólido.

Dentro de las enfermedades autoinmunes, el lupus eritematoso sistémico es en la que se han obtenido más y mejores resultados. A pesar de la disponibilidad de algunos tratamientos inmunosupresores nuevos, es común que algunos pacientes no respondan a las medidas disponibles y desarrollen daño orgánico persistente o incluso que el resultado sea la muerte. Tampoco hay disponible ninguna medida para obtener una remisión duradera sin tratamiento y menos aún la curación.

Metodología

El proceso se inicia obteniendo linfocitos del paciente (leucoaféresis) para generar las CAR-T al «infectar» estas células con un lentivirus que actúa como un vector de una secuencia genética que codifica frente a CD19.

Después, estas células se expanden hasta la infusión, que se hará tras acondicionar al paciente con fludarabina y ciclofosfamida.

Por último, se infunden las células, que experimentan una rápida expansión que da lugar a la desaparición de las células B, mientras que el resto de los elementos celulares solo se ven afectados en pequeña medida.

Resultados

La limitada experiencia disponible en pacientes con lupus eritematoso sistémico es muy alentadora, ya que se ha empleado en pacientes que han sido refractarios a los tratamientos disponibles y que tienen afectación orgánica grave.

Tras la comunicación en 2021 del primer caso tratado, la evidencia más representativa proviene de una serie de seis pacientes procedentes de un único centro. En estos pacientes, no solo se ha conseguido una disminución de células B, sino que se ha obtenido una remisión prolongada sin tratamiento, con normalización de los biomarcadores y desaparición de los anticuerpos asociados. Esta respuesta se produce incluso en aquellos en quienes han fracasado previamente las terapias anti-CD19.

En los pacientes en los que la evolución ha sido suficientemente larga para que se haya producido la reconstitución de las células B (unos 100 días) persiste la respuesta y se mantienen en remisión y sin medicación.

Toxicidad

En pacientes con neoplasias hematológicas se han observado dos cuadros relacionados con el procedimiento:

- Síndrome de liberación de citocinas. Especialmente interleucina-6 y el factor de necrosis tumoral. La intensidad de los síntomas es variable: desde fiebre hasta la afectación orgánica grave, que lo hace indistinguible de un síndrome de activación macrofágica. Es característica la elevación de la ferritina. El tratamiento consistirá en antiinterleucina-6 como tocilizumab o siltuximab.

• Síndrome de neurotoxicidad asociada a células. Se caracteriza por el incremento de citocinas en líquido cefalorraquídeo y la disrupción de la barrera hematoencefálica. Da una clínica variable y de diferente gravedad, que puede comprender cefalea, confusión, déficit de atención, déficits focales, encefalopatía, edema cerebral, convulsiones o coma. No hay un consenso en cuanto al manejo.

En los escasos pacientes tratados con lupus eritematoso sistémico, el síndrome de liberación de citocinas, cuando se ha presentado, ha sido leve y ha respondido rápidamente al tratamiento con interleucina-6. No se han descrito hasta ahora casos del síndrome de neurotoxicidad asociada a células.

Conclusiones

Los datos disponibles del tratamiento con CAR-T en enfermedades autoinmunes son muy alentadores, pero, lamentablemente, son aún muy limitados en número y en la duración del seguimiento.

La utilidad en otras enfermedades inmunomediadas dependería, en teoría, de la identificación de un antígeno expresado por las células patogénicas frente al cual crear un receptor. Además, la tecnología CAR-T, en cualquier ámbito, precisa mejorar la compleja tecnología que altera el genoma celular y progresar en especificidad, estabilidad, actividad funcional y liberación de estas células.

 PUNTOS CLAVE

• Las inmunoglobulinas intravenosas son un tratamiento seguro, con limitadas indicaciones definidas en EAS (Kawasaki, púrpura trombocitopénica idiopática, etc.), pero eficaces en múltiples enfermedades junto con el tratamiento inmunosupresor convencional. Su uso está limitado, principalmente, por su coste y baja disponibilidad.

• La plasmaféresis es de utilidad en EAS en situaciones de extrema gravedad, tras la respuesta insuficiente a terapia estándar. La baja prevalencia de estas situaciones y la falta de ensayos clínicos limita la posibilidad de indicaciones terapéuticas concretas.

• El trasplante autólogo con precursores hematopoyéticos es una alternativa de tratamiento en pacientes con esclerosis sistémica refractaria. Sin embargo, existe una mortalidad asociada al procedimiento y es difícil de precisar la indicación adecuada.

• La terapia con células CAR-T ha ofrecido unos resultados preliminares excelentes en pacientes con lupus eritematoso sistémico refractario. Es preciso un seguimiento más prolongado y un número de pacientes muy superior para refrendar estos resultados

---

BIBLIOGRAFÍA

Aggarwal R, Charles-Schoeman C, Schessl J, Bata-Csörgő Z, Dimachkie MM, Griger Z, et al. Trial of intravenous immune globulin in dermatomyositis. N Engl J Med. 2022;387(14):1264-78.

Burt RK, Shah SJ, Dill K, Grant T, Gheorghiade M, Schroeder J, et al. Autologous non-myeloablative haemopoietic stem-cell transplantation compared with pulse cyclophosphamide once per month for systemic sclerosis (ASSIST): an open-label, randomised phase 2 trial. Lancet. 2011;378(9790): 498-506.

Chaigne B, Mouthon L. Mechanisms of action of intravenous immunoglobulin. Transf Apher Sci. 2017;56(1):45-9.

Fernández-Zarzoso M, Gómez-Seguí I, de la Rubia J. Therapeutic plasma exchange: Review of current indications. Transfus Apher Sci. 2019;58(3): 247-53.

Huang J, Wang Q, Cheng Y, Chen Y, Gao M, Yang F, et al. Leukocytapheresis therapy for rheumatoid arthritis: results compared with control trial. Altern Ther Health Med. 2020;26(4):36-42.

Mackensen A, Müller F, Mougiakakos D, Böltz S, Wilhelm A, Aigner M, et al. Anti-CD19 CAR T cell therapy for refractory systemic lupus erythematosus. Nat Med. 2022;28(10):2124-32.

Mulhearn B, Bruce IN. Indications for IVIG in rheumatic diseases. Rheumatology. 2015;54(3):383-91.

Norris PAA, Kaur G, Lazarus AH. New insights into IVIg mechanisms and alternatives in autoimmune and inflammatory diseases. Curr Opin Hematol. 2020;27(6):392-8.

Oates-Whitehead RM, Baumer JH, Haine L, Love S, Maconochie IK, Gupta A, et al. Intravenous immunoglobulin for the treatment of Kawasaki disease in children. Cochrane Vascular Group, editor. Cochrane Database Syst Rev. 2003;2021(12).

Rua-Figueroa Fernández de Larrinoa I, González-Gay Mantecón MA. Tratado SER de diagnóstico y tratamiento de enfermedades autoinmunes sistémicas. Madrid: Editorial Panamericana; 2018.

Sullivan KM, Goldmuntz EA, Keyes-Elstein L, McSweeney PA, Pinckney A, Welch B, et al. Myeloablative autologous stem-cell transplantation for severe scleroderma. N Engl J Med. 2018;378(1):35-47.

Van Bijnen S, de Vries-Bouwstra J, Van den Ende CH, Boonstra M, Kroft L, Geurts B, et al. Predictive factors for treatment-related mortality and major adverse events after autologous haematopoietic stem cell transplantation for systemic sclerosis: results of a long-term follow-up multicentre study. Ann Rheum Dis. 2020;79(8):1084-9.

Van Laar JM, Darge D, Sont, Naraghi K, Marjanovic Z, Larghero J, et al. EBMT/EULAR Scleroderma Study Group. Autologous hematopoietic stem cell transplantation vs intravenous pulse cyclophosphamide in diffuse cutaneous systemic sclerosis: a randomized clinical trial. JAMA. 2014; 311(24): 2490-8.

Walsh M, Merkel PA, Peh CA, Szpirt WM, Puéchal X, Fujimoto S, et al. Plasma exchange and glucocorticoids in severe ANCA-associated vasculitis. N Engl J Med. 2020;382(7):622-31.

Zanatta E, Cozzi M, Marson P, Cozzi F. The role of plasma exchange in the management of autoimmune disorders. Br J Haematol. 2019;186(2):207-19.

Zmievskaya E, Valiullina A, Ganeeva I, Petukhov A, Rizvanov A, Bulatov E. Application of CAR-T cell therapy beyond oncology: Autoimmune diseases and viral infections. Biomedicines. 2021;9(59).

Tratamiento de los trastornos del metabolismo fosfocálcico

21

J. Fiter Aresté e I.M. Llorente Cubas

 OBJETIVOS

- Conocer los principales mecanismos implicados en la regulación del metabolismo del calcio y fósforo.
- Saber las principales causas de hipercalcemia e hipocalcemia y la utilidad del estudio bioquímico en el diagnóstico diferencial.
- Diagnosticar y tratar la hipercalcemia aguda y crónica y manejar el arsenal terapéutico para el tratamiento de la hipercalcemia asociada al cáncer.
- Diagnosticar y tratar la hipocalcemia aguda o grave y la hipocalcemia crónica.
- Analizar las principales causas de hipofosfatemia y de hiperfosfatemia, reconocer la utilidad del estudio bioquímico para su diagnóstico y su manejo terapéutico, así como manejar las opciones terapéuticas en la hiperfosfatemia aguda y crónica.

INTRODUCCIÓN

El calcio es el mineral más abundante en el organismo y, junto con el fósforo, constituye el mayor componente inorgánico del hueso. El calcio y el fósforo son esenciales en muchos procesos biológicos, por lo que el mantenimiento de su homeostasis es básico para la supervivencia. Ambos cationes se obtienen fundamentalmente con la alimentación. Los niveles de calcio y fósforo en sangre se mantienen en un rango estrecho gracias a un complejo mecanismo regulador.

FISIOLOGÍA DE LA HOMEOSTASIS DEL CALCIO Y FÓSFORO

La regulación de la homeostasis del calcio y fósforo depende clásicamente de la acción de tres hormonas: la hormona paratiroidea (PTH), la 1,25-dihidroxivitamina D o calcitriol y la calcitonina, que actúan fundamentalmente en el intestino, el hueso y el riñón.

Cabe destacar el descubrimiento del papel de las fosfatoninas, y en especial del factor de crecimiento fibroblástico 23 (FGF-23), en la regulación renal del fósforo.

El 99 % del calcio corporal está fijado al hueso y el 1 % circula en la sangre, el 50 % de forma libre o activa como calcio iónico. La absorción del calcio se produce de forma activa y pasiva en el intestino. El glomérulo renal filtra aproximadamente el 50 % del calcio iónico y, posteriormente, un 85 % se reabsorbe de forma pasiva en el túbulo renal.

Para mantener la homeostasis del calcio y el fósforo, se requiere una compleja interacción entre factores hormonales y no hormonales, el correcto funcionamiento de los órganos diana, en particular, el riñón, el intestino y el hueso, y una adecuada ingesta en la dieta.

La cantidad de calcio y fósforo en el torrente circulatorio representa menos del 1 % del contenido total del organismo. Sin embargo, alteraciones en las concentraciones de estos minerales pueden comportar importantes alteraciones fisiopatológicas, con una sintomatología muy variada.

Al interpretar los resultados de la medición del calcio y fosforo, hay que tener en cuenta unos principios básicos. No se trata de un proceso binario en el que un valor es alto o bajo, normal o anormal; los resultados deben interpretarse según el grado de divergencia o la distancia respecto a lo que se considera normal.

 Cualquier resultado de laboratorio debe ser interpretado en el contexto clínico del paciente, teniendo en cuenta la posible interferencia de tóxicos o fármacos

Hormona paratiroidea

La PTH es una hormona polipeptídica secretada por las glándulas paratiroides en respuesta a varios estímulos; el principal es el descenso del calcio plasmático, que es detectado por el receptor sensor del calcio.

 La PTH aumenta la calcemia por tres mecanismos: el aumento de la reabsorción ósea; el aumento de la absorción intestinal de calcio y fosfatos mediada por el calcitriol; aumento de la reabsorción tubular renal del calcio.

En el hueso, la PTH promueve la salida de calcio y fósforo. En el riñón, la PTH tiene una acción fosfatúrica al reducir la reabsorción tubular de fosfatos y disminuir la excreción de calcio. El calcitriol inhibe la síntesis de PTH y la hiperfosfatemia la estimula.

Calcitriol

La vitamina D se genera en la piel por la acción de la luz solar, en el hígado, se transforma a 25 hidroxivitamina D (también denominada calcidiol o calcifediol) y, finalmente, en el riñón, mediante la 1α-hidroxilasa, pasa a su forma activa, la 1,25-dihidroxivitamina D o calcitriol. El calcitriol ejerce su acción al unirse al receptor de la vitamina D.

 El calcitriol estimula la absorción intestinal de calcio y fosfato y aumenta la reabsorción tubular renal de calcio y fósforo.

En el hueso estimula la proliferación de osteoblastos y osteoclastos. En la paratiroides, el calcitriol disminuye la síntesis de PTH e inhibe la proliferación de células paratiroideas. La formación del calcitriol en el riñón se estimula por la PTH y se inhibe por el FGF-23.

Calcitonina

Es una hormona polipeptídica sintetizada por las células C del tiroides. Disminuye la calcemia al inhibir la acción de los osteoclastos en la resorción ósea. La hipercalcemia activa su secreción y tiene efectos contrarios a los de la PTH en el hueso y en el riñón.

Factor de crecimiento fibroblástico 23

Se trata de una fosfatonina, término que engloba a los factores inhibidores de la reabsorción renal de fosfato.

 El FGF-23 es una hormona producida y secretada por los osteoblastos y los osteocitos. Actúa como un factor fosfatúrico. Reduce la producción renal de calcitriol y regula la síntesis y secreción de PTH.

El FGF-23 se une a la proteína klotho, que actúa como correceptor. Las acciones biológicas del FGF-23 son: reducir la reabsorción tubular de fósforo; disminuir la actividad del calcitriol; y disminuir la síntesis de PTH en la glándula paratiroidea. El fósforo, la PTH, y el calcitriol estimulan la síntesis de FGF-23.

En la enfermedad renal crónica, la concentración plasmática de FGF-23 está aumentada para aumentar la fosfaturia, pero con ello se suprime la síntesis de calcitriol. El FGF-23 tiene un papel clave en la patogénesis del hiperparatiroidismo secundario.

Para mantener la homeostasis del calcio y fósforo se requiere una compleja interacción entre factores hormonales y no hormonales, el correcto funcionamiento de los órganos diana, en particular, el riñón, el intestino y el hueso, y una adecuada ingesta en la dieta.

La cantidad de calcio y fósforo en el torrente circulatorio representa menos del 1 % del contenido total del organismo. Sin embargo, alteraciones en las concentraciones de estos minerales pueden comportar importantes alteraciones fisiopatológicas, con una sintomatología muy variada.

Al interpretar los resultados de la medición del calcio y fosforo, hay que tener en cuenta unos principios básicos. No se trata de un proceso binario en el que un valor es alto o bajo, normal o anormal; los resultados deben interpretarse según el grado de divergencia o distancia respecto a lo que se considera normal.

 Cualquier resultado de laboratorio debe ser interpretado en el contexto clínico del paciente, teniendo en cuenta la posible interferencia de tóxicos o fármacos.

CALCIO

El calcio es el catión más abundante en el organismo. El 99 % del calcio total se encuentra en el hueso. El resto se encuentra en la sangre, el líquido extracelular y en los tejidos blandos. Del calcio dependen importantes funciones intracelulares, como la transmisión de señales y numerosas reacciones enzimáticas y extracelulares, como la coagulación, la secreción endocrina, la conducción nerviosa y la contractibilidad muscular.

El calcio se obtiene a partir de la dieta, sobre todo de productos lácteos y derivados. Las recomendaciones generales aconsejan una ingesta de 1.000-1.500 mg de calcio al día.

El calcio sérico se encuentra en tres formas: un 40 % unido a proteínas, principalmente a la albúmina; cerca del 10 % formando complejos con aniones como fosfato, citrato o bicarbonato; y el resto es calcio ionizado.

 La forma ionizada es la fracción activa; esta fracción depende de la absorción de calcio en el intestino, del continuo recambio mineral del hueso y del balance renal.

El calcio está sometido a un complejo sistema de regulación para mantener la concentración sérica en unos límites óptimos para el organismo. Los cambios en el calcio extracelular son detectados por el receptor sensor del calcio presente en las células paratiroideas y que actúa como un «calciostato» para ajustar de forma rápida la secreción de PTH según la calcemia. Así, reducciones y elevaciones de la calcemia se asocian con un aumento o disminución de la PTH, respectivamente.

El receptor sensor del calcio también se expresa en células del riñón, por lo que el calcio iónico regula de forma directa su absorción en el túbulo distal activando la vitamina D. La hipercalcemia inhibe la reabsorción tubular renal del calcio.

 La calcemia normal oscila entre 8,5 y 10,5 mg/dL y el calcio ionizado o iónico entre 4,4 y 5,4 mg/dL.

Varios factores pueden alterar la medición del calcio sérico. La calcemia depende de la albúmina; un descenso de 1 g/dL de albúmina reduce la calcemia 0,8 mg/dL.

 Si no se dispone de la medición del calcio iónico, debe corregirse la calcemia teniendo en cuenta la albuminemia con la siguiente fórmula: calcio (mg/dL) = calcio medido (mg/dL) + 0,8 × (4–albúmina (g/dL)).

Los cambios en el pH modifican la unión calcio-albúmina: por cada 0,1 unidad que baja el pH, aumenta 0,08 mg/dL el calcio ionizado.

TRATAMIENTO DE LA HIPERCALCEMIA

La hipercalcemia se puede clasificar según los niveles séricos totales como leve, entre 10,5 y 12 mg/dL; moderada, entre 12 y 14 mg/dL; y grave o crisis hipercalcémica > 14 mg/dL.

La hipercalcemia afecta a casi todos los sistemas y órganos del cuerpo, pero particularmente al sistema nervioso central, los riñones y el corazón.

 La hipercalcemia leve suele ser asintomática.

En los casos graves los pacientes pueden presentar náuseas, vómitos, deshidratación, arritmias, confusión o coma.

 El hiperparatiroidismo primario es la causa más común de hipercalcemia.

 El 80-90 % de los enfermos con hipercalcemia presenta un hiperparatiroidismo o una enfermedad oncológica.

Los mecanismos de la hipercalcemia en pacientes con cáncer son, por orden de frecuencia, la producción de péptidos relacionados con la PTH, las metástasis óseas, la activación extrarrenal de la vitamina D y la producción ectópica de PTH. Los péptidos relacionados con la PTH, al igual que la PTH, activan los receptores de PTH en el hueso y el riñón,

aumenta la adenosina monofosfato de adenosina 3',5' cíclico urinario y la producción renal de calcitriol.

 En los casos de hipercalcemia asociada al cáncer, los principios básicos del tratamiento son corregir la reducción de volumen, inhibir la resorción ósea e implementar los tratamientos oportunos para eliminar o reducir la carga tumoral.

La detección de esta alteración metabólica en un paciente con cáncer conlleva un mal pronóstico.

Son varias las posibles causas de hipercalcemia (**Tabla 21-1**), que se analizarán con un estudio bioquímico (**Tabla 21-2**).

Tabla 21-1. Causas de hipercalcemia

Por aumento de la resorción ósea

- Hiperparatiroidismo primario
- Hiperparatiroidismo terciario
- Asociadas a neoplasias:
  - Metástasis osteolíticas con liberación local de citocinas
  - Hipercalcemia humoral maligna
  - Producción de calcitriol
- Aumento de la movilización del calcio del hueso (síndrome de leche y alcalinos)
- Intoxicación por vitamina A
- Antiestrógenos (tamoxifeno)
- Hipertiroidismo

Por aumento de la absorción de calcio y disminución de su eliminación renal

- Granulomatosis (sarcoidosis y tuberculosis)
- Intoxicación por vitamina D
- Hipercalcemia hipocalciúrica familiar

Otras causas

- Litio
- Diuréticos tiacídicos
- Insuficiencia renal aguda por rabdomiólisis
- Insuficiencia suprarrenal
- Feocromocitoma
- Intoxicación por teofilina
- Mutaciones del receptor sensor del calcio
- Inmovilización prolongada

Tabla 21-2. Estudio bioquímico de la hipercalcemia

	Calcio	Fósforo	PTH	PTHrp	25-OH-VitD	Calcitriol	Calciuria
Hiperparatiroidismo primario	⇑	⇓	N, ⇑	⇓	N	⇑	⇓
Hipercalcemia humoral maligna	⇑	⇓	⇓	⇑	N	N, ⇑	⇑
Hipercalcemia maligna osteolítica	⇑	N, ⇑	⇓	⇓	N	⇓	⇑⇑
Granulomatosis	⇑	⇑	⇓	⇓	N	⇑⇑	⇑⇑
Intoxicación por vitamina D	⇑	⇑	⇓	⇓	⇑	N, ⇓	⇑
Hipercalcemia hipocalciúrica familiar	⇑	N, ⇓	N, ⇑	⇓	N	⇑	⇓

25-OH-VitD: 25-hidroxivitamina D; N: normal; PTH: hormona paratiroidea; PTHrp: péptidos relacionados con la hormona paratiroidea.

El hiperparatiroidismo primario y la hipercalcemia hipocalciúrica familiar presentan en el estudio bioquímico inicial unos resultados muy similares.

Para distinguirlos es útil el estudio de la calciuria y, en especial, del cociente calcio/creatinina calculado con la siguiente fórmula: calcio en orina (mg/24 hora) × creatinina plasma (mg/dL)/calcio en plasma (mg/dL) × creatinina orina (mg/24 h).

En el hiperparatiroidismo el cociente es > 0,01 y en la hipercalcemia hipocalciúrica familiar es < 0,01.

Hipercalcemia grave y crisis hipercalcémica

Si el calcio corregido es superior a 14 mg/dL, el calcio ionzado es superior a 10 mg/dL. Cuando aumenta de forma progresiva más de 1 mg/dL cada 24 horas o en casos de alteración mental se debe iniciar el tratamiento de forma inmediata.

 El objetivo terapéutico es el descenso del calcio extracelular, por lo que se debe actuar aumentando la excreción renal, inhibiendo la salida de calcio del hueso y disminuyendo la absorción intestinal.

Siempre que sea posible se debe actuar sobre la causa que produce la hipercalcemia. La PTH determina la orientación diagnóstica.

 Solo la hipercalcemia grave y sintomática precisa un tratamiento urgente.

En estos casos de hipercalcemia, la hiperhidratación junto a la administración de calcitonina o de bisfosfonatos son las medidas de primera elección (**Tabla 21-3**).

Reposición de volumen (hiperhidratación)

El primer paso del tratamiento de la hipercalcemia es la expansión del volumen extracelular mediante la infusión de suero salino isotónico. Con ello se intenta corregir el déficit de sodio y agua y aumentar la eliminación renal del calcio.

En las primeras 24 horas se deben reponer de 4 a 6 L (1-2 L al inicio y después mantener una infusión de 200-300 mL/hora), teniendo en cuenta la función renal o los posibles problemas cardíacos. Es necesario hacer un balance de líquidos frecuente para confirmar que se mantiene una diuresis de 100-150 mL/hora.

Diuréticos de asa

En casos graves con sobrecarga de volumen se utilizarán diuréticos de asa, como la furosemida, a dosis de 20-40 mg cada 8 horas para aumentar la excreción renal de sodio y calcio, ajustando la dosis según la evolución clínica.

 El efecto de la furosemida es muy limitado y no se recomienda su uso de forma habitual.

Bisfosfonatos

El segundo pilar del tratamiento son los bisfosfonatos.

 Se recomienda su uso en la hipercalcemia grave o en pacientes muy sintomáticos y con calcemia > 12 mg/dL.

Los bisfosfonatos son una medida útil para corregir la hipercalcemia, al reducir la salida del calcio del hueso. Deben usarse con mucha precaución en pacientes con un filtrado glomerular inferior a 30 mL/min y asegurar siempre una adecuada expansión de volumen para prevenir el daño renal.

Los bisfosfonatos son análogos del pirofosfato con una gran afinidad por el hueso, donde inhiben la resorción osteoclástica. En el caso de la hipercalcemia grave el tratamiento se realiza con bisfosfonatos intravenosos.

Tabla 21-3. Tratamiento de la hipercalcemia

Tratamiento	Mecanismo	Inicio	Dosis
Suero salino intravenoso	• ⇑ volumen intravascular • ⇑ excreción de calcio en orina	Rápido (horas)	1-2 L (inicial) y seguir 200-300 mL/hora
Bisfosfonatos intravenosos:	⇓ resorción ósea	24-72 horas	
• Pamidronato • Zoledronato			60-90 mg 4 mg
Calcitonina subcutánea	• ⇓ resorción ósea • ⇑ calciuria	4-6 horas	4 UI/kg
Denosumab subcutáneo	⇓ resorción ósea	4-7 días	120 mg
Glucocorticoides	• ⇓ absorción intestinal de calcio • ⇓ acción del calcitriol	2-4 días	0,5 mg/kg/día
Diuréticos de asa: furosemida	⇑ calciuria	Horas	20-40 mg
Calciomiméticos: cinacalcet	• Agonistas del RSCa • ⇓ PTH	2-3 días	30 mg al día

PTH: hormona paratiroidea; RSCa: receptor sensor del calcio.

Los más utilizados son el pamidronato y el zoledronato. El pamidronato se administra en dosis de 60 a 90 mg, según la gravedad de la hipercalcemia, en infusión lenta durante unas 2-4 horas. El tiempo medio para obtener una calcemia normal es de 4 días y la duración del efecto es de unas 2-3 semanas.

 El zoledronato es más potente que el pamidronato para reducir la calcemia; por ello, se considera de elección en la hipercalcemia tumoral.

Se administran 4 mg de zoledronato en 100 mL de suero salino al 0,9 % o glucosado al 5 % como perfusión intravenosa durante 15-20 minutos. El paciente debe estar correctamente hidratado. No se administran dosis mayores para evitar la toxicidad renal. La calcemia desciende progresivamente en 24-48 horas y la respuesta se mantiene unas 4 semanas. Puede aparecer un síndrome seudogripal leve y transitorio que mejora con paracetamol.

Calcitonina

La calcitonina es una hormona que inhibe la resorción ósea. Disminuye rápidamente la calcemia, pero su efecto es de corta duración. Se administra por vía intramuscular o subcutánea en dosis de 4 UI/kg cada 8-12 horas.

Dada su rapidez de acción, se utiliza al principio en la hipercalcemia grave para dar tiempo a que actúen fármacos más potentes, como los bisfosfonatos. Los efectos secundarios son transitorios y leves (sofocos, náuseas y vómitos).

Denosumab

El denosumab es un anticuerpo monoclonal humanizado de inmunoglobulina G2 dirigido contra el ligando del receptor activador del factor nuclear κB. El bloqueo de este ligando impide la activación de los osteoclastos, lo que disminuye la resorción ósea. En los casos de hipercalcemia tumoral, puede reducir la destrucción ósea inducida por tumores.

 Se utiliza en la hipercalcemia asociada al cáncer que no responde al tratamiento con bisfosfonatos.

La dosis es de 120 mg por vía subcutánea semanal durante 1 mes y, después, cada 4 semanas.

Glucocorticoides

Los glucocorticoides disminuyen la absorción intestinal de calcio, la producción de calcitriol y reducen ligeramente la excreción renal de calcio.

Suelen tardar en actuar entre 2 y 5 días. El tratamiento con glucocorticoides es útil en casos de hipercalcemia tumoral, mieloma múltiple, linfoma, intoxicación por vitamina D, así como en situaciones en las que aumenta el calcitriol, como las enfermedades granulomatosas. La dosis inicial es de 0,5 mg/kg al día de prednisona.

 Es una medida complementaria de otros tratamientos, y se aconseja suspender el tratamiento a los 7-10 días si la respuesta no es satisfactoria.

Cuando los glucocorticoides no son efectivos, se puede utilizar el ketoconazol, el fluconazol y el fenobarbital. Estos fármacos bloquean la 1α-hidroxilasa renal y disminuyen los valores de calcitriol.

Calciomiméticos

El cinacalcet, un agente calciomimético, es efectivo para reducir la calcemia en pacientes con hiperparatiroidismo primario. Se administra por vía oral a dosis de 30-120 mg cada 24 horas. Es un fármaco bien tolerado cuyos efectos adversos más comunes son las náuseas y las molestias digestivas.

Está aprobada su utilización en pacientes con hiperparatiroidismo primario grave o en el cáncer de paratiroides cuando no es posible el tratamiento quirúrgico.

Diálisis

En casos de insuficiencia renal grave, cuando se requiere un descenso rápido de los niveles de calcio o ante una falta de respuesta al tratamiento habitual, está indicada la hemodiálisis.

TRATAMIENTO DE LA HIPOCALCEMIA

Se define la hipocalcemia como una concentración de calcio sérico total inferior a 8,5 mg/dL en presencia de unas cifras normales de albúmina. Antes de diagnosticar una hipocalcemia se comprobará que la concentración de albúmina es normal.

Siempre se debe corregir el valor del calcio para la albúmina y, cuando sea posible, medir el calcio ionizado.

La hipocalcemia puede estar presente en gran variedad de enfermedades, como en hipoparatiroidismo, osteomalacia y enfermedad renal, puede aparecer como una complicación de la cirugía del cuello o ser secundaria a medicamentos.

 La causa más frecuente de hipocalcemia sintomática es la cirugía.

Se produce por la extirpación de las paratiroides durante la cirugía de tiroides, en la cirugía del hiperparatiroidismo o durante el tratamiento de los tumores de cabeza y cuello.

 La deficiencia crónica de vitamina D produce raquitismo en niños y osteomalacia en adultos. En el período neonatal, la hipocalcemia suele ser transitoria; en niños, su causa más frecuente es el hipoparatiroidismo.

A modo de resumen, cuando disminuye el calcio iónico se produce un aumento de la secreción de PTH que intenta restaurar la calcemia por tres mecanismos: disminución de la excreción urinaria de calcio; aumento de la absorción intestinal de calcio al aumentar la producción de calcitriol; y activación de la resorción ósea.

Las causas de la hipocalcemia se dividen en dos grandes grupos: las relacionadas con una secreción insuficiente de PTH incapaz de normalizar el calcio sérico y aquellas en la que los niveles de PTH son normales o altos (**Tabla 21-4**).

 Identificar la causa de la hipocalcemia es un paso decisivo para establecer el tratamiento más oportuno, tras un estudio bioquímico (**Tabla 21-5**).

Los síntomas de la hipocalcemia se deben a un aumento de la excitabilidad neuromuscular. En las formas leves la hipocalcemia es asintomática; en los casos graves presenta síntomas como parestesias, tetania, temblores, calambres, convulsiones, insuficiencia cardíaca y espasmo laríngeo, que pueden comprometer la vida del paciente.

 Además del grado de hipocalcemia, la rapidez de su instauración va a determinar su repercusión clínica.

La hipocalcemia grave se presenta con síntomas, como espasmo carpopedal, tetania, convulsiones, alargamiento del intervalo de quimioterapia, o de forma asintomática pero aguda con niveles de calcio corregidos menores o iguales a 7,5 mg/dL.

La determinación de PTH orienta el diagnóstico diferencial, pero para una correcta interpretación, las medidas de calcio y PTH deben ser simultáneas. La hipocalcemia es el estímulo más potente para la secreción de PTH, por tanto, una baja concentración de PTH apoya el diagnóstico de hipoparatiroidismo.

 La hipomagnesemia es una causa frecuente de hipocalcemia.

Cifras de magnesio inferiores a 1 mg/dL (0,8 mEq/L) indican la causa de la hipocalcemia.

 Un fósforo alto indica hipoparatiroidismo, mientras que cifras bajas de fósforo apoyan el diagnóstico de hiperparatiroidismo secundario.

La determinación de 25-hidroxivitamina D y calcitriol permite confirmar el déficit de vitamina D como causa de la hipocalcemia.

Tabla 21-4. Causas de hipocalcemia

Con PTH baja

Adquirida

- Cirugía (tras tiroidectomía o paratiroidectomía)
- Postradiación
- Autoinmune
- Hipomagnesemia
- Hemocromatosis o enfermedad de Wilson
- Tumoral

Hereditaria

- Hipoparatiroidismo autosómico dominante
- Hipoparatiroidismo autosómico recesivo
- Hipoparatiroidismo recesivo ligado al cromosoma X
- Alteraciones mitocondriales
- Hipoparatiroidismo por defectos en el RSCa

Con PTH elevada

- Déficit de vitamina D
- Resistencia a la acción de vitamina D: raquitismo dependiente de vitamina D
- Resistencia a la acción de PTH: seudohipoparatiroidismo

Tratamiento antirresortivo (bisfosfonatos, denosumab)

Fármacos: estrógenos, antiácidos, laxantes, diuréticos de asa, fenobarbital

Alcoholismo

Hiperfosfatemia grave

Intoxicación por etilenglicol

PTH: hormona paratiroidea; RSCa: receptor sensor del calcio.

Tabla 21-5. Estudio bioquímico de la hipocalcemia

	Calcio	Fósforo	PTH	PTHrp	25-OH-VitD	Calcitriol	Calciuria
Hipoparatiroidismo	⇓	⇓	⇑	N	N, ⇓	N, ⇓	N
Activación del RSCa	N, ⇓	⇓	⇑	N	N	N	N
Déficit de vitamina D	⇑	⇓	N, ⇓	N	⇓	N	N
Seudohipoparatiroidismo	⇑	⇓	⇑	N	N	N	N
Enfermedad renal crónica	⇑	⇓	⇑	N, ⇓	N, ⇓	N	⇑
Hipomagnesemia	N, ⇓	⇓	N	⇓	N	N	N

25-OH-VitD: 25-hidroxivitamina D; N: normal; PTH: hormona paratiroidea; PTHrp: péptidos relacionados con la hormona paratiroidea; RSCa: receptor sensor del calcio.

El tratamiento depende de la gravedad y de los síntomas de la hipocalcemia, de forma que cabe distinguir un tratamiento para formas agudas o graves y otro para las formas leves o crónicas.

Manejo de hipocalcemia leve-moderada con tratamiento oral

El objetivo es mantener la calcemia en el límite inferior de los valores de normalidad y corregir posibles causas, como la hipomagnesemia o el déficit de vitamina D.

El tratamiento principal para la disfunción paratiroidea primaria o la resistencia a la acción de la PTH son los suplementos de calcio y vitamina D.

Suplementos de calcio

La dosis habitual es de 1.000 mg de calcio elemento al día, que se ajustará según la respuesta clínica.

Se pueden utilizar distintos compuestos de calcio. Hay que recordar que la cantidad de calcio elemental depende de la sal: 40 % en carbonato, 36 % en cloruro, 12 % en lactato y 8 % en gluconato.

 La sal de calcio más utilizada para corregir la hipocalcemia es el carbonato de calcio, porque contiene más calcio elemental.

El citrato de calcio no requiere un pH ácido para su absorción, y puede ser más útil en pacientes con aclorhidria o con gastrectomía.

Se recomienda repartir la dosis usual de calcio elemento en dos o tres tomas. La dosis óptima para la absorción intestinal son 500 mg de calcio por toma.

 Es mejor tomarlo con las comidas para favorecer su absorción.

El objetivo es aumentar la calcemia hasta concentraciones en el rango bajo de la normalidad y así evitar la hipercalciuria y el riesgo de nefrolitiasis y nefrocalcinosis.

La hipomagnesemia, en pacientes con función renal normal, debe corregirse con suplementos de magnesio 400-1.000 mg/día; además puede ayudar a disminuir el estreñimiento asociado a veces al tratamiento con calcio oral.

 Es difícil controlar la hipocalcemia sin corregir previamente el déficit de magnesio.

Se aconseja la restricción de los alimentos ricos en fósforo para evitar la hiperfosforemia. Alimentos ricos en proteínas, como la carne o el pescado, verduras como las alcachofas, el brócoli o los espárragos y los productos lácteos tienen un alto contenido en fosfatos.

Vitamina D

En función de la etiología, se usará vitamina D o calcitriol. Para corregir el déficit de vitamina D se pueden utilizar tanto el ergocalciferol o la vitamina D_2 como el colecalciferol o la vitamina D_3. La dosis diaria recomendada de vitamina D es de 800-1.000 UI.

 Los pacientes con hipoparatiroidismo deben ser tratados con calcitriol, la forma activa de la vitamina D. La dosis habitual inicial es de 5 µg al día.

Manejo de la hipocalcemia aguda o grave

El tratamiento de la hipocalcemia grave es una urgencia médica y se realiza con calcio intravenoso.

Inicialmente, se administra un bolo de 1-2 g de gluconato cálcico al 10 % (1 g contiene 93 mg de calcio elemento) diluido en 50 mL de suero glucosado al 5 % o suero salino 0,9 % a pasar en un período de 20 minutos para evitar arritmias.

 La infusión no debe contener bicarbonato para evitar la formación de sales insolubles de calcio.

Se recomienda el gluconato cálcico frente al cloruro de calcio, ya que este último puede producir necrosis tisular si hay extravasación. La administración intravenosa rápida de sales de calcio puede causar vasodilatación, disminución de la presión arterial, bradicardia, arritmias cardíacas, síncope y paro cardíaco.

A la dosis inicial debe seguir una infusión lenta de calcio de 50 mg de calcio elemento cada hora en pacientes con hipocalcemia persistente. Esto se consigue añadiendo 11 g de gluconato cálcico (11 ampollas de gluconato cálcico al 10 %), con un contenido de 1.000 mg de calcio elemento en 1.000 mL de suero glucosado al 5 % o suero salino isotónico al 0,9 %, para administrar a un ritmo de perfusión de 50 mL/hora. La dosis debe ajustarse para mantener el calcio en el límite bajo de la normalidad. Los pacientes que reciben digoxina deben ser vigilados estrechamente por riesgo de intoxicación digitálica. Cuando sea oportuno, debe corregirse la hipomagnesemia.

 De forma simultánea a la perfusión, se debe iniciar tratamiento oral con calcio y calcitriol.

Si existe hipoparatiroidismo, se recomienda calcitriol (dosis de 0,25 a 0,5 µg, dos veces al día) y calcio oral (de 2 a 4 g al día) repartidos en varias tomas. La infusión debe suspenderse cuando la calcemia alcance el límite inferior de la normalidad.

Tratamiento del hipoparatiroidismo crónico

En aquellos casos de hipoparatiroidismo con una falta de respuesta al tratamiento con calcio y vitamina D se ha aprobado el tratamiento crónico con análogos de la PTH.

La administración diaria vía subcutánea de PTH 1-84 recombinante humana consigue estabilizar la enfermedad, controlar la hipocalcemia y reducir los requerimientos de calcio y vitamina D. Las guías de práctica clínica recomiendan limitar su uso a los pacientes con falta de respuesta al tratamiento convencional, con mal control de la calcemia, frecuentes crisis de hipocalcemia o hipercalcemia o con deterioro de la función renal.

La teriparatida puede utilizarse como alternativa, aunque su uso en esta indicación se encuentra fuera de ficha técnica.

FÓSFORO

El fósforo representa el 1 % del peso corporal total. La reserva corporal de fósforo orgánico es básicamente ósea (85 %), en forma de cristales de hidroxiapatita; el resto de los fosfatos son intracelulares (14 %); menos del 1 % del fósforo se encuentra en el líquido extracelular.

 El fósforo no existe en forma libre en los sistemas biológicos sino en forma de fosfato.

El fosfato intracelular participa en el metabolismo intermedio y en otras funciones celulares esenciales, mientras que el fosfato extracelular es esencial para la mineralización del hueso.

 La dieta es la fuente principal de fósforo; la mayoría de los alimentos lo contienen.

La concentración sérica normal de fósforo en el adulto oscila entre 2,5 y 4,5 mg/dL (0,81-1,45 mmol/L) con niveles algo más elevados en la infancia, la adolescencia y el embarazo. La concentración del fósforo se mantiene en un estrecho margen mediante cambios interrelacionados en la absorción intestinal, la redistribución entre compartimentos y la reabsorción tubular renal. El 60-70 % del fosfato de la dieta se absorbe en el intestino delgado por vías que pueden implicar a la vitamina D. El reservorio óseo de fosfato se moviliza de forma similar al del calcio, dirigido, además de por la PTH y la vitamina D, por otras hormonas como el FGF-23.

El riñón desempeña un papel clave en la regulación del metabolismo del fosfato. En condiciones normales, la mayoría del fosfato filtrado por el riñón se reabsorbe en el túbulo proximal y se excreta el 10-20 % por la orina.

Los valores de fósforo están regulados principalmente por la capacidad del riñón para excretar el fósforo. La reabsorción en el túbulo proximal se realiza por proteínas de transporte dependientes del sodio. La reabsorción renal depende de diversos factores, entre los que predominan la ingesta de fosfato en la dieta, la concentración de fosfatos en sangre y la actividad de las hormonas implicadas en su control, como PTH, FGF-23 y vitamina D.

 El FGF-23 actúa como la principal hormona fosfatúrica.

El déficit de FGF-23 causa hiperfosfatemia, exceso de calcitriol y calcificaciones, mientras que el exceso de FGF-23 causa hipofosfatemia e hipofunción del sistema de la vitamina D.

 La detección de hiperfosfatemia o hipofosfatemia en los estudios de laboratorio es frecuente, aunque, en la mayoría de las ocasiones, se trata de alteraciones leves y poco sintomáticas.

Sin embargo, pueden presentarse cuadros agudos y graves que requieren tratamiento específico.

TRATAMIENTO DE LA HIPERFOSFATEMIA

La hiperfosfatemia ocurre cuando las fuentes de fósforo exógenas o endógenas exceden la capacidad de eliminación del riñón.

Eso puede producirse por una sobrecarga de fósforo, una disminución de su excreción renal o por un movimiento transcelular del fósforo (**Tabla 21-6**). Habitualmente es leve y asintomática. La hiperfosfatemia es un factor importante en el desarrollo del hiperparatiroidismo secundario en la enfermedad renal crónica.

En la hiperfosfatemia aguda, las manifestaciones son debidas a la hipocalcemia asociada: debilidad muscular, tetania e incremento de la excitabilidad neuromuscular. En la hiperfosfatemia crónica, las manifestaciones dependen de la localización de las calcificaciones ectópicas en tejidos blandos o en el lecho vascular.

Ante una hiperfosfatemia, determinar la pérdida renal de fosfato por la orina ayuda a orientar un diagnóstico correcto.

 Una excreción fraccional de fósforo < 5 % indica un origen renal y si es > 5 % un exceso de aporte de fósforo.

En casos de insuficiencia renal, hipoparatiroidismo o seudohipoparatiroidismo, la pérdida de fosfato por la orina está disminuida. Si la hiperfosfatemia se debe a una ingesta excesiva de fósforo con la dieta o a situaciones de rabdomiólisis o lisis tumoral, el fosfato en orina está aumentado.

La hiperfosfatemia se define por una concentración de fósforo sérico superior a 5 mg/dL en adultos y a 6 mg/dL en niños.

Suele ocurrir en pacientes con función renal gravemente comprometida o en el hipoparatiroidismo.

 La insuficiencia renal aguda o crónica es la causa más frecuente de hiperfosfatemia.

Tabla 21-6. Causas de hiperfosfatemia

Disminución de la excreción renal de fósforo

- Insuficiencia renal aguda
- Enfermedad renal crónica
- Hipoparatiroidismo
- Seudohipoparatiroidismo
- Acromegalia
- Tratamiento con bisfosfonatos
- Intoxicación por vitamina D
- Síndrome de leche y alcalinos
- Calcinosis tumoral

Carga aguda de fosfatos

- Laxantes y enemas que contienen fosfatos
- Aporte excesivo de fósforo (en dieta o en nutrición parenteral)
- Anfotericina B liposomal y fosfenitoína

Redistribución del fósforo al espacio extracelular

- Síndrome de lisis tumoral
- Rabdomiólisis
- Acidosis metabólica o respiratoria
- Hepatitis fulminante

Debe descartarse una posible seudohiperfosfatemia por hemólisis de la muestra, hiperlipidemia o paraproteinemia.

El tratamiento de la hiperfosfatemia va a depender de su causa, de la rapidez de instauración y de la presencia o no de insuficiencia renal.

Hiperfosfatemia aguda

Las opciones terapéuticas son limitadas.

Forzar la eliminación renal de fósforo mediante la expansión de volumen puede ser útil si la función renal es normal.

La diuresis forzada con suero fisiológico a razón de 3-6 L al día (de forma similar al tratamiento de la hipercalcemia) puede ser de utilidad. Esta medida puede producir hipocalcemia, por lo que se aconseja monitorizar la calcemia. En casos refractarios, se probará la terapia con acetazolamida.

 En situaciones graves, la hemodiálisis es el tratamiento más eficaz de la hiperfosfatemia y se debe considerar en los enfermos con la función renal alterada.

Hiperfosfatemia crónica

El tratamiento inicial de la hiperfosfatemia crónica consiste en la restricción del fósforo de la dieta (leche, queso, legumbres, carne, nueces) a unos 900 mg al día y, si persiste, se deben añadir quelantes de fosfato.

Es fundamental identificar y suspender cualquier fuente exógena de fosfato.

En pacientes en diálisis se recomienda restringir también la ingesta de fósforo, aunque la restricción del fósforo no ha demostrado aumentar la supervivencia de estos pacientes.

Como quelantes del fósforo disponibles se encuentran el carbonato y el acetato cálcico (quelantes cálcicos), el hidróxido de aluminio, el sevelamero y el carbonato de lantano (quelantes no cálcicos).

Los quelantes del fósforo actúan por bloqueo de la absorción intestinal de fosfatos.

La elección del quelante debe ser individualizada según la situación clínica del paciente, el coste del tratamiento, la tolerabilidad individual y otros parámetros del metabolismo mineral.

Son de elección los quelantes de fósforo sin calcio (sevelamero, carbonato de lantano), ya que los quelantes cálcicos favorecen el desarrollo de calcificaciones vasculares.

Se deben administrar con las comidas.

El uso de quelantes no cálcicos no reduce la mortalidad de los pacientes con enfermedad renal crónica.

TRATAMIENTO DE LA HIPOFOSFATEMIA

Se define hipofosfatemia como la concentración de fósforo sérico < 2,5 mg/dL. Puede presentarse de forma aguda o crónica y sus posibles causas son múltiples (**Tablas 21-7** y **21-8**). Se considera hipofosfatemia leve a la concentración sérica de fósforo de 2 a 2,5 mg/dL, moderada de 1 a 2 mg/dL y grave si es < 1 mg/dL.

 La hipofosfatemia es rara en la población general. Se detecta principalmente en pacientes hospitalizados, ingresados en unidades de cuidados intensivos o en casos de sepsis y alcoholismo.

La hipofosfatemia aguda es frecuente durante la reposición aguda de glucosa en el tratamiento de la cetoacidosis diabética. La orientación diagnóstica está determinada por la capacidad de reabsorción tubular del fósforo. La hipofosfatemia aguda es habitualmente asintomática, pero el déficit crónico de fósforo puede provocar alteración de la liberación de oxígeno y provocar hipoxia. Los síntomas son neurológicos y musculares, como debilidad, mialgias o rabdomiólisis. También puede provocar insuficiencia respiratoria, miocardiopatía y desmineralización.

La hipofosfatemia crónica es causa de raquitismo en el niño y osteomalacia en el adulto, con fracturas por fragilidad y deformidades óseas.

Los tres principales mecanismos de la hipofosfatemia son: la disminución de la absorción intestinal de fósforo, el aumento de las pérdidas renales de fósforo y el desplazamiento del fósforo del espacio extracelular al intracelular. La causa más común es el aumento de las pérdidas renales de fósforo, que puede ser mediada o no por la acción del FGF-23. Otras causas son el tratamiento con diuréticos y el hiperparatiroidismo (v. **Tablas 21-7** y **21-8**).

 Para el abordaje del tratamiento de la hipofosfatemia, es importante saber si es debida a un trastorno de la absorción intestinal de fósforo, como la secundaria a la toma antiácidos o quelantes del fósforo, o a un aumento de su excreción renal.

El hiperparatiroidismo, la osteomalacia hipofosfatémica hereditaria, el síndrome de Fanconi y los diuréticos aumentan la pérdida renal de fosfatos.

Con frecuencia, la etiología de la hipofosfatemia es evidente después de elaborar una adecuada historia clínica. En el resto de los casos se debe medir la excreción urinaria de fosfato mediante su determinación en orina de 24 horas o el cálculo de la reabsorción tubular de fósforo.

La excreción fraccional de fosfatos puede calcularse a partir de la siguiente ecuación: (fósforo en orina × creatinina en plasma × 100) / (fósforo en plasma × creatinina en orina).

 En la hipofosfatemia de causa extrarrenal la excreción fraccional de fosfatos es inferior al 5 %.

El tratamiento de la hipofosfatemia depende de su causa y de factores como: gravedad, manifestaciones clínicas o estado de la función renal. Los síntomas manifiestos de hipofosfatemia son raros; las formas graves como la miopatía o la rabdomiólisis suelen aparecer cuando

Tabla 21-7. Causas de hipofosfatemia

Aumento de pérdidas renales de fósforo

No mediado por FGF-23

- Hiperparatiroidismo primario o secundario
- Déficit de vitamina D
- Osteomalacia hereditaria hipofosfatémica con hipercalciuria
- Síndrome de Fanconi de causa genética
- Síndrome de Fanconi por fármacos: estreptozocina, cisplatino, tetraciclinas, aminoglucósidos, tenofovir, adefovir, imatinib
- Intolerancia a la fructosa
- Diuréticos (acetazolamida, tiacidas, diuréticos de asa)
- Cetoacidosis diabética
- Acidosis metabólica

Mediado por FGF-23

- Raquitismo hipofosfatémico ligado al cromosoma X
- Raquitismo hipofosfatémico autosómico dominante
- Raquitismo hipofosfatémico autosómico recesivo
- Osteomalacia tumoral
- Hipofosfatemia postrasplante renal
- Infusiones de hierro parenteral
- Displasia fibrosa

Disminución de la absorción intestinal de fósforo

- Restricción intensa del fósforo en la dieta (anorexia, desnutrición)
- Quelantes del fósforo (sevelámero) y antiácidos
- Alcoholismo
- Malabsorción intestinal
- Deficiencia de vitamina D o resistencia a la vitamina D

Redistribución de fósforo al espacio intracelular

- Alcalosis respiratoria aguda
- Administración de glucosa
- Administración de insulina
- Síndrome de realimentación
- Síndrome del hueso hambriento
- Recuperación de la acidosis metabólica
- Recuperación de la hipotermia
- Hiperventilación (sepsis, intoxicación por salicilatos, encefalopatía hepática)
- Tratamiento con bisfosfonatos

FGF-23: factor de crecimiento fibroblástico 23.

Tabla 21-8. Fármacos asociados a hipofosfatemia

Por desplazamiento del fosfato extracelular

- Alcalosis respiratoria aguda (intoxicación por salicilato)
- Administración de glucosa, fructosa, tratamientos con insulina, nutrición parenteral
- Tratamiento con catecolaminas (epinefrina, dopamina, salbutamol)
- Tratamientos con eritropoyetina y factores estimuladores de colonias de granulocitos y macrófagos

Aumento de la excreción renal de fosfato

- Inhibidores de la anhidrasa carbónica
- Diuréticos (hidroclorotiacida, indapamida, furosemida)
- Teofilina, broncodilatadores, glucocorticoides
- Síndrome de Fanconi inducido por fármacos
- Bisfosfonatos
- Estrógenos, mestranol
- Aciclovir
- Mesilato de imatinib

Disminución de la absorción intestinal de fosfato

- Antiácidos que se unen al fosfato

Hipofosfatemia por múltiples mecanismos

- Acidosis metabólica inducida por fármacos
- Alcohol
- Administración de hierro parenteral
- Intoxicación por acetaminofeno

La vía oral es más segura, pero su absorción es impredecible y puede provocar diarrea.

 En los casos menos graves, el tratamiento se hará aumentando la ingesta de fósforo en la dieta o con suplementos orales de fósforo (fosfato sódico o potásico) de entre 1-3 g al día distribuidos en tres o cuatro dosis.

El tratamiento intravenoso corrige la hipofosfatemia rápidamente, pero tiene el riesgo de provocar hipocalcemia, arritmias, calcificaciones ectópicas y fracaso renal. En la hipofosfatemia aguda grave (< 1 mg/dL), se suele requerir el tratamiento intravenoso, particularmente en pacientes en unidades de cuidados intensivos. Se administran dosis de 0,25 a 0,50 mmol/kg de fosfato sódico o potásico durante 8-12 horas hasta un máximo de 80 mmol. Es necesario monitorizar de forma estrecha el calcio y el fósforo para evitar complicaciones.

La hipofosfatemia crónica es consecuencia de pérdidas gastrointestinales o renales de fosfato. La corrección de la causa de hipofosfatemia requiere la retirada de posibles quelantes de fosfato, diuréticos o la corrección de la hipomagnesemia. En casos leves, el aumento de la ingesta dietética de fósforo (medio litro de leche de vaca aporta unos 450 mg de fósforo) puede ser suficiente. Las pérdidas renales pueden deberse a enfermedades genéticas caracterizadas por un aumento de la actividad del FGF-23. En estos casos, la terapia con fosfato oral está indicada para corregir anormalidades y restablecer el crecimiento normal en niños. El tratamiento convencional de los trastornos que implican al FGF-23 incluye dosis altas de fosfato (2-4 g al día), vitamina D y calcitriol.

las concentraciones de fosfato disminuyen por debajo de 1 mg/dL.

 En los casos de hipofosfatemia, siempre que sea posible, el tratamiento etiológico es primordial para conseguir mantener unos valores de fósforo normales.

Suplementos de fósforo

El tratamiento de la hipofosfatemia se hará con suplementos de fósforo elemental, asociando, según la causa que la origine y cuando sea necesario, vitamina D.

El objetivo es mantener una concentración de fósforo > 2 mg/dL (0,8 mmol/L) y evitar los posibles efectos adversos de la suplementación.

En la hipofosfatemia aguda con disminución de fosfato, la suplementación puede hacerse por vía oral o intravenosa.

Burosumab

Un tratamiento alternativo en el caso de hipofosfatemia grave refractaria al tratamiento convencional es la administración de burosumab, un anticuerpo monoclonal que se une al FGF-23. El burosumab ha demostrado eficacia para controlar los valores de fósforo en pacientes con hipofosfatemia asociada al cromosoma X y en casos de osteomalacia tumoral. En la osteomalacia tumoral, la dosis inicial recomendada es 0,5 mg/kg cada 4 semanas, que debe ajustarse en el seguimiento según la concentración de fosfato sérico.

Osteomalacia tumoral

En los casos de osteomalacia tumoral, el tratamiento consiste, además de en la corrección de la hipofosfatemia, en la extirpación del tumor productor de FGF-23, si se consigue detectar su localización. Otras opciones terapéuticas invasivas son la ablación del tumor mediante radiofrecuencia o crioablación.

 PUNTOS CLAVE

- La homeostasis del calcio es regulada principalmente por tres hormonas: PTH, vitamina D y calcitonina, que actúan sobre tres órganos diana (intestino, hueso y riñón).
- En general, la clínica de las alteraciones del metabolismo fosfocálcico suele ser larvada.
- Las causas más frecuentes de hipercalcemia son el hiperparatiroidismo primario y la hipercalcemia asociada a una enfermedad oncológica.
- La hipercalcemia grave asociada al cáncer debe manejarse con hiperhidratación y tratamientos antirresortivos como bisfosfonatos intravenosos o denosumab. El zolendronato intravenoso se considera actualmente el bisfosfonato de elección en la hipercalcemia aguda. Siempre que sea posible, se debe intentar eliminar o reducir la carga tumoral.

- Una hipocalcemia con hiperfosfatemia debe hacer pensar en un hipoparatiroidismo. La causa más frecuente es la cirugía.
- Ante una hipocalcemia con valores normales de fosfato, se debe descartar un déficit de vitamina D.
- La hipocalcemia aguda grave sintomática es una urgencia médica y debe tratarse con gluconato cálcico intravenoso.
- La hipocalcemia crónica se trata con suplementos de calcio y vitamina D. En el hipoparatiroidismo crónico se utiliza el calcitriol, la forma activa de la vitamina D.
- La hipofosfatemia y la hiperfosfatemia son situaciones clínicas frecuentes, en general leves y poco sintomáticas.
- Las formas leves de hipofosfatemia se pueden tratar aumentando la ingesta de alimentos ricos en fósforo o con fosfatos por vía oral. Los cuadros agudos y graves de hipofosfatemia requieren tratamiento específico con fósforo intravenoso.

BIBLIOGRAFÍA

Bilezikian JP, Brandi ML, Cusano NE, Mannstadt M, Rejnmark L, Rizzoli R, et al. Management of hypoparathyroidism: present and future. J Clin Endocrinol Metab. 2016;101:2313-24.

Carpenter TO, Whyte MP, Imel enfermedad de Alzheimer, Boot AM, Högler W, Linglart A, et al. Burosumab therapy in children with X-linked hypophosphatemia. N Engl J Med. 2018;378:1987-98.

Cooper MS, Gittoes NJL. Diagnosis and management of hypocalcaemia. BMJ. 2008;336:1298-302.

Donovan Carter M, Shane E. Hypercalcemia: A review. JAMA. 2022; 328(16):1624-36.

García Martín A, Varsavsky M, Cortés Berdonces M, Ávila Rubio V, Alhambra Expósito MR, Novo Rodríguez C, et al. Trastornos del fosfato y actitud clínica ante situaciones de hipofosfatemia e hiperfosfatemia. Endocrinol Diabetes Nutr. 2020;67:205-15.

Guise TA, Wysolmerski JJ. Cancer-associated hypercalcemia. N Engl J Med. 2022;386:1443-51.

Imel EA, Econs MJ. Approach to the hypophosphatemic patient. J Clin Endocrinol Metab. 2012;97:696-706.

Jan de Beur SM, Miller PD, Weber TJ, Peacock M, Insogna K, Kumar R, et al. Burosumab for the treatment of tumor-induced osteomalacia. J Bone Miner Res. 2021;36: 627-35.

Minisola S, Fukumoto S, Xia W, Corsi A, Colangelo L, Scillitani A, et al. Tumor-induced osteomalacia: A comprehensive review. Endoc Rev. 2023; 44(2):323-53.

Minisola S, Pepe J, Piemonte S, Cipriani C. The diagnosis and management of hypercalcaemia. BMJ. 2015;350:h2723.

Pepe J, Colangelo L, Biamonte F, Sonato C, Danese VC, Occhiuto M, et al. Diagnosis and management of hypocalcemia. Endocrine. 2020;69:485-95.

Terapias locales, rehabilitadoras y quirúrgicas

22

R. Veroz González

OBJETIVOS

- Conocer la utilidad de la terapia con infiltraciones locales en el campo de la reumatología y las enfermedades del aparato locomotor.
- Identificar las patologías en las que se puede aplicar infiltraciones locales como terapia.
- Saber las indicaciones de las infiltraciones locales y los procedimientos adecuados para obtener los mejores resultados minimizando los episodios adversos.
- Descubrir las modalidades de tratamiento complementario rehabilitador útiles en los pacientes con enfermedades reumáticas.
- Distinguir las terapias físicas adecuadas para cada proceso y en qué momento aplicarlas.
- Acertar con los procedimientos quirúrgicos que pueden necesitar los pacientes con artropatías inflamatorias en algún momento de la evolución de su enfermedad.
- Reconocer en qué medida los tratamientos inmunosupresores pueden influir en las complicaciones perioperatorias de un paciente con un acto quirúrgico programado.
- Decidir si se tiene que suspender o modificar un tratamiento inmunosupresor en un paciente sometido a cirugía electiva en función del balance riesgo-beneficio de infecciones frente a un rebrote de su enfermedad.

TERAPIAS LOCALES. ARTROCENTESIS E INFILTRACIONES

En reumatología existe una gama limitada de procedimientos invasivos: artrocentesis diagnóstica, infiltración con corticoides, anestésicos locales, ácido hialurónico o medios de contraste.

La *artrocentesis* consiste en acceder a través de una punción con aguja al contenido de una articulación o de una bursa para obtener líquido sinovial para su análisis y, en función de sus características y resultados, complementar el diagnóstico de un proceso a estudio. Es una técnica poco agresiva y de gran utilidad en la patología de aparato locomotor tanto con fines diagnósticos como terapéuticos. Las infiltraciones se pueden realizar a nivel intraarticular, intratendinoso, intramuscular, en las vainas que recubren los tendones, en las bursas e incluso de forma intralesional, como en el caso del síndrome del túnel carpiano.

Antes de realizar una infiltración con corticoides, es fundamental explorar y analizar el líquido articular para descartar cualquier infección que haya pasado inadvertida. El líquido articular se clasifica en cuatro tipos según sus características citoquímicas: normal, mecánico, inflamatorio y séptico (**Tabla 22-1**).

Tras descartar de forma razonable la presencia de infección (visualización de Gram directo negativa, líquido sino-

Tabla 22-1. Características del líquido sinovial

	Características	Número de células/mm³	Glucosa	Proteínas
Normal	Transparente, incoloro, viscoso	< 200 (< 25 % PMN)	Normal	Normales
Mecánico	Transparente, amarillento, viscoso	De 200 a 5.000 (< 25 % PMN)	Normal	Normales
Inflamatorio	Turbio, amarillo, acuoso	De 5.000 a 50.000 (> 50 % PMN)	Normal o baja	Elevadas
Séptico	Purulento	> 50.000 (> 75 % PMN)	Muy baja	Elevadas

PMN: polimorfonucleares.

vial de características mecánicas o inflamatorias no purulentas, etc.), se puede plantear la posibilidad de algún tipo de infiltración.

La *infiltración articular con corticoides* está contraindicada en presencia de sepsis o bacteriemia, infecciones articulares o periarticulares, fractura intraarticular, trastornos de la coagulación, historia previa de artropatía por esteroides o de falta de respuesta a inyecciones previas. En pacientes anticoagulados, con cociente internacional normalizado terapéutico, estos procedimientos son seguros y no parece necesario reducir el grado de anticoagulación antes de realizarlos. Las complicaciones del procedimiento son poco frecuentes, menos del 1,5 %, pero siempre se debe considerar la posibilidad, aunque baja, de las más graves, especialmente la artritis séptica, que está descrita en torno al 0,1 % de los procedimientos. Otras complicaciones son: hipopigmentación postinflamatoria, atrofia cutánea, lipoatrofia, reacción vaso-vagal, rubicundez facial, etc. Entre las menos frecuentes se encuentran: rotura del tendón infiltrado, daño neurológico, descompensación metabólica, aumento de la presión arterial, osteonecrosis del hueso de la articulación infiltrada o *shock* anafiláctico.

Objetivos

Los objetivos de las infiltraciones son:

- Aliviar o suprimir el dolor y las manifestaciones inflamatorias en una articulación o en sus estructuras periarticulares.
- Prevenir o recuperar la limitación funcional.
- Acelerar la evolución favorable del proceso.
- Evitar secuelas.
- Disminuir o eliminar la necesidad de tratamientos más agresivos o con efectos secundarios.

Indicaciones y recomendaciones

Son las siguientes.

Artrocentesis

Puede ser:

- Diagnósticas:
  - Despistaje de artritis infecciosa.
  - Confirmación de la presencia de cristales.
- Terapéuticas:
  - Reducir la presión intraarticular de una articulación afectada con la consecuente reducción inmediata del dolor.
  - Drenaje de artritis infecciosas y de hemartros.
  - Lavado articular.

Infiltraciones

Pueden ser intrarticulares, o periarticulares y de partes blandas:

- Hombro: tendinitis del manguito de los rotadores, bursitis subacromial, tendinitis bicipital.
- Codo: bursitis olecraniana, epicondilitis o epitrocleítis.

- Muñeca y mano: tenosinovitis de De Quervain, tendinitis de flexores y extensores de dedos, dedos en resorte, rizartrosis, síndrome del túnel carpiano.
- Cadera: síndrome doloroso del trocánter mayor, bursitis del músculo iliopsoas, tendinopatía de los aductores, meralgia parestésica, etcétera.
- Rodilla: bursitis anserina, bursitis prerrotuliana, tendinitis rotuliana, etcétera.
- Tobillo y pie: síndrome del túnel del tarso, tenosinovitis (o tendosinovitis) del tibial anterior o peroneos, neuralgia de Morton, fascitis plantar, tendinopatía o bursitis preaquílea, etcétera.

La European League Against Rheumatism (EULAR) ha establecido una serie de recomendaciones para la terapia con infiltraciones locales:

- El paciente debe estar plenamente informado de la naturaleza del procedimiento, el inyectable y los posibles beneficios y riesgos; se recomienda la obtención del consentimiento informado, al menos verbal, y dejarlo reflejado en la historia clínica.
- Un entorno óptimo para la terapia con infiltraciones locales incluye: sala profesional, limpia, tranquila, privada y bien iluminada:
  - Paciente en posición adecuada, idealmente en camilla o en mesa de exploración, fácil de tumbar.
  - Equipo para procedimientos asépticos.
  - Ayuda de otro profesional sanitario.
  - Equipo de reanimación cercano.
- La precisión depende de la articulación, la vía de entrada y la experiencia del profesional sanitario; si se dispone de ella, puede utilizarse la guía por imagen, por ejemplo, la ecografía, para mejorar la precisión.
- Durante el embarazo, al inyectar una articulación hay que tener en cuenta si el compuesto es seguro para la madre y el feto.
- Siempre se aplicará una técnica aséptica al hacer una infiltración.
- Se debe ofrecer a los pacientes anestesia local y explicar los pros y los contras.
- Los pacientes diabéticos, especialmente aquellos con un control subóptimo, deben ser informados sobre el riesgo de aumento transitorio de la glucemia tras los glucocorticoides intraarticulares y se les debe aconsejar sobre la necesidad de monitorizar los niveles de glucosa, especialmente del primer al tercer día.
- La terapia con infiltraciones intraarticulares no es una contraindicación en personas con trastornos de coagulación o sangrado o que tomen medicamentos antitrombóticos, a menos que el riesgo de sangrado sea elevado.
- La terapia con infiltraciones intraarticulares puede aplicarse al menos 3 meses antes de la cirugía de sustitución articular y después de la sustitución articular, previa consulta con el equipo quirúrgico.
- La decisión compartida de reinyectar una articulación debe tener en cuenta los beneficios de las inyecciones previas y otros factores individualizados (por ejemplo, opciones de

tratamiento, compuesto utilizado, tratamiento sistémico, comorbilidades, etcétera).

- Se evitará el uso excesivo de las articulaciones inyectadas durante las 24 horas siguientes a la terapia con infiltraciones intraarticuares; no obstante, se desaconseja la inmovilización.

Procedimientos y sustancias para infiltrar

Respecto a la técnica de infiltración, se ofrecen las siguientes pautas:

- Para realizar una infiltración, es necesario conocer la anatomía del sitio.
- Es muy importante que el paciente esté en una posición cómoda para él y para el médico.
- Se identifican los puntos de referencia o se marca el sitio.
- Se puede aplicar primero un anestésico tópico, tipo cloruro de etilo o lidocaína.
- Se prepara la piel con antiséptico local y se realiza asepsia. Se deja secar el líquido antiséptico antes de iniciar el procedimiento.
- Se recomienda utilizar guantes y campos clínicos, pero no es imprescindible: lo importante es que la infiltración de la piel y de la articulación se haga con técnica aséptica.
- La aguja se inserta en forma perpendicular o en un ángulo aproximado de 45°, según la región anatómica, previa aplicación de anestesia local pura o mezclada con esteroides a través de una aguja fina, unida a una jeringa de 10 a 20 mL para extraer líquido articular antes de la infiltración.
- Se aspira previamente para comprobar que no es un vaso sanguíneo y luego se inyectan alrededor de 0,5 mL del anestésico para formar una vesícula en el sitio de la inyección.
- Con la aguja orientada directamente hacia la articulación, se inyecta el anestésico restante a lo largo de la trayectoria que seguirá la aguja de aspiración.
- Una vez administrada la anestesia local, se ingresa al espacio articular con una aguja intramuscular montada en una jeringa de 10 o 20 mL.
- Se aspira el líquido sinovial mientras se estabiliza la aguja con la mano no dominante.
- Cuando se termina de aspirar, se separa la jeringa de la aguja y se conecta una nueva jeringa con el agente que se vaya a infiltrar.
- Se vuelve a aspirar suavemente para verificar la posición de la aguja.
- Por último, se procede a inyectar el agente elegido en la articulación.

Los preparados que con más frecuencia se utilizan en la terapia con infiltraciones locales son los glucocorticoides, solos o asociados a anestésicos, ácido hialurónico, plasma rico en plaquetas, isótopos radioactivos y otros compuestos químicos.

Glucocorticoides

Los glucocorticoides son seguros y efectivos para disminuir el dolor y la inflamación articular y de partes blandas. Su efecto antiinflamatorio se debe a que disminuyen el flujo sanguíneo sinovial y la liberación de mediadores proinflamatorios. La duración del efecto depende de su solubilidad y su peso molecular. A mayor peso molecular y menor solubilidad, más duradero es su efecto.

Las sales de corticoides forman precipitados dentro del tejido infiltrado y ejercen mayor efecto local con menores efectos sistémicos, aunque es posible que provoquen atrofia local y despigmentación cutánea en el punto de infiltración. Sus efectos secundarios sistémicos son escasos y debidos a que una pequeña cantidad puede pasar a la circulación sistémica. Por tanto, es conveniente vigilar en los días posteriores a la infiltración parámetros como la presión arterial o la glucemia en pacientes especialmente predispuestos. No deben emplearse en caso de sospecha de sepsis o de artritis infecciosa.

Anestésicos locales

Generalmente se utilizan asociados a los glucocorticoides, con el fin de acelerar el inicio de acción de la infiltración, reducir el dolor asociado a la técnica, mejorar la distribución del corticoide al aumentar el volumen de infiltración y reducir los efectos adversos locales.

Su duración suele ser corta y en pocas horas ha desaparecido su efecto. No deben utilizarse en pacientes con alergia a anestésicos ni en los síndromes de atrapamiento nervioso, porque se produciría una anestesia del nervio, aunque transitoria mientras dure el efecto.

También son utilizados para los bloqueos nerviosos y resultan útiles para pruebas diagnósticas de confirmación de atrapamiento (por ejemplo, las pruebas terapéuticas de Neer y Hawkins en atrapamiento subacromial).

Los anestésicos más utilizados son lidocaína, mepivacaína y bupivacaína.

Ácido hialurónico

El ácido hialurónico es un polisacárido de alto peso molecular que forma parte de la estructura del cartílago articular.

El mecanismo de acción de la viscosuplementación con ácido halurónico probablemente sea multifactorial: mecánico, al aumentar la viscosidad del líquido sinovial y químico, al reducir la liberación de mediadores y aumentar la estabilidad de la matriz del cartílago.

Su indicación es la artrosis y la patología degenerativa cartilaginosa, aunque los estudios sobre su eficacia en la reducción del número de pacientes que precisan prótesis o retraso en la intervención quirúrgica son controvertidos.

Existen diferentes preparados que varían en función del volumen de infiltración (según la articulación) y el peso molecular: los que tienen mayor peso molecular tienen mayor duración de acción. Se puede asociar a los glucocorticoides a la hora de infiltrar, pero no se recomienda asociarlo a los anestésicos locales, ya que estos pueden degradar el ácido hialurónico.

Plasma rico en plaquetas

El plasma rico en plaquetas (PRP) es una herramienta terapéutica que ha revolucionado el mundo de la medicina deportiva y la traumatología debido a éxitos terapéuticos mediáticos en deportistas de élite. Estudiado desde finales de los años 1970, se ha utilizado ampliamente en odontología, cirugía plástica, ortopédica y medicina deportiva.

Aunque sometido a continuo debate, el PRP se perfila en el espectro de las terapias musculoesqueléticas con múltiples cualidades que potencialmente lo hacen idóneo para su uso en la consulta de reumatología: efectividad, seguridad, fácil manejo y bajo coste. Tiene una alta concentración de plaquetas y factores de crecimiento (factor de crecimiento del endotelio vascular; factor de crecimiento derivado de las plaquetas; factor de crecimiento similar a la insulina de tipo 1; y factor de crecimiento epidérmico). Las plaquetas se activan y la suspensión se aplica en el lugar deseado, estimulando la proliferación vascular y promoviendo la cicatrización de los tejidos. Los estudios existentes en ortopedia muestran resultados controvertidos y la mayoría de las pruebas no proporcionan conclusiones definitivas sobre la eficacia del PRP.

El PRP se prepara mediante la centrifugación de 20 a 30 mL de sangre periférica autóloga, de donde se obtienen de 2 a 3 mL de PRP. Antes de su infiltración en lesiones de partes blandas, se recomienda su activación con cloruro cálcico o trombina. No existe una estandarización en el proceso de obtención ni en la dosis de cada procedimiento. Esta falta de consenso, la variabilidad en las indicaciones, las pautas de administración, los tratamientos adicionales empleados y las medidas de desenlace de eficacia hace que los resultados de los diferentes estudios en los que se ha utilizado sean dispares e irregulares.

Sinoviortesis isotópica

La sinoviortesis radiosiotópica es un tratamiento con radionucleidos no encapsulados consistente en la inyección intraarticular de isótopos radioactivos emisores beta. El objetivo es conseguir la destrucción selectiva de la membrana sinovial. La emisión beta es de corto alcance, por lo que permite irradiar la sinovial, respetando el cartílago y el hueso. Esta técnica es muy útil para el tratamiento local de las enfermedades articulares crónicas cuando estas no responden a la terapia sistémica o local convencionales.

La elección del isótopo depende del tamaño de la articulación. Se recomienda que para las grandes articulaciones se usen los de alta energía, mientras que para las pequeñas articulaciones deberán usarse los isótopos de baja energía. Así, el itrio-90 es el empleado para el tratamiento de la rodilla por su profundidad de penetración (media de 3,6 mm), mientras que el renio-186 se utiliza en articulaciones intermedias (media de penetración de 1,2 mm) y el erbio-169 para las articulaciones pequeñas (media de penetración de 0,3 mm).

Las principales indicaciones de esta técnica son las artritis con escasas alteraciones radiográficas que no han mejorado con terapia conservadora: sinovitis villonodular pigmentada, artritis reumatoide, espondiloartritis, artrosis con inflamación sinovial persistente, artritis microcristalinas y sinovitis sobre articulación protésica. Las contraindicaciones son: articulación inestable, fractura intraarticular, sepsis, embarazo y lactancia.

Las complicaciones del procedimiento son: a corto plazo, la artritis séptica, radiodermitis, rotura de quiste de Baker, linfedema, sinovitis aguda o síndrome pseudogripal; a largo plazo son las alteraciones cromosómicas por la migración de partículas radiactivas por el sistema linfático.

Durante el procedimiento, debe asegurarse que la aguja se encuentra en posición intraarticular, bien aspirando previamente y comprobando la salida de líquido sinovial o bien mediante pruebas de imagen, como ecografía o escopia. Suele asociarse tras la inyección del isótopo la administración de glucocorticoide para evitar que queden restos del isótopo en el trayecto de retirada de la aguja, ya que podría provocar una radiodermitis local o salida del producto por el punto de inyección. Tras el procedimiento se recomienda un reposo articular de 48 horas para evitar la migración de partículas radiactivas por el sistema linfático.

Sinoviortesis química

En la sinoviortesis química se emplean sustancias no radioactivas pero irritantes para la L membrana sinovial.

El más usado en reumatología ha sido el ácido ósmico, o tetraóxido de osmio, que fue introducido en la terapéutica reumatológica por los escandinavos. Se utiliza en una solución al 1 % y la cantidad del producto varía según la articulación: 100 mg para la rodilla de un adulto, 100 mg para la cadera y 50 mg para el codo y el tobillo.

Momentos después de ser inyectado, el ácido ósmico destruye las capas superficiales de la sinovial. Además, el osmio, que es un metal pesado, se deposita en la profundidad de la sinovial y, al parecer, altera de manera significativa algunos procesos metabólicos celulares.

Su uso está contraindicado en la muñeca y en pequeñas articulaciones digitales por el alto riesgo de reflujo con necrosis cutánea. Los efectos secundarios son de tipo local y se deben básicamente a necrosis del tejido vecino a la articulación.

Lavado articular

El lavado articular es un procedimiento utilizado como terapia local en articulaciones accesibles: cadera y rodilla. Se emplea en artritis infecciosas con el objetivo de evacuar el material purulento del interior de la articulación. Puede efectuarse como procedimiento quirúrgico mediante artroscopia o lavado abierto, o bien mediante lavado no artroscópico o cerrado.

Para el lavado articular no artroscópico hay variantes técnicas que difieren entre sí: la elección de uno o dos accesos, el volumen, composición y temperatura del líquido irrigado. Aunque no hay estudios comparativos y las diferentes técnicas no están estandarizadas, existe un consenso, mantenido por la práctica clínica, respecto al uso de dos vías de acceso (una de entrada del líquido y otra de evacuación) sobre la irrigación tidal o de una sola vía, que solo utiliza una conectada a un sistema múltiple de llave con tres posiciones para infiltrar, aspirar y eliminar.

La solución salina es la de elección para el lavado articular, con volúmenes entre 1 y 4 L en cada sesión. El lavado articular se utiliza también como alternativa de tratamiento en artritis inflamatorias (artropatías microcristalinas, artritis reumatoide y artritis psoriásica) y artrosis de rodilla en pacientes seleccionados. En estos casos, a pesar de ser un procedimiento que se utiliza desde hace años, aún no existe entre los reumatólogos consenso de su uso, ni siquiera de su utilidad, sobre todo en lo concerniente a su eficacia en artrosis de rodilla. Estas diferencias pueden deberse a la falta de conocimiento del procedimiento, de la falta de estandarización de su técnica, de sus indicaciones o a la falta de evidencia que justifique su uso.

TRATAMIENTO REHABILITADOR EN ENFERMEDADES REUMÁTICAS

Las enfermedades reumáticas suponen un gasto considerable para la economía de los países al afectar a un gran porcentaje de personas laboralmente activas que deben guardar reposo durante las fases de crisis que, en ocasiones, suelen ser prolongadas y frecuentes. Por ello, es de importancia crucial el conocimiento de las medidas de rehabilitación precoz, que acortarán la convalecencia del paciente y facilitarán su rápida incorporación a la vida social y laboral.

Además, pueden generar discapacidades al paciente y conducir a limitaciones importantes en la calidad de vida, con menoscabo en las actividades de la vida diaria. La limitación del rango articular, las deformidades o las contracturas poco reductibles o progresivas, las paresias o déficits neurológicos y el dolor articular constituyen elementos que van a generar algún grado de discapacidad en el paciente, lo cual hace necesaria la implementación de un tratamiento rehabilitador.

La rehabilitación del paciente reumático debe descansar en un equipo de salud en el que participan diversos profesionales: reumatólogo, rehabilitador, enfermero, fisioterapeuta, terapeuta ocupacional, psicólogo, trabajador social y, en ocasiones, cirujano ortopédico. Cada integrante de este equipo multidisciplinar tiene una función muy definida. El reumatólogo tiene pleno conocimiento de la naturaleza de la enfermedad que ha conducido a la discapacidad y se responsabiliza de su manejo; el rehabilitador evalúa funcionalmente al paciente y prescribe el tratamiento rehabilitador; el enfermero tiene un papel crucial en la educación sanitaria del paciente en técnicas de autocuidado, administración de tratamientos, técnicas de protección articular y en el cumplimiento de su plan terapéutico; el fisioterapeuta implementa el programa terapéutico prescrito, con particular responsabilidad en la educación de programas domiciliarios; el terapeuta ocupacional se encarga de integrar al paciente en su entorno para que funcione lo más independientemente posible con un mínimo impacto, proveyéndole de los equipos de adaptación adecuados para permitir la función; los equipos de salud mental tratan los problemas psicológicos y psiquiátricos derivados de la enfermedad; el trabajador social tendrá un papel crucial en el manejo del problema que genera la discapacidad del paciente reumático en el entorno familiar, social y laboral; y el cirujano ortopédico tiene la responsabilidad de tratar de recuperar la función mediante procedimientos quirúrgicos reconstructivos o de reemplazo articular.

En el campo de la fisioterapia, el tratamiento que se brinda a estos pacientes es limitado por el componente autoinmune, inflamatorio y degenerativo. El papel del fisioterapeuta se orienta a la reducción del dolor, la prevención de la limitación articular y de la atrofia muscular, así como a la rehabilitación de la función. Sin embargo, a pesar de la intervención de la rehabilitación, con frecuencia no se logra una completa disminución de sus signos y síntomas, ni siquiera con el manejo farmacológico desarrollado por el reumatólogo.

El tratamiento rehabilitador debe intentar cubrir todas las etapas de la enfermedad, ya sea en la fase aguda, subaguda, de remisión o en las de daño establecido o irreversible. Su objetivo va encaminado a preservar o mejorar la función articular y a mejorar la calidad de vida del paciente intentando conseguir la mayor autonomía para el desarrollo y desempeño de las actividades de la vida diaria.

Agentes mecánicos

Los agentes físicos mecánicos pueden proporcionar alivio del dolor articular, prevenir o corregir deformidades y mejorar la movilidad articular (**Tabla 22-2**).

Reposo

El reposo ejerce su efecto beneficioso al evitar la irritación mecánica que desencadena el movimiento en las regiones afectadas, descarga a las articulaciones que soportan peso y tiene un efecto relajador desde el punto de vista psíquico. Asimismo, confiere sedación del dolor, reduce la inflamación y evita mayor daño articular. Está indicado durante las fases agudas de actividad inflamatoria de la enfermedad. Debe hacerse con la articulación en la posición más funcional posible, a fin de evitar retracciones o deformidades articulares. En general, el reposo articular tampoco debe considerarse de forma absoluta ni en períodos muy prolongados de tiempo, sino solo en los primeros días de mayor incapacidad, ya que en determinadas patologías puede

Tabla 22-2. Agentes físicos en la rehabilitación del paciente reumático	
Mecánicos	• Reposo-ejercicio • Masaje-tracción-manipulación
Térmicos	Calor-frío
Electroterapia	Uso de la corriente eléctrica con fines analgésicos y reeducación motora de los músculos
Ultrasonidos	Uso de vibraciones mecánicas de alta frecuencia para producir estimulación celular
Magnetoterapia	Uso de campos magnéticos pulsátiles de baja frecuencia
Laserterapia	Ondas láser de potencia y amplitud de onda regulable. Termoterapia superficial y profunda
Microondas	Ondas de alta frecuencia. Termoterapia superficial
Hidroterapia	Mejora los arcos de movimiento combinada con ejercicio de resistencia
Ortesis	• Dispositivos de ayuda para mantener una ortoposición • Deben combinarse con ejercicio de mantenimiento o ampliación de los arcos articulares del movimiento o del tropismo muscular

conducir a rigideces articulares difíciles de corregir y a su cronificación.

Ejercicio

El ejercicio físico desempeña un papel muy importante en el tratamiento de las enfermedades reumáticas y la lucha contra la invalidez. Su objetivo es mantener los recorridos fisiológicos articulares y evitar las atrofias musculares. Dependiendo de la naturaleza de la enfermedad o de la fase en la que se encuentre, se indicarán diversas modalidades de ejercicios.

- Terapia pasiva: utiliza la posición articular para prevenir y corregir deformidades. La movilización articular pasiva debe ser suave, evitando generar dolor al trabajar el rango de movimiento articular residual, articulación por articulación y descomponiendo la movilización por cada plano de movimiento. Esta es la principal terapia que evita las rigideces articulares tras períodos prolongados de inmovilidad.
- Terapia activa, con dos métodos de aplicación: contracciones isométricas y contracciones isotónicas:
  - En las contracciones isométricas, el músculo se contrae sin originar desplazamiento segmentario de los miembros. Al no haber movimiento, el ejercicio no es bloqueado por el dolor ni por la inflamación articular. Estos ejercicios contribuyen a mantener el trofismo muscular y la estabilidad articular.
  - Las contracciones isotónicas comprenden los movimientos segmentarios mediante la contracción muscular libre o con resistencia. Permiten una buena recuperación muscular y articular. Los ejercicios no deben sobrecargar ni lesionar más una articulación, por lo que debe usarse de forma cautelosa cuando hay articulaciones y músculos inflamados.

Por otro lado, el ejercicio aeróbico comprende los ejercicios de fortalecimiento muscular, como correr, caminar a paso ligero, nadar, pedalear, etc. Los pacientes con enfermedades reumáticas con daño estructural o con un control malo o insuficiente del proceso inflamatorio ven disminuida su capacidad aeróbica en forma significativa.

Masoterapia

La masoterapia es una técnica pasiva. Comprende un conjunto de maniobras que se ejecutan de forma metódica sobre la musculatura y estructuras paraarticulares, mediante estiramientos y compresiones rítmicas de los tejidos, con el fin de producir en ellos los estímulos mecánicos necesarios para conseguir modificarlos de la forma adecuada en cada caso.

El masaje puede proporcionar un efecto relajante y eutrófico. Debe realizarse en estructuras musculares vecinas a la articulación inflamada y no sobre ella.

Tracciones

Las tracciones son maniobras de descompresión articular mediante distracciones controladas. Pueden ayudarse con el uso de poleas y pesas para controlar el grado y la fuerza de distracción. La tensión ayuda a colocar la articulación de nuevo en posición e inmovilizarla.

Se utilizan mecanismos de tracción tanto sobre los miembros como en la columna. Se aplican con pesos y tiempos determinados y se va aumentando progresivamente en función del efecto terapéutico deseado. Sin embargo, la evidencia que sustenta su uso es escasa o inexistente, con mejorías clínicas muy recortadas en el tiempo y con riesgos de agravamiento del dolor y de la afectación neurológica.

Manipulaciones

La manipulación articular consiste en la movilización pasiva con impulso de una articulación vertebral o periférica, partiendo desde el final del arco de movimiento pasivo articular. Esta maniobra se realiza a partir de una posición denominada *puesta en tensión*, a la que sigue el gesto manipulativo propiamente dicho, un breve y súbito impulso que puede acompañarse de un chasquido o no.

La maniobra no debe ser dolorosa y se hará de forma controlada, sin sobrepasar los límites de la estabilidad o congruencia articular.

En general, para las terapias manuales, tanto tracciones como manipulaciones, se necesitan ensayos clínicos aleatorizados a largo plazo para establecer su efectividad y seguridad. No hay evidencia que apoye el uso de las manipulaciones y solo existe evidencia limitada en contra de las movilizaciones pasivas en las afecciones de aparato locomotor.

Agentes térmicos

Son el frío y el calor.

Frío

La crioterapia es la aplicación terapéutica de medios físicos que bajen la temperatura de los tejidos. El frío tiene efecto antiinflamatorio y analgésico. La acción analgésica es debida a que el frío produce una desaceleración de la conducción nerviosa. Su efecto antiinflamatorio se produce por disminución del flujo sanguíneo y de la presión hidrostática, que limitan la extravasación plasmática causante del edema de los tejidos inflamados. El frío provoca vasoconstricción arteriolar y capilar por el reflejo de termorregulación y, desde el punto de vista neurológico, disminuye la espasticidad muscular.

Se puede suministrar aplicando bolsas de hielo intermitente en zonas localizadas como esguinces, ataque agudo inflamatorio articular, etcétera.

Calor

La termoterapia se aplica en los dolores crónicos que no han sido generados por un traumatismo. Puede aplicarse superficialmente o en profundidad.

El calor superficial se administra mediante bolsas de agua caliente, mantas eléctricas, chorros de agua caliente o por radiación infrarroja. Tiene la virtud de facilitar la movilidad articular y el trofismo muscular. Los baños de parafina en manos y pies son una forma de administrar este tipo de tratamiento.

El calor profundo se suministra con electroterapia de alta frecuencia o con ultrasonido, diatermia o microondas.

Electroterapia

La electroterapia utiliza la corriente eléctrica con fines analgésicos y en la reeducación motora de los músculos. El principio terapéutico se basa en la teoría de la compuerta: los impulsos eléctricos generados de forma controlada bloquean la entrada de los estímulos dolorosos a la médula espinal.

En la aplicación de la terapia se utilizan tres tipos de corrientes: corrientes analgésicas, corrientes antiinflamatorias y corrientes de estimulación muscular. Existen varias modalidades de electroterapia:

- Estimulación nerviosa eléctrica transcutánea: supone administrar pulsaciones de estimulación eléctrica en los nervios sensoriales con determinados dispositivos para lograr un efecto analgésico sobre el dolor.
- Electroterapia interferencial: consiste en la estimulación eléctrica de baja frecuencia para el alivio del dolor, la estimulación muscular, el aumento del flujo sanguíneo y la reducción de edemas en los tejidos. Actúa, sobre todo, sobre los tejidos nerviosos, por ello, los resultados más rápidos y eficaces se observan en el alivio del dolor y en la estimulación de los músculos.
- Estimulación muscular eléctrica: en su aplicación se utiliza un equipo con electrodos adheridos a la piel para generar impulsos que estimulen las neuronas motoras y causen contracción muscular. De esta forma se mantiene su función y se evitan las atrofias musculares.

La *iontoforesis* es una modalidad de electroterapia. Aprovecha la capacidad iónica de determinados medicamentos (dexametasona, diclofenaco, lidocaína, etc.) de forma que, tras someterlos a una corriente continua entre dos electrodos, hace migrar a los iones del medicamento, en función de su polaridad, de un punto a otro a través de los tejidos.

Ultrasonidos

Los ultrasonidos utilizan las vibraciones mecánicas de alta frecuencia que producen estimulación celular. Constituye una de las formas de administrar calor profundo. Las frecuencias de aplicación varían de 1 MHz a 3 MHz en función de la profundidad necesaria para llegar a los tejidos.

Las frecuencias de 3 MHz se absorben más superficialmente y frecuencias más bajas son capaces de penetrar en tejidos más profundos. Se pueden aplicar de forma continua o pulsátil.

Los efectos de los ultrasonidos pueden ser mecánicos o térmicos:

- En los procesos agudos se utilizan ultrasonidos pulsátiles con bajas potencias y tiempos cortos. La interrupción de la vibración evita el cúmulo de calor por rozamiento entre células y, por tanto, no aumenta la temperatura de los tejidos.

- En los procesos crónicos interesa generar efectos térmicos. Para ello se trabaja con ultrasonidos continuo a potencias altas y tiempos más largos. En estos casos, la vibración continua genera un aumento de la fricción y el rozamiento entre las células de los tejidos lo que incrementa el calor y la temperatura.

Magnetoterapia

La magnetoterapia utiliza campos magnéticos pulsátiles de baja frecuencia. Se emplea para la consolidación de fracturas y se postula su papel beneficioso en el edema óseo.

En el ámbito vascular produce una vasodilatación que da lugar a hiperemia, lo que procura más efecto trófico en los tejidos tratados, mayor aporte de nutrientes y, al favorecer igualmente el retorno venoso, facilita el drenaje de elementos de desecho del metabolismo celular.

Por otro lado, facilita el cúmulo de oxígeno en las zonas en las que se aplica (el oxígeno es paramagnético), lo que es especialmente útil en tejidos isquémicos. Su efecto analgésico no es inmediato, pero es duradero por la actuación de los campos magnéticos sobre las terminaciones nerviosas.

Laserterapia

Es el empleo de ondas láser de baja frecuencia. La longitud de onda y la potencia van a determinar la capacidad de penetración del láser en el tejido: a mayor longitud de onda, mayor capacidad de penetración.

El haz de luz puede atravesar diferentes capas de la piel y ejercer su efecto en el nivel que se necesite: piel superficial, dermis, tejido celular subcutáneo, fascia muscular, músculos, tendones, ligamentos o articulación, así como en vasos sanguíneos profundos, nervios y hueso.

Microondas

Las microondas pertenecen a la electroterapia de alta frecuencia; más específicamente, tienen una frecuencia de 2.450 MHz. Representan una forma de administrar calor. Se pueden utilizar aparatos que emiten microondas continuas y pulsátiles.

Las microondas tienen menos capacidad de penetración que las ondas cortas y calientan más el tejido graso que el músculo, por tanto, son útiles en tejidos cercanos a la epidermis (epicondilitis, epitrocleítis, etc.) y resultan menos efectivos en tejidos más profundos, especialmente cuando están separados de la piel por una capa de tejido graso (bursitis trocantérea).

Hidroterapia

La hidroterapia utiliza el agua y su temperatura como agente físico. El baño caliente en piscinas climatizadas ejerce un efecto sedante y facilitador de la movilidad, lo que permite hacer ejercicios dentro del agua y nadar.

El agua contrarresta la fuerza de la gravedad sobre el cuerpo sumergido y permite la potenciación de la musculatura sin la sobrecarga articular. La espondilitis anquilosante, las lumbalgias mecánicas, la coxartrosis y la capsulitis retráctil del hombro son patologías que pueden beneficiarse de hidroterapia.

Una modalidad de hidroterapia la constituyen los *baños de contraste*, que consisten en la introducción alternativa en agua caliente y fría un número consecutivo de veces. Los cambios de temperatura estimulan la circulación sanguínea y resultan teóricamente beneficiosos en la recuperación de patologías como los esguinces, las distensiones capsulares y las algodistrofias.

Generalmente se comienza por agua caliente con la movilización de la articulación y se alterna con períodos más cortos de tiempo en agua fría, manteniendo la articulación en reposo. Se repite el proceso un número determinado de veces, comenzando y acabando en agua caliente.

Ortesis

Las ortesis son dispositivos que mantienen la ortoposición en una zona determinada del cuerpo.

Son ejemplo de ortesis los collarines cervicales, fajas lumbares, plantillas adaptadas para alteraciones en los pies (taloneras de descarga calcánea en tendinitis aquíleas o fascitis plantares), férulas de rizartrosis y del túnel del carpo, dispositivos de corrección de la ráfaga cubital en manos reumatoides, cabestrillos de inmovilización de hombro, etcétera.

En general, las ortesis inmovilizadoras no deben usarse de manera continua (salvo las indicadas con objetivo inmovilizador en fracturas vertebrales o de hombro) y deben combinarse con ejercicios de mantenimiento o ampliación de los arcos articulares de movimiento o del trofismo muscular para evitar las rigideces articulares y las capsulitis retráctiles.

TRATAMIENTO QUIRÚRGICO EN ENFERMEDADES REUMÁTICAS

La cirugía ortopédica constituye uno de los pilares en el tratamiento de los pacientes reumáticos para preservar la función articular y tratar el dolor, especialmente en los estadios más evolucionados en los que las articulaciones han perdido funcionalidad o el dolor no responde a medidas farmacológicas o físicas. A pesar del amplio arsenal terapéutico actual para el tratamiento de las enfermedades reumáticas inflamatorias con evidencia demostrada en el control de la actividad inflamatoria y en el retraso de la progresión estructural, sigue habiendo pacientes que precisan cirugía para restaurar la función o aliviar el dolor causado por el daño articular.

Sin embargo, los resultados no son los mismos que en los pacientes con patología degenerativa y las complicaciones se incrementan. De esta forma se ha visto que los pacientes con artrosis tienen mejores resultados en capacidad funcional tras cirugía de prótesis de rodilla que los pacientes con artritis reumatoide. La complejidad quirúrgica en los pacientes con patología inflamatoria es superior, debido a los daños erosivos, las deformidades, la pérdida de masa ósea y las secuelas del proceso inflamatorio.

Los pacientes con mayores complicaciones son aquellos con mayor tiempo de evolución, con enfermedad más grave, con mayor carga inflamatoria y aquellos que reciben más tratamiento inmunosupresor, especialmente glucocorticoides. Es

un reto tanto para el cirujano ortopédico, que tiene que plantear la cirugía de estos pacientes, como para el reumatólogo que sigue al paciente, quien debe encontrar el mejor momento para la cirugía, ya que tiene que ajustar el tratamiento para minimizar las complicaciones infecciosas posquirúrgicas y evitar el riesgo de brote de la enfermedad durante el período perioperatorio.

Se deben individualizar las indicaciones y los objetivos y programar, en la medida de lo posible, el momento de la cirugía, dependiendo de la afectación funcional, del curso de la enfermedad y del potencial de la recuperación y rehabilitación. El éxito de la cirugía ortopédica en el abordaje integral de estos pacientes depende de una correcta selección tanto de los procesos específicos como de los pacientes concretos y de la técnica quirúrgica que se vaya a emplear en cada caso.

Por todo ello, es fundamental que el cirujano ortopédico y el reumatólogo trabajen en estrecha colaboración, pues al realizar una valoración conjunta del paciente reumático, se maximizará el beneficio terapéutico. La situación ideal es aquella en la que esta evaluación ortopédica se hiciese en un momento temprano en la evolución de la enfermedad si se prevé su necesidad futura, pues es cuando hay más opciones de tratamiento.

Hay dos tipos principales de cirugía para la artritis y otras enfermedades reumáticas:

- Reparación: la cirugía para reparar una articulación dañada puede incluir la extracción de restos en la articulación, sinovectomías, fusión de huesos o corrección de la deformidad de un hueso.
- Reemplazo: si una articulación está demasiado dañada, puede necesitar ser reemplazada con una articulación artificial.

Epidemiología de las intervenciones quirúrgicas

La mayoría de los pacientes intervenidos por patología reumática son mujeres con una edad media correspondiente a la séptima década de la vida. La artrosis es la enfermedad que más se opera. La artroplastia es la técnica quirúrgica más utilizada, tanto en artrosis como en la artritis reumatoide, pero representa un mayor porcentaje en el primer grupo. Esto se debe a que en el grupo de enfermedades inflamatorias se emplean otras técnicas, como sinovectomías, artrodesis y liberación del túnel del carpo, utilizadas para preservar la función y evitar el deterioro articular, que constituyen un número significativo y que lógicamente no se aplican en enfermedad mecánica.

En la artrosis, las localizaciones más intervenidas son las afectadas con mayor frecuencia por la enfermedad: la rodilla y la cadera.

En la artritis reumatoide, la articulación más operada también es la rodilla, aunque seguida de la mano y el pie.

Las articulaciones de la mano y el pie presentan mayor dificultad quirúrgica y requieren una cirugía más especializada, cuyo éxito quirúrgico en la artritis reumatoide es relativo (poca funcionalidad de la mano con prótesis, proliferación de la sinovial residual en las sinovectomías, etc.). Además, existe reticencia del paciente a operarse de una mano deformada pero funcional a la que se ha ido adaptando progresivamente.

Recomendaciones de uso de fármacos modificadores de la enfermedad tras cirugía ortopédica

Recientemente se han actualizado las recomendaciones para el tratamiento perioperatorio de los fármacos antirreumáticos modificadores de la enfermedad en pacientes con enfermedades reumáticas, específicamente aquellos con artritis inflamatoria: artritis reumatoide, espondiloartritis, artritis psoriásica (APs), artritis idiopática juvenil (AIJ) y aquellos con lupus eritematoso sistémico (LES), sometidos a artroplastia total de cadera (ATC) electiva o artroplastia total de rodilla (ATR) electiva:

- Para los pacientes con artritis reumatoide, espondiloartritis, APs, AIJ o LES que se sometan a una ATC o una ATR, se recomienda de forma condicional continuar con la dosis habitual de los siguientes fármacos antirreumáticos modificadores de la enfermedad durante la intervención quirúrgica: metotrexato, leflunomida, hidroxicloroquina, sulfasalacina o apremilast.
- En los pacientes con artritis reumatoide, espondiloartritis, APs o AIJ sometidos a ATC o ATR, se recomienda suspender todos los biológicos, incluido el rituximab, antes de la cirugía y planificar la cirugía después de la siguiente dosis
- Para los pacientes con artritis reumatoide, espondiloartritis, APs o AIJ sometidos a ATC o ATR, se recomienda de forma condicional la suspensión de tofacitinib, baricitinib y upadacitinib durante al menos 3 días antes de la cirugía.
- Para los pacientes con LES (no grave) sometidos a ATC baja o ATR, se suspenderá la dosis actual de micofenolato de mofetilo, ácido micofenólico, azatioprina, ciclosporina, mizoribina o tacrólimus 1 semana antes de la intervención quirúrgica.
- Para los pacientes con LES (no grave) sometidos a ATC o ATR, se recomienda condicionalmente la suspensión de la dosis habitual de belimumab y rituximab antes de la intervención quirúrgica.
- En el caso de pacientes con LES grave a los que se haya considerado apropiado someter a una ATC o a una ATR, se recomienda continuar con la dosis habitual de micofenolato de mofetilo y de ácido micofenólico, azatioprina, mizoribina, ciclosporina o tacrólimus, anifrolumab y voclosporina durante la intervención quirúrgica.
- Para los pacientes con LES grave que vayan a someterse a una ATC o una ATR, se recomienda de forma condicional continuar con belimumab y planificar la intervención quirúrgica en el último mes del ciclo de dosificación de rituximab.
- En los pacientes con artritis reumatoide, espondiloartritis, APs o LES en los que se haya suspendido el tratamiento antirreumático antes de someterse a una ATC o una ATR, el tratamiento antirreumático se reiniciará una vez que la herida muestre signos de cicatrización, se hayan retirado las suturas o grapas, no haya inflamación, eritema ni secreción significativos y no haya infección no quirúrgica en curso; el período suele ser de unos 14 días. Se recomienda condicionalmente.

- Para los pacientes con artritis reumatoide, espondiloartritis, APs o LES que vayan a someterse a una ATC o una ATR y que estén recibiendo glucocorticoides para su enfermedad reumática, se recomienda de forma condicional continuar con su dosis diaria actual de glucocorticoides en lugar de administrar dosis suprafisiológicas de glucocorticoides el día de la intervención.

Miembro superior

A continuación, se desarrollan las intervenciones quirúrgicas en los grupos articulares más frecuentes del miembro superior.

Hombro

Las intervenciones sobre el hombro se harán una vez haya fracasado el tratamiento conservador.

La artroscopia de hombro con sinoviectomía y bursectomía es una opción razonable en casos de sinovitis refractarias con signos mantenidos de inflamación articular. La inflamación mantenida en la articulación glenohumeral no solo puede conducir a su afectación erosiva sino también a la rotura de los tendones del manguito. En estos casos, que no son susceptibles de reparación quirúrgica, por ejemplo, si hay rotura del manguito y afectación articular, es más razonable una cirugía de artroplastia con prótesis.

En los casos con manguito no íntegro, algunos autores mantienen que se obtienen mejores resultados con prótesis invertidas.

Muñeca y manos

En el curso natural de la artritis reumatoide, el pulgar y el resto de los dedos se afectan en mayor frecuencia que la muñeca. Las lesiones características susceptibles de cirugía son las roturas tendinosas, las subluxaciones en ráfaga cubital, las deformidades «en cuello de cisne» y de Boutonnière, que se tratan como cirugía de partes blandas, aunque se pueden implantar prótesis de articulación metacarpofalángica y de articulación interfalángica proximal o artrodesis de las articulaciones interfalángicas distales.

Otras lesiones en manos y dedos en pacientes con artritis reumatoide susceptibles de tratamiento quirúrgico según su estado por fracaso a medidas conservadoras previas son los dedos en resorte y las tenosinovitis refractarias. En cuanto a las manos y los dedos, la cirugía puede realizarse sobre las siguientes afectaciones.

Nódulos tendinosos

Un fenómeno muy común en la artritis reumatoide es el dedo en resorte causado por nódulos situados en los tendones flexores. En un tercio de todos los enfermos se observa una tenosinovitis nodular.

Las inyecciones locales de corticoesteroides deben ser ensayadas precozmente, pero al fracasar, debe practicarse la resección operatoria del nódulo, para mejorar al mismo tiempo el arco de movimiento.

Rotura de tendones

La afectación o invasión de los tendones extensores por el *pannus* reumatoide puede conducir a su degeneración, elongación y, finalmente, a su rotura. Esto puede ocurrir en todos los tendones. Tres son las causas principales de estas roturas:

- Infiltración por el *pannus* reumatoide, con el consiguiente debilitamiento y rotura.
- Roce de un tendón enfermo contra las superficies óseas rugosas, o fricciones en un espacio estrecho (ligamento anular).
- Alteraciones tróficas intrínsecas, como la arteritis reumática o el estasis venoso.

El tendón que con más frecuencia se ve afectado de rotura es el extensor largo del pulgar en el tubérculo de Lister y, luego, cualquiera de los extensores comunes. El menos afectado es el abductor largo del pulgar. Las roturas de los tendones flexores son más raras.

Para el caso de la muñeca se puede plantear sinovectomía del carpo, artrodesis parciales o totales, resección del cúbito distal (procedimiento de Darrach) o artroplastias.

Resección de cabeza cubital (Darrach)

La artritis reumatoide afecta con frecuencia la articulación radiocubital distal, destruyendo el fibrocartílago y permitiendo la luxación posterior del cúbito. Esto hace que el cúbito prominente lesione progresivamente los tendones extensores, que puede romper, y, además, hace dolorosa la pronosupinación del antebrazo por alteración de dicha articulación.

En estos casos debe practicarse una resección del cúbito de tipo Darrach, que mejora la movilidad pronosupinación.

Sinovectomía de carpo

Al practicar una tenosinovectomía dorsal y tras limpiar los tendones extensores, se encuentra con mucha frecuencia la tumefacción proveniente de las articulaciones intercarpianas. En estos casos es imperativa la sinovectomía de estas articulaciones para evitar las recidivas de la sinovitis dorsal.

Esta sinovectomía estará indicada en aquellos casos en los que se haga necesario conservar la movilidad de la muñeca y en los que la destrucción de las articulaciones aún no sea muy avanzada.

Artrodesis de muñeca

La muñeca es una articulación de gran importancia para el uso de la mano en las actividades cotidianas. Por ello se ha de ser muy cuidadoso en la indicación de una artrodesis, ya que provocaría una pérdida permanente de la movilidad con un compromiso funcional importante.

Las indicaciones son:

- Grave destrucción de la articulación radiocarpiana con dolor persistente.

- Contractura en una posición viciosa, generalmente en flexión.
- Luxación del carpo.
- Roturas tendinosas múltiples.
- Destrucción, desaparición progresiva y rápida de los huesos del carpo.

Artroplastia de muñeca

Puede ofrecer alivio del dolor y preservar parcialmente el movimiento. Se plantea en pacientes con afectación bilateral o con compromiso de otras articulaciones de los miembros superiores, ya que, aunque preservan la movilidad, las prótesis articulares para la muñeca existentes precisan todavía un mayor desarrollo.

Miembro inferior

Generalmente las intervenciones sobre miembro inferior son las que más frecuentemente se realizan en pacientes con enfermedades reumáticas, a la cabeza están la cadera y la rodilla.

Cadera

En el caso de la cadera, la sinovectomía es una técnica menos empleada que la artroplastia. Se emplea en aquellos pacientes con sinovitis muy sintomática, pero con poca destrucción articular. En particular, son pacientes jóvenes diagnosticados de AIJ en los que se prefiere conservar la cabeza femoral y el acetábulo.

En la mayoría de los casos, la artroplastia total de cadera es la técnica estandarizada tanto en pacientes con patología inflamatoria como degenerativa. La cementación o no de la prótesis dependerá de la calidad del hueso y de la edad del paciente. La cementación evita el aflojamiento protésico y las fracturas intraoperatorias en aquellas caderas con mala calidad ósea.

Rodilla

Las opciones quirúrgicas en la rodilla pueden ser:

- Sinovectomía abierta.
- Sinovectomía artroscópica.
- Osteotomía correctora.
- Artroplastia total de rodilla.

La sinovectomía está indicada para el análisis histopatológico en sinovitis crónicas inespecíficas, sospecha de sinovitis villonodular pigmentada u otros tumores sinoviales. Con fines terapéuticos se contempla en sinovitis sintomáticas con poca destrucción articular y sin limitación del rango de movimiento.

La osteotomía correctora es útil en fases iniciales-intermedias de artrosis, en las que se precisa la corrección de las deformidades en valgo o en varo. Sin embargo, no resultan útiles en artropatías inflamatorias porque el éxito de la técnica se ve comprometido y en menos de 3 años la deformidad habrá recidivado.

La artroplastia de rodilla es, quizás, la técnica más utilizada en pacientes con artropatías inflamatorias. Las características propias de una rodilla reumática condicionan el desenlace de la cirugía. Las deformidades reumatoides, el *pannus* inflamatorio y la osteopenia asociada hacen que los resultados de la artroplastia sean peores que en pacientes con artrosis. Generalmente, las tasas de infección y otras complicaciones (aflojamiento protésico, complicaciones sistémicas, etc.) suelen ser mayores también en pacientes con enfermedad inflamatoria, aunque no existen diferencias según sea artritis reumatoide, espondilitis anquilosante o artritis psoriásica.

Es importante, en este sentido, la colaboración entre el reumatólogo y el cirujano ortopédico para programar el mejor momento de la cirugía y adecuar el tratamiento sistémico con el fin de minimizar las complicaciones postoperatorias.

Tobillo y pie

Las deformidades más típicas en estos pacientes son el *hallux valgus* y la deformidad en ráfaga de la articulación metatarsofalángica. Para el *hallux valgus* se recomienda la artrodesis de la primera articulación metatarsofalángica; para la segunda, la resección de la cabeza de los metatarsianos es la técnica más utilizada.

En la articulación del tobillo, la elección de artrodesis o artroplastia va a depender del grado de afectación de las articulaciones próximas, de la calidad ósea y de la actividad del paciente.

PUNTOS CLAVE

- El tratamiento con infiltraciones locales es una modalidad terapéutica ampliamente usada en las afecciones mecánicas e inflamatorias del aparato locomotor con mucha utilidad en la práctica clínica, a pesar de la falta de evidencia o consenso en la literatura médica.
- Los glucocorticoides son los fármacos más utilizados en la terapia con infiltraciones locales, con beneficios a corto plazo, buena tolerancia y seguridad constatada. Su balance riesgo-beneficio es favorable.
- Los tratamientos rehabilitadores deben adaptarse a la fase en la que se encuentre el paciente, ya sea en la fase aguda, subaguda, de recuperación o de secuela.
- Deben establecerse previamente las expectativas y los objetivos que se quieren conseguir a la hora de establecer un tratamiento rehabilitador.

- El ejercicio terapéutico es una de las terapias más recomendables y con mejores resultados en los pacientes con enfermedades reumáticas crónicas.
- Un abordaje terapéutico rehabilitador integral combina terapias físicas, ejercicio terapéutico, educación del paciente y enseñanza de técnicas de autocuidado.
- Los resultados de las intervenciones quirúrgicas en los pacientes con enfermedades reumáticas inflamatorias no son equivalentes a los de quienes padecen patología degenerativa, debido a la complejidad quirúrgica que representan por la naturaleza inflamatoria de la enfermedad y sus secuelas.
- La estrecha colaboración del reumatólogo y el traumatólogo en la planificación del momento y el manejo de la medicación durante el proceso perioperatorio mejora los resultados y minimiza el riesgo de complicaciones posoperatorias.

BIBLIOGRAFÍA

Ahmed I, Gertner E. Safety of arthrocentesis and joint injection in patients receiving anticoagulation at therapeutic levels. Am J Med. 2012;125(3):265-9.

Goodman SM, Springer BD, Chen AF, Davis M, Fernández DR, Figgie M, et al. American College of Rheumatology/American Association of Hip and Knee Surgeons guideline for the perioperative management of antirheumatic medication in patients with rheumatic diseases undergoing elective total hip or total knee arthroplasty. Arthritis Care Res (Hoboken). 2022;74(9):1399-408.

Hernández Martín AD, Noda P, Barroso M, Rodríguez M. Protocolo de actuación en la rehabilitación de los pacientes con enfermedades reumáticas. Rev Cub Med Física Rehab. 2016;8(1):70-86.

Hernández Martín AD, Noda P, Falcón I. Rehabilitación integral del paciente reumático. Rev Cub Reumatol. 2014;16(1):15-22.

Ike RW, Arnorld WJ, Rostchild EW, Shaw HL, and the Tidal Irrigation Cooperating Group. Tidal irrigation frente a conservative medical management in patients with osteoarthritis of the knee: a prospective randomized study. J Rheumatol. 1995;19:772-9.

Schumacher HR. Aspiration and injection therapies for joints. Arthritis Rheum. 2003;49:413-20.

Taylor WJ, Fransen J, Dalbeth N, Neogi T, Ralph Schumacher H, Brown M, et al. Diagnostic arthrocentesis for suspicion of gout is safe and well tolerated. J Rheumatol. 2016;43(1):150-3.

Usón J, Rodríguez-García SC, Castellanos-Moreira R. EULAR recommendations for intra-articular therapies. Ann Rheum Dis. 2021;0:1-7.

Abordaje terapéutico en situaciones especiales 23

I. Vázquez Gómez y J. J. Alegre Sancho

OBJETIVOS

- Conocer el manejo de situaciones especiales y complejas en pacientes con enfermedades reumáticas sistémicas.
- Revisar las peculiaridades del manejo terapéutico en pacientes frágiles.

EMBARAZO Y ENFERMEDADES REUMÁTICAS SISTÉMICAS

La mayoría de las enfermedades reumáticas afectan predominantemente a mujeres en edad fértil, lo cual pone de manifiesto la importancia de conocer la evolución, las posibles complicaciones y el manejo de estas patologías durante la gestación.

Evaluación pregestacional

Una de las claves del manejo de la gestación en pacientes con enfermedades reumáticas sistémicas (ERS) reside en la valoración y el consejo preconcepcional. Es fundamental determinar la actividad de la enfermedad y el daño orgánico del que parte la paciente, adecuar la medicación en caso necesario y completar la determinación de autoanticuerpos.

De este modo, el clínico podrá estratificar el riesgo y procurar un asesoramiento individualizado.

Actividad de la enfermedad

Se debe aconsejar a las pacientes planear la concepción durante un período de quiescencia de la enfermedad con el fin de reducir el riesgo, tanto de brote como de acontecimientos adversos, sobre el feto. La duración de la inactividad de la enfermedad es un tema a debate. La European Alliance of Associations for Rheumatology (EULAR) recomienda que este período sea de 6-12 meses, mientras que otros autores opinan que podría ser suficiente con 4 meses en pacientes seleccionadas (por ejemplo, en ausencia de afectación extraarticular o disfunción de órgano mayor).

Daño acumulado

El daño orgánico debido a la enfermedad puede incrementar considerablemente la morbimortalidad fetal y materna.

La presencia de valvulopatía o miocardiopatía grave (estadio III o IV de la clasificación de la New York Heart Association [NYHA] o fracción de eyección del ventrículo izquierdo < 40 %), hipertensión arterial pulmonar, enfermedad pulmonar intersticial (especialmente con una capacidad vital forzada < 50 %), afectación del sistema nervioso central o insuficiencia renal avanzada, son fuertes predictores de riesgo y deben contraindicar la gestación.

Determinación de autoanticuerpos

Debe evaluarse la presencia de anticuerpos antígeno A relacionado con el síndrome de Sjögren (*Sjögren's syndrome related antigen A* [SSA])/Ro y anti-SSB/La en pacientes con síndrome de Sjögren, artritis reumatoide, enfermedad mixta de tejido conectivo y lupus eritematoso sistémico (LES). Además, en las pacientes con LES y en aquellas con antecedentes de patología obstétrica o trombosis, deberán determinarse los anticuerpos antifosfolípido. La presencia de alguno de estos anticuerpos modificará el riesgo, la frecuencia de monitorización y la posible necesidad de tratamientos adicionales.

Medicación

Será necesario revisarla antes de la gestación para suspender los fármacos contraindicados y, si es posible, sustituirlos por fármacos seguros.

Glucocorticoides

Los glucocorticoides no fluorados (prednisona, prednisolona, hidrocortisona, metilprednisolona) son metabolizados en la placenta y llegan en concentraciones bajas al feto, por lo que están indicados en caso de que la madre requiera terapia de rescate durante la gestación o la lactancia. Por el contrario, los glucocorticoides fluorados (betametasona, dexametasona) atraviesan la barrera placentaria, por lo que deben usarse exclusivamente en caso de estar indicados para el feto.

> **!** En general, los glucocorticoides deben utilizarse a las menores dosis posibles durante la gestación, dada su asociación con complicaciones maternas (diabetes e hipertensión gestacionales, osteoporosis, aumento de riesgo infeccioso) y fetales (parto pretérmino).

Por lo general, las infiltraciones intraarticulares de glucocorticoides se consideran seguras durante el embarazo y la lactancia y pueden evitar efectos adversos sistémicos de las terapias orales. Existen, no obstante, casos en la literatura médica de supresión de la lactancia secundarios a infiltraciones con tramcinolona. Las inyecciones intraarticulares de radiofármacos están contraindicadas durante el embarazo.

Fármacos antirreumáticos modificadores de la enfermedad sintéticos convencionales

Dentro de este grupo, los considerados seguros o de bajo riesgo durante la gestación y la lactancia son los antipalúdicos, sulfasalacina (SSZ), azatioprina (AZA) y los inhibidores de la calcineurina:

- Los antipalúdicos, en especial la hidroxicloroquina, han demostrado efectos beneficiosos en gestantes con LES, incluyendo la reducción en la tasa de brotes y la actividad de la enfermedad, menos complicaciones obstétricas y ahorro de glucocorticoides.
- La SSZ es segura, pero interfiere en la absorción de ácido fólico, por lo que debe garantizarse su adecuada suplementación. Además, pasa a la leche materna y su metabolito puede desplazar la bilirrubina, por lo que se desaconseja en madres de lactantes prematuros, con hiperbilirrubinemia o con déficit de glucosa-6-fosfato-deshidrogenasa. Cabe recordar que la SSZ induce oligoastenozoospermia, por lo que los varones deben suspenderla al menos 3 meses antes de la concepción.
- La AZA y los inhibidores de calcineurina, ciclosporina A y tacrólimus, se han usado durante décadas en pacientes gestantes con trasplante de órgano sólido, lo que respalda su seguridad. Hay que recordar que la ciclosporina A se asocia a hipertensión y el tacrólimus se ha asociado a hiperpotasemia e insuficiencia renal en neonatos expuestos, por lo que se recomienda su monitorización.

Entre los fármacos antirreumáticos modificadores de la enfermedad sintéticos convencionales (FAMEsc) o clásicos contraindicados durante el embarazo y la lactancia se encuentran metotrexato (MTX), leflunomida (LFN), ácido micofenólico (AMF) y ciclofosfamida (CYC):

- La teratogenia del MTX se basa en su actividad contra el metabolismo del ácido fólico, pieza fundamental en el desarrollo del tubo neural, y aparece especialmente si la exposición se da entre las semanas 6 y 8 de gestación. También incrementa la tasa de abortos espontáneos. Se recomienda su suspensión 3 meses antes de la concepción y suplementar con 0,4 mg/día de ácido fólico.
- Pese a que estudios recientes indican que la exposición a LFN no supone un riesgo grave de complicaciones feta-

les en humanos, su alto potencial teratogénico en ratones y su asignación como categoría X por la Food and Drug Administration (FDA) hacen recomendable evitarla en mujeres en edad fértil, tanto durante la gestación como en la lactancia. En caso de estar tomándola, se consideran necesarios 2 años desde la suspensión del fármaco hasta su completa eliminación y posibilidad de concepción sin riesgo. Otra opción que requiere menos tiempo es un lavado con colestiramina (8 g/8 horas) o carbón activado (50 g/6 horas) durante 11 días, seguido de una monitorización de su metabolito activo, A771726, que debería ser < 0,02 mg/L en dos mediciones separadas al menos 14 días. Adicionalmente, algunos autores recomiendan dejar pasar tres ciclos menstruales tras la eliminación antes de intentar concebir. A partir de estos datos, la existencia de deseo genésico en las pacientes con ERS en edad fértil obliga a planteárles alternativas terapéuticas distintas a LFN en primera línea, siempre que sea posible.
- El uso de AMF durante la gestación se ha asociado con pérdidas fetales (sobre todo en el primer trimestre) y malformaciones fetales, sobre todo faciales. Debe ser suspendido al menos 6 semanas antes de la concepción. También está contraindicado durante la lactancia.
- La CYC es extremadamente teratógena y su uso está contraindicado durante la gestación, sobre todo en el primer trimestre, y la lactancia. Siempre que el estado de la paciente lo permita, el fármaco debe ser interrumpido 3 meses antes de la concepción.

Fármacos antirreumáticos modificadores de la enfermedad sintéticos dirigidos

Incluyen apremilast e inhibidores de cinasa Jano (iJAK). No hay estudios acerca del transporte transplacentario de estos fármacos, pero se consideran moléculas capaces de atravesar la barrera placentaria y de ser secretados en la leche materna, dado su pequeño tamaño. Los datos de seguridad de estos fármacos son limitados en pacientes gestantes o lactantes, por lo que su uso está contraindicado. Dada su corta vida media, algunos autores recomiendan su suspensión 1 mes antes de la concepción, aunque probablemente este período podría acortarse todavía más.

Fármacos antirreumáticos modificadores de la enfermedad biológicos

De todas las terapias biológicas, los inhibidores del factor de necrosis tumoral (iTNF) son los que cuentan con una mayor experiencia de uso e información en cuanto a seguridad en pacientes gestantes. No se han evidenciado mayores tasas de pérdida fetal ni malformaciones congénitas con estos fármacos, pero la administración de infliximab, golimumab o adalimumab en el tercer trimestre de gestación puede incrementar el riesgo de infecciones del neonato en los primeros 6 meses de vida, por lo que se recomienda su suspensión antes de la semana 20 de gestación.

Etanercept se puede mantener hasta la semana 32. En caso de que la ERS de la madre se mantenga activa, se recomienda mantener el iTNF hasta el final del embarazo y evitar administrar vacunas vivas al neonato durante sus primeros 6 meses de vida.

Mención aparte merece certolizumab, que apenas atraviesa la placenta por presentar una porción pegilada y se considera seguro durante todo el embarazo.

En cuanto al resto de las terapias biológicas, está contraindicado su uso, por la escasez de datos, en pacientes gestantes. Se recomienda suspender abatacept (ABT), ustekinumab, ixekizumab y tocilizumab (TCZ) unas 10 semanas antes de la concepción. El período de lavado aumenta a las 20 semanas con secukinumab, y con belimumab debe ser de 4 meses. En el caso de anakinra, su corta vida media permite mantenerlo hasta que se confirme la gestación. Se ha demostrado que rituximab (RTX) no aumenta la tasa de malformaciones congénitas, pero sí puede inducir disminución de células B en el neonato si la madre se expone en fases finales de la gestación, por lo que se recomienda su retirada entre 6 y 12 meses antes del embarazo.

Antiinflamatorios no esteroideos, colchicina y tratamiento del dolor neuropático

Está contraindicado el uso de antiinflamatorios no esteroideos (AINE) a partir de la semana 30 de embarazo por el riesgo de cierre prematuro del conducto arterioso. Ante la escasez de estudios con inhibidores de la ciclooxigenasa 2, es preferible el uso de AINE clásicos, intentado evitar la indometacina. Los datos acerca de colchicina son contradictorios, pero su uso en pacientes con fiebre mediterránea familiar no se ha asociado a malformaciones ni pérdidas fetales.

En cuanto a los fármacos más utilizados para el dolor neuropático, la amitriptilina puede usarse a dosis bajas, mientras que la pregabalina y la gabapentina están contraindicadas durante la gestación.

Manejo durante el embarazo

Pacientes con positividad para anti-SSA/Ro o anti-SSB/La

Los hijos de las gestantes con estos autoanticuerpos presentan riesgo de lupus neonatal y bloqueo cardíaco congénito fetal, cuyo riesgo es del 2 % en pacientes nulíparas y hasta del 20 % si ha existido una afectación fetal o neonatal en un embarazo previo. Se recomienda un estrecho control ecocardiográfico fetal (semanal, según algunas guías) entre las semanas 16 y 28 de embarazo, período en el que el riesgo es mayor.

Ante el hallazgo de un bloqueo de primer grado, algunos autores recomiendan monitorizar y valorar el uso de glucocorticoides fluorados durante 1 semana en caso de persistencia. Si el bloqueo se mantiene o revierte se plantea el debate de mantenerlos a dosis bajas hasta la semana 26.

En los bloqueos de segundo grado no existe duda acerca del beneficio de mantener los glucocorticoides fluorados.

Sin embargo, el 80 % de los bloqueos son de tercer grado. Aunque se consideran, en general, irreversibles y abocados a la implantación de un marcapasos, existen datos que apuntan a una posible reversión si el tratamiento médico se inicia precozmente (< 24 horas de evolución). En estos casos, se emplean glucocorticoides fluorados solos o en combinación con plasmaféresis o inmunoglobulinas intravenosas. Se debe plantear el término del embarazo en caso de detectar un bloqueo cardíaco fetal de tercer grado con una frecuencia cardíaca extremadamente baja (por debajo de 55 latidos por minuto) con fallo cardíaco, fibroelastosis endocárdica o miocardiopatía dilatada asociados.

En cuanto a la profilaxis, se recomienda el uso preconcepcional de hidroxicloroquina en estas pacientes, ya que puede reducir la incidencia de bloqueos congénitos y su recurrencia.

Tromboprofilaxis

Las gestantes con LES y riesgo de preeclampsia o pérdida fetal (positividad de anticuerpos antifosfolípido, afectación renal, hipertensión gestacional o antecedente de preeclampsia) deben recibir ácido acetilsalicílico (AAS) a dosis bajas (≤ 150 mg/día) desde antes de la concepción hasta la semana 36. Si existe alergia a AAS, el clopidogrel se ha propuesto como alternativa. Si la paciente cumple criterios de síndrome antifosfolípido obstétrico (positividad de anticuerpos antifosfolípido junto con historia de una o más muertes fetales posteriores a la semana 10, ≥ 3 abortos consecutivos antes de la semana 10 o retraso de crecimiento intrauterino o nacimiento prematuro antes de la semana 34) se recomienda añadir heparinas de bajo peso molecular (HBPM) a dosis profilácticas y mantenerlas hasta 6-12 semanas después del parto. En casos refractarios, algunas guías consideran el uso de dosis terapéuticas de HBPM, o añadir hidroxicloroquina o prednisona a dosis bajas. Más controvertido es el uso de HBPM profilácticas en pacientes asintomáticas con un perfil de anticuerpos antifosfolípido de alto riesgo (anticoagulante lúpico a títulos altos, triple positividad) o una edad avanzada.

La warfarina y el acenocumarol son teratogénicos a partir de la 6ª semana de embarazo, por lo que en pacientes con síndrome antifosfolípido trombótico deberán sustituirse por HBPM a dosis terapéuticas y AAS a dosis bajas en el momento en que se confirme la gestación.

Manejo de la enfermedad durante la gestación

En pacientes con LES, se recomienda mantener la hidroxicloroquina durante el embarazo. En caso de brote leve, se recomienda añadir prednisona a dosis bajas. En caso de brote moderado o grave, es preferible el uso de bolos intravenosos de metilprednisolona seguidos de prednisona ≤ 30 mg/día.

En los casos más graves o refractarios se añadirá terapia inmunosupresora desde el inicio (AZA o anticalcineurínicos), además de valorar el uso de inmunoglobulinas intravenosas (IgIV). De forma excepcional, puede considerarse la terapia con RTX en el primer trimestre. Al igual que en otras enfermedades reumáticas, la CYC se reserva para situaciones con riesgo vital materno, o en las que no se disponga de otras alternativas, a partir del 2º trimestre, cuando la organogénesis fetal está completada.

En pacientes gestantes con esclerosis sistémica se ha descrito un mayor riesgo de parto prematuro y retraso en el crecimiento intrauterino fetal, en probable relación con vasculopatía placentaria. Por ello, se ha propuesto el uso de AAS a dosis bajas durante la gestación. Por lo demás, en la mayoría de las pacientes con esclerosis sistémica la enfermedad se mantiene estable durante el embarazo.

El fenómeno de Raynaud y las úlceras digitales suelen mejorar durante la gestación, y pueden empeorar en el posparto y, en caso de requerirlo, se considera segura la terapia con antagonistas del calcio y prostanoides. Por el contrario, los síntomas digestivos suelen exacerbarse y pueden paliarse con antihistamínicos, inhibidores de la bomba de protones, procinéticos y compuestos con alginato.

La hipertensión arterial pulmonar, la enfermedad pulmonar intersticial avanzada, la insuficiencia renal grave y la miocardiopatía se consideran contraindicaciones para el embarazo en pacientes con esclerosis sistémica, dadas las potenciales complicaciones obstétricas y el riesgo materno. En caso de embarazo en una paciente con hipertensión arterial pulmonar, las opciones terapéuticas se limitan a los inhibidores de la fosfodiesterasa 5 y prostanoides, ya que el resto de los fármacos son teratogénicos. Cabe recordar que el tratamiento antihipertensivo en el embarazo se reduce al uso de labetalol, metildopa, nifedipino e hidralacina, dado que los inhibidores de la enzima conversora de la angiotensina, bloqueadores del receptor de angiotensina II y diuréticos tiacídicos se han asociado con malformaciones congénitas. Mención especial merece la crisis renal esclerodérmica, entidad en la que sí que se recomienda el uso de inhibidores de la enzima conversora de la angiotensina o el antagonista del receptor de angiotensina II, ya que su gravedad se considera superior al riesgo de toxicidad fetal asociada al tratamiento.

En relación con el riesgo de crisis renal esclerodérmica, es importante recordar que, en caso de ser necesario el uso de glucocorticoides, son preferibles los bolos de metilprednisolona seguidos de prednisona ≤ 15 mg/día que dosis superiores sostenidas en el tiempo de prednisona. En cuanto a la enfermedad pulmonar intersticial (se ha propuesto el uso de AZA, tacrólimus o RTX en el primer trimestre). Si la paciente presenta afectación cutánea rápidamente progresiva, se recomienda el uso de AZA y, en casos extremos, de IgIV.

Los datos en otras ERS son limitados. En caso de las artritis crónicas, se recomienda un buen control preconcepcional con fármacos seguros como SSZ, hidroxicloroquina o iTNF, incluso AINE en los 2 primeros trimestres y glucocorticoides a la mínima dosis posible. Dada la frecuente asociación entre anticuerpos anti-SSA/Ro o anti-SSB/La y el síndrome de Sjögren, la hidroxicloroquina será la terapia de elección en estas pacientes. En las miopatías inflamatorias, el uso de AZA puede ser útil para la afectación muscular, cutánea y pulmonar. En casos graves o refractarios es posible combinarla con IgIV. La AZA es también la terapia de mantenimiento más recomendada en las vasculitis asociadas a anticuerpos anticitoplasma de los neutrófilos (VAA). Como alternativa, se han propuesto los inhibidores de calcineurina, las IgIV y el RTX preconcepcional o en el 1er trimestre. El propio RTX (o la CYC, a partir del 2º trimestre) pueden usarse en casos de riesgo vital materno o afectación orgánica grave (glomerulonefritis o hemorragia alveolar). En la enfermedad de Behçet, se pueden utilizar, además, la colchicina y los iTNF.

Manejo en posparto y lactancia

Se recomienda esperar el inicio espontáneo del parto, de forma similar a la población general, si la evolución del embarazo cursa sin complicaciones. La anticoagulación con warfarina o acenocumarol puede reiniciarse tras el parto y es compatible con la lactancia, mientras que las HBPM deberán retirarse 12 horas antes del parto (si son dosis profilácticas) o 24 horas antes (si son dosis terapéuticas). Hay que tener en cuenta que los brotes en el posparto son comunes.

Por norma general, los fármacos seguros en el embarazo son seguros en la lactancia. El certolizumab pegol es el único que tiene licencia por la European Medicines Agency (EMA) y la FAD para su administración durante la lactancia y, por lo tanto, es el iTNF de elección. La terapia materna con glucocorticoides se considera segura, pero si la dosis de prednisona supera los 20 mg al día, se recomienda evitar la lactancia en las 4 horas siguientes a su toma.

CIRUGÍA Y ENFERMEDADES REUMÁTICAS SISTÉMICAS

En los pacientes con ERS no es infrecuente la necesidad de cirugía mayor, como la sustitución protésica articular, en el caso de artritis crónicas, o en pacientes con patologías autoinmunes graves que presentan osteonecrosis secundaria al uso continuado de glucocorticoides.

En estas situaciones se debe tener en cuenta el riesgo de infección y los problemas en la cicatrización, ambos asociados tanto al tratamiento (inmunosupresores y glucocorticoides) como al mal control previo de la enfermedad.

Por otro lado, la suspensión del tratamiento de mantenimiento y el estrés orgánico que supone una cirugía mayor pueden generar una descompensación de la enfermedad de base y favorecer la aparición las complicaciones perioperatorias. Debe existir un manejo multidisciplinar que combine la opinión y experiencia del reumatólogo, el cirujano y el anestesista para promover la buena evolución de estos pacientes antes, durante y tras la intervención.

Evaluación del estado prequirúrgico del paciente

La evaluación del riesgo prequirúrgico debe ser amplia y abarcar no solo el riesgo infeccioso, sino también aspectos propios de la enfermedad y de cada una de las comorbilidades.

Riesgo infeccioso

La mayoría de los datos en este sentido provienen de estudios de artroplastia en pacientes con artritis reumatoide, con resultados que se extrapolan a otras enfermedades y procedimientos. No obstante, no hay que perder de vista que en intervenciones de bajo riesgo, como las de cataratas, las infecciones no son una gran amenaza. Por el contrario, cuando la cirugía es abdominal, hasta el 10 % de los pacientes pueden presentar complicaciones como neumonía, infecciones de la herida quirúrgica o del tracto urinario. Este porcentaje es menor en procedimientos de reemplazo articular con las técnicas actuales (en torno al 3-5 %), pero adquieren gran relevancia por su frecuencia y alta tasa de infecciones profundas protésicas.

Es sabido que los pacientes con artritis reumatoide presentan hasta el 50 % más de complicaciones infecciosas posquirúrgicas que los pacientes con artrosis. A ello contribuyen no solo la actividad de la enfermedad y el tratamiento, sino también las comorbilidades del paciente (especialmente obesidad, tabaquismo, edad avanzada y diabetes) y la experiencia del centro y del cirujano en ese tipo de procedimiento. Las guías actuales recomiendan el uso de antibioterapia intravenosa profiláctica en las primeras 24 horas tras todo reemplazo articular protésico, pero no hay un protocolo especial para los pacientes con ERS.

Es de destacar que se han observado mayores tasas de colonización nasal por *Staphylococcus aureus* en pacientes con artritis reumatoide y terapias biológicas, lo cual se ha relacionado con un aumento de las infecciones del lecho quirúrgico. Algunos autores han propuesto la descolonización previa en estos pacientes, mediante antibioterapia tópica nasal, ante una cirugía de alto riesgo, aunque no se ha evaluado el impacto de esta medida en los resultados infecciosos posquirúrgicos.

Afectación orgánica y complicaciones anestésicas

El objetivo principal del manejo anestésico es el establecimiento de una vía aérea segura y preservar la integridad de la columna cervical mediante su correcta colocación y manipulación.

En algunas ERS, la afección propia de la enfermedad puede dificultar el adecuado posicionamiento del paciente, el acceso a la vía aérea, o el acceso vascular y nervioso en procedimientos anestésicos regionales.

Algunos ejemplos pueden ser la subluxación atloaxoidea y la artritis cricoaritenoidea en pacientes con artritis reumatoide, la afectación de la articulación temporomandibular y el posible desarrollo de micrognatia en la artritis idiopática juvenil, la fusión cervical espinal en pacientes espondilíticos o la microstomía en pacientes con esclerosis sistémica, entre otras.

Así pues, resulta crucial una cuidadosa evaluación prequirúrgica de estos pacientes, que incluirá radiografías cervicales en flexoextensión y una minuciosa exploración de la vía aérea para prever posibles riesgos quirúrgicos y planificar el mejor abordaje anestésico.

Por último, cabe destacar el riesgo de úlcera corneal en pacientes con síndrome de Sjögren si son posicionados en decúbito supino en la cirugía.

Evaluación cardiopulmonar

A pesar de que es ampliamente conocido que los pacientes con ERS presentan un mayor riesgo cardiovascular secundario a la inflamación crónica, son limitados los datos sobre el riesgo de episodios cardíacos posquirúrgicos en estos pacientes. La evaluación prequirúrgica del riesgo cardiovascular en estos pacientes es, además, compleja. En primer lugar, las herramientas actuales de cálculo de riesgo cardiovascular o el uso de factores de riesgo tradicionales, como es bien sabido, subestiman el riesgo real en estos pacientes. Además, algunos individuos pueden ser incapaces de hacer las pruebas de esfuerzo previas. Varios autores resaltan la importancia de evaluar una posible afectación cardiovascular subclínica en estos pacientes con base en los antecedentes, comorbilidades y actividad de la patología de base.

Las patologías pulmonares en estos pacientes pueden variar desde entidades comunes en la población general hasta afecciones como la enfermedad pulmonar intersticial o la hipertensión arterial pulmonar. Esta última puede tener consecuencias mortales en el contexto perioperatorio, sobre todo tras la administración de agentes anestésicos. En todos los casos, las pruebas de función respiratoria previas al procedimiento, junto con el apoyo multidisciplinar de cardiólogos, neumólogos y anestesistas, son de vital relevancia.

Manejo del riesgo tromboembólico

Los pacientes con ERS presentan también mayor riesgo de enfermedad tromboembólica en comparación con la población general, sobre todo en contextos de alta actividad de la enfermedad y durante las hospitalizaciones. Aunque las guías no dan recomendaciones específicas, varios autores proponen una estratificación del riesgo basada en la presencia o no de anticuerpos antifosfolípido, la existencia de antecedentes tromboembólicos y el balance entre riesgo trombótico y hemorrágico.

En la prevención primaria ante cirugías mayores, como las ortopédicas, los pacientes con un perfil de anticuerpos antifosfolípido de alto riesgo (anticoagulante lúpico positivo o triple positividad) deberán ser anticoagulados con HBPM a dosis terapéuticas, mientras que en los pacientes con un panel de anticuerpos menos intensivo y sin otros factores que aumenten el riesgo (obesidad, tabaquismo, anticonceptivos orales, neoplasia, etc.) se puede valorar la administración de dosis profilácticas. Según algunas guías, la tromboprofilaxis tras la cirugía ortopédica debe extenderse hasta 35 días tras el alta hospitalaria, siempre valorando el posible riesgo de sangrado. Los pacientes que cumplen criterios de síndrome antifosfolípido ya reciben tratamiento anticoagulante crónico y deben cambiar a HBPM a dosis terapéuticas en los 3-5 días anteriores a la cirugía, suspenderlas las 24 horas antes del procedimiento y reinstaurarlas en las 24-48 horas posteriores.

Manejo perioperatorio de fármacos utilizados en el tratamiento de enfermedades reumáticas

A la hora de interpretar las siguientes recomendaciones, es importante tener en cuenta tanto el tipo de procedimiento quirúrgico como el grado de gravedad y actividad que presenta la ERS. Las cirugías menores, como la artroscopia, presentan un bajo riesgo de infección y podría ser razonable no suspender la terapia antes de estos procedimientos. En cuanto a la patología de base, un alto nivel de actividad se asocia con peores resultados quirúrgicos, por lo que habrá que decidir si es preferible retrasar la cirugía electiva hasta un mejor control de la enfermedad o mantener la medicación durante todo el proceso para evitar brotes.

Glucocorticoides

Se ha demostrado un incremento del riesgo de complicaciones infecciosas posquirúrgicas en pacientes tratados con glucocorticoides, incluso con dosis bajas (5-10 mg/día de prednisona o equivalente), y este incremento es dosis-dependiente. Además, los glucocorticoides también se han relacionado con retrasos en la cicatrización de las heridas. Por todo ello, la recomendación de las guías es disminuir la dosis de glucocorticoides a la mínima necesaria antes de la cirugía.

En pacientes que requieran ≥ 20 mg/día de prednisona, se debe plantear la posibilidad de retrasar la cirugía hasta que la enfermedad esté controlada con dosis más bajas, especialmente en situaciones de alto riesgo infeccioso.

Por otro lado, se ha generalizado el uso de dosis suprafisiológicas de glucocorticoides («dosis de estrés») en el momento de la cirugía, con el propósito de evitar una posible insuficiencia suprarrenal secundaria al uso crónico de este medicamento. Se ha demostrado que estas pautas generan más efectos perjudiciales que beneficiosos y las guías más recientes proponen mantener las dosis habituales de glucocorticoides, a excepción de los casos en tratamiento continuado desde la infancia o los diagnosticados previamente de insuficiencia suprarrenal o patología hipotálamo-hipofisaria.

Fármacos modificadores de la enfermedad clásicos y otros inmunomoduladores

Se considera seguro el tratamiento con hidroxicloroquina, SSZ, MTX y LFN. En pacientes con artritis reumatoide, se ha demostrado que los que continúan con MTX sufren menos brotes que los que suspenden la terapia, sin aumento de infecciones. Sin embargo, en pacientes con antecedentes de infecciones graves o recurrentes tras cirugías mayores podría valorarse retirar la medicación antes de la cirugía. En los pacientes con LES, el manejo de la terapia depende de la gravedad de la enfermedad. En casos graves, se recomienda mantener fármacos como AMF, AZA o inhibidores de la calcineurina.

En el resto de los pacientes, se considera suficiente suspender estos fármacos 1 semana antes de la cirugía y vigilarlos estrechamente después, para actuar ante un posible brote. Se propone una actitud similar en pacientes con otro tipo de ERS en tratamiento con estos inmunomoduladores.

Fármacos modificadores de la enfermedad biológicos y los sintéticos dirigidos

Se ha asociado el uso de terapias biológicas con un aumento del riesgo de infección posquirúrgico, por lo que las guías recomiendan dejar pasar un intervalo de dosis entre la última administración del tratamiento y la cirugía. Si la terapia se interrumpe durante períodos superiores, el número de brotes y la necesidad de glucocorticoides para tratarlos sí pueden verse incrementados. En el caso de los iJAK, su corta vida media y la rápida reversibilidad de su efecto permiten reducir el tiempo de retirada a solo 3 días. Apremilast se considera seguro en estos casos.

En cuanto al reinicio del tratamiento tras la cirugía, la recomendación general es reintroducir los FAME unos 14 días tras la intervención, una vez que se haya comprobado la correcta cicatrización de la herida y la ausencia de signos infecciosos, y se hayan retirado las grapas o puntos de sutura.

En la **tabla 23-1**, se detalla la dosificación habitual de los diferentes FAME y el período de suspensión recomendado antes de la cirugía.

Tabla 23-1. Manejo de fármacos inmunomoduladores en pacientes con enfermedades autoinmunes sistémicas que van a ser sometidos a una cirugía mayor

Fármaco	Intervalo de dosis habitual	Período recomendado entre la última dosis y la cirugía
FAME convencionales		
Metotrexato	Semanal	No suspender
Sulfasalacina	Diario	No suspender
Hidroxicloroquina	Diario	No suspender
Leflunomida	Diario	No suspender
Fármacos utilizados en lupus eritematoso sistémico grave*		
Micofenolato de mofetilo	Diario	No suspender
Azatioprina	Diario	No suspender
Ciclosporina	Diario	No suspender
Tacrólimus	Diario	No suspender
Rituximab	Cada 4-6 meses (i.v.)	4-6 meses
Belimumab	• Semanal (s.c.) • Cada 4 semanas (i.v.)	1 semana 4 semanas
Voclosporina	Diario	No suspender
Anifrolumab	Cada 4 semanas (i.v.)	4 semanas
Fármacos utilizados en lupus eritematoso sistémico no grave*		
Micofenolato de mofetilo	Diario	1 semana
Azatioprina	Diario	1 semana
Ciclosporina	Diario	1 semana
Tacrólimus	Diario	1 semana
Rituximab	Cada 4-6 meses (i.v.)	7 meses
Belimumab	• Semanal (s.c.) • Cada 4 semanas (i.v.)	• 2 semanas (s.c.) • 5 semanas (i.v.)
FAME biológicos y sintéticos dirigidos		
Adalimumab	Cada 2 semanas (s.c.)	3 semanas
Golimumab	• Cada 4 semanas (i.v.) • Cada 8 semanas (i.v.)	5 semanas (s.c.) 9 semanas (i.v.)
Infliximab	• Cada 4, 6 u 8 semanas (i.v.)	5, 7 o 9 semanas
Etanercept	Semanal	2 semanas
Certolizumab	Cada 2 o 4 semanas (s.c.)	3 o 5 semanas
Tocilizumab	• Semanal (s.c.) • Cada 4 semanas (i.v.)	2 semanas (s.c.) 5 semanas (i.v.)
Abatacept	• Semanal (s.c.) • Cada 4 semanas (i.v.)	2 semanas (s.c.) 5 semanas (i.v.)
Secukinumab	Cada 4 semanas (s.c.)	5 semanas
Ixekizumab	Cada 4 semanas (s.c.)	5 semanas

(Continúa)

Fármaco	Intervalo de dosis habitual	Período recomendado entre la última dosis y la cirugía
FAME biológicos y sintéticos dirigidos *(cont.)*		
Ustekinumab	Cada 12 semanas (s.c.)	13 semanas
Guselkumab	Cada 8 semanas (s.c.)	9 semanas
Anakinra	Diario (s.c.)	2 días
Tofacitinib	Diario	3-4 días
Baricitinib	Diario	3-4 días
Upadacitinib	Diario	3-4 días
Apremilast	Diario	No suspender

Tabla 23-1. Manejo de fármacos inmunomoduladores en pacientes con enfermedades autoinmunes sistémicas que van a ser sometidos a una cirugía mayor *(cont.)*

*Las recomendaciones de los fármacos utilizados en lupus eritematoso sistémico se han extrapolado a su uso en otras enfermedades autoinmunes sistémicas; hay que considerar igualmente el intervalo de suspensión según la gravedad de las manifestaciones clínicas.
FAME: fármacos antirreumáticos modificadores de la enfermedad; i.v.: intravenoso; s.c.: subcutáneo.
Adaptada de: Goodman SM, 2022.

PACIENTE ANCIANO Y ENFERMEDADES REUMÁTICAS SISTÉMICAS

Como resultado del incremento de la esperanza de vida en las últimas décadas y la mejoría de la calidad asistencial, el número de personas que conviven con al menos una enfermedad crónica ha aumentado considerablemente en los países desarrollados. Esto incluye las ERS, en las que la necesidad de terapia inmunosupresora y el daño orgánico pueden provocar un particular aumento del riesgo de complicaciones en el paciente de edad avanzada.

Implicaciones de la edad y las enfermedades reumáticas en el sistema inmune

La inmunosenescencia es un proceso biológico que aparece en todos los individuos con el paso de los años y que comporta un deterioro en la funcionalidad del sistema inmunitario, tanto de la inmunidad innata como de la adaptativa. Todo ello conlleva una pérdida de la tolerancia inmunitaria y un aumento en la incidencia de ERS asociado a la edad avanzada, además de una mayor susceptibilidad a enfermedades infecciosas y neoplasias. Hay datos que apoyan que este proceso aparece unos 20-30 años antes en pacientes con artritis reumatoide que en controles sanos.

Fenotipos de las enfermedades reumáticas en el paciente anciano

Algunas ERS presentan un pico de incidencia en edades avanzadas, mientras que otras se inician en edades más tempranas, pero acumulan daño orgánico a medida que el paciente envejece.

 Incluso una misma patología puede tener varias formas de presentación según la edad de inicio.

Por ejemplo, la artritis reumatoide de inicio tardío se caracteriza por ser un cuadro más abrupto, con mayor clínica constitucional y mayor tendencia a la afectación de grandes articulaciones proximales; además, la predominancia sobre el sexo femenino es menos acusada, los reactantes de fase aguda tienden a estar más elevados y el factor reumatoide y los anticuerpos antipéptido citrulinado suelen ser negativos en estos pacientes. De forma similar, la artropatía psoriásica de inicio tardío suele ser más intensiva y erosiva, pero con menor afectación ungueal y dactilitis.

Se calcula que el 10-20 % de los casos de LES aparecen por encima de los 50 años. En ellos, el inicio es más insidioso y con manifestaciones inespecíficas (artromialgias, fiebre, pérdida de peso, etc.), que suelen retrasar el diagnóstico. En general, suele cursar con menor afectación articular, cutánea y renal, y mayor prevalencia de clínica pulmonar y miositis. Desde el punto de vista analítico, se observan mayores tasas de positividad del factor reumatoide y anti-SSA/Ro y anti-SSB/La, mientras que suelen detectarse con menor frecuencia anticuerpos antirribonucleoproteína nuclear, anticuerpos antiácido desoxirribonucleico de doble cadena e hipocomplementemia.

En estudios recientes se ha mostrado que los pacientes que son diagnosticados de síndrome de Sjögren con una edad más avanzada presentan mayor sequedad oral y ocular, así como enfermedad pulmonar intersticial, mientras que las manifestaciones articulares son menos prevalentes. En este grupo, además, existe una menor afectación serológica, con menor positividad para el factor reumatoide y anticuerpos anti-SSA/Ro y anti-SSB/La, y menor prevalencia de hipocomplementemia y leucopenia.

La edad de inicio también influye sobre el fenotipo clínico en pacientes con esclerosis sistémica y puede relacionarse con peor pronóstico de la enfermedad. Las principales manifestaciones asociadas con un inicio tardío de la enfermedad son: afectación cutánea localizada, trastornos de la conducción cardíaca y disfunción diastólica del ventrículo izquierdo, fibrosis e hipertensión arterial pulmonar y positividad de anticuerpos anticentrómero.

En cuanto a las vasculitis, la de células gigantes es la más frecuente dentro de las de gran vaso y predomina en la población anciana; la afectación aórtica es más frecuente cuando la enfermedad comienza en edades medias. En cuanto a las VAA, entre los pacientes de edad avanzada son más habituales la poliangitis microscópica y las asociadas a anticuerpos antimieloperoxidasa. En los individuos mayores de 65 años con VAA predominan las manifestaciones cardiovasculares, neurológicas, pulmonares y renales; estas dos últimas son más intensivas que en pacientes más jóvenes.

Síndromes geriátricos, comorbilidades y polifarmacia

Los síndromes geriátricos aparecen con gran frecuencia en la población anciana, son de origen multifactorial y relacionados con peor calidad de vida, dependencia y aumento de mortalidad. Estas entidades pueden aparecer con más frecuencia en pacientes con ERS. Un ejemplo sería la inestabilidad y la limitación a la movilidad, a la que pueden contribuir la destrucción articular, una afectación neuropática periférica o el uso de medicación que genere mareos y caídas.

La malnutrición, sarcopenia y la denominada «caquexia reumatoide» pueden relacionarse con la artritis reumatoide de larga evolución y poner en riesgo la autonomía del paciente.

Por otro lado, la depresión y las alteraciones cognitivas se han asociado con mayor frecuencia a la artritis reumatoide y al LES, en probable relación con la ateroesclerosis acelerada, el dolor y fatiga crónicos o la posible afectación primaria del sistema nervioso central.

Además de los síndromes geriátricos, pueden aparecer otras comorbilidades asociadas a la edad o a la ERS de base. Es el caso de la insuficiencia renal crónica, que obliga a un ajuste en la posología de la terapia inmunosupresora (Tabla 23-2). Por otro lado, la asociación entre el aumento del riesgo cardiovascular y las ERS está bien establecida.

Al igual que en otras enfermedades crónicas, la polifarmacia es particularmente frecuente en las ERS y puede provocar interacciones medicamentosas (Tabla 23-3), reacciones adversas múltiples y falta de adherencia. Se han desarrollado varias estrategias para minimizar la prescripción en personas mayores multimórbidas, como la educación del prescriptor en farmacoterapia geriátrica, el uso de herramientas para orientar una correcta prescripción en el paciente anciano (STOPP/

Tabla 23-2. Recomendaciones para fármacos inmunosupresores en pacientes con enfermedades autoinmunes sistémicas y enfermedad renal avanzada/en estadío final

Hidroxicloroquina	Ajustar dosis y frecuencia de monitorización
Micofenolato de mofetilo	• Monitorización de niveles plasmáticos • AUC recomendada (0-12 h), aunque hay controversia en enfermedades reumáticas
Ciclofosfamida	• Ajuste de dosis según edad o niveles de creatinina • Se recomienda protocolo de estudio CYCLOPS
Ciclosporina	• Monitorización de niveles plasmáticos • La concentración no debe superar 200 ng/mL
Tacrólimus	• Monitorización de niveles plasmáticos • La concentración no debe superar 20 ng/mL
Azatioprina	• ClCr > 50 mL/min: no requiere ajuste posológico • ClCr 10-50 mL/min: 75 % de dosis normal • ClCr < 10 mL/min: 50 % de dosis normal • Hemodiálisis: 50 % de dosis normal y 0,25 mg/kg extra tras la hemodiálisis
Metotrexato	• ClCr > 50 mL/min: no requiere ajuste posológico • ClCr 20-50 mL/min: 50 % de dosis normal • ClCr < 20 mL/min: contraindicado
Leflunomida	No requiere ajuste posológico
Sulfasalacina	No requiere ajuste posológico
Rituximab	No requiere ajuste posológico
Belimumab	No requiere ajuste posológico

Adaptada de: Honda S, 2020.
AUC: área bajo la curva; ClCr: aclaramiento de creatinina.

Tabla 23-3. Interacciones entre algunos fármacos modificadores de la enfermedad y fármacos frecuentemente usados en la práctica clínica habitual

Fármacos modificadores de la enfermedad	Agente combinado	Reacción adversa
Azatioprina	• Alopurinol • Doxorrubicina • Warfarina • Inhibidores de la enzima conversora de la angiotensina • Trimetoprima/sulfametoxazol	• ↑Toxicidad de azatioprina • ↑ Hepatotoxicidad • ↓ Actividad anticoagulante • ↑Anemia y neutropenia • ↑ Trombopenia y neutropenia
Hidroxicloroquina	Digoxina	↓ Niveles de digoxina
Leflunomida	• Warfarina • Rifampicina	• ↑Actividad anticoagulante • ↑ Niveles de leflunomida
Metotrexato	• Retinoides • Trimetoprima/sulfametoxazol • Isoniacida • Teofilina • Penicilina	• ↑ Hepatotoxicidad • ↑ Depresión de médula ósea • ↑ Hepatotoxicidad • ↓ Aclaramiento de teofilina • ↑ Toxicidad de metotrexato
Sulfasalacina	• Rifampicina • Digoxina • Isoniacida	• ↓ Niveles de sulfapiridina • ↓ Niveles de digoxina • ↑ Hepatotoxicidad

Adaptada de: Van Roon EN, 2009.

START) y la comunicación estrecha entre farmacéuticos y médicos.

Manejo terapéutico del paciente anciano con enfermedad reumática sistémica

Existe evidencia limitada sobre la mejor manera de abordar el tratamiento en los pacientes ancianos, ya que esta población a menudo no está representada en los ensayos clínicos. Este hecho se une en muchas ocasiones a la preocupación del clínico, por lo que se suele optar por administrar tratamientos menos intensivos. Este proceso se conoce como «sesgo de edad» y se ha comprobado en varios estudios. Se ha observado que los pacientes ancianos con artritis reumatoide están expuestos a mayor uso de glucocorticoides y monoterapia con FAMEc antes que combinaciones de estos últimos o FAME biológicos (FAMEb). Se calcula que más de la mitad de los pacientes con artritis reumatoide y más de 65 años no recibe FAME en el primer año de enfermedad y que, en caso de usarlos, suele ser a dosis más bajas.

Uso de antiinflamatorios no esteroideos

El perfil de seguridad de los AINE es plenamente conocido; sin embargo, existen ciertos matices en población anciana. En primer lugar, y en relación con la seguridad gastrointestinal, hay que tener en cuenta que las comorbilidades y el uso concomitante de ciertos fármacos (glucocorticoides, antiagregantes plaquetarios o anticoagulantes) pueden aumentar el riesgo de sangrado digestivo. Para evitarlo, se recomienda evitar el AAS a dosis altas (> 300 mg/día), usar inhibidores selectivos de la ciclooxigenasa 2 o, si no hay alternativa, añadir un inhibidor de la bomba de protones.

Además, se desaconseja el uso de AINE en pacientes con insuficiencia cardíaca y en pacientes con filtrado glomerular < 30 mL/min. Cabe destacar que los AINE pueden disminuir la excreción de MTX y aumentar su toxicidad.

Uso de glucocorticoides

A pesar de los avances en el resto de las terapias antirreumáticas, los glucocorticoides siguen siendo una piedra angular del tratamiento. Sin embargo, en la población anciana, el riesgo infeccioso aumenta de forma considerable al administrar glucocorticoides a dosis > 5 mg/día de prednisona o equivalente y se desaconseja su uso en pacientes mayores con alto riesgo de desarrollar *delirium*. Todo ello, sumado a otros potenciales efectos adversos (osteoporosis, ganancia de peso, hipertensión arterial, resistencia a la insulina, sangrado gastrointestinal, etc.), hace que las recomendaciones sean minimizar su uso, tanto en duración como en dosis total, en ancianos.

Efectividad del tratamiento inmunosupresor en el paciente anciano

La mayoría de las terapias inmunosupresoras son igual de efectivas con independencia de la edad.

Los FAMEc presentan un perfil de eficacia similar en todos los grupos de edad. En el caso del MTX, se recomienda una menor dosis de mantenimiento en los ancianos, dada la disminución del filtrado glomerular asociada a la edad.

En relación con los FAMEb, estudios recientes han mostrado unas tasas de respuesta y de mantenimiento similares entre la población con artritis reumatoide de inicio tardío y la de inicio temprano. Los iTNF son efectivos en ancianos con artritis reumatoide, aunque se ha comprobado que los enfermos mayores de 75 años suspenden menos la monoterapia con iTNF por ineficacia y más por efectos adversos, en comparación con población más joven. Por su parte, ABT ha demostrado buenos datos en cuanto a efectividad y tolerancia, con mayores tasas de retención que otros FAMEb y una mejoría en la actividad comparable a la de la población joven, en pacientes con artritis reumatoide de inicio tardío. Los escasos datos acerca del uso de TCZ y RTX en este grupo de edad indican que sus tasas de respuesta y remisión son inversamente proporcionales a la edad del paciente.

También existen buenos datos de eficacia de iJAK en población anciana con artritis reumatoide en ensayos recientes.

Seguridad del tratamiento inmunosupresor en el paciente anciano

En líneas generales, la seguridad de la terapia inmunosupresora es comparable a la de los jóvenes, aunque con matices. Se puede afirmar que la hidroxicloroquina es el FAMEc menos

tóxico. Aunque la edad no ha demostrado ser un factor de riesgo independiente para el desarrollo de retinopatía por hidroxicloroquina, es recomendable prestar atención a la monitorización oftalmológica en los pacientes de edad avanzada, dado el uso prolongado y la dosis acumulada del fármaco. El MTX suele ser mejor tolerado entre los ancianos que la SSZ, que presenta una mayor tasa de interrupción por sus efectos adversos gastrointestinales.

Las mayores evidencias en cuanto a seguridad de FAMEb en la población anciana se centran en los inhibidores del factor de necrosis tumoral y en ABT. Ambos tratamientos han demostrado un perfil de seguridad comparable en distintos grupos de edad. No obstante, algunos estudios señalan que el riesgo de infección en pacientes con artritis reumatoide en terapia con FAMEb podría verse incrementado con edades superiores a los 60 años, con la actividad de la enfermedad, el uso de glucocorticoides a dosis altas y con la presencia de comorbilidades. La literatura médica acerca de la seguridad del resto de los FAMEb y FAME sintéticos dirigidos es escasa. El RTX se ha asociado con mayores tasas de infección en pacientes ancianos con artritis reumatoide, mientras que los iJAK se relacionan con un número mayor de infecciones por el virus de la varicela-zóster y un aumento de fenómenos tromboembólicos. En consecuencia, se recomienda un ajuste de dosis de baricitinib a 2 mg/día y de filgotinib a 100 mg/día en los pacientes mayores de 75 años y valorar alternativas si el paciente es mayor de 50 años y presenta otros factores de riesgo cardiovascular.

En resumen, no se recomienda un uso restrictivo de los FAME en la población anciana, sino hacer una estricta evaluación del balance riesgo-beneficio, teniendo en cuenta que el adecuado tratamiento de estos pacientes puede evitar la discapacidad funcional, disautonomía y otras complicaciones derivadas de la enfermedad reumática.

TRATAMIENTO EN PACIENTES CON CÁNCER

El cáncer, bien como antecedente o como enfermedad activa, ha supuesto siempre una limitación significativa para los reumatólogos a la hora de iniciar el tratamiento con fármacos inmunosupresores y ha marcado muchas veces la elección del tratamiento en estos pacientes. La llegada de la inmunoterapia al tratamiento del cáncer y el uso de inhibidores de *checkpoint* (inhibidores de puntos de control inmunitario) ha permitido comprobar que el uso de muchos de los FAMEc y muchas terapias biológicas son seguros en pacientes con cáncer, incluso más que dosis medias de glucocorticoides.

Pueden plantearse varios escenarios: el inicio de tratamiento en paciente con cáncer; el desarrollo de cáncer en un paciente tratado con FAMEc, FAME sintéticos dirigidos o terapias biológicas; y el tratamiento con inhibidores de *checkpoint* en un paciente con ERS.

Se dejan de lado, en cambio, los cuadros clínicos inducidos por inhibidores de *checkpoint* y su tratamiento, por su extensión y por alejarse del objetivo de este capítulo.

Inicio de tratamiento inmunosupresor en paciente con cáncer

Se ha descrito un mejor pronóstico en los pacientes con cáncer que además tienen una enfermedad autoinmune. Un control de la respuesta inmunitaria a través del uso de terapias inmunosupresoras e inmunomoduladoras podría reducir la respuesta al cáncer y empeorar su evolución. Si a ello se suma la relación conocida entre algunos fármacos y ciertos tipos de neoplasias, así como la falta de evidencias provenientes del desarrollo clínico de los distintos tratamientos, parece de sentido común evitar el uso de fármacos inmunosupresores y utilizar en primera línea otros fármacos con potencial inmunomodulador pero más seguros en estos pacientes, como pueden ser los antipalúdicos o la SSZ, en los casos en los que estos fármacos sean una opción terapéutica. Se hace necesario, por lo tanto, un análisis de los distintos inmunosupresores sintéticos y terapias biológicas en este sentido.

Fármacos modificadores de la enfermedad clásicos

El MTX es considerado un fármaco seguro en pacientes con cáncer a pesar de la relación existente con los linfomas, que remiten tras la retirada del fármaco y que se han asociado a la infección crónica por el virus de Epstein-Barr. De hecho, en un estudio publicado en 2019, el riesgo de linfoma fue significativamente menor en pacientes tratados con terapias biológicas que en aquellos que recibían MTX. También la LFN se incluye dentro de estos fármacos considerados seguros en pacientes con cáncer, a pesar de lo limitado de sus datos.

Los inhibidores de calcineurina se han relacionado con tumorogénesis en modelos murinos y con cáncer cutáneo no melanocítico en humanos. Sin embargo, los resultados son contradictorios en relación con otros tipos de cáncer. De hecho, se han asociado a un menor riesgo de cáncer rectal o de mama en algunos trabajos.

El AMF se ha relacionado con un aumento de cáncer de piel no melanocítico y con linfoma primario de sistema nervioso central relacionado con el virus de Epstein-Barr. Sin embargo, gracias a su mecanismo de acción, ha demostrado que reduce la proliferación celular en diferentes tipos de cáncer, como el pancreático, el de pulmón de células pequeñas, la leucemia y el linfoma. Además, en trasplantados renales, el uso de AMF se ha relacionado con un riesgo reducido de malignidad, incluyendo los procesos linfoproliferativos. En opinión de muchos oncólogos, y con base en lo descrito, el AMF puede considerarse un fármaco relativamente seguro en pacientes con cáncer.

La AZA, en cambio, y a pesar de actuar sobre la síntesis de purinas como el AMF, se ha relacionado claramente con un aumento de riesgo de todo tipo de cánceres y, en particular, de cáncer de piel no melanocítico, neoplasias del vía urinaria y trastornos linfoproliferativos.

La CYC, como bien es sabido y especialmente si se administra vía oral, se relaciona con mayor riesgo de cáncer de piel no melanocítico, leucemia y neoplasia de vejiga. La aparición de hematuria es el mejor predictivo del desarrollo de cáncer de vejiga.

Terapias biológicas

En cuanto al uso de terapias biológicas, el riesgo de malignidad asociado al uso de iTNF todavía es tema de debate. Desde su comercialización, diferentes estudios, incluyendo varios metaanálisis, han mostrado resultados contradictorios en este sentido. Se han relacionado con un aumento de riesgo de cáncer de piel no melanocítico y linfoma.

Sin embargo, hay que tener en cuenta que algunos trabajos incluían patologías con un elevado riesgo de desarrollar este tipo de neoplasias, como la artritis reumatoide, y que algunos pacientes con enfermedad inflamatoria intestinal tomaban también AZA o 6-mercaptopurina, fármacos claramente relacionados con el desarrollo de enfermedad neoplásica. Otros muchos trabajos no han podido confirmar esta relación.

En fechas recientes, se ha demostrado un menor riesgo de cáncer en pacientes mayores de 50 años tratados con iTNF que aquellos que recibían tofacitinib. En un estudio de ámbito nacional, en Dinamarca, se demostró, en pacientes con artritis reumatoide y enfermedad inflamatoria intestinal con antecedente de cáncer, que el tratamiento con iTNF no se asocia a mayores tasas de recurrencias o de desarrollo de un segundo cáncer, independientemente del tiempo transcurrido entre el diagnóstico del cáncer y el inicio de iTNF. A pesar de todo, sigue sin haber una recomendación específica acerca de cuándo comenzar un iTNF en pacientes con antecedente de cáncer y se sigue recomendando evitar su uso en pacientes con enfermedad neoplásica activa.

No se ha observado un aumento claro de melanoma, linfoma o tumores sólidos en pacientes tratados con RTX, ABT o TCZ. El bloqueo de las interleucinas (IL) IL-17, IL-12 e IL-23 tampoco se ha relacionado con el desarrollo o recurrencia de enfermedad neoplásica en pacientes con antecedente de cáncer.

> **!** Estudios recientes y un metaanálisis en pacientes con artritis reumatoide ha demostrado que el tratamiento con terapias biológicas no incrementa el riesgo de recurrencia ni de nueva neoplasia frente a FAMEc en pacientes con antecedentes de neoplasia previa.

Diferentes guías recogen la recomendación de utilizar preferentemente y, cuando esté indicado, RTX en pacientes con antecedentes o presencia de enfermedad linfoproliferativa y emplear preferentemente FAMEc frente a terapias biológicas en pacientes con antecedente de melanoma o cáncer cutáneo no melanocítico (recomendaciones cuestionables, en cualquier caso, en base a las evidencias).

Fármacos antirreumáticos modificadores de la enfermedad sintéticos dirigidos

En cuanto a los iJAK, son bien conocidos los resultados del estudio *ORAL Surveillance*, en el que tofacitinib se asoció a mayor riesgo de cáncer que los iTNF en una población seleccionada de pacientes con factores de riesgo cardiovascular y, en concreto, en aquellos mayores de 65 años. Estos resultados no se han visto replicados en el mismo perfil de pacientes en un estudio observacional. En dos estudios de extensión de 52 semanas de duración, la incidencia de neoplasias en pacientes sin factores de riesgo fue similar con filgotinib y upadacitinib que con adalimumab.

Desarrollo de cáncer en un paciente tratado con FAME clásicos, terapias biológicas o FAME sintéticos dirigidos

Es bien sabido que distintas enfermedades reumatológicas, como la artritis reumatoide, la esclerosis sistémica o el LES, entre otras, se asocian a un mayor riesgo de cáncer. En la esclerosis sistémica, por ejemplo, este riesgo es 1,5 veces superior al de la población general. En cuanto a su prevalencia en estas enfermedades, los datos son muy variables y dependen fundamentalmente de las características de la población incluida. Es muy alta en pacientes con artritis reumatoide y esclerosis sistémica, patologías en las que se sitúa entre el 4 y el 22 %.

Se han propuesto distintos factores relacionados con el desarrollo de enfermedad neoplásica en estos pacientes, que son diferentes según la patología, como son la propia alteración inmunológica, la inflamación crónica, el daño orgánico o el tratamiento inmunosupresor, entre otros. La relación entre cáncer y los distintos tratamientos ya ha sido expuesta en el apartado *Inicio de tratamiento inmunosupresor en paciente con cáncer*. A ello debe añadirse la asociación clara y conocida entre cáncer y algunas ERS, como la esclerosis sistémica asociada a anticuerpos antiácido ribonucleico polimerasa III o la dermatomiositis asociada a anticuerpos anti-TIF1γ o NXP2, que obliga a estrategias de cribado de cáncer en estos pacientes.

> ❗ Como se ha visto, gran parte de los tratamientos se han relacionado, de una u otra forma, con el desarrollo de distintas formas de cáncer de piel no melanocítico. Resulta fundamental, por ello, informar a los pacientes acerca de los riesgos de la exposición solar prolongada, fomentar el uso de fotoprotectores y recomendar la consulta en caso de la aparición de cualquier lesión cutánea sospechosa de malignidad.
> En cualquier caso, e incluso cuando existe una clara relación entre la neoplasia y la actividad de la enfermedad o el daño orgánico, el diagnóstico de un cáncer en un paciente con una ERS tratada con diferentes FAME o terapias biológicas debe obligar siempre a una reevaluación del tratamiento considerando de forma individualizada, y consensuada con el paciente y el oncólogo o hematólogo, el balance beneficio/riesgo de mantenerlo frente a retirarlo. No es infrecuente que, en algunos casos y en función de la patología, el inicio de quimioterapia se asocie a una remisión profunda y mantenida de su enfermedad que permita la retirada del tratamiento previo.

Tratamiento con inhibidores de *checkpoint* en pacientes con enfermedades reumáticas sistémicas

A medida que el tratamiento con inhibidores de *checkpoint* se ha ido generalizando y extendiendo, ha aumentado la descripción de patología autoinmune inducida por estos tratamientos y, a su vez, las dudas acerca de su uso en pacientes con patologías autoinmunes ya conocidas por dos razones fundamentales: el riesgo de exacerbación de la enfermedad de base; y la posibilidad de que el efecto de la terapia antitumoral pudiera verse reducido por el tratamiento concomitante con fármacos inmunomoduladores e inmunosupresores.

Riesgo de exacerbación de la enfermedad reumática sistémica

En un análisis de 49 publicaciones y 129 pacientes con enfermedades autoinmunes, el 75 % de ellos presentaron un brote de su enfermedad tras iniciar inhibidores de *checkpoint*. Es destacable que, en este análisis, no se encontraron diferencias en brotes entre aquellos que tenían enfermedad activa o inactiva, pero los brotes sí fueron más frecuentes en aquellos pacientes a los que se les había suspendido el tratamiento habitual. En un análisis retrospectivo posterior en el que se incluyó a 4.438 pacientes tratados con estos inhibidores, los ingresos por complicaciones relacionadas con el tratamiento fueron más frecuentes en los 283 que tenían una enfermedad autoinmune previa.

> ❗ A pesar de que pueda suponer un obstáculo para el tratamiento, la existencia de una enfermedad reumática previa no debe considerarse una contraindicación para el inicio de inmunoterapia.

Respuesta al tratamiento con inhibidores de checkpoint

En cuanto a la respuesta a inhibidores de *checkpoint*, una revisión reciente concluye que la eficacia en pacientes con ERS preexistente no es distinta a la de la población general. De hecho, se ha señalado que su eficacia podría, incluso, verse incrementada en esta población. Además, estudios preclínicos indican que el uso de iTNF podría aumentar el efecto antitumoral de los inhibidores de *checkpoint*.

> ❗ De hecho, el tratamiento con iTNF se ha mostrado seguro y efectivo en pacientes con cáncer tratados con inhibidores de *checkpoint*.

Sin embargo, la mayor parte de los oncólogos y gran parte de los reumatólogos siguen utilizando los glucocorticoides como primera línea en el tratamiento de complicaciones de la inmunoterapia cuando se ha comprobado que reducen su eficacia antitumoral tanto *in vivo* como *in vitro*, incluso a dosis bajas. Estos datos parecen indicar que estrategias terapéuticas que impliquen ahorro de glucocorticoides y la introducción precoz de iTNF, en aquellos casos en los que pueda estar indicado este tratamiento, serían las más adecuadas en estos casos.

Aunque los datos son limitados, TCZ también se ha demostrado seguro y efectivo en estos pacientes. Más limitados aún son los datos acerca del uso combinado de iJAK, terapias biológicas anti-IL-17 o terapias anti-CD20 en este perfil de pacientes, pero no parece que afecten la efectividad de la inmunoterapia. Incluso existen datos que apuntan a un posible beneficio en la respuesta antitumoral a través del bloqueo de JAK2 y JAK3.

Un caso muy distinto es el ABT, cuyo mecanismo de acción interfiere directamente sobre el de los inhibidores de *checkpoint* y, por lo tanto, debería evitarse su uso en estos casos.

TRATAMIENTO EN PACIENTES CON INFECCIONES CRÓNICAS

En este apartado se presenta el manejo terapéutico en pacientes con ciertas infecciones crónicas como la hepatitis B (VHB), la hepatitis C (VHC) o la infección por virus de la inmunodeficiencia humana (VIH), sin dejar de lado, por su impacto en los últimos años, la infección por síndrome respiratorio agudo severo causado por coronavirus de tipo 2 (SARS-CoV-2). También resulta oportuno y necesario incluir otras infecciones crónicas como la enfermedad de Chagas, relativamente común en población migrante de ciertos países, u otras parasitosis de fácil tratamiento y a las que suele prestarse escasa atención, como la infección por *Strongyloides stercolaris*.

Infección por virus de la hepatitis B

El cribado del VHB incluye la determinación de antígeno de superficie del virus de la hepatitis B (HBsAg), anticuerpo contra el antígeno core del virus de la hepatitis B (anti-HBc) y anticuerpo contra el antígeno de superficie del virus de la hepatitis B (anti-HBs).

> **!** Los pacientes con hepatitis B crónica y HBsAg positivo presentan un riesgo aumentado de reactivación del virus tras el inicio de tratamiento inmunosupresor y, en especial, en relación con el uso de terapias biológicas. Además, este riesgo se ve incrementado con el uso concomitante de glucocorticoides.

Dos metaanálisis de 2018 mostraron una reducción del riesgo de reactivación con el uso de profilaxis antiviral, especialmente en pacientes con artropatías inflamatorias tratados con terapias biológicas.

> **!** Por lo tanto, en caso de iniciar cualquier terapia inmunosupresora en pacientes con hepatitis B crónica, es necesario iniciar al menos 1 mes antes terapia antiviral que evite la replicación del virus.

Esta replicación puede cursar de forma silente, sin clínica ni alteración de la función hepática, y dar lugar a una hepatitis fulminante en el momento en que se retira el inmunosupresor, por mecanismos de reconstitución inmune, como también se ha descrito en pacientes con infección concomitante por VIH que inician tratamiento específico para este virus. Clásicamente, se iniciaba tratamiento profiláctico con lamivudina, aunque se comprobó que la resistencia viral a este fármaco llegaba a alcanzar el 70 % a los 5 años, por lo que este tratamiento se vio desplazado por entecavir o

tenofovir, análogos nucleósidos con gran potencia antiviral y escasas resistencias. Una vez iniciada la profilaxis antiviral, y mientras el paciente reciba tratamiento inmunosupresor o inmunomodulador, resulta imprescindible una monitorización periódica de la carga viral.

Se ha descrito la reactivación del VHB en pacientes con infección pasada, anti-HBc positivos y HBsAg negativos, tratados con distintos fármacos inmunosupresores y terapias biológicas, aunque el riesgo global es bajo (0-10 %). Más bajo resulta aún si solo se considera el uso de FAMEc, con tasas descritas de reactivación del 1,1 % en artritis reumatoide, y del 3,2 % en LES. La reactivación en relación con el uso de MTX o LFN en los pacientes puede considerarse excepcional.

Hay que tener en cuenta, no obstante, el valor aditivo que supone el uso concomitante de glucocorticoides sobre el riesgo de reactivación. En un estudio en pacientes con LES, el uso de prednisolona a dosis superiores a 10 mg/día fue un factor de riesgo independiente para la reactivación del VHB. Incluso en estudios realizados en pacientes con uveítis se han descrito reactivaciones con el uso de prednisona a dosis superiores a 20 mg/día.

En cuanto a las terapias biológicas, el uso de iTNF se relacionó con reactivación de VHB en solo un 1,8 % de los pacientes en un metaanálisis de 2013. Más frecuentes son las reactivaciones con RTX o ABT, pero no con TCZ, según un estudio publicado en 2021. Esto es mucho más evidente con RTX, tratamiento con el cual se han descrito tasas de reactivación cercanas al 10 % en diferentes estudios. El riesgo de reactivación con iJAK parece ser bajo, entre 0 y 3,1 %, aunque los datos siguen siendo limitados en este sentido.

Se ha podido comprobar que el riesgo de reactivación es superior en pacientes con anti-HBc positivo y anti-HBs negativo que en aquellos con anti-HBs o anticuerpo contra el antígeno e del virus de la hepatitis B (anti-HBe) positivos.

> Por lo tanto, en pacientes con anti-HBc positivos y HBsAg negativos, y con base en los datos disponibles en la literatura médica, se monitorizán periódicamente enzimas hepáticas y carga viral, y se considerará introducir profilaxis antiviral en caso de iniciar RTX o ABT, especialmente en pacientes con anti-HBs negativo y en aquellos que reciban dosis medias o elevadas de glucocorticoides.

Infección por virus de la hepatitis C

La infección por VHC suponía una limitación significativa al uso de FAMEc. Se consideraba seguro el uso de SSZ, antipalúdicos e inhibidores de calcineurina en estos pacientes. Esto era así a pesar de que los datos acerca de posibles reactivaciones del VHC eran limitados y, la mayoría de ellos, en pacientes con artritis reumatoide y artropatía psoriásica, la mayor parte de las veces en tratamiento con terapias biológicas.

Se han publicado muchos estudios observacionales y una revisión sistemática acerca de la evolución de la infección por VHC en pacientes con artritis reumatoide y artropatía psoriásica tratados con iTNF y todos coinciden en que pocos pacientes muestran una elevación de enzimas hepáticas o de la carga viral del VHC. En un ensayo clínico posterior, con un número limitado de pacientes, no se detectó ningún caso de elevación de enzimas hepáticas ni de la carga viral del VHC en pacientes con artritis reumatoide tratados con etanercept o MTX.

Sí se detectaron casos de reactivación del VHC en el 3,4 % de los pacientes en un estudio en pacientes con artritis reumatoide tratados con diferentes fármacos, que fue más frecuente en pacientes tratados con terapias biológicas que con FAMEc. Al comparar distintas terapias biológicas, se detectó un aumento de la carga viral del VHC en pacientes con artritis reumatoide tratados con RTX frente a los tratados con iTNF. Más allá de estas patologías, en un pequeño estudio retrospectivo publicado en 2017 se describió la reactivación del VHC en el 38 % de los pacientes con LES e infección por VHC tratados con diversos fármacos inmunosupresores.

Todas las limitaciones pudieron dejarse de lado a partir del momento en que estuvo disponible el tratamiento curativo para la infección por VHC.

> Una vez tratada la infección y confirmada la negativización de la carga viral, no existe una limitación teórica al uso de cualquier alternativa terapéutica. Sin embargo, se evitarán los fármacos hepatotóxicos en aquellos pacientes con cirrosis o con un grado elevado de fibrosis en la elastografía. Tampoco se dejará de monitorizar periódicamente la carga viral del VHC.

Infección por virus de la inmunodeficiencia humana

El uso de la mayor parte de FAMEc se ha considerado relativamente seguro en estos pacientes, mucho más tras el uso generalizado de las terapias antirretrovíricas de gran actividad. Se ha prestado escasa atención, en cambio, a la posible influencia de dosis elevadas de glucocorticoides en estos pacientes, cuando se han relacionado con progresión de la infección, replicación viral y aumento de infecciones oportunistas.

En cuanto a las terapias biológicas, los iTNF han demostrado ser una alternativa terapéutica segura en pacientes con infección por VIH, aunque las evidencias en este sentido son débiles. En un pequeño estudio que incluía a pacientes con infección por VIH tratados con iTNF, el recuento de CD4 y la carga viral del virus se mantuvieron estables a lo largo de un seguimiento de 2 años. Otro problema que puede surgir en estos pacientes es el posible aumento de infecciones, incluso en pacientes bien controlados con tratamiento antirretrovírico de gran actividad. Los datos en este sentido son escasos y contradictorios, pero cabe resaltar la descripción de infecciones por *Pneumocystis jirovecii* en pacientes con recuentos de CD4+ relativamente elevados, y con independencia de la carga viral del virus, que no se vio afectada, en general, de forma significativa. No parece existir más riesgo de otros efectos adversos relacionados con los iTNF en esta población de pacientes.

Mayor riesgo debería suponer, *a priori*, el uso de RTX. Sin embargo, este tratamiento ha demostrado ser seguro y efectivo en pacientes con linfoma asociado al VIH. En cuanto al resto de las terapias biológicas, los datos son limitados y no parecen indicar un mayor riesgo en esta población de pacientes.

Infección por SARS-CoV-2

En una revisión sistemática de EULAR se concluye que los pacientes con ERS no presentan más riesgo de contraer la infección por SARS-CoV-2 ni de peor pronóstico en caso de COVID-19. Tampoco aprecian diferencias consistentes entre las diferentes enfermedades en cuanto al riesgo de COVID-19 grave, pero sí relacionan un peor pronóstico de la infección con una mayor actividad de la ERS, reflejada por una mayor necesidad de glucocorticoides.

Respecto a los tratamientos, y en relación con la hidroxicloroquina, que se utilizó ampliamente en la primera ola de la COVID-19, un metaanálisis reciente concluye que fueron menores la mortalidad y las hospitalizaciones en aquellos pacientes con ERS en tratamiento crónico con antipalúdicos. Otros fármacos, como el TCZ o el baricitinib, pasaron a utilizarse en casos de infección grave, lo que permitió conocer, al menos, su relativa seguridad en estos pacientes. Menos consideración merecieron los iTNF, a pesar de que el factor de necrosis tumoral α aumenta en fases iniciales de la infección y se sabe que tiene un papel muy importante en el inicio de la «tormenta de citocinas» en pacientes con COVID-19 grave. Durante la pandemia, se publicó en un estudio español que el tratamiento con iTNF aumentó la susceptibilidad a la infección incluso hasta tres veces. Sin embargo, estos pacientes desarrollaron con escasa frecuencia COVID-19 grave. En otros muchos estudios, se ha podido comprobar un menor riesgo de hospitalización por COVID-19 en pacientes tratados con iTNF.

El tratamiento con RTX demostró, en cambio y en cualquiera de las indicaciones y perfiles de pacientes, que aumentaba la susceptibilidad de los pacientes a la infección y empeoraba claramente su pronóstico. Así quedó demostrado en diferentes trabajos, que mostraron un mayor número de hospitalizaciones en pacientes tratados con RTX frente a iTNF y FAMEc. Así, en las guías EULAR de 2021 se recomendó posponer los ciclos de RTX y mantener los glucocorticoides a la menor dosis posible, mientras que se recomendaba mantener el resto de los inmunosupresores. Más recientemente se han publicado datos del registro de la Global Rheumatology Alliance (GRA) en el que los pacientes tratados con RTX o iJAK desarrollaron con mayor frecuencia una enfermedad grave que los tratados con iTNF, lo que resulta hasta paradójico, considerando la indicación de baricitinib en el tratamiento de pacientes hospitalizados por COVID-19 con necesidad de oxigenoterapia.

> La revisión sistemática de EULAR, publicada en 2022, ya pone de manifiesto el peor pronóstico de los pacientes tratados con RTX y, probablemente, con iJAK.

Independientemente del tratamiento, estudios recientes han mostrado una reducción de la gravedad de la COVID-19 en pacientes con ERS a lo largo de las diferentes olas de la pandemia y en relación con las distintas mutaciones del virus. Esta evolución ya se observó en las primeras tres olas, antes de tener un acceso amplio a la vacunación. En una publicación reciente se ha verificado una reducción del riesgo de hospitalización o muerte en pacientes con ERS del 71 % con la variante ómicron, comparada con las primeras olas de la enfermedad. Un metaanálisis reciente que analiza conjuntamente los datos de las distintas olas concluye, en oposición a estos datos, una mayor susceptibilidad y mortalidad en relación con la COVID-19 en pacientes con ERS.

> ❗ En cuanto a la respuesta humoral a la vacuna frente al SARS-CoV-2, es muy conocido que existe una menor respuesta (15-60 %) y una caída más rápida de los títulos de anticuerpos en pacientes tratados con RTX que en los controles, y que esta respuesta depende del recuento de CD19 y del tiempo transcurrido desde la última administración del fármaco.

Por lo que no es esperable respuesta humoral alguna mientras se mantenga una reducción completa de linfocitos B. También se ha observado una menor respuesta humoral en relación con edades avanzadas y con el uso de AMF.

Enfermedad de Chagas

Según datos de la Organización Mundial de la Salud (OMS), la enfermedad de Chagas es endémica en 21 países de Iberoamérica y la mayoría de los pacientes se muestran asintomáticos o paucisintomáticos tanto en la fase aguda como en la fase crónica de la enfermedad. Se han descrito reactivaciones de la enfermedad en pacientes inmunodeprimidos, pero esta complicación se considera rara en pacientes con ERS. Una reactivación de la enfermedad se relaciona con manifestaciones graves (meningitis, encefalitis, miocarditis) y puede conducir a la muerte del paciente. El tratamiento de la enfermedad resulta más efectivo en fases agudas que crónicas de la infección, por lo que, al igual que sucede con otras muchas enfermedades, un diagnóstico y tratamiento precoz son esenciales.

Los datos acerca de cribado o profilaxis o tratamiento de la enfermedad de Chagas en pacientes con distintas ERS son escasos y, la mayor parte de las veces, están basados en la opinión de expertos o provienen de la colaboración con infectólogos. Quizás por ello no han sido objeto de interés en las principales guías de sociedades científicas. Sí se han pronunciado en este sentido otras sociedades científicas, como la Sociedad Española de Reumatología Pediátrica SERPE), cuyos profesionales recomiendan realizar un cribado de infección por *Trypanosoma cruzi* en niños originarios de áreas endémicas o en aquellos con madres de estas áreas a quienes no se les hizo estudio serológico durante el embarazo. La misma recomendación puede encontrarse en un documento conjunto multidisciplinar publicado en 2017 y en el que participaron las sociedades españolas e italianas de reumatología y medicina tropical (Sociedad Española de Reumatología [SER], Società Italiana di Reumatologia [SIR], Sociedad Española de Medicina Tropical y Salud Internacional [SEMTSI] y Società Italiana di Medicina Tropicale e Salute Globale [SIMET]).

Infección por *Strongyloides stercolaris*

Se considerará una posible infección por *S. stercolaris* en pacientes que provengan de zonas tropicales del sudeste asiático, África subsahariana y toda América, Iberoamérica en especial. Sin embargo, no se tiene en cuenta que se considera una infección endémica en las comarcas de La Safor y Marina Alta, en la Comunidad Valenciana. Además, al igual que sucede con la enfermedad de Chagas, muchos pacientes pueden ser asintomáticos. Se han descrito casos de estrongiloidosis diseminada en pacientes inmunodeprimidos, como pueden ser gran parte de los pacientes de nuestro entorno, y la afección de órganos vitales puede llevar a la muerte del paciente.

La SERPE recomienda un cribado serológico de infección por *S. stercolaris* en niños originarios de áreas endémicas, especialmente en aquellos que presenten eosinofilia. Al igual que sucede con la enfermedad de Chagas, la misma recomendación se encuentra en un documento conjunto multidisciplinar publicado en 2017 y en el que participaron distintas sociedades científicas (SER, SIR, SIMET y SEMTSI). Sin embargo, hay que recordar que la eosinofilia no aparece en todos los pacientes, en especial si están tratados con glucocorticoides o fármacos inmunosupresores. Sería recomendable implantar esta recomendación también en pacientes adultos, más aún, sabiendo que el tratamiento con 200 µg/kg de ivermectina por vía oral una vez al día durante 2 días puede ser curativo.

MANEJO EN LA UNIDAD DE CUIDADOS INTENSIVOS DE PACIENTES CON ENFERMEDADES REUMÁTICAS SISTÉMICAS

Debido a las características de las diferentes enfermedades y a los tratamientos empleados en su control, los pacientes con artropatías inflamatorias y enfermedades autoinmunes sistémicas pueden requerir ingreso en la unidad de cuidados intensivos (UCI) en cualquier momento a lo largo del curso clínico de su enfermedad. Por ello, los reumatólogos necesitan conocer cuáles son los pacientes con mayor riesgo de ingreso en la UCI, qué complicaciones pueden llevar a este ingreso y cuáles son los factores que pueden condicionar cada uno de los diferentes desenlaces en esta unidad.

A partir de una revisión de la literatura médica, se procede a una caracterización global de estos ingresos para centrarse posteriormente en aspectos concretos, como pueden ser los factores de mal pronóstico o la utilización de terapias de recate.

Caracterización de los pacientes

El LES, junto con la artritis reumatoide y VAA son las patologías que con mayor frecuencia ingresan en la UCI en los últimos años. A ellas se unen, con una prevalencia variable en función de las series, la esclerosis sistémica y las miopatías inflamatorias, fundamentalmente la dermatomiositis.

> ❗ Hasta en el 20 % de los casos, el diagnóstico de la enfermedad subyacente se realizó en la UCI.
> Se ha descrito que el riesgo de ingreso en la UCI es mayor en pacientes tratados con dosis altas de glucocorticoides y menor en aquellos que reciben FAMEc o terapias biológicas.

Motivos de ingreso en la unidad de cuidados intensivos

Las infecciones (40-50 %) seguidas de las exacerbaciones o complicaciones graves de la enfermedad (25-35 %) son los principales motivos de ingreso en la UCI en prácticamente todas las series.

No siempre es fácil distinguir la infección de la propia actividad de la enfermedad, como queda reflejado en muchas series, lo que obliga a un manejo diagnóstico y terapéutico amplio que permita cubrir todas las posibilidades.

El compromiso respiratorio es el más frecuente en estos pacientes, seguido del *shock* y la afección renal, gastrointestinal y del sistema nervioso central. En los pacientes que ingresan por fallo respiratorio agudo, la intubación facilitará la toma de muestras y la identificación del germen causal. Los gérmenes más comúnmente aislados en estos casos son *Acinetobacter baumannii, Candida albicans, Klebsiella pneumoniae, Aspergillus, Pseudomonas aeruginosa, P. jirovecii* y citomegalovirus.

El fallo respiratorio agudo es el principal motivo de ingreso en pacientes con VAA (70 %) y puede ser secundario a la propia enfermedad o, en hasta la mitad de los casos, a otras causas, fundamentalmente infección. La principal causa de fallo respiratorio agudo atribuible a la enfermedad es la hemorragia alveolar difusa, seguida de la exacerbación de una enfermedad pulmonar intersticial del tipo de neumonía intersticial, usual en pacientes con poliangitis microscópica, la neumonitis eosinofílica en pacientes con granulomatosis eosinofílica con poliangitis, o, con menor frecuencia, la granulomatosis bronquial o pulmonar en pacientes con granulomatosis con poliangitis y el asma en pacientes con granulomatosis eosinofílica con poliangitis. Varios factores pueden coexistir en más de la tercera parte de los casos. Otros motivos de ingreso en la UCI relacionado con la VAA son la afección renal, cardíaca o del sistema nervioso central, según las distintas series.

Los pacientes con artritis reumatoide ingresan sobre todo por complicaciones cardiovasculares (24 %) e infección (40 %). Estos ingresos son más frecuentes en pacientes de mayor edad y con ciertas comorbilidades, como diabetes, enfermedad pulmonar obstructiva crónica e insuficiencia renal.

Tratamientos en la unidad de cuidados intensivos

El tratamiento en estos pacientes suele contemplar tanto la infección (primaria o nosocomial) como la propia enfermedad subyacente, con el uso de dosis elevadas de glucocorticoides e inmunosupresores potentes (CYC intravenosa o RTX, sobre todo) y el eventual uso de IgIV o plasmaféresis como terapias de rescate en casos graves, refractarios y en los que estas alternativas terapéuticas puedan tener su indicación.

 De hecho, uno de los factores determinantes de fallo multiorgánico y muerte en estos pacientes es el retraso en el inicio del tratamiento con inmunosupresores y antimicrobianos.

En cuanto a las medidas de soporte, se ha descrito que hasta el 57 % de los casos requieren ventilación mecánica, el 34 % vasopresores y el 28 % hemodiálisis.

Mortalidad en la unidad de cuidados intensivos

La mortalidad global en la UCI es sumamente heterogénea y puede variar entre el 11 y el 79 %, dependiendo de las características de los pacientes y de la patología subyacente. Las principales causas son las mismas que condicionan el ingreso: infecciones y exacerbaciones o complicaciones graves de la enfermedad.

! La mortalidad en caso de infección sobrepasa el 50 %, muy superior en general a la de los pacientes que ingresan por actividad de la enfermedad.

Otra causa importante de mortalidad es la infección adquirida en la UCI, más aún considerando que, en general, se trata de pacientes inmunodeprimidos con complicaciones graves que requieren tratamiento con dosis elevadas de glucocorticoides e inmunosupresores. Casi la mitad de los pacientes ingresados presentarán complicaciones infecciosas, en concreto, neumonías nosocomiales, cuya mortalidad alcanza el 50 %. La necesidad de hemodiálisis o ventilación mecánica, y no el uso de inmunosupresores potentes como la CYC, son los principales factores independientes de riesgo de infección en la UCI.

! A pesar de todo, y con las excepciones de la esclerosis sistémica y la dermatomiositis, la mortalidad no ha demostrado ser, en general y de acuerdo con el grado de gravedad, superior a la de cualquier otro perfil de pacientes que ingresan en la UCI.

Factores pronósticos

El pronóstico de los pacientes que ingresan en UCI depende de múltiples factores, como son sus propias características y las de la enfermedad, el tratamiento, el motivo del ingreso o factores propios de la UCI. Se han descrito como factores pronósticos: edad avanzada, índice de comorbilidad de Charlson, coexistencia de enfermedades crónicas, fallo renal, coma, *shock*, abdomen agudo, diagnóstico de dermatomiositis o esclerosis sistémica, ingreso por infección, tratamiento con glucocorticoides, necesidad de ventilación mecánica o hemodiálisis, uso de agentes inotrópicos o vasodilatadores, además de la puntuación en escalas específicas de evaluación de la gravedad de los pacientes que ingresan en la UCI. Entre estas últimas, la más utilizada es la escala *Acute Physiology and Chronic Health Evaluation* (APACHE II). Otras escalas son la *Score Simplified Acute Physiology* (SAPS) II y el *Sequential Organ Failure Assessment* (SOFA). Con todo, dichas escalas suelen infraestimar el riesgo de mortalidad en estos pacientes.

 Merece la pena resaltar que ni el uso de FAMEc ni las terapias biológicas se han relacionado con una mayor mortalidad.

Estos resultados están alineados con datos de grandes registros, como el alemán o el británico, en los que el uso de iTNF en pacientes con artritis reumatoide se relacionó con un menor riesgo de muerte por sepsis, mientras que otras terapias biológicas, como TCZ o RTX, no influyeron sobre este riesgo.

Se ha publicado un modelo de predicción de mortalidad para pacientes con LES que ingresan en UCI a través del análisis de 505 ingresos en UCI de 480 pacientes con LES. La mayor parte eran mujeres jóvenes con una enfermedad activa (mediana del Systemic Lupus Erythematosus Disease Activity Index [SLEDAI]: 10) de corta evolución (6 meses de mediana). Casi la mitad ingresaron por infección. La afección pulmonar fue el principal motivo de ingreso (82 %), seguido de la renal (63 %). La mortalidad en este estudio fue del 53 %, relativamente elevada en comparación con otros. El modelo de predicción incluyó nueve factores pronósticos: edad, recuento leucocitario, alanina-aminotransferasa, uratos, infección del sistema nervioso central, *shock*, hemorragia intracraneal, fallo respiratorio agudo y uso de inhibidores de calcineurina. Sin embargo, el uso de inhibidores de calcineurina o AZA resultó ser protector en otros estudios.

Procedimientos terapéuticos de rescate en la unidad de cuidados intensivos

En ocasiones, en casos graves y refractarios, y siempre que pueda estar indicado, es necesario el uso de terapias de rescate.

Plasmaféresis

Este procedimiento se utiliza comúnmente en casos graves y refractarios de glomerulonefritis rápidamente progresiva, hemorragia alveolar difusa asociada a VAA, síndrome de Goodpasture, síndrome antifosfolípido catastrófico y otras complicaciones que cursen con microangiopatía trombótica, aunque su uso en VAA no se ha visto refrendado por el resultado de ensayos clínicos específicos.

Terapia con inmunoglobulinas intravenosas

Se considera indicado el tratamiento con inmunoglobulinas intravenosas en pacientes con enfermedad de Kawasaki y afección cardíaca, síndrome antifosfolípido catastrófico y miositis refractaria, entre otras.

Oxigenación por membrana extracorpórea

En líneas generales, se considera su uso en caso de fallo respiratorio agudo persistente a pesar de ventilación mecánica y, en el contexto de estas enfermedades, en casos de hemorragia alveolar difusa o síndrome de distrés respiratorio graves, fundamentalmente. Se ha descrito, en un trabajo específico, que el diagnóstico de VAA es un factor de buen pronóstico en pacientes tratados con oxigenador de membrana extracorpórea.

PUNTOS CLAVE

- Una de las claves del manejo de la gestación en pacientes con ERS reside en la valoración y el consejo preconcepcional.
- Es necesario un manejo multidisciplinar que combine la opinión y experiencia del reumatólogo, el cirujano y el anestesista antes, durante y tras la intervención, para garantizar los mejores desenlaces de los pacientes sometidos a cirugía.
- Un uso racional de los FAME en población anciana exige una adecuada evaluación del balance riesgo-beneficio.
- El diagnóstico de cáncer en un paciente con una ERS debe obligar siempre a una reevaluación del tratamiento, considerando, de forma individualizada y consensuada con el paciente y el oncólogo o hematólogo, el balance beneficio-riesgo de mantenerlo.
- Es necesario prestar atención a infecciones crónicas en población migrante, como la enfermedad de Chagas o la infección por *S. stercolaris*.
- El LES junto con la artritis reumatoide y VAA son las patologías que con mayor frecuencia ingresan en la UCI en los últimos años. Las infecciones seguidas de las exacerbaciones o complicaciones graves de la enfermedad son los principales motivos de ingreso. La mortalidad es superior en los ingresos por infección y no se ha relacionado ni con el uso de FAMEc ni con las terapias biológicas.

BIBLIOGRAFÍA

Andreoli L, Bertsias GK, Agmon-Levin N, Brown S, Cervera R, Costedoat-Chalumeau N, et al. EULAR recommendations for women's health and the management of family planning, assisted reproduction, pregnancy and menopause in patients with systemic lupus erythematosus and/or antiphospholipid syndrome. Ann Rheum Dis. 2017;76(3):476-85.

Avellaneda AS, Quintana JH, Aragón CC, Gallego LM, Gallego CN, Bolaños JD, et al. Systemic lupus erythematosus in the intensive care unit: a systematic review. Lupus. 2020;29(11):1364-76.

Baker JF, George MD. Prevention of infection in the perioperative setting in patients with rheumatic disease treated with immunosuppression. Curr Rheumatol Rep. 2019;21(5):17.

Bartalesi F, Scirè CA, Requena-Méndez A, Abad MA, Buonfrate D, Caporali R, et al. Recommendations for infectious disease screening in migrants to western Europe with inflammatory arthropaties before starting biologic agents.

Results from a multidisciplinary task force of four European societies (SER, SIR, SIMET y SEMTSI) facing the largest impact of the flow of migrants today. Clin Exp Rheumatol. 2017;35:752-65.

Betancourt BY, Biehl A, Katz JD, Subedi A. Pharmacotherapy pearls in rheumatology for the care of older adult patients: Focus on oral disease-modifying antirheumatic drugs and the newest small molecule inhibitors. Rheum Dis Clin North Am. 2018;44(3):371-91.

Cappelli LC, Shah AA. The relationships between cáncer and autoimmune rheumatic diseases. Best Pract Res Clin Rheumatol. 2020;34(1): 101472.

Chabert P, Danjou W, Mezidi M, Berthiller J, Bestion A, Fred AA, et al. Short- and long-term prognosis of acute critically ill patients with systemic rheumatic diseases. A retrospective multicentre study. Medicine. 2021;100:35(e26164).

Conway R, Grimshaw AA, Konig MF, Putman M, Duarte-García A, Tseng LY, et al. SARS-CoV-2 infection and COVID-19 oucomes in rheumatic diseases: a systematic literature review and meta-analysis. Arthritis Rheumatol. 2022;74(5):766-75.

Coskun Benlidayi I, Gokce Kutsal Y. Antirheumatic drugs in older adults and polypharmacy issues. Z Gerontol Geriatr. 2022;55(6):507-12.

Delgado P, Robles Á, Martínez López JA, Sáez-Comet L, Rodríguez Almaraz E, Martínez-Sánchez N, et al. Pregnancy control in patients with systemic lupus erythematosus/antiphospholipid syndrome. Part 3): Childbirth. Puerperium. Breastfeeding Contraception. Newborn. Reumatol Clin (Engl Ed). 2021;17(4):183-6.

Dumas G, Géri G, Montlahuc C, Chemam S, Dangers L, Pichereau C, et al. Outcomes in critically ill patients with systemic rheumatic disease: a multicenter study. Chest. 2015;148(4):927-35.

Espinosa G, Galindo-Izquierdo M, Marcos Puig B, Casellas Caro M, Delgado Beltrán P, Martínez López JA, et al. Pregnancy control in patients with systemic lupus erythematosus and antiphospholipid syndrome. Part 1): Infertility, ovarian preservation and preconception assessment. Consensus Document of the Spanish Society of Gynaecology and Obstetrics (SEGO), the Spanish Society of Internal Medicine (SEMI) and the Spanish Society of Rheumatology (SER). Reumatol Clin (Engl Ed). 2021;17(2):61-6.

Fernández-Buhigas I. Obstetric management of the most common autoimmune diseases: A narrative review. Front Glob Womens Health. 2022;3: 1031190.

Fink DL, Hedley L, Miller RF. Systematic review of the efficacy and safety of biological therapy for inflammatory conditions in HIV-infected individuals. Int J STD AIDS. 2017;28(2):110-9.

Fragoulis GE, Dey M, Zhao S, Schoones J, Courvoisier D, Galloway J, et al. Systematic literature review informing the. 2022 EULAR recommendations for screening and prophylaxis of chronic and opportunistic infections in adults with autoimmune inflammatory rheumatic diseases. RMD Open. 2022;8:e002726.

Giles I, Yee CS, Gordon C. Stratifying management of rheumatic disease for pregnancy and breastfeeding. Nat Rev Rheumatol. 2019;15(7):391-402.

Goodman SM, George MD. Should we stop or continue conventional synthetic (including glucocorticoids) and targeted DMARDs before surgery in patients with inflammatory rheumatic diseases? RMD Open. 2020;6(2):e001214.

Goodman SM, Springer BD, Chen AF, Davis M, Fernández DR, Figgie M, et al. 2022 American College of Rheumatology/American Association of Hip and Knee Surgeons Guideline for the perioperative management of antirheumatic medication in patients with rheumatic diseases undergoing elective total hip or total knee arthroplasty. Arthritis Care Res (Hoboken). 2022;74(9):1399-408.

Guo J, Huang Z, Huang M, He Y, Han B, Ma N, et al. Development of a novel simple model to predict mortality in patients with systemic lupus erythematosus admitted to the intensive care unit. Front Med. 2021;8:689871.

Honda S, Katsumata Y, Karasawa K, Yamanaka H, Harigai M. Management of end-stage renal disease associated with systemic rheumatic diseases. JMA J. 2020;3(1):20-8.

Ibarra Barrueta O, García Martín E, López Sánchez P, Ramírez Herráiz E, Merino Bohórquez V, Ais Larisgoitia A. Biological and immunosuppressive medications in pregnancy, breastfeeding and fertility in immune mediated diseases. Farm Hosp. 2023;47(1):T39-49.

Janssen NM, Karnad DR, Guntupalli KK. Rheumatologic diseases in the intensive care unit: epidemiology, clinical approach, management, and outcome. Crit Care Clin. 2022;18(4):729-48.

Kawano Y, Patel NJ, Wang X, Cook CE, Vanni KM, Kowalski EN, et al. Temporal trends in COVID-19 outcomes among patients with systemic autoimmune rheumatic diseases: from the first wave through the initial Omicron wave. Ann Rheum Dis. 2022;81(12):1742-9.

Kroon FPB, Najm A, Alunno A, Schoones JW, Landewé RB, Machado PM, et al. Risk and prognosis of SARS-CoV-2 infection and vaccination against SARS-CoV-2 in rheumatic and musculoskeletal diseases: a systematic literature review to inform EULAR recommendations. Ann Rheum Dis. 2022;81:422-32.

Lahaye C, Tatar Z, Dubost JJ, Tournadre A, Soubrier M. Management of inflammatory rheumatic conditions in the elderly. Rheumatology (Oxford). 2019;58(5):748-64.

Moreira PM, Correia AM, Cerqueira M, Gil MF. Perioperative management of disease-modifying antirheumatic drugs and other immunomodulators. ARP Rheumatol. 2022;1:218-24.

Mustafa M, Chelliah EG, Hughes M. Patients with systemic rheumatic diseases admitted to the intensive care unit: what the rheumatologist needs to know. Rheumatol Int. 2018;38(7):1163-8.

Núñez Cuadros E, Calzada-Hernández J, Clemente D, Guillén Martín S, Fernández Silveira L, Lirola-Cruz MJ, et al. Position statement of the Spanish Society of Pediatric Rheumatology on infection screening, prophylaxis, and vaccination of pediatric patients with rheumatic diseases and immunosuppressive therapies: Part 1 (screening). Eur J Pediatrics. 2022;1 81:2343-54.

Rodríguez Almaraz E, Sáez-Comet L, Casellas M, Delgado P, Ugarte A, Vela-Casasempere P, et al. Pregnancy control in patients with systemic lupus erythematosus/antiphospholipid syndrome. Part 2):Pregnancy follow-up. Reumatol Clin (Engl Ed). 2021;17(3):125-31.

Sammaritano LR, Bermas BL, Chakravarty EE, Chambers C, Clowse ME, Lockshin MD, et al. 2020 American College of Rheumatology Guideline for the Management of Reproductive Health in Rheumatic and Musculoskeletal Diseases. Arthritis Rheumatol. 2020;72(4):529-56.

Sepriano A, Kerschbaumer A, Bergstra SA, Smolen JS, van del Heijde D, Caporali R, et al. Safety of synthetic and biological DMARDs: a systemtic literature review informing the 2022 update of the EULAR recommendations for the management of rheumatoid arthritis. Ann Rheum Dis. 2023;82:107-18.

Tang H, Zhou J, Bai C. The efficacy and safety of immune checkpoint inhibitors in patients with cancer and preexisting autoimmune disease. Front Oncol. 2021;11:625872.

Van Onna M, Boonen A. Challenges in the management of older patients with inflammatory rheumatic diseases. Nat Rev Rheumatol. 2022;18(6): 326-34.

Van Roon EN, Van den Bemt PM, Jansen TL, Houtman NM, Van de Laar MA, Brouwers JR. An evidence-based assessment of the clinical significance of drug-drug interactions between disease-modifying antirheumatic drugs and non-antirheumatic drugs according to rheumatologists and pharmacists. Clin Ther. 2009;31(8):1737-46.

Yamada Y, Harada M, Hara Y, Iwabuchi R, Hashimoto K, Yamamoto S, et al. Efficacy of plasma Exchange for antineutrophil cytoplasmic antibody-associated systemic vasculitis: a systematic review and meta-analysis. Arthritis Res Ther. 2021;23:28.

Zisa D, Goodman SM. Perioperative Management of Rheumatic Disease and Therapies. Rheum Dis Clin North Am. 2022;48(2):455-66.

Artritis reumatoide

V

Artritis reumatoide: epidemiología y etiopatogenia

24

H. Corominas Macías, C. Díaz Torne y H. S. Park

OBJETIVOS

- Conocer las prevalencias y las incidencias de la artritis reumatoide en los diferentes países y etnias.
- Distinguir las comorbilidades de la artritis reumatoide y qué factores predisponen a su aparición.
- Entender el concepto de epítopo compartido y su papel en la etiopatogenia de la artritis reumatoide.
- Manejar los factores genéticos, epigenéticos y ambientales más influyentes en el desarrollo de la artritis reumatoide.

INTRODUCCIÓN

En este capítulo, se examina el panorama epidemiológico de la artritis reumatoide a través de estudios poblacionales, registros nacionales e internacionales y metaanálisis para obtener una visión más actualizada sobre su impacto en diferentes poblaciones y geografías. A través del análisis de datos epidemiológicos, se busca contribuir a formular estrategias más eficientes de prevención, diagnóstico y tratamiento, en aras de mejorar la calidad de vida de los afectados y reducir el impacto global de esta dolencia en la sociedad.

También se exponen las diversas teorías y factores desencadenantes que se han postulado para explicar la interacción entre el sistema inmunitario, los factores genéticos y ambientales que producen artritis reumatoide. Se abordará su base genética, destacando las regiones cromosómicas asociadas y los genes que se han identificado como causantes de la susceptibilidad a esta dolencia. La comprensión de la arquitectura genética subyacente es crucial para revelar los mecanismos moleculares que predisponen a los individuos a desarrollarla. También se explorarán los factores ambientales, como las infecciones, el estrés oxidativo, las exposiciones a determinados agentes ambientales y la microbiota, que pueden desempeñar un papel clave en el desencadenamiento o agravamiento de la enfermedad.

A través de esta combinación de enfoques epidemiológicos y etiopatogénicos, el objetivo es proporcionar una perspectiva del contexto en que se produce la artritis reumatoide. El objetivo de este capítulo es conocer la magnitud e impacto de la enfermedad y cuáles son los avances logrados en su comprensión.

EPIDEMIOLOGÍA

La artritis reumatoide es una de las enfermedades autoinmunes más frecuentes en la población general. Sin embargo, determinar la prevalencia y la incidencia de la enfermedad es un proceso complejo que depende de varios factores. Uno de ellos es la definición de la enfermedad. La utilización de diferentes criterios diagnósticos y la selección de pacientes en distintas fases de la enfermedad, como la preclínica o la remisión, influyen en la sensibilidad, especificidad y valores predictivos de los estudios epidemiológicos.

Otro factor determinante es cómo acceder y extrapolar las conclusiones a la población general. El tamaño de la población extrapolable es difícil de calcular si los casos identificados son extraídos de una muestra hospitalaria. Asimismo, los casos identificados usando códigos a partir de registros poblacionales plantean limitaciones en la validez de la información. Sería ideal poder hacer un seguimiento continuo de toda una población estable a lo largo del tiempo, para obtener una estimación más precisa de la prevalencia y la incidencia de la artritis reumatoide. Sin embargo, debido a la baja incidencia de la enfermedad, muy pocos estudios utilizan un tamaño de muestra con un seguimiento adecuado capaz de proporcionar estimaciones precisas.

Prevalencia

Según los estudios epidemiológicos, la prevalencia global de la artritis reumatoide oscila entre el 0,42 y el 0,48 %, dependiendo de la metodología utilizada. Los estudios de estimación puntual sitúan la prevalencia en el 0,45 %, mientras que los estudios de períodos de tiempo la elevan ligeramente hasta el 0,46 %. Por su parte, los estudios basados en muestreo o encuestas observan una prevalencia del 0,48 %, mientras que los estudios basados en registros poblacionales la sitúan en el 0,42 %.

Es importante señalar que la prevalencia de la artritis reumatoide ha ido variando a lo largo del tiempo. Según estudios previos a 1982, la prevalencia era del 1,9 %; entre 1983 y 2000, del 0,41 % y entre 2001 y 2018, del 0,45 %.

Esta variación en el tiempo se debe interpretar teniendo en cuenta la evolución en la calidad de los estudios, los cambios en los criterios diagnósticos, las transformaciones en la política sanitaria, la migración, la urbanización y los factores ambientales.

En cuanto a la distribución geográfica, se ha observado que la prevalencia de la artritis reumatoide es mayor en América del Norte (0,79 %), seguida de Europa (0,54 %) y África (0,52 %). En cambio, es menor en Asia (0,30 %) y América del Sur (0,30 %).

En España, en el estudio EPISER 2016 se calculó una prevalencia del 0,82 %, lo que equivale a un total de entre 220.000 y 430.000 personas afectadas en todo el país. La edad media de los pacientes fue de 60,48 años y el 61,5 % de ellos eran mujeres. El estudio se llevó a cabo mediante muestreo aleatorio de la población, entrevistas telefónicas informatizadas y entrevistas presenciales para confirmar el diagnóstico.

En los países iberoamericanos, la prevalencia de la artritis reumatoide se sitúa en torno al 0,48 %, con un total estimado de casi 600.000 casos. Brasil y Colombia tienen las tasas más bajas, con un 0,22 y un 0,24 %, respectivamente, mientras que Ecuador y Venezuela presentan las tasas más altas, con un 0,89 y un 0,86 %. En Argentina, Chile y Perú, la prevalencia oscila entre el 0,55 y el 0,59 %. Sin embargo, es importante destacar que estas estimaciones pueden presentar variaciones dentro de cada país, debido a las diferencias en la metodología utilizada para definir los casos y la población en riesgo, y a la escasez de estudios en algunos países.

Incidencia

La incidencia de artritis reumatoide es mayor en los países del norte de Europa y en América del Norte. Se ha descrito una menor incidencia en los países del sur de Europa, Japón y Corea. Hasta la fecha, no hay estudios que evalúen la incidencia en otros continentes.

La mediana de incidencia anual de artritis reumatoide según los criterios del American College of Rheumatology (ACR) de 1987 en Estados Unidos fue de 38 casos por cada 100.000 habitantes y en los países del Norte de Europa fue de 29 casos por cada 100.000 habitantes. En los países del sur de Europa fue de 16,5 casos por cada 100.000 habitantes. Un estudio realizado en una población de mujeres coreanas de entre 20 y 44 años mostró una incidencia de 24,1 casos por cada 100.000 habitantes entre 2011 y 2016. En un estudio japonés desarrollado en la población de Kamitonda entre 1985 y 1996, se encontró una incidencia de 9 casos por cada 100.000 habitantes.

Los estudios basados en registros poblacionales que utilizan códigos internacionales de enfermedad para definir artritis reumatoide muestran una incidencia mayor en comparación con los estudios que utilizan los criterios ACR de 1987. La incidencia en los países del norte de Europa fue de entre 19 y 42 casos por cada 100.000 personas. En una cohorte canadiense, la incidencia ajustada por edad y sexo fue de entre 13,4 y 73,1 casos por cada 100.000 habitantes. En Corea del Sur, la incidencia reportada fue de entre 28 y 42 casos por cada 100.000 habitantes y en Taiwán de 15,8 casos por cada 100.000 habitantes.

En cuanto a la evolución de la incidencia de la artritis reumatoide en el tiempo, los datos no son concluyentes. Hay estudios en el Reino Unido, Finlandia, Minnesota y Japón que muestran un descenso en la incidencia a lo largo de diferentes décadas. Por otro lado, otros estudios en Grecia, Suecia o Noruega muestran estabilidad o un leve incremento de la incidencia a lo largo del tiempo. Algunos estudios de la población de Rochester de Estados Unidos o de Dinamarca incluso muestran un aumento de la incidencia a lo largo de décadas, considerando que ambas poblaciones son de regiones con mayor prevalencia de la enfermedad.

Al analizar la edad de aparición y el sexo, se observó en todos los estudios que la incidencia en las mujeres fue entre 2 y 3,4 veces más alta que en los hombres.

La artritis reumatoide es una enfermedad que se asocia con una mayor mortalidad que en la población general. En términos de cifras, el riesgo de mortalidad en la artritis reumatoide es de entre 1,25 y 1,65 veces mayor que en la población general. Sin embargo, la tasa de mortalidad incidente (es decir, la tasa de nuevos casos de muerte en un período de tiempo determinado) se encuentra en el rango de 1,00 a 1,52 por cada 100 personas-año. Las causas de muerte más comunes en pacientes con artritis reumatoide son la enfermedad cardiovascular, el cáncer y las infecciones respiratorias, que también son las principales causas de mortalidad en la población en general.

La edad al diagnóstico, el uso de corticoides, el tabaquismo y la enfermedad activa y erosiva fueron los factores de riesgo asociados a mayor mortalidad. El uso de biológicos no mostró una asociación concluyente, ya que había resultados tanto a favor como en contra de mayor mortalidad asociada a su empleo. En cuanto al sexo femenino, en un estudio realizado en México se observó un claro aumento de la mortalidad asociada, que era de 1,5 a 8,3 mayor que en los hombres. Un estudio en la población sueca también mostró una mortalidad de 3,5 veces mayor en mujeres que en hombres. En otros estudios desarrollados en Canadá, Corea y Taiwán se observó mayor mortalidad en el sexo masculino. En un estudio noruego no se observaron diferencias entre sexos.

En cuanto a la tendencia de la mortalidad a lo largo del tiempo, según algunos estudios llevados a cabo en Suecia y Reino Unido, desde 1990 ha habido una tendencia al descenso de la mortalidad por artritis reumatoide.

 La artritis reumatoide es una enfermedad que se asocia con una mayor mortalidad que en la población general. En términos de cifras, el riesgo de mortalidad en la artritis reumatoide es de entre 1,25 y 1,65 veces mayor que en la población general. Las causas de muerte más comunes son la enfermedad cardiovascular, el cáncer y las infecciones respiratorias.

Comorbilidades

Los pacientes con artritis reumatoide pueden presentar complicaciones derivadas de la enfermedad, que incluyen la reducción de la calidad de vida debido a la discapacidad laboral, las repercusiones físicas ocasionadas por deformidades articulares y la aparición de comorbilidades sistémicas.

En los últimos 20 años, el manejo de la artritis reumatoide ha avanzado mucho, en cuanto a la actividad de la enfermedad y la mejora de la capacidad funcional de los pacientes. Sin embargo, las comorbilidades asociadas, como enfermedades cardiovasculares, infecciones, malignidad, osteoporosis y depresión, continúan siendo un desafío. Estas comorbilidades se observan con mayor frecuencia en pacientes con artritis reumatoide que en la población general. Esto se explica, generalmente, por la propia actividad de la enfermedad y por complicaciones derivadas del tratamiento, especialmente aquellas asociadas al uso de corticosteroides.

 La edad al diagnóstico, el uso de corticoides, el tabaquismo, y la enfermedad activa y erosiva son los factores pronósticos asociados a mayor mortalidad.

 Las comorbilidades principales de la artritis reumatoide son las enfermedades cardiovasculares, infecciones, malignidad, osteoporosis y depresión. Estas se explican por la propia actividad de la enfermedad y por complicaciones derivadas del tratamiento.

Incapacidad física y laboral

De las 291 afecciones estudiadas en el ámbito mundial, la artritis reumatoide ocupó el 42º lugar entre las dolencias que más contribuyen a la discapacidad global en el mundo, medida en años vividos con discapacidad, después de la malaria y antes de la deficiencia de yodo. Representó el 0,49 % (0,36-0,62 %) del total de años vividos con discapacidad. En 2010, la artritis reumatoide representaba el 0,19 % del total de años de vida ajustados por discapacidad, con el puesto número 74.

La artritis reumatoide tiene costes que no derivan directamente de la enfermedad, como ingresos hospitalarios o medicamentos. La enfermedad puede ocasionar costes indirectos, principalmente asociados al absentismo y la incapacidad laboral, que representan entre el 39 y el 86 % de los costes totales producidos por la enfermedad. En estudios europeos y estadounidenses, el coste indirecto se calcula que llegaba a ser el 26-75 % del total, mientras que en estudios iberoamericanos se consideraba que era del 30 %.

Según el registro *Quantitative Standard Monitoring of Patients with RA* (QUEST-RA), que incluía una muestra de 8.039 pacientes que provenían de 32 países, el 37 % de los pacientes con artritis reumatoide que trabajaban en el momento del diagnóstico declararon que tuvieron que cogerse la baja debido a la enfermedad. Según datos del 2000, la probabilidad de seguir trabajando era del 80 % a los 2 años y del 68 % a los 5 años. Se debe tener en cuenta que el coste de la enfermedad varía a lo largo de su evolución, debido a su naturaleza progresiva y a la asociación con enfermedades concomitantes.

Prótesis articulares

La incidencia de las prótesis articulares ha disminuido desde la era de los biológicos. Según un estudio, la incidencia de prótesis total de cadera ha disminuido el 40 % desde la década de los 2000 hasta la década de los 2010. La incidencia actual estimada para la prótesis total de cadera en todo el mundo es de siete casos por cada 1.000 personas-año, según una revisión sistemática. El número de estudios era bajo, pero la incidencia era similar en Europa, Estados Unidos y Asia.

Los pacientes con artritis reumatoide presentan mayor riesgo de complicaciones posquirúrgicas, como luxaciones o infecciones, que los pacientes que solo presentaban artrosis. Pese al aumento del riesgo de complicaciones, no se observaron ni mayor mortalidad ni mayor riesgo de episodios tromboembólicos en los pacientes con artritis reumatoide. Según una revisión sistemática, la incidencia acumulada de las complicaciones en las prótesis de cadera en los pacientes con artritis reumatoide era de 12,8 % en las cohortes incluidas entre 1980 y 2019. La incidencia acumulada de complicaciones también mostró una tendencia al descenso a lo largo de las décadas, que llegó a ser del 5,3 % entre el 2010 y el 2019.

Riesgo cardiovascular

Los pacientes con artritis reumatoide presentan un riesgo cardiovascular aproximadamente dos veces mayor que en la población general. La evidencia sobre el incremento de factores de riesgo cardiovascular tradicionales, como la hipertensión arterial, la dislipidemia y la diabetes, es poco concluyente. Según estudios observacionales, el incremento de riesgo era solo leve. Así que los factores de riesgo cardiovascular tradicionales no parecen ser suficientes para explicar completamente el exceso de riesgo cardiovascular observado en la población con artritis reumatoide. Se postula que este riesgo adicional está influido por la presencia de una inflamación sistémica, desde las etapas iniciales de la artritis reumatoide, y aumenta con la duración de la enfermedad. Hay estudios que muestran evidencia de disfunción endotelial y ateroesclerosis subclínica, desde el primer año después del diagnóstico. Aunque se ha observado que la función y la morfología vascular pueden estar alteradas en la artritis reumatoide en comparación con la población general, no se han establecido asociaciones significativas entre la inflamación sistémica y estos cambios vasculares.

Los datos epidemiológicos señalan que la artritis reumatoide confiere un riesgo de infarto de miocardio similar al de la diabetes. Es importante destacar que las herramientas de predicción de riesgo cardiovascular desarrolladas en la población general, como la escala de riesgo de Framingham, pueden subestimar el riesgo cardiovascular en estos pacientes. Se ha observado que las herramientas de predicción convencionales no tienen en cuenta el uso de corticoides, la inflamación sistémica ni el daño articular, que pueden contribuir al riesgo cardiovascular. Debido a esta limitación, la European League Against Rheumatism (EULAR) recomienda multiplicar el índice de riesgo de Framingham por 1,5 en pacientes con artritis reumatoide con una duración de enfermedad de al menos 10 años, seropositividad o manifestaciones extraarticulares. Estas recomendaciones destacan la importancia del control intensivo de la inflamación y de los factores de riesgo cardiovascular tradicionales en estos pacientes.

Infecciones

La artritis reumatoide se asocia con un mayor riesgo de infección, que puede atribuirse tanto a una función inmunológica deteriorada asociada con la propia enfermedad como a un efecto de la terapia inmunosupresora. Según un proyecto basado en un registro poblacional de Rochester, las infecciones adquiridas en la comunidad y las infecciones que requirieron hospitalización eran más comunes entre los pacientes con artritis reumatoide que en aquellos sin ella. Las incidencias de riesgo ajustadas fueron de 1,70 y 1,83, respectivamente, con significación estadística en ambos casos. El riesgo de infección asociado con la artritis reumatoide era más evidente en el hueso, articulaciones, piel, tejidos blandos y aparato respiratorio. En este estudio, se encontró que la edad avanzada, la presencia de manifestaciones extraarticulares, la leucopenia, las comorbilidades y el uso de glucocorticoides eran factores de riesgo de infección.

En otro estudio poblacional se corroboró que en la población de pacientes con artritis reumatoide mayores de 66 años hay mayor tasa de infecciones graves. Los factores de riesgo de infección en los ancianos fueron mayor número de comorbilidades, residencia rural, mayor gravedad de la artritis e historia de infecciones previas, con un riesgo adicional aumentado por el uso de glucocorticoides y, en menor medida, por el uso de inhibidores del factor de necrosis tumoral y fármacos sintéticos modificadores de la enfermedad.

Neoplasias

La relación entre artritis reumatoide y neoplasias fue descrita por primera vez por Isomaki *et al.*, en 1978, quienes identificaron que los pacientes con artritis reumatoide tenían un mayor riesgo de linfoma. Desde entonces, se han publicado muchos estudios que analizan esta asociación. Según un metaanálisis, el riesgo relativo de cáncer de nueva aparición o recaída era casi nulo, de 1,09 veces, sin alcanzar la significación estadística en los pacientes tratados con terapias biológicas respecto a aquellos que no las habían recibido. La heterogeneidad entre estudios fue baja. En aquellos pacientes tratados con inhibidores del factor de necrosis tumoral, el riesgo de cáncer de nueva aparición o recaída estaba escasamente aumentado respecto de los que no habían recibido terapias biológicas, con un riesgo relativo de 1,11, aunque no fue estadísticamente significativo. Los resultados también fueron similares para rituximab, aunque con una disminución del riesgo relativo de 0,79. Dentro de los diferentes tipos de cáncer, no se ha observado un aumento de riesgo para cáncer de mama, cérvix, piel ni melanoma, aunque el cáncer cutáneo incluyendo melanoma sí que estaba aumentado, con un riesgo relativo de 1,32, que es estadísticamente significativo.

Comorbilidades psiquiátricas

La comorbilidad psiquiátrica afecta negativamente a la calidad de vida y mortalidad, con peor estado funcional y respuesta al tratamiento. En un estudio realizado en pacientes con artritis reumatoide de nuevo diagnóstico, la depresión estaba asociada a mayor dolor y a una reducción del 40 % en la probabilidad de remisión clínica después de 1 año de seguimiento.

Según una revisión sistemática basada en registros poblacionales, se observó que la incidencia y prevalencia de la mayoría de las patologías psiquiátricas era más frecuente en pacientes con artritis reumatoide que en la población de control. Entre los trastornos psiquiátricos, el trastorno de ansiedad era la patología de mayor prevalencia e incidencia, mientras que la esquizofrenia tuvo la menor prevalencia en ambos grupos. Se encontró que varios factores demográficos están asociados con el riesgo de trastornos psiquiátricos. La incidencia máxima de los trastornos psiquiátricos estudiados generalmente se encontró en el rango de 18 a 44 años y disminuyó en edades más avanzadas, lo cual concuerda con la edad típica de inicio de estos trastornos. La incidencia y prevalencia de la depresión, la ansiedad y el trastorno bipolar fue mayor en las mujeres.

ETIOPATOGENIA

A continuación, se aborda la etiopatogenia de la artritis reumatoide.

Genética

La predisposición genética desempeña un papel importante en el desarrollo de la artritis reumatoide. Se ha observado que, en gemelos, la enfermedad ocurre en ambos en un 15 % y se ha observado una heredabilidad genética del 66 %. Se considera heredabilidad a la cuantificación de la susceptibilidad genética para acabar desarrollando la enfermedad. Esta heredabilidad también se puede observar entre familiares de primer grado o en minorías raciales. El estudio de la secuencia genómica de grandes cohortes de pacientes con artritis reumatoide ha permitido conocer los locus con mayor riesgo de desarrollar la enfermedad.

> **!** Se ha observado una heredabilidad genética del 66 % en los pacientes con artritis reumatoide. Los diferentes haplotipos del gen *HLA-DRB1* codifican cinco aminoácidos que forman una molécula de unión a péptidos que es denominado «epítopo compartido». El epítopo compartido se expresa en las células presentadoras de antígenos y confiere mayor afinidad a los péptidos citrulinados, que facilitan el desarrollo de células T autorreactivas.

La mayor predisposición genética se ha asociado con los genes de la región de la molécula de histocompatibilidad en el cromosoma 6. Esta región desempeña un papel muy importante para el sistema inmunitario, la autoinmunidad y la reproducción. En 1976 se encontró por primera vez la relación entre la artritis reumatoide y la herencia de algunos haplotipos particulares de los antígenos leucocitarios humanos (*human leucocyte antigen*, HLA), en concreto, con el alelo *HLA-DR4*. Los alelos *HLA-DR4* se han asociado a una *odds ratio* (OR) o razón de probabilidades de 5:1 de desarrollar artritis reumatoide seropositiva. Al mejorar las técnicas de secuenciación, se observó que los *HLA-DR4* eran alelos que cambiaban la codificación genética del gen *HLA-DRB1*. Los genes de la región de la molécula de histocompatibilidad son transmisores de la tercera parte de la carga genética relacionada con la artritis reumatoide.

En 1987, Gregersen *et al.* propusieron la hipótesis del epítopo compartido. Observaron que los alelos predisponentes a la artritis reumatoide tenían similitudes en una secuencia de cinco aminoácidos entre el locus 70 y 74 de la tercera región hipervariable del gen *HLA-DRB1*. Estos haplotipos codifican cinco aminoácidos que forman una molécula de unión a péptidos que es denominado «epítopo compartido». La unión a péptidos específicos facilitaba el desarrollo de células T autorreactivas.

Los epítopos compartidos de los haplotipos HLA-DRB1*01 y HLA-DRB1*04 se han asociado a mayor heredabilidad, agresividad y destrucción articular. Estos dos alelos pueden explicar hasta el 18 % de la heredabilidad de los pacientes con artritis reumatoide con anticuerpos contra péptidos cíclicos citrulinados positivos, mientras que solo explican el 2,4 % de la heredabilidad en los pacientes con anticuerpos antipéptidos cíclicos citrulinados negativos. El riesgo de la susceptibilidad a la artritis reumatoide es diferente para los diferentes haplotipos. Oscila entre 1,5 y 3 veces mayor. Estos alelos son bastante comunes en la población general, por lo que el riesgo atribuible en los individuos con los alelos del epítopo compartido es alto.

La teoría clásica es que el epítopo compartido se expresa en las células presentadoras de antígenos y confiere mayor afinidad a los péptidos citrulinados. La unión a los antígenos «artritogénicos», proteínas con similitud molecular susceptibles de ser reconocidos por la célula T, podría producir una pérdida de la autotolerancia y sostener una respuesta inmunológica patológica mediada por células T autorreactivas. Estudios recientes han demostrado que la capacidad de unión al antígeno no está limitada solo a los epítopos compartidos de los *HLA-DRB1*, lo que indica que la contribución del epítopo compartido a la patogenia de la enfermedad es más compleja de lo que se pensaba según la teoría clásica.

Existen otros alelos que confieren susceptibilidad a enfermedades autoinmunes como diabetes de tipo 1, lupus sistémico eritematoso, vitíligo, enfermedad de Graves y artritis reumatoide. El polimorfismo de nucleótido simple para la proteína no receptora de tirosina fosfatasa tipo 22 (*protein tyrosine phosphatase non-receptor type 22*, PTPN22) u otras variaciones genéticas en la región del cromosoma 6 del HLA de clase II pueden ser factores predisponentes potentes para muchas enfermedades autoinmunes, incluyendo la artritis reumatoide. Existen diferencias genéticas entre la enfermedad seropositiva para anticuerpos antipéptidos cíclicos citrulinados y la seronegativa. Las variantes en HLA-DRB1, PTPN22, BLK, ANKRD55 e IL6ST se asocian a la artritis reumatoide independientemente del estado serológico. Las variantes en AFF3, CD28 y TNFAIP3, solo se encuentran en la enfermedad seropositiva, mientras que las variantes en PRL y NFIA solo se encuentran en la enfermedad seronegativa.

Las variantes identificadas frecuentemente regulan regiones reguladoras o potenciadoras de otros genes. Es importante trazar o «mapear» estas variantes genéticas, ya que pueden encontrarse alejadas entre sí, pero pueden ser reguladoras de los mismos genes. Entender la complejidad de la regulación genética es vital para conocer qué genes son los más importantes en la predisposición a la enfermedad. Identificar los genes implicados en la enfermedad será la clave para conocer el mecanismo molecular y celular que causa la enfermedad.

Epigenética

La epigenética se refiere a los mecanismos que regulan la expresión de los genes sin modificar la secuencia original del ácido desoxirribonucleico (ADN). La epigenética es la efectora de la compleja interacción entre la genética y los factores ambientales para que un individuo tenga una determinada expresión fenotípica. La regulación epigenética consiste en la metilación del ADN, la modificación de las histonas y la actuación de los pequeños ácido ribonucleico (ARN) no codificantes.

La metilación del ADN es producida por la actividad de la ADN metiltransferasa, que produce la formación de 5-metilcitosina. La metilación de los sitios de iniciación de la transcripción puede producir un bloqueo del inicio de la transcripción y silenciación de la expresión génica. La metilación del ADN también puede influir en la estructura de la cromatina, que es la forma en la que el ADN se organiza en el núcleo de la célula. La condensación de la cromatina dificulta el acceso de los factores de transcripción y las enzimas necesarias para la transcripción génica. Como resultado, los genes metilados tienden a estar menos activos que los genes no metilados. En la artritis reumatoide se han observado alteraciones de la metilación en los fibroblastos del tejido sinovial, células T y células mononucleares de la sangre periférica. Las alteraciones de la metilación descritas en los pacientes con artritis reumatoide estaban relacionadas con la migración endotelial, la adhesión y la interacción con la matriz extracelular, que están implicadas en la etiopatogenia de la enfermedad. Según un estudio, los pacientes con artritis reumatoide tenían un estado de hipometilación significativa respecto a la población de controles sanos (Liebold).

La modificación de las histonas se produce mediante la acetilación, la fosforilación, la metilación y la ubiquitinación en sitios específicos de la cola en la etapa postranslacional. La acetilación por la enzima histona desacetilasa (*histone deacetylases*, HDAC) es el mecanismo más comúnmente implicado en la activación o regulación silente de los genes proinflamatorios. La hiperacetilación producida por una disminución de la actividad de la enzima HDAC promueve un estado proinflamatorio que puede producir una artritis reumatoide. Se ha observado una clara disregulación de la metilación del líquido sinovial de los pacientes con artritis reumatoide, mientras que algunos subtipos de HDAC, como el SIRT1, mostraron efectos antiinflamatorios. En experimentos animales, las ratas con un déficit de HDAC1 eran más resistentes al desarrollo de artritis inducida. Posiblemente, medir la actividad de enzimas modificadoras o cuantificar el estado de acetilación del líquido sinovial podría servir para desarrollar marcadores de actividad inflamatoria o para identificar posibles dianas terapéuticas en el futuro.

Los micro-ARN actúan como represores postranscripcionales del gen. Contribuyen a la regulación de la expresión del 30 % de todos los genes implicados en procesos celulares, como la proliferación, la diferenciación, el metabolismo, la inflamación y la apoptosis. Incluso regulan los propios mecanismos epigenéticos y pueden tener efectos protectores en el desarrollo de la artritis reumatoide.

Mucosa y microbiota

La disbiosis se refiere a cambios en la composición y función de la microbiota, provocados por una combinación de factores ambientales y relacionados con el huésped. Se ha comprobado que existe disbiosis en los pulmones, la cavidad oral y el intestino de los pacientes con artritis.

No existe mucha evidencia sobre la composición de la microbiota pulmonar, pero se sabe que los pacientes con bronquiectasias o enfermedad pulmonar obstructiva crónica son propensos a presentar colonización microbiológica. También se ha observado que las personas con bronquiectasias tienen mayor prevalencia de positividad para factor reumatoide y anticuerpos antipéptidos cíclicos citrulinados. El hecho de que los pacientes con artritis reumatoide frecuentemente presentan bronquiolitis o bronquiectasias da lugar a postular que el pulmón es un sitio donde se produce la citrulinación de péptidos que generan los autoanticuerpos.

Por otro lado, en muchos estudios se observa una asociación entre la enfermedad periodontal y la artritis reumatoide. Esta asociación es plausible, ya que se ha observado que el patógeno periodontal *Porphyromonas gingivalis* puede producir la citrulinación de proteínas. Esta modificación postranslacional podría producir autoantígenos, que originarían los anticuerpos antipéptidos cíclicos citrulinados, aunque se desconoce su significado o importancia práctica. Según un estudio aleatorizado de pequeña escala, la mejora de la higiene oral redujo la carga de los patógenos periodontales sin llegar a mejorar la actividad inflamatoria de la artritis.

La mucosa intestinal es el mayor órgano linfoide, teniendo en cuenta que es el tejido donde más células de la inmunidad innata y adaptativa se encuentran. En modelos experimentales de artritis reumatoide, se ha observado que aquellas ratas que desarrollan artritis inducida presentan una reducción significativa de *Bacteroides* spp., que podría promover un entorno proinflamatorio local por la disminución de la diferenciación de las células T reguladoras.

En ratas genéticamente modificadas para desarrollar artritis, se observó que la colonización intestinal con heces de pacientes con artritis reumatoide (con mayor colonización por *Prevotella* spp.) producía mayor susceptibilidad para artritis reumatoide. Se ha observado que la normalización de la disbiosis intestinal asociada a la artritis inducida de las ratas mejoraba la inflamación de la mucosa y la respuesta de la interleucina-17 (IL-17) en la linfa mesentérica, que finalmente producía una reducción de la gravedad de la inflamación articular. Todos estos datos señalan que la reducción de la inflamación crónica intestinal podría contribuir a la mejoría de la artritis inducida en ratas y que la microbiota intestinal tiene un papel inmunomodulador tanto proinflamatorio como antiinflamatorio.

En humanos, la disbiosis se ha observado tanto en la fase preclínica como en la enfermedad instaurada, cuando la inflamación sistémica o el tratamiento inmunosupresor podrían alterar la flora bacteriana intestinal. Se ha observado que los pacientes con artritis reumatoide tienen un microbioma marcadamente diferente, caracterizado por una colonización con dominio de *Prevotellaceae*, en especial de la *Prevotella* spp., y una reducción de *Bacteroides* spp. Algu-

nos péptidos producidos por estos microorganismos fueron capaces de estimular la respuesta *T helper* (colaborador) en el 42 % de los pacientes con artritis reumatoide. La respuesta a la *Prevotella* no se ha observado en otras enfermedades reumáticas ni en personas sanas.

Asimismo, se ha observado una reducción de la diversidad microbiana en los pacientes con artritis reumatoide, en comparación con personas sanas. La diversidad microbiana también era mayor en los pacientes positivos para anticuerpos antipéptidos cíclicos citrulinados en comparación con los negativos. La disbiosis parece ser un paso importante que puede producir la activación de células inmunes en el intestino. Según la evidencia disponible, se postula que la inflamación intestinal junto a la pérdida de la función de barrera podrían producir la formación de autoanticuerpos y que las células inmunes proinflamatorias podrían migrar sistémica hasta las articulaciones. Se ha observado que las células inmunes derivadas de la mucosa intestinal tienen mayor adherencia a las células endoteliales sinoviales, pero no, por ejemplo, en las células endoteliales linfáticas.

> **!** Es probable que el patógeno periodontal *P. gingivalis* esté implicado en la generación de autoantígenos, ya que se ha observado que estos gérmenes pueden producir la citrulinación de proteínas.

> **💡** Se postula que la inflamación intestinal producida por la disbiosis de la flora intestinal, junto a la pérdida de la función de barrera, podrían producir la formación de autoanticuerpos y que las células inmunes proinflamatorias podrían migrar sistémicamente hasta las articulaciones.

Factores ambientales

Los historiadores no consiguen ponerse de acuerdo en cuanto a las primeras referencias sobre la enfermedad. Se han descubierto erosiones compatibles con artritis reumatoide en esqueletos de nativos americanos de hace 6.500 años. En cambio, en Europa, no fue hasta 1876 cuando Sir Alfred Garrod utilizó el término artritis reumatoide por primera vez, para diferenciarla de la gota y de la fiebre reumática.

Saber cuándo apareció la artritis reumatoide en Europa es de gran interés. Si fuera una enfermedad más contemporánea significaría que los agentes encargados de activar la artritis reumatoide serían de nueva aparición; en cambio, si existiese desde la antigüedad debería tratarse de antígenos que ya existían antes de la llegada de Colón al Nuevo Mundo. Lo curioso es que apenas hay presencia histórica de artritis reumatoide en Europa o en el norte de África hasta mediados del siglo XVII: como si la enfermedad hubiera migrado del Nuevo al Viejo Mundo a través de las rutas comerciales, del mismo modo que lo hicieron el tabaco o ciertos agentes infecciosos.

Tabaquismo y agentes inhalados

El tabaco es el factor de riesgo ambiental conocido hoy en día más importante, especialmente en individuos seropositivos y con el epítopo compartido. Por ejemplo, en un estudio británico de gemelos con artritis reumatoide discordantes en tabaquismo, se encontró que, de los 13 casos, en 12 el fumador era el que padecía artritis reumatoide.

Se ha demostrado que el riesgo de padecer artritis reumatoide depende tanto de la intensidad (paquetes/año) como del tiempo de tabaquismo. Se ha comprobado también que el riesgo de padecer artritis reumatoide disminuye progresivamente al dejar de fumar, pero no desaparece del todo hasta 20 años después de abandonar el hábito. En general, se calcula que el tabaquismo aumenta el riesgo de padecer artritis reumatoide en un 30 %.

Se cree que este aumento del riesgo de padecer artritis reumatoide en pacientes fumadores viene determinado por la citrulinación de proteínas en tejidos inflamados. Prueba de ello es un estudio que encuentra asociación entre tener artritis reumatoide seropositiva y ser fumador, y no lo encuentra en pacientes seronegativos, o un estudio danés de casos y controles con más de 500 pacientes, que demostró que los pacientes homocigotos para el epítopo compartido tenían 17 veces más riesgo de padecer una artritis reumatoide con positividad para los anticuerpos antipéptidos cíclicos citrulinados, pero si además eran fumadores, el riesgo se multiplicaba por 52,6. Además, en lavados broncoalveolares de fumadores sin artritis reumatoide se han encontrado proteínas citrulinadas.

Con todo ello, se ha creado un modelo potencial que explicaría esta interacción genes-ambiente y que uniría el tabaquismo, el epítopo compartido, los anticuerpos y la artritis reumatoide. El tabaquismo sería el estímulo que provocaría la aparición de los anticuerpos antipéptidos cíclicos citrulinados en individuos genéticamente susceptibles. A partir de aquí, la activación persistente del sistema inmunitario innato determinaría la aparición de autorreactividad y el inicio de la sinovitis. En cambio, un estudio en fumadores pasivos no encontró un mayor riesgo de padecer artritis reumatoide. De nuevo, estos datos irían a favor de que el riesgo de padecer artritis reumatoide por el tabaco es dependiente de la dosis y de que debe superarse un umbral para iniciar la cascada inmunoinflamatoria que acabará desarrollando la enfermedad.

 El tabaco es el factor de riesgo ambiental conocido hoy en día más importante, especialmente en individuos seropositivos y con el epítopo compartido.

Se cree también que no solo el tabaco es el causante de la citrulinación de proteínas en las personas genéticamente susceptibles que podría acabar en artritis reumatoide, sino que otros irritantes pulmonares podrían actuar de manera similar al tabaco. Un estudio con más de 1.500 sujetos de Canadá demostró la relación entre la contaminación y la aparición de anticuerpos antipéptidos cíclicos citrulinados. A mayor distancia entre las personas y las industrias generadoras de partículas finas (materia particulada o $PM_{2,5}$) y dióxido de azufre menos posibilidades tenían de generar anticuerpos antipéptidos cíclicos citrulinados.

En otros estudios observacionales en distintos países se ha demostrado también una asociación entre la polución del aire y el riesgo de padecer artritis reumatoide. Estudios en Corea del Sur, Taiwán y Reino Unido demuestran que los enfermos expuestos a mayor polución, medida en cada caso de distinta manera, presentan un mayor riesgo de padecer una artritis reumatoide. Desafortunadamente en estos trabajos, que utilizan grandes bases de datos, no se estudió la relación con la seropositividad de la enfermedad. Un estudio de veteranos de guerra estadounidenses, con una media de edad de 70 años y artritis reumatoide, sí que observó que la exposición a partículas finas ($PM_{2,5}$) predecía niveles más elevados de anticuerpos antipéptidos cíclicos citrulinados. Por el contrario, hay disponible un único estudio con datos del *Nurses' Health Study*, que no encontró relación entre la polución del aire y el riesgo de padecer artritis reumatoide.

En un metaanálisis que incluyó 12 estudios (7 estudios casos y controles y 5 estudios de cohortes) de personas con exposición ocupacional a sílice cristalino libre, se encontró que las personas expuestas presentaron un aumento de riesgo de padecer artritis reumatoide seropositiva (OR: 1,74; intervalo de confianza del 95 %: 1,35-2,25) y artritis reumatoide seronegativa (OR: 1,23; intervalo de confianza del 95 %: 1,06-1,4). En personas expuestas y fumadoras, el riesgo se multiplicó por 3,3.

Dieta y nutrición

Tanto el tabaco como la exposición al sílice han demostrado de forma repetida que aumentan el riesgo de padecer artritis reumatoide, pero hay otras causas de suma importancia, ya que son modificables, que podrían facilitar la aparición de la artritis reumatoide. Entre ellas destacan las relacionadas con elementos de la dieta y la nutrición.

Existe una gran controversia en el posible papel del alcohol sobre el riesgo de padecer artritis reumatoide. En general, la mayoría de los estudios consideran el consumo de alcohol como un factor protector para la artritis reumatoide. En un estudio de población de Estados Unidos con casi 2.000 enfermos de artritis reumatoide, se observó que con cada 50 g semanales de consumo de alcohol, el riesgo disminuía un 8 %. Una revisión sistemática que incluyó ocho estudios determinó que el riesgo de padecer artritis reumatoide era casi un 20 % inferior entre las personas con un consumo bajo o moderado de alcohol. Diversos estudios y metaanálisis han demostrado también que el consumo de alcohol se asocia a una menor gravedad de la enfermedad, tanto en el grado de actividad de la enfermedad como en la capacidad funcional y la alteración estructural.

Existe también discusión sobre el efecto del café y el té sobre el riesgo de padecer artritis reumatoide. En un metaanálisis que incluía cinco cohortes prospectivas se observó, al comparar las categorías extremas, que la toma de café, pero no la de té, aumentaba el riesgo de padecer artritis reumatoide. Los artículos publicados posteriormente mantienen el debate sobre el café, con estudios en los que se observa que el café es un factor de riesgo, mientras que en otros no se observa dicha asociación.

Respecto al posible efecto de las bebidas azucaradas sobre el riesgo de padecer artritis reumatoide, dos estudios estadounidenses encontraron un riesgo elevado en consumidores habituales de estas bebidas. En el primero se encontró un riesgo aumentado del 63 % y en el segundo se vio que los que consumían más triplicaban el riesgo respecto a los que consumían menos. En ambos estudios se comprobó que los refrescos de cola sin azúcar no aumentaban el riesgo de padecer artritis reumatoide. En un estudio francés no se observó esta asociación con bebidas azucaradas, pero sí con bebidas edulcoradas artificialmente.

A pesar de tener un efecto antioxidante, no se ha encontrado evidencia clara de que el aceite de oliva disminuya el riesgo de padecer artritis reumatoide.

Sin embargo, una reciente revisión sistemática de la literatura médica sobre dieta y riesgo de artritis reumatoide determinó que una dieta rica en pescado, vegetales y cercana a la dieta mediterránea sí que parecía disminuir el riesgo de artritis reumatoide.

La vitamina D, aparte de su papel en el metabolismo del hueso, es un importante modulador de la respuesta inflamatoria. Por ello, se esperaba que niveles más bajos aumentaran el riego de padecer artritis reumatoide. Sin embargo, un reciente metaanálisis que incluyó a 15.604 personas con 1.049 casos de artritis reumatoide incipiente no encontró ninguna relación.

Agentes infecciosos

Clásicamente se ha creído que las infecciones podrían ser un importante desencadenante de la artritis reumatoide. Se han postulado distintos mecanismos (mimetismo molecular, formación de inmunocomplejos, etc.) y distintos agentes (virus de Epstein-Barr, *Parvovirus B19*, chikungunya, etc.). A pesar de ello, los datos aportados en las últimas décadas van en contra de una asociación directa entre una determinada infección y la aparición de artritis reumatoide.

Mención aparte merece la *P. gingivalis*, con capacidad para producir gingivitis o periodontitis crónica y que presenta peptidil deiminasa para la citrulinación de las proteínas. Un metaanálisis que incluyó 28 artículos demostró un riesgo aumentado de artritis reumatoide en los expuestos a *P. gingivalis*, con una OR de 1,86, que en Europa aumentaba hasta 2,17.

Estatus socioeconómico y laboral

La mayoría de los artículos que relacionan el estatus socioeconómico y el riesgo de padecer artritis reumatoide encuentran un mayor riesgo en las clases sociales bajas o con menos estudios.

Un análisis observacional sueco con más de 900 enfermos encontró menos riesgo en los titulados universitarios y más riesgo en los trabajadores manuales, sobre todo en mujeres y con factor reumatoide positivo.

Otro estudio sueco, de casos y controles, volvió a encontrar una relación entre clase social baja y un aumento del riesgo de padecer artritis reumatoide. Otro estudio de casos y controles de una cohorte de Estados Unidos con más de 50.000 personas también encontró más riesgo en las personas con estatus socioeconómico bajo.

Hormonas sexuales

El mayor riesgo de padecer artritis reumatoide en las mujeres, sobre todo tras la menopausia, indica que hay factores hormonales asociados. Se ha buscado una relación entre la artritis reumatoide, el embarazo, la lactancia o el posparto. En un metaanálisis que incluyó 14 estudios de casos y controles y seis estudios de cohortes con más de 13.000 casos concluyó que no hay relación entre la gravidez y la paridad con el riesgo de padecer artritis reumatoide. Respecto a la menarquia precoz hay datos contradictorios, pero la mayoría de los estudios ven una relación con la artritis reumatoide. Esta asociación parece más clara en las mujeres con menopausia precoz. Los distintos estudios publicados señalan también un papel protector de la lactancia. Todo esto favorece la idea del papel protector de los estrógenos y los progestágenos. El papel que desempeñan las hormonas externas ha sido también ampliamente estudiado, pero los resultados son contradictorios y no es posible concluir que exista una relación entre ellas y el riesgo de artritis reumatoide.

En los hombres se ha observado también una relación entre las hormonas sexuales y la artritis reumatoide: niveles bajos de testosterona se han asociado a un mayor riesgo de padecer artritis reumatoide seronegativa.

Obesidad

La obesidad siempre se ha considerado un factor de riesgo de padecer artritis reumatoide, especialmente seronegativa. En un reciente estudio de la base de datos estadounidense NHANES con metaanálisis, se determinó que los enfermos con obesidad o sobrepeso tenían un riesgo de padecer artritis reumatoide un 27 % mayor. Es más, el exceso de índice de masa corporal determinaba el 14 % del riesgo de padecerla.

También se ha demostrado que los enfermos con artritis reumatoide obesos presentan peor respuesta a los tratamientos, especialmente a la terapia con inhibidores del factor de necrosis tumoral.

PUNTOS CLAVE

- La mortalidad de los pacientes con artritis reumatoide está aumentada entre 1,25 y 1,65 veces respecto a la población general.
- La edad al diagnóstico, los glucocorticoides, el tabaquismo, el mal control de la enfermedad y las erosiones son factores pronósticos asociados a mayor mortalidad.
- Las comorbilidades pueden ser explicadas por la actividad inflamatoria sistémica de la enfermedad y las complicaciones derivadas del tratamiento.

- El epítopo compartido se expresa en las células presentadoras de antígenos, confiere mayor afinidad a los péptidos citrulinados, y pueden ser reconocidos como autoantígenos productores de anticuerpos.
- La modificación postraslacional puede cambiar la expresión fenotípica de la enfermedad, dependiendo de factores genéticos y ambientales.
- El tabaco es el factor de riesgo ambiental más importante en el desarrollo de la artritis reumatoide.

BIBLIOGRAFÍA

Alamanos Y, Voulgari PV, Drosos AA. Incidence and prevalence of rheumatoid arthritis, based on the 1987 American College of Rheumatology criteria: a systematic review. Semin Arthritis Rheum. 2006;36(3):182-8.

Almutairi K, Nossent J, Preen D, Keen H, Inderjeeth C. The global prevalence of rheumatoid arthritis: a meta-analysis based on a systematic review. Rheumatol Int. 2021;41(5):863-77.

Ang DC, Choi H, Kroenke K, Wolfe F. Comorbid depression is an independent risk factor for mortality in patients with rheumatoid arthritis. J Rheumatol 2005;32:1013-9.

Bergot AS, Giri R, Thomas R. The microbiome and rheumatoid arthritis. Best Pract Res Clin Rheumatol. 2019;33(6):101497.

Cross M, Smith E, Hoy D, Carmona L, Wolfe F, Vos T, et al. The global burden of rheumatoid arthritis: estimates from the global burden of disease 2010 study. Ann Rheum Dis. 2014;73(7):1316-22.

Crowson CS, Matteson EL, Roger VL, Therneau TM, Gabriel SE. Usefulness of risk scores to estimate the risk of cardiovascular disease in patients with rheumatoid arthritis. Am J Cardiol. 2012;110:420-4.

Cutolo M, Kitas GD, van Riel PL. Burden of disease in treated rheumatoid arthritis patients: going beyond the joint. Semin Arthritis Rheum. 2014;43(4):479-88.

Dadoun S, Zeboulon-Ktorza N, Combescure C, Elhai M, Rozenberg S, Gossec L, et al. Mortality in rheumatoid arthritis over the last fifty years: systematic review and meta-analysis. Joint Bone Spine. 2013;80(1):29-33.

Dedmon LE. The genetics of rheumatoid arthritis. Rheumatology (Oxford). 2020;59(10):2661-70.

Deighton C, Walker D, Griffiths I, Roberts D. The contribution of HLA to rheumatoid arthritis. Clin Genet. 1989;36(3):178-82.

Doran MF, Crowson CS, Pond GR, O'Fallon WM, Gabriel SE. Frequency of infection in patients with rheumatoid arthritis compared with controls: a population-based study. Arthritis Rheum. 2002;46(9):2287-93.

Firestein GS, McInnes IB. Immunopathogenesis of rheumatoid arthritis. Immunity. 2017;46(2):183-96.

Gabriel SE, Crowson CS. Risk factors for cardiovascular disease in rheumatoid arthritis. Curr Opin Rheumatol. 2012;24:171-6.

Germano JL, Reis-Pardal J, Tonin FS, Pontarolo R, Melchiors AC, Fernández-Llimos F. Prevalence of rheumatoid arthritis in South America: a systematic review and meta-analysis. Cien Saude Colet. 2021;26(Supp 3):5371-82.

Hedström AK, Klareskog L, Alfredsson L. Exposure to passive smoking and rheumatoid arthritis risk: results from the Swedish EIRA study. Ann Rheum Dis. 2018;77(7):970-2.

Hsieh PH, Wu O, Geue C, McIntosh E, McInnes IB, Siebert S. Economic burden of rheumatoid arthritis: a systematic review of literature in the biologic era. Ann Rheum Dis. 2020;79(6):771-7.

Kerola AM, Kauppi MJ, Kerola T, Nieminen TV. How early in the course of rheumatoid arthritis does the excess cardiovascular risk appear? Ann Rheum Dis. 2012;71:1606-15.

Kerola AM, Kazemi A, Rollefstad S, Lillegraven S, Sexton J, Wibetoe G, et al. All-cause and cause-specific mortality in rheumatoid arthritis, psoriatic arthritis and axial spondyloarthritis: a nationwide registry study. Rheumatology (Oxford). 2022;61(12):4656-66.

Kitas GD, Gabriel SE. Cardiovascular disease in rheumatoid arthritis: state of the art and future perspectives. Ann Rheum Dis. 2011;70:8-14.

Klareskog L, Stolt P, Lundberg K, Källberg H, Bengtsson C, Grunewald J, et al. A new model for an etiology of rheumatoid arthritis: smoking may trigger HLA-DR (shared epitope)-restricted immune reactions to autoantigens modified by citrullination. Arthritis Rheum. 2006;54(1):38-46.

Li Y, Guo R, Oduro PK, Sun T, Chen H, Yi Y, et al. The relationship between Porphyromonas gingivalis and rheumatoid arthritis: a meta-analysis. Front Cell Infect Microbiol. 2022;12:956417.

López-Olivo MA, Tayar JH, Martínez-López JA, Pollono EN, Cueto JP, Gonzales-Crespo MR, et al. Risk of malignancies in patients with rheumatoid arthritis treated with biologic therapy: a meta-analysis. JAMA. 2012;308(9):898-908.

Maeda Y, Kurakawa T, Umemoto E, Motooka D, Ito Y, Gotoh K, et al. Dysbiosis contributes to arthritis development via activation of autoreactive T cells in the intestine. Arthritis Rheumatol. 2016;68(11):2646-61.

Marrie RA, Hitchon CA, Walld R, Patten SB, Bolton JM, Sareen J, et al. Increased burden of psychiatric disorders in rheumatoid arthritis. Arthritis Care Res (Hoboken). 2018;70(7):970-8.

Minichiello E, Semerano L, Boissier MC. Time trends in the incidence, prevalence, and severity of rheumatoid arthritis: A systematic literature review. Joint Bone Spine. 2016;83(6):625-30.

Myasoedova E, Davis J, Matteson EL, Crowson CS. Is the epidemiology of rheumatoid arthritis changing? Results from a population-based incidence study, 1985-2014. Ann Rheum Dis. 2020;79(4):440-4.

Nguyen Y, Salliot C, Gelot A, Gambaretti J, Mariette X, Boutron-Ruault MC, et al. Mediterranean diet and risk of rheumatoid arthritis: findings from the French E3N-EPIC Cohort Study. Arthritis Rheumatol. 2021;73(1):69-77.

Ogdie A, Maliha S, Shin D, Love TJ, Baker J, Jiang Y, et al. Cause-specific mortality in patients with psoriatic arthritis and rheumatoid arthritis. Rheumatology (Oxford). 2017;56(6):907-11.

Peters MJ, Symmons DP, McCarey D, Dijkmans BA, Nicola P, Kvien TK, et al. EULAR evidence-based recommendations for cardiovascular risk manage-ment in patients with rheumatoid arthritis and other forms of inflammatory arthritis. Ann Rheum Dis. 2010;69:325-31.

Quirke AM, Perry E, Cartwright A, Kelly C, De Soyza A, Eggleton P, et al. Bronchiectasis is a model for chronic bacterial infection inducing autoimmunity in rheumatoid arthritis. Arthritis Rheumatol. 2015;67(9):2335-42.

Silman AJ, Newman J, MacGregor AJ. Cigarette smoking increases the risk of rheumatoid arthritis. Results from a nationwide study of disease-discordant twins. Arthritis Rheum. 1996;39(5):732-5.

Silva-Fernández L, Macía-Villa C, Seoane-Mato D, Cortés-Verdú R, Romero-Pérez A, Quevedo-Vila V, et al. The prevalence of rheumatoid arthritis in Spain. Sci Rep. 2020;10(1):21551.

Sokka T, Kautiainen H, Pincus T, Verstappen SM, Aggarwal A, Alten R, et al. Work disability remains a major problem in rheumatoid arthritis in the 2000s: data from 32 countries in the QUEST-RA study. Arthritis Res Ther. 2010;12(2):R42.

Toledano E, Candelas G, Rosales Z, Martínez Prada C, León L, Abásolo L, et al. A meta-analysis of mortality in rheumatic diseases. Reumatol Clin. 2012;8(6):334-41.

Van den Hoek J, Boshuizen HC, Roorda LD, Tijhuis GJ, Nurmohamed MT, Van den Bos GA, et al. Mortality in patients with rheumatoid arthritis: a 15-year prospective cohort study. Rheumatol Int. 2017;37(4):487-93.

Viatte S, Plant D, Raychaudhuri S. Genetics and epigenetics of rheumatoid arthritis. Nat Rev Rheumatol. 2013;9(3):141-53.

Wetzman A, Lukas C, Gaujoux-Viala C, Mamtani R, Barnetche T, Combe B, et al. Risk of cancer after initiation of targeted therapies in patients with rheumatoid arthritis and a prior cancer: systematic review with meta-analysis. Arthritis Care Res (Hoboken). 2023;75(2):260-71.

Zaiss MM, Joyce Wu HJ, Mauro D, Schett G, Ciccia F. The gut-joint axis in rheumatoid arthritis. Nat Rev Rheumatol. 2021;17(4):224-37.

Abordaje diagnóstico

25

E. F. Vicente Rabaneda y C. Acebes Cachafeiro

 OBJETIVOS

- Reconocer de forma precoz a los pacientes que desarrollan una artritis reumatoide.
- Enumerar las diferentes fases del abordaje diagnóstico.
- Describir las principales manifestaciones de la enfermedad, tanto articulares como extraarticulares.
- Exponer la importancia de la exploración física para identificar la presencia de artritis o tenosinovitis, así como de manifestaciones extraarticulares.
- Explicar las alteraciones de laboratorio que ayudan a establecer el diagnóstico y el pronóstico de la enfermedad.
- Analizar las ventajas y desventajas de las distintas técnicas de imagen disponibles.
- Optimizar el proceso de abordaje diagnóstico de la artritis reumatoide en práctica clínica.

MANIFESTACIONES CLÍNICAS DE LA ARTRITIS REUMATOIDE

El abordaje diagnóstico de la artritis reumatoide se basa en la evaluación detallada de los síntomas del paciente, la exploración minuciosa de su aparato locomotor y el análisis de los resultados de las pruebas de laboratorio y de las técnicas de imagen, especialmente de la ecografía, la radiología simple y, en algunas ocasiones, la resonancia magnética.

Patrón de inicio

La artritis reumatoide es una enfermedad multisistémica que suele tener un comienzo insidioso de semanas o meses de duración, con un predominio de síntomas articulares y, excepcionalmente, extraarticulares. Los síntomas articulares incluyen dolor, característicamente inflamatorio, tumefacción, eritema, calor local y rigidez articular tras períodos de reposo.

Aunque la enfermedad puede comenzar afectando a casi cualquier articulación, el patrón de afectación articular más frecuente es el poliarticular (más de cuatro articulaciones) y simétrico, que afecta de forma característica a las muñecas, las articulaciones metacarpofalángicas y las articulaciones interfalángicas proximales. Sin embargo, otras articulaciones que se ven afectadas con cierta frecuencia son los hombros y codos en el miembro superior y las rodillas, tobillos y articulaciones metatarsofalángicas en el miembro inferior.

Patrones atípicos de inicio

En ocasiones, la artritis reumatoide comienza con formas clínicas atípicas, que se detallan a continuación.

Artritis reumatoide de inicio monoarticular u oligoarticular

Cursa con afectación de una o varias articulaciones grandes (cuatro o menos), como codos, rodillas o caderas, que pueden permanecer inflamadas semanas o meses antes de que aparezca la forma típica poliarticular o simétrica.

Plantea el diagnóstico diferencial con la artritis séptica, la artropatía microcristalina u otras formas de monoartritis u oligoartritis.

Reumatismo palindrómico

Se caracteriza por episodios agudos, autolimitados y recurrentes de inflamación articular que afectan a una o varias articulaciones y que persisten desde horas hasta varios días, con mejoría espontánea.

Un tercio de estos pacientes desarrollarán una forma típica de artritis reumatoide con el tiempo.

Patrón de inicio polimiálgico del anciano

En pacientes mayores de 60 años, en ocasiones, la artritis reumatoide tiene un comienzo agudo y similar a una polimialgia reumática (dolor, rigidez e impotencia funcional de cintura escapular y pelviana).

En general, en estos casos el curso suele ser más benigno y el factor reumatoide suele ser negativo.

Patrón de inicio tenosinovial o bursal

En una minoría de los pacientes la presentación de la artritis reumatoide se da en forma de bursitis o tenosinovitis sin artritis periférica. Es frecuente la afectación de los tendones extensores de la muñeca y, en especial, del tendón extensor cubital del carpo.

En el caso de afectarse los tendones flexores de la muñeca puede comenzar como un síndrome del túnel carpiano.

Formas sistémicas o extraarticulares

Muy excepcionalmente, la artritis reumatoide comienza con manifestaciones extraarticulares que pueden preceder a la artritis semanas o meses.

Entre estas destaca la afectación pulmonar intersticial, la aparición de nódulos reumatoides, serositis o vasculitis. Mención aparte merece el síndrome de Felty como combinación de manifestaciones articulares y extraarticulares. Consiste en la tríada de poliartritis con esplenomegalia y neutropenia. Suele presentar positividad para el factor reumatoide y los anticuerpos antinucleares y es frecuente la presencia de nódulos reumatoides. El paciente suele sufrir infecciones oportunistas de repetición como consecuencia de la neutropenia.

Manifestaciones extraarticulares

Son más frecuentes en pacientes con positividad para el factor reumatoide y los anticuerpos antipéptidos cíclicos citrulinados (ACPA), en formas clínicas con erosiones y en homocigotos para el DW4 del antígeno leucocitario humano (HLA)-DR4.

Afectación del estado general

Entre las manifestaciones extraarticulares, los pacientes pueden referir una afectación inespecífica del estado general que incluye febrícula, mal estado general y pérdida de peso y apetito, parecido a un cuadro vírico.

Manifestaciones mucocutáneas

En el 30 % de los pacientes con artritis reumatoide, pueden aparecer nódulos reumatoides, sobre todo en zonas de presión, como la región olecraniana, la superficie extensora de las rodillas o de las articulaciones metacarpofalángicas e interfalángicas de las manos. No es infrecuente que aparezcan en el pulmón y, más excepcionalmente, en el corazón, la esclera o en el sistema nervioso central. Son más frecuentes en pacientes seropositivos para el factor reumatoide, fumadores y con enfermedad muy activa. Aunque suelen persistir largo tiempo, en ocasiones, desaparecen de forma espontánea. Excepcionalmente, puede aparecer una nodulosis generalizada en algunos pacientes que reciben tratamiento con metotrexato, aunque la enfermedad esté controlada.

Mención especial merece el síndrome de Caplan, que consiste en la asociación de neumoconiosis, nódulos reumatoides pulmonares y poliartritis. En la artritis reumatoide, también pueden producirse múltiples manifestaciones cutáneas, como livedo reticular, úlceras cutáneas, en ocasiones complicadas por vasculitis, pioderma gangrenoso y púrpura.

Manifestaciones cardiovasculares

Entre las manifestaciones cardíacas, la más frecuente es la pericarditis como expresión de serositis, aunque también pueden aparecer endocarditis aséptica de la válvula aórtica o miocarditis en fases avanzadas, que harán sospechar una complicación como la amiloidosis.

La arteriosclerosis es más frecuente en la artritis reumatoide y se relaciona directamente con el grado de inflamación sistémica, que puede aumentar la mortalidad de estos enfermos hasta en un 50 % comparados con la población general.

El tratamiento intensivo de control de la inflamación sistémica mejora el pronóstico de las complicaciones cardiovasculares derivadas de la arteriosclerosis. La artritis reumatoide se considera hoy día como un factor de riesgo independiente para padecer enfermedad cardiovascular.

Manifestaciones pulmonares

La afectación pulmonar no es infrecuente en la artritis reumatoide. Puede aparecer derrame pleural, que en ocasiones será asintomático y está relacionado con la actividad de la enfermedad, y nódulos reumatoides.

La enfermedad pulmonar intersticial es una de las manifestaciones pulmonares más relevantes debido a que se asocia con una elevada morbilidad y mortalidad. La forma de neumopatía intersticial usual es la más frecuente. Cursa con síntomas de fiebre, tos seca y disnea; en la auscultación pulmonar son característicos los crepitantes secos (tipo «velcro») de predominio en bases. Las técnicas de imagen, especialmente la tomografía computarizada de alta resolución, permiten identificar un patrón reticular o reticulonodular que puede progresar a un patrón «en panal de abeja» si avanza la enfermedad. La enfermedad pulmonar intersticial se asocia con más frecuencia a sexo masculino, edad avanzada, tabaquismo y positividad para el factor reumatoide y los ACPA.

Otras formas de enfermedad pulmonar intersticial más infrecuentes son la neumopatía intersticial no específica o la bronquiolitis obliterante, que es una forma grave que puede progresar a afectación alveolar e insuficiencia respiratoria grave. Existen otras manifestaciones pulmonares, como la enfermedad de la pequeña vía aérea.

Vasculitis

Incluyen un amplio espectro de manifestaciones clínicas, desde cuadros localizados como infartos del extremo de los dedos, hasta formas sistémicas en las que pueden verse afectados diversos órganos como el riñón, el pulmón, el aparato digestivo o el sistema nervioso central.

Manifestaciones renales

Es excepcional la afectación renal en la artritis reumatoide con un adecuado control de la actividad inflamatoria de la enfermedad. Excepcionalmente se han descrito glomerulonefritis membranosa o amiloidosis renal en formas clínicas evolucionadas con importante actividad inflamatoria.

Sin embargo, es más frecuente la toxicidad renal inducida por fármacos, sobre todo por los antiinflamatorios no esteroideos.

Manifestaciones óseas

La artritis reumatoide se asocia con una disminución generalizada de la masa ósea y mayor incidencia de fracturas vertebrales y no vertebrales. La osteoporosis está relacionada con la inmovilización, el empleo de glucocorticoides y la inflamación sistémica, que estimula la producción de ciertas citocinas proinflamatorias que promueven la resorción ósea.

Manifestaciones neurológicas

En el sistema nervioso periférico las manifestaciones de la artritis reumatoide incluyen la neuropatía por atrapamiento, como el síndrome del túnel carpiano o del canal tarsiano, y las polineuropatías o mononeuropatías múltiples causadas por vasculitis reumatoide, muy infrecuentes estas últimas en la actualidad.

La afectación del sistema nervioso central incluye la mielopatía por subluxación atloaxoidea, en casos de artritis reumatoide muy evolucionados, y las mielopatías, mucho más excepcionales, debidas a una afectación por vasculitis.

Miscelánea

Cabe mencionar aquí otras manifestaciones extraarticulares, como el síndrome de Sjögren secundario, que puede estar presente en al menos el 25 % de los enfermos con artritis reumatoide, o la amiloidosis secundaria, que es cada vez más infrecuente, y que aparece en formas evolucionadas y con actividad inflamatoria mantenida. Como comorbilidad de la artritis reumatoide, hay que destacar las infecciones concomitantes, que pueden llegar a ser de repetición e incluso oportunistas, en relación con el empleo de fármacos inmunomoduladores y glucocorticoides.

Anamnesis del paciente con sospecha de artritis reumatoide

En el abordaje diagnóstico del paciente con sospecha de artritis reumatoide se hará una anamnesis detallada y dirigida. La gran mayoría de los pacientes con artritis reumatoide consultarán por dolor articular. Es importante determinar su forma de comienzo, que generalmente será lenta e insidiosa, y sus características. En la casi totalidad de los pacientes el dolor es de perfil inflamatorio, lo que significa que empeora con el reposo y mejora parcialmente con la actividad. El dolor es frecuentemente nocturno y afecta al descanso del paciente. Otro de los síntomas clave es la rigidez en las articulaciones que aparece después del reposo articular prolongado: es muy característico que empeore por la mañana después del descanso nocturno y mejore gradualmente con el avance del día. Como consecuencia de estos síntomas el paciente referirá diferentes grados de limitación funcional que afectan a sus actividades de la vida diaria.

Otro de los síntomas es la inflamación articular, manifestada con los signos clásicos de tumefacción, enrojecimiento y aumento de la temperatura local. En la artritis reumatoide la tumefacción es blanda y fluctuante. También en la anamnesis habrá que preguntar al paciente por otros síntomas generales que pudieran orientar a manifestaciones extraarticulares de la artritis reumatoide, tales como fiebre o disnea (enfermedad pulmonar intersticial), dolor precordial (pericarditis) y lesiones cutáneas (nódulos reumatoides o vasculitis), entre otras.

Es importante preguntar por los tratamientos que ha recibido con anterioridad y por el grado de mejoría que ha experimentado. Es característico que los síntomas articulares de la artritis reumatoide apenas mejoren con analgésicos, que lo hagan parcialmente con antiinflamatorios no esteroideos y de forma importante con glucocorticoides, especialmente a dosis altas.

Una vez concluida la anamnesis se hará una exploración física detallada. En la exploración de la piel hay que valorar la presencia de nódulos reumatoides en las zonas de extensión o lesiones de vasculitis, como úlceras o lesiones isquémicas, especialmente en las zonas distales de los dedos. Se examinarán también las mucosas en busca de lesiones o signos de síndrome seco característicos del síndrome de Sjögren, que puede ser secundario a la artritis reumatoide.

Para completar la exploración, se hará un examen general sistemático que incluya el cuello (adenopatías), tórax (auscultación cardiopulmonar en busca de soplos o crepitantes si hay sospecha de enfermedad pulmonar intersticial), abdomen (visceromegalias) y extremidades. Es crucial una exhaustiva exploración del aparato locomotor, en la que se prestará atención a cómo es la inflamación y qué articulaciones están afectadas (**Fig. 25-1**). Lo más común es la afectación simétrica de carpos y articulaciones metacarpofalángicas, sobre todo de la primera a la tercera. Las articulaciones interfalángicas proximales, sobre todo la segunda y la tercera, pueden estar también afectadas, aunque con menor frecuencia.

En ocasiones, además de inflamación articular, se observará inflamación difusa o localizada de los tendones o de sus vainas

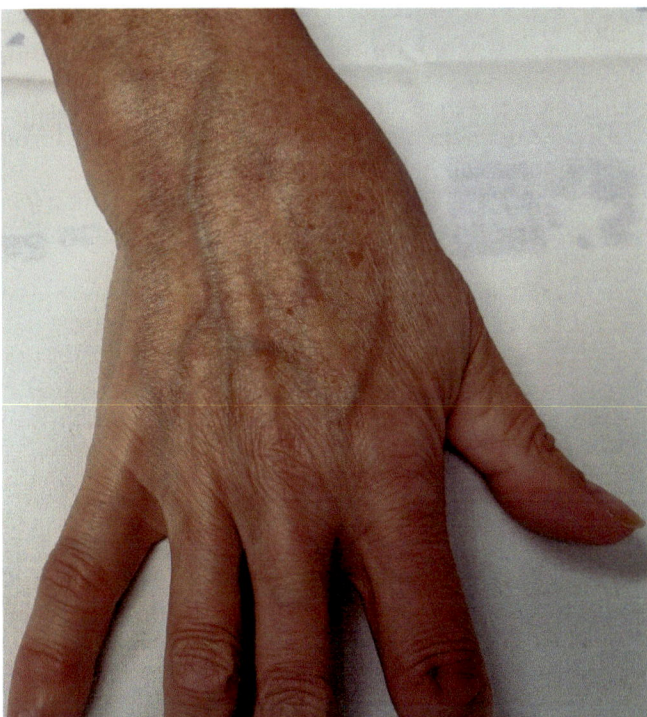

Figura 25-1. Artritis incipiente en el carpo.

sinoviales, sobre todo en los tendones flexores de los dedos o los extensores del carpo (**Fig. 25-2**). El paciente puede referir signos de compromiso del túnel del carpo con parestesias y disestesias dependientes del territorio del nervio mediano por inflamación del carpo o de los tendones flexores. La inflamación también puede afectar a bursas, como la olecraneana del codo o la bursa subacromial del hombro. La movilización tanto pasiva como activa de las articulaciones inflamadas será dolorosa y estará limitada. Hay que valorar las articulaciones periféricas sintomáticas y las no sintomáticas, de forma bilateral. Aunque la columna cervical se afecta de forma excepcional y, en general, solo en las artritis reumatoides de larga evolución, habrá que valorar si existe dolor o signos de compromiso medular, especialmente de los niveles cervicales altos (C1-C2).

Los tres síntomas clave a tener en cuenta en una artritis reumatoide de inicio: son el dolor de perfil inflamatorio, la tumefacción y la rigidez articular.

El patrón articular de inicio más frecuente en la artritis reumatoide es el poliarticular (> 4 articulaciones) y simétrico.

Las articulaciones más afectadas en la artritis reumatoide de inicio son las muñecas y las articulaciones metacarpofalángicas e interfalángicas proximales, sobre todo del 1er al 3er radio.

Criterios de clasificación y diagnóstico de la artritis reumatoide

Se han desarrollado unos criterios de clasificación de la artritis reumatoide consensuados por expertos y avalados por sociedades científicas. La última actualización fue en el año 2010 como un trabajo conjunto entre la European League Against Rheumatism (EULAR) y el American College of Rheumatology (ACR) (**Tabla 25-1**). La principal novedad respecto a los anteriores criterios de 1987 es que contemplan las formas clínicas tempranas de artritis reumatoide, lo que facilita que estos pacientes sean incluidos en los ensayos clínicos y también el acceso de forma precoz a los fármacos antirreumáticos modificadores de la enfermedad (FAME).

Se debe dejar claro que los criterios de clasificación no son criterios diagnósticos, sino que tienen un doble objetivo. Por una parte, proporcionar una herramienta para discriminar a aquellos pacientes con una artritis de poco tiempo de evolución, antes clasificada como indiferenciada, con riesgo de desarrollar una artritis persistente y de mal pronóstico y que pueden beneficiarse de un inicio temprano del tratamiento. Por otra, también sirven para incluir a pacientes con artritis reumatoide en estudios de investigación, como, por ejemplo, en los ensayos clínicos, homogeneizando así las muestras de pacientes. Hay que tener en cuenta que no son una herramienta diagnóstica y que, por tanto, no impiden al clínico llegar al diagnóstico de artritis reumatoide en aquellos pacientes que por una presentación inusual o incompleta no cumplan los criterios de clasificación. Hay que recordar que el espectro de presentación de la artritis reumatoide puede ser muy variado y, como ya se ha comentado, en ocasiones, la enfermedad puede empezar con manifestaciones clínicas extraarticulares que no están recogidas en los criterios de clasificación.

Otra cuestión diferente es el contexto normativo de trabajo de algunas organizaciones sanitarias o su marco regulador, lo que supone que se pueda exigir a los clínicos el cumplimiento de los criterios de clasificación de artritis reumatoide para que los pacientes accedan a una determinada terapia o a un procedimiento.

En un intento de hacer un diagnóstico más precoz de la artritis reumatoide, EULAR ha definido el concepto de *artral-*

Tabla 25-1. Criterios de la American College of Rheumatology y la European League Against Rheumatism (ACR/EULAR) de 2010 para la clasificación de la artritis reumatoide

A. Afectación articular	
• Una articulación grande afectada	0
• De 2 a 10 articulaciones grandes afectadas	1
• De 1 a 3 articulaciones pequeñas afectadas (con o sin afectación de articulaciones grandes)	2
• De 4 a 10 articulaciones pequeñas afectadas (con o sin afectación de articulaciones grandes)	3
• > 10 articulaciones (al menos una pequeña)	5
B. Serología (al menos un resultado)	
• Factor reumatoide y ACPA negativos	0
• Factor reumatoide y/o ACPA positivos a título bajo (< 3 × valor normal)	2
• Factor reumatoide y/o ACPA positivos a título alto (> 3 × valor normal)	3
C. Reactantes de fase aguda	
• VSG y PCR normales	0
• VSG y/o PCR elevadas	1
D. Duración de los síntomas	
• < 6 semanas	0
• ≥ 6 semanas	1

Se precisa un índice ≥ 6 sobre 10 para la clasificación de artritis reumatoide definida.
ACPA: anticuerpos antipéptidos cíclicos citrulinados; PCR: proteína C-reactiva; VSG: velocidad de sedimentación globular.

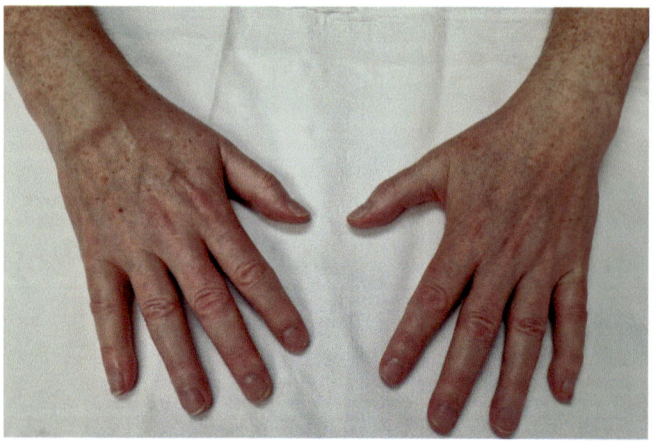

Figura 25-2. Tenosinovitis en los extensores del carpo derecho.

gias en riesgo de desarrollar artritis reumatoide (**Tabla 25-2**). En estos pacientes, la presencia de factor reumatoide, ACPA o sinovitis subclínica, identificada mediante técnicas de imagen como la ecografía o la resonancia magnética (RM), ayuda a predecir el desarrollo posterior de artritis reumatoide.

Seguimiento del paciente con artritis reumatoide

En la práctica clínica, el seguimiento del paciente con artritis reumatoide debe incluir una valoración de la actividad inflamatoria de la enfermedad y de la capacidad funcional, así como la existencia de factores de mal pronóstico, con el objetivo de indicar la terapia más apropiada y valorar si existe una adecuada respuesta terapéutica mediante una estrategia de control estrecho y tratamiento dirigido por objetivos. La valoración recomendada incluye los parámetros que se exponen a continuación.

Recuento articular

Evalúa el número de articulaciones dolorosas (NAD) como respuesta a la presión local y el número de articulaciones inflamadas (NAI) en la exploración física. El más habitual en práctica clínica es el recuento de 28 articulaciones dolorosas y tumefactas que se emplea para calcular la escala de actividad de la enfermedad (*Disease Activity Score*, DAS28), que incluye la valoración bilateral de hombros, codos, muñecas, articulaciones metacarpofalángicas e interfalángicas proximales de las manos y rodillas.

Otros índices validados de valoración de la artritis reumatoide incorporan recuentos articulares más amplios, de 44 y 68 o 66 articulaciones, aunque se utilizan menos, al requerir tiempos de exploración más largos. El más extenso de ellos, que incluye 68 articulaciones dolorosas (añade la valoración bilateral de las articulaciones temporomandibular, esternoclavicular, acromioclavicular, interfalángicas distales, cadera, tobillo, subastragalina-mediotarsiana y metatarsofalángicas) y 66 inflamadas (excluye las caderas), es el utilizado para calcular el índice del ACR, el más empleado en ensayos clínicos.

Tabla 25-2. Definición de la European League Against Rheumatism (EULAR) de artralgias con riesgo de desarrollar artritis reumatoide

Anamnesis
• Síntomas articulares de reciente comienzo (< 1 año)
• Síntomas localizados en articulaciones metacarpofalángicas
• Rigidez matutina ≥ 1 hora
• Síntomas más acentuados en las primeras horas de la mañana
• Familiar de primer grado con artritis reumatoide

Exploración física
• Dificultad para cerrar el puño
• Dolor a la compresión de las articulaciones metacarpofalángicas (*squeeze test* o prueba de compresión positiva)

Escala visual analógica

La escala visual analógica (EVA) evalúa la intensidad del dolor percibida por el paciente en una escala que va desde 0 (ausencia de dolor) hasta 10 (máxima intensidad de dolor).

Escala de evaluación global de la enfermedad

La escala de evaluación global de la enfermedad (EVG) es la percepción general sobre la actividad global de la enfermedad. Se aplica tanto al paciente (EVGP) como al médico valorador (EVGM) y se puntúa desde 0 (ausencia de actividad) hasta 10 (máxima actividad).

Rigidez matutina

Es la sensación de limitación de la movilidad articular al iniciar el movimiento en las primeras horas del día, generalmente medida en minutos.

Reactantes de fase aguda

Incluye la velocidad de sedimentación globular (VSG) y la proteína C-reactiva (PCR).

Valoración de la capacidad funcional

Se realiza mediante cuestionarios que pueden ser autoaplicados por el enfermo. Uno de los más empleados es el *Health assessment questionary* (HAQ), que incluye 20 preguntas agrupadas en ocho categorías, que abarcan distintos aspectos de las actividades de la vida diaria a las que se asigna una puntuación según el grado de dificultad para su realización. La puntuación puede oscilar entre 0 (no incapacidad) y 3 (máxima incapacidad).

Índices compuestos de valoración de la actividad de la enfermedad y criterios de respuesta y remisión

Se han desarrollado unos índices compuestos para valorar de forma objetiva la actividad inflamatoria de la artritis reumatoide mediante la incorporación de las variables previamente descritas en fórmulas matemáticas. De esta forma, se han generado criterios para definir el grado de actividad de la artritis reumatoide (**Tabla 25-3**), de respuesta a los tratamientos (**Fig. 25-3** y **Tabla 25-4**) y la remisión de la enfermedad.

Los índices compuestos validados para la valoración de la actividad de la enfermedad más empleados en práctica clínica son los siguientes (v. **Tabla 25-3**):

• Índice DAS28: es el que recomienda la EULAR. Combina mediante una fórmula matemática compleja el NAD y el NAI de un recuento de 28 articulaciones, uno de los reactantes de fase aguda (VSG o PCR en mg/L) y la EVGP en una escala de 0-100. Un valor < 2,6 define la remisión; de 2,6 a 3,1, baja actividad; de 3,2 a 5,1, actividad moderada; y > 5,1, actividad alta.
• El *Simplified Disease Activity Index* (SDAI): suma el NAD y el NAI de un recuento de 28 articulaciones, la PCR (mg/dL),

Tabla 25-3. Puntos de corte de los índices compuestos de evaluación de la actividad de la artritis reumatoide

	DAS28 (VSG)	DAS28 (PCR)	SDAI	CDAI
Remisión	< 2,6	< 2,4	≤3,3	≤2,8
Baja actividad	De ≥ 2,6 a < 3,2	De ≥ 2,4 a < 2,9	De > 3,3 a ≤ 11	De > 2,8 a ≤ 10
Actividad moderada	De ≥ 3,2 a < 5,1	De ≥ 2,9 a ≤ 4,6	De > 11 a ≤ 26	De > 10 a ≤ 22
Actividad alta	≥ 5,1	> 4,6	> 26	> 22

CDAI: índice clínico de actividad de la enfermedad (*Clinical Disease Activity Index*); DAS28: índice de actividad de la enfermedad sobre un recuento de 28 articulaciones (*Disease Activity Score-28*); PCR: proteína C-reactiva; SDAI: índice simplificado de actividad de la enfermedad (*Simplified Disease Activity Index*); VSG: velocidad de sedimentación globular.

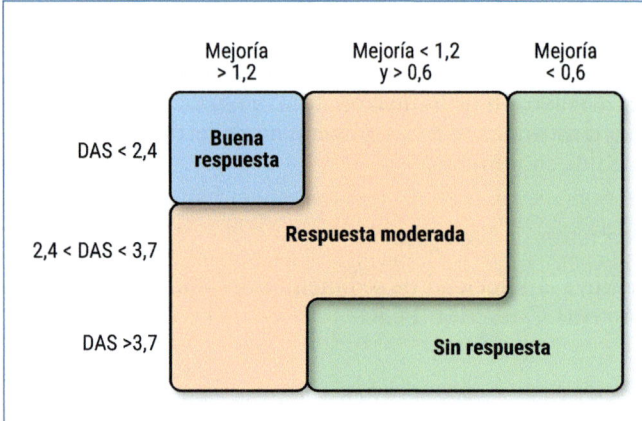

Figura 25-3. Criterios de mejoría de la European League Against Rheumatism (EULAR) basados en el resultado del índice DAS28. DAS28: índice de actividad de la enfermedad sobre recuento de 28 articulaciones (*Disease Activity Score-28*).

Tabla 25-4. Criterios de mejoría del American College of Rheumatology (ACR)

	Criterios de mejoría del ACR (20, 50 y 70 %)	Sí/No	%
1	Mejoría ≥ 20, 50 y 70 % en el recuento de articulaciones dolorosas	Sí	50
2	Mejoría ≥ 20, 50 y 70 % en el recuento de articulaciones inflamadas	Sí	50
3	Mejoría ≥ 20, 50 y 70 % en tres de las siguientes:		
	a) Evaluación del dolor por el paciente	Sí	70
	b) Evaluación global por el paciente	Sí	70
	c) Evaluación global por parte del médico	Sí	70
	d) Autoevaluación de la incapacidad por el paciente	Sí	70
	e) Reactantes de fase aguda	Sí	50

Se valorará una reducción con respecto a la evaluación anterior del 20, 50 o 70 % para el ACR-20, ACR-50 o ACR-70, respectivamente. Se tendrán en cuenta las variables 1, 2 y al menos tres de las cinco variables restantes del apartado 3.

la EVGP y la EVGM, ambas en una escala de 0-10. Un valor < 3,3 indica remisión; de 3,3 a 11 baja actividad; de 11 a 26 actividad moderada y > 26 actividad alta.

- El *Clinical Disease Activity Index* (CDAI): incorpora las mismas variables que el SDAI, salvo los resultados de laboratorio (PCR). En este caso, un valor < 2,8 indica remisión; de 2,8 a 10, baja actividad; de 10 a 22, actividad moderada; y > 22, actividad alta.
- En los últimos años, ha ganado mucho peso la incorporación de las medidas de desenlace multidimensionales referidas por el paciente, en la valoración de la actividad de la enfermedad. Reflejan el impacto de la artritis reumatoide en la realidad diaria de los pacientes, y se han mostrado sensibles al cambio, por lo que se están incorporando en los ensayos clínicos. Los más utilizados son el *Routine assessment patient index data 3* (RAPID 3) y el *Rheumatoid arthritis disease activity index* (RADAI).

En cuanto a la valoración de la respuesta y la definición de la remisión, se han propuesto varias alternativas:

- Criterios de respuesta EULAR: se han establecido sobre la base de los cambios del índice DAS28 para el seguimiento de los pacientes, y clasifican la respuesta en buena, moderada o ausente, según el valor obtenido (v. **Fig. 25-3**).
- Índice ACR: propone evaluar la respuesta clínica según la variación que se observa tras el tratamiento en el NAD, NAI, la EVGP, la EVGM, la EVA de dolor, la capacidad funcional medida por el cuestionario de evaluación de la salud (*Health Assessment Questionnaire*, HAQ) y los reactantes de fase aguda. De esta forma, se establecen tres niveles de respuesta: ACR-20, 50 o 70, según la mejoría sea del 20, el 50 o el 70 %, respectivamente (v. **Tabla 25-4**).

Aunque no existe una definición precisa de remisión en la artritis reumatoide, desde el punto de vista de la práctica clínica, se considera remisión a la ausencia completa de actividad inflamatoria de la enfermedad.

De acuerdo con las recomendaciones ACR/EULAR, se proponen dos sistemas para evaluar si un paciente con artritis reumatoide alcanza la remisión clínica. El primero emplea los índices de actividad y sus respectivos puntos de corte para definir la remisión. Proponen usar el SDAI, en el que con un nivel de actividad ≤ 3,3 se alcanzaría la remisión, por ser más exigente (v. **Tabla 25-3**). El segundo sistema aplica el concepto de remisión booleana, más estricta y basada en una clasificación categórica, en el cual se exigiría para alcanzar la remisión una puntuación ≤ 1 para las cuatro variables evaluadas en los diferentes índices de actividad: NAD, NAI, PCR y evaluación global por el paciente en una escala de 0-10.

Factores de mal pronóstico

Se han identificado varios factores clínico-analíticos que se asocian con un peor pronóstico de la artritis reumatoide: VSG o PCR elevadas, factor reumatoide o ACPA positivos (especialmente si están a título alto), elevado número de articulaciones tumefactas, aparición precoz de erosiones, persistencia de actividad moderada-alta pese al tratamiento con FAME y el fallo a ≥ 2 FAME sintéticos convencionales. Es aconsejable valorarlos porque su presencia tiene implicaciones terapéuticas; se recomienda un esquema de tratamiento más intensivo en estos casos.

PRUEBAS DE LABORATORIO

Datos de laboratorio general

En el análisis de laboratorio general de los pacientes con artritis reumatoide, especialmente cuando la enfermedad está activa, no es infrecuente encontrar anemia normocítica moderada (de trastorno crónico) y, en ocasiones, anemia microcítica. En este contexto el hierro puede estar bajo, a la vez que los niveles de ferritina están elevados. También pueden observarse trombocitosis y leucocitosis moderadas en situaciones de inflamación activa. Las pruebas de función hepática, renal, metabólicas y endocrinas suelen estar normales.

Reactantes de fase aguda

Los reactantes de fase aguda son proteínas del plasma que experimentan una elevación en respuesta al daño o inflamación de los tejidos. Su elevación no es específica de la artritis reumatoide, sino que puede darse en múltiples situaciones: infección, enfermedad inflamatoria crónica, necrosis, isquemia, traumatismos o neoplasias. Por su utilidad clínica, en la artritis reumatoide se emplean la VSG y la PCR. Son útiles, sobre todo, en el seguimiento de la enfermedad y en el control de la eficacia del tratamiento.

La causa de la elevación de la VSG reside en un conjunto de proteínas plasmáticas, entre las que destacan el fibrinógeno y las globulinas, que se elevan en los procesos inflamatorios como la artritis reumatoide. Dado que la VSG tiende a elevarse con la edad, los resultados deben interpretarse con cautela en el anciano, ya que puede ser normal una VSG de hasta 30 mm/hora o más.

La PCR fue descrita como tal por su unión al polisacárido C somático del neumococo. Presenta algunas ventajas con respecto a la VSG, ya que no se modifica por la presencia de otros reactantes de fase aguda ni por la morfología de los eritrocitos y se eleva más precozmente que la VSG, por lo que refleja mejor el grado de actividad de la enfermedad. También se normaliza más rápidamente tras la resolución de la inflamación, por lo que resulta de gran utilidad para el seguimiento de los pacientes.

Factor reumatoide

El factor reumatoide es una prueba de laboratorio característica de la artritis reumatoide, pero no es específica. Su presencia en un paciente con síntomas compatibles con artritis reumatoide hace muy probable su diagnóstico, pero su ausencia no lo excluye. La sensibilidad de esta prueba analítica oscila entre el 40 y el 80 %, según los métodos de determinación, y la especificidad oscila entre el 80 y el 95 %; esta se incrementa cuando se detecta la isoforma IgM de factor reumatoide por varios métodos, varias veces consecutivas o en concentraciones elevadas.

El factor reumatoide es positivo en el 70-80 % de los pacientes que cumplen criterios de clasificación de artritis reumatoide, pero también se puede detectar en individuos sanos y en otras enfermedades, como infecciones víricas, bacterianas o parasitarias, en procesos hematológicos, como el mieloma, y en enfermedades inflamatorias crónicas, como el asma y la bronquitis crónica. También puede aparecer en otras enfermedades autoinmunes que son competencia del reumatólogo, como el síndrome de Sjögren, el lupus eritematoso sistémico, las miopatías inflamatorias o la esclerosis sistémica.

El factor reumatoide tiene valor pronóstico, de forma que, en pacientes con concentraciones elevadas, se asocia a enfermedad más grave y con mayor riesgo de desarrollar fenotipos erosivos, con mayor daño articular y discapacidad. Sus títulos elevados también se asocian con la presencia de manifestaciones extraarticulares, en particular nódulos reumatoides y vasculitis.

El factor reumatoide es un autoanticuerpo que reacciona contra la porción fragmento cristalizable de las IgG humanas. Su principal isotipo es la IgM, pero también puede ser de los isotipos IgG, IgA e IgE.

Las concentraciones de factor reumatoide se expresan en UI/mL y se emplean varios métodos para su detección.

- Semicuantitativos:
  - Waaler-Rose: emplea hematíes de carnero sensibilizados con gammaglobulina de conejo.
  - Rosse-Ragan: emplea gammaglobulina de conejo con un soporte de látex.
  - Prueba de látex: emplea gammaglobulina humana en un soporte de látex.

  Los sueros de pacientes con artritis reumatoide pueden reaccionar positivamente con la prueba de látex o la prueba de Rosse-Ragan. Al ser métodos semicuantitativos, tienen una precisión y reproducibilidad bajas, por lo que resultan poco estandarizables.
- Cuantitativos: en estas pruebas, se emplean partículas de látex cubiertas de IgG humana que reaccionan con el factor reumatoide del suero y forman un complejo antígeno-anticuerpo que puede ser medido por nefelometría, turbidimetría, enzimoinmunoanálisis y radioinmunoanálisis.

Anticuerpos antipéptidos cíclicos citrulinados

En el contexto del proceso inflamatorio de la artritis reumatoide tiene lugar otro proceso denominado citrulinación, por el que los residuos de arginina presentes en algunas proteínas del organismo, como la vimentina, entre otras, se convierten en citrulina y dan lugar al origen de péptidos cíclicos citrulinados, que son reconocidos por el sistema inmunitario como antígenos frente a los que se genera una respuesta inmune con formación de autoanticuerpos dirigidos contra estos péptidos cíclicos citrulinados: los ACPA.

La sensibilidad de los ACPA en la artritis reumatoide (65-75 %) es similar a la del factor reumatoide, pero su especificidad es más alta (95-99 %), con un valor predictivo positivo del 83 % y un valor predictivo negativo del 79 %. La determinación conjunta del factor reumatoide y los ACPA tiene un valor predictivo positivo cercano al 100 %. Existe una notable asociación entre los ACPA y el factor reumatoide, ya que la frecuencia de ACPA es mayor en la artritis reumatoide con factor reumatoide positivo que con factor reumatoide negativo (83-88 % frente a 40-54 %).

En general, la artritis reumatoide con ACPA positivos determina un «subgrupo o variante» más grave de la enfermedad con mayor actividad desde el comienzo (> DAS28), mayor destrucción articular, peor respuesta a los FAME y un mayor deterioro de la función articular a largo plazo. La artritis reumatoide con ACPA positivos se comporta de manera totalmente distinta a la que tiene ACPA negativos, tanto desde el punto de vista genético (asociación con HLA-DR) y epidemiológico (asociación con tabaquismo), como de la evolución clínica (mayor progresión del daño estructural) o las comorbilidades (mayor número de complicaciones cardiovasculares y mortalidad).

Existen diferentes métodos de determinación de los ACPA. La mayoría utilizan una prueba de enzimoinmunoanálisis sobre un sustrato antigénico de péptidos cíclicos citrulinados de segunda generación (CCP2). Estos se obtienen de manera sintética y no tienen homología conocida con ninguna proteína humana. Son los más utilizados en la práctica clínica, su secuencia peptídica corresponde a la filagrina humana y han demostrado un nivel de sensibilidad superior al obtenido con los CCP1. Existen diferentes productos comerciales que utilizan la prueba de análisis por inmunoabsorción ligado a enzimas (*enzyme-linked immunosorbent assay*, ELISA) para CCP2, con una muy buena correlación entre ellos, sin discrepancias notables.

Con relación a las pruebas de laboratorio para el diagnóstico de la artritis reumatoide, cabe destacar que:

- El factor reumatoide no es específico de la artritis reumatoide, pero su presencia en un paciente con síntomas compatibles hace muy probable su diagnóstico, aunque su ausencia no lo excluye.
- Los ACPA son altamente específicos para el diagnóstico de artritis reumatoide.
- La positividad conjunta de factor reumatoide y ACPA en un paciente con síntomas sugerentes de artritis reumatoide tiene un valor predictivo positivo para el diagnóstico cercano al 100 %.

Anticuerpos antinucleares

No es infrecuente la detección de anticuerpos antinucleares en alrededor del 10-25 % de los pacientes con artritis reumatoide, especialmente si el factor reumatoide es positivo y tienen manifestaciones de síndrome de Sjögren asociadas.

Líquido sinovial

El líquido sinovial de la artritis reumatoide obtenido por artrocentesis es inespecífico y aporta escaso valor al diagnóstico. Suele tratarse de un líquido inflamatorio con recuentos leucocitarios entre 2.000 y 5.000 células por mm³, con predominio de polimorfonucleares (< 90 %).

El cultivo de líquido sinovial y el estudio de cristales con luz polarizada son negativos. En todo caso, su análisis puede ser útil para el diagnóstico diferencial con otras patologías como la artritis microcristalina o la artritis infecciosa.

Los títulos elevados de factor reumatoide y ACPA en la artritis reumatoide se asocian con:

- La presencia de manifestaciones extraarticulares.
- Formas clínicas de mayor gravedad.
- Formas clínicas con presencia de erosiones óseas.

La forma de comienzo de la artritis reumatoide suele ser subaguda y cursa con dolor de perfil inflamatorio, tumefacción y rigidez articular, sobre todo en las muñecas, carpos, metacarpofalángicas e interfalángicas proximales.
El diagnóstico de la artritis reumatoide se basa en la evaluación de los síntomas del paciente, la exploración del aparato locomotor y el análisis de los resultados de las pruebas de laboratorio y de las técnicas de imagen.
El factor reumatoide y los ACPA tienen valor diagnóstico y pronóstico en un paciente con síntomas de sospecha de artritis reumatoide.
Los títulos elevados de factor reumatoide y ACPA en la artritis reumatoide se asocian a formas clínicas más agresivas, con erosiones y con manifestaciones extraarticulares.

TÉCNICAS DE IMAGEN

Las técnicas de imagen desempeñan un papel muy relevante para el diagnóstico precoz y diferencial de la artritis reumatoide, la identificación de factores pronósticos y la monitorización de la respuesta a los tratamientos. No solo permiten estudiar las manifestaciones articulares, sino también la comorbilidad extraarticular (v. **Caps. 8, 9 y 10 de la sección 2**).

La aplicación en la práctica clínica de cada una de ellas está motivada por la experiencia y sus ventajas y desventajas específicas (**Tabla 25-5**).

Radiología simple

La radiología simple tiene un papel central en el diagnóstico y seguimiento de la artritis reumatoide, reconocido y avalado por las guías de práctica clínica y las recomendaciones de expertos sobre el uso de la imagen en esta enfermedad, debido a su accesibilidad, coste-efectividad y reproducibilidad.

La afectación radiológica es característicamente simétrica y los cambios más tempranos son la aparición de tumefacción

Tabla 25-5. Técnicas de imagen empleadas para el abordaje diagnóstico de la artritis reumatoide

	Radiografía	Ecografía	Resonancia magnética	Tomografía computarizada	Tomografía por emisión de positrones
Ventajas	• Accesible y barata • Reproducible • Baja radiación • No requiere contraste • Explora múltiples áreas en un acto • Bien aceptada y tolerada por el paciente • No contraindicada por prótesis metálicas • Tiempo de examen corto • Operador-independiente • Detecta daño estructural	• Accesible y barata • Reproducible • Inocua • No requiere contraste • Explora múltiples áreas en un acto • Bien aceptada y tolerada por el paciente • No contraindicada por embarazo ni por prótesis metálicas • Información inmediata • Guía para intervención • Detecta inflamación y daño estructural	• Información multiplanar • Reproducible • Sin radiación ionizante • No contraindicada por embarazo • Fácil comparación secuencial de imágenes • Operador-independiente • Visualiza edema óseo • Detecta inflamación y daño estructural con mayor sensibilidad que la ecografía	• Imagen tridimensional • Reproducible • Muy alta resolución ósea • No requiere contraste • Bien tolerada por el paciente • No contraindicada por prótesis metálicas • Fácil comparación secuencial de imágenes • Tiempo de examen corto • Operador-independiente • Método de referencia para detección de erosiones	• Imagen tridimensional del cuerpo entero • Información funcional • No contraindicada por prótesis metálicas • Operador-independiente • Detecta inflamación con alta sensibilidad • Valoración global articular y extraarticular
Desventajas	• Pobre caracterización de partes blandas • No permite valoración adecuada de inflamación • Bidimensional	• Operador-dependiente • Bidimensional • Áreas inaccesibles a la exploración • Examen largo si incluye múltiples articulaciones	• Menor accesibilidad y costes más elevados que la ecografía • Contraste intravenoso • Problemas de tolerancia • Explora solo una región[a] • Posibles contraindicaciones[b] • Exploración larga	• Menor accesibilidad y costes más elevados que la ecografía • Radiación ionizante • Explora solo una región • Contraindicada en el embarazo • Pobre caracterización de partes blandas • No permite una valoración adecuada de la inflamación	• Poco accesible • Costes elevados • Radiación ionizante • Contraste intravenoso • Baja especificidad • Evaluador-dependiente • Contraindicada en el embarazo

[a]Salvo en el caso de resonancia magnética de cuerpo entero. [b]Contraindicaciones posibles: claustrofobia, marcapasos, implantes metálicos, alergia a contrastes, insuficiencia renal.

fusiforme de partes blandas alrededor de la articulación, la distensión de la cápsula articular por derrame y la osteopenia yuxtaarticular, caracterizada por una apariencia radiolúcida del hueso situado a ambos lados de la articulación. Con el tiempo se produce una pérdida concéntrica del espacio articular (pinzamiento), aparecen quistes subcondrales y erosiones marginales (**Fig. 25-4**). En las formas más avanzadas y agresivas de la enfermedad pueden producirse subluxaciones y alteraciones en la alineación articular, como la desviación cubital en las manos, la desviación peronea en los pies o los dedos «en cuello de cisne» o con deformidad «en ojal» (dedos «en *boutonnière*») (**Fig. 25-5**).

Los hallazgos radiológicos en las articulaciones metatarsofalángicas de los pies suelen ser más precoces que en las manos, especialmente en los 3 primeros años de la artritis reumatoide (**Fig. 25-6**). Las articulaciones más afectadas en la artritis reumatoide son: 2ª y 3ª metacarpofalángicas, 3ª interfalángica proximal y radiocubital distal en las manos, y metatarsofalángicas del 5º dedo en los pies.

Se recomienda realizar una radiografía anteroposterior de manos y pies como valoración inicial en todos los pacientes y, después, monitorizar de forma periódica la progresión del daño radiográfico. El estudio radiológico se ampliará a aquellas articulaciones que se vean sustancialmente afectadas por

la artritis reumatoide, a criterio del médico. La detección de erosiones no solo aumenta la certeza diagnóstica, ya que se considera un marcador subrogado de artritis reumatoide, sino que constituye un factor de mal pronóstico, con las consiguientes implicaciones en el manejo terapéutico de los pacientes.

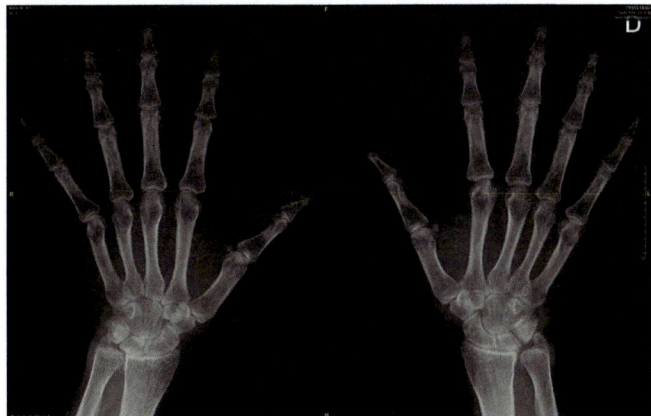

Figura 25-4. Afectación radiológica en la artritis reumatoide. En la imagen se aprecian osteopenia yuxtaarticular, pinzamiento radiocarpiano y de la 1ª a 3ª articulaciones metacarpofalángicas de la mano derecha, con erosión marginal en la 2ª articulación metacarpofalángica de la mano derecha.

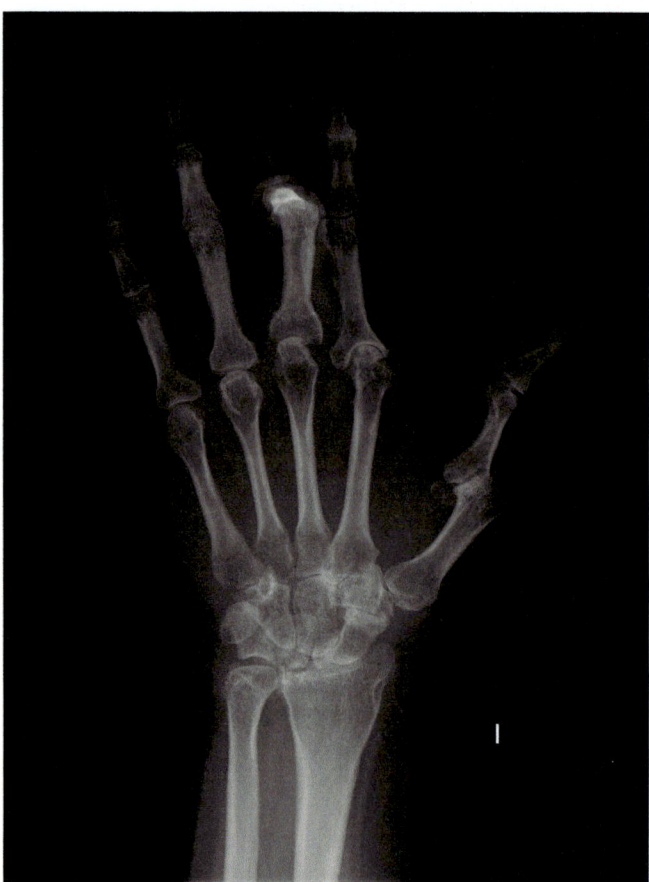

Figura 25-5. Radiografía simple de la mano en artritis reumatoide evolucionada. Se aprecia osteopenia yuxtaarticular en carpo, articulaciones metacarpofalángicas e interfalángicas proximales, deformidad «en ojal» del tercer dedo, deformidad «en cuello de cisne» del 2º dedo, con pinzamiento simétrico de articulaciones radiocarpiana y de la 1ª a la 3ª metacarpofalángicas. También se aprecia la imagen de dedo «en copa» en la 2ª articulación metacarpofalángica y erosiones marginales en la 1ª, 2ª y 3ª metacarpofalángicas, que indican el diagnóstico de una artritis reumatoide.

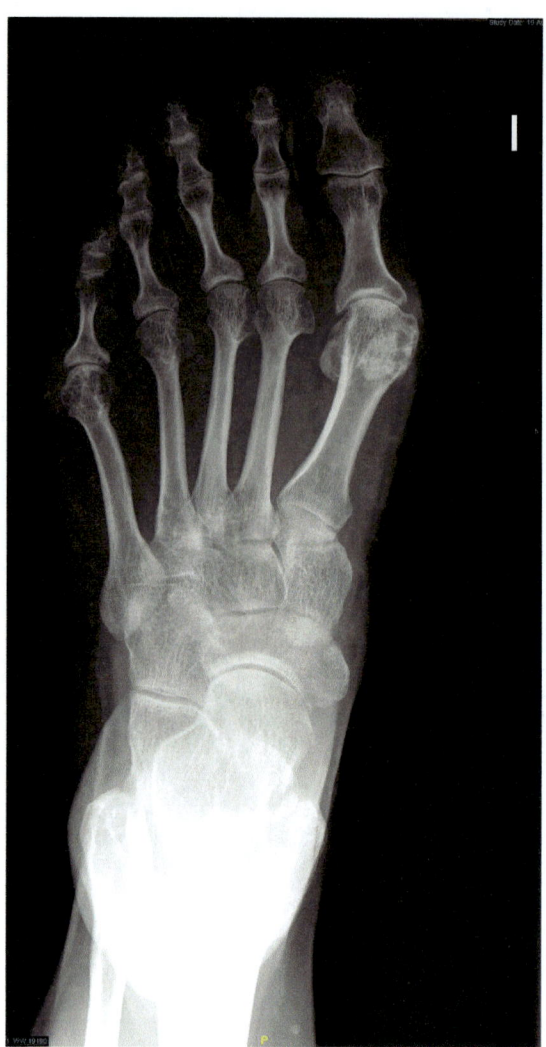

Figura 25-6. Erosiones en las articulaciones metatarsofalángicas en un pie con artritis reumatoide. En la radiografía se aprecian erosiones en articulaciones metatarsofalángicas del pie.

Los hallazgos radiológicos descritos con una distribución simétrica en las articulaciones típicamente afectadas en la artritis reumatoide son una herramienta de gran ayuda para el diagnóstico diferencial con otras enfermedades inflamatorias crónicas. En las espondiloartritis y la artritis psoriásica la afectación articular periférica es con mayor frecuencia asimétrica u oligoarticular, predomina en miembros inferiores y destaca la proliferación ósea, con mayor predisposición por la afectación de las articulaciones cartilaginosas y las entesis que la artritis reumatoide. Además, en estas enfermedades es característica una afectación axial más extensa y con compromiso de las articulaciones sacroilíacas.

La afectación asimétrica de las manos, el compromiso de las articulaciones interfalángicas distales y la proliferación ósea son rasgos distintivos de la artritis psoriásica que ayudan al diagnóstico diferencial con la artritis reumatoide. La artrosis erosiva puede plantear un reto diagnóstico, pero característicamente y a diferencia de la artritis reumatoide, suele afectar a las articulaciones interfalángicas distales y la trapeciometacarpiana, preservando las articulaciones radiocarpiana y radiocubital distal.

Con respecto a las enfermedades microcristalinas, en la gota lo más destacado es la afectación articular asimétrica con espacio articular preservado, asociando masas de partes blandas, erosiones excéntricas y proliferación ósea representativas (erosiones «en sacabocado»). En el caso de la enfermedad por depósito de pirofosfato cálcico dihidratado, la radiología puede ayudar al diagnóstico diferencial sobre todo cuando se manifiesta clínicamente como condrocalcinosis «seudoartritis reumatoide», que es un fenotipo que muestra similitudes clínicas con la artritis reumatoide y tiene predilección por las articulaciones metacarpofalángicas y las muñecas. La presencia de calcificaciones articulares y periarticulares, así como de osteofitos «en gancho» en la cara radial de las cabezas de los metacarpianos son típicas de la condrocalcinosis.

La periodicidad de la monitorización radiológica no está establecida con claridad en las guías y va a depender de la evolución clínica de los pacientes. En los casos en los que se consiga la remisión o baja actividad de la artritis reumatoide, puede ser razonable un estudio radiológico de control a los 2-3 años. Sin embargo, en los pacientes en los que no se consiga el objetivo terapéutico o haya dudas o discordancias médico-paciente, la evidencia de progresión del daño radiológico con aparición o progresión de pinzamiento articular o erosiones puede ser uno de los factores determinantes en la toma de decisiones terapéuticas.

Existen índices validados para determinar el daño estructural radiográfico, que han demostrado sensibilidad al cambio: índices de Larsen, Sharp-Genant y Sharp-Van der Heijde (SvdH).

El índice de Larsen gradúa la afectación articular de una forma más global, basándose principalmente en las erosiones, y sirve para las radiografías de manos, pies y grandes articulaciones.

El índice de Sharp-Genant valora el pinzamiento articular y las erosiones por separado, y es útil en las radiografías de manos y pies, con más sensibilidad que el índice de Larsen, pero a costa de un mayor tiempo de evaluación.

El **índice de SvdH** es el más empleado. Con él se valoran las erosiones y el pinzamiento por separado en manos y pies, con un rango de 0 a 448.

Estos índices se emplean principalmente en los ensayos clínicos como medidas de desenlace para valorar el impacto de las terapias sobre el daño estructural de la enfermedad. En el caso del índice de SvdH, se considera que la mínima diferencia detectable se corresponde con un cambio de 5 unidades.

Pese a su utilidad, el uso de estos índices radiográficos en práctica clínica se ve limitado por problemas de factibilidad y por la necesidad de entrenamiento. Con idea de resolver estas limitaciones y facilitar la aplicación clínica de medidas radiográficas objetivas, se ha propuesto un índice simplificado, el índice simplificado de pinzamiento y erosión (*Simplified Erosion Narrowing Score*, SENS), que valora la presencia o ausencia de pinzamiento articular y erosiones en las mismas articulaciones que el índice de SvdH. No obstante, la valoración cualitativa de la progresión del daño radiográfico sigue siendo la opción más empleada por los clínicos, aunque los avances que se están desarrollando en el campo de la inteligencia artificial pueden cambiar el panorama, al permitir recuentos radiográficos de forma más rápida y sensible.

Es importante recordar que, en la artritis reumatoide, también puede afectarse la columna vertebral, especialmente la región cervical, y que es característica la subluxación atloaxoidea. El desplazamiento anterior del atlas con respecto a la odontoides del axis es la forma más frecuente de luxación atloaxoidea. El cribado inicial se hace mediante radiografía lateral de la columna cervical, que muestra un incremento del espacio entre la parte posterior del arco anterior del atlas y la parte anterior de la odontoides, superior a 2,5 mm. Puede no ser evidente en las radiografías realizadas en posición neutra, por lo que se recomienda añadir proyecciones en semiflexión y extensión, que ponen de manifiesto las subluxaciones anterior y posterior, respectivamente (**Fig. 25-7**). Otra forma más grave, aunque menos frecuente, es la subluxación vertical, en la que la apófisis odontoides se desplaza hacia el agujero magno (*foramen magnum*), lo que comporta un riesgo de producir una invaginación basilar que comprometa la médula espinal y el bulbo.

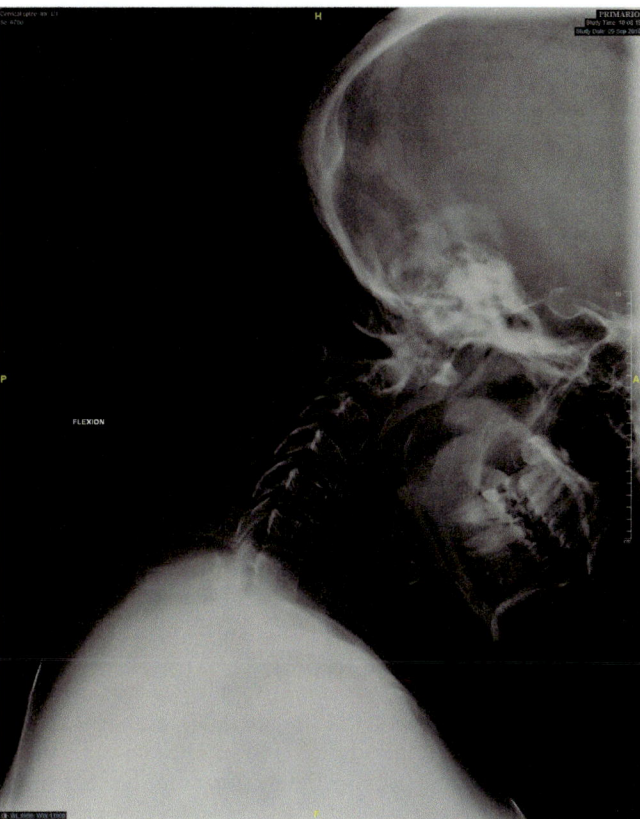

Figura 25-7. Luxación atloaxoidea. Radiografía de columna cervical lateral en semiflexión en la que se aprecia un aumento patológico de la distancia entre la parte posterior del arco anterior del atlas y la parte anterior de la odontoides, en relación con una luxación atloaxoidea.

> **!** Las principales indicaciones de la radiología simple para el estudio de la afectación articular en la artritis reumatoide son:
>
> - Radiografía simple de manos y pies al inicio y durante el seguimiento para detectar daño estructural.
> - Radiografía lateral de columna cervical en posición neutra, extensión y semiflexión ante sospecha de luxación atloaxoidea.
> - Radiografía simple de las articulaciones afectadas de forma sustancial desde el punto de vista clínico para valorar la existencia de daño estructural y ayudar al diagnóstico diferencial.

A pesar de la utilidad previamente descrita, la radiografía simple tiene importantes desventajas, entre las que destacan: la valoración indirecta y limitada de la inflamación y del cartílago articulares y su baja sensibilidad para la detección de erosiones en las fases precoces de la enfermedad, en comparación con la ecografía y la resonancia magnética.

Ecografía

La ecografía es una técnica de imagen crucial en el manejo integral de la artritis reumatoide, no solo en la valoración de la afectación articular sino también en la evaluación de la comorbilidad asociada. Su inocuidad, bajo coste, reproducibilidad y accesibilidad, que permiten obtener la información en el mismo acto de la consulta, la han convertido en una herramienta de primer escalón en el abordaje diagnóstico.

La ecografía facilita el diagnóstico precoz de la artritis reumatoide, ya que ha demostrado ser más sensible que la exploración física para la detección de sinovitis y tenosinovitis, más sensible que la radiografía simple para la detección de erosiones, y comparable a la RM (**Fig. 25-8**). Se recomienda su uso con fines diagnósticos en los pacientes en los que la exploración física sea negativa o dudosa para sinovitis. También puede emplearse para detectar erosiones en las áreas accesibles de las pequeñas articulaciones de las manos y los pies, ya que las erosiones típicas de artritis reumatoide se consideran evidencia *prima facie* (a primera vista) de la enfermedad.

En los pacientes con riesgo de artritis reumatoide, que presentan síntomas musculoesqueléticos y factor reumatoide o ACPA positivos, pero no tienen sinovitis clínica, se ha descrito que la presencia de sinovitis en escala de grises, erosiones o señal *power*-Doppler (Doppler-energía), pueden predecir el desarrollo de artritis en un período de 8 a 12 meses. En estos casos, la identificación de erosiones en las áreas clásicas de la artritis reumatoide mejora la predicción de artritis, especialmente en sujetos con ACPA en títulos altos o factor reumatoide, en presencia de más de una erosión y si la erosión afecta a la 5ª articulación metatarsofalángica. Sin embargo, otros autores solo han encontrado asociación entre la hipertrofia sinovial en escala de grises y el desarrollo y momento de aparición de la artritis en pacientes seropositivos con artralgias, cuando se excluyeron las articulaciones metatarsofalángicas. La señal *power*-Doppler en estos pacientes fue infrecuente (4 %) y no mostró potencial predictivo, a diferencia de lo que ocurría en los pacientes identificados como de riesgo intermedio o alto de artritis por las escalas de predicción con parámetros clínicos, en los que la ecografía mostró la máxima capacidad predictiva.

En el caso de pacientes con artritis indiferenciada precoz, la detección de sinovitis o erosiones mediante la ecografía se ha visto que aumenta la probabilidad de desarrollar una artritis persistente desde el 30 hasta el 94 %, y que su aplica-

ción es más útil en los pacientes seronegativos. En estos casos es especialmente reseñable el elevado valor predictivo negativo que se ha descrito asociado a una ecografía normal, ya que menos del 5 % de los pacientes desarrollaron artritis persistente. Especial relevancia parece tener la identificación de tenosinovitis de los tendones flexores de los dedos por ecografía, ya que en algunos estudios se ha identificado como factor predictor de artritis reumatoide, independiente de los ACPA y la sinovitis ecográfica.

La ecografía también tiene un papel relevante en el diagnóstico diferencial inicial. La presencia de inflamación extracapsular no sinovial, caracterizada por inflamación periarticular, edema peritendinoso y edema del tejido celular subcutáneo, aunque puede estar presente en el 29 % de los pacientes con artritis reumatoide de inicio y en el 6 % de los pacientes con ACPA positivos en riesgo de artritis reumatoide, parece ser un fenotipo ecográfico más característico del reumatismo palindrómico (69 %). La peritendonitis de los tendones extensores de los dedos y la afectación del complejo sinovioentésico con compromiso de las minientesis de inserción y funcionales de los dedos es típica de la artritis psoriásica. Finalmente, la identificación de agregados hiperecoicos en el interior de los cartílagos articulares o del fibrocartílago triangular de la muñeca es característica de la condrocalcinosis, mientras que el signo del doble contorno ya se ha incluido en los criterios diagnósticos de la gota.

En la artritis reumatoide precoz y establecida son múltiples los estudios que han demostrado su sensibilidad al cambio y su utilidad para monitorizar la respuesta a las terapias con infiltraciones locales y FAME sintéticos, biológicos o dirigidos. Asimismo, la ecografía también ha mostrado ser de gran utilidad en el seguimiento de la artritis reumatoide en remisión, ya que la presencia de sinovitis subclínica, en escala de grises y por *power* Doppler, y de erosiones se asocia con la progresión del daño estructural y predice el rebrote de la enfermedad tras la optimización o suspensión del tratamiento.

En el ámbito del tratamiento intervencionista de la artritis reumatoide, la ecografía ha demostrado utilidad como guía para la realización de artrocentesis, o infiltración local, especialmente en las localizaciones anatómicas profundas o en las áreas con dificultad para obtener referencias externas. Las biopsias sinoviales dirigidas por ecografía son también un campo en expansión.

El conjunto de evidencias previamente expuestas ha dado lugar a que se haya planteado un concepto de remisión multidimensional de la artritis reumatoide que incorpore medidas clínicas, serológicas y de imagen, e incluso que la ecografía podría guiar la estrategia de manejo de los pacientes. Sin embargo, los resultados de dos ensayos clínicos aleatorizados (ARTIC y TaSER) no lo avalan, ya que al comparar la estrategia de tratamiento por objetivos (*treat to target*) convencional con una estrategia centrada en la ecografía, esta última no consiguió mejorar los desenlaces clínicos de forma significativa.

Con independencia de las limitaciones metodológicas de estos estudios, la aplicación que proponen de la ecografía está muy alejada de la empleada en la práctica clínica convencional en la que ha demostrado ser de gran utilidad para el manejo de la artritis reumatoide, ya que el papel de la ecografía es especialmente relevante en los pacientes con inflamación subclínica muy

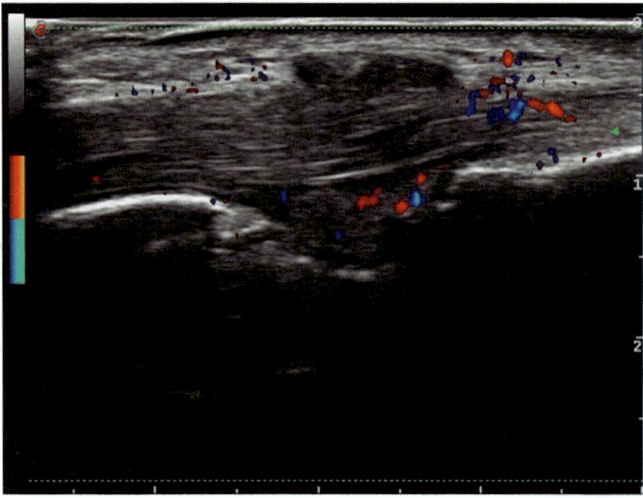

Figura 25-8. Ecografía de muñeca. Corte longitudinal en el que se aprecia sinovitis, tenosinovitis, erosiones y señal *power*-Doppler o Doppler-energía.

significativa al inicio de la enfermedad, en ausencia de respuesta al tratamiento o cuando existe disociación entre la valoración del paciente y del médico. En este sentido, la ecografía suma las ventajas de disponer de la información en el momento de la toma de decisiones y de su rápida respuesta al cambio.

Aún no hay consenso sobre cuáles son los recuentos e índices articulares más apropiados para cada una de las distintas fases comentadas (diagnóstico, monitorización o remisión), aunque se han propuesto algoritmos para la aplicación de la ecografía en los distintos escenarios de la práctica clínica. Los recuentos abreviados tienen una sensibilidad comparable a los más extensos, pero una mayor factibilidad, y se considera conveniente incorporar la exploración, de forma bilateral, de los carpos, algunas articulaciones metacarpofalángicas y metatarsofalángicas y alguna articulación grande (codo, rodilla o tobillo), así como valorar las áreas sintomáticas y la articulación «índice», de existir.

Además de la utilidad de la ecografía para la valoración de la actividad de la enfermedad, son crecientes los trabajos que avalan sus ventajas para el estudio de comorbilidades, como el riesgo cardiovascular, la enfermedad pulmonar intersticial o el síndrome de Sjögren secundario (v. **Cap. 9, sección 2**).

Ante las evidencias de las publicaciones médicas, tanto los criterios ACR/EULAR de clasificación de la artritis reumatoide de 2010 como diferentes recomendaciones sobre el uso de la imagen en esta enfermedad y sobre el manejo de la artritis reumatoide y la artritis precoz, así como las recomendaciones EULAR de manejo del riesgo cardiovascular en la artritis reumatoide, reconocen el importante papel de la ecografía y aconsejan su uso.

Resonancia magnética

La RM puede evaluar tanto la inflamación, identificando sinovitis, edema de médula ósea y tenosinovitis, como el daño estructural, a través de la detección de erosiones y adelgazamiento del cartílago con el consiguiente pinzamiento articular (**Fig. 25-9**). Existe un índice semicuantitativo validado para artritis reumatoide, el sistema de puntuación de imágenes por resonancia magnética de la artritis reumatoide (*Rheumatoid arthritis magnetic resonance image scoring system*, RAMRIS), que valora la inflamación y el daño estructural en la muñeca y las articulaciones metacarpofalángicas de la mano dominante mediante un protocolo que incluye secuencias potenciadas en T1 precontraste y poscontraste con gadolinio y secuencias T2 con supresión grasa o STIR, aunque suele restringirse a los ensayos clínicos, con escasa aplicación en la práctica clínica.

La RM, al igual que la ecografía, ha demostrado ser útil a lo largo del todo el proceso de la enfermedad. Puede ayudar al diagnóstico precoz en caso de dudas, ya que es superior al examen clínico para detectar inflamación articular y ayuda a identificar la presencia de erosiones de forma más precoz que la radiología simple. En los pacientes con artralgias clínicamente sospechosas, la presencia de tenosinovitis de los flexores de las manos y los pies es predictora de artritis reumatoide.

Otro hallazgo que puede preceder a la artritis clínica es la inflamación extracapsular de la sinovial yuxtaarticular de manos y pies, como las bursitis intermetatarsianas del antepié o las tendinitis de los interóseos en las manos, que con frecuencia se

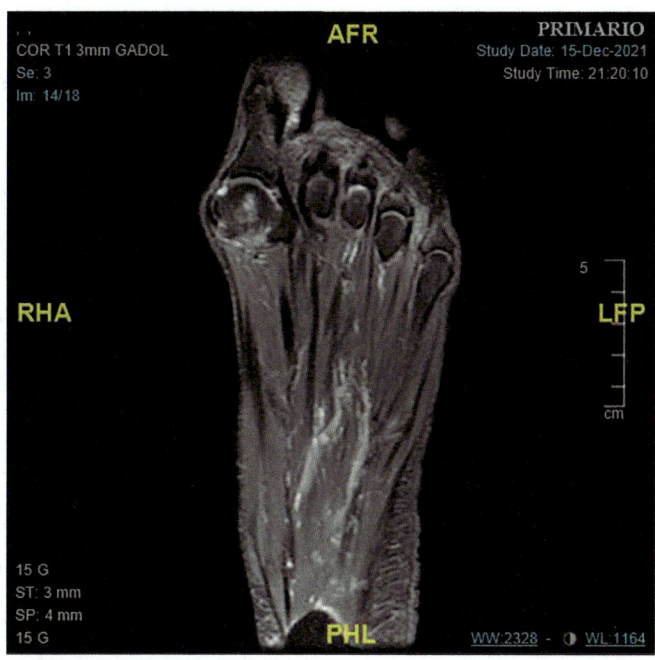

Figura 25-9. Resonancia magnética del pie. Se muestra un corte coronal en secuencia T1 tras administración de gadolinio; se aprecia una pequeña erosión en la cabeza del primer metatarsiano, con discreta captación de gadolinio, en relación con actividad inflamatoria de la artritis reumatoide.

asocian a sinovitis y tenosinovitis. Sin embargo, se ha cuestionado la capacidad predictiva de las erosiones en esta población. Por otro lado, en los pacientes con artritis indiferenciada, la detección de sinovitis y tenosinovitis por RM ha demostrado que ayuda a predecir la progresión a artritis reumatoide, y es especialmente útil en los pacientes ACPA negativos con oligoartritis, por su valor predictivo negativo superior al 90 %.

En la artritis reumatoide, la presencia de edema óseo es un fuerte predictor independiente de progresión radiográfica y, por tanto, se considera un marcador pronóstico, pero la sinovitis y las erosiones también predicen una progresión del deterioro estructural. La RM también ha demostrado tener sensibilidad al cambio y una capacidad de predicción de la respuesta terapéutica superior a las medidas clínicas de desenlace.

Adicionalmente, en los pacientes en remisión, la resonancia identifica inflamación subclínica en un elevado porcentaje de los casos (sinovitis 95-96 %, osteítis 35-46 %), que se asocia a un mayor riesgo de progresión del daño estructural y de rebrote tras la optimización o la suspensión del tratamiento. Sin embargo, el estudio aleatorizado Imagine-RA no encontró pruebas a favor de que la RM fuera empleada para guiar la estrategia de tratamiento por objetivos en los pacientes con artritis reumatoide, con la desventaja adicional de asociarse con costes y toxicidad más elevados.

A pesar de su gran potencial, la aplicación de la RM al estudio de la patología articular de la artritis reumatoide se ve muy limitada en la práctica clínica real por diversos factores, como la accesibilidad, el coste, la peor aceptación del paciente (exploración larga, claustrofobia), las restricciones por implantes (prótesis, marcapasos), los riesgos del contraste intravenoso o la falta de inmediatez al obtener la información, por lo que no se recomienda su uso de rutina.

Sin embargo, es la técnica recomendada ante la sospecha de subluxación atloaxoidea, cuando las radiografías muestren hallazgos positivos o existan signos o síntomas de compromiso neurológico, así como para el diagnóstico de la artritis atloaxoidea. Los avances tecnológicos hacia nuevos protocolos de adquisición de imágenes más cortos y sin necesidad de contraste y la aplicación de la inteligencia artificial a la lectura automatizada podrían convertir a esta técnica en más factible y asequible.

> ! La ecografía y la RM han demostrado utilidad a lo largo de todo el espectro continuo de la artritis reumatoide:
>
> - Fase preclínica: predicción de la progresión a artritis reumatoide de los individuos en riesgo.
> - Fase clínica: diagnóstico precoz y diferencial, monitorización, valoración de la remisión y manejo de la comorbilidad.
> - La ecografía se ha posicionado como una técnica de imagen de primera elección para el abordaje global de la artritis reumatoide.
> - La RM es la técnica de elección para la evaluación de la luxación atloaxoidea.

Tomografía computarizada

La tomografía computarizada (TC) permite una caracterización tridimensional del hueso y es el método de referencia para la detección de daño óseo, incluidas las erosiones, aunque muestra una muy buena concordancia con la RM. Con respecto a ella, tiene las ventajas de ser una exploración corta y cómoda para el paciente y no presentar contraindicaciones absolutas, pero está limitada por la pobre caracterización de los tejidos blandos y la radiación ionizante.

No se usa de forma rutinaria en la práctica clínica para el abordaje diagnóstico de la afectación articular de la artritis reumatoide, sino que su aplicación se circunscribe a casos concretos, como la exploración de la columna cervical, cuando la RM está contraindicada, o en la valoración prequirúrgica de la luxación atloaxoidea (**Fig. 25-10**). Los avances tecnológicos con la aparición de la TC de baja dosis podrían cambiar este esquema en un futuro.

Sin embargo, esta técnica es crucial para el diagnóstico de algunas manifestaciones extraarticulares de la artritis reumatoide, como la enfermedad pulmonar intersticial difusa, que puede ser la primera manifestación en algunos pacientes, antes que las manifestaciones articulares. Para su diagnóstico precoz, la TC de tórax de alta resolución es el método de referencia, con una sensibilidad muy superior a la radiografía de tórax, especialmente en las fases más iniciales de la enfermedad. Permite caracterizar el tipo de afectación y su extensión, lo que aporta importante información pronóstica. Además, ha demostrado ser una técnica sensible al cambio con la que hacer el seguimiento evolutivo de la enfermedad pulmonar intersticial difusa y valorar la respuesta a los tratamientos.

OTRAS TÉCNICAS DE IMAGEN

La tomografía por emisión de positrones con fluorodesoxiglucosa marcada con flúor18 es una técnica de imagen

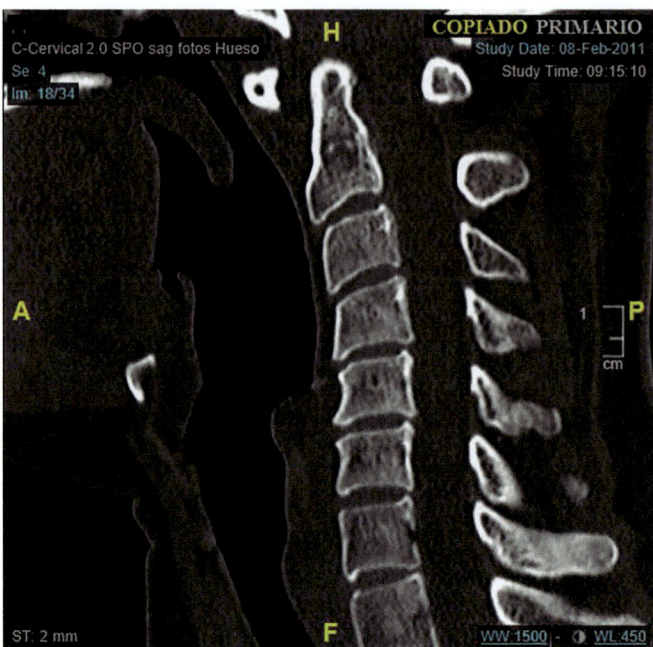

Figura 25-10. Tomografía computarizada de columna cervical. Corte sagital que muestra un aumento patológico de la distancia entre la parte posterior del arco anterior del atlas y la parte anterior de la odontoides, en relación con una luxación atloaxoidea.

altamente sensible que valora las propiedades metabólicas de las células activadas de todo el cuerpo, lo que le permite dar una evaluación global de la afectación sistémica.

En algunos estudios se ha demostrado que detecta la afectación articular y extraarticular de la artritis reumatoide y se ha destacado su utilidad para el diagnóstico en casos atípicos o difíciles, el diagnóstico diferencial con infecciones o neoplasias, la valoración de la actividad de la enfermedad e incluso como marcador pronóstico. Sin embargo, su falta de especificidad, coste, disponibilidad y radiación limitan su aplicación en la práctica clínica, aunque se están investigando nuevos trazadores dirigidos a macrófagos, linfocitos B o a la proteína transmembrana de la mitocondria o los basados en folatos, entre otros, en busca de una mayor especificidad y una menor radiación.

> ! La detección de erosiones en la radiografía simple se considera evidencia a primera vista de artritis reumatoide y tiene importantes implicaciones pronósticas.
> La ecografía y la resonancia magnética se consideran las técnicas de elección para evaluar la actividad inflamatoria de la artritis reumatoide.
> La tomografía computarizada no se usa de forma rutinaria para el diagnóstico de la artritis reumatoide, debido a su pobre caracterización de los tejidos blandos y la radiación ionizante que conlleva, por lo que se ve desplazada por la RM para el estudio del daño estructural de la artritis reumatoide.
> La aplicación de la tomografía por emisión de positrones en el manejo de la artritis reumatoide está en fase de investigación, y su uso se restringe fundamentalmente a la sospecha de infección o neoplasia oculta.

PUNTOS CLAVE

- La radiografía simple de manos y pies ocupa un lugar central en el diagnóstico de la artritis reumatoide, y debe realizarse en todos los pacientes al diagnóstico y de forma periódica durante el seguimiento para evaluar la progresión del daño radiográfico.
- La ecografía es de gran ayuda para el diagnóstico precoz de la artritis reumatoide, al ser más sensible que la exploración física para detectar inflamación y, además, para caracterizarla, distinguiendo entre sinovitis, tenosinovitis o bursitis.

- La inflamación en escala de grises y por Doppler y las erosiones detectadas por ecografía tienen implicaciones pronósticas y pueden influir en la toma de decisiones terapéuticas.
- En la práctica clínica, la RM suele reservarse para los casos en los que la ecografía no es concluyente o no está disponible.
- En el momento actual no hay evidencia a favor de la incorporación de la remisión o baja actividad por criterios de imagen ecográfica o de RM a las estrategias de tratamiento por objetivos.

BIBLIOGRAFÍA

Aletaha D, Neogi T, Silman AJ, Funovits J, felson DT, Bingham CF, et al. 2010 Rheumatoid arthritis classification criteria: an American College of Rheumatology/European League Against Rheumatism collaborative initiative. Ann Rheum Dis. 2010;69(9):1580-8.

Baillet A, Gaujoux-Viala C, Mouterde G, Pham T, Tebib J, Saraux A, et al. Comparison of the efficacy of sonography, magnetic resonance imaging and conventional radiography for the detection of bone erosions in rheumatoid arthritis patients: a systematic review and meta-analysis. Rheumatology (Oxford). 2011;50(6):1137-47.

Bird A, Oakden-Rayner L, McMaster C, Smith LA, Zeng M, Wechalekar MD, et al. Artificial intelligence and the future of radiographic scoring in rheumatoid arthritis: a viewpoint. Arthritis Res Ther. 2022;24(1):268.

Colebatch AN, Edwards CJ, Østergaard M, van der Heijde D, Balint PV, D'Agostino MA, et al. EULAR recommendations for the use of imaging of the joints in the clinical management of rheumatoid arthritis. Ann Rheum Dis. 2013;72(6):804-14.

D'Agostino MA, Terslev L, Aegerter P, Backhaus M, Balint P, Bruyn JA, et al. Scoring ultrasound synovitis in rheumatoid arthritis: a EULAR-OMERACT ultrasound taskforce-Part 1: definition and development of a standardised, consensus-based scoring system. RMD Open. 2017;3(1): e000428.

Di Matteo A, Mankia K, Azukizawa M, Wakefield RJ. The role of musculoskeletal ultrasound in the rheumatoid arthritis continuum. Curr Rheumatol Rep. 2020;22(8):41.

Ellatif M, Sharif B, Baxter D, Saifuddin A. Update on imaging of the cervical spine in rheumatoid arthritis. Skeletal Radiol. 2022;51(8):1535-51.

Felson DT, Anderson JJ, Boers M, Bombardier C, Chernoff M, Fried B, et al. The American College of Rheumatology preliminary core set of disease activity measures for rheumatoid arthritis clinical trials. The Committee on Outcome Measures in Rheumatoid Arthritis Clinical Trials. Arthritis Rheum. 1993;36:729-40.

Felson DT, Smolen JS, Wells G, Zhan B, van Tuyl LH, Funovits J, et al. American College of Rheumatology/European League against Rheumatism provisional definition of remission in rheumatoid arthritis for clinical trials. Ann Rheum Dis. 2011;70(3):404-13.

Grupo de trabajo de la GUIPCAR. Guía de práctica clínica para el manejo de pacientes con artritis reumatoide. Madrid: Sociedad Española de Reumatología; 2019.

Möller I, Loza E, Uson J, Acebes C, Andreu JL, Batlle E, et al. Recommendations for the use of ultrasound and magnetic resonance in patients with rheumatoid arthritis. Reumatol Clin (Engl Ed). 2018;14(1):9-19.

Østergaard M, Boesen M. Imaging in rheumatoid arthritis: the role of magnetic resonance imaging and computed tomography. Radiol Med. 2019;124(11):1128-41.

Pean De Ponfilly-Sotier M, Seror R, Nocturne G, Besson FL. 18F-FDG PET molecular imaging: A relevant tool to investigate chronic inflammatory rheumatisms in clinical practice? Front Med (Lausanne). 2022;9:1070445.

Ranganath VK, Hammer HB, McQueen FM. Contemporary imaging of rheumatoid arthritis: Clinical role of ultrasound and MRI. Best Pract Res Clin Rheumatol. 2020;34(6):101593.

Vasanth LC, Pavlov H, Bykerk V. Imaging of rheumatoid arthritis. Rheum Dis Clin North Am. 2013;39(3):547-66.

Sanmartí R, Gómez-Puerta JA. Biomarcadores en la artritis reumatoide. Reumatol Clin. 2011;6(S3):S25-8.

Smolen JS, Aletaha D. Activity assessment in rheumatoid arthritis. Curr Opin Rheumatol 2008;20(3):306-13.

Van der Heijde DM, van't Hof PL, Van Riel PL, Van de Putte LD. Development of a disease activity score based on judment in clinical practice by rheumatologists. J Rheumatol 1992;20(3):579-8.

Zabotti A, Finzel S, Baraliakos X, Aouad K, Ziade N, Iagnocco A. Imaging in the preclinical phases of rheumatoid arthritis. Clin Exp Rheumatol. 2020;38(3):536-42.

Tratamiento de la artritis reumatoide

26

M. P. Muñoz Carreño y J. Tornero Molina

OBJETIVOS

- Abordar el tratamiento de la artritis reumatoide, una patología que requiere un diagnóstico y tratamiento precoces con objeto de controlar la sintomatología del paciente, con mucha frecuencia incapacitante, y de evitar la deformidad articular permanente.
- Revisar los principales índices de actividad de la enfermedad para poder definir la situación clínica del paciente y así plantear la estrategia terapéutica más adecuada a seguir.
- Conocer las pautas terapéuticas aplicables a la enfermedad según las últimas recomendaciones publicadas por los grupos de expertos.

INTRODUCCIÓN

La artritis reumatoide es una enfermedad autoinmune sistémica, de carácter inflamatorio y crónico, con tendencia a la destrucción articular.

Afecta de forma predominante a las articulaciones. La membrana sinovial es la primera estructura comprometida debido a la inflamación, que se extiende a las estructuras adyacentes (cartílago, ligamentos, cápsula y hueso), cuyo cuadro se caracteriza por dolor y tumefacción y que progresa naturalmente a la destrucción. Por otra parte, los cambios inflamatorios sistémicos pueden provocar la afectación de otros órganos como el corazón, el pulmón, el riñón, la piel, los ojos, etcétera.

La artritis reumatoide solía conducir a la discapacidad, a la incapacidad para trabajar y a una mortalidad incrementada.

 La mejora reciente en los objetivos se ha alcanzado gracias a un mejor conocimiento de la fisiopatología de la enfermedad y al desarrollo de mejores medidas de desenlace y de mejores terapias.

OBJETIVO TERAPÉUTICO

El objetivo terapéutico de la artritis reumatoide incluye el alivio del dolor y la inflamación, la prevención del daño estructural y, si es posible, la restauración de la capacidad funcional. Es decir, alcanzar un estado de remisión o baja actividad de la enfermedad es el principal objetivo.

Para definir la remisión se necesitan criterios estrictos que diferencien la presencia o ausencia de actividad y que sean lo suficientemente fiables para apoyar las decisiones terapéuticas. Es decir, los reumatólogos han tenido que extrapolar ciertos síntomas y signos para equipararlos al concepto de ausencia de actividad.

Índices de actividad de la enfermedad

Para definir la situación clínica del paciente se han desarrollado unos índices que combinan varias variables para obtener un resultado único. Los principales índices combinados empleados en la valoración de la actividad de la artritis reumatoide son los siguientes:

***Disease activity score* 28 (DAS28).** Este índice utiliza un recuento de 28 articulaciones. La fórmula matemática utilizada es DAS28 = $0,56 \times NAD + 0,28 \times NAT + 0,7 \times \ln(VSG$ o PCR$) + 0,014 \times GH$. En ella, NAD es el número de articulaciones dolorosas; NAT es el número de articulaciones tumefactas; ln es el logaritmo neperiano de la velocidad de sedimentación globular (VSG) o de la proteína C-reactiva (PCR) y GH (*global health*) es la valoración del estado de salud y la actividad de la enfermedad estimados por el paciente en una escala visual de 100 mm.

***Simplified disease activity index* (SDAI).** Es un índice muy fácil de obtener con la suma de los puntos dados a cinco variables: NAD (sobre 28 articulaciones), NAT (sobre 28 articulaciones), valoración global de la enfermedad por el paciente (VGP) (escala 0-10), valoración global de la enfermedad por el médico (VGM) (escala 0-10) y valor de la PCR (mg/dL).

Se correlaciona muy bien con el DAS28, la discapacidad y la progresión del daño estructural en pacientes con enfermedad activa; sin embargo, la correlación con el DAS28 en el nivel de remisión no es tan buena, aunque es mejor índice que este último para definir esta situación clínica.

***Clinical disease activity index* (CDAI).** Este índice es una simplificación del SDAI que no requiere de la medición de un reactante de fase aguda y que emplea el resto de sus variables. Su fórmula es: CDAI = NAD (28 articulaciones) + NAT (28 articulaciones) + VGP (escala 0-10) + VGM (escala 0-10). Este índice se correlaciona bien con otras escalas de actividad de la enfermedad y criterios de respuesta, así como con la progresión del daño estructural y la discapacidad funcional.

 La ventaja del CDAI es que facilita tomar decisiones terapéuticas inmediatas basadas solo en criterios clínicos.

Valoración de la respuesta

Con objeto de definir la situación basal del paciente al inicio del tratamiento o para el seguimiento de la respuesta, están disponibles varios rangos de actividad de la enfermedad definidos por los índices combinados, junto con criterios de respuesta al tratamiento descritos por el American College of Rheumatology (ACR) y la European Alliance of Associations for Rheumatology (EULAR): *Disease activity score* 28 (DAS28), SDAI, CDAI y criterios de ACR/EULAR.

Disease Activity Score 28

Los rangos de actividad de la enfermedad según este índice son los siguientes:

- Alta actividad de la enfermedad: DAS28 > 5,1.
- Moderada actividad de la enfermedad: DAS28 de 3,2 a 5,1.
- Baja actividad de la enfermedad: DAS28 de 2,6 a 3,2.
- Remisión: DAS28 < 2,6.

Simplified Disease Activity Index

Los rangos de actividad de la enfermedad según este índice son los siguientes:

- Alta actividad de la enfermedad: SDAI > 26.
- Moderada actividad de la enfermedad: SDAI de > 11 a ≤ 26.
- Baja actividad de la enfermedad: SDAI de > 3,3 a ≤ 11.
- Remisión: SDAI ≤ 3,3.

Clinical Disease Activity Index

Los rangos de actividad de la enfermedad según este índice son los siguientes:

- Alta actividad de la enfermedad: CDAI > 22.
- Moderada actividad de la enfermedad: CDAI de > 10 a ≤ 22.
- Baja actividad de la enfermedad: CDAI de > 2,8 a ≤ 10.
- Remisión: CDAI ≤ 2,8.

Criterios de respuesta de ACR/EULAR

Los criterios de respuesta de ACR para el porcentaje de mejoría del 20, 50 y 70 % en la actividad de la enfermedad (ACR-20, ACR-50 y ACR-70, respectivamente) miden la frecuencia del beneficio, es decir, la proporción de pacientes que logran una respuesta definida a partir de la intervención de un tratamiento. De este modo, la respuesta ACR-20, por ejemplo, se define como la mejoría de al menos el 20 % en el número de articulaciones dolorosas y tumefactas, así como al menos una mejoría del 20 % en tres o más de las siguientes cinco variables: VGP, VGM, escala visual analógica (EVA), incapacidad funcional y reactantes de fase aguda.

Una respuesta ACR-50 o ACR-70 representa, respectivamente, una mejoría de al menos el 50 o el 70 %. En contraste a la respuesta ACR-20, los pacientes notan diferencias drásticas en su situación clínica con el objetivo de las respuestas ACR-50 y ACR-70.

Los criterios de respuesta de la EULAR se basan en el DAS28. Categorizan la mejoría en respuestas buena o moderada:

- Buena respuesta: el descenso de más de 1,2 puntos y ha de lograrse el objetivo de baja actividad de la enfermedad (DAS28 < 3,2).
- Moderada respuesta: se obtiene con un descenso en el DAS28 superior a 1,2 o de entre 0,6 y 1,2 puntos, si, además, al menos se logra un nivel de actividad moderada de la enfermedad (DAS28 < 5,1).

Por otra parte, hay disponibles cuestionarios para los pacientes que ofrecen al profesional más datos con los que valorar la actividad de la artritis reumatoide. A continuación, se explican los más empleados en la actualidad.

Health Assessment Questionnaire (**HAQ**) tradicional y **HAQ** (***Disability Index*** (**HAQ-DI**). El HAQ completo original es una herramienta exhaustiva diseñada para valorar la discapacidad del paciente, su malestar, los efectos adversos de la medicación, los costes y la mortalidad. El HAQ-DI es el componente del HAQ usado con frecuencia en los ensayos clínicos y la práctica clínica. Este evalúa la capacidad del paciente para llevar a cabo actividades de la vida diaria a través de 20 preguntas diseñadas para valorar el uso de las extremidades superiores e inferiores. Dichas preguntas están organizadas en ocho categorías: vestirse y asearse, levantarse, comer, caminar, higiene, alcanzar, prensión y otras. Cada una se puntúa según una escala del nivel de limitación: 0 (sin dificultad); 1 (alguna dificultad); 2 (mucha dificultad) y 3 (incapaz de hacer). La puntuación del HAQ puede oscilar entre 0 (no incapacidad) y 3 (máxima incapacidad).

Se han desarrollado nuevas formas simplificadas de estos índices: el HAQ-modificado y el HAQ-II.

Routine assessment of patient index data 3 (**RAPID3**). Este incluye el HAQ, la valoración de la función física, del dolor y la VGP; la puntuación total oscilará de 0 a 10, con la siguiente interpretación:

- 0-1,0: cerca de la remisión.
- 1,3-2,0: gravedad leve.
- 2,3-4,0: gravedad moderada.
- 4,3-10,0: gravedad alta.

Patient activity scale (**PAS**) **II**. Es un índice compuesto constituido por una EVA de dolor (0-10), una VGP (0-10) y el HAQ o el HAQ-II.

The Short Form 36 (**SF-36**). Es una herramienta diseñada para proporcionar un perfil del estado de salud, que habitualmente sirve para medir la calidad de vida del paciente. No es una escala específica de ninguna enfermedad en concreto, aunque ha sido validada para muchas de ellas, incluyendo la artritis reumatoide. Está compuesto por 36 preguntas (ítems) que valoran los estados tanto positivos como negativos de la salud en los siguientes ámbitos: función física, rol físico, dolor corporal, salud general, vitalidad, función social, rol emocional y salud mental. Adicionalmente, incluye un ítem de transición que pregunta sobre el cambio en el estado de salud general respecto al año anterior, aunque este no se utiliza para el cálculo de ninguna de las escalas. A mayor puntuación, mejor es el estado de salud (0-100).

Criterios de remisión ACR/EULAR

Para la artritis reumatoide, un estado de remisión debe estar asociado a tres cualidades:

- Normalización (en enfermedad temprana) u optimización (en pacientes con daño sustancial) de la función física y de la calidad de vida.
- Detención de la progresión del daño estructural.
- Prevención de las comorbilidades relacionadas con la inflamación.

La Food and Drug Administration (FDA) considera una «respuesta clínica significativa» a la consecución de un ACR-70 durante al menos 6 meses y el grupo *Outcome Measures in Rheumatology* (OMERACT) ha definido como «enfermedad mínima residual» a una situación en la que el paciente está temporalmente libre de síntomas o con una actividad muy baja, definida como un DAS28 < 2,85.

A priori, todos estos estados se podrían considerar un éxito; sin embargo, se ha descrito que incluso pacientes en remisión clínica tratados con fármacos antirreumáticos modificadores de la enfermedad (FAME) pueden tener progresión del daño estructural que comprometa la capacidad funcional a largo plazo. Estos datos indican que un estado de actividad bajo puede ser insuficiente para detener los desenlaces de la enfermedad.

La definición de remisión fue desarrollada conjuntamente por la ACR y la EULAR en el año 2011 para ensayos clínicos y para la práctica clínica, y ha sido validada en estudios adicionales y en comparaciones con otros criterios, con una última revisión en 2022. En estos estudios, esta definición ha sido ampliamente validada como un predictivo de buenos resultados radiográficos, mejor que otras medidas, tales como el DAS28. Estos criterios incluyen:

- Definición categórica (hay que cumplir todos los criterios):
  – Articulaciones dolorosas (28) ≤ 1.
  – Articulaciones tumefactas (28) ≤ 1.
  – PCR ≤ 1 mg/dL.
  – VGP ≤ 2 (0-10).
- Definición basada en un índice: SDAI ≤ 3,3 (en ensayos clínicos) o SDAI ≤ 2,8 (en práctica clínica).

Papel de la ecografía en los criterios de respuesta/remisión

Las pruebas de imagen, tales como la ultrasonografía, son más sensibles que la exploración física para detectar inflamación activa. Esta inflamación es la responsable de la progresión del daño estructural. Se ha demostrado la presencia de sinovitis activa subclínica en pacientes en remisión clínica.

 La hipertrofia sinovial, la tenosinovitis y la señal *power*-Doppler (Doppler-energía) han sido descritas como predictivas de los denominados brotes de la enfermedad en pacientes catalogados en situación de remisión.

La progresiva erosión ósea se ha asociado principalmente con la señal *power*-Doppler y con grados importantes de hipertrofia sinovial.

Por otra parte, se ha demostrado que la clasificación de remisión por el SDAI es más precisa que por el DAS28, utilizando como patrón de oro la ausencia de señal *power*-Doppler en la ultrasonografía.

A pesar de todo ello, hoy en día el empleo de esta técnica no consta incluida en los criterios de remisión, por lo que serán necesarios estudios adicionales y comparaciones con otros índices para validar el empleo de esta prueba de imagen en dichos criterios.

TRATAMIENTO FARMACOLÓGICO

Tratamiento sintomático

Los antiinflamatorios no esteroideos (AINE) o los glucocorticoides actúan rápidamente sobre la inflamación, pero no proporcionan un adecuado beneficio para el control a largo plazo de la enfermedad o para la prevención del daño articular en la mayoría de los pacientes.

 Los AINE y glucocorticoides son empleados inicialmente para el control temporal de la actividad de la enfermedad hasta llegar al diagnóstico en pacientes en los que se ha iniciado el empleo de FAME, o en aquellos en los que se necesita un tratamiento asociado en casos de actividad persistente de la enfermedad o brotes de esta hasta que el tratamiento con estos FAME sea suficientemente efectivo.

Antiinflamatorios no esteroideos

Deben ser empleados a dosis plenas en el tratamiento inicial de pacientes con artritis reumatoide activa, ya que proporcionan también un beneficio analgésico, salvo que estén contraindicados por patología gastrointestinal, renal o cardiovascular.

Puede ser necesario el empleo de dosis reducidas y una monitorización más frecuente en ancianos y en otros pacientes en los que exista un mayor riesgo de efectos adversos, incluyendo la insuficiencia renal debida a otras comorbilidades o al uso de otros fármacos, y en aquellos con riesgo cardiovascular incrementado.

En pacientes con un alto riesgo de gastropatía por AINE, al igual que en aquellos que están recibiendo glucocorticoides o los que tienen una historia de úlcera péptica, deben tomarse medidas apropiadas para disminuir el riesgo gastrointestinal, tales como el uso de protectores gástricos u optar por el empleo de inhibidores selectivos de la ciclooxigenasa 2.

Glucocorticoides

Actúan rápidamente reduciendo los síntomas debidos a la sinovitis en pacientes con artritis reumatoide, por lo que son empleados como puente entre el inicio del tratamiento con FAME y la obtención de los efectos terapéuticos de estos en el control de los síntomas.

> ! Se ha comprobado que el control temprano de la actividad de la enfermedad lleva a una mejora en los objetivos a largo plazo, como la fatiga, y reducen el uso de AINE y analgésicos.

Los glucocorticoides pueden ser administrados por vía oral, intraarticular e intramuscular. Algunos casos requieren su administración intravenosa en brotes intensos de la enfermedad.

En el caso de los glucocorticoides orales, la dosis inicial empleada suele ser de entre 5 y 20 mg al día de prednisona o equivalente, siempre dependiendo de la gravedad de la inflamación articular y buscando la mínima dosis requerida para obtener el control inicial de los síntomas. La mayoría de los pacientes son controlados adecuadamente con una dosis de entre 5 y 10 mg al día mientras se inicia el tratamiento con FAME, de modo que la previsible respuesta permita la reducción o interrupción de los glucocorticoides en los siguientes meses.

Hay evidencia que constata que los glucocorticoides retrasan la progresión radiológica en pacientes con artritis reumatoide a corto-medio plazo. Sin embargo, hay que tener en cuenta que estos fármacos no deben ser usados solos durante un prolongado período de tiempo y que este tratamiento a largo plazo no está exento de efectos adversos (osteoporosis, diabetes, infecciones, etcétera).

Pautas pretratamiento de fondo

Antes del comienzo del tratamiento con un FAME, se harán una serie de estudios basales:

- Analítica general, con hemograma y bioquímica completa.
- Serología de hepatitis B y C.
- Radiografía de tórax.
- Cribado de tuberculosis: con prueba de Mantoux/efecto *booster* (de refuerzo) o quantiferón.

También se llevarán a cabo unas intervenciones previas al tratamiento:

- Reducir el riesgo de enfermedad cardiovascular, aplicando estrategias como el abandono del hábito tabáquico o abordar el manejo de la dislipemia.
- Vacunaciones: estas son las recomendaciones de la Sociedad Española de Reumatología (SER):
  - Se recomienda la profilaxis de la infección por *Pneumocystis jirovecii* con trimetoprim-sulfametoxazol en pacientes tratados de forma continuada con glucocorticoides (≥20 mg al día).
  - En todos los pacientes se deben seguir las recomenda-

ciones de vacunación del virus del papiloma humano indicadas en población general.
  - Se recomienda vacunar contra el *Streptococcus pneumoniae* a todos los pacientes ya que, aunque confiere una inmunogenicidad algo menor que en los individuos sanos en ciertos casos, es suficientemente efectiva y segura.
  - Se recomienda la vacunación frente al virus de la gripe de forma anual.
  - En el caso de prescribir algún fármaco incluido en el grupo conocido como terapia dirigida (inhibidores de la cinasa Jano [JAK]), se recomienda la vacunación frente al herpes zóster.
  - En el momento actual, se recomienda la vacunación frente al síndrome respiratorio agudo severo causado por coronavirus de tipo 2 con cualquiera de las vacunas disponibles, en su pauta completa, junto con las dosis de refuerzo.

> ! La inmunización con vacunas apropiadas está indicada para disminuir el riesgo de complicaciones infecciosas de las terapias inmunosupresoras y de la propia inmunosupresión asociada a la enfermedad.

Fármacos antirreumáticos modificadores de la enfermedad

Aunque la artritis reumatoide es una enfermedad crónica e incurable, existen múltiples terapias disponibles para alcanzar un buen control.

> ! Estos fármacos reciben el nombre de FAME y todos los pacientes diagnosticados deben ser tratados con ellos, ya que tienen el potencial de reducir o prevenir el daño articular y preservar la capacidad funcional.

Dentro de este grupo de medicamentos, se diferencian dos tipos:

- Sintéticos (convencionales o dirigidos): pequeñas moléculas químicas administradas de forma oral.
- Biológicos: proteínas administradas de forma parenteral.

En las siguientes tablas, se muestran los FAME disponibles para el tratamiento de la artritis reumatoide, junto a sus principales características (**Tablas 26-1**, **26-2** y **26-3**).

En el contexto de los tratamientos biológicos, merecen mención especial los denominados *fármacos biosimilares*.

> ! Un *biosimilar* es un fármaco biológico que contiene una versión de la sustancia activa de un producto biológico original ya autorizado (fármaco de referencia) y para su aprobación debe demostrar que la variación presente y cualquier diferencia respecto al fármaco original no tiene efecto sobre su seguridad y eficacia.

Las empresas pueden comercializar los biosimilares autorizados una vez finalizado el período de protección del mer-

Tabla 26-1. Fármacos modificadores de la enfermedad sintéticos convencionales disponibles para el tratamiento de la artritis reumatoide

	Sintéticos convencionales		
Fármaco	**Mecanismo de acción**	**Posología**	**Efectos adversos**
Metotrexato	• Antagonista del ácido fólico • Inhibe competitivamente a la enzima dihidrofolato reductasa e impide la formación de tetrahidrofolato, necesario para la síntesis de purinas y timidilato • Induce la liberación extracelular de adenosina, que actúa como antiinflamatorio a través de receptores específicos	• Oral: única dosis semanal de 7,5 a 20 mg • Subcutánea: única dosis semanal de 7,5 a 25 mg, esta vía asegura la biodisponibilidad del producto cuando se administra en dosis superiores a los 15 mg	• Náuseas y vómitos • Úlceras orales • Hipertransaminemia • Citopenias • Siempre se deben administrar 5 mg de ácido fólico por vía oral tras la dosis de metotrexato**, con objeto de reducir la frecuencia de efectos adversos
Leflunomida	Derivado isoxazólico que inhibe la síntesis de pirimidinas y ejerce una actividad antiproliferativa	Oral: • Se inicia con una dosis de ataque de 100 mg una vez al día durante 3 días (precaución con diarrea)* • Dosis de mantenimiento recomendada: 10-20 mg al día en dosis única	• Hepatotoxicidad • Toxicidad hematológica • Reacciones cutáneas • Infecciones
Sulfasalacina	• Aminosalicilato derivado de la mesalacina • Antiinflamatorio intestinal, inmunomodulador y antibacteriano	Oral: entre 2 y 3 g al día divididos en 2-3 tomas	• Náuseas, inapetencia, dolor abdominal, molestias gástricas • Fiebre • Mareo • Cefalea
Hidroxicloroquina	• Acción lisosomotropa • Inhibe el procesamiento de antígenos • Inmunomodulador	Oral: • 200 mg/12 h hasta la mejoría • Dosis de mantenimiento: 200-400 mg al día	• Visión borrosa, maculopatía • Hiperpigmentación, alopecia • Náuseas, vómitos, diarrea • Irritabilidad, nerviosismo

Sales de oro (aurotiomalato sódico)	• Son fijadas por los macrófagos
	• Impiden la fagocitosis y la actividad enzimática lisosómica
	• Evitan la liberación de mediadores de la inflamación
		Intramuscular:
		• Dosis semanales:
		  – Inicio: 10 mg
		  – Segunda dosis: 25 mg
		  – Tercera dosis y siguientes: 50 mg, hasta alcanzar dosis acumulada de 1 g
		• Dosis de mantenimiento: 25-50 mg cada 2-4 semanas
			• Reacciones cutáneas graves
			• Náuseas, vómitos, sabor metálico, anorexia
			• Proteinuria, síndrome nefrótico

Azatioprina	• Derivado de la mercaptopurina • Antagonista del metabolismo de las purinas • Inmunosupresor	Oral: • 2-2,5 mg/kg al día en dosis única o repartida • Ajuste de dosis según concentraciones de tiopurina metiltransferasa o hemograma	• Aplasia medular • Infecciones • Náuseas, malestar, mareos, vómitos, diarrea, pancreatitis • Fiebre, exantema
Ciclosporina	• Péptido cíclico • Disminuye la respuesta inmunitaria celular • Inhibe la producción y liberación de linfocinas	Principalmente oral: • Dosis de inicio: 3 mg/kg al día en 2 tomas • Si es insuficiente, aumentar hasta un máximo de 5 mg/kg al día	• Nefrotoxicidad • Hipertensión arterial • Náuseas, vómitos, dolor abdominal, diarrea • Temblor, cefalea

*La dosis de carga no está actualmente indicada en el tratamiento de la artritis reumatoide por su mayor toxicidad. **El ácido fólico se administra 24 horas después del metotrexato.

cado de medicamentos de referencia (transcurridos 10 años). Poseen una serie de características específicas:

• Tienen propiedades físicas, químicas y biológicas muy similares al medicamento de referencia. Las pequeñas diferencias con el fármaco de referencia no son clínicamente significativas desde el punto de vista de la seguridad o de la eficacia.
• No se espera que haya diferencias en el rendimiento clínico. Los estudios clínicos en los que se basa la aprobación

de un biosimilar confirman que las diferencias no tendrán efectos sobre la seguridad ni la eficacia.
• Solo se permite un pequeño margen de variabilidad cuando las pruebas científicas demuestran que no afecta a la seguridad ni a la eficacia del biosimilar. Este rango de variabilidad permitido es el mismo que el que se admite entre lotes del medicamento de referencia. Esto se consigue mediante un proceso de fabricación consistente que garantice que todos los lotes del medicamento tienen calidad probada.

Tabla 26-2. Fármacos modificadores de la enfermedad biológicos disponibles para el tratamiento de la artritis reumatoide

Biológicos			
Fármaco	Mecanismo de acción	Posología	Efectos adversos
Agentes antifactor de necrosis tumoral α			
Infliximab	Anticuerpo monoclonal IgG1 quimérico humano-murino producido mediante tecnología de ADN recombinante	Intravenosa: dosis: 3-5 mg/kg en semanas 0, 2, 6 y cada 8 semanas	• Reacciones infusionales • Infecciones • Insuficiencia cardíaca • Enfermedad desmielinizante
Etanercept	• Proteína humana dimérica construida genéticamente por fusión del dominio extracelular soluble del receptor-2 del TNF humano, unido al dominio de fragmento cristalizable de la IgG1 humana	Subcutánea: dosis: 50 mg/semana o 25 mg dos veces a la semana	• Reacción local en el punto de administración • Infecciones • Insuficiencia cardíaca • Enfermedad desmielinizante
Adalimumab	• Anticuerpo monoclonal humano de tipo IgG1 dirigido contra el TNF	Subcutánea: dosis: 40 mg cada 2 semanas	• Reacción local en el punto de administración • Infecciones • Insuficiencia cardíaca • Enfermedad desmielinizante
Golimumab	• Anticuerpo monoclonal humano IgG1 dirigido contra el TNF	Subcutánea: • Dosis: 50 mg mensual • En pacientes con peso superior a 100 kg: 100 mg/mes	• Reacción local en el punto de administración • Infecciones • Insuficiencia cardíaca • Enfermedad desmielinizante
Certolizumab pegol	• Fragmento de unión al antígeno de un anticuerpo humanizado recombinante contra el TNF conjugado con polietilenglicol	Subcutánea: dosis: 400 mg en las semanas 0, 2 y 4; después, 200 mg cada 2 semanas o 400 mg cada 4 semanas	• Reacción local en el punto de administración • Infecciones
Anakinra	• Antagonista recombinante del receptor humano para la IL-1 • Neutraliza la actividad biológica de la IL-1α e IL-1β	Subcutánea: dosis: 100 mg diarios	• Reacción local en el punto de inyección • Infección • Neutropenia
Agentes anti-IL-6			
Tocilizumab	• Anticuerpo monoclonal IgG1 recombinante humanizado dirigido contra el receptor de la IL-6 humana • Inhibe su señalización	Subcutánea e intravenosa: • Dosis subcutánea: 162 mg una vez por semana • Dosis intravenosa: 8 mg/kg de peso, administrados cada 4 semanas	• Infecciones • Cefalea • Hipertensión • Hipertransaminemia • Diverticulitis • Citopenias
Sarilumab	• Anticuerpo monoclonal humano IgG1 que se une específicamente a los receptores de IL-6 solubles	Subcutánea: dosis: 200 mg cada 2 semanas	• Neutropenia • Hipertransaminemia • Eritema en el punto de inyección • Infecciones
Rituximab	• Anticuerpo monoclonal quimérico murino/humano • Unión específica al antígeno CD20	Intravenosa: • Dosis: 1.000 mg en perfusión intravenosa • A las dos semanas, se repite la misma dosis	• Reacciones alérgicas • Infecciones: aparato respiratorio superior y tracto urinario
Abatacept	• Proteína de fusión formada por el dominio extracelular del antígeno 4 asociado al linfocito T citotóxico humano, unido a un fragmento modificado de fragmento cristalizable de la IgG1 humana • Modula selectivamente una señal coestimuladora clave para la activación completa de los linfocitos T que expresan CD28	Intravenosa y subcutánea: • Dosis intravenosa: según peso del paciente, entre 500 y 1.000 mg; administrar a las 0, 2 y 4 semanas al inicio; después, cada 4 semanas • Dosis subcutánea: primera dosis de carga intravenosa*; después, primera inyección subcutánea de 125 mg en el plazo de 1 día; a continuación, administrar una vez por semana	• Reacciones alérgicas a la infusión • Mareo, cefalea • Alteraciones de la presión arterial • Disnea • Náuseas

*Actualmente, la dosis de carga intravenosa no suele emplearse en práctica clínica.

ADN: ácido desoxirribonucleico; IgG1: inmunoglobulina G1; IL: interleucina; TNF: factor de necrosis tumoral.

Tabla 26-3. Fármacos modificadores de la enfermedad sintéticos dirigidos disponibles para el tratamiento de la artritis reumatoide

	Inhibidores de las cinasas Jano		
Fármaco	**Mecanismo de acción**	**Posología**	**Efectos adversos**
Tofacitinib	Modula la vía de señalización de las JAK, fundamentalmente JAK1 y JAK3	Oral: dosis: 5 mg administrados 2 veces al día	• Infecciones • Herpes zóster • Perforación intestinal • Citopenias • Hipertransaminemia • Incremento dependiente de dosis del riesgo de embolia pulmonar en pacientes con factores de riesgo
Baricitinib	Modula la vía de señalización de las JAK, fundamentalmente JAK1 y JAK2	Oral: dosis 4 mg una vez al día	• Infecciones • Herpes zóster • Neutropenia • Hipertransaminemia
Upadacitinib	Inhibidor selectivo de JAK1 o JAK 1/3	Oral: dosis: 15 mg una vez al día	• Infecciones • Herpes zóster • Náuseas • Fiebre • Perforación gastrointestinal • Citopenias • Hipertransaminemia
Filgotinib	Modula la vía de señalización de las JAK, fundamentalmente JAK1	Oral: dosis: 200 mg una vez al día	• Infecciones • Herpes zóster • Náuseas • Mareos • Neutropenia

*El Comité de Seguridad de la European Medicines Agency (EMA) publicó en octubre del 2022 una alerta en relación con el uso de los inhibidores de las JAK en el tratamiento de enfermedades inflamatorias crónicas, con objeto de minimizar el riesgo de efectos adversos graves, tales como episodios cardiovasculares, procesos trombóticos, cáncer e infecciones graves.
El comité recomendó que estos fármacos fueran usados en los siguientes pacientes únicamente si no había otras alternativas terapéuticas disponibles: ≥ 65 años, aquellos con riesgo incrementado de episodios cardiovasculares mayores (tales como infarto agudo de miocardio), aquellos que fuman o han fumado durante un prolongado período de tiempo en el pasado, y aquellos con un riesgo incrementado de cáncer.
También recomendó usar los inhibidores de las JAK con precaución en el caso de pacientes con factores de riesgo de procesos trombóticos en pulmones y en venas profundas (tromboembolia pulmonar, trombosis venosa profunda), con una reducción de las dosis.
JAK: cinasas Jano.

• Tienen que cumplir las mismas normas estrictas de calidad, seguridad y eficacia que se aplican a cualquier otro medicamento.
• Su menor coste respecto al medicamento de referencia les ha permitido alcanzar un mayor protagonismo en el mercado mundial.

En el momento actual, los biosimilares aprobados por la FDA y la European Medicines Agency (EMA) para el tratamiento de la artritis reumatoide son los de los fármacos originales: adalimumab, etanercept (ETN), infliximab y rituximab (RTX).

Estrategia terapéutica

En este punto, se considera relevante definir una serie de conceptos que serán empleados en el resto del capítulo:

• *Tapering* (optimización): reducción de la dosis del fármaco o incremento del intervalo entre dosis. Podría incluir la interrupción, pero solo después de reducirla de forma lenta.
• *Switching*: decisión del clínico de cambiar un medicamento por otro con la misma actividad terapéutica en pacientes que siguen el tratamiento. La decisión de cambiar o empezar con un biosimilar es posible, pero la debe tomar el médico prescriptor.
• Estudios *head to head*: el objetivo del ensayo clínico es estudiar los fármacos en confrontación directa, uno frente a otro. Se refiere a estudios comparativos directos de dos o más fármacos.
• *Naïve* (no tratados previamente): se refiere a aquellos pacientes que no han sido sometidos a un tratamiento o a los que nunca se les ha administrado un fármaco.
• *Treat-to-target* (T2T) o tratamiento por objetivos: hace referencia al enfoque sistemático, implica una frecuente monitorización de la enfermedad usando instrumentos validados y considera la modificación del tratamiento con objeto de minimizar la actividad de la enfermedad y de alcanzar un objetivo predefinido (baja actividad o remisión de la enfermedad).
• *Cycling*: cambio de tratamiento por razones no médicas a otro fármaco con la misma diana terapéutica.

Una vez diagnosticada la enfermedad, se iniciará una pauta terapéutica con el fin de alcanzar el objetivo ya descrito previamente. Con relación a estas pautas, se siguen las recomendaciones o guías de tratamiento publicadas por EULAR, ACR y la Sociedad Española de Reumatología (SER), dirigidas al manejo del arsenal terapéutico disponible y redactadas tras la amplia revisión de la evidencia y la opinión de los expertos. Se exponen a continuación dichas recomendaciones.

RECOMENDACIONES DE LA EUROPEAN ALLIANCE OF ASSOCIATIONS FOR RHEUMATOLOGY DE 2022

Estas son las recomendaciones de 2022 de la EULAR:

- El tratamiento con FAME debe iniciarse tan pronto como se llegue al diagnóstico de la artritis reumatoide. Este ítem representa el principio básico del tratamiento de la artritis reumatoide, ya que el inicio del tratamiento debería ser inmediato.
- El tratamiento debería ser dirigido a alcanzar un objetivo de remisión sostenida o baja actividad de la enfermedad en cada paciente. Este es un tema fundamental en el cuidado de los pacientes con artritis reumatoide. El término «sostenida» se refiere al mantenimiento de este estado durante al menos 6 meses.
- La monitorización debería ser frecuente en la enfermedad activa (cada 1-3 meses); si no hay mejoría en un período no superior a 3 meses tras el comienzo del tratamiento o no se ha alcanzado el objetivo en 6 meses, se habría de hacer un ajuste. Se debería considerar el objetivo deseado del tratamiento teniendo en cuenta varios factores del paciente, incluyendo las comorbilidades, al hacer las adaptaciones correspondientes. Se ha demostrado que si la actividad de la enfermedad no alcanza al menos el 50 % de mejoría en 3 meses, la probabilidad de alcanzar el objetivo de remisión (o baja actividad de la enfermedad) es bajo.
- El metotrexato (MTX) debería formar parte de la estrategia inicial de tratamiento

  El MTX sigue siendo el tratamiento principal en la artritis reumatoide. No solo es un FAME convencional eficaz en monoterapia, sino también con terapias combinadas, ya sea con glucocorticoides o con otros FAME convencionales, fármacos biológicos o sintéticos dirigidos. Es importante reiterar que el MTX (administrado tanto por vía oral como subcutánea; el grupo de expertos no señala su preferencia acerca de la vía de administración) debe ser escalado a dosis semanal de alrededor de 0,3 mg/kg de peso y esta escalada debería hacerse en 4-6 semanas. La dosis terapéutica óptima será de 20-25 mg semanales. La importancia de la suplementación con ácido fólico es otro aspecto principal del tratamiento con MTX.
- En pacientes en los que esté contraindicado el uso de MTX (o presenten una intolerancia temprana), la leflunomida (LFN) o la salazopirina (SSZ) deberían ser consideradas como parte de la estrategia inicial de tratamiento. Las dosis recomendadas serían de 20 mg al día para la LFN, sin dosis de carga, y de 3.000 mg diarios para la SSZ.
- La hidroxicloroquina (HCQ) podría ser empleada en pacientes con enfermedad leve temprana (sin factores de mal pronóstico) en los que los otros tres FAME conven-

cionales estuvieran contraindicados o no fueran tolerados. Este fármaco no inhibe la progresión del daño articular, pero se ha demostrado que posee efectos positivos en el metabolismo lipídico y glucémico, y puede reducir el riesgo cardiovascular en pacientes con artritis reumatoide. Por otro lado, es empleada frecuentemente cuando se utilizan combinaciones de FAME convencionales, como en la triple terapia (MTX junto con SSZ e HCQ), pauta que puede conllevar más efectos secundarios, lo que conduce a bajas tasas de persistencia.
- El uso de glucocorticoides (hasta 3 meses) debería considerarse al inicio o en el cambio entre FAME convencionales en diferentes regímenes de dosis y vías de administración, pero deberían ser reducidos y suspendidos tan rápido como sea posible clínicamente. La eficacia añadida de los glucocorticoides combinados con los FAME convencionales está bien establecida. Aquí puede incorporarse el concepto de «baja dosis» de glucocorticoides, establecida como una dosis diaria de 7,5 mg o menos de prednisona. Si no es posible suspender los glucocorticoides debido a la persistencia de enfermedad activa, señala que el mantenimiento de la terapia con el FAME no es suficientemente efectiva y necesita ser modificada. Si se decide cambiar a otro fármaco convencional, sí se recomienda el uso de glucocorticoides inicialmente. Si el tratamiento con FAME biológicos o sintéticos dirigidos está entonces indicado, los glucocorticoides deberían interrumpirse, ya que la combinación de fármacos biológicos con glucocorticoides no solo prolonga innecesariamente la duración de esta terapia, sino que además está asociada con más efectos adversos, como las infecciones.
- Con relación a los brotes de la enfermedad, los glucocorticoides resultan ser un tratamiento apropiado, especialmente por vía intraarticular. Por otro lado, un brote suele indicar que el FAME no está controlando suficientemente la enfermedad. De este modo, si es un brote monoarticular u oligoarticular, la aplicación local de glucocorticoides puede ser suficiente para el control, pero si es persistente, con un brote poliarticular, debería reevaluarse la terapia con FAME que se esté empleando.
- Si no se alcanza el objetivo del tratamiento con el primer FAME convencional, en ausencia de factores de mal pronóstico, debe considerarse el uso de otro FAME convencional.
- Si no se alcanza el objetivo del tratamiento con el primer FAME convencional, en presencia de factores de mal pronóstico, debería añadirse un FAME biológico; los inhibidores de JAK también podrían ser considerados, pero deben ser tomados en cuenta los factores de riesgo pertinentes. Los resultados del estudio *ORAL Surveillance* mostraron un incremento dependiente de la dosis en los episodios infecciosos graves y en las infecciones no graves con tofacitinib en comparación con terapias antifactor de necrosis tumoral (anti-TNF) en pacientes mayores de 50 años con uno o más de un factor de riesgo cardiovascular adicional. Este estudio también mostró mayores ratios de episodios adversos cardiovasculares mayores, malignidad y episodios tromboembólicos venosos con tofacitinib que con los anti-TNF. Res-

pecto a estos resultados del estudio, los expertos concluyeron que los datos de riesgo debidos a tofacitinib actualmente solo corresponden a pacientes de riesgo, y que estos factores deberían ser claramente comunicados, en caso de existir. Por otro lado, no se ha encontrado prueba de mayor riesgo con tofacitinib que con anti-TNF en pacientes sin factores de riesgo. Mientras que no existan datos para otros inhibidores de JAK, no se puede excluir que un riesgo similar también esté asociado con otros fármacos de esta familia diferentes al tofacitinib.

- Los FAME biológicos y los sintéticos dirigidos deberían combinarse con un FAME convencional; en pacientes en los que no pueden emplearse FAME convencionales combinados, los inhibidores de la vía de la interleucina-6 (IL-6) y los sintéticos dirigidos pueden tener más ventajas que otros biológicos. Se ha constatado (estudio CONCERTO) que el uso combinado de MTX a la dosis de 7,5-10 mg semanales con los anti-TNF reduce la incidencia de anticuerpos antifármacos.
- Si el FAME biológico o sintético dirigido ha fallado, debería considerarse el tratamiento con otro biológico o sintético dirigido; si ha fallado un anti-TNF o un inhibidor del receptor de la IL-6, los pacientes pueden recibir un agente con otro mecanismo de acción o un segundo anti-TNF o inhibidor del receptor de la IL-6. Sarilumab puede reemplazar a tocilizumab (TCZ) y es eficaz también en pacientes en los que el TCZ ha fallado. Sin embargo, todavía no hay datos disponibles en cuanto a la eficacia y seguridad de usar un inhibidor de JAK después de haber fallado otro.
- Después de que los glucocorticoides hayan sido suspendidos y un paciente esté en remisión sostenida, debe considerarse la reducción de la dosis de los FAME (biológicos, sintéticos dirigidos o convencionales). No se han descrito preferencias en cuanto a la secuencia de la optimización (primero el biológico o el sintético convencional). Esta decisión puede dejarse a criterio de los pacientes y los reumatólogos. Por otra parte, hay evidencia que constata que parar el tratamiento con FAME conducirá en última instancia a brotes en la mayoría de los pacientes, por lo que es preferible la reducción de la dosis o el incremento del intervalo entre ellas. La optimización de los FAME solo debería iniciarse si el paciente se encuentra en estricta remisión sostenida durante al menos 6 meses.

RECOMENDACIONES DEL AMERICAN COLLEGE OF RHEUMATOLOGY DE 2021

El ACR hizo una serie de recomendaciones basadas en el momento de incluir un fármaco y en su uso combinado o no, según las características del paciente.

Inicio del tratamiento con fármacos modificadores de la enfermedad

El ACR distingue el tipo de gravedad en sus recomendaciones.

Recomendaciones para los pacientes naïve *a FAME con actividad de la enfermedad de moderada a alta*

Respecto a la monoterapia con FAME:

- El MTX está *sólidamente* recomendado sobre la HCQ o la SSZ en estos pacientes.
- El MTX está *condicionalmente* recomendado con respecto a la LFN para este tipo de pacientes: a pesar de la baja evidencia de eficacia comparable, el MTX es preferido sobre la LFN debido a que los estudios apoyan su valor como FAME fundamental en diferentes regímenes combinados. Ventajas adicionales son su alta flexibilidad de dosificación y su bajo coste.
- La monoterapia con MTX está *sólidamente* recomendada sobre la monoterapia con FAME biológicos o sintéticos dirigidos en este tipo de pacientes.
- La monoterapia con MTX está *condicionalmente* recomendada sobre la doble o triple terapia de FAME convencionales en este grupo de pacientes.
- La monoterapia con MTX está *condicionalmente* recomendada sobre el MTX asociado a un anti-TNF en este grupo de pacientes: la monoterapia con MTX se prefiere sobre la combinación porque muchos pacientes alcanzan el objetivo marcado con la monoterapia, junto con los riesgos adicionales de toxicidad y mayores costes asociados con anti-TNF.
- La monoterapia con MTX está *sólidamente* recomendada sobre la asociación de MTX con un biológico no anti-TNF o un fármaco sintético dirigido.

Respecto a los glucocorticoides:

- El inicio de un FAME convencional sin glucocorticoides en un período no superior a 3 meses está *condicionalmente* recomendado sobre el inicio del FAME convencional con estos en dicho grupo de pacientes: la recomendación es condicional porque todos los expertos reconocieron que los glucocorticoides son frecuentemente necesarios para aliviar los síntomas previos al comienzo de la acción de los FAME, incidiendo en que el tratamiento con glucocorticoides debería ser limitado a la dosis efectiva más baja durante el período de tiempo más corto.
- El inicio de un FAME convencional sin el uso de glucocorticoides durante un período de tiempo mayor a 3 meses está *sólidamente* recomendado sobre el inicio del FAME con estos a largo plazo: aunque hay pacientes que pueden requerir glucocorticoides durante un prolongado período de tiempo. Esta recomendación está hecha debido a su significativa toxicidad.

Recomendaciones para los pacientes naïve *a FAME con leve actividad de la enfermedad*

La HCQ está *condicionalmente* recomendada sobre otros FAME convencionales, la SSZ está *condicionalmente* recomendada sobre el MTX, y el MTX está *condicionalmente* recomendado sobre la LFN en este grupo de pacientes.

La HCQ está recomendada condicionalmente debido a su mejor tolerabilidad y a que tiene un perfil de riesgo más favorable en pacientes con artritis reumatoide.

La SSZ está recomendada sobre el MTX debido a su menor acción inmunosupresora y al hecho de que puede haber pacientes que prefieran evitar los posibles efectos adversos asociados con el MTX.

El MTX se recomienda de forma condicional, porque suele ser la terapia inicial preferida en pacientes en el límite alto del rango de baja actividad de la enfermedad y en aquellos con factores de mal pronóstico.

Recomendaciones para los pacientes que han sido tratados con FAME convencionales, excluyendo el MTX, y que tienen una actividad de la enfermedad de moderada a grave

En estos casos, la monoterapia con MTX está *condicionalmente* recomendada sobre la combinación de MTX con un fármaco biológico o uno sintético dirigido: en algunos pacientes que hayan tenido una actividad de la enfermedad persistente, en vez de usar más de un FAME convencional, sería preferible el tratamiento combinado para una respuesta más rápida.

Administración de metotrexato

Para el MTX se tendrá en cuenta lo siguiente:

- El MTX oral está *condicionalmente* recomendado sobre el subcutáneo para pacientes que inician este tratamiento: aunque hay evidencia moderada que indica una eficacia superior de las inyecciones subcutáneas, se prefiere la vía oral debido a su facilidad de administración y a su similar biodisponibilidad en la dosis de inicio habitual.
- El inicio del MTX a una dosis semanal de al menos 15 mg en un período de 4 a 6 semanas está *condicionalmente* recomendado sobre el inicio con una dosis semanal menor a 15 mg: esta recomendación solo se refiere a la prescripción inicial del MTX y no al límite de la escalada de dosis.
- Una dosis dividida de MTX oral en un período de 24 horas o inyecciones subcutáneas semanales, o una dosis incrementada de ácido fólico/folínico está *condicionalmente* recomendada sobre el cambio a FAME alternativos en pacientes que no toleran MTX oral semanal. Esta recomendación es condicional porque las preferencias de los pacientes tienen un papel importante en la decisión acerca de continuar con MTX o cambiar a otro FAME.
- El cambio a MTX subcutáneo está *condicionalmente* recomendado sobre la adición de FAME o el cambio a FAME alternativos para los pacientes que toman MTX oral y no han obtenido el objetivo terapéutico. También se trata de una recomendación condicionada por el papel del paciente.

Modificación del tratamiento

El ACR también hace recomendaciones para cambiar el tratamiento en pacientes tratados con FAME, que no alcancen el objetivo terapéutico.

Respecto al enfoque del tratamiento por objetivos:

- Está *sólidamente* recomendado en el cuidado de pacientes que no han sido tratados previamente con FAME biológicos o sintéticos dirigidos y se reconoce la importancia de la monitorización sistemática y el ajuste del tratamiento para minimizar los síntomas de la enfermedad y las secuelas a largo plazo.
- Este enfoque está *condicionalmente* recomendado en relación con el cuidado de los pacientes que han tenido una respuesta inadecuada a FAME biológicos o sintéticos dirigidos.
- El objetivo del tratamiento inicial de conseguir una baja actividad de la enfermedad está *condicionalmente* recomendado sobre la meta de la remisión: la remisión definida por los criterios establecidos no puede ser alcanzada por muchos pacientes.

Respecto a la modificación de los fármacos modificadores de la enfermedad:

- La asociación al MTX de un FAME biológico o un sintético dirigido está *condicionalmente* recomendado sobre la triple terapia (adición de SSZ e HCQ) en pacientes que toman dosis máximas toleradas y que no han alcanzado el objetivo terapéutico: la triple terapia puede ser preferida en pacientes con comorbilidades específicas, para los cuales esta pauta puede estar asociada con un riesgo significativamente menor de efectos adversos.
- El cambio a un FAME biológico o sintético dirigido de una clase diferente está *condicionalmente* recomendado sobre el cambio de un FAME biológico o sintético dirigido de la misma clase en pacientes en tratamiento con estos fármacos que no han alcanzado el objetivo terapéutico.
  Respecto al uso de glucocorticoides:
- La adición de FAME o su cambio está *condicionalmente* recomendada sobre la continuación de los glucocorticoides cuando se toman para alcanzar el objetivo terapéutico: el uso continuado de glucocorticoides puede ser requerido en pacientes que no responden a FAME incluso después de maximizar la dosis de MTX y cambiar de tipo de FAME.
- La adición de FAME o su cambio (con o sin glucocorticoides intraarticulares) está *condicionalmente* recomendada sobre el uso solo de glucocorticoides intraarticulares en pacientes que toman FAME y no han alcanzado el objetivo terapéutico: los pacientes pueden elegir aplazar la adición o el cambio de FAME si obtienen alivio con las inyecciones intraarticulares.

Optimización o suspensión de los fármacos modificadores de la enfermedad

Según estas recomendaciones:

- La continuidad de los FAME en sus dosis actuales está *condicionalmente* recomendada sobre una reducción de la dosis de un FAME, la reducción de la dosis está *condicionalmente* recomendada sobre la suspensión gradual de un FAME, y la suspensión gradual está *condicionalmente* recomendada sobre la suspensión abrupta de un FAME en pacientes que han alcanzado el objetivo terapéutico durante un período de al menos 6 meses.

- La suspensión gradual de la SSZ está *condicionalmente* recomendada sobre la suspensión gradual de la HCQ en pacientes que toman triple terapia y desean suspender un FAME.
- La suspensión gradual de MTX está *condicionalmente* recomendada sobre la suspensión gradual del FAME biológico o sintético dirigido en pacientes que toman MTX junto a estos otros fármacos y que desean dejar un FAME: el FAME biológico o sintético dirigido habitualmente es añadido tras una respuesta inadecuada a MTX.

RECOMENDACIONES DE LA SOCIEDAD ESPAÑOLA DE REUMATOLOGÍA DE 2019

La SER recoge las siguientes recomendaciones respecto a los pacientes con artritis reumatoide:

- Se recomienda la utilización de dosis de glucocorticoides equivalentes a 10-30 mg al día de prednisona como terapia de inicio en combinación con uno o varios FAME convencionales, seguida de una reducción progresiva.
- Aunque no se recomienda la triple terapia como tratamiento de inicio en la artritis reumatoide, se puede considerar en aquellos pacientes en los que el uso de glucocorticoides estuviese contraindicado.
- En pacientes con fracaso a MTX en monoterapia, se recomienda indistintamente el uso de terapia combinada con FAME convencionales o un tratamiento biológico, en función de las características del paciente.
- En pacientes con fracaso a FAME convencionales, se recomienda el uso de terapia combinada, con un biológico o con terapia dirigida, en función de las características del paciente.
- En pacientes con indicación de tratamiento biológico que presentan contraindicación o intolerancia a MTX, se aconseja LFN en combinación con la terapia biológica.
- En pacientes que reciben tratamiento combinado con MTX y anti-TNF, se recomienda el uso de MTX a dosis de, al menos, 10 mg semanales.
- No es posible recomendar un determinado agente biológico de primera línea cuando se usa asociado a MTX.
- En caso de monoterapia, se recomienda el uso de un anti-IL-6 frente a un anti-TNF.
- En aquellos pacientes con indicación de tratamiento con FAME biológico o dirigido en los que por cualquier razón no se pueden utilizar combinados con FAME convencionales, el grupo elaborador considera que el uso de inhibidores de JAK en monoterapia es una alternativa terapéutica adecuada (en ausencia de factores de riesgo que los contraindiquen).
- Tras respuesta inadecuada al primer anti-TNF, se puede usar un segundo anti-TNF o un biológico dirigido a otra diana terapéutica, en función del tipo de ineficacia y de las características del paciente.
- Tras el fracaso a tratamiento con fármacos biológicos, independientemente del número y los mecanismo de acción, puede utilizarse tanto un fármaco biológico como uno dirigido.

- En pacientes en remisión o baja actividad con el tratamiento biológico durante al menos 6 meses, se recomienda reducir gradualmente la dosis del biológico, a pesar del riesgo de recaída.

Todas estas recomendaciones son complementarias entre sí y permiten establecer la estrategia terapéutica de forma individualizada en cada paciente. Con objeto de facilitar su desarrollo, se puede consultar el algoritmo para su mejor entendimiento, basado en las recomendaciones de la EULAR de 2022 en la **figura 26-1**, y las principales diferencias entre estas recomendaciones y las guías del ACR de 2021 en la **tabla 26-4**.

FACTORES PRONÓSTICOS EN LA ARTRITIS REUMATOIDE

Es importante valorar los factores pronósticos de la enfermedad porque, como se ha comprobado, pueden condicionar la elección del tratamiento.

Factores de buen pronóstico

Son factores de buen pronóstico:

- Ser varón.
- Tener menos de 40 años.
- Inicio súbito de la enfermedad, con artritis unilateral, asimétrica.
- Tener pocas manifestaciones sistémicas.
- Factor reumatoide negativo.
- Estar embarazada: suele haber mejoría, aunque suele recaer tras el parto.

Factores de mal pronóstico

La presencia de factores de mal pronóstico puede condicionar la elección del tratamiento. Los factores de mal pronóstico descritos por la EULAR, en su reciente actualización del año 2022, son los siguientes:

- Actividad de la enfermedad persistentemente moderada o alta (después del tratamiento con FAME convencionales) conforme a las medidas de los índices combinados, incluyendo el recuento articular, a pesar de la terapia con estos FAME.
- Reactantes de fase aguda elevados.
- Alto recuento de articulaciones inflamadas.
- Presencia de factor reumatoide o anticuerpos antipéptido cíclico citrulinado (ACPA), especialmente a niveles altos.
- Presencia temprana de erosiones.
- Fallo de dos o más FAME convencionales.
  También se han descrito otros factores de mal pronóstico:

- Ser mujer.
- Ser de raza blanca.
- Presencia de manifestaciones sistémicas o extraarticulares: anemia, nódulos reumatoides.
- Afectación precoz de grandes articulaciones.
- Demora diagnóstica.

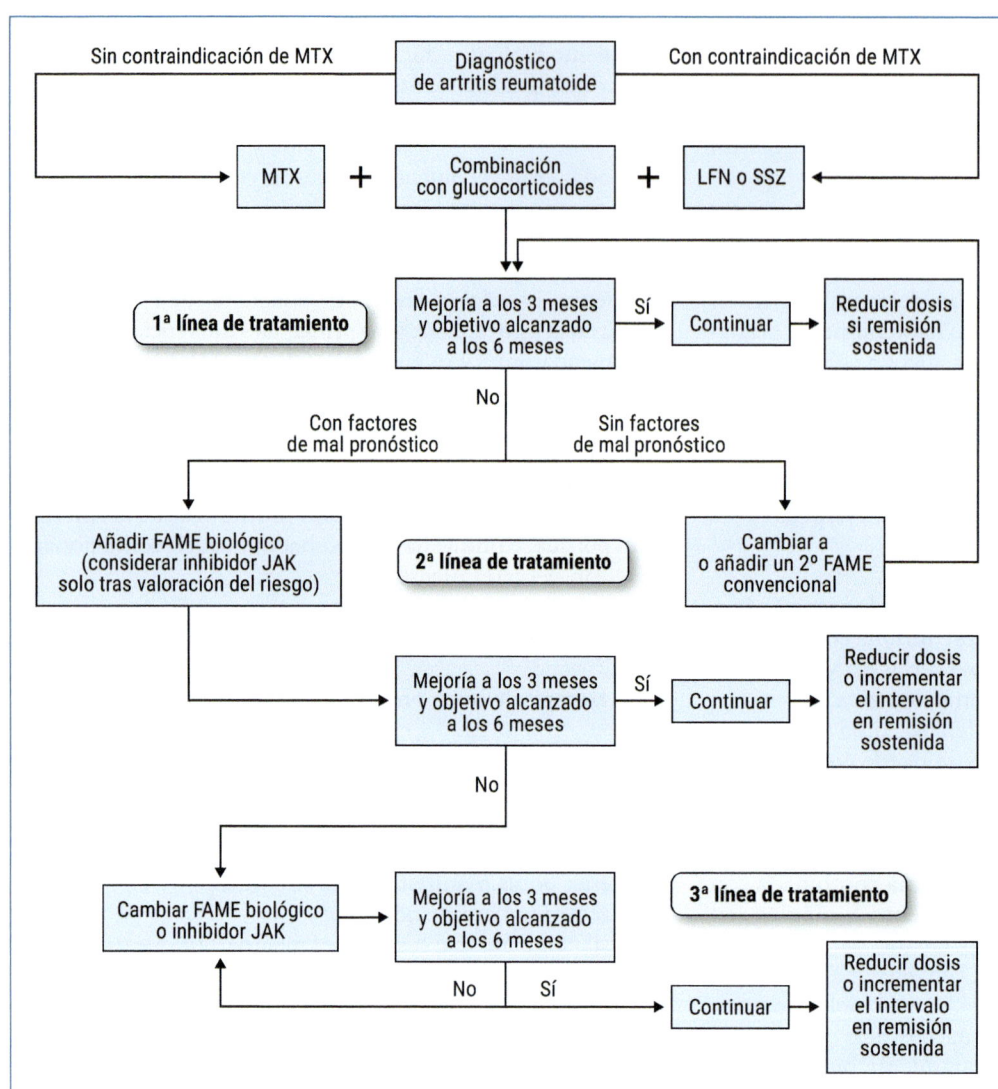

Figura 26-1. Algoritmo de tratamiento de la artritis reumatoide. FAME: fármacos modificadores de la enfermedad; JAK: cinasas Jano; LFN: leflunomida; MTX: metotrexato; SSZ: sulfasalacina.

Tabla 26-4. Comparación entre las guías del ACR de 2021 y las recomendaciones de la EULAR de 2022 para el tratamiento de la artritis reumatoide

Escenario clínico	Guía del ACR de 2021	Recomendaciones de la EULAR de 2022
Terapia en 1ª línea	• Actividad baja de la enfermedad: HCQ • Actividad moderada-alta de la enfermedad: MTX	MTX (en ausencia de contraindicaciones)
Uso de glucocorticoides	Recomendación condicional contra los glucocorticoides al iniciar un FAME convencional sintético	Considerar el uso de glucocorticoides a corto plazo al comienzo o en el cambio entre FAME convencionales sintéticos
Respuesta insuficiente a MTX	Añadir FAME biológicos o fármacos sintéticos dirigidos	Ausencia de factores de mal pronóstico: considerar otros FAME convencionales
Optimización de fármacos en situación de remisión persistente	• Continuar con todos los FAME • Si se considera la optimización, reducir MTX, no FAME biológicos ni fármacos sintéticos dirigidos	Optimización primero de los glucocorticoides Entonces, considerar la optimización de FAME biológicos o fármacos sintéticos dirigidos Después, FAME convencionales

ACR: American College of Rheumatology; EULAR: European Alliance of Associations for Rheumatology; FAME: fármacos antirreumáticos modificadores de enfermedad; HCQ: hidroxicloroquina; MTX: metotrexato.

FACTORES PREDICTIVOS DE LA RESPUESTA AL TRATAMIENTO

A pesar de establecer una estrategia de tratamiento por objetivos intensificada en estos pacientes, algunos presentan una clara progresión de la enfermedad. Esto ha conducido a la investigación y medición de numerosos «marcadores» biológicos («biomarcadores») en sangre y en líquido sinovial que sirvan como indicadores del pronóstico y de la respuesta al tratamiento. Aunque algunos de los marcadores bajo consideración son accesibles en la práctica diaria, la mayoría están en fase de evaluación experimental y requieren de acceso a tecnología especializada y a reactivos personalizados. Estos son algunos:

- Factor reumatoide: su presencia incrementa la probabilidad de una respuesta clínicamente significativa a RTX tras fallo a tratamiento con un anti-TNF.
- Anticuerpos contra péptidos cíclicos citrulinados: como la positividad de los ACPA está asociada con un fenotipo erosivo grave y con una mayor mortalidad que la artritis reumatoide seronegativa, este hecho puede influir en la elección del tratamiento. Puede verse un descenso en los títulos de ACPA en pacientes tratados efectivamente, en particular en aquellos en los que se inició de forma temprana la terapia con FAME. Mientras que la positividad de los ACPA tiene una relación inconsistente con la eficacia de los anti-TNF, sí se ha asociado de forma consistente con la respuesta en los pacientes tratados con RTX. En el caso de abatacept (ABA), aunque en baja medida, la respuesta es mejor en pacientes seropositivos.
- VSG: su medición puede ser útil para monitorizar la respuesta al tratamiento.
- PCR: la persistencia de valores elevados en pacientes con artritis reumatoide tratados con FAME indica persistencia de la actividad inflamatoria de la enfermedad.
- Factores genéticos: en diferentes estudios, se ha señalado que la utilidad potencial del conocimiento del tipo de antígeno leucocitario humano en los pacientes con artritis reumatoide es servir de guía para iniciar una terapia intensiva temprana.
- Secuenciación del ácido ribonucleico: esta técnica se ha empleado para definir una baja o ausente expresión de la línea celular B en el tejido sinovial de pacientes con una inadecuada respuesta a la inhibición del TNF. En el estudio correspondiente, cuando estos pacientes fueron asignados de forma aleatorizada a recibir tratamiento con TCZ o RTX, el grupo de TCZ obtuvo una mayor respuesta al tratamiento que el grupo de RTX.
- Marcadores específicos tisulares: por el momento, hay información limitada acerca del uso de estos marcadores en la respuesta al tratamiento en la artritis reumatoide.
- Marcadores específicos del cartílago: se ha demostrado en dos estudios que el tratamiento con un inhibidor del receptor de la IL-6 produce un descenso en plasma del colágeno de tipo IV.
- Anticuerpos antifármaco: el uso prolongado del tratamiento con fármacos anti-TNF (sobre todo los anticuerpos monoclonales infliximab, adalimumab y golimumab y los biosimilares de estos fármacos originales), se ha asociado en algunos pacientes con el desarrollo de anticuerpos antifármacos (*anti-drug antibodies*), especialmente los anticuerpos neutralizantes (que llegan a niveles circulantes mínimos o ausentes del fármaco), lo que disminuye la eficacia del medicamento y la respuesta. También se han descrito en el tratamiento con certolizumab pegol, mientras el riesgo de desarrollarlos es menos habitual con el uso de ETN (proteína de fusión del receptor del TNF), ya que no suelen ser neutralizantes, con lo que no se asocian con disminución de los niveles del fármaco ni con cambios en la respuesta clínica.

ARTRITIS REUMATOIDE DIFÍCIL DE TRATAR

En primer lugar, debe definirse este concepto de artritis reumatoide difícil de tratar, para lo cual deben estar presentes los siguientes tres criterios (EULAR):

- Tratamiento de acuerdo a las recomendaciones de la EULAR y fallo de dos o más FAME biológicos/sintéticos dirigidos (con diferentes mecanismos de acción) después de haber fallado la terapia con FAME convencionales (a menos que estén contraindicados).
- Signos que indiquen enfermedad activa o progresiva, definida como al menos uno de los siguientes términos:
  - Al menos, actividad moderada de la enfermedad (de acuerdo con los índices compuestos validados que incluyen recuento articular, por ejemplo, DAS28-VSG > 3,2 o CDAI > 10).
  - Signos (incluyendo reactantes de fase aguda e imagen) o síntomas que indiquen enfermedad activa (relacionados con las articulaciones u otros).
  - Incapacidad para optimizar el tratamiento con glucocorticoides (por debajo de 7,5 mg al día de prednisona o equivalente).
  - Rápida progresión radiológica (con o sin signos de enfermedad activa).
  - Enfermedad bien controlada según los estándares, pero aún con síntomas que causan una reducción en la calidad de vida.
- El manejo de los signos o síntomas es percibido como problemático por el reumatólogo o el paciente.

Ante un paciente que presente una artritis reumatoide que cumpla estas características, se deben tener en cuenta los siguientes puntos para su manejo (EULAR):

- Si un paciente presenta una presumible artritis reumatoide difícil de tratar, debería valorarse como primera opción la posibilidad de un diagnóstico erróneo o de la presencia de una enfermedad similar coexistente.
- Cuando existen dudas sobre la presencia de actividad inflamatoria basada en la valoración clínica y en los índices compuestos, puede considerarse emplear la ecografía para esta evaluación.
- Los índices compuestos y la evaluación clínica deberían ser interpretados con precaución en presencia de comorbilidades, en particular la obesidad y la fibromialgia, ya que estas pueden aumentar la actividad inflamatoria o sobreestimar la actividad de la enfermedad.
- Se debería discutir acerca de la adherencia al tratamiento y optimizarla en el proceso de toma de decisiones compartidas.
- Después del fallo a un segundo o posterior FAME biológico/sintético dirigido y, en particular, después del fallo a dos anti-TNF, debería considerarse el tratamiento con un FAME biológico/sintético dirigido a una diana diferente.

- Si se está considerando un tercer o posterior FAME biológico/sintético dirigido, debería emplearse la dosis máxima y definir su eficacia y seguridad con pruebas apropiadas.
- Las comorbilidades que impactan en la calidad de vida, ya sea de forma independiente o limitando las opciones de tratamiento de la artritis reumatoide, deberían ser cuidadosamente consideradas y manejadas.
- En pacientes con infección concomitante con virus de la hepatitis B o C, pueden emplearse los FAME biológicos/sintéticos dirigidos y debería considerarse la profilaxis o el tratamiento antiviral concomitante en estrecha colaboración con el hepatólogo.
- Junto al tratamiento farmacológico, deberían ser consideradas las intervenciones no farmacológicas para optimizar el manejo de la incapacidad funcional, el dolor y la fatiga.
- Deben ofrecerse a los pacientes una ayuda y una educación apropiadas para informarles directamente de sus opciones de tratamiento y del manejo de la enfermedad.
- Hay que considerar ofrecer programas de autogestión, educación relevante e intervenciones psicológicas para optimizar la habilidad del paciente para manejar su enfermedad con confianza.

CRITERIOS DE SELECCIÓN DEL TRATAMIENTO: COMORBILIDADES Y SITUACIONES ESPECIALES

La selección del tratamiento para el paciente con artritis reumatoide está influida por una serie de factores. La presencia de comorbilidades o manifestaciones extraarticulares parece tener una considerable influencia.

Estilo de vida y preferencias de los pacientes

Este hecho puede tener un gran impacto en la elección del tratamiento para los pacientes. Puede incluir decisiones tales como la administración oral frente a la parenteral, la limitación de la necesidad de refrigeración de ciertos medicamentos en aquellos pacientes que viajan con frecuencia o el caso del enfermo que prefiere la administración intravenosa. Además, los dispositivos empleados para las formulaciones subcutáneas pueden diferir entre los fármacos y en el nivel de comodidad del paciente con un dispositivo en particular.

La posibilidad de efectos adversos psicológicos relacionados con el tratamiento, como la ansiedad, los cambios de humor, la depresión y las alteraciones del sueño, suponen un factor importante a la hora de elegir el fármaco, ya que se ha reportado que más de un tercio de los pacientes han tenido experiencias previas con tales efectos.

En algunos estudios, se ha mostrado la preferencia por el tratamiento oral en pacientes mayores, en aquellos con una artritis reumatoide de menos de 2 años de evolución y en el caso de sufrir múltiples comorbilidades.

Dado que la adherencia al tratamiento influye en la obtención de resultados, debería considerarse la ruta de administración en ciertos casos en los que esta pueda ser compleja (administración intravenosa o subcutánea en el hospital en pacientes mayores o en aquellos definidos como «malos cumplidores»).

Edad

La edad influye en la elección del tratamiento debido a los cambios en los sistemas y procesos fisiológicos, la necesidad de polimedicación y la prevalencia incrementada de comorbilidades. Además, en ocasiones hay que reducir la dosis del tratamiento seleccionado en pacientes ancianos o en aquellos con enfermedad renal.

Por ejemplo, existe una advertencia en cuanto al uso de tofacitinib en pacientes mayores de 65 años (y en aquellos con historia previa de enfermedad tromboembólica).

Tabaco

El consumo de tabaco también puede afectar a la respuesta al tratamiento en pacientes con artritis reumatoide. Múltiples estudios han demostrado que la respuesta a los fármacos anti-TNF se encuentra reducida en fumadores, que tienen menor probabilidad de alcanzar los objetivos de la enfermedad. El tabaco también ha demostrado reducir el impacto del MTX pero no del RTX, si bien hay muy pocos datos acerca de los inhibidores de la IL-6, ABA y de los fármacos sintéticos dirigidos.

Comorbilidades

Las comorbilidades también afectan al tratamiento.

Enfermedad cardiovascular

La enfermedad cardiovascular es una comorbilidad que puede ocurrir en pacientes con artritis reumatoide y también puede ser una complicación del tratamiento. Tanto los glucocorticoides como los AINE incrementan el riesgo cardiovascular.

 La artritis reumatoide activa está asociada con un riesgo incrementado de patología cardiovascular, pero un buen control de la actividad de la enfermedad se ha asociado con reducción de estas complicaciones.

Los anti-TNF deberían evitarse en pacientes con insuficiencia cardíaca grave, ya que pueden empeorarla; sin embargo, están asociados con una reducción significativa del riesgo de infarto de miocardio comparado con los pacientes que toman FAME convencionales, lo cual puede atribuirse a la acción directa de la inhibición del TNF en el proceso de arterioesclerosis o simplemente en un mejor control de la enfermedad. En un estudio *head-to-head* se encontró que no había un incremento en la proporción de episodios adversos cardíacos mayores usando TCZ frente a anti-TNF (ETN).

Se han documentado episodios de tromboembolia venosa en ensayos clínicos con inhibidores de JAK en pacientes con artritis reumatoide, incluyendo la embolia pulmonar. Son más notificados en pacientes con un alto riesgo, como aquellos con una historia previa de episodios tromboembólicos, con un alto índice de masa corporal o con terapia hormonal sustitutiva, o en ancianos.

Obesidad

La obesidad es un factor de riesgo y de gravedad en las enfermedades reumáticas.

Un reciente análisis del registro alemán RABBIT de la práctica clínica diaria mostró que la obesidad tiene un efecto negativo sobre la eficacia de los anti-TNF y TCZ, si bien no sucede así en el caso de RTX y ABA. Estos efectos son más destacados en las mujeres que en los hombres.

Enfermedad pulmonar

La enfermedad pulmonar intersticial y la obstructiva crónica son comunes en pacientes con artritis reumatoide.

La neumonitis también puede ser una complicación de diferentes agentes terapéuticos empleados en la enfermedad. En general, hay que evitar el uso de MTX en pacientes con enfermedad pulmonar intersticial clínicamente significativa o progresiva. La bibliografía publicada señala un papel potencial de los agentes anti-TNF en causar o empeorar la afectación intersticial, mientras que el RTX puede mejorarla. Hay escasos datos acerca del uso de inhibidores de JAK y del receptor de la IL-6.

En estudios recientes se ha propuesto que el ABA es beneficioso en pacientes con artritis reumatoide con enfermedad pulmonar intersticial y en una revisión sistemática se concluyó que este fármaco conducía a unas tasas de empeoramiento significativamente menores de la enfermedad intersticial que los anti-TNF.

Infección

En *infecciones graves activas*, los FAME convencionales, biológicos y sintéticos dirigidos deberían ser retirados de forma temporal hasta la resolución de la infección y tras haber completado el tratamiento antimicrobiano. En pacientes con una historia de infecciones graves, se recomiendan los FAME convencionales frente a los agentes biológicos.

En pacientes con inmunidad natural al *virus de la hepatitis B*, el tratamiento para la artritis reumatoide, excepto con RTX, debería ser el mismo que en los pacientes con artritis reumatoide no expuestos a dicho virus, pero las cargas víricas deberían ser monitorizadas cada 6-12 meses para asegurarse de que no hay una reactivación. Para los pacientes tratados con RTX, la terapia antiviral debe ser administrada durante al menos 12 meses después del tratamiento. Para los pacientes con hepatitis activa no tratada, debería obtenerse la remisión con la terapia antiviral antes de emplear el tratamiento inmunosupresor y deberían ser tratados en colaboración con sus hepatólogos. En ausencia de daños adicionales, el tratamiento de la artritis reumatoide puede ser continuado en pacientes con virus de la hepatitis B activo en tratamiento antiviral concomitante. En estos pacientes, hay estudios que indican que los fármacos anti-TNF, ABA y TCZ son relativamente seguros.

Los pacientes con *virus de la hepatitis C* deberían ser manejados en colaboración con sus hepatólogos. Si la enfermedad hepática subyacente está presente, inicialmente se prefieren los FAME no hepatotóxicos (SSZ o HCQ). Los pacientes que hayan sido tratados previamente y tengan una función hepática normal pueden tolerar el tratamiento habitual, de la misma forma que los que no están infectados. En algunos estudios con pacientes con el virus de la hepatitis C se observó que los anti-TNF son una opción relativamente segura de tratamiento.

> **!** Respecto a la tuberculosis, antes de empezar la terapia inmunomoduladora, todos los pacientes que vayan a recibir un FAME biológico o uno sintético dirigido, y cualquier otro que tenga factores de riesgo para la tuberculosis, deberían ser valorados para descartar enfermedad latente.

En los pacientes con tuberculosis latente diagnosticada, al menos debería completarse un mes de tratamiento antes de iniciar los agentes inmunosupresores. En aquellos que no pueden completar la terapia antituberculosa, se prefiere emplear FAME convencionales en monoterapia o en combinación. En los pacientes con actividad persistente de la enfermedad a pesar de esta intervención, puede ser necesario emplear un FAME biológico, en cuyo caso se preferirían fármacos diferentes a los anti-TNF. En ese caso, hay que revisar los riesgos de esta intervención en detalle con el paciente y consultar con un especialista en enfermedades infecciosas para disponer de una ayuda adicional en el manejo.

El ACR recomienda condicionalmente ABA sobre otros FAME biológicos y sintéticos dirigidos en pacientes con *enfermedad pulmonar por micobacterias no tuberculosas* que presentan una actividad de la artritis reumatoide de moderada a grave a pesar del tratamiento con FAME convencionales.

Malignidad

En el caso de cáncer de piel no melanocítico (carcinoma de células basales y de células escamosas) se emplean los FAME convencionales en vez de los biológicos o los inhibidores de JAK. No hay contraindicación para la escalada de la terapia para incluir biológicos, pero está indicada una vigilancia rutinaria del cáncer de piel.

En pacientes con historia de melanoma, se emplean los FAME convencionales frente a los biológicos o inhibidores de JAK. Los tratamientos con anticuerpos monoclonales que activan las células T han mostrado beneficios en el tratamiento del melanoma. Por tanto, algunos clínicos evitan el uso de ABA en pacientes con una historia previa de melanoma. Está indicado el seguimiento rutinario del cáncer de piel.

En el caso de historia de trastorno linfoproliferativo, se recomienda el uso de FAME convencionales. Si es preciso un agente biológico, la primera opción es el RTX, dado su uso en los trastornos linfoproliferativos y la falta de evidencia de riesgo aumentado de cáncer con su uso.

En los pacientes tratados en los 5 años anteriores de tumor de órgano sólido se recomienda el uso de los FAME convencionales sobre los biológicos. Si se precisa un agente biológico, la mejor opción sería de nuevo RTX.

En pacientes que fueron tratados de un tumor de órgano sólido hace más de 5 años, excluyendo el melanoma, el tratamiento de la artritis reumatoide no es distinto del de aquellos sin historia previa de malignidad.

Manifestaciones neurológicas

Las manifestaciones neurológicas de la artritis reumatoide y la presencia de enfermedad neurológica coexistente suelen ser infrecuentes, aparte de la concurrencia de las neuropatías por atrapamiento, como el síndrome del túnel carpiano. Sin embargo, los anti-TNF deberían evitarse en aquellos pacientes con historia previa o actual de enfermedad desmielinizante (por ejemplo, esclerosis múltiple).

Diabetes

El riesgo de diabetes no está incrementado en pacientes con artritis reumatoide. En pacientes que presentan ambas enfermedades, los glucocorticoides deberían emplearse con especial precaución, ya que pueden empeorar el control de la diabetes. Sin embargo, los pacientes tratados con HCQ o inhibidores del TNF para la artritis reumatoide tienen un riesgo menor de diabetes. La SSZ también puede tener efectos hipoglucemiantes.

Enfermedad renal

La artritis reumatoide afecta al riñón con poca frecuencia, pero, si la enfermedad renal coexiste, se incrementa el riesgo de mortalidad. Junto con los AINE, el uso ocasional de algunos medicamentos o aquellos empleados históricamente en el tratamiento de la enfermedad pueden afectar a la función renal, tales como las sales de oro, la penicilamina y la ciclosporina.

Algunos FAME no biológicos, sobre todo el MTX y la ciclosporina, deberían evitarse o ser empleados con una precaución especial en pacientes con la función renal disminuida de forma significativa.

Diverticulitis y perforación gastrointestinal

La artritis reumatoide no causa un efecto directo sobre el intestino, pero las perforaciones del aparato digestivo superior e inferior pueden verse en el contexto del uso de algunos fármacos, especialmente los glucocorticoides y los AINE, sobre todo cuando se usan en combinación en pacientes ancianos.

En los pacientes con historia de diverticulitis, pero no diverticulosis, las perforaciones del aparato gastrointestinal inferior están muy aumentadas con inhibidores del receptor de la IL-6 y, probablemente, con los inhibidores de JAK, comparado con los inhibidores del TNF. Aunque los datos son limitados, parece que este riesgo no se encuentra incrementado con el uso de ABA o RTX.

Situaciones especiales

Se exponen aquí los tratamientos en casos como embarazo, lactancia o los efectos sobre la fertilidad masculina.

Embarazo

Para las pacientes con artritis reumatoide que requieren mantener el tratamiento o que experimentan un brote de la enfermedad durante el embarazo, las opciones terapéuticas son estas:

- Si se precisan AINE, no emplearlos en las primeras semanas ni en el último trimestre del embarazo, y usar los de vida media más corta (como ibuprofeno), ya que se asocian con cierre precoz del *ductus* arterioso. Con los inhibidores de la ciclooxigenasa 2, los datos son limitados, por lo que no se recomiendan. En cuanto a los glucocorticoides, se pueden usar los no fluorados, como la prednisona y la prednisolona a dosis medias o bajas.
- Los FAME sintéticos (MTX, LFN e inhibidores de JAK) están totalmente contraindicados en el embarazo. Sin embargo, se pueden utilizar con seguridad la SSZ y la HCQ.
- En relación con la terapia biológica, dentro de los anti-TNF, el certolizumab pegol no traspasa la placenta, por lo que tiene mejor perfil de seguridad. El RTX puede atravesar la barrera placentaria en el 2º y el 3er trimestre y producir una disminución transitoria de linfocitos B en el recién nacido, con el subsecuente aumento del riesgo de infección, por lo que hay que suspenderlo en la concepción o con la confirmación del embarazo.

No hay datos suficientes sobre anakinra, ABA y TCZ. Por ello, la opinión de los expertos es suspender estos fármacos tan pronto se conozca el embarazo, si no se hizo de forma previa a la concepción.

Los anti-TNF se consideran seguros durante el embarazo, pero falta información acerca de la evolución del recién nacido a largo plazo.

Lactancia

Según la opinión de los expertos, no son compatibles con la lactancia la ciclosporina, el MTX, la LFN y los biológicos. Sí lo son los AINE, los glucocorticoides, la azatioprina, la SSZ y la HCQ.

Fertilidad masculina

Con relación al tratamiento en pacientes varones con artritis reumatoide con deseo genésico, deben mencionarse los siguientes aspectos:

- ABA: no se han realizado estudios formales de su posible efecto sobre la fertilidad humana.
- Adalimumab: no hay datos preclínicos disponibles sobre su efecto sobre la fertilidad, según la ficha técnica.
- AINE: se observa una reducción en el volumen seminal, concentración de esperma, calidad y motilidad dependiente de dosis.
- Anakinra: no existen datos en humanos.
- Azatioprina: los pacientes en edad fértil deben usar métodos anticonceptivos durante el tratamiento y al menos 3 meses después de finalizar este.
- Baricitinib: los estudios en animales indican que este fármaco no tiene efecto sobre la espermatogénesis.

- Certolizumab pegol: en un ensayo clínico realizado, no se observaron efectos del tratamiento con este fármaco sobre los parámetros del semen comparado con placebo.
- Ciclosporina: en dosis inferiores a 2 mg/kg al día el tratamiento no ha mostrado impacto negativo en la fertilidad masculina ni daño en niños con exposición paterna. No obstante, dada la escasez de datos relacionados con una posible teratogenicidad, se aconseja que los hombres suspendan este fármaco 3 meses antes de intentar la concepción.
- ETN: no se dispone de datos preclínicos sobre la toxicidad perinatal ni posnatal, ni tampoco de su efecto sobre la fertilidad y capacidad reproductiva.
- Filgotinib: en estudios en animales se ha observado una disminución de la fertilidad, un deterioro de la espermatogénesis y efectos histopatológicos en los órganos reproductores masculinos. En la actualidad se desconoce el efecto potencial de filgotinib sobre la producción de esperma y la fertilidad masculina en humanos. No se dispone de información sobre la reversibilidad de estos efectos potenciales. Antes de comenzar el tratamiento, se debe comentar con los pacientes varones el riesgo potencial de reducción de la fertilidad o infertilidad.
- Glucocorticoides: pueden reducir los niveles de testosterona, pero no se han demostrado alteraciones en la calidad del esperma.
- Golimumab: según una revisión reciente, los anti-TNF no aparentan influir en la fertilidad masculina ni dañar su descendencia. Los anti-TNF no deberían retirarse cuando se planea un embarazo, debido al riesgo de brote de la enfermedad.
- HCQ: se dispone de datos limitados en los que se considera compatible el tratamiento en hombres que intentan concebir.
- Infliximab: los estudios no muestran alteraciones en la motilidad y viabilidad del esperma de hombres en tratamiento con este fármaco. Tampoco existe evidencia de riesgo aumentado de anomalías congénitas asociada a exposición paterna.
- LFN: no existen datos de acción mutagénica tras exposición paterna. No obstante, hay estudios que recomiendan suspender la medicación 3 meses antes de intentar concebir.
- MTX: se ha comunicado que causa oligospermia, durante el tratamiento y en un breve período después de la interrupción, y que produce alteraciones de la fertilidad que afectan a la espermatogénesis durante el período de administración. Se recomienda suspenderlo 3 a 6 meses antes de un embarazo planificado.
- RTX: los estudios realizados en animales no muestran efectos perjudiciales en los órganos reproductores.
- Sarilumab: no hay datos disponibles del efecto de este fármaco sobre la fertilidad humana.
- SSZ: se ha observado oligospermia e infertilidad en varones tratados con este fármaco. Sin embargo, la suspensión de la medicación parece revertir estos efectos al cabo de 2-3 meses, según la ficha técnica.
- TCZ: datos de embarazadas de padres expuestos no registraron malformaciones congénitas.
- Tofacitinib: no hay estudios formales sobre el efecto potencial sobre la fertilidad humana. No alteró la fertilidad en ratas macho (la motilidad o la concentración de espermatozoides).
- Upadacitinib: no se ha evaluado el efecto del tratamiento sobre la fertilidad en seres humanos. Los estudios en animales no indican efectos sobre la fertilidad.

TRATAMIENTO NO FARMACOLÓGICO

Descripción de las medidas no farmacológicas en los pacientes con artritis reumatoide.

Terapia física

Las medidas no farmacológicas son importantes en los pacientes con artritis reumatoide, ya que contribuyen a optimizar la capacidad funcional (incluyendo la función física, emocional y social), y la calidad de vida, las cuales no siempre pueden conseguirse con el tratamiento farmacológico solo. Estos pacientes deberían recibir una educación acerca del curso de la enfermedad.

La actividad física, incluyendo ejercicio aeróbico y de resistencia, debería formar parte del programa de tratamiento porque reduce la actividad de la enfermedad, la fatiga y el dolor, y mejora el bienestar psicológico del paciente. Esta pauta debe incluir una combinación de ejercicios con diferentes rangos de movimiento, fortalecimiento muscular y ejercicio aeróbico.

En este ámbito, también se incluye la terapia ocupacional, centrada en las actividades de las extremidades superiores. Cabe ofrecer servicios a los pacientes que incluyan educación dirigida a la protección articular y al autocuidado, junto con la provisión de dispositivos de asistencia y férulas, y las instrucciones acerca de su uso.

Tratamiento quirúrgico

El número de cirugías en pacientes con artritis reumatoide ha disminuido de forma notable con el inicio del tratamiento médico de forma temprana y enérgica, dada la disponibilidad de fármacos más eficaces.

Los FAME convencionales, sobre todo la combinación de MTX con los agentes biológicos, frenan la progresión de la enfermedad. Esta reducción es más notable respecto a las cirugías en las articulaciones pequeñas de manos y pies.

La tasa de prótesis de grandes articulaciones ha disminuido menos comparativamente. Este descenso es más notable en la tasa de prótesis total de rodilla desde la introducción de los FAME biológicos, y los pacientes intervenidos ahora son de mayor edad.

En cuanto a la prótesis total de cadera, los datos de incidencia y las tasas de complicaciones mecánicas han decrecido significativamente, pero la complicación médica de la infección no ha cambiado del mismo modo.

 Las prótesis parciales están contraindicadas en la artritis reumatoide.

Con relación al manejo perioperatorio de los fármacos prescritos en los pacientes con artritis reumatoide, está disponible un consenso publicado por el ACR/Asociación Americana de Cirujanos de Cadera y Rodilla (American Association of Hip and Knee Surgeon, AAKHS).

PUNTOS CLAVE

- La artritis reumatoide es una patología que requiere un diagnóstico y tratamiento precoces con objeto de controlar la sintomatología del paciente, muy frecuentemente incapacitante, y de evitar la deformidad articular permanente.
- La mejora en los objetivos terapéuticos se ha alcanzado a través de un mejor conocimiento de la fisiopatología de la enfermedad y del desarrollo de mejores medidas de desenlace y terapias.
- Para poder definir la situación clínica del paciente, se ha desarrollado el uso de índices que combinan varias variables para obtener un resultado único.

BIBLIOGRAFÍA

Aletaha D, Smolen JS. Remission in rheumatoid arthritis: missing objectives by using inadequate DAS28 targets. Nat Rev Rheumatol. 2019;15:633-4.

Aletaha D, Martínez-Ávila J, Kvien TK, Smolen JS. Definition of treatment response in rheumatoid arthritis base on the simplified and the clinical disease activity index. Ann Rheum Dis. 2012;71(7):1190-6.

Aletaha D, Nell V P, Stamm T, Uffman M, Pflugbeil S, Machold K, et al. Acute phase reactants and little to composite disease activity indices for rheumatoid arthritis: validation of a clinical activity score. Arthritis Res Ther. 2005;7:R796-806.

Aletaha D, Smolen JS. Diagnosis and management of rheumatoid arthritis. A review. JAMA. 2018;320(13):1360-72.

Balsa A, de Miguel E, Castillo C, Peiteado D, Martín Mola E. Superiority of SDAI over DAS-28 in assessment of remission in rheumatoid arthritis patients using power Doppler ultrasonography as a gold standard. Rheumatology (Oxford). 2010;49:683-90.

Balsa A. Definiendo la remisión en la artritis reumatoide; nuevos criterios de la ACR/EULAR. Reumatología Clin. 2011;6(S3):S12-5.

Belmonte Serrano MA. ¿Es la puntuación DAS28 el método más adecuado para estimar la actividad de la artritis reumatoide? Consideraciones clinimétricas y escenarios de simulación. Reumatología Clin. 2008;4(5):183-90.

Bergstra SA, Sepriano A, Kerschbaumer A, van der Heijde D, Caporali R, Edwards CH, et al. Efficacy, duration of use and safety of glucocorticoids: a systematic literature review informing the 2022 update of the EULAR recommendations for the management of rheumatoid arthritis. Ann Rheum Dis. 2022;0:1-14.

Documento de posicionamiento de la Sociedad Española de Reumatología sobre fármacos biosimilares. Actualización. Madrid: Sociedad Española de Reumatología; 2018.

England BR, Hershberger D. Management issues in rheumatoid arthritis-associated interstitial lung disease. Curr Opin Rheumatol. 2020;32:255-8.

Fakhfakh R, Elamri N, Baccouche K, Laataoui S, Zeglaoui H, Bouajina E. Ultrasound remission in patients with trheumatoid arthritis in clinical remission. Reumatologia. 2021;59(6):378-85.

Felson DT, Anderson JJ, Boers M, Bombardier C, Furst D, Goldsmith C, et al. American College of Rheumatology preliminary definition of improvement in rheumatoid arthritis. Arthritis Rheum. 1995;38:727-31.

Felson DT, Anderson JJ, Lange ML, Wells G, LaValley MP. Should improvement in rheumatoid arthritis clinical trials be defined as fifty or seventy percent improvement in core set measures, rather than twenty percent? Arthritis Rheum. 1998;41:1564-9.

Felson DT, Smolen JS, Wells G, Zhang B, van Tuyl LH, Funovits J, et al. American College of Rheumatology/European League Against Rheumatism provisional definition of remission in rheumatoid arthritis for clinical trials. Ann Rheum Dis. 2011;70:404-13.

Fraenkel L, Bathon JM, England BR, St. Clair EW, Arayssi T, Carandang K, et al. 2021 American College of Rheumatology guideline for the treatment of rheumatoid arthritis. Arthritis Care Res. 2021;73(7):924-39.

Fries JF, Spitz P, Kraines Holman HR. Measurement of patient outcomes in arthritis. Arthritis Rheum. 1980;23(2):137-45.

Fries JF, Spitz PW, Young DY. The dimensions of health assessment questionnaire, disability and pain scales. J Rheumatol. 1982;9(5):789-93.

Goodman SM, Springer B, Guyatt G, Abdel MP, Dasa V, et al. 2017 American College of Rheumatology/American Association of Hip and Knee Surgeons guideline for the perioperative management of antirheumatic medication in patients with rheumatic diseases undergoing elective total hip or total knee arthroplasty. J Arthroplasty. 2017;69(8):1538-51.

Grupo de trabajo de la GUIPCAR. Guía de práctica clínica para el manejo de pacientes con artritis reumatoide. Madrid: Sociedad Española de Reumatología; 2019.

Gudmann NS, Junker P, Juhl P, Thudium CS, Siebuhr AS, Byrjalsen Y, et al. Type IV collagen metabolism is associated with disease activity, radiographic progression and response to tocilizumab in rheumatoid arthritis. Clin Exp Rheumatol. 2018;36:829-35.

Guía de fármacos en embarazo, lactancia y fertilidad. SEFH. Madrid: Sociedad Española de Farmacia Hospitalaria; 2020.

Guidelines for the management of rheumatoid arthritis. American College of Rheumatology Ad Hoc Committee on Clinical Guidelines. Arthritis Rheum. 1996;39:713-25.

Humby F, Durez P, Buch MH. Lewis MJ, Rizvi H, Rivellese F, et al. Rituximab versus tocilizumab in anti-TNF inadequate responder patients with rheumatoid arthritis (R4RA):16-week outcomes of a stratified, biopsy-driven, multicentre, open-label, phase 4 randomised controlled trial. Lancet. 2021;397:305-17.

Informe de posicionamiento terapéutico de filgotinib en artritis reumatoide. Madrid: Ministerio de Sanidad, Agencia Española de Medicamentos y Productos Sanitarios; 2022.

Jagpal A, Curtis JR. Gastrointestinal perforations with biologics in patients with rheumatoid arthritis: implications for clinicians. Drug Safe. 2018;41:545-50.

Kang EH, Jin Y, Desai RJ, Liu J, Sparks JA, Kim SC, et al. Risk of exacerbation of pulmonary comorbidities in patients with rheumatoid arthritis after initiation of abatacept versus TNF inhibitors; a cohort study. Semin Arthritis Rheum. 2020;50:401-8.

Katz P, Andonian BJ, Huffman KM. Benefits and promotion of physical activity in rheumatoid arthritis. Curr Opin Rheumatol. 2020;32:307-12.

Kerschbaumer A, Sepriano A, Smolen JS, van der Heijde D, Dougados M, van Vollenhoven R, et al. Efficacy of pharmacological treatment in rheumatoid arthritis: a systematic literature research informing the 2019 update of the EULAR recommendations for management of rheumatoid arthritis. Ann Rheum Dis. 2020;79:744-59.

Kirwan JR, Bijlsma JW, Boers M, Shea Bj. Effects of glucocorticoids on radiological progression in rheumatoid arthritis. Cochrane Database Syst Rev. 2007;CD006356.

Agencia Europea de Medicamentos y Comisión Europea. Los biosimilares en la Unión Europea. Guía formativa para profesionales sanitarios. Ámsterdam: Agencia Europea de Medicamentos; 2019.

Makol A, Wright K, Matteson EL. Safe use of antirheumatic agents in patients with comorbidities. Rheum Dis Clin North Am. 2012;38:771-8.

Muñoz Carreño MP, Ojeda Thies C, Tornero Molina L. Artropatías inflamatorias. 6ª ed. Curso COT ediae (Escuela de Dirección de Altos Estudios). 2021-3.

Nagy G, Roodenrijs NM, Welsing PM, Kedves M, Hamar A, Van der Goes MC, et al. EULAR definition of difficult-to-treat rheumatoid arthritis. Ann Rheum Dis. 2021;80:31-5.

Nagy G, Roodenrijs NM, Welsing PM, Kedves M, Hamar A; van der Goes MC, et al. EULAR points to consider for the Management of difficult-to-treat rheumatoid arthritis. Ann Rheum Dis. 2022;81:20-33.

Nam J, Villeneuve E, Emery P. The role of biomarkers in the management of patients with rheumatoid arthritis. Curr Rheumatol Rep. 2009;11:371-8.

Pincus T, Swearingen CJ, Bergman M, Yazici Y. RAPID3 (Routine Assessment of Patient Index Data 3), a rheumatoid arthritis index without formal joint counts for routine care. Proposed severity categories compared to disease activity score and clinical disease activity index categories. J Rheumatol. 2008;35(11):2136-47.

Quartuccio L, Fabris M, Salvin S, Atzeni F, Saracco M, Benucci M, et al. Rheumatoid factor positivity rather than anti-CCP positivity, a lower disability and a lower number of anti-TNF agents failed are associated with response to rituximab in rheumatoid arthritis. Rheumatology (Oxford). 2009;48:1557-9.

Rúa-Figueroa Fernández de Larrinoa I, Carreira PE, Brito García N, Díaz del Campo Fontecha P, Pego Reigosa JM, Ortega-Castro R, et al. Recomendaciones SER sobre prevención de infección en enfermedades reumáticas autoinmunes sistémicas. Reumatol Clin. 2022:18:317-30.

Sakellariou G, Scirè CA, Verstappen SM, Montecucco C, Caporalli R. In patients with early rheumatoid arthritis, the new ACR/EULAR definition of remission identifies patients with persistent absence of functional disability and suppression of ultrasonographic synovitis. Ann Rheum Dis. 2013;72:245-9.

Schaeverbeke T, Truchetet ME, Kostine M, Barnetche T, Bannwarth B, Richez C, et al. Inmunogenicity of biologic agents en rheumatoid arthritis patients: lessons for clinical practice. Rheumatology (Oxford). 2016;55:210-20.

Serra López-Matencio JM, Morell Baladrón A, Castañeda S. Fármacos biosimilares: un nuevo escenario en las terapias biológicas. Reumatol Clin. 2017;13(5):287-93.

Silva Fernández L, Andréu, Sánchez JL. Órdenes de tratamiento en reumatología. 7ª ed. Madrid: Editorial Médica Panamericana; 2022.

Singh JA, Saag KG, Bridges SL Jr, Akl EA, Bannuru RR, Sullivan MC, et al. 2015 American College of Rheumatology guideline for the treatment of rheumatoid arthritis. Arthritis Care Res (Hoboken). 2016;68:1-26.

Smolen JS, Breedveld FC, Schiff MH, Kalden JR, Emery P, Eberl G, et al. A simplified disease activity index for rheumatoid arthritis for use in clinical practice. Rheumatology (Oxford). 2003;42(2):244-57.

Smolen JS, Landewé RB, Bergstra SA, Kerschbaumer A, Sepriano A, Aletaha D, et al. EULAR recommendations for the management of rheumatoid arthritis with synthetic and biological disease-modifying antirheumatic drugs: 2022 update. Ann Rheum Dis. 2023;82:3-18.

Solomon DH, Massarotti E, Garg R, Liu J, Canning C, Schneeweiss S. Association between disease-modifying antirheumatic drugs and diabetes risk in patients with rheumatoid arthritis and psoriasis. JAMA. 2011;305:2525-31.

Studenic P, Aletaha D, de Wit M, Stamm TA, Alasti F, Lacaille D, et al. American College of Rheumatology/EULAR remission criteria for rheumatoid arthritis: 2022 revision. Ann Rheum Dis. 2023;82(1):74-80.

Taylor PC, Matucci Cerinic M, Alten R, Avouac J, Westhovens R. Managing inadequate response to initial anti-TNF therapy in rheumatoid arthritis: optimising treatment outcomes. Ther Adv Musculoskelet Dis. 2022;14:1-14.

Terrault NA, Lok ASF, McMahon BJ, Chang KM, Hwang JP, Jonas MM, et al. Update on prevention, diagnosis, and treatment of chronic hepatitis B: AASLD 2018 hepatitis B guidance. Hepatology. 2018;67:1560-99.

Tornero J, Blanco FL. Tratado de enfermedades reumáticas de la SER. Madrid: Editorial Médica Panamericana; 2018.

Van der Heijde DM, Van´t Hof M, Van Riel PL, Van de Putte LB. Development of a disease activity score base on judgment in clinical practice by rheumatologists. J Rheumatol. 1993;20(3):579-81.

Van Gestel AM, Prevoo ML, Van´t Hof MA, Van Rijswijk MH, Van de Putte LB, Van Riel PL. Development and validation of the European League Against Rheumatism response criteria for rheumatoid arthritis. Comparison with the preliminary American College of Rheumatology and the World Health Organization/International League Against Rheumatism Criteria. Arthritis Rheum. 1996;39:34-40.

Ware JE Jr, Sherbourne CD. The MOS 36-iten short-form health survey (SF-36). Conceptual framework and item selection. Alonso J, Prieto L, Antó JM. The Spanish version of the SF-36 Health Survey (the SF-36 health questionnaire): an instrument for measuring clinical results. Med Clin (Barc). 1995;104(20):771-6.

Wolfe F, Michaud K, Pincus T. A composite disease activity scale for clinical practice, observational studies, and clinical trials: the Patient Activity Scale (PAS/PAS-II). J Rheumatol. 2005;32:2410-5.

Zhang B, Combe B, Rincheval N, Felson DT. Validation of ACR/EULAR definition of remission in rheumatoid arthritis from RA practice: the ESPOR cohort. Arthritis Res Ther. 2012;14:R156.

Artritis idiopática juvenil

27

G. Díaz-Cordovés Rego, L. Martín Pedraz y M. C. Morales del Águila

---

 OBJETIVOS

- Conocer las particularidades propias de la artritis idiopática juvenil (AIJ) y reconocer las diferencias respecto a otras enfermedades propias del adulto.
- Asumir la importancia del reconocimiento precoz de algunas de sus complicaciones, como el síndrome de activación macrofágica, por su gravedad, y la uveítis anterior crónica, por su frecuencia y trascendencia; esta es una complicación que cursa con frecuencia de forma asintomática.
- Manejo del diagnóstico diferencial y tratamiento

INTRODUCCIÓN

La AIJ es la enfermedad reumática inflamatoria crónica más común de la infancia.

 El concepto de AIJ engloba un conjunto de artritis crónicas idiopáticas que aparecen antes de los 16 años y que persisten durante más de 6 semanas, una vez excluidas otras causas de sinovitis.

No es una única enfermedad, sino un grupo heterogéneo de enfermedades inflamatorias idiopáticas que comparten la artritis como expresión clínica común y que constituyen una causa importante de morbilidad e incapacidad a corto y largo plazo.

 La AIJ requiere ante todo la exclusión de otras patologías.

EPIDEMIOLOGÍA

La incidencia y prevalencia global varían mucho en los datos publicados, lo que puede explicarse por las diferencias metodológicas y las clasificaciones utilizadas. En un estudio sistemático publicado en 2014, las tasas de incidencia variaron de 1,6 a 23/100.000 y la prevalencia de 3,8 a 400/100.000. La incidencia y prevalencia agrupadas fueron más altas para las niñas (10,0 [9,4-10,7] y 19,4 [18,3-20,6]/100.000) que para los niños (5,7 [5,3-6,2] y 11,0 [10,2-11,9]/100.000), excepto en la AIJ sistémica, en la que no existen diferencias de género y en la artritis-entesitis, que predomina en varones. La AIJ oligoarticular es la más frecuente en los países occidentales (25-56 %), seguida de la AIJ poliarticular con factor reumatoide negativo (11-28 %) y la AIJ sistémica, que representa el 10-20 %.

CLASIFICACIÓN DE LA ARTRITIS IDIOPÁTICA JUVENIL

Hasta llegar a la nomenclatura y clasificación actuales, previamente coexistían dos sistemas de clasificación, que sembraban cierta confusión, ya que sus criterios de inclusión y terminología eran diferentes. Además existían dos nombres diferentes para la misma enfermedad: el Colegio Americano de Reumatología (American College of Rheumatology, ACR) la denominaba artritis reumatoide juvenil y la Alianza Europea de Asociaciones de Reumatología (European Alliance of Associations for Rheumatology, EULAR) en 1977, artritis crónica juvenil. El ACR quería resaltar la tendencia a la cronicidad de la enfermedad, y la EULAR, las similitudes de la enfermedad con la artritis reumatoide.

En el año 1995, la Liga Internacional de Asociaciones de Reumatología (International League of Associations for Rheumatology, ILAR) unificó dichos términos bajo la actual denominación: AIJ.

La ILAR propuso una clasificación que definía categorías homogéneas y mutuamente excluyentes, que fue revisada en Durban en 1997 y que quedó establecida en Edmonton en 2001, que es la que se emplea en la actualidad. Es una clasificación basada en la opinión de expertos y que establece seis categorías definidas por características clínicas y de laboratorio: artritis sistémica, oligoartritis persistente o extendida, poliartritis con factor reumatoide negativo, artritis relacionada con entesitis y artritis psoriásica, así como una categoría más, denominada indefinida, en la que se incluye a los pacientes que no reúnen criterios o que cumplen criterios de más de una categoría. Esta clasificación ha supuesto un avance importante en el conocimiento de la enfermedad. El establecimiento de grupos homogéneos ha mejorado el diagnóstico y tratamiento y ha permitido la realización de estudios y ensayos clínicos.

 La AIJ es el trastorno reumatológico pediátrico más común y se clasifica por subtipos según los criterios de la ILAR. En función del número de articulaciones afectadas, la presencia de manifestaciones extraarticulares, los síntomas sistémicos, la serología y los factores genéticos, la AIJ se divide en artritis oligoarticular, poliarticular, sistémica, psoriásica, relacionada con entesitis e indiferenciada.

Clasificación de la artritis idiopática juvenil según la Liga Internacional de Asociaciones de Reumatología (Edmonton, 2001)

Para el diagnóstico de AIJ, se requiere, tal y como se muestra en la definición, la presencia de artritis de al menos 6 semanas de duración. Este período se considera suficiente para hacer un diagnóstico diferencial y excluir otras causas conocidas de artritis.

Los criterios de clasificación de ILAR tienen como objetivo delinear categorías relativamente homogéneas y mutuamente excluyentes de la AIJ, en función de las características clínicas y de laboratorio predominantes.

Los criterios de exclusión se identifican con las letras que van de la «a» a la «e». Su aplicación se indica en cada categoría:

a) Psoriasis o historia de psoriasis en el paciente o en un familiar de primer grado.
b) Artritis en un paciente varón, con antígeno leucocitario humano (HLA)-B27 positivo, iniciada a partir de los 6 años de edad.
c) Espondilitis anquilosante, entesitis relacionada con artritis, sacroilitis con enfermedad inflamatoria intestinal, síndrome de Reiter, uveítis anterior aguda en el paciente o historia de alguna de estas patologías en familiar de primer grado.
d) Factor reumatoide positivo en al menos dos determinaciones con 3 meses de intervalo.
e) AIJ sistémica en el paciente.

Se exponen los distintos tipos de AIJ según esta clasificación.

Artritis sistémica

Su *definición* es: artritis[1] en una o más articulaciones con o precedida por fiebre[2] de al menos 2 semanas de duración, documentada como diaria al menos 3 días y acompañada de uno o más de los siguientes signos o síntomas:

- *Rash* (exantema) eritematoso evanescente (no fijo).
- Adenopatías generalizadas.
- Hepatomegalia o esplenomegalia.
- Serositis (pericarditis o pleuritis o peritonitis).

Exclusiones: a, b, c, d.

Oligoartritis

Su *definición* es: artritis en 1 a 4 articulaciones durante los primeros 6 meses de enfermedad. Se reconocen dos subcategorías:

- Oligoartritis persistente: afecta a no más de 4 articulaciones durante el curso de la enfermedad.
- Oligoartritis extendida: afecta a un total de más de 4 articulaciones después de los primeros 6 meses de enfermedad.

Exclusiones: a, b, c, d, e.

Poliartritis con factor reumatoide negativo

Su *definición* es: artritis que afecta a cinco o más articulaciones durante los primeros 6 meses de enfermedad; el factor reumatoide es negativo.
Exclusiones: a, b, c, d, e.

Poliartritis con factor reumatoide positivo

Su *definición* es: artritis que afecta a cinco o más articulaciones durante los primeros 6 meses, con dos o más determinaciones de factor reumatoide positivo con al menos 3 meses de diferencia durante los primeros 6 meses de enfemedad.
Exclusiones: a, b, c, e.

Artritis psoriásica

Su *definición* es: artritis y psoriasis, o artritis y, al menos, dos de los siguientes factores:

- Dactilitis.
- Piqueteado ungueal u onicólisis.
- Psoriasis en familiar de primer grado (no requiere confirmación por dermatólogo).

Exclusiones: b, c, d, e.

Artritis relacionada con entesitis

Su *definición* es: artritis y entesitis, o artritis o entesitis con, al menos, dos de los siguientes factores:

- Presencia o historia de dolor en sacroilíaca o dolor lumbosacro inflamatorio.
- Presencia del antígeno HLA-B27.
- Comienzo de la artritis en un varón mayor de 6 años de edad.
- Uveítis anterior aguda (sintomática).

---

[1] Artritis: inflamación articular o limitación en el rango de movimiento articular con dolor o sensibilidad articular, que persiste durante al menos 6 semanas, es objetivada por un médico y no se debe principalmente a trastornos mecánicos ni a otras causas identificables.
[2] Fiebre que sube a ≥ 39 °C una vez al día y baja a ≤ 37 °C entre picos febriles.

- Historia familiar de primer grado de espondilitis anquilosante, artritis relacionada con entesitis, sacroilitis con enfermedad inflamatoria intestinal, síndrome de Reiter o uveítis anterior aguda.

Exclusiones: a, d, e.

Artritis indiferenciadas

Su *definición* es: artritis que no cumplen criterios para ninguna categoría o que las cumplen para dos o más de ellas.

El propósito inicial de esta categorización era estratificar a los pacientes para la investigación; sin embargo, esta terminología también se utiliza en la práctica clínica para agrupar a los pacientes en función del fenotipo de la enfermedad y así poder obtener respuestas similares al tratamiento o establecer pronósticos.

En la actualidad, esta categorización se encuentra en revisión, para una correcta clasificación de los pacientes y una mejor compresión de estas enfermedades. Existen descriptores, como la edad de presentación, la descripción adicional de la artritis, el curso de la enfermedad, la presencia de anticuerpos antinucleares (ANA) positivo, uveítis anterior aguda o crónica y asociación con alelos HLA, que actualmente no presentan suficiente evidencia para incluirlos en los criterios de inclusión, pero que podrían suponer una reclasificación en un futuro con los nuevos estudios.

Nueva propuesta de clasificación de la artritis idiopática juvenil (PRINTO, 2019)

En 2019, el consenso de la Organización de Ensayos Internacionales de Reumatología Pediátrica (Pediatric Rheumatology International Trials Organisation, PRINTO) propuso la modificación de los criterios actuales de clasificación de la ILAR, ya que cada vez había más voces críticas que hacían determinadas consideraciones que se exponen en los párrafos siguientes.

El número de articulaciones al inicio de la enfermedad no podía ser el principal criterio para clasificar a una enfermedad.

Había que distinguir entre artritis que se podrían considerar formas de inicio precoz de las enfermedades del adulto de otras que eran artritis propias de la edad infantil, y en las que no se observaba equivalencia en la edad adulta.

Así, la AIJ sistémica equivaldría a la enfermedad de Still del adulto, la poliartritis con factor reumatoide positivo representaría a la artritis reumatoide con factor reumatoide positivo, y la artritis con entesitis sería una forma de espondiloartritis indiferenciada.

Además, varios de los subtipos tenían en común el inicio temprano de la enfermedad, la positividad de los ANA y una gran tendencia a desarrollar uveítis de repetición. Esta se considera una entidad observada solo en la infancia.

También consideraban que, frente a estas categorías con datos homogéneos, existen otras que son heterogéneas y deben ser mejor definidas, entre las que se podría incluir la poliartritis con factor reumatoide negativo y la artritis psoriásica. La psoriasis no representa un factor discriminatorio

para establecer entidades. En esta categoría, actualmente se distinguen dos grupos con claras diferencias clínicas: por un lado, pacientes con predominio de entesitis, similar a la artritis psoriásica del adulto y otras formas de espondiloartritis, y otro grupo de presentación precoz, ANA positivo, idéntico a la AIJ oligoarticular, en el que la psoriasis es el único factor diferenciador.

Se establece la necesidad de eliminar los criterios de exclusión, ya que son la principal razón del gran número de artritis indiferenciadas.

En contraposición con la clasificación actual (basada en opinión de expertos), la clasificación propuesta se plantea con un enfoque basado en la evidencia, a partir de los conocimientos disponibles en la actualidad y que incluyese características clínicas y medidas de laboratorio.

En cuanto a la definición de AIJ propuesta por PRINTO, cabe decir lo siguiente:

- Se diferencia de la definición previa de ILAR en que:
  - Resalta que la AIJ no es una sola enfermedad y se refiere a ella como un grupo de trastornos diferentes.
  - Ya no es imprescindible la presencia de artritis como criterio esencial y facilita la inclusión de la AIJ sistémica en la definición, categoría en la que la artritis puede estar ausente al inicio de la enfermedad y presentarse de una forma más tardía, con solo artralgias como manifestación inicial.
  - Amplía el rango de edad a aquellos pacientes que comienzan antes de los 18 años (antes, hasta los 16 años).

Se parece a la definición previa de ILAR en que mantiene:

- La necesidad de que la artritis persista al menos 6 semanas.
- La necesidad de excluir otras causas de artritis.

PRINTO estableció que los pacientes deberían cumplir uno de los criterios de las categorías propuestas.

A. Artritis idiopática juvenil sistémica

Es una fiebre de origen desconocido (excluyendo las enfermedades infecciosas, neoplásicas, autoinmunes o monogénicas autoinflamatorias) diaria ($\geq$ 39 °C una vez al día que vuelve a $\leq$ 37 °C entre los picos de fiebre), durante al menos 3 días consecutivos y que recurre durante al menos 2 semanas, acompañada de dos criterios mayores o un criterio mayor y dos menores.

Los criterios mayores son: erupción eritematosa evanescente (no fija) y artritis. Los criterios menores son: adenopatías generalizadas o hepatomegalia o esplenomegalia; serositis; artralgia durante 2 semanas o más (en ausencia de artritis); y leucocitosis ($\geq$ 15.000/mm^3) con neutropenia.

B. Artritis idiopática juvenil con factor reumatoide positivo

En caso de artritis durante $\geq$ 6 semanas y dos pruebas positivas para factor reumatoide con al menos 3 meses de diferencia o al menos una prueba positiva para anticuerpos contra el péptido citrulinado.

c. Artritis idiopática juvenil relacionada con entesitis o espondilitis

Artritis periférica y entesitis, o bien artritis o entesitis y al menos 3 meses de dolor inflamatorio de espalda y sacroilitis en pruebas de imágenes, o artritis o entesitis junto a dos de los siguientes signos o síntomas:

- Dolor sacroilíaco.
- Dolor lumbar inflamatorio.
- HLA-B27 positivo.
- Uveítis anterior aguda (sintomática).
- Antecedentes de espondiloartritis en familiar de primer grado.

D. Artritis idiopática juvenil con anticuerpos antinucleares positivos de inicio temprano

Artritis durante ≥ 6 semanas, con inicio en menores de 6 años y dos determinaciones de ANA positivos (≥ 1/160) comprobadas por inmunofluorescencia con, al menos, 3 meses de diferencia.

Se excluye la AIJ sistémica, artritis con factor reumatoide positivo y la AIJ relacionada con entesitis o espondilitis.

Esta nueva categoría parece darse de forma exclusiva en niños y presenta unas características bien definidas como artritis asimétrica de aparición temprana, con predominio femenino, alta incidencia de iridociclitis crónica, positividad de ANA y asociaciones consistentes de HLA. Es la forma más frecuente de AIJ en los países occidentales; corresponde a la categoría previa denominada *oligoarticular*.

E. Otras artritis juveniles idiopáticas

Es una artritis de al menos 6 semanas que no se ajusta a los criterios para los trastornos A-D.

Se decidió agrupar provisionalmente todas las demás formas de AIJ a la espera de una mejor evidencia de clasificación.

F. Artritis idiopática juvenil no clasificada

Es una artritis de al menos 6 semanas que se ajusta a al menos uno de los trastornos A-D.

ETIOPATOGENIA

La etiología no es bien conocida y averiguarla se ve dificultado por la heterogeneidad de la enfermedad. Las interacciones entre los factores genéticos, los mecanismos inmunes y las exposiciones ambientales podrían contribuir en la mayoría de los casos.

Etiopatogenia de la artritis idiopática juvenil sistémica

Fue descrita por George F. Still en 1897, y su fisiopatología a día de hoy continúa sin estar clara.

El papel del sistema inmunitario adaptativo parece estar limitado, a diferencia del resto de las categorías que conforman la AIJ. Estudios genéticos han señalado posibles asociaciones con polimorfismos en las secuencias reguladoras de citocinas proinflamatorias. Ombrello *et al.* establecieron una asociación con el HLA-DRB1*11.

La desregulación de la respuesta del sistema inmunitario innato conduce a una sobreproducción de factores inmunitarios innatos como la interleucina (IL)-1, la IL-6, la IL-18 y las proteínas S100 específicas de los fagocitos.

La IL-1 tiene su papel en la inducción de la fiebre y la activación del endotelio que, posiblemente, esté involucrado en el desarrollo de la erupción cutánea, la inducción de proteínas de fase aguda y la inducción de neutropenia periférica. Pascual *et al.* demostraron en 2001 que el suero de los pacientes con AIJ regula al alza la expresión de IL-1α, IL-1β y otros genes de inmunidad innata por células mononucleares de sangre periférica de sujetos sanos, y que se objetiva en ellos un exceso de IL-1β tras la activación. En el mismo trabajo, demostraron una respuesta satisfactoria con fármacos bloqueadores de IL-1.

La IL-6 participa en la activación endotelial, lo que favorece el reclutamiento de células mononucleares que contribuyen a la inflamación crónica y amplía la inflamación articular al aumentar la producción de citocinas inflamatorias por las células inmunes estromales e innatas. La IL-6 favorece la producción de reactantes de fase aguda, la trombocitosis, la anemia microcítica, el retraso del crecimiento y la osteopenia. El bloqueo de la IL-6 ha demostrado una mejoría significativa en pacientes con AIJ sistémica.

Las proteínas S100 (proteínas relacionadas con células de estirpe mieloide) tienen un efecto proinflamatorio tras ser liberadas de los monocitos y granulocitos durante la activación del sistema inmunitario innato. S100A8 se une al receptor TLR4 e inducen la activación del factor de transcripción nuclear kappa B y del factor de necrosis tumoral alfa (TNF-α). Existen trabajos que plantean la posibilidad de su medición como marcadores de actividad y de respuesta al tratamiento.

La IL-18 se encuentra significativamente más elevada en pacientes con AIJ sistémica activa que en pacientes con otras formas de AIJ. En algunos trabajos se señala que su aumento puede predisponer al síndrome de activación macrofágica (SAM), sin embargo, los mecanismos aún no están claros.

Etiopatogenia de la artritis idiopática juvenil oligoarticular y poliarticular

El desequilibrio entre las células T efectoras y las células T reguladoras determina la falta de tolerancia a los autoantígenos. Además, las células T activadas del sistema inmunitario adquirido estimulan el sistema inmunitario innato e involucran a neutrófilos, macrófagos y sinoviocitos. De esta forma, se amplifica la respuesta con la secreción de más mediadores inflamatorios, IL-1, IL-6 y TNF-α. La participación de la inmunidad innata explica la buena respuesta de este grupo de pacientes al tratamiento con fármacos que bloquean el TNF-α.

Predisposición genética

La existencia de familias con más de un miembro afecto destaca la importancia de la predisposición genética, particularmente con los genes del sistema mayor de histocompatibilidad. Se han descrito numerosas asociaciones con los antígenos HLA, entre ellas HLA-A2, HLA-DRB1*11, –DRB1*08 y –DPB1*02 con las categorías de AIJ oligoarticular y poliarticular con factor reumatoide negativo y de HLA-DR4/DR14 con la AIJ poliarticular con factor reumatoide positivo. A diferencia de las formas anteriores, en la AIJ sistémica, inicialmente no se demostró asociación con genes de HLA, pero en los últimos años se ha descrito una asociación con HLA-DRB1*04 y HLA-DQB1*04. Fuera del complejo mayor de histocompatibilidad, también se ha relacionado esta enfermedad con polimorfismos en genes de la IL-6 y del factor inhibidor de macrófagos.

Histopatología de la artritis idiopática juvenil

La principal característica de la enfermedad es la inflamación articular. La membrana sinovial se engrosa en respuesta a la proliferación incontrolada de sinoviocitos y células inmunocompetentes, incluidas las células T, células B, células NK, neutrófilos, macrófagos, células dendríticas y células plasmáticas que infiltran la sinovial. La hipoxia generada por la hiperplasia e hipertrofia de la sinovial aumenta la producción de mediadores proangiogénicos, con lo que se inicia una angiogénesis patológica. Para ello, se encuentran aumentadas las concentraciones del factor de crecimiento endotelial vascular y la angiopoyetina 1, que estabilizará los nuevos vasos formados. Los vasos formados en la sinovial permitirán la migración de células proinflamatorias, que formarán una sinovial patológica denominada *pannus*. Como resultado, se producirán mediadores proinflamatorios incluidos el TNF-α y la IL-1β, que regulan al alza la producción de proteasas catabólicas (metaloproteinasas de matriz, agracanasas y catepsinas), que descompondrán la matriz extracelular del tejido del cartílago articular.

MANIFESTACIONES CLÍNICAS

Se exponen las principales manifestaciones de cada uno de los tipos de artritis idiopática juvenil.

Artritis idiopática juvenil sistémica

La AIJ sistémica es considerada como una enfermedad autoinflamatoria poligénica debido a las características clínicas sistémicas prominentes, la marcada activación del sistema inmunitario innato, la ausencia de anticuerpos y la producción de citocinas proinflamatorias. Se considera equivalente a la enfermedad de Still del adulto.

Comparte características clínicas con las enfermedades autoinflamatorias, como fiebre prolongada, adenopatías generalizadas, hepatoesplenomegalia, retraso del crecimiento o elevación de reactantes de fase aguda. A diferencia de otras categorías, presenta una tendencia mayor a desarrollar el SAM.

La tríada clásica de presentación la constituyen la fiebre, el exantema y, a veces, de forma más tardía, la artritis. Es imprescindible un exhaustivo diagnóstico diferencial, dada la baja especificidad de los síntomas.

Fiebre. La sintomatología inicial suele ser fiebre elevada de 39-40 °C en forma de picos, con afectación del estado general durante los picos de fiebre y con recuperación del estado general al descender la temperatura. En algunas ocasiones el inicio ocurre con un SAM, una de las complicaciones más temidas por su extrema gravedad, que de forma rápida puede poner en peligro la vida del paciente y que requiere una alta sospecha clínica. El cambio de patrón de la fiebre y el mal estado general del niño debe poner en alerta.

***Rash* cutáneo.** Con frecuencia la fiebre va acompañada de un exantema asalmonado macular (**Fig. 27-1**) o maculopapular, migratorio, evanescente y, a veces, pruriginoso, de predominio en el tronco, el cuello y la raíz de los miembros, que presenta un fenómeno de Koebner positivo.

Manifestaciones articulares y musculoesqueléticas. La fiebre puede preceder en semanas o meses al inicio de la artritis. Las articulaciones que se afectan con mayor frecuencia son las muñecas (**Fig. 27-2**), las rodillas y las caderas; la afectación de estas últimas se considera un factor de mal pronóstico, al igual que la afectación de la columna cervical o las articulaciones temporomandibulares (ATM). Su distribución suele ser simétrica. Puede llegar a ser una artritis erosiva si el curso es persistente y desarrollar anquilosis de las apófisis espino-

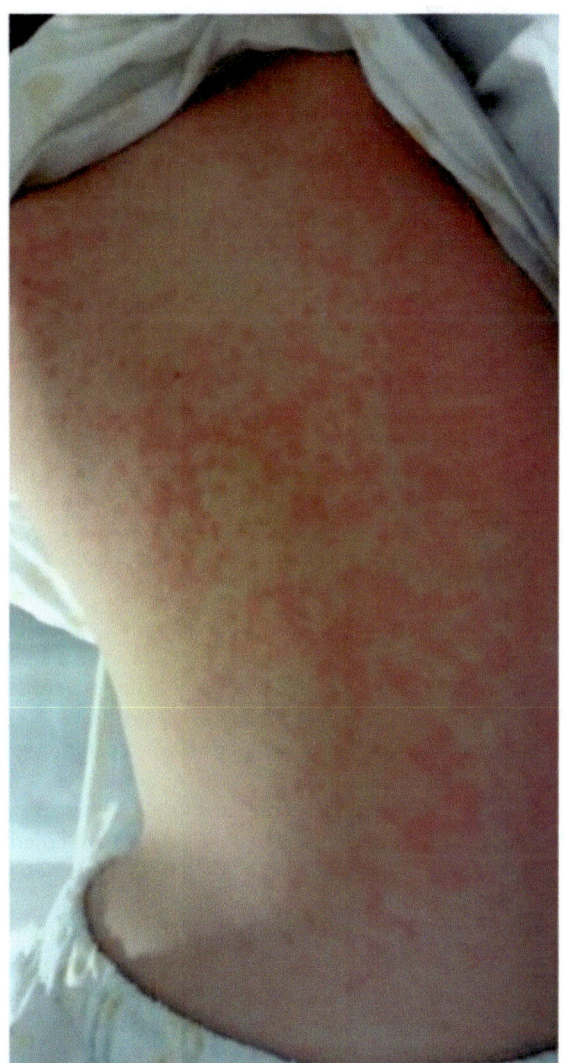

Figura 27-1. *Rash* (exantema) cutáneo en artritis idiopática juvenil sistémica.

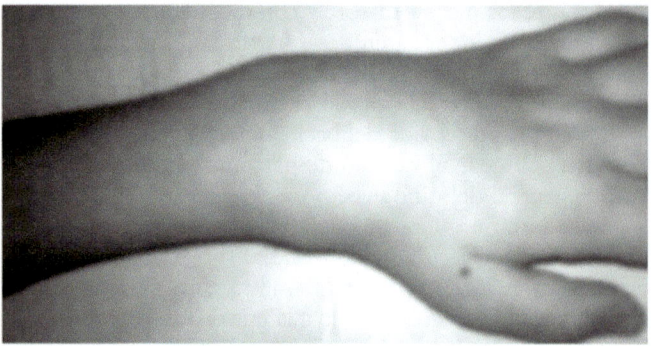

Figura 27-2. Artritis del carpo en artritis idiopática juvenil sistémica.

sas de columna cervical y retromicrognatia o asimetría facial secundarias a la afectación de la ATM.

Adenopatías. De predominio en la región cervical anterior, las axilas y las ingles. Suelen ser de tamaño significativo, no dolorosas, aunque cuando son mesentéricas, pueden producir molestias abdominales.

Hepatoesplenomegalia. Es menos frecuente y no suele ser dolorosa.

Serositis. La pericarditis es la más frecuente, puede producir disnea o dolor precordial en el contexto de síntomas sistémicos. La pleuritis es infrecuente, y aún menos frecuente es la peritonitis.

Odinofagia. En niños no ocurre con la frecuencia descrita en los pacientes con enfermedad de Still del adulto.

Otras manifestaciones. Puede causar miocarditis, enfermedad pulmonar intersticial, hipertensión pulmonar, proteinosis alveolar, meningitis aséptica y perforación intestinal.

Artritis idiopática juvenil oligoarticular

Es la categoría más frecuente (25-56 %), con un pico de incidencia en la infancia temprana (antes de los 6 años).

Se caracteriza por la afectación de cuatro o menos articulaciones durante los 6 primeros meses de la enfermedad. Si, tras esos meses, el número de articulaciones afectadas aumenta, se denominará AIJ *oligoarticular extendida*; en caso contrario, se denominará AIJ *oligoarticular persistente*. La afectación de varias articulaciones (en especial muñecas y tobillos) y la velocidad de sedimentación globular (VSG) aumentada predicen el fenotipo extendido.

Suele afectar de forma asimétrica a grandes articulaciones de miembros inferiores, en especial, la rodilla (**Fig. 27-3**) que, en ocasiones, es la única articulación afectada, seguida del tobillo y con menor frecuencia de muñeca, codo, cadera, ATM (**Fig. 27-4**) y pequeñas articulaciones de manos y pies.

La primera manifestación de la artritis suele ser la cojera, con marcado predominio matutino que mejora a lo largo del día, así como con tumefacción articular no dolorosa, que con frecuencia pasa inadvertida y que los padres atribuyen a traumatismos menores intercurrentes, lo que favorece el retraso diagnóstico.

Presentan una gran tendencia a desarrollar uveítis anterior crónica, sobre todo en niñas con positividad de ANA, por lo que es imprescindible la revisión oftalmológica sistemática.

El dolor y la elevación de reactantes de fase aguda pueden estar ausentes, principalmente en las AIJ oligoarticulares.

Artritis idiopática juvenil poliarticular con factor reumatoide negativo

Supone un 11-28 % de las AIJ, con una edad de inicio con distribución bifásica: 2-4 años y 6-12 años. Es la forma más frecuente de las AIJ poliarticulares (80-90 %).

Se caracteriza por la presencia de artritis en cinco o más articulaciones en los 6 primeros meses de la enfermedad, con negatividad para inmunoglobulina M frente al factor reumatoide.

Representa un grupo heterogéneo en el que cabe distinguir varios comportamientos:

- Niños pequeños con ANA positivos, afectación articular asimétrica y tendencia a desarrollar uveítis.
- Enfermedad equivalente a una artritis reumatoide seronegativa, por la afectación simétrica de articulaciones grandes y pequeñas, de inicio más tardío, con VSG elevada y ANA negativos.

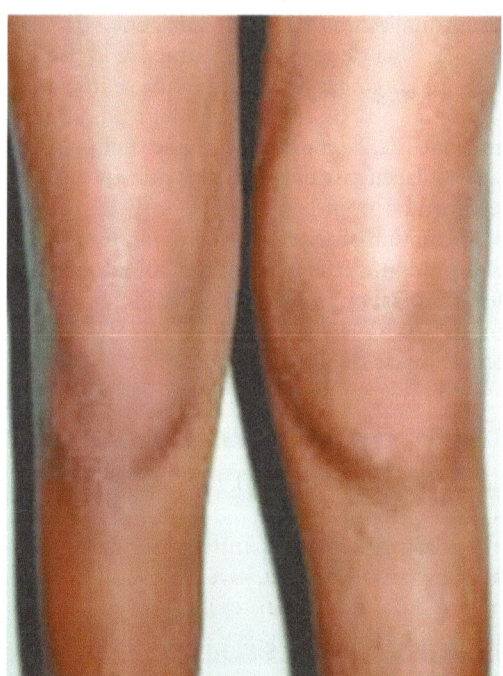

Figura 27-3. Monoartritis de rodilla izquierda en artritis idiopática juvenil oligoarticular.

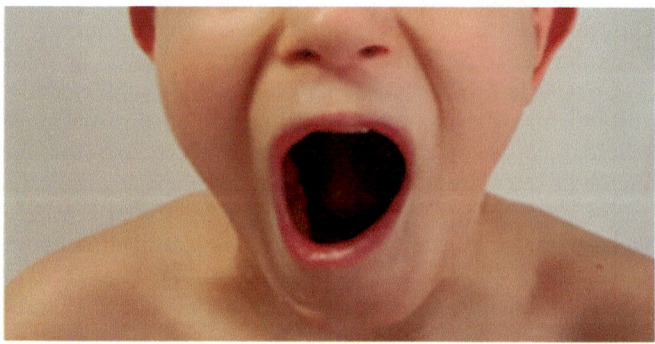

Figura 27-4. Afectación de la articulación sinovial temporomandibular con asimetría a la apertura bucal.

- Tendencia a desarrollar poliartritis «seca», con tendencia a las contracturas en flexión.

Artritis idiopática juvenil poliarticular con factor reumatoide positivo

Es la categoría menos frecuente (2-7 %). Se considera una forma de artritis reumatoide seropositiva de inicio precoz, que suele afectar a niñas adolescentes (mayores de 10 años). Al igual que la artritis reumatoide del adulto, se caracteriza por la presencia de artritis simétrica de pequeñas articulaciones en manos (**Fig. 27-5**) y pies, con rigidez matutina. Otras articulaciones afectadas son rodillas, tobillos, caderas, columna cervical y ATM.

Para su clasificación se requiere la presencia de artritis en cinco o más articulaciones, junto con una inmunoglobulina M positiva para el factor reumatoide, en dos determinaciones, con un intervalo de 3 meses. También los anticuerpos antipéptido cíclico citrulinado suelen ser positivos. Los pacientes desarrollan nódulos reumatoideos y lesiones erosivas si no se controla la actividad inflamatoria.

Artritis relacionada con entesitis

Representa un 11-28 % de las AIJ. A diferencia del resto de las AIJ, es más frecuente en varones con más de 6 años o en la adolescencia.

Se considera una espondiloartritis indiferenciada de inicio juvenil, de predominio periférico.

La afectación articular suele ser asimétrica y de predominio en miembros inferiores, con tendencia a desarrollar entesitis y con afectación de las sacroilíacas a lo largo del seguimiento.

Artritis psoriásica juvenil

Representan el 2-11 % de las AIJ. Su distribución es bifásica, con dos grupos diferenciados:

- Un primer grupo, de inicio más precoz, de 2-4 años, habitualmente niñas, con gran tendencia a desarrollar uveítis y con presencia de ANA positivos. Semejante al grupo de

oligoartritis con ANA positivo, pero con mayor tendencia a presentar dactilitis (**Figs. 27-6**, **27-7**, **27-8** y **27-9**).
- Un segundo grupo, más tardío, de entre 9 y 11 años, con mayor semejanza a la artritis psoriásica de la edad adulta, afectación articular asimétrica de predominio en extremidades inferiores y tendencia a desarrollar entesitis y sacroilitis.

Artritis indiferenciada

Suponen el 11-21 % de las AIJ, con una edad de presentación variada. Corresponde a las AIJ que no pueden ser incluidas en las categorías anteriores por presentar criterios de exclusión y es uno de los motivos por los que se hace necesaria una reclasificación.

COMPLICACIONES

La AIJ es una enfermedad crónica que puede desarrollar complicaciones graves y secuelas, por lo que es muy importante el seguimiento estrecho del paciente.

Síndrome de activación macrofágica

Es la complicación más grave, que puede poner en peligro la vida del paciente. Su presentación es aguda o hiperaguda y

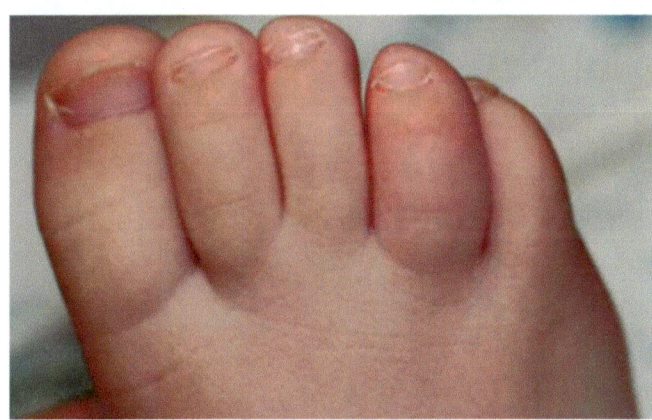

Figura 27-6. Dactilitis del 4º dedo del pie, en contexto de artritis psoriásica juvenil.

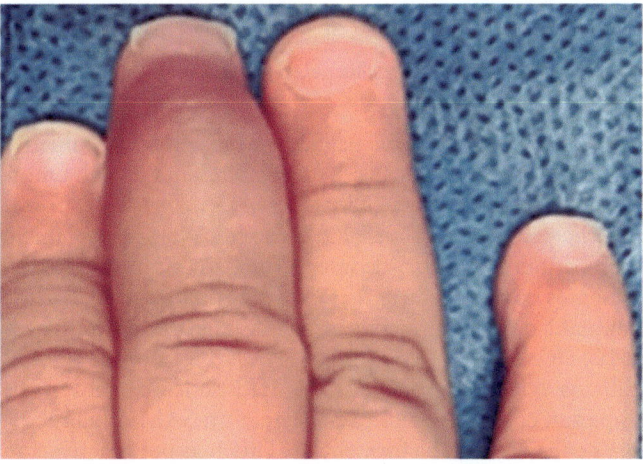

Figura 27-7. Artritis en la articulación interfalángica distal del tercer dedo de la mano derecha. Artritis psoriásica juvenil.

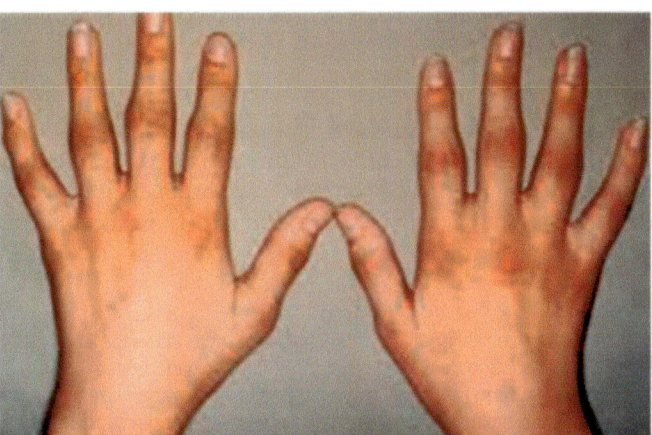

Figura 27-5. Artritis de manos en artritis idiopática juvenil poliarticular.

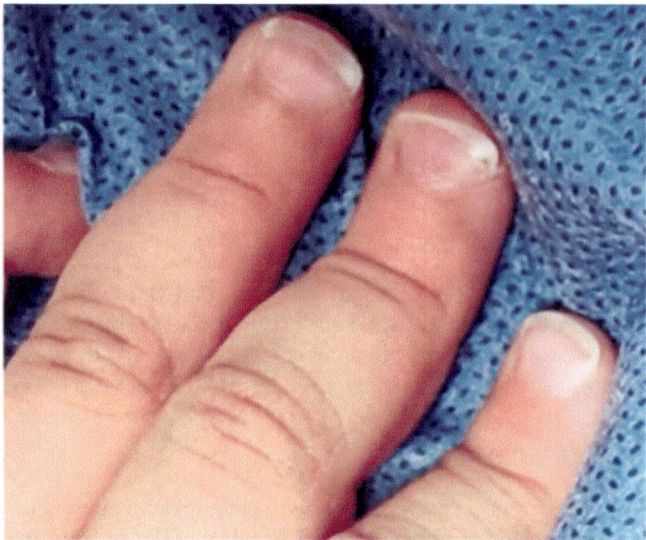

Figura 27-8. Afilamiento de la falange distal de la 5ª articulación interfalángica distal, secundario a inflamación.

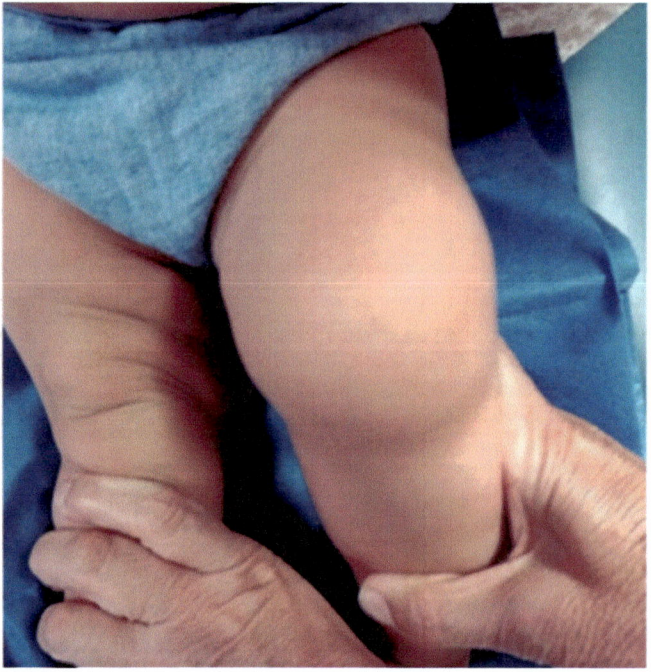

Figura 27-9. Artritis en la rodilla del mismo paciente.

requiere una alta sospecha diagnóstica para el establecimiento de un tratamiento intensivo y precoz. Presenta una alta mortalidad, que oscila entre el 8 y el 23 %.

Se ha descrito no solo en la AIJ sistémica (tanto en el inicio como durante el curso de la enfermedad) sino también en pacientes con lupus eritematoso sistémico, enfermedad de Kawasaki, dermatomiositis y otras enfermedades autoinflamatorias. Su incidencia varía entre el 7 y el 13 %, aunque algunos trabajos evidencian que casi la mitad de los pacientes que empiezan con AIJ sistémica presentan un SAM subclínico.

Es considerada una tormenta de citocinas por la activación incontrolada de los linfocitos T (especialmente CD8+) y macrófagos (con activación hemofagocítica) y una hiper-

secreción de citocinas proinflamatorias (IL-1β, IL-6, interferón-γ y TNF-α), que da lugar a una linfohistiocitosis hemofagocítica adquirida. Entre los desencadenantes, se encuentran las infecciones (con frecuencia cuadros víricos, principalmente: virus de Epstein-Barr, citomegalovirus, parvovirus y leishmania), fármacos (incluidas las terapias biológicas y los antiinflamatorios no esteroideos) o la actividad incontrolada de la enfermedad.

 El diagnóstico se basa en datos clínicos y de laboratorio.

Se han desarrollado criterios propios para la AIJ sistémica que faciliten el diagnóstico de forma precoz, ya que, al partir de una situación inflamatoria, el descenso de VSG, leucocitos y plaquetas puede ser relativo y muchas veces el hecho de valorar el descenso en un contexto clínico puede ser más relevante que el alcanzar unas cifras de citopenias propias de linfohistiocitosis. Los fenómenos de hemofagocitosis se pueden producir de manera tardía y por ello no se consideran esenciales para concluir el diagnóstico e iniciar el tratamiento.

En cuanto a la clínica, la fiebre es el síntoma guía, que característicamente se hace persistente, a diferencia de la fiebre típica del inicio de la AIJ sistémica, que se desarrolla en forma de picos febriles. Otros signos clínicos característicos son las linfoadenopatías, hepatoesplenomegalia y la facilidad para el sangrado de encías, como manifestación de la trombocitopenia y coagulopatía que se desarrolla. La afectación neurológica varía, desde alteraciones del ánimo o la personalidad hasta el coma, que se presentará, o no, de forma precoz y que se ha definido como marcador de mal pronóstico, al igual que la afectación pulmonar, que dará lugar a un distrés que requiere ventilación mecánica. En más de la mitad de los pacientes, se desarrolla un fallo renal agudo, que puede dar lugar a una enfermedad renal crónica. En general, aparece ante un empeoramiento brusco de la enfermedad de base.

 Desde el punto de vista del laboratorio, cabe destacar el valor de la ferritina. Valores superiores a los 10.000 mg/L presentan una alta sensibilidad y especificidad para el SAM y su descenso se relaciona con una disminución de la actividad inflamatoria, por lo que resulta útil para la monitorización.

También el descenso de la cifra de plaquetas, de la VSG y del fibrinógeno, así como el aumento de transaminasas (aspartato-transaminasa y alanina-aminotransferasa), lactato-deshidrogenasa, triglicéridos y dímero D resultan útiles para el diagnóstico.

 Ravelli et al., en 2016, desarrollaron unos criterios para el diagnóstico de SAM en el contexto de sospecha de AIJ sistémica con fiebre: se requiere una cifra elevada de ferritina (> 684 ng/mL) y dos de los siguientes criterios: plaquetas ≤ 181.000/mm³, aspartato-transaminasa > 48 U/L, triglicéridos > 156 mg/dL y fibrinógeno ≤ 360 mg/dL.

Se ha propuesto una escala que puede utilizarse de forma similar a los criterios diagnósticos para SAM en AIJ sistémica activa, y que incluye: afectación del sistema nervioso central (letargia, confusión, convulsiones, cambios de humor, cefalea, coma), manifestaciones hemorrágicas (petequias, equimosis, púrpura, sangrado mucoso o digestivo, coagulación intravascular diseminada), artritis, número de plaquetas, nivel de lactato-deshidrogenasa, fibrinógeno y ferritina. El descenso rápido de la VSG o una ratio de ferritina/VSG > 21,5 puede hacer sospechar un SAM en el curso de AIJ sistémica.

Uveítis

Constituye una de las principales causas de ceguera en niños (hasta el 30 %) en el mundo occidental (**Fig. 27-10**). Con frecuencia son asintomáticas, por lo que son imprescindibles los cribados sistemáticos para su detección precoz. Las complicaciones más frecuentes secundarias a este tipo de uveítis son: sinequias, cataratas, queratopatía en banda y glaucoma.

La uveítis asociada a la AIJ es la manifestación extraarticular más común y afecta al 10-15 % de los pacientes, especialmente en la AIJ oligoarticular y en forma de uveítis anterior crónica. Es una de las uveítis pediátricas más desafiantes, asociada con una morbilidad ocular importante, y posiblemente conduce a un daño ocular estructural irreversible y a complicaciones que amenazan la visión.

El manejo adecuado de la uveítis es crucial para evitar complicaciones por discapacidad visual. Se han de realizar cribados sistemáticos para la detección de uveítis subclínicas. La presencia de ANA positivo, la edad menor de 6 años al diagnóstico de AIJ y el tiempo de evolución menor de 4 años aumentan el riesgo.

Los cribados se harán, según los casos, con un intervalo de 3, 6 y 12 meses.

Discapacidad articular

La discapacidad articular produce anquilosis ósea, lesiones erosivas articulares y dismetría (**Figs. 27-11** y **27-12**).

Afectación de las articulaciones temporomandibulares

Las ATM se ven afectadas por asimetría facial, dolor crónico, crecimiento asimétrico de las ramas mandibulares y limitación

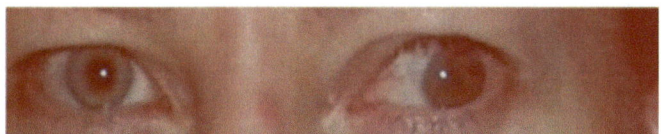

Figura 27-10. Complicaciones de uveítis anterior crónica en la artritis idiopática juvenil: deformidad de la pupila izquierda por sinequias anteriores.

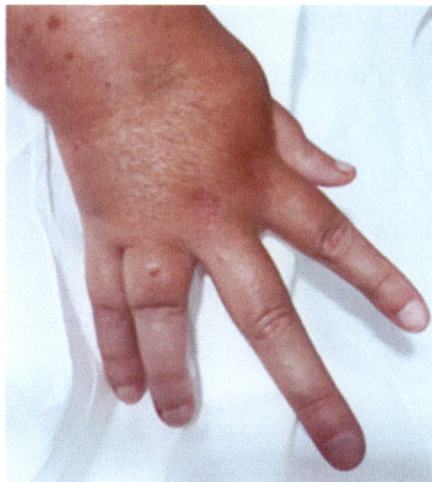

Figura 27-11. Complicaciones articulares de artritis idiopática juvenil: dismetrías en dedos de la mano debidas a la falta de crecimiento de las falanges por cierre precoz de la fisis de crecimiento.

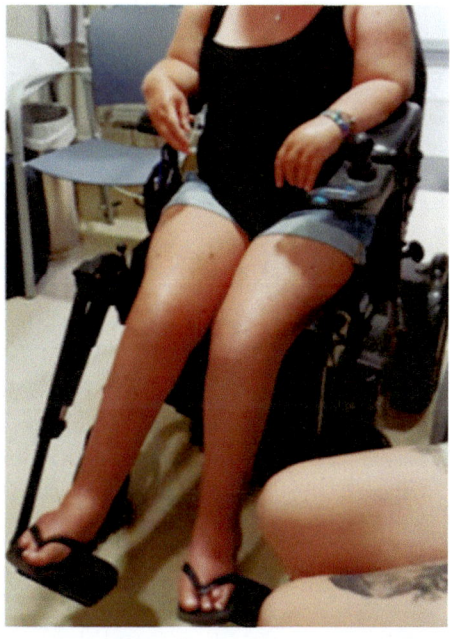

Figura 27-12. Complicaciones derivadas del daño articular estructural en la artritis idiopática juvenil que conducen a discapacidad.

de la apertura bucal, todos ellos como secundarios a daño estructural articular.

Retraso del crecimiento

El retraso ponderal puede estar causado por déficit nutricional, actividad de la enfermedad y uso de glucocorticoides sistémicos. Los pacientes con AIJ sistémica y poliarticular han sido clásicamente los más afectados.

Con las nuevas terapias y el mejor control de la enfermedad se ha producido una gran mejoría en el crecimiento, con estudios en los que no se detectan diferencias de peso y talla con respecto a controles sanos; incluso algunos estudios alertan de un aumento de adiposidad en pacientes con AIJ.

Osteoporosis y osteonecrosis

Causadas por la actividad inflamatoria y los glucocorticoides (**Fig. 27-13**).

DIAGNÓSTICO

Para el diagnóstico de la AIJ se requiere una exhaustiva historia clínica y una exploración física minuciosa. No existe ninguna prueba de laboratorio ni de imagen que confirme por sí misma el diagnóstico. Es un diagnóstico clínico y de exclusión (**Figs. 27-14** y **27-15**).

Anamnesis

La forma de inicio de la enfermedad suele ser insidiosa.

El ritmo del dolor y la impotencia funcional suelen ser marcadamente matutinos, con mejoría a lo largo de la mañana, a

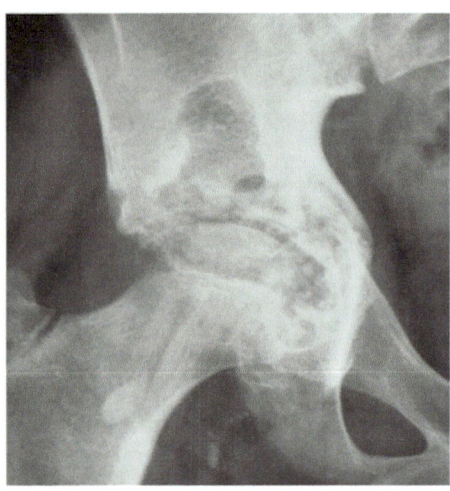

Figura 27-13. Complicación articular de la artritis idiopática juvenil: osteonecrosis de cadera.

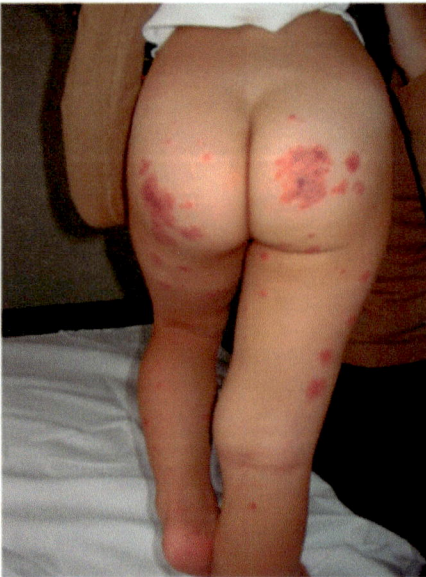

Figura 27-14. Diagnóstico diferencial de la artritis idiopática juvenil: púrpura de Schöenlein-Henoch.

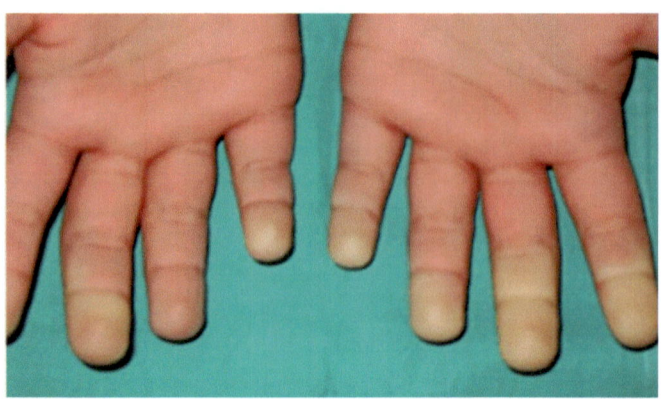

Figura 27-15. Diagnóstico diferencial de la artritis idiopática juvenil: Raynaud en el contexto de lupus eritematoso sistémico juvenil.

diferencia de otras patologías más frecuentes, como los dolores de crecimiento (o artralgias benignas de la infancia), en las que el dolor es vespertino y nocturno, pero con buen control con antiinflamatorios no esteroideos o masajes, sin tumefacción articular y sin ningún síntoma por la mañana, aunque recidive en los días siguientes. La presencia de tumefacción con hiperalgesia y cortejo vegetativo orientaría un síndrome doloroso regional complejo. En ritmos mecánicos, se deberán descartar trastornos ortopédicos.

El tiempo de evolución y la edad de presentación resultan de gran ayuda para el diagnóstico. Cuadros víricos y sinovitis transitorias tienen menor tiempo de duración de la artritis.

La tumefacción articular en la AIJ es poco dolorosa, por lo que los padres a veces consultan cuando se han dado cuenta debido a un traumatismo intercurrente que no se resuelve en un tiempo prudencial.

La hiperemia y el rubor son poco frecuentes, salvo que la artritis esté muy evolucionada. Su presencia con poco tiempo de evolución, junto con elevación de reactantes de fase aguda, orientaría más hacia artritis sépticas.

El hallazgo a la exploración de dactilitis u onicopatía apoyan la sospecha diagnóstica de AIJ. También la presencia de uveítis puede resultar de ayuda diagnóstica, así como la presencia de psoriasis en el paciente o en los antecedentes familiares.

Exploración física

Con frecuencia predomina la tumefacción articular, sin apenas dolor. En el niño, a diferencia de en el adulto, la limitación se considera un equivalente de actividad de la enfermedad y no solo una secuela del daño articular, que puede ser resuelta con la intensificación del tratamiento.

Pruebas de laboratorio

Las pruebas reumáticas positivas (ANA, factor reumatoide, anticuerpos antipéptido cíclico citrulinado, HLA-B27) ayudarán al diagnóstico, pero no son imprescindibles; tampoco lo es la elevación de reactantes de fase aguda. Con frecuencia se observan reactantes de fase aguda con valores normales, a pesar de brotes clínicos de la enfermedad, principalmente en la AIJ oligoarticular.

La AIJ sistémica es la que suele presentar mayor correlación con los reactantes de fase aguda, como la VSG, la proteína C-reactiva y la ferritina. En fases de actividad, en el hemograma aparecerá leucocitosis, trombocitosis y anemia normocrómica normocítica (o microcítica, si la evolución es prolongada).

La presencia de ANA positivo aumenta el riesgo de uveítis, pero hasta en el 30 % de los niños sanos son positivos.

La artrocentesis y el análisis del líquido sinovial resultan de gran utilidad, principalmente para el diagnóstico diferencial con las artritis sépticas, en las que el líquido sinovial tendrá características inflamatorias.

Pruebas de imagen

La ecografía articular se considera la mejor técnica de imagen para la evaluación del estado articular en los niños, por su accesibilidad, inocuidad y sencillez. Se trata de una técnica dinámica que permite varias exploraciones en el mismo acto y las punciones ecoguiadas (diagnósticas y terapéuticas); a esto añade su bajo coste y la buena aceptación de los padres. Ha demostrado superioridad a la exploración física para detectar sinovitis subclínica, ya que confirma el diagnóstico o permite reclasificar el tipo de AIJ, así como un mejor control de la enfermedad, al detectar sinovitis subclínica en pacientes aparentemente inactivos.

La ecografía permite diferenciar el grado de derrame, de hipertrofia sinovial, así como su aspecto, su ecogenicidad, el grado de vascularización con la ecografía Doppler, la presencia de tenosinovitis, de entesitis, de lesiones quísticas articulares, de lesiones en partes blandas o de fragmentación de la cortical sugestivas de osteocondritis.

La radiografía simple ayuda en el diagnóstico diferencial con otras patologías ortopédicas o tumorales, así como en la valoración del daño articular, con presencia de pinzamientos y erosiones.

La resonancia magnética también ha sido considerada como complementaria a la evaluación clínica en el diagnóstico de AIJ. Es la técnica ideal para evaluar determinadas articulaciones como las ATM, las caderas y las sacroilíacas. Permite detectar secuelas óseas de una forma más precoz que la radiología simple.

Diagnóstico diferencial

Estas son las patologías con las que hacer un diagnóstico diferencial:

- Artritis infecciosa: bacterianas (estafilococo, bacilos gramnegativos, bartonela, gonococo, meningococo, tuberculosis, brucela), víricas (parvovirus B19, enterovirus, adenovirus, virus de Epstein-Barr, citomegalovirus), micóticas, enfermedad de Lyme.
- Artritis reactivas: salmonela, yersinia enterocolítica, clamidia, campilobácter, fiebre reumática y artritis posestreptocócica.
- Enfermedades hematológicas: leucemia, linfoma, hemofilia, drepanocitosis.
- Enfermedades neoplásicas: histiocitosis, neuroblastoma.

- Enfermedades del tejido conectivo: lupus eritematoso sistémico, dermatomiositis, esclerodermia, enfermedad mixta del tejido conectivo, síndrome de Sjögren, panarteritis nodosa, enfermedad de Kawasaki, granulomatosis con poliangitis, enfermedad de Behçet.
- Enfermedades autoinflamatorias: fiebre periódica, adenopatías, faringitis y aftas, síndrome de hiperinmunoglobulinemia D con fiebre periódica, síndrome periódico asociado al receptor del factor de necrosis tumoral y síndrome periódico asociado a la criopirina.
- Trastornos osteoarticulares no inflamatorios: epifisiólisis, osteocondrosis, distrofia simpaticorrefleja, traumatismos.
- Enfermedades metabólicas: mucopolisacaridosis, artropatía diabética.
- Otras: sarcoidosis, síndromes de fiebre periódica, enfermedad de Castleman, urticaria, vasculitis, sinovitis transitoria de cadera, enfermedad inflamatoria intestinal.

EVALUACIÓN

En el manejo de los pacientes con AIJ son esenciales las evaluaciones periódicas del grado de actividad inflamatoria para el control de la enfermedad, así como de la efectividad y la seguridad de los tratamientos empleados. Con los nuevos avances se ha conseguido alcanzar la remisión o baja actividad de la enfermedad como objetivo del tratamiento. De esta forma, se han puesto en marcha herramientas que permiten definir de manera precisa el estado inflamatorio de cada paciente.

Los criterios de Wallace son utilizados para definir si un paciente con AIJ se encuentra en estado de *enfermedad clínicamente inactiva*. Para cumplir estos criterios, el paciente no debe presentar ninguno de los siguientes: evidencia de artritis activa, fiebre, exantema, serositis, esplenomegalia o linfadenopatía generalizada atribuible a AIJ, ni uveítis activa y los valores de VSG y proteína C-reactiva deben ser normales. En caso de que los reactantes de fase aguda estén elevados, tal elevación no debe ser atribuida a la AIJ, sino a otra causa. La evaluación global de la enfermedad realizada por el médico también debe tener la mejor puntuación posible en la escala utilizada y la rigidez matutina debe ser inferior a los 15 minutos.

Si el paciente cumple estos criterios y está en tratamiento se hablará de *remisión con tratamiento* cuando la inactividad clínica se mantenga al menos durante 6 meses y *remisión clínica sin tratamiento* cuando el paciente se mantenga inactivo durante 12 meses, aun habiendo suspendido el tratamiento.

Además, es importante definir qué se entiende por *mejoría* en la AIJ. En este sentido, el ACR pediátrico ha desarrollado un conjunto de seis variables para valorar la respuesta al tratamiento:

- El número de articulaciones con artritis activa.
- El número de articulaciones con limitación de la movilidad y dolor.
- La evaluación global de la enfermedad valorada por el médico (0-10 cm).
- La evaluación global de la enfermedad valorada por el paciente o la familia (0-10 cm).

- La capacidad funcional valorada mediante el cuestionario para valorar la salud infantil (*Childhood Health Assessment Questionnaire*, CHAQ).
- La VSG.

Esta definición de mejoría se utiliza principalmente en ensayos clínicos, y se habla de ACR pediátrico 30, 50, 70 o 90 cuando se produce una mejoría del 30, el 50, el 70 o el 90 % respecto al valor basal en al menos tres de las seis variables. Esta definición tiene una sensibilidad del 100 % y una especificidad del 85 %.

A pesar de que los nuevos tratamientos para la AIJ han supuesto una mejoría de forma global en la enfermedad, el estado de inactividad clínica es un objetivo exigente, difícil de alcanzar, por lo que se han desarrollado índices compuestos, resultantes de la combinación de diferentes parámetros individuales que integran varios aspectos y que han demostrado su utilidad tanto para medir la actividad de la enfermedad como para realizar comparaciones entre grupos y ver la eficacia de las terapias empleadas.

El *Juvenile Idiopathic Arthritis Disease Activity Score* (JADAS) es un índice que tiene como objetivo valorar la actividad inflamatoria en AIJ. Es una herramienta diseñada para medir el grado de actividad de la enfermedad en un momento determinado. Permite comparar el grado de actividad en un mismo paciente y a lo largo del tiempo o comparar grupos de pacientes en ensayos clínicos. Se compone de cuatro parámetros diferentes: la valoración global de la actividad de la enfermedad evaluada por el médico en una escala visual analógica (EVA) de 0 a 10 cm; la valoración del niño (o de los padres, según la edad del paciente) en relación con su bienestar general en una EVA de 0 a 10 cm; el número de articulaciones activas y la VSG utilizando una escala normalizada de 1 a 10.

En la actualidad hay tres versiones de JADAS que se diferencian principalmente en el número de articulaciones que evalúan. Estas son: el JADAS10, el JADAS27 y el JADAS71.

El JADAS10 evalúa el número total de articulaciones activas hasta un máximo de 10, independientemente de cuáles sean. El JADAS27 incluye la columna cervical, codos, muñecas, articulaciones metacarpofalángicas (de la primera a la tercera), articulaciones interfalángicas proximales, caderas, rodillas y tobillos. El JADAS71 evalúa todas las articulaciones, excepto la columna lumbar y las sacroilíacas, y fue validado para su uso en la evaluación de la actividad inflamatoria en la AIJ. Existe también una versión que utiliza la proteína C-reactiva en lugar de la VSG que ha obtenido la misma sensibilidad.

El grupo de Consolaro *et al.* publicó unos puntos de corte para catalogar la enfermedad en cuatro niveles diferentes: remisión clínica, mínima actividad o síntomas aceptables para padres y pacientes, actividad moderada y alta que establece diferencias según el subtipo de AIJ. Es aplicable a todas las formas clínicas de AIJ, excepto a la sistémica. Se considera *enfermedad inactiva* con una puntación menor de 1, tanto en la AIJ oligoarticular como poliarticular; *actividad leve*, entre 1 y 1,2 en AIJ oligoarticular y entre 1,1 y 3,8 en AIJ poliarticular; *actividad moderada* entre 2,1 y 4,2 en AIJ oligoarticular; y entre 3,9 y 8,5 en poliarticular; y *actividad alta* cuando es mayor de 4,2 en oligoarticular y mayor de 8,5 en poliarticular.

Se ha cuantificado el descenso en la puntuación de estos índices respecto al nivel de actividad inicial. Después de validar estos puntos de corte en una cohorte independiente de pacientes con AIJ, podrían utilizarse junto con los criterios ACR, tanto en ensayos clínicos como en la práctica clínica, para la toma de decisiones.

Como marcadores cabe destacar que los pacientes con AIJ sistémica presentan valores de las proteínas S100 superiores a los encontrados en cuadros infecciosos, lo que puede servir para apoyar el diagnóstico de forma precoz en pacientes con fiebre de origen desconocido. Igualmente, IL-18, IL-1β, IL-6 y el receptor de IL-33 también pueden ser útiles en la valoración de la actividad de la AIJ sistémica. También las proteínas S100A8/9 o MRP8/14 y S100A12 se han mostrado útiles para medir la actividad de la enfermedad y ayudar a tomar decisiones en la optimización del tratamiento o en su suspensión en aquellos pacientes que se encuentran en remisión. Como biomarcadores del SAM se ha propuesto la determinación de la IL-1 y la IL-18 (asociada a episodios de reactivación) y de CD25 (en relación con la activación de linfocitos T) y CD163 soluble (en relación con la activación de macrófagos).

TRATAMIENTO

El tratamiento precoz e intensivo, con la incorporación de las terapias biológicas, ha supuesto un gran avance en el tratamiento a corto y largo plazo en la AIJ. Se recomienda el control de la enfermedad lo más precozmente posible, para conseguir un crecimiento y un desarrollo adecuados y evitar las secuelas.

Estás son las opciones terapéuticas:

- **Antiinflamatorios no esteroideos**: forman parte del manejo inicial para el control sintomático, aunque sin llegar a modificar el curso natural de la enfermedad. Se utilizan durante el diagnóstico y en las reagudizaciones.
- **Glucocorticoides sistémicos**: son eficaces y seguros en períodos cortos, aunque su uso prolongado se asocia a múltiples efectos secundarios, como hipertensión arterial, obesidad, osteoporosis y talla baja, entre otros. Se suelen administrar por vía oral (prednisona, prednisolona) o intravenosa en forma de pulsos (metilprednisolona). La dosis depende del subtipo de AIJ y de la gravedad de las manifestaciones, y oscila entre 0,2 y 0,5 mg/kg al día en las formas oligoarticulares y poliarticulares y en la AIJ sistémica, especialmente cuando existen complicaciones, como el SAM; en este caso, la dosis será en pulsos intravenosos de 30 mg/kg al día (dosis máxima de 1 g).
- **Infiltraciones intraarticulares**: son empleadas con mucha frecuencia, sobre todo en las formas oligoarticulares y poliarticulares, para evitar o disminuir la dosis de glucocorticoides sistémicos y minimizar, por tanto, los efectos adversos. Se recomienda no emplearlas más de tres veces al año, para evitar el daño sobre el cartílago de crecimiento, y dejar un intervalo de 2 meses entre infiltraciones.
- **Fármacos antirreumáticos modificadores de la enfermedad** (FAME):
  - **Sintéticos convencionales**: el metotrexato (MTX) es el FAME sintético convencional por excelencia; es un antagonista del ácido fólico. Se considera el fármaco

de primera línea, muy utilizado en AIJ. Se administra con periodicidad semanal a dosis bajas, con una eficacia demostrada. La dosis se calcula en función de la superficie corporal; se recomienda entre 10 y 15 mg/m^2 a la semana y hay que considerar que su incremento no aporta beneficios, ya que aumenta la toxicidad. Cuando la actividad inflamatoria articular se asocia a otros signos de mal pronóstico, como la afectación de columna cervical, caderas y tobillos, o la uveítis, se recomienda empezar con una dosis de 15 mg/m^2. Con frecuencia, los niños presentan mala tolerancia gastrointestinal (náuseas y vómitos), lo que puede provocar la disminución de dosis, el cambio en la vía de administración del tratamiento o incluso su suspensión. El segundo efecto adverso más frecuente es la hepatotoxicidad, por lo que los controles analíticos deben ser frecuentes. La toxicidad pulmonar o hematológica es anecdótica. El MTX a dosis altas tiene un efecto antiproliferativo; sin embargo, a dosis bajas tiene una acción antiinflamatoria predominante. Aunque en los pacientes con AIJ oligoarticular extendida y poliarticular es un tratamiento eficaz en un gran número de pacientes, en los pacientes con AIJ sistémica puede no ser igual de efectivo. En el manejo de los pacientes con AIJ se han utilizado otros FAME sintéticos convencionales, como la leflunomida (inhibidor de la síntesis de la pirimidina) o la salazopirina, pero con menor experiencia en niños. Es una indicación no aprobada en AIJ.

– **Biológicos**: estos fármacos han supuesto una transformación en el tratamiento de las enfermedades autoinmunes y autoinflamatorias en general, concretamente en la AIJ, ya que modifican su patogenia (**Tabla 27-1**).
- **Rehabilitación**: parece existir un efecto beneficioso del ejercicio y entrenamiento físico sobre la modulación de la actividad inflamatoria en los niños con AIJ. Esto supone una mejoría de los síntomas clínicos, del dolor, la tumefacción y la disminución del rango de movilidad articular. Esta mejoría podría estar mediada por la acción de la IL-6, procedente de la masa muscular.
- Respecto al tratamiento del SAM, es importante la prevención y el tratamiento de infecciones o la retirada de posibles fármacos predisponentes. Suele incluir una combinación de altas dosis de glucocorticoides, ciclosporina A y, más recientemente, la adición de un FAME biológico (anakinra o canakinumab). Otros fármacos destinados a no respondedores son: inmunoglobulinas intravenosas, ruxolitinib y emapalumab (en estudio con ensayo clínico).

PRONÓSTICO

A pesar de los avances en los tratamientos, se calcula que en torno al 40-50 % de los niños y adolescentes con AIJ presentan secuelas o precisan tratamiento en la edad adulta. Gerup *et al.* hicieron el seguimiento durante 18 años a 434 pacientes con diagnóstico de AIJ en sus diferentes categorías, con una media de edad de 24 ± 4,4 años, en la actual era biológica.

Tabla 27-1. Fármacos modificadores de la enfermedad biológicos empleados en artritis idiopática juvenil				
Fármaco		**Dosis y vía de administracion**	**Indicaciones**	**Efectos secundarios**
Anti-TNFα	Etanercept	• 0,8 mg/kg/sem • Subcutáneo	• AIJp y AIJo extendida • En > 2 años • Artritis psoriásica y ARE en > 12 años	Reactivación de TB, susceptibilidad a infecciones
	Adalimunab	**AIJp y ARE:** • < 30 kg: 20 mg/2 sem • > 30 kg: 40 mg/2 sem **Uveitis*:** • ≤ 30 kg: 20 mg en sem 0, 1 y después alternas • > 30 kg: 40 mg en sem 0, 1 y después alternas • Subcutáneo	• AIJp en > 2 años y ARE en > 6 años • Uveítis asociada a AIJ > 2 años	
	Golimumab	• ≤ 40 kg: 30 mg/mes • > 40 kg: 50 mg/mes	AIJp > 2 años	
Anti-receptor IL-1	Anakinra	• 1-5 mg/kg/ día • Subcutáneo	AIJs en > 8 meses y peso corporal > 10 kg	Reacción local en lugar de inyección, cuadro seudogripal, neutropenia, susceptibilidad a infecciones
	Canakinumab	• 4 mg/kg/4 sem • Subcutáneo	AIJs en > 2 años	Neutropenia, hipersensibilidad, toxicidad hepática transitoria
Anti-receptor IL-6	Tocilzumab	**AIJs:** • 30 kg: 12 mg/kg/2 sem • > 30 kg: 8 mg kg/2 sem **AIJp:** • < 30 kg: 10 mg/kg/4 sem • > 30 kg: 8 mg/kg/4 sem • Intravenoso	AIJs y AIJp en > 2 años	Neutropenia, aumento de transaminasas e infecciones

(Continúa)

Tabla 27-1. Fármacos modificadores de la enfermedad biológicos empleados en artritis idiopática juvenil *(cont.)*

Fármaco	Dosis y vía de administracion	Indicaciones	Efectos secundarios
Abatacept (modula la coestimulación de linfocitos T-CTLA41g)	Intravenoso: • 10 mg/kg dosis 0, 2, 4 sem y cada 4 sem	AIJp > 6 años	Infecciones
Secukinumab (anti-IL-17A)	Subcutáneo: • < 50 kg: 75 mg • > 50 kg: 150 mg • Dosis en sem 0, 1, 2, 3 y 4, luego mensual	• APSj en > 6 años • ARE > 6 años	Infecciones
Tofacitinib (inhibidor JAk 1 y 3)	Oral: • 10-< 20 kg: 3,2 mg/12 h • 20-< 40 kg: 4 mg/12 h • ≥ 40 kg: 5 mg/12 h	• AIJp > 2 años • APSj > 2 años	Infecciones

*Se puede administrar dosis de carga de 40 mg en < 30 kg y de 80 mg en > 30 kg en la semana 0.
AIJo: artritis idiopática juvenil oligoarticular; AIJp: artritis idiopática juvenil poliarticular; AIJs: artritis idiopática juvenil sistémica; APSj: artritis psoriásica juvenil; ARE: artritis relacionada con entesitis; JAK: cinasas Jano; Sem: semana; TB: tuberculosis.

En esta cohorte, el 46 % de los pacientes continuaban con actividad de su enfermedad medida por JADAS71; el 15 % (66 pacientes) estaban en tratamiento activo con FAME sintéticos y el 19 % (84 pacientes) con tratamientos biológicos. El 33 % de la cohorte estaba en remisión sin tratamiento.

El correcto tratamiento y manejo de los pacientes con AIJ en la edad de transición puede resultar crucial para mejorar su calidad de vida. Estos pacientes se enfrentan a dificultades relacionadas con su inserción en la educación, en el ámbito laboral y en otras actividades normales para cualquier adolescente. El impacto de este grupo de enfermedades persiste con el paso del tiempo e influye en la calidad de vida, la actividad, las comorbilidades y el daño crónico del paciente.

Algunos indicadores de mal pronóstico son los siguientes:

• La mayor gravedad o el número de articulaciones activas al inicio de la enfermedad.

• El patrón de afectación articular simétrico.
• La afectación del carpo, la cadera o el tobillo.
• La presencia de factor reumatoide, la actividad inflamatoria persistente y los cambios radiológicos a edades precoces.

Las principales complicaciones específicas de la AIJ son la uveítis anterior crónica, las alteraciones del crecimiento y el SAM.

La AIJ oligoarticular es, en principio, la que presenta mejor pronóstico articular, pero con riesgo de desarrollar secuelas por la uveítis anterior. Las recaídas son frecuentes en la AIJ poliarticular cuando se intenta alcanzar la remisión sin tratamiento. La AIJ sistémica puede seguir un curso monocíclico, policíclico o persistente en más del 50 % de los casos, con afectación articular progresiva y manifestaciones sistémicas intermitentes.

 PUNTOS CLAVE

• La artritis idiopática juvenil es una expresión que engloba las principales enfermedades inflamatorias que aparecen durante la infancia y la adolescencia, pero no representa una única enfermedad. Con ese término se hace referencia a artritis con un inicio precoz de enfermedades propias del adulto, pero también a aquellas que son propias de la infancia y que no tienen un equivalente en la edad adulta.

• Es preciso un reconocimiento y tratamiento precoz para evitar el daño estructural, secundario a la inflamación persistente, aun cuando la tumefacción curse de forma indolora.

• La complicación extraarticular más frecuente es la uveítis anterior crónica, habitualmente silente, por lo que son necesarias las revisiones oftalmológicas periódicas.

• El objetivo es la remisión clínica de la enfermedad, con o sin tratamiento.

• Las terapias biológicas son el segundo escalón terapéutico en caso de fracaso en el control de la actividad clínica (ya sea articular u oftalmológica) tras el tratamiento con MTX o ante signos de mal pronóstico que señalen la necesidad de iniciar tratamiento con mayor inmunosupresión, bien sea por la intensidad de la inflamación o bien por el lugar de la afectación.

BIBLIOGRAFÍA

Bethancourt JJ. Artritis inflamatorias crónicas en la infancia. En: Balsa A, Díaz F. Tratado de enfermedades reumáticas. 2ª ed. Madrid: Editorial Médica Panamericana; 2022.

Brewer EJ Jr., Bass J, Baum J, Cassidy JT, Fink C, Jacobs J, et al. Current proposed revision of JRA Criteria. JRA Criteria Subcommittee of the Diagnostic and Therapeutic Criteria Committee of the American Rheumatism Section of The Arthritis Foundation. Arthritis Rheum. 1977;20(2 Supl):195-9.

Collado P. Enfermedad de Still en la infancia, síndrome de activación marcrofágica y síndrome inflamatorio multisistémico asociado a SARS-CoV-2. En Andreu JL, Cuadrado MJ. Tratado SER de diagnóstico y tratamiento de enfermedades autoinmunes sistémicas. Majadahonda (Madrid): Editorial Ergón; 2023.

Criteria for the classification of juvenile rheumatoid arthritis. Bull Rheum Dis. 1972;(23):712-9.

EULAR Nomenclature et classification de l'arthrite chez l'enfant. EULAR Bulletin. 1977;6:101.

Iannone C, Marelli L, Costi S, Pellico MR, La Franca L, Caporali R, et al. Tocilizumab in juvenile idiopathic arthritis associated uveitis, a narrative review. Children (Basel). 2023;10(3):434.

López Robledillo JC, Gámir Gámir ML. Manual SER de diagnóstico y tratamiento en reumatología pediátrica. Majadahonda (Madrid): Editorial Ergón; 2019.

Mahmud SA, Binstadt BA. Autoanticuerpos en la patogénesis, diagnóstico y pronóstico de la artritis idiopática juvenil. Inmunidad frontal. 2019;9:3168.

Martini A, Lovell DJ, Albani S, Brunner HI, Hyrich KL, Thompson SD, Ruperto N. Artritis idiopática juvenil. Nat Rev Dis Primers. 2022;8(1):5.

Martini A, Ravelli A, Avcin T, Bresford MW, Burgos-Vargas R, Cuttina R, et al. Pediatric Rheumatology International Trials Organization (PRINTO). Toward new classification criteria for juvenile idiopathic arthritis: first steps, pediatric rheumatology international trials organization international consensus. J Rheumatolog. 2019;46:190-7.

Padeo M, Bracaglia C, De Benedetti F. Systemic juvenile idiopathic arthritis: New insights into pathogenesis and cytokine directed therapies. Best Prac Res Clini Rheumatol. 2017;31:505-6.

Pascual V, Allantaz F, Arce E, Punaro M, Banchereau J. Role of interleukin-1 (IL-1) in the pathogenesis of systemic onset juvenile idiopathic arthritis and clinical response to IL-1 blockade. J Exp Med. 2005;201(9):1479-86.

Petty RE, Southwood TR, Manners P, Baum J, Glass DN, Goldemberg J, et al. International League of Associations for Rheumatology classification of juvenile idiopathic arthritis: second revision, Edmonton, 2001. J Rheumatolog. 2004;31:390-2.

Ramanan AV, Guly CM, Keller SY, Schlichting DE, de Bono S, Liao R, et al. Clinical effectiveness and safety of baricitinib for the treatment of juvenile idiopathic arthritis-associated uveitis or chronic anterior antinuclear antibody-positive uveitis: study protocol for an open-label, adalimumab active-controlled phase 3 clinical trial (JUVE-BRIGHT). Trials. 202;22(1):689.

Sen ES, Ramanan AV. Juvenile idiopathic arthritis-associated uveitis. Clin Immunol. 2020;211:108322.

Thierry S, Fautrel B, Lemelle I, Guillemin F. Prevalence and incidence of juvenile idiopathic arthritis: A systematic review. Joint Bone Spine. 2014;81(2):112-7.

Vegas-Revenga N, Calvo-Río V, Mesquida M, Adán A, Hernández MV, Beltrán E, et al. Anti-IL6-receptor tocilizumab in refractory and noninfectious uveitic cystoid macular edema: multicenter study of 25 patients. Am J Ophthalmol. 2019;200:85-94.

Zaripova LN, Midgley A, Christmas SE, Beresford MW, Baildam EM, Oldershaw RA. Juvenile idiopathic arthritis: from aetiopathogenesis to therapeutic approaches. Pediatr Rheumatol Online J. 2021;19(1):135.

Espondiloartropatías

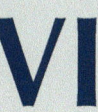

Espondiloartritis

28

M. L. Ladehesa Pineda, M. Llop Vilaltella y F. Ortiz Márquez

OBJETIVOS DE APRENDIZAJE

- Conocer el concepto de espondiloartritis (EspA) y el espectro de patologías que engloba.
- Revisar la evolución histórica de los criterios de clasificación de las espondiloartritis.
- Analizar en profundidad y aprender a aplicar los criterios de clasificación actuales de la Assessment of SpondyloArthritis International Society (ASAS).
- Reconocer los principales síntomas de las espondiloartritis y sus formas de presentación.
- Conocer la epidemiología de las espondiloartritis, los factores de riesgo asociados y el pronóstico de la enfermedad.

CONCEPTO

El término EspA representa a un grupo de enfermedades reumáticas heterogéneas de naturaleza inflamatoria crónica, que se encuentran interrelacionadas entre sí y que comparten una serie de manifestaciones clínicas distintivas. Entre ellas se encuentra la agregación familiar, la asociación con el antígeno leucocitario humano B27 (HLA-B27), la afectación predominante del esqueleto axial (columna vertebral y articulaciones sacroilíacas), un patrón típico de artritis periférica, entesitis (tanto en articulaciones periféricas como en la columna vertebral) y manifestaciones extramusculoesqueléticas como la uveítis, la psoriasis y la enfermedad inflamatoria intestinal, entre otras.

El concepto de EspA se propuso en 1974, cuando Moll *et al.* plantearon agrupar algunas afecciones que compartían ciertas características clínicas, serológicas y radiográficas bajo el concepto de «espondiloartrítides seronegativas». Una de las características más importantes y específicas de las EspA es la inflamación de unas estructuras del organismo llamadas entesis (zonas de inserción de tendones, ligamentos y cápsula articular con el hueso), inflamación que se encuentra asociada con la osteítis y, en menor extensión, con la sinovitis. La inflamación aguda de las entesis se denomina *entesitis* y afecta tanto a las articulaciones periféricas como a la columna vertebral, mientras que la crónica produce fibrosis, osificación, neoformación ósea y, en última instancia, anquilosis. Dadas las numerosas localizaciones de las entesis, existe diversidad de manifestaciones clínicas en estos pacientes, que varían desde la entesitis hasta la anquilosis completa, que conduce a una disminución en su calidad de vida.

Las manifestaciones clínicas de las EspA suelen evolucionar de forma lenta y, aunque el paciente presenta episo-dios con exacerbaciones de la enfermedad entremezclados con períodos libres de síntomas, actualmente y gracias a la investigación de nuevas dianas terapéuticas, son pocos los que evolucionan a una forma invalidante y consiguen llevar una vida normal.

Las diversas entidades que conforman el espectro de las EspA son las siguientes:

- *Artritis psoriásica (APs)*: su incidencia se ha descrito hasta en el 30 % de los pacientes con psoriasis. Se trata de una patología con manifestaciones clínicas muy heterogéneas que han permitido diferenciar hasta cinco subtipos. El subtipo *oligoarticular* suele tener una distribución asimétrica. El subtipo *poliarticular* puede ser simétrica y parecerse a la artritis reumatoide. El *subtipo distal*, que afecta a las articulaciones interfalángicas distales de las manos, los pies o a ambos, suele ir acompañado de otros subtipos y solo aparece en solitario en el 5 % de los pacientes. La *artritis mutilante*, un subtipo deformante y destructivo de artritis que implica una marcada reabsorción ósea u osteólisis, se caracteriza por dedos telescópicos y en flecha. El *subtipo axial (EspAax)* afecta principalmente a la columna vertebral y las articulaciones sacroilíacas. Estos patrones pueden cambiar con el tiempo. La entesitis se observa en el 30-50 % de los pacientes y afecta con mayor frecuencia a la fascia plantar y al tendón de Aquiles, pero puede causar dolor alrededor de la rótula, la cresta ilíaca, los epicóndilos y las inserciones del supraespinoso. La dactilitis se observa en el 40-50 % de los pacientes y es más frecuente en el tercer y cuarto dedos del pie, pero también puede afectar a los dedos de las manos.
- *EspA asociada a enfermedad inflamatoria intestinal (EII)*: se caracteriza principalmente por afectación axial, pero también puede asociarse a síntomas periféricos, como

sinovitis o dactilitis, o a signos de entesopatía, como tendinitis de Aquiles, fascitis plantar y dolor en la pared torácica. La *artritis periférica de tipo 1* se define como dolor articular con evidencia de hinchazón o derrame que afecta a menos de cinco articulaciones y sobre todo a las grandes articulaciones de los miembros inferiores, que soportan peso. Los síntomas articulares suelen ser agudos y autolimitados (menos de 10 semanas), no dejan lesiones articulares permanentes y suelen aparecer durante las exacerbaciones de la actividad de la EII. La *artritis periférica de tipo 2* afecta al menos a cinco articulaciones, tiene una distribución simétrica y afecta predominantemente a las articulaciones de las extremidades superiores. Los síntomas persisten durante meses o años y su evolución es independiente de la actividad de la EII. Ambos tipos se asocian a la presencia de uveítis y el tipo 1 al eritema nudoso. Las artropatías axiales asociadas a la EII (ocasionalmente asociadas con afectación periférica: *artritis enteropática de tipo 3*) incluyen la sacroilitis aislada, el dolor lumbar inflamatorio y la espondiloartritis axial radiográfica (EspAax-r). La afectación axial suele preceder a la aparición de la EII.

- *Artritis reactiva*: es una forma de artritis inflamatoria desencadenada por una infección previa remota, generalmente en los aparatos genitourinario o gastrointestinal. Por lo general, se presenta con una oligoartritis asimétrica de las articulaciones de las extremidades inferiores y los pacientes también pueden tener sacroilitis, entesitis y dactilitis. Otras características que suelen observarse son uveítis anterior, uretritis y manifestaciones cutáneas, como lesiones pustulosas en las zonas plantares. Aunque la artritis reactiva se caracterizó inicialmente como una artritis estéril, la detección de especies de *Chlamydia* metabólicamente activas en el líquido articular de algunos pacientes afectados ha generado nuevas preguntas sobre la fisiopatología de esta enfermedad. No existen criterios diagnósticos formales y el diagnóstico es principalmente clínico. El HLA-B27 puede apoyar el diagnóstico en el contexto clínico correcto y sirve como indicador pronóstico. La mayoría de los pacientes evolucionan de forma autolimitada, pero algunos desarrollan una EspA crónica y requieren tratamiento inmunomodulador.

- *EspA de inicio juvenil*: se trata de aquella forma que se inicia en la infancia como una artritis idiopática juvenil, que es el trastorno reumatológico pediátrico más frecuente y se clasifica por subtipos según los criterios de la Liga Internacional de Asociaciones de Reumatología (International League of Associations for Rheumatology [ILAR]). En función del número de articulaciones afectadas, la presencia de manifestaciones extraarticulares, los síntomas sistémicos, la serología y los factores genéticos, la artritis idiopática juvenil se divide en *artritis oligoarticular, poliarticular, sistémica, psoriásica, relacionada con la entesitis e indiferenciada*. La *artritis relacionada con la entesitis* se parece a la oligoartritis y afecta a las articulaciones de las extremidades inferiores en asociación con la entesitis. Debido a su asociación con articulaciones del miembro inferior y sacroilíacas, entesitis, uveítis y con el antígeno leucocitario humano-B27 (HLA-B27), Ravelli

et al. señalaron en 2007 que es una enfermedad perteneciente al grupo de las EspA.

- *Espondilitis anquilosante*: representa el prototipo clásico de las EspA. El término EspAax abarca tanto a los pacientes con EspAax no radiográfica (EspAax-nr) como EspAax-r, que también se denomina espondilitis anquilosante. La enfermedad suele comenzar en la tercera década de la vida, con una proporción hombre:mujer de 2:1 para la EspAax-r y de 1:1 para la EspAax-nr. Se considera una heredabilidad superior al 90 % con una asociación genética más elevada con el HLA-B27. El papel patogénico del HLA-B27 aún no está claro, aunque existen varias hipótesis. Según los datos de los estudios, las citocinas factor de necrosis tumoral α (TNF-α) e interleucina-17 (IL-17) parecen tener un papel relevante en la patogénesis. Los mecanismos de interacción entre la inflamación y la formación de hueso nuevo aún no se conocen por completo, pero su aclaración será importante para la prevención del daño estructural del hueso a largo plazo.

La diferenciación entre los diferentes subtipos de EspA es a menudo difícil por el solapamiento de las manifestaciones clínicas y por la elevada frecuencia de formas indiferenciadas.

EPIDEMIOLOGÍA. FACTORES DE RIESGO

La incidencia y prevalencia de las EspA plasmada en la literatura médica presenta una gran variabilidad debido a una prevalencia no muy alta, a los diferentes métodos empleados para analizarla, a los criterios de clasificación utilizados y a la prevalencia variable del antígeno de histocompatibilidad HLA-B27 según la población estudiada.

La prevalencia de la EspA oscila entre el 0,1 y el 1,4 % en todo el mundo, según la localización geográfica, la etnia y, sobre todo, en función de la frecuencia del antígeno HLA-B27 en la población general. Mientras que la prevalencia de la EspA en las poblaciones esquimales alcanza el 1,61 % (intervalo de confianza [IC] del 95 %: 1,27-2), en Europa, se sitúa en el 0,54 % (IC del 95 %: 0,36-0,78) y en Asia, en el 0,2 % (IC del 95 %: 0,00-0,66).

Dentro de las EspA, la prevalencia media de las EspAax se calcula en el 0,24 % (media ponderada: 0,18 %) en Europa; 0,17 % (media ponderada del 0,18 %) dentro de Asia y 0,10 % (media ponderada del 0,12 %) dentro de América Latina. EPISER 2016 es el primer estudio poblacional que proporciona estimaciones de la prevalencia de EspAax en España. Este estudio mostró una prevalencia estimada del 0,26 % (IC del 95 %: 0,14-0,49), cifra similar a la de otros países europeos y asiáticos, así como a la de una reciente estimación de la prevalencia global europea derivada de publicaciones (0,25 %).

Apenas existen datos sobre la prevalencia de la espondiloartritis periférica (EspAp), aunque se sabe que se sitúa entre el 22,8 y el 28,5 % de las EspA en Europa.

En relación con la APs en España, según los datos del estudio EPISER 2016, su prevalencia (según criterios CASPAR en la mayor parte de los casos) en la población general adulta es alta (0,58 %; IC del 95 %: 0,38-0,87). Solo es inferior a la prevalencia notificada en Noruega (0,67 %) y Lituania (0,64 %) y ligeramente superior a la notificada en otro país del sur de Europa: Italia (0,42 %).

En Europa, la prevalencia de la artritis reactiva varía entre el 0,03 % de Grecia y el 0,21 % de Lituania. La prevalencia de EspA asociada a EII fluctúa entre el 0,0 % de Grecia y el 0,09 % de Italia. El 5-10 % de los pacientes con EspA van a tener manifestaciones clínicas de EII a lo largo de su vida y el 7-16 % de los pacientes con EII, especialmente con enfermedad de Crohn, van a desarrollar alguna forma de artritis.

Factores de riesgo

Se exponen a continuación los factores de riesgo.

Edad y sexo

Tradicionalmente, la EspAax-r se ha considerado una enfermedad que afecta a jóvenes, tanto hombres como mujeres, con un rango de inicio de los síntomas entre los 12 y los 45 años. No obstante, datos recientes de diversas cohortes, entre ellas las de los Países Bajos, Bélgica y Francia (OASIS), Alemania (GESPIC), Suiza (SCQM), España (REGISPONSER), Iberoamérica (RESPONDIA) y Turquía (TRASD-IP), han estimado la edad media de comienzo entre los 23 y los 31 años; es decir, se ha producido un aumento de la edad de inicio, especialmente en los países desarrollados.

Asimismo, también se ha observado una disminución progresiva del predominio masculino en la enfermedad. Por ejemplo, la proporción hombres:mujeres de 9:1 reportada en la década de 1940 ha disminuido a 2-3:1 en las cohortes recientes. Además, a diferencia de la EspAax-r, los pacientes con EspAax-nr apenas muestran diferencias en su prevalencia entre hombres y mujeres.

Los datos de los registros nacionales relativos a ambos subconjuntos de EspAax (EspAax-r y EspAax-nr) señalan que los pacientes con EspAax-nr son ligeramente mayores y son mujeres con mayor frecuencia.

HLA-B27 e historia familiar

En numerosos estudios se ha descrito una alta prevalencia del antígeno HLA-B27 entre los pacientes con EspAax y, sobre todo, en aquellos que presentan formas radiográficas. En efecto, el HLA-B27 se relaciona con una aparición más temprana de la afectación axial y con una mayor gravedad y persistencia de las lesiones inflamatorias de la columna lumbar y de las articulaciones sacroilíacas.

Presentar el antígeno HLA-B27 supone una probabilidad del 1-2 % de padecer EspAax-r, porcentaje que se incrementa hasta el 10-20 % si, además de ser positivo para HLA-B27, existe un familiar de primer grado que ya padece la enfermedad.

En un estudio reciente de Islandia, se cuantificó el riesgo de desarrollar EspAax-r entre los familiares de primero a cuarto grado de los casos de EspAax-r, y se encontró un mayor riesgo de extenderse a los familiares de primero, segundo y tercer grado, pero no más allá. Los riesgos rela-

tivos estimados para el primero, segundo y tercer grado fueron 75,5, 20,2 y 3,5, respectivamente (todos los valores de $p < 0,0001$).

Infecciones

Se ha observado que las infecciones producidas durante la infancia pueden influir en el riesgo de desarrollar EspAax-r. Específicamente, se han demostrado mayores tasas de hospitalización durante la infancia por infecciones de las vías respiratorias, en particular de amigdalitis, en pacientes con EspAax-r que en controles sanos relacionados por sexo, edad y país de procedencia.

Asimismo, la artritis reactiva, que a veces puede conducir al desarrollo de EspAax-r, suele ser desencadenada por infecciones entéricas o urogenitales, que incluyen *Chlamydia trachomatis, Yersinia, Salmonella, Shigella* y *Campylobacter*, si bien no se limitan a ellas.

Estrés biomecánico

El estrés biomecánico desempeña un papel esencial en las EspA y se ha demostrado que la tensión mecánica puede desencadenar inflamación intestinal y conducir a la formación de nuevo hueso. Además, en el mismo estudio se mostró que la respuesta a la tensión mecánica en la entesis no se limita al punto de unión, sino que también implica a los tejidos inmediatamente adyacentes al órgano de la entesis, incluyendo el hueso, la fascia extraentésica, el complejo sinovioentésico y el hueso, lo que favorece el desarrollo de la anquilosis.

El nexo entre el sistema inmunitario y la respuesta al estrés biomecánico incluye varias vías metabólicas y de citocinas, las cuales comprenden factores transcripcionales, proteínas cinasas activadas por mitógenos y otras vías cinasas, citocinas, como el TNF-α y pequeñas moléculas, como las prostaglandinas.

En relación con el papel de la tensión y los traumatismos, un reciente estudio de cohortes longitudinal apareado informó que los pacientes con psoriasis con una exposición previa a traumatismo tienen un mayor riesgo de desarrollar APs. Además, un estudio ha demostrado que los pacientes con EspAax-r de larga duración con una mayor actividad física relacionada con el trabajo durante su vida laboral presentan mayores limitaciones funcionales. El mismo grupo de investigadores informó posteriormente de que actividades ocupacionales, como doblar, torcer y estirar, se asociaron con un peor estado funcional y mayor daño radiográfico en pacientes que tienen EspAax-r durante al menos 20 años.

Tabaco

En diversos estudios se ha investigado la asociación del tabaquismo con la EspAax incidente, con la progresión radiográfica y su asociación con el estrés biomecánico, con la inflamación en la resonancia magnética (RM) de las articulaciones sacroilíacas, con la suspensión del tratamiento, además de con una mayor prevalencia de psoriasis y de APs, aunque parece relacionarse con una menor incidencia de manifestaciones periféricas.

Progresión de la enfermedad

Una determinada carga genética, una edad más joven al inicio y la mayor duración de la enfermedad son factores que contribuyen a una tasa de progresión de la enfermedad notablemente más alta.

Son factores de riesgo para la progresión radiográfica en las articulaciones sacroilíacas presentar, al comienzo, niveles elevados de proteína C-reactiva (PCR), positividad de la RM de las articulaciones sacroilíacas y una sacroilitis radiográfica de bajo grado, así como dolor en las nalgas durante el seguimiento de la enfermedad.

Mortalidad

Los resultados de estudios recientes, con tamaños de muestra generalmente elevados, indican un exceso de la tasa de mortalidad en la EspAax-r: las enfermedades cardiovasculares y las circulatorias son las principales causas de mortalidad en dichos pacientes.

El aumento del riesgo de mortalidad se asocia con el retraso en el diagnóstico, el aumento de la inflamación y la baja ingesta de antiinflamatorios no esteroideos (AINE), con menor nivel de educación, con comorbilidades generales (diabetes, infecciones, enfermedades cardiovasculares, pulmonares y malignas) y con la cirugía de reemplazo de cadera.

Respecto a la mortalidad vascular en las EspAax-r, en un gran estudio de cohorte basado en la población de Ontario (Canadá) se reportó un *hazard ratio* o cociente de riesgo ajustado de 1,36 (IC del 95 %: 1,13-1,65) para la mortalidad cardiovascular y cerebrovascular en pacientes respecto a los controles sin la enfermedad. El aumento del riesgo de mortalidad fue significativo para los varones (*hazard ratio*: 1,46; IC del 95 %: 1,13-1,87), pero no para las mujeres. De forma interesante, se encontró que el riesgo de muerte vascular estaba asociado de manera negativa con la exposición a AINE en pacientes ≥ 65 años de edad.

Asimismo, un estudio reciente en Estados Unidos en el que se evaluó la causa de muerte entre los pacientes con EspAax-r admitidos en el hospital entre 2007 y 2011, se observó que de los 267 pacientes que murieron durante su hospitalización, el 55 % presentaban un diagnóstico de enfermedad cardiovascular. Sin embargo, cuando los datos fueron analizados con base en los principales diagnósticos (la sepsis [14 %]; las lesiones de la médula espinal [9 %]; las fracturas vertebrales [9 %]; la insuficiencia respiratoria [6 %] y la neumonía [6 %]), la fractura de la columna cervical con lesión del cordón medular fue la que presentó una asociación más fuerte con la mortalidad en pacientes hospitalizados.

Curiosamente, en un estudio de cohortes finlandés en el que se analizaron las causas de muerte de pacientes con EspAax, se encontró que el consumo incontrolado de alcohol era un factor importante en el exceso de muertes por accidentes y violencia en pacientes con EspAax-r. Se señaló que este incremento en la mortalidad por violencia podría explicarse por los elevados niveles de testosterona encontrados en pacientes con EspAax.

Las EspA son más frecuentes en varones y muy raramente comienzan después de los 45 años. Su incidencia y prevalencia varían en la población mundial y se encuentran influidas por la prevalencia del HLA-B27. Se han descrito como factores de progresión y de mal pronóstico el estrés biomecánico y el tabaquismo.

CLASIFICACIÓN Y DIAGNÓSTICO

No existen criterios de diagnóstico para las EspA; sin embargo, en esta patología, las diversas expresiones fenotípicas conforman las diferentes entidades. No obstante, este concepto de EspA se encuentra en evolución y, actualmente, el grupo de la ASAS ha propuesto una nueva clasificación de los pacientes con EspA a partir de los síntomas predominantes:

- Una forma en la que predomina la afectación del esqueleto axial, incluyendo la columna y las articulaciones sacroilíacas, denominada EspAax, cuyo prototipo es la que tradicionalmente se ha conocido como espondilitis anquilosante o EspAax-r. El término espondilitis anquilosante se reserva para una forma más restrictiva que requiere evidencia de sacroilitis radiográfica para su diagnóstico.
- Una forma con afectación predominantemente periférica, denominada *EspA periférica* (EspAp), que incluye la APs, las artritis relacionadas con la EII, las artritis reactivas y las formas indiferenciadas de EspA.

Esta clasificación proporciona una información más relevante para la práctica clínica que la clasificación tradicional, ya que el abordaje terapéutico depende de si la afectación es axial o periférica, indistintamente de la entidad nosológica.

Criterios de clasificación de las espondiloartritis

Los primeros criterios de clasificación estandarizados e internacionales en pacientes con EspAax-r se establecieron en Roma en 1961 y especificaban que el diagnóstico se podía establecer bien en presencia de sacroilitis bilateral más uno de cinco criterios clínicos o con cuatro de esos criterios clínicos. Los cinco criterios eran: dolor lumbar que se alivia con el ejercicio y que no mejora con el reposo de más de 3 meses de duración; dolor y rigidez torácica; limitación a la expansión torácica; uveítis pasada o presente y limitación a la movilidad de la columna lumbar.

En 1966, tras la exclusión del dolor torácico y la uveítis, emergieron los criterios de Nueva York, que se modificaron en 1984 (criterios de Nueva York modificados [NYm]), con el reconocimiento de la relevancia del carácter inflamatorio del dolor lumbar.

De acuerdo con estos criterios, un paciente tendría EspAax-r si presenta al menos uno de los tres criterios clínicos (dolor lumbar inflamatorio, limitación en la movilidad de la columna lumbar, o limitación en la expansión torácica) más un criterio radiológico (sacroilitis bilateral radiográfica de grado 2 o sacroilitis unilateral radiográfica de grado 3 o 4).

Tabla 28-1. Criterios de clasificación de Amor para las espondiloartritis

A. Signos clínicos/historia clínica	Puntos
1. Dolor nocturno (columna vertebral) o rigidez matutina	1
2. Oligoartritis asimétrica	2
3. Dolor impreciso en glúteos (nalgas) o dolor alternante en nalgas	1 2
4. Dedo del pie o de la mano «en salchicha» (dactilitis)	2
5. Entesitis (talón)	2
6. Uveítis	2
7. Uretritis o cervicitis en el mes anterior a la artritis	1
8. Diarrea sobrevenida en el mes anterior a la artritis	1
9. Psoriasis, balanitis o enfermedad inflamatoria intestinal	2
B. Signos radiológicos	**Puntos**
10. Sacroilitis (grado 2 bilateral o grado 3 unilateral)	3
C. Terreno genético	**Puntos**
11. HLA-B27 positivo o antecedentes familiares de espondilitis anquilosante, artritis reactivas, uveítis, psoriasis o enfermedad inflamatoria intestinal	2
D. Buena respuesta a los AINE	**Puntos**
12. Mejoría del dolor en 48 horas con AINE o empeoramiento del dolor en 48 horas tras suspenderlos	2

Son necesarios al menos 6 puntos.
AINE: antiinflamatorios no esteroideos; HLA-B27: antígeno leucocitario humano B27.
Adaptada de: Amor B et al., 1990.

Tabla 28-2. Criterios de clasificación del Grupo Europeo para el Estudio de las Espondiloartropatías (ESSG)

Dolor lumbar inflamatorio	o	Sinovitis	Asimétrica o
			Predominante en miembros inferiores

Y uno o más de los siguientes:

- Entesitis (talón)
- Historia familiar positiva
- Psoriasis
- Enfermedad de Crohn, colitis ulcerosa
- Uretritis, cervicitis o diarrea aguda en el mes previo al inicio de la artritis
- Dolor alternante en nalgas (derecha e izquierda)

Adaptada de: Dougados M, van der Linden S, Juhlin R, Huitfeldt B, Amor B, Calin A et al. The European Spondylarthropathy Study Group preliminary criteria for the classification of spondylarthropathy. Arthritis Rheum. 1991;34:1218-27.

se basaba en los dos síntomas predominantes de las EspA: la presencia de dolor lumbar inflamatorio y (oligo)artritis asimétrica. Si el paciente cumple, al menos, un criterio de entrada y otro adicional (historia familiar de espondilitis anquilosante, uveítis, artritis reactiva, enfermedad inflamatoria intestinal, psoriasis, dolor alternante de nalgas, dolor en el tendón de Aquiles o fascitis plantar, diarrea en el mes previo al inicio de la artritis, uretritis o cervicitis no gonocócica en el mes previo al inicio de la artritis y sacroilitis radiográfica según criterios de NYm), se acepta su clasificación como EspA.

Desarrollo de los criterios de la Assessment of SpondyloArthritis International Society

Desde la introducción de la RM como herramienta para evaluar la presencia de cambios inflamatorios precoces en las articulaciones sacroilíacas y la entrada en juego de nuevas terapias efectivas en el tratamiento de la EspAax-r, se desarrollaron los nuevos criterios de clasificación, que permiten reconocer a pacientes en estadios más precoces. Estos criterios fueron desarrollados por el grupo ASAS y se publicaron en 2009 para su forma clínica predominantemente axial (EspAax) y en 2011 para la periférica (EspAp).

En el subtipo axial, una dolencia puede clasificarse como EspAax en presencia de dolor lumbar de 3 o más meses de evolución y una edad de inicio menor de 45 años, si además presenta sacroilitis en imagen (radiográfica según criterios de NYm, o inflamación activa en RM de sacroilíacas) y al menos una característica de las siguientes: dolor lumbar inflamatorio, artritis, entesitis del talón, uveítis, dactilitis, psoriasis, enfermedad de Crohn, colitis ulcerosa, buena respuesta a AINE, historia familiar de EspA, *HLA-B27* o PCR elevada, o bien si presenta *HLA-B27* y al menos dos de las características anteriores (**Tabla 28-3**).

Para el subtipo periférico es necesario que aparezca artritis o entesitis o dactilitis y al menos una característica de las siguientes: sacroilitis previa, uveítis, psoriasis, enfermedad de Crohn, colitis ulcerosa, infección previa, HLA-B27; o al menos dos características de las siguientes: artritis, entesitis, dactilitis, dolor lumbar inflamatorio alguna vez o historia familiar de EspA (**Tabla 28-4**).

Para cumplir con estos criterios, se debe dar un grado avanzado de daño radiográfico en las articulaciones sacroilíacas; por tanto, los criterios de NYm no son adecuados para clasificar a los pacientes en fases tempranas de la enfermedad. Además, estos criterios solo incluyen a pacientes con síntomas axiales y los signos radiológicos en las EspAax pueden ser de aparición tardía, por lo que estos criterios no son útiles en las fases iniciales de la enfermedad, ni en las formas indiferenciadas.

Con esta base, se introdujeron otros dos grupos de criterios de clasificación que permitían incluir al subgrupo de pacientes con EspA indiferenciadas y aquellos que se encuentran en las fases iniciales de la enfermedad; son los criterios de Amor y los del *European Spondyloarthropathy Study Group* (ESSG), que han sido muy útiles debido a sus buenas cualidades en términos de sensibilidad (Amor: 90,8 %; y ESSG: 83,5 %) y especificidad (Amor: 96,2 %; y ESSG: 95,2 %).

Los criterios de Amor (**Tabla 28-1**) se publicaron en 1990 y permiten clasificar a todas las EspA. Consisten en una lista de signos clínicos, genéticos y radiográficos sin ningún criterio de entrada. Cada ítem (12 en total) se valora con 1, 2 o 3, y una puntuación total de 6 permite clasificar a un paciente con EspA. Los criterios ESSG (**Tabla 28-2**), también diseñados para todo el conjunto de EspA, se propusieron en 1991 y se validaron en España en 1995. En estos, el criterio de entrada

Tabla 28-3. Criterios de clasificación de la ASAS para espondiloartritis axial*

Sacroilitis en imagen y ≥ 1 característica clínica de EspA	o	HLA-B27 y ≥ 2 características clínicas de EspA
Características de EspA		Sacroilitis en imagen
• Dolor lumbar inflamatorio • Artritis • Entesitis (talón) • Uveítis • Dactilitis • Psoriasis • Enfermedad de Crohn/colitis ulcerosa • Buena respuesta a AINE • Historia familiar para EspA • HLA-B27 • Proteína C-reactiva elevada		• Inflamación activa (aguda) en resonancia magnética altamente sugestiva de sacroilitis asociada a EspA • Sacroilitis radiográfica definida según criterios de Nueva York modificados

*En pacientes con dolor lumbar de al menos 3 meses de evolución y edad de inicio < 45 años.
AINE: antiinflamatorios no esteroideos; ASAS: The Assessment of SpondyloArthritis international Society; EspA: espondiloartritis; HLA-B27: antígeno leucocitario humano B27.
Adaptada de: Rudwaleit M, 2009.

Estos criterios tienen un rendimiento mejor que los criterios de Amor y los del ESSG, que fueron elaborados en la época anterior al desarrollo de la RM de sacroilíacas. En concreto, los criterios de la ASAS para pacientes con síntomas axiales presentan una sensibilidad del 82,9 % y una especificidad del 84,4 %, mientras que aquellos para formas de predominio periférico ofrecen una sensibilidad y especificidad del 78,8 y el 82,2 %, respectivamente. La sensibilidad y especificidad para pacientes con síntomas axiales que sólo cumplen el brazo de imagen son mayores (del 66,2 y el 97,3%) que para los que cumplen sólo el brazo clínico (del 56,6 y el 83,3%, respectivamente).

Estos criterios han favorecido el acuñamiento del término EspAax-nr, que es aquella EspAax que caracteriza a los pacientes que presentan los rasgos clínicos típicos de la EspAax-r pero no llegan a desarrollar sacroilitis radiográfica, lo cual significa un paso adelante en el objetivo de una mejor y temprana identificación de los pacientes con EspAax. Probablemente, la contribución más importante de este concepto es llevar a confirmar finalmente (o no) que

un enfoque terapéutico temprano en estos pacientes cambia el curso de la enfermedad o incluso induce una remisión permanente.

No obstante, aún queda mucho trabajo por realizar y un gran campo de mejora en el diagnóstico precoz de las EspA, ya que el retraso diagnóstico aún es inaceptablemente prolongado en muchos casos, y conduce al desarrollo de un daño estructural irreversible que provoca una limitación importante en la función y en la movilidad de muchos pacientes con EspA.

 No existen criterios diagnósticos de la enfermedad. Los criterios actualmente empleados para la clasificación de pacientes son los criterios de la ASAS, que permiten diferenciar las formas predominantemente axiales de las predominantemente periféricas. Sin embargo, este concepto se encuentra en permanente revisión.

MANIFESTACIONES CLÍNICAS

Los síntomas de la enfermedad suelen comenzar de forma insidiosa a una edad temprana (adolescencia tardía o inicio de la juventud) y varían desde la infancia hasta los 45 años de edad, con una edad media de 23 años. Rara vez los síntomas comienzan después de los 45 años. Los pacientes suelen consultar por lumbalgia y rigidez como resultado de la inflamación de las articulaciones sacroilíacas o de la columna lumbar.

Otros pacientes empiezan con síntomas derivados de entesitis, sinovitis, o afectación de órganos extraarticulares, como el ojo (uveítis anterior aguda), la piel (en forma de psoriasis) o el intestino (EII crónica).

Síntomas constitucionales

Incluyen malestar general, anorexia, pérdida de peso, febrícula, y se observan con mayor frecuencia en pacientes con edad

Tabla 28-4. Criterios de clasificación de la ASAS para espondiloartritis periférica

Artritis o entesitis o dactilitis y		
≥ 1 característica de EspA	o	≥ 2 características de EspA
• Uveítis • Psoriasis • Enfermedad de Crohn/ colitis ulcerosa • Infección previa • HLA-B27 • Sacroilitis en imagen		• Artritis • Entesitis • Dactilitis • DLI (alguna vez) • Historia familiar para EspA

ASAS: The Assessment of SpondyloArthritis international Society; DLI: dolor lumbar inflamatorio; EspA: espondiloartritis; HLA-B27: antígeno leucocitario humano-B27.
Adaptada de: Rudwaleit M, 2011.

de inicio más temprana, sobre todo en la infancia, así como en países en vías de desarrollo.

Además, la fatiga puede ser un síntoma común, que puede llegar a ser grave y normalmente es debida a la actividad de la enfermedad o al sueño inadecuado e interrumpido como resultado del dolor lumbar.

Síndrome axial

El dolor lumbar es usualmente insidioso al inicio, de carácter sordo, difícil de localizar, que se siente en la región glútea profunda. Puede ser intermitente y afectar a un único lado o alternar de un lado al otro en los estadios más iniciales, antes de hacerse bilateral o persistente. Este dolor alternante de nalgas, cuando está presente, es una pista útil en la enfermedad inicial y refleja la naturaleza fluctuante de la inflamación de las articulaciones sacroilíacas en la EspAax.

Los síntomas gradualmente se extienden hasta afectar a la columna lumbar. El dolor y la rigidez en la columna torácica y cervical suelen desarrollarse después, aunque en ocasiones son el motivo inicial de consulta, sobre todo en mujeres. El dolor y la rigidez en la musculatura paraespinal pueden llegar a ser, asimismo, un síntoma prominente.

Este dolor lumbar inflamatorio ha sido definido por los criterios de la ASAS como dolor lumbar crónico (de duración superior a 3 meses) que presenta además cuatro de los siguientes cinco rasgos: inicio antes de los 40 años, inicio insidioso, mejoría con la actividad física, ausencia de mejoría con el reposo y dolor nocturno que mejora al levantarse de la cama y moverse o practicar ejercicio.

En las formas graves de EspA, aparecen osificaciones vertebrales de las fibras externas del anillo fibroso que forman puentes óseos intervertebrales denominados sindesmofitos y que cuando se extienden a lo largo de la columna condicionan una postura anormal producida por la pérdida de la lordosis lumbar y la aparición de una hipercifosis torácica. En casos graves, si la anquilosis afecta a la región cervical, el cuello queda inclinado hacia delante sin posibilidad de ejecutar los movimientos de flexoextensión y rotación.

Síndrome periférico

La presencia de artritis periférica en la EspA es habitual. En ocasiones es la manifestación inicial y el primer motivo de consulta. La afectación, monoarticular u oligoarticular, asimétrica y no erosiva, predomina en los miembros inferiores (caderas, rodillas, tarsos y metatarsianos), en los hombros y, de forma excepcional, afecta a articulaciones de las manos sin producir deformidades.

La cadera se ve implicada en el 25 % de los pacientes con EspA y se presenta, por lo general, en pacientes con formas más graves de enfermedad, lo que se asocia con un deterioro funcional. La afectación de la cadera es normalmente bilateral y progresiva y conlleva una disminución concéntrica del espacio articular.

La dactilitis, como expresión de la inflamación de los tendones, puede ocurrir en todas las formas de EspA, aunque es más frecuente en la APs.

Síndrome entesítico

Como ya se indicó, la entesitis es el hallazgo clínico más característico de las EspA. La entesitis periférica es más frecuente en los puntos sometidos a mayor estrés físico, y se manifiesta, habitualmente, con dolor localizado, rigidez y más sensibilidad con o sin inflamación.

La más frecuente es la del tendón de Aquiles, aunque también se puede dar en las crestas ilíacas, tuberosidades isquiáticas, trocánteres mayores, bursa anserina, tendón rotuliano, tendón del cuádriceps, en las articulaciones costocondrales, costoesternales, manubrioesternales y esternoclaviculares.

La entesitis axial, por su parte, es la que se manifiesta cuando se produce una inflamación en los puntos de unión de los ligamentos vertebrales a las vértebras y, por tanto, también causa dolor y sensibilidad en las apófisis espinosas vertebrales de la columna. Los pacientes con EspAax de inicio juvenil o con las formas de EspAax con psoriasis, afectación intestinal o artritis reactiva concomitante tienden a tener mayor incidencia de artritis periférica, entesitis, tendinitis, bursitis y tenosinovitis.

Manifestaciones extramusculoesqueléticas

Son aquellos signos y síntomas que, originándose en órganos y tejidos diferentes al aparato locomotor, se encuentran relacionados etiopatogénicamente con las EspA.

Manifestaciones oculares: uveítis

La uveítis es la manifestación extramusculoesquelética más frecuente en la EspA y se define como la inflamación de la úvea.

La uveítis anterior aguda es la forma más frecuente en la EspAax (81-85 % de los pacientes) y en el 50 % de las ocasiones se asocia al HLA-B27. Se manifiesta clínicamente como ojo rojo doloroso de inicio súbito, acompañado de fotofobia y miosis y puede constituir la primera manifestación de la EspA.

Manifestaciones intestinales: enfermedad inflamatoria intestinal

Engloba tres entidades: la enfermedad de Crohn, la colitis ulcerosa y la colitis inespecífica. En la EspAax-r, se ha hallado que el 5-10 % de los pacientes presentan EII, aunque se ha detectado inflamación intestinal subclínica en el 25-49 % y lesiones histológicas del intestino en el 50-60 %.

Se ha postulado que existe una relación fisiopatológica entre la EII y la EspAax, y en estudios recientes se ha mostrado que existe un microbioma diferente en los pacientes con EspAax cuando se compara con el de individuos sanos.

Manifestaciones cutáneas: psoriasis

Esta enfermedad presenta una prevalencia del 2-3 % en la población mundial, mientras que este porcentaje puede llegar a alcanzar el 30 % en pacientes que desarrollan APs, una enfermedad que se caracteriza por inflamación crónica de las articulaciones periféricas, las entesis y la columna. En el contexto de las EspAax, la incidencia de psoriasis es de aproximadamente el 5-10 %. Además, los pacientes con EspAax y psoriasis muestran más afectación articular periférica que aquellos sin psoriasis.

 La lumbalgia suele ser el primer motivo de consulta y es importante detectar las características del dolor lumbar inflamatorio: inicio antes de los 40 años, insidioso, que mejora con la actividad física, pero no mejora con el reposo, y dolor nocturno que mejora al levantarse de la cama y moverse o hacer ejercicio.

CLINIMETRÍA

Existen diversas maneras de determinar el diagnóstico, medir la actividad, monitorizar la respuesta al tratamiento y predecir el pronóstico de los pacientes con EspA. Entre las incluidas en la práctica clínica o en fase de estudio se encuentran las siguientes.

Biomarcadores

En medicina, un biomarcador, que puede ser químico, físico o biológico, es un indicador medible de la gravedad o la presencia de algún estado fisiológico o de enfermedad. En las EspA se encuentran los siguientes:

Biomarcadores de diagnóstico. La mayoría de los estudios realizados hasta la fecha han evaluado los biomarcadores de diagnóstico en pequeños estudios transversales de pacientes con una enfermedad bien establecida, definida según los criterios de clasificación de NYm para espondilitis anquilosante. Esto es apropiado para la identificación inicial de biomarcadores con potencial diagnóstico, pero estudios posteriores deberían probar el rendimiento de los biomarcadores en entornos de diagnóstico apropiados. Son biomarcadores de diagnóstico:

- Anticuerpos anti-CD74.
- Anticuerpos contra microbios y metagenómica cuantitativa.
- Anticuerpos contra la proteína fosfatasa dependiente del magnesio 1A.

Se encuentran, además, en fase de investigación estos biomarcadores de diagnóstico candidatos (MiARN): el miR-146a y miR-155 se expresan en los pacientes con EspAax respecto a donantes sanos y su nivel de expresión se correlaciona con los parámetros de la actividad de la enfermedad, como la PCR y el índice de actividad en la espondilitis anquilosante *Bath Ankylosing Spondylitis Disease Activity Index* (BASDAI).

Biomarcadores de actividad de la enfermedad. La evaluación de la actividad de la enfermedad en la EspAax se ve limitada por la falta de hallazgos físicos indicativos de inflamación, especialmente en la fase inicial de la enfermedad, y por la falta de sensibilidad de algunos de los marcadores más utilizados:

- PCR: se trata del marcador de inflamación más ampliamente utilizado en la práctica clínica para la evaluación de la actividad en la EspAax, sin embargo, presenta una baja sensibilidad.

- Calprotectina: esta proteína de unión al calcio es un heterodímero de S100A8 y S100A9 que se ha examinado en el tejido sinovial de pacientes con EspAax. Se expresa en los macrófagos y neutrófilos del tejido sinovial, en el colon de pacientes con EII y en la piel lesionada de pacientes con psoriasis.
- IL-6: se ha evaluado su asociación con la inflamación en RM de las articulaciones sacroilíacas en pacientes con EspAax que reciben el tratamiento anti-TNF golimumab y se ha encontrado que se encuentra relacionada con la progresión radiográfica.
- Proteínas de la familia de las metaloproteinasas: involucradas en la rotura de proteínas de la matriz extracelular cuya presencia se ha relacionado con un exceso de remodelación tisular en pacientes con EspAax en comparación con controles.
- Enlaces cruzados aminoterminal y carboxiterminal (NTX y CTX) de colágeno: se utilizan como biomarcadores para la tasa de recambio óseo. Los niveles séricos de carboxiterminales son proporcionales a la actividad osteoclástica.

Biomarcadores de respuesta a tratamiento. La PCR sigue siendo el único biomarcador que se utiliza actualmente en la práctica clínica para ayudar a determinar el tratamiento de los pacientes y, junto con la inflamación por RM, se ha demostrado que predice la respuesta al tratamiento con anti-TNF-α.

Biomarcadores de pronóstico. Los más utilizados son los siguientes:

- Citocinas proinflamatorias: IL-6, TNF-α y calprotectina, se encuentran asociadas con la progresión radiográfica.
- Factor de crecimiento endotelial vascular: promueve la angiogénesis, una característica de la formación de los huesos, especialmente de la osificación condral.
- Esclerostina y DKK-1: la esclerostina es una glicoproteína producida principalmente por los osteocitos, que tiene efectos antianabólicos sobre la formación de huesos al inhibir la vía Wnt. El DKK-1 también ejerce efectos antianabólicos sobre la formación de huesos al inhibir la vía Wnt. Junto con la esclerostina, parece predecir la formación de nuevo hueso en la EspAax.
- Visfastina, leptina y adiponectina. La adipocina y la visfatina tienen efectos activadores directos sobre los osteoblastos y en un estudio se ha demostrado que predice la progresión radiográfica en la EspAax independientemente de la PCR. Se ha informado de que los niveles séricos bajos de leptina y de la forma de alto peso molecular de la adiponectina se asocian a la progresión radiográfica en los varones, con independencia de la PCR y del nivel de daño estructural de partida.

Evaluación de la actividad de la enfermedad en la espondiloartritis axial

Dada la escasez de biomarcadores diagnósticos, pronósticos, de actividad de la enfermedad y predictivos de respuesta a tratamiento con terapias biológicas, un componente importante de la atención al paciente incluye una evaluación exhaustiva de la actividad de la enfermedad, el daño y la discapacidad.

Existen dos tipos de medidas de resultados que se emplean clínicamente: «resultados reportados por el médico» y «resultados reportados por el paciente» (*patient-reported outcomes*, PRO). Estas medidas de resultados son cuantificables, reproducibles y fácilmente obtenidas en la práctica clínica. La evaluación del estado de la enfermedad en la EspAax comprende la medición del dolor, la rigidez, la fatiga, la función física y la calidad de vida. El grupo ASAS ha establecido un conjunto de variables que deben ser medidas para la evaluación y la monitorización de la EspAax que incluyen los dominios principales y los instrumentos seleccionados para cada dominio.

Índice de actividad en la espondilitis anquilosante

Este índice de actividad BASDAI es la herramienta más utilizada en la práctica clínica diaria y es el resultado reportado por el paciente tradicionalmente empleado para medir la actividad de la enfermedad. Es un cuestionario que evalúa la gravedad de la fatiga percibida por el paciente, el dolor espinal, el dolor articular periférico, la sensibilidad localizada y la cantidad y duración de la rigidez matinal utilizando una escala numérica del 1 al 10 o una escala visual analógica de 10 cm, con los síntomas que varían de «ninguno» a «muy grave». La puntuación total se calcula sumando las primeras cuatro preguntas con la media aritmética de las dos últimas y dividiendo el resultado entre 5. La puntuación varía de 0 (sin actividad de la enfermedad) a 10 (enfermedad muy activa). El punto de corte de 4 se emplea con frecuencia para definir la actividad de la enfermedad: una puntuación de 4 o más es sugestiva de alta actividad de la enfermedad.

Puntuación de actividad de la espondilitis anquilosante

La puntuación de actividad de la espondilitis anquilosante (*Ankylosing Spondylitis Disease Activity Score* [ASDAS]) es una herramienta que mejora la objetividad del BASDAI al incluir la valoración del paciente del dolor espinal (pregunta 2 del BASDAI), la duración de la rigidez matinal (pregunta 6 del BASDAI), el dolor o tumefacción articular periférico (pregunta 3 del BASDAI), el estado general y la velocidad de sedimentación globular (VSG) o la PCR de forma ponderada. En diversos estudios se ha concluido que constituye una herramienta mejor para la evaluación de la actividad de la enfermedad que los datos reportados por los pacientes y los reactantes de fase aguda, y que correlaciona bien con la presencia de inflamación en las articulaciones sacroilíacas y en la columna lumbar en RM.

BASDAI basado en ASDAS-PCR (BASDAS)

Aunque la fórmula ASDAS se consideró como el mejor índice compuesto para evaluar la actividad de la enfermedad en pacientes con EspAax, su cálculo podría no ser aplicable en ciertos casos. Además, en algunos proyectos de investigación, especialmente en los anteriores a la definición del ASDAS en 2009, la puntuación total del BASDAI y la PCR se recogían sin tener en cuenta la necesidad de registrar los valores de las preguntas individuales que componían el índice.

Para resolver este problema, se ha definido una nueva fórmula para calcular el ASDAS, introduciendo únicamente el BASDAI y la PCR. Los valores de actividad de la enfermedad obtenidos con esta nueva fórmula arrojan resultados muy similares a los de la fórmula del ASDAS original.

Medidas individuales para evaluar la actividad de la enfermedad

Se trata de aquellas medidas en las que es el paciente quién indica cómo se encuentra respecto a diferentes aspectos clínicos de la enfermedad.

Dolor y rigidez

Habitualmente el dolor se evalúa utilizando una escala visual analógica (EVA) o numérica (se prefiere numérica). Al paciente se le pregunta sobre la intensidad del dolor en la columna y sobre el dolor nocturno y se anota en la escala.

La rigidez matinal se evalúa preguntándole al paciente sobre la intensidad y la duración. Las puntuaciones oscilan de 0 a 10, donde 0 es la ausencia de dolor y de rigidez en cada caso.

Fatiga

Hasta el 65 % de los pacientes con EspAax refieren la presencia de fatiga. Se evalúa en la primera pregunta del BASDAI. Además, se ha validado un instrumento empleado en ensayos clínicos, la subescala de *evaluación funcional para el tratamiento de enfermedades crónicas-fatiga* (*Functional assessment of chronic illness therapy-fatigue*, FACIT-Fatiga).

Evaluación global del paciente

Normalmente se explora mediante la pregunta «¿cómo de activa ha estado su enfermedad reumática en la última semana?» y la respuesta se registra en una EVA o escala numérica de 0 (no activa) a 10 (muy activa).

Evaluación de entesitis y afectación de las articulaciones periféricas

Para evaluar esta característica en estudios observacionales, se han desarrollado instrumentos clínicos fiables: el índice de entesitis de Mander (MEI), el Spondyloarthritis Research Consortium of Canada Enthesitis (SPARCC), el índice de entesitis de Leeds (LEI) y el índice de entesitis MASES (*Maastricht ankylosing spondylitis enthesitis score*, MASES).

Evaluación de la función física

La monitorización de la función física es un resultado importante, ya que la movilidad espinal limitada y la disminución de la función es un factor de mal pronóstico en estos pacientes. Los estudios muestran que la función física en pacientes con EspAax se encuentra influida no solo por el daño estructural, sino también por la actividad de la enfermedad (inflamación).

Sin embargo, influyen otros factores, como la situación psicológica y la habilidad para manejar la enfermedad. Las herramientas utilizadas para evaluar la función física en pacientes con EspA son las siguientes:

- Índice funcional de Bath para la espondilitis anquilosante (*Bath Ankylosing Spondylitis Functional Index* [BASFI]). Consta de 10 preguntas relacionadas con actividades de la vida diaria, que se puntúan con una escala del 0 (sin daño funcional) al 10 (máximo daño funcional). Contiene 8 ítems relativos al ámbito de las tareas diarias y dependen de la anatomía funcional y 2 ítems que evalúan la capacidad del paciente para adaptarse a la vida diaria. El índice global es la media aritmética de las puntuaciones en cada pregunta.
- Índice de Bath metrológico para la espondilitis anquilosante (*Bath Ankylosing Spondylitis Metrology Index* [BASMI]). Se desarrolló con el fin de evaluar el estado espinal (cervical, dorsal, lumbar y de caderas) de los pacientes con EspAax y para identificar cambios en la movilidad espinal. Incluye cinco medidas clínicas: distancia trago-pared, rotación cervical, prueba de Schober modificada, flexión lateral espinal y distancia intermaleolar. Además, la ASAS ha recomendado su empleo en la evaluación de la movilidad espinal en la EspAax, junto con otras medidas individuales: expansión torácica, prueba de Schober modificada, distancia occipucio-pared, rotación cervical y flexión lateral espinal.

- Índice metrológico de Córdoba para la espondilitis anquilosante (*University of Córdoba Ankylosing Spondylitis Metrology Index* [UCOASMI]). Es un índice metrológico obtenido mediante un sistema de capturas del movimiento por vídeo (UCOTrackTM) tras la colocación de unos sensores en puntos determinados del cuerpo del paciente.

Estado funcional y de salud, incluyendo la calidad de vida

Se suele medir con *The ASAS health index* (ASAS HI), que es una herramienta elaborada por ASAS para valorar adecuadamente la función global, incluyendo las limitaciones en actividades o la participación social de los pacientes.

Existen una serie de biomarcadores diagnósticos, pronósticos, de actividad de la enfermedad y predictivos de respuesta a tratamiento con terapias biológicas en pacientes con EspA que han sido evaluados en diversos estudios. Hasta la fecha, la PCR es el único empleado en la práctica clínica habitual.

 PUNTOS CLAVE

- El término EspA representa un grupo de enfermedades reumáticas heterogéneas de naturaleza inflamatoria crónica, que se encuentran interrelacionadas, como son: la espondilitis anquilosante, la APs, la EspA asociada a EII, la artritis reactiva y la EspA de inicio juvenil.
- Estas entidades comparten características distintivas, como la agregación familiar, la asociación con el HLA-B27, la afectación predominante del esqueleto axial, un patrón típico de artritis periférica, la entesitis y manifestaciones extramusculoesqueléticas.
- La prevalencia de la EspA oscila entre el 0,1 y el 1,4 % en todo el mundo, que varía en función de la localización geográfica, la etnia y, sobre todo, de la frecuencia del antígeno HLA-B27 en la población general.
- El HLA-B27 se relaciona con una aparición más temprana de la afectación axial y con una mayor gravedad y persistencia de las lesiones inflamatorias de la columna lumbar y de las articulaciones sacroilíacas.
- Los criterios de clasificación de la ASAS son los más utilizados, ya que permiten detectar a los pacientes con EspA en fases más tempranas de la enfermedad.
- La mayoría de los pacientes suelen consultar de forma predominante por lumbalgia y rigidez. Otros empiezan con síntomas derivados de entesitis, sinovitis o afectación de órganos extraarticulares como el ojo, la piel o el intestino.

BIBLIOGRAFÍA

Amor B, Dougados M, Mijiyawa M. Critères de classification des spondylarthropathies [Criteria of the classification of spondylarthropathies]. Rev Rhum Mal Osteoartic. 1990;57(2):85-9.

Balsa Criado A, Díaz González F; Sociedad Española de Reumatología. Tratado de enfermedades reumáticas. 2ª ed. Madrid: Editorial Médica Panamericana; 2022.

Dougados M, Baeten D. Spondyloarthritis. Lancet. 2011;377(9783):2127-37.

Jubber A, Moorthy A. Reactive arthritis: a clinical review. J R Coll Physicians Edinb. 2021;51(3):288-97.

Quilis N, Sivera F, Seoane-Mato D, Antón-Pagés F, Añez G, Medina F et al. Prevalence of ankylosing spondylitis in Spain: EPISER2016 Study. Scand J Rheumatol. 2020;49(3):210-3.

Romero Pérez A, Queiro R, Seoane-Mato D, Graell E, Chamizo E, Chaves Chaparro L et al. Higher prevalence of psoriatic arthritis in the adult population in Spain? A population-based cross-sectional study. PLoS One. 2020;15(6):e0234556.

Rudwaleit M, Van der Heijde D, Landewé R, Akkoc N, Brandt J, Chou CT et al. The Assessment of SpondyloArthritis International Society classification criteria for peripheral spondyloarthritis and for spondyloarthritis in general. Ann Rheum Dis. 2011;70(1):25-31.

Rudwaleit M, Van der Heijde D, Landewé R, Listing J, Akkoc N, Brandt J et al. The development of Assessment of SpondyloArthritis international Society classification criteria for axial spondyloarthritis (part II): validation and final selection. Ann Rheum Dis. 2009;68(6):777-83.

Sieper J, Poddubnyy D. Axial spondyloarthritis. Lancet. 2017;390(10089):73-84.

Sieper J, Van der Heijde D, Landewé R, Brandt J, Burgos-Vagas R, Collantes-Estévez E et al. New criteria for inflammatory back pain in patients with chronic back pain: a real patient exercise by experts from the Assessment of SpondyloArthritis international Society (ASAS). Ann Rheum Dis. 2009;68(6):784-8.

Zaripova LN, Midgley A, Christmas SE, Beresford MW, Baildam EM, Oldershaw RA. Juvenile idiopathic arthritis: from aetiopathogenesis to therapeutic approaches. Pediatr Rheumatol Online J. 2021;19(1):135.

Espondilitis anquilosante

29

C. López Medina, J. Calvo Gutiérrez y M. Á. Puche Larrubia

OBJETIVOS

- Aprender los conceptos principales relacionados con la etiología y fisiopatología de la espondilitis anquilosante.
- Profundizar en la evaluación clínica y de imagen de las diferentes manifestaciones musculoesqueléticas.
- Manejar los hallazgos principales en radiografía simple y resonancia magnética (RM).
- Conocer el manejo terapéutico de las espondiloartritis (EspA).

INTRODUCCIÓN

La espondilitis anquilosante representa el prototipo clásico de las espondiloartritis axiales (EspAax). Se caracteriza por la presencia de dolor axial (preferentemente lumbar), que da lugar, en estadios avanzados, a la anquilosis de las articulaciones sacroilíacas y de la columna vertebral con la consiguiente limitación de la movilidad. Sin embargo, en estos pacientes, también pueden aparecer otras manifestaciones clínicas periféricas, como la entesitis (40-60 %), la uveítis anterior aguda (30-50 %) y la enfermedad inflamatoria intestinal (15 %).

ETIOLOGÍA

La etiología de la espondilitis anquilosante (y de las espondiloartritis en general) aún se desconoce, aunque se supone que es multifactorial. En el inicio de la enfermedad interaccionan factores genéticos y ambientales (tales como infecciones, estrés biomecánico y disbiosis intestinal), que provocan una respuesta inflamatoria que, en último término, desembocará en la neoformación ósea característica de esta enfermedad.

Genética

Hoy en día, se considera que la genética desempeña un papel fundamental en la susceptibilidad de los individuos a desarrollar la espondiloartritis (EspA). Diversos estudios de agregación familiar han estimado que los factores de riesgo genéticos contribuyen entre el 80 y el 90 % a la susceptibilidad para desarrollar espondilitis anquilosante. Estudios traslacionales y modelos animales han identificado más de 20 genes (o regiones genómicas) que, junto con el antígeno leucocitario humano-B27 (HLA-B27), dan como resultado una enfermedad inflamatoria crónica con predilección por la entesitis, esqueleto axial y una homeostasis ósea alterada. En concreto, la presencia del gen *HLA-B27* (una molécula del complejo principal de histocompatibilidad de tipo I descubierta en 1973) contribuye en un 30 % en la heredabilidad de la enfermedad y está presente en el 80-90 % de los pacientes con espondilitis anquilosante frente al 8-10 % de la población general. Sin embargo, se han conocido al menos otros cuatro genes no asociados al complejo principal de histocompatibilidad que intervienen en el desarrollo de esta enfermedad, como son: aminopeptidasa 1 de retículo endoplasmático (*ERAP1*), receptor de la interleucina-23 (*IL-23R*), receptor de la interleucina-1, tipo 2 (*IL-1R2*) y el receptor de la toxina del ántrax (*anthrax toxin receptor*, *ANTXR2*, también llamado *CMG2*).

HLA-B27

En 1990, Hammer *et al.* demostraron que las ratas que sobreexpresaban el gen *HLA-B27* desarrollaban de forma espontánea una enfermedad inflamatoria que afectaba a múltiples órganos, y que era muy similar a la EspAax observada en humanos. Sin embargo, la asociación entre este gen y la aparición de la espondilitis anquilosante se conoce desde los años 70, de la que los subtipos B27*05 y B27*04 son los más frecuentes.

Aún no se conoce con certeza el mecanismo por el que este gen desencadena el inicio de la enfermedad. Hasta el momento, se han postulado varias hipótesis acerca del papel del gen *HLA-B27* en la aparición de artritis, pero tres de ellas son las que más se han aceptado en la comunidad científica: hipótesis del péptido artritogénico, de la cadena libre pesada y del mal plegamiento proteico.

Hipótesis del péptido artritogénico

Esta hipótesis tiene como base la clásica función de los alelos de la familia HLA-A y B, que es la de presentar los péptidos de patógenos intracelulares a los linfocitos T CD8 para generar una respuesta inmune adaptativa. La hipótesis de péptido artritogénico defiende que, en el caso de la espondilitis anquilosante, existe una alteración en la tolerancia a ciertos péptidos autólogos o autoantígenos y que dicha alteración puede ser consecuencia de un mimetismo entre estos autoantígenos y algunos péptidos bacterianos, así como péptidos causantes de artritis.

Sin embargo, esta hipótesis fue cuestionada tras observarse que ratas transgénicas que carecían de linfocitos T CD8 también desarrollaban este tipo de enfermedad.

Hipótesis de la cadena libre pesada

En condiciones normales, el antígeno HLA-B27 se genera como una cadena libre pesada que, dentro de la propia célula presentadora de antígeno, se pliega y se asocia con una cadena β2-microglobulina (β2m) y con el péptido antigénico. Este complejo se expresa en la superficie de la célula como un complejo trimolecular y presenta el péptido antigénico a los linfocitos T CD8.

Sin embargo, la hipótesis de la cadena libre pesada postula que, en pacientes con espondilitis anquilosante, el *HLA-B27* puede expresarse en la superficie celular como homodímeros de cadenas libres pesadas sin la presencia de la cadena β2m. Como consecuencia, no se activarán los linfocitos T CD8 sino las células naturales asesinas (*natural killer*) a través de sus receptores KIR3DL2 y los linfocitos T CD4.

Hipótesis del mal plegamiento proteico

Al igual que la mayoría de las proteínas de superficie, el HLA-B27 se sintetiza en una organela intracelular llamada retículo endoplásmico. Esta proteína HLA-B27 se sintetiza en un primer momento en forma «desplegada» y luego adquiere secuencialmente una serie de conformaciones mediante la intervención de las chaperonas del retículo endoplásmico, consiguiendo así la estructura cuaternaria que será transportada a la superficie celular.

Sin embargo, comparado con otros tipos de HLA, el B27 presenta un período de síntesis más prolongado dentro del retículo endoplásmico, al tiempo que la frecuencia de alteraciones en el plegamiento de la proteína es mayor. Estos HLA-B27 «mal plegados» que quedan retenidos dentro del retículo endoplásmico inducen la llamada *unfolded protein response* o estrés endoplásmico, y provocan la producción de altos niveles de interleucina-23 (IL-23) por parte de las células mieloides a través de la activación de los patrones de reconocimiento de receptores.

Esta hipótesis señala que el HLA-B27 contribuye a la inflamación crónica de manera independiente al mecanismo de presentación de antígeno a los linfocitos T citotóxicos. Esta es la razón por la que en ocasiones se describe a la EspA como enfermedad autoinflamatoria.

 Se desconoce el mecanismo por el cual el antígeno HLA-B27 desencadena la espondiloartritis. Hay tres teorías: hipótesis del péptido artritogénico, hipótesis de la cadena libre pesada y la hipótesis del mal plegamiento proteico.

ERAP1 y ERAP2

ERAP1 y ERAP2 son los genes no asociados al complejo principal de histocompatibilidad más importantes implicados en el desarrollo de la espondilitis anquilosante.

Estos genes se localizan en el cromosoma 5q15 y codifican unas aminopeptidasas del retículo endoplásmico que intervienen en el mecanismo de presentación de antígeno por las moléculas HLA tipo I mediante el procesamiento y transporte de proteínas. Como ya se ha comentado, el *HLA-B27* se genera como una cadena libre pesada que se asocia con una cadena β2m y con el péptido antigénico y forma un complejo trimolecular dentro del retículo endoplásmico.

Estos péptidos antigénicos provienen de la degradación de proteínas en los proteasomas (organelas situadas en el citosol) y son transportados al retículo endoplásmico para su acople al *HLA-B27*. Los encargados de la degradación de estas proteínas para su presentación en forma de péptido antigénico son *ERAP1 y ERAP2*. Por tanto, se deduce que una alteración en la expresión o en la estructura de estas aminopeptidasas puede interferir en el repertorio de péptidos presentados por el HLA, en la formación del complejo trimolecular o en el plegamiento del *HLA-B27*, participando así en las tres hipótesis descritas sobre el papel patogénico del *HLA-B27*.

Receptor de interleucina-23

La IL-23 es una citocina proinflamatoria compuesta por una unidad p40 y una unidad p19, y es secretada principalmente por células dendríticas, monocitos y macrófagos. Desempeña un papel fundamental en el mantenimiento de la respuesta inmunitaria mediante el control de la función de memoria de las células T al activar la proliferación y supervivencia de las células colaboradoras tipo 17 (*T-cell helper*-17, Th17). Es por ello por lo que la IL-23 es una citocina clave en varias enfermedades inflamatorias. Por tanto, el gen del receptor de la IL-23 (*IL-23R*) está implicado en el desarrollo de la espondilitis anquilosante, ya que, por un lado, actúa como receptor de la IL-23 (producida como respuesta al «mal plegamiento» del *HLA-B27* o a la disbiosis del microbioma intestinal, entre otros) y, por otro, interviene en la producción de IL-17 por parte de los linfocitos Th17.

Microbiota

El microbioma intestinal es un ecosistema homeostático complejo que consta de billones de bacterias y desempeña un papel importante en el desarrollo del sistema inmunitario, en la digestión de los alimentos y en la barrera epitelial intestinal.

Desde hace años se conoce la superposición clínica que existe entre la espondilitis anquilosante y la inflamación intestinal, debido a que alrededor del 5-10 % de los pacientes con espondilitis anquilosante desarrollan enfermedad inflamatoria intestinal y el 70 % presentan inflamación intestinal subclínica. Por todo esto, cada vez es más evidente el papel del microbioma intestinal en el desarrollo de la respuesta inmunitaria adquirida y la idea de que esta puede predisponer a la aparición de enfermedades inflamatorias inmunomediadas, como es la espondilitis anquilosante.

A diferencia de la artritis reumatoide, que puede desencadenarse por la presencia intestinal de bacterias de la familia *Salmonella*, *Shigella* o *Yersinia*, la espondilitis anquilosante no parece tener un desencadenante infeccioso tan evidente. En su lugar, pequeñas variaciones en la diversidad microbiana intestinal (como la presencia de *Lachnospiraceae* y *Bacteroidaceae*, y la disminución del número de *Ruminococcaceae* y *Rikenellaceae*) podrían tener un papel clave en la patogenia de la espondilitis anquilosante.

El papel de la IL-23 en todo este contexto aún es poco claro. Se sabe que la IL-23 es un importante regulador inmunológico y que actúa como mediador en la respuesta antimicrobiana frente a bacterias extracelulares en las mucosas, incluyendo el intestino.

Existen pruebas evidentes de un origen mucoso de la inflamación tipo 3 en pacientes con espondilitis anquilosante. Las células de Paneth son una fuente importante de IL-23, que actúa sobre la respuesta IL-17-IL-22 innata y adaptativa local. Estas citocinas se consideran protectoras, ya que promueven la integridad del epitelio. La disbiosis microbiana influida por HLA-B27 podría provocar episodios inflamatorios en la mucosa y un aumento exagerado de la IL-23. Como consecuencia, las células inmunes de tipo 3 y la IL-23 migrarán hacia el tejido sinovial y la entesis, provocando una inflamación local y remodelado óseo mediante la producción, entre otras, de IL-22 e IL-17 por parte de linfocitos T.

Estrés biomecánico

Las entesis están sujetas a fuerzas de tensión biomecánicas repetitivas que se aplican durante el curso de la acción normal de los músculos, ligamentos y tendones. La carga mecánica de las fibras de colágeno en los tendones y ligamentos es detectada por los tenocitos, que generan una respuesta biológica para alterar la composición de la matriz extracelular del tejido circundante. En el estado descargado, las fibras de colágeno se rizan y los tenocitos reciben señales mínimas de estrés mecánico interno y externo. Las integrinas inactivas no forman complejos de adhesión focal y las integrinas activas no inician la mecanotransducción. Como resultado, los factores de transcripción mecánicos relacionados con el estrés se destruyen o no entran en el núcleo. El resultado es un programa catabólico para reducir la fuerza de los tenocitos y tendones en un esfuerzo por mantener la tensión homeostática.

A niveles fisiológicos de estrés mecánico, los mecanismos internos y externos de mecanotransducción están involucrados, lo que resulta en una mayor formación y activación de adherencias focales y la amortiguación del estrés mecánico interno. El factor de crecimiento transformante β (TGF-β) promueve un fenotipo de tenocito y la activación de la integrina, potencialmente a través de la proximidad de las integrinas y el receptor de TGF-β, mediado por la tenascina C.

La tensión mecánica excesiva da como resultado un daño de la matriz extracelular y una rápida pérdida de mecanotransducción en el tenocito. El resultado es la muerte celular y la liberación de patrones moleculares asociados al peligro y citocinas activadas por inflamasomas como IL-1β. Estas moléculas propagan la muerte celular en tenocitos adyacentes y promueven el reclutamiento de células proinflamatorias, que perpetúan el ciclo inflamatorio al liberar moléculas proinflamatorias como factor de necrosis tumoral (TNF), IL-6, IL-17 y prostaglandina E2.

PATOGÉNESIS

La patogénesis de la espondiloartritis es compleja y multifactorial. Se cree que esta enfermedad resulta de la interacción entre factores genéticos, ambientales y del sistema inmunológico.

Inflamación: eje interleucina-17 y 23 y factor de necrosis tumoral

La persistencia de estrés biomecánico en presencia de microtraumatismos, junto con la presencia de productos bacterianos, pueden convertir una respuesta de restauración fisiológica de la entesis en una respuesta inflamatoria.

En el año 2012, Sherlock *et al.* identificaron en ratones una nueva línea de células T (CD4−CD8−CD3+) presente en las entesis, las cuales pueden activarse de forma patológica por la mediación de la IL-23 a través de los receptores IL-23R presentes en dichas células. La unión de la IL-23 a su receptor IL-23R en estas células inducirá la producción de IL-17 y del TNF, lo que dará lugar a un proceso inflamatorio que, en el caso de las espondiloartritis, predominará en la entesis. Este modelo mostró que la sobreexpresión de IL-23 fue suficiente para provocar entesitis y enfermedad articular, así como remodelación ósea similar a la sucedida en la espondilitis anquilosante. Tales cambios óseos parecían depender de la presencia de estos linfocitos T CD4−CD8−CD3+, y no de los linfocitos Th17 como previamente se pensaba.

En experimentos posteriores, este mismo grupo demostró que la IL-23 es la encargada de promover la expresión de IL-17 e IL-22 en las células T entesíticas. Sin embargo, aunque estas interleucinas actúan de forma conjunta, su función es totalmente opuesta: la IL-17 produce erosión y pérdida ósea, mientras que la IL-22 es la citocina dominante y se encarga de la remodelación ósea y de la formación de hueso.

Por tanto, estos modelos proponen a la IL-23 como la promotora de la activación de las células linfoides y la posterior producción de IL-17 y TNF.

El TNF es una citocina producida en su mayoría por macrófagos activados, pero también por monocitos, fibroblastos, mastocitos y células *natural killer*, que desempeña un papel clave en la respuesta inflamatoria frente a virus, bacterias y parásitos. El TNF se une a su receptor, localizado en la superficie de las células somáticas, y su estimulación incrementa la inflamación e induce la destrucción tisular por mediación de las proteinasas de matriz extracelular.

El papel del TNF en el desarrollo y la perpetuación de la inflamación en las espondiloartritis es fundamental, como demuestra la gran eficacia de los tratamientos bloqueadores del TNF en estos pacientes. Además, modelos de animales con sobreexpresión de TNF, muestran una sinovitis destructiva que imita a la artritis reumatoide, así como una sinovitis en articulaciones sacroilíacas, entesitis e inflamación intestinal, similares a la expresión fenotípica de la espondiloartritis en humanos. Sin embargo, aún se desconoce con certeza el funcionamiento de esta vía inflamatoria en las espondiloartritis. Parece ser que el TNF actúa en estos pacientes de forma similar a como lo hace en la artritis reumatoide: el TNF desencadena la cascada intracelular de activación transcripcional de la expresión de numerosos genes proinflamatorios, que induce el reclutamiento celular desde el torrente circulatorio y su acumulación e interacción local. Del efecto de estos factores resulta la producción de enzimas que degradan la matriz del cartílago y la diferenciación de osteoclastos desde células mononucleares precursoras, que destruyen el hueso y el cartílago adyacente.

Producción de interleucina-17 independiente de interleucina-23

El hecho de que los fármacos inhibidores de la IL-23 no sean eficaces en el ámbito axial en las espondiloartritis y sí lo sean los inhibidores de la IL-17 hizo pensar en la existencia de un mecanismo de producción de IL-17 independiente de la IL-23 en las entesis axiales. De hecho, recientemente Cuthbert *et al.* demostraron la presencia de una población de células T que no poseen IL-23R y que, sin embargo, producen IL-17A sin necesidad de señalización por la IL-23 en las entesis axiales. Posteriormente, se demostró que estos linfocitos T predominantes en las entesis axiales pueden producir IL-17A a partir del estímulo de la IL-6, TGF-β y de la IL-1. Este hallazgo indica la existencia de procesos fisiopatológicos diferentes entre las entesis axiales y las periféricas.

DAÑO ESTRUCTURAL. NEOFORMACIÓN ÓSEA

Las espondiloartritis axiales se caracterizan, además de por la destrucción articular, por la osteoproliferación vertebral. En estos pacientes aparece una osificación endocondral de las entesis fibrocartilaginosas, que comienza en el interior del cartílago como una lesión inflamatoria microscópica localizada en las inserciones tendinosas y asociada con un defecto erosivo en el hueso cortical adyacente. El proceso inflamatorio continúa con una fase de curación, en cuya cicatriz se forma el nuevo hueso, que tiende a rellenar el defecto en el hueso erosionado y así une el hueso más profundo con el extremo erosionado del ligamento y forma una nueva entesis por encima del nivel original de la superficie cortical. Por tanto, el resultado final de la curación es una prominencia ósea irregular, con esclerosis del hueso esponjoso adyacente.

La neoformación ósea es el sello distintivo de las EspA y es consecuencia de la proliferación de precursores mesenquimatosos, su diferenciación y maduración a líneas celulares osteoblásticas. Paradójicamente, en la zona vertebral, a pesar de la presencia de osificación en las entesis de los diferentes ligamentos intervertebrales que, en muchos casos, condiciona una anquilosis vertebral, en los cuerpos vertebrales, se produce una osteoporosis causada por la degradación del hueso trabecular.

Se han descrito varios mecanismos de formación ósea. En uno de estos mecanismos, la formación de hueso endocondral se produce en la entesis, donde las células progenitoras mesenquimatosas se diferencian en condrocitos, que construyen un «molde» de cartílago en la que los condrocitos se diferencian a condrocitos hipertróficos y son reemplazados por osteoblastos, que maduran y reemplazan progresivamente el molde por hueso maduro.

Otros mecanismos incluyen la formación ósea directa o membranosa, en la cual las células progenitoras se diferencian en osteoblastos que sintetizan proteínas de la matriz ósea, como el colágeno de tipo I y la osteocalcina, que se mineralizan tras su deposición. Un último proceso descrito es el de la metaplasia condroide, que presenta células del tipo de los condrocitos en una matriz calcificada.

Las moléculas y mecanismos implicados en la neoformación ósea en EspA han sido estudiados en modelos murinos (ratón DBA/1) y demuestran la implicación, fundamentalmente, de la vía de las proteínas morfogenéticas del hueso y la vía WNT, aunque es posible que intervengan otros mecanismos, como la vía de las proteínas Hedgehog, los factores de crecimiento fibroblástico y la vía de señalización del péptido similar a la hormona paratiroidea. Además, citocinas inflamatorias, como TNF-α e IL-17, se asocian tanto con inflamación como con erosión mediante la activación de osteoclastos y estimulan células mesenquimatosas que secretan enzimas que degradan el cartílago. Las proteínas de la familia de la vía WNT están implicadas en la osteoblastogénesis y reguladas, en parte, por respuestas inflamatorias. Algunos autores defienden que una regulación alterada de esta vía puede estar implicada en las EspA.

La activación de la vía canónica WNT, a través de su mediador, la β-catenina, estimula la formación directa de hueso y la actividad de los osteoblastos. DKK1 es un inhibidor endógeno de la vía WNT que media la actividad osteoclástica erosiva por inhibición de la vía RANKL-osteoprotegerina. En pacientes con EspA, los niveles de DKK1 y de esclerostina, otro inhibidor natural de la vía WNT, se correlacionan de forma inversa con la progresión radiográfica.

Diarra *et al.* demostraron que el bloqueo de DKK1 en ratones transgénicos que expresan TNF humano estimulaba la vía WNT y provocaba un cambio en el modelo de artritis, que pasaba de un fenotipo destructivo a otro neoformativo. Por tanto, la estimulación de esta vía aumenta la actividad osteoblástica y favorece la anquilosis. La evidencia actual indica que la formación de hueso endocondral fisiológico es estimulada por las proteínas morfogenéticas del hueso, las cuales intervienen en que las células progenitoras se diferencien a condrocitos. La vía WNT desempeña un papel de apoyo en relación con las proteínas morfogenéticas del hueso. Sin embargo, algunos WNT tienen un efecto negativo sobre la diferenciación temprana de condrocitos. En presencia de inflamación, el TNF puede estimular la señalización de proteínas morfogenéticas del hueso, pero también la expresión de DKK1, que actúa como antagonista de la vía WNT. El equilibrio entre la señalización de TNF, proteínas morfogenéticas del hueso y WNT determina el inicio y la progresión de la anquilosis.

El TNF-α es inductor de DKK1, por lo que no es raro pensar que la terapia anti-TNF, al inhibir aún más la producción de DKK1, facilite la estimulación de las proteínas WNT y la formación de hueso, lo que justificaría que estos fármacos no tengan efecto en la osteoproliferación. Hacen falta estudios a largo plazo para aclarar estas hipótesis. Otras vías moleculares, como la vía de las proteínas Hedgehog, también han demostrado en modelos murinos de artritis que su activación crónica en los condrocitos en la columna puede desencadenar anquilosis. Asimismo se ha señalado que las adipocinas sintetizadas en el tejido adiposo, como la leptina y la adiponectina, pueden estar implicadas en la neoformación ósea.

EVALUACIÓN CLÍNICA Y DE IMAGEN

Además de la afectación de la columna, también cabe encontrar afectación de otras articulaciones, como artritis de articulaciones periféricas, en especial de las articulaciones de miembros inferiores, como las caderas, las rodillas y los pies, y aparición de dactilitis. Incluso, pueden presentar manifestaciones extraarticulares, como uveítis anterior aguda, psoriasis y enfermedad inflamatoria intestinal; u otras más infrecuentes, como afectación neurológica, insuficiencia aórtica y anomalías de la conducción cardíaca, fibrosis de lóbulos pulmonares superiores, nefropatía e incluso amiloidosis secundaria.

Artritis periféricas

Aunque la afectación axial es la más frecuente y típica, también aparece dolor, tumefacción y rigidez de articulaciones periféricas hasta en un tercio de los pacientes. Según diversas cohortes, se ha observado que pacientes con EspA con una media de duración de la enfermedad de 18 años, casi el 56,9% presentan artritis periférica a lo largo de su evolución y sinovitis, el 21,3%. Este porcentaje fue menor (38 %) en cohortes con una duración de los síntomas de menos de 10 años, y solo del 15% en el momento de inicio de la enfermedad.

Habitualmente se trata de una artritis de inicio agudo no erosiva ni deformante con afectación monoarticular u oligoarticular asimétrica, que compromete predominantemente las articulaciones de los miembros inferiores, como contraposición a la artritis reumatoide, cuya afectación tiene un patrón poliarticular, simétrico, crónico y destructivo.

La afectación de las articulaciones axiales, incluidos los hombros y las caderas, es más frecuente en la espondilitis anquilosante que el compromiso de articulaciones más distales. La afectación de la cadera aparece hasta en el 40% de los pacientes, suele ser bilateral, muy habitual en las formas de inicio juvenil y conlleva un peor pronóstico. El dolor inguinal es la manifestación clínica más típica, aunque a veces el dolor se irradia a la cara anterior del muslo e incluso hasta la rodilla.

El dolor torácico anterior es otra manifestación relativamente frecuente en estos pacientes. Ocurre como consecuencia de la afectación de articulaciones condroesternales, esternoclaviculares o del manubrio esternal. Estos síntomas aumentan con los movimientos respiratorios, sobre todo con la inspiración profunda, la tos o el estornudo. En la exploración física se encuentra tumefacción local, dolor a la palpación e incluso crepitación de la articulación afecta. La afectación de las articulaciones de la pared torácica anterior se suele acompañar de compromiso axial grave, con anquilosis de sacroilíacas, «caña de bambú» y afectación de interapofisarias posteriores.

> La artritis en la EspA suele ser de inicio agudo no erosiva ni deformante, con afectación monoarticular u oligoarticular asimétrica, que compromete sobre todo las articulaciones de los miembros inferiores.

Entesitis

La *entesis* es la unión de un tendón, cápsula articular, ligamento o fascia muscular a un hueso. Comprende la estructura insertada y el hueso en el que se inserta. El término *entesopatía* se utiliza para designar cualquier cambio patológico en la entesis, mientras que *entesitis* indica la presencia de cambios inflamatorios. La participación de la entesis en la patogenia de las espondiloartritis fue descrita por Ball hace 30 años, sin embargo, hasta el desarrollo de novedosas técnicas de imagen como la RM o la ecografía, no se le ha prestado demasiada atención.

> La inflamación aguda de las entesis se denomina entesitis y es la manifestación principal y muy específica de la espondilitis anquilosante y de las espondiloartritis en general; afecta fundamentalmente a la columna vertebral y las zonas periféricas, como los talones, las crestas ilíacas y el trocánter mayor.

La inflamación crónica de las entesis produce fibrosis, osificación y formación de hueso nuevo, provoca la pérdida de movilidad del tronco y rigidez progresiva del paciente, conocida como *anquilosis*.

En la columna, la inflamación de las entesis ocurre en las zonas de unión de ligamentos y cápsulas, así como en articulaciones costotransversas, costovertebrales y discovertebrales. La entesitis causa dolor, rigidez y limitación funcional en articulaciones axiales y sacroilíacas.

También puede afectar zonas esqueléticas extraaxiales. La más común es la inserción de la fascia plantar y el tendón de Aquiles en el calcáneo, que produce talalgia y limitación de la movilidad. El espolón calcáneo provocado por fascitis plantar se visualiza radiológicamente tras varios meses de inflamación local. Otros sitios que pueden verse afectados son la tuberosidad anterior de la tibia, las tuberosidades isquiáticas, la inserción de los aductores en el fémur y las articulaciones costocondrales.

Índice de entesitis de Mander/Newcastle

Con el índice de Mander/Newcastle Enthesitis Index (MEI), se evalúan 66 sitios, con un rango de medición de 0 a 3 en cada sitio, basado en la respuesta a la palpación. La puntuación es: 0: no hay dolor; 1: dolor leve; 2: dolor moderado; 3: contrae o retira. El resultado surge de la sumatoria de todos los puntos, y va de 0 a 90.

Son limitaciones de este índice que:

- Presenta un gran número de sitios a examinar.
- Consume mucho tiempo.
- Se superpone con muchos puntos de fibromialgia.

- El sistema de puntaje de 0-3 contribuye a la inconsistencia intraobservdor e interobservador.
- No se ha evaluado su confiabilidad o grado de respuesta.

Índice de entesitis de espondilitis anquilosante de Maastricht

El índice para la valoración MEI publicado por Mander en 1987, posteriormente fue modificado y reducido en el índice de entesitis de espondilitis anquilosante de Maastricht (*Maastricht Ankylosing Spondylitis Enthesitis Score* [MASES]). El elevado número de entesis valorado por el MEI lo hace difícil de aplicar en la práctica clínica habitual. Para intentar simplificar este aspecto, se desarrolló el índice MASES, que evalúa 13 entesis y solo tiene en cuenta la presencia de dolor (1 punto) o su ausencia (0 puntos). El rango de la puntuación es de 0 a 13.

Los sitios de entesis que evalúa el índice MASES son:

- Primeras articulaciones costocondrales bilaterales.
- Séptimas articulaciones costocondrales bilaterales.
- Espinas ilíacas posterosuperiores bilaterales.
- Espinas ilíacas anterosuperiores bilaterales.
- Crestas ilíacas bilaterales.
- Inserción proximal de ambos tendones de Aquiles.
- Proceso espinoso de la quinta lumbar.

La reducción de los sitios de entesitis lo hace más aceptable para su uso en la práctica diaria en la evaluación de la entesitis en la espondilitis anquilosante; posiblemente, también será aplicable a las distintas espondiloartritis.

Existe un MASES modificado para artritis psoriásica, que evalúa 15 sitios de entesis. Este agrega las inserciones de ambas fascias plantares, derecha e izquierda. En este caso, el rango de puntuación va de 0 a 15.

Spondyloarthritis Research Consortium of Canada (Consorcio de Investigación de Espondiloartritis de Canadá)

En la escala Spondyloarthritis Research Consortium of Canada (SPARCC), la selección de los sitios se determinó de acuerdo con los puntos más frecuentemente comprometidos en la práctica diaria y en estudios por imágenes (*power*-Doppler o Doppler-energía y RM). El sistema de puntuación es idéntico al MASES y el rango de puntuación va de 0 a 16. Las entesis que se evalúan son las siguientes:

- Ambos tendones de Aquiles.
- Inserción de ambas fascias plantares en el calcáneo.
- Inserción del tendón patelar en la base de ambas patelas.
- Inserción de cuádriceps en el borde superior de ambas patelas.
- Inserción del supraespinoso en la tuberosidad mayor del húmero.
- Epicóndilos laterales.
- Epicóndilos mediales.

Índice de entesitis de Leeds

En el índice de entesitis de Leeds (*Leeds Enthesitis Index* [LEI]) consideraron también los sitios comprometidos con más frecuencia, que fueron seis.

Estos sitios son:

- Tendón de Aquiles (bilateral).
- Epicóndilo lateral de codo (bilateral).
- Cóndilo medial de la rodilla (bilateral).

 Existen cuatro índices para evaluar las entesis: Mander/MEI, MASES, Spondyloarthritis Research Consortium of Canada (SPARCC) y el LEI.

Dactilitis

La dactilitis, también llamada dedo «en salchicha», se considera uno de los signos diferenciales propios de las espondiloartritis y, sobre todo, de la artropatía psoriásica. Se define como una tumefacción difusa de un dedo (de la mano o del pie).

Esta inflamación global del dedo puede impedir valorar, en ocasiones, si presenta o no sinovitis de las articulaciones pequeñas. Puede ser aguda (acompañada de los clásicos signos inflamatorios) o crónica (habitualmente indolora). Puede afectar a uno o varios dedos a la vez, incluso simultáneamente a manos y pies de forma asimétrica.

Su incidencia real es difícil de valorar pues varía dependiendo de las distintas series. En el registro español REGISPONSER de pacientes con espondiloartritis, casi el 12% de los pacientes la han presentado en algún momento de la evolución de la enfermedad y en el 4% ha sido la manifestación inicial. Considerando el tipo de enfermedad, la artritis psoriásica es la que la presenta con mayor frecuencia, tanto en formas iniciales como en su evolución.

En cuanto a la patogenia, en un principio se pensó que la dactilitis era consecuencia de sinovitis de pequeñas articulaciones de los dedos, acompañada de tenosinovitis de los flexores. Sin embargo, la artritis simultánea de las tres articulaciones del dedo afecto (metacarpofalángica o metatarsofalángica, interfalángica proximal e interfalángica distal) no podría explicar por sí sola este fenómeno, ya que produciría una tumefacción local en esas tres articulaciones, más que producir una tumefacción difusa del dedo afecto. Además, al explorar el dedo inflamado se produce dolor a la palpación del recorrido de los tendones flexores.

El índice de dactilitis de Leeds (LDI) es una medida cuantitativa, más objetiva, para medir la dactilitis, para lo que se usa un instrumento conocido como *dactilómetro*. En este método se miden: la circunferencia del dedo afectado, la circunferencia del contralateral y el dolor en los 20 dedos.

El método de aplicación consiste en lo siguiente:

- Marcar qué dedos están afectados en un dibujo que muestra los dedos de las manos y los pies.
- Medir las circunferencias de los dedos afectados y los contralaterales alrededor de la falange proximal, bien con una cinta métrica o, mejor aún, con un dactilómetro. Si el contralateral también está afectado, se compara con la información de la tabla de referencia. Una diferencia en la circunferencia del dedo ≥ 10 % se usa para definir un dedo con dactilitis. El valor total más alto se asocia con peor dactilitis.

- Palpar el dedo afectado con una presión moderada y establecer el puntaje de la respuesta: 0 (no dolor); 1 (dolor); 2 (dolor y contraer); 3 (dolor y retirar).

Una modificación posterior del LDI básico reemplazó el puntaje del dolor por uno que solo refleja la presencia o ausencia de dolor, 1 o 0, respectivamente.

Afectación axial

La sintomatología axial predominante en la espondilitis anquilosante se ha descrito en el apartado anterior (v. Apartado *Daño estructural. Neoformación ósea*). En este apartado se describen los hallazgos en imagen más frecuentes y característicos que ayudan al diagnóstico.

Radiografía (sacroilíacas y columna)

De entre las técnicas de imagen disponibles, la radiología convencional permanece como una herramienta esencial, dado que la presencia de sacroiliitis en la radiografía convencional es una característica clave con valor diagnóstico en las EspA, incluida en los criterios del Grupo Europeo para el Estudio de las Espondiloartritis o los de Amor, debido a su especificidad (75-80 %) y sigue siendo el criterio de referencia.

La radiografía es habitualmente la primera exploración que se efectúa, dado su reducido coste, facilidad de realización y amplia disponibilidad. Sin embargo, presenta gran variabilidad interobservador e intraobservador, ya que algunas variaciones anatómicas pueden simular erosiones y, a veces, la superposición de estructuras abdominales dificulta la visualización de las articulaciones.

> **!** A pesar de ello, la radiografía sigue siendo la técnica principal para el diagnóstico de la espondilitis anquilosante y para el seguimiento evolutivo de lesiones crónicas en las EspA en la práctica clínica.

Estas premisas quedan reflejadas en las recomendaciones de la European League Against Rheumatism (EULAR) para el uso de la imagen en el diagnóstico y manejo de las EspA en la práctica clínica. La lesión radiológica más precoz y característica de la espondilitis anquilosante es la sacroilitis. Típicamente es bilateral y simétrica, aunque en fases iniciales puede ser unilateral. La sacroilitis se clasifica en cinco grados (**Fig. 29-1**; **Tabla 29-1**).

La radiografía refleja daños estructurales establecidos, en lugar de inflamación activa, lo que indica que tiene una sensibilidad relativamente pobre en pacientes con enfermedad temprana.

En la columna vertebral, la lesión característica es la erosión de los extremos anteriores de las plataformas vertebrales, por entesitis en la zona de inserción del anillo fibroso discal en el cuerpo vertebral (signo de Romanus). La erosión borra los extremos de la concavidad de la cara anterior del cuerpo vertebral y le confiere una imagen en cuadrado (*squaring*). Con el tiempo, la osificación reactiva invade las fibras más externas del anillo fibroso discal y tiende a formar un puente entre dos vértebras contiguas, que se denomina *sindesmofito* (**Fig. 29-2**). En fases avanzadas de la enfermedad se apreciarán sindesmofitos a lo largo de toda la columna, que adopta un contorno en «caña de bambú» (**Fig. 29-3**). Las articulaciones interapofisarias posteriores también se pueden afectar a lo largo de toda la columna, aunque esta lesión es más característica en la columna cervical.

Tabla 29-1. Clasificación de la sacroilitis	
Grado 0	Sacroilíaca normal
Grado I	Ensanchamiento de la interlínea
Grado II	Esclerosis marginal e irregularidades del contorno articular por erosiones de los bordes articulares
Grado III	Esclerosis marginal, inicio de puentes óseos
Grado IV	Anquilosis o fusión de la articulación

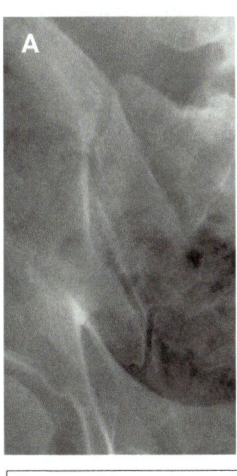 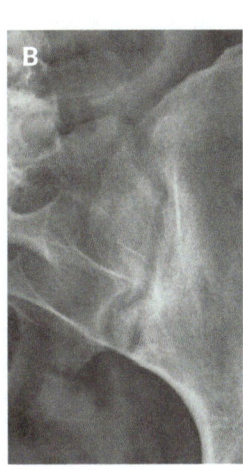 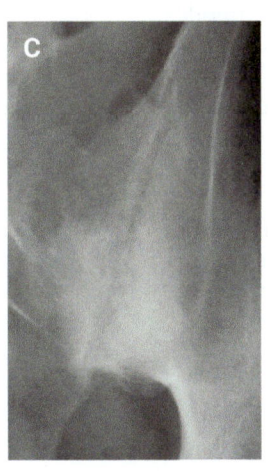 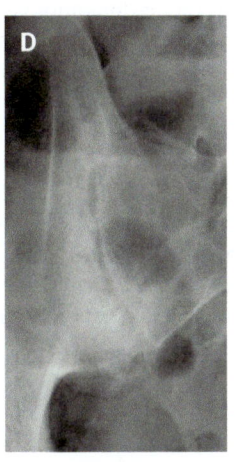 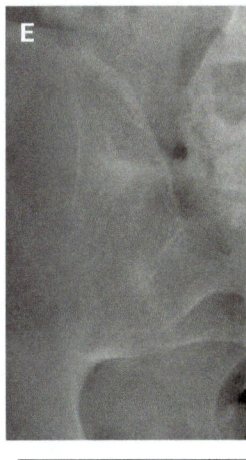

Grado 0 | Grado I | Grado II | Grado III | Grado IV

Figura 29-1. La sacroilitis se valora en cinco grados. **A)** Grado 0: sacroilíaca normal. **B)** Grado I: ensanchamiento de la interlínea. **C)** Grado II: esclerosis marginal e irregularidades del contorno articular por erosiones de los bordes articulares. **D)** Grado III: esclerosis marginal, inicio de puentes óseos. **E)** Grado IV: desaparición del espacio articular por anquilosis.

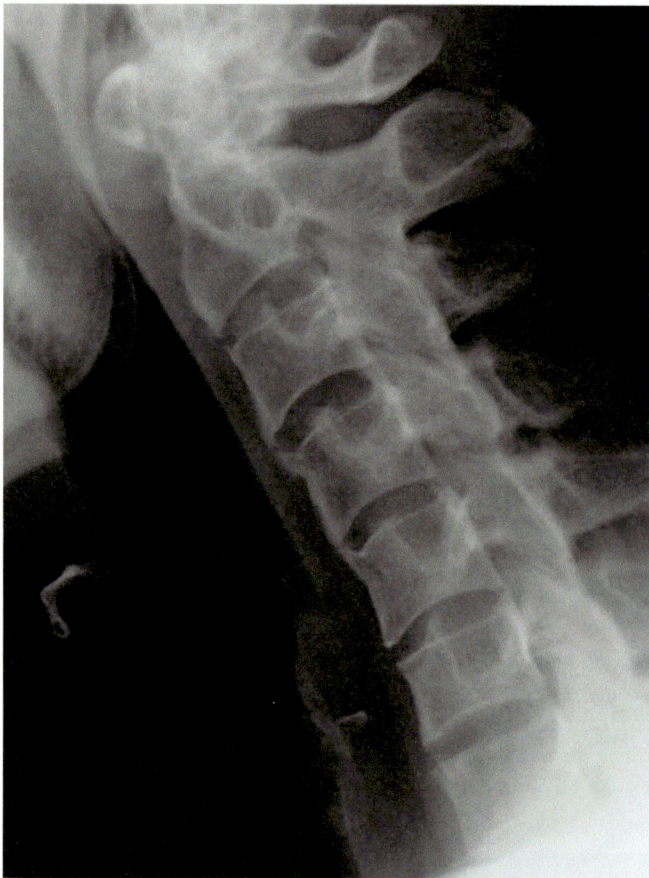

Figura 29-2. Radiografía lateral de columna cervical en la que se aprecia la formación de sindesmofitos con orientación vertical.

Desde un punto de vista radiológico, la artritis periférica de la espondilitis anquilosante se diferencia de la artritis reumatoide en la asimetría, en una menor osteoporosis yuxtaarticular, en menos erosiones y en mayor tendencia a la anquilosis. La entesitis calcánea con erosiones y esclerosis es frecuente, aun en ausencia de síntomas.

En la actualidad hay tres métodos diseñados y validados para valorar el daño estructural en la espondilitis anquilosante basados en imágenes obtenidas por radiografías convencionales: el *Bath Ankylosing Spondylitis Radiology Index* (BASRI), el *Stoke Ankylosing Spondylitis Spine Score* (SASSS) y *Modified Stroke Ankylosing Spondylitis Spine Score* (m-SASS). Se describen a continuación de forma breve cada uno de estos métodos:

- BASRI: en 1998, Mckay *et al.* describieron el BASRI, como es conocido actualmente. Inicialmente incluía una evaluación de la región espinal y de sacroilíacas y posteriormente se añadió la cuantificación del daño en las caderas para constituir el BASRI total (BASRI-t).
- SASSS: fue descrito en 1991 por Taylor *et al.* y consiste en un método más detallado que evalúa las partes anterior y posterior de la columna lumbar.
- M-SASS: en 2005 Creemers *et al.* desarrollaron el *Modified Stoke Ankylosing Spondylitis Spine Score* (m-SASSS o SASSS modificado), que valora, además de la columna lumbar, la columna cervical mediante una radiografía simple lateral de dichos segmentos vertebrales.

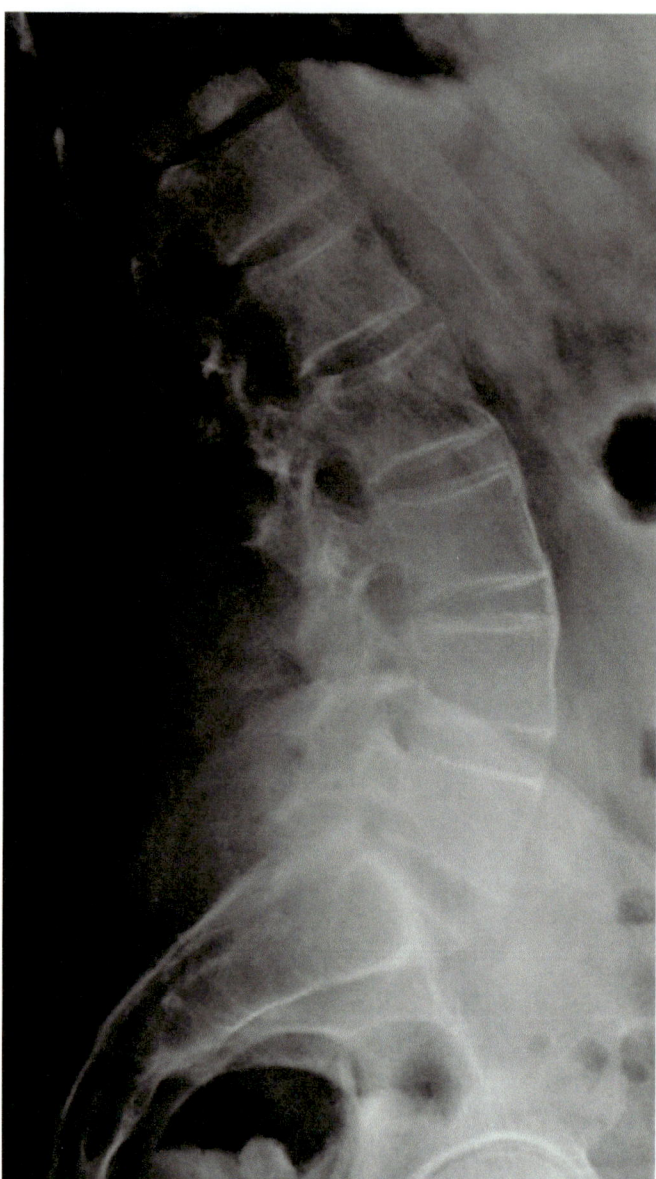

Figura 29-3. Radiografía lateral de columna lumbar con aspecto de columna en «caña de bambú».

Estos tres índices (BASRI, SASSS, mSASSS) han sido valorados por expertos en el trabajo de Wendling *et al.*, quienes llegaron a las conclusiones siguientes:

- En la columna, el SASSS y el mSASSS son más sensibles al cambio que el BASRI.
- La radiología anteroposterior de columna lumbar no aporta nada nuevo para valorar la progresión de la enfermedad.
- Los tres índices se correlacionan bien con los parámetros de movilidad espinal y con el *Bath Ankylosing Spondylitis Functional Index* (BASFI) y muestran un acuerdo intraobservador e interobservador bueno.

Resonancia magnética (sacroilíca y de columna)

Tanto la radiografía como la tomografía axial tienen baja sensibilidad en estadios precoces de la enfermedad, ya que solo detectan lesiones estructurales consecuencia de la inflamación continua o fluctuante, y estos daños requieren años de inflamación y, por tanto, de síntomas, antes de ser visibles radiológicamente. Desde la aparición de los primeros síntomas pueden pasar entre 6 y 9 años hasta que se detectan cambios estructurales radiográficos; además solo el 25-35 % de los pacientes presenta sacroilitis tras 10 años desde el inicio de la enfermedad, lo cual conlleva un importante retraso diagnóstico. Usando los criterios clásicos, se calcula que existe un retraso en el diagnóstico de 4 a 9 años.

Así, se hace necesario el uso de otras técnicas para establecer un diagnóstico precoz en fases iniciales de la enfermedad, ya que este aspecto es el principal factor pronóstico en la progresión de la enfermedad y en la respuesta al tratamiento.

> **!** Actualmente, se considera que la RM es la técnica de imagen más relevante en el diagnóstico de sacroilitis precoz.

Hay evidencia de la utilidad de la RM para detectar inflamación de tejidos blandos, en la médula ósea de la columna vertebral y en sacroilíacas, de forma precisa y precoz. La mayoría de las anomalías se detectan con una combinación de secuencias T1 para medir el daño estructural crónico y la recuperación de inversión de tiempo breve (*short tau inversion recovery* [STIR]) y T1 tras la administración de contraste intravenoso de gadolinio, efectivas para detectar signos de inflamación aguda, aunque actualmente está en desuso el contraste, dado que aumenta el tiempo y el coste de la exploración y aporta pocas ventajas sobre la secuencia STIR. La secuencia T1 es de utilidad para detectar lesiones crónicas, tales como erosiones, esclerosis y proliferación ósea, acumulación de grasa en la médula ósea e irregularidades de la superficie articular, mientras que la secuencia STIR es eficaz para detectar lesiones agudas (v. **Tabla 10-5**).

De forma general, hay que saber lo siguiente:

- Los cambios inflamatorios activos se visualizan mejor con la secuencia STIR, T2 con saturación grasa y T1 ponderadas con saturación grasa y contraste con gadolinio (T1-Gd-SG), aunque esta última es más costosa y añade pocas ventajas sobre el uso de STIR.
- Los cambios crónicos, como la degeneración grasa o las erosiones, se ven mejor en secuencias T1.
- Las zonas más estudiadas son las articulaciones sacroilíacas y la columna vertebral.
- En sacroilíacas: se usan cortes semicoronales a lo largo del eje mayor del hueso sacro, en secuencias T1, T2 y STIR.

La RM se ha convertido en una herramienta diagnóstica fundamental en la EspAax, ya que se considera la mejor técnica para la detección de lesiones agudas en el esqueleto axial. Su empleo ha sido la mayor contribución, en los últimos años, en la comprensión del curso de esta enfermedad. Esto ha conducido a que, en los nuevos criterios de la Assessment of SpondyloArthritis International Society (ASAS) para la clasificación de EspA de predominio axial, constituya uno de los brazos de ingreso a los criterios (brazo

de imágenes). Además, la cuantificación de inflamación en RM se ha convertido en uno de los parámetros de desenlace en los ensayos clínicos.

La RM como herramienta diagnóstica presentaba el 90 % de sensibilidad y especificidad, con un *razón de verosimilitud* de 9 para el diagnóstico temprano de EspAax, pero una sensibilidad limitada para la detección de inflamación de bajo grado (32-50 %). Además, la RM tiene también un papel en la monitorización de la enfermedad, fundamentalmente para valorar la respuesta al tratamiento biológico, para el que se ha demostrado su utilidad.

Lambert considera que esta definición es sólida para la clasificación de pacientes con EspA, que hay que evaluar las lesiones usando simultáneamente las secuencias T1 y STIR y que la evaluación de daños crónicos, como la presencia de erosiones, puede aumentar la confianza para el diagnóstico de la enfermedad, pero no hay datos concluyentes para añadir este tipo de lesiones a la definición y propone que se busquen solo si existen lesiones inflamatorias dudosas.

La introducción de los criterios de la ASAS de 2009 dio lugar al advenimiento de un nuevo término: EspAax no radiográfica, la cual corresponde a pacientes con EspAax, pero con ausencia de sacroilitis radiográfica. Esta condición admite pacientes con presencia o no de *HLA-B27* y con signos de inflamación activa en la RM o no. Vale decir que la condición es poseer al menos uno de estos elementos en ausencia de lesión radiológica. En este contexto, cabe destacar que la RM es una herramienta fundamental a la hora de clasificar a los pacientes sin daño radiológico.

Hay que aclarar que la EspAax no radiográfica no se trata solo de un estado temprano de la enfermedad, ni tampoco de un estadio prerradiográfico. Los pacientes clasificados bajo este concepto pueden permanecer en este estadio en forma indeterminada o bien progresar a un estadio radiográfico, cumpliendo criterios de Nueva York. Está comprobado que, independientemente de la progresión o no a estadios radiológicos, el impacto en la actividad de la enfermedad y en la calidad de vida es el mismo. Es conocido que el sexo masculino, niveles elevados de proteína C-reactiva y la positividad de *HLA-B27* son los factores que predisponen a la progresión del estadio no radiográfico al radiográfico.

> **** La secuencia T1 es de utilidad para detectar lesiones crónicas, mientras que la secuencia STIR es eficaz para detectar lesiones agudas.

Hallazgos en la resonancia magnética de sacroilíacas

Con el fin de establecer criterios comunes para diagnosticar la sacroilitis mediante RM, el grupo ASAS/Outcome Measures in Rheumatology Network (OMERACT) estudió los signos de EspA descritos en los estudios de RM y estableció cuáles eran necesarios para diagnosticar una sacroilitis asociada a EspA. Las lesiones detectadas en las articulaciones con la RM se clasificaron en dos grandes grupos: lesiones inflamatorias agudas y lesiones estructurales.

Lesiones inflamatorias. Se definieron cuatro tipos: edema óseo y osteítis, sinovitis, entesitis y capsulitis, pero solo el edema óseo y la osteítis son indispensables para el diagnóstico de sacroilitis activa.

El edema óseo y la osteítis (**Fig. 29-4**) son muy sugestivos de sacroilitis activa. El *edema óseo* se detecta hasta en el 90 % de los pacientes con EspA, si bien puede encontrarse en otras enfermedades y entre el 2,6 % y el 20 % en los pacientes sanos.

> ❗ El edema se define como una hiperintensidad de señal en STIR, frecuentemente es hipointenso en secuencias potenciadas en T1.

El realce en secuencias T1 con supresión grasa tras inyectar gadolinio intravenoso refleja un aumento de la vascularización y la perfusión reactiva a la inflamación, que se denomina *osteítis*.

Para diagnosticar la sacroilitis, se estableció por consenso que un área de edema óseo o de osteítis debería estar presente en al menos dos cortes consecutivos, pero si existiera más de un foco, un solo corte sería suficiente, independientemente de su tamaño, en ambos casos. Aunque la afectación ósea es normalmente periarticular (médula ósea subcondral), los criterios de la ASAS no establecen requisitos en cuanto a la distribución de las lesiones.

Se han definido criterios de RM positiva tanto para hallazgos agudos como para cambios crónicos. La RM es sensible para detectar un edema de médula ósea y erosiones no visibles en la radiografía. El edema de médula ósea se manifiesta como imágenes hipointensas en T1 e hiperintensas en STIR, reflejo de la presencia de infiltrado inflamatorio articular tanto en sacroilíacas como en la columna. El grupo de la ASAS ha incluido la RM de sacroilíacas como uno de los brazos de entrada en los nuevos criterios de clasificación, y se han definido los hallazgos en sacroilíacas indicativos de EspA (RM positiva), según los criterios de clasificación de la EspAax, ya explicados. Así, en las articulaciones sacroilíacas cabe observar capsulitis, sinovitis, entesitis y osteítis. Se observan como lesiones inflamatorias en STIR (hiperintensidad). Se considera RM positiva cuando se detectan lesiones inflamatorias hiperintensas de edema de médula ósea u osteítis de localización típica (médula ósea subcondral o periarticular) en secuencia STIR, al menos en dos cortes consecutivos o más de una lesión en el mismo corte.

Lesiones estructurales. Existen cuatro tipos de lesiones que reflejan un daño estructural, previa afectación inflamatoria de las articulaciones: esclerosis subcondral, erosión, depósito de médula ósea grasa periarticular y puentes óseos o anquilosis:

- La esclerosis subcondral se definió como focos o áreas con baja intensidad o vacío de señal en todas las secuencias, sin captación en las secuencias con gadolinio. La esclerosis atribuible a una EspA debe extenderse al menos 5 mm desde el espacio articular, porque en los sujetos sanos pueden observarse focos pequeños de esclerosis.
- Las erosiones aparecen como defectos óseos de la superficie articular, hipointensos en T1 e hiperintensos en STIR si están activas. Inicialmente aparecen como lesiones aisladas y, al confluir, producen un «seudoensanchamiento» articular.
- El depósito de médula ósea grasa periarticular se considera una lesión crónica en las EspA porque se observa característicamente en zonas en las que se localizan las lesiones inflamatorias activas. Su base anatomopatológica no es conocida por completo. Se caracteriza como un aumento de la intensidad de señal en secuencias T1. Es un hallazgo inespecífico que aparece hasta en el 27 % de los sujetos sanos.
- Los puentes óseos o anquilosis se muestran hipointensos en todas las secuencias, en ocasiones rodeadas por depósitos de médula ósea grasa. Al principio aparecen «brotes óseos» que se enfrentan, que con el tiempo confluyen formando puentes y finalmente aparece la anquilosis con fusión ósea, borrándose el espacio articular.

Hallazgos en la resonancia magnética de columna

La RM de columna vertebral ha sido menos estudiada que la de sacroilíacas y no forma parte de ningún grupo de criterios de clasificación o diagnóstico de EspA. Sin embargo, no se debe olvidar que existe un 10-30 % de pacientes que no tienen lesiones activas en las sacroilíacas y sí en la columna. El lugar de aparición de las lesiones en los cuerpos vertebrales son los ángulos vertebrales anteriores (signo de Romanus), los posteriores, los platillos vertebrales adyacentes al disco (signo de Andersson), articulaciones facetarias, pedículos, articulaciones costovertebrales o la entesis de los ligamentos

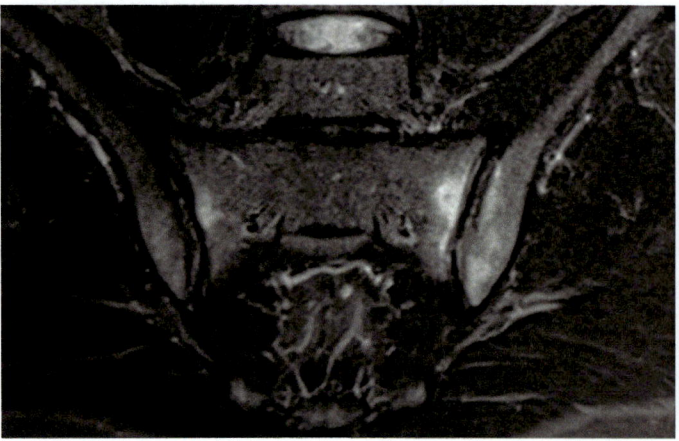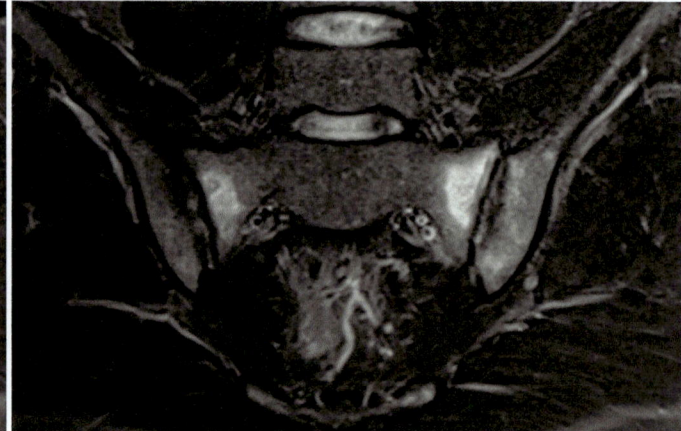

Figura 29-4. Edema óseo yuxtaarticular bilateral sugestivo de sacroilitis activa.

supraespinoso, interespinoso o amarillo. Estos hallazgos no son patognomónicos y pueden aparecer en otras patologías, como en discoartrosis, espondilodiscitis séptica, enfermedad de Paget, enfermedad de Scheuermann, metástasis óseas o hiperostosis idiopática difusa.

La mayoría de las lesiones activas de la columna vertebral en EspA se ven en el hueso, por lo general relacionadas con las estructuras entésicas en el disco intervertebral y corresponden a edema de médula ósea. Otros hallazgos son la presencia de sinovitis y edema óseo en las articulaciones interapofisarias, costovertebrales y costotransversas.

El consenso del grupo de la ASAS con respecto a los hallazgos en columna se resume de la siguiente forma:

- La espondilitis anterior y posterior (lesiones inflamatorias de las esquinas vertebrales) son típicas de EspAax (**Fig. 29-5**).
- La espondilitis anterior y posterior en más de tres sitios es muy sugerente de EspAax, especialmente en el grupo de edad más joven.
- La espondilodiscitis (lesiones inflamatorias de placa terminal, no lesiones inflamatorias en esquinas) se produce con frecuencia, pero su especificidad es baja, ya que las lesiones degenerativas tienen un aspecto similar.
- Otras lesiones inflamatorias (facetas articulares, costovertebrales) pueden ser más específicas, pero no están tan bien estudiadas.
- Los cambios grasos en las esquinas vertebrales son típicos de EspAax.

- La detección de cambios grasos en las esquinas vertebrales, especialmente si está en varios sitios, aumenta la probabilidad de EspAax, especialmente en el grupo de edad más joven.
- Las erosiones, sindesmofitos y anquilosis, son visibles en imágenes de RM de la columna vertebral.

Sin embargo, el valor final de la RM con respecto a los cambios estructurales necesita más estudios.

La evaluación de la columna se hace con cortes sagitales divididos en dos segmentos (cervicales-dorsales y dorsales-sacros): de C1 a D10 y desde D10 hasta S2 con secuencias T1 y STIR suele ser suficiente, aunque la administración de gadolinio aumenta la sensibilidad para detectar las lesiones de elementos posteriores.

Saber si las lesiones iniciales objetivadas en la RM (lesiones agudas o infiltración grasa) son útiles para predecir el desarrollo de daño futuro (osificación) es, probablemente, el punto de mayor trascendencia en el estudio actual de la RM de columna. Varios estudios se han diseñado en este sentido, con RM basales y posteriores al tratamiento con anti-TNF. De forma global, se concluye que la aparición de nuevos sindesmofitos aparece con más frecuencia en los bordes en los que en la RM inicial se visualizaba inflamación, y que se desarrollan con más frecuencia en los bordes en los que se observa que la inflamación se había resuelto y aparecían las lesiones crónicas de infiltración grasas: estas lesiones son buenos predictores del desarrollo posterior de sindesmofitos, aunque otros estudios no avalan esta teoría.

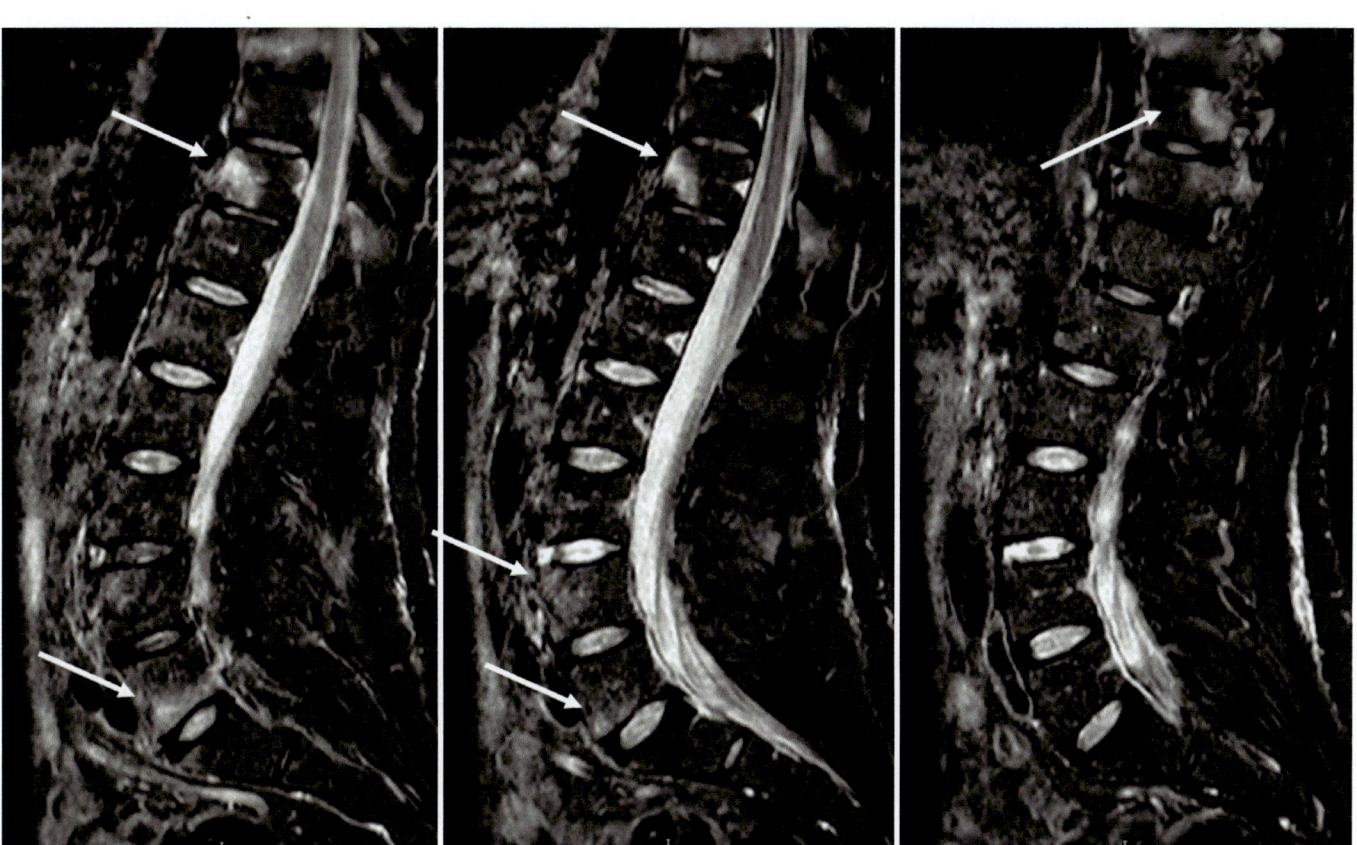

Figura 29-5. Edema óseo y osteítis en esquinas de cuerpos vertebrales (signo de Romanus) y en elementos posteriores.

TRATAMIENTO

Los principios generales del tratamiento de los pacientes con EspAax se encuentran recogidos en las recomendaciones ASAS/EULAR, que fueron actualizadas en 2022.

La EspAax es una enfermedad potencialmente grave con manifestaciones musculoesqueléticas y extramusculoesqueléticas que, a menudo, tienen un importante impacto en la calidad de vida del paciente, por lo que es necesario un manejo multidisciplinar coordinado por un reumatólogo. Otros médicos especialistas y profesionales de la salud pueden participar en el control de la enfermedad.

El objetivo principal del tratamiento de la EspAax es *mejorar la calidad de vida relacionada con la salud* a largo plazo mediante el control de los síntomas y la inflamación, la prevención de la progresión del daño estructural y la preservación o normalización de la funcionalidad y la participación social. Debido a que se trata de una enfermedad de carácter inflamatorio, la mayoría de los tratamientos están dirigidos a disminuir esa carga inflamatoria y, por tanto, a evitar el daño estructural y la pérdida de funcionalidad. Hay que individualizar el tratamiento según los signos y síntomas de la enfermedad, las comorbilidades y los factores psicosociales.

El manejo de los pacientes con EspAax incluye una combinación de tratamiento farmacológico y no farmacológico. Esto se aplica a la mayoría de las enfermedades reumáticas, pero es especialmente relevante como manejo óptimo de las espondiloartritis.

El tratamiento debe basarse en una decisión compartida entre el paciente y el reumatólogo, mediante la cual las decisiones de atención se acuerdan y se basan en la mejor evidencia científica disponible, la experiencia del profesional de la salud y los valores y preferencias del paciente.

A su vez, es crucial tener en cuenta los altos costes asociados a EspAax, tanto los pacientes, cuya productividad en el trabajo puede verse afectada, lo que a su vez podría representar una carga económica, como los costos sociales relacionados con la atención médica y la disminución de la productividad laboral. A ello se le suma los nuevos medicamentos, que en ocasiones son costosos e incrementan los gastos de la atención médica.

Tratamiento no farmacológico

La clave del tratamiento no farmacológico es la *educación* del paciente sobre su enfermedad y el *ejercicio regular*. Se debe aconsejar a los pacientes que dejen de fumar, ya que el tabaco se comporta como un factor de riesgo para el desarrollo de inflamación de la columna y la progresión de la enfermedad.

Se ha demostrado que el ejercicio regular es efectivo para reducir el dolor y preservar el funcionamiento. En general, los ejercicios supervisados son más efectivos que los ejercicios en casa y se recomienda la fisioterapia, especialmente si el paciente no se ejercita por su cuenta.

Tratamiento farmacológico

El arsenal de opciones terapéuticas para EspAax se ha ampliado de forma significativa en los últimos años. Durante muchos años, los inhibidores del TNF (TNFi) eran el único tratamiento disponible si el paciente no respondía o tenía alguna contraindicación a los medicamentos antiinflamatorios no esteroideos (AINE). En la actualidad, disponer de TNFi, de los inhibidores de la IL-17 (IL-17i) y de los inhibidores de la Janus cinasa (JAKi), ofrece más opciones terapéuticas para lograr el control de la enfermedad en estos pacientes y mejorar su calidad de vida.

Antiinflamatorios no esteroideos

Los AINE se recomiendan como medicamentos de primera línea para pacientes con EspAax.

Hay dos tipos de AINE: los convencionales (diclofenaco, ibuprofeno, indometacina, meloxicam, naproxeno) y los inhibidores selectivos de la ciclooxigenasa 2 (etoricoxib, celecoxib). Si se toman a dosis completas o plenas, son eficaces para aliviar el dolor y la rigidez en la mayoría de los pacientes, al suprimir la inflamación. En pacientes que tengan buena respuesta con un buen control de la actividad y los síntomas de la enfermedad, puede considerarse la administración a demanda de los AINE, dados los riesgos de un tratamiento a largo plazo.

Se deben considerar los potenciales riesgos cardiovasculares, gastrointestinales y renales en la prescripción de estos fármacos. Los inhibidores selectivos de la ciclooxigenasa 2, denominados coxib, no inhiben la ciclooxigenasa 1, encargada de la protección de la mucosa gástrica e intestinal, el mantenimiento de la perfusión renal en condiciones de volemia crítica y de la homeostasia endotelio-plaquetaria. Los coxib tendrían, por tanto, un perfil de seguridad más ventajoso que los AINE clásicos, manteniendo su potencia antiinflamatoria y analgésica.

En la actualidad hay controversia sobre el posible efecto de los AINE en la inhibición del daño estructural, por lo que si la respuesta del paciente es buena, no se recomienda su toma continua.

Analgésicos y corticoides

Los analgésicos, como el paracetamol y los fármacos opiáceos, pueden considerarse para el dolor residual después de que los tratamientos previamente recomendados hayan fracasado, estén contraindicados o sean mal tolerados.

Los glucocorticoides en forma de infiltración son de gran ayuda en casos de monoartritis, oligoartritis o entesitis localizadas. El tratamiento con glucocorticoides sistémicos a largo plazo no tiene indicación en los pacientes con EspAax.

Fármacos antirreumáticos modificadores de la enfermedad convencionales

No se recomienda el tratamiento con fármacos antirreumáticos modificadores de la enfermedad (FAME) convencionales a aquellos pacientes con sintomatología puramente axial debido a su falta de eficacia.

En pacientes con artritis periférica, el tratamiento con FAME estaría indicado. La sulfasalacina es la opción preferida debido a su eficacia demostrada (2-3 g/día). Los FAME convencionales, como sulfasalazina, metotrexato o leflunomida, son una opción para las manifestaciones extraarticulares, como la psoriasis, la uveítis y la enfermedad inflamatoria intestinal.

Fármacos antirreumáticos modificadores de la enfermedad biológicos y sintéticos dirigidos

Los FAME biológicos y los FAME sintéticos dirigidos están indicados en pacientes con actividad de la enfermedad persistentemente alta a pesar de los tratamientos convencionales. En estos momentos entre los FAME biológicos los hay disponibles para dos dianas terapéuticas (TNFi e IL-17i), y entre los FAME sintéticos dirigidos se encuentran los JAKi.

Para valorar la terapia biológica el primer aspecto es tener un diagnóstico clínico certero de EspAax de un reumatólogo. El segundo aspecto se relaciona con la presencia de criterios que se han asociado con una mayor probabilidad de respuesta o que han sido exigidos por las autoridades reguladoras. Entre estos criterios se encuentra tener proteína C-reactiva elevada, inflamación en las articulaciones sacroilíacas evaluada mediante RM o sacroilitis radiográfica (según la clasificación modificada de Nueva York: grado ≥ 2 bilateral o ≥ 3 unilateral). El tercer paso para la decisión de terapia biológica en un paciente con espondiloartritis se refiere al fracaso del tratamiento convencional.

Se entiende como fracaso del tratamiento convencional al tratamiento no farmacológico y el uso al menos de dos AINE, en la dosis máxima utilizada en EspAax, durante un período total de 4 semanas. En pacientes con manifestaciones predominantemente periféricas, se considera como fallo de tratamiento la no respuesta a infiltración con glucocorticoides y a la toma de sulfasalacina. El siguiente paso se centra en el nivel de actividad de la enfermedad.

> Se considera como alta actividad de la enfermedad una puntuación en el Ankylosing Spondylitis Disease Activity Score (ASDAS) ≥ 2,1 o en el Bath Ankylosing Spondylitis Disease Activity Index (BASDAI) ≥ 4.

De entre estos dos instrumentos, es preferible utilizar el ASDAS, ya que es un índice bien equilibrado sin redundancia entre sus elementos e incluye la proteína C-reactiva como medida objetiva de la inflamación, mientras que el BASDAI solo refleja la perspectiva del paciente. La decisión de inicio de terapia biológica también depende de la opinión del reumatólogo, así como la toma de decisiones compartida con el paciente.

Los fármacos TNFi, IL-17i o JAKi han demostrado eficacia en ensayos de EspAax. Debido a la ausencia de ensayos directos no es posible priorizar entre ellos en términos de eficacia en la enfermedad axial. En la práctica actual, los TNFi o IL-17i cuentan con una experiencia más larga, una base de evidencia más amplia, el uso en pacientes con múltiples comorbilidades (muchas veces excluidos en los ensayos controlados aleatorios) y un mayor conocimiento sobre la seguridad de los medicamentos. En el futuro, los datos de observación y la experiencia con JAKi deberían ayudar a abordar las preocupaciones con

respecto a la seguridad. En la actualidad los biosimilares están disponibles para los TNFi, lo que puede impulsar la elección de estos fármacos sobre los IL-17i o los JAKi.

> La decisión de continuar o no con el tratamiento biológico se evalúa a las 12 semanas de su inicio. Para considerar continuar con el mismo fármaco debe haber disminuido la actividad de la enfermedad en mejoría de ASDAS ≥ 1,1 junto con la opinión positiva del reumatólogo.

Si no es posible evaluar el ASDAS, se puede utilizar la respuesta de mejoría de BASDAI ≥ 2,0.

La ausencia de respuesta al tratamiento conlleva la reevaluación del diagnóstico y la consideración de la presencia de comorbilidades. En los últimos años se han hecho muchos esfuerzos para tratar de reducir el retraso en el diagnóstico (que sigue existiendo), pero hoy en día los reumatólogos también deben ser conscientes del riesgo de diagnóstico erróneo, del sobrediagnóstico y del sobretratamiento. Además, la presencia de comorbilidades, como fibromialgia, depresión y artrosis, entre otras, se asocia con una mayor actividad percibida de la enfermedad, especialmente si solo se evalúa con medidas de los resultados informados por los pacientes. También se asocia con peores resultados del tratamiento.

Gracias a la ampliación de tratamiento para EspAax, ahora se cuenta con tres clases de FAME biológicos y sintéticos dirigidos eficaces, cada clase con varias opciones, lo cual abre más posibilidades en el tratamiento de los pacientes. Cuando falla un tratamiento y el paciente aún cumple con los criterios para comenzar otro, se debe considerar un cambio. Sin embargo, la evidencia en cuanto a la eficacia de un determinado fármaco (clase) tras el fracaso de uno anterior es muy limitada.

Los datos observacionales indican que en aquellos pacientes respondedores insuficientes a TNFi puede ser eficaz el tratamiento con un segundo TNFi, aunque el nivel de eficacia puede ser menor que con el primer TNFi. El tratamiento con IL-17i ha demostrado ser eficaz en pacientes que no hayan tenido una respuesta suficiente a TNFi, también con una eficacia menor que en pacientes TNFi *naïve* (no tratados). No hay datos sobre la eficacia de TNFi tras fallo de IL-17i o JAKi, ni de IL-17i en caso de fallo de JAKi ni de JAKi en caso de fallo de TNFi o IL-17i.

> Se entiende como fracaso del tratamiento convencional al tratamiento no farmacológico y el uso al menos de dos AINE (a dosis máximas) durante 4 semanas. En pacientes con manifestaciones predominantemente periféricas, se considera como fallo de tratamiento la no respuesta a infiltración con glucocorticoides y a la toma de sulfasalacina.

Inhibidores del factor de necrosis tumoral

Los TNFi disponibles para el tratamiento de la espondiloartritis son el *infliximab* intravenoso (5 mg/kg a las 0, 2 y 6 semanas, y, después mantenimiento cada 6-8 semanas); *adalimumab* subcutáneo (s.c.) (40 mg/cada 2 semanas), *golimumab* s.c. (50-100 mg/4 semanas); *certolizumab* s.c. (200 mg/2 semanas o 400 mg/4 semanas) y *etanercept* s.c. (50 mg/semana o 25 mg/2 veces a la semana). Los cuatro primeros son anticuerpos monoclonales y el último es un antagonista del receptor del TNF-α.

Adalimumab, certolizumab, etanercept y golimumab han sido aprobados por la Agencia Europea de Medicamentos (EMA) para el tratamiento de la EspAax no radiográfica, mientras que en Estados Unidos solo ha sido aprobado dentro de los TNFi el certolizumab. Son el siguiente escalón terapéutico tras los AINE y se suelen utilizar cuando no hay respuesta a estos o existe alguna contraindicación. Estos fármacos mejoran los síntomas axiales, como el dolor, la movilidad espinal y el edema de médula ósea, y además son eficaces sobre otras manifestaciones, tales como artritis, psoriasis, entesitis, uveítis o enfermedad inflamatoria intestinal. En pacientes con uveítis previa, los anticuerpos monoclonales frente al TNF (infliximab, adalimumab, certolizumab pegol, golimumab) han demostrado ser eficaces para prevenir la recurrencia de la uveítis, mientras que etanercept mostró resultados contradictorios. En pacientes con enfermedad inflamatoria intestinal, los datos existentes apuntan en una dirección similar; es decir, la eficacia de los anticuerpos monoclonales contra el TNF y la falta de eficacia de etanercept.

Los pacientes candidatos a beneficiarse más de la medicación TNFi son aquellos con alta actividad, corta duración de la enfermedad, sin lesiones estructurales, HLA-B27 positivo y aumento de la proteína C-reactiva. A pesar de su eficacia clínica, no está claro el efecto de los fármacos en la progresión radiográfica.

La suspensión del tratamiento con TNFi conduce a la aparición de brote de la enfermedad en pocos meses en la mayoría de los pacientes. Un ensayo doble ciego con certolizumab en EspAax comparó las tres acciones posibles (continuar frente a disminuir frente a detener) de forma directa y mostró un riesgo significativamente menor de brote para aquellos que continuaron o disminuyeron, en comparación con aquellos que se detuvieron. Hay que valorar la posibilidad de reducir la dosis del TNFi en los pacientes que hayan alcanzado la remisión o una baja actividad de forma mantenida. Ante un aumento de la actividad de la enfermedad, habría que considerar volver a la dosis previa o a dosis estándares.

 Para el tratamiento de las uveítis, la opción preferida son los TNFi, a excepción del etanercept.

Inhibidores de la interleucina-17

La IL-17 es una citocina proinflamatoria clave en la patogénesis de las espondiloartritis que ha surgido como una diana prometedora para el tratamiento de estos pacientes. En la actualidad están comercializadas para el tratamiento de la EspAax radiográfica y no radiográfica dos fármacos inhibidores de la IL-17A (secukinumab e ixekizumab), y un fármaco con inhibición dual de Ia 17A e IL-17F (bimekizumab).

Los fármacos IL-17i son la opción preferida ante un paciente con psoriasis significativa frente a los TNFi, ya que

se realizaron dos ensayos directos en artritis psoriásica que los tres principios activos han demostrado superioridad a adalimumab. En cambio, secukinumab se ha probado sin éxito en pacientes con uveítis no infecciosa, para quienes son más eficaces los TNFi.

 Otro aspecto importante para destacar es que los IL-17i están contraindicados en pacientes con enfermedad inflamatoria intestinal activa.

Secukinumab. Es un anticuerpo monoclonal de origen humano dirigido contra la IL-17A. En general, es un fármaco bien tolerado con una baja frecuencia de episodios adversos y una alta persistencia del tratamiento en un entorno real. Las comparaciones indirectas indican que el perfil de eficacia y seguridad de secukinumab es consistente con el de los TNFi. El uso de secukinumab está aprobado para los pacientes que presentan EspAax, tanto radiográfica como no radiográfica. Ha demostrado mejorar los síntomas y signos en pacientes con EspA comparado con placebo, así como en pacientes en los que la terapia TNFi no ha sido eficaz. Se administra en dosis subcutánea de 150 mg cada 4 semanas. Requiere una pauta de inducción de 150 mg s.c. en la semana inicial y a las 1, 2, 3 y 4 semanas y, después, seguir con una dosis mensual.

Ixekizumab. Es un anticuerpo monoclonal de inmunoglobulina G4 que se dirige selectivamente a la IL-17A con alta afinidad. Su administración se realiza por vía subcutánea y requiere una dosis inicial de 160 mg por inyección subcutánea (dos inyecciones) seguida por dosis mensuales de 80 mg.

Bimekizumab. Es un anticuerpo monoclonal IgG1 humanizado que se une a IL-17A e IL-17F. La dosis recomendada para pacientes adultos con espondiloartritis axial es de 160 mg (administrados en 1 inyección subcutánea) cada 4 semanas.

 Ante una psoriasis significativa, la opción preferida son los fármacos inhibidores de la IL-17.

Inhibidores de la cinasa Jano

Se ha aprobado recientemente el uso de dos JAKi, tofacitinib y upadacitinib, para el tratamiento de la EspAax radiográfica activa con respuesta inadecuada al tratamiento convencional. Upadacitinib ha sido aprobado para EspAax no radiográfica por la EMA.

Las proteínas JAK o cinasas Jano son enzimas intracelulares, pertenecientes al grupo de las tirosina-cinasas, que funcionan acopladas a receptores de membrana de diversas citocinas. La activación de las JAK se produce con la unión de la citocina a su receptor. La familia JAK está compuesta por cuatro miembros: JAK1, JAK2, JAK3 y tirosina cinasa 2. Estas cuatro proteínas JAK y siete factores de transcripción transductores de señales y activadores de transcripción median la transducción de señales intracelulares de los receptores de citocinas implicados en la patología de enfermedades autoinmunes, alérgicas e inflamatorias. La inhibición de JAK tiene la capacidad de actuar sobre múltiples aspectos de esas enfermedades mediante la supresión de la señalización intracelular mediada por múltiples citocinas involucradas en los procesos patológicos de la inflamación crónica.

Además de la eficacia, la seguridad de los medicamentos es un aspecto central en las decisiones de tratamiento. Debido a que estos medicamentos han sido aprobados de forma reciente, se tienen menos datos de seguridad acumulados. En la EspAax los datos de seguridad son escasos y exclusivamente en TNFi, a diferencia de la artritis reumatoide, para la que hay una larga historia de datos de observación sólidos. Hasta la fecha, la seguridad a largo plazo de JAKi se ve cuestionada por el aumento de los riesgos de episodios cardiovasculares importantes (informados recientemente en pacientes con artritis reumatoide tratados con tofacitinib en comparación con TNFi. El ensayo se hizo en pacientes con artritis reumatoide que tenían al menos 50 años y al menos un factor de riesgo cardiovascular, y el riesgo era mayor en pacientes mayores de 65 años.

Durante el desarrollo del fármaco, se observaron aumentos en los niveles de lípidos séricos y la incidencia de cánceres, incluido el linfoma, lo que provocó una mayor investigación. En EspAax, episodios de este tipo no han sido descritos hasta la fecha. Las posibles explicaciones para esto incluyen la edad más joven de los pacientes con EspAax y su probable perfil de factores de riesgo más bajo (incluyendo menos comorbilidades y menor uso de glucocorticoides), seguimiento más corto y ensayos de eficacia no enriquecidos para una población de alto riesgo. A su vez, no se han realizado ensayos con un criterio de valoración principal de seguridad en EspAax, y no se puede excluir que la falta de potencia estadística sea la razón por la que dichas señales de seguridad no se han mostrado en los ensayos actuales de EspAax. Por tanto, no está claro si estos problemas de seguridad cardiovascular y aumento de neoplasias también se aplican a los pacientes con EspAax y si representan una preocupación de clase JAKi.

Tofacitinib. Modula la vía de señalización de las JAK, fundamentalmente JAK1 y JAK3, y se utiliza como tratamiento de pacientes adultos con EspAax radiográfica y para el tratamiento de la colitis ulcerosa. Se administra por vía oral en dosis de 5 mg dos veces al día. La eficacia y seguridad de tofacitinib en pacientes con EspAax activa sin respuesta o con intolerancia a los AINE se ha demostrado en ensayos de fase II de 16 semanas (NCT01786668) y de fase III de 10 y 48 semanas (NCT03502616). En comparación con el placebo, tofacitinib demostró una mayor eficacia asociada con mejoras en los resultados informados por los pacientes relacionados con la actividad de la enfermedad, la movilidad, la función y la calidad de vida relacionada con la salud. También se demostró en un ensayo clínico aleatorizado de

fase III en pacientes con espondilitis anquilosante activa (NCT03502616): las mejoras en el dolor, la fatiga, la calidad de vida relacionada con la salud y la productividad laboral fueron mayores con tofacitinib (5 mg dos veces al día) que con placebo en la semana 16.

Upadacitinib. Ejerce su mecanismo de acción mediante la inhibición de la enzima citoplasmática intracelular JAK1. Su administración es vía oral, con un comprimido diario de 15 mg. La aprobación de upadacitinib se guió por los resultados de dos ensayos clínicos, denominados SELECT-AXIS 1 y SELECT-AXIS 2. Ambos estudios enfrentaron upadacitinib contra un placebo y encontraron que aproximadamente la mitad de los pacientes con espondiloartritis que fueron asignados al azar para recibir upadacitinib tuvieron una respuesta clínicamente significativa (ASAS 40, lo que indica una mejoría de al menos el 40 % sobre el valor inicial), en comparación con menos de una cuarta parte de los que recibieron un placebo. La principal limitación del estudio es la ausencia de control activo en el ensayo clínico (el comparador fue placebo), pero la administración de placebo no es una alternativa real de tratamiento en pacientes con EspAax activa que no han respondido a una primera línea de tratamiento. Para evaluar la eficacia y seguridad de upadacitinib en pacientes con EspAax no radiográfica activa, el estudio SELECT-AXIS 2 combinó dos estudios independientes, uno en pacientes con EspAax radiográfica con una respuesta inadecuada a los FAME biológicos y otro en pacientes con EspAax no radiográfica.

Se demostró que una dosis diaria de upadacitinib de 15 mg al día es más eficaz en la actividad de la enfermedad, el dolor, la función, la calidad de vida y la inflamación de la articulación sacroilíaca detectada por RM que placebo después de 14 semanas de tratamiento en pacientes con EspAax no radiográfica.

No se dispone de datos de seguridad de upadacitinib en EspAax a largo plazo, aunque podrían extrapolarse de los ensayos en artritis reumatoide.

Tratamiento quirúrgico

La cirugía en pacientes con EspAax se ofrecerá a aquellos con afectación de la cadera, deformidad espinal grave o fractura vertebral. Lo más frecuente es hacer una artroplastia de cadera cuando hay afectación de la articulación con discapacidad grave, dolor refractario y evidencia radiográfica de daño estructural, independientemente de la edad, con buenos resultados. Otra técnica es una osteotomía correctiva espinal en casos graves muy seleccionados y en centros con experiencia contrastada.

PUNTOS CLAVE

- En la fisiopatología de las espondiloartritis desempeña un papel clave el gen *HLA-B27*, la microbiota intestinal y el estrés biomecánico en las entesis.
- Diversos autores proponen la existencia de procesos fisiopatológicos diferentes entre las entesis axiales y las periféricas.

- La espondilitis anquilosante puede cursar con manifestaciones periféricas, tales como la artritis, la entesitis y la dactilitis.
- El manejo de los pacientes con espondiloartritis axial incluye una combinación de tratamiento farmacológico (AINE y fármacos biológicos) y no farmacológico.

BIBLIOGRAFÍA

Collantes E, Zarco P, Muñoz E, Juanola X, Mulero J, Fernández-Sueiro JL et al. Disease pattern of spondyloarthropathies in Spain: description of the first national registry (REGISPONSER); extended report. Rheumatology. 2007;46(8):1309-15.

Cuthbert RJ, Watad A, Fragkakis EM, Dunsmuir R, Loughenbury P, Khan A et al. Evidence that tissue resident human enthesis γδT-cells can produce IL-17A independently of IL-23R transcript expression. Ann Rheum Dis. 2019;78(11):1159-65.

Lambert RGW, Bakker PAC, Van der Heijde D, Weber U, Rudwaleit M, Hermann KG et al. Defining active sacroiliitis on MRI for classification of axial spondyloarthritis: update by the ASAS MRI working group. Ann Rheum Dis. 2016;1-6.

Mandl P, Navarro-Compán V, Terslev L, Aegerter P, Van der Heijde D, D'Agostino MA et al. EULAR recommendations for the use of imaging in the diagnosis and management of spondyloarthritis in clinical practice. Ann Rheum Dis. 2015;74(7):1327-39.

Ramiro S, Nikiphorou E, Sepriano A, Ortolan A, Webers C, Baraliakos X et al. ASAS-EULAR recommendations for the management of axial spondyloarthritis: 2022 update. Ann Rheum Dis. 2023;82:19-34.

Sherlock JP, Joyce-Shaikh B, Turner SB, et al. IL-23 induces spondyloarthropathy by acting on ROR-yt+CD3+CD4-CD8- Entheseasl resident T cells. Nat Med. 2012;18(7):1069-76.

Sieper J, Rudwaleit M, Baraliakos X, Brandt J, Braun J, Burgos-Vargas R et al. The Assessment of SpondyloArthritis international Society (ASAS) handbook: a guide to assess spondyloarthritis. Ann Rheuma Dis. 2009;68 Suppl 2:ii1-44.

Thomas GP, Brown MA. Genetics and genomics of ankylosing spondylitis. Immunol Rev. 2010;233:162.

Van der Heijde D, Sieper J, Maksymowych WP, Dougados M, Burgos-Vargas R, Landewé R et al. 2010 Update of the international ASAS recommendations for the use of anti-TNF agents in patients with axial spondyloarthritis. Ann Rheum Dis. 2011;70:905-8.

Van der Horst-Bruinsma IE, Nurmohamed MT. Management and evaluation of extra-articular manifestations in spondyloarthritis. Ther Adv Musculoskel Dis. 2012;4(6):413-22.

Artritis psoriásica

30

R. Martínez Pérez, M. C. Ramos Giráldez y M. L. Velloso Feijóo

 OBJETIVOS

- Conocer los datos epidemiológicos más relevantes de la artritis psoriásica (APs), comprender su etiopatogenia y fisiopatología.
- Describir las diferentes manifestaciones clínicas de la APs.
- Interpretar las diferentes pruebas complementarias disponibles para, junto con la valoración clínica, establecer un correcto diagnóstico.
- Distinguir las entidades clínicas a tener en cuenta en el diagnóstico diferencial de la APs.
- Utilizar los índices de actividad y las medidas de desenlace para evaluar de forma objetiva sus diferentes dominios.
- Conocer las distintas opciones terapéuticas disponibles, así como diseñar un esquema terapéutico adaptado en función de los dominios afectados por la enfermedad.

INTRODUCCIÓN

La APs es una enfermedad inflamatoria mediada por el sistema inmunitario que afecta a diferentes dominios (musculoesquelético, cutáneo, ungueal, ocular e intestinal) con distintos patrones de presentación (monoartritis, oligoartritis, poliartritis, entesitis, dactilitis, espondilitis, sacroilitis, osteítis, osteoproliferación, erosiones óseas, precedidas o no de afectación cutánea y ungueal, etc.) y potencial deterioro de la funcionalidad y la calidad de vida del paciente. Se incluye dentro de las espondiloartritis y se asocia frecuentemente a comorbilidades, como el síndrome metabólico o la esteatosis hepática no alcohólica. También se considera que hay un aumento del riesgo cardiovascular en esta población tanto por la mayor prevalencia de los factores de riesgo clásicos como por la propia carga inflamatoria de la enfermedad.

Dada su heterogeneidad clínica, es fundamental un conocimiento y estudio exhaustivo de la enfermedad, así como un alto índice de sospecha, para establecer el diagnóstico y tratamiento adecuados que eviten la progresión de la enfermedad y sus posibles complicaciones.

Hay múltiples terapias disponibles para su tratamiento: desde los fármacos antirreumáticos modificadores de enfermedad sintéticos convencionales (FAMEsc) hasta las terapias biológicas y dirigidas más recientes. También hay otras actualmente en desarrollo, con el objetivo de conseguir el control óptimo de la enfermedad y alcanzar la posibilidad de un enfoque personalizado para el tratamiento de la APs.

A lo largo de este capítulo se revisarán y detallarán los aspectos más relevantes de la APs.

EPIDEMIOLOGÍA

La prevalencia global de la APs se encuentra entre el 0,1 y el 1 % de la población general: es del entorno del 0,3 % en países occidentales y del 15 al 30 % de la población con psoriasis cutánea o ungueal. En alrededor del 80 % de los casos la afectación cutánea precede a la musculoesquelética, con una media de unos 10 años de diferencia entre ambas manifestaciones.

La prevalencia va en aumento en los últimos tiempos, lo que se atribuye a una mejor detección y diagnóstico de la enfermedad, y a la consecuente reducción del infradiagnóstico. No obstante, se calcula que el 15 % de los pacientes con psoriasis en seguimiento por dermatología pueden tener una APs no diagnosticada.

En cuanto a su presentación, aunque puede comenzar a cualquier edad, es más frecuente entre los 30 y los 50 años, sin claro predominio por uno u otro sexo.

Es interesante señalar que la prevalencia de APs es menor en Asia que en Europa y Norteamérica, lo que podría indicar diferencias de raza, de grupo étnico o debidas al entorno. La mayoría de los pacientes con APs son de raza blanca, si bien no está claro si este aumento de la incidencia se relaciona con factores genéticos específicos o si, en parte, se debe a la dificultad de diagnosticar la psoriasis en otras razas.

PATOGENIA

La APs es una enfermedad inflamatoria mediada por el sistema inmunitario, en la que existe una compleja interacción entre la predisposición genética del individuo y múltiples factores ambientales que desencadenan una respuesta inmunitaria, lo que conduce a la entrada y proliferación de células inmunitarias en zonas articulares, periarticulares y extraarticulares, que desencadenan la entesitis, la artritis y el resto de las lesiones que cabe encontrar en el contexto de la enfermedad.

Dentro de los factores ambientales, destacan los traumatismos (fenómeno isomórfico de Koebner), las infecciones, el estrés, la obesidad, el tabaquismo y el microbioma. Así, uno o varios de estos factores desencadenarán, en un individuo genéticamente predispuesto, la respuesta inflamatoria al activar las células presentes en la entesis que expresan el receptor de interleucina-23 (IL-23R) y otras productoras de IL-17, lo que daría lugar a la entesitis, considerada como el inicio de la APs.

Las evidencias señalan que la APs tiene un patrón hereditario multifactorial. Presenta una fuerte agregación familiar, en la que el alelo HLA-C*06 es el de mayor susceptibilidad para la psoriasis y, en menor intensidad, para la APs. En cuanto a la afectación articular, destaca la asociación con los antígenos leucocitarios humanos B27 (HLA-B27), HLA-B38 y HLA-B39. Además, los estudios de asociación del genoma completo (*Genome wide association study*, GWAS) han permitido identificar varios polimorfismos de un solo nucleótido ubicados en los genes que codifican para IL-23A, IL-23R, IL-12B, TYK2 y TRAF3IP2, y que intervienen en la transmisión de señales del IL-17R, de lo que se deduce la relevancia del eje IL-23/IL-17 en la patogenia de la APs.

El factor de necrosis tumoral α (TNF-α) también ocupa un lugar importante en la patogenia de la APs, al inducir la producción de citocinas inflamatorias, que tendrá como resultado un aumento de células T activadas, neutrófilos y monocitos en el lugar de la inflamación. Estas citocinas se posicionan como dianas terapéuticas, lo que ha supuesto grandes avances en el tratamiento de esta enfermedad. No obstante, los estudios revelan que la importancia relativa de estas citocinas en la fisiopatología de la enfermedad es variable según el dominio afectado, de modo que mientras en la sinovial hay mayor expresión de TNF, en la psoriasis cutánea predomina la expresión de IL-17, lo que podría ayudar a explicar la mejor respuesta de la artritis al bloqueo del TNF y la mayor eficacia de los inhibidores de IL-17 o IL-23 en la afectación cutánea.

MANIFESTACIONES CLÍNICAS

La APs tiene una amplia variedad de manifestaciones clínicas, que incluyen síntomas articulares y afectación axial, dactilitis, enfermedad entesopática, uveítis y psoriasis cutánea y ungueal.

Afectación articular

La APs tiene diferentes formas de presentación, pero con el paso del tiempo suele haber un predominio del patrón poliarticular.

- Es típica la oligoartritis asimétrica de miembros inferiores.
- Afectación con predominio de articulaciones interfalángicas distales, ya sea de forma simétrica o asimétrica.

- Artritis mutilante: es el patrón más destructivo y, afortunadamente, el menos prevalente. Desde el punto de vista radiológico, se caracteriza por erosiones frecuentes, resorción ósea, anquilosis, imagen «en lápiz-copa» y subluxaciones.

Afectación axial

La APs afecta a la columna vertebral y a las articulaciones sacroilíacas hasta en el 50 % de los casos, si bien algunos pacientes presentan sacroilitis asintomática, por lo que la exploración se hará de forma sistemática y dirigida, independientemente de los síntomas que manifiesten. Puede ser la única manifestación musculoesquelética o asociar artritis periférica, dactilitis o entesitis.

En cuanto a las alteraciones radiológicas, son característicos los parasindesmofitos, aunque no están presentes en todos los casos, a diferencia de los sindesmofitos de la espondilitis anquilosante. Otra diferencia relevante con respecto a la afectación axial de la espondilitis anquilosante es que en la APs, la sacroilitis es asimétrica con mayor frecuencia (**Fig. 30-1**).

Dactilitis

La dactilitis, también conocida como dedos «en salchicha», es una inflamación de todo el dedo o los dedos de la mano o del pie, debida a la combinación de entesitis, sinovitis

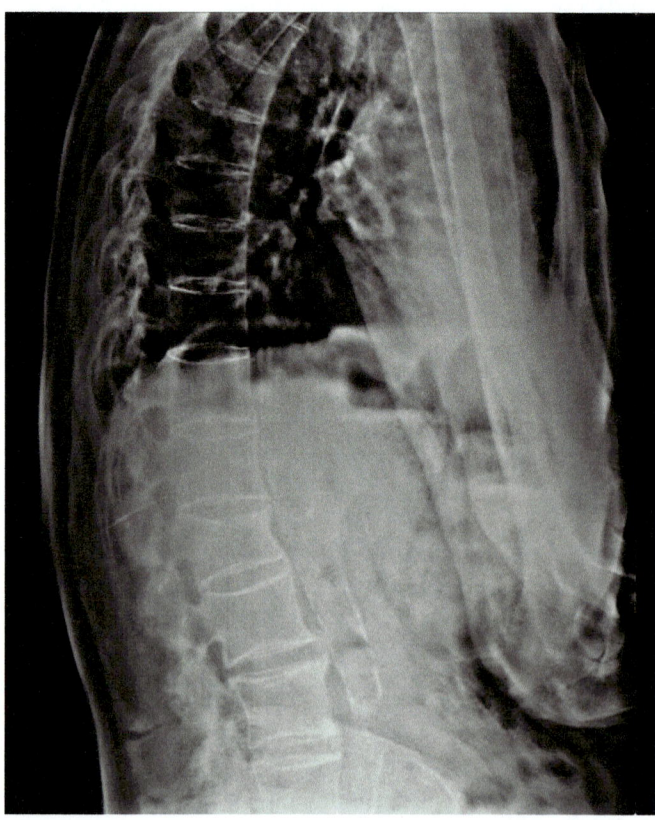

Figura 30-1. Radiografía lateral en bipedestación de columna dorsolumbar en paciente con artritis psoriásica, con clara afectación axial.

y tenosinovitis. Es una manifestación clínica común de la APs, que puede ser dolorosa e incapacitante sobre todo en casos agudos, si bien la dactilitis crónica puede ser indolora, por lo que debe ser buscada expresamente durante la exploración.

Si bien se trata de una manifestación característica de la APs, puede presentarse en otras entidades clínicas, como sarcoidosis, gota, infecciones por micobacterias u otras espondiloartritis, por lo que es importante un buen diagnóstico diferencial. Es más frecuente en pies que en manos y ocasionan un daño articular erosivo.

Enfermedad entesopática

La enfermedad entesopática es una manifestación común en pacientes con APs, considerada como el inicio de la enfermedad. Se caracteriza por dolor e inflamación en los puntos de unión de los tendones y ligamentos con el hueso (entesis). Puede ser muy limitante y ocasionar un gran impacto en la funcionalidad y la calidad de vida del paciente. Más adelante se analiza con más detalle este punto desde la perspectiva del diagnóstico, en el que destaca el papel de la ecografía.

Uveítis

La uveítis en la APs se manifiesta habitualmente como una uveítis anterior aguda recidivante y unilateral, más frecuente en hombres, y que se relaciona con la positividad del *HLA-B27* y la presencia de sacroilitis y espondilitis. La prevalencia aproximada es del 7 %.

Psoriasis cutánea

Antes del inicio de la artritis, la mayoría de los pacientes con APs padecen psoriasis cutánea, que suele ser en placas. La psoriasis cutánea puede ser de tipo I (inicio antes de los 40 años y afectación más grave y extensa) y de tipo II (formas más leves sin historia familiar).

Las localizaciones en el cuero cabelludo, perianal, umbilical, interglútea y ungueal, se pueden asociar a un mayor riesgo de desarrollar artritis.

Se describen varios tipos de psoriasis, con sus características específicas. Cabe destacar las siguientes:

- *Psoriasis en placas* (*psoriasis* vulgaris): es el tipo más frecuente de psoriasis, que se caracteriza por la aparición de lesiones en forma de placas redondas u ovaladas e hiperqueratósicas (**Fig. 30-2**). Suelen aparecer en codos, rodillas, cuero cabelludo y parte baja de la espalda.
- *Psoriasis* guttata: se caracteriza por la aparición de múltiples pequeñas lesiones en forma de gota, que suelen aparecer en el tronco, brazos, piernas y cuero cabelludo. Es más común en niños y adultos jóvenes y puede ser desencadenada por infecciones bacterianas, como la faringitis estreptocócica.
- *Psoriasis pustulosa*: se caracteriza por la aparición de vesículas rodeadas de piel con datos de inflamación.
- *Psoriasis invertida*: se caracteriza por su localización en pliegues (**Fig. 30-3**).

- *Psoriasis eritrodérmica*: es una forma poco frecuente de psoriasis grave de extensión generalizada. Puede ser desencadenada por una reacción a medicamentos o infecciones, y requiere atención médica urgente.

Psoriasis ungueal

La onicopatía psoriásica se correlaciona con una enfermedad psoriásica más grave y precoz y con el desarrollo de afectación articular, que conlleva deterioro funcional y una reducción de la calidad de vida del paciente.

Las manifestaciones clínicas son muy variadas, por lo que su diagnóstico puede ser un reto. En general, existe mayor afectación en manos, con el cuarto dedo de la mano y el primero del pie como las localizaciones más frecuentemente afectadas. En las manos es característico el piqueteado o *pitting*, mientras que en los pies, es más frecuente la onicólisis o la hiperqueratosis ungueal.

Es posible diferenciar la onicopatía por afectación de la matriz ungueal (*pitting* o piqueteado en la superficie de la uña, leuconiquia puntiforme o aparición de puntos blancos

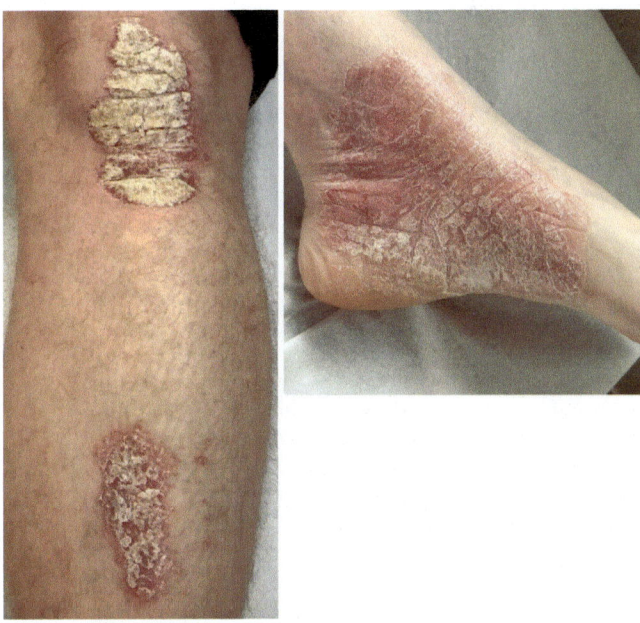

Figura 30-2. Psoriasis en placas a nivel de rodilla y cara medial del pie izquierdo.

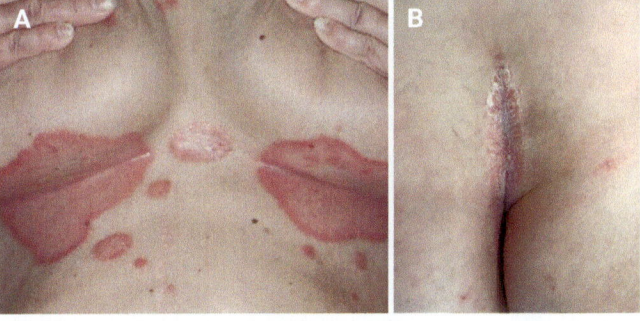

Figura 30-3. Psoriasis invertida. **A)** Afectación de pliegue mamario. **B)** Zona interglútea

en la superficie ungueal, manchas rojas en la lúnula, distrofia completa de la lámina y traquioniquia) de las secundarias a la afectación del lecho ungueal (hemorragias «en astilla», onicólisis o separación de la uña del lecho ungueal, discromía en mancha de aceite e hiperqueratosis subungueal) (**Fig. 30-4**).

Además, si bien no son manifestaciones propiamente dichas de la enfermedad, hay que destacar el riesgo cardiovascular elevado, la depresión y las infecciones como comorbilidades asociadas con frecuencia en los pacientes con APs.

DIAGNÓSTICO

Para la psoriasis, no hay criterios de clasificación, por lo que son sus lesiones cutáneas las que marcarán el diagnóstico y la clasificación. En cambio, para la APs, ya en 1973 Moll y Wright presentaron los primeros criterios de clasificación, y posteriormente surgieron nuevos criterios, como los criterios para la clasificación de la artritis psoriásica (*Classification criteria for Psoriatic Arthritis* [CASPAR]), en 2006, y los de la *Assessment of SpondyloArthritis International Society* (ASAS) de 2011.

El objetivo de unos criterios diagnósticos es determinar qué pacientes realmente tienen una APs y cuántos de los que tienen una artritis precoz efectivamente tienen una APs. La mayoría de los criterios de clasificación intentan homogeneizar a los pacientes para diferentes series de estudios epidemiológicos, clínicos o terapéuticos.

A día de hoy, aún no está claro cuál de los criterios de clasificación es el que mejor representa el amplio espectro de enfermedad que conlleva la APs; si bien son los criterios CASPAR los que han obtenido mayor consenso.

Criterios de clasificación y diagnóstico

Se exponen a continuación una serie de criterios.

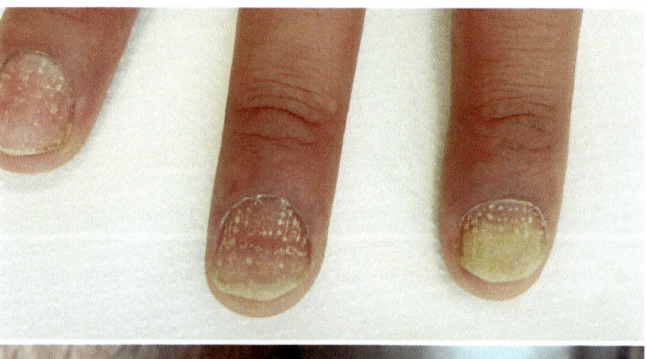

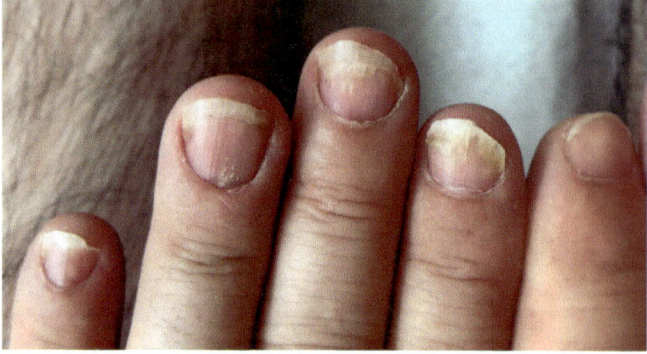

Figura 30-4. Onicopatía psoriásica.

Criterios de Moll y Wright

Se basaban en la presencia de psoriasis cutánea o ungueal y artritis sin factor reumatoide. Son criterios muy sencillos y de fácil aplicación en la práctica clínica. Hasta hace unos años eran los más empleados en los estudios (**Tabla 30-1**).

Presenta limitaciones importantes, como que la psoriasis puede preceder, ser concomitante o aparecer después de la artritis. Además, las lesiones pueden estar en lugares ocultos y pasar desapercibidas, o limitarse solo a la afectación ungueal. Otra de sus limitaciones es que el factor reumatoide puede estar presente en el 5-10 % de la población sana, aunque suele ser a títulos bajos. Además, un punto en contra es la afectación extraarticular: los pacientes con afectación entésica o tenosinovitis también se verían excluidos.

Criterios de Bennett

En 1979, Bennett publicó unos nuevos criterios de clasificación, basados en los criterios de Moll y Wright, pero incluyendo rasgos radiológicos y los estudios citológicos e histológicos del líquido sinovial y de la membrana sinovial, respectivamente.

Son estos nuevos criterios los que dificultan su uso, por lo que no han sido validados en estudios clínicos (**Tabla 30-2**).

Criterios del grupo de Toronto

Propusieron unos criterios modificados de Moll y Wright. El dato más llamativo es que pudieran presentar un factor reumatoide positivo, pero sin presencia de nódulos reumatoideos. Además, deberían excluirse otras causas de artritis inflamatorias.

Criterios del Grupo Europeo de Estudio de las Espondiloartropatías

Los criterios de clasificación del Grupo Europeo de Estudio de las Espondiloartropatías (ESSG) se publicaron en 1991. El objetivo de estos criterios fue clasificar al conjunto de espondiloartritis. Con ellos es posible identificar una APs sin lesiones cutáneas a partir de los antecedentes familiares. No reconoce la entesitis ni la tenosinovitis como formas clínicas. Solo reconoce la artritis periférica y el dolor de raquis inflamatorio. Dichos criterios presentan muy baja sensibilidad (**Tabla 30-3**).

Criterios de McGonagle

Los criterios diagnósticos propuestos por McGonagle *et al.* (**Tabla 30-4**) se basan en la presencia de psoriasis o historia familiar de psoriasis y alguno de los rasgos clínicos y radiológicos distintivos de la enfermedad, como la afección interfalángica distal, la dactilitis, la sacroilitis, etcétera.

Tabla 30-1. Criterios de Moll y Wright
1. Presencia de artritis inflamatorias (artritis periférica o sacroilitis)
2. Presencia de psoriasis
3. Ausencia de factor reumatoideo positivo

Tabla 30-2. Criterios de Bennett

Obligatorios

Evidencia clínica de psoriasis (piel o uñas)

Dolor e hinchazón en tejidos blandos o limitación del movimiento en una articulación, observada por un médico, de al menos 6 semanas de duración

Complementarios

Dolor e hinchazón en tejidos blandos o limitación del movimiento en una o varias articulaciones, observado por el médico

Presencia de artritis inflamatoria en articulación interfalángica distal. Exclusión específica: nódulos Bouchard y Heberden

Dedos «en salchicha» en manos y pies

Distribución de artritis asimétrica en manos y pies

Ausencia de nódulos subcutáneos

Factor reumatoide negativo en suero

Líquido sinovial inflamatorio con C3 o C4 normal o aumentado y ausencia de infección y de cristales de urato monosódico y pirofosfato

Biopsia sinovial que muestra una hipertrofia de la sinovial predominantemente con un infiltrado de células mononucleares y ausencia de tumor o granuloma

Radiografías periféricas con artritis erosiva de las pequeñas articulaciones y una relativa falta de la osteoporosis. Exclusión: osteoartritis erosiva

Radiografías axiales con cualquiera de los siguientes: sacroilitis, sindesmofitos, osificación paravertebral

C3: componente 3 del complemento; C4: componente 4 del complemento.

Tabla 30-3. Criterios del Grupo Europeo de Estudio de las Espondiloartopatías

Dolor del raquis inflamatorio o artritis periférica predominantemente en miembros inferiores) y una o más de las siguientes:

- Antecedentes de psoriasis en la familia
- Psoriasis

Tabla 30-4. Criterios de McGonagle

Psoriasis o historia familiar de psoriasis, además de cualquiera de las siguientes:

- Entesitis inflamatoria clínica
- Entesitis radiográfica (sustituye a las pruebas de resonancia magnética con evidencia de entesitis)
- Artritis interfalángicas distales
- Sacroilitis o espondilitis
- Artropatías (SAPHO, espondilodiscitis, artritis mutilante, onicopaquidermoperiostitis, osteomielitis crónica multifocal recurrente)
- Dactilitis
- Monoartritis
- Oligoartritis

SAPHO: sinovitis, acné, pustulosis, hiperostosis y osteítis.

Como hecho distintivo de estos criterios, está el reconocer la entesitis como rasgo clínico característicos para el diagnóstico de APs.

McGonagle establece un modelo fisiopatológico de la entesitis basado en estudios de resonancia magnética (RM).

Criterios de Fournier

En 1999, Fournier publicó un conjunto de criterios diagnósticos basados en análisis estadísticos de los datos clínicos, analíticos, radiológicos y de histocompatibilidad recogidos de pacientes con APs, espondilitis anquilosante y artritis reumatoide.

Dichos criterios consiguen una sensibilidad del 95 % y especificidad del 98 % para el diagnóstico de APs. Se precisan 11 puntos, que se obtienen de ochos rangos característicos de la enfermedad, cada uno de ellos con diferente valor (**Tabla 30-5**).

Un dato curioso es que no considera ni la psoriasis ni la artritis como signos obligatorios por lo que se puede diagnosticar a un paciente sin psoriasis y sin artritis de una APs.

Criterios CASPAR

Los criterios CASPAR están basados en un estudio prospectivo y multicéntrico en 13 países, con 588 pacientes diagnosticados de APs y 536 controles con artritis inflamatorias (artritis reumatoide, espondilitis anquilosante, enfermedades de tejido conectivo y artritis indiferenciadas).

Para llegar a un diagnóstico de APs el paciente debe tener inflamación articular periférica, axial o de la entesis, así como tres puntos de algunas de las manifestaciones clínicas, serológicas o radiológicas de la enfermedad (**Tabla 30-6**).

El primer apartado de los criterios hace referencia a la presencia de psoriasis cutánea, pero hace tres subdivisiones: lesiones activas de psoriasis diagnosticadas por un reumató-

Tabla 30-5. Criterios de Fournier

Criterios	Puntos
1. Psoriasis previa o concomitante con inicio de artritis	6
2. Antecedente familiar de psoriasis (si el criterio 1 es negativo) o psoriasis ulterior al inicio de la artritis	3
3. Artritis de interfalanges distales	3
4. Monoartritis asimétrica u oligoartritis	1
5. Dolor en nalgas, talones, pared torácica anterior, tórax o entesitis dolorosa	2
6. Criterio radiológico: • Erosión de interfalángica distal • Osteólisis • Anquilosis • Periostitis yuxtaarticular • Reabsorción de falanges	5
7. HLA-B*16 (*38,*39) o B*17	6
8. Factor reumatoide negativo	4

Tabla 30-6. Criterios CASPAR

Enfermedad inflamatoria (articular periférica, vertebral o entesis) con al menos tres puntos de las siguientes cinco categorías:

- Psoriasis actual (2), antecedente personal de psoriasis (1) o antecedente familiar de psoriasis (1)
- Típica distrofia psoriásica de uñas (1)
- Factor reumatoide negativo por cualquier método, excepto látex (1)
- Dactilitis, ya sea actual (1) o antecedente de dactilitis registrado por un reumatólogo (1)
- Evidencia radiográfica de formación de nuevo hueso yuxtaarticular (1), excluyendo la formación de osteofitos en radiografías simples de manos o pies

logo o dermatólogo, antecedentes de psoriasis sin lesiones activas y antecedentes familiares de primer grado de psoriasis. Son excluyentes entre sí.

Uno de los signos que incluye es el más característico, la dactilitis, ya sea activa o bien que conste en la historia clínica del paciente.

Los criterios CASPAR tienen una sensibilidad del 91,4 % y una especificidad del 98,7 %.

Estos criterios presentan dos aportaciones muy importantes. En primer lugar, permiten el diagnóstico de APs sin lesiones psoriásicas en el momento de la evaluación y, en segundo lugar, se puede clasificar a un paciente con APs aun teniendo un factor reumatoide positivo, siempre que cumpla otras características definidas para obtener los 3 puntos necesarios.

La sencillez de estos criterios y la rapidez de aplicación, junto con la posibilidad de clasificar a un paciente como con APs en ausencia de psoriasis y con factor reumatoide positivo, hacen de los CASPAR unos criterios de aplicación muy útil en la práctica clínica diaria.

Criterios del Ankylosing Spondilytis Assessment Study

En 2011, se publicaron los criterios de clasificación del *Ankylosing Spondilytis Assessment Study* para las formas peri-

féricas de espondiloartritis, en los que se incluye la APs. Estos criterios permiten diagnosticar a un paciente con espondiloartritis periférica con psoriasis en la piel y no con una APs en sentido estricto (**Tabla 30-7**).

Cuestionarios de cribado

La APs puede llegar a ser una enfermedad muy invalidante si no se diagnostica y se trata a tiempo, por lo que son necesarias herramientas que ayuden a ello. El *Group for Research and Assessment of Psoriasis and Psoriatic Arthritis* (GRAPPA) ha desarrollado tres herramientas de cribado que han sido validadas para la detección de la APs en estadios iniciales de la enfermedad; estos cuestionarios pueden ser cumplimentados por el paciente (**Tabla 30-8**).

El cuestionario *Psoriatic Arthritis Screening and Evaluation* (PASE) fue elaborado para ser utilizado por el dermatólogo en la consulta con el fin de detectar a aquellos pacientes que

Tabla 30-7. Criterios de clasificación de la Espondiloartritis Periférica del grupo ASAS

Artritis o dactilitis o entesitis más al menos uno de las siguientes:

- Psoriasis
- Enfermedad inflamatoria intestinal
- Infección previa
- HLA-B27 positivo
- Uveítis
- Sacroilitis en imagen (radiografía o resonancia magnética nuclear)

Más al menos dos de las siguientes:

- Artritis
- Entesitis
- Dactilitis
- Antecedente de dolor inflamatorio de espalda
- Antecedente familiar de espondiloartritis

HLA-B27: antígeno leucocitario humano B27.

Tabla 30-8. Herramientas de cribado de artritis psoriásica

	ToPAS	PEST	PASE
Lugar de realización	Sala de dermatología, reumatología o de atención primaria	Cualquier centro hospitalario	Sala de dermatología o reumatología
Evaluación de las uñas	Sí	Sí	No
Características	Fotos de afectación cutánea/ungueal	Foto de maniquí indicando áreas afectadas	Subescala de síntomas y funcionalidad
Afectación axial	Sí	Sí	Sí
Respuesta al tratamiento	No	No	Sí
Remisión	Sí	Sí	No
Enfermedad activa	Sí	Sí	Sí
Sensibilidad	89-95 %	97 %	88 %
Especificidad	85-95 %	79 %	83 %

PASE: *Psoriatic Arthritis Screening and Evaluation*; PEST: *Psoriasis Epidemiology Project*; ToPAS: *Toronto Psoriatic Arthritis Screen*.

deberían ser valorados por un reumatólogo. Permite identificar a aquellos pacientes con una APs más mutilante. Recoge 15 preguntas que hacen referencia a la afectación cutánea y articular.

El cuestionario *Toronto Psoriatic Arthritis Screen* (ToPAS) es una herramienta de cribado de APs útil para los pacientes con psoriasis.

El cuestionario *Psoriasis Epidemiology Project* (PEST) incluye un esquema corporal en el que los pacientes señalan las áreas del cuerpo que tienen afectas y contestan preguntas referentes al dolor articular y la rigidez matutina.

Pruebas diagnósticas

A continuación , se comentarán todos los estudios que suponen una ayuda al diagnóstico de un paciente con APs.

Laboratorio

Uno de los problemas más importantes a lo que se enfrentan los pacientes con APs es el retraso en el diagnóstico, en comparación con otras enfermedades como la artritis reumatoide. Este problema puede estar motivado por la falta de estudios específicos para confirmar el diagnóstico. Ante la sospecha de artropatía inflamatoria, los médicos de atención primaria suelen solicitar estudios analíticos para determinar los niveles de proteína C-reactiva, velocidad de sedimentación globular y otros marcadores específicos, tales como el factor reumatoide, e incluso el anticuerpo antipéptido citrulinado. Los pacientes con APs suelen ser seronegativos, aunque la positividad no excluye el diagnóstico, como se ha visto en los criterios de clasificación. En el momento del inicio, solo entre el 33 y el 88 % presentan niveles elevados de proteína C-reactiva, por lo que una proporción elevada de los pacientes no tienen marcadores sanguíneos elevados a pesar de la actividad de la enfermedad.

Alrededor del 20 % de los pacientes, generalmente con afectación axial, son positivos para HLA-B27, por lo que tampoco ayuda en el diagnóstico.

Imagen

Para la evaluación de la APs se emplean diferentes técnicas de imagen. La radiología convencional, la ecografía o la RM son útiles en determinadas situaciones clínicas.

Radiología convencional

La radiografía simple es útil en el diagnóstico, pronóstico y la valoración del grado funcional.

En la evaluación inicial del paciente con APs deben solicitarse radiografía de manos, pies y sacroilíacas, con la idea de determinar la presencia de daño estructural periférico o la existencia de compromiso axial. Durante el seguimiento se hará un estudio radiográfico de las articulaciones sintomáticas. Además, se harán estudios anuales de manos, pies y sacroilíacas en artritis de reciente inicio (los primeros 3-4 años); la frecuencia variará posteriormente según la actividad de la enfermedad.

Una de las grandes limitaciones de la radiografía simple es el retraso en la aparición de las lesiones, dada su poca

sensibilidad para detectar cambios en las fases iniciales. Hay signos que podrían ayudar en esta etapa, como la osteoporosis yuxtaarticular o la distensión capsular.

El valor principal de la radiografía se encuentra en las fases avanzadas de la enfermedad: la evaluación del daño estructural puede ser un marcador de la gravedad de la APs, por lo que sí tiene valor pronóstico y ayuda en la toma de decisiones terapéuticas.

En la artritis periférica de la APs, son típicas las erosiones marginales con proliferación ósea (periostitis) y la osteólisis de las falanges «en lápiz y tintero», resorción de penachos y anquilosis (**Figs. 30-5** y **30-6**).

Ecografía

Las recomendaciones actuales de la European League Against Rheumatism (EULAR) sobre el uso de técnicas de imagen proponen el uso de la ecografía en la artritis crónica para aumentar la precisión diagnóstica y mejorar su manejo en comparación con el examen clínico.

La ecografía ha demostrado tener una buena sensibilidad y especificidad para detectar cambios en pacientes con APs, especialmente con las formas periféricas. Ayuda en el diagnóstico precoz y en identificar las alteraciones que identifican

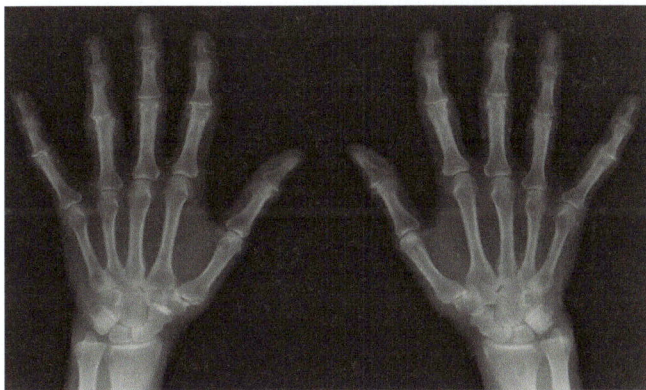

Figura 30-5. Radiografía en proyección posteroanterior de ambas manos comparadas de una paciente con artritis psoriásica, en la que destaca erosiones en las articulaciones interfalángicas distales, así como clara afectación de carpos.

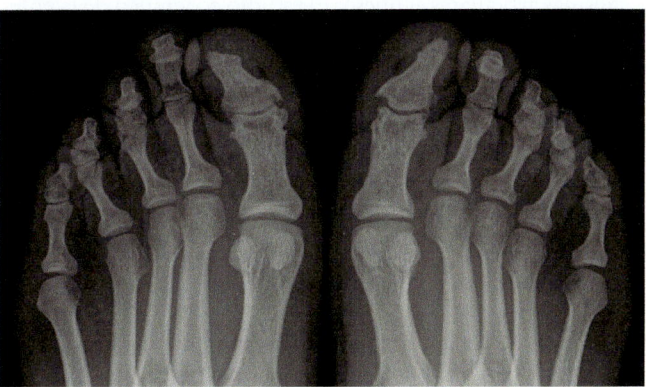

Figura 30-6. Radiografía en proyección anteroposterior de ambos pies en paciente con artritis psoriásica, se observan erosiones óseas en la primera articulación metatarsofalángica bilateral.

las diferentes etapas de la enfermedad. Uno de los beneficios estrella de la ecografía es la detección de signos ecográficos subclínicos (artritis y entesitis).

La *sinovitis* en la APs no es esencialmente diferente de la observada en la artritis reumatoide. En 2020, Sapundzhieva publicó una revisión bibliográfica en la que se establecen algunas de las mayores diferencias entre los hallazgos encontrados en la APs y la artritis reumatoide, lo cual ayudaría a establecer un diagnóstico diferencial. En dicha revisión se observa que en los pacientes con APs la sinovitis es más frecuente en las articulaciones interfalángicas distales y que estas se acompañan de erosiones y mayor proliferación ósea.

En el caso de la *tenosinovitis*, otro de los signos diferenciadores es que en pacientes con artritis reumatoide se detecta con mayor frecuencia en los extensores en carpos, mientras que en los pacientes con APs son los flexores los más afectados. Además, la señal Doppler podría ser más profusa que en la artritis reumatoide y extenderse fuera de los límites de la articulación, con implicación importante de los tejidos blandos periarticulares, algo que no suele verse en la artritis reumatoide, en la que los cambios se suelen limitar a la articulación.

En los estudios centrados en la sinovitis en la APs, la ecografía mostró una afectación tendinosa o entésica más prominente adyacente a las articulaciones sinoviales. La ausencia de señal Doppler sobre los tejidos hipertróficos no descartó una sinovitis intraarticular activa.

Una de los puntos clave es que el estudio ecográfico sistematizado en los pacientes con psoriasis muestra una sensibilidad dos veces mayor en la detección de la sinovitis en las manos que el examen clínico. Se han publicado numerosos artículos respecto a la detección de *artritis subclínica* en pacientes con psoriasis. Los sitios más comunes de detección fueron la muñeca (30,6 %), la rodilla (21,4 %), las articulaciones metatarsofalángicas (26,5-33,7 %) y las articulaciones metacarpofalángicas (10,2-19,4 %).

El *tendón* y su vaina pueden afectarse de manera parecida a la acontecida en la artritis reumatoide. Cabe observar derrame e hipertrofia sinovial, así como alteración en la ecogenicidad de las fibras tendinosas.

Posiblemente la estructura que más información ha dado en los últimos años respecto a la fisiopatología de la APs y con la que, por tanto, más información se obtiene es con la entesis, el sitio de inserción de tendones, ligamentos, fascias musculares y cápsulas articulares al hueso. El estudio ecográfico de la entesis va a dar un diagnóstico de mayor precisión, dado que en muchas ocasiones con la exploración física la afectación entésica puede pasar desapercibida. La ecografía va a permitir observar alteraciones en la ecogenicidad de la entesis, aumento de grosor, calcificaciones, erosiones, la presencia o no de señal Doppler, así como la presencia de bursitis.

La entesitis puede aparecer muy temprano en el curso de la enfermedad, incluso antes de que comience la clínica articular del paciente.

La identificación tanto de la artritis como de la entesitis subclínica presenta un gran desafío para el reumatólogo. En múltiples estudios prospectivos, se observa que los pacientes con psoriasis sin manifestaciones musculoesqueléticas presentan cambios ecográficos en la entesis.

Gutiérrez en 2011 publicó un estudio prospectivo en el que comparaba a pacientes con psoriasis con sujetos sanos: observó que el 32,9 % de los pacientes con psoriasis presentaban cambios ecográficos en la entesis frente al 8,4 % de los sujetos sanos. Lo mismo ocurría con la señal Doppler: el 0,9 % de los pacientes con psoriasis la presentaban, frente al 0 % de los controles sanos.

Naredo en 2015 también publicó un estudio prospectivo en el que observó que el 62 % de los pacientes con psoriasis sin manifestaciones musculoesqueléticas presentaban alteraciones ecográficas en la entesis, frente al 39,1 % de los sujetos sanos.

La entesis más afectada fue el tendón de Aquiles, seguida de la entesis de la rótula y la fascia plantar.

Pero no solo eso, en estudios similares también se observó que en los pacientes con psoriasis y afectación ungueal los cambios en la entesis fueron mayores. Esto puede ser debido a la estrecha relación que existe entre la uña y la entesis de la falange distal.

Es más, en 2017 se publicaron los resultados de la cohorte DESIRT, en la que se estudió la relación entre los hallazgos ecográficos en la entesis y los cambios radiográficos en los pacientes con espondiloartritis precoz. En dicho estudio se observó que la presencia de sindesmofitos en la radiografía era mayor en aquellos pacientes que presentaban alteraciones ecográficas en la entesis (aumento de grosor y entesofito), por lo que la detección precoz de entesitis por ecografía podría predecir la progresión radiográfica en aquellos pacientes con afectación axial.

Se necesitan más estudios a largo plazo para aclarar si esta entesitis asintomática representaría una fase preclínica de la enfermedad, así como para determinar la relevancia exacta de estos hallazgos por imagen.

Hay múltiples índices ecográficos de entesis, entre ellos el *Madrid Sonographic Enthesitis Index* (MASEI), que podrían utilizarse para encontrar puntos de corte adecuados que seleccionen a pacientes de alto riesgo (**Figs. 30-7** y **30-8**).

Resonancia magnética

La RM es una técnica multiplanar no ionizante que ofrece un contraste excelente de los tejidos, por lo que tiene una alta

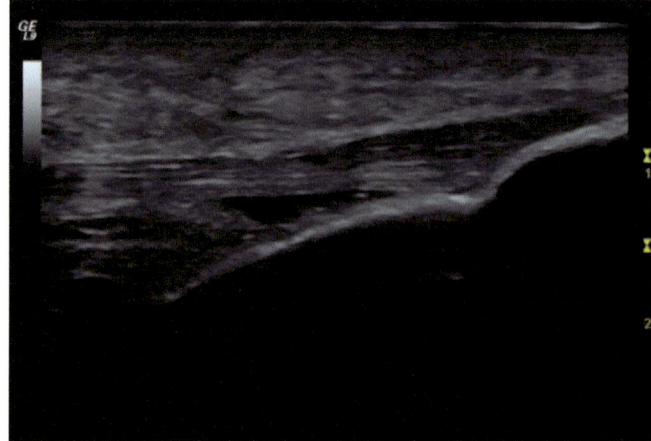

Figura 30-7. Corte longitudinal de la inserción distal del tendón rotuliano. Se observan hipoecogenicidad, aumento de grosor y bursitis infrarrotuliana profunda.

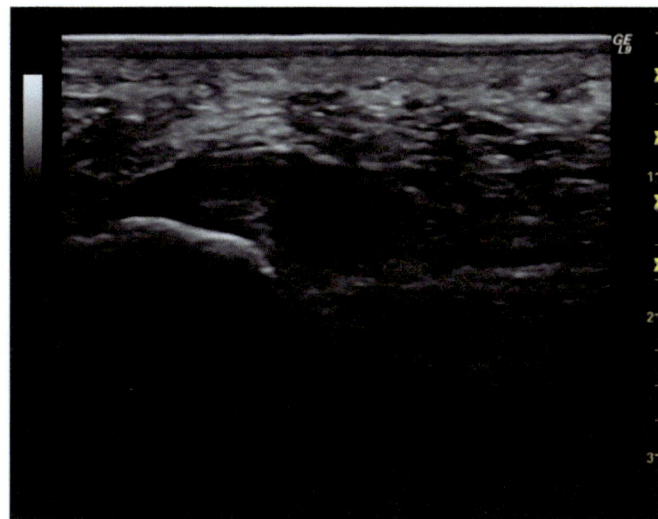

Figura 30-8. Corte longitudinal de la fascia plantar derecha, con hipoecogenicidad y aumento de grosor.

sensibilidad para el estudio de estructuras con alto contenido en agua. Permite evaluar la actividad de la enfermedad tanto en la artritis como en las articulaciones sacroilíacas y la columna vertebral. A diferencia de la ecografía, puede evaluar las entesis profundas, así como detectar edemas óseos.

Los inconvenientes que presenta la RM son: alto coste, baja disponibilidad y la dificultad para realizarla en pacientes con marcapasos o claustrofobia.

Las secuencias en T1 ofrecen una información detallada del hueso cortical, trabecular, la sinovial y las estructuras tendinoligamentosas. Con la administración de contraste intravenoso (gadolinio suele ser el más frecuente) se diferencia la hipertrofia sinovial de la sinovitis (actividad). Las secuencias en T2 permiten estudiar la presencia de agua y la grasa propia de la médula ósea o el tejido celular subcutáneo como áreas de incremento de señal. Mediante la secuencia de recuperación de inversión de tiempo corto (STIR) (supresión grasa) se atenúa la señal hiperintensa propia de la grasa medular y subcutánea y sirve para evaluar el edema óseo, el derrame articular o el peritendinoso.

Las principales lesiones inflamatorias o estructurales que pueden ser visualizadas por RM son: sinovitis, entesitis, tenosinovitis, inflamación periarticular, edema óseo, erosiones y proliferación ósea.

Para el diagnóstico de *sinovitis* mediante la RM deben cumplirse tres criterios: aumento del tamaño de la sinovial, aumento del contenido hídrico y aumento de señal de la sinovial tras administrar contraste. El aumento de tamaño de la sinovial se identifica claramente con la secuencia T1, con o sin contraste, y no tan bien con la secuencia T2. El aumento de contenido hídrico se identifica mejor con la secuencia T2. Hay que tener en cuenta que la sinovitis aguda y el derrame articular presentan aspectos similares en la RM, con señal baja en secuencias T1 y alta en T2. Para diferenciarlas, es necesaria la administración de contraste.

La *entesitis*, la *tenosinovitis* y la *inflamación periarticular* se caracterizan por presentar alta intensidad de señal en las secuencias T1 o T2 con saturación grasa o secuencias STIR.

El *edema óseo* es considerado en la artritis reumatoide como una lesión preerosiva, sin embargo, hay menos evidencias al respecto en APs.

Desde el punto de vista axial hay pocos estudios en pacientes con APs, lo conocido procede sobre todo de los estudios realizados en espondiloartritis axial.

La inflamación del disco intervertebral con cambios erosivos (lesión de Anderson) aparece hasta en el 6 % de los pacientes con APs y espondilitis anquilosante; en ocasiones es el único signo inicial de la enfermedad.

Cerca del 40 % de los pacientes con APs tienen afectación de sacroilíacas y, al igual que ocurre con la espondilitis, su afectación va ligada a la positividad del HLA-B27 (**Fig. 30-9**).

Diagnóstico diferencial

Es necesario diferenciar la APs de otras enfermedades tales como artritis reumatoide, artrosis, gota, pseudogota, lupus eritematoso sistémico y otras formas de espondiloartritis (**Tabla 30-9**).

La *artritis reumatoide* se caracteriza por la afectación simétrica de pequeñas articulaciones de manos y pies, mientras que la APs suele presentar una distribución asimétrica, con afectación predominante de miembros inferiores. Aunque con el tiempo tiende a evolucionar con afectación poliarticular y simétrica. Otro punto diferenciador es la afectación axial, que suele darse en casi el 40 % de los pacientes.

La afectación de las interfalángicas distales característica de la APs también se observa en la *artrosis*, con la diferencia de que en los pacientes con APs, al palpar la articulación, esta

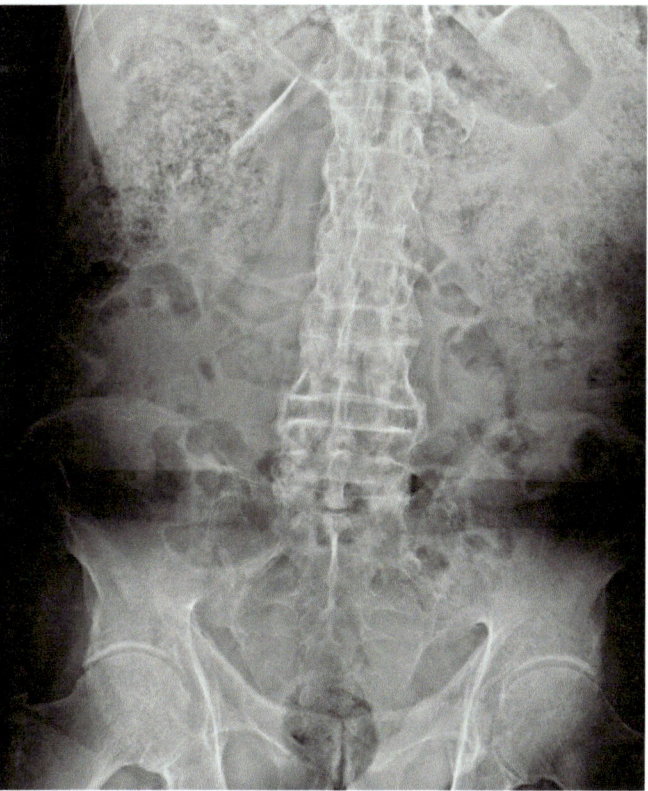

Figura 30-9. Radiografía anteroposterior de la pelvis. Se observa sacroilitis bilateral en paciente con artritis psoriásica con afectación axial y periférica.

Tabla 30-9. Características clínicas de diversas formas de espondiloartritis

Características	Artritis psoriásica	Espondilitis anquilosante	Artritis reactiva	Artritis asociada a otras entidades inmunomediadas
Edad media de presentación (años)	36	20	30	30
Hombre : Mujer	1:1	3:1	3:1	2:1
Afectación periférica (% casos)	96	30	90	30
Afectación axial (% de casos)	50	100	100	30
Dactilitis	Frecuente	Ausente	Infrecuente	Ausente
Entesitis	Frecuente	Frecuente	Infrecuente	Infrecuente
Psoriasis (% de casos)	100	10	10	10
Afectación de uñas	87 %	Infrecuente	Infrecuente	Infrecuente
HLA-B27 (%)	40-50	90	70	30

HLA-B27: antígeno leucocitario humano B27.

presenta una consistencia blanda propia de la inflamación. En cambio, en los pacientes con artrosis la consistencia al palpar la articulación es dura, debido al osteofito. Otro signo diferenciador es la afectación de la uña, propia en la APs (*pitting* u onicólisis) y que no suelen presentar los pacientes con artrosis.

Los niveles de ácido úrico suelen estar elevados en los pacientes con APs y en los que padecen *gota*, lo que dificulta el diagnóstico, sobre todo en aquellos casos en los que no se puede hacer el análisis de cristales en el líquido sinovial, o simplemente en los casos en los que no se detecta.

Respecto a la *espondilitis anquilosante*, generalmente comienza en la segunda década de la vida o principios de la tercera, mientras que la espondiloartritis psoriásica suele debutar en la cuarta. Además, las manifestaciones clínicas en la espondiloartritis psoriásica suelen ser menos graves, con menos dolor y menos anquilosis.

La entidad que puede conllevar mayor dificultad para establecer diagnóstico diferencial es la *artritis reactiva*, dado que ambas entidades pueden conllevar afectación cutánea y articular.

Las lesiones psoriasiformes del *lupus* cutáneo subagudo pueden imitar la psoriasis vulgar, pero no comparten el resto de las características.

ÍNDICES DE ACTIVIDAD Y MEDIDAS DE DESENLACE

Al igual que en el resto de enfermedades reumáticas, hay disponibles índices validados para la evaluación de la actividad de la APs. Ya se ha comentado que esta medición es importante para la toma de decisiones sobre el manejo de la enfermedad, para medir la respuesta a un esquema terapéutico instaurado y para la evaluación de los pacientes de un modo más objetivo en el contexto de los ensayos clínicos y otros estudios.

Se revisan algunos de los índices de actividad más relevantes para evaluar los distintos dominios de afectación de la APs.

- Evaluación de la afectación cutánea:
  - *Psoriasis Area and Severity Index* (PASI): mide la gravedad de la psoriasis cutánea. Para su cálculo, se combina el porcentaje de superficie corporal afectada y la gravedad de cada uno de los síntomas (picor, eritema, descamación e induración).
  - *Body Surface Area* (BSA): es una de las escalas de medida más utilizadas en la evaluación de la gravedad de la psoriasis. Una forma sencilla de cuantificarla es usar la palma de la mano del paciente (incluyendo los dedos) como equivalente al 1 % de la totalidad de su superficie corporal y, de este modo, establecer el porcentaje afectado por la psoriasis.
- Evaluación de la afectación ungueal:
  - *Modified Nail Psoriasis Severity Index* (mNAPSY): es una herramienta validada que cuantifica la gravedad de la psoriasis ungueal valorando lesiones en la matriz y en el lecho.
- Evaluación de la dactilitis:
  - *Leeds Dactilitis Index* (LDI): para su cálculo, se tienen en cuenta la diferencia entre la circunferencia del dedo afectado con respecto al contralateral y la puntuación del dolor del dedo afectado. Es más usado en ensayos clínicos que en la práctica clínica.
- Evaluación de la entesitis:
  - *Leeds Entesitis Index* (LEI): evalúa seis localizaciones: epicóndilo lateral, cóndilo femoral e inserción de Aquiles, bilaterales. Se otorga el valor 1 a las dolorosas y 0 a las no dolorosas.
  - Otros índices o evaluaciones usados en espondilitis son: el de Mander, el *Maastricht Ankylosing Spondylitis Enthesitis Score* (MASES), el del *Spondyloarthritis Research Consortium of Canada* (SPARCC), el modificado de Gladman, Major/Berlin.
- Evaluación axial: se utilizan las medidas validadas para espondilitis anquilosante, como el *Bath Ankylosing Spondylitis Disease Activity Index* (BASDAI) y el *Bath Ankylosing Spondylitis Functional Index* (BASFI). El estudio INSPIRE demostró que estas medidas se comportan bien y que son igualmente reproducibles cuando se aplican a pacientes con APs.

- Índices compuestos:
  - *Minimal Disease Activity* (MDA): se trata de una herramienta completa y simple para evaluar el estado de remisión clínica o de mínima actividad. Ha demostrado validez y utilidad como referencia para la toma de decisiones clínicas en el contexto de un plan terapéutico por objetivos (*treat to target*). Es utilizada tanto en la práctica clínica como en los ensayos clínicos. Consta de siete ítems, de los cuales habría que cumplir cinco para considerarse MDA: número de articulaciones dolorosas menor o igual a 1, número de articulaciones inflamadas menor o igual a 1, PASI menor o igual a 1/*Body Surface Area* (BSA) menor o igual a 3, escala visual analógica (EVA) dolor menor o igual a 15/100, EVA global de actividad menor o igual a 20/100, *Health Assessment Questionnaire* (HAQ) menor o igual a 0,5 y entesis dolorosas menor o igual a 1.
  - *Psoriatic Arthritis Response Criteria* (PsACR): es otra herramienta que puede ser de utilidad como índice de respuesta. Mide el dolor en 68 articulaciones y la inflamación en 66, teniendo en cuenta además al menos tres de los siguientes: reactantes de fase aguda, escala de dolor, valoración del paciente, valoración física o escala funcional.
  - *Psoriatic Arthritis Joint Activity Index* (PsAJAI): utiliza las mismas variables que el PsACR, pero con una ponderación diferente a cada ítem.
  - *Disease Activity Index for Psoriatic Arthritis* (DAPSA): este índice de actividad estratifica a los pacientes en cuatro grupos (remisión, actividad baja, actividad moderada y actividad alta) con base en los siguientes ítems: número de articulaciones dolorosas de 0 a 68, número de articulaciones inflamadas de 0 a 66, EVA de dolor, EVA de actividad global y proteína C-reactiva en sangre.
  - *Composite Psoriatic Disease Activity Index* (CPDAI): esta herramienta, a diferencia de la anterior, abarca la afectación cutánea, la entesitis y la dactilitis, por lo que se considera más completa al incluir más dominios de la enfermedad.
  - *Disease Activity Score 28* (DAS28): este índice, desarrollado para la evaluación de la actividad de la artritis reumatoide, también se ha utilizado en ensayos clínicos de psoriasis con afectación poliarticular.
- Evaluación del daño estructural: entre las herramientas destinadas a la evaluación del daño estructural, destacan tres:
  - *Sharp-Van der Heijde modificado*: valora erosiones y espacio articular en manos y pies.
  - *Psoriatic Arthritis Ratingen Score* (PARS): valora la destrucción y proliferación ósea en manos y pies.
  - *Steinbrocker modificado para APs*. Valora el aumento de partes blandas, osteopenia, erosiones, despacio articular, lisis y anquilosis en manos y pies.
- Evaluación de la calidad de vida: existen múltiples índices para valorar la calidad de vida de los pacientes con artritis inflamatoria, algunos específicos de la APs:
  - *Psoriatic Arthritis Impact of Disease* (PsAID-12): valora el impacto de la enfermedad sobre la salud del paciente en la última semana ponderando ítems físicos y psicológicos.
  - *Psoriatic Arthritis Quality of Life* (PsAQOL): valora el impacto tanto de la enfermedad como de su tratamiento en la calidad de vida del paciente.
  - Otros también usados fueron desarrollados para la evaluación de la calidad de vida en pacientes con otras patologías, como la artritis reumatoide. Destaca el **HAQ**. Otros menos utilizados en la práctica clínica son el **SF-36** (*36-item short-form health survey*), **SF-12** (*12-item short-form health survey*) o el **EuroQol 5-Dimension** (EQ5D), cuya versión en español puede encontrarse en el sitio web de la Sociedad Española de Reumatología (disponible en: https://www.ser.es/wp-content/uploads/2015/03/EQ5D_us_spanish.pdf).

En la práctica clínica se recomienda utilizar el recuento de articulaciones dolorosas e inflamadas 68/66, la valoración de la piel mediante BSA o PASI, la valoración de entesitis y dactilitis y, si procede, la valoración axial, además de la valoración de la actividad inflamatoria mediante analítica de sangre y la valoración del paciente sobre calidad de vida y funcionalidad. Ya se ha visto que el índice MDA recoge gran parte de toda esa información clínica, si bien no incluye parámetros analíticos, a diferencia del DAPSA, que destaca por su facilidad de aplicación. En definitiva, no existe un solo índice de actividad que cubra todos los requisitos, por lo que la combinación de varios será la estrategia del clínico en la consulta, adaptada a sus circunstancias y al perfil de paciente.

TRATAMIENTO

Antes del año 2000, las opciones de tratamiento farmacológico para la APs se limitaban esencialmente a antiinflamatorios no esteroideos (AINE), glucocorticoides, metotrexato, sulfasalacina y ciclosporina. Solo unos pocos ensayos terapéuticos aleatorios investigaron específicamente la APs. A pesar de las diferencias clínicas conocidas entre las dos enfermedades, se consideró que la evidencia de los ensayos clínicos en artritis reumatoide podría extrapolarse a la APs.

Al identificarse la importancia de los mediadores y las vías proinflamatorias, la investigación sobre la inmunopatogénesis de la APs ha ayudado a reforzar la justificación de la eficacia de las inmunoterapias dirigidas y también ha posibilitado nuevos tratamientos.

Por otro lado, la investigación sobre los aspectos clínicos de la APs ha llevado a una mayor apreciación de la naturaleza compleja y heterogénea de la enfermedad en pacientes individuales, incluida la artritis periférica, la afectación axial, la entesitis, la dactilitis, la espondilitis, la afectación de piel y uñas, la iritis y la enfermedad inflamatoria intestinal. Estos dominios deben evaluarse individualmente para garantizar que las diferentes manifestaciones se tratan de forma adecuada.

Desde principios de la década de 2000, el desarrollo de medidas de resultado fiables y validadas para evaluar los dominios clínicos de la APs ha ayudado a optimizar la evaluación en los ensayos clínicos. Los avances en imágenes, incluidas la ecografía y la RM, han permitido una visualización más precisa de la inflamación de los tejidos y el daño articular. Aparte de los ensayos controlados aleatorios estándar, se están desarrollando cada vez más ensayos de estrategia, como el tratamiento hasta el objetivo de la remisión y los ensayos comparativos directos.

Tratamientos complementarios

Se expone a continuación el tratamiento farmacológico de la APs, seguido de un resumen de recomendaciones y estrategias de tratamiento.

Antiinflamatorios no esteroideos

Los AINE se utilizan con frecuencia para la mejora sintomática del dolor asociado con la artritis y las manifestaciones periarticulares de la APs. Curiosamente, y en contraste con la artritis reumatoide, hay muy poca evidencia que aborde la eficacia de los AINE en la APs de forma específica.

Un ensayo clínico de 12 semanas investigó la eficacia de celecoxib frente a placebo, sin obtener resultados significativos. No obstante, muchos años de experiencia clínica señalan que los AINE pueden ser un complemento útil en el tratamiento de varios dominios de la APs, incluida la artritis periférica, la artritis axial, la entesitis y la dactilitis. De hecho, en la enfermedad axial, la falta de eficacia de los FAMEs convencionales (FAMEsc) deja a los AINE como el pilar de la terapia. Antes del inicio de los agentes biológicos, los AINE se incluían comúnmente como terapias concomitantes en los ensayos de los FAMEsc en la APs.

Glucocorticoides

Aunque los medicamentos esteroides tópicos se suelen usar para tratar la psoriasis y los esteroides intraarticulares se usan para tratar los brotes en una o algunas articulaciones, los esteroides sistémicos no se usan con tanta frecuencia en la APs como en la artritis reumatoide.

En la APs, es necesario tener precaución al considerar los esteroides como tratamiento local en caso de infiltraciones tendinosas o entésicas, ya que la eficacia a largo plazo es cuestionable debido a los informes de rotura del tendón.

La preocupación por el uso de esteroides en la APs proviene en parte de la experiencia anecdótica que muestra que la psoriasis cutánea puede reagudizarse tras la interrupción abrupta de los esteroides, generalmente en dosis muy altas.

Fármacos antirreumáticos modificadores de la enfermedad sintéticos convencionales

Se detallan los FAMEsc más habituales.

Metotrexato

Aunque el metotrexato ha sido uno de los medicamentos más utilizados para la APs desde la década de 1980, muy pocos estudios han investigado su eficacia en esta enfermedad.

En estos estudios se señala que la dosis de metotrexato de 15 mg a la semana o más puede ser más efectiva que las dosis más bajas en la APs. En 2012 se publicaron los resultados de un ensayo clínico aleatorizado sobre el uso de metotrexato en pacientes con APs frente a placebo (MIPA), que no consiguió el objetivo principal, al no encontrar diferencias entre el grupo de metotrexato y el grupo placebo. Sin embargo, el estudio presentaba varios problemas de diseño, como la dosis empleada de metotrexato, lo que afectó a los resultados. Además, un análisis de subgrupos mostró que el metotrexato fue efectivo en pacientes con APs cuya enfermedad era similar a la artritis reumatoide (es decir, enfermedad poliarticular, con reactantes de fase aguda elevados).

Posteriormente se publicaron los resultados de un ensayo en el que se combinaron etanercept y metotrexato frente a metotrexato en monoterapia. El metotrexato presentó buenos resultados, logrando niveles de respuesta articular, entésica y cutánea numéricamente cercanos a los logrados con la inhibición del TNF. Cabe destacar que no hubo un comparador de placebo.

A día de hoy, el metotrexato sigue siendo fundamental en el tratamiento de la APs, especialmente en aquellas partes del mundo con recursos médicos limitados. Además, la combinación de metotrexato con la terapia biológica reduce el riesgo de inmunogenicidad.

Hay que tener en cuenta que el metotrexato se asocia a problemas de tolerabilidad, como náuseas, diarrea y fatiga, lo que en ocasiones supone la necesidad de suprimirlo. Otro punto a tener en cuenta es la monitorización analítica en los pacientes con metotrexato cada 3-4 meses, para valorar y detectar posibles toxicidades: hepáticas, hematológicas, etcétera.

Sulfasalacina

Es el FAMEsc con más evidencia en el tratamiento de la APs, con seis estudios aleatorizados placebo-control y dos metaanálisis que no muestran resultados clínicos estadísticamente significativos.

Hay que tener en cuenta también que la mala tolerancia al fármaco y las reacciones alérgicas pueden limitar su utilidad, y que la monitorización de laboratorio (por ejemplo, hematológica, hepática) es estándar.

Leflunomida

Es un antagonista oral de la pirimidina que ha demostrado su eficacia en un único ensayo clínico controlado con placebo en el que participaron 190 pacientes con APs. Los estudios han demostrado resultados menos sólidos en otros dominios de la APs, especialmente en la piel. Se requiere también monitorización analítica de la función hepática y hemogramas.

Ciclosporina

La ciclosporina es un inhibidor de la calcineurina que ha demostrado un mayor beneficio en la psoriasis cutánea que en la APs, pero también puede ser eficaz para las manifestaciones articulares. Es necesario el control de laboratorio. La toxicidad renal y la hipertensión puede limitar su uso en algunos pacientes.

Fármacos antirreumáticos modificadores de la enfermedad biológicos

Son FAMEb los siguientes:

Inhibidores del factor de necrosis tumoral alfa

El TNF es una citocina proinflamatoria con innumerables impactos en varios aspectos de las respuestas inflamatorias e inmunitarias. Los inhibidores de TNF-α (anti-TNF-α) son un avance histórico en la terapia de APs. Tras el éxito observado en la artritis reumatoide, la primera evidencia de este beneficio en la APs provino de un ensayo que demostró la eficacia de etanercept tanto articular como cutánea. Poco después, un estudio mostró una mejoría en los dominios articulares y de psoriasis, así como en la función física, dactilitis y entesitis con la terapia con infliximab, además, el tratamiento ralentizó la progresión del daño radiográfico a las articulaciones periféricas en APs.

Posteriormente, los anti-TNF-α estudiados, incluidos adalimumab, golimumab y certolizumab, también mostraron eficacia en todos los dominios de APs. Todos los anti-TNF-α también han demostrado beneficio en la espondilitis anquilosante, utilizados como prueba indirecta de la eficacia en el componente axial de la APs.

Con la introducción de los biosimilares de varios anti-TNF-α en muchos países del mundo, los costes de adquisición han disminuido, una consideración importante que afecta al uso de agentes biológicos.

Los efectos secundarios graves importantes, aunque infrecuentes, de los anti-TNF-α incluyen infecciones, incluso infecciones oportunistas (en particular, tuberculosis) y reacciones autoinmunes.

Inhibidores de las interleucinas-12 y 23

Ustekinumab es un anticuerpo monoclonal inmunoglobulina G1 (IgG1) humano que se une a la subunidad p40 común de IL-12 e IL-23: la primera, involucrada en la diferenciación y activación de las células *helper* o colaboradoras Th1; y la segunda, en la diferenciación y activación de las células Th17. La regulación a la baja de estas vías puede conducir a la reducción de varias citocinas clave en la patogenia de la psoriasis y la APs, incluidas IL-23, IL-17 y TNF. Ustekinumab confirmó su eficacia en los cinco dominios de la APs en dos ensayos clínicos de fase III.

Cabe destacar que, en dermatología, ustekinumab fue el primer agente biológico que mostró una eficacia en la psoriasis cutánea superior a la del anti-TNF-α. No mostró beneficio en la espondilitis anquilosante, aunque los síntomas axiales de un subgrupo de pacientes con APs sí mejoraron.

Si la artritis axial en la APs difiere de la espondilitis anquilosante o si las medidas de resultado utilizadas pueden detectar una mejoría en los dominios extraaxiales es un tema de discusión.

El perfil de seguridad de ustekinumab es bueno en general, con bajas tasas de infección grave.

Inhibidores de la interleucina-17

La superfamilia de la IL-17 consta de seis isoformas diferentes, desde IL-17A hasta IL-17F. De estos, IL-17A e IL-17F son los mejor estudiados y pueden existir como homodímeros o heterodímeros.

La IL-17 es producida principalmente por los linfocitos Th17, particularmente en respuesta a IL-12, IL-23 e IL-1b secretadas por monocitos, macrófagos y células dendríticas en la participación de los receptores de reconocimiento de patrones, que actúan a través de los receptores IL-17 (IL-17R), que constan de cinco subtipos principales, incluidas las subunidades del receptor de IL-17RA e IL-17RC. La IL-17 desempeña un papel clave en la preservación de la función de barrera en el intestino y de la integridad del epitelio.

Tres inhibidores de IL-17 están actualmente aprobados para el tratamiento de APs en España:

- Secukinumab es un anticuerpo IgG1 monoclonal humano que se une a IL-17A.
- Ixekizumab es un anticuerpo monoclonal humanizado IgG4 contra IL-17A.
- Bimekizumab es un anticuerpo monoclonal IgG1 humanizado que se une a IL-17A e IL-17F.

En ensayos comparativos de estos tres agentes con adalimumab, la psoriasis cutánea mejoró más con los inhibidores de IL-17, y los dominios articulares fueron comparables:

- Brodalumab es un anticuerpo humano que se une al receptor de IL-17, lo que da como resultado una amplia inhibición de la familia de IL-17. Ha mostrado una eficacia en APs similar a la de los otros inhibidores de IL-17. Este anti-IL-17 no está aprobado en España.

Inhibidores de la interleucina-23

La IL-23 es una citocina proinflamatoria clave en la psoriasis y, de hecho, su inhibición produce la reducción más completa de las manifestaciones psoriásicas en comparación con otros agentes biológicos. Los datos de eficacia en los dominios de artritis, entesitis y dactilitis de la APs son sólidos, similares a los datos de los ensayos clínicos aleatorizados de anti-TNF e IL-17.

El primer inhibidor de IL-23 aprobado en todo el mundo para el tratamiento de APs es *guselkumab*, un inhibidor de p19 IL-23 que se dirige específicamente a IL-23 (distinto de ustekinumab, que se une a la unidad p40 e inhibe IL-12 e IL-23).

Un subestudio de pacientes con afectación axial y evidencia radiográfica de sacroilitis demostró una mejoría sintomática del dolor espinal (índice de actividad de la enfermedad de la espondilitis anquilosante, pregunta 2 del BASDAI). Este hallazgo preliminar en pacientes con APs axial se explorará más a fondo, ya que los estudios de los inhibidores de la IL-23 en la espondilitis anquilosante no lograron demostrar eficacia en comparación con el placebo, lo que indica que la IL-23 no es un impulsor de la inflamación en esa afección.

Rizankizumab es un anticuerpo IgG1 humanizado contra la subunidad p19 de IL-23 con indicación en ficha técnica para APs.

En el estudio SKEEPsAKE-1 se comparó 150 mg de risankizumab frente a placebo (administrados las semanas 0, 4 y 16), cuyo objetivo principal fue conseguir respuesta de 20 en la escala del American College of Rheumatology (ACR20) en la semana 24. Los resultados objetivan una mayor tasa de respuesta en el grupo que recibió risankizumab (57,3 % frente al 33,5 % del grupo placebo). Lo mismo ocurrió en otros dominios de la APs: dactilitis (66,95 % frente a 54,4 %), entesitis (51,2 % frente a 37,2 %), afectación cutánea (PASI90: 52,3 % frente a 9,9 %) y en uñas. También consigue mejores resultados en HAQ-QI, SF36 y FACIT-Fatiga.

Más adelante, en el estudio KEEPsAKE-2 se comparó 150 mg de risankizumab en las semanas 0, 4 y 16 con placebo en 444 pacientes con APs activa (en pacientes no respondedores a FAMEsc ni a FAMEb, excluyendo los que hubieran recibido inhibidores de IL-23, IL-12/23 e IL-17). Risankizumab consigue una mayor tasa de respuesta ACR20 en la semana 24 frente a placebo (51,3 % frente a 26,5 %, $p < 0,001$), independientemente de si el paciente había recibido risankizumab combinado con FAMEsc (50,4 % frente a 33,9 %) o en monoterapia (53,0 % frente a 16 %). También consigue mayor tasa de respuesta en entesitis (42,9 % frente a 30,4 %; $p < 0,01$), dactilitis (72,5 % frente a 42,1 %; $p < 0,001$), piel (PASI90 55 % frente a 10,2 %; $p < 0,001$), HAQ-DI (*Disability Index*) (0,22 frente a 0,05; $p < 0,001$), SF-36 (5,9 frente a 2,0; $p < 0,001$) y *Functional Assessment Of Chronic Illness Therapy-Fatigue* (FACIT-fatiga) (25,6 % frente a 11,4 %; $p < 0,001$) frente a los pacientes tratados con placebo.

Los efectos secundarios fueron comparables a los de otros agentes y los efectos secundarios comunes incluyeron nasofaringitis, infecciones de orina, dolor de cabeza y alteración de las enzimas hepáticas.

El *tildrakizumab* es un anticuerpo de alta afinidad por la subunidad p19 de IL-23. En algunos estudios de fase IIB en los que se incluía a 391 pacientes con APs con fallo a FAMEsc, así como fallo a anti-TNF (máximo del 30 % de los reclutados), se compararon diferentes dosis y posología del fármaco. Las diferentes dosis y posología del tildrakizumab consiguen mayor tasa de respuesta ACR20 en la semana 24. Lo mismo ocurre con la respuesta ACR50 y ACR70. También se objetiva mayor tasa de respuesta cutánea; no ocurre lo mismo con dactilitis y entesitis, en las que no se observan diferencias significativas frente a placebo. El fármaco fue generalmente bien tolerado, no se han informado episodios cardíacos adversos graves, infecciones graves ni muertes.

Fármacos antirreumáticos modificadores de la enfermedad sintéticos dirigidos

El inhibidor oral de la fosfodiesterasa 4, *apremilast*, puede regular a la baja varias citocinas proinflamatorias clave implicadas en la patogenia de la psoriasis y la APs, incluidos el TNF y la IL-23.

Los estudios han demostrado una modesta eficacia de apremilast en lesiones cutáneas psoriásicas, artritis, entesitis y dactilitis. Su perfil de seguridad es benigno, sin efectos adversos graves como infecciones, y no necesita monitorización de laboratorio.

Inhibidores de la cinasa Jano

El sistema de señalización intracelular de la cinasa Jano (JAK) es fundamental para la inducción de la activación celular por las citocinas involucradas en la patogenia de la APs, incluidas IL-23, IL-6 e IL-15. Hay cuatro moléculas JAK: JAK1, JAK2, JAK3 y tirosina cinasa 2.

El primer inhibidor de JAK aprobado para el tratamiento de la APs, *tofacitinib* (que inhibe JAK3 y JAK1 más que JAK2), es eficaz en los dominios musculoesqueléticos y modestamente beneficioso para las lesiones cutáneas. El perfil de seguridad es similar al que se observa en el tratamiento de la artritis reumatoide, que incluye el riesgo de infección grave, la necesidad de monitorización analítica de enzimas hepáticas y hemograma, y el efecto adverso raro del linfoma. La evidencia indica un mayor riesgo de episodios tromboembólicos si el medicamento se usa en una dosis superior a la recomendada, lo que puede ser un efecto de clase.

Upadacitinib también tiene indicación en APs, mientras que filgotinib y el inhibidor de tirocina cinasa 2 o TYK2 deucravacitinib, están en desarrollo. Queda por determinar si la selectividad diferencial para las isoformas de JAK afecta a la eficacia en los dominios de APs o a la toxicidad.

Upadacitinib es un inhibidor reversible selectivo oral de JAK con alta selectividad para JAK1 y JAK3. En el estudio SELECT-APs 1 se compara la dosis de 15 mg y la de 30 mg una vez al día con placebo o adalimumab, con 1.704 pacientes con APs activa (no respondedores a FAMEsc y *naïve* o no tratados para FAMEb). El objetivo principal fue conseguir mejor tasa de respuesta ACR20 a la semana 12: upadacitinib fue en cualquiera de sus dosis superior a placebo y similar a adalimumab. También consigue mayor tasa de respuesta en el dominio piel, HAQ, FACIT-fatiga y menor progresión radiográfica que el grupo placebo.

En el estudio SELECT-PsA 2 se comparó dosis de 15 mg o 30 mg de upadacitinib una vez al día con placebo en 642 pacientes con APs activa (respuesta inadecuada a FAMEb). Ambas dosis de upadacitinib consiguieron mayor tasa de respuesta (objetivo principal ACR20) en la semana 12 frente a placebo. Upadacitinib mostró superioridad también en los objetivos secundarios del estudio; ACR20, ACR50, ACR70, HAQ-DI, FACIT-fatiga y PASI75.

El perfil de seguridad de upadacitinib fue similar al ya publicado en artritis reumatoide. Se detectan con mayor frecuencia nasofaringitis y elevación de enzimas hepáticas. Las infecciones graves fueron más frecuentes con la dosis de 30 mg. También se informó un pequeño número de tumores malignos en los tratados con upadacitinib. Esto incluyó dos cánceres de piel no melanocíticos en el grupo de upadacitinib de 30 mg frente a un caso en el grupo placebo. No se detectaron episodios cardiovasculares mayores ni enfermedad tromboembólica.

El *filgotinib* es un inhibidor oral de JAK con un alto grado de selectividad para JAK1. Un trabajo preclínico mostró que filgotinib podría prevenir la diferenciación Th1, Th2 y Th17 inducida por JAK1 y reducir la concentración de citocinas y quimiocinas proinflamatorias en modelos de artritis en roedores. En un ensayo de fase II de filgotinib frente a placebo en pacientes con APs activa, que habían fracasado o eran intolerantes a FAMEsc, demostró eficacia articular (ACR20 y ACR50), cutánea (PASI75), en entesitis. Sin embargo, los ensayos en fase III se detuvieron debido a las preocupaciones planteadas por la Food and Drug Administration (FDA) sobre el recuento de espermatozoides en la artritis reumatoide. Estas señales de seguridad están siendo evaluadas más a fondo por los estudios de fase II MANTA y MANTA-RAY.

Estrategias de tratamiento

En el tratamiento por objetivos, todo reumatólogo se marca con sus pacientes conseguir la remisión clínica y, en caso de que no sea posible, la baja actividad de la enfermedad. Tal estrategia produce resultados óptimos a corto y largo plazo para el paciente.

Son numerosos los ensayos de tratamiento específico en la artritis reumatoide, utilizando medidas cuantificables de la actividad de la enfermedad, que normalmente incluyen exámenes físicos, como recuentos de articulaciones, autoevaluación cuantificada del paciente y medidas de laboratorio de la actividad de la enfermedad, como la proteína C-reactiva. El ensayo *Tight control of psoriatic arthritis* (TICOPA), realizado en pacientes con APs en estadio temprano, comparó a pacientes evaluados mensualmente y que requerían una intensificación del tratamiento si no se cumplía un objetivo de MDA con pacientes evaluados cada 3 meses sin tal objetivo de tratamiento. Después de 48 semanas, los pacientes del grupo tratado según el objetivo demostraron resultados superiores, lo que respalda este objetivo del tratamiento en la práctica clínica.

En particular, muchos estudios del tratamiento por objetivos son redundantes. Es cierto que se persigue el objetivo, pero habría que tener en cuenta otros factores como la seguridad, así como factores farmacoeconómicos, a la hora de la toma de decisiones terapéuticas.

En 2019, la EULAR publicó sus recomendaciones sobre el manejo de los pacientes con APs:

- El tratamiento debe estar dirigido a alcanzar el objetivo de remisión o, alternativamente, baja actividad de la enfermedad, mediante la evaluación regular de la actividad de la enfermedad y el ajuste apropiado de la terapia.
- Se pueden usar medicamentos antiinflamatorios no esteroideos para aliviar los signos y síntomas musculoesqueléticos.
- Las infiltraciones locales con glucocorticoides se deben considerar como terapia adyuvante en la APs; los glucocorticoides sistémicos pueden usarse con precaución a la dosis eficaz más baja.
- En pacientes con poliartritis, se debe iniciar un FAMEsc rápidamente; se prefiere el metotrexato en aquellos con afectación cutánea relevante.
- En pacientes con monoartritis u oligoartritis, particularmente con factores de mal pronóstico como daño estructural, velocidad de sedimentación globular elevada o proteína C-reactiva, dactilitis o afectación ungueal, se debe considerar un FAME sintético.
- En pacientes con artritis periférica y una respuesta inadecuada a, al menos, un FAMEsc, se debe iniciar la terapia con un FAMEb; cuando hay una afectación cutánea importante, puede preferirse un inhibidor de IL-17 o un inhibidor de IL-12/23.
- En pacientes con artritis periférica y una respuesta inadecuada a al menos un FAME y al menos un FAMEb, o cuando un FAMEb no es apropiado, se puede considerar un inhibidor de JAK.
- En pacientes con enfermedad leve y una respuesta inadecuada a, al menos, un FAMEsc, en quienes no es apropiado un FAMEb ni un inhibidor de JAK, se puede considerar un inhibidor de la fosfodiesterasa 4.
- En pacientes con entesitis inequívoca y respuesta insuficiente a AINE o inyecciones locales de glucocorticoides, se debe considerar la terapia con un FAMEb.
- En pacientes con enfermedad predominantemente axial, activa y con respuesta insuficiente a los AINE, se debe considerar la terapia con un FAMEb, que según la práctica actual es un anti-TNF; cuando hay afectación cutánea relevante, puede preferirse el inhibidor de IL-17.
- En pacientes que no respondan adecuadamente a un FAMEb o sean intolerantes a él, se debe considerar el cambio a otro FAMEb o FAME sintéticos dirigidos (FAMEsd), incluido un cambio dentro de una clase.
- En pacientes en remisión sostenida, se puede considerar una reducción cuidadosa de los FAME.

 PUNTOS CLAVE

- La APs es una enfermedad inflamatoria mediada por el sistema inmunitario que puede afectar a diferentes dominios (musculoesquelético, cutáneo, ungueal, ocular e intestinal).
- En alrededor del 80 % de los casos la afectación cutánea precede a la musculoesquelética, con una media de unos 10 años de diferencia entre ambas manifestaciones.
- La APs tiene diferentes formas de presentación, siendo típica la oligoartritis de predominio en miembros inferiores, pero con el paso del tiempo suele haber un predominio del patrón poliarticular.
- A día de hoy aún no está claro cuál de los criterios de clasificación es el que mejor representa el amplio espectro de enfermedad que conlleva la APs; si bien son los criterios CASPAR los que han obtenido mayor consenso.
- Las recomendaciones actuales de la EULAR sobre el uso de técnicas de imagen proponen el uso de la ecografía en la artritis crónica para aumentar la precisión diagnóstica y mejorar su manejo en comparación con el examen clínico. La entesis es la gran beneficiada del uso de la ecografía.
- Los dominios clínicos deben evaluarse individualmente, para garantizar que las diferentes manifestaciones se tratan de la forma más adecuada.

BIBLIOGRAFÍA

Antoni CE, Kavanaugh A, Kirkham B, Tutuncu Z, Burmester GR, Schneider U et al. Sustained benefits of infliximab therapy for dermatologic and articular manifestations of psoriatic arthritis: results from the infliximab multinational psoriatic arthritis controlled trial (IMPACT). Arthritis Rheum. 2005;52:1227-36.

Bachelez H. Interleukin 23 inhibitors for psoriasis: not just another number. Lancet. 2017;390:208-10.

Baraliakos X, Gossec L, Pournara E, Jeka S, Mera-Varela A, D'Angelo S, Schulz B et al. Secukinumab in patients with psoriatic arthritis and axial manifestations: results from the double-blind, randomised, phase 3 MAXIMISE trial. Ann Rheum Dis. 2021;80:582-90.

Buskila D, Langevitz P, Gladman DD, Urowitz S, Smythe HA. Patients with rheumatoid arthritis are more tender than those with psoriatic arthritis. J Rheumatol. 1992;19:1115-9.

Canal-García E, Bosch-Amate X, Belinchón I, Puig L. Psoriasis ungueal. Actas Dermosifiliogr. 2022;113:481-90.

Ceponis A, Kavanaugh A. Use of methotrexate in patients with psoriatic arthritis. Clin Exp Rheumatol. 2010;28(Suppl 1):132-7.

Clegg DO, Reda DJ, Mejías E, Cannon GW, Weisman MH, Taylor T et al. Comparison of sulfasalazine and placebo in the treatment of psoriatic arthritis. A Department of Veterans Affairs Cooperative Study. Arthritis Rheum. 1996;39:2013-20.

Coates LC, Moverlery AR, McParland L, Brown S, Navarro-Coy N, O'Dwyer JL et al. Effect of tight control of inflammation in early psoriatic arthritis (TICOPA): a UK multicentre, open-label, randomised controlled trial. Lancet. 2015;386:2589-98.

Cutolo M, Myerson GE, Fleischmann RM, Lioté F, Díaz-González F, Van den Bosch F et al. A phase III, randomized, controlled trial of apremilast in patients with psoriatic arthritis: results of the PALACE 2 trial. J Rheumatol. 2016;43:1724-34.

Dean BJ, Lostis E, Oakley T, Rombach I, Morrey ME, Carr AJ. The risks and benefits of glucocorticoid treatment for tendinopathy: a systematic review of the effects of local glucocorticoid on tendon. Semin. Arthritis Rheum. 2014;43:570-6.

Deodhar A, Gensler LS, Sieper J, Clark M, Calderon C, Wang Y et al. Three multicenter, randomized, double-blind, placebo-controlled studies evaluating the efficacy and safety of ustekinumab in axial spondyloarthritis. Arthritis Rheumatol. 2019;71:258-70.

Deodhar A, Helliwell PS, Boehncke W-H, Kollmeier AP, Hsia EC, Subramanian RA et al. Guselkumab in patients with active psoriatic arthritis who were biologic-naive or had previously received TNFα inhibitor treatment (DISCOVER-1): a double-blind, randomised, placebo-controlled phase 3 trial. Lancet. 2022;395:1115-25.

Draghi F, Ferrozzi G, Ballerini D, Bortolotto C. Psoriatic arthritis: Ultrasound peculiarities with particular emphasis on enthesitis. J Clin Ultrasound. 2022;50(4):556-60.

Edwards CJ, Blanco FJ, Crowley J, Birbara CA, Jaworski J, Aelion J et al. Apremilast, an oral phosphodiesterase 4 inhibitor, in patients with psoriatic arthritis and current skin involvement: a phase III, randomised, controlled trial (PALACE 3). Ann Rheum Dis. 2016:75:1065-73.

Efficacy and safety of tildrakizumab compared to placebo in anti-TNF naïve subjects with active psoriatic arthritis II (INSPIRE 2). Bethesda (MD): US National Library of Medicine n.d. [consultado 14 de septiembre de 2022]. Disponible en: https://clinicaltrials.gov/ct2/show/NCT04314531

Efficacy and safety of tildrakizumab compared to placebo in subjects with active psoriatic arthritis I (INSPIRE 1). Bethesda (MD): US National Library of Medicine n.d. [consultado 14 de septiembre de 2022]. Disponible en: https://clinicaltrials.gov/ct2/show/NCT04314544

Fénix-Caballero S, Alegre-del Rey EJ, R Castaño-Lara R, Puigventós-Latorre F, Borrero-Rubio JM, López-Vallejo JF et al. Direct and indirect comparison of the efficacy and safety of adalimumab, etanercept, infliximab and golimumab in psoriatic arthritis. J Clin Pharm Ther. 2013;38:286-93.

FitzGerald O, Ogdie A, Chandran V, Coates LC, Kavanaugh A, Tillet W et al. Psoriatic arthritis. Nat Rev Dis Primers. 2021;7:59.

Gladman D, Rigby W, Azevedo VF, Behrens F, Blanco R, Kaszuba A et al. Tofacitinib for psoriatic arthritis in patients with an inadequate response to TNF inhibitors. N Engl J Med. 2017;377:1525-36.

Gladman DD, Brubacher B, Buskila D, Langevitz P, Farewell VT. Differences in the expression of spondyloarthropathy: a comparison between ankylosing spondylitis and psoriatic arthritis. Clin Invest Med. 1993;16:1-7.

Gossec L, Baraliakos X, Kerschbaumer A, de Wit M, McInnes I, Dougados M et al. EULAR recommendations for the management of psoriatic arthritis with pharmacological therapies: 2019 update. Ann Rheum Dis. 2020;79(6):700-12.

Gutierrez M, Filippucci E, De Angelis R, Salaffi F, Filosa G, Ruta S, et al. Subclinical entheseal involvement in patients with psoriasis: an ultrasound study. Semin Arthritis Rheum [Internet]. 2011;40(5):407-12. Disponible en: http://dx.doi.org/10.1016/j.semarthrit.2010.05.009

Hutton J, Mease P, Jadon D. Horizon scan: State-of-the-art therapeutics for psoriatic arthritis. Best Pract Res Clin Rheumatol. 2022;36(4):101809.

JAK inhibitors: fate in doubt for rheumatoid arthritis. Lancet Rheumatol. 2021;3(3):e161.

Kaltwasser JP, Nash P, Gladman D, Rosen CF, Behrens F, Jones P et al. Efficacy and safety of leflunomide in the treatment of psoriatic arthritis and psoriasis: a multinational, double-blind, randomized, placebo-controlled clinical trial. Arthritis Rheum. 2004;50:1939-50.

Kavanaugh A, Mease PJ, Gómez-Reino JJ, Adebajo AO, Wollenhaupt J, Gladman DD et al. Treatment of psoriatic arthritis in a phase 3 randomised, placebo-controlled trial with apremilast, an oral phosphodiesterase 4 inhibitor. Ann Rheum Dis. 2014;73:1020-6.

Kavanaugh A, Puig L, Gottlieb AB, Ritchlin C, You Y, Li S et al. Efficacy and safety of ustekinumab in psoriatic arthritis patients with peripheral arthritis and physician-reported spondylitis: post-hoc analyses from two phases III, multicentre, double-blind, placebo-controlled studies (PSUMMIT-1/PSUMMIT-2). Ann Rheum Dis. 2016;75:1984-8.

Kingsley GH, Kowalczyk A, Taylor H, Ibrahim F, Packham JC, McHugh NJ et al. A randomized placebo-controlled trial of methotrexate in psoriatic arthritis. Rheumatol 2012;51:1368-77.

Kivitz AJ, Espinoza LR, Sherrer YR, Liu-Dumaw M, West C. A comparison of the efficacy and safety of celecoxib 200 mg and celecoxib 400 mg once daily in treating the signs and symptoms of psoriatic arthritis. Semin Arthritis Rheum. 2007;37:164-73.

Kristensen LE, Keiserman M, Papp K, Asnal C, Blanco R, Aelion J et al. Efficacy and safety of risankizumab for active psoriatic arthritis: 24-week results from the randomised, double-blind, phase 3 KEEPsAKE 1 trial. Ann Rheum Dis. 2022;81:225e31.

López-Ferrer A, Laiz A, Puig L. Psoriatic arthritis. Med Clin (Barc). 2022; 159(1):40-6.

McInnes IB, Behrens F, Mease PJ, Kavanaugh A, Ritchlin C, Nash P et al. Secukinumab versus adalimumab for treatment of active psoriatic arthritis (EXCEED): a double-blind, parallel-group, randomised, active-controlled, phase 3b trial. Lancet. 2020;39:149-50.

McInnes IB, Kavanaugh A, Gottlieb AB, Puig L, Rahman, P, Ritchlin C et al. Efficacy and safety of ustekinumab in patients with active psoriatic arthritis: 1 year results of the phase 3, multicentre, double-blind, placebo-controlled PSUMMIT 1 trial. Lancet. 2013;38:780-9.

McInnes IB, Rahman P, Gottlieb AB, Hsia EC, Kollmeier AP, Chakravarty SD et al. Efficacy and safety of guselkumab, an interleukin-23p19-specific monoclonal antibody, through one year in biologic-naive patients with psoriatic arthritis. Arthritis Rheumatol. 2021;73:604-16.

Mease P, Charles-Schoeman C, Cohen S, Fallon L, Woolcott J, Yun H et al. Incidence of venous and arterial thromboembolic events reported in the tofacitinib rheumatoid arthritis, psoriasis and psoriatic arthritis development programmes and from real-world data. Ann Rheum Dis. 2020;79: 1400-13.

Mease P, Coates LC, Helliwell PS, Stanislavchuk M, Rychlewska-Hanczewska A, Dudek A et al. Efficacy and safety of filgotinib, a selective Janus kinase 1 inhibitor, in patients with active psoriatic arthritis (EQUATOR): results from a randomised, placebo-controlled, phase 2 trial. Lancet. 2018;392:2367e77.

Mease P, Hall S, FitzGerald O, van der Heijde D, Merola JF, Ávila-Zapata F et al. Tofacitinib or adalimumab versus placebo for psoriatic arthritis. N Engl J Med. 2017;37:1537-50.

Mease P. Efficacy and safety of risankizumab, a selective il-23p19 inhibitor, in patients with active psoriatic arthritis over 24 weeks: results from a phase 2 trial. Ann Rheum Dis. 2018;77:200-1.

Mease P. Ustekinumab fails to show efficacy in a phase III axial spondyloarthritis program: the importance of negative results. Arthritis Rheumatol. 2019;71:179-81.

Mease PJ, Armstrong AW. Managing patients with psoriatic disease: the diagnosis and pharmacologic treatment of psoriatic arthritis in patients with psoriasis. Drugs. 2014;74:423-41.

Mease PJ, Chohan S, Fructuoso FJ, Luggen ME, Rahman P, Raychaudhuri SP et al. Efficacy and safety of tildrakizumab in patients with active psoriatic arthritis: results of a randomised, double-blind, placebo-controlled, multiple-dose, 52-week phase IIb study. Ann Rheum Dis. 2021; 80:1147.

Mease PJ, Chohan S, Fructuoso FJ, Luggen ME, Rahman P, Raychaudhuri SP et al. Etanercept and methotrexate as monotherapy or in combination for psoriatic arthritis: primary results from a randomized, controlled phase III trial. Arthritis Rheumatol. 2019;71:1112-24.

Mease PJ, Chohan S, Fructuoso FJG, Luggen ME, Rahman P, Raychaudhuri SP et al. Efficacy and safety of tildrakizumab in patients with active psoriatic arthritis: results of a randomised, double-blind, placebo-controlled, multiple-dose, 52-week phase IIb study. Ann Rheum Dis. 2021;80(9):1147-57.

Mease PJ, Genovese MC, Greenwald MW, Ritchlin CT, Beaulieu AD, Deodhar A et al. Brodalumab, an anti-IL17RA monoclonal antibody, in psoriatic arthritis. N Engl J Med. 2014;37:2295-306.

Mease PJ, Goffe BS, Metz J, Van der Stoep A, Finck B, Burge DJ. Etanercept in the treatment of psoriatic arthritis and psoriasis: a randomised trial. Lancet. 2000;35:985-90.

Mease PJ, Gottlieb AB, Van der Heijde D, FitzGerald O, Johnsen A, Nys M et al. Efficacy and safety of abatacept, a T-cell modulator, in a randomised, double-blind, placebo-controlled, phase III study in psoriatic arthritis. Ann Rheum Dis. 2017;76:1550-8.

Mease PJ, Helliwell PS, Hjuler KF, Raymond K, McInnes I. Brodalumab in psoriatic arthritis: results from the randomised phase III AMVISION-1 and AMVISION-2 trials. Ann Rheum Dis. 2021;80:185-93.

Mease PJ, Rahman P, Gottlieb AB, Kollmeier AP, Hsia EC, Xu XL et al. Guselkumab in biologic-naive patients with active psoriatic arthritis (DISCOVER-2): a double-blind, randomised, placebo-controlled phase 3 trial. Lancet. 2020;39:1126-36.

Mease PJ, Smolen JS, Behrens F, Nash P, Liu Leage S, Li L et al. A head-to-head comparison of the efficacy and safety of ixekizumab and adalimumab in biological-naïve patients with active psoriatic arthritis: 24-week results of a randomised, open-label, blinded-assessor trial. Ann Rheum Dis. 2020;79:123-31.

Mease PJ. Spondyloarthritis: is methotrexate effective in psoriatic arthritis? Nat Rev Rheumatol. 2012;8:51-2.

Mease PJ. Biologic therapy for psoriatic arthritis. Rheum Dis Clin North Am. 2015;41:723-38.

Mease PJ. Joint damage in psoriatic arthritis: how is it assessed and can it be prevented? Int J Adv Rheumatol. 2006;4:8-48.

Mease PJ. Measures of psoriatic arthritis: Tender and Swollen Joint Assessment, Psoriasis Area and Severity Index (PASI), Nail Psoriasis Severity Index (NAPSI), Modified Nail Psoriasis Severity Index (mNAPSI), Mander/Newcastle Enthesitis Index (MEI), Leeds Enthesitis Index (LEI), Spondyloarthritis Research Consortium of Canada (SPARCC), Maastricht Ankylosing Spondylitis Enthesis Score (MASES), Leeds Dactylitis Index (LDI), Patient Global for Psoriatic Arthritis, Dermatology Life Quality Index (DLQI), Psoriatic Arthritis Quality of Life (PsAQOL), Functional Assessment of Chronic Illness Therapy–Fatigue (FACIT-F), Psoriatic Arthritis Response Criteria (PsARC), Psoriatic Arthritis Joint Activity Index (PsAJAI), Disease Activity in Psoriatic Arthritis (DAPSA), and Composite Psoriatic Disease Activity Index (CPDAI). Arthritis Care Res. 2011; 63:Suppl 11):64-85.

Ogdie A, Coates LC, Mease P. Measuring outcomes in psoriatic arthritis. Arthritis Care Res. 2020;72(Suppl 10):82-109.

Ogdie A, Weiss P. The epidemiology of psoriatic arthritis. Rheum Dis Clin North Am. 2015;41(4):545-68.

Orbai A-M, de Wit M, Mease PJ, Callis Duffin K, Elmamoun M, Tillett W et al. Updating the psoriatic arthritis (PsA) core domain set: a report from the PsA workshop at OMERACT 2016. J Rheumatol. 2017;44:1522-8.

Östör A, van den Bosch F, Papp K, Asnal C, Blanco R, Aelion J et al. Efficacy and safety of risankizumab for active psoriatic arthritis: 24-week results from the randomised, double-blind, phase 3 KEEPsAKE 2 trial. Ann Rheum Dis. 2022;81:351.

Queiro R, Alperi M, Alonso S, Riestra JL, Ballina J. Determinants of psoriatic arthritis in patients with psoriasis. Expert Rev Dermatol. 2010;5:67-77.

Reich K, Warren RB, Iversen L, Puig L, Pau-Charles I, Igarashi A et al. Long-term efficacy and safety of tildrakizumab for moderate-to-severe psoriasis: pooled analyses of two randomized phase III clinical trials (reSURFACE 1 and reSURFACE 2) through 148 weeks. Br J Dermatol. 2020;182: 605 -e17.

Ritchlin C, Rahman P, Kavanaugh A, McInnes IB, Puig L, Li S et al. Efficacy and safety of the anti- IL-12/23 p40 monoclonal antibody, ustekinumab, in patients with active psoriatic arthritis despite conventional non-biological and biological anti-tumour necrosis factor therapy: 6-month and 1-year results of the phase 3, multicentre, double-blind, placebo- controlled, randomised PSUMMIT 2 trial. Ann Rheum Dis. 2014;73:990-9.

Ritchlin CT, Colbert RA, Gladman DD. Psoriatic arthritis. N Engl J Med. 2017;376(10):957-970. doi: 10.1056/NEJMra1505557. Erratum in: N Engl J Med. 2017;376(21):2097.

Ritchlin CT, Kavanaugh A, Gladman DD, Mease PJ, Helliwell P, Boehncke W-H et al. Treatment recommendations for psoriatic arthritis. Ann Rheum Dis. 2009;68:1387-94.

Ritchlin CT, Kavanaugh A, Merola JF, Schett G, Scher JU, Warren RB et al. Bimekizumab in patients with active psoriatic arthritis: results from a 48-week, randomised, double-blind, placebo-controlled, dose-ranging phase 2b trial. Lancet. 2020;395:427-40.

Thaci D, Piaserico S, Warren RB, Gupta AK, Cantrell W, Draelos Z et al. Five-year efficacy and safety of tildrakizumab in patients with moderate-to-severe psoriasis who respond at week 28: pooled analyses of two randomized phase III clinical trials (reSURFACE 1 and reSURFACE 2). Br J Dermatol. 2021;185:323-e34.

Winchester R, Giles J, Jadon D, Haroon M, McHugh N, FitzGerald O. Implications of the diversity of class I HLA associations in psoriatic arthritis. Clin Immunol. 2016;172:29-33.

Wright V. Psoriatic arthritis: a comparative radiographic study of rheumatoid arthritis and arthritis associated with psoriasis. Ann Rheum Dis. 1961;20:123-32.

Afectación articular de la enfermedad inflamatoria intestinal y otras artritis enteropáticas

31

C. Fuego Varela, M. Rojas Giménez y A. García Studer

OBJETIVOS

- Conocer e identificar las manifestaciones clínicas que podrían orientar ante la sospecha diagnóstica de una artritis asociada a enfermedad inflamatoria intestinal (EII).
- Mejorar la evaluación clínica de los pacientes con afectación articular en la enfermedad inflamatoria intestinal y entender la importancia del abordaje multidisciplinar de este tipo de patologías.
- Revisar la evidencia existente en el tratamiento de la artritis relacionada con la enfermedad inflamatoria intestinal.
- Familiarizarse con las principales guías de práctica clínica y recomendaciones en este tipo de pacientes.

INTRODUCCIÓN

La enfermedad inflamatoria intestinal (EII) es una enfermedad inflamatoria crónica común del aparato gastrointestinal, que abarca tanto la enfermedad de Crohn como la colitis ulcerosa.

La *enfermedad de Crohn* presenta inflamación granulomatosa transmural con lesiones discontinuas que involucran cualquier parte del intestino, íleon y colon, que se puede complicar con granuloma intestinal, obstrucción, estenosis y fístula.

La *colitis ulcerosa* se caracteriza por una inflamación continua de la mucosa, que se extiende desde el recto hacia el colon, sin las complicaciones anteriormente descritas.

La EII puede estar acompañada hasta en el 40 % de los pacientes de manifestaciones extraintestinales en múltiples sistemas y órganos, entre los que se encuentran las manifestaciones articulares.

Por otro lado, existen otras enfermedades intestinales que manifiestan síntomas musculoesqueléticos pero que no se clasifican como espondiloartritis. En este apartado se comentará la enfermedad de Whipple y el sobrecrecimiento bacteriano propio del *bypass* intestinal.

ARTRITIS ASOCIADA A ENFERMEDAD INFLAMATORIA INTESTINAL

A continuación, se aborda la artritis asociada a la enfermedad inflamatoria intestinal.

Epidemiología

La prevalencia global de espondiloartritis en pacientes con EII se ha estimado entre el 17 y el 62 %. La afectación de las articulaciones periféricas ocurre en el 5-14 % de los pacientes con colitis ulcerosa y en el 10-20 % de aquellos con enfermedad de Crohn. La afectación axial se observa con menos frecuencia, si bien es mayor, también, en pacientes con enfermedad de Crohn que en aquellos con colitis ulcerosa. Menos del 10 % de los pacientes con espondiloartritis tendrán una EII definida y hasta en el 70 % se ha detectado inflamación intestinal subclínica.

Algunos factores aumentan el riesgo de desarrollar artritis en pacientes con EII, como la enfermedad intestinal activa, antecedentes familiares de EII, apendicectomía, el tabaquismo y la presencia de otras manifestaciones extraintestinales, como lesiones de eritema nudoso o piodermia gangrenoso.

Etiopatogenia

La patogénesis de la artritis asociada a EII se ha visto relacionada con la disbiosis intestinal. El intestino representa un papel fundamental en el sistema inmunitario y la disregulación de este enorme órgano inmunitario, en sujetos genéticamente predispuestos, puede desencadenar una patología autoinmune intestinal y extraintestinal. La interacción entre la disbiosis y el sistema inmunitario intestinal puede conducir a la activación aberrante de células que migrarán hacia otras localizaciones extraintestinales, como el sistema articular, y provocarán inflamación, como se observa en las espondiloartritis. Las células de Paneth, presentes en el epitelio intestinal, participan en la regulación de mecanismos de inmunidad innata y adaptativa, incluida la vía de la interleucina (IL) IL-23/IL-17. Ante la presencia de antígenos bacterianos, estas células segregan IL-23 a través de mecanismos de respuesta de proteína desplegada y autofagia.

Otros mecanismos que acompañan a la disbiosis intestinal son: la expansión de los macrófagos CD163+, que promueven la producción de factor de necrosis tumoral alfa (TNF-α); la migración de las células linfoides innatas que expresan el receptor de la IL-23 desde el intestino hasta la sangre periférica, la médula ósea y la articulación, entre ellas fundamentalmente las células linfoides innatas tipo 3 (ILC3), productoras de IL-17; y la rápida inducción de otras células productoras de IL-17, como los linfocitos T gamma delta (Tγδ), y células T invariantes asociadas a las mucosas (células MAIT) en el intestino. En resumen, existen múltiples líneas de estudio que implican la microbiota intestinal como posible contribuyente a la patogénesis de las espondiloartritis. No obstante, el mecanismo exacto que provoca la enfermedad articular mediante este proceso no se conoce por completo (**Fig. 31-1**).

Formas clínicas

La artritis es la manifestación extraintestinal más común; puede adoptar una forma axial (espondilitis, sacroilitis), periférica o ambas. La prevalencia de la artritis disminuye con la edad en pacientes con EEI, no existen diferencias en cuanto al sexo y es más frecuente en la enfermedad de Crohn que en la colitis ulcerosa. La afectación articular puede preceder, ser concomitante o posterior al desarrollo de la EEI.

La artritis periférica se puede clasificar en dos entidades: de tipo 1 pauciarticular y de tipo 2 poliarticular (**Tabla 31-1**).

La *artropatía de tipo 1* es a menudo aguda, asimétrica, afecta a menos de cinco articulaciones, e involucra una articulación grande, como la rodilla. Se relaciona con la actividad intestinal y normalmente se autolimita en un tiempo no mayor a 10 semanas. El tratamiento de la afectación intestinal se relaciona con la mejoría articular. Existe una asociación de la artropatía tipo 1 con la aparición de eritema nudoso, uveítis y una asociación con HLA-DRB1*0103, B35 y B24 (**Fig. 31-2**).

La *artropatía de tipo 2* es una artritis simétrica que afecta a cinco o más articulaciones, en general articulaciones pequeñas, como las metacarpofalángicas. No está relacionada con la afectación intestinal y puede persistir durante años, provocando erosiones y destrucción articular. Se ha encontrado relación con uveítis y HLA-B44.

La *afectación axial* puede ser parte de la EII, pero independiente de la patología intestinal. Es más común en la enfermedad de Crohn que en la colitis ulcerosa, con una frecuencia de hasta el 25 %. La mayoría de los pacientes con afectación axial asociada a EII son positivos para HLA-B27, aunque existe una tasa de asociación más baja que en la espondiloartritis no asociada a enfermedad intestinal (del 50 al 70 % frente al 90 %). Se afectan en la misma proporción ambos sexos y se desarrolla a cualquier edad, a diferencia de lo que ocurre en la espondiloartritis sin

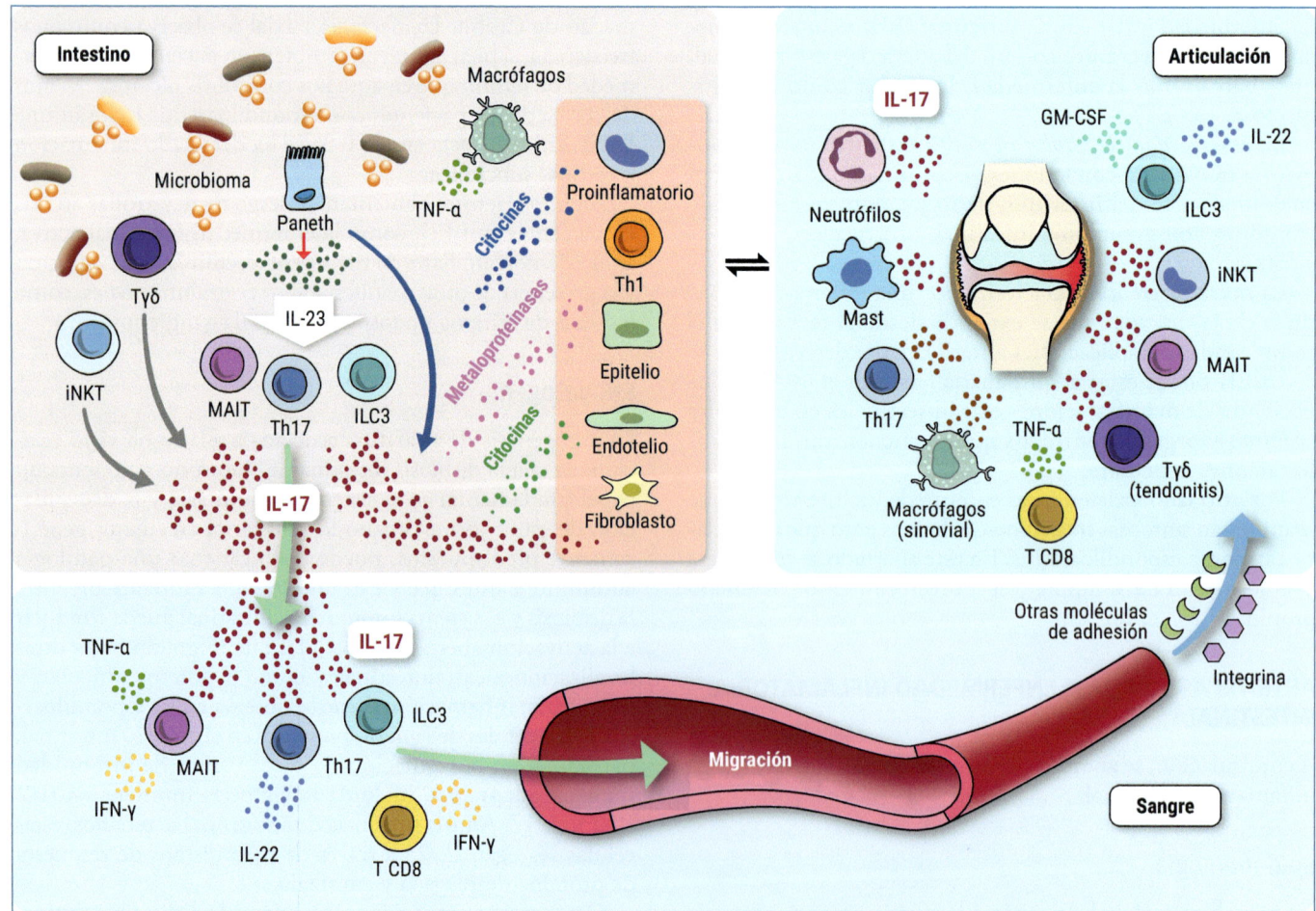

Figura 31-1. Modelo mecanicista sobre la inflamación intestinal que conduce al daño inmunológico en las articulaciones periféricas.

Tabla 31-1. Afectación articular en enfermedad inflamatoria intestinal

Categoría	Tipo 1 pauciarticular	Tipo 2 poliarticular
Prevalencia	4-5 % (mayor en enfermedad de Crohn que en colitis ulcerosa)	3 % (mayor en enfermedad de Crohn que en colitis ulcerosa)
Manifestación articular		
Número de articulaciones	< 5	≥ 5
Distribución	Asimétrica. Articulaciones grandes	Articulaciones pequeñas
Frecuencia (de mayor a menor)	Rodillas, tobillos, carpos, codos, articulación metacarpofalángica, cadera, hombros, metatarsofalángica, interfalángica proximal	Articulación metacarpofalángica, rodillas, interfalángica proximal, carpo, tobillo, codo, cadera, hombro, metatarsofalángica
Erosión	Ausente	Presente
Curso clínico	Al inicio de la enfermedad intestinal, agudo, autolimitado (<10 semanas)	Artritis de meses de duración con exacerbaciones a lo largo de los años
Características de la enfermedad		
Actividad intestinal	Relacionado con la actividad intestinal	Independiente de la actividad intestinal
Otras manifestaciones extraintestinales	Eritema nudoso, uveítis	Uveítis
Asociación con HLA	HLA-B27, B35, DR*0103	HLA-B44
Tratamiento	Control de la actividad intestinal, coxib, esteroides, FAMEsc (salazopyrina), Anti-TNF, inhibidores de cinasas Jano para fallo a anti-TNF	Control de la actividad intestinal, coxib, esteroides, FAMEsc (salazopyrina), anti-TNF, inhibidores de cinasas Jano para fallo a anti-TNF

HLA: antígeno leucocitario humano; FAMEsc: fármacos antirreumáticos modificadores de la enfermedad sintéticos convencionales; TNF: factor de necrosis tumoral.

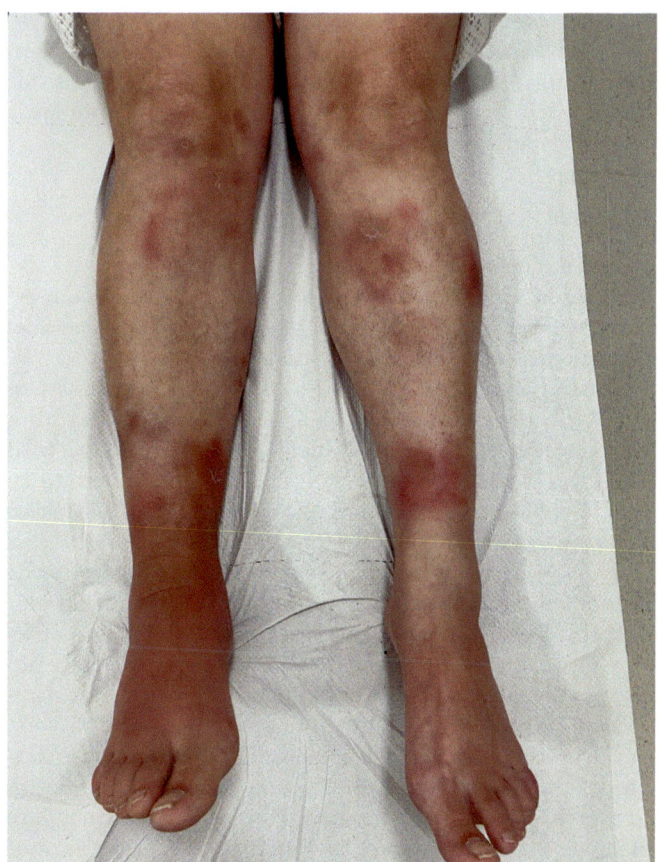

Figura 31-2. Artritis de tobillo derecho y eritema nudoso en una paciente con enfermedad inflamatoria intestinal.

afectación intestinal, en la que la relación hombre:mujer es de 3:1 y la edad de aparición es anterior a los 45 años. La mayoría de los pacientes con EII tienen sacroilitis subclínica, que será detectada mediante resonancia magnética nuclear. La dactilitis, la entesitis y la tenosinovitis también ocurren en pacientes con afectación intestinal. Se observa tendinitis de Aquiles, fascitis plantar y dolor en la pared torácica, que puede conducir a cambios estructurales de huesos subyacentes con discapacidad funcional (v. **Fig. 31-2**).

Evaluación

La clave para el diagnóstico de la afectación articular en un paciente con EII es la sospecha clínica. Existen diferentes cuestionarios que resultan de utilidad para los especialistas en digestivo a la hora de identificar la afectación musculoesquelética, aunque ninguno ha sido validado. Los expertos han determinado una serie de signos y síntomas considerados como «banderas rojas», que deben orientar para un estudio más exhaustivo. Entre ellos, cabe destacar el dolor lumbar de características inflamatorias, que empeora en el reposo y es de inicio insidioso, de más de 3 meses de evolución, así como el dolor o inflamación articular periférica de más de 3 meses de evolución, la presencia de dactilitis, talalgia o historia familiar de espondiloartritis.

Los criterios de la clasificación del Ankylosing Spondilytis Assessment Study para espondiloartritis sirven para orientar el diagnóstico en pacientes con artritis relacionada con EII, aunque su validez no ha sido confirmada en estos pacientes por algunas peculiaridades de esta enfermedad. Estos incluyen la menor prevalencia de HLA-B27, la contraindicación relativa de antiinflamatorios no esteroideos en pacientes con EII y la falta de especificidad de la proteína C-reactiva, ya que la elevación puede deberse también a la actividad intestinal. El diagnóstico mediante métodos analíticos, imagen o el uso de los cuestionarios de evaluación *Bath Ankylosing Spondylitis Functional Index* (BASFI), *Bath Ankylosing Spondylitis*

Disease Activity Index (BASDAI) y el *Ankylosing Spondylitis Disease Activity Score* (ASDAS) no difieren de las espondiloartritis idiopáticas. En algunos casos, la artrocentesis de la articulación afectada, la ecografía articular y la resonancia magnética nuclear ayudan al diagnóstico.

Tratamiento

Para el tratamiento hay diversos enfoques.

Terapia no farmacológica. Se incluyen la educación del paciente, ejercicio, fisioterapia, rehabilitación, asociaciones de pacientes y grupos de autoayuda.

Antiinflamatorios. El Colegio Americano de Reumatología (ACR) recomienda el tratamiento con antiinflamatorios no esteroideos como terapia inicial para la espondiloartritis periférica y axial. Sin embargo, su uso es controvertido en la EII debido a una asociación con el desarrollo de ulceraciones intestinales y mayor número de brotes. Los inhibidores de la ciclooxigenasa podrían usarse en cortos períodos de tiempo en fases de remisión intestinal. La terapia con glucocorticoides orales puede ser útil para la afectación periférica, aunque se recomiendan dosis bajas y durante el menor tiempo posible, además de las infiltraciones intraarticulares en caso de estar afectada una única articulación.

Fármacos antirreumáticos modificadores de la enfermedad sintéticos convencionales. Los recomendados incluyen metotrexato, sulfasalacina y azatioprina. Son efectivos en el tratamiento de la artritis periférica, aunque menos útiles para las manifestaciones axiales. El metotrexato es un inhibidor de la enzima dihidrofolato reductasa con propiedades antiinflamatorias y efectos antiproliferativos, que ha mostrado eficacia en el tratamiento de la artritis periférica asociada a colitis ulcerosa. La sulfasalazina es un profármaco 5-aminosalicilatos (5-ASA), que ha mostrado eficacia en pacientes con espondiloartritis tanto axial como periférica con un buen perfil de seguridad y tolerabilidad. Sin embargo, según las guías ACR de 2019 para el manejo de la espondiloartritis, solo está indicada en las formas periféricas. La sulfasalacina, además, es eficaz en el manejo de la colitis ulcerosa, pero menos efectivo en la enfermedad de Crohn. Por último, la azatioprina es un inmunosupresor que tiene efectos beneficiosos tanto para la enfermedad de Crohn como para la colitis ulcerosa, aunque presenta beneficios limitados en las articulaciones.

Fármacos antirreumáticos modificadores de la enfermedad biológicos. Existen pocos estudios que valoren la eficacia de la terapia biológica en la afectación articular de pacientes con EII; de hecho, muchos de los ensayos clínicos excluyen a los pacientes con enfermedad intestinal activa. Se recomienda consensuar con el especialista en digestivo la mejor opción terapéutica que controle los diferentes dominios de la enfermedad.

Durante muchos años, el bloqueo del TNF-α ha sido la única terapia común para espondiloartritis y EII; sin embargo, la evidencia clínica sobre la eficacia en ambos dominios es muy limitada. En la actualidad los dos fármacos que tienen indicación para la EII por ficha técnica son *adalimumab* e *infliximab*. *Golimumab* tiene indicación en colitis ulcerosa, pero no está aprobado para enfermedad de Crohn, mientras que *certolizumab pegol* está aprobado para enfermedad de Crohn en Estados Unidos, pero no en la Unión Europea. *Etanercept* no está indicado en la artritis relacionada con EII. En algunos casos, las dosis difieren entre pacientes reumatológicos e indicaciones gastroenterológicas: habitualmente se requieren dosis más altas en pacientes con afectación intestinal.

Ustekinumab, un anticuerpo monoclonal humano que bloquea la IL-12 y la IL-23, tiene efectos en el intestino (enfermedad de Crohn y colitis ulcerosa) y en las articulaciones periféricas, aunque no ha demostrado ser eficaz en la afectación axial.

Los fármacos inhibidores de la vía IL-17 no están indicados en el tratamiento de la EII.

Vedolizumab, bloqueador de la integrina α4β7, se utiliza para el tratamiento de la enfermedad de Crohn y la colitis ulcerosa, pero no tiene efectos articulares.

Otro grupo de pequeñas moléculas, bloqueadores de las vías inflamatorias mediadas por las cinasas Jano (JAK), con diferentes indicaciones en la afectación articular, han demostrado ser eficaces para el intestino. *Tofacitinib*, inhibidor de JAK1 y JAK3, está aprobado para el tratamiento de colitis ulcerosa y espondiloartritis tanto axial como periférica. *Upadacitinib*, inhibidor selectivo de JAK1, tiene indicación en colitis ulcerosa y espondiloartritis tanto axial como periférica. *Filgotinib*, otro inhibidor selectivo de JAK1, tiene indicación en colitis ulcerosa, pero no en afectación articular.

 Los inhibidores de IL-17 no tienen indicación para el tratamiento de artritis asociada a EII.

ENFERMEDAD DE WHIPPLE

La enfermedad de Whipple está causada por una bacteria grampositiva, *Tropheryma whipplei*. Es un trastorno sistémico que no solo implica afectación del aparato gastrointestinal, sino que también afecta a otros sistemas como el cardiovascular, el sistema nervioso central y el articular.

Fue descrita por primera vez en 1907 por George Hoyt Whipple. En el ámbito mundial, la enfermedad de Whipple es un trastorno raro, con la mayoría de los informes publicados en América del Norte y Europa. El trastorno está asociado con el haplotipo *HLA-B27*. La incidencia general de la enfermedad de Whipple es de 1 a 3 casos por cada millón de habitantes. La edad media de aparición de los síntomas son los 55 años. Es mucho más frecuente en varones que en mujeres, con una proporción de 4:1. La bacteria parece vivir en el suelo, lo que explica el aumento de la prevalencia en los agricultores.

La patogenia de la enfermedad no está aclarada, pero las pruebas respaldan el papel de la inmunidad del huésped. La mayoría de los individuos que contraen *T. whipplei* son portadores asintomáticos o presentan una infección limitada, con desarrollo subsiguiente de inmunidad humoral y celular protectora. En individuos enfermos, la respuesta inflamatoria al organismo es silenciada. Consiste principalmente en la alteración de la función y activación de los macrófagos y una respuesta alterada de las células T de tipo 1. El bacilo de Whipple comparte similitud antigénica con los estreptococos de los grupos B y G y con *Shigella flexneri*. Los factores del huésped desempeñan una función patógena importante, como indica el aumento de entre dos y tres veces la frecuencia del antígeno HLA-B27 entre las personas afectadas. El organismo es ingerido por macrófagos, que pueden observarse con la tinción con ácido periódico de Schiff o PAS, aunque esto no es un hallazgo patognomónico de la enfermedad de Whipple.

Desde un punto de vista clínico, se manifiesta como un síndrome malabsortivo con pérdida de peso, diarrea, artralgias, fiebre y dolor abdominal. Dentro de las manifestaciones articulares, puede producir artralgias, que son migratorias, no destructivas y afectan a grandes articulaciones y, a menudo, preceden a la manifestación intestinal. Los brotes articulares suelen ser de inicio agudo y durar de horas a días. La sacroilitis es común (20-30 %), pero la espondilitis anquilosante es rara. La fiebre también está presente en el 30-50 % de los pacientes. La afectación intestinal se manifiesta, además, en forma de diarrea, que puede ser esteatorrea o acuosa, y como sangrado gastrointestinal hasta en el 80 % de los pacientes. El edema periférico refleja hipoproteinemia por enteropatía, con pérdida de proteínas y malnutrición. La afectación cardíaca en forma de pericarditis y endocarditis es común (50-75 %), pero rara vez produce síntomas significativos. Los soplos sistólicos apicales se detectan en el 25 % de los pacientes. Se desarrollan roces por fricción e insuficiencia cardíaca congestiva hasta en el 10 % de los pacientes. Los pacientes que desarrollan compromiso del sistema nervioso central pueden tener signos de desinhibición frontal, ataxia o clonus. La oftalmoplejía supranuclear también se ha descrito en la literatura médica. Otras características neurológicas descritas en estos pacientes incluyen confusión, convulsiones, delirio, deterioro cognitivo, movimientos corporales anormales, hipersomnia y síntomas extrapiramidales. El examen *post mortem* revela que el sistema nervioso central está afectado en el 90 % de los pacientes, pero la afectación clínica se vuelve evidente en solo el 10-40 % de los pacientes. El examen físico de los pacientes revelará linfadenopatía periférica en alrededor del 50 % de los casos. También se observa hiperpigmentación alrededor de las áreas malar y orbitaria, hiperqueratosis, púrpura, distensión abdominal, glositis, queilitis, gingivitis y signo de Chvostek o de Trousseau.

El diagnóstico de la enfermedad de Whipple se basa en la confirmación del germen mediante biopsia intestinal o de ganglios afectados, que se tiñen mediante PAS. Otros métodos diagnósticos se basan en la detección de reacción en cadena de la polimerasa de *T. whipplei* o detección del ácido ribonucleico ribosómico 16S específico de la bacteria o la tinción inmunohistoquímica con anticuerpos contra *T. whipplei*. Hallazgos de laboratorio que resultan útiles incluyen anemia en el 90 % de los casos y es resultado de una enfermedad crónica, la neutrofilia, que está presente en un tercio de los pacientes, y la linfocitopenia, que suele ser leve.

El tratamiento está basado en la antibioterapia. Un régimen recomendado para la fase inicial es 2 g diarios de ceftriaxona o 2 millones de unidades de penicilina G cada 4 horas. La duración habitual de la fase inicial es de 2 semanas, seguida de la fase de mantenimiento con trimetoprim (160 mg) y sulfametoxazol (800 mg) dos veces al día durante 12 meses. Meropenem también se puede utilizar para la fase inicial en pacientes con alergia a la penicilina. Los ciclos largos suelen ser necesarios para prevenir recaídas. Desafortunadamente, la recaída puede ocurrir incluso años después del tratamiento. A menudo, los síntomas del sistema nervioso central son el primer signo de recaída.

ARTROPATÍA DE LA DERIVACIÓN INTESTINAL

Se han descrito casos de complicaciones articulares hasta en el 20 % tras el *bypass* yeyunoileal, además de en otras cirugías abdominales. Esta complicación suele aparecer en los 3 años posteriores a la cirugía, con afectación más frecuente en mujeres. Por lo general, se trata de artritis que duran de días a meses y que se resuelven de forma espontánea. Suelen ser migratorias y con un patrón poliarticular que afecta sobre todo a articulaciones periféricas como rodillas, tobillos, hombros, carpos y metacarpofalángicas. El tratamiento se basa en el uso de antibióticos para superar el crecimiento excesivo de bacterias, los antiinflamatorios no esteroideos y los glucocorticoides, aunque la terapia curativa se basa en la eliminación quirúrgica del reservorio o asa ciega.

PUNTOS CLAVE

- Hasta dos tercios de los pacientes con EII presentan síntomas articulares.
- La artritis asociada a EII (enfermedad de Crohn o colitis ulcerosa) se incluye dentro del grupo de las espondiloartritis, aunque existen otras artritis relacionadas con enfermedades intestinales que no se clasifican como tales pero producen síntomas semejantes.

- Ante un paciente con EII que presente síntomas articulares, se deben aplicar los mismos criterios diagnósticos que en las espondiloartritis.
- Es importante una visión global de la enfermedad (articular e intestinal), así como la intervención de especialistas en digestivo y reumatología para el mejor abordaje terapéutico.

BIBLIOGRAFÍA

Antunes C, Singhal M. Whipple disease. En: StatPearls. Treasure Island (FL): StatPearls Publishing; 2022.

Barkhodari A, Lee KE, Shen M, Shen B, Yao Q. Inflammatory bowel disease: Focus on enteropathic arthritis and therapy. Rheumatol Immunol Res. 2022;3(2):69-76.

Carubbi F, Ruscitti P, Pantano I, Alvaro S, Benedetto PD, Liakouli V et al. Jejunoileal bypass as the main procedure in the onset of immune-related conditions: the model of BADAS. Expert Rev Clin Immunol. 2013 May;9(5):441-52.

Karreman MC, Luime JJ, Hazes JMW, Weel AEAM. The prevalence and incidence of axial and peripheral spondyloarthritis in inflammatory bowel disease: A systematic review and meta-analysis. J Crohns Colitis. 2017;11(5):631-42.

Lyu X, Chen J, Gao X, Yang J. Emerging story of gut dysbiosis in spondyloarthropathy: From gastrointestinal inflammation to spondyloarthritis. Front Cell Infect Microbiol. 2022;12:973563.

Sanz Sanz J, Juanola Roura X, Seoane-Mato D, Montoro M, Gomollón F; Grupo de Trabajo del proyecto PIIASER. Screening of inflammatory bowel disease and spondyloarthritis for referring patients between rheumatology and gastroenterology. Gastroenterol Hepatol. 2018;41(1): 54-62.

Wang CR, Tsai HW. Seronegative spondyloarthropathy-associated inflammatory bowel disease. World J Gastroenterol. 2023;29(3):450-68.

Zioga N, Kogias D, Lampropoulou V, Kafalis N, Papagoras C. Inflammatory bowel disease-related spondyloarthritis: The last unexplored territory of rheumatology. Mediterr J Rheumatol. 2022;33(Suppl 1):126-36.

Otras espondiloartritis. Espondiloartritis no radiográfica, artritis reactiva y síndrome SAPHO

32

D. Reina Sanz, E. L. Sirvent Alierta y N. Montalà Palau

OBJETIVOS

- Conocer entidades como la espondiloartritis axial no radiográfica, la artritis reactiva y el síndrome SAPHO (acrónimo de: sinovitis, acné, pustulosis palmoplantar, hiperostosis y osteítis), concebidas dentro del grupo de las espondiloartritis.
- Repasar la etiopatogenia, el diagnóstico, el manejo y el tratamiento de cada una de ellas y ahondar en las novedades.

ESPONDILOARTRITIS AXIAL NO RADIOGRÁFICA

En este primer apartado se explican los aspectos fundamentales relativos a la espondiloartritis axial no radiográfica.

Familia de las espondiloartritis

Las espondiloartritis, anteriormente conocidas como espondiloartritis seronegativas o espondiloartropatías, se han definido como un grupo heterogéneo de enfermedades inflamatorias crónicas que comparten una serie de características comunes, como la expresión clínica (afectación axial y periférica), la agregación familiar (asociada a la presencia del antígeno leucocitario humano B27 [HLA-B27]) y las manifestaciones extraarticulares, como la enfermedad inflamatoria intestinal, la psoriasis y la uveítis anterior aguda.

Dentro del grupo de las espondiloartritis se pueden clasificar en términos generales en espondiloartritis axial (EspAax) y periférica. La EspAax es una enfermedad reumática inflamatoria crónica con afectación predominante del esqueleto axial. Los pacientes con EspAax pueden ser clasificados en espondilitis anquilosante, también conocida como espondiloartritis axial radiográfica (afectación de sacroilíacas según lo establecido por los criterios modificados de Nueva York) (**Tabla 32-1**) o bien en la forma espondiloartritis axial no radiográfica (EspAax-nr) (ausencia de sacroilitis según lo establecido).

Evolución de la espondiloartritis axial

En 1893, Vladimir Mikhailovich Bechterew describió una entidad clínica en la que se producía una inflamación crónica de la columna vertebral, que resultaba en rigidez. En 1904, Eugene Frankel acuñó el término espondilitis anquilosante. Posteriormente se reconoció que la actividad inflamatoria de la espondilitis anquilosante se iniciaba en las articulaciones sacroilíacas con una afectación progresiva de la columna ver-

tebral, lo que implicaba una fusión en parte del esqueleto axial o en todo él. Las espondiloartritis, inicialmente conocidas como espondiloartritis seronegativas, fueron reconocidas en los años 1960 y los primeros años 1970 como una familia de enfermedades que compartían unas características clínicas, radiológicas, genéticas y tratamientos característicos.

Más adelante, el término de espondiloartritis seronegativa evolucionó hacia el término espondiloartritis. Dentro de esta familia se incluía la espondilitis anquilosante, la artritis reactiva (ARe), la artritis psoriásica, la artritis relacionada con la enfermedad inflamatoria intestinal, la espondiloartritis indiferenciada y un subgrupo de la artritis idiopática juvenil.

Los criterios de clasificación de dicha enfermedad se publicaron por primera vez en 1963 en Roma y luego fueron modificados por los criterios de Nueva York en 1966; por último, en 1984 se publicaron los criterios modificados de Nueva York. Los sindesmofitos fueron considerados como una marca distintiva de la espondilitis anquilosante.

A principios de la década de los 80, los estudios familiares sobre la positividad del HLA-B27 mostraron una mayor prevalencia de dolor lumbar inflamatorio crónico, rigidez y dolor torácico entre los familiares de primer grado de pacientes con espondilitis anquilosante sin que estos presentaran alteraciones radiológicas en las articulaciones sacroilíacas. Estos

Tabla 32-1. Criterios de Nueva York para la clasificación de la espondilitis anquilosante

Criterios clínicos	Dolor lumbar de más de 3 meses que mejora con el ejercicio y no se alivia con el reposo
	Limitación de los movimientos de la columna lumbar en los planos sagital y frontal
	Limitación de la expansión torácica con respecto a los valores normales corregidos para edad y sexo (≤ 2,5 cm)
Criterios radiográficos	Sacroilitis bilateral ≥ a grado 2 o unilateral de grado 3-4

hallazgos indicaban que el espectro de la enfermedad era más amplio de lo que aportaban los criterios de Roma y los criterios modificados de Nueva York, e incluían a pacientes con síntomas de la espondilitis anquilosante, pero sin que existieran alteraciones radiológicas detectables en las articulaciones sacroilíacas y en la columna vertebral. De hecho, Kan *et al.*, en 1985, describieron una entidad que compartía síntomas de inflamación típica de la espondilitis anquilosante, pero en la que no se objetivaba daño radiológico.

En 2005, se introdujo la resonancia magnética (RM) para el diagnóstico de las espondiloartritis. Como consecuencia fue posible detectar cambios inflamatorios reversibles en las articulaciones sacroilíacas y en la columna vertebral antes de que aparecieran los cambios estructurales crónicos e irreversibles que son evidentes en la radiología convencional. En 2009, el grupo de la Assesment of the SpondyloArthritis International Society (ASAS) publicó por primera vez lo que se consideraba la definición de sacroilitis valorada por RM. Aunque la EspAax-nr era ya conocida, el concepto de dicha entidad se concibió como el resultado de los criterios de clasificación del grupo ASAS para la EspAax.

Recientemente, la EspAax-nr ha sido indexada según la Clasificación Internacional de Enfermedades y problemas relacionados con la salud en la décima revisión (CIE-10), con un código de diagnóstico diferente de la espondilitis anquilosante.

Prevalencia e incidencia de las espondiloartritis axial no radiográfica

La prevalencia de la espondilitis anquilosante sí que ha sido bien estudiada. Los rangos varían del 0,01 % en la población japonesa, cerca del 10 % en la población indígena de Canadá, hasta el 0,3-0,9 % que se registra en la mayoría de los países europeos y americanos. Por el contrario, todavía son pocos los datos disponibles sobre la prevalencia y la incidencia de los pacientes clasificados o diagnosticados de EspAax-nr en la población general o de los que han sido valorados por los reumatólogos o médicos de atención primaria. Un estudio retrospectivo de cohortes, basado en las historias clínicas de reumatología de Estados Unidos, encontró, después de extrapolar los datos a nivel nacional, que la prevalencia de EspAax-nr en dicha región, según los criterios ASAS era de 0,35 %, similar a la encontrada en la espondilitis anquilosante.

En general, a excepción de la relación hombre:mujer, no se han informado diferencias importantes en la demografía de los pacientes entre ambos subgrupos de espondiloartritis. La espondilitis anquilosante muestra un claro predominio masculino con una relación hombre:mujer de hasta 3:1. Por el contrario, los pacientes con EspAax-nr muestran una mayor prevalencia en las mujeres. En el registro de artritis psoriásica y EspAax del Consorcio de Investigadores de Reumatología de América del Norte (CORRONA), que involucró a 407 pacientes que cumplían con los criterios de clasificación ASAS, la prevalencia femenina fue mayor en EspAax-nr (43 %) que en espondilitis anquilosante (34 %). El estudio de prevalencia de EspAax (PROSpA) respaldó estos datos, en los que el 54 % de los pacientes con EspAax-nr eran mujeres, en comparación con el 43 % de los pacientes con espondilitis anquilosante. Este patrón es consistente con las observaciones en el *French Outcome of Recent Onset Spondyloarthritis* (DESIR) y el *German Spondyloarthritis Inception Cohort* (GESPIC).

Etiopatogenia

A pesar de los avances de los últimos años, la etiopatogenia de la enfermedad todavía no es suficientemente conocida. Existen varias hipótesis respecto a la etiopatogenia de las espondiloartritis, donde la genética tiene un papel central, aunque el desencadenante principal sigue sin estar claro. En ella participan tanto factores genéticos como medioambientales como citocinas inflamatorias. Dentro de los factores genéticos el mejor estudiado es la asociación con el antígeno de histocompatibilidad B27 (HLA-B27). Mientras que el grupo de los factores ambientales se ha asociado a infecciones, alteraciones de la flora microbiana intestinal (microbiota) y al estrés biomecánico. En cuanto a las citocinas inflamatorias, se han implicado el factor de necrosis tumoral alfa (TNF-α), y las interleucinas (IL) IL-1, IL-6, IL-7, IL-17 y la IL-23.

En la actualidad, no hay datos que indiquen que la patogenia de la enfermedad no radiográfica es diferente de la de la enfermedad radiográfica.

Características clínicas de la espondiloartritis axial no radiográfica

Varios estudios de cohortes han examinado las características demográficas y clínicas de los pacientes con EspAax-nr en comparación con los pacientes con espondilitis anquilosante, buscando evidencia concluyente de que ambos trastornos representan un espectro de la misma enfermedad. En particular, cada estudio de este tipo, con independencia de dónde se llevó a cabo (Europa, América del Norte o Asia), estableció que las cohortes de pacientes con EspAax-nr tenían características mucho más comunes que divergentes con las respectivas cohortes de espondilitis anquilosante.

Las características clínicas comunes más importantes de la enfermedad fueron niveles similares de dolor, actividad clínica de la enfermedad, comorbilidades (incluidas uveítis, psoriasis, enfermedad inflamatoria intestinal), frecuencia de HLA-B27, así como función y calidad de vida, según las medidas de desenlace actualmente utilizadas.

Las diferencias observadas entre las cohortes de EspAax-nr y de espondilitis anquilosante incluyeron una mayor duración de la enfermedad, un mayor grado de daño radiográfico y una movilidad espinal reducida en pacientes con espondilitis anquilosante. Otra de las diferencias encontradas ya descritas en la prevalencia de la enfermedad es la mayor prevalencia femenina entre los pacientes con EspAax-nr que en los pacientes con espondilitis anquilosante. Además, en algunos estudios, pero no en todos, se han demostrado niveles séricos más altos de proteína C-reactiva (PCR) y mayor actividad inflamatoria en la articulación sacroilíaca valorada por RM en pacientes con espondilitis anquilosante que en los que tenían EspAax-nr.

Diagnóstico

El diagnóstico de las EspAax-nr continúa siendo hoy en día un desafío, puesto que no se dispone de criterios diagnósticos. El diagnóstico de la enfermedad es un proceso complejo en el que se precisan datos clínicos, de laboratorio y de imagen. Es importante no confundir los criterios de clasificación con los diagnósticos, puesto que los primeros se usan como criterios de inclusión de pacientes en los estudios de investigación.

Por tanto, no cabe utilizar los criterios de clasificación como criterios diagnósticos.

Se han propuesto varios algoritmos para ayudar en el proceso del diagnóstico de la enfermedad. Así, por ejemplo, en un paciente con dolor lumbar de más de 3 meses de evolución y que se inició antes de los 45 años, antes de considerar que tiene una EpsAax, habrá que tener en cuenta diferentes elementos. El primer paso será valorar si el dolor lumbar es un dolor lumbar inflamatorio y encontrar características típicas de espondiloartritis. Se harán radiografías convencionales para valorar las articulaciones sacroilíacas (placa anteroposterior de pelvis). En caso de objetivar sacroilitis radiográfica clara y en el entorno clínico correcto, el diagnóstico será de EspAax o espondilitis anquilosante. En cambio, si la sacroilitis no está presente o no es evidente (menor de grado 3), el paciente deberá ser evaluado mediante RM del sacro o de la pelvis. Para ello se harán cortes oblicuos semicoronales o coronales utilizando la secuencia STIR (*short invertion time recovery* o secuencia de recuperación de inversión de tiempo breve) y secuencias T1 para inflamación (edema de la médula ósea) y hallazgos estructurales, respectivamente. Es importante tener en cuenta que, en ausencia de hallazgos clínicos, los hallazgos de edema de la médula ósea en la RM por sí solos no corresponden a un diagnóstico de EspAax.

Características clínicas que indican el diagnóstico de espondiloartritis axial no radiográfica

Se han evaluado varias características clínicas que podrían aumentar la probabilidad diagnóstica de la enfermedad: el dolor lumbar inflamatorio (*likelihood ratio* o razón [LR] de verosimilitud: 3,1), a uveítis anterior (LR: 7,3), la dactilitis (LR: 4,5), la artritis periférica (LR 4,0), los antecedentes familiares de EspAax (LR: 6,4), la respuesta al tratamiento con antiinflamatorios no esteroideos (LR: 5,1), la elevación de reactantes de fase aguda (LR: 2,5), la psoriasis (LR: 2,5) y la entesitis (LR: 3,4).

> **!** El diagnóstico de la EspAax-nr debe basarse en la combinación de datos de laboratorio, clínicos y de imagen. Una RM o un HLA-B27 negativos no excluyen el diagnóstico si existe una alta sospecha clínica.

Desafortunadamente y a pesar de todos los esfuerzos, el diagnóstico definitivo para los pacientes con EspAax suele experimentar retrasos sustanciales.

Imagen

La imagen desempeña un papel esencial tanto en el diagnóstico de la enfermedad como para el diagnóstico diferencial.

Debido a que la enfermedad afecta a las articulaciones sacroilíacas en la mayoría de los pacientes y, en menor medida, a la columna vertebral, la radiografía simple de pelvis es parte fundamental en el diagnóstico de la EspAax. Esta suele ser normal en el diagnóstico de la EspAax-nr.

Radiografía

En pacientes con sospecha de EspAax, se recomienda, como primer método de imagen, una radiografía simple de pelvis. La radiografía simple permite la visualización de los cambios estructurales como consecuencia de la inflamación, pero no permite la detección de la inflamación axial en sí misma. No obstante, en los pacientes con sospecha de EspAax-nr, no se encontrarán cambios o bien serán cambios mínimos en la radiografía simple, por lo que se recomienda entonces hacer RM de las articulaciones sacroilíacas.

Resonancia magnética

La RM de las articulaciones sacroilíacas permite detectar tanto las lesiones agudas (edema óseo), como las lesiones estructurales (erosiones y metaplasia grasa), antes de que aparezca la sacroilitis en la radiografía. Por tanto, en pacientes con radiografías normales o dudosas, se hará una RM ante la sospecha de EspAax-nr. La especificidad de los hallazgos de la RM depende del tamaño, la intensidad y la ubicación del edema óseo, que debe ser periarticular, subcondral y visible en al menos dos cortes. La presencia de daño estructural sin lesiones agudas no es suficiente, según la ASAS, para la clasificación de la enfermedad. En publicaciones recientes se refuerza la idea de que la presencia de cambios inflamatorios en la RM de las sacroilíacas sin otros signos sospechosos de EspAax-nr no deben usarse para diagnosticar la enfermedad. Las RM de personas sanas con dolor lumbar inespecífico, posparto, corredoras, soldados, deportistas, e incluso en la población general, cumplieron con la definición de los criterios de clasificación de la ASAS de «resonancia magnética positiva». El uso solo de la RM de las articulaciones sacroilíacas puede llevar a un diagnóstico erróneo de EspAax-nr.

Diagnóstico incorrecto e infradiagnóstico

A pesar de las mejorías diagnósticas que se han experimentado en las últimas décadas, la demora que sufren los pacientes para recibir el diagnóstico de EspAax sigue siendo inaceptablemente prolongada en muchos países. El diagnóstico de EspAax sigue siendo un desafío, debido a la aparición a menudo insidiosa de esta enfermedad y a la presentación inicial, que no siempre se muestra de forma evidente como una enfermedad inflamatoria. Además, aunque el dolor de espalda crónico que dura más de 3 meses es una característica clave de la EspAax, con frecuencia se da también en muchos pacientes con dolor de espalda de causa no inflamatoria. Por todo ello, una población considerable de pacientes tiene un diagnóstico erróneo o incorrecto y, por lo tanto, un retraso diagnóstico.

Este retraso conlleva cargas tanto para los pacientes como para la sociedad. En algunos estudios se ha demostrado que los pacientes que experimentan un retraso diagnóstico tienen peor calidad de vida y de la enfermedad. Cuando se les pregunta por su enfermedad, si está activa o no, tenderán a puntuar más alto en cuanto a cómo de activa está, ello implicará una mala calidad de vida y de la enfermedad, un desarrollo más progresivo de esta, una menor eficacia de los tratamientos y una mayor incapacidad laboral. A pesar de estas graves consecuencias, los factores asociados con un retraso en el diagnóstico de EspAax y su verdadera extensión siguen sin estar claros. Una revisión sistemática del 2021 mostró que el retraso diagnóstico en todo el mundo de la enfermedad era de 6,7 años, que variaba en otros estudios de 2 a 9 años. Es interesante resaltar que no se conocen con exactitud qué factores son los que se asocian con el retraso diagnóstico. Podrían influir factores específicos del paciente, características clínicas de la enfermedad o los sistemas de atención de la salud.

Medidas de evaluación de la enfermedad

Se han desarrollado varias medidas de la actividad y los desenlaces de los pacientes con EspAax, que son las mismas que se utilizan en los pacientes con EspAax-nr. La valoración deberá incluir la actividad de la enfermedad, la función física y la valoración del daño estructural.

Evaluación clínica

La actividad clínica deberá ser evaluada mediante interrogatorio al paciente. Este incluirá aspectos como la actividad global de la enfermedad según el paciente, la fatiga, la rigidez lumbar y el dolor de columna. Hay disponibles dos índices compuestos para valorar dicha actividad inflamatoria:

El Bath Ankylosing Spondylitis Disease Activity Index (BASDAI) es una herramienta de evaluación que mide la fatiga, rigidez, afectación axial y periférica y de las entesis. Se considera enfermedad activa cuando el BASDAI es ≥ 4.

El otro índice compuesto es el Ankylosing Spondylitis Disease Activity Score (ASDAS). Este incluye preguntas clínicas, así como parámetros biológicos (VSG o PCR). Se han definido tres puntos de corte de la enfermedad: enfermedad inactiva < 1,3, actividad moderada ≥ 1,3 y < 2,1, actividad alta si es ≥ 2,1 y < 3,5, y actividad muy alta si es ≥ 3,5.

El grupo de la ASAS recomienda utilizar preferiblemente el ASDAS, puesto que ha demostrado una mayor correlación entre la inflamación por RM y la progresión estructural.

También es posible valorar la actividad clínica mediante la exploración física. Se valorará la movilidad completa de la columna cervicodorsolumbar, las articulaciones sacroilíacas, la afectación periférica y la afectación de las entesis. Se le solicitará al paciente un hemograma, bioquímica y reactantes de fase aguda. Tanto la VSG como la PCR se correlacionan con el grado de actividad inflamatoria, pero se prefiere la PCR, puesto que es un marcador más sensible. Es importante recordar que el 50 % de los pacientes con espondiloartritis no presentará elevación de los reactantes de fase aguda.

El uso de la RM se recomienda para la evaluación de la inflamación en el momento del diagnóstico o antes de instaurar un tratamiento, pero no como parámetro de seguimiento.

Evaluación estructural

La progresión de la EspAx-nr a EspAax se define como la presencia de sacroilitis radiográfica según los criterios de Nueva York modificados (grado 0: sacroilíacas normales; grado I: seudoensanchamiento del espacio articular; grado II: estrechamiento del espacio articular, esclerosis y erosiones; grado III: formación de puentes óseos y grado IV: anquilosis completa de la articulación).

Hay pocos estudios longitudinales en los que se haya evaluado la probabilidad de progresión de la forma «no radiográfica» a «radiográfica». Según estudios realizados en Estados Unidos, Europa y China, entre el 1 y el 60 % de los pacientes con EspAax-nr podrían tardar de 2 a 15 años en progresar a espondilitis anquilosante. Es posible que alrededor del 30 % de los pacientes con EspAax-nr nunca progresen a espondilitis anquilosante, a pesar de los niveles elevados de PCR o VSG y de presentar dolor lumbar inflamatorio.

En algunos estudios se han identificado factores de progresión modificables (tabaco, inflamación) y otros factores de progresión no modificables (**Tabla 32-2**).

Tratamiento

La EspAax es un proceso patológico complejo que requiere un abordaje multidisciplinar dirigido por un reumatólogo y centrado en el paciente. El objetivo principal del tratamiento es maximizar la calidad de vida, reducir la carga de síntomas y el deterioro funcional, prevenir la progresión del daño estructural y minimizar las complicaciones de la enfermedad y las comorbilidades. Varias organizaciones internacionales han publicado directrices para el tratamiento de EspAax, incluida la EspAax-nr. Los datos de tratamiento para la EspAax-nr son los mismos que para la EspAax.

Recomendaciones generales

El tratamiento de las EspAax ha progresado notablemente con la aparición de los fármacos antirreumáticos modificadores de la enfermedad (FAME) biológicos. Estos han mostrado una

Tabla 32-2. Factores de progresión de las espondiloartritis axiales no radiográficas

Predictores de progresión radiográfica	Modificables	No modificables
Paciente	Tabaco	Sexo masculino
	Obesidad	
	Actividad física	
Biomarcadores	VSG y PCR ↑	HLA-B27+
Imagen	Edema óseo o lesiones grasas	Presencia de sindesmofitos
Actividad de la enfermedad	BASDAI o ASDAS ↑	

ASDAS: *Ankylosing Spondylitis Disease Activity Score*; BASDAI: *Bath Ankylosing Spondylitis Disease Activity Index*; HLA: antígeno leucocitario humano; PCR: proteína C-reactiva; VSG: velocidad de sedimentación globular.

gran eficacia en el tratamiento de pacientes poco o no respondedores al tratamiento con antiinflamatorios no esteroideos (AINE). Sin embargo, los AINE y la fisioterapia siguen siendo los pilares del tratamiento inicial para todos los pacientes con EspAax, incluidos aquellos con EspAax-nr. Los síntomas del paciente y la presencia de manifestaciones extraarticulares, como la uveítis anterior, a menudo servirán para decidir el momento de inicio y el tratamiento.

Además, los pacientes deben ser informados de las asociaciones entre el consumo de tabaco y una mayor actividad de la enfermedad, un peor estado funcional, una peor calidad de vida y un mayor daño estructural.

Fisioterapia

El ejercicio y la educación son considerados la piedra angular del tratamiento no farmacológico de los pacientes con EspAax. El Colegio Americano de Reumatología (ACR) recomienda la actividad física activa supervisada frente a la pasiva (masajes, calor, ultrasonidos, etc.). La terapia física junto con el tratamiento farmacológico es beneficiosa para el tratamiento de la enfermedad. La guía española *Espoguía* recomienda el ejercicio como una medida complementaria al tratamiento farmacológico en cuanto se diagnostica la enfermedad. Sin embargo, solo uno de cada tres pacientes con espondilitis anquilosante realiza ejercicios con la frecuencia mínima deseable, normalmente por fatiga o falta de tiempo.

Antiinflamatorios no esteroideos y glucocorticoides

Los AINE son la primera línea del tratamiento farmacológico en EspAax, al suprimir la inflamación. Los AINE a menudo son suficiente para mantener la actividad de la enfermedad y los síntomas bajo control. Las guías de la ACR/Spondyloarthritis Research and Treatment Network (SPARTAN)/ASA recomiendan el tratamiento continuado con AINE en lugar de a demanda, y no recomiendan ningún AINE en especial. En caso de fallo a AINE, las mismas guías recomiendan el uso de glucocorticoides por vía sistémica en la forma axial y la realización de infiltraciones articulares con glucocorticoides en las formas periféricas. No obstante, las guías de tratamiento internacionales de la ASAS-EULAR de 2022 no recomiendan el uso de glucocorticoides sistémicos en las formas axiales puras. El grupo EULAR-ASAS, al igual que el grupo ACR/SPARTAN/ASA, recomiendan el uso continuado de los AINE solo si es necesario para el control de síntomas. Siempre que no sea necesario el uso continuado para controlar los síntomas, se debe dar preferencia al tratamiento con AINE a demanda, dados los riesgos del uso a largo plazo.

Fármacos antirreumáticos modificadores de la enfermedad convencionales

Los FAME convencionales (sulfasalazina, metotrexato o leflunomida) no se recomiendan para la enfermedad puramente axial debido a su falta de eficacia. Si pueden ayudar en pacientes con afectación periférica.

Fármacos antirreumáticos modificadores de la enfermedad biológicos

Los FAME biológicos han transformado el paradigma de tratamiento de la EspAax-nr. Los pacientes con EspAax-nr cuya actividad de la enfermedad siga siendo alta a pesar del tratamiento con al menos dos AINE diferentes en dosis máximas durante al menos 4 semanas, deben recibir tratamiento con FAME biológicos. Las guías ACR/SPARTAN/ASA recomiendan encarecidamente el uso de anti-TNF para el tratamiento de la EspAax-nr basado en la eficacia y seguridad demostrada en varios ensayos clínicos. En cambio, las guías ASAS/ EULAR, en pacientes con actividad persistentemente alta de la enfermedad a pesar del tratamiento convencional, recomiendan el uso de anti-TNF, inhibidores de la IL-17 o inhibidores de la cinasa Jano. Los tres grupos de fármacos han demostrado eficacia en el tratamiento de la EspAax. Ante la falta de estudios comparativos directos entre ellos, es difícil priorizar ninguno de los tres (**Tabla 32-3**).

Las directrices actuales del grupo ASAS/EULAR recomiendan el tratamiento al menos durante 12 semanas. La respuesta deberá ser valorada mediante una medida de actividad usada al inicio del tratamiento y la valoración por el reumatólogo. En caso de usar el BASDAI, la mejoría se definirá con una disminución de ≥ 2, y en el caso del ASDAS, como una disminución de 1,1. En caso de no mejoría, se valorará el cambio de tratamiento, ya sea por una misma diana o por una nueva diana terapéutica.

ARTRITIS REACTIVA

Las espondiloartritis constituyen un grupo de enfermedades de origen desconocido entre las que se incluye la artritis reactiva, de la que forman parte como espondiloartritis de predominio periférico, y que es la que se abordará en este capítulo.

Tabla 32-3. Fármacos aprobados para el tratamiento de la espondiloartritis axial radiográfica y la espondiloartritis axial no radiográfica

Fármacos	EspAax	EspAax-nr
Infliximab	✓	✗
Etanercept	✓	✓
Adalimumab	✓	✓
Golimumab	✓	✓
Certolizumab	✓	✓
Secukinumab	✓	✓
Ixekizumab	✓	✓
Bimekizumab	✓	✓
Tofacitinib	✓	✗
Upadacitinib	✓	✓

Fármacos biológicos aprobados para el tratamiento de la EspAax-nr: ✓ (aprobado); ✗ (no aprobado).
EspAax: espondiloartritis axial radiográfica; EspAax-nr: espondiloartritis axial no radiográfica.

Se ha incluido como forma de espondiloartritis por presentar caracteres clínicos, genéticos, afectación articular y por compartir signos radiográficos.

El término de artritis reactiva (ARe) fue introducido en 1969 por Ahvonen *et al*. Quedó definida como una afectación inflamatoria articular aséptica, en pacientes predispuestos genéticamente, que presentan una infección en un órgano distante.

Como concepto principal, hay que destacar que este tipo de artritis no aparece por una invasión directa de la articulación por el patógeno, sino como resultado de los cambios en el sistema inmunitario que produce la infección.

Las infecciones extraarticulares relacionadas con esta entidad son más típicas del aparato gastrointestinal o genitourinario y de tipo bacteriano como: *Shigella, Salmonella typhimurium, S. enteritidis, Campylobacter jejuni, Yersinia enterocolitica, Yersinia pseudotuberculosis o Chlamydia trachomatis*. Otras infecciones, menos frecuentes, asociadas a la ARe pueden ser, la infección por *Streptococcus tonsillitis*, tuberculosis extraarticular o instilaciones intravesicales del *bacilo de Calmette y Guérin* para el tratamiento de cáncer vesical, e incluso algún parásito (**Tabla 32-4**).

Tras la pandemia se han descrito casos de ARe por síndrome respiratorio agudo severo causado por coronavirus de tipo 2 o SARS-CoV-2.

La ARe es una artritis inflamatoria que se manifiesta a los varios días o semanas tras una infección, y que puede presentar una tríada clásica de artritis, uretritis y conjuntivitis (síndrome de Reiter), aunque la mayoría de los pacientes no la presentan.

Tabla 32-4. Patógenos en artritis reactiva

Causas definitivas de artritis reactiva clásica

Patógenos gastrointestinales:
- *Salmonella* spp.
- *Campylobacter jejuni* y *Campylobacter coli*
- *Yersinia enterocolitica* y *Yersinia pseudotuberculosis*
- *Shigella flexneri*; menos común, *Shigella sonnei* o *Shigella dysenteriae*
- *Clostridioides difficile*

Patógenos genitourinarios:
- *Chlamydia trachomatis*
- *Mycoplasma* especies

Patógenos respiratorios:
Chamydia pneumoniae

Parásitos:
- *Giardia lamblia*
- *Strongyloides stercolaris*

Causas poco comunes de artritis reactiva

Bacilo de Calmette y Guérin, Ureaplasma urealyticum, Bacillus cereus, Clostridium difficile, Escherichia coli, Helicobacter pylori, Lactobacillus, Neisseria meningitis serogrupo B, Pseudomonas, Streptococcus spp.

Probable artritis reactiva de reciente aparición

SARS-CoV-2

SARS-CoV-2: síndrome respiratorio agudo severo causado por coronavirus de tipo 2.

Epidemiología

Los datos epidemiológicos en ARe difieren alrededor del mundo, debido a las variaciones en la presentación clínica, a la falta de biomarcadores de laboratorio específicos, a factores geográficos que predisponen a múltiples patógenos, a los diferentes grados de infección, a antecedentes genéticos, al infradiagnóstico y, recientemente, a cambios observados en el microbioma, entre muchos otros factores.

La incidencia va del 0,6 al 27 por 100.000 habitantes. Esta variación se debe en parte a la distribución del sustrato genético entre las poblaciones estudiadas, con una prevalencia mayor en HLA-B27 positivos.

Se han observado diferencias en la incidencia según el tipo de germen implicado. Son más frecuentes en los países desarrollados las debidas a *C. trachomatis*, como los países escandinavos, en los que se encuentra una incidencia del 4-5 por 100.000 habitantes, mientras que las ARe por enterobacterias son más frecuentes en los que están en vías de desarrollo, como Indonesia y Filipinas, con también menor frecuencia de HLA-B27. Ambos grupos son considerados como los causantes de la ARe clásica.

El pico de edad está entre la tercera y la cuarta décadas de la vida.

La incidencia de ARe de origen sexual se presenta con una prevalencia mayor en varones, mientras que en las formas entéricas la proporción hombre:mujer es la misma.

En muchas ocasiones la artritis se resuelve en pocas semanas o meses; en el resto se presenta como una artritis indistinguible de otras artritis autoinmunes crónicas (25-30 %).

La lista de posibles causantes patógenos de una ARe cada vez es más extensa, teniendo en cuenta que, hasta hace pocos años, en alrededor del 25 % de los casos el microorganismo implicado era desconocido.

Etiopatogenia

La suposición de que se trate de una artritis totalmente aséptica ha ido perdiendo peso tras los hallazgos de patógenos o productos de estos, encontrados en los sinoviocitos de las articulaciones afectas en pacientes con ARe. Pero, a diferencia de lo que pasa en las artritis sépticas, estos patógenos no son cultivables. Esta baja cantidad de microbios intraarticulares con virulencia atenuada puede ser la causa de algunos casos de ARe crónica. La gran variedad de organismos implicados en su etiología hace pensar que no existe un único mecanismo.

En el caso de la ARe clásica por *Chlamydia*, la infección intracelular persiste en el interior de los monocitos, produce una transferencia de estos monocitos a las articulaciones y queda como una infección crónica en los fibroblastos sinoviales, mientras que, en la producida por gérmenes entéricos, las bacterias persisten en la capa submucosa del intestino. Así los organismos o productos bacterianos de la infección intestinal se transfieren desde la pared intestinal hasta las articulaciones a través de la circulación sanguínea; una vez en los fibroblastos sinoviales se degradan rápidamente y queda como resultado, tras una eliminación defectuosa, productos bacterianos que se convierten en fuente de antígenos dentro de las articulaciones, lo que provoca la activación de los linfocitos T.

Con otros tipos de patógenos productores de ARe menos frecuentes, la invasión se produce en las células locales asesinas o *natural killer* (NK), por instilaciones intravesicales del *bacilo de Calmette y Guérin* y por estreptococos. Estas células inmunitarias innatas activadas pueden transferirse a las articulaciones y hacer aparecer la artritis.

En la ARe, la respuesta de la citocina antibacteriana de las células T colaboradoras-1 o *T-helper-1* (Th1) (producción de interferón γ [IFN-γ] e IL-12) se altera a favor de una respuesta Th2 (IL-4 e IL-10). Por tanto, en ausencia de una reacción antibacteriana «completa», los microbios pueden sobrevivir.

Los cambios en el equilibrio de las citocinas Th2/Th1-Th17 podría ser un factor favorecedor y perpetuador de las respuestas inmunes desencadenadas por los productos derivados de estas bacterias.

Es probable que en este desequilibrio participen los factores genéticos del huésped, ya que la ARe no puede explicarse simplemente por la producción de citocinas, sino que el polimorfismo y otros factores de susceptibilidad parece que desempeñan su papel.

Es el caso del papel del HLA-B27, que está en constante discusión. Se sabe en la actualidad que se trata de una molécula altamente polimórfica (se conocen hasta 223 subtipos). Los pacientes con HLA-B27 positivo no solo tienen un riesgo 50 veces superior de desarrollar ARe ante una infección, sino que también es más probable que su enfermedad sea más grave, tenga mayor duración y esté asociada a afectación mucocutánea, ocular y axial.

Existen diferentes hipótesis sobre la implicación del HLA-B27 en la ARe.

La primera sería la *hipótesis del péptido artritogénico*. Esta se basa en que existe una similitud estructural entre secuencias de péptidos extraños y propios, que pueden conducir a péptidos que inducen una autorreacción derivada de células B o T.

Otra hipótesis es la del *plegado incorrecto de HLA-B27*. En esta se establece que desde HLA-B27 se pliega lentamente durante el montaje en el retículo endoplásmico, esto produce una inestabilidad y acumulación de homodímeros que provoca la activación de las vías inflamatorias.

Una tercera hipótesis es la de la *formación de homodímeros*. Esta explica como las cadenas pesadas de HLA-B27 se homodimerizan en la superficie celular, donde actúan como ligandos proinflamatorios para respuestas autoinmunes humorales o mediadas por células. Estos homodímeros son capaces de unirse a ciertos receptores similares a inmunoglobulinas de NK, que se expresan en células NK y células T, y esto conduce a la regulación positiva de la citocina proinflamatoria IL-17.

También se conoce la participación de la *actividad desregulada de la aminopeptidasa del retículo endoplasmático* (ERAP1 y ERAP2), que podría contribuir en parte de las tres hipótesis y conducir a una inmunodominancia alterada y modificar la activación de las células T citotóxicas y las células NK, lo que afecta a las respuestas inmunitarias innatas y adaptativas.

Cabe destacar la compleja red de citocinas que participan en la ARe y que difieren, dependiendo de la etapa de la enfermedad. En la fase aguda, la eliminación bacteriana puede verse favorecida por la producción de IL-12, IL-23 e IL-6, así como de IFN-γ e IL-17. Las células T reguladoras producen IL-10, que explicaría la persistencia bacteriana en la mucosa. En ARe más crónicas, las citocinas implicadas serán IL-6, IL-17, IFN-γ y TNF-α, que conducirán a una inflamación crónica en la articulación.

En los últimos años se ha visto que el microbioma intestinal puede desempeñar un papel vital en la patogenia de la ARe. En diferentes estudios se ha encontrado una mayor prevalencia de los gérmenes asociados a su aparición. Este sigue siendo un campo en evolución y podría ser de gran importancia para determinar nuevas dianas terapéuticas.

Manifestaciones clínicas

El síndrome clínico de artritis, uretritis, conjuntivitis (tríada clásica) y las lesiones mucocutáneas se reconoce como un conjunto diagnóstico de manifestaciones clínicas. El diagnóstico se complica por el polimorfismo clínico debido a los diferentes agentes implicados y la afectación multisistémica de la enfermedad que, en ocasiones, se presenta.

Ante una infección por *Chlamydia* las manifestaciones podrán ser cervicitis en mujeres y uretritis en varones, acompañada o no de piuria estéril o secreción mucopurulenta hasta en más del 50 % de los casos, aunque también se puede presentar en forma de prostatitis, epididimitis o cistitis.

Los microorganimos entéricos como *Salmonella*, *Shigella*, *Yersinia* y *Campylobacter* suelen producir fiebre y diarreas, a veces acompañados de productos patológicos.

Manifestaciones articulares

La ARe es una forma de artritis que ocurre entre 1 y 4 semanas después de la infección bacteriana.

La artritis suele ser oligoarticular, asimétrica, de predominio en las extremidades inferiores, con más frecuencia en la rodilla (hasta en más del 50 %).

También se puede presentar en forma de entesopatía, afectando a la fascia plantar y el tendón de Aquiles. Otra manifestación posible es la dactilitis, que aparece hasta en el 40 %.

La afectación axial en forma de lumbalgia inflamatoria y sacroilitis aparece hasta en el 50 % de los casos, con frecuente afectación radiográfica, y se asocia a la presencia del HLA-B27 y mayor cronicidad.

En la mayoría de los casos, el episodio se resuelve en el primer año, pero en ocasiones se puede cronificar.

Manifestaciones mucocutáneas

La balanitis circinada es la característica cutánea más común; en el 36 % de los casos se manifiesta en forma de erosiones superficiales en la superficie del glande, que acostumbran a ser indoloras.

Estomatitis y ulceraciones de la mucosa en la lengua, la mucosa bucal y el paladar son indoloras y se reportan hasta en el 17 %.

La queratodermia blenorrágica presenta lesiones de aspecto clínico e histológico similares a las de la psoriasis. Se localizan en la planta de los pies de forma más frecuente y se describe en hasta el 15 % de los casos.

La afectación de las uñas, también similar a la onicopatía por psoriasis, se observa hasta en el 20-30 %.

En el caso concreto de la *Yersinia*, se ha descrito la presencia asociada de eritema nudoso.

Manifestaciones oculares

Son más frecuentes en los pacientes con forma adquirida por vía sexual y se presenta entre el 22 y el 56 %. Pueden presentar conjuntivitis unilateral o bilateral. Menos frecuente es la presencia de uveítis anterior aguda, que se suele asociar a la presencia de HLA-B27 positivo.

La iritis, la iridociclitis y los problemas de visión, son menos frecuentes.

Manifestaciones sistémicas

La ARe puede estar asociada con otros síntomas sistémicos.

Las complicaciones cardíacas más comunes se deben a lesiones granulomatosas en la raíz y el arco aórtico, que causan anomalías en la conducción, bloqueo cardíaco completo e insuficiencia aórtica, en la fase aguda, mientras que la pericarditis aparecerá en fase más crónica.

La nefropatía caracterizada por proteinuria e infiltrados pulmonares ha sido descrita, pero como una manifestación rara.

Diagnóstico

Hasta la fecha no hay acuerdo en cuanto a los criterios diagnósticos de ARe, por lo que el diagnóstico debería hacerse con la asociación de criterios clínicos y microbiológicos.

Los únicos criterios disponibles fueron redactados durante el congreso internacional sobre ARe en Berlín (Alemania), en 1999 (**Tabla 32-5**).

Pruebas complementarias

En todos los pacientes con sospecha de ARe, se deberá realizar analítica con serologías de los principales gérmenes implicados, así como diferentes pruebas de imagen que no ayuden a determinar la extensión.

En caso de cronificación, deberán de realizarse controles analíticos tanto para valorar la evolución, como la toxicidad de los fármacos.

Laboratorio

Se pueden realizar pruebas de laboratorio para detectar los patógenos agresores y confirmar infecciones concomitantes o precedentes para respaldar el diagnóstico.

En las fases iniciales se aconseja obtener muestras de aislamiento del microorganismo desencadenante (exudado faríngeo, uretral, coprocultivo):

- Pruebas de amplificación de ácido nucleico de muestras urológicas.
- Pruebas de reacción en cadena de la polimerasa (PCR).
- Los patógenos entéricos, como *Campylobacter*, *Salmonella*, *Shigella* o *Yersinia*, pueden detectarse mediante la combinación de inmunoensayo enzimático y cultivo de heces.

Si los síntomas de infección han cedido, las serologías pueden ayudar, aunque un resultado negativo no descarta ARe.

Los reactantes de fase aguda, como la VSG o PCR, pueden estar elevados.

La aspiración articular debe realizarse cuando sea posible para descartar otras artritis. Los hallazgos en el líquido sinovial son inespecíficos y típicos de artritis inflamatoria (presencia de 10.000 a 50.000 células/campo).

El HLA-B27 se puede medir, ya que se correlaciona con la gravedad de la enfermedad, pero no es diagnóstico.

En casos de población endémica se hará la prueba cutánea de la tuberculina.

Pruebas de imagen

Las radiografías simples revelan hallazgos articulares inflamatorios inespecíficos en la fase aguda o afectación de sacroilíacas y, en casos crónicos, se pueden encontrar sindesmofitos muy groseros, proliferativos y asimétricos.

La ecografía o la RM son útiles para diagnosticar la sinovitis periférica, la entesitis o la sacroilitis.

La gammagrafía puede revelar las primeras etapas de la entesitis.

Diagnóstico diferencial

El diagnóstico diferencial se hará con otros tipos de artritis, que pueden aparecer en forma de monoartritis u oligoartritis.

El principal proceso a descartar, por la relación con infección y la gravedad que puede implicar, es la artritis séptica (artritis gonocócica, artritis tuberculosa).

Se debe pensar en: sífilis secundaria, fiebre reumática aguda, artritis microcristalina (gota), artritis psoriásica, espondiloartritis, artritis reumatoide y artritis secundarias a inmunoterapia.

Tabla 32-5. Criterios diagnósticos de artritis reactiva

Criterios mayores

Artritis:
- Asimétrica
- Monoarticular u oligoarticular
- Afectación predominante de extremidades inferiores

Infección sintomática previa:
- Enteritis, definida como un día de diarrea ocurrida entre 3 días y 6 semanas antes del inicio de la artritis
- Uretritis, definida como disuria o secreción durante un día ocurrido entre 3 días y 6 semanas antes del inicio de los síntomas

Criterios menores

- Presencia de una infección desencadenada, evidenciada por urocultivo positivo, frotis cervical o uretral o cultivo de heces
- Presencia de infección sinovial persistente, evidenciada por inmunohistología o reacción en cadena de la polimerasa positiva

Tratamiento

Los antibióticos no siempre son de ayuda. Solo en casos de infección por *C. trachomatis* es necesario el tratamiento tanto del paciente afecto como de la pareja. En casos de ARe por gérmenes enteropatógenos, no parecen tener un papel importante.

En la mayoría de los pacientes, la evolución de la ARe es autolimitada, por lo que el tratamiento es sintomático. Por ello, inicialmente, el uso de AINE estará indicado.

En caso de contraindicación o intolerancia, se utilizarán glucocorticoides intraarticulares, o sistémicos si la afectación articular es más extensa, y siempre con la dosis efectiva más baja.

Fármacos antirreumáticos modificadores de la enfermedad sintéticos

Si las medidas anteriores no han sido efectivas y la enfermedad se ha extendido durante más de 6 meses, se debe valorar el inicio de tratamiento con FAME sintéticos; la salazopirina será la primera opción, seguida del metotrexato.

El tratamiento con anti-TNF será el siguiente paso, en caso de no conseguir el control de la clínica, tanto articular como cutánea.

Pronóstico

La ARe suele tener un curso autolimitado y los síntomas se resuelven en 3-5 meses. Los síntomas que duran más de 6 meses indican un elemento crónico de la enfermedad. La sacroilitis es la afectación articular crónica más común. Los pacientes que son HLA-B27 positivos tienen un mayor riesgo de recurrencia de ARe, así como escasa respuesta a AINE o VSG superior a 30.

Entre el 15 y el 30 % de los pacientes con ARe pueden desarrollar artritis crónica.

Formas especiales

Durante la pandemia de COVID-19 se pusieron de manifiesto cuadros de artritis y entesitis, en contexto de infección por SARS-CoV-2. La asociación de dicha infección y la activación de células dendríticas plasmocitoides se han presentado como la causa de entesitis. La activación de estas células por medio de receptores tipo toll (*toll-like*) 7 y 9, que producían IFN y citocinas como el TNF, pueden ser la causa directa de desarrollo de artropatías.

Se requiere un mayor número de estudios para confirmar la posible relación entre ARe y SARS-CoV-2.

SÍNDROME SAPHO

El síndrome SAPHO es una entidad que debe su nombre al siguiente acrónimo: S: sinovitis, A: acné; P: pustulosis palmoplantar; H: hiperostosis; O: osteítis.

Es una enfermedad muy heterogénea que suele ser recurrente. Las manifestaciones clínicas principales son: lesiones óseas escleróticas y lesiones cutáneas variadas. Entre las diversas lesiones cutáneas existen formas de pustulosis palmoplantar, psoriasis, hidradenitis supurativa o acné grave.

A lo largo de la historia de la medicina, para describir el síndrome SAPHO se han utilizado multitud de términos: artroosteítis pustulosa, hiperostosis esternocostoclavicular, espondiloartropatía asociada al acné, síndrome de hiperostosis adquirida u osteomielitis multifocal crónica recurrente.

Cabe mencionar que existe cierta controversia sobre si la osteomielitis multifocal recurrente crónica representa la forma pediátrica del SAPHO o constituye una entidad separada.

Algunos autores consideran que el SAPHO es una forma de espondiloartritis.

Fue en los años 60 cuando se publicaron varias series de casos en las que se describían asociaciones entre las manifestaciones cutáneas concretas del tipo psoriasis y manifestaciones osteoarticulares, como sinovitis periférica u osteítis aséptica, que afectaban, sobre todo, a la pared torácica.

Más tarde, en los años 80, Kahn realizó un estudio multicéntrico de pacientes con manifestaciones musculoesqueléticas y pustulosis palmoplantar o acné grave y acuñó el término: SAPHO. Observó que estos pacientes tenían una afectación ósea específica, que era una osteítis inflamatoria con hiperostosis en el esqueleto, con o sin manifestaciones dermatológicas, que podían anteceder a las lesiones óseas, pero también podían desarrollarse de forma simultánea o posterior.

El síndrome SAPHO es una entidad rara y se contempla que pueda estar infradiagnosticada. Aunque no está clara, se calcula una prevalencia de 1/10.000. Schilling, en cambio, considera una prevalencia del 0,04 % (es decir, 40/100.000).

Suele existir un predominio de la entidad en mujeres. Puede presentarse a cualquier edad, pero se ve con mayor frecuencia en adultos jóvenes o de mediana edad.

Hipótesis patogénica

La etiología del SAPHO es desconocida. Se cree que la etiopatogenia involucra tres factores incipales:

- Infecciosos (*Propionebacterium acnes*).
- Inmunológicos (disregulación de la IL-1).
- Genéticos (deficiencia del factor de trascripción FoxO1 en piel y hueso).

La teoría indica que la respuesta autoinflamatoria podría desencadenarse por una deficiencia del factor de trascripción FoxO1 en piel y hueso, combinada con una infección por *P. acnes* y una autofagia defectuosa.

Manifestaciones clínicas

Lesiones óseas

La afectación osteoarticular suele tener un inicio insidioso. Puede haber dolor articular y afectación de partes blandas con signos inflamatorios evidentes y limitación de los movimientos; el dolor en ocasiones llega a ser incapacitante.

La lesión característica del SAPHO es la hiperostosis, sobre todo en los huesos que conforman las articulaciones esternoclaviculares y acromioclaviculares.

En cuanto a la afectación que más predomina, hay claras diferencias entre adultos y niños:

- En los adultos, se suele afectar, sobre todo, la pared torácica anterior (entre el 65 y el 90 %), seguida por la columna (en el 30 %).
- En los niños son los huesos largos los más comunmente afectados.

Tanto en adultos como en niños puede haber artritis de las articulaciones adyacentes a lesiones óseas.

El 13 % de los pacientes presentan HLA-B27 positivo, del 13 al 52 % presentan afectación de las articulaciones sacroilíacas y en el 10 % se ha encontrado asociación a enfermedad inflamatoria intestinal, sobre todo enfermedad de Crohn.

A continuación, se describen con algo más de detalle las lesiones óseas del síndrome SAPHO.

Las lesiones de la pared torácica anterior. Pueden afectar a cualquier componente de la región esternocostoclavicular. Las lesiones suelen desarrollarse en tres fases: 1) se afecta el ligamento costoclavicular y puede manifestarse como una entesopatía primaria; 2) aparece una artropatía de la articulación esternoclavicular con cambios osteolíticos y escleróticos, cambios del extremo medial de la clavícula y del esternón, la primera costilla y el cartílago costal; 3) existe una progresión de la esclerosis, hiperostosis e hipertrofia de las estructuras afectas. Las articulaciones adyacentes pueden desarrollar artritis o anquilosis.

La afectación del esqueleto axial. Es muy variada en el SAPHO. Suele haber esclerosis en uno o más cuerpos vertebrales, puede desarrollarse hiperostosis, lesiones osteolíticas, espondilitis, osificaciones paravertebrales o sacroilitis de predominio unilateral. Las osificaciones paravertebrales son asimétricas, no marginales y se asemejan a los parasindesmofitos de la artritis psoriásica.

Los huesos largos. Se afectan con poca frecuencia en pacientes adultos, como ya se ha comentado. La llamada osteomielitis esclerosante difusa de la mandíbula representa una forma de SAPHO y puede manifestarse de forma aislada o junto con otras lesiones óseas en otras localizaciones. Puede ocurrir hasta en el 10 % de los pacientes.

Lesiones cutáneas

Las lesiones cutáneas corresponden a una dermatosis neutrofílica. La lesión más común es la pustulosis palmoplantar, que representa hasta el 50-75 % de todas las manifestaciones dermatológicas y afecta a cerca del 60 % de los pacientes. Muchos patólogos consideran que la pustulosis palmoplantar no se puede distinguir completamente de la psoriasis pustulosa. El acné grave puede afectar hasta un cuarto de los pacientes con SAPHO, sobre todo hombres, y la hidradenitis supurativa, que para algunos autores se considera una forma grave de acné, afecta de forma predominante a mujeres.

Existen otras manifestaciones cutáneas raras en el SAPHO: el piodermia gangrenoso o el síndrome de Sweet.

La afectación cutánea suele ser más frecuente en adultos que en niños.

Diagnóstico

El diagnóstico de síndrome SAPHO puede resultar difícil en la práctica clínica, pues no existen criterios de diagnóstico validados. Los signos y síntomas del síndrome SAPHO son inespecíficos y las manifestaciones osteoarticulares son heterogéneas, por lo que se suele hacer un diagnóstico de exclusión. Es cierto que existen criterios de inclusión y exclusión formulados por Benhamou *et al.*, según los cuales, la presencia de solo uno de los cuatro criterios de inclusión es suficiente para llegar al diagnóstico (**Tabla 32-6**).

Además de en los hallazgos clínicos, el diagnóstico se basa también en los hallazgos radiológicos.

Dos de las manifestaciones osteoarticulares del síndrome SAPHO son la hiperostosis y la osteítis; en las etapas iniciales de la enfermedad, las radiografías de las áreas afectadas suelen ser normales. Se pueden apreciar lesiones osteolíticas con o sin un margen esclerótico, normalmente acompañado de una reacción perióstica. Con la progresión de la enfermedad, estas lesiones se vuelven mixtas (líticas y escleróticas) o completamente escleróticas. En ocasiones, se utiliza la gammagrafía con tecnecio-99, porque suele mostrar lesiones hipercaptantes en las zonas afectadas y puede

Tabla 32-6. Características de inclusión y exclusión del síndrome SAPHO
Características de inclusión
Manifestaciones de acné *conglobata*, acné *fulminans* o hidradenitis supurativa
Manifestaciones de pustulosis palmoplantar
Hiperostosis (de la región anterior del tórax, costillas o columna) con o sin dermatosis
Osteomielitis multifocal crónica recurrente que afecta al raquis o a las articulaciones periféricas, con o sin dermatosis
Reportado alguna vez
Posible psoriasis vulgar
Posible asociación con enfermedad inflamatoria intestinal
Características de espondilitis anquilosante
Presencia de infecciones bacterianas poco virulentas
Características de exclusión
Osteomielitis
Artritis séptica en la caja torácica
Infecciones relacionadas con pustulosis palmoplantar
Queratodermia palmoplantar
Hiperostosis esquelética difusa idiopática
Manifestaciones osteoarticulares relacionadas con el tratamiento con retinoides

La presencia de 1 de las 4 de las características de inclusión es suficiente para confirmar el síndrome SAPHO.

revelar lesiones silentes. Existe una imagen característica del SAPHO en la región esternocostoclavicular llamada «signo de cabeza de toro».

La RM es también una prueba muy útil, puede mostrar edema óseo e inflamación de partes blandas.

Por último, la tomografía axial computarizada aporta información en una región compleja, con muchas estructuras superpuestas, como es la región esternoclavicular. Cuando el paciente presenta dolor en localizaciones típicas (p. ej., la pared anterior del tórax), la radiografía muestra hallazgos característicos y las lesiones cutáneas son compatibles con SAPHO, el diagnóstico es fácil. Resulta mucho más difícil cuando el dolor aparece en regiones atípicas del esqueleto o las manifestaciones cutáneas están ausentes.

Diagnóstico diferencial

El principal diagnóstico diferencial se hará con entidades como el osteosarcoma o el sarcoma de Ewing, metástasis óseas, granuloma eosinofílico, enfermedad de Paget, espondilodiscitis infecciosa, artrosis esternoclavicular, osteítis *condensans* u osteonecrosis de la clavícula, y en los niños, se debe incluir la artritis idiopática juvenil. En ocasiones será necesaria una biopsia.

Pronóstico

El pronóstico de SAPHO es variable, pero raramente está descrito un desenlace limitante. En una cohorte con un seguimiento a 5 años, el 13 % de los pacientes presentaron un único brote de la enfermedad, el 35 % una enfermedad que cursó a brotes y en el 52 % de los pacientes restantes la enfermedad se cronificó. Los predictivos de cronicidad resaltables de este estudio fueron:

- Género femenino.
- Afectación en el inicio de la enfermedad de la pared torácica anterior.
- Artritis periférica.
- Lesiones dermatológicas.
- Elevación de reactantes de fase aguda.

Tratamiento

El tratamiento se basa en información descrita en series de casos, en ocasiones con pocos pacientes. Por ello, no existen pautas de tratamiento establecidas, y la terapia es empírica y tiene como objetivo, por un lado, controlar el dolor y modificar el proceso inflamatorio y, por otro, controlar la afectación cutánea.

Hay disponibles tres grandes grupos de tratamientos.

Antiinflamatorios no esteroideos o glucocorticoides

La mayoría de los pacientes con síndrome SAPHO responden a la terapia convencional: terapia combinada con AINE, infiltraciones intraarticulares con glucocorticoides o glucocorticoides sistémicos.

Fármacos antirreumáticos modificadores de enfermedad

Ocasionalmente se usan FAME sintéticos, como el metotrexato, o biológicos en casos refractarios al tratamiento convencional. Básicamente y de elección son los anti-TNF, con los que se ha observado una mejoría tanto de las lesiones óseas como de las cutáneas. En las manifestaciones óseas y articulares la respuesta sería del 93,3 %, y en las manifestaciones cutáneas algo inferior, del 72,4 %.

No obstante, en la literatura médica hay casos tratados no solo con anti-TNF, sino también con inhibidores de la IL-17 y de la IL-1, de la IL-23 y de la IL-6.

Los datos relacionados con la inhibición de IL-1 son alentadores y la mayoría de los pacientes muestran una respuesta significativa en las manifestaciones musculoesqueléticas (85,7 %), sin embargo, la inhibición de IL-1 no es eficaz en las manifestaciones cutáneas, en las que ustekinumab sí tiene eficacia. Los datos relacionados con el bloqueo de IL-17 indican eficacia en la enfermedad de la piel con respuesta moderada (57,1 %) y algo más pobre en las manifestaciones articulares y óseas (37,5 %).

Más recientemente ha habido algún caso tratado con éxito con tildrakizumab y en un estudio piloto reciente en algún caso tratado con tofacitinib se vio una remisión significativa de las lesiones ungueales y la psoriasis palmoplantar acompañada de una mejora en la calidad de vida en los pacientes. Se ha publicado también algún caso refractario incluso a anti-TNF con buena respuesta a apremilast.

Bisfosfonatos

Los bisfosfonatos, como alendronato, pamidronato o zoledronato han sido utilizados con éxito desde el inicio. Idealmente se plantea realizar un tratamiento personalizado, dependiente de cada forma de presentación, tanto del aparato locomotor y de la afectación cutánea como de la evolución de la entidad.

En los pacientes con SAPHO que no responden al tratamiento convencional, tal y como se ha comentado, los anti-TNF parecen ser la primera opción. En pacientes en los que estos fallan, podrían usarse inhibidores de IL-1, de IL-17 y de IL-23, entre otros.

Para tener una idea de qué cabe encontrar en práctica clínica, en una cohorte alemana de 64 pacientes con SAPHO, los tratamientos que recibían los pacientes fueron: AINE (77 %), FAME sintéticos (27 %), glucocorticoides (23 %), anti-TNF (16 %) y bisfosfonatos (11 %). Slouma *et al.* proponen un algoritmo terapéutico basado en la manifestación clínica predominante:

- Si es la afectación cutánea, se optará por los glucocorticoides tópicos o retinoides, y si estos fallan, por anti-TNF o inhibidores de la IL-23 y se valorarán los antibióticos (tetraciclinas o acitromicina). Cuando fallan los anti-TNF o los inhibidores de la IL-23, se propone cambiar uno por otro o bien pautar inhibidores de la IL-17, IL-6 o apremilast.

- Si es la afectación osteoarticular la que predomina, se debe distinguir si el paciente presenta afectación axial o entesítica o si predomina la artritis o la afectación ósea, para escoger uno u otro tratamiento:
  - Cuando hay afectación axial (de la pared torácica anterior, de la columna o de las sacroilíacas) o bien afectación entesítica, se prueban los AINE; si fallan, se pautan anti-TNF como primera opción. Si, a su vez, estos fallan, se puede cambiar de anti-TNF o probar con inhibidores de la IL-17.

- Si predomina el dominio articular en forma de artritis, se pautan glucocorticoides orales o intraarticulares y, si es necesario, se añade un FAME convencional (metotrexato o sulfasalacina). Si no se consiguen buenos resultados, se añade terapia biológica con anti-TNF, y si esta no funciona, o bien se prueban diferentes anti-TNF o inhibidores de la IL-1, IL-6, IL-17 o inhibidores de las cinasas Jano.
- La afectación ósea se trata de entrada con bisfosfonatos y también se propone tratamiento antibiótico.

PUNTOS CLAVE

- A pesar de los esfuerzos en los últimos años en el diagnóstico de la enfermedad, los diagnósticos definitivos de EspAax-nr comúnmente experimentan retrasos sustanciales. Ello conlleva peores resultados en el control de la enfermedad.
- Los datos de tratamiento para la EspAax-nr son los mismos que para la EspAax.
- A diferencia de la EspAax, suele haber mayor afectación de mujeres que de hombres en la EspAax-nr.
- El diagnóstico de ARe debe realizarse mediante la asociación de criterios clínicos y microbiológicos.
- El 15-30 % de los pacientes con ARe presenta una forma crónica de artritis indistinguible de otras artritis crónicas.

- Los pacientes que son HLA-B27 positivos tienen un mayor riesgo de recurrencia de ARe.
- El síndrome SAPHO es una enfermedad muy heterogénea, cuyas manifestaciones clínicas principales son las lesiones óseas escleróticas y las lesiones cutáneas variadas.
- El diagnóstico del síndrome SAPHO es complejo, se basa en los hallazgos clínicos y también en los hallazgos radiológicos.
- El tratamiento del síndrome SAPHO se basa en los AINE, los FAME, como el metotrexato o los biológicos (de elección, los anti-TNF) y los bisfosfonatos.

BIBLIOGRAFÍA

Adamo S, Nilsson J, Krebs A, Steiner U, Cozzio A, French LE et al. Successful treatment of SAPHO syndrome with apremilast. Br J Dermatol. 2018;179:959-62.

Barthelot JM, Corvec S, Hayen G. SAPHO, autophagy, IL-1, FoxO1 and Propionibacterium acnes. Joint Bone Spine. 2018;85(2):171-6.

Bekaryssova D,Yessirkepov M, Zimba O, Grsparyan AY, Ahmed SM. Reactive arthritis before and after the onset of the COVID-19 pandemic. Clin Rheum. 2022;41:1641-52.

Benhamou CL, Chamot AM, Kahn MF. Synovitis-acne-pustulosis hiperostosis osteomyelitis syndrome (SAPHO). A new syndrome among the spondyloarthropathies? Clin Exp Rheumatol. 1988;6:109-12.

Bentaleb I, Abdelghani KB, Rostom S, Amine B, Laatar A, Bahiri R. Reactive arthritis: Update. Curr Clin Microb Rep. 2020;7:113-24.

Carneiro S, Sampaio-Barros PD. SAPHO syndrome. Rheum Dis Clin North Am. 2013;39:401-18.

Centers for Disease Control and Prevention. ICD-10-CM Index to diseases and injuries 2021. laAddenda. Disponible en: https://spondylitis.org

Chamot AM, Benhamou CL, Kahn MF, Beraneck L, Kaplan G, Prost A. Le syndrome acné pustulose hyperostose ostéite. Résultats d'une enquête nationale; 85 observations. Rev Rhum Mal Osteoartic. 1987;54:187-96.

Cheeti A, Chakraborty RK, Ramphul K. Reactive arthritis. StatPearls. Treasure Island (FL): StatPearls Publishing; 2023.

Cianci F, Zoli A, Gremese E, Ferraccioli G. Clinical heterogeneity of SAPHO syndrome: challenging diagnose and treatment. Clin Rheumatol. 2017;36:2151-8.

Daoussis D, Konstantopoulou G, Kraniotis P, Sakkas L, Liossis SN. Biologics in SAPHO syndrome: A systematic review. Semin Arthritis Rheum. 2019;48:618-25.

Deodhar A, Mease PJ, Reveille JD, Curtis JR, Chen S, Malhotra K et al. Frequency of axial spondyloarthritis diagnosis among patients seen by EU rheumatologists for evaluation of chronic back pain. Arthritis Rheumatol. 2016;68:1669-76.

Fallahi S, Jamshidi AR. Diagnostic delay in ankylosing spondylitis: related factors and prognostic outcomes. Arch Rheumatol. 2016;31:24-30.

Henning Z, Hudson AP. Reactive arthritis update: Spotlight on new and rare infectious agents implicated as pathogens. Curr Rheum Rep. 2021;23:53.

Jeong H, Yoon JY, Park EJ, Hwang J, Kim H, Ahn JK et al. Clinical characteristics of nonradiographic axial spondyloarthritis in Korea: a comparison with ankylosing spondylitis. Int J Rheum Dis. 2015;18(6):661-8.

Jubber A, Moorthy A. Reactiva arthritis: a clinical review. JR Coll Physican Edinb. 2021;51:288-297.

Lambert RG, Bakker PA, van der Heijde D, Weber U, Rudwaleit M, Hermann KG et al. Defining active sacroiliitis on MRI for classification of axial spondyloarthritis: update by the ASAS MRI working group. Ann Rheum Dis. 2016;75:1958-63.

Li C, Li Z, Cao Y, Li L, Li F, Li Y et al. Tofacitinib for the treatment of nail lesions and palmoplantar pustulosis in synovitis, acne, pustulosis, hyperostosis, and osteitis syndrome. JAMA Dermatol. 2021;157:74-8.

Mease PJ, Heijde DV, Karki C et al. Characterization of patients with ankylosing spondylitis and nonradiographic axial spondyloarthritis in the US-based CORRONA registry. Arthritis Care Res (Hoboken). 2018;70:1661-70.

Protopopov M, Poddubnyy D. Radiographic progression in non- radiographic axial spondyloarthritis. Expert Rev Clin Immunol. 2018;14:525-33.

Ramiro S, Nikiphorou E, Sepriano A, Ortolan A, Webers C, Baraliakos X et al. ASAS-EULAR recommendations for the management of axial spondyloarthritis: 2022 update. Ann Rheum Dis. 2023;82(1):19-34.

Robinson PC, Sengupta R, Siebert S. Non-radiographic axial spondy- loarthritis (nr-axspa): advances in classification, imaging and therapy. Rheumatol Ther. 2019;6:165-77.

Robinson PC, van der Linden S, Khan MA, Taylor WJ. Axial spondyloarthritis: concept, construct, classification, and implications for therapy. Nat Rev Rheumatol. 2021;17:109-18.

Ruiz-del-Valle V, Sarabia de Ardanaz L, Navidad-Fuentes M, Martín-Martín I, Lobato-Cano R. Artritis reactiva con SARS-CoV-2 como desencadenante. Reumatol Clín. 2022;18(8):490-2.

Sharip A, Kunz J. Understanding the pathogenesis of spondyloarthritis. Biomolecules. 2020;10(10):1461.

Sieper J, Poddubnyy D. Axial spondyloarthritis. Lancet. 2017;390:73-e84.

Sociedad Española de Reumatología. Tratado de Enfermedades Reumáticas de la SER. Editorial Médica Panamericana; 2018.

Slouma M, Bettaieb H, Rahmouni S, Litaiem N, Dhahri R, Gharsallah I et al. Pharmacological management of synovitis, acne, pustulosis, hyperostosis, and osteitis syndrome: A proposal of a treatment algorithm. J Clin Rheumatol. 2022;28(2):e545-51.

Smolen JS, Schöls M, Braun J, Dougados M, FitzGerald O, Gladman DD et al. Treating axial spondyloarthritis and peripheral spondyloarthritis, especially psoriatic arthritis, to target: 2017 update of recommendations by an international task force. Ann Rheum Dis. 2018;77: 3-17.

Taurog JD, Chhabra A, Colbert RA. Ankylosing spondylitis and axial spondyloarthritis. N Engl J Med. 2016;374(26):2563-e74.

Van der Heijde D, Ramiro S, Landewe R, Baraliakos X, Van den Bosch F, Sepriano A et al. 2016 update of the ASAS- EULAR management recommendations for axial spondyloarthritis. Ann Rheum Dis 2017;76:978-91.

Ward MM, Deodhar A, Gensler LS, Dubreuil M, Yu D, Khan MA, Haroon N et al. 2019 update of the American College of Rheumatology/Spondylitis Association of America/Spondy- loarthritis Research and Treatment Network Recommendations for the treatment of ankylosing spondylitis and nonradiographic axial spondyloarthritis. Arthritis Rheumatol. 2019;71:1599-613.

Enfermedades autoinmunes sistémicas y vasculitis

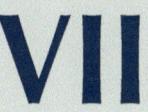

Manifestaciones clínicas del lupus eritematoso sistémico

33

V. Aldasoro Cáceres y M. C. Laíño Piñeiro

OBJETIVOS

- Adquirir conocimientos para diagnosticar a pacientes con lupus eritematoso sistémico.
- Distinguir los diferentes subtipos y gravedad de la enfermedad.
- Aprender la habilidad de hacer un correcto diagnóstico diferencial.

INTRODUCCIÓN

El lupus eritematoso sistémico (LES) es una de las enfermedades reumáticas más heterogéneas dentro de las consideradas enfermedades reumáticas autoinmunes sistémicas. Este es uno de los motivos más limitantes a la hora de encontrar con éxito tratamientos aprobados por las diferentes agencias reguladoras.

El LES afecta a cualquier órgano o sistema y se puede presentar a cualquier edad tanto en hombres como en mujeres, si bien es cierto que es una enfermedad que tiene un claro predominio por el sexo femenino con una proporción 9:1 frente al sexo masculino y con un pico máximo entre los 30 y los 65 años.

La variada afectación clínica del LES puede ir desde una enfermedad con poca actividad, a veces paucisintomática, hasta el compromiso vital por la afectación de varios órganos o por una gran actividad en un único órgano o sistema, como podría ser la afectación del sistema nervioso central.

En esta variedad, deben ser tomados en cuenta aspectos importantes, como la etnia: se sabe que existen diferencias sustanciales de la carga de la enfermedad en diferentes poblaciones y diferentes países. Por ejemplo, la población afroamericana tiene una incidencia y prevalencia de más de dos veces la de la población caucásica. Incluso entre poblaciones «hispanas», que es como suele agruparse a los iberoamericanos en los ensayos clínicos, existen importantes diferencias en la presentación de la enfermedad. La población asiática también es otra de las poblaciones que tiene una mayor incidencia de LES.

 Por tanto, afroamericanos, hispanos o iberoamericanos y asiáticos son las etnias que tienen una mayor carga de la enfermedad.

MANIFESTACIONES CLÍNICAS

El LES es una enfermedad tan heterogénea que el inicio de su clínica puede variar mucho y presentarse de forma aguda con mucha actividad clínica y serológica, si bien lo habitual suele ser que aparezca de una forma más larvada y progresiva a lo largo de meses, incluso años.

 En cualquiera de los casos, el diagnóstico del LES constituye un reto y este es el motivo por el que es tan importante conocer muy bien su sintomatología clínica.

Manifestaciones generales

Habitualmente el LES suele presentarse en forma de astenia, fiebre o febrícula, malestar general, pérdida de peso, adenopatías, lesiones cutáneas o artromialgias. La fiebre no suele ser muy alta, pero obliga a descartar procesos infecciosos concomitantes que, en ocasiones son los desencadenantes del inicio de la enfermedad o pueden exacerbarla.

La astenia suele ser prácticamente constante en el inicio de la enfermedad y, a veces, está asociada a un mal control. Teniendo en cuenta la edad de los pacientes al inicio y la clínica añadida a la astenia, como las adenopatías, la pérdida de peso, etc., se debe hacer un amplio diagnóstico diferencial con otras patologías tales como neoplasias, fibromialgia, patología tiroidea, etcétera.

Menos común es el inicio en forma de clínica digestiva. La enteritis lúpica, aunque poco frecuente, es otra manifestación que puede verse en el LES que se inicia como dolor abdominal inespecífico.

Manifestaciones musculoesqueléticas

La afectación articular suele ser una de las más comunes en los pacientes con LES (60-90 % de los pacientes). Puede variar desde una clínica en forma de artralgias inflamatorias sin evidencia de artritis hasta casos de artritis deformante y erosiva que en algún momento puede recordar a pacientes con artritis reumatoide. En este sentido, se reconoce una entidad que comparte características clínicas y analíticas denominada *síndrome de rhupus*, un cuadro de solapamiento entre artritis reumatoide y LES.

De forma más inespecífica aparecen las mialgias, en ocasiones generalizadas, que pueden simular la clínica de pacientes con fibromialgia. No suelen elevar las enzimas musculares y tampoco suelen seguir el patrón clásico de afectación de la musculatura proximal observado en las miopatías inflamatorias.

No es infrecuente observar una patología articular secundaria a yatrogrenia por fármacos. El tratamiento prolongado con glucocorticoides deriva en ocasiones en osteoporosis precoz y esta, a su vez, en fracturas. En algunos casos, bien sea por el tratamiento del LES, por actividad de la enfermedad o incluso por alteraciones anatómicas, se llega al reemplazo articular, generalmente de rodillas o caderas. En el 5 % de los casos es debido a necrosis avascular secundaria. Si se tiene en cuenta la edad al diagnóstico de los pacientes con LES, hay que prestar especial atención a la afectación articular por la gran discapacidad que puede llegar a suponer y, con ello, la pérdida de calidad de vida.

Manifestaciones mucocutáneas

La afectación cutánea es otra de las afectaciones más comunes en el LES (80 % de los casos). Se presenta de innumerables formas y, en ocasiones, es necesaria la biopsia cutánea para establecer el tipo de lesión.

Las lesiones específicas son aquellas que permiten el diagnóstico de la enfermedad con la biopsia, y las inespecíficas, tal y como indica su nombre, no son diagnósticas de la enfermedad por aparecer también en otras enfermedades. En la **tabla 33-1** se recogen las lesiones específicas e inespecíficas más relevantes.

Desde el punto de vista histológico, destaca la dermatitis de interfase: dermatitis de unión dermoepidérmica. Se produce una vacuolización de la unión dermoepidérmica, engrosamiento de la capa basal e infiltrados linfocitarios. Aunque se consideran lesiones específicas del LES, a veces, se ven lesiones similares en otras enfermedades, como la dermatomiositis o lesiones cutáneas por fármacos o toxicodermias. La inmunofluorescencia directa es útil para el diagnóstico, al detectar depósitos de inmunoglobulinas y complemento.

Lupus cutáneo agudo

Muchas de estas lesiones cutáneas agudas aparecen en zonas expuestas al sol. Las más características son el *exantema malar*, también conocido como eritema malar «en alas de mariposa».

Su distribución respeta los pliegues nasolabiales y la región orbitaria, y afecta a la nariz, las mejillas, la frente, las orejas y el mentón. Suele coincidir con la actividad sistémica y acompañarse de otras lesiones agudas, que pueden ser confluyentes, erosivas, descamativas, incluso costrosas. Se presentan en el cuero cabelludo, el cuello y las orejas. Puede haber también lesiones en el dorso de los dedos de las manos, respetando las articulaciones interfalángicas y metacarpofalángicas, similares a las pápulas de Gottron observadas en la dermatomiositis, con las que puede confundirse.

Tabla 33-1. Manifestaciones cutáneas del lupus eritematoso sistémico
Lesiones específicas
Lupus eritematoso cutáneo agudo: • Forma generalizada • Forma localizada • Ampolloso
Lupus eritematoso cutáneo subagudo: • Anular policíclico • Papuloescamoso (psoriasiforme) • Mixto • Ampolloso (síndrome de Rowell)
Lupus eritematoso cutáneo crónico: • Discoide • Verrucoso • Perniosis lúpica o *chilblain* • Paniculitis lúpica
Lupus cutáneo intermitente: lupus túmido
Lesiones inespecíficas
Vasculares: • Livedo reticular • Vasculitis leucocitoclástica • Tromboflebitis • Hemorragia en astilla • Síndrome de Raynaud • Necrosis cutánea
No vasculares: • Pustulosis amicrobiaba de las flexuras • Síndrome de Sweet • Urticaria vasculítica • Piodermia gangrenosa o pioderma gangrenoso • Dermatosis urticarial neutrofílica

Histológicamente se observa afectación predominante de la dermis superior con edema y un infiltrado linfocitario no denso, que en fases tempranas puede ser neutrofílico aunque en fases más avanzadas suele ser linfocítico.

Lupus cutáneo subagudo

Este tipo de LES cutáneo suele ser bastante extenso, con tendencia a la simetría, nuevamente en superficies fotoexpuestas, tales como el escote, las extremidades y la parte superior del tronco. Tiene dos formas clásicas: la anular policíclica y la psoriasiforme, a menudo difícil de controlar, y que deja en su resolución lesiones hipopigmentadas o hiperpigmentadas y telangiectasias. Ambas formas pueden coexistir o solaparse en el mismo paciente, dando lugar a la forma mixta.

Histológicamente destacan los cuerpos de Civatte, depósitos de mucina y atrofia epidérmica con hiperqueratosis.

Lupus cutáneo crónico

La lesión crónica más frecuente es el lupus discoide. Afecta de forma localizada sobre todo a la cara, el cuero cabelludo, el cuello y las orejas (cabeza y cuello). En ocasiones, se extiende a otras localizaciones en su forma generalizada, aunque es menos frecuente. Cuando esto ocurre, la probabilidad de desarrollar

LES sistémico aumenta. Las lesiones cutáneas dejan atrofia y cicatrices como secuelas, que en ocasiones desfiguran el rostro.

Al igual que en la forma subaguda, histológicamente se vuelven a observar cuerpos de Civatte, atrofia epidérmica, taponamiento folicular queratósico y engrosamiento de la capa basal. La dermis, al ser lesiones más profundas, puede verse afectada: se observará un infiltrado perianexial.

Otras lesiones, como el lupus túmido o la paniculitis lúpica, se consideran lesiones específicas en las que no hay dermatitis de interfase.

En el lupus túmido se observa intenso infiltrado linfocitario perianexial y perivascular superficial y profundo, con mucinosis dérmica. Mientras que en la paniculitis lúpica se observa paniculitis lobulillar (en el eritema nudoso, la paniculitis es septal).

Otra lesión crónica específica es la perniosis lúpica o *chilblain* (**Fig. 33-1**). Se manifiesta en forma de sabañones, que pueden aparecer o empeorar con el frío, y se caracteriza por la aparición de pápulas o placas eritematosas, edematosas en las partes acras (orejas, nariz, dedos de manos y pies), con tendencia a la fisuración, incluso a la ulceración. Se puede asociar al lupus discoide.

Lesiones inespecíficas

Dentro de las lesiones inespecíficas destacan las vasculíticas, que se presenta en forma de vasculitis leucocitoclásticas y en forma de púrpura palpable. También se presentan en forma de vasculitis trombóticas secundarias o dentro del síndrome antifosfolípido (SAF).

Existen numerosas y variadas lesiones cutáneas inespecíficas del LES, algunas de ellas vasculares, como el *fenómeno de Raynaud*, que llega a verse en el 30 % de los pacientes con LES, o las *hemorragias «en astillas»*, y otras de naturaleza no vascular, como la *piodermia gangrenosa* (también se puede ver en enfermedad inflamatoria intestinal y en las espondiloartritis), la urticaria vasculítica o el síndrome de Sweet.

No menos importante es la *alopecia*, que suele ser más llamativa en fases de actividad de la enfermedad. Está aso-

ciada en ocasiones al LES discoide, deja cicatrices y llega a ser irreversible.

Las *aftas*, generalmente orales, suelen ser no dolorosas. Pueden presentarse también en la mucosa nasal y llegar a ser erosivas.

La fotosensibilidad es otro signo inespecífico de LES.

Manifestaciones renales

La nefritis lúpica está presente en el 30-40 % de los pacientes con LES.

Probablemente este porcentaje sería aún mayor si los pacientes no fueran tratados desde el inicio, lo cual hace pensar que la afectación renal de los pacientes con LES no deja de ser una manifestación clínica más en el contexto de la enfermedad en lugar de una entidad diferente dentro del LES. Por tanto, un correcto abordaje integral desde el inicio puede conllevar una menor incidencia de nefritis lúpica.

> ❗ Es más frecuente en población asiática, afroamericana e hispana.

Se calcula que el 10 % de los pacientes puede acabar en enfermedad renal crónica terminal 10 años después de su diagnóstico, sobre todo cuando se produce un retraso en el diagnóstico o tratamiento. Estos pacientes acabarán precisando diálisis o trasplante renal.

La nefritis lúpica se puede presentar de forma asintomática, si bien es cierto que lo más común es que aparezca en forma de astenia, malestar general, fiebre o febrícula y edemas en las extremidades inferiores. Todo ello, muchas veces, en presencia de afectación extrarrenal. El aumento de la presión arterial también suele estar presente.

La biopsia renal es de gran utilidad para evaluar el grado de actividad o cronicidad de la afectación renal, para valorar la clase histológica, pronóstico y orientar el tratamiento. En otras palabras, la biopsia renal es útil para el diagnóstico, estadificación, pronóstico y tratamiento. En aquellos pacientes

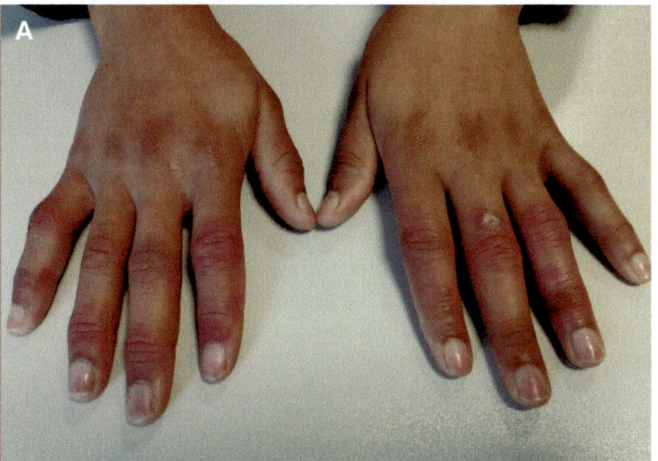
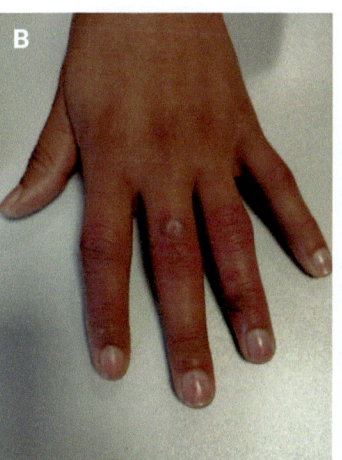
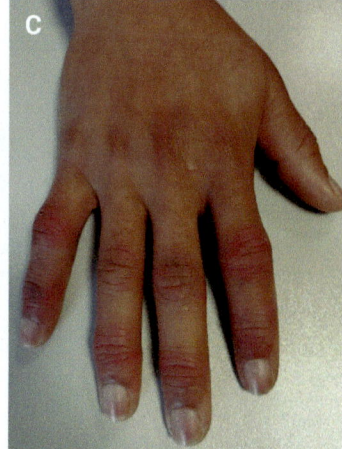

Figura 33-1. Perniosis lúpica. **A)** Perniosis lúpica en ambas manos. **B)** Mano izquierda: sinovitis de interfalángicas proximales y distales con ulceración y fisura en la 3ª proximal y la 4ª distal. **C)** Mano derecha: sinovitis de interfalángicas proximales y distales y tendencia a Raynaud.

con una proteinuria > 500 mg/24 horas, sedimento activo o deterioro de la función renal no explicado, la biopsia renal sería obligatoria.

La afectación glomerular suele ser el hallazgo más común dentro de las biopsias, aunque no es la única afectación: microangiopatía trombótica, nefropatías tubulointersticiales, podocitopatías o arterioesclerosis, son otros hallazgos posibles.

La clasificación histológica se rige por la afectación glomerular y está basada en la clasificación de la glomerulonefritis lúpica, según el consenso de la International Society of Nephrology y de la Renal Pathology Society (ISN/RPS) de 2003 (**Tabla 33-2**).

Las clases proliferativas III o IV mixtas, la afectación tubulointersticial, la microangiopatía trombótica, las semilunas o la glomeruloesclerosis son algunas de las lesiones que peor pronóstico asocian, pensando en términos de evolución a enfermedad renal crónica terminal.

La *glomerulonefritis mesangial* suele cursar con hematuria, con o sin proteinuria de baja cuantía, mientras que las formas proliferativas suelen ocasionar un síndrome nefrítico con hipertensión arterial, insuficiencia renal y proteinuria, con frecuencia en rango nefrótico.

La *glomerulonefritis membranosa* cursa con proteinuria, habitualmente sin sedimento activo.

El depósito de todas las inmunoglobulinas (IgG, IgA e IgM) y complemento en la inmunofluorescencia directa en una biopsia renal es altamente sugestivo de LES: se conoce como biopsia *full house*.

 Patrón de inmunofluorescencia *full house*: se define como la detección simultánea de depósitos de IgA, IgM, IgG, C1q y C3.

Especial mención merece también la podocitopatía lúpica, que suele cursar con proteinuria en rango nefrótico. Esta entidad rara vez evoluciona hacia una enfermedad renal crónica terminal.

La *microangiopatía trombótica* suele verse en el contexto de lesiones renales glomerulares graves, pero en ocasiones aparece de forma aislada. Algunos autores señalan que debería ser considerada como una manifestación renal independiente. Un tratamiento inmunosupresor precoz se asocia con buen pronóstico.

Manifestaciones hematológicas

Las manifestaciones hematológicas pueden presentarse en forma de afectación de cualquiera de las tres series: anemia, leucopenia o linfopenia y trombopenia. Suelen verse de forma más marcada en períodos de actividad de la enfermedad. Como a veces se dan de forma simultánea (pancitopenia), es obligado hacer un diagnóstico diferencial con otras entidades, tales como el síndrome de activación macrofágica o las neoplasias hematológicas, sin olvidar otras patologías, como la toxicidad por fármacos o las infecciones.

Por otro lado, no hay que olvidar el diagnóstico diferencial con otras entidades, como anemias por pérdidas (sangrado, menstruación, etc.) o anemias carenciales (hierro, vitamina B_{12}, ácido fólico).

La *anemia* aparece en el 50 % de los pacientes en el curso evolutivo del LES, generalmente en forma de trastornos crónicos (anemia normocítica y normocrómica). También se ve *anemia hemolítica*, aunque de forma menos frecuente (6-8 % de los casos), generalmente en el inicio de la enfermedad. La prueba de Coombs directa es positiva, la lactato deshidrogenasa y la bilirrubina indirecta se encuentran elevadas, la haptoglobina está baja y, como consecuencia de la destrucción de hematíes (hemólisis), se encuentran aumentadas formas inmaduras sanguíneas en sangre periférica: los reticulocitos. En la aplasia pura de células rojas, la anemia también es de trastornos crónicos, pero los reticulocitos se encuentran disminuidos. Si la anemia hemolítica se acompaña de trombocitopenia, se denomina *síndrome de Evans*.

Otro tipo de anemia hemolítica es la *microangiopática*, que cursa con esquistocitos y prueba de Coombs negativa. Puede verse en el contexto del SAF (anticuerpos antifosfolípido [AAF] positivos en el 60 % de los casos), actividad del LES, púrpura trombocitopénica trombótica (PTT) o hipertensión maligna.

Tabla 33-2. Clasificación de la glomerulonefritis lúpica según el consenso de la International Society of Nephrology y de la Renal Pathology Society (ISN/RPS) de 2003

Clase I. Glomerulonefritis mesangial mínima: glomérulos normales en la MO; depósitos de inmunocomplejos mesangiales en la MIF

Clase II. Glomerulonefritis mesangial proliferativa (10-20 %): hipercelularidad mesangial o engrosamiento de la matriz mesangial mediante MO con depósitos de inmunocomplejos mesangiales

Clase III. Glomerulonefritis proliferativa focal (10-20 %):
- Glomerulonefritis intracapilar o extracapilar focal, segmentaria o global con afectación de los glomérulos con depósitos de inmunocomplejos subendoteliales focales, con o sin afectación mesangial
- Las lesiones pueden estar activas o inactivas (fase de esclerosis): clase III (A); clase III (C); clase II (A/C)

Clase IV. Glomerulonefritis proliferativa difusa (40-60 %):
- Glomerulonefritis intracapilar o extracapilar difusa, segmentaria o global con afectación de >50 % de los glomérulos con depósitos de inmunocomplejos subendoteliales focales, con o sin afectación mesangial
- Las lesiones pueden estar activas o inactivas (fase de esclerosis)
- A su vez puede ser segmentaria, cuando la lesión afecta al 50 % del glomérulo, o global, cuando afecta a todo el glomérulo: clase IV-S; clase IV-G

Clase V. Glomerulonefritis membranosa (10-20 %):
- Depósitos de inmunocomplejos subepiteliales segmentarios o globales, mediante MO, MIF o microscopia electrónica de barrido. Con o sin afectación mesangial
- Puede asociarse a las clases III y IV

Clase VI. Glomerulonefritis esclerótica avanzada (10-20 %):
> 90 % de los glomérulos están globalmente esclerosados sin evidencia de actividad residual

A: lesión activa; C: lesión inactiva; G: lesión global: que afecta a todo el glomérulo; MIF: microscopia por inmunofluorescencia; MO: microscopia óptica; S: lesión segmentaria, que afecta a menos del 50 % del glomérulo.
Adaptada de: Weening JJ, D'Agati VD, Schwartz MM, Seshan SV, Alpers CE, Appel GB *et al*. International Society of Nephrology Working Group on the Classification of Lupus Nephritis; Renal Pathology Society Working Group on the Classification of Lupus Nephritis. The classification of glomerulonephritis in systemic lupus erythematosus revisited. Kidney Int. 2004;65(2):521-30.

> ⚠ En resumen, en el estudio de la anemia en pacientes con LES se deben incluir la lactato deshidrogenasa, bilirrubina, haptoglobina, reticulocitos, la prueba de Coombs, y comprobar los posibles déficits (hierro, vitamina B_{12}, ácido fólico) y la extensión en sangre periférica (atipias).

La *leucopenia* o la *linfopenia* son muy frecuentes en LES; la linfopenia es más frecuente y está asociada, en general, a actividad de la enfermedad. Este descenso en la serie blanca está motivado por anticuerpos antilinfocitos y puede afectar a todo el espectro de la serie blanca, incluyendo los neutrófilos. Al ser los neutrófilos clave en la defensa contra las infecciones, se han descrito casos de neutropenias graves asociadas a infecciones. En estos casos estaría justificado el uso de factores estimuladores de colonias granulocíticas. Pero, por lo general, las neutropenias no suelen ser profundas y no suelen tener implicaciones clínicas relevantes. Hay que establecer un diagnóstico diferencial con la toxicidad por fármacos (citotóxicos, antiinflamatorios no esteroideos, inmunosupresores) y las infecciones.

La *trombocitopenia* del LES se ve en el 10-40 % de los pacientes. Suele ser leve y de curso crónico. Las causas más frecuentes de trombocitopenia son tres: secuestro esplénico, destrucción acelerada por anticuerpos antiplaquetarios y disfunción de la médula ósea mediada por anticuerpos. Al igual que en el estudio de atipias en la anemia, el frotis de sangre periférica es imprescindible tanto para descartar falsos positivos (como en el caso de agregados plaquetarios) como para evaluar si la etiología es periférica (lo más frecuente) o central. En la mayoría de los casos, las trombopenias suelen ser leves; menos del 10 % son trombopenias graves. Se consideran graves cuando las plaquetas están por debajo de 30.000 mm^3. En estos casos, el riesgo de sangrado espontáneo aumenta en forma de petequias, sangrado gingival, nasal, equimosis e incluso menstruaciones abundantes. Menos frecuente, aunque potencialmente mortal y más temido, es el sangrado cerebral.

En ocasiones, la trombopenia estará asociada a SAF o se manifestará dentro de la PTT en forma de microangiopatía trombótica con hemólisis intravascular. La PTT es una manifestación grave e infrecuente del LES (2-3 %) que se presenta en forma de fiebre, clínica neurológica, alteración de la función renal, trombopenia y anemia hemolítica microangiopática. Su patogenia está mediada por anticuerpos contra ADAMTS-13. El pronóstico en estos casos suele ser sombrío y llegan a precisar plasmaféresis o inmunosupresores de forma precoz. Al igual que ocurría con la anemia, en el LES hay que realizar diagnóstico diferencial con toxicidad por fármacos, infecciones y síndromes mielodisplásicos o neoplasias.

Como se comentaba al inicio de este apartado, aunque infrecuente, puede haber casos de *pancitopenia*. En estos casos, se debe descartar el síndrome de activación macrofágica. Cuando es primaria, se denomina *linfohistiocitosis hemofagocítica familiar*. Además del LES, puede ser secundaria a infecciones, neoplasias, fármacos y otras enfermedades autoinmunes. Es una complicación grave y potencialmente mortal si no se identifica y se actúa con rapidez.

Analíticamente destaca una velocidad de sedimentación globular baja y una proteína C-reactiva elevada, aumento de triglicéridos, ferritina y transaminasas, así como descenso del fibrinógeno y pancitopenia. Suele cursar con fiebre, adenopatías, cuadro constitucional, hepatomegalia y esplenomegalia, con posible clínica neurológica y coagulopatía. En el aspirado de médula ósea, observar hemofagocitosis es prácticamente un diagnóstico.

Manifestaciones cardiopulmonares

Las manifestaciones cardiopulmonares más frecuentes en el LES son la pleuritis y la pericarditis, conocidas ambas como serositis.

Son múltiples las etiologías en las serositis: pleuritis en forma de dolor pleural espontáneo, hemorragia alveolar, derrame pleural, etc. El derrame pleural suele tener características de exudado: pH bajo, adenosina-desaminasa alta, glucosa normal o baja y predominio inicial neutrofílico y posterior linfocítico.

Al igual que en otros casos, hay que establecer un diagnóstico diferencial con infecciones, insuficiencia cardíaca o síndrome nefrótico. La pleuritis puede verse en forma de disnea, tos no productiva, dolor con la inspiración profunda o incluso pasa inadvertida por estar el paciente asintomático.

> ⚠ Aproximadamente el 50 % de los pacientes con LES tendrán algún tipo de afectación pulmonar a lo largo de su enfermedad.

En lo que a la afectación del parénquima pulmonar se refiere, cabe encontrar: infecciones o neumonía, procesos inflamatorios como la neumonitis lúpica, hemorragia alveolar o neumopatía intersticial, generalmente en su forma no específica, neumonía organizada y, con menos frecuencia, fibrosis pulmonar.

Otra causa de patología respiratoria en pacientes con LES es el síndrome del pulmón encogido, que debe sospecharse en pacientes con disnea de origen inexplicado con o sin dolor pleurítico, asociado a una disminución de los volúmenes pulmonares, elevación de uno o ambos hemidiafragmas, bien por patología en el nervio frénico o de forma primaria, y ausencia de compromiso significativo del parénquima pulmonar o de la pleura.

La hipertensión pulmonar es otra patología en la que el parénquima pulmonar puede estar preservado, pero que produce disnea. Puede ser primaria precapilar (hipertensión pulmonar de tipo I) o estar asociada a tromboembolia (hipertensión pulmonar de tipo IV). En ocasiones, esta última relacionada con AAF o SAF.

Por último, también se ha descrito un cuadro agudo de hipoxemia reversible sin causa aparente que se ha justificado por leucoagregación en capilares pulmonares, en pacientes lúpicos activos y con pruebas de imagen normales.

La manifestación cardíaca más frecuente es la *pericarditis*, que suele estar asociada al derrame pleural (30 % de los pacientes con LES). Su clínica es variable dependiendo de su cuantía, e irá desde mínimas molestias en forma de dolor pericárdico leve hasta el compromiso hemodinámico por derrame pericárdico masivo. Habitualmente suele presentarse en forma de disnea, fiebre, taquicardia y dolor torácico que mejora al inclinarse hacia delante. Si el derrame pericárdico es importante, derivará en taponamiento cardíaco que comprometerá la vida del paciente. La pericarditis seca o constrictiva es otra entidad posible en el LES.

La *endocarditis de Libman-Sacks* es la valvulopatía más característica en el LES. Se suele manifestar como engrosamiento valvular, incluso con vegetaciones no infecciosas que llegan a producir embolias. La válvula más comúnmente afectada es la mitral, que se ha visto asociada al SAF. Aunque su curso suele ser crónico y benigno, hay casos en los que se llega a desarrollar insuficiencia cardíaca grave, por lo que se precisa recambio valvular.

En ocasiones, hay afectación de la musculatura cardíaca en forma de miocarditis lúpica o miocardiopatías multifactoriales. El sistema de conducción auriculoventricular también puede verse afectado. En este sentido, la miocardiotoxicidad por fármacos, clásicamente por antimaláricos, se ha asociado con bloqueos cardíacos. Si bien es posible que se produzcan otras arritmias, suelen ser raras.

Aunque los pacientes con LES suelen ser pacientes jóvenes, no hay que perder de vista el riesgo cardiovascular incrementado que tienen, una de cuyas comorbilidades más frecuentes a tener en cuenta es la arterioesclerosis.

Manifestaciones neuropsiquiátricas

La afectación neuropsiquiátrica en el LES es muy heterogénea y varía desde una clínica leve e inespecífica hasta sintomatología más específica y con complicaciones potencialmente mortales. No suele ser fácil establecer la etiología o relacionar la clínica con la actividad del LES, motivo por el cual el diagnóstico y el tratamiento se demoran. Por este motivo es importante hacer un diagnóstico diferencial correcto y precoz con otras patologías, tales como las infecciosas, alteraciones metabólicas, neoplasias, relacionadas con fármacos o dolencias neurológicas con el fin de tratar a los pacientes con LES de forma precoz y evitar las potenciales secuelas.

Las manifestaciones neuropsiquiátricas suelen aparecer en el inicio del LES o en los primeros años tras su diagnóstico, sin que tengan que estar relacionadas con la actividad de la enfermedad.

La sintomatología más común suele ser inespecífica: cefalea, alteraciones en el estado de ánimo y déficit cognitivo. Esta inespecificidad y la gran prevalencia de esta sintomatología en la población general hacen que la atribución de estos síntomas al LES sea difícil.

En la actualidad todavía prevalece la clasificación de 1999 del Colegio Americano de Reumatología (ACR), en la que se ordenan las manifestaciones neuropsiquiátricas en función de la afectación del sistema nervioso periférico o del sistema nervioso central (SNC), estas últimas a su vez subdivididas en difusas o focales (**Tabla 33-3**). En los últimos criterios de clasificación de LES, ACR/European League Against Rheumatism (EULAR) 2019, solamente se han tenido en cuenta el delirio, las convulsiones y la psicosis.

Tabla 33-3. Clasificación del Colegio Americano de Reumatología (1999) de los síndromes neuropsiquiátricos en el lupus eritematoso sistémico

Sistema nervioso central

- **Difusas**:
  - Estado confusional agudo
  - Trastornos de ansiedad
  - Disfunción cognitiva
  - Alteraciones del ánimo
  - Psicosis
- **Focales**:
  - Cefalea
  - Meningitis aséptica
  - Enfermedad cerebrovascular
  - Síndromes desmielinizantes
  - Alteraciones del movimiento, corea
  - Mielitis
  - Convulsiones

Sistema nervioso periférico

- Guillain-Barré
- Neuropatía autonómica
- Mononeuritis
- Miastenia grave
- Neuropatía craneal
- Plexopatía
- Polineuropatía

Adaptada de: The American College of Rheumatology nomenclature and case definitions for neuropsychiatric lupus syndromes. Arthritis Rheum. 1999;42(4):599-608.

Sistema nervioso central

Sus manifestaciones serán difusas o focales.

Difusas

Los cuadros de ansiedad, la alteración en el estado de ánimo y el déficit cognitivo son los cuadros más frecuentes dentro de la patología difusa del SNC, con prevalencias que oscilan entre el 6,4 y el 80 %.

La psicosis lúpica es rara y a veces se confunde con la psicosis inducida por glucocorticoides. Es más frecuente en varones de raza negra y se ha visto asociada a anticuerpos antirribosoma-P.

Focales

Dentro de la afectación focal del SNC, la cefalea es la afectación más prevalente, seguida de la enfermedad cerebrovascular y las convulsiones. Los accidentes cerebrovasculares, generalmente isquémicos, se producen en el 8-15 % de los casos y están asociados a AAF o a enfermedad arterioesclerótica.

La mielitis, si bien infrecuente (0,9-3,9 %), puede dejar graves secuelas, tales como la paraparesia incluso tetraparesia. Se manifiesta en forma de mielitis transversa, longitudinal o mielitis isquémica asociada a vasculitis o AAF. Cuando la neuromielitis se asocia a neuritis óptica se denomina síndrome de Devic, que aparece en el contexto de enfermedades autoinmunes, como el LES. Una diferencia con la esclerosis múltiple es que en este síndrome pueden existir anticuerpos antiaquaporina-4, lo que no ocurre en la esclerosis múltiple. Suele manifestarse en forma de dolor ocular y pérdida de agudeza visual sin hiperemia.

La meningitis aséptica, con prevalencias del 0,3-2,7 %, se suele presentar en forma de fiebre, cefalea y cultivos de líquido cefalorraquídeo negativos. Se debe establecer diagnóstico diferencial con infecciones, toxicidad farmacológica y tumores.

La corea es el trastorno del movimiento más frecuente (0,9 %) asociado al LES. Se produce por afectación de los ganglios basales y se manifiesta en forma de movimientos repetitivos, breves e irregulares en cara, extremidades y tronco.

Sistema nervioso periférico

La mononeuritis (0,9-6,9 %) y la polineuritis (1,5-5,4 %) son las entidades periféricas más frecuentes. Se manifiestan en forma de afectación de pares craneales o polineuropatías axonales o desmielinizantes. Por otro lado, existen cuadros que son indistinguibles de la miastenia grave.

Otra entidad no incluida dentro de la afectación neuropsiquiátrica es el síndrome de encefalopatía posterior reversible. Se trata de una encefalopatía hipertensiva reversible que cursa con pérdida de visión, cefalea, convulsiones y edema cerebral reversible.

Para la clasificación e identificación de las manifestaciones neuropsiquiátricas se utilizan técnicas de imagen tales como la resonancia magnética o la angiografía por resonancia magnética con el fin de distinguir las lesiones vasculares de las que no lo son. Las lesiones vasculares a menudo pasan inadvertidas por tener un significado incierto debido a la inespecificidad de los hallazgos. La imagen tomográfica de fotón único-tomografía computarizada y la propia tomografía computarizada son técnicas también empleadas para el diagnóstico.

La neurofisiología también tiene su papel en la clasificación de estos cuadros, como a la hora de identificar la patología del sistema nervioso periférico (mononeuritis o polineuritis) mediante electroneurograma o a la hora de evaluar crisis comiciales mediante electroencefalograma.

En ocasiones, es necesaria una punción lumbar para evaluar el líquido cefalorraquídeo con el fin de establecer el diagnóstico diferencial con infecciones u otras entidades. Por otro lado, al igual que en la sangre, se pueden solicitar anticuerpos en el líquido cefalorraquídeo, útiles para descartar otras enfermedades desmielinizantes.

Manifestaciones digestivas

La afectación digestiva es inusual y puede presentarse de muchas formas, desde cuadros prácticamente asintomáticos (elevación de transaminasas) hasta emergencias vitales, como la isquemia mesentérica o la pancreatitis lúpica.

El dolor abdominal inespecífico y la diarrea son la clínica asociada más frecuente.

La hepatitis autoinmune puede presentarse en el contexto de pacientes con LES, si bien es cierto que no es exclusiva de la enfermedad y que aparece en otras conectivopatías.

La enteritis lúpica, manifestación poco habitual, aparecerá en forma de dolor abdominal no explicado por ninguna otra causa, no suele acompañarse de actividad serológica y suele responder bien al tratamiento.

La inflamación peritoneal, la ascitis, la enteropatía perdedora de proteínas o las vasculitis son otras formas de afectación intestinal posible en pacientes con LES.

Manifestaciones oftalmológicas

El globo ocular puede verse afectado en LES en todo su espectro, aunque la manifestación ocular más frecuente es la queratoconjuntivitis seca o síndrome de Sjögren secundario.

Epiescleritis, escleritis, uveítis, neuritis óptica o neuromielitis óptica, son otras patologías que se pueden asociar al LES.

OTRAS MANIFESTACIONES CLÍNICAS

Respecto a otras manifestaciones clínicas encontramos las siguientes.

Síndrome antifosfolípido secundario

El síndrome antifosfolípico secundario (SAF) es aquel que ocurre en el contexto de otra enfermedad, en este caso secundario al LES.

 Se clasifica igual que el primario, con positividad de AAF y manifestaciones trombóticas venosas, arteriales u obstétricas.

Los AAF estarán presentes en el 40 % de los pacientes con LES, aunque el SAF se produce en menos del 40 % de ellos. Sin embargo, se calcula que entre el 50 y el 70 % de los pacientes con AAF podría desarrollar SAF tras un seguimiento de 20 años.

Los pacientes con LES, sobre todo en presencia de actividad renal, bien por depósito endotelial de inmunocomplejos, por la ateroesclerosis (ATC) acelerada en su enfermedad o por otros mecanismos no muy bien aclarados, tienen un riesgo de trombosis aumentado independiente de los AAF.

Lupus inducido por fármacos

Se han descrito más de 100 fármacos potencialmente inductores LES, si bien es cierto que no vienen a suponer más del 5 % del total de la enfermedad. Suele producirse tras la exposición al fármaco de forma crónica y suele mejorar al eliminar la causa subyacente. No suele ser un LES grave.

La hidralacina y la procainamida son los fármacos que más consistentemente se han asociado. Los fármacos inhibidores del factor de necrosis tumoral (anti-TNF) utilizados para tratar a pacientes con artritis reumatoide, entre otras, y la inmunoterapia utilizada en pacientes oncológicos también se han visto asociados a la aparición de LES. A menudo estos pacientes expresan anticuerpos antinucleares y anticuerpos antihistonas. En el caso de los anti-TNF también pueden expresar anticuerpos antiácido desoxirribonucleico.

Comorbilidades

Se ha ido comentando que las infecciones graves y la ATC son las dos causas más frecuentes de muerte en los pacientes con LES.

En lo que a las infecciones graves se refiere, las respiratorias en forma de neumonías son las que más mortalidad conllevan. La infección más frecuente, por el contrario, es la urinaria.

El uso de inmunosupresores o de glucocorticoides de forma crónica, sobre todo a altas dosis, aumenta el riesgo de infección.

La ATC, sobre todo si hay actividad renal, es un factor de riesgo cardiovascular muy importante. Los factores de riesgo cardiovascular clásicos no explicarían por sí solos este incremento en la mortalidad, por lo que otros mecanismos, tales como el daño endotelial por inmunocomplejos, la sobreproducción de interferón, etc., han sido propuestos como posibles causas.

PUNTOS CLAVE

- El LES es una enfermedad muy heterogénea en la que puede estar afectado cualquier órgano del cuerpo. Se debe hacer un correcto diagnóstico diferencial y descartar otras patologías, como infecciones, fármacos, otras enfermedades reumatológicas autoinmunes sistémicas o neoplasias.
- Las manifestaciones clínicas más frecuentes son las mucocutáneas y las articulares. La dermatitis de interfase se ve en casi todas lesiones cutáneas específicas, a excepción del lupus túmido y la paniculitis lúpica.
- La afectación renal más frecuente es la de tipo IV: glomerulonefritis proliferativa difusa. El patrón *full house* en una biopsia renal es altamente sugestivo de LES. La microangiopatía trombótica puede verse de forma aislada en biopsias renales de pacientes con LES.
- En el estudio de la anemia en pacientes con LES se deben incluir la lactato deshidrogenasa, la bilirrubina, haptoglobina, reticulocitos, prueba de Coombs, así como los déficits (de hierro, vitamina B_{12}, ácido fólico) y la extensión de

sangre periférica (atipias). La linfopenia es la afectación de la serie blanca más frecuente y está asociada a actividad de la enfermedad. La trombocitopenia se explica principalmente por secuestro esplénico, destrucción acelerada por anticuerpos antiplaquetarios y disfunción de la médula ósea mediada por anticuerpos. En casos de pancitopenia, se debe descartar el síndrome de activación macrofágica.

- Aproximadamente el 50 % de los pacientes con LES tendrán algún tipo de afectación pulmonar a lo largo de su enfermedad. La pleuritis es la manifestación pulmonar más frecuente, y la pericarditis es la clínica cardíaca más común.
- Las manifestaciones neuropsiquiátricas son muy heterogéneas, pueden afectar al sistema nervioso central o al sistema nervioso periférico y suelen producirse en el inicio o durante los primeros años del LES, sin mostrar relación con la actividad de la enfermedad.
- Las manifestaciones renales, hematológicas y neuropsiquiátricas son las que más ensombrecen el pronóstico del LES.

BIBLIOGRAFÍA

Antonini L, Le Mauff B, Marcelli C, Aouba A, de Boysson H. Rhupus: a systematic literature review. Autoimmun Rev. 2020;19(9):102612.

Aringer M, Costenbader K, Daikh D, Brinks R, Mosca M, Ramsey-Goldman R, et al. 2019 European League Against Rheumatism/American College of Rheumatology classification criteria for systemic lupus erythematosus. Ann Rheum Dis. 2019;78(9):1151-9.

Calle-Botero E, Abril A. Lupus vasculitis. Curr Rheumatol Rep. 2020;22(10):71.

Chen W, Liang S, Zuo K, Yang L, Zeng C, Hu W. Clinicopathological features and outcomes of SLE patients with renal injury characterised by thrombotic microangiopathy. Clin Rheumatol. 2021;40(7):2735-43.

Dammacco R. Systemic lupus erythematosus and ocular involvement: an overview. Clin Exp Med. 2018;18(2):135-49.

Dima A, Balaban DV, Jurcut C, Jinga M. Systemic lupus erythematosus-related acute pancreatitis. Lupus. 2021;30(1):5-14.

Govoni M, Bortoluzzi A, Padovan M, Silvagni E, Borrelli M, Donelli F, et al. The diagnosis and clinical management of the neuropsychiatric manifestations of lupus. J Autoimmun. 2016;74:41-72.

He Y, Sawalha AH. Drug-induced lupus erythematosus: an update on drugs and mechanisms. Curr Opin Rheumatol. 2018;30(5):490-7.

Hoffman BI, Katz WA. The gastrointestinal manifestations of systemic lupus erythematosus: a review of the literatura. Semin Arthritis Rheum. 1980;9(4):237.

Kokosi M, Lams B, Agarwal S. Systemic lupus erythematosus and antiphospholipid antibody syndrome. Clin Chest Med. 2019;40(3):519-29.

Lee CK, Ahn MS, Lee EY, Shin JH, Cho YS, Ha HK, et al. Acute abdominal pain in systemic lupus erythematosus: focus on lupus enteritis (gastrointestinal vasculitis). Ann Rheum Dis. 2002;61(6):547.

Li Z, Xu D, Wang Z, Wang Y, Zhang S, Li M, et al. Gastrointestinal system involvement in systemic lupus erythematosus. Lupus. 2017;26(11):1127-38.

Merola JF, Bermas B, Lu B, Karlson EW, Massarotti E, Schur PH, et al. Clinical manifestations and survival among adults with (SLE) according to age at diagnosis. Lupus. 2014;23(8):778-84.

Musa R, Brent LH, Qurie A. Lupus nephritis. StatPearls [Internet]. Treasure Island (FL): StatPearls Publishing; 2022.

Papachristos DA, Oon S, Hanly JG, Nikpour M. Management of inflammatory neurologic and psychiatric manifestations of systemic lupus erythematosus: A systematic review. Semin Arthritis Rheum. 2021;51(1):49-71.

Rothfield N, Sontheimer RD, Bernstein M. Lupus erythematosus: systemic and cutaneous manifestations. Clin Dermatol. 2006;24(5):348-62.

Sarwar S, Mohamed AS, Rogers S, Sarmast ST, Kataria S, Mohamed KH, et al. Neuropsychiatric systemic lupus erythematosus: A 2021 update on diagnosis, management, and current challenges. Cureus. 2021;13(9):e17969.

Schoenfeld SR, Kasturi S, Costenbader KH. The epidemiology of atherosclerotic cardiovascular disease among patients with SLE: a systematic review. Semin Arthritis Rheum. 2013;43(1):77-95.

Tani C, Elefante E, Arnaud L, Barreira SC, Bulina I, Cavagna L, et al. Rare clinical manifestations in systemic lupus erythematosus: a review on frequency and clinical presentation. Clin Exp Rheumatol. 2022;40 Suppl 134(5):93-102.

The American College of Rheumatology nomenclature and case definitions for neuropsychiatric lupus syndromes. Arthritis Rheum. 1999;42(4):599-608.

Tselios K, Urowitz MB. Cardiovascular and pulmonary manifestations of systemic lupus erythematosus. Curr Rheumatol Rev. 2017;13(3):206-18.

Vaglio A, Grayson PC, Fenaroli P, Gianfreda D, Boccaletti V, Ghiggeri GM, et al. Drug-induced lupus: Traditional and new concepts. Autoimmun Rev. 2018;17(9):912-8.

Velo-García A, Castro SG, Isenberg DA. The diagnosis and management of the haematologic manifestations of lupus. J Autoimmun. 2016;74:139-60.

Walling HW, Sontheimer RD. Cutaneous lupus erythematosus: issues in diagnosis and treatment. Am J Clin Dermatol. 2009;10(6):365-81.

Watanabe R, Fujii H, Kamogawa Y, Nakamura K, Shirai T, Ishii T, et al. Chronic lupus peritonitis is characterized by the ascites with a large content of interleukin-6. J Exp Med. 2015;235(4):289-94.

Weening JJ, D'Agati VD, Schwartz MM, Seshan SV, Alpers CE, Appel GB, et al. International Society of Nephrology Working Group on the Classification of Lupus Nephritis; Renal Pathology Society Working Group on the Classification of Lupus Nephritis. The classification of glomerulonephritis in systemic lupus erythematosus revisited. Kidney Int. 2004;65(2): 521-30.

Xiao Q, Li X, Li Y, Wu Z, Xu C, Chen Z, et al. Biological drug and drug delivery-mediated immunotherapy. Acta Pharm Sin B. 2021;11(4):941-60.

Xibillé-Friedmann D, Pérez-Rodríguez M, Carrillo-Vázquez S, Álvarez-Hernández E, Aceves FJ,. Ocampo-Torres MC, et al. Guía de práctica clínica para el manejo del lupus eritematoso sistémico propuesta por el Colegio Mexicano de Reumatología. Reumatol Clín. 2019;15(1):3-20.

Zdrojewski Z. Systemic lupus erythematosus and antiphospholipid syndrome - diagnostic and therapeutic problems. Wiad Lek. 2018;71(1 pt 1):40-6.

Evaluación y tratamiento del lupus eritematoso sistémico

34

A. J. García González, M. Correyero Plaza y M. E. Rodríguez Almaraz

OBJETIVOS

- Conocer el manejo de las diferentes manifestaciones del lupus eritematoso sistémico.
- Saber las indicaciones del tratamiento no inmunosupresor.
- Hacer el seguimiento y el tratamiento durante el embarazo.

TRATAMIENTO DE LAS MANIFESTACIONES NO RENALES

El lupus eritematoso sistémico (LES) es una enfermedad compleja y normalmente multisistémica en la que no es infrecuente encontrar pacientes con actividad en distintos órganos. De este modo, los fármacos y sus dosis se elegirán en función de la manifestación más grave.

Tratamiento no farmacológico

Hay diversas recomendaciones generales sobre hábitos y estilo de vida que se pueden indicar a los pacientes con lupus. La *dieta* debe ser equilibrada y orientada a controlar el riesgo vascular (dieta mediterránea), baja en sal, particularmente si hay nefropatía y dirigida a evitar el sobrepeso o a tratarlo.

El *tabaco* es perjudicial desde múltiples puntos de vista: empeora el pronóstico de la enfermedad, interfiere con la eficacia de los fármacos (particularmente de los antipalúdicos) y empeora las manifestaciones cutáneas y el riesgo vascular.

Se debe recomendar la *fotoprotección* a todos los pacientes, ya que mejora el pronóstico cutáneo y sistémico. Mantener unos adecuados niveles de vitamina D puede ser útil, para ello, en ocasiones, los pacientes con lupus precisan suplementos.

La actividad física debe ser de perfil aeróbico, sin impacto alto y practicado de modo regular, ya que contribuye a controlar el peso y a mejorar el riesgo cardiovascular, la calidad de vida y el bienestar psíquico. Podría ser, asimismo, útil para disminuir la astenia. Por todo eso, de manera general, se debe recomendar a los pacientes con lupus esta práctica.

Afectación general

La sintomatología general, como la astenia, febrícula, pérdida de peso, presencia de adenopatías no patológicas o mialgias, es muy frecuente en el lupus, y su tratamiento es muy dificultoso al no existir terapias específicas ni eficaces. Ante su presencia, lo fundamental es *descartar otras causas* subyacentes distintas al propio lupus. Si existe *febrícula*, suele asociarse a algún tipo de actividad lúpica y suele responder al tratamiento adecuado de dicha actividad. No hay consenso sobre los tratamientos para las manifestaciones generales ni pruebas sobre su eficacia.

Descartadas otras causas, algunos autores proponen el uso de antipalúdicos en combinación o no con corticoides a bajas dosis como aproximación terapéutica.

Afectación mucocutánea

Medidas generales, como el abandono del tabaco y la fotoprotección son de especial importancia en las manifestaciones cutáneas del LES.

Glosario de dosis habituales de fármacos

- Anifrolumab: 300 mg al mes.
- Azatioprina: 1,5-2,5 mg/kg al día.
- Baricitinib: 4 mg al día.
- Belimumab: 10 mg/kg intravenoso en las semanas 0-2-4 y después cada 4 semanas o 200 mg/semana subcutáneo.
- Bolos de corticoides intravenosos: 250 mg-1.000 mg, habitualmente durante 3-5 días consecutivos.
- Ciclofosfamida intravenosa: pauta de EuroLupus (500 mg cada 2 semanas durante 3 meses), pauta del National Institutes of Health (NIH) (0,5-1 g/m² mensual).
- Hidroxicloroquina: 200-400 mg (5-6,5 mg/kg).
- Inmunoglobulinas intravenosas: 0,4 g/kg al día durante 5 días o 2 g/kg repartidos en 2 días.
- Leflunomida: 20 mg al día.
- Metotrexato: 15-20 mg/semana.
- Micofenolato: 1.500-3.000 mg al día.
- Prednisona a dosis altas: por encima de 30 mg al día.
- Prednisona a dosis bajas: hasta 7,5 mg al día.
- Prednisona a dosis medias: > 7,5-30 mg al día.
- Rituximab: dos dosis de 1 g intravenosas separadas 2 semanas cada 6 meses.

Como *primer escalón* de tratamiento se usan terapias tópicas en combinación con antipalúdicos (**Fig. 34-1**). Dentro de los tratamientos tópicos están los corticoides de alta potencia y los inhibidores de la calcineurina, sobre todo para lesiones faciales, en monoterapia o combinación de ambos, así como los retinoides tópicos (en lesiones hiperqueratósicas). En lesiones especialmente infiltrativas o hipertróficas se pueden usar corticoides intralesionales. La quinacrina puede añadirse, en caso necesario, a este esquema inicial o puede sustituir a la hidroxicloroquina en caso de toxicidad de esta. Para los casos más extensos, se usan corticoides sistémicos a distintas dosis.

Si estas medidas fueran insuficientes, el *segundo escalón* de tratamiento incluye el uso de metotrexato (MTX), habitualmente en combinación con antipalúdicos. Como alternativa, se podrían usar los análogos del ácido micofenólico (AAM). También se utilizan una serie de terapias en combinación con antipalúdicos, para algunas *situaciones especiales*:

- Retinoides orales: en caso de formas verrucosas, hipertróficas o palmoplantares.
- Dapsona: en formas ampollosas.
- Talidomida: quedaría reservada como tratamiento de rescate para casos especialmente graves o resistentes a otras medidas, pues, a pesar de su gran eficacia a corto plazo, es bastante tóxica (polineuropatía).

En un *tercer escalón*, están las terapias biológicas o dirigidas. Tanto belimumab como rituximab podrían ser eficaces en las manifestaciones cutáneas del LES. De los últimos tratamientos llegados al arsenal terapéutico, anifrolumab ha demostrado mejoría de las manifestaciones cutáneas del lupus en ensayos clínicos, mientras que los inhibidores de la cinasa Jano, particularmente baricitinib, también podrían ser eficaces.

Otros tratamientos utilizados de manera ocasional o anecdótica son la sulfasalacina, la clofamicina, las sales de oro y las inmunoglobulinas intravenosas (IgIV).

Manifestaciones musculoesqueléticas

Dentro de estas, están las articulares y las musculares.

Manifestaciones articulares

Para las manifestaciones articulares leves del LES, los antiinflamatorios no esteroideos (AINE) pueden ser una opción (**Fig. 34-2**). Hay que tener en cuenta la escasa evidencia disponible sobre su eficacia, así como los posibles efectos adversos por uso continuado, de particular importancia en el LES, el empeoramiento del riesgo vascular y de la función renal.

Los corticoides a dosis bajas se utilizan de manera habitual para el tratamiento de la afectación articular. Al tratarse de una manifestación muy frecuente y en ocasiones crónica, hay que tener en cuenta que la dosis acumulada de corticoides se ha relacionado con daño crónico en LES, por lo que es necesario minimizarla.

Los antipalúdicos (hidroxicloroquina) mejoran la actividad del LES y, a pesar de que no se han probado eficaces de manera específica en el dominio articular, se usan ampliamente en esta indicación. Para los casos más graves, está indicado el uso de MTX, fármaco que ha demostrado eficacia en lupus extrarrenal, sobre todo en manifestaciones articulares. Para casos de mala tolerancia o contraindicación absoluta a MTX se podría

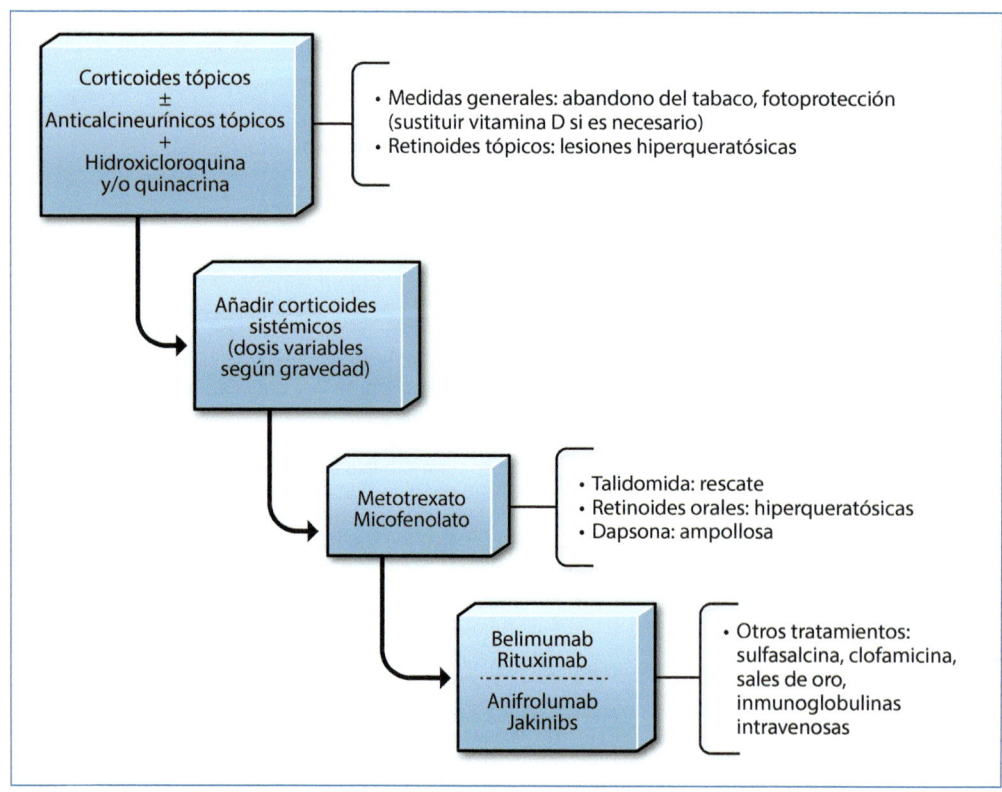

Figura 34-1. Tratamiento de las manifestaciones cutáneas.

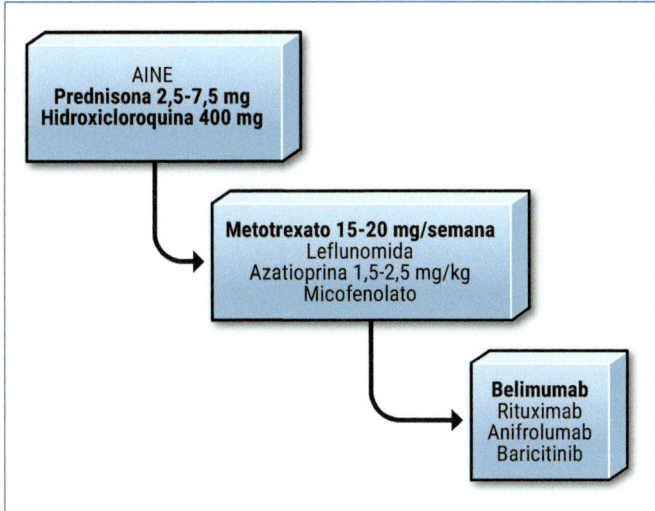

Figura 34-2. Tratamiento de las manifestaciones articulares. AINE: antiinflamatorios no esteroideos.

sustituir por leflunomida. La azatioprina (AZA) se ha utilizado para diferentes manifestaciones extrarrenales, y, todavía con escasa evidencia, también para las manifestaciones articulares.

Datos fundamentalmente observacionales señalan que los AAM podría ser útiles en la afectación articular lúpica. Si los inmunosupresores son insuficientes para el control de la artritis, está indicada la terapia biológica. Belimumab ha demostrado eficacia en artritis en ensayos clínicos, mientras que existen datos observacionales que apoyarían la utilización de rituximab. La reciente aprobación de anifrolumab para el tratamiento del lupus lo sitúan como una alternativa para casos refractarios también en esta indicación. Si todas estas líneas de tratamiento fracasan, se pueden utilizar otras alternativas, como abatacept o baricitinib.

Una pauta estándar del tratamiento de esta manifestación es el uso inicial de dosis bajas de prednisona en combinación con antipalúdicos, utilizando como segunda línea MTX y como tercera belimumab.

Manifestaciones musculares

La afectación miopática aislada en el LES no es frecuente. Se trata de una manifestación más frecuente en casos de superposición y en la enfermedad mixta del tejido conectivo.

Lo primero que habrá que descartar en un paciente con lupus y afectación muscular es la toxicidad por fármacos frecuentes en esta patología, particularmente corticoides, antipalúdicos y estatinas.

El tratamiento de la miositis asociada al LES es en todo similar a las miositis primarias del tipo polimiositis y pasa por el uso inicial de corticoides a dosis variables, según la intensidad y las manifestaciones clínicas, asociados a inmunosupresores, de manera habitual MTX o AZA.

Cardiopulmonar

Se ven una por una las distintas manifestaciones cardiopulmonares.

Pleuritis

Es la manifestación pulmonar más frecuente. El tratamiento inicial y, en ocasiones, el único necesario es la prednisona a dosis medias, asociada o no a AINE, hasta la resolución del cuadro. En pacientes refractarios o recidivantes se ha propuesto el uso de antipalúdicos, MTX o AZA. Como tercera línea de tratamiento quedan el AAM y el belimumab.

Según la cuantía del derrame, se considerará la toracocentesis evacuadora o incluso el uso de tubo de drenaje pleural.

Neumonitis aguda

Es un cuadro poco frecuente, pero grave, que requiere el uso de corticoides a dosis altas (1 mg/kg o bolos) asociados a inmunosupresores como ciclofosfamida (CFM), AAM, rituximab, AZA. En casos refractarios, se puede considerar el uso de IgIV o la plasmaféresis.

Hemorragia pulmonar

Aunque infrecuente, es la manifestación pulmonar más grave en el lupus, con alta mortalidad. Su sospecha indica la utilización de bolos de metilprednisolona seguidos de corticoides a dosis altas (1 mg/kg) en asociación con CFM. Como alternativas a la CFM, se podrían utilizar micofenolato de mofetilo (MMF) o rituximab. En ocasiones, se utiliza la plasmaféresis unida a lo anterior. Hay comunicación de casos con respuesta al uso de factor VII recombinante. En situación crítica, hay que valorar el uso de oxigenador de membrana extracorpóreo.

Enfermedad pulmonar intersticial difusa

El LES no es de las enfermedades autoinmunes en las que con más frecuencia aparece enfermedad pulmonar intersticial difusa. Su tratamiento dependerá del patrón y de la evolución, pero en casi todos los casos pasa por el uso de corticoides a dosis de 0,5-1 mg/kg en combinación con inmunosupresores (CFM, AZA, MMF, rituximab).

Hipertensión pulmonar

Aunque en los pacientes con lupus la hipertensión arterial pulmonar puede ser de cualquiera de los 5 grupos, la más asociada a la enfermedad suele ser, como en otras enfermedades autoinmunes, del grupo 1 y su tratamiento es similar al de otras causas de hipertensión pulmonar del grupo 1 con fármacos vasodilatadores (inhibidores de la endotelina y de la fosfodiesterasa 5, análogos de prostaglandinas, activadores de la guanilato ciclasa y combinaciones de estos grupos).

Estudios observacionales indican una mejor evolución con tratamiento inmunosupresor asociado al tratamiento propio de la hipertensión arterial pulmonar, sin que estén claramente establecidas las guías de tratamiento.

Pulmón encogido

Es un cuadro poco frecuente y de diagnóstico controvertido. Se definió como disnea de causa no aclarada con pulmones «encogidos» en pruebas de imagen. Parece tratarse de una disfunción diafragmática con trastorno ventilatorio restrictivo y parénquima pulmonar normal. No hay datos que respalden el uso de terapia inmunosupresora en esta entidad, aunque hay series de casos en las que se utilizan corticoides y distintos inmunosupresores. El pronóstico es bueno. La ventilación mecánica no invasiva con presión positiva y la fisioterapia pueden ser de utilidad.

Pericarditis

La pericarditis es la manifestación cardíaca más frecuente del lupus. La presentación suele ser leve. El tratamiento de la pericarditis lúpica es similar al de la pleuritis, de hecho, es frecuente encontrar ambas manifestaciones asociadas.

Se utilizan AINE de inicio o prednisona a dosis medias con la posibilidad de asociar tratamiento inmunosupresor o biológico en los casos refractarios o recidivantes. En casos graves, se precisan dosis más altas de prednisona e incluso pericardiocentesis si existe taponamiento cardíaco. Es frecuente la utilización de colchicina a dosis de 1 mg al día, tanto para el episodio de pericarditis aguda como para evitar recidivas en los casos recurrentes.

Miocarditis

Es una manifestación poco frecuente, pero potencialmente grave. Es más frecuente la miocardiopatía asociada a enfermedad vascular coronaria. Está descrita la miocardiopatía tóxica por antipalúdicos, que causan miocardiopatía restrictiva con riesgo de arritmias en pacientes con exposiciones prolongadas. En el caso de miocarditis lúpica, se requiere el uso de prednisona a dosis altas e incluso bolos iniciales, asociados a inmunosupresores (CFM, MMF). La plasmaféresis o el uso de IgIV pueden ser opciones en los casos más graves.

Endocarditis

La endocarditis aséptica asociada al LES, denominada endocarditis de Libman-Sacks, afecta normalmente a la válvula mitral, puede ser embolígena (en cuyo caso requerirá anticoagulación) y ocasionalmente destructiva (precisará cirugía).

Desde el punto de vista reumatológico, no existe un tratamiento médico específico de esta manifestación, si bien hay que mantener la enfermedad controlada de manera global con la terapia necesaria. Cuando se diagnostica la valvulopatía, debe ser tratada de manera apropiada también desde el punto de vista cardiológico, e incluso quirúrgico si estuviera indicado.

Manifestaciones hematológicas

Las manifestaciones hematológicas del LES son muy frecuentes y, a menudo, forman parte del cuadro clínico inicial de la enfermedad. En el Registro de pacientes con lupus eritematoso sistémico de la Sociedad Española de Reumatología (RELESSER), el 81 % de los pacientes presentaba manifestaciones hematológicas.

En los criterios de clasificación del LES de la American College of Rheumatology (ACR), se incluyen las siguientes manifestaciones hematológicas: la anemia hemolítica con reticulocitosis, la leucopenia interior a 4.000/µL, la linfopenia inferior a 1.500/µL y la trombocitopenia inferior a 100.000/ µL. La presencia de citopenias obliga a descartar de forma previa causas no inmunológicas, como el uso de medicación mielotóxica o las infecciones, por tanto, el tratamiento va a depender de su etiopatogenia y de su gravedad.

Anemia

Aproximadamente la mitad de los pacientes con LES presentan anemia en algún momento de su evolución.

Entre las anemias de causas no inmunológicas, están: la anemia de perfil inflamatorio, la anemia asociada a trastorno crónico, la anemia secundaria a insuficiencia renal crónica (IRC), la anemia ferropénica y la anemia inducida por fármacos.

Entre las anemias de causas inmunológicas destacan: la anemia hemolítica autoinmune, que puede afectar al 5-10 % de los casos y estar asociada o no a síndrome de Evans, y la aplasia pura de células rojas, cuyo factor desencadenante suele ser las infecciones.

El objetivo general del tratamiento es alcanzar cifras de hemoglobina de 10 g/dL en pacientes sintomáticos y evitar recidivas tratando la causa subyacente. Así, se deben considerar suplementos de hierro oral o intravenoso cuando la anemia tenga un perfil ferropénico. En cuanto a la anemia por trastorno crónico, no suele requerir tratamiento específico, salvo que se presente con síntomas, en cuyo caso se pueden utilizar fármacos promotores de la eritropoyesis, como la epoetina α, o la eritropoyetina humana recombinante, o la darbepoetina α, fármacos que también son de utilidad en la anemia secundaria a IRC.

En la anemia hemolítica autoinmune y la aplasia pura de células rojas, se deben utilizar glucocorticoides como primera opción terapéutica, que además suelen tener una respuesta rápida, aunque la duración, dosis y pauta de descenso dependerán de la gravedad del cuadro. Ante una situación de gravedad, se pueden utilizar pulsos intravenosos en dosis elevadas de 500-1.000 mg durante 3-5 días seguidos de dosis moderadas-altas (0,5-1 mg/kg) por vía oral. En algunos casos, habrá que añadir adicionalmente otro inmunosupresor como ahorrador de corticoides; entre los que pueden ser eficaces, están la hidroxicloroquina, AZA y AAM.

En caso de citopenias graves, se debe considerar el uso de CFM intravenosa tanto en la pauta de 0,75-1 g/m² de superficie o 10-15 mg/kg durante 4-6 meses como en la pauta de EuroLupus, con 500 mg intravenosos cada 15 días durante 3 meses (una alternativa que ha demostrado ser menos tóxica). En el caso de la anemia hemolítica autoinmune inestable y refractaria a glucocorticoides, se puede considerar también el uso de danazol en dosis de 200-1.200 mg al día (eficaz también en la tromcitobopenia) y de IgIV en dosis de 2 g/kg repartidos habitualmente en 2-5 días según tolerancia. Los mecanismos de acción de las inmunoglobulinas son el bloqueo del receptor Fc-gamma, el control de la producción de autoanticuerpos, la neutralización de autoanticuerpos patogénicos por antiidiotipo y la inmunomodulación del complemento y de las células T.

El tratamiento con rituximab ha demostrado ser eficaz en ensayos clínicos y en series pequeñas en la anemia hemolítica autoinmune, la trombocitopenia y la púrpura trombótica trombocitopénica. En el caso de belimumab y de anifrolumab, se ha objetivado cierto efecto positivo sobre la afectación hematológica de manera indirecta en los ensayos clínicos, pero son necesarios más estudios.

Con respecto a las transfusiones, por lo general deben evitarse, salvo que exista un riesgo vital inmediato, porque los anticuerpos podrían enmascarar la presencia de aloanticuerpos y dificultar la identificación de la compatibilidad de la sangre. En el caso de que se realizara, se recomienda que el ritmo de infusión sea lento.

Trombocitopenia

En el caso de las trombocitopenias, también se deben descartar causas no asociadas directamente al LES, como son la toxicidad farmacológica o las infecciones. La patogenia puede ser por destrucción periférica, por secuestro esplénico y por hipoproliferación.

Respecto a la toxicidad farmacológica, aparte de los inmunosupresores, se deben tener en cuenta los siguientes fármacos: AINE, estatinas, inhibidores de la enzima convertidora de angiotensina, inhibidores de la bomba de protones y antibióticos. Además existe una causa de trombocitopenia inducida por heparina, consecuencia de la presencia de anticuerpos frente al complejo heparina-factor 4 plaquetario, que suele suceder a la semana del comienzo del tratamiento con heparina, aproximadamente.

En los pacientes con LES, se ha descrito que la trombocitopenia aparece en el 20-25 %, aunque de forma grave con plaquetas < 50.000/µL aparece tan solo en el 10 % de los casos. Cuando lo hace de forma aguda, suele responder mejor a glucocorticoides que en la forma más cronificada.

Las formas habitualmente asociadas a LES son la trombocitopenia autoinmune periférica mediada por anticuerpos antiplaquetarios. Cuando se presenta una trombocitopenia por actividad de LES, si las cifras son mayores de 20.000-30.000 µL en ausencia de sangrado o cirugía, no suele requerir tratamiento específico o suelen responder con un aumento variable de la dosis de glucocorticoides. En el caso de trombocitopenias graves, se recomienda utilizar glucocorticoides en dosis orales o en pulsos intravenosos, aunque pueden tardar unos días en responder. Se pueden utilizar como «terapia puente» hasta que haga efecto otro inmunosupresor (AZA, danazol, vincristina, CFM o rituximab), que permitirá el control de la enfermedad a medio y largo plazo.

En casos de sangrado activo, el tratamiento más rápido es la infusión de IgIV en las dosis ya comentadas en el apartado anterior. El tratamiento inmunosupresor que se debe utilizar es el mismo que en la anemia hemolítica autoinmune. Si se produce una recurrencia tras una primera pauta de glucocorticoides, IgIV e inmunosupresor de mantenimiento, se pueden asociar rituximab y CFM.

La esplenectomía se reserva para casos muy seleccionados de LES refractarios a los tratamientos mencionados y suele ser efectiva en la mayoría de los casos. Los casos de pacientes esplenectomizados que no responden o lo hacen parcialmente suelen terminar respondiendo a la asociación posterior de terapia inmunosupresora. En el caso de optar por la opción quirúrgica, es imprescindible vacunar a todos los pacientes unas dos semanas antes de la cirugía o, en su defecto, durante las dos semanas posteriores, contra gérmenes encapsulados (neumococo, *Haemophilus influenzae* tipo B y meningococo).

En el caso de los agonistas del receptor de la trombopoyetina, el romiplostim y el eltrombopag, que actúan de forma similar a la trombopoyetina, están aprobados para la púrpura trombocitopénica idiopática, pero no específicamente para el LES. Otras alternativas podrían ser la interleucina-11 (factor estimulante del crecimiento trombopoyético), que está aprobada para la trombocitopenia secundaria a quimioterapia.

Leucopenia

La leucopenia es muy frecuente en el lupus, en general a expensas de linfopenia que, además, se relaciona directamente con la actividad de la enfermedad. Otra causa frecuente de linfopenia, sobre todo si no se acompaña de otras manifestaciones, es la toxicidad farmacológica propia de los fármacos inmunosupresores utilizados para el LES. En cualquier caso, la linfopenia aislada no precisa de tratamiento y puede mejorar al iniciar la medicación para el LES en pacientes con otras manifestaciones clínicas que sí requieran tratamiento.

En el caso de la neutropenia, también suele mejorar con el tratamiento global del LES. Solo en el caso de neutropenia febril será necesario aislar al paciente e iniciar cobertura antibiótica de amplio espectro (generalmente con tazobactam y gentamicina). En el caso de presentar una neutropenia grave con < 500/µL, se debe iniciar tratamiento con factor estimulante de granulocitos recombinante humano, que logra una mejoría rápida. A pesar de ello, dado que hasta en un tercio de los pacientes se produce reactivación de la enfermedad, se aconseja utilizar la menor dosis posible para alcanzar un recuento de > 1.000/µL.

Pancitopenia

En el caso de que se presente una pancitopenia, hay una serie de causas que descartar antes de valorar un tratamiento: toxicidad medular por fármacos, leucemia aguda, síndromes mielodisplásicos, infiltración medular o fibrosis, infecciones o síndrome de activación macrofágica (sobre todo si se inicia de forma brusca en los pacientes con LES juvenil) o hemofagocitosis. En algunos casos, puede requerir un estudio de médula ósea para descartar ciertas patologías.

Cuando se atribuya la causa al LES, el tratamiento dependerá de la gravedad, como sucede en otras citopenias.

Por último, hay que mencionar que el trasplante de células madre sería la última medida a considerar en citopenias resistentes a todos los demás tratamientos. En la **figura 34-3**, se recoge un resumen del tratamiento de las citopenias asociadas a LES.

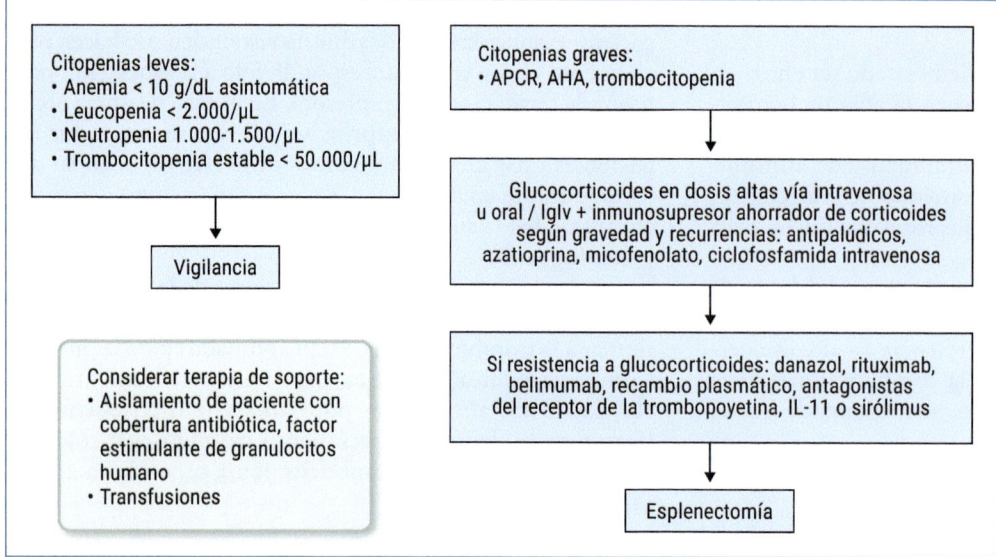

Figura 34-3. Resumen de tratamiento de las citopenias asociadas a lupus eritematoso sistémico. AHA: anemia hemolítica autoinmune; APCR: aplasia pura de células rojas; IgIV: inmunoglobulinas intravenosas; IL-11: interleucina-11.

Manifestaciones digestivas

El 50 % de los pacientes con LES presentan durante su evolución alguna manifestación gastrointestinal que compromete a cualquier parte del aparato digestivo: dismotilidad esofágica, vasculitis mesentérica, enteropatía perdedora de proteínas y pancreatitis, entre las manifestaciones más frecuentes, aunque hay descritas múltiples afecciones menos habituales en la literatura médica científica, que ante otra causa no identificable se han atribuido a la actividad del LES. Además, la sintomatología digestiva puede tener relación con otras enfermedades intercurrentes o estar en relación con la medicación del lupus, lo que obliga a hacer un buen diagnóstico diferencial antes de considerar el tratamiento.

No existen hoy en día estudios prospectivos en cuanto al tratamiento para la enteritis lúpica. La mayoría de los autores coinciden en que el tratamiento de elección son los glucocorticoides a dosis elevadas de inicio, con posterior reducción progresiva. Habrá que considerar, según la evolución clínica, las dosis bajas de glucocorticoides de mantenimiento o añadir un tratamiento inmunosupresor. En caso de que las manifestaciones clínicas sean leves o moderadas y se tolere la vía oral, se utilizarán los glucocorticoides orales a dosis de 1 mg/kg al día; si fueran graves, están indicados los pulsos de metilprednisolona intravenosos. El tratamiento inmunosupresor se reserva para casos refractarios, en los que se puede considerar el uso de CFM, AZA, AAM y rituximab.

Las hepatitis autoinmunes asociadas al LES se tratan con glucocorticoides a dosis altas y AZA.

Un cuadro de especial gravedad es la vasculitis intestinal, que puede dar lugar a perforación y, eventualmente, al fallecimiento del paciente. Por ello, se considera como manifestación grave y debe tratarse intensamente con glucocorticoides en dosis altas, considerando un tratamiento de mantenimiento ahorrador de esteroides.

Manifestaciones neuropsiquiátricas

Las manifestaciones neuropsiquiátricas en el LES son muy frecuentes. Dada la gravedad y variabilidad en los cuadros clínicos, será imprescindible hacer un buen diagnóstico diferencial con otras patologías, en especial de origen infeccioso, metabólico, cardiovascular no relacionado con el LES y medicamentoso.

Según los criterios del ACR existen 19 síndromes neurológicos asociados a LES, 12 del sistema nervioso central y 7 del sistema nervioso periférico (**Tabla 34-1**).

Algunas de las manifestaciones del lupus neuropsiquiátrico, especialmente las denominadas «menores», son frecuentes tanto en los pacientes con LES como en la población general. Esto puede complicar el diagnóstico y, por tanto, dificultar la toma de decisiones a la hora de iniciar un tratamiento, por lo que una de las claves será identificar la gravedad del proceso. Se incluyen entre los procesos graves: cuadro confusional agudo, psicosis, mielitis lúpica, mononeuritis múltiples, corea, etcétera.

Tabla 34-1. Manifestaciones neurológicas en el lupus eritematoso sistémico

Sistema nervioso central	Sistema nervioso periférico
Meningitis aséptica	Polirradiculopatía desmielinizante
Enfermedad cerebrovascular	Aguda (Guillain-Barré)
Síndrome desmielinizante	Desórdenes autonómicos
Cefalea (incluida la migraña)	Mononeuropatía
Corea	Miastenia grave
Mielopatía	Neuropatía craneal
Trastorno convulsivo	Plexopatía
Estado confusional agudo (delirio)	
Desórdenes de ansiedad	
Disfunción cognitiva	
Psicosis	
Trastorno del ánimo	

El tratamiento tiene los siguientes objetivos: reducir el proceso inflamatorio inmunomediado y evitar daño irreversible en el órgano diana, identificar y tratar el proceso protrombótico, si se sospecha, y el control de los síntomas.

En las manifestaciones graves, como la mielitis transversa, se administrarán pulsos de metilprednisolona (1 g durante 3-5 días) asociados a CFM intravenosa, dado su mayor nivel de evidencia respecto a otros inmunosupresores. Adicionalmente, hay que considerar un tratamiento de mantenimiento de la remisión ahorrador de corticoides, ya que las recidivas no son infrecuentes. En este caso, los AAM o la AZA son buenas opciones. En los casos graves y refractarios al tratamiento, el rituximab puede ser una opción eficaz. En la mielitis transversa asociada a anticuerpos antifosfolípidos, el tratamiento con CFM también ha demostrado mejores resultados que el tratamiento antitrombótico. La experiencia con belimumab se limita a casos aislados.

El síndrome orgánico cerebral o síndrome confusional agudo se presenta con un grado de afectación muy variable. En los casos más graves también se debe tratar con glucocorticoides a dosis altas y un inmunosupresor, como la CFM o el rituximab. Este cuadro obliga a descartar cuadros secundarios, en concreto, metabólicos, infecciosos o medicamentosos.

El síndrome de leucoencefalopatía posterior reversible puede aparecer en el lupus y en otros cuadros inflamatorios tratados con inmunosupresores. Su causa no está clara, si bien parece tratarse de una disfunción endotelial causada por el lupus. Cursa con cefalea, alteraciones visuales, convulsiones, disminución de la consciencia y cambios en la resonancia magnética (RM), con zonas simétricas de hiperintensidad en la sustancia blanca de regiones cerebrales posteriores. Se ha descrito la aparición de leucoencefalopatía multifocal progresiva en pacientes tratados con rituximab, por lo que algunos autores desaconsejan su uso.

Se han descrito todos los tipos de epilepsias en LES. En ese caso, y en función de la gravedad, tras descartar otras causas etiopatogénicas, se administrará tratamiento inmunosupresor y anticomicial. En general, la inmunosupresión en cuadros graves requiere dosis altas de glucocorticoides. En caso de no obtener mejoría o si hay progresión, estaría indicado asociar CFM intravenosa, especialmente en cuadros graves de convulsiones.

La corea es el trastorno del movimiento más asociado al LES: aparece como cuadro aislado, incluso al inicio de la enfermedad y sin hallazgos en los estudios de imagen. En pacientes jóvenes, el lupus debe considerarse como primera opción diagnóstica ante un cuadro de corea. También debe tratarse como afectación grave e instaurar tratamiento similar a otras afecciones neurológicas descritas.

Las neuropatías periféricas son muy frecuentes, ya que ocurren en el 10 % de los pacientes con LES. Pueden afectar a pares craneales y provocar oftalmoplejia. Algunas neuropatías son transitorias y leves, pero en otros casos, aparecen cuadros graves, como el síndrome de Guillain-Barré. El tratamiento se hará con glucocorticoides a dosis altas, en ocasiones con IgIV y plasmaféresis, dependiendo de la gravedad del cuadro. Las manifestaciones del sistema nervioso periférico deben considerarse secundarias al lupus cuando hay cambios electrofisiológicos, evitando tal consideración en el caso de los cuadros sensitivos puros.

Los cuadros de mononeuritis simple o múltiple se asocian a actividad inflamatoria elevada y deben considerarse como graves. El tratamiento consistirá en dosis altas de glucocorticoides e inmunosupresores (CFM para la inducción y AZA como mantenimiento). Existe una correlación entre lupus y miastenia grave, cuya asociación no es excepcional, provocada por la aparición de anticuerpos dirigidos contra la placa motora.

Se ha descrito la aparición de lupus tras la timectomía en pacientes con miastenia grave. Las neuropatías cerebrales suelen afectar a los nervios oculomotores (III, IV y VI), al VIII y, más raramente, al V y al VII. La aparición de pares más bajos obliga a descartar lesiones de protuberancia y meningitis basales.

La neuritis óptica puede asociarse a anticuerpos antifosfolípidos (AAF) y, en ocasiones, hay que descartar la esclerosis múltiple, diagnóstico diferencial complejo debido a la similitud de las lesiones en la RM. La aparición de las lesiones más habituales en la RM, hiperintensas de pequeño tamaño y simétricas en sustancia blanca, sin correlación clínica, no justifican tratamientos completos, ya que su significado hoy en día es desconocido.

Es importante diferenciar si el cuadro clínico se debe en su totalidad a la actividad inflamatoria del LES o si tiene componente trombótico asociado, sobre todo, ante la presencia de AAF. En este caso, caben tres opciones posibles: manifestaciones de origen vascular por síndrome antifosfolípido (SAF), de origen vascular por ateromatosis o debidas a la actividad inflamatoria del LES. El manejo del SAF secundario es el mismo que en el SAF primario y en el caso de LES con positividad para AAF en ausencia de episodios trombóticos demostrables: debido a que se considera una situación protrombótica también está aconsejado el ácido acetilsalicílico.

Si se sospecha un mecanismo de trombosis implicado en la patogenia del cuadro neurológico del paciente, como la presencia de AAF, trombocitopenia, clínica de trombosis previa o endocarditis de Libman-Sacks, hay que valorar la asociación de un tratamiento antitrombótico con anticoagulación oral, especialmente, en caso de triple positividad de anticuerpos antifosfolípidos en los análisis.

Los factores de riesgo vascular deben cuidarse sobre todo en pacientes con enfermedad evolucionada. Los ictus son frecuentes (20 % de LES neuropsiquiátrico o LESNP) y generalmente se asocian a AAF, con un mecanismo trombótico arterial, venoso o relacionado con valvulopatía y, de forma excepcional, con vasculitis. La anticoagulación está indicada en estos pacientes, dado el alto porcentaje de recidivas.

Por último, el tratamiento con antipsicóticos, ansiolíticos o anticonvulsivos que pueda precisar el paciente durante la fase aguda o crónica, se abordará en colaboración con un neurólogo o un psiquiatra.

En conclusión, a la hora de tratar las manifestaciones del lupus neuropsiquiátrico, habrá que descartar otras causas secundarias y considerar si se trata de cuadros mayores o menores. En el caso de que afecte al sistema nervioso central serán considerados graves, requerirán tratamiento inmunosupresor intenso, habrá que valorar la necesidad de anticoagulación en función del riesgo trombótico del paciente y el tratamiento concomitante de los síntomas.

TRATAMIENTO DE LA NEFRITIS LÚPICA

La afectación renal en el LES se ha asociado a una mayor mortalidad, en especial en los pacientes que evolucionan a insuficiencia renal. El objetivo último del tratamiento de la nefritis lúpica es preservar la función renal y reducir la morbilidad y mortalidad asociadas a la insuficiencia renal crónica o IRC, al tiempo que se intenta minimizar la toxicidad asociada a los fármacos. El reconocimiento y tratamiento precoz en los 3 primeros meses es esencial para prevenir el daño renal irreversible.

Definición de remisión completa, remisión parcial, no respuesta y recaída

El objetivo del tratamiento en la nefritis lúpica es obtener una respuesta completa. Los criterios varían según las diferentes guías, así como el tiempo en el que se deben alcanzar. En la mayoría de los estudios y ensayos clínicos, este objetivo debe cumplirse en los primeros 6-12 meses tras iniciar el tratamiento de inducción, aunque en ocasiones puede llevar más tiempo.

Según las recomendaciones de la European League Against Rheumatism (EULAR)/European Renal Association (ERA)-European Dialysis Transplantation Association (EDTA), se debería conseguir una reducción de la proteinuria de al menos el 25 % de la basal en los 3 primeros meses y del 50 % a los 6 meses, y debe estar por debajo de los 700 mg/g de creatinina a los 12 meses. En caso de síndrome nefrótico, pueden ser necesarios otros 6-12 meses adicionales para alcanzar la respuesta completa. Sin embargo, guías más recientes, como la del grupo de estudio de enfermedades glomerulares de la Sociedad Española de Nefrología (GLOSEN), tienen en cuenta otros parámetros, como el sedimento o la función renal, como criterios para establecer que hay respuesta o recaída (Tabla 34-2).

Tratamiento de inducción de la nefritis lúpica

El tratamiento de inducción va a depender del tipo histológico de la nefritis lúpica, para los que hay diferentes algoritmos de tratamiento (Figs. 34-4, 34-5 y 34-6).

Es importante que todos estos pacientes tengan de base tratamiento con hidroxicloroquina, siempre que no haya ninguna contraindicación, a dosis máxima de 5 mg/kg al día o de 400 mg diarios y ajustando a función renal, dado que se ha demostrado que previene los brotes renales y mejora el pronóstico renal.

Los glucocorticoides se administrarán en forma de pulsos de metilprednisolona (entre 250 y 500 mg al día) durante 1-3 días, para disminuir los efectos secundarios de dosis altas acumuladas, continuando con dosis de 0,5-0,6 mg/kg al día por vía oral (máximo 40 mg de prednisona oral o equivalente) con un descenso rápido inicial, intentando evitar la dosis de prednisona > 5 mg al día en el mantenimiento.

La CFM oral está en desuso debido a su toxicidad. La CFM intravenosa se debe reservar para pacientes con poca adherencia al tratamiento oral, o en caso de no respuesta o resistencia a otros tratamientos: se prefiere el uso de la pauta EuroLupus al ser menos tóxica, aunque esta estrategia de tratamiento ha sido mejor valorada en pacientes caucásicos. La dosis y duración del tratamiento según la pauta de la NIH se deberá ajustar en función de las comorbilidades, la edad y la función renal para evitar la toxicidad. Además, en los varones en edad reproductiva, se debe recomendar la criopreservación de semen previa al tratamiento y, en las mujeres, si no es posible por la gravedad del cuadro criopreservar ovocitos o embriones, al menos habrá que hacer tratamiento profiláctico con agonistas de la hormona liberadora de gonadotropina (GnRH) (por ejemplo: Decapeptyl®).

Tabla 34-2. Definición de respuesta renal

Remisión completa	• Proteinuria ≤ 0,5 g/24 horas o uPCR ≤ 0,5 g/g • Sedimento urinario inactivo (≤ 5 hematíes/campo) • Albúmina sérica ≥ 3,5 g/dL • eGFR normal o ≤ 10 % inferior a la existente antes del brote
Remisión parcial	• Reducción de proteinuria ≥ 50 % • Con valores de 0,6-3,5 g/24 horas o uPCR 0,6-3,5 g/g • Reducción de hematuria (≤ 10 hematíes/campo) • Albúmina sérica ≥ 3 g/dL • eGFR normal o ≤ 25 % inferior a la existente antes del brote
No respuesta, ausencia de remisión completa o de remisión parcial Recaída	• Reaparición o incremento significativo de la hematuria (>15 hematíes/campo) con hematíes dismórficos o cilindros hemáticos • Incremento sostenido de proteinuria: ≥ 1 g/24 horas o uPCR ≥ 1 g/g en pacientes en remisión completa; ≥ 50% de la proteinuria basal en pacientes en remisión parcial • Disminución de la eGFR ≥ 25 % no atribuible a otras causas

eGFR: tasa de filtrado glomerular estimado; uPCR: cociente proteína/creatinina en orina.

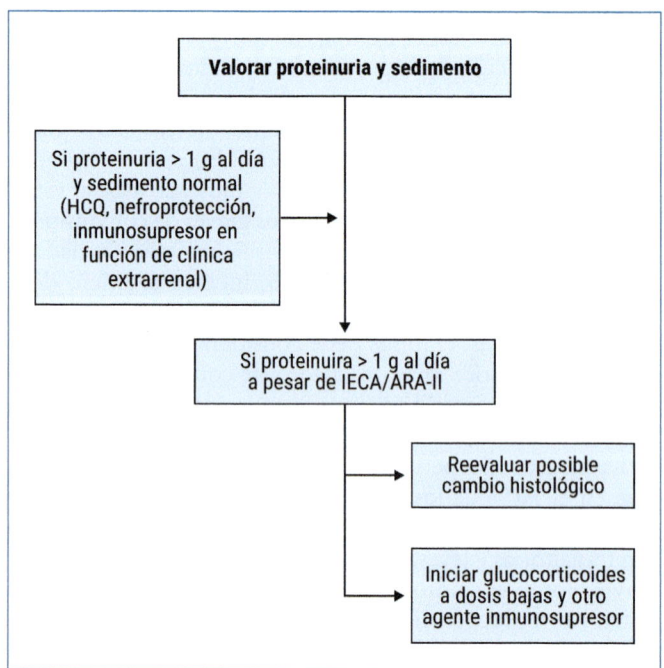

Figura 34-4. Tratamiento de la nefritis lúpica de tipo I y II (International Society of Nephrology/Renal Pathology Society [ISN/RPS]). ARA-II: antagonista del receptor de la angiotensina II; HCQ: hidroxicloroquina; IECA: inhibidor de la enzima convertidora de angiotensina.

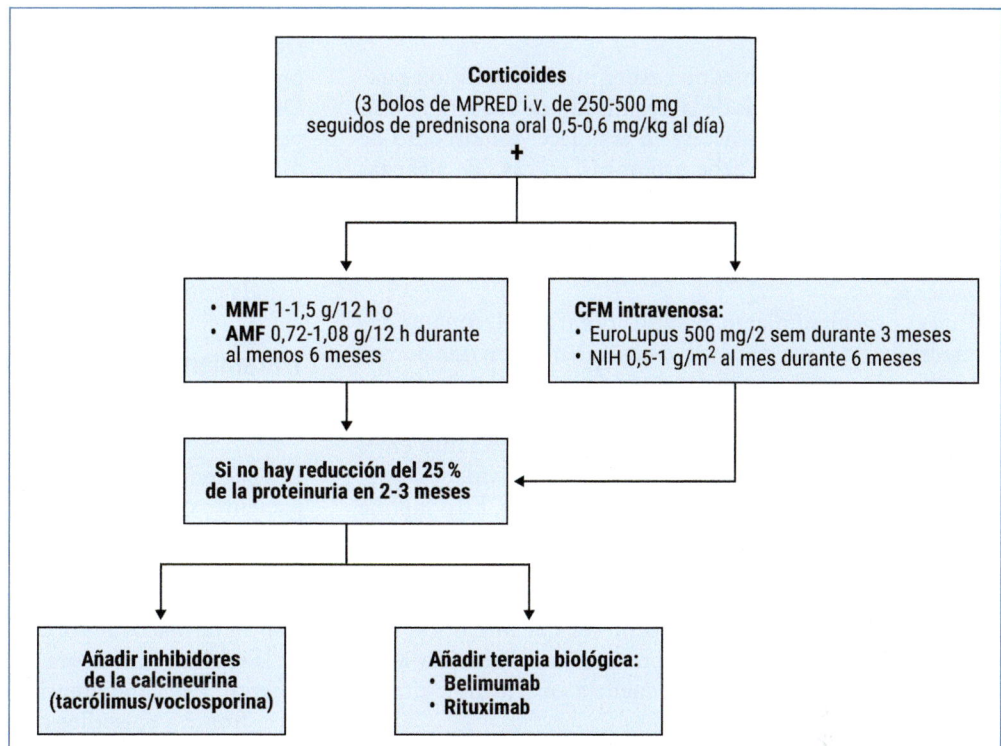

Figura 34-5. Tratamiento de la nefritis lúpica de tipo III, IV o V (International Society of Nephrology/Renal Pathology Society [ISN/RPS]). AMF: ácido micofenólico; CFM: ciclofosfamida; MMF: micofenolato de mofetilo; MPRED i.v.: metilprednisolona intravenosa.

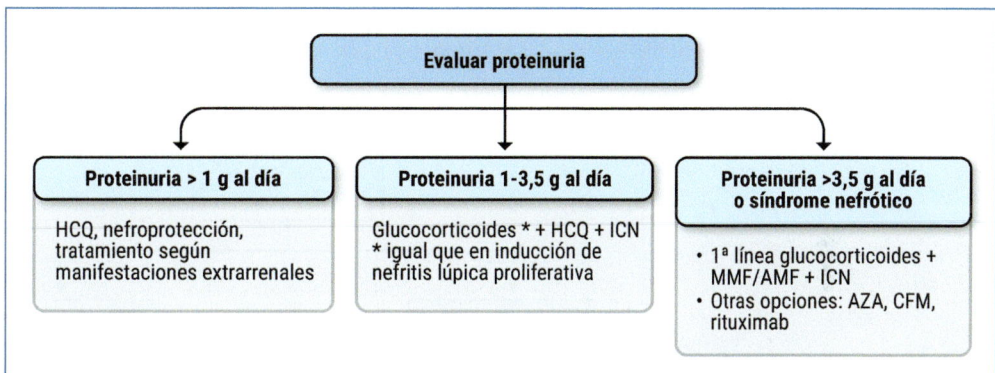

Figura 34-6. Tratamiento de la nefritis lúpica de tipo V (International Society of Nephrology/Renal Pathology Society [ISN/RPS]). AMF: ácido micofenólico; AZA: azatioprina; CFM: ciclofosfamida; HCQ: hidroxicloroquina; ICN: inhibidores de la calcineurina; MMF: micofenolato de mofetilo.

La AZA no es un fármaco de primera elección en la nefritis lúpica, pero puede ser de utilidad para el tratamiento durante el embarazo con o sin inhibidores de la calcineurina o en pacientes intolerantes durante la fase de mantenimiento en dosis de 2 mg/kg al día.

En pacientes con nefritis lúpica refractaria, se debería:

- Asegurar la adherencia al tratamiento del paciente.
- Verificar que recibe una dosis correcta (por ejemplo: niveles de fármacos).
- Repetir la biopsia renal (datos de cronicidad, microangiopatía trombótica).
- Cambiar de brazo en la 1ª línea de tratamiento (por ejemplo: de AAM a CFM).
- Si no hay respuesta con el paso previo, valorar la terapia combinada de AAM con inhibidores de la calcineurina, o añadir terapia biológica (rituximab, belimumab) o extender el tratamiento con CFM intravenosa.

Aunque en los ensayos clínicos no se ha demostrado la eficacia de rituximab, en la práctica clínica sí que puede ser una alternativa como 2ª línea en pacientes refractarios.

Belimumab añadido a la terapia estándar ha mostrado eficacia en pacientes con nefritis lúpica frente a placebo, con un mejor control de las manifestaciones extrarrenales y con reducción de las recidivas.

La terapia combinada de glucocorticoides, AAM e inhibidores de la calcineurina, ha mostrado ser superior que la de corticoides con AAM o con ciclofosfamida en las formas proliferativas. Dado que el mayor daño se produce en los primeros 12 meses, se plantea la introducción precoz de la terapia combinada para evitar la IRC.

Los pacientes sin respuesta a las medidas descritas se podrían beneficiar del uso de otros fármacos anti-CD20 con obinutuzumab o antimieloma, como daratumumab o bortezomib; en casos muy graves con riesgo vital, es planteable el trasplante de médula ósea y quizá, en un futuro, la terapia con células CAR-T.

Tratamiento de mantenimiento

El 30-60 % de los pacientes que experimentan remisión pueden sufrir un brote o más de la nefritis lúpica a lo largo de su evolución, por lo que es necesario establecer tratamiento de mantenimiento, que se debe prolongar, en caso de alcanzar la remisión, durante al menos 3-5 años. Siempre hay que individualizarlo en función de las recidivas que haya tenido, la gravedad de los brotes y otras manifestaciones lúpicas en el paciente.

Para este mantenimiento, se suele utilizar AAM, con una dosis media de 2 g al día de MMF o equivalente, con una potencial reducción progresiva de las dosis a partir de los 2 años de tratamiento si el paciente se mantiene en remisión.

En la actualidad, la rebiopsia renal se plantea tanto en el seno de la recaída como en los casos de inactividad, por la posible disociación clínica, analítica e histológica. Esto supone que, en el futuro, se podría plantear hacerla antes de retirar el tratamiento de mantenimiento.

Los glucocorticoides deberían estar en dosis de prednisona de 2,5-5 mg al día a los 6 meses del inicio del tratamiento de inducción, para intentar su suspensión a los 18-24 meses si el paciente se encuentra en remisión clínica y serológica.

Los inhibidores de la calcineurina deben mantenerse al menos 12-18 meses para después intentar una retirada gradual en los siguientes 6-12 meses si el paciente está en remisión.

A pesar de esto, en torno al 20 % de los pacientes desarrollarán IRC y el 10 % insuficiencia renal avanzada, que precisará tratamiento sustitutivo con diálisis o trasplante renal. Durante la diálisis, la actividad del lupus suele reducirse, pero es aconsejable mantener al menos el tratamiento con hidroxicloroquina, que se puede administrar a dosis plenas. Los pacientes con trasplante renal tienen una supervivencia similar a los de otras patologías glomerulares, aunque se ha visto una mayor supervivencia en los pacientes con LES comparada con la de quienes están en diálisis.

Tratamiento no inmunosupresor: control de factores de riesgo cardiovascular y nefroprotección

Los pacientes con nefritis lúpica deben ser considerados como pacientes con un alto riesgo cardiovascular.

Se recomienda mantener una presión arterial sistólica ≤ 120/75 mmHg, especialmente en pacientes con proteinuria > 1 g al día, para lo que se recomienda el uso secuencial de fármacos hipotensores, empezando con inhibidores de la enzima conversora de la angiotensina o antagonistas del receptor de la angiotensina II. Esto ha demostrado la protección frente a episodios cardiovasculares, así como frente a la progresión a IRC.

La dislipemia, esté asociada o no a síndrome nefrótico, debe tratarse según las mismas pautas que en la población general.

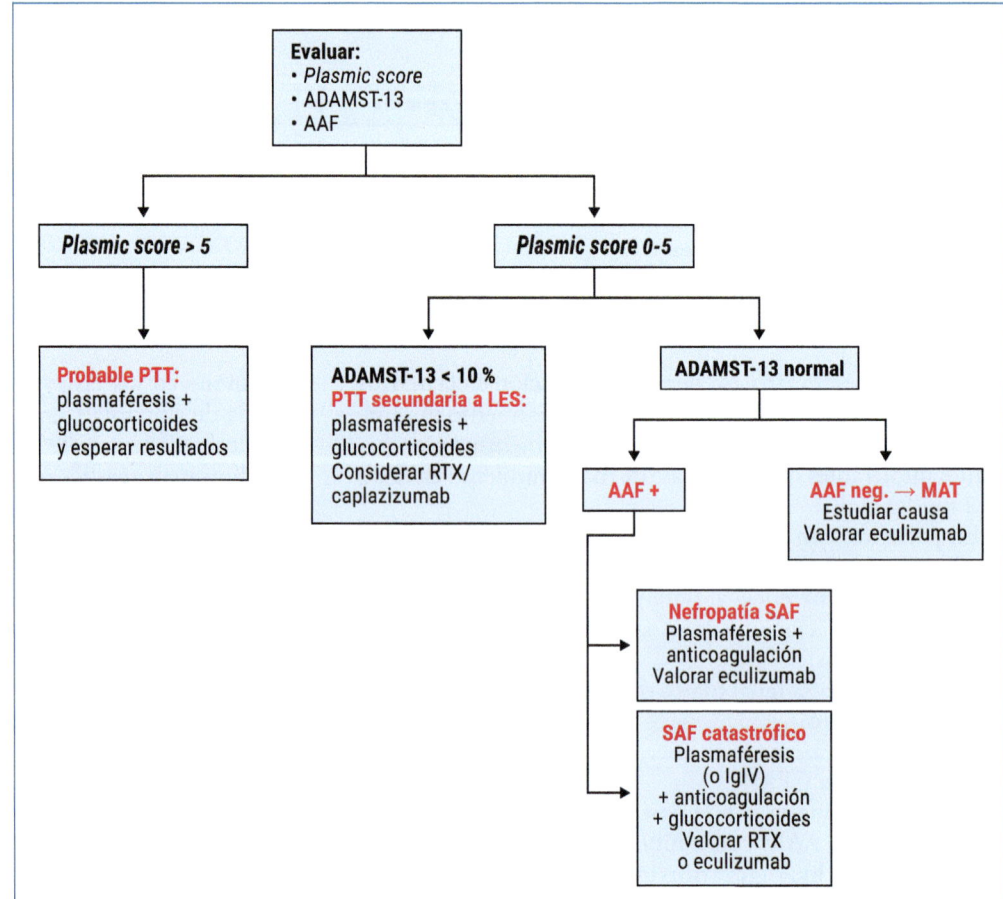

Figura 34-7. Microangiopatía trombótica en paciente con lupus eritematoso sistémico.
AAF: anticuerpos antifosfolípido; IgIV: inmunoglobulinas intravenosas; LES: lupus eritematoso sistémico; MAT: microangiopatía trombótica; neg: negativos; PTT: púrpura trombocitopénica trombótica; RTX: rituximab; SAF: síndrome antifosfolípido.

En los pacientes con nefritis lúpica y proteinuria, se recomienda el bloqueo del sistema renina-angiotensina-aldosterona a las dosis máximas toleradas, así como una dieta pobre en sodio. Si no se consigue el objetivo de proteinuria marcado a pesar de estas medidas, se valorará añadir al tratamiento inhibidores del cotransportador de sodio-glucosa tipo 2. Hay otros fármacos, como la *finerenona* o antagonistas del receptor de la endotelial, que han demostrado reducir la progresión renal en pacientes con nefropatía diabética y que se podrían utilizar también como nefroprotectores en la nefritis lúpica.

Situaciones especiales

La nefritis lúpica puede desarrollarse durante situaciones especiales: en el embarazo, con microangiopatía trombótica y con podocitopatía lúpica.

Microangiopatía trombótica

En la microangiopatía trombótica, se produce un daño del endotelio vascular que puede estar producido principalmente por púrpura trombocitopénica trombótica, síndrome antifosfolípido o LES mediada por complemento, aunque también por infecciones, neoplasias o tóxicos.

La clave para un buen resultado es un diagnóstico y tratamiento precoces (**Fig. 34-7**).

Podocitopatía lúpica

Se recomienda un tratamiento similar al del síndrome nefrótico por lesiones mínimas, incluyendo en la 1ª línea de tratamiento corticoides, y si son refractarios o corticorresistentes, añadir un inhibidor de la calcineurina. En caso de recaídas, se puede utilizar rituximab, CFM o AAM.

PUNTOS CLAVE

- Todos los pacientes con LES deben recibir tratamiento con hidroxicloroquina, salvo contraindicación, ya que se ha visto un papel protector al disminuir el número de brotes.
- El tratamiento con glucocorticoides debe ser siempre el mínimo posible, intentando suspenderlo cuando se pueda, para evitar los efectos secundarios y el daño crónico derivado de la dosis acumulada. En caso de que el paciente requiera altas dosis de corticoides, es preferible el uso de bolos con posterior reducción de la dosis a ≤ 0,5 mg/kg.
- Cuando existe afectación de distintos órganos, será la manifestación más grave la que marque el tratamiento y su intensidad.

BIBLIOGRAFÍA

Alharbi S. Gastrointestinal Manifestations in patients with systemic lupus erythematosus. Open Access Rheumatol. 2022;14:243-53.

Amarnani R, Yeoh SA, Denneny EK, Wincup C. Lupus and the lungs: the assessment and management of pulmonary manifestations of systemic lupus erythematosus. Front Med (Lausanne). 2021;7:610257.

Bertsias GK, Ioannidis JP, Aringer M, Bollen E, Bombardieri S, Bruce IN, et al. EULAR recommendations for the management of systemic lupus erythematosus with neuropsychiatric manifestations: report of a task force of the EULAR standing committee for clinical affairs. Ann Rheum Dis. 2010;69(12):2074-82.

Brewer BN, Kamen DL. Gastrointestinal and hepatic disease in systemic lupus erythematosus. Rheum Dis Clin North Am. 2018;44(1):165-75.

Calvo Alén J. Diagnóstico y tratamiento de las manifestaciones cardiopulmonares en el lupus. Cutáneas del lupus eritematoso sistémico. En Rúa-Figueroa I, González-Gay MA. Tratado SER de diagnóstico y tratamiento de enfermedades autoinmunes sistémicas. Madrid: Editorial Médica Panamericana; 2018. p. 125-9.

Carrión-Barberà I, Salman-Monte TC, Vílchez-Oya F, Monfort J. Neuropsychiatric involvement in systemic lupus erythematosus: A review. Autoimmun Rev. 2021;20(4):102780.

Castillo JM, Márquez AM, Cabada IAB. Systemic lupus erythematosus and its association with hemophagocytic syndrome as an initial manifestation. Maedica (Bucur). 2020;15(4):556-60.

Cotton T, Niaki OZ, Zheng B, Pineau CA, Fritzler M, Vinet E, et al. Myositis in systemic lupus erythematosus. Lupus. 2021;30(4):615-9.

Díaz González F, Balsa Criado A. Tratado de enfermedades reumáticas. 2ª ed. Madrid: Editorial Médica Panamericana; 2022.

Doglio M, Alexander T, Del Papa N, Snowden JA, Greco R. New insights in systemic lupus erythematosus: From regulatory T cells to CAR-T-cell strategies. J Allergy Clin Immunol. 2022;S00916749Z2010569.

Fanouriakis A, Kostopoulou M, Alunno A, Aringer M, Bajema I, et al. 2019 update of the EULAR recommendations for the management of systemic lupus erythematosus. Ann Rheum Dis. 2019;78(6):736-45.

Fanouriakis A, Kostopoulou M, Cheema K, Anders HJ, Aringer M, Bajema I,

et al. 2019 Update of the Joint European League Against Rheumatism and European Renal Association–European Dialysis and Transplant Association (EULAR/ERA–EDTA) recommendations for the management of lupus nephritis. Ann Rheum Dis. 2020;79(6):713-23.

Frittoli RB, Vivaldo JF, Costallat LTL, Appenzeller S. Gastrointestinal involvement in systemic lupus erythematosus: A systematic review. J Transl Autoimmun. 2021;4:100106.

Galanopoulos N, Christoforidou A, Bezirgiannidou Z. Lupus thrombocytopenia: pathogenesis and therapeutic implications. Mediterr J Rheumatol. 2017;28(1):20-6.

González-Regueiro JA, Cruz-Contreras M, Merayo-Chalico J, Barrera-Vargas A, Ruiz-Margáin A, Campos-Murguía A, et al. Hepatic manifestations in systemic lupus erythematosus. Lupus. 2020;29(8):813-24.

Guilabert Vidal A. Diagnóstico y tratamiento de las manifestaciones cutáneas del lupus eritematoso sistémico. En: Rúa-Figueroa I, González-Gay MA. Tratado SER de diagnóstico y tratamiento de enfermedades autoinmunes sistémicas. Madrid: Editorial Médica Panamericana; 2018. p. 114-9.

Hepburn AL, Narat S, Mason JC. The management of peripheral blood cytopenias in systemic lupus erythematosus. Rheumatology (Oxford). 2010;49(12):2243-54.

Kidney Disease: Improving Global Outcomes (KDIGO) Glomerular Diseases Work Group. KDIGO 2021 clinical practice guideline for the management of glomerular diseases. Kidney Int. 2021;100(4S):S1-276.

Kuhn A, Aberer E, Bata-Csörgő Z, Caproni M, Dreher A, Frances C, et al. S2k guideline for treatment of cutaneous lupus erythematosus - guided by the European Dermatology Forum (EDF) in cooperation with the European Academy of Dermatology and Venereology (EADV). J Eur Acad Dermatol Venereol. 2017;31(3):389-404.

Levine AB, Erkan D. Clinical assessment and management of cytopenias in lupus patients. Curr Rheumatol Rep. 2011;13(4):291-9.

Levy RA, González-Rivera T, Khamashta M, Fox nefritis lúpica, Jones-Leone A, Rubin B, et al. 10 Years of belimumab experience: What have we learnt? Lupus. 2021;30(11):1705-21.

Li Z, Xu D, Wang Z, Wang Y, Zhang S, Li M, et al. Gastrointestinal system involvement in systemic lupus erythematosus. Lupus. 2017;26(11):1127-38.

Liu Z, Zhang H, Liu Z, Xing C, Fu P, Ni Z, et al. Multitarget therapy for induction treatment of lupus nephritis: a randomized trial. Ann Intern Med. 2015;162(1):18-26.

Loncharich MF, Anderson CW. Interferon inhibition for lupus with anifrolumab: critical appraisal of the evidence leading to FDA approval. ACR Open Rheumatol. 2022;4(6):486-91.

López Velázquez M, Highland KB. Pulmonary manifestations of systemic lupus erythematosus and Sjögren's syndrome. Curr Opin Rheumatol. 2018; 30(5):449-64.

Mackensen A, Müller F, Mougiakakos D, Böltz S, Wilhelm A, Aigner M, et al. Anti-CD19 CAR T cell therapy for refractory systemic lupus erythematosus. Nat Med. 2022;28(10):2124-32.

Miner JJ, Kim AH. Cardiac manifestations of systemic lupus erythematosus. Rheum Dis Clin North Am. 2014;40(1):51-60.

Morand EF, Furie R, Tanaka Y, Bruce IN, Askanase AD, Richez C, et al. Trial of Anifrolumab in Active Systemic Lupus Erythematosus. N Engl J Med. 2020;382(3):211-21.

Newman K, Owlia MB, El-Hemaidi I, Akhtari M. Management of immune cytopenias in patients with systemic lupus erythematosus - Old and new. Autoimmun Rev. 2013;12(7):784-91.

Pego Reigosa JM. Tratamiento de la afectación articular y muscular en el lupus. En Rúa- Figueroa I, González-Gay MA. Tratado SER de diagnóstico y tratamiento de enfermedades autoinmunes sistémicas. Madrid: Editorial Médica Panamericana; 2018. p. 120-4.

Rojas-Rivera JE, García-Carro C, Ávila AI, Espino M, Espinosa M, Fernández-Juárez G, et al. Documento de consenso del Grupo de Estudio de Enfermedades Glomerulares de la Sociedad Española de Nefrología (GLO-SEN) para el diagnóstico y tratamiento de la nefritis lúpica. Nefrología. 2022;S021169952200159X.

Rúa-Figueroa Fernández de Larrinoa I. Lupus eritematoso sistémico. Tratamiento. En: Balsa Criado A, Díaz González F (directores). Tratado de enfermedades reumáticas. 2ª ed. Madrid: Editorial Médica Panamericana; 2022. p. 468-77.

Serris A, Amoura Z, Canouï-Poitrine F, Terrier B, Hachulla E, et al. Efficacy and safety of rituximab for systemic lupus erythematosus-associated immune cytopenias: A multicenter retrospective cohort study of 71 adults. Am J Hematol. 2018;93(3):424-9.

Wallace DJ, Furie RA, Tanaka Y, Kalunian KC, Mosca M, Petri MA, et al. Baricitinib for systemic lupus erythematosus: a double-blind, randomised, placebo-controlled, phase 2 trial. Lancet. 2018;392(10143):222-31.

Yuan X, Sun L. Stem cell therapy in lupus. Rheumatol Immunol Res. 2022;3(2):61-8.

Síndrome antifosfolípido

35

M. J. Cuadrado Lozano, M. Á. Aguirre Zamorano y F. P. G. Jiménez Núñez

 OBJETIVOS

- Identificar las manifestaciones clínicas que podrían ser de utilidad para la sospecha y diagnóstico del síndrome antifosfolípido.
- Conocer los nuevos criterios de clasificación del Colegio Americano de Reumatología (ACR) y la Alianza Europea de Asociaciones de Reumatología (EULAR).
- Entender la importancia del abordaje multidisciplinar en el tratamiento de esta enfermedad y sus complicaciones.

INTRODUCCIÓN

El síndrome antifosfolípido (SAF) es una trombofilia adquirida de características autoinmunes que produce trombosis arteriales, venosas, microvasculares y morbilidad obstétrica, asociado a la presencia de anticuerpos antifosfolípidos (AAF): anticoagulante lúpico, anticuerpos anticardiolipina (aCL) y anti-β_2-glucoproteína I (anti-β_2-GPI).

Este síndrome, descrito por Graham Hughes en 1983, es considerado actualmente como la trombofilia no hereditaria más frecuente, y es una de las pocas causas conocidas de trombosis tanto arteriales como venosas.

EPIDEMIOLOGÍA

Se ha calculado que la incidencia es de unos 2,1 casos nuevos por 100.000 personas/año y que la prevalencia es de 40-50 casos por 100.000 personas.

En un reciente análisis sistemático se considera que la prevalencia de AAF positivos en la población general con episodios vasculares es del 9,5 % en pacientes con trombosis venosa profunda, el 11 %, en pacientes con infarto de miocardio, el 13,5 % de los que presentan ictus isquémico y el 6 % en mujeres con morbilidad obstétrica.

El SAF puede presentarse de forma aislada (SAF primario) y asociado a otras enfermedades autoinmunes, generalmente lupus eritematoso sistémico (LES); en estos casos, se conoce como SAF secundario.

MANIFESTACIONES CLÍNICAS

El SAF cursa con trombosis arteriales, venosas o microvasculares y morbilidad obstétrica, asociado a la presencia de AAF.

Incluidas en los criterios de clasificación

Las trombosis pueden producirse en cualquier órgano o sistema, pero las trombosis venosas se localizan con mayor frecuencia en el sistema venoso de los miembros inferiores y las trombosis arteriales en el cerebro. Una de las características de este síndrome es la alta frecuencia de recurrencias trombóticas, a menudo en el mismo lecho vascular.

Un pequeño número de pacientes (1 %) pueden desarrollar un SAF catastrófico (SAFC), definido por trombosis de pequeños vasos en tres o más órganos, que suele desarrollarse en menos de 1 semana. Este cuadro se asocia a una alta mortalidad, aun con tratamiento adecuado: las últimas estimaciones la cifran en el 40 %.

La morbilidad obstétrica en el SAF incluye la muerte inexplicable de uno o más fetos morfológicamente normales a partir de la 10ª semana de gestación, el nacimiento prematuro de uno o más recién nacidos morfológicamente normales antes de la semana 34 de gestación, ya sea por eclampsia o preeclampsia grave, o tres o más abortos espontáneos consecutivos antes de la 10ª semana de gestación, excluyendo anormalidades anatómicas, hormonales o causas cromosómicas.

No incluidas en los criterios de clasificación

Con frecuencia, los pacientes con AAF presentan otras manifestaciones no incluidas en los criterios de clasificación del SAF. Entre ellas, destacan las manifestaciones hematológicas, como la anemia hemolítica, y las neurológicas, como corea, mielitis, accidentes isquémicos transitorios o migraña.

Cuándo sospechar un síndrome antifosfolípido

Se debe sospechar un SAF ante un paciente joven (< 50 años), con trombosis venosa o arterial, sin factores de riesgo cardiovascular ni factores de riesgo transitorios de trombosis. También hay que descartar SAF ante un paciente con trombosis recurrentes, combinación de trombosis arteriales y venosas, o trombosis de localización atípica.

 Entre las manifestaciones obstétricas, se debe descartar SAF en mujeres con abortos de repetición, con pérdidas fetales de más de 10 semanas de gestación, embarazos con preeclampsia o eclampsia, desprendimiento prematuro de placenta normalmente inserta o un embarazo con restricción del crecimiento intrauterino.

DIAGNÓSTICO

Para el diagnóstico de SAF se debe cumplir alguno de los criterios clínicos junto a alguno de los criterios de laboratorio; es decir, haber presentado trombosis arterial, venosa o de pequeños vasos o morbilidad obstétrica, junto a positividad de AAF: anticoagulante lúpico detectado según las pautas de la Sociedad Internacional de Trombosis y Hemostasia, aCL, de isotipo inmungoglobulina G (IgC) o M (IgM) que superen las 40 unidades o niveles superiores al percentil 99, o anticuerpos anti-β_2-GPI, IgG o IgM, a niveles superiores al percentil 99, medidos mediante un análisis por inmunoabsorción ligado a enzimas (*enzyme-linked immunosorbent assay*, ELISA).

Para minimizar el riesgo de un diagnóstico basado en la presencia de anticuerpos antifosfolípidos transitorios, como puede suceder en algunos procesos infecciosos, los AAF deben estar presentes en dos ocasiones separadas con, al menos, 12 semanas de diferencia.

Criterios de clasificación

Recientemente se han publicado unos nuevos criterios de clasificación del SAF, producto de la colaboración de expertos internacionales de las principales sociedades científicas, el ACR y la EULAR con el objetivo de mejorar la especificidad para la clasificación de estos pacientes que puedan ser incluidos en estudios de investigación (**Tabla 35-1**).

Los criterios de clasificación del SAF del ACR/EULAR de 2023 incluyen un criterio de entrada de al menos una prueba positiva de AAF en los 3 años siguientes a la identificación de un criterio clínico, seguido de criterios ponderados aditivos (rango de puntuación de 1-7 puntos cada uno) agrupados en seis dominios clínicos (tromboembolia venosa, trombosis arterial, microvascular, obstétrica, valvular cardíaca y hematológica) y dos dominios de laboratorio (anticoagulante lúpico, aCL IgG/IgM o anti-β_2-GPI IgG/IgM). Los sujetos que acumulan al menos 3 puntos en las pruebas clínicas y al menos 3 puntos en las pruebas de laboratorio se clasifican como pacientes con SAF.

En la cohorte de validación, los nuevos criterios de SAF comparados con los criterios de clasificación previos del 2006 tuvieron una especificidad del 99 % frente al 86 %, y una sensibilidad del 84 % frente al 99 %.

Determinación de anticuerpos antifosfolípidos

En el caso de un paciente con sospecha de SAF, se debe valorar el perfil completo de AAF: anticoagulante lúpico, aCL y anti-β_2-GPI de isotipos IgG e IgM.

Anticoagulante lúpico

Se basa en pruebas funcionales que identifican la presencia de anticuerpos que inhiben reacciones de coagulación dependientes de fosfolípidos. Para valorar la presencia de anticoagulante lúpico, se deben seguir los pasos recomendados por la Sociedad Internacional de Trombosis y Hemostasia:

1. Fase de cribado, en la que se mide el tiempo de coagulación mediante dos pruebas: del veneno de víbora de Russell y el tiempo parcial de tromboplastina activada, y se comprueba que están alargados.
2. Fase de mezcla: se añade plasma normal para corregir posibles déficits de factores de la coagulación.
3. Fase de confirmación o inhibición con fosfolípidos: se realiza una prueba de corrección o de neutralización en la que se añade a la muestra en estudio un exceso de fosfolípidos.

Para evitar falsos positivos, es importante garantizar que el plasma esté libre de plaquetas. En pacientes anticoagulados (heparina, inhibidores de la vitamina K y anticoagulantes directos), pueden producirse falsos positivos, por lo que tendrá que optarse por otras técnicas de detección de AAF.

Anticuerpos anticardiolipina y anti-β_2-glucoproteína I

La detección de aCL y anti-β_2-GPI se realiza por ELISA, pero existe una importante variabilidad interlaboratorios.

Recientemente, se ha desarrollado una prueba para la detección de AAF que podrían ser más específicos del SAF, y que se asocian fuertemente a trombosis: anticuerpos antifosfatidilserina/protrombina (aPs/PT) y anticuerpos antidominio I de la β_2-GPI. Sin embargo, la detección de estos anticuerpos aún no está estandarizada y no están incluidos en los criterios de clasificación del SAF.

PATOGENIA

Inicialmente se pensaba que los AAF reaccionaban con los fosfolípidos aniónicos como la cardiolipina, pero en la actualidad, se sabe que en su mayoría se dirigen contra las proteínas de unión a fosfolípidos expresadas o unidas a una superficie apropiada.

β_2-glucoproteína I

Los anticuerpos anti-β_2-GPI parecen ser los anticuerpos fundamentales en la patogénesis del SAF, aunque también se han descrito otras dianas, como la protrombina.

La β_2-GPI es una glucoproteína plasmática que consta de cinco dominios. El primero es el sitio de unión para los

Tabla 35-1. Criterios de clasificación del síndrome antifosfólipido del ACR/EULAR de 2023

Criterios de entrada

Al menos un criterio clínico documentado (D1-D6)

+

Una prueba de AAF positiva (anticoagulante lúpico, títulos moderados o altos de aCL IgG o IgM o anti-β_2-GPI IgG o IgM dentro de los 3 años del criterio clínico)

Si no se cumplen los criterios de entrada, no se clasifica como síndrome antifosfólipido
Si se cumplen, se aplican los criterios adicionales

Criterios clínicos y de laboratorio adicionales

No contabilizar un criterio clínico si hay una causa igual o más probable que el SAF
Dentro de cada dominio, contabilizar el criterio de mayor peso

Dominio	Peso	Dominio	Peso
D1. Macrovascular tromboembolismo venoso		**D2. Macrovascular trombosis arterial**	
• TEV con perfil de alto riesgo de TEV	1	• Trombosis arterial con perfil de alto riesgo de ECV	2
• TEV sin perfil de alto riesgo de TEV	3	• Trombosis arterial sin perfil de alto riesgo de ECV	4
D3. Microvascular		**D4. Obstétrico**	
• Sospechada (uno o más de los siguientes):	2	• ≥ 3 muertes prefetales consecutivas (< 10 sem) o muerte fetal precoz (10 sem con 0 días-15 sem con 6 días)	1
– Livedo racemosa (exploración)			
– Vasculopatía livedoide (exploración)		• Muerte fetal (16 sem con 0 días–33 sem con 6 días) en ausencia de preeclampsia grave o insuficiencia placentaria grave	1
– Nefropatía SAF aguda/crónica (exploración o laboratorio)			
– Hemorragia pulmonar (síntomas e imagen)		• Preeclamsia o insuficiencia placentaria con características graves (< 34 sem con 0 días) con o sin muerte fetal	3
Establecida (uno o más de los siguientes):	5		
– Vasculopatía livedoide (AP)		• Preeclamsia e insuficiencia placentaria con características graves (< 34 sem con 0 días) con o sin muerte fetal	4
– Nefropatía SAF aguda/crónica (AP)			
– Hemorragia pulmonar (BAL o AP)			
– Enfermedad miocárdica (imagen o AP)			
– Hemorragia suprarrenal o microtrombosis (imagen o AP)			
D5. Válvulas cardíacas		**D6. Hematología**	
• Engrosamiento	2	• Trombocitopenia (recuento más bajo entre 20 y 130 × 10⁹/L)	2
• Vegetación	4		
D7. Anticoagulante lúpico		**D8. aCL o anti-β2-GPI por ELISA (persistentes)**	
• Una determinación positiva	1	• aCL o anti-β_2-GPI IgM moderados o altos	1
• Positivo de forma persistente	5	• aCL o anti-β_2-GPI IgG moderados	4
		• aCL o anti-β_2-GPI IgG altos	5
		• aCL y anti-β_2-GPI IgG altos	7

Clasificar como SAF si suma al menos 3 puntos de los dominios clínicos y al menos 3 puntos de los dominios de laboratorio

AAF: anticuerpos antifosfólipidos; aCL: anticuerpos anticardiolipina; ACR: American College of Rheumatology; anti-β_2-GPI: anticuerpos antibeta 2 glucoproteína I; AP: anatomía patológica; BAL: lavado broncoalveolar; ECV: enfermedad cardiovascular; ELISA: análisis por inmunoabsorción ligado a enzimas (*enzyme-linked immunosorbent assay*); EULAR: European Alliance of Associations for Rheumatology; IgG: inmunoglobulina G; IgM: inmunoglobulina M; TEV: tromboembolismo venoso; SAF: síndrome antifosfólipido; sem: semanas.
Adaptada de: Barbhaiya M, Zuily S, Naden R, Hendry A, Manneville F, Amigo M-C et al. 2023 ACR/EULAR antiphospholipid syndrome classification criteria. Ann Rheum Dis. 2023;82(10):1258-70.

anticuerpos anti-β_2-GPI, mientras que el quinto dominio se une al fosfolípido aniónico.

Normalmente, la β_2-GPI discurre en el plasma con una forma circular en la que el dominio I no está expuesto. En presencia de fosfolípidos aniónicos, lipopolisacáridos o superficies hidrofílicas, la conformación circular de la β_2-GPI se despliega, tomando una forma «en anzuelo» en la que se expone el dominio 1, que es el sitio de unión de los anti-β_2-GPI.

Se sabe que en pacientes con estos anticuerpos los episodios trombóticos solo ocurren de forma ocasional y que la infusión de estos anticuerpos en modelos animales solo produce trombosis al inducir una lesión vascular mecánica o química. La β_2-GPI no se une a las células endoteliales en reposo, sino que precisa de un segundo impacto, como la presencia de los factores convencionales de riesgo vascular, infecciones, traumatismos o estasis venosa.

Sistema de coagulación y fibrinolíticos

Los AAF interaccionan con los sistemas de coagulación y fibrinolíticos: inhiben la actividad anticoagulante natural del sistema de la proteína C, inhiben la activación de antitrombina y la actividad del inhibidor de la vía del factor tisular. Los AAF también neutralizan la actividad del activador del plasminógeno, que inhibe la fibrinólisis. También se ha descrito su participación en la rotura de la red de anexina A5 en las vellosidades placentarias.

Activación celular

Los AAF activan las células vasculares, incluyendo las células endoteliales, monocitos, neutrófilos y plaquetas.

La activación de células endoteliales transforma la superficie endotelial, normalmente anticoagulante, en un fenotipo procoagulante. Las células endoteliales activadas muestran un aumento en la expresión de moléculas de adhesión (E-selectina, VCAM-1, ICAM-1), factor de Von Willebrand, factor tisular y citocinas proinflamatorias; disminuye el óxido nítrico derivado de las células endoteliales y produce la liberación de micropartículas con propiedades proinflamatorias y procoagulantes.

La activación de monocitos también es importante en la patogenia del SAF. Los monocitos activados por AAF expresan factor tisular y citocinas inflamatorias.

Los neutrófilos activados por AAF liberan trampas extracelulares de neutrófilos y expresan la firma génica del interferón.

Las interacciones de β_2-GPI y AAF con las plaquetas no están tan bien caracterizadas, pero parece que activan la agregación plaquetaria.

Activación del complemento

El papel de la activación del complemento en el SAF se demostró por primera vez en modelos murinos de pérdida de embarazo asociada a AAF. Los productos de la activación del complemento, C3a y C5a, causan inflamación placentaria, y los ratones deficientes en C3, C4, C5 o C5a están protegidos de la pérdida fetal inducida por la infusión de AAF.

Posteriormente, se ha demostrado que la activación del complemento contribuye a la trombosis mediada por AAF en ratones, como se demuestra por la capacidad de los inhibidores de C5 para prevenir la trombosis en animales que recibieron infusión de anti-β_2-GPI. La activación del complemento por AAF conduce a la generación de la anafilotoxina C5a, que recluta monocitos y neutrófilos, activa las células endoteliales e induce la expresión del factor tisular. Sin embargo, aunque se han detectado niveles aumentados de productos de activación del complemento en pacientes con SAF, no se ha demostrado que estos se correlacionen con la trombosis.

Existe evidencia que respalda la activación de la vía de complemento en pacientes con SAFC y el eculizumab, anticuerpo monoclonal anti-C5a, se ha utilizado con éxito en su tratamiento.

EVALUACIÓN DEL RIESGO TROMBÓTICO

La presencia de AAF incrementa el riesgo de episodios trombóticos, venosos o arteriales, y de complicaciones obstétricas. El papel de los AAF en el desarrollo de la trombosis no se conoce en su totalidad, pero aparecen más como un factor de riesgo trombótico que necesita de otros factores adicionales para desencadenar la expresión clínica de la trombosis.

La presencia de AAF se suele determinar después de una trombosis o de complicaciones obstétricas asociadas. Sin embargo, estos anticuerpos se pueden detectar también en la población normal (1,0-5,6 %), en pacientes con enfermedades autoinmunes sistémicas (la más frecuente, el LES, en el 11-86 %, según las series) o de forma casual, en un estudio de coagulación que se hace por otras razones, casi siempre antes de una cirugía.

En los últimos años, algunos investigadores han tratado de analizar el riesgo de trombosis en pacientes portadores de AAF. La conclusión de la mayoría de estos estudios es que el riesgo no es el mismo en todos los pacientes y que hay una serie de factores que incrementan o disminuyen este riesgo. Por tanto, las últimas recomendaciones consideran estratificar el riesgo de cada paciente en función de una serie de parámetros que se analizan a continuación.

Riesgo trombótico en portadores de anticuerpos antifosfolípidos

La probabilidad de que los portadores de AAF desarrollen episodios trombóticos y, por tanto, la necesidad de profilaxis primaria, no se conoce con exactitud. En diferentes estudios se ha analizado este riesgo.

Los estudios retrospectivos indican que los pacientes con LES y AAF pueden llegar a tener un riesgo de hasta el 50 % de sufrir una trombosis en los 10 años siguientes al diagnóstico de LES. Varios estudios prospectivos encuentran una tasa similar de trombosis de alrededor del 3,5 por cada 100 pacientes/año. Las mujeres con SAF obstétrico parecen tener un riesgo mayor que los pacientes con LES (26 % después de 3 años de seguimiento).

Por otro lado, portadores asintomáticos de AAF que son diagnosticados casualmente, por ejemplo, después de un estudio de coagulación anormal, parecen tener un riesgo mucho más bajo.

Estratificación del riesgo trombótico

Existen cuatro factores que pueden ayudar a valorar el riesgo de episodios trombóticos en portadores de AAF: el perfil de anticuerpos, los factores de riesgo cardiovascular, la presencia de síntomas o signos asociados con AAF pero que no formaban parte de los criterios de clasificación previos, y el hecho de tener una enfermedad autoinmune subyacente.

Perfil de anticuerpos antifosfolípidos

Varios estudios han destacado que la presencia de anticoagulante lúpico es la que está más estrechamente relacionada con el desarrollo de trombosis, tanto arteriales como venosas, y con complicaciones obstétricas.

Los anticuerpos aCL y los anti-β_2-GPI también se asocian a las manifestaciones clínicas del SAF, aunque más débilmente.

El riesgo de trombosis aumenta con el número de AAF positivos. Los portadores positivos para anticoagulante lúpico, aCL y anti-β_2-GPI, denominada triple positividad, tienen un importante riesgo de trombosis, que se calcula en el 9,8 % a los 2 años y en el 37 % a los 10 años.

El título y la persistencia de AAF también son factores a considerar en la predicción del riesgo trombótico, ya que este es mayor cuando los AAF se presentan a títulos altos y persisten positivos a lo largo del tiempo.

En los últimos años, se está investigando el papel patogénico de otros AAF no incluidos en los criterios de clasificación del SAF, como los anticuerpos anti-dominio I de la β_2-GPI, los antiprotrombina y anticomplejo fosfatidilserina/protrombina (aPs/PT).

La β_2-GPI es una proteína plasmática con cinco dominios. El dominio I es el principal epítopo de los anti-β_2-GPI patogénicos y se ha relacionado con la presencia de anticoagulante lúpico. En varios estudios, se han identificado estos anticuerpos dirigidos contra el dominio I de la β_2-GPI como estrechamente asociados tanto con trombosis como con complicaciones obstétricas y podrían ser de gran valor en la estratificación del riesgo trombótico de pacientes con AAF.

En cuanto a los anticuerpos antiprotrombina, en una revisión sistemática, se concluye que estos anticuerpos son un factor de riesgo de trombosis, y de ellos, los aPs/PT son los que confieren un mayor riesgo.

La determinación de estos anticuerpos, por tanto, podría conducir a una mejor identificación de los individuos con AAF y con mayor riesgo de episodios trombóticos (**Tabla 35-2**).

Factores de riesgo cardiovascular

Los factores de riesgo cardiovascular convencionales van a causar una serie de alteraciones vasculares que, en presencia de AAF, pueden conducir a la trombosis. Muchos pacientes portadores de AAF no sufrirán a lo largo de su vida ningún proceso trombótico, a no ser que se presente un factor desencadenante. Esto es conocido como la hipótesis del desencadenante (*second hit*). La positividad de los AAF *per se*, parece no ser suficiente para el desarrollo de episodios trombóticos. De ahí, la importancia de un control estricto de los factores de riesgo vascular.

Los factores de riesgo clásicos, como hipertensión, tabaco, hiperlipidemia, obesidad, etc., así como otros factores de riesgo transitorios, como infecciones, embarazo, posparto, tratamiento con anticonceptivos combinados, cirugía o inmovilización, podrían actuar como *second hit* o desencadenante de episodios trombóticos.

Entre los factores de riesgo tradicionales, varios estudios han demostrado que la hipertensión, el tabaquismo y la hipercolesterolemia, son los factores de riesgo importantes para el desencadenamiento de la trombosis arterial.

En cuanto a los factores de riesgo transitorios, las infecciones se han reconocido como frecuente factor desencadenante de episodios trombóticos en el SAF, especialmente en el SAFC. Factores hormonales, como los anticonceptivos con estrógenos y progesterona, son factores desencadenantes de procesos trombóticos en la población general y, con más frecuencia, en portadores de AAF, por lo que deben evitarse.

Se recomienda que los portadores de AAF reciban tromboprofilaxis con heparina de bajo peso molecular en situaciones de alto riesgo trombótico como las mencionadas.

Manifestaciones clínicas no incluidas en los criterios de clasificación previos

Algunos pacientes portadores de AAF presentan síntomas o signos que, si bien hasta los criterios actuales del ACR/EULAR de 2023 no habían sido incluidos para la clasificación de SAF, están asociados a la presencia de AAF y a un mayor riesgo de desarrollar trombosis.

La trombocitopenia, que se presenta en alrededor del 25 % de los portadores de AAF, se ha relacionado en algunos estudios no con hemorragias, sino con un mayor riesgo de trombosis. Algunos estudios observacionales han relacionado también la presencia de otras manifestaciones, como la valvulopatía cardíaca y la livedo reticular con un mayor riesgo de trombosis arteriales, aunque los datos no son concluyentes.

Enfermedad autoinmune coexistente

La presencia de enfermedad autoinmune, especialmente LES, confiere un mayor riesgo de trombosis asociado a la presencia de AAF. El anticoagulante lúpico es el AAF más asociado a trombosis en el LES, aunque también la presencia aislada de aCL a título medio-alto se relaciona con episodios trombóticos.

Se sabe que el diagnóstico de SAF en un paciente con LES influye en la valoración del daño crónico y disminuye significativamente la supervivencia. Es muy importante que en todos los pacientes con LES se determine la presencia de AAF por sus implicaciones pronósticas.

Índices de riesgo trombótico

Para intentar cuantificar el riesgo de trombosis y de morbilidad obstétrica, se ha propuesto un índice de riesgo llamado *Global antiphospholipid syndrome score* (GAPSS) y dos modificaciones de este. Las dos primeras versiones se basan principalmente en el perfil de AAF y la tercera incluye más factores de riesgo cardiovascular tradicionales.

El índice GAPSS asigna puntuaciones a cada factor de riesgo identificado en el análisis multivariante: 3 puntos para la hiperlipidemia, 1 para la hipertensión arterial, 5 puntos para la presencia de aCL IgG/IgM a títulos medio/altos, 4 puntos para anti-β_2 IgG/IgM a títulos medios o altos, 3 puntos para aPS/PT IgG/IgM y 4 puntos para la positividad de anticoagulante lúpico. Este índice ha sido validado tanto en pacientes con LES y AAF como en pacientes con SAF primario.

Más adelante se presentó una versión ajustada de este índice, conocida como aGAPSS, que excluye los anticuerpos anti-aPS/PT, ya que no están recogidos en los criterios de clasificación del SAF y no están disponibles de forma rutinaria en todos los centros.

Tabla 35-2. Estratificación del riesgo trombótico según el perfil de anticuerpos antifosfolípidos	
Perfil de AAF	**Riesgo trombótico**
Títulos bajos	Similar al de la población general
Positividad intermitente	Bajo
Títulos medios/altos de un solo AAF, sin factores de riesgo vascular	No hay consenso
Títulos medios/altos de un solo AAF, con factores de riesgo vascular	Alto
Anticoagulante lúpico positivo, doble o triple positividad de AAF	Alto

AAF: anticuerpos antifosfolípidos.

Recientemente, se ha diseñado una versión modificada de este índice, el aGAPSS$_{CVD}$, al que se han añadido otros factores de riesgo cardiovascular como el tabaquismo, la obesidad y la diabetes, que podría detectar mejor el riesgo de episodios cardiovasculares comparado con el aGAPSS, pero es necesaria su validación (**Tabla 35-3**).

TRATAMIENTO

Con relación al tratamiento del SAF, se destacan los siguientes aspectos.

Profilaxis primaria

La profilaxis primaria en portadores de AAF sin episodios trombóticos previos representan un desafío clínico debido a la ausencia de datos sólidos basados en la evidencia. Las recomendaciones se basan principalmente en estudios de baja calidad y opiniones de expertos.

Para saber si es necesaria una profilaxis primaria en los pacientes con AAF positivos, hay que conocer el riesgo de trombosis que su presencia conlleva a partir de la estratificación que se ha explicado previamente (**Tabla 35-4**).

La eficacia de la antiagregación, en la prevención primaria de los portadores de AAF, no se confirma de forma consistente en los estudios. En un ensayo aleatorizado, doble ciego y controlado con placebo, que evaluó a 98 portadores de AAF tratados con dosis bajas de ácido acetilsalicílico (AAS) o placebo, no se encontró una diferencia significativa en la tasa de episodios trombóticos entre ambos grupos. Sin embargo, un metaanálisis de 11 estudios que incluían a 1.208 portadores de AAF describe que las dosis bajas de AAS redujeron significativamente el riesgo del primer episodio trombótico. Estos resultados dejaban de ser significativos cuando se consideraron solo estudios prospectivos o de alta calidad.

Para investigar un posible papel de la terapia combinada para la prevención primaria en portadores de AAF,

el ensayo ALIWAPAS, un estudio prospectivo, multicéntrico, aleatorizado, abierto y controlado, comparó dosis bajas de AAS sola con dosis bajas de AAS más un antagonista de la vitamina K (AVK), cuyo objetivo es una anticoagulación de baja intensidad (cociente internacional normalizado [INR] de 1,5). La terapia combinada no mostró diferencias en el número de episodios trombóticos entre los dos brazos de tratamiento. Sin embargo, se informó un mayor número de episodios hemorrágicos en el grupo de dosis bajas de AAS más un AVK, lo que indica que esta opción de tratamiento fue significativamente menos segura, sin ninguna ventaja de eficacia sobre dosis bajas de AAS sola. También se confirmaron resultados similares en una revisión Cochrane reciente, en los que se muestra que dosis bajas de AAS se asociaron con un riesgo de trombosis similar al de AVK con o sin dosis bajas de AAS. Sin embargo, el riesgo de hemorragia leve (hemorragia nasal, menorragia) fue mayor en los sujetos que recibieron AVK y dosis bajas de AAS.

Las recomendaciones EULAR para la profilaxis primaria se muestran en la **tabla 35-5**.

Tabla 35-4. Recomendaciones para la profilaxis primaria de pacientes con anticuerpos antifosfólipidos positivo

Perfil de AAF	Profilaxis
Títulos bajos de AAF	No tratar
Positividad intermitente	No tratar
Títulos medios/altos de un solo AAF, sin factores de riesgo vascular asociados	No hay consenso
Títulos medios/altos de un solo AAF, con factores de riesgo vascular asociados	Dosis bajas de AAS (75-100 mg al día)
Anticoagulante lúpico positivo, doble o triple positividad de AAF	Dosis bajas de AAS (75-100 mg al día)

AAF: anticuerpos antifosfólipidos; AAS: ácido acetilsalicílico.

Tabla 35-3. Índices de puntuación global ajustada del síndrome antifosfólipido

	aGAPSS	aGAPSS$_{CVD}$
aCL IgG/IgM	5	5
Anti-β$_2$-GPI IgG/IgM	4	4
Anticoagulante lúpico	4	4
Hiperlipidemia	3	3
Hipertensión arterial	1	1
Obesidad	–	2
Diabetes	–	2
Tabaquismo	–	1

aCL: anticuerpos anticardiolipina; aGAPSS: puntuación global ajustada del síndrome antifosfólipido; aGAPSS$_{CVD}$: puntuación global ajustada del síndrome antifosfólipido asociado a otros factores de riesgo cardiovascular; anti-β$_2$-GPI: anticuerpos anti-beta 2 glucoproteína I; IgG: inmunoglobulina G; IgM: inmunoglobulina M.

Tabla 35-5. Recomendaciones de 2019 de EULAR para la profilaxis primaria de pacientes con anticuerpos antifosfólipidos positivos

Situación clínica	Indicación de AAS 75-100 mg al día
Portadores asintomáticos, con un perfil de AAF de alto riesgo, con o sin factores de riesgo tradicionales	Recomendado
Pacientes con LES, sin antecedentes de trombosis o complicaciones durante el embarazo, con un perfil de AAF de: • Alto riesgo • Bajo riesgo	 Recomendado Puede ser considerado
En mujeres no embarazadas con antecedentes únicamente de SAFO (con o sin LES)	Evaluación adecuada del riesgo/beneficio

AAF: anticuerpos antifosfólipidos; AAS: ácido acetilsalicílico; EULAR: European Alliance of Associations for Rheumatology; LES: lupus eritematoso sistémico; SAFO: síndrome antifosfólipido obstétrico.

Profilaxis secundaria

Las medidas de proxilaxis secundaria pueden ser generales o tener en cuenta a la población de pacientes.

Medidas generales

En los pacientes con SAF es imprescindible un adecuado control de los factores de riesgo cardiovascular. Las recomendaciones de la EULAR para el manejo del riesgo cardiovascular en enfermedades reumáticas y musculoesqueléticas, incluyendo LES y SAF, no aconsejan el uso de ninguna herramienta específica de predicción del riesgo cardiovascular, pero recomiendan una evaluación rigurosa de los factores de riesgo tradicionales y los relacionados con la enfermedad.

En pacientes con trombosis venosas

El tratamiento de los pacientes con SAF y episodios trombóticos venosos se basa en la anticoagulación, primero con heparina no fraccionada o heparina de bajo peso molecular (HBPM), seguida de anticoagulación oral con AVK (acenocumarol, warfarina). Estos anticoagulantes precisan una estrecha monitorización, y su control puede ser difícil, especialmente en pacientes portadores de anticoagulante lúpico.

> **!** En cuanto a la intensidad del tratamiento, los estudios realizados en pacientes con SAF y trombosis venosas han concluido que la terapia con anticoagulantes orales a dosis estándar, es decir, con control del INR entre 2 y 3, sería eficaz para evitar recurrencias y seguro en cuanto a la aparición de hemorragias.
> En pacientes con recurrencia trombótica a pesar de la terapia anticoagulante, debe investigarse la adherencia al tratamiento con exámenes frecuentes de control de la anticoagulación. Si los controles muestran que el INR se encuentra en 2-3, se podría considerar añadir AAS, incrementar el INR entre 3 y 4 o cambiar a tratamiento con HBPM.

En cuanto a la duración de la anticoagulación en pacientes con SAF y un episodio trombótico venoso, la mayoría de los expertos opina que la anticoagulación debería ser permanente, debido al riesgo de recurrencias trombóticas.

Sin embargo, algunas sociedades científicas recomiendan, ante un primer episodio trombótico venoso, tener en cuenta varios aspectos: la localización y extensión de la trombosis, el perfil de AAF y si la trombosis venosa se ha producido de manera espontánea o ha sido provocada por algún factor precipitante (toma de anticonceptivos orales, inmovilización, embarazo, etc.). En el caso de que el episodio venoso fuese provocado, la terapia anticoagulante podría tener una duración similar a la aconsejada en la población general, de acuerdo con las guías internacionales (hasta 6 meses después del episodio trombótico).

En pacientes con trombosis arteriales

El tratamiento de los pacientes con SAF y trombosis arteriales es controvertida debido a los datos discordantes publicados en la literatura médica.

Algunas revisiones sistemáticas, en las se que han incluido dos ensayos clínicos diseñados para estudiar diferentes objetivos de INR, han demostrado que una mayor intensidad de AVK (warfarina con INR de 3,1-4,0) frente a dosis estándar de AVK (warfarina con un INR de 2,0-3,0) no mostraron diferencias en las tasas de episodios trombóticos. No obstante, el estudio tenía limitaciones, ya que el INR en el grupo de alta intensidad estaba por debajo del rango establecido el 43 % de las veces, y se excluyó a aquellos pacientes anticoagulados con episodios recurrentes previos. La tasa de hemorragias mayores fue comparable entre los dos ensayos aleatorizados. Sin embargo, el estudio WAPS informó de un mayor riesgo de hemorragias menores en el grupo de warfarina de alta intensidad.

> **!** Las recomendaciones actuales en pacientes con SAF y una primera trombosis arterial es el tratamiento con AVK y control de INR entre 2 y 3 o 3 y 4, considerando el riesgo individual de sangrado y de trombosis recurrente. Otra alternativa puede ser la anticoagulación con INR de 2-3 más la antiagregación con AAS.
> En el caso de recurrencias trombóticas arteriales, puede considerarse el incremento del INR hasta 3-4, la adición de AAS al tratamiento con AVK o cambiar a HBPM.

No hay pruebas suficientes para recomendar el uso de AAS en monoterapia para la prevención secundaria tras una primera trombosis arterial asociada al SAF. Sin embargo, si el paciente tiene un alto riesgo de sangrado, como por ejemplo edad avanzada (>75 años), antecedentes de sangrado, uso concomitante de numerosos fármacos o la presencia de neoplasia, y factores de riesgo concomitantes y reversibles, se podría considerar corregir esos factores de riesgo y tratar solo con antiagregación.

Pacientes refractarios a la terapia anticoagulante o con recurrencias trombóticas

Un porcentaje variable de pacientes con SAF en tratamiento anticoagulante oral no consigue controles de INR aceptables y presenta riesgo tanto de recurrencias trombóticas como de hemorragias. Es importante, en estas situaciones, asegurarse de que existe una buena adherencia terapéutica.

Además debe evaluarse la existencia de otros factores de riesgo de trombosis, como factores de riesgo tradicionales, cáncer u otras trombofilias. En estos casos, puede incrementarse el INR a 3-4, seguir con INR entre 2 y 3 pero añadir AAS, o cambiar a tratamiento crónico con HBPM. Otras alternativas terapéuticas que se podrían considerar como adyuvantes al tratamiento anticoagulante oral podrían ser la hidroxicloroquina (HCQ) o las estatinas.

Otros tratamientos, como los corticosteroides, inmunosupresores o inmunoglobulinas intravenosas (IgIV), han sido utilizados como terapia de rescate en casos refractarios o en el SAFC.

El rituximab (RTX) ha demostrado efectividad en combinación con otras terapias en casos de SAFC. También se han publicado buenos resultados en algunos estudios piloto y series de casos de SAF trombóticos refractarios y en SAF con manifestaciones clínicas, como trombocitopenia, úlceras cutáneas, hemorragia alveolar difusa, etcétera.

Las recomendaciones para el tratamiento del SAF realizadas por el grupo de trabajo sobre profilaxis secundaria en pacientes con SAF del 13º Congreso Internacional de AAF y por la Sociedad Española de Reumatología (SER) se resumen en las **tablas 35-6** y **35-7**, respectivamente.

Nuevos anticoagulantes en la profilaxis secundaria del síndrome antifosfolípido

Los anticoagulantes orales directos (ACOD), inhibidores de la trombina (dabigatrán) y del factor X activado (rivaroxabán, apixabán, edoxabán), han sido aprobados para la profilaxis de tromboembolia venosa en cirugía ortopédica, tratamiento de la trombosis venosa en población general o prevención del ictus en pacientes con fibrilación auricular. Tienen la ventaja de no requerir una monitorización sistemática y no tienen tantas interacciones medicamentosas o alimenticias como los AVK. Su eficacia en el tratamiento de pacientes con SAF ha sido evaluada en varios ensayos clínicos y series de casos.

En una revisión sistemática y metaanálisis de siete estudios que incluyeron 835 pacientes, se ha reportado que los pacientes con ACOD, la mayoría con rivaroxabán, tuvieron un riesgo significativamente mayor de episodios tromboembólicos que los tratados con AVK (riesgo relativo: 1,7; intervalo de confianza del 95 %: 1,1-2,6). En los estudios que evaluaron solo el rivaroxabán, el riesgo fue aproximadamente tres veces mayor (riesgo relativo: 3,4; intervalo de confianza del 95 %: 1,5-7,4).

De un informe Cochrane de 2020, en el que se han revisado a los pacientes con SAF en tratamiento con rivaroxabán, se ha reportado que estos tenían un mayor riesgo de sufrir un ictus (riesgo relativo: 14,1; intervalo de confianza del 95 %: 1,9 a 106,8), pero no hubo diferencias significativas en nin-

Tabla 35-6. Recomendaciones del grupo de trabajo sobre profilaxis secundaria en pacientes con síndrome antifosfolípido del 13º Congreso Internacional de Anticuerpos Antifosfolípidos

Situación	Profilaxis
Títulos bajos de AAF (no criterios)	Bajo riesgo de recurrencias, similar al de la población general
Primera trombosis venosa en SAF definido	AVK con INR 2,0-3,0 o ACOD
Primera trombosis arterial o trombosis venosa recurrente con INR 2-3 en SAF definido	AVK con INR 3,0-4,0
Trombosis recurrentes a pesar de anticoagulación adecuada	• Confirmar que el paciente toma regularmente la medicación • Añadir HCQ, estatinas o rituximab al tratamiento estándar

AAF: anticuerpos antifosfolípidos; ACOD: anticoagulantes orales directos; AVK: antagonistas de la vitamina K; HCQ: hidroxicloroquina; INR: cociente internacional normalizado; SAF: síndrome antifosfolípido.
Adaptada de: Bertolaccini ML, Amengual O, Atsumi T, Binder WL, De Laat B, Forastiero R, et al. «Non-criteria» aPL tests: report of a task force and preconference workshop at the 13th International Congress on Antiphospholipid Antibodies, Galveston, TX, Estados Unidos, abril de 2010. Lupus. 2011;20(2):191-205.

Tabla 35-7. Recomendaciones de la Sociedad Española de Reumatología (SER) sobre la profilaxis secundaria en el síndrome antifosfolípido primario

Recomendación	Grado de recomendación
Los pacientes con AAF y un primer episodio de trombosis venosa deben ser tratados con HNF o HBPM y, posteriormente, con AVK	D
En la prevención secundaria de la trombosis venosa, se recomienda la anticoagulación a rango terapéutico para un INR 2-3	D
En la prevención secundaria de la trombosis venosa, se recomienda que la anticoagulación se mantenga indefinidamente	D
Los pacientes con SAF primario y episodios trombóticos arteriales previos deben ser tratados con anticoagulación estándar (INR 2-3) para prevenir recurrencias de trombosis arteriales	B
En el SAF trombótico refractario al tratamiento convencional, se recomienda asociar a la terapia convencional dosis antiagregantes de AAS, HCQ o estatinas	D
Cuando hay una contraindicación formal a anticoagulantes orales, se recomienda como terapia alternativa el uso de HBPM	D
En el caso de presentar recurrencias trombóticas arteriales incluso con anticoagulación estándar, el tratamiento se puede optimizar asociando antiagregación o aumentando la dosis de anticoagulación (INR 3-4)	D
En el SAF trombótico refractario al tratamiento convencional, se recomienda el control estricto de los factores de riesgo cardiovascular y evitar las situaciones predisponentes a nuevos episodios trombóticos	D
Los ACOD podrían ser una opción terapéutica en pacientes que presentan alergia a dicumarínicos o dificultad para mantener el INR en rango terapéutico a los AVK solo en caso de trombosis venosa y perfil de bajo riesgo trombótico (ausencia de triple positividad)	√

√: buena práctica clínica (práctica recomendada basada en la experiencia clínica y el consenso del equipo redactor); AAF: anticuerpos antifosfolípidos; AAS: ácido acetilsalicílico; ACOD: anticoagulantes orales directos; AVK: antagonistas de la vitamina K; HBPM: heparina de bajo peso molecular; HCQ: hidroxicloroquina; HNF: heparina no fraccionada; INR: índice internacional normalizado; SAF: síndrome antifosfolípido.

gún acontecimiento tromboembólico, incluida la muerte. Los riesgos de hemorragia mayor y de todos los episodios hemorrágicos no fueron significativamente diferentes en ambas revisiones.

Tras revisar estos estudios, el Comité Europeo para la Evaluación de Riesgos en Farmacovigilancia (PRAC) recomendó no utilizar ACOD en la prevención de acontecimientos tromboembólicos en pacientes con SAF y antecedentes personales de trombosis, en particular, en pacientes con triple positividad de AAF.

El grupo de trabajo del 16º Congreso Internacional de AAF recomienda que en pacientes con SAF, con uno o dos AAF positivos tras una primera trombosis venosa, los ACOD iniciados como tratamiento estándar se mantengan, teniendo en cuenta los riesgos e incertidumbres percibidos y tras discutirlos con el paciente, para la toma de una decisión compartida.

Los ACOD deben evitarse en pacientes con trombosis arterial o de pequeños vasos relacionada con SAF (probado o sospechado), excepto en el contexto de un ensayo clínico.

Las recomendaciones EULAR sobre el tratamiento de SAF puntualizan que los ACOD podrían considerarse en pacientes que no pueden mantener el INR en rango terapéutico a pesar de mantener una buena adherencia al tratamiento con AVK o en aquellos pacientes con alergia o intolerancia a los AVK.

 No debe cambiarse el tratamiento de AVK a ACOD en pacientes con mala adherencia al tratamiento o a la monitorización del INR.

En resumen, el uso de los nuevos anticoagulantes podría ser de utilidad en la profilaxis secundaria de pacientes con SAF con episodios trombóticos venosos previos en los que no pueda conseguirse un INR en rango terapéutico. No se pueden recomendar estas terapias en la profilaxis secundaria de pacientes con SAF con trombosis venosas recurrentes ni en los que han presentado trombosis arteriales. Los pacientes con un perfil de AAF de alto riesgo, como la triple positividad, no serían candidatos idóneos para estas terapias por el riesgo de recurrencias.

Tratamientos coadyuvantes

Se exponen a continuación varios tratamientos adyuvantes.

Hidroxicloroquina

La HCQ es un fármaco que ha demostrado propiedades antitrombóticas en pacientes con LES, así como en modelos experimentales de SAF y en estudios tanto *in vivo* como *in vitro*.

La HCQ podría ejercer efectos antitrombóticos a través de varios mecanismos: evitando la activación plaquetaria inducida por AAF, disminuyendo la unión de AAF a fosfolípidos de las superficies celulares, mejorando el perfil lipídico y la función endotelial e incluso reduciendo los niveles de AAF.

En un estudio retrospectivo, la HCQ demostraba capacidad para reducir los niveles de AAF y la incidencia de trombosis arterial en pacientes con SAF primario.

En un estudio prospectivo no aleatorizado, la HCQ asociada a anticoagulantes orales demostraba capacidad para reducir el riesgo de recurrencia trombótica venosa comparado con anticoagulación sola en pacientes con SAF primario.

Estatinas

Las estatinas, inhibidores de la enzima hidroxi-3-metil-glutaril coenzima A reductasa tienen un papel central en la producción hepática de colesterol, pero también tienen efec-

tos pleiotrópicos sobre células endoteliales y monocitos con propiedades antiinflamatorias y antitrombóticas.

En la población general, han demostrado un efecto beneficioso en la prevención primaria y secundaria de episodios cardiovasculares.

En estudios *in vitro* y en modelos murinos de SAF, se ha demostrado que pueden proteger contra los efectos protrombóticos de los AAF.

En pacientes con AAF, se han observado efectos antitrombóticos a través de la reducción de la expresión del factor tisular, de la activación endotelial y de la producción de citocinas proinflamatorias. Estos resultados han sido confirmados en un ensayo clínico no controlado que incluye a pacientes con SAF y trombosis previa.

En la actualidad, con los datos disponibles, aunque las estatinas pueden ser beneficiosas en la prevención primaria y secundaria de trombosis arterial en pacientes portadores de AAF o con SAF, los expertos no recomiendan su uso en ausencia de hiperlipidemia. Estas terapias sí podrían utilizarse como terapia adyuvante al tratamiento antitrombótico en pacientes con SAF refractario.

Rituximab

El RTX, anticuerpo monoclonal quimérico anti-CD20, es un fármaco utilizado para la reducción de células B en una serie de enfermedades inmunomediadas, reumatológicas y hematológicas. Su papel en el tratamiento del SAF no está del todo claro, pero se han publicado efectos beneficiosos en estudios observacionales, series de casos y en estudios no aleatorizados.

En un estudio abierto no aleatorizado, realizado en pacientes con manifestaciones como trombocitopenia, valvulopatía cardíaca, úlceras cutáneas o disfunción cognitiva, el RTX, a pesar de que no conseguía reducir los niveles de AAF, produjo respuesta clínica en algunas de estas manifestaciones, especialmente en úlceras cutáneas y trombocitopenia, por lo que podría ser de utilidad como terapia coadyuvante en pacientes con AAF.

En otro estudio reciente publicado, se revisa de forma retrospectiva la respuesta a RTX en 40 pacientes con SAF con manifestaciones refractarias al tratamiento, incluyendo hemorragia alveolar difusa, trombosis recurrente, citopenias, manifestaciones neurológicas y cutáneas. Se observó una respuesta favorable al RTX en el 80 % de los pacientes, con una respuesta completa en el 55 % de ellos. La respuesta completa se asociaba a un descenso en el título de AAF a los 4-6 meses tras tratamiento, mientras que los niveles de AAF no se modificaban en los pacientes sin respuesta o con respuesta parcial.

Circunstancias en las que podría suspenderse la anticoagulación indefinida

En general, el tratamiento de los pacientes con SAF y trombosis arteriales, venosas o microvasculares debe ser permanente, ya que el SAF se caracteriza por presentar recurrencias trombóticas a menudo en el mismo territorio vascular cuando se suspende la anticoagulación.

Sin embargo, hay algunas circunstancias en las que podría considerarse suspender la anticoagulación, por ejemplo, en el caso de que la trombosis haya sido provocada por un factor desencadenante claramente identificable y evitable (toma de anticonceptivos orales, después de cirugía sin profilaxis antitrombótica o inmovilización prolongada). En estos casos, se podría intentar suspender la anticoagulación si el perfil de AAF no es de alto riesgo y en ausencia de otros factores de riesgo vascular.

SÍNDROME ANTIFOSFOLÍPIDO OBSTÉTRICO

En el estudio del síndrome antifosfolípido obstrético (SAFO), se destacan los siguientes aspectos.

Patogenia

En el SAFO se han descrito mecanismos tanto trombóticos como inflamatorios implicados en su patogenia. Una invasión inadecuada de las arterias espirales maternas por parte del citotrofoblasto extravelloso y una inflamación grave de la placenta podrían explicar la pérdida temprana del embarazo en las pacientes con SAFO.

Por otro lado, una alterada remodelación de las arterias espirales maternas junto con la activación de la cascada del complemento y de la coagulación podrían ser la causa de la pérdida tardía del embarazo y la preeclampsia.

Factores de riesgo para resultados obstétricos adversos

Los factores de riesgo asociados a resultados obstétricos adversos en el SAFO son, en laboratorio, la positividad de anticoagulante lúpico o cualquier combinación de anticoagulante lúpico con aCL o anti-β_2-GPI y la triple positividad de AAF.

Los factores de riesgo clínico son los antecedentes de trombosis, la presencia de LES y las complicaciones previas graves del embarazo: eclampsia, preeclampsia, insuficiencia placentaria, síndrome de HELLP acrónimo inglés de hemólisis, aumento de enzimas hepáticas y trombocitopenia (*hemolysis, elevated liver-enzyme and low platelet syndrome*) y restricción del crecimiento intrauterino.

Consejo preconcepcional

Todas las pacientes con SAF o portadoras de AAF deben recibir un adecuado consejo preconcepcional para intentar asegurar una buena evolución del embarazo y la prevención de complicaciones trombóticas.

En el caso de pacientes con SAF, con antecedentes de trombosis anticoaguladas con AVK, este tratamiento debe ser sustituido por HBPM cuando la prueba de embarazo sea positiva, ya que los AVK son teratogénicos. En pacientes con SAF/AAF, sin antecedentes de trombosis, se recomienda iniciar tratamiento con AAS antes de la concepción, en el caso de que no lo tomaran previamente.

Existen una serie de condiciones maternas que pueden contraindicar la gestación (**Tabla 35-8**).

Control del embarazo

El embarazo en la mujer con SAF debe considerarse de alto riesgo y ha de ser seguido de forma estrecha por un equipo multidisciplinar formado por el obstetra, el hematólogo y el reumatólogo que siga habitualmente a la paciente.

En cada visita, se debe monitorizar el peso y la presión arterial de la gestante.

Durante el seguimiento, se harán ecografías seriadas para el control del crecimiento fetal. Son especialmente importantes la ecografía-Doppler de arterias uterinas y la eco-Doppler de arteria umbilical para la evaluación del estado materno-fetal.

La eco-Doppler de arterias uterinas evalúa la invasión trofoblástica hacia las arterias espirales, que lo convierten en un sistema de alta perfusión y baja resistencia. El patrón característico de la eco-Doppler de arterias uterinas en el primer trimestre de gestación es la presencia de una muesca diastólica junto a una alta pulsatilidad. La persistencia de la muesca más allá de las 24 semanas de gestación se considera anormal, pues indica una disminución del flujo sanguíneo en el compartimento materno de la placenta y se asocia a preeclampsia, restricción del crecimiento intrauterino y muerte perinatal.

La eco-Doppler umbilical evalúa la resistencia placentaria. En los fetos con restricción del crecimiento de causa placentaria, la reducción del flujo diastólico umbilical se asocia a insuficiencia uteroplacentaria, restricción del crecimiento

---

Tabla 35-8. Situaciones que contraindican la gestación en pacientes con lupus eritematoso sistémico y síndrome antifosfolípido

Contraindicación absoluta

1. Hipertensión pulmonar grave (PAP sistólica estimada > 50 mmHg o sintomática)

2. Enfermedad pulmonar restrictiva grave (CVF < 50 % del valor predictivo)

3. Insuficiencia cardíaca grave (clase IV de la OMS, que incluye la disfunción ventricular grave en forma de FEVI < 30 % y clase III-IV de la NYHA)

4. Fracaso renal grave (creatinina sérica > 2,8 mg/dL [500 mmol/L])

5. Brote grave de lupus eritematoso sistémico en los 6 meses previos

6. Trombosis, en especial arterial, en los 6 meses previos

Contraindicación relativa

Antecedentes recurrentes de insuficiencia vascular placentaria (muerte intrauterina, preeclampsia grave precoz, síndrome HELLP o RCIU) a pesar de tratamiento con ácido acetil salicílico y heparina

CVF: capacidad vital forzada; FEVI: fracción de eyección del ventrículo izquierdo; HELLP: acrónimo inglés de hemólisis, enzimas hepáticas elevadas y trombocitopenia; NYHA: New York Heart Association; OMS: Organización Mundial de la Salud; PAP: presión arterial pulmonar; RCIU: restricción del crecimiento intrauterino.
Adaptada de: Espinosa G, Galindo-Izquierdo M, Marcos Puig B, Casellas Caro M, Delgado Beltrán P, Martínez López JA, et al. Control del embarazo en pacientes con lupus eritematoso sistémico y síndrome antifosfolípido. Parte 1: Infertilidad, preservación ovárica y valoración preconcepcional. Documento de consenso de la Sociedad Española de Ginecología y Obstetricia (SEGO), Sociedad Española de Medicina Interna (SEMI) y Sociedad Española de Reumatología (SER). Reumatol Clin (Engl Ed). 2021;17(2):61-6.

intrauterino, hipoxia fetal y aumento de la morbilidad y mortalidad perinatales.

Se cree que la restricción del crecimiento fetal y las patologías placentarias relacionadas, como la preeclampsia, la mortinatalidad y el desprendimiento de la placenta, surgen en las primeras etapas del embarazo, cuando una remodelación inadecuada de las arterias espirales maternas da lugar a una circulación uteroplacentaria persistente de alta resistencia y bajo flujo. La consiguiente isquemia placentaria, la lesión por reperfusión y el estrés oxidativo, se asocian a un desequilibrio de los factores angiogénicos/antiangiogénicos.

El resultado del cociente del factor antiangiogénico de la tirosina cinasa 1 soluble de tipo fms, también conocida como receptor 1 del factor de crecimiento vascular, con el factor proangiogénico de crecimiento placentario menor de 38 predice a corto plazo la ausencia de preeclampsia, con un valor predictivo negativo del 99,3 %.

Tratamiento durante la gestación

El manejo de la gestación en pacientes diagnosticadas de SAF o en portadoras de AAF se resume en la **tabla 35-9**.

Aunque no hay estudios específicos sobre la dosis y régimen de administración de AAS en el SAFO, trabajos realizados sobre prevención de la preeclampsia en gestaciones de alto riesgo recomiendan administrar AAS a dosis de 150 mg al día, preferentemente por la noche.

Parto y puerperio

Habitualmente suele retirarse el AAS a las 36 semanas de gestación, o al menos de una semana a 10 días antes del parto, para evitar complicaciones hemorrágicas.

Siempre que sea posible, debe intentarse el parto por vía vaginal a las ≥ 39 semanas de gestación, ya que la cesárea aumenta considerablemente el riesgo trombótico.
La terapia con HBPM a dosis profilácticas debe suspenderse 12 horas antes del parto. En el caso de tratamiento con HBPM a dosis terapéuticas, esta debe suspenderse 24 horas antes del parto.

En el caso de practicar una cesárea, esta debe ser programada, ya que la cesárea de urgencia aumenta aún más el riesgo trombótico.

La terapia anticoagulante puede generalmente reiniciarse 4 a 6 horas después del parto por vía vaginal o de 6 a 12 horas después de una cesárea, a menos que haya riesgo de hemorragia.

Si se ha empleado anestesia neuroaxial, la terapia anticoagulante puede reiniciarse 4 horas después de haberse retirado el catéter.

Las pacientes con SAF y antecedentes de trombosis arterial o venosa en tratamiento anticoagulante oral previo al embarazo deben reiniciar el tratamiento anticoagulante oral posparto, debido al alto riesgo de trombosis en el puerperio.

Tabla 35-9. Manejo de complicaciones en gestantes con síndrome antifosfolípido y anticuerpos antifosfolípidos

Tratamiento del SAFO durante la gestación

- En pacientes con SAFO e historia de abortos precoces (< 10 semanas) de repetición, se recomienda tratamiento con AAS a dosis bajas, con o sin HBPM profiláctica asociada
- En pacientes con SAFO e historia de muerte fetal (> 10 semanas), se propone tratamiento con AAS a dosis bajas y HBPM a dosis profilácticas
- En pacientes con SAFO e historia de preeclampsia grave o insuficiencia placentaria, se recomienda tratamiento con AAS a dosis bajas ± HBPM en función del perfil de riesgo individual
- Se propone iniciar tratamiento con AAS de forma preconcepcional
- En pacientes portadoras asintomáticas de AAF con perfil de alto riesgo, se propone tratamiento con AAS
- No se recomienda monitorizar la actividad del factor Xa en gestantes con SAF o AAF en tratamiento con HBPM

Tratamiento del SAFO refractario

- En las pacientes con abortos de repetición o pérdidas fetales refractarias a tratamiento con AAS + HBPM se recomienda añadir al tratamiento HCQ durante la totalidad del embarazo o prednisona a bajas dosis durante el primer trimestre
- En casos de CIR o preeclampsia precoz grave, se propone el uso de pravastatina (20 mg al día) desde el inicio de la preeclampsia
- No se recomienda el uso de IgIV y plasmaféresis, si bien podría considerarse en ausencia de respuesta a otros tratamientos

Manejo de la trombosis en gestantes con SAF/AAF

- Se recomienda la anticoagulación con HBPM antes que con HNF
- Asimismo, se recomienda utilizar HNF, fondaparinux, danaparoide, los filtros de vena cava y la trombólisis en situaciones especiales o contraindicación para HBPM
- No se recomiendan los ACOD, ya que no existen estudios sobre ellos en gestación
- Se propone mantener la anticoagulación durante toda la gestación y hasta 6 semanas posparto con AAF negativos e indefinida si AAF positivos

¿Cómo dar el paso a HBPM en gestantes con SAF y tratamiento previo con AVK?

Sustituir los AVK por HBPM cuando la prueba de embarazo sea positiva (deben hacerse con frecuencia para evitar detectar el embarazo después de la 6ª-8ª semana desde la fecha de la última regla)

AAF: anticuerpos antifosfolípidos; AAS: ácido acetil salicílico; ACOD: anticoagulantes orales directos; AVK: anticoagulantes orales de la antivitamina K; CIR: crecimiento intrauterino retardado; HBPM: heparina de bajo peso molecular; HCQ: hidroxicloroquina; HNF: heparina no fraccionada; IgIV: inmunoglobulinas intravenosas; SAF: síndrome antifosfolípido; SAFO: síndrome antifosfolípido obstétrico.
Adaptada de: Espinosa G, Galindo-Izquierdo M, Marcos Puig B, Casellas Caro M, Delgado Beltrán P, Martínez López JA, *et al*. Control del embarazo en pacientes con lupus eritematoso sistémico y síndrome antifosfolípido. Parte 1: Infertilidad, preservación ovárica y valoración preconcepcional. Documento de consenso de la Sociedad Española de Ginecología y Obstetricia (SEGO), Sociedad Española de Medicina Interna (SEMI) y Sociedad Española de Reumatología (SER). Reumatol Clin (Engl Ed). 2021;17(2):61-6.

En el caso de pacientes con SAF, sin antecedentes de trombosis previa, la recomendación general es emplear profilaxis con HBPM + AAS durante 6 semanas posparto debido al alto riesgo de trombosis en el puerperio.

Síndrome antifosfolípido obstétrico refractario

El tratamiento estándar para prevenir las pérdidas del embarazo en el síndrome antifosfolípido obstétrico es la HBPM más dosis bajas de AAS. Con el tratamiento se consiguen el 70-80 % de bebés vivos viables. Por lo tanto, el 20-30 % de los embarazos son refractarios al tratamiento habitual.

En estos casos, puede añadirse al tratamiento la HCQ o dosis bajas de prednisona. En el caso de la HCQ, esta se añadiría al tratamiento durante la totalidad del embarazo y, en el caso de la prednisona, a bajas dosis durante el primer trimestre de gestación.

No se recomienda el uso inicial de IgIV y plasmaféresis, si bien podría considerarse en ausencia de respuesta a otros tratamientos.

Estudios clínicos sobre el tratamiento con pravastatina han dado resultados prometedores. De hecho, iniciar la terapia con pravastatina 20 mg al día al comienzo de la preeclampsia o del crecimiento intrauterino retardado condujo a una mejoría rápida de los parámetros hemodinámicos en las arterias uterinas.

Existen también resultados prometedores con fármacos antifactor de necrosis tumoral α. Con certolizumab, que al carecer de la fracción constante no atraviesa la placenta, actualmente se está realizando un ensayo clínico.

SÍNDROME ANTIFOSFOLÍPIDO CATASTRÓFICO

Este síndrome fue descrito por Ronald Asherson en 1992. Se trata de un cuadro agudo de afectación multisistémica que suele desarrollarse en menos de 1 semana y que produce trombosis de pequeños vasos en tres o más órganos, junto a la presencia de AAF.

Los criterios de clasificación del SAFC se muestran en la **tabla 35-10**.

Patogenia

En la patogenia del SAFC, se combinan factores trombóticos e inflamatorios, en la que resulta fundamental el papel de la activación del complemento. Se han descrito mutaciones genéticas que predisponen a una desregulación del complemento, lo que conduce a una activación incontrolada de este, provoca una trombosis diseminada y fallo multiorgánico en el contexto de un desencadenante como infección, cirugía o enfermedad autoinmune.

Epidemiología

El SAFC constituye tan solo el 1 % de los SAF, pero puede ser la manifestación inicial del SAF en aproximadamente la mitad de los pacientes con SAFC.

La mayor parte del conocimiento sobre el SAFC procede del CAPS Registry, una base de datos en línea en la que se ha registrado un gran número de casos de SAFC. En septiembre del 2019, dicho registro incluía 571 episodios de SAFC de 547 pacientes.

El 70 % de los pacientes con SAFC descritos en el registro eran mujeres, con una edad media de aparición de 39 años.

Tabla 35-10. Criterios de clasificación del síndrome antifosfolípido catastrófico
Criterios
1. Evidencia de afectación de tres o más órganos, sistemas o tejidos
2. Desarrollo de las manifestaciones simultáneamente o en menos de 1 semana
3. Confirmación anatomopatológica de la oclusión de vasos de pequeño calibre en al menos un órgano o tejido
4. Confirmación de laboratorio de la presencia de AAF (anticoagulante lúpico, aCL o anti-β_2-GPI)
Clasificación
SAFC definitivo
Requiere los cuatro criterios
SAFC probable
Los cuatro criterios, excepto por afectación de solo dos órganos, sistemas o tejidos; **o** los cuatro criterios, excepto la confirmación de laboratorio con al menos 12 semanas de diferencia debido a fallecimiento del paciente en el que nunca se habían determinado los AAF antes del SAFC; **o** los criterios 1, 2 y 4; **o** los criterios 1, 3 y 4 y el desarrollo de la tercera trombosis entre 8 y 30 días del primer episodio, pese a la anticoagulación

AAF: anticuerpos antifosfolípidos; aCL: anticuerpos anticardiolipina; anti-β_2-GPI: anticuerpos antibeta 2 glucoproteína I; SAFC: síndrome antifosfolípido catastrófico.

El 11 % de los casos se presentan en la infancia y el 9,3 % de los casos en pacientes mayores de 65 años.

La mayoría de los pacientes que presentaron SAFC no estaban diagnosticados de enfermedad autoinmune subyacente. En el 28 % de los casos incluidos en el CAPS Registry, el cuadro se asoció a la presencia de LES, aunque también se han descrito asociados a otras enfermedades autoinmunes, como la artritis reumatoide.

Cuadro clínico

Se han descrito factores precipitantes en el 68 % de los casos, los más frecuentes de los cuales son las infecciones (29 %), la cirugía (9 %) y las neoplasias (9 %). Otros factores asociados fueron el uso de estrógenos, parto o puerperio, medicamentos y los brotes de LES.

Con respecto a la afectación orgánica, la más frecuente fue la afectación renal (74 %), cerebral (56 %), respiratoria (55 %), cardíaca (53 %) y la cutánea en el 45 % de los casos.

La afectación renal cursa con fallo renal, proteinuria, hematuria e hipertensión arterial. Dos tercios de estos pacientes presentaron características analíticas de hemólisis y el 40 % de estos, un cuadro de púrpura trombocitopénica trombótica.

Entre los hallazgos de laboratorio, es frecuente la trombocitopenia (60 %), mientras que el 15 % presentaron anemia hemolítica microangiopática.

Entre los AAF, el anticoagulante lúpico estaba presente en el 83 % de los casos, aCL IgG en el 81 %, aCL IgM en el 51 %, anti-β_2-GPI IgG en el 75 % y anti-β_2-GPI IgM en el 44 %.

El SAFC es un cuadro clínico muy grave, con una mortalidad del 36 %.

Tratamiento

El tratamiento del SAFC no está claramente establecido, debido a la rareza de este síndrome, pero la triple terapia con anticoagulación, corticosteroides, recambio plasmático o IgIV, parece ser la que muestra mayores porcentajes de éxito.

Medidas generales

Se deben identificar y tratar las causas predisponentes (por ejemplo: sepsis, desbridamiento/amputación del tejido necrótico).

Anticoagulación

Debe iniciarse con heparina sódica intravenosa, idealmente controlada con los niveles de anti-Xa, ya que muchos pacientes portadores de anticoagulante lúpico pueden incrementar artificialmente el tiempo parcial de tromboplastina activada. También se han reportado casos de tratamiento anticoagulante con HBPM.

Corticosteroides

En el CAPS Registry se trataron con corticosteroides el 99 % de los casos y, sin embargo, no se conoce la dosis óptima. Tradicionalmente se utilizan pulsos de metilprednisolona durante 3-5 días, seguidos de prednisona a dosis decreciente.

Recambio plasmático

Mediante esta técnica se eliminan los AAF plasmáticos. No hay consenso sobre su periodicidad, duración o solución de reemplazo más adecuada. Hay buena experiencia con series de seis recambios plasmáticos realizadas cada 48 horas, con reemplazo con solución de albúmina. Su duración, dependerá de la evolución clínica del paciente.

Inmunoglobulinas intravenosas

El mecanismo de acción de la IgIV no es bien conocido, pero podría disminuir los niveles de AAF y de las citocinas proinflamatorias. Se suelen administrar 400 mg/kg al día durante 5 días o 1 g/kg al día durante 2 días, ambas pautas de forma mensual.

Se ha recomendado el tratamiento con IgIV de forma conjunta con el recambio plasmático, es decir, el día después del recambio plasmático, se administrarían 200 mg/kg para prevenir la cantidad eliminada, y en pacientes con escasa respuesta, podría considerarse un aumento de la dosis.

En casos refractarios, el CAPS Registry ha publicado numerosos casos tratados con RTX en combinación con la triple terapia. También se han descrito casos refractarios tratados con eculizumab.

En el caso de que el SAFC haya sido precipitado por un brote de LES, se debería añadir al tratamiento convencional pulsos de ciclofosfamida: 500 mg cada 2 semanas durante 3 meses.

PUNTOS CLAVE

- El SAF es una trombofilia adquirida de características autoinmunes que produce trombosis arteriales, venosas, microvasculares y morbilidad obstétrica, asociado a la presencia de AAF.
- Se debe sospechar SAF ante un paciente joven con trombosis venosa o arterial, sin factores de riesgo cardiovascular ni factores de riesgo transitorios de trombosis, así como ante un paciente con trombosis recurrentes, combinación de trombosis arteriales y venosas o trombosis de localización atípica.
- El tratamiento del SAF se basa en la terapia anticoagulante y, en general, debe ser crónico, debido al alto riesgo de recurrencias.

BIBLIOGRAFÍA

Andreoli L, Bertsias GK, Agmon-Levin N, Brown S, Cervera R, Costedoat-Chalumeau N, et al. EULAR recommendations for women's health and the management of family planning, assisted reproduction, pregnancy and menopause in patients with systemic lupus erythematosus and/or antiphospholipid syndrome. Ann Rheum Dis. 2017;76(3): 476-85.

Andreoli L, Chighizola CB, Banzato A, Pons-Estel GJ, Ramire de Jesus G, Erkan D. Estimated frequency of antiphospholipid antibodies in patients with pregnancy morbidity, stroke, myocardial infarction, and deep vein thrombosis: a critical review of the literature. Arthritis Care Res (Hoboken). 2013;65(11):1869-73.

Cáliz Cáliz R, Díaz del Campo Fontecha P, Galindo Izquierdo M, López Longo FJ, Martínez Zamora MÁ, Santamaría Ortiz A, et al. Recomendaciones de la Sociedad Española de Reumatología sobre síndrome antifosfolípido primario. Parte I: Diagnóstico, evaluación y tratamiento. Reumatol Clin. 2020;16(2 Pt 1):71-86.

Cervera R, Rodríguez-Pintó I, Legault K, Erkan D. 16th International Congress on Antiphospholipid Antibodies Task Force Report on Catastrophic Antiphospholipid Syndrome. Lupus. 2020;29(12):1594-600.

Cohen H, Cuadrado MJ, Erkan D, Duarte-García A, Isenberg DA, Knight JS, et al. 16th International Congress on Antiphospholipid Antibodies Task Force Report on Antiphospholipid Syndrome Treatment Trends. Lupus. 2020;29(12):1571-93.

Di Minno MND, Scalera A, Tufano A, Ambrosino P, Bettiol A, Silvestri E, et al. The association of adjusted Global AntiphosPholipid Syndrome Score (aGAPSS) with cardiovascular disease in subjects with antiphospholipid antibodies. Atherosclerosis. 2018;278:60-5.

Hughes GR. Thrombosis, abortion, cerebral disease, and the lupus anticoagulant. Br Med J (Clin Res Ed). 1983;287(6399):1088-9.

Meroni PL, Borghi MO, Grossi C, Chighizola CB, Durigutto P, Tedesco F. Obstetric and vascular antiphospholipid syndrome: same antibodies but different diseases? Nat Rev Rheumatol. 2018;14(7):433-40.

Radin M, Sciascia S, Erkan D, Pengo V, Tektonidou MG, Ugarte A, et al. The adjusted global antiphospholipid syndrome score (aGAPSS) and the risk of recurrent thrombosis: Results from the APS ACTION cohort. Semin Arthritis Rheum. 2019;49(3):464-8.

Rodríguez Almaraz E, Sáez-Comet L, Casellas M, Delgado P, Ugarte A, Vela-Casasempere P, et al. Control del embarazo en pacientes con lupus eritematoso sistémico/síndrome antifosfolípido. Parte 2: seguimiento del embarazo. Reumatol Clin. 2021;17(3):125-31.

Ruiz-Irastorza G, Cuadrado MJ, Ruiz-Arruza I, Brey R, Crowther M, Derksen R, et al. Evidence-based recommendations for the prevention and long-term management of thrombosis in antiphospholipid antibody-positive patients:

report of a task force at the 13th International Congress on antiphospholipid antibodies. Lupus. 2011;20:206-18.

Tektonidou MG, Andreoli L, Limper M, Amoura Z, Cervera R, Costedoat-Chalumeau N, et al. EULAR recommendations for the management of antiphospholipid syndrome in adults. Ann Rheum Dis. 2019;78(10):1296-304.

Síndrome de Sjögren

36

J. C. Nieto González y S. Heredia Martín

OBJETIVOS

- Conocer la epidemiología y etiopatogenia básica del síndrome de Sjögren.
- Comprender sus manifestaciones clínicas glandulares, así como aquellas complicaciones extraglandulares.
- Aplicar adecuadamente los criterios clasificatorios e interpretar de manera correcta las diferentes pruebas complementarias para el diagnóstico del síndrome de Sjögren.
- Identificar las opciones terapéuticas para el tratamiento de las manifestaciones glandulares y extraglandulares.
- Entender cómo se monitorizan estos pacientes y su pronóstico.

INTRODUCCIÓN

El síndrome de Sjögren es una enfermedad autoinmune sistémica que se caracteriza por una infiltración linfocítica de las glándulas exocrinas, principalmente las glándulas salivales y lagrimales. Es una enfermedad muy heterogénea en los ámbitos clínico y serológico. A pesar de que la mayoría de los pacientes cursan con clínica de sequedad derivada de la afectación glandular, se trata de una enfermedad con un amplio espectro de manifestaciones clínicas sistémicas.

Existe una gran variedad de manifestaciones extraglandulares con afectación de diversos órganos o sistemas, que van desde la clínica articular inflamatoria hasta la afectación renal o del sistema nervioso, y son las que marcarán el pronóstico de la patología. El síndrome de Sjögren aparece de manera aislada, conocido como primario o asociado a otra enfermedad autoinmune sistémica, como el lupus eritematoso sistémico o la artritis reumatoide; en estos casos se denomina síndrome de Sjögren secundario.

Epidemiología

Debido al uso de diferentes criterios de clasificación a lo largo de la historia, ha sido difícil la interpretación de los estudios sobre su epidemiología. Su incidencia depende del sexo, de la edad y de la raza, y se considera que es la segunda enfermedad autoinmune más frecuente. El síndrome de Sjögren presenta una distribución universal y de claro predominio en el sexo femenino con una ratio de 10:1, entre la cuarta y quinta década de la vida.

Tiene una incidencia estimada de 6,92 cada 100.000 personas/año y una prevalencia de 60,82 casos por cada 100.000 habitantes.

 El síndrome de Sjögren es una enfermedad autoinmune sistémica que produce una infiltración linfocitaria de glándulas exocrinas, así como otras manifestaciones orgánicas extraglandulares.

Etiopatogenia

La etiopatogenia de este síndrome no está clara; parece que es el resultado de una compleja interacción entre un sistema inmunitario activado y las células epiteliales. Algunos factores ambientales pueden actuar en personas con susceptibilidad genética y perpetuar una respuesta inmune celular y humoral aberrante. Dentro de ellos están las infecciones víricas, los factores hormonales, inmunológicos o genéticos.

Infecciones víricas

Se ha encontrado el virus de Epstein-Barr en biopsias de glándulas lacrimales y salivales de personas con síndrome de Sjögren. Se ha establecido una correlación entre la presencia de este con la gravedad de la enfermedad y de sus manifestaciones extraglandulares; de hecho, el virus de Epstein-Barr presenta un claro trofismo hacia las células B que favorece la linfoproliferación crónica. A pesar de esto, no se ha podido demostrar una clara correlación entre el síndrome de Sjögren y la infección por virus de Epstein-Barr, así como con otros virus como el de la hepatitis C o el *Coxsackie* A.

Se ha indicado que estos virus pueden actuar como desencadenantes en pacientes con predisposición genética.

Factores genéticos

Los factores genéticos tienen un papel primordial en la patogenia del síndrome de Sjögren. En estudios de asociaciones familiares se ha determinado que un tercio de las personas con síndrome de Sjögren tienen parentesco con alguien con una enfermedad autoinmune sistémica. Se ha demostrado la asociación entre antígenos del HLA y el síndrome de Sjögren, especialmente el DRB1*03:01, el DQA1*05:01 y el DQB1*02:01.

Factores hormonales

Algunos datos indican que altas concentraciones de estrógenos podrían tener un importante papel en el inicio de las enfermedades autoinmunes sistémicas, al propiciar el aumento de la diferenciación de las células B y la activación de las T. Este podría ser uno de los motivos por el cual el síndrome de Sjögren es más frecuente entre mujeres durante la edad fértil.

Factores inmunológicos

Se consideran las células epiteliales como uno de los mayores protagonistas en la patogenia del síndrome de Sjögren. El uso del término «epitelitis» autoinmune se usa de manera creciente para describir esta condición. Estas células desempeñan un papel como objetivos de la desregulación de la autoinmunidad, pero también como activadoras del proceso inmune.

Las células epiteliales regulan diferentes procesos:

- Como consecuencia de procesos apoptóticos, expresan complejos ribonucleoproteicos como el Ro/SSA o el La/SSB.
- Interaccionan con las células T mediante proteínas de coestimulación.
- Producen citocinas (interleucina-21 o factor activador de células B, por ejemplo) para favorecer el desarrollo de linfocitos T *helper* o colaboradores, que regulan la actividad de los linfocitos B.
- Expresan citocinas, como la CXCL12, capaz de reclutar leucocitos.

Todos estos procesos producen cambios en la glándula exocrina y sus mecanismos de secreción. Reducen la calidad y cantidad de saliva y contribuyen a mantener una inflamación local permanente.

La hiperactivación de los linfocitos B se considera el principal factor en la génesis del síndrome de Sjögren y de sus complicaciones, como el linfoma. De ello derivan muchas de las características serológicas del síndrome de Sjögren, como la hipergammaglobulinemia y la detección de anticuerpos, como el factor reumatoide o el anti-Ro/SSA.

Histología

Se caracteriza por un infiltrado linfocitario focal, o sialoadenitis focal, con predominio de linfocitos CD4 en las glándulas exocrinas, central y sin afectar a acinos ni ductos. El dato clave en la biopsia del tejido glandular es el acúmulo de más de 50 linfocitos por 4 mm².

MANIFESTACIONES CLÍNICAS

La infiltración linfocitaria que se produce en las glándulas exocrinas en el síndrome de Sjögren deriva en una disfunción glandular causante de la sintomatología principal de la enfermedad, la sequedad. En algunos casos, también se produce un proceso inflamatorio relacionado con la activación linfocitaria local que provoca afectación orgánica y que suele denominarse afectación extraglandular del síndrome de Sjögren.

Por tanto, el síndrome de Sjögren se caracteriza por la sequedad de mucosas, especialmente oral (xerostomía) y ocular (xeroftalmía). La xerostomía la presenta el 95 % de los pacientes y la xeroftalmía la presenta el 90 % de los pacientes, aproximadamente, y son los síntomas más frecuentes de este síndrome.

El diagnóstico en ocasiones es complejo, por factores asociados a estos síntomas principales: por un lado, es importante conocer que, en la población general, tanto la sensación subjetiva de sequedad oral como la ocular son frecuentes, un 30 y un 15 %, respectivamente. Por otra parte, las causas de la sequedad son muy variables, pueden estar relacionadas con la edad, con fármacos (diuréticos, ansiolíticos, antihistamínicos o antidepresivos, entre otros), con enfermedades infecciosas (virus de la hepatitis C, virus de la hepatitis B o virus de la inmunodeficiencia humana) y con enfermedades sistémicas (hipotiroidismo, enfermedades inflamatorias, etcétera).

Xerostomía

La xerostomía del síndrome de Sjögren se produce por la disfunción de las glándulas salivales principales, parótidas, submandibulares y sublinguales, que también puede acompañarse de quemazón oral.

Los pacientes suelen presentar complicaciones relacionadas con la sequedad y tienen mayor frecuencia de caries, infecciones orales como la candidiasis, halitosis y pérdidas dentarias.

Complicaciones menos frecuentes son la depapilación de la lengua con grietas y heridas, el reflujo gastroesofágico, la estomatitis aftosa o el pénfigo vulgar oral, entre otras.

La sequedad oral es muy importante en el diagnóstico y debe estar presente para aplicar alguno de los criterios de clasificación. En los criterios de clasificación de 2002, no es obligatorio tener xerostomía, pero es uno de los ítems incluidos, y se considera necesario que el paciente responda al menos a una de las siguientes preguntas de forma positiva para que cumpla el criterio de sequedad oral:

- ¿Ha tenido usted sensación diaria de boca seca durante más de 3 meses?
- ¿Ha tenido, de adulto, sensación de inflamación de las glándulas salivales, recurrente o persistente?
- ¿Tiene usted que beber líquidos para ayudarse a tragar comida?

Xeroftalmía

La xeroftalmía se produce por disfunción, generalmente sin aumento de tamaño, de las glándulas lacrimales, y son frecuentes las úlceras o laceraciones corneales, la escleritis, la sensación de arenilla en el ojo y la fotofobia. Otras causas de ojo seco incluyen los fármacos (antidepresivos, ansiolíticos, etc.), las lentillas y las pantallas electrónicas.

La evaluación de la sequedad ocular incluye la prueba de Schirmer y la tinción corneal con fluoresceína o con verde de lisamina.

La prueba de Schirmer consiste en introducir entre la esclera y el párpado inferior, en su aspecto lateral, una tira de papel absorbente y medir la distancia de la humedad de la tira pasados 5 minutos. Los valores inferiores a 5 mm se consideran patológicos y los valores entre 5 y 10 mm indican una alteración leve.

La tinción ocular y la valoración con lámpara de hendidura de la cámara anterior del ojo, córnea y esclera, permite detectar erosiones o laceraciones corneales, signo indirecto de la sequedad ocular.

La sequedad ocular también es muy importante en el diagnóstico y debe estar presente para aplicar alguno de los criterios de clasificación. En los criterios de clasificación de 2002, tampoco es obligatorio tener xeroftalmía, pero es uno de los ítems incluidos, y se considera necesario que el paciente responda al menos a una de las siguientes preguntas de forma positiva para que cumpla el criterio de sequedad ocular:

- ¿Ha tenido usted molestias del tipo sequedad en ojos, diaria, persistente durante más de 3 meses?
- ¿Tiene usted sensación frecuente de arenilla o gravilla en los ojos?
- ¿Utiliza lágrimas artificiales más de tres veces al día?

La parotiditis de repetición es una de las manifestaciones glandulares que confirman el origen inflamatorio de la enfermedad, pero lo presentan menos de la mitad de los pacientes, entre el 30 y el 40 % aproximadamente. Sin embargo, es significativo que, en el inicio juvenil del síndrome de Sjögren, más sintomático en algunos casos, la frecuencia de parotiditis de repetición es del 60 % y la sequedad aparece con el paso de los años. En caso de parotiditis unilaterales, es imprescindible descartar otras enfermedades, especialmente linfomas parotídeos.

Las manifestaciones extraglandulares son menos frecuentes y varían con el órgano afectado, sin embargo, hasta el 35 % presenta alguna manifestación extraglandular.

> Las manifestaciones glandulares de sequedad son las más frecuentes, ya que afectan a más del 90 % de pacientes, seguida de la astenia, con el 70 % de los pacientes. Las manifestaciones extraglandulares afectan al 50-60 % de los pacientes, de las que las artralgias y artritis son las más frecuentes.

No se incluyen como manifestaciones extraglandulares los síntomas de fatiga y cansancio general que presenta el 70 % de pacientes, y es el síntoma más frecuente tras la sequedad.

Manifestaciones musculoesqueléticas

La artritis no es tan frecuente en el síndrome de Sjögren (menos del 15 %), pero las artralgias son muy habituales (en torno al 50 %). Las artralgias suelen acompañarse de mialgias inespecíficas y de astenia, lo que favorece que muchos pacientes cumplan criterios de fibromialgia (aproximadamente el 15 %).

La artritis se caracteriza por producir una artropatía de Jaccoud reductible y por no ser erosiva, pese a que es habitual la positividad del factor reumatoide, lo que ayuda a diferenciar el síndrome de Sjögren de la artritis reumatoide. En un pequeño porcentaje de los pacientes, los anticuerpos antipéptido cíclico citrulinado pueden ser positivos; en esos casos, la artritis sí puede asociarse a erosiones articulares.

Manifestaciones cutáneas

Las manifestaciones cutáneas son frecuentes (en torno al 30 % de los pacientes con síndrome de Sjögren) y muy variables. Estos pacientes presentan lesiones relacionadas con la sequedad cutánea y el rascado o lesiones inflamatorias similares a las del lupus eritematoso sistémico, como el exantema malar, la fotosensibilidad o el eritema anular. Estas lesiones cutáneas inflamatorias tienen una estrecha relación con la positividad de anticuerpos anti-SSA (anti-Ro) y anti-SSB (anti-La).

Con menor frecuencia, los pacientes con síndrome de Sjögren pueden presentar nódulos subcutáneos, vitíligo, eritema nodoso o eritema multiforme, además de úlceras digitales asociadas al fenómeno de Raynaud (presente en el 25-35 % de pacientes).

La manifestación cutánea más grave es la púrpura en miembros inferiores, que refleja una vasculitis leucocitoclástica similar a la crioglobulinemia y afecta a menos del 5 % de los pacientes, y que puede estar relacionada con otras manifestaciones extraglandulares (artritis, neuropatía o glomerulonefritis).

Hay que vigilar la aparición de una púrpura junto con la hipocomplementemia y la positividad de las crioglobulinas, factores que, si aparecen juntos, señalan un mayor riesgo de linfoma.

Manifestaciones pulmonares

La afección pulmonar es poco frecuente (menos del 15 %), pero potencialmente grave y se manifiesta con frecuencia como tos seca y bronquitis.

La afectación más frecuente es la enfermedad intersticial linfocítica, de aparición precoz y muchas veces silente, pero también puede producir vasculitis o fibrosis pulmonar, hipertensión pulmonar o enfermedad pulmonar obstructiva crónica.

Manifestaciones renales

La afección renal grave es infrecuente, menos del 5 %, pero con menos gravedad puede afectar a un tercio de los pacientes, y produce principalmente nefritis intersticial (por infiltrado linfocítico) y acidosis tubular renal.

Manifestaciones neurológicas

Las manifestaciones neurológicas pueden dividirse en las que afectan al sistema nervioso central y las del periférico. Las manifestaciones centrales son infrecuentes (menos del 3 %) incluyen síntomas más benignos (como el deterioro cognitivo leve y la cefalea) y otras de mayor gravedad (como la meningitis aséptica, la vasculitis cerebral y la mielitis transversa, entre otras).

Las manifestaciones periféricas son más frecuentes que las centrales, en torno al 10 % de los pacientes, con neuropatía sensitivo-motora, mononeuritis múltiple y neuropatía de fibra fina.

Linfoma

La complicación más grave y frecuente del síndrome de Sjögren es el linfoma, que afecta con frecuencia a las parótidas. La incidencia anual es del 4 % en los primeros 5 años y del 10 % a los 15 años, con un tiempo medio de aparición de 7 años desde el diagnóstico.

La combinación de hipocomplementemia (C4), la neutropenia, la parotiditis de repetición, la linfadenopatía, la esplenomegalia, el aumento de β_2-microglobulina, crioglobulinas y púrpura, son factores relacionados con el desarrollo de un linfoma. Los tipos de linfoma más frecuentes son el linfoma no hodgkiniano de células B, el linfoma marginal (tejido linfoide asociado a mucosas) o el linfoma difuso de células B grandes.

El pronóstico de estos linfomas ha mejorado mucho y la supervivencia es superior al 90 % a los 5 años. Pese a esta mejora, los linfomas siguen siendo la causa de fallecimiento de muchos pacientes con síndrome de Sjögren durante el seguimiento.

> ! El linfoma es la complicación más grave del síndrome de Sjögren y lo presentan alrededor del 10 % de los pacientes. Los factores asociados son: la parotiditis de repetición, la esplenomegalia, las adenopatías, la púrpura cutánea y alteraciones analíticas como la neutropenia, la hipocomplementemia C4 y las crioglobulinas, entre otros.

DIAGNÓSTICO

El diagnóstico del síndrome de Sjögren es complejo por la inespecificidad de los síntomas principales (xerostomía, xerostomía y astenia) y el elevado número de patologías que lo pueden producir (infecciones víricas, fármacos, envejecimiento, etcétera).

El diagnóstico se basa en la confirmación de la sequedad con métodos objetivos y la demostración de la alteración del sistema inmunitario a través de la detección de autoanticuerpos o de un infiltrado linfocitario en el parénquima glandular. Los criterios de clasificación se han ido modificando en las últimas décadas, pasando de unos criterios con baja especificidad, como los de Copenhague, pasando por los criterios del Colegio Americano de Reumatología (American College of Rheumatology, ACR) de 2012 y los internacionalmente aceptados en colaboración entre América y Europa en 2002, que han sido actualizados en 2016.

Criterios de clasificación

En las últimas tres propuestas de criterios de clasificación del síndrome de Sjögren (**Tabla 36-1**) es obligatorio demostrar la implicación del sistema inmunitario mediante la positividad de autoanticuerpos (en algunos solamente en anti-Ro) o, en su defecto, de la biopsia de glándulas salivales menores. En los criterios estadounidenses y europeos de 2002, se incluyeron seis apartados de los que el paciente debía cumplir al menos cuatro. Dos de los apartados evaluaban la sintomatología de sequedad, uno de xerostomía y otro de xeroftalmía, mediante tres preguntas en las que el paciente debía responder que sí al menos a una de ellas. Otros dos de los apartados evaluaban la sequedad de forma objetiva tanto oral (gammagrafía, sialografía o flujo salival no estimulado), como ocular (prueba de Schirmer, tinción corneal). Los dos últimos apartados evaluaban la implicación del sistema inmunitario mediante anticuerpos o biopsia salival, y al menos uno de los dos era obligatorio. Estos criterios fueron ampliamente aceptados y presentaban una sensibilidad del 89,5 % y una especificidad del 95,2 %.

En 2012, la ACR propuso una variación de los criterios de clasificación que asumía la sequedad como criterio imprescindible para poder aplicarlos. De esta forma se aceptaba como válido cumplir al menos dos de los siguientes tres apartados: autoinmunidad positiva (anti-Ro o anti-La o factor reumatoide y anticuerpos antinucleares positivos); biopsia salival con infiltración linfocitaria focal; y sequedad ocular confirmada con prueba de Schirmer o tinción corneal.

Por último, en un esfuerzo de colaboración estadounidense y europea, se propusieron unos nuevos criterios de clasificación en 2016 basados en la ponderación de los ítems incluidos, en los que la confirmación histológica y los autoanticuerpos eran los más relevantes. Aplicables a pacientes con sequedad ocular o bucal, se asignó 3 puntos tanto a la biopsia de glándula salival como a la positividad del anticuerpo anti-Ro (no al resto de los autoanticuerpos). Se asignó 1 punto a cada uno de los otros tres ítems incluidos: tinción ocular, prueba de Schirmer y flujo salival no estimulado. La suma máxima son 9 puntos y se acepta como suficiente un total de 4 puntos o superior. La sensibilidad fue de 97,5 % y la especificidad del 94,2 %.

Entre el diagnóstico diferencial se debe pensar en infecciones víricas como la hepatitis C, alteraciones hormonales como el hipotiroidismo, enfermedades inflamatorias como la sarcoidosis y la enfermedad por hiperinmunoglobulinemia G4 o la enfermedad injerto contra huésped. No hay que olvidar el papel de los fármacos en la sequedad de muchos pacientes, especialmente los diuréticos o tratamientos psicoactivos.

Gammagrafía salival

La gammagrafía salival consiste en introducir un contraste intravenoso, generalmente tecnecio 99, y medir la captación y la eliminación del contraste por las glándulas salivales, parótidas y submandibulares, tanto de forma espontánea como estimulada. La medición se realiza a lo largo de 1-2 horas tras la administración del contraste, dependiendo del protocolo utilizado. Los resultados se establecen en cuatro grados: el grado I es el normal y el grado IV es el más patológico. Los grados III y IV son sugestivos de síndrome primario y son los que se requieren para los criterios de clasificación.

Tabla 36-1. Criterios de clasificación ACR/EULAR

Criterios estadounidenses/europeos 2002	Criterios ACR/EULAR 2016	
1. Síntomas oculares: – ¿Ha tenido usted molestias del tipo sequedad en los ojos diaria, persistente durante más de 3 meses? – ¿Tiene usted sensación frecuente de arenilla o gravilla en los ojos? – ¿Utiliza lágrimas artificiales más de 3 veces al día?	Perfil del paciente (al menos uno de los 2 siguientes): 1. Al menos debe presentar un síntoma de sequedad ocular o bucal: – Molestia ocular diaria de 3 meses o más – Sensación de arenilla en los ojos – Uso de lágrimas artificiales tres veces al día o más 2. Sospecha de síndrome de Sjögren por ESSDAI: al menos un dominio positivo	
2. Síntomas orales: – ¿Ha tenido usted sensación diaria de boca seca durante más de 3 meses? – ¿Ha tenido, de adulto, sensación de inflamación de las glándulas salivales, recurrente o persistente? – ¿Tiene usted que beber líquidos para ayudarse a tragar comida?		
3. Signos oculares: – Prueba de Schirmer (sin anestesia) menor de 5 mm en 5 minutos – Tinción de rosa de Bengala o cualquier tinción ocular (puntuación al menos de 4)	Biopsia positiva: al menos un foco/4 mm²	3
	Anti-Ro positivo	3
	Tinción ocular de 5 o superior	1
	Prueba de Schirmer 5 mm o inferior (al menos en un ojo)	1
	Flujo salival no estimulado menor o igual de 0,1 mL/min	1
	Puntuación máxima	9
	Puntuación necesaria	4 o más
4. Signos bucales: – Flujo salival no estimulado menor a 1,5 mL en 15 minutos – Sialografía de parótida con sialectasias difusas sin evidencia de obstrucción de los ductos principales – Gammagrafía salival con retraso de la captación, disminución de la concentración o retraso de la excreción del contraste	Criterios de exclusión: – Radiación de cabeza y cuello – Hepatitis C – Sarcoidosis – Amiloidosis – Enfermedad de injerto contra huésped – Enfermedad asociada a inmunoglobulina G4	
5. Autoanticuerpos: anticuerpos anti-Ro o anticuerpos anti-La		
6. Histopatología: biopsia de glándula salival menor o parotídea con presencia de sialodenitis focal linfocítica con un *focus score* (escala de graduación de biopsias) mayor de 1 (50 linfocitos o más en un área glandular de 4 mm²)		

ACR: American College of Rheumatology; ESSDAI: índice de actividad del síndrome de Sjögren del EULAR; EULAR: European League Against Rheumatism.

La sensibilidad de la gammagrafía salival muestra resultados variables, pero la mayoría giran en torno al 70 %, si bien su especificidad es menor. Su principal utilidad reside en su capacidad de evaluar la función excretora glandular más que en su capacidad de detectar lesiones estructurales. De hecho, en aquellos pacientes con reserva glandular demostrada en la gammagrafía, puede ser beneficioso el uso de secretagogos, como la pilocarpina.

Sialografía salival

La sialografía salival es un método invasivo para demostrar lesiones parenquimatosas glandulares que consiste en canalizar el conducto salival e introducir un contraste, que mostrará las lesiones parenquimatosas en una radiografía simple.

Flujo salival no estimulado

La medición del flujo salival no estimulado consiste en medir la cantidad de saliva que el paciente produce de forma espontánea recogiendo la saliva en un vaso medidor, sin estimulación mecánica ni de alimentos, en un período de 15 minutos. Una cantidad menor a 1,5 mL se considera indicativa de sequedad bucal.

Prueba de Schirmer y tinción corneal

La prueba de Schirmer consiste en introducir una tira de papel absorbente entre el ojo y el párpado inferior del paciente, sin aplicar un anestésico local, y medir la distancia de humedad de la tira a los 5 minutos. Si el resultado es menor o igual a 5 mm al menos en uno de los ojos, se considera que existe sequedad ocular.

La tinción corneal con rosa de Bengala, fluoresceína o verde de lisamina, pone en evidencia úlceras corneales y otras lesiones producidas como consecuencia de la sequedad ocular. La fluoresceína, que demuestra irregularidades corneales, y la tinción con rosa de Bengala, que se une a células desvitalizadas, son las tinciones más específicas. La ventaja que presenta la tinción verde de lisamina es su menor toxicidad respecto a la de rosa de Bengala.

Biopsia

La biopsia de glándula salival menor es una técnica sencilla y de alta rentabilidad diagnóstica en el síndrome de Sjögren, que también facilita el diagnóstico de otras enfermedades, como la amiloidosis. Se hace en la zona lateral e interna del labio inferior, mediante una pequeña incisión (1-2 cm) que permite el acceso a uno o varios lóbulos glandulares. La histología característica del síndrome de Sjögren, que se precisa para cumplir los criterios de clasificación, se gradúa con los criterios de Chisholm y Mason y muestra un infiltrado linfocitario difuso y localizado en forma de focos (50 linfocitos en un área de 4 mm^2). Los infiltrados linfocitarios pueden acompañarse de otras alteraciones del parénquima glandular, como la metaplasia grasa o la fibrosis. La sensibilidad de la biopsia se considera que está alrededor del 70 %, con una especificidad mayor al 85 %.

Ecografía y resonancia

Las técnicas de imagen pueden demostrar una infiltración inflamatoria y la desestructuración de las glándulas salivales mayores (parótidas y submandibulares, principalmente).

Las alteraciones en la ecografía de glándulas salivales de pacientes con síndrome de Sjögren se describieron por primera vez en la década de 1970 y la primera propuesta de graduación de las lesiones se publicó en 1992. Esta propuesta es parecida a la más reciente de EULAR, en la que se gradúan las lesiones de forma semicuantitativa en 4 grados. El grado 0 es un parénquima glandular homogéneo similar al parénquima normal del tiroides. El grado I muestra una leve heterogeneidad del parénquima glandular sin lesiones hipoecoicas reconocibles. El grado II muestra una glándula heterogénea con lesiones ovaladas, confluentes o no, de forma generalizada en el parénquima glandular. El grado III muestra una glándula heterogénea de forma global, en la que no se reconoce parénquima glandular normal. Los grados II y III se consideran sugerentes de un síndrome de Sjögren. Sin embargo, otras enfermedades inflamatorias pueden producir imágenes similares, como la amiloidosis, la sarcoidosis o el síndrome de hiperinmunoglobulinemia G4.

La resonancia magnética de cabeza y cuello muestra lesiones ovaladas e hiperintensas en la recuperación de inversión de tiempo corto dentro del espesor de la glándula salival, además de un aumento de su tamaño en algunos casos. Las imágenes son comparables a las demostradas con la ecografía. Pese a que la imagen anatómica es muy precisa, la resonancia no es, hoy en día, la prueba de imagen de elección por su coste y menor disponibilidad en comparación con la ecografía.

Se ha propuesto que los pacientes con un síndrome seco en los que se sospeche un síndrome de Sjögren, la primera aproximación diagnóstica sea incluir una ecografía de glándulas salivales y la determinación de autoanticuerpos (anti-Ro), ya que, de ser ambas positivas, permitirían el diagnóstico del paciente sin necesidad de biopsia. La biopsia en esos casos quedaría reservada a pacientes con anticuerpos negativos en los que la sospecha de síndrome de Sjögren sea alta.

Laboratorio

El síndrome de Sjögren puede presentar alteraciones hematológicas especialmente en las líneas celulares, con anemia, leucopenia y linfopenia. Los reactantes de fase aguda, como la velocidad de sedimentación globular o la proteína C-reactiva, también pueden estar elevados. Estos datos reflejan una inflamación sistémica y una implicación del sistema inmunitario, ayudan a consolidar la sospecha clínica y el diagnóstico, pero son inespecíficos.

> La ecografía de glándulas salivales permite la evaluación de la ecoestructura, ya que detecta un parénquima glandular heterogéneo con imágenes hipoecoicas en su interior que indican un síndrome de Sjögren. Su sensibilidad se estima en el 70 % y su especificidad es superior al 85 %. Sin embargo, la amiloidosis, la sarcoidosis y la enfermedad relacionada con hiperinmunoglobulinemia G4 también pueden producir imágenes similares.

Autoanticuerpos

El síndrome de Sjögren es una enfermedad autoinmune que implica la hiperactivación del sistema inmunitario adaptativo frente a proteínas propias con una inversión del cociente sérico de linfocitos CD4/CD8, y se refleja en la positividad de ciertos autoanticuerpos que se comentan a continuación.

Los anticuerpos antinucleares, presentes en el 60-80 % de los pacientes, se detectan mediante inmunofluorescencia indirecta o mediante técnica de análisis por inmunoabsorción ligado a enzimas (ELISA, *enzyme-linked immunosorbent assay*). Son anticuerpos inespecíficos, pero en los criterios de clasificación del ACR de 2012 podían ser suficiente marcador de implicación inmunológica si se acompañaban de factor reumatoide.

El factor reumatoide, presente en el 40-60 % de los pacientes, se puede detectar mediante nefelometría. Su presencia no determina un mayor riesgo de artritis ni de erosiones óseas.

Los anticuerpos anti-SSA/Ro, presentes en el 60-75 % de los pacientes, en concreto los dirigidos contra la proteína ubiquitina ligasa E3, conocida como Ro52/TRIM21 (*tripartite motif-containing*) o anti-Ro52/TRIM21, son los más característicos del síndrome primario, pero también pueden detectarse en pacientes con otras enfermedades autoinmunes sistémicas, como el lupus eritematoso sistémico, y en controles sanos. Su presencia se asocia con manifestaciones cutáneas, además de asociar un mayor riesgo de bloqueo cardíaco fetal en bebés de pacientes con este anticuerpo.

Por último, los anticuerpos anti-SSB/La están presentes en el 30-40 % de los pacientes. Tanto los anti-Ro como los anti-La pueden ser positivos, pese a la negatividad de los anticuerpos antinucleares, en aproximadamente el 10 % de los casos.

ÍNDICES DE ACTIVIDAD/MONITORIZACIÓN

Un grupo de trabajo de EULAR desarrolló dos índices de actividad que se han acabado imponiendo para evaluar a los pacientes con síndrome de Sjögren. Los dos índices han sido validados y han demostrado ser capaces de detectar cambios en la actividad de la enfermedad.

- Índice reportado por pacientes con síndrome de Sjögren de EULAR (EULAR Sjögren's Syndrome Patient Reported Index, ESSPRI). Se trata de un cuestionario autoadministrado por los pacientes que valora los *síntomas subjetivos* de las personas con síndrome de Sjögren. Es de muy sencilla aplicación; se les pregunta a los pacientes sobre la gravedad de sus síntomas, como pueden ser la sequedad o la fatiga, durante las 2 últimas semanas. Va del 0 (ausencia de síntomas) al 10 (máxima intensidad de los síntomas). Una disminución de 1 o más puntos en el ESSPRI se considera una mejoría clínicamente relevante (**Tabla 36-2**).

- Índice de actividad del síndrome de Sjögren de EULAR (EULAR Sjögren's Syndrome Disease Activity Index, ESSDAI). Es una herramienta clínica que mide la *actividad sistémica* de la enfermedad. Consta de 12 dominios, 10 clínicos y 2 sobre datos de laboratorio, todos ellos bien definidos y que se puntúan en 3-4 niveles de gravedad. Este índice mide el grado de actividad actual, no la gravedad pasada ni las manifestaciones intermitentes. Se considera una baja actividad con un ESSDAI menor de 5; moderada

Tabla 36-2. Índice reportado por pacientes con síndrome de Sjögren de EULAR (ESSPRI)

Pregunta 1. ¿Cómo de intensa ha sido la sequedad durante las dos últimas semanas?	0-10
Pregunta 2. ¿ Cómo de intensa ha sido la fatiga durante las dos últimas semanas?	0-10
Pregunta 3. ¿ Cómo de intenso ha sido el dolor (muscular o articular en los brazos o piernas) durante las dos últimas semanas?	0-10

EULAR: European League Against Rheumatism.

entre 5 y 13 y alta y si es igual o mayor que 14. La mejoría clínica significativa se considera a partir de una disminución de 3 o más puntos (**Tabla 36-3**).

TRATAMIENTO

No existe un tratamiento curativo para el síndrome de Sjögren; hay que ofrecer un tratamiento integral con el fin de mejorar los síntomas y abordar posibles complicaciones orgánicas. Este tratamiento debe incluir una parte educativa y de

Tabla 36-3. Índice de actividad del síndrome de Sjögren de EULAR (ESSDAI)

Dominio	Puntuación	Grado de actividad	Exclusión
Síndrome constitucional	0 (no)	Ausencia de síntomas	Infección o pérdida de peso voluntaria
	3 (bajo)	Fiebre leve o intermitente (37,5-38,5 °C), sudoración nocturna o pérdida de peso 5-10 %	
	6 (moderado)	Fiebre alta (> 38,5 °C), sudoración nocturna o pérdida de peso > 10 %	
Linfadenopatía y linfoma	0 (no)	Ausencia	Infección
	4 (bajo)	≥ 1 cm en cualquier cadena ganglionar o ≥ 2 cm en cadena inguinal	
	8 (moderado)	≥ 2 cm en cualquier cadena ganglionar o ≥ 3 cm en cadena inguinal o esplenomegalia (por ecografía o exploración física)	
	12 (alto)	Enfermedad proliferativa maligna de células B	
Glandular	0 (no)	Ausencia	Sialolitiasis o infección
	2 (bajo)	Pequeña inflamación glandular con aumento de la parótida (≤ 3 cm) o limitada a la submandibular o lagrimal	
	4 (moderado)	Gran inflamación glandular con aumento de la parótida (> 3 cm) o inflamación importante en la submandibular o lagrimal	
Articular	0 (no)	Ausencia de afectación articular activa	Artrosis
	2 (bajo)	Artralgias de manos, muñecas, tobillos y pies con rigidez matutina de más de 30 minutos	
	4 (moderado)	De 1 a 5 articulaciones con sinovitis (de un total de 28)	
	6 (alto)	≥ 6 articulaciones con sinovitis (de un total de 28)	
Cutáneo	0 (no)	Ausencia de afectación cutánea activa	Lesiones cutáneas estabilizadas o cronificadas
	3 (bajo)	Eritema multiforme	
	6 (moderado)	Vasculitis cutánea limitada, incluyendo la urticaria vasculitis o púrpura limitada a pies y tobillos o lupus cutáneo subagudo	
	9 (alto)	Vasculitis cutánea difusa, incluyendo la urticaria, vasculitis o púrpura difusa o úlceras relacionadas con la vasculitis	

(Continúa)

Tabla 36-3. Índice de actividad del síndrome de Sjögren de EULAR (ESSDAI) *(cont.)*

Dominio	Puntuación	Grado de actividad	Exclusión
Pulmonar	0 (no)	Ausencia de afectación pulmonar activa	No relacionados con el síndrome de Sjögren
	5 (bajo)	Tos persistente debido a una afectación bronquial sin evidencia de enfermedad pulmonar intersticial en la radiografía ni la TACAR de tórax. Sin disnea y con pruebas de función respiratoria normales	
	10 (moderado)	Afectación pulmonar moderadamente activa. Enfermedad pulmonar intersticial evidenciada por TACAR torácico con disnea en ejercicio (NHYA II) o alteración de las pruebas funcionales respiratorias: DLCO entre 40 % y 70 % o CVF entre 60 y 80 %	
	15 (alto)	Afectación pulmonar grave activa. Enfermedad pulmonar intersticial evidenciada por TACAR torácico con disnea en reposo (NYHA III-IV) o alteración de las pruebas funcionales respiratorias: DLCO < 40 % o CVF < 60 %	
Renal	0 (no)	Ausencia de afectación renal activa con proteinuria < 0,5 g/día, sin hematuria, leucocituria ni acidosis o proteinuria residual de larga evolución por daño establecido	No relacionados con el síndrome de Sjögren
	5 (bajo)	Evidencia de afectación renal leve activa, limitada a acidosis tubular sin deterioro de la función renal o afectación glomerular con proteinuria entre 0,5 y 1 g/día, sin hematuria ni fracaso renal (RFG ⩾ 60 mL/min)	
	10 (moderado)	Evidencia de afectación renal moderada activa, acidosis tubular con deterioro de la función renal (RFG < 60 mL/min) o afectación glomerular con proteinuria entre 1 y 1,5 g/día, sin hematuria ni fracaso renal (RFG ⩾ 60 mL/min) o evidencia histológica de glomerulonefritis extramembranosa o infiltrado linfoide intersticial importante	
	15 (alto)	Evidencia de afectación renal grave activa, afectación glomerular con proteinuria mayor de 1,5 g/día o hematuria o fracaso renal (RFG < 60 mL/min) o evidencia histológica de glomerulonefritis proliferativa o crioglobulinemia relacionada a la afectación renal	
Muscular	0 (no)	Ausencia de afectación muscular activa	Relacionada con el uso de corticoides
	6 (bajo)	Miositis activa leve, demostrada por EMG, RM o biopsia, sin debilidad y con elevación de las creatina-cinasas menor a dos veces el valor de referencia	
	12 (moderado)	Miositis activa moderada, demostrada por EMG, RM o biopsia, con debilidad (máximo 4/5) y elevación de las creatina-cinasas entre 2 y 4 veces el valor de referencia	
	18 (alto)	Miositis activa grave, demostrada por EMG, RM o biopsia, con debilidad (menor de 4/5) o elevación de las creatina-cinasas más de cuatro veces el valor de referencia	
SNP	0 (no)	Ausencia de afectación activa del SNP	No relacionados con el síndrome de Sjögren
	5 (bajo)	Afectación activa del SNP leve; polineuropatía axonal sensitiva pura evidenciada por estudios de conducción nerviosa o neuralgia del trigémino	
	10 (moderado)	Afectación activa del SNP moderada Neuropatía axonal sensitivo-motora evidenciada por estudios de conducción nerviosa, con déficit motor máximo de 4/5 Neuropatía sensitiva pura con presencia de vasculitis crioglobulinémica, ganglionopatía con ataxia leve-moderada, polineuropatía desmielinizante inflamatoria con afectación funcional leve (máximo déficit motor 4/5 o ataxia leve) o afectación de par craneal de origen periférico (excepto neuralgia del trigémino)	
	15 (alto)	Afectación activa del SNP grave. Neuropatía axonal sensitivo-motora evidenciada por estudios de conducción nerviosa, con déficit motor ⩽ 3/5, vasculitis con afectación de nervio periférico (mononeuritis múltiple, etc.), ataxia grave por ganglionopatía, polineuropatía desmielinizante inflamatoria con afectación funcional grave: motora ⩽ 3/5 o ataxia grave	
SNC	0 (no)	Ausencia de afectación activa del SNC	No relacionados con el síndrome de Sjögren
	10 (bajo)	Afectación de par craneal de origen central, neuritis óptica, síndrome similar a la esclerosis múltiple con síntomas solo sensitivos o cognitivos	
	15 (moderado)	Vasculitis cerebral con accidente cerebrovascular o AIT, convulsiones, mielitis transversa, meningitis linfocítica, síndrome similar a la esclerosis múltiple con déficit motor	

(Continúa)

Tabla 36-3. Índice de actividad del síndrome de Sjögren de EULAR (ESSDAI) *(cont.)*

Dominio	Puntuación	Grado de actividad	Exclusión
Hematológico	0 (no)	Ausencia de citopenia autoinmune	Solo se consideran las citopenias de origen autoinmune. Excluir otras causas: déficit de vitamina B_{12}, inducidas por drogas, etcétera
	2 (bajo)	Citopenia autoinmune con neutropenia (1.000-1.500/mm³) o anemia (10-12 g/dL) o trombocitopenia (100.000-150.000/mm³) o linfopenia (500-1.000/mm³)	
	4 (moderado)	Citopenia autoinmune con neutropenia (500-1.000/mm³) o anemia (8-10 g/dL) o trombocitopenia (50.000-100.000/mm³) o linfopenia (< 500/mm³)	
	6 (alto)	Citopenia autoinmune con neutropenia (< 500/mm³) o anemia (< 8 g/dL) o trombocitopenia (< 50.000/mm³)	
Biológico	0 (no)	Ausentes cualquiera de los siguientes	–
	1 (bajo)	Componente clonal o hipocomplementemia (C3 o C4 o CH50 bajo) o hipergammaglobulinemia o niveles elevados de IgG entre 16-20 g/L	
	2 (moderado)	Crioglobulinemia o hipergammaglobulinemia o niveles elevados de IgG mayor de 20 g/L o hipogammaglobulinemia de inicio reciente o descenso reciente de los niveles de IgG < 5 g/L	

AIT: accidente isquémico transitorio; CVF: capacidad vital forzada; DLCO: difusión pulmonar de monóxido de carbono; EMG: electromiograma; EULAR: European League Against Rheumatism; IgG: inmunoglobulina G; NYHA II: clasificación funcional de los usuarios con insuficiencia cardíaca de la New York Heart Association; RFG: índice (ratio) de filtración glomerular; RM: resonancia magnética nuclear; SNC: sistema nervioso central; SNP: sistema nervioso periférico; TACAR: tomografía computarizada de alta resolución.

prevención al paciente, así como tratamientos farmacológicos, según las manifestaciones clínicas que se presenten.

Tratamiento de las manifestaciones glandulares

No hay disponible ningún tratamiento farmacológico que mejore de manera global la afectación glandular que lleva a la sequedad: los tratamientos irán dirigidos a mejorar de manera local los síntomas.

Es imprescindible informar y educar al paciente sobre el proceso y su gravedad, así como aplicar unas correctas medidas ambientales: mantener una buena hidratación y el uso de humidificadores, evitar el uso de aire acondicionado y la exposición a polvos irritantes, evitar la toma de bebidas con cafeína, el tabaco, las bebidas alcohólicas o el uso de medicación anticolinérgica.

Xerostomía

Se recomienda mantener la hidratación oral con una ingesta adecuada de agua u otras bebidas no azucaradas. En ocasiones puede ser útil el uso de saliva artificial o de geles hidratantes, a pesar de que el efecto es de corta duración. Para lograr un aumento del flujo salival, se pueden emplear chicles y caramelos sin azúcar, o ingerir alimentos que requieran una fuerte masticación. Los alimentos más ácidos, como lo cítricos, también aumentan el flujo salival, a pesar de que pueden ser irritantes para la mucosa oral y dañar el esmalte dental.

Existe un tratamiento farmacológico específico para el tratamiento sintomático de la xerostomía en los pacientes con síndrome de Sjögren: la *pilocarpina*. Se trata de un agente agonista colinérgico muscarínico cuya función es estimular los receptores M2 y M3 de las glándulas exocrinas para aumentar el flujo salival. Este efecto se produce siempre que haya una adecuada reserva glandular, ya que si la glándula está muy dañada, no será efectivo. La dosis usada es de 5 mg cuatro veces al día. Los efectos secundarios más frecuentes, que se producen en más del 30 % de los pacientes, son la sudoración, la cefalea y las náuseas. Está contraindicado en personas con asma o enfermedades pulmonares obstructivas, en enfermedades oftalmológicas como la uveítis y el glaucoma, así como en cardiopatía no controlada.

También es muy importante el adecuado *control odontológico* y una *correcta higiene dental*, dado el mayor riesgo de caries.

Xeroftalmía

Existen medidas no farmacológicas dirigidas a la máxima conservación de la lágrima, como puede ser el uso de gafas que cierren el espacio alrededor del ojo y eviten la evaporación. En casos más graves, se pueden utilizar lentes de contacto terapéuticas o hacer taponamientos de los puntos lagrimales, con beneficios habitualmente inmediatos.

La base del tratamiento de la xeroftalmía son las *lágrimas artificiales o lubricantes*. Se trata de soluciones hipotónicas o isotónicas que contienen electrólitos surfactantes y agentes viscosizantes. Se recomendará una lágrima más viscosa según el ojo seco sea más grave. En los casos más graves de queratoconjuntivitis seca, se indica el uso de suero autólogo, cuya preparación requiere una extracción de sangre del paciente y contiene varias sustancias beneficiosas para el epitelio ocular. El objetivo de las lágrimas artificiales no es devolver el ojo a la normalidad, sino mejorar la calidad de vida del paciente. El consumo de ácidos grasos omega-3 se ha asociado a una disminución de la pérdida lagrimal y a mejoría sintomática.

De segunda línea se usan los *antiinflamatorios no esteroideos oftálmicos tópicos* para casos de malestar ocular sin defectos del epitelio. También se pueden usar *corticoides tópicos* para el control de la inflamación, pero se deben emplear con precaución por el aumento de la presión intraocular y el favorecimiento de la aparición de cataratas.

En los casos más graves, también se usan fórmulas oftálmicas de *ciclosporina A*, que logra una importante mejoría de los síntomas y de la calidad visual. En 2016, la Food and Drug Administration (FDA) aprobó el uso de *lifitegrast* para el tratamiento de la xeroftalmía. Se trata de una integrina antiinflamatoria señuelo (molécula de adhesión intercelular 1) que bloquea la unión entre molécula de adhesión intercelular 1 y el antígeno-1 asociado en la superficie del linfocito T. Esto produce una inhibición de la activación de la célula, así como su adhesión, migración, proliferación y liberación de citocinas en el ojo. Produce unos resultados más rápidos que la cliclosporina A.

Por último, se puede valorar el uso de medicación agonista colinérgica como la pilocarpina con la misma pauta que se ha referido para la xerostomía, con resultados discretos.

A pesar de que ningún tratamiento sistémico ha demostrado eficacia para las *manifestaciones glandulares*, hay varios ensayos que han evaluado el uso de rituximab en síndrome de Sjögren, con una calidad de evidencia moderada y algún resultado positivo en la mejoría de la prueba de Schirmer.

Otras mucosas

Para la sequedad cutánea, xerodermia, se recomienda la aplicación abundante de productos hidratantes y el uso de jabones grasos y emolientes. Los jabones tradicionales arrastran la grasa natural de la piel que protege la superficie. También es importante evitar el uso de cosméticos que contengan alcoholes y la exposición solar prolongada.

Para la sequedad nasal hay disponibles hidratantes y hay lubricantes solubles en agua para la sequedad vaginal.

 No existe un tratamiento que aborde las manifestaciones glandulares en su totalidad, sino que va dirigido a producir una mejoría sintomática local. Los tratamientos se basan en medidas no farmacológicas, productos hidratantes, así como algún fármaco estimulante glandular.

Tratamiento de las manifestaciones extraglandulares

No hay disponible ningún tratamiento para el abordaje integral de las *manifestaciones sistémicas del síndrome de Sjögren*. Su tratamiento depende del órgano afectado y se basa en el uso de glucocorticoides e inmunosupresores. La mayoría de las veces consiste en extrapolar la estrategia terapéutica de otras patologías, como la del lupus eritematoso sistémico o la artritis reumatoide.

A continuación, se hace un resumen del tratamiento de las manifestaciones extraglandulares más relevantes.

Musculoesquelética

Las manifestaciones articulares se suelen controlar con *antiinflamatorios no esteroideos o corticoides a dosis bajas* y durante períodos de tiempo reducidos. En casos de actividad inflamatoria persistente se usan la *hidroxicloroquina* o el *metotrexato* y, en casos más graves, se puede plantear el tratamiento biológico con *abatacept* o *belimumab*, este último especialmente

para aquellos pacientes anti-Ro o anti-La positivos. Con otras manifestaciones extraglandulares la opción es añadir *rituximab* al tratamiento de base.

La miopatía inflamatoria se trata de la misma manera que en el contexto de una dermatomiositis: con *glucocorticoides a dosis de 1 mg/kg al día* y, en caso necesario, con *metotrexato, azatioprina* o *micofenolato de mofetilo* como ahorradores de corticoides. En casos refractarios pueden ser de utilidad las *inmunoglobulinas intravenosas, rituximab* o *ciclofosfamida*.

Para el tratamiento de la fibromialgia, será necesario un abordaje multidisciplinar, dando especial importancia al abordaje de los hábitos de vida: alimentación, ejercicio, higiene del sueño, etcétera.

Pulmonar

En el tratamiento de la enfermedad pulmonar intersticial, se extrapola el tratamiento que se usa para esclerosis sistémica: glucocorticoides a dosis habitualmente de 0,5 mg/kg al día, dependiendo de la gravedad y asociados a un inmunosupresor, como el micofenolato o la azatioprina. En casos refractarios, se puede usar rituximab o ciclofosfamida.

La neumonitis intersticial linfocítica responde especialmente bien al tratamiento corticoideo. Cuando se demuestra una fibrosis pulmonar progresiva asociada al síndrome de Sjögren, se permite el uso de un fármaco antifibrótico como el nintedanib. Por último, y en los casos que se considere, se debe valorar la opción del trasplante pulmonar.

Renal

La nefritis intersticial no requiere tratamiento inmunosupresor, sino que se trata asegurando la reposición iónica y con glucocorticoides. Los casos de glomerulonefritis membranosa o proliferativa sí que responden a la asociación de glucocorticoides a dosis altas e inmunosupresores como el micofenolato o la cliclofosfamida, además de un antiproteinúrico como un inhibidor de la enzima conversora de la angiotensina.

Neurológica

En las manifestaciones neurológicas graves, como la mielitis transversa o la mononeuritis múltiple, se usan dosis altas de glucocorticoides asociadas a un inmunosupresor como la ciclofosfamida o el micofenolato. En casos refractarios, se puede usar rituximab, que suele ser más eficaz en el tratamiento de las manifestaciones periféricas que centrales.

 Las manifestaciones extraglandulares se suelen tratar combinando corticoides a altas dosis con inmunosupresores. Estas complicaciones marcarán el pronóstico de la enfermedad.

PRONÓSTICO

Mientras que la sequedad se asocia a una peor calidad de vida, la afectación extraglandular es la que marca el pronóstico de la enfermedad.

Se calcula una ratio de mortalidad estandarizada de 4,66 (intervalo de confianza del 95 %: 3,85-5,60), con una supervivencia a los 5 años del 96 % y a los 20 años del 81 %. Esta supervivencia está claramente relacionada con el ESSDAI que, a su vez, se ha relacionado con la aparición de linfoma. Esta supervivencia a 5 años disminuye al 83 % cuando asocia una complicación extraglandular como la afectación pulmonar intersticial.

Existen unos biomarcadores que se asocian a un peor pronóstico: aumento de β_2-microglobulina, la linfopenia, anti-La, gammapatía monoclonal, hipocomplementemia y crioglobulinas.

PUNTOS CLAVE

- El síndrome de Sjögren es una enfermedad autoinmune sistémica que produce una infiltración linfocitaria de glándulas exocrinas, así como otras manifestaciones orgánicas extraglandulares.
- Las manifestaciones glandulares de sequedad son las más frecuentes (afectan a más del 90 % de pacientes), seguidas de la astenia en un 70 % de los pacientes. Las manifestaciones extraglandulares afectan al 50-60 % de los pacientes, entre las que las artralgias y artritis son las más frecuentes.
- El linfoma es la complicación más grave del síndrome de Sjögren y lo presentan el 10 % de los pacientes aproximadamente. Los factores asociados son la parotiditis de repetición, la esplenomegalia, las adenopatías, la púrpura cutánea y alte-

raciones analíticas, como la neutropenia, la hipocomplementemia C4 y las crioglobulinas, entre otras.
- Es primordial la aplicación de medidas higiénicas no farmacológicas para la mejoría sintomática de la sequedad. También existen algunos fármacos y productos lubricantes que pueden mejorar la clínica.
- El tratamiento de las manifestaciones extraglandulares suele ser una combinación de glucocorticoides a altas dosis con inmunosupresores como el micofenolato de mofetilo o el rituximab.
- La sequedad condiciona una peor calidad de vida, pero las manifestaciones extraglandulares son las que marcarán el pronóstico del síndrome de Sjögren.

BIBLIOGRAFÍA

Andreu JL . Manifestaciones extraglandulares y su tratamiento. En: Rúa-Figueroa I, González-Gay Tratado SER de diagnóstico y tratamiento de enfermedades autoinmunes sistémicas. Madrid: Editorial Médica Panamericana; 2018. p. 190-3.

Barrera MJ, Bahamondes V, Sepúlveda D, Quest AF, Castro I, Cortés J, et al. Sjogren's syndrome and the epithelial target: a comprehensive review. J Autoimmun. 2013;42:7-18.

Bombardieri M, Argyropoulou OD, Ferro F, Coleby R, Pontarini E, Governato G, et al. One year in review 2020: pathogenesis of primary Sjögren's syndrome. Clin Exp Rheumatol. 2020;38(Suppl. 126):S3-9.

Cruz-Tapias P, Rojas-Villarraga A, Maier-Moore SAnaya J-M. HLA and Sjögren's syndrome susceptibility. A meta-analysis of worldwide studies. Autoimmun Rev. 2012;11:2817.

Damjanov N, Milic V, Nieto-González JC, Janta I, Martínez-Estupiñan L, Serrano B, et al. Multiobserver reliability of ultrasound assessment of salivary glands in patients with established primary Sjögren syndrome. J Rheumatol. 2016;43:1858-63.

De Vita S, Lorenzon G, Rossi G, Sabella M, Fossaluzza V. Salivary gland echography in primary and secondary Sjögren's syndrome. Clin Exp Rheumatol. 1992;10:351-6.

Ferro F, Marcucci E, Orlandi M, Baldini C, Bartoloni-Bocci E. One year in review 2017: primary Sjogren's syndrome. Clin Exp Rheumatol. 2017;35(2):179-91.

Goules AV, Tzioufas AG. Imaging: diagnostic value of ultrasonography in Sjögren's syndrome. Nat Rev Rheumatol. 2014;10:450-2.

Jones L, Downie LE, Korb D, Benítez del Castillo JM, Dana R, Deng SX, et al. TFOS DEWS II Management and therapy report. Ocul Surf. 2017;15:575-28.

Lahita RG. Sex steroids and the rheumatic diseases. Arthritis Rheum. 1985;28:121-6.

López-Pintor RM, Fernández Castro M, Hernández G. Afectación oral en pacientes con síndrome de Sjögren primario. Manejo multidisciplinario entre odontólogos y reumatológos. Reumatol Clin. 2015;11:387-94.

Ng WF, Bowman SJ. Primary Sjogren's syndrome: too dry and too tired. Rheumatology (Oxford). 2010;49:844-53.

Nieto-González JC, Ovalles-Bonilla JG, Estrada E, Serrano-Benavente B, Martínez-Barrio J, González-Fernández CM, et al. Salivary gland ultrasound is linked to the autoimmunity profile in patients with primary Sjögren's syndrome. J Int Med Res. 2020;48(1):300060518767031.

Posso-Osorio I, Nieto-Aristizábal I, Soto D, Ariza C, Urbano M, Cañas CA, et al. Validación y adaptación al castellano del Índice reportado por

pacientes con síndrome de Sjögren del EULAR. Reumatol Clín. 2021;17:388-91.

Qin B, Wang J, Yang Z, Yang M, Ma N, Huang F, et al. Epidemiology of primary Sjögren's syndrome: A systematic review and meta-analysis. Ann Rheum Dis. 2015;74:1983-9.

Retamozo S, Acar-Denizli N, Rasmussen A, Horváth IF, Baldini C, Piori R, et al. Systemic manifestations of primary Sjögren's syndrome out of the ESSDAI classification: prevalence and clinical relevance in a large international, multi-ethnic cohort of patients. Clin Exp Rheumatol. 2019;37(Suppl. 118):S97-106.

Reveille JD, Wilson RW, Provost TT, Bias WB, Arnett FC. Primary Sjogren's syndrome and other autoimmune diseases in families: prevalence and immunogenetic studies in six kindreds. Ann Int Med. 1984;101(6):748-56.

Rosas Gómez de Salazar JC. Síndrome de Sjögren. En: Balsa Criado A, Díaz González F. Tratado de Enfermedades Reumáticas (2ª ed.). Madrid: Editorial Médica Panamericana; 2022. p. 497-505.

Seror R, Bowman SJ, Brito-Zeron P, Theander E, Bootsma H, Tzioufas A, et al. EULAR Sjögren's syndrome disease activity index (ESSDAI): a user guide. RMD Open. 2015;1(1).

Shiboski CH, Shiboski SC, Seror R, Criswell LA, Labetoulle M, Lietman TM, et al; International Sjögren's Syndrome Criteria Working Group. 2016 American College of Rheumatology/European League Against Rheumatism Classification Criteria for Primary Sjögren's Syndrome: A consensus and data-driven methodology involving three international patient cohorts. Arthritis Rheumatol. 2017;69(1):35-45.

Shiboski SC, Shiboski CH, Criswell L, Baer A, Challacombe S, Lanfranchi H, et al. Sjögren's International Collaborative Clinical Alliance (SICCA) Research Groups. American College of Rheumatology classification criteria for Sjögren's syndrome: a data-driven, expert consensus approach in the Sjögren's International Collaborative Clinical Alliance cohort. Arthritis Care Res (Hoboken). 2012;64:475-87.

Sjögren H. Zur kenntnis der keratoconjunctivitis sicca. Acta Ophthalmol. 1933;(Suppl 2):1-151.

Vitali C, Bombardieri S, Jonsson R, Moutsopoulos HM, Alexander EL, Carsons SE, et al. Classification criteria for Sjögren's syndrome: a revised version of the European criteria proposed by the American-European Consensus Group. Ann Rheum Dis. 2002;61:554-8.

Vitali C, Bombardieri S, Moutsopoulos HM, Balestrieri G, Bencivelli W, Bernstein RM, et al. Preliminary criteria for the classification of Sjögren's syndrome. Results of a prospective concerted action supported by the European Community. Arthritis Rheum. 1993;36:340-7.

Esclerosis sistémica y síndromes esclerodermiformes

37

M. Martín López, B. E. Joven Ibáñez y P. E. Carreira Delgado

OBJETIVOS

- Conocer la fisiopatología y la heterogeneidad de la enfermedad con las posibles manifestaciones clínicas en los diferentes subgrupos de esclerosis sistémica.
- Diferenciar los distintos perfiles clínicos de los pacientes según los anticuerpos específicos de la esclerosis sistémica y la extensión de la afectación cutánea.
- Hacer una evaluación basal y de seguimiento en la esclerosis sistémica, con el objetivo de llegar a un diagnóstico precoz de la afectación orgánica.
- Describir el impacto de los tratamientos sobre los resultados clínicos.
- Plantear el diagnóstico diferencial de la esclerosis sistémica con otras entidades, como los síndromes esclerodermiformes.

DEFINICIÓN, CLASIFICACIÓN Y EPIDEMIOLOGÍA

La esclerosis sistémica o esclerodermia es una enfermedad autoinmune multisistémica, compleja, dinámica y heterogénea, caracterizada por fibrosis en la piel, los vasos sanguíneos y algunos órganos internos, como el tubo digestivo, pulmón, riñón o corazón. Cada paciente con esclerosis sistémica presenta una combinación de síntomas diferente y una afección de distintos órganos que lo hacen único. En la actualidad, se está intentando establecer una subclasificación para identificar a los pacientes con diferente gravedad y pronóstico.

Hasta el momento, la subclasificación más aceptada divide a la enfermedad en dos grandes grupos según la extensión de la afectación cutánea (**Fig. 37-1**). Cada subgrupo tiene un perfil característico de autoanticuerpos, manifestaciones orgánicas y patrón capilaroscópico.

Esclerosis sistémica con afectación cutánea difusa (EScd): afectación dérmica rápidamente progresiva a lo largo de semanas o meses, que se extiende a la parte proximal de las extremidades y el tronco. Tiene alta incidencia de afectación visceral precoz y grave, sobre todo en pulmón, corazón y riñón. Puede acompañarse al inicio de malestar general, artralgias, edema de manos y roces de fricción articulares. En el 30-40 % de los casos presentan anticuerpos antitopoisomerasa I (anti-Scl-70) positivos.

Esclerosis sistémica con afectación cutánea limitada (EScl): afectación dérmica de zonas distales de las extremidades (hasta codos o rodillas) y cara. El fenómeno de Raynaud suele ser el primer síntoma y preceder a la afectación dérmica, que habitualmente progresa de forma lenta a lo largo de años. La afectación visceral es poco frecuente, excepto la afectación esofágica. En el 10 % de los casos, aparece hipertensión arterial pulmonar (HAP) en fases tardías (tras 10-15 años). Los anticuerpos anticentrómeros son positivos en el 80 % de los pacientes. Este grupo incluye el síndrome de CREST (acrónimo inglés de calcinosis, fenómeno de Raynaud, afectación esofágica, esclerodactilia y telangiectasias), aunque este término está en desuso. Además, existe un grupo denominado esclerosis sistémica *sine esclerodermia*, formado por pacientes con características clínicas y serológicas de esclerosis sistémica, sin afección cutánea y cuyo pronóstico es similar al de la EScl.

Aunque existen fenotipos de enfermedad diferenciados, cada paciente presenta una combinación única de manifestaciones que definen exactamente el tipo de enfermedad que presenta. Por ello, es esencial que, al diagnosticar de esclerosis sistémica a un paciente, se evalúe la posibilidad de afectación visceral.

La incidencia y la prevalencia de la esclerosis sistémica varían según la zona. Es más prevalente en Estados Unidos que en Europa (242 casos por millón de adultos y año, y entre 80 y 150 casos, respectivamente). En cuanto a la incidencia anual, en Estados Unidos es de 19 casos por millón de habitantes y año, mientras que en Europa es solo de 4-5 casos. Es más frecuente en mujeres que en varones (5:1), con un pico de incidencia de 30 a 50 años, y es más grave en hombres, en personas de raza negra y en pacientes mayores.

ETIOPATOGENIA

Se considera una enfermedad autoinmune por su asociación familiar, la relación con antígenos del complejo mayor de histocompatibilidad y la presencia de autoanticuerpos, pero su etiología es desconocida. La epidemiología señala a un modelo

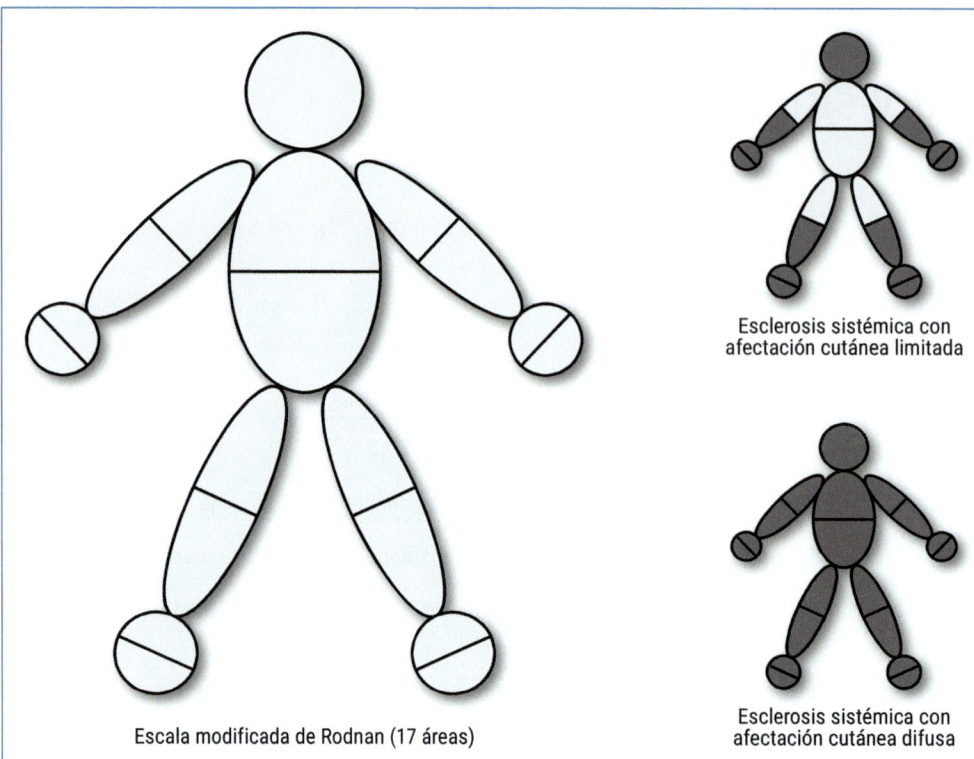

Escala modificada de Rodnan (17 áreas)

Esclerosis sistémica con afectación cutánea limitada

Esclerosis sistémica con afectación cutánea difusa

Figura 37-1. Esquema para la evaluación semicuantitativa de la afectación cutánea en la esclerosis sistémica.
Cada una de las 17 áreas se evalúa según el grado de endurecimiento: piel normal (0), endurecimiento leve (1), endurecimiento moderado (2), endurecimiento extremo (3). La puntuación máxima total es de 51.

poligénico con influencias ambientales. El factor genético más importante es el género femenino, aunque también se han descrito la raza y la edad como otros factores de riesgo. Las asociaciones con alelos antígenos del complejo mayor de histocompatibilidad son débiles y más relacionadas con subgrupos clínicos que con la esclerosis sistémica de forma global. En cuanto a los factores ambientales, hay algunos tóxicos asociados con la esclerosis sistémica y los síndromes esclerodermiformes (**Tabla 37-1**).

La esclerosis sistémica se caracteriza por tres alteraciones fundamentales: vasculopatía, producida por proliferación fibrointimal de las paredes de pequeñas arterias y capilares; activación de los fibroblastos con aumento de proteínas de matriz extracelular y fibrosis en el tejido conectivo, especialmente de la piel; y alteración inmunológica con anticuerpos antinucleares, la mayoría específicos de la enfermedad y mutuamente excluyentes.

Los infiltrados inflamatorios podrían liberar citocinas, que estimularían los fibroblastos y producirían lesión vascular. Otra hipótesis señala que la lesión inicial es vascular e induce fenómenos inflamatorios y autoinmunes, capaces de activar a los fibroblastos. En algunas manifestaciones de la esclerosis sistémica la fisiopatología es fibrótica, como en el caso de la fibrosis pulmonar y, en otras, sobre todo vascular, como la HAP o la CRE. Tanto la afectación cardíaca como la del tubo digestivo pueden tener un componente mixto, con alteraciones vasculares y fibrosis.

MANIFESTACIONES CLÍNICAS

A continuación, se exponen las manifestaciones más frecuentes en la enfermedad.

Manifestaciones generales

Son manifestaciones generales y frecuentes al inicio de la esclerosis sistémica: la astenia, el malestar difuso y un cuadro constitucional, especialmente en la EScd rápidamente progresiva.

Afectación vascular

El fenómeno de Raynaud es el síntoma más precoz, y aparece en el 100 % de las EScl y en el 70 % de las EScd. Se caracteriza por episodios vasoespásticos en zonas acras (manos y pies), con palidez, seguidos de cianosis (debido a la isquemia) y reperfusión con hiperemia. Se desencadena por frío o estrés y se acompaña de hinchazón, disestesias y dolor en los dedos afectados (**Fig. 37-2**). Con la isquemia crónica, los dedos se afilan poco a poco y aparecen úlceras en zonas acras, en especial en los pulpejos de los dedos y en la superficie extensora en metacarpofalángicas e interfalángicas (**Fig. 37-3**). Estas lesiones cicatrizan con dificultad y se sobreinfectan, producen osteomielitis y, en casos más graves, gangrena y amputación de los dedos.

La lesión estructural del fenómeno de Raynaud es visible con la capilaroscopia periungueal, que puede mostrar dilataciones (megacapilares), áreas avasculares, microhemorragias y capilares ramificados, con desestructuración de la arquitectura capilar. La interpretación de esta técnica para el diagnóstico en la esclerosis sistémica se explica en el vídeo formativo asociado a este capítulo.

En la piel, se aprecian dilataciones capilares, las telangiectasias, que son redondeadas y de bordes nítidos, a diferencia de las arañas vasculares. Se localizan preferentemente en la cara, el escote, las palmas y el tronco.

Tabla 37-1. Síndromes esclerodermiformes

- Inflamatorios e inmunológicamente mediados:
  - Fascitis eosinofílica
  - Enfermedad injerto contra huésped
  - Liquen escleroso o atrófico
  - Síndrome de POEMS
  - Síndromes de superposición (lupus eritematoso sistémico, dermatomiositis, etcétera)

- Metabólicos:
  - Fenilcetonuria
  - Porfiria cutánea tarda
  - Hipotiroidismo (mixedema)

- De depósito:
  - Escleromixedema
  - Amiloidosis sistémica
  - Fibrosis nefrogénica sistémica
  - Escleredema
  - Lipodermatoesclerosis

- Ocupacionales:
  - Cloruro de polivinilo
  - Disolventes orgánicos
  - Sílice
  - Resinas epoxi

- Genéticos:
  - Enfermedades progeroides (progeria, acrogeria, síndrome de Werner)
  - Síndrome de la piel rígida

- Tóxicos y yatrogénicos:
  - Bleomicina
  - Pentazocina
  - Carbidopa
  - Síndrome de eosinofilia-mialgia (L-triptófano)
  - Síndrome por aceite tóxico (aceite de colza desnaturalizado con anilinas)
  - Fibrosis posradiación

POEMS: polineuropatía, organomegalia, endocrinopatía, proteína monoclonal y alteraciones cutáneas (*polyneuropathy, organomegaly, endocrine abnormality, M-protein, plasma cell dyscrasia and skin lesions*).

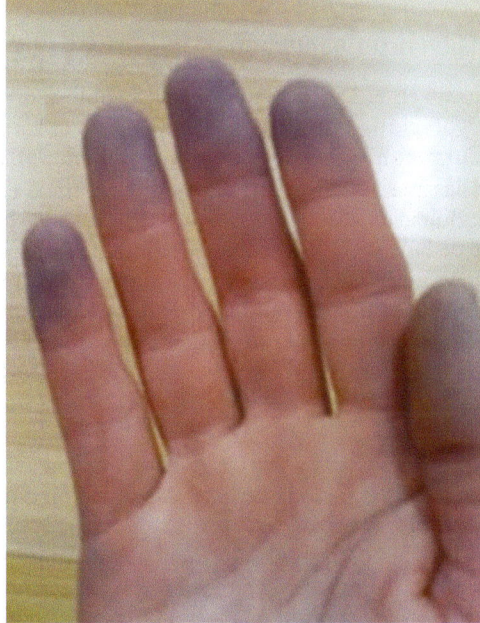

Figura 37-2. Fenómeno de Raynaud en manos.

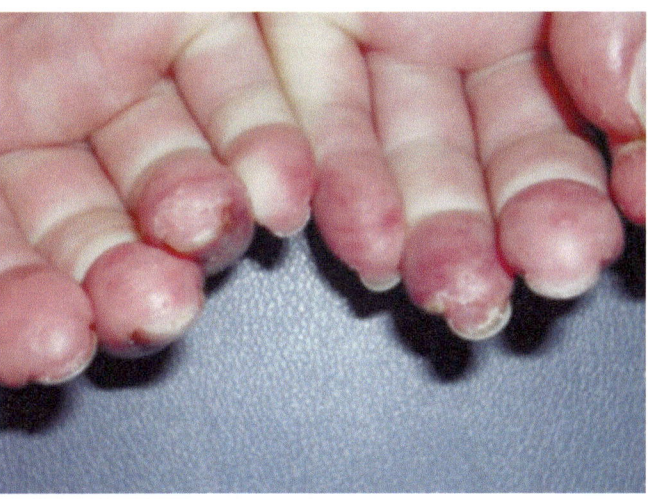

Figura 37-3. Lesiones ulceradas isquémicas originadas por el fenómeno de Raynaud.

Afectación cutánea

En la EScl, el endurecimiento dérmico comienza en manos y pies, y se extiende durante años a antebrazos y cara. En la EScd, progresa rápidamente desde manos y pies a brazos, piernas y tronco.

La extensión de la afectación cutánea se asocia con la supervivencia. La lesión cutánea evoluciona en tres fases: edematosa, con piel tensa y edema difuso; indurativa o esclerótica, con engrosamiento de dermis y desaparición de anejos; y atrófica, con adelgazamiento de la dermis, en la que persiste la atrofia de anejos. Cuando solo se afectan los dedos de las manos, se denomina esclerodactilia. Además, es frecuente la microstomía, por afectación de la piel en la zona perioral.

Es habitual el prurito en los casos de EScd rápidamente progresiva. También pueden aparecer cambios en la pigmentación con patrón «en sal y pimienta» y el «signo del cuello» (bridas endurecidas que se ven en la extensión forzada), especialmente en la EScd.

La escala más utilizada para medir el grado y la extensión de la afectación cutánea es la de Rodnan modificada (*modified Rodnan Skin Score*: mRSS), que divide la superficie cutánea en 17 regiones, que se evalúan de forma semicuantitativa desde 0 (piel normal) hasta 3 (induración extrema), con una puntuación máxima de 51 (v. **Fig. 37-1**).

Es frecuente la calcinosis (depósito subcutáneo de cristales de hidroxiapatita en zonas de roce, principalmente manos y codos), en ambos subgrupos, que suele aparecer después de años de evolución de la enfermedad.

Afectación musculoesquelética

La manifestación más frecuente son las contracturas articulares secundarias a la fibrosis, sobre todo en manos y codos. La afectación articular aparece en el 46-97 % de los casos, con artralgias y rigidez matutina en fases tempranas de la enfermedad. La artritis es rara y, cuando aparece, puede ser similar a la artritis reumatoide, con erosiones hasta en el 40 % de los casos. La inflamación de las vainas tendinosas, casi exclusiva de la EScd, produce roces articulares que pueden oírse y palparse al mover el tendón afectado. Se suelen afectar las vainas tendinosas de los flexores de las manos, tibial anterior o peroneos. La presencia de roces articulares es un factor de mal pronóstico y se asocia con afectación grave vascular, muscular y renal.

Debido a la isquemia digital crónica, aparece resorción ósea de las falanges distales de los dedos (acroosteólisis) en la esclerosis sistémica de larga evolución, en ocasiones asociada a úlceras digitales.

La atrofia muscular por desuso, con enzimas musculares, electromiograma y biopsia muscular normales, es la afectación muscular más frecuente. Algunos pacientes con afectación dérmica difusa, y sobre todo precoces, desarrollan una miopatía inflamatoria, indistinguible de la idiopática, aunque en general más leve.

Afectación gastrointestinal

Es la más frecuente tras el fenómeno de Raynaud y la afectación cutánea. Afecta a cualquier región del tubo digestivo, pero, con diferencia, las zonas más afectadas son el esófago y el esfínter anal, a veces de forma precoz. La hipomotilidad del esfínter inferior y los dos tercios inferiores del esófago aparece en el 75-90 % de los casos. Produce disfagia para sólidos, pirosis, regurgitación, reflujo gastroesofágico y dolor retroesternal. Este reflujo gastroesofágico puede complicarse con tos nocturna por el decúbito, neumonías por microaspiración, esofagitis erosiva, esófago de Barrett (10-40 % de los pacientes) y estenosis esofágica. La afectación gástrica es menos frecuente y cursa con retraso en el vaciamiento, originando dispepsia y saciedad precoz.

Otro hallazgo en estudios endoscópicos es la presencia de telangiectasias en la mucosa gástrica, que cuando son muy abundantes y prominentes se llaman estómago «en sandía» (*watermelon stomach*) o ectasia vascular gástrica antral. Aparece sobre todo en pacientes con EScd precoz y anticuerpos antiácido ribonucleico (anti-ARN) polimerasa III, y puede producir anemia ferropénica por sangrado crónico o hemorragia digestiva aguda. La hipomotilidad del intestino delgado, presente en el 40 % de los casos, será asintomática o producirá náuseas, vómitos, distensión, dolor abdominal, diarrea y seudoobstrucción. Algunos pacientes tienen malabsorción y sobrecrecimiento bacteriano secundarias.

La afectación anorrectal es muy frecuente (50-70 %), produce la pérdida del tono muscular del esfínter anal interno, con la consiguiente incontinencia anal y repercusión en la calidad de vida de los pacientes. En casos más graves, se produce prolapso rectal. El estreñimiento crónico puede dar lugar a la formación de divertículos colónicos, que a veces se complican con cuadros de oclusión o suboclusión intestinal.

La complicación más temible en fases avanzadas de la enfermedad es la neumatosis intestinal quística, que consiste en la presencia de gas en las paredes intestinales y su potencial disección, con riesgo de perforación.

La afectación hepática es rara, pero es bien conocida la asociación de la esclerosis sistémica con la cirrosis biliar primaria (colangitis biliar primaria), síndrome de Reynolds, especialmente en pacientes con EScl con anticuerpos anticentrómeros positivos.

Afectación cardíaca

Clínicamente se detecta en el 15 % de los pacientes, en especial en la EScd, y se asocia con la afección muscular. Es secundaria a fibrosis en el miocardio y en el sistema de conducción y se asocia a mal pronóstico. La afectación subclínica es mucho más frecuente, ya que se ha descrito como hallazgo necrópsico hasta en el 80 % de los pacientes.

La distribución típica de la fibrosis es parcheada en ambos ventrículos, en probable relación con fenómenos de isquemia-reperfusión (Raynaud coronario). Los síntomas son disnea de reposo, síncope, palpitaciones e insuficiencia cardíaca congestiva. La fibrosis del tejido de conducción es la responsable de los bloqueos auriculoventriculares y de rama, así como de las taquiarritmias supraventriculares y ventriculares, asociadas a muerte súbita.

La pericarditis es frecuente (40-50 %) y suele ser subclínica. En pacientes con HAP, el derrame pericárdico se asocia a mal pronóstico.

Puede aparecer también ángor e infarto agudo de miocardio por vasoespasmo, insuficiencia valvular y miocardiopatía inflamatoria de forma menos frecuente.

Afectación intersticial pulmonar

La enfermedad intersticial pulmonar difusa (EPID) es la principal causa de morbilidad y mortalidad en los pacientes con esclerosis sistémica, aparece en el 35-60 % de los casos, y es más frecuente en la EScd y más grave en fumadores. Cursa con disnea de esfuerzo y tos seca, los síntomas pueden ser escasos o nulos cuando la afectación es incipiente o insidiosa, aunque en ocasiones puede progresar con rapidez. A la exploración, destacan los crepitantes secos de predominio basal de forma bilateral.

La neumonía intersticial no específica es el patrón radiológico e histológico más frecuente seguido de la neumonía intersticial usual. Cuando la enfermedad avanza, aparecen hipertensión pulmonar y *cor pulmonale* secundarios.

Hipertensión arterial pulmonar

Aparece hasta en el 15-20 % de los casos, sobre todo en EScl de larga evolución, aunque también se ha descrito en EScd precoz. Cursa con disnea intensa y rápidamente progresiva, siendo en las fases tempranas asintomática.

A la auscultación, destaca el refuerzo del segundo tono y un murmullo de insuficiencia tricúspide y pulmonar. Se asocia a mal pronóstico, ya que el aumento de la presión en la arteria pulmonar conlleva una hipertrofia del ventrículo derecho, una disminución del gasto cardíaco y, finalmente, insuficiencia cardíaca y muerte.

Afectación renal

La CRE, con una prevalencia del 5-10 %, afecta sobre todo a pacientes con EScd. Consiste en la instauración abrupta de hipertensión arterial maligna, con insuficiencia renal aguda rápidamente progresiva, asociada a anemia hemolítica microangiopática, trombocitopenia y alteraciones del sedimento urinario (proteinuria y microhematuria) en un contexto de hiperrreninemia. En el 11 % de los casos puede ser normotensiva.

Antes de la aparición de los inhibidores de la enzima de conversión de la angiotensina era la principal causa de muerte, si bien su introducción precoz en el tratamiento de la CRE ha cambiado su pronóstico.

Los factores de riesgo para desarrollarla son: EScd con progresión dérmica rápida, roces tendinosos, primeros 4 años de la enfermedad, uso de glucocorticoides a dosis mayor de 15 mg al día de prednisona (o equivalente), disminución aguda de volumen (por ejemplo, en relación con diuréticos), anemia reciente inexplicable y presencia de anti-ARN polimerasa III. Además, el 50 % de los pacientes con esclerosis sistémica presentará alguna disfunción renal, y hasta en el 80 %, se observan lesiones vasculares renales, que pueden ser silentes.

DIAGNÓSTICO

El diagnóstico se basa en las manifestaciones clínicas presentes en la historia clínica y la exploración física y se apoya en hallazgos de laboratorio, como los anticuerpos específicos, y en otras pruebas complementarias que permitan identificar precozmente la afectación orgánica.

Bajo el término de «preesclerodermia» se recoge a aquellos pacientes con fenómeno de Raynaud, capilaroscopia patológica y presencia de anticuerpos antinucleares positivos, sin otros hallazgos clínicos.

> **!** En las etapas tempranas, la enfermedad supone un reto diagnóstico, ya que las alteraciones cutáneas características de la esclerosis sistémica no están todavía presentes en muchos casos y los pacientes con EScd cursan, en ocasiones, con síntomas iniciales inespecíficos. Sin embargo, en los pacientes con enfermedad evolucionada, con todas las características clínicas de la enfermedad, el diagnóstico es más sencillo.

Hay ciertas propuestas para el diagnóstico, tanto en pacientes muy precoces como en aquellos con esclerosis sistémica evolucionada (**Tabla 37-2**).

Hallazgos de laboratorio

La analítica puede ser normal o presentar elevación de la velocidad de sedimentación globular o de la proteína C-reactiva. La anemia puede ser secundaria a trastornos crónicos, pérdidas digestivas o hemólisis en la CRE. En esta, también aparece proteinuria, insuficiencia renal y trombocitopenia. La creatina cinasa debe solicitarse siempre en pacientes con EScd de corta evolución, en los que es frecuente la miopatía inflamatoria.

> El hallazgo de laboratorio más característico en la esclerosis sistémica es la presencia de anticuerpos antinucleares, en más del 95 % de los pacientes. Los más frecuentes son el anticuerpo anticentrómero, que aparece en el 40-70 % de las EScl, y el anti-Scl-70, presente en el 30-70 % de las EScd, aunque se han descrito ocho anticuerpos específicos, mutuamente excluyentes. El anti-ARN polimerasa III aparece en el 20-25 % de las EScd y el antirribonucleoproteína nuclear (anti-RNP), asociado a enfermedad mixta del tejido conectivo, en el 12-16 % de las EScl.

Otros anticuerpos menos frecuentes son el anti-Th/To, anti-PM-Scl y anti-U3RNP. En la **tabla 37-3** se describe el patrón de afectación orgánica según la presencia de estos anticuerpos. Los anticuerpos en la esclerosis sistémica son marcadores de perfiles clínicos, genéticos y, posiblemente, etiológicos. No son marcadores de actividad, pero sí se asocian con el pronóstico.

Tabla 37-2. Criterios para la clasificación de la esclerosis sistémica del American College of Rheumatology y la European League Against Rheumatism (ACR/EULAR) de 2013

Ítems	Subítems	Puntuación*
Esclerosis cutánea proximal a MCF de las manos (criterio suficiente)		9
Esclerosis cutánea de los dedos (solo la puntuación más alta)	• Edema de manos • Esclerodactilia (distal a MCF, pero proximal a IFP)	2 4
Lesiones en pulpejos de los dedos (solo la puntuación más alta)	• Úlceras digitales • Lesiones deprimidas digitales (*pitting scars*)	2 3
Telangiectasias		2
Capilaroscopia patológica (dilataciones o pérdida capilar)		2
Hipertensión arterial pulmonar o enfermedad pulmonar intersticial (máximo 2)	• Hipertensión arterial pulmonar • Enfermedad pulmonar intersticial	2 2
Fenómeno de Raynaud		3
Autoanticuerpos relacionados con la esclerodermia (máximo 3)	• Anticentrómero • Antitopoisomerasa I (Scl-70) • Anti-ARN polimerasa III	3 3 3

Estos criterios son aplicables a cualquier paciente que esté siendo evaluado para incluirlo en un estudio de esclerosis sistémica. Estos criterios no son aplicables a pacientes con engrosamiento dérmico que no afecta a los dedos, ni a pacientes que tienen una enfermedad esclerodermiforme que explica mejor todas las manifestaciones.
*La puntuación total se determina añadiendo la puntuación máxima en cada categoría. Con una puntuación total de 9 o más se considera esclerosis sistémica definitiva. La sensibilidad es del 91 % y su especificidad del 92 % (frente al 75 y al 72 %, respectivamente, de los criterios del ACR de 1980).
ARN: ácido ribonucleico; IFP: articulaciones interfalángicas proximales; MCF: articulaciones metacarpofalángicas.

Pruebas complementarias

Para la evaluación basal de un paciente con esclerosis sistémica, se debe tener en cuenta, además de aplicar la escala mRSS una analítica de sangre y de orina, capilaroscopia, electrocardiograma, pruebas de función respiratoria (PFR) con capacidad de difusión de monóxido de carbono (DLCO), tomografía computarizada de alta resolución (TACAR), ecocardiograma Doppler (eco-Doppler) y esofagograma o manometría esofágica (**Fig. 37-4**).

Afectación cutánea

Para el diagnóstico de la esclerosis sistémica, no es necesaria una biopsia cutánea. La afectación cutánea se evalúa mediante la escala mRSS, que ha demostrado tener mayor sensibilidad que la biopsia para establecer el diagnóstico. Además, la biopsia puede ser normal o mostrar grados variables de

atrofia en fases avanzadas y es indistinguible de la esclerosis sistémica localizada (morfea). En la esclerosis sistémica, la afección proximal debe acompañarse de esclerodermia distal; en caso contrario, debe pensarse en otra entidad.

Afectación articular

En la afectación articular, la radiografía simple permite detectar calcinosis en cualquiera de sus localizaciones; es típica la acroosteólisis en esclerosis sistémica de larga evolución y pueden objetivarse erosiones con afectación de interfalángicas distales en pacientes con artritis.

Afectación pulmonar

Para el estudio de la afectación pulmonar, la radiografía de tórax tiene escasa sensibilidad para detectar EPID, por lo que

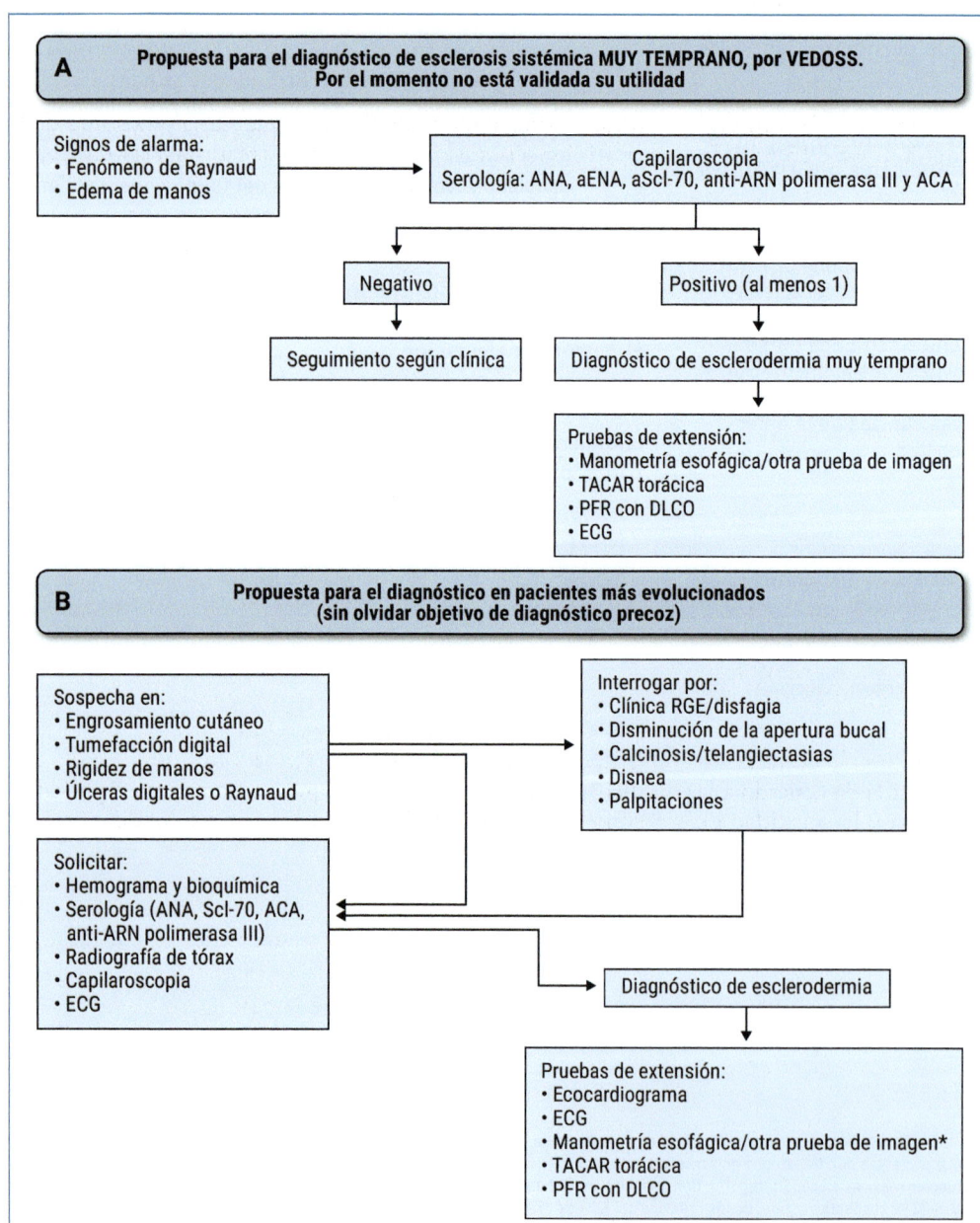

Figura 37-4. Algoritmo de propuestas para el diagnóstico de la esclerosis sistémica en la práctica clínica. *En opinión de las autoras, excepto en casos especiales, esta prueba debería limitarse a los pacientes con clínica sugestiva de afectación digestiva. ACA: anticuerpos anticentrómero; aENA: anticuerpos contra antígenos nucleares extraíbles; ANA: anticuerpos antinucleares; ARN: ácido ribonucleico; DLCO: difusión pulmonar de monóxido de carbono; ECG: electrocardiograma; PFR: pruebas funcionales respiratorias; RGE: reflujo gastroesofágico; TACAR: tomografía computarizada de alta resolución; VEDOSS: algoritmo para intentar diagnosticar la esclerosis sistémica de forma muy precoz (*very early diagnosis of systemic sclerosis*).

resulta imprescindible solicitar, además, PFR con DLCO y TACAR. Las PFR pueden ser normales en fases iniciales y en la evolución mostrar un patrón restrictivo con descenso de la capacidad vital forzada (CVF) y DLCO [CVF (%)/DLCO(%) < 1,4]. La TACAR es la prueba de referencia para el diagnóstico: permite conocer la extensión de la afectación pulmonar y diferenciar áreas de alveolitis (con aspecto de vidrio deslustrado), de las de fibrosis (con aspecto reticular, bronquiectasias de tracción y panalización) de predominio basal y subpleural. Su mayor limitación es la radiación ionizante. La ecografía pulmonar es una técnica de imagen accesible, realizable en consulta y fácilmente reproducible. No emite radiaciones ionizantes, por lo que sería una buena prueba para el cribado y el seguimiento. En la actualidad, todavía está pendiente validar su empleo como prueba de cribado en la EPID asociada a las enfermedades autoinmunes sistémicas.

Para el estudio de la HAP, la eco-Doppler es fundamental en el diagnóstico precoz y el seguimiento. En pacientes con sospecha de HAP si la presión arterial pulmonar sistólica es superior a 35-40 mmHg, se hará cateterismo de cavidades derechas (CCD), que es el método de referencia: confirma el diagnóstico (presión arterial pulmonar media > 20 mmHg, con presión de enclavamiento capilar pulmonar < 15 mmHg y resistencia vascular pulmonar > 3 unidades Wood) y evalúa la gravedad, la indicación y la eficacia del tratamiento farmacológico. El electrocardiograma evidenciará la hipertrofia de ventrículo derecho y la dilatación de la aurícula derecha, y las PFR han demostrado predecir la aparición de HAP si la razón de CVF(%)/DLCO(%) es superior a 1,8 o si existe un descenso aislado de DLCO < 50-55 %. Además, la prueba de la marcha de 6 minutos (T6M) es útil para evaluar la capacidad de ejercicio y la respuesta al tratamiento.

En pacientes con esclerosis sistémica, se ha aprobado para el seguimiento el empleo del algoritmo DETECT para decidir entre eco-Doppler y CCD, dada su alta sensibilidad (4 % de falsos negativos). Tiene dos pasos: en el primero, se valora el riesgo de HAP con base en los resultados de las PFR (proporción CVF/DLCO), concentraciones de ácido úrico, propéptido natriurético cerebral N-terminal, anticuerpos anticentrómeros, presencia de telangiectasias y desviación derecha del eje en el electrocardiograma. Los pacientes con una puntuación total > 300 se derivan para someterse a eco-Doppler. En el segundo paso, se combina la puntuación del primer paso con la puntuación obtenida de acuerdo a la valoración del área de la aurícula derecha y la velocidad de regurgitación tricuspídea. Los pacientes con una puntuación final > 35 se someterán a CCD.

Afectación cardíaca

Para el estudio de la afectación cardíaca, el electrocardiograma (con tira de ritmo) y el monitor de Holter evidenciarán alteraciones de la conducción y arritmias, hipertrofia de ventrículo izquierdo y alteraciones del segmento ST.

La radiografía de tórax descartará derrame pericárdico o alteración del índice cardiotorácico.

Con la eco-Doppler se evalúa la fracción de eyección del ventrículo izquierdo, la función diastólica, el gradiente tricuspídeo, el derrame pericárdico, la afectación valvular, etcétera.

La resonancia cardíaca es útil para valorar la fibrosis y descartar miocarditis y, por último, los estudios nucleares (gammagrafía de perfusión con talio o dipiridamol) servirán para evaluar la función y la isquemia miocárdica.

Afectación digestiva

Para valorar la afectación digestiva, se hará un estudio esofágico con bario o manometría esofágica (más sensible en fases precoces) para evaluar la motilidad del esófago, la prueba del aliento con xilosa para el diagnóstico de sobrecrecimiento bacteriano y la endoscopia digestiva si hay sospecha de sangrado agudo o crónico.

En el estudio de la afectación digestiva baja, se puede utilizar el tiempo de tránsito colónico (radiografía de abdomen tras la toma de marcadores radiopacos), la manometría anorrectal y la rectoscopia para descartar complicaciones locales.

Afectación renal

Para el estudio de la afectación renal, debe monitorizarse la presión arterial en el domicilio, vigilar las alteraciones de la creatinina sérica, el aclaramiento de creatinina, la proteinuria de 24 horas, la presencia de esquistocitos en sangre periférica si hay anemia microangiopática, la trombocitopenia de consumo, alteraciones en fondo de ojo secundarias a cambios hipertensivos agudos (hemorragias y exudados), para lo que se empleará la ecografía Doppler o biopsia renal (histológicamente hay una proliferación de la íntima con trombosis *in situ*, necrosis de la media y fibrosis perivascular, sin infiltrado inflamatorio significativo).

CRITERIOS DE CLASIFICACIÓN, EVOLUCIÓN Y PRONÓSTICO

Aunque el diagnóstico de la esclerosis sistémica es clínico, existen criterios de clasificación de la enfermedad, útiles para incluir a pacientes en estudios clínicos y experimentales.

Criterios de clasificación

Los criterios de clasificación preliminares del American College of Rheumatology (ACR) de 1980, utilizados hasta 2013, eran poco sensibles, ya que se centraban en pacientes con enfermedad establecida, en los que resulta difícil modificar el curso de la enfermedad.

En 2013, se actualizaron los criterios de clasificación de la esclerosis sistémica en un esfuerzo conjunto del ACR y la European League Against Rheumatism (EULAR). Se amplió el espectro de pacientes con esclerosis sistémica al incluir a los pacientes con enfermedad precoz o afectación cutánea muy limitada, lo que ha aumentado su fiabilidad en la práctica diaria. Estos nuevos criterios incluyen manifestaciones vasculares, inmunológicas y fibróticas, y permiten clasificar como esclerosis sistémica el caso de un paciente cuando la puntuación es al menos de 9 (v. **Tabla 37-2**).

Recientemente el grupo European Scleroderma Trials and Research (EUSTAR) ha propuesto un algoritmo para intentar diagnosticar la esclerosis sistémica de forma muy precoz (*very early diagnosis of systemic sclerosis*, VEDOSS), que todavía no está validado. Los signos de alarma para este algoritmo son el fenómeno de Raynaud, el edema de manos (*puffy fingers*) y la presencia de anticuerpos antinucleares. Con estos hallazgos, se recomienda derivar de forma inmediata al especialista para su evaluación con capilaroscopia y anticuerpos específicos de esclerosis sistémica. Si cualquiera de estas pruebas resulta positiva, se diagnosticará de esclerosis sistémica muy precoz y se completaría el estudio con el resto de las pruebas complementarias. Esta estrategia permite actuar durante el período llamado «ventana de oportunidad», mediante el inicio de tratamiento precoz antes de que se desarrolle fibrosis irreversible.

Evolución y pronóstico

En una enfermedad tan heterogénea como la esclerosis sistémica, con presentación y evolución muy variables, es imprescindible identificar factores pronósticos que ayuden a establecer la estrategia terapéutica más adecuada en cada paciente. El diagnóstico y tratamiento precoz, así como el conocimiento de los factores de riesgo de desarrollo de las principales complicaciones asociadas a morbimortalidad, afectación pulmonar, cardíaca y HAP, han mejorado la supervivencia de la esclerosis sistémica al año al 75 % y a los 5 años al 60 %.

Los factores pronósticos de supervivencia en HAP son: clase funcional de la New York Heart Association (NYHA), T6M, PFR (DLCO basal < 55 %, CVF (%)/DLCO (%) basal

> 1,8, DLCO aislada < 40 %), eco-Doppler (área de aurícula derecha, derrame pericárdico) y parámetros hemodinámicos (presión arterial pulmonar media, presión de la aurícula derecha media, índice cardíaco).

En cuanto a la fibrosis pulmonar, la reducción de DLCO es un signo temprano de EPID, además de un importante predictivo de mortalidad (DLCO < 40 % o descenso muy rápido de esta). La enfermedad grave definida en TACAR con extensión ≥ 20 % o en casos indeterminados (extensión 10-20 %) con CVF < 70 % se asocia a mayor riesgo de deterioro o muerte. El deterioro de la función pulmonar ocurre con más frecuencia durante los primeros 4-5 años de la enfermedad.

Los diferentes anticuerpos asociados a la esclerosis sistémica se asocian con un subtipo de enfermedad determinado, con diferencias en cuanto a gravedad de la enfermedad, extensión de la afectación cutánea, manifestaciones en órganos internos y pronóstico (**Tabla 37-3**). La presencia de anti-U1RNP, anticuerpos anticentrómeros y anti-ARN polimerasa III se asocian a mejor pronóstico; mientras que el anti-U3RNP, anti-Scl-70, anti-Th/To y PM-Scl se han asociado a peor pronóstico.

En general, tienen mayor morbilidad y mortalidad los pacientes con EScd, mayor edad al inicio del diagnóstico, raza negra, sexo masculino, presencia de anti-Scl 70 y valores más bajos de CVF y DLCO. Los pacientes con esclerosis sistémica tienen, además, un riesgo aumentado de infecciones, no solo asociado al tratamiento inmunosupresor, sino también como consecuencia de la propia enfermedad (neumonías por

Tabla 37-3. Asociaciones clínicas de los anticuerpos específicos de la esclerosis sistémica

ACA	Th/To	U1RNP	PM-Scl
EScl: • Más frecuente en mujeres y en mayores • Tiempo desde el fenómeno de Raynaud a diagnóstico largo • ↑↑ HAP • ↑↑ Úlceras digitales/ acroosteólisis • Telangiectasias • Esclerodactilia • Calcinosis tardía • Afectación esofágica	EScl: • Tiempo desde el fenómeno de Raynaud a diagnóstico corto • Edema de manos • Calcinosis tardía • EPID precoz • HAP grave	EScl (20 % EScd): • Más frecuente en jóvenes y afroamericanos • EMTC • Tiempo desde el fenómeno de Raynaud a diagnóstico corto • Edema de manos • Afectación articular • Miopatía inflamatoria • HAP (precoz) • EPID • Glomerulonefritis lúpica	EScl (20 % EScd): • Poco frecuente • Superposición con dermatomiositis • Miopatía inflamatoria • Afectación articular • Calcinosis lineal (músculo) • ↑ Úlceras digitales/ acroosteólisis • EPID
Scl-70	**ARN polimerasa III**	**U3RNP**	**Ku**
EScd: • 30 % afroamericanos • Más frecuente en varones y jóvenes • Tiempo desde el fenómeno de Raynaud a diagnóstico corto • Telangiectasias • ↑ Afectación articular y tendinosa • ↑↑ Úlceras digitales/ acroosteólisis • ↑ EPID precoz • Crisis renal • Afectación cardíaca • Afectación gastrointestinal global	EScd: • Tiempo desde el fenómeno de Raynaud a diagnóstico corto • Afectación cutánea más grave • ↑↑ Afectación articular y tendinosa • Telangiectasias • ↑↑ Crisis renal • Ectasia vascular antral • Neoplasias	EScd (25 % EScl): • Más frecuente en jóvenes y afroamericanos • Neuropatía periférica • Hipopigmentación o hiperpigmentación cutánea • ↑↑ Miopatía inflamatoria • Afectación articular • Calcinosis • EPID precoz • HAP aguda • Crisis renal • Afectación cardíaca • ↑↑ Afectación gastrointestinal	EScl: • El menos frecuente • Superposición con miopatía inflamatoria • Artritis y contracturas en flexión • Menos úlceras isquémicas y menos telangiectasias

ARN: ácido ribonucleico; EMTC: enfermedad mixta de tejido conectivo; EPID: enfermedad pulmonar intersticial difusa; EScd: esclerosis sistémica cutánea difusa; EScl: esclerosis sistémica cutánea limitada; HAP: hipertensión arterial pulmonar.

aspiración en pacientes con afectación esofágica, infecciones cutáneas y de partes blandas favorecidas por isquemia digital o calcinosis, etc.). Además, existen múltiples evidencias de la asociación entre esclerosis sistémica y cáncer, especialmente de pulmón, mama, esófago y neoplasias cutáneas.

TRATAMIENTO

El abordaje terapéutico en la esclerosis sistémica debe ser individualizado en cada paciente, según el tipo y la gravedad de la afectación orgánica. Algunos trabajos apoyan que la instauración de tratamiento antiinflamatorio o inmunomodulador en las fases iniciales tiene impacto en la prevención del desarrollo de fibrosis y el correspondiente daño orgánico posterior.

Las terapias dirigidas contra la disregulación inmune incluyen, entre otros, los glucocorticoides, los inmunosupresores sintéticos convencionales y las terapias biológicas, además de otras alternativas, como el trasplante de progenitores hematopoyéticos (TPH) en casos seleccionados. Además, el tratamiento se complementa con vasodilatadores y antifibróticos, además de medidas generales y tratamiento sintomático en alguna de las afecciones.

Medidas generales y particularidades según el órgano afecto

Se debe evitar la exposición al frío y cambios bruscos de temperatura, el estrés, el tabaco y medicamentos vasoconstrictores para prevenir fenómenos de vasoespamo.

Es imprescindible practicar ejercicio para prevenir deformidades, y la fisioterapia o la terapia ocupacional para mantener las actividades habituales en la vida diaria.

También se recomienda evitar roces, traumatismos y sequedad de la piel, y aplicar regularmente cremas hidratantes.

Las medidas antirreflujo están indicadas en pacientes con afectación esofágica: elevar el cabecero de la cama, evitar el consumo de tabaco y alcohol, hacer comidas menos copiosas y más frecuentes, evitar la ingesta de ciertos alimentos y fármacos, etcétera.

Afectación digestiva

La afectación esofágica mejora con inhibidores de la bomba de protones a dosis altas o combinados con anti-H2 en pacientes con reflujo gastroesofágico refractario, además de agentes procinéticos (metoclopramida, domperidona) para aumentar la motilidad esofágica y el vaciamiento gástrico.

En la seudoobstrucción intestinal, la eritromicina y el octreótido subcutáneo son eficaces estimulando la motilidad intestinal y disminuyen el sobrecrecimiento bacteriano. Este debe tratarse con antibioterapia de amplio espectro (rifaximina y metronidazol) en ciclos de 7-10 días cada 4-12 semanas. Es recomendable añadir probióticos para mejorar el microbioma intestinal.

En casos de malnutrición evidente, está indicada la nutrición enteral o parenteral. Para el estreñimiento, deben utilizarse laxantes osmóticos (lactulosa, polietilenglicol) y ablandadores de heces. La ectasia vascular gástrica antral, que puede desarrollar sangrado crónico, se maneja con láser de argón y otras técnicas ablativas con alto porcentaje de éxito a corto plazo.

Por último, en el caso de la incontinencia anal, la neuroestimulación del nervio sacro es una opción terapéutica que también puede realizarse por vía transcutánea (estimulación nerviosa transcutánea).

Afectación vascular

El tratamiento del fenómeno de Raynaud incluye el uso de antagonistas del calcio (nifedipino, diltiacem, amlodipino) como primera línea de tratamiento, antagonistas del receptor de la angiotensina (losartán), inhibidores de la endotelina (como el bosentán), que previenen la aparición de nuevas úlceras, inhibidores de la fosfodiesterasa (sildenafilo, tadalafilo) y, en casos de mayor gravedad, los prostanoides intravenosos cíclicos (iloprost es el más usado), eficaces en la curación de úlceras digitales activas o en casos de isquemia.

Otros tratamientos empleados en úlceras refractarias son la cámara hiperbárica y la simpatectomía, cervical y lumbar, aunque esta última está en desuso por falta de eficacia a largo plazo. Además, se ha probado el tratamiento con toxina botulínica en pacientes con úlceras isquémicas.

Afectación pulmonar

El tratamiento de la afectación pulmonar va a depender de tres variables: grado de extensión, grado de inflamación y deterioro funcional. En la fibrosis pulmonar progresiva, la asociación de la terapia antifibrótica al inmunosupresor ha mostrado enlentecimiento del deterioro de la CVF durante el seguimiento en pacientes con EPID asociada a la esclerosis sistémica. Hay una propuesta de algoritmo terapéutico de la EPID asociada a la esclerosis sistémica (**Fig. 37-5**) y una definición actualmente aceptada de fibrosis pulmonar progresiva (**Tabla 37-4**).

El tratamiento de la HAP incluye medidas de soporte: oxigenoterapia, diuréticos, digoxina, ejercicio moderado, vacunación antigripal y antineumocócica, y tratamiento farmacológico, que dependerá de la clase funcional, de la edad del paciente y de la presencia de otras comorbilidades.

Los tratamientos vasodilatadores específicos aprobados para la HAP asociada a la esclerosis sistémica son los mismos que se utilizan para la HAP primaria: antagonistas de los receptores de la endotelina (bosentán, 125 mg cada 12 horas; ambrisentán, 5-10 mg cada 24 horas; macitentán 10 mg cada 24 horas), inhibidores de la fosfodiesterasa 5 (sildenafilo, 20-80 mg cada 8 horas; el tadalafilo, 40 mg cada 24 horas), los estimuladores de la guanilato ciclasa (riociguat, 2,5 mg cada 8 horas), los prostanoides (epoprostenol intravenoso, 20-40 ng/kg por minuto), treprostinil subcutáneo o intravenoso (40-80 ng/kg por minuto) o iloprost inhalado (2,5-5 µg/6-9 veces al día) y el agonista no prostanoide de los receptores de la prostaciclina (selexipag 200-1.600 µg cada 12 horas).

Estos vasodilatadores en los otros tipos de hipertensión pulmonar conllevan riesgos, especialmente en el caso de fibrosis pulmonar, ya que pueden ocasionar desaturación rápida de oxígeno y muerte súbita. Por la dificultad que conlleva el tratamiento de estos pacientes, tanto el diagnóstico definitivo, mediante CCD, como el tratamiento de la HAP, deben efectuarse en unidades de referencia especializadas.

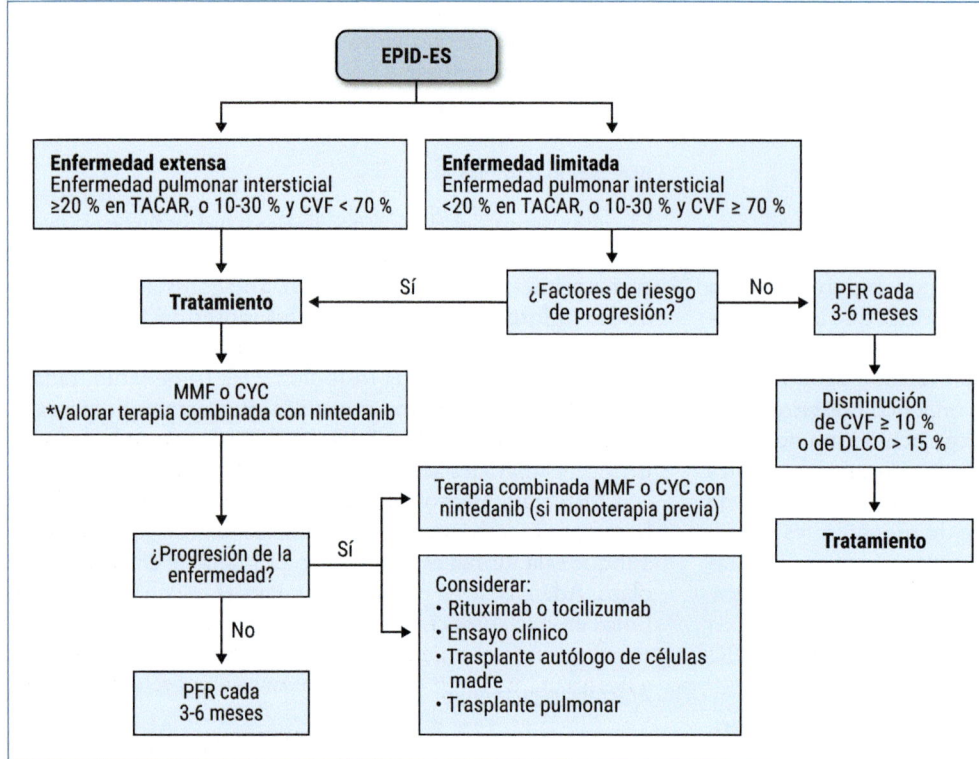

Figura 37-5. Propuesta de algoritmo terapéutico de la enfermedad pulmonar intersticial asociada a la esclerosis sistémica.
CVF: capacidad vital forzada; CYC: ciclofosfamida; DLCO: difusión pulmonar de monóxido de carbono; EPID: enfermedad pulmonar intersticial difusa; ES: esclerosis sistémica; MMF: micofenolato de mofetilo; PFR: pruebas funcionales respiratorias; TACAR: tomografía computarizada de alta resolución.

Tabla 37-4. Definición de fibrosis pulmonar progresiva

En un paciente con EPID distinta de la FPI que tiene evidencia radiológica de fibrosis pulmonar, la FPP se define como la presencia de al menos dos de los siguientes tres criterios, ocurridos en el último año sin explicación alternativa:

1. Empeoramiento de síntomas respiratorios

2. Evidencia de progresión funcional: presencia de alguno de los siguientes atribuido a empeoramiento de la fibrosis pulmonar:
   • Descenso absoluto del valor de CVF ≥ 5 % en 1 año de seguimiento
   • Descenso absoluto del valor de DLCO (corregido por hemoglobina) de ≥ 10 % en 1 año

3. Evidencia radiológica de progresión de la fibrosis pulmonar: presencia de uno o más de los siguientes:
   • Aumento de extensión o gravedad de bronquiectasias de tracción y bronquiolectasias
   • Nueva opacidad en vidrio deslustrado con bronquiectasias de tracción
   • Nueva reticulación fina
   • Aumento de la extensión o del engrosamiento de la alteración reticular
   • Nuevo panal de abeja o aumento
   • Aumento de pérdida de volumen pulmonar

CVF: capacidad vital forzada; DLCO: capacidad de difusión de monóxido de carbono; EPID: enfermedad pulmonar intersticial difusa; FPI: fibrosis pulmonar idiopática; FPP: fibrosis pulmonar progresiva.

El uso temprano de la terapia está asociado significativamente con una mejoría en la supervivencia. El trasplante pulmonar se ofrece como último recurso para pacientes con HAP que no han logrado una respuesta clínica favorable con la terapia médica.

Afectación renal

El tratamiento de la CRE debe instaurarse rápidamente, con dosis progresivas de inhibidores de la enzima conversora de la angiotensina, para controlar adecuadamente la presión arterial. Los antagonistas de los receptores de la angiotensina II son teóricamente útiles, pero la experiencia con ellos es mucho más limitada.

Si la presión arterial no se controla, se añadirán otros antihipertensivos, como bloqueantes del calcio, nitratos u otros vasodilatadores. A pesar de ello, dos tercios de los pacientes con CRE van a necesitar terapia sustitutiva renal, de los cuales el 50 % presentarán insuficiencia renal terminal y requerirán diálisis. Los inhibidores de la enzima conversora de la angiotensina se deben administrar incluso en pacientes con CRE normotensivas, ya que reducen la mortalidad del 85 al 24 %, aproximadamente.

Los inhibidores de la endotelina, como el bosentán, se han utilizado con éxito en algunos pacientes.

Glucocorticoides

En general, se recomienda su uso en la esclerosis sistémica a dosis bajas o medias, no superiores a 15 mg al día de prednisona o equivalente, para evitar el riesgo de CRE (especialmente en pacientes con EScd rápidamente progresiva y anticuerpos anti-ARN polimerasa III). En la práctica clínica, se utilizan para tratar manifestaciones como la artritis, la miositis y la pericarditis.

En el manejo de otras complicaciones, como la EPID, se suelen utilizar en combinación con otros inmunosupresores como la ciclofosfamida (CYC) o el micofenolato de mofetilo (MMF).

Hidroxicloroquina

Se emplea fundamentalmente en el tratamiento de las manifestaciones articulares y en la cutánea leve. Además, se ha utilizado para la afectación parotídea (parotiditis de repetición) y en la HAP.

En un estudio publicado solo como *abstract* en el congreso de la ACR de 2020, se analiza el desarrollo de HAP en una cohorte de 1.184 pacientes con esclerosis sistémica seguidos de forma prospectiva, 208 de los cuales habían sido tratados con hidroxicloroquina al menos durante 3 meses. Los pacientes tratados con hidroxicloroquina de forma precoz (menos de 18 meses después del inicio de la esclerosis sistémica) presentaban un desarrollo de HAP significativamente más lento que los no tratados. Por tanto, se propone que pudiera ayudar a prevenir o mejorar la evolución de la esclerosis sistémica-HAP, aunque se necesitan estudios bien diseñados para obtener conclusiones claras.

Inmunosupresores convencionales

Se exponen los siguientes: CYC, MMF, metotrexato (MTX) y azatioprina.

CYC. El uso de CYC, tanto oral como intravenoso, se ha centrado en el tratamiento de la EPID asociada a la esclerosis sistémica, respaldado por los resultados de dos ensayos clínicos aleatorizados (ECA): *Scleroderma lung study I* (SLS-I) y FAST. En el SLS-I, el uso de CYC oral a dosis de 1-2 mg/kg al día se asoció a una mejoría en la CVF y en la capacidad pulmonar total, la disnea, la capacidad funcional y la calidad de vida a los 12 meses respecto a placebo.

En la fase de extensión, se comprobó que la mejoría de la CVF continuaba tras la suspensión del tratamiento con CYC y que alcanzaba un máximo a los 18 meses (6 meses tras la finalización del tratamiento), aunque este efecto beneficioso desaparecía al año de suspenderla. Dicho efecto transitorio justifica en la práctica habitual la instauración de un tratamiento de mantenimiento con otros fármacos como el MMF o la azatioprina tras la inducción con CYC. Sin embargo, el grupo tratado tuvo un mayor número de episodios adversos, por lo que no se recomienda CYC oral durante un año y se preferiría la administración en pulsos intravenosos mensuales. En el estudio FAST, se comparó la CYC intravenosa durante 6 meses seguida de azatioprina durante otros 6 meses frente a placebo en pacientes con EPID-esclerosis sistémica. Mostró mejoría en la CVF en el grupo de tratamiento, aunque no fue significativa.

A partir de los resultados anteriores, algunas recomendaciones de expertos consideran el tratamiento con CYC intravenosa en pacientes con afectación pulmonar o cutánea más grave, siempre ajustando la dosis y duración de forma individualizada según la clínica del paciente y su respuesta, y teniendo en cuenta el riesgo de toxicidad medular, vesical, gonadal y su potencial teratogénesis. No existe un consenso claro sobre la dosis ni sobre la duración de la terapia (dosis de 0,5-2 g/m^2 cada mes durante 6-12 meses).

MMF. Es un profármaco del ácido micofenólico, inhibidor de la inosina monofosfato deshidrogenasa, que bloquea la proliferación de linfocitos T y B. En distintas recomendaciones de expertos, el MMF se incluye en primera línea de tratamiento tanto en la inducción como en el mantenimiento de la EPID-esclerosis sistémica. En el ensayo SLS-II se comparó la eficacia y la seguridad del MMF respecto a la CYC durante un seguimiento de 2 años, en el que se demostró una eficacia similar en la mejoría de la CVF entre ambos grupos, pero con un mejor perfil de seguridad y tolerancia a favor del MMF.

En otros estudios observacionales y en ECA, el MMF ha demostrado mejoría en la afectación cutánea medida por la mRSS respecto al placebo, por lo que su uso también se suele recomendar como tratamiento de primera elección para la afectación cutánea.

MTX. Es un inhibidor de la dihidrofolato reductasa que tiene propiedades antiinflamatorias e inmunomoduladoras. En un estudio de cohortes de EScd precoz (con duración de la enfermedad inferior a 3 años), los pacientes que recibieron MTX mostraron una mejoría significativa de la puntuación de la escala de Rodnan tras 12 meses de tratamiento. En otros dos ECA y sus correspondientes subanálisis, se mostró mejoría de la afectación cutánea en EScd precoz con diversos esquemas de tratamiento con MTX (15 mg intramusculares a la semana y 10 mg orales a la semana) respecto al placebo. En un estudio europeo prospectivo de cohortes reciente, los pacientes tratados con MTX, CYC y MMF mostraron una mejoría significativa de la escala de Rodnan, sin diferencias entre los distintos tratamientos.

A partir de los resultados anteriores, la EULAR recomienda el MTX como tratamiento de primera línea para la afectación cutánea en la EScd precoz, considerando siempre el riesgo de posible toxicidad hepática, medular y potencial teratogénesis. En la práctica clínica, y por analogía con otras enfermedades inflamatorias crónicas, el MTX se utiliza habitualmente para el manejo de la clínica articular asociada a la esclerosis sistémica como primera línea en esta manifestación, así como para el tratamiento de la miositis. No existe evidencia sobre su eficacia en otras manifestaciones orgánicas, como la EPID.

Azatioprina. Es una tiopurina que tiene propiedades antiproliferativas e inmunorreguladoras a través de su acción sobre el metabolismo de las purinas. Su papel en el tratamiento de la esclerosis sistémica se limita al uso como terapia de mantenimiento de la EPID y, ocasionalmente, para la afectación cutánea como tratamiento de segunda o tercera línea tras el MTX o el MMF.

Terapias biológicas

Se explican a continuación: rituximab (RTX), tocilizumab (TCZ), abatacept (ABT).

RTX. Es un anticuerpo monoclonal quimérico dirigido contra la molécula CD20 de superficie de los linfocitos B, por lo que interfiere con su función y supervivencia. En un estudio de casos y controles de la EUSTAR, los 254 pacientes tratados con RTX presentaron mejoría de la fibrosis cutánea y consiguieron una mayor reducción de la dosis de glucocorticoides respecto a los controles, aunque no presentaron mejoría pulmonar medida por CVF ni con DLCO. Sin embargo, en un subanálisis, los pacientes en tratamiento concomitante con MMF sí tuvieron una mejoría significativa en la CVF respecto a los controles.

Tras varios resultados favorables de estudios observacionales retrospectivos y ensayos abiertos, se desarrolló un ECA en 60 pacientes con EScd en el que se comparaba el uso de CYC intravenosa mensual con RTX. En el grupo de RTX, se objetivó una mejor respuesta cutánea, medida por la escala de Rodnan, y pulmonar, medida por la CVF, así como un mejor perfil de seguridad.

En un ECA reciente, se compara RTX añadido a terapia estándar con placebo, en 57 pacientes con HAP asociada a esclerosis sistémica de menos de 5 años. El desenlace primario (T6M a las 24 semanas) no se cumplió, aunque favorecía a RTX. El mismo desenlace fue superior a las 48 semanas para el grupo tratado con RTX. Este estudio señala que el tratamiento con disminución de células B podría ser eficaz y seguro en la esclerosis sistémica-HAP.

TCZ. Es un anticuerpo monoclonal humanizado, dirigido contra el receptor de la interleucina, que tiene un papel patogénico en la alteración inmune y el desarrollo de la fibrosis en la esclerosis sistémica.

En un ECA controlado con placebo (*FaSScinate*), aunque no se consiguió el objetivo principal del estudio respecto a una mejoría significativa de la escala de Rodnan, los pacientes tratados con TCZ presentaron tendencia a la mejoría de la afectación cutánea a las 48 semanas respecto al placebo, además de una estabilización de la CVF estadísticamente significativa.

En el ensayo *FocuSSced* se objetivaron resultados cutáneos y pulmonares similares a las 48 semanas. Ambos estudios incluían a pacientes con EScd precoz, con afectación leve en las PFR y con elevación de los marcadores de inflamación séricos. En cuanto a la afectación articular, en un estudio observacional con 15 pacientes con esclerosis sistémica y poliartritis refractaria, se demostró una mejoría de la actividad de la enfermedad a los 5 meses de tratamiento con TCZ, aunque sin efecto significativo en los dominios cutáneo y pulmonar.

ABT. Es una proteína de fusión entre el antígeno 4 asociado al linfocito-T citotóxico y del fragmento cristalizable de la inmunoglobulina G1, que inhibe la coestimulación de los linfocitos T a través de la unión de las moléculas CD80/CD86 al receptor CD28. A pesar del resultado prometedor de un ECA, doble ciego y controlado con placebo de 10 pacientes con EScd, en el que se demostró mejoría en la afectación cutánea en el grupo de pacientes con ABT, los resultados en otros estudios han sido contradictorios. En otro ECA de 88 pacientes con EScd precoz, se comparó ABT con placebo, pero no se demostró una mejoría significativa en el objetivo principal de fibrosis cutánea ni en los dominios articular o pulmonar, aunque sí hubo una tendencia a la mejoría en algunos objetivos secundarios.

En otro estudio observacional, retrospectivo y multicéntrico, se señaló una mejoría de la afectación articular y cutánea en los pacientes tratados con ABT, pero sin efecto en la afectación pulmonar ni gastrointestinal, con un perfil de seguridad aceptable. En consecuencia, se necesitan más ensayos para evaluar su eficacia y seguridad en la esclerosis sistémica.

Inmunoglobulinas intravenosas

Las inmunoglobulinas intravenosas ejercen funciones inmunorreguladoras y producen un efecto antifibrótico al neutralizar autoanticuerpos, bloquear los receptores Fc e inhibir la secreción de mediadores inflamatorios.

En diversos estudios retrospectivos y ensayos abiertos, se han mostrado resultados prometedores de las inmunoglobulinas intravenosas en cuanto a la mejoría cutánea medida por la escala de Rodnan. Por otro lado, en un ECA multicéntrico para evaluar la eficacia de dichas inmunoglobulinas en dosis única de 0,4 g/kg al día durante 5 días, no se demostró una mejoría de la afectación cutánea en pacientes con EScd.

Respecto a las manifestaciones extracutáneas, en un estudio francés retrospectivo y multicéntrico con 46 pacientes con esclerosis sistémica tratados con inmunoglobulinas intravenosas, se encontró una mejoría significativa en la afectación muscular (mialgias, debilidad muscular y niveles séricos de creatina cinasa) y articular, así como una tendencia no estadísticamente significativa a la mejoría en la afectación gastrointestinal (síntomas esofágicos e intestinales). Sin embargo, no hay evidencia de su uso en la EPID.

Antifibróticos

En 2019, nintedanib fue aprobado por la Food and Drug Administration (FDA) para el tratamiento de la EPID-esclerosis sistémica a partir de los resultados del ensayo SENSCIS, en el que se evaluó a 576 pacientes. Los que recibieron nintedanib tuvieron una tasa más baja de disminución de la CVF durante 52 semanas (–52,4 mL/año) que los que recibieron placebo (–93,3 mL/año). Además, los pacientes que recibieron MMF asociado a nintedanib tuvieron un menor descenso de la CVF que los pacientes que no recibieron MMF, lo que indica un efecto sumatorio de ambos fármacos. En la actualidad, nintedanib tiene indicación en la EPID fibrosante progresiva basada en el ensayo INBUILD, en el que también se incluía a pacientes con esclerosis sistémica.

Trasplante de precursores hematopoyéticos

A pesar del riesgo de complicaciones, sobre todo infecciosas, y de la alta mortalidad que conlleva relacionada con el procedimiento (6-10 %), el TPH se ha convertido en una opción de tratamiento en la esclerosis sistémica refractaria a la terapia convencional, concretamente el TPH autólogo, que evita la reacción injerto contra huésped relacionada con el TPH alogénico. En varios ensayos no aleatorizados, se ha mostrado una mejoría en la afectación cutánea y la estabilización de la función orgánica en pacientes con esclerosis sistémica grave tratados con TPH. Además, en tres ECA, se ha estudiado específicamente la eficacia y la seguridad del TPH comparado con la CYC intravenosa en pacientes con EScd precoz, y en todos se han observado mayores beneficios en la supervivencia, calidad de vida y mejoría a largo plazo de la EPID-esclerosis sistémica con el TPH. Por tanto, podría considerarse como una opción en pacientes muy seleccionados con esclerosis sistémica rápidamente progresiva y alto riesgo de fallo orgánico, teniendo en cuenta sus limitaciones, dado el elevado riesgo de efectos adversos relacionados con el tratamiento y la mortalidad precoz asociada.

Las principales complicaciones del TPH son el alto riesgo de infección y la toxicidad cardíaca, que limitan su indicación, en especial, en pacientes con cardiopatía preexistente asociada a la esclerosis sistémica, si bien ya se han descrito algunos regímenes de inducción más seguros desde el punto de vista cardíaco basados en fludarabina a dosis altas.

Trasplante de pulmón

Los pacientes cuidadosamente seleccionados se pueden beneficiar de este procedimiento cuando se objetive un descenso significativo de la CVF a pesar del tratamiento farmacológico, cuando el paciente tiene una CVF ≤ 50 % o se asocia a hipertensión pulmonar.

La afectación esofágica no es una contraindicación absoluta, aunque puede suponer un problema en los pacientes trasplantados por el aumento de las neumonías por aspiración. En la mayoría de los estudios publicados, los pacientes presentan supervivencias similares a los trasplantados por otras causas.

SÍNDROMES ESCLERODERMIFORMES

Algunas enfermedades que cursan con endurecimiento dérmico, pueden confundirse con la esclerosis sistémica. La lista es extensa e incluye enfermedades mediadas por el sistema inmunitario, exposición a tóxicos y síndromes genéticos (v. **Tabla 37-1**). Casi todas ellas tienen características particulares que permiten distinguirlas fácilmente de la esclerosis sistémica, como la edad de presentación, la distribución de la afectación cutánea, la ausencia del fenómeno de Raynaud y de alteraciones en la capilaroscopia o la asociación con determinadas enfermedades.

En la mayoría de los casos, es necesaria una biopsia profunda de piel, que incluya la fascia muscular, para confirmar el diagnóstico.

A continuación, se exponen las más comunes que pueden inducir a confusión.

Fascitis eosinofílica

Consiste en la aparición aguda o subaguda de placas induradas, habitualmente bilaterales, que afectan a antebrazos o piernas. También puede afectarse el tronco y el cuello, pero respeta las manos y la cara.

En la fase inflamatoria inicial, la piel está edematosa, con aspecto «en piel de naranja». Habrá induración progresiva del tejido subcutáneo, que puede adherirse a la fascia y marcar los surcos venosos, hallazgo muy característico de esta enfermedad. Las capas superficiales de la piel no se afectan por la fibrosis. En los casos más graves, puede haber afección general al inicio, pero no hay fenómeno de Raynaud ni afección orgánica.

Afecta a ambos sexos, entre los 30 y los 60 años. Su etiología es desconocida, aunque la eosinofilia, presente en sangre y fascia, indica una reacción de hipersensibilidad a una toxina no identificada. Además de la eosinofilia periférica, que aparece en el 80 % de los casos y suele ser transitoria, también puede

aparecer hipergammaglobulinemia policlonal, aumento de reactantes de fase aguda y leve aumento de las enzimas musculares. Se ha asociado a ejercicio físico intenso, a infección por *Borrelia burgdorferi* y se han descrito casos asociados a enfermedades hematológicas.

La resonancia detecta engrosamiento de la fascia y edema, pero es necesaria una biopsia profunda que incluya fascia muscular para el diagnóstico definitivo. En la biopsia, se observa un infiltrado inflamatorio de células plasmáticas y eosinófilos, con mayor o menor grado de fibrosis; los músculos subyacentes pueden presentar leve inflamación, sin necrosis.

El pronóstico es, en general, bueno, excepto en algunos casos asociados a enfermedad hematológica. La mayoría de los pacientes alcanzan la remisión completa, si bien se requiere tratamiento durante varios años.

Los glucocorticoides (0,5-1 mg/kg) han sido históricamente la primera línea de tratamiento, aunque estudios recientes encuentran mejor evolución si se asocian a MTX semanal (15-25 mg a la semana), e incluso a bolos de metilprednisolona intravenosa (1 g al día durante 3 días). Algunos pacientes mejoran espontáneamente o con fotoféresis.

Escleromixedema

También denominada mucinosis papular o liquen mixedematoso, se caracteriza por un depósito extenso de mucina en la dermis, rodeado de gruesos haces de colágeno y células fibroblásticas, con un denso infiltrado inflamatorio. Se asocia en casi todos los casos a gammapatía monoclonal, aunque no se ha demostrado un papel directo de la paraproteína.

Desde el punto de vista clínico, la piel tiene engrosamiento papular, con afección característica del cuello y la mitad superior de la espalda y brazos. Raramente se afectan las manos. En ocasiones, puede haber fenómeno de Raynaud y afectación orgánica similar a la de la esclerosis sistémica, esofágica, muscular o HAP. Además, puede aparecer afección neurológica en forma de encefalopatía, crisis comiciales y psicosis.

El tratamiento más utilizado ha sido melfalán y también se han utilizado otros inmunosupresores, como CYC o ciclosporina. Se ha descrito mejoría con talidomida y, más recientemente, con trasplante de médula ósea o ciclos de inmunoglobulinas intravenosas, que parecen ser efectivos a largo plazo, con escasos efectos adversos.

Escleredema

También llamada *scleredema adultorum* (escleredema del adulto) o de Buschke, se caracteriza por depósito de colágeno y mucina en la dermis superficial y profunda, y se asocia a tres situaciones clínicas: diabetes mal controlada (*scleredema diabeticorum*), gammapatía monoclonal y algunas infecciones, particularmente faringitis estreptocócica. Se caracteriza por endurecimiento no doloroso de la piel, que afecta a cuello, espalda, región interescapular, tórax y cara. En general, las zonas distales están respetadas. La evolución depende de la etiología. Los casos postinfecciosos suelen resolverse espontáneamente o tras tratamiento de la infección. El escleredema diabético mejora con un mejor control de la diabetes, también se ha descrito mejoría con UVA-1 o psoralógenos más radiación ultravioleta de longitud de onda A y fotoféresis. En las asociadas a gammapatías, el tratamiento es el de la enfermedad de base.

Dermopatía nefrogénica fibrosante o fibrosis nefrogénica sistémica

Afecta a pacientes con grados variables de insuficiencia renal, con o sin hemodiálisis, expuestos a los contrastes con gadolinio utilizados en la resonancia. Consiste en la aparición aguda, en días o semanas, de placas dérmicas endurecidas, nodulares, confluentes, que tienen un curso crónico, no remitente. En estados muy iniciales, pueden verse signos inflamatorios, como edema leve, prurito y eritema con aspecto «en piel de naranja», que evolucionan a placas extremadamente duras, leñosas.

Con frecuencia, asocian neuropatía periférica, con dolor intenso de difícil control. Afectan de forma simétrica a piernas y antebrazos y se asocian a contracturas en flexión y cambios de pigmentación. Más raramente afectan al tronco. Además de la piel, se han descrito casos de afectación muscular, miocárdica, pulmonar, renal y testicular.

Desde el punto de vista histológico, se caracteriza por haces de colágenos engrosados y desorganizados localizados, rodeados de células fibroblásticas o estrelladas y depósitos de mucina. No suele haber infiltrado inflamatorio, pero pueden observarse células dendríticas o células gigantes multinucleadas. El proceso inflamatorio se extiende desde la dermis hacia el tejido celular subcutáneo, los septos adiposos interlobares, la fascia y las capas musculares.

El único tratamiento que proporciona alguna mejoría es la terapia física intensiva, para prevenir la progresión de las contracturas y la atrofia muscular. El tratamiento con glucocorticoides, inmunosupresores, fotoféresis, plasmaféresis, inmunoglobulinas intravenosas o fototerapia no es eficaz. Se ha descrito una mejoría cutánea con antifibróticos como el imatinib mesilato y, recientemente, algunos casos de mejoría con tiosulfato sódico intravenoso.

Enfermedad injerto contra huésped crónica

Es la principal complicación tardía del trasplante alogénico de médula ósea, que aparece en el 40-70 % de los pacientes. La enfermedad injerto contra huésped crónica es una enfermedad sistémica, que afecta a múltiples órganos (bronquiolitis obliterante, fibrosis del aparato gastrointestinal, síndrome seco, etc.), pero cuyo principal órgano diana es la piel, que se afecta en más del 90 % de los casos.

La forma más común es la liquenoide, caracterizada por pápulas violáceas o eritematosas con hiperqueratosis, que se localizan sobre todo en las palmas, las plantas y la zona periorbitaria, aunque pueden ser generalizadas. La forma esclerodermiforme es la más tardía, y se caracteriza por áreas de endurecimiento cutáneo, generalmente eritematosas, con aspecto de morfea o «en piel de naranja». Suelen aparecer en la zona abdominal y se generalizan a miembros superiores e inferiores en pocas semanas. También se han descrito lesiones localizadas, en la cara interna de antebrazos o piernas. La lesión dérmica profunda produce con frecuencia contracturas articulares en flexión.

El tratamiento incluye glucocorticoides a altas dosis e inmunosupresores. Se han descrito algunos casos de mejoría con inhibidores de la calcineurina, MTX, MMF, RTX o con imatinib.

Cloruro de polivinilo

La exposición a este polímero se asocia a un síndrome característico, consistente en: síndrome esclerodermiforme, fenómeno de Raynaud, induración de la piel y acroosteólisis; hepatopatía e hipertensión portal no cirrótica; y angiosarcoma hepático.

Desde los años 1970, en que se redujo la concentración permitida de este tóxico, solo se han descrito casos asociados a fugas accidentales.

La histología es similar a la de la esclerosis sistémica, con apéndices cutáneos conservados. El fenómeno de Raynaud, la induración y la acroosteólisis, mejoran al retirar la exposición al producto.

Disolventes orgánicos

Se han descrito múltiples casos de esclerosis sistémica en relación con disolventes orgánicos, principalmente hidrocarburos aromáticos (tolueno, benceno, xileno) y alifáticos (percloroetileno, tricloroetileno, hexacloroetano, naftaleno).

Los síndromes descritos son variables: morfea, esclerosis sistémica indistinguible de la idiopática, o cambios esclerodermiformes asociados a paraproteína y afectación neurológica.

 PUNTOS CLAVE

- La esclerosis sistémica es una enfermedad multisistémica muy heterogénea, en la que cada paciente presenta una combinación diferente de síntomas y signos que lo hacen único.
- Cada paciente debe ser evaluado de forma individual, y el tratamiento ha de estar adaptado a sus necesidades específicas, en función del tipo y la gravedad de la afectación visceral.
- El diagnóstico de la esclerosis sistémica se fundamenta en la historia clínica y la exploración física, y se apoya en exámenes complementarios, como la capilaroscopia periungueal, la detección de autoanticuerpos específicos y el estudio detallado de las diferentes manifestaciones que puede desarrollar la enfermedad.

- Los nuevos criterios de clasificación incluyen manifestaciones precoces tanto vasculares como inmunológicas para clasificar a los pacientes en fases precoces.
- El diagnóstico diferencial incluye los síndromes esclerodermiformes que, en general, presentan características clínicas e histológicas particulares específicas, pero que en ocasiones pueden suponer un reto diagnóstico.
- Los síndromes esclerodermiformes más comunes, dentro de su rareza, son la fascitis eosinofílica, el escleromixedema, el escleredema, la fibrosis nefrogénica y la enfermedad injerto contra huésped.

BIBLIOGRAFÍA

Allanore Y, Simms R, Distler O, Trojanowska M, Pope J, Denton CP, et al. Systemic sclerosis. Nat Rev Dis Primers. 2015;1:15002.

Araújo FC, Camargo CZ, Kayser C. Validation of the ACR/EULAR classification criteria for systemic sclerosis in patients with early scleroderma. Rheumatol Int. 2017;37:1825-33.

Avouac J, Fransen J, Walker UA, Riccieri V, Smith V, Muller C, et al. Preliminary criteria for the very early diagnosis of systemic sclerosis: results of a delphi consensus study from EULAR scleroderma trials and research group. Ann Rheum Dis. 2011;70:476-81.

Barnes J, Mayes MD. Epidemiology of systemic sclerosis: incidence, prevalence, survival, risk factors, malignancy, and environmental triggers. Curr Opin Rheumatol. 2012;24:165-70.

Boin F, Hummers LK. Scleroderma-like fibrosing disorders. Rheum Dis Clin North Am. 2008;34:199-220.

Calderón LM, Pope JE. Scleroderma epidemiology update. Curr Opin Rheumatol. 2021;33:12-7.

Denton CP, Khanna D. Systemic sclerosis. Lancet. 2017;390(10103):1685-1699.

Denton CP. Systemic sclerosis: from pathogenesis to targeted therapy. Clin Exp Rheumatol. 2015;33(4 Suppl 92):S3-7.

Fernández-Codina A, Walker KM, Pope JE; Scleroderma Algorithm Group. Treatment algorithms for systemic sclerosis according to experts. Arthritis Rheumatol. 2018;70:1820-8.

Fransen J, Popa-Diaconu D, Hesselstrand R, Carreira P, Valentini G, Beretta L, et al. Clinical prediction of 5-year survival in systemic sclerosis: validation of a simple prognostic model in EUSTAR centres. Ann Rheum Dis. 2011;70:1788-92.

Frost A, Badesch D, Gibbs JSR, Gopalan D, Khanna D, Manes A, et al. Diagnosis of pulmonary hypertension. Eur Respir J. 2019;53:1801904.

Hoffmann-Vold AM, Maher TM, Philpot EE, Ashrafzadeh A, Barake R, Barsotti S, et al. The identification and management of interstitial lung disease in systemic sclerosis: evidence-based European consensus statements. Lancet Rheumatol. 2020;2:e71-83.

Joven BE, Almodóvar R, Carmona L, Carreira PE. Survival, causes of death and risk factors associated with mortality in systemic sclerosis. Semin Arthritis Rheum. 2010;39:285-93.

Kowal-Bielecka O, Landewe R, Avouac J, Chwiesko S, Miniati I, Czirjak L, et al. EULAR recommendations for the treatment of systemic sclerosis: a report from the EULAR Scleroderma Trials and Research group (EUSTAR). Ann Rheum Dis. 2009;68:620-8.

Kowalska-Kępczyńska A. Systemic scleroderma-definition, clinical picture and laboratory diagnostics. J Clin Med. 2022;11:2299.

Lepri G, Guiducci S, Bellando-Randone S, Giani I, Bruni C, Blagojevic J, et al. Evidence for oesophageal and anorrectal involvement in very early systemic sclerosis (VEDOSS): report from a single VEDOSS/EUSTAR centre. Ann Rheum Dis. 2015;74:124-8.

Matucci-Cerinic M, Bellando-Randone S, Lepri G, Bruni C, Guiducci S. Very early frente a early disease: the evolving definition of the 'many faces' of systemic sclerosis. Ann Rheum Dis. 2013;72:319-21.

McMahan ZH, Kulkarni S, Chen J, Chen JZ, Xavier RJ, Pasricha PJ, et al. Systemic sclerosis gastrointestinal dysmotility: risk factors, pathophysiology, diagnosis and management. Nat Rev Rheumatol. 2023;19(3):166-81.

Minier T, Guiducci S, Bellando-Randone S, Bruni C, Lepri G, Czirják L, et al. Preliminary analysis of the very early diagnosis of systemic sclerosis (VEDOSS) EUSTAR multicentre study: evidence for puffy fingers as a pivotal sign for suspicion of systemic sclerosis. Rheum Dis. 2014;73:2087-93.

Ann Nihtyanova SI, Sari A, Harvey JC, Leslie A, Derrett-Smith EC, Fonseca C, et al. Using autoantibodies and cutaneous subset to develop outcome-based disease classification in systemic sclerosis. Arthritis Rheumatol. 2020;72:465-76.

Parks JL, Taylor MH, Parks LP, Silver RM. Systemic sclerosis and the heart. Rheum Dis Clin North Am. 2014;40:87-102.

Pope JE, Denton CP, Johnson SR, Fernández-Codina A, Hudson M, Nevskaya T. State-of-the-art evidence in the treatment of systemic sclerosis. Nat Rev Rheumatol. 2023;19(4):212-26.

Raghu G, Remy-Jardin M, Richeldi L, Thomson CC, Inoue Y, Johkoh T, et al. Idiopathic pulmonary fibrosis (an update) and progressive pulmonary fibrosis in adults: an official ATS/ERS/JRS/ALAT clinical practice guideline. Am J Respir Crit Care Med. 2022;205:e18-47.

Rahaghi FF, Hsu VM, Kaner RJ, Mayes MD, Rosas IO, Saggar R, et al. Expert consensus on the management of systemic sclerosis-associated interstitial lung disease. Respir Res. 2023;24(1):6.

Savarino E, Mei F, Parodi A, Ghio M, Furnari M, Gentile A, et al. Gastrointestinal motility disorder assessment in systemic sclerosis. Rheumatology (Oxford). 2013;52:1095-100.

Steen VD. The many faces of scleroderma. Rheum Dis Clin N Am. 2008;34:1-15.

Tyndall A, Bannert B, Vonk M, Airò P, Cozzi F, Carreira PE, et al. Causes and risk factors for death in systemic sclerosis: a study from the EULAR Scleroderma Trials and Research (EUSTAR) database. Ann Rheum Dis. 2010;69:1809-15.

Tyndall A, Fistarol S. The differential diagnosis of systemic sclerosis. Curr Opin Rheumatol. 2013;25:692-9.

Van den Hoogen F, Khanna D, Fransen J, Johnson SR, Baron M, Tyndall A, et al. 2013 classification criteria for systemic sclerosis: an American college of rheumatology/European league against rheumatism collaborative initiative. Ann Rheum Dis. 2013;72:1747-55.

Varjú C, Kumánovics G, Czirják L, Matucci-Cerinic M, Minier T. Scleroderma like syndromes: great imitators. Clin Dermatol. 2020;38:235-49.

Woodworth TG, Suliman YA, Li W, Furst DE, Clements P. Scleroderma renal crisis and renal involvement in systemic sclerosis. Nat Rev Nephrol. 2016;12:678-91.

Conectivopatía indiferenciada. Enfermedad mixta del tejido conectivo. Síndromes de superposición

38

S. Melchor Díaz, I. Hernández Rodríguez y P. E. Carreira Delgado

---

OBJETIVOS

- Conocer las características clínicas más frecuentes en los pacientes con una enfermedad autoinmune sin criterios establecidos de clasificación de enfermedades autoinmunes.
- Identificar las principales manifestaciones clínicas que aparecen en la enfermedad mixta del tejido conectivo, así como sus características serológicas, diagnóstico y tratamiento.
- Distinguir los síndromes de superposición de enfermedades autoinmunes sistémicas más frecuentes.
- Reconocer las diferencias entre enfermedad indiferenciada del tejido conectivo, enfermedad mixta del tejido conectivo y síndrome de superposición.

INTRODUCCIÓN

El tejido conectivo está presente en múltiples órganos y es la diana de la mayoría de las manifestaciones clínicas de las enfermedades autoinmunes sistémicas (EAS). Estas manifestaciones son múltiples y muy heterogéneas tanto en su presentación clínica como en su evolución y gravedad que, en general, dependen del órgano afectado.

En la práctica clínica habitual, es frecuente encontrar pacientes que presentan características clínicas típicas de las EAS pero que no cumplen criterios de clasificación definidos para ninguna de las EAS establecidas, como esclerosis sistémica, lupus eritematoso sistémico (LES), síndrome Sjögren, dermatomiositis/polimiositis (DM/PM), artritis reumatoide o enfermedad mixta del tejido conectivo (EMTC). Además de los síntomas, todos los pacientes presentan autoanticuerpos característicos de las EAS, como anticuerpos antinucleares (ANA), con o sin especificidad concreta. A estos pacientes con características claramente autoinmunes, pero que no pueden catalogarse dentro de una EAS concreta, se les engloba dentro de un grupo heterogéneo denominado enfermedad indiferenciada del tejido conectivo (EITC). Alrededor de un 20 % de estos pacientes, después de varios años (entre 3 y 10), desarrollan una EAS definida, pero el resto se mantienen como EITC de forma indefinida. Al ser las características de presentación tan heterogéneas y diversas, el diagnóstico y clasificación de estos pacientes es difícil. El diagnóstico no debe basarse en hallazgos aislados de laboratorio (como la presencia de autoanticuerpos), ni en síntomas singulares, sino que debe considerarse al paciente de forma global. El seguimiento debe ser individualizado en cada caso, con exploraciones complementarias adecuadas al órgano u órganos afectados y con manejo multidisciplinar siempre que sea necesario para prevenir la afectación y el daño orgánico grave.

Uno de esto cuadros inicialmente indiferenciados se definió en 1970 como EMTC, con características clínicas y serológicas muy concretas y criterios de clasificación bien definidos, aunque estos han ido evolucionando a lo largo de los años. No todos los expertos aceptan la EMTC como una EAS diferenciada, ya que más de la mitad de los pacientes desarrollan, a lo largo de su evolución, criterios de clasificación de otras enfermedades, especialmente LES, DM/PM o esclerosis sistémica.

Por otra parte, algunos pacientes presentan signos y síntomas característicos de dos o más EAS y, además, cumplen los criterios de clasificación para todas ellas. Estos cuadros se denominan síndromes de superposición (conocidos también como *overlap* por su nombre en inglés).

Definición de enfermedad indiferenciada, enfermedad mixta del tejido conectivo y síndrome de superposición:

- **Enfermedad indiferenciada del tejido conectivo**: caracterizada por la presencia de síntomas o signos característicos de las enfermedades del tejido conectivo, asociados a la presencia de autoanticuerpos, sin cumplir criterios de clasificación para ninguna de las EAS conocidas.
- **Enfermedad mixta del tejido conectivo**: caracterizada por la presencia de algunos síntomas característicos de las enfermedades del tejido conectivo (artritis, edema de manos, miositis, fenómeno de Raynaud), asociados a la presencia de anticuerpos antirribonucleoproteína nuclear (anti-RNP) a título alto.
- **Síndrome de superposición**: enfermedad caracterizada por la presencia de síntomas o signos característicos de las enfermedades del tejido conectivo, asociados a la presencia de autoanticuerpos, que cumplen criterios de clasificación para dos o más enfermedades del tejido conectivo.

ENFERMEDAD INDIFERENCIADA DEL TEJIDO CONECTIVO

La EITC se caracteriza por la presencia de síntomas o signos característicos de las enfermedades del tejido conectivo, asociados a la presencia de autoanticuerpos, sin cumplir criterios de clasificación para ninguna de las EAS conocidas.

El concepto de EITC fue propuesto por LeRoy en 1980, en referencia a fases tempranas de enfermedades del tejido conectivo indefinidas inicialmente. Alrededor del 20-25 % de los pacientes con EAS se presentan como EITC al inicio, y más adelante desarrollan nuevos síntomas característicos de una EAS concreta, hasta cumplir criterios de clasificación establecidos para ella. Algunos ejemplos son los pacientes que presentan el fenómeno de Raynaud, edema de manos y algún autoanticuerpo asociado a la esclerosis sistémica, que algunos autores denominan preesclerodermia, pero que en realidad podrían incluirse en el concepto de EITC. O los pacientes que presentan artralgias inflamatorias asociadas a ANA o a algún autoanticuerpo asociado a LES, que algunos expertos definen como «lupus incompleto», pero que también podrían incluirse dentro de la EITC.

Numerosos estudios posteriores han demostrado que la mayoría de los pacientes con EITC mantienen características de enfermedad indiferenciada a lo largo de toda su evolución, y solo el 20-30 % de estos pacientes desarrollan, con el tiempo, una EAS definida.

Epidemiología

Como la mayoría de las EAS, afecta principalmente al sexo femenino (4:1) entre la 3ª y la 4ª década de la vida y su incidencia no está bien establecida por la ausencia de criterios homogéneos de clasificación.

Manifestaciones clínicas

Las principales características de presentación de las EITC (**Fig. 38-1**) son muy diversas y pueden afectar a múltiples órganos; entre ellas, destacan por su frecuencia: la presencia de autoanticuerpos en sangre (ANA, factor reumatoide y antipéptido cíclico citrulinado [aCCP], anti-Ro/SSA, anti-La/SSB, anticuerpo anticentrómero [ACA], antitopoisomerasa I [SCL-70], anti-Smith (anti-Sm), antiácido desoxirribonucleico (anti-ADN) de doble cadena, fenómeno de Raynaud, artralgias inflamatorias o sinovitis, citopenias (leucopenia y trombocitopenia), exantema y lesiones cutáneas, afectación pulmonar intersticial y síndrome seco, entre otras.

Manifestaciones articulares

Son quizá las manifestaciones más frecuentes de la EITC. Las artralgias inflamatorias y la artritis aparecen en la mayoría de los casos de EITC, hasta el 66 y el 37-80 %, respectivamente. Son importantes en el diagnóstico precoz de la artritis reumatoide, sobre todo si las artralgias son

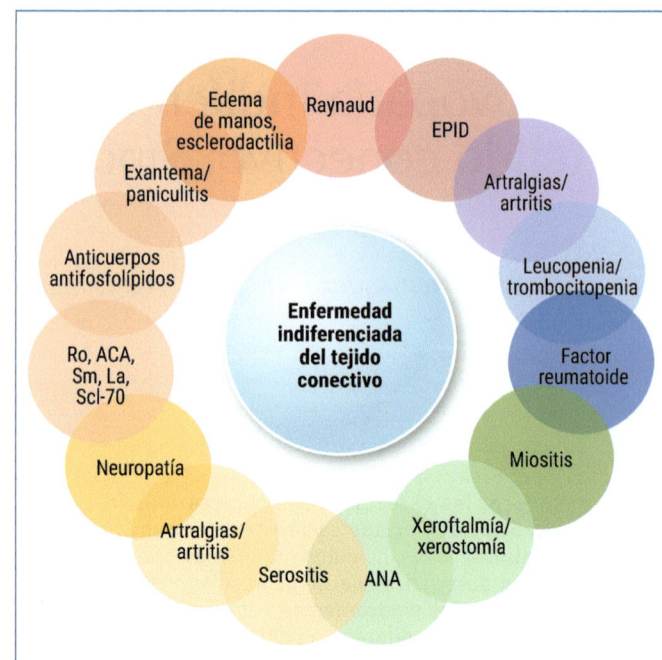

Figura 38-1. Formas de presentación de la enfermedad indiferenciada del tejido conectivo.
ACA: anticuerpos anticentrómero; ANA: anticuerpos antinucleares; EPID: enfermedad pulmonar intersticial difusa; La: anticuerpos anti-La; Ro: anticuerpos anti-Ro; Scl-70: anticuerpos antitopoisomerasa I; Sm: anticuerpos anti-Smith.

simétricas, afectan a pequeñas articulaciones de manos o pies y se acompañan de rigidez matutina prolongada. En los casos asociados a factor reumatoide o aCCP positivos y a elevación de reactantes de fase aguda, hasta el 20 % evolucionarán a artritis reumatoide definida. Es útil en estos pacientes el uso de pruebas de imagen de alta sensibilidad, como la ecografía o la resonancia magnética para detectar signos precoces de artropatía erosiva. Estos pacientes deben tratarse de forma precoz con fármacos modificadores de la enfermedad para no perder la ventana de oportunidad de evitar el desarrollo de enfermedad articular erosiva.

Las artralgias o artritis indiferenciadas con factor reumatoide y aCCP negativo, asociadas a otros rasgos autoinmunes, suelen presentarse con frecuencia al inicio de algunas EAS como LES, síndrome de Sjögren, esclerosis sistémica y DM/PM.

Manifestaciones vasculares

El fenómeno de Raynaud aparece en el 38-60 % de los casos de EITC según las diferentes series. Es un signo temprano de varias EAS, especialmente la esclerosis sistémica, en la que puede aparecer hasta 10 años antes de que se desarrollen el resto de los síntomas y se pueda establecer el diagnóstico definitivo. Es frecuente que se presente asociado a edema de manos y debe evaluarse con una minuciosa anamnesis, exploración física, capilaroscopia y estudio de autoanticuerpos, después de descartar todas las posibles causas no autoinmunes.

Hay disponible un algoritmo para el estudio del paciente con fenómeno de Raynaud (**Fig. 38-2**). Las alteraciones en la capilaroscopia (megacapilares, áreas de ausencia capilar, capilares ramificados) son altamente predictivas del desarrollo de EAS, en especial de esclerosis sistémica y DM/PM. El Raynaud de origen autoinmune se asocia con mucha frecuencia a la presencia de ANA positivos. Los pacientes con fenómeno de Raynaud que tienen ANA negativos y capilaroscopia normal desarrollarán enfermedades autoinmunes sistémicas solo de forma muy excepcional. Por el contrario, los que presentan ANA positivos o alteraciones en la capilaroscopia requieren seguimiento, ya que es probable que, en su evolución, desarrollen una EAS. Además de la esclerosis sistémica, el Raynaud puede aparecer en otras EAS como DM/PM, EMTC, LES y síndrome de Sjögren.

La presencia de lesiones isquémicas no es frecuente en la EITC, ya que, cuando aparecen, el diagnóstico suele ser de esclerosis sistémica o DM/PM ya establecidas. Las lesiones isquémicas son excepcionales en otras EAS, aunque ocasionalmente pueden aparecer en el LES o el síndrome de Sjögren.

Manifestaciones hematológicas

Dentro de las alteraciones hematológicas, la más frecuente es la leucocitopenia, que aparece entre el 11 y el 42 %, según las series. Aparece más asociada a pacientes con síndrome seco, exantema, fotosensibilidad y ANA positivos. La leucocitopenia puede presentarse en la mayoría de las EAS, sobre todo en LES y síndrome de Sjögren, y más raramente en esclerosis sistémica.

La anemia hemolítica autoinmune puede aparecer de forma aislada, o asociada a trombocitopenia autoinmune, en un cuadro clínico denominado síndrome de Evans. Aunque este síndrome puede tener diferentes orígenes (infecciones, tumores hematológicos, inmunodeficiencias, etc.), puede ser la primera manifestación de una EAS, especialmente en LES.

Síndrome de Sjögren

La xerostomía y la xeroftalmía aparecen hasta en el 21 y el 36 % de los pacientes con EITC. Su causa es la infiltración linfocitaria de las glándulas exocrinas. Si se presentan estos síntomas asociados a la presencia de anticuerpos anti-Ro o anti-La, con más probabilidad evolucionarán a síndrome de Sjögren o LES. Es útil el estudio de estos pacientes mediante ecografía de glándulas salivales mayores, que puede ayudar a diferenciar a los pacientes con síndrome de Sjögren del resto de las EITC. Se ha descrito una clasificación ecográfica que, cuando es ≥ 2, es altamente sugestiva de síndrome de Sjögren (sensibilidad del 65 %, especificidad del 96 %).

Serositis

La serositis se ha descrito en el 4 % de los pacientes con EITC. Los pacientes que presentan pleuritis o pericarditis asociada a ANA o anti-Sm positivos, exantema/fotosensibilidad y alopecia, con frecuencia evolucionarán a LES. La serositis también puede aparecer en la EMTC y, en raras ocasiones, puede ser el primer síntoma de otras EAS, como síndrome de Sjögren, esclerosis sistémica y DM/PM.

Manifestaciones cutáneas

Las manifestaciones cutáneas en la EITC no están bien definidas, aunque se han descrito en el 3 % de los pacientes. Pueden

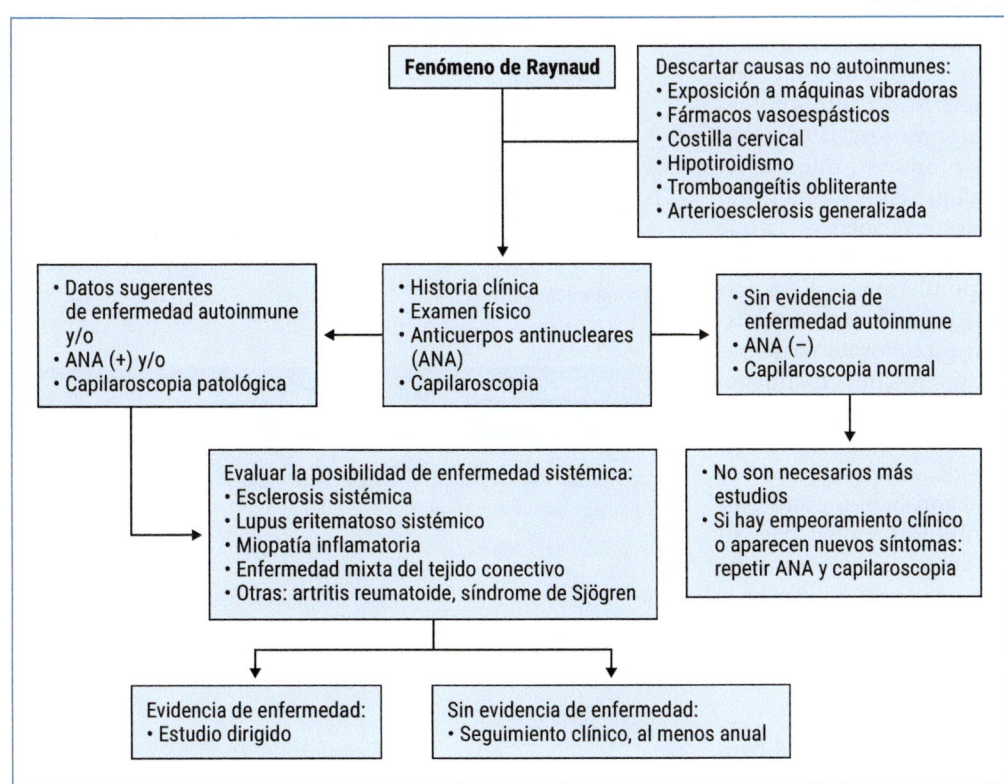

Figura 38-2. Algoritmo de evaluación del paciente con el fenómeno de Raynaud.

presentarse como máculas eritematosas, pápulas descamativas o exantema eritematoso, y localizarse tanto en el tronco y la cara como en extremidades superiores o inferiores.

En la histología, se han descrito lesiones muy diversas, desde dermatitis linfocítica hasta infiltrados mononucleares perivasculares superficiales, parches de mucina dérmica o vasculopatía linfocítica.

El edema de manos y la esclerodactilia aparecen descritos muy frecuentemente en los pacientes con EITC, en el 35-86 %, según los diferentes estudios. Son síntomas que se asocian con frecuencia al fenómeno de Raynaud y se acompañan de alteraciones en la capilaroscopia. Cuando se presentan asociados a alguno de los anticuerpos específicos de la esclerosis sistémica (anti-Scl-70, anti-RNP, ACA), evolucionarán con más frecuencia hacia enfermedades como esclerosis sistémica o EMTC. Si los anticuerpos asociados son antisintetasa u otros anticuerpos específicos de miopatía inflamatoria, desarrollarán una DM/PM.

Manifestaciones pulmonares

La enfermedad pulmonar intersticial difusa (EPID) se ha descrito entre el 2 y el 17 % de los pacientes con EITC, según las series. La EPID puede ser el primer síntoma o preceder al desarrollo de diversas EAS. El patrón radiológico más frecuente es el de neumonía intersticial no específica, que se ha descrito en pacientes con esclerosis sistémica, síndrome de Sjögren, EMTC y DM/PM, y más raramente en LES. El patrón de neumonía intersticial usual tiene peor pronóstico y se asocia a artritis reumatoide, aunque también puede aparecer en pacientes con esclerosis sistémica.

La EPID también aparece en pacientes que presentan otros rasgos clínicos o autoanticuerpos que pueden presentarse en las EAS, pero no cumplen criterios de clasificación de ninguna EAS definida. Estos pacientes entran dentro de la definición de EITC, pero en las últimas décadas, se ha acuñado el término neumonía intersticial con características autoinmunes (*interstitial pneumonia with autoinmune features,* IPAF) para englobar todos estos casos. Se han propuesto unos criterios de clasificación para la IPAF, aunque estos no han sido validados ni están aceptados por todos los expertos, ya que incluyen a pacientes con síntomas clínicos y autoanticuerpos muy diferentes, que pueden corresponderse con EAS con etiopatogenia y curso clínico muy distintos. Estas características hacen difícil que pueda manejarse a todos los pacientes con IPAF de una forma homogénea, por lo que actualmente existen iniciativas en marcha para intentar aclarar y definir mejor la IPAF, e incluso subclasificarla. Los anticuerpos más asociados a IPAF son factor reumatoide, antipéptido cíclico citrulinado (anti-CCP), antisintetasa, anti-Scl-70 y anti-Ro/SSA. La IPAF requiere un manejo multidisciplinar para su evaluación y seguimiento, ya que, además, en muchas ocasiones, es necesaria una biopsia pulmonar para establecer el diagnóstico de certeza.

Diagnóstico y clasificación

En 1999, se propusieron unos criterios de clasificación para las EITC que incluían:

- Al menos una manifestación clínica o serológica característica de las EAS (v. **Fig. 38-1**).
- Presencia de ANA positivos.
- Y duración mínima de los síntomas de al menos 3 años.

Las manifestaciones clínicas y los autoanticuerpos más frecuentemente descritos en la EITC se describen en las **tablas 38-1** y **38-2**.

Estos criterios se fundamentan en que el paciente no cumpla criterios de clasificación para ninguna de las EAS definidas. Comparada con otras EAS, en las que las sociedades científicas reumatológicas han establecido criterios de clasificación «oficiales», sujetos a discusión y revisiones periódicas, el concepto global de EITC resulta bastante difuso y, en ocasiones, puede dar lugar a una clasificación errónea. Como estos criterios no distinguen entre una EITC estable y las formas incompletas de otras EAS, permiten que se clasifiquen como EITC alguna EAS definida en fases tempranas. Para evitarlo, los criterios incluyen la definición de EITC precoz en aquellos pacientes con duración de la enfermedad menor a 3 años. También se ha propuesto como posible solución añadir criterios de exclusión

Tabla 38-1. Manifestaciones clínicas más frecuentes en la enfermedad indiferenciada del tejido conectivo

Manifestación clínica	%
Artralgias inflamatorias	37-80
Fenómeno de Raynaud	33-56
Artritis	14-86
Leucopenia	11-41
Xeroftalmía	7-41
Xerostomía	12-36
Fotosensibilidad	10-24
Anemia	16-23
Serositis	5-16
Exantema facial	6-13
Aftas orales	3-27
Trombocitopenia	2-33

Tabla 38-2. Autoanticuerpos más frecuentes en la enfermedad indiferenciada del tejido conectivo

Autoanticuerpo	%
Anticuerpos antinucleares	58-100
Anti-ADN de doble cadena	4-19
Anti-SSA/Ro	8-30
Anti-SSB/La	1-5
Anti-Sm	1
Anti-RNP	12-28

ADN: ácido desoxirribonucleico; RNP: ribonucleoproteína nuclear; Sm: Smith.

en el momento del diagnóstico de EITC. Una última propuesta es la de clasificar la EITC en dos subgrupos: EITC evolutiva y EITC estable. La principal diferencia entre ellas es que en la evolutiva los pacientes, con el tiempo, desarrollan una EAS definida, mientras que, en la estable, los pacientes permanecen con un fenotipo indiferenciado a lo largo de la evolución y nunca llegan a desarrollar criterios para ninguna de las EAS.

Evolución y pronóstico

Hasta el 70 % de los pacientes con EITC permanecen estables durante el seguimiento. En general, estos pacientes se caracterizan por síntomas clínicos leves, sin afectación orgánica grave, que presentan solo pequeños brotes de actividad. Es habitual que presenten un único autoanticuerpo, que se mantiene estable a lo largo del curso de la enfermedad.

Sin embargo, el 25-30 % de los pacientes evolucionarán a una EAS definida. Suelen ser pacientes con características clínicas y autoanticuerpos específicos (**Fig. 38-3**). En diversos estudios se han identificado como factores predictivos de progresión a conectivopatía definida entre los primeros 1-5 años del diagnóstico: la presencia de anticuerpos anti-ADN, anti-Sm, antifosfolípidos, junto con exantema malar, serositis y alopecia, todos ellos factores predictivos de evolución a LES. Asimismo, la presencia de Raynaud, xerostomía y anti-Ro/La, se ha relacionado con evolución a síndrome de Sjögren. Los pacientes que presentan Raynaud, esclerodacti-

lia, disfunción de la motilidad esofágica y ANA con patrón nucleolar, se correlacionan con evolución a esclerosis sistémica. La poliartritis, el factor reumatoide positivo y la elevación de reactantes de fase aguda son predictivos de desarrollo de artritis reumatoide.

Tratamiento

No existen guías de práctica clínica ni de tratamiento definidas para las EITC. Como consecuencia de la heterogeneidad de los pacientes y las clasificaciones imprecisas, no se han desarrollado ensayos clínicos aleatorizados. Los pacientes con EITC se tratan de acuerdo con los protocolos derivados del estudio y la experiencia en los síntomas de las EAS específicas a las que se asemejan, en función de la gravedad de los síntomas y el órgano afectado, para prevenir el potencial daño orgánico crónico.

Con frecuencia, se trata a estos pacientes con glucocorticoides a dosis bajas, antiinflamatorios no esteroideos e hidroxicloroquina para sintomatología leve (artralgias, sinovitis, serositis), además de bloqueantes de los canales del calcio si presentan Raynaud. Los inmunosupresores (metotrexato, micofenolato, azatioprina) y los biológicos (rituximab, antifactor de necrosis tumoral, antiinterleucina-6) se reservan generalmente para pacientes que presentan afectación orgánica mayor, como EPID, vasculitis, miositis, afectación renal o cardíaca.

ENFERMEDAD MIXTA DEL TEJIDO CONECTIVO

La EMTC se caracteriza por la presencia de manifestaciones clínicas características de artritis reumatoide, LES, esclerosis sistémica y DM/PM, en combinación variable, asociada a títulos altos de anticuerpo anti-U1-RNP. Aunque muchos pacientes mantienen estas características de enfermedad indiferenciada durante toda su evolución, el 60 % de los pacientes desarrollan, a lo largo de su evolución, características clínicas que permiten su clasificación como alguna de las EAS con criterios establecidos, principalmente artritis reumatoide, esclerosis sistémica o LES.

Epidemiología

La EMTC es una enfermedad rara con una prevalencia desconocida que se calcula en 3,8 casos por 100.000 adultos y una incidencia en torno a 0,21 por cada 100.000 adultos, dependiendo de las series y la localización geográfica. Afecta sobre todo a mujeres (3,3-16:1) entre la segunda y cuarta décadas de la vida de cualquier grupo étnico, con escasa variación en las manifestaciones clínicas entre las razas.

Etiopatogenia

Aunque la causa de la EMTC es desconocida, se han descrito casos en personas con predisposición genética de inmunoactivación debida a factores ambientales: tratamiento con antifactor de necrosis tumoral, exposición a cloruro de vinilo y sílice e infecciones víricas. Se han identificado factores genéticos de riesgo para el desarrollo de EMTC (alelos

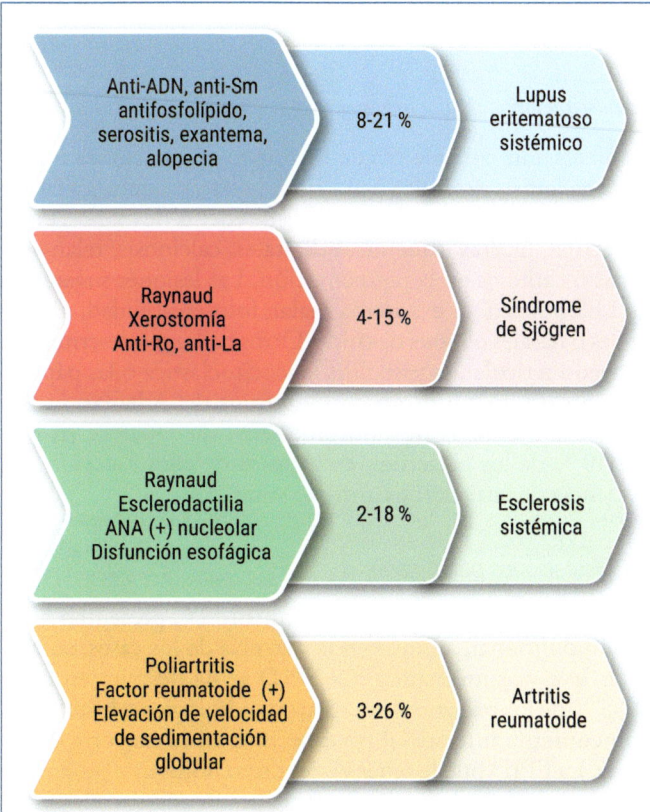

Figura 38-3. Evolución de la enfermedad indiferenciada del tejido conectivo a una enfermedad autoinmune sistémica definida. ADN: ácido desoxirribonucleico; ANA: anticuerpos antinucleares; Sm: Smith.

HLA-B*08 y *DRB1*04:01* y variantes génicas de la IL-10), mientras que otros podrían tener un papel protector (*DRB1*04:04, DRB1*13:01* y *DRB1*13:02*).

La presencia de anticuerpos anti-U1-RNP son condición *sine qua non* para el diagnóstico de EMTC. El complejo U1-RNP es una proteína intranuclear compuesta por tres proteínas (A, C, 70 kDa), que convierte el preácido ribonucleico (pre-ARN) mensajero en ARN maduro. La modificación apoptótica del antígeno U1-70 kDa lo convierte en el autoantígeno, que es el principal objetivo del anticuerpo anti-RNP en la EMTC. El mimetismo molecular también parece desempeñar un papel, según algunos estudios en los que se describe la presencia de una secuencia conservada del virus de la inmunodeficiencia humana de tipo 1 en el ADN del suero de la mayoría de los pacientes con EMTC.

Manifestaciones clínicas

Los primeros síntomas de la EMTC suelen ser inespecíficos, incluyendo artralgias, mialgias, febrícula o astenia.

> **!** El cuadro clínico completo raramente está presente al inicio de la enfermedad, aunque cabe sospecharla en presencia de las cinco características clínicas siguientes:
>
> - Títulos altos de anticuerpos anti-U1-RNP.
> - Rara afectación renal o del sistema nervioso central.
> - Artritis grave con factor reumatoide positivo.
> - Hipertensión arterial pulmonar (HAP).
> - Fenómeno de Raynaud y edema de manos.

Aparte de estas manifestaciones clásicas, cualquier órgano se puede ver afectado a lo largo de la evolución y los pacientes con EMTC pueden presentar rasgos clínicos propios de LES, esclerosis sistémica, artritis reumatoide o DM/PM. A continuación, se exponen las principales manifestaciones clínicas de la enfermedad.

Manifestaciones musculoesqueléticas

La afectación articular en la EMTC puede variar desde artralgias leves hasta artritis de pequeñas o grandes articulaciones, que pueden aparecer hasta en el 60 % de los pacientes. La artritis suele presentar un curso más grave que las descritas en otras EAS, como LES o esclerosis sistémica, y tiene habitualmente un patrón poliarticular y simétrico similar al de la artritis reumatoide, e incluso en el 30 % de los casos es erosiva, aunque de evolución no tan agresiva como en la artritis reumatoide. En general, las erosiones que aparecen son pequeñas y dispersas a lo largo de la evolución. La presencia de factor reumatoide positivo, observado en el 70 % de los pacientes con EMTC, se ha descrito como factor de riesgo de artritis erosiva, mientras que más del 50 % de los pacientes pueden presentar también anticuerpos anti-CCP.

Más del 80 % de los pacientes con EMTC presentan afectación muscular proximal, que se manifiesta como mialgias en la cintura escapular y pelviana, aunque sin debilidad ni atrofia a la exploración física. Tampoco suele acompañarse de elevación de enzimas musculares ni alteraciones en el electromiograma. Puede aparecer miositis, con elevación enzimática, alteraciones miopáticas en el electromiograma y biopsia muscular con datos de miopatía inflamatoria. Se trata de una miopatía inflamatoria clínica e histológicamente indistinguible de la miopatía inflamatoria idiopática. Su aparición suele ser aguda, en el contexto de la actividad de la enfermedad, y puede acompañarse de fiebre y otros síntomas generales. También se han descrito formas de miositis más insidiosa. La afectación muscular es una de las tres características necesarias para el diagnóstico de EMTC, pese a lo cual su relevancia clínica suele ser leve y raramente da lugar a debilidad muscular importante o a otras complicaciones graves, como la disfagia o la disfunción diafragmática.

Manifestaciones vasculares

El fenómeno de Raynaud es una de las manifestaciones más precoces y frecuentes de la EMTC y aparece en el 75-90 % de pacientes. Su curso es muy variable, puede ser grave y acompañarse de lesiones digitales isquémicas. Además, más del 70 % de los pacientes presentan alteraciones en la capilaroscopia, con presencia de asas dilatadas y megacapilares, microhemorragias y áreas avasculares que recuerdan a un patrón de esclerosis sistémica, aunque puede haber también cambios inespecíficos. Algunos estudios observacionales han mostrado asociación entre este patrón capilaroscópico de esclerosis sistémica, que se observa en más del 40 % de pacientes, y la presencia de anticuerpos antifosfolípido, anticélula endotelial y HAP.

Manifestaciones mucocutáneas

La afectación cutánea puede incluir manifestaciones típicas de la esclerosis sistémica o el LES. Hallazgos comunes con la esclerosis sistémica son la presencia de edema de manos, esclerodactilia, úlceras isquémicas digitales, calcinosis, telangiectasias o cambios en la pigmentación. Las lesiones sugerentes de LES pueden ser exantema malar, fotosensibilidad, úlceras orales o nasales o lupus discoide. Otros hallazgos descritos son la livedo reticular, la vasculitis leucocitoclástica o las pápulas de Gottron, que indican dermatomiositis. Además, es frecuente la presencia de síndrome seco, que aparece en más del 40 % de los pacientes, en algunos de ellos asociado a la presencia de anticuerpos anti-Ro y anti-La.

Manifestaciones pulmonares

Más del 85 % de los pacientes con EMTC presentan afectación pulmonar, aunque en la mayoría de los casos, su curso es leve y asintomático. La EPID se ha descrito en hasta el 65 % de los pacientes, con patrón radiológico e histológico de neumonía intersticial no específica en la mayoría de los casos. La EPID puede tener un fenotipo fibrosante progresivo hasta en el 25 % de los pacientes.

Los factores de riesgo descritos para el desarrollo de EPID son el fenómeno de Raynaud, la presencia de artritis o disfagia y el hallazgo de anticuerpos anti-Sm y factor reumatoide. Para su diagnóstico en fases iniciales, puede ser de utilidad el descenso de la capacidad de difusión de monóxido de carbono (DLCO) en las pruebas de función respiratoria y la presencia en la tomografía computarizada de alta resolución de cambios característicos de EPID similares a los que aparecen en la esclerosis sistémica, de predominio en lóbulos inferiores, como la presencia de opacidades «en vidrio deslustrado», el engrosamiento septal y las bronquiectasias de tracción.

La afectación pleural, en forma de pleuritis o derrame pleural, aparece en el 40 % de los pacientes, si bien en la mayoría de los casos puede ser asintomática. Menos frecuentes son la hemorragia alveolar, la disfunción diafragmática, secundaria a miopatía, la enfermedad tromboembólica asociada a anticuerpos antifosfolípido o la vasculitis pulmonar.

Hipertensión arterial pulmonar

La HAP es una manifestación vascular grave en la EMTC y es la principal causa de muerte en estos pacientes en la mayoría de las series. Se define como la presencia en el cateterismo cardíaco derecho de una presión arterial pulmonar mayor o igual a 20 mmHg en reposo y una presión de enclavamiento pulmonar menor de 15 mmHg. Se calcula que ocurre en el 20-30 % de los pacientes con EMTC y se caracteriza por hipertrofia de la íntima y proliferación de células musculares lisas en la capa media de las arteriolas pulmonares. Como posibles factores de riesgo para su desarrollo, se han descrito la presencia de anticuerpos antifosfolípido, anti-U1-snRNP y anticélula endotelial, así como los patrones capilaroscópicos similares a los de la esclerosis sistémica.

La sospecha clínica de HAP debe surgir ante la presencia de disnea de esfuerzo, un soplo sistólico en el borde esternal izquierdo o refuerzo del segundo tono pulmonar. En la radiografía de tórax, puede observarse una dilatación de la arteria pulmonar, mientras que puede haber signos en el electrocardiograma y el ecocardiograma de hipertrofia y dilatación del ventrículo derecho. En las pruebas de función respiratoria, un descenso de la DLCO sin fibrosis pulmonar que lo justifique apoyará la sospecha de HAP y llevará a la realización de un cateterismo cardíaco derecho, que dará el diagnóstico definitivo. También puede ser de utilidad la determinación de biomarcadores séricos, como el propéptido natriurético de tipo B N-terminal.

Aunque no existen recomendaciones específicas para el cribado sistemático precoz de HAP en pacientes con EMTC, en las últimas guías para el diagnóstico y tratamiento de la HAP, publicadas en 2022 por la Sociedad Europea de Cardiología y la Sociedad Europea de Enfermedades Respiratorias, se recomienda el cribado en los pacientes con esclerosis sistémica y en aquellos con síntomas similares a los de la esclerosis sistémica. Por lo tanto, en los pacientes con EMTC que presenten síntomas sugerentes de esclerosis sistémica, se recomienda el cribado mediante algún protocolo combinado, como los desarrollados en Australia (ASIG) o en Europa (DETECT).

Manifestaciones gastrointestinales

Las manifestaciones gastrointestinales son uno de los rasgos clínicos más frecuentes en la EMTC, descritas en el 60-80 % de pacientes. Son a menudo formas subclínicas que pueden afectar a cualquier segmento del tubo digestivo y que, en gran medida, se solapan con lo observado en la esclerosis sistémica, aunque en formas por lo general menos graves. La hipomotilidad esofágica es la más común de estas manifestaciones. Puede ocasionar disfagia y reflujo gastroesofágico en fases avanzadas. En las biopsias esofágicas de estos pacientes, se observa atrofia, con pérdida de células musculares lisas, fibrosis y depósito de inmunoglobulina G y C3 en inmunofluorescencia.

Se han descrito también vasculitis mesentérica, hepatitis autoinmune, colangitis biliar primaria, síndrome de Budd-Chiari, pancreatitis aguda, seudodivertículos, perforación colónica y enteropatía perdedora de proteínas. Puede aparecer malabsorción en relación con sobrecrecimiento bacteriano y dilatación del intestino.

Manifestaciones cardíacas

Afectan al 20-30 % de los pacientes con EMTC. La pericarditis es la manifestación más frecuente (30-40 %), que suele ser leve y, con frecuencia, asintomática. También se ha descrito prolapso de la válvula mitral y anomalías en la conducción, especialmente hemibloqueos, bloqueo de rama derecha y bloqueo auriculoventricular. Las miocarditis son raras, pero si son graves, pueden ser letales.

Además, estos pacientes presentan ateroesclerosis precoz, que les confiere mayor riesgo de episodios cardiovasculares, como sucede en otros pacientes con enfermedades inflamatorias crónicas. Factores como la presencia de anticuerpos antifosfolípido, la deficiencia de vitamina D, la dislipemia o el nivel persistentemente elevado de proteína C-reactiva, pueden contribuir al desarrollo de aterogénesis acelerada.

Otras manifestaciones

Aunque la afectación renal se ha descrito en el 20-40 % de pacientes, una característica de la EMTC es la ausencia de enfermedad renal grave, lo cual se ha relacionado con el posible papel renoprotector de los anticuerpos anti-U1-RNP. No ocurre así en la EMTC infantil, en la que la gravedad y frecuencia de nefritis es mayor. La nefropatía membranosa es el hallazgo más común, en general asintomática, aunque se han descrito también crisis renales similares a las de la esclerosis sistémica, y amiloidosis renal.

Al igual que en la enfermedad renal, la afectación del sistema nervioso central suele ser leve. Se ha descrito en alrededor del 25 % de los pacientes, y el hallazgo más frecuente es la neuropatía del nervio trigémino. La pérdida auditiva neurosensorial, tanto por afectación coclear como del VIII par craneal, es frecuente y se ha asociado a la presencia de antifosfolípidos. La cefalea es un síntoma común pero inespecífico, que puede tener origen vascular, muscular o ser secundario a una meningitis aséptica. Esta manifestación es rara y se ha relacionado con títulos altos de anticuerpos anti-U1-RNP en líquido cefalorraquídeo, al igual que las enfermedades desmielinizantes o las alteraciones cognitivas, que también han sido descritas en estos pacientes.

Enfermedad mixta del tejido conectivo y embarazo

Hay pocos estudios que analicen la relación entre la EMTC y el embarazo, con resultados en ocasiones contradictorios. No hay evidencia de que la fertilidad esté disminuida en mujeres con EMTC. Durante la gestación pueden aparecer brotes o incluso surgir la enfermedad y hay estudios que apuntan a un aumento de la mortalidad fetal comparada con individuos sanos. En pacientes con fenómeno de Raynaud grave, los procesos de isquemia placentaria pueden dar lugar a recién nacidos de bajo peso. El lupus neonatal es raro en pacientes con EMTC, aunque se ha descrito incluso en ausencia de anticuerpos anti-Ro y anti-La. Estos anticuerpos deben ser determinados al inicio de la gestación, junto con los antifosfolípidos y el anticoagulante lúpico, y se debe planificar la gestación cuando la actividad de la enfermedad esté controlada.

Hallazgos de laboratorio

Son comunes las alteraciones hematológicas inespecíficas leves que se relacionan con la actividad de la enfermedad, como anemia de trastornos crónicos, leucopenia, hipergammaglobulinemia policlonal y prueba de Coombs directa positiva, aunque sin datos de hemólisis. Menos frecuente es la trombocitopenia, que puede llegar a ser grave y manifestarse como una púrpura trombótica trombocitopénica. Se ha asociado a la presencia de anticuerpos antifosfolípido, que es poco frecuente en pacientes con EMTC (15 %) y no suele cursar con abortos ni trombosis.

Los ANA son positivos con un patrón moteado a título alto (>1:1.000) y la presencia del anticuerpo específico anti-RNP sigue siendo imprescindible para el diagnóstico de EMTC. Al contrario que en otras enfermedades, su título se relaciona con la actividad de la enfermedad. La U1-RNP está formada por ARN y tres proteínas. Los más característicos de la enfermedad son los anticuerpos inmunoglobulina G dirigidos contra las proteínas A' y 70 kDa. Asimismo, puede haber positividad de otros anticuerpos, como anti-Ro (33 %), anti-La (4 %), anti-ADN de doble cadena, anti-Sm, anticélula endotelial (50 %) y ACA (15 %). El 70 % de los pacientes también presenta factor reumatoide positivo y el 50 %, anti-CCP positivos.

Diagnóstico y clasificación

Aunque inicialmente puede ser indistinguible de otras EAS, muchos expertos consideran que la EMTC es una entidad específica e independiente. Existen cuatro grupos de criterios que intentan clasificarla (**Tabla 38-3**).

Los criterios más utilizados en la práctica clínica y en la mayoría de los estudios son los de Alarcón-Segovia y los de Kahn, con una sensibilidad y especificidad similar, en torno al 63 y al 86 %, respectivamente.

Aproximación diagnóstica

Las manifestaciones clínicas y la exploración física son esenciales para realizar una aproximación diagnóstica, junto con los resultados de laboratorio, que requieren la presencia de

anticuerpos anti-U1-RNP a título alto. El diagnóstico puede complementarse con otras pruebas:

- Pruebas de imagen: las radiografías de las articulaciones afectadas suelen mostrar desviación cubital de las manos, en fases avanzadas, pero las erosiones son raras. En ocasiones, aparecen erosiones periarticulares simétricas, osteopenia y, más raramente, necrosis aséptica. La radiografía de tórax ayuda a descartar infiltrados pulmonares, cardiomegalia, derrame pleural o signos indirectos de HAP, como la dilatación de las arterias pulmonares. Para el diagnóstico de EPID, la prueba más sensible, considerada el patrón oro, es la tomografía computarizada de alta resolución. Los hallazgos típicos son las opacidades «en vidrio deslustrado», engrosamiento septal, opacidades lineales no septales, micronódulos subpleurales o bronquiectasias de tracción, de predominio periférico y en lóbulos inferiores.
- Electrocardiograma y ecocardiograma: ayudan a detectar cambios secundarios a HAP, alteraciones de la conducción, prolapso de la válvula mitral, pericarditis o derrame pericárdico.
- Pruebas de función pulmonar: en caso de EPID mostrarán una disminución de la DLCO, la capacidad vital forzada, el volumen espiratorio forzado y la prueba de la marcha de 6 minutos.
- Cateterismo cardíaco derecho: es el patrón oro para el diagnóstico de HAP y la única forma de establecer un diagnóstico de certeza.

Diagnóstico diferencial

Debido al solapamiento con otras EAS y a la presencia de síntomas inespecíficos, siempre hay que hacer diagnóstico diferencial con estas otras EAS (especialmente LES, DM/PM, artritis reumatoide, dermatomiositis, esclerosis sistémica), así como con entidades como: infecciones bacterianas, fenómeno de Raynaud primario o HAP idiopática.

Evolución y pronóstico

Existen variables clínicas, serológicas y genéticas que ayudan a predecir la evolución de la EMTC y la EITC hacia otras enfermedades del tejido conectivo (**Tabla 38-4**). Se considera que a lo largo del tiempo (5-15 años) una proporción considerable de los pacientes con EMTC evolucionan hacia otras EAS clásicas: LES (9-39 %), esclerosis sistémica (17-21 %), artritis reumatoide (3-9 %), síndrome de Sjögren y vasculitis; mientras que el 40 % mantienen a los 5 años los criterios diagnósticos de EMTC.

Aunque inicialmente la EMTC se consideró una enfermedad de curso benigno con buena respuesta a glucocorticoides y escasa afectación visceral, en su seguimiento a largo plazo, se calcula una mortalidad del 16-28 % a los 10-12 años. Las principales causas de muerte son la HAP (en más del 50 % de casos), la insuficiencia cardíaca congestiva, la miocarditis y las infecciones. El pronóstico es peor en aquellos pacientes con más rasgos de esclerosis sistémica y polimiositis. Existe, además, una morbilidad elevada que puede empeorar la calidad de vida de estos pacientes en relación con la astenia, el

Tabla 38-3. Criterios propuestos para enfermedad mixta del tejido conectivo

Criterios de Sharp

Criterios mayores	Criterios menores
1. Miositis significativa 2. Afectación pulmonar con DLCO < 70 % o HAP o lesiones vasculares proliferativas en biopsia 3. Fenómeno de Raynaud o hipomotilidad esofágica 4. Edema de manos o esclerodactilia 5. Anti-ENA >1:10.000, anti-U1-RNP positivos y anti-Sm negativos	1. Alopecia 2. Leucopenia 3. Anemia 4. Pleuritis 5. Pericarditis 6. Artritis 7. Neuralgia del trigémino 8. Exantema malar 9. Trombocitopenia 10. Miositis leve 11. Historia de edema de manos

EMTC inequívoca: 4 criterios mayores, anti-Sm negativos, anti-U1-RNP > 1:4.000
EMTC probable: 3 criterios mayores y anti-Sm negativos o 2 criterios mayores más 1 criterio menor más anti-U1-RNP > 1:1.000

Criterios de Alarcón-Segovia

Criterios clínicos	Criterios serológicos
1. Edema de manos 2. Acroesclerosis con o sin esclerosis sistémica proximal 3. Fenómeno de Raynaud 4. Miositis 5. Sinovitis	Anticuerpos anti-U1-RNP positivos a título >1:1.600 en el análisis de hemaglutinina

Diagnóstico de enfermedad mixta del tejido conectivo si se cumple el criterio serológico y al menos 3 de los criterios clínicos (uno de los cuales debe ser sinovitis o miositis, para distinguir la enfermedad mixta del tejido conectivo de la esclerosis sistémica)

Criterios de Kahn

Criterios clínicos	Criterios serológicos
1. Fenómeno de Raynaud 2. Edema de manos 3. Miositis 4. Sinovitis	Títulos altos de anticuerpos anti-U1-RNP que se corresponden con título de ANA moteado >1:2.000

Diagnóstico de enfermedad mixta del tejido conectivo si se cumple el criterio serológico y hay fenómeno de Raynaud con al menos 2 de los otros 3 criterios clínicos

Criterios de Kasukawa

Síntomas comunes	Síntomas de lupus eritematoso sistémico, esclerosis sistémica y polimiositis
1. Fenómeno de Raynaud 2. Edema de manos	**Lupus eritematoso sistémico:** 1. Poliartritis 2. Adenopatías 3. Exantema malar 4. Serositis 5. Leucopenia o trombocitopenia **Esclerosis sistémica:** 1. Esclerodactilia 2. Fibrosis pulmonar o cambios restrictivos o DLCO reducida 3. Hipomotilidad o dilatación esofágica **Polimiositis:** 1. Debilidad muscular 2. Enzimas musculares elevadas 3. Cambios miogénicos en el electromiograma

Diagnóstico de enfermedad mixta del tejido conectivo si 1 o 2 de los síntomas comunes más ≥1 síntoma de 2 o 3 de las enfermedades definidas del tejido conectivo más el criterio serológico

ANA: anticuerpos antinucleares; Anti-ENA: anticuerpos nucleares extraíbles; DLCO: difusión pulmonar de monóxido de carbono; EMTC: enfermedad mixta del tejido conectivo; HAP: hipertensión arterial pulmonar; RNP: ribonucleoproteína nuclear; Sm: Smith.

Tabla 38-4. Variables predictivas de la evolución de la enfermedad mixta del tejido conectivo hacia otras enfermedades del tejido conectivo

Características clínicas	Factores genéticos	Factores serológicos	Enfermedad autoinmune sistémica
	HLA-DR3	Anti-ADN de doble cadena	Lupus eritematoso sistémico
Esclerodactilia Afectación esofágica Capilaroscopia con angiogénesis	HLA-DR5		Esclerosis sistémica
	HLA-DR4 HLA-DR2	Títulos elevados anti-U1-RNP	Enfermedad mixta del tejido conectivo

ADN: ácido desoxirribonucleico; HLA: antígeno leucocitario humano; RNP: ribonucleoproteína.

dolor musculoesquelético crónico o la toxicidad derivada de fármacos, como el uso prolongado de corticoides.

Con base en estos hallazgos y al perfil de autoanticuerpos, se han propuesto tres subtipos de pacientes con EMTC con posible valor pronóstico:

- Peor pronóstico: predominio de afectación vascular, con HAP y marcadores serológicos como ACA y anticuerpos anticélulas endoteliales.
- Pronóstico intermedio: predominio de EPID, afectación esofágica y miositis.
- Mejor pronóstico: afectación musculoesquelética y artritis erosiva con anti-CCP positivos.

Tratamiento

Desafortunadamente no existen ensayos clínicos aleatorizados que evalúen la eficacia de los tratamientos en la EMTC, por lo que en general, el tratamiento se basa en las terapias conocidas para cuadros similares como esclerosis sistémica, LES o polimiositis. Manifestaciones de la EMTC, como artritis, miositis y serositis leves o alteraciones hematológicas, responden en general bien al tratamiento con inmunosupresores. Otras, como el fenómeno de Raynaud, la acroesclerosis, las neuropatías periféricas o las alteraciones gastrointestinales, tienen peor respuesta.

La clínica articular suele responder a antiinflamatorios no esteroideos y antipalúdicos, aunque en casos refractarios o de artritis erosiva pueden ser necesarios glucocorticoides a dosis bajas y metotrexato u otros fármacos modificadores de la enfermedad. Además, el uso de antiinflamatorios no esteroideos en la EMTC debe hacerse con precaución porque, al igual que en el LES, puede aumentar el riesgo de meningitis aséptica. Dada la escasa evidencia, no se puede recomendar el uso de antifactor de necrosis tumoral para el tratamiento de la artritis en EMTC.

Las serositis, miositis, miocarditis y meningitis asépticas se manejan con glucocorticoides a dosis de 0,5-1 mg/kg al día, asociados a fármacos ahorradores de glucocorticoides, como metotrexato, azatioprina, ciclosporina o micofenolato de mofetilo. Las inmunoglobulinas intravenosas son de utilidad en casos de miositis o enfermedad cutánea refractarias, o en afectación grave del sistema nervioso central.

El tratamiento de la HAP es muy complejo y debe realizarse siempre en unidades especializadas. Es crucial el diagnóstico precoz, por lo que en pacientes con rasgos de esclerosis sistémica, se recomienda hacer un cribado anual. Los vasodilatadores pulmonares, entre los que se encuentran los antago-nistas de la endotelina-1, las prostaciclinas o los inhibidores de la fosfodiesterasa-5, son clave en su manejo, como ocurre en la esclerosis sistémica. Además, la inmunosupresión puede ser eficaz, con casos descritos de mejoría con combinación de glucocorticoides y ciclofosfamida.

El rituximab desempeña un papel en el control de la trombocitopenia o la anemia hemolítica autoinmune refractarias a glucocorticoides, al igual que las inmunoglobulinas intravenosas o incluso la esplenectomía.

En cuanto al fenómeno de Raynaud, su manejo es sintomático tanto con medidas higiénico-dietéticas (evitar el frío, la cafeína y el tabaco), como con los diferentes fármacos vasodilatadores utilizados habitualmente: antagonistas orales de los canales de calcio, antagonistas de la endotelina, inhibidores de la fosfodiesterasa, prostaglandinas intravenosas cíclicas o nitroglicerina tópica.

El control de las manifestaciones gastrointestinales, al igual que en la esclerosis sistémica, es sintomático. La enfermedad por reflujo gastroesofágico se trata con modificaciones del estilo de vida, inhibidores de la bomba de protones, procinéticos e incluso funduplicatura gástrica en casos de difícil control. A diferencia de lo que sucede en la esclerosis sistémica, el uso de glucocorticoides a dosis moderadas puede ser útil en la EMTC para el manejo de la afectación esofágica.

Aunque poco frecuente, no hay que olvidar que el uso de glucocorticoides a dosis altas puede desencadenar una crisis renal esclerodérmica, por lo que, en caso de ser necesarios, debe plantearse siempre el uso de fármacos ahorradores de glucocorticoides. En relación con esto, también es importante recordar el tratamiento preventivo para la osteoporosis y el manejo de los factores de riesgo cardiovascular.

SÍNDROMES DE SUPERPOSICIÓN

Son cuadros clínicos en los que un paciente presenta síntomas y signos de más de una de las EAS conocidas y cumple criterios de clasificación para todas ellas. Estos pacientes presentan uno o más anticuerpos específicos o asociados a cada una de las EAS que presentan.

A continuación, se explican los síndromes de superposición más frecuentes (**Tabla 38-5**).

Rhupus: artritis reumatoide y lupus eritematoso sistémico

Con frecuencia, los pacientes con lupus cutáneo, ANA y anti-ADN positivos y linfopenia presentan artritis erosiva de pequeñas

Tabla 38-5. Características clínicas y anticuerpos asociados en los principales síndromes de superposición

Síndrome de superposición	Anticuerpos asociados	Características clínicas
Rhupus (AR + LES)	ANA, FR, anti-ADN	• Artritis/artralgias inflamatorias • Exantema/fotosensibilidad • Leucopenia
Escleromiositis (ES + DM/PM)	Anti PM-Scl, anti-Ku	• Raynaud, edema en manos • Capilaroscopia patológica • Miopatía inflamatoria • Eritema heliotropo, Gottron
Esclero-Sjögren (ES + SS)	Anti-Ro, ACA	• Xeroftalmía, xerostomía • Raynaud, esclerodactilia
Escleroartritis (ES + AR)	FR, anti-CCP a títulos bajos	• Artritis erosiva • Afectación cutánea limitada
Esclerolupus (ES + LES)	ANA, anti-ADN, ACA	• Nefritis, hipertensión pulmonar • Serositis, Raynaud, Esclerodactilia • Hipocomplementemia
Artritis-polimiositis (AR + PM + EPID)	Antisintetasas (Jo-1, PL-7, PL-12, Zo)	• «Manos de mecánico», artritis • Raynaud, miositis
Artritis-Sjögren (AR + SS)	Anti-Ro, anti-La, FR, anti-CCP	• Artritis, xeroftalmía, xerostomía, hipergammaglobulinemia
AIJ-LES	ANA, anti-ADN	• Poliartritis con fiebre • Exantema, uveítis

ACA: anticuerpo anticentrómero; ACPA: anticuerpo antiproteína citrulinada; ADN: ácido desoxirribonucleico; AIJ: artritis idiopática juvenil; ANA: anticuerpos antinucleares; AR: artritis reumatoide; DM: dermatomiositis; EPID: enfermedad pulmonar intersticial difusa; ES: esclerosis sistémica; FR: factor reumatoide; LES: lupus eritematoso sistémico; PM: polimiositis; SS: síndrome de Sjögren.

articulaciones, con anti-CCP. El tratamiento inicial es hidroxicloroquina o metotrexato, aunque pueden requerir antifactor de necrosis tumoral u otros biológicos para control de los síntomas.

Escleromiositis: esclerosis sistémica y dermatomiositis/polimiositis

Este síndrome de superposición es más frecuente en la esclerosis sistémica con afectación cutánea difusa. Los pacientes tienen Raynaud y edema de manos con capilaroscopia patológica, eritema en heliotropo y pápulas de Gottron. Pueden asociarse raramente a miocardiopatía. Los anticuerpos que pueden asociarse a este cuadro son los anti-PM-Scl, anti-Ku, anti-U2-RNP y anti-U5-snRNP. Pueden tener EPID, aunque habitualmente tiene una evolución mejor que la EPID asociada a esclerosis sistémica con otros anticuerpos, como el anti-Scl-70.

Esclero-Sjögren: esclerosis sistémica y síndrome de Sjögren

El 68 % de los pacientes con esclerosis sistémica limitada presentan marcada sintomatología seca (xeroftalmía y xerostomía intensa), pero solo el 14 % cumplen criterios de clasificación de síndrome de Sjögren, con importante fibrosis en la biopsia de la glándula salival menor. Suelen presentar Raynaud, esclerodactilia, ACA, sialometría y Schirmer alterados, hepatitis autoinmune, colangitis biliar primaria y menor frecuencia de EPID.

Esclerolupus: esclerosis sistémica y lupus eritematoso sistémico

Estos pacientes tienen potencial gravedad, ya que pueden presentar tanto nefritis como HAP, por lo que requieren trata-

miento precoz con fármacos inmunosupresores. Además, este cuadro tiene la dificultad diagnóstica añadida de diferenciar entre brote de nefritis y crisis renal esclerodérmica, cuyo tratamiento difiere notablemente. Los pacientes pueden presentar diferentes anticuerpos: ANA, anti-ADN, anti-U1-RNP o ACA, y pueden tener hipocomplementemia importante. Es frecuente que desarrollen serositis; también pueden presentar manifestaciones menos comunes, como la pancreatitis.

Síndrome antisintetasa: polimiositis, artritis reumatoide y enfermedad pulmonar intersticial diseminada

Se diagnostica en pacientes con miopatía inflamatoria (más frecuentemente polimiositis que dermatomiositis), manos de mecánico, Raynaud, pápulas de Gottron, artritis de pequeñas articulaciones de manos y EPID. Este cuadro se asocia característicamente a anticuerpos antisintetasa (PL-7, PL-12, Jo-1, Zo, Ha). El más frecuente y conocido es el anti-Jo-1 y tienen menos asociación a neoplasia que otras miopatías inflamatorias.

Artritis-Sjögren: artritis reumatoide y Sjögren

Esta asociación es frecuente en pacientes con artritis de pequeñas articulaciones, que puede ser erosiva, simétrica, con factor reumatoide o anti-CCP positivos, anti-Ro/La positivos, xeroftalmía y xerostomía intensas. Muy frecuentemente presentan hipergammaglobulinemia policlonal y pueden asociarse a colangitis biliar primaria. El tratamiento habitual debe seguir las guías de tratamiento para la artritis reumatoide, considerando los fármacos biológicos anti-CD20 (Rituximab), que pueden ser eficaces para ambas enfermedades.

PUNTOS CLAVE

- Las formas de presentación de las enfermedades autoinmunes indiferenciadas son muy heterogéneas y en su mayoría, sin un patrón de autoanticuerpos definido.
- Las EITC que presentan determinadas características clínicas y un patrón específico de autoinmunidad evolucionarán con más probabilidad a enfermedades autoinmunes bien definidas.
- La enfermedad mixta del tejido conectivo es un cuadro definido que asocia manifestaciones clínicas de LES, artritis reumatoide, DM/PM y esclerosis sistémica y anticuerpos anti-U1-RNP a título alto.
- Los síndromes de superposición más conocidos tienen características clínicas y serológicas que deben ser conocidas para evitar la potencial gravedad y daño orgánico crónico.

BIBLIOGRAFÍA

Alves MR, Isenberg DA. Mixed connective tissue disease: a condition in search of an identity. Clin Exp Med. 2020;20:159-66.

Antunes M, Scirè CA, Talarico R, Alexander T, Avcin T, Belocchi C, et al. Undifferentiated connective tissue disease: state of the art on clinical practice guidelines. RMD Open. 2019;4(Suppl 1):e000786.

Ciang NC, Pereira N, Isenberg DA. Mixed connective tissue disease-enigma variations? Rheumatology (Oxford). 2017;56(3):326-33.

Dyball S, Rodziewicz M, Mendoza-Pinto C, Bruce IN, Parker B. Predicting progression from undifferentiated connective tissue disease to definite connective tissue disease: A systematic review and meta-analysis. Autoimmun Rev. 2022;21:103184.

Giannini M, Ellezam B, Leclair V, Lefebvre F, Troyanov Y, Hudson M, et al. Scleromyositis: A distinct novel entity within the systemic sclerosis and autoimmune myositis spectrum. Implications for care and pathogenesis. Front Immunol. 2023;13:974078.

Gunnarsson R, Hetlevik SO, Lilleby V, Molberg Ø. Mixed connective tissue disease. Best Pract Res Clin Rheumatol. 2016;30:95-111.

Iaccarino L, Gatto M, Bettio S, Caso F, Rampudda M, Zen M, et al. Overlap connective tissue disease syndromes. Autoimmun Rev. 2013;12:363-73.

Ioannou Y, Sultan S, Isenberg DA. Myositis overlap syndromes. Curr Opin Rheumatol. 1999;11:468-74.

Júnior JG, Mugii N, Inaoka PT, Sampaio-Barros PD, Shinjo SK. Inflammatory myopathies overlapping with systemic sclerosis: a systematic review. Clin Rheumatol. 2022;41:1951-63.

Kelly A, Panush RS. Diagnostic uncertainty and epistemologic humility. Clin Rheumatol. 2017;36:1211-4.

Mosca M, Tani C, Talarico R, Bombardieri S. Undifferentiated connective tissue diseases (UCTD): simplified systemic autoimmune diseases. Autoimmun Rev. 2011;10(5):256-8.

Mosca M, Tani C, Vagnani S, Carli L, Bombardieri S. The diagnosis and classification of undifferentiated connective tissue diseases. J Autoimmun. 2014;48-49:50-2.

Pepmueller PH. Undifferentiated connective tissue disease, mixed connective tissue disease, and overlap syndromes in rheumatology. Mo Med. 2016;113:136-40.

Pope JE. Scleroderma overlap syndromes. Curr Opin Rheumatol. 2002;14:704-10.

Radin M, Rubini E, Cecchi I, Foddai SG, Barinotti A, Rossi D, et al. Disease evolution in a long-term follow-up of 104 undifferentiated connective tissue disease patients. Clin Exp Rheumatol. 2022;40:575-80.

Ramos-Casals M, Brito-Zerón P, Font J. The overlap of Sjögren's syndrome with other systemic autoimmune diseases. Semin Arthritis Rheum. 2007;36:246-55.

Rubio J, Kyttaris VC. Undifferentiated connective tissue disease: comprehensive review. Curr Rheumatol Rep. 2023;25(5):98-106.

Tani C, Carli L, Vagnani S, Talarico R, Baldini C, Mosca M, Bombardieri S. The diagnosis and classification of mixed connective tissue disease. J Autoimmun. 2014;48-49:46-9.

Miopatías inflamatorias idiopáticas

39

T. Cobo Ibáñez, I. Pérez Sancristóbal y J. Sanz Correa

OBJETIVOS

- Comprender la fisiopatología heterogénea de cada subgrupo de miopatía inflamatoria idiopática.
- Diagnosticar y diferenciar los subgrupos de miopatías inflamatorias idiopáticas de acuerdo con el fenotipo clínico, el perfil de anticuerpos y otras pruebas complementarias.
- Reconocer las manifestaciones clínicas con peor pronóstico y sus factores asociados.
- Conocer los datos de actividad y daño obtenidos de diferentes herramientas y aplicar en la práctica clínica las medidas del resultado para adecuar el tratamiento.
- Diseñar un plan terapéutico según el subgrupo de miopatía inflamatoria idiopática, su fenotipo y pronóstico.

INTRODUCCIÓN

Las miopatías inflamatorias idiopáticas (MII) son un conjunto de enfermedades autoinmunes caracterizadas por inflamación muscular en diferente medida y posible afectación de varios órganos y sistemas. La forma de presentación, evolución y pronóstico es inmensamente variable, lo que dificulta tanto el proceso diagnóstico como la evaluación y seguimiento de los pacientes.

En este contexto, se han reconocido los siguientes subgrupos de MII en adultos: dermatomiositis y dermatomiositis clínicamente amiopática (DMCA), síndrome antisintetasa (SAS), miopatía necrosante inmunomediada (MNIM), miositis por cuerpos de inclusión (MCI), polimiositis y síndromes de solapamiento.

En los últimos años, se ha ampliado su conocimiento con la descripción de anticuerpos específicos de miositis (MSA), que asocian fenotipos clínicos concretos, el desarrollo de nuevos criterios de clasificación y diagnósticos, la aplicación de herramientas no solo para el diagnóstico sino para evaluar la actividad y el daño, y el desarrollo de medidas de desenlace para conocer la respuesta a los tratamientos. Además, se está potenciando el desarrollo de ensayos clínicos buscando tratamientos específicos.

EPIDEMIOLOGÍA

Las MII son enfermedades infrecuentes. La estimación de su incidencia y prevalencia está condicionada por factores como la realización de los estudios en centros de referencia frente a generales, en bases de datos poblacionales, la confirmación obligatoria con biopsia o la aparición de nuevos subgrupos diagnósticos a lo largo del tiempo (MNIM y SAS).

En estudios de Europa, América del norte y Asia, se calcula una incidencia de entre 11 y 660 pacientes con MII por 100.000 personas-año y una prevalencia de entre 2,9 y 34 personas por 100.000 habitantes. Parece no haber diferencias según la región o la etnia, pero se ha señalado que, en los países cercanos al ecuador, hay más dermatomiositis. La polimiositis, MNIM y dermatomiositis son más frecuentes en mujeres y las MCI en varones. El pico de incidencia según la edad está en los 50 años. Al igual que en otras enfermedades autoinmunes, las MII se han asociado con factores ambientales, como diversos virus (el de la hepatitis B, el linfotrópico de células T humanas de tipo 1 y el de la inmunodeficiencia humana), infecciones gastrointestinales o de las vías respiratorias inferiores, el esfuerzo físico extenso, la exposición a la radiación ultravioleta en la dermatomiositis y fumar en el SAS, con anti-Jo1 positivo.

En cuanto a los factores genéticos, la asociación más fuerte se ha identificado en la región antígeno leucocitario humano (HLA), como la mostrada en población europea entre alelos del haplotipo ancestral 8.1 y las polimiositis y dermatomiositis. Algunos locus no HLA se han asociado en poblaciones europeas: STAT4, TRAF6 y UBE2L3 con MII en global, PTPN22 con polimiositis, PLCL1 y BLK con dermatomiositis, y CCR5 con MCI.

FISIOPATOLOGÍA

La integración de factores de riesgo ambientales en individuos genéticamente predispuestos junto a mecanismos del sistema inmunitario adaptativo e innato y otros mecanismos no inmunitarios favorecería el desarrollo de las MII.

Recientemente, análisis transcriptómicos de las biopsias musculares de pacientes con dermatomiositis, MNIM, SAS y MCI han revelado un perfil de expresión génica único con una precisión diagnóstica > 90 %, lo que apoya la idea de que las vías patogénicas difieren entre los distintos subgrupos de MII.

Dermatomiositis

Se desconoce el desencadenante y los mecanismos por los que el sistema inmunitario actúa en los diferentes tejidos en la dermatomiositis. Se han realizado diversos estudios histológicos que pueden ayudar a entender su patogenia, pero presentan la limitación de que no analizan las diferencias según los MSA que existen en el fenotipo y los análisis transcriptómicos. Las anomalías de las miofibras perifasciculares, incluidas la atrofia y la necrosis, son características histológicas típicas de las biopsias de pacientes con dermatomiositis (aunque pueden verse en algunos pacientes con SAS). Los capilares endomisiales en las regiones de atrofia perifascicular se reducen en número y tamaño, y las células endoteliales restantes se tiñen positivamente para los componentes del complejo de ataque de membrana activado.

Las regiones perifasciculares anormales se ubican preferentemente cerca de áreas del perimisio con células inflamatorias infiltrantes y restos de vasos sanguíneos, pero sin vasos intactos de tamaño intermedio. Por lo que se plantea la hipótesis de que el daño vascular inmunomediado pueda causar daño en las miofibras y los capilares en las regiones del endomisio que están más distantes de un suministro vascular intacto. Las células dendríticas plasmocitoides, que son fuentes potentes de interferón, se observan rodeando los vasos sanguíneos de tamaño intermedio en el perimisio. A su vez, los genes inducibles por interferón 1 se encuentran regulados en músculo, piel y pulmón, lo que respalda su papel en la fisiopatología de la dermatomiositis y explica la posible eficacia de los inhibidores de la cinasa Janus que se dirigen a esta vía.

Síndrome antisintetasa

Se ha descrito que los autoanticuerpos (AAc) anti-Jo1 contra la histidil-ácido ribonucleico de transferencia (ARNt) sintetasa se unen a epítopos comunes, se detectan antes de la aparición de manifestaciones clínicas y cambian de título con la actividad de la enfermedad, lo que apoya el papel de la inmunidad adquirida en el desarrollo del SAS. En las biopsias musculares, hay más áreas de necrosis perifascicular que en la dermatomiositis e infiltración endomisial por células T expandidas clonalmente. Las células T CD4+ con reactividad contra la histidil-ARNt sintetasa se encuentran en la sangre y en los pulmones de pacientes con SAS.

Además, en algunos estudios en ratones, se demostró que al ser inmunizados con histidil-ARNt sintetasa desarrollaban AAc antisintetasa e infiltración muscular y pulmonar. Por lo que parece que la respuesta del sistema inmunitario en el SAS va dirigida contra células endoteliales, musculares y el tejido pulmonar.

Miopatía necrosante inmunomediada

Los pacientes con MNIM suelen presentar el AAc contra la 3-hidroxi-3- metilglutaril-coenzima A reductasa (HMGCR), dirigido contra la enzima limitadora de la síntesis del colesterol, y el anti-SRP, que se dirige contra un complejo de proteínas denominado partícula de reconocimiento de señal. En estudios inmunogenéticos, se ha descrito la asociación entre el

HLA clase II DRB1*11: 01 y la MNIM con anti-HMGCR. Además, la predisposición de las estatinas a desarrollar miositis anti-HMGCR se basaría en la hipótesis de que el consumo de estatinas podría incrementar la expresión o generar cambios conformacionales de la HMGCR, lo que rompería la tolerancia de individuos predispuestos genéticamente, que desarrollarían la MNIM.

Los hallazgos histológicos de pacientes con MNIM y AAc anti-HMGCR y anti-SRP son similares, con perfiles de expresión génica también parecidos. Por lo que los mecanismos de lesión muscular podrían ser semejantes. Hay disponibles varias evidencias que sustentan el papel patológico de estos AAc en el desarrollo de la MNIM, ya que se ha demostrado asociación entre los títulos de ambos AAc, los niveles de creatina-cinasa sérica y el grado de debilidad muscular. Además, los AAc anti-SRP y anti-HMGCR se unen a la superficie de membrana de las células musculares donde se localizan la proteína SRP y la HMGCR. El complejo de ataque de membrana que puede ser activado por estos AAc se encuentra en la superficie de fibras musculares no necróticas en muestras de músculo con MNIM.

A su vez, estudios con ratones inmunodeficientes han señalado que la activación del complemento mediada por AAc puede originar lesión muscular en la MNIM. Sin embargo, un ensayo clínico en fase II con inhibidor del complemento C5 no lo ha podido confirmar, por lo que quedan por aclarar los mecanismos del daño muscular en estas miopatías.

Miositis por cuerpos de inclusión

Además de los factores de riesgo inmunogenéticos, existen diferentes evidencias que apoyan que la MCI es un proceso autoinmune. La presencia de células plasmáticas secretoras de anticuerpos dentro del tejido muscular, la detección de AAc dirigidos contra la proteína NT5C1A y el hallazgo de clones de linfocitos T CD8+ citotóxicos en sangre y fibras musculares del mismo paciente suscriben este origen. Los linfocitos T CD4 y CD8+ en pacientes con MCI tienen propiedades inusuales, incluida la pérdida de la expresión de CD28 o CD5 y la ganancia de la expresión de CD16, CD94 y CD57, que se asocia con linfocitos T diferenciados terminalmente. Se piensa que estos linfocitos T pueden tener un mayor potencial citotóxico y resistencia a la apoptosis, lo que explicaría la refractariedad a los glucocorticoides y otros inmunosupresores.

De forma característica, en las MCI, existen vacuolas ribeteadas e inclusiones de proteínas dentro de las fibras musculares. En concreto, se han encontrado agregados de proteínas p62 y TDP43, aunque solo la proteína TDP43 parece específica de la MCI. Estos hallazgos hacen pensar que la MCI tiene un componente degenerativo. No obstante, se desconoce si la acumulación de proteínas es consecuencia de un daño causado por procesos inmunitarios o no inmunitarios y no se ha demostrado si conduce a la degeneración de las fibras musculares.

Polimiositis

La polimiositis ha sido sobrediagnosticada durante décadas al incluir a pacientes que ahora serían diagnosticados de

MNIM, MCI o SAS. Sin embargo, persiste un grupo de pacientes con debilidad muscular, sin afectación cutánea y con un papel dominante de los linfocitos T citotóxicos, que puede ser diagnosticado de polimiositis. Se necesitan estudios para determinar los factores de riesgo y los mecanismos de inflamación que generan daño muscular en este subgrupo.

SUBGRUPOS CLÍNICOS Y SUS FENOTIPOS ASOCIADOS A AUTOANTICUERPOS

Cada subgrupo clínico de MII puede presentar uno o varios fenotipos diferentes. En los últimos años, se ha demostrado que los AAc están estrechamente asociados con determinados fenotipos clínicos, por lo que pueden ser muy útiles en el diagnóstico y en la identificación de manifestaciones graves que influyen en el pronóstico.

Los AAc se subdividen, en función de su precisión diagnóstica, en específicos de miositis (*myositis-specific auto-antibodies*, MSA), presentes en el 60 % de los pacientes, y asociados a miositis (*myositis-associated auto-antibodies*, MAA). Sin embargo, en torno al 20-30 % de los pacientes con MII no tienen AAc conocidos (seronegativos).

En la **tabla 39-1**, se recogen la frecuencia y las principales asociaciones clínicas de los AAc en los diferentes subgrupos de MII.

Dermatomiositis

La dermatomiositis clásica se define por la presencia de lesiones cutáneas características y miositis. Sonteiner *et al.* introdujeron la definición de DMCA para aquellos pacientes con lesiones cutáneas características de dermatomiositis durante ≥ 6 meses sin debilidad muscular. La dermatomiositis hipomiopática es una DMCA, pero con evidencia subclínica de miositis detectada por enzimas musculares, electromiograma (EMG) o resonancia magnética (RM) muscular. La dermatomiositis amiopática es una DMCA sin evidencia subclínica de miositis. Los pacientes con DMCA pueden asociar afectación de otros órganos y sistemas. Por otro lado, se ha definido la dermatomiositis sin dermatitis en aquellos pacientes en los que hay

Tabla 39-1. Frecuencia y principales asociaciones clínicas de los autoanticuerpos en las miopatías inflamatorias idiopáticas

Miopatía	Autoanticuerpo	Antígeno	Frecuencia	Manifestaciones cutáneas	Manifestaciones extracutáneas
			Autoanticuerpos específicos de miositis		
Dermatomiositis	Anti-Mi-2	Complejo de desacetilasa remodelador de nucleosomas	4-20 %	• Lesiones características (eritema en heliotropo, pápulas y signo de Gottron) • Fotodistribuida • Sobrecrecimiento cuticular	• Miositis intensa (debilidad muscular simétrica proximal con creatina-cinasa muy elevada) • EPI infrecuente
	Anti-TIF1- gamma	TIF 1- gamma (p155/140)	10-20 %	• Exantema extenso y grave • Lesiones características (eritema en heliotropo, pápulas y signo de Gottron) • Fotodistribuida • Lesiones similares a psoriasis • Parche palatino ovoide • Lipodistrofia	• Con frecuencia hipomiopática • Disfagia frecuente y grave • EPI infrecuente • En adultos, incrementado el riesgo de cáncer (40-75 %)
	Anti-NXP2	NXP2	3-24 %	• Edema periférico • Calcinosis • Lesiones características (eritema en heliotropo, pápulas y signo de Gottron) que pueden estar ausentes en algunos pacientes (dermatomiositis sin dermatitis)	• Miositis intensa • Disfagia • En adultos, incrementado el riesgo de cáncer
	Anti-MDA5	MDA5	13-30 %	• Úlceras cutáneas • Pápulas palmares dolorosas • Lesiones características (eritema en heliotropo, pápulas y signo de Gottron) • «Manos de mecánico» • «Pies del senderista» • Alopecia • Paniculitis • Calcinosis • Telangiectasias periungueales	• Con frecuencia en formas amiopáticas o hipomiopáticas • EPI, incluidas formas rápidamente progresivas (1º NIA, 2º NINE) • Artritis
	Anti-SAE	SAE	< 10 %	• Preceden a la afectación muscular • Exantema grave • Lesiones características (eritema en heliotropo, pápulas y signo de Gottron) • Fotodistribuida • Úlceras cutáneas • Telangiectasias periungueales	• Miositis leve tras la afectación cutánea • Disfagia • EPI leve • Asociación con cáncer

(Continúa)

Tabla 39-1. Frecuencia y principales asociaciones clínicas de los autoanticuerpos en las miopatías inflamatorias idiopáticas *(cont.)*

Miopatía	Autoanticuerpo	Antígeno	Frecuencia	Manifestaciones cutáneas	Manifestaciones extracutáneas
Autoanticuerpos específicos de miositis (cont.)					
Síndrome antisintetasa	Antisintetasa: • Anti-Jo1 • Anti-PL7 • Anti-PL12 • Anti-EJ • Anti-OJ • Anti-KS • Anti-Zo • Anti-YRS/Ha	Aminoacil- ARNt sintetasas: • Histidil • Treonil • Alanil • Glicil • Isoleucil • Asparaginil • Fenilalanil • Tirosil	30-40 % 15-30 % 5-10 % < 5 % < 2 % < 2 % < 2 % < 1 % < 1 %	• «Manos de mecánico»: • «Pies de senderista» • Exantema y lesiones características de dermatomiositis (eritema en heliotropo, pápulas y signo de Gottron) inconstante	• La miositis puede estar ausente. Más frecuente en anti-Jo1 • EPI muy frecuente, más grave en anti-PL7, anti-PL12 y EJ (1º NINE o neumonía organizada + NINE, 2º NIU) • Artritis • Fiebre • Fenómeno de Raynaud
Miopatía necrosante inmunomediada	Anti-HMGCR	HMGCR	6-10 %	Infrecuente afectación mucocutánea	• Enfermedad muscular grave (creatina-cinasa muy elevada, mayor debilidad y atrofia) • Con frecuencia, asociado a estatinas
	Anti-SRP	Partícula de reconocimiento de señal	5-15 %		• Enfermedad muscular grave (creatina-cinasa muy elevada, mayor debilidad y atrofia) • Disfagia • Miocarditis • EPI
Autoanticuerpos asociados a miositis					
Miositis por cuerpos de inclusión	Anti-cN-1A (se puede encontrar en pacientes con lupus eritematoso sistémico y síndrome de Sjögren primario)	5' nucleotidasa citosólica 1A	4-21 %		• Debilidad asimétrica de los músculos proximales y distales (cuádriceps y el flexor largo de los dedos) • Disfagia • Infrecuente afectación extramuscular • Refractaria al tratamiento
	Anti-FHL1* (se puede encontrar en las poliomiositis y en la ECS)	FHL1	14-25 %		• Daño muscular con atrofia • Disfagia • Vasculitis
Síndromes de solapamiento	Anti-PM-Scl (75-100)	Complejo proteico del exosoma humano	8-10 %	• Lesiones características de dermatomiositis (eritema en heliotropo, pápulas y signo de Gottron) • «Manos de mecánico» • «Pies de senderista» • Calcinosis • Lesiones de ECS (esclerodactilia, telangiectasia, edema de manos)	• Poliomiositis, dermatomiositis, solapamiento con ECS • Reflujo esofágico • EPI (1º neumonía organizada + NINE, 2º neumonía organizada fibrótica) • Fenómeno de Raynaud
	Anti-Ku	Subunidad reguladora de la proteína cinasa dependiente de ADN	< 2 %	• Infrecuente exantema de dermatomiositis • Esclerosis cutánea distal	• Solapamiento con ECS • Afectación muscular leve • EPI
	Anti-U1RNP	U1RNP	10 %	Infrecuente exantema de dermatomiositis	Enfermedad mixta del tejido conectivo (características de miositis, ECS y lupus eritematoso sistémico
	Anti-RuvBL1/2*	Proteínas nucleares RuvBL1/2	3 %		Solapamiento con ECS
	Anti-Ro (52, 60)	TRIM21, ARN gamma de unión a proteínas en forma de anillo	10-40 %		A menudo, segundo autoanticuerpo presente, enfermedad más grave, incluida la EPI

*No disponible de forma rutinaria.
ARNt: ácido ribonucleico de trasferencia; ECS: esclerosis sistémica; EPI: enfermedad pulmonar intersticial; FHL1: proteína 1 del dominio LIM cuatro y medio (*four-and-a-half-LIM-domain 1 protein*); HMGCR: 3-hidroxi-3-metilglutaril-coenzima A reductasa; MDA5: gen 5 asociado a la diferenciación del melanoma (*melanoma differentiation-associated gen 5*); NIA: neumonía intersticial aguda; NINE: neumonía intersticial no específica; NIU: neumonía intersticial usual; NXP2: proteína 2 de la matriz nuclear (*nuclear matrix protein 2*); RNP: ribonucleoproteína; SAE: enzima activadora del modificador pequeño similar a la ubiquitina (*small ubiquitin-like modifier activating enzyme*); SRP: partícula de reconocimiento de señal (*signal recognition particle*); SSp: síndrome de Sjögren primario; TIF1-gamma: factor intermediario transcripcional 1 gamma (*transcriptional intermediary factor 1 gamma*).

afectación muscular con hallazgos histológicos de dermatomiositis en la biopsia muscular, pero sin lesiones cutáneas.

 La mayoría de los pacientes con dermatomiositis tienen uno de los cinco MSA que asocian distintos fenotipos clínicos, lo que lleva a la propuesta de clasificar a la dermatomiositis en seis subtipos diferentes: anti-Mi-2, anti-TIF1-γ, anti-NXP2, anti-MDA5, anti-SAE y seronegativa (sin AAc).

El AAc anti-Mi-2 se dirige contra un antígeno nuclear con actividades remodeladoras del nucleosoma. Se relaciona con las manifestaciones cutáneas características de la dermatomiositis: afectación muscular intensa, menor predisposición a otras manifestaciones extramusculares y buena respuesta al tratamiento.

El AAc anti-TIF1-γ está dirigido contra el factor intermediario de la transcripción 1 gamma, que actúa como supresor de tumores. Se relaciona con compromiso cutáneo extenso y grave, escasa afectación muscular, disfagia y alto riesgo de cáncer en adultos. Se ha indicado que los niveles séricos se correlacionan con la actividad de la enfermedad en pacientes con dermatomiositis sin cáncer y con peor supervivencia en los pacientes con cáncer, por lo que se podría utilizar no solo en el cribado de cáncer de las dermatomiositis, sino como marcador pronóstico en los pacientes con dermatomiositis y cáncer.

El AAc anti-NXP2 se dirige contra la proteína de la matriz nuclear. Se asocia a calcinosis subcutánea, edema periférico, contracturas musculares, atrofia muscular, disfagia y cáncer en adultos.

El AAc anti-MDA5 se dirige contra un receptor de reconocimiento de patrones víricos. Presenta asociación con DMCA, úlceras cutáneas, pápulas palmares dolorosas, enfermedad pulmonar intersticial (EPI) rápidamente progresiva y artritis. El nivel sérico de este anticuerpo se correlaciona con la actividad de la enfermedad y se negativiza con la remisión.

El AAc anti-SAE está dirigido contra una pequeña enzima activadora del modificador similar a la ubiquitina, implicada en el transporte nuclear y citosólico y en la regulación transcripcional. Se asocia a enfermedad cutánea grave, miositis, EPI leve, disfagia y cáncer.

Síndrome antisintetasa

El SAS es un síndrome de solapamiento en el que se requiere la presencia de AAc que se dirigen contra las enzimas aminoacil-ARNt-sintetasas (ARS), que unen el aminoácido apropiado a su ARN de trasferencia. Los AAc anti-ARS son los MSA más prevalentes, de los que el anti-Jo1 es el más común (15-30 %). Otras especificidades menos frecuentes (1-10 %) son: anti-PL7, PL12, OJ, EJ, KS, Zo y YRS/Ha.

Aunque desde 2010 se han utilizado diferentes definiciones para este síndrome (Connors, Lega y Solomon), no hay disponibles criterios de clasificación o de diagnóstico específicos. El SAS puede presentarse con una o varias de las manifestaciones de la tríada clásica (EPI, miositis y artritis) y desarrollar el resto a lo largo del tiempo. Además, pueden darse «manos de mecánico», «pies del senderista«, fenómeno de Raynaud, fiebre, y exantema de dermatomiositis. Se ha asociado la presencia de anti-Pl7 y anti-PL12 con EPI más grave y al anti-Jo1 con miositis, artritis y EPI menos grave.

Miopatía necrosante inmunomediada

La MNIM se caracteriza por debilidad muscular de extremidades, creatina-cinasa muy elevada y necrosis de las fibras musculares. No es una entidad homogénea y se reconocen tres subgrupos según la presencia de MSA: anti-HMGCR, anti-SRP y seronegativa.

El AAc anti-HMGCR está dirigido contra la enzima limitadora de la síntesis del colesterol (3-hidroxi-3-metilglutaril-coenzima A reductasa). Se asocia al uso de estatinas, pero también puede encontrarse con menor frecuencia en pacientes sin estatinas. El título parece correlacionarse con debilidad muscular y niveles elevados de creatina-cinasa en suero.

El AAc anti-SRP se dirige contra un complejo de proteínas (partícula de reconocimiento de señal) que permite la translocación de proteínas al retículo endoplasmático. Este AAc identifica una afectación muscular grave rápidamente progresiva y mala respuesta al tratamiento. Su título también se correlaciona con debilidad y creatina-cinasa elevada. Además, se asocia a disfagia, miocarditis y EPI.

En la MNIM seronegativa se ha descrito asociación a malignidad y a estar inducida por fármacos o toxinas. Puede aparecer en otras enfermedades autoinmunes, como la esclerosis sistémica con mayor frecuencia de manifestaciones extramusculares que la MNIM seropositiva.

Miositis por cuerpos de inclusión

La MCI se caracteriza por presentarse en adultos mayores de 50 años, por su curso insidioso con debilidad asimétrica de los músculos proximales y distales, disfagia y refractariedad a los tratamientos.

El AAc anti-cN-1A se dirige contra la proteína 5' nucleotidasa citosólica 1A específica del músculo. Su presencia está asociada a la MCI, pero también al lupus eritematoso sistémico (LES) y al síndrome de Sjögren primario. Se ha demostrado la coexistencia de la MCI con otras enfermedades autoinmunes que comparten (síndrome de Sjögren, LES) o no (artritis reumatoide) este AAc.

El AAc anti-FHL1 (*four-and-a-half-LIM-domain 1 protein*) es un antígeno específico del músculo esquelético y cardíaco. Se ha estimado una prevalencia del 14-25 % en las MII, especialmente en MCI y polimiositis con MSA negativos. Se asocia a pobre pronóstico con un fenotipo de daño muscular con atrofia, vasculitis y disfagia. Está presente en otras enfermedades autoinmunes como la esclerosis sistémica. Su papel en la patogénesis de las MII no está aclarado.

Polimiositis

La polimiositis se define por enfermedad inflamatoria en los músculos proximales (debilidad, elevación de creatina-cinasa, patrón miopático en EMG), infiltrados endomisiales de células T CD4+ y CD8+ en la biopsia muscular, sin afectación cutánea, sin MSA y sin ninguna de las características acompañantes de los otros subgrupos.

La mayoría de los diagnósticos de polimiositis previos se clasifican actualmente como MNIM, MCI, SAS o síndrome de solapamiento. El diagnóstico es de exclusión, y se debe monitorizar la aparición de nuevas características clínicas que sugieran diagnósticos alternativos.

Síndrome de solapamiento

El síndrome de solapamiento es un subgrupo de MII en el que la miositis ocurre junto con otras enfermedades autoinmunes, como LES, esclerosis sistémica, síndrome de Sjögren o artritis reumatoide. Los pacientes con frecuencia presentan los siguientes autoanticuerpos asociados a miositis (MAA) con sus características clínicas.

El AAc anti-PM-Scl se dirige contra el complejo proteico del exosoma humano (75-100). Se detecta en adultos con manifestaciones cutáneas o musculares de MII, manifestaciones de esclerosis sistémica o manifestaciones comunes a ambas entidades. Este fenotipo clínico se ha denominado *escleromiositis*.

El AAc anti-Ku va dirigido a la subunidad reguladora de la proteína cinasa dependiente de ácido desoxirribonucleico (ADN). Se presenta en pacientes con miositis leve solapada con esclerosis sistémica.

El AAc anti-U1RNP se dirige hacia antígenos nucleares extraíbles, y puede encontrarse en pacientes con miositis como parte de una enfermedad mixta del tejido conectivo.

Se han descrito los AAc anti-RuvBL1/2 dirigidos contra proteínas nucleares RuvB1/2 en pacientes con miositis solapada con esclerosis sistémica. Sin embargo, no están disponibles de forma rutinaria.

El AAc anti-Ro se dirige contra proteínas de 52 kD y 60 kD asociadas a ARN. Con frecuencia es el segundo AAc presente en las MII y confiere mayor gravedad a la enfermedad, incluida la EPI.

MANIFESTACIONES

Aunque dentro de las MII la afectación muscular es una de las más frecuentes y relevantes, puede estar ausente en el inicio de la enfermedad, que comienza con la afectación de otros órganos, o no haber afectación muscular. Es importante conocer las manifestaciones musculares y extramusculares que, además, en ocasiones determinan el pronóstico.

Manifestaciones musculares

El inicio de la miositis puede ser agudo, subagudo o crónico con debilidad muscular proximal simétrica y progresiva que afecta a la cintura pelviana más a menudo que a la cintura escapular. Los pacientes suelen quejarse de dificultad para levantarse desde una posición sentada, para subir escaleras o levantar los brazos. Estas características que indican debilidad proximal deben considerarse en todos los subgrupos de MII, excepto en la MCI.

En la MCI el patrón de debilidad es asimétrico e involucra a los flexores largos de los dedos y los extensores de la rodilla. Por ese motivo, los pacientes presentan caídas o pérdida de destreza de las manos.

La debilidad grave es característica de los pacientes con MNIM, pero también aparece en otras MII. En el contexto de la debilidad, se desencadenan complicaciones agudas, como el desarrollo de enfermedad pulmonar restrictiva debido a la afectación de los músculos respiratorios, o disfagia grave si los músculos orofaríngeos y de la parte superior del esófago están involucrados (v. **Tabla 39-1**). La disfagia sucede hasta en el 60 % de los pacientes con miositis y es especialmente frecuente en la MCI. Tanto la debilidad de los músculos respiratorios como la disfagia favorecen la neumonía por broncoaspirado, y la disfagia, además, desnutre al paciente. Estos pacientes tienen indicación de tratamiento intenso desde el inicio.

Manifestaciones extramusculares

Aparte de las musculares, se dan afectaciones cutáneas, pulmonares, cardíacas y articulares.

Manifestaciones cutáneas

Las manifestaciones cutáneas pueden estar presentes en la dermatomiositis, SAS y en los síndromes de solapamiento con miositis, mientras que es muy infrecuente en otros subgrupos de MII. Existe una gran variedad y heterogeneidad de lesiones cutáneas en las MII, lo cual hace difícil su clasificación.

No obstante, es importante conocerlas, puesto que pueden ser la manifestación inicial previa a la afectación de otros órganos y su reconocimiento permite una sospecha clínica precoz. Por otro lado, la presencia de unas manifestaciones cutáneas u otras puede diferir según qué AAc presente el paciente (v. **Tabla 39-1**).

En este capítulo, se ha decidido clasificar las lesiones cutáneas habituales en la dermatomiositis, aunque también presentes en ocasiones en otros subgrupos de MII, en los siguientes apartados: características, eritematosas, vasculopáticas, daño crónico y localizadas en manos y pies, que se detallan a continuación:

- Las lesiones características son: *eritema en heliotropo* (**Fig. 39-1**), máculas violáceas, a veces edematosas, localizadas en párpados; las *pápulas de Gottron* (**Fig. 39-2**) y el *signo de Gottron*, caracterizadas por pápulas y máculas, respectivamente, en superficies extensoras articulares, sobre todo metacarpofalángicas e interfalángicas y, en ocasiones, en los codos y rodillas. Cuando la afectación es intensa, puede observarse un eritema extensor lineal que afecta, además, a la zona interarticular. En estos casos, hay que hacer diagnóstico diferencial con lupus subagudo, que afecta al dorso de la piel interarticular, pero respeta la piel articular. Las lesiones características, además de en la dermatomiositis, pueden aparecer en el SAS.
- Las lesiones eritematosas pueden ser *fotodistribuidas y no fotodistribuidas*. La fotosensibilidad es un rasgo característico de la dermatomiositis, y pacientes con positividad frente a anti-Mi2, anti-TIF1-γ y anti-SAE presentan normalmente afectación cutánea fotodistribuida. Dentro de esta destacan: el *eritema facial*, normalmente centrofacial, que no respeta el pliegue nasolabial, a diferencia del lupus cutáneo; el *signo de la V*, que es un eritema en la zona infe-

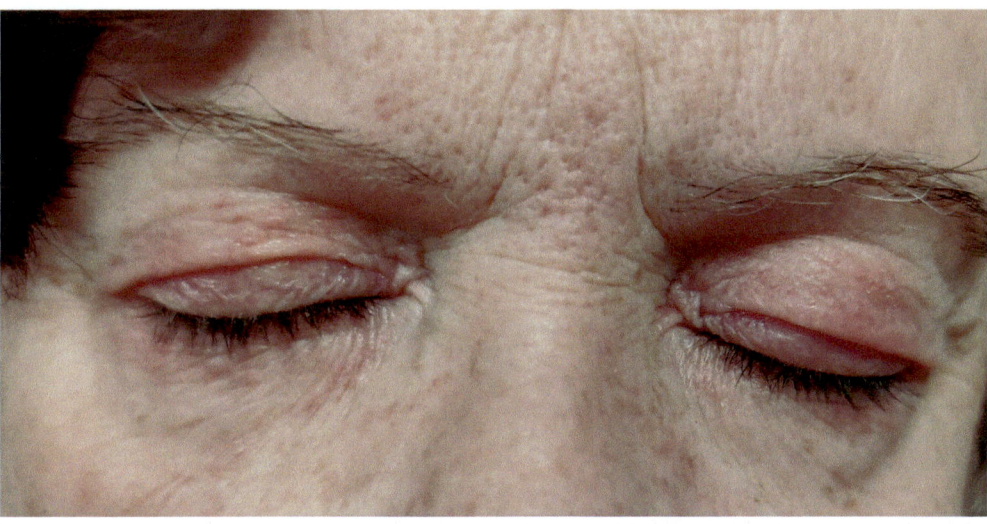

Figura 39-1. Eritema en heliotropo. Se puede observar el color violáceo.

rior del cuello y superior del tórax; y el *signo de la esclavina o del chal*, que se extiende en la zona posterior del cuello, superior de la espalda y los hombros. En relación con las lesiones no fotodistribuidas, el *signo de la cartuchera o de holster* consiste en máculas o pápulas eritematosas ubicadas en la cara lateral de los muslos, si bien las nalgas y la zona baja de la espalda son zonas no fotoexpuestas que pueden verse afectadas. La *afectación del cuero cabelludo* con alopecia no cicatricial y placas eritematosas atróficas pruriginosas es típica, y hay que hacer diagnóstico diferencial frente a psoriasis y dermatitis seborreica. Cuando las lesiones abarcan una superficie corporal > 80 % se denomina *eritrodermia*; la afectación cutánea extensa es típica de anti-TIF1-γ y anti-SAE. Otras lesiones activas en las MII son el edema subcutáneo localizado en la cara o generalizado, paniculitis en muslos, nalgas, abdomen y brazos, lesiones psoriasiformes y lesiones en la cavidad

oral (telangiectasias gingivales, erosiones y úlceras, lesiones similares a la leucoplaquia y parche ovoide palatal). Estas lesiones eritematosas de dermatomiositis también pueden aparecer en SAS.

• En el grupo de lesiones vasculopáticas, destacan las *alteraciones del pliegue ungueal o signo de Keining*, que incluye eritema y telangiectasias periungueales, pequeños infartos hemorrágicos en pliegues o hipertrofia cuticular; las *pápulas palmares o signo de Gottron invertido* (**Fig. 39-3**), máculas o pápulas de fondo violáceo, a veces ulcerado, localizadas en palmas, normalmente en pliegues articulares de las articulaciones metacarpofalángicas e interfalángicas y que se asocian a anti-MDA5. Las *úlceras* también son muy características de anti-MDA5 y suelen localizarse en pulpejos digitales, pliegues ungueales, sobre pápulas o signo de Gottron, codos, rodillas, muslos, nalgas, tronco y mucosas.

• En las lesiones de daño crónico destacan: poiquilodermia, calcinosis cutánea, lipodistrofia y cicatrices deprimidas:
  – La *poiquilodermia* consiste en áreas de hipopigmentación o hiperpigmentación, telangiectasias y atrofia que aparecen frecuentemente en las áreas de lesiones eritematosas, fotodistribuidas y no fotodistribuidas. Aunque indique daño crónico, puede aparecer sobre lesiones activas.
  – La *calcinosis cutánea* es una calcificación distrófica que produce depósito de material calcificado con niveles séricos de calcio y fósforo normales. Afecta a piel, tejido adiposo, fascia o músculo en cualquier localización, aunque es más frecuente en extremidades superiores. Origina complicaciones dependiendo de su localización, como dolor, úlceras, limitación funcional, compresión nerviosa e infecciones. Es frecuente en la dermatomiositis juvenil (DMJ) (40-70 %) y se asocia a actividad, menor edad y presencia de anti-NXP2. Es menos frecuente en el adulto (20 %) y se asocia a anti-NXP-2, curso crónico y vasculopatía.
  – La *lipodistrofia* consiste en pérdida de tejido adiposo, normalmente en extremidades inferiores y también es más frecuente en la DMJ.

• En las lesiones de manos y pies, las «manos de mecánico» (**Fig. 39-4**) consisten en placas hiperqueratósicas no pru-

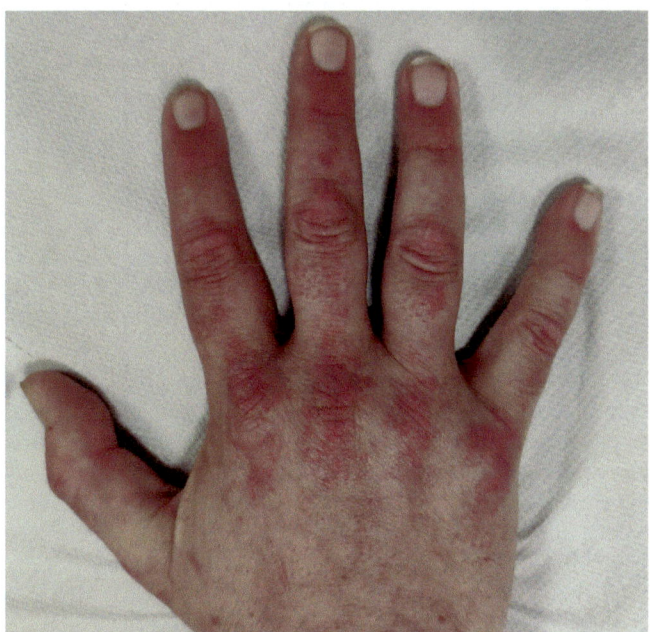

Figura 39-2. Pápulas de Gottron en el dorso de las articulaciones metacarpofalángicas e interfalángicas.

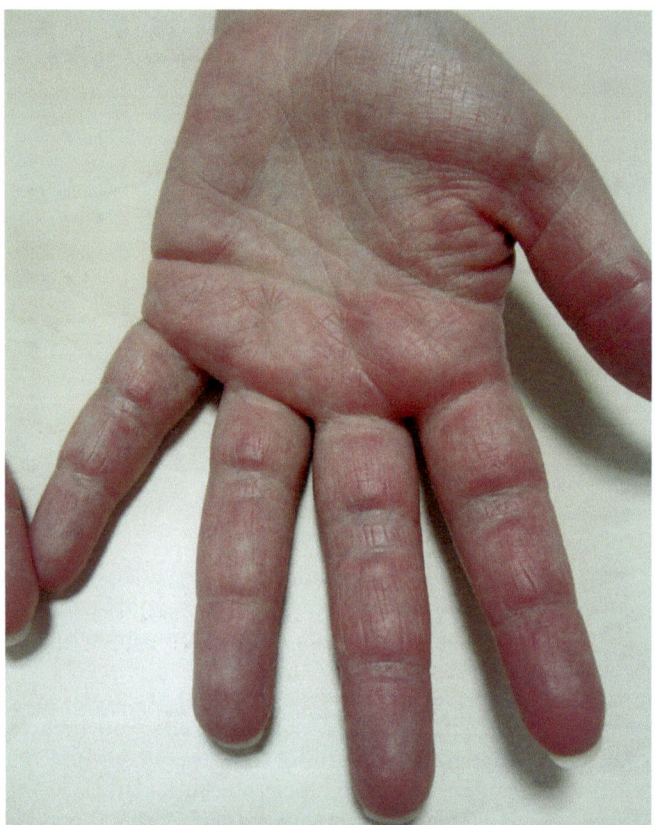

Figura 39-3. Gottron invertido. Pápulas eritematosas en palma de manos y dedos.
Cortesía de la doctora Iolanda Prats Caelles.

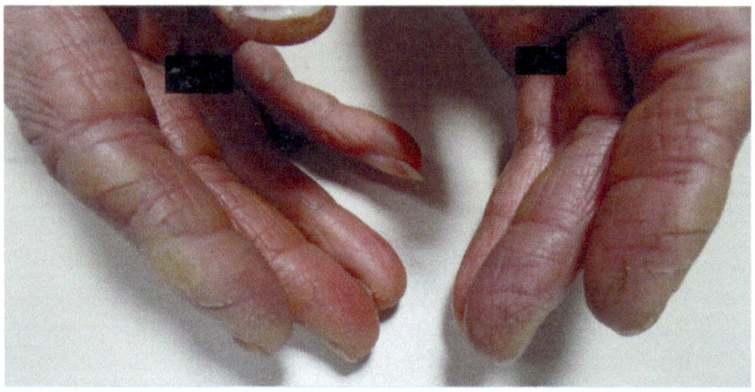

Figura 39-4. «Manos de mecánico» con lesiones de aspecto eccematoso que afectan a los dedos.
Cortesía de la doctora María Martín de Santa-Olalla y Llanes.

riginosas, fisuradas en las palmas, con mayor afectación de la cara radial de los dedos, especialmente primero, segundo y tercero. Estas pueden confundirse con eccema, el cual es pruriginoso. Se asocian a AAc anti-ARS, aunque también pueden verse en pacientes con dermatomiositis y anti-MDA5 y anti-PM-Scl. Su homólogo en las plantas de los pies se conoce como «pie del senderista» (*hiker's feet*).

Los hallazgos histológicos de las manifestaciones cutáneas incluyen dermatitis de interfase, atrofia epidérmica, infiltrados inflamatorios perivasculares y depósito de mucina, entre otros. Estos son indistinguibles del lupus cutáneo, aunque por lo general, hay menos infiltrado celular en las MII. En la patogenia de estas hay microangiopatía, que disminuye el riego sanguíneo en la piel, lo cual favorece la atrofia, las cicatrices, telangiectasias y otros cambios de daño crónico. En las lesiones vasculopáticas hay trombos en vasos dérmicos de pequeño y mediano calibre, y esto desencadena úlceras. En las manos de mecánico y lesiones psoriasiformes, a diferencia de otras lesiones, hay hiperqueratosis en lugar de atrofia epidérmica. Habitualmente la biopsia cutánea solo es necesaria para el diagnóstico diferencial con entidades clínicas similares y hallazgos histológicos diferentes, como el eccema o la psoriasis, entre otros.

Enfermedad pulmonar intersticial

La EPI es una de las manifestaciones extramusculares más frecuentes en las MII, con una prevalencia del 41 %. Además, es una de las principales causas de mortalidad ya desde el inicio de la MII. Tiene una forma de presentación más heterogénea que en otras enfermedades autoinmunes (asintomática, aguda progresiva y lentamente progresiva). Los patrones más frecuentes histológicos y por tomografía computarizada de alta resolución (TACAR) son la neumonía intersticial no específica (NINE) y la coexistencia de NINE y neumonía organizada. La EPI puede ser el inicio de la MII o aparecer tras su diagnóstico. Esto obliga a diseñar una estrategia tanto de detección o cribado desde el inicio del proceso como pronóstica para estratificar el riesgo. Por lo que es necesario identificar precozmente los factores asociados a EPI y los factores de mal pronóstico en la EPI asociada a MII.

Factores asociados a enfermedad pulmonar intersticial

Los principales factores inmunológicos asociados a EPI en las MII son los MSA y MAA que, además, ayudan a definir síndromes de EPI-MII. Los AAc anti-ARS, en especial los más prevalentes, como el anti-Jo1, anti-PL7 y anti-PL12, se asocian a EPI en el 70 % de los pacientes con SAS. Los AAc anti-MDA5, más prevalentes en la DMCA, presentan una asociación variable a EPI que incluye formas EPI rápidamente progresiva con elevado riesgo de mortalidad, pero también subagudas menos graves. En el subgrupo de la dermatomiositis, se ha publicado que el 57-71 % de los pacientes con anti-SAE asocian EPI con buena evolución. Con menos frecuencia, los pacientes con MNIM y anti-SRP presentan EPI de carácter leve. Entre los MAA, los pacientes con anti-PM-ScL desarrollan escleromiositis con un fenotipo similar al SAS, una prevalencia de EPI elevada (35-87 %, según las series) y buen pronóstico. La presencia de anti-Ku en el contexto de otro síndrome de solapamiento de miositis y esclerosis sistémica se asocia en el 76 % a EPI, especialmente si hay miositis y, por los escasos estudios publicados, parece que con buen pronóstico. Hay otros factores clínicos asociados a EPI, como la edad avanzada al diagnóstico, la artritis, los reactantes de fase aguda elevados, la fiebre y la raza negra en pacientes con anti-ARS, que incrementan el riesgo, mientras que la miositis asociada a cáncer reduce el riesgo de EPI.

Factores de mal pronóstico de la enfermedad pulmonar intersticial

Tras el diagnóstico de una EPI asociada a MII, habrá que identificar los factores de mal pronóstico. Los estudios iniciales que incluían pacientes con polimiositis, dermatomiositis y DMCA, independientemente de su perfil de AAc, identificaron los siguientes factores asociados a mortalidad o a peores desenlaces pulmonares: edad, sexo masculino, retraso diagnóstico, anti-MDA5, creatina-cinasa o aldolasa basal normal o poco elevada, EPI rápidamente progresiva, hipocapnia basal, capacidad vital forzada (CVF) basal disminuida, infecciones graves, extensión de la EPI y presencia de opacidades o atenuación «en vidrio deslustrado» en TACAR.

Posteriormente, se diseñaron estudios para estratificar el riesgo según los MSA.

En los pacientes con SAS, la presencia de anti-PL7 y anti-PL12, la coexistencia de anti-Ro52, la ferritina basal elevada, la edad avanzada, el sexo masculino, la ausencia de afectación muscular y la EPI rápidamente progresiva confieren peor pronóstico.

En los pacientes con DMA-anti-MDA5 se han descrito como factores asociados a EPI rápidamente progresiva: el título de los anti-MDA5, la ferritina basal elevada y la coexistencia de anti-Ro52.

Asimismo, la ferritina basal elevada, la presencia de áreas de atenuación «en vidrio deslustrado» o consolidaciones en TACAR y la extensión en TACAR se asocian a mortalidad en pacientes con DMCA-anti-MDA5 y EPI rápidamente progresiva.

Por otro lado, están en fase de investigación los biomarcadores serológicos como el KL6, MMP-7, YKL-40, y el recuento de linfocitos T CD3, que parece que podrían asociarse a un incremento de mortalidad en pacientes con anti-MDA5 y EPI.

El menor recuento de linfocitos T CD4+CD3+ se asocia al deterioro de la extensión en el TACAR de los pacientes con SAS.

En la **figura 39-5**, se propone una estrategia para evaluación pronóstica en la EPI asociada a MII según la forma de inicio de dicha MII.

Afectación cardíaca

La afectación cardíaca engloba miocarditis, infiltración inflamatoria en el sistema de conducción y fibrosis. Solo el 10 % de los pacientes con MII tiene afectación cardíaca sintomática, el 75 % con afectación subclínica. Es más frecuente en los síndromes de solapamiento con esclerosis sistémica y

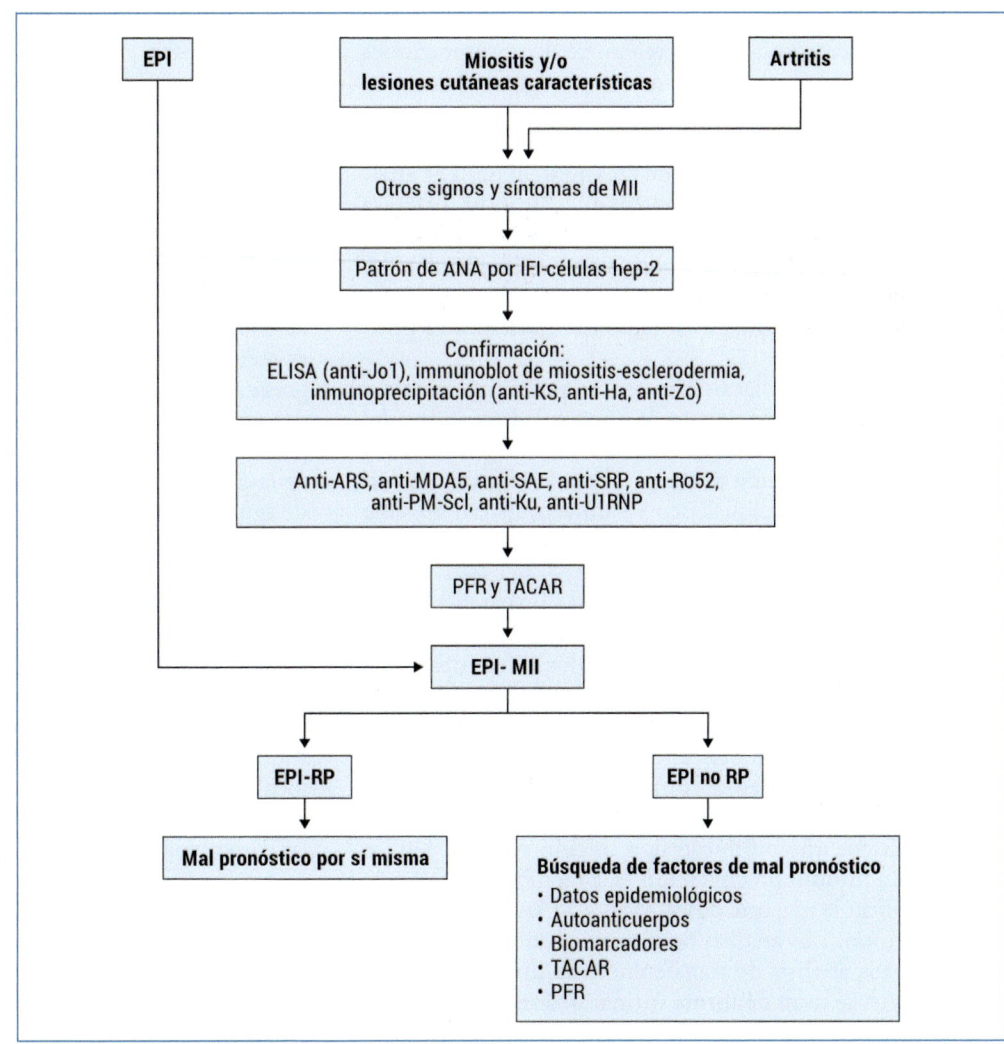

Figura 39-5. Evaluación pronóstica de la enfermedad pulmonar intersticial según la forma de inicio de las miositis inflamatorias idiopáticas. ANA: anticuerpos antinucleares; ARNt: ácido ribonucleico de transferencia; ARS: aminoacil-ARNt-sintetasa; ELISA: análisis de inmunoabsorción ligado a enzimas; EPI: enfermedad pulmonar intersticial; hep-2: células epiteliales humanas; IFI: inmunofluorescencia indirecta; MII: miopatías inflamatorias idiopáticas; PFR: pruebas de función respiratorias; RP: rápidamente progresiva; TACAR: tomografía computarizada de alta resolución.

resulta controvertida su mayor frecuencia en la MNIM con anti-SRP (v. **Tabla 39-1**). La RM cardíaca y la troponina I son marcadores de inflamación del miocardio.

Afectación articular

La afectación articular en forma de artralgias o artritis puede ser la forma de inicio de las MII. Suele ser simétrica, afectar a las pequeñas articulaciones de las manos y es frecuente confundirla con la artritis reumatoide. Se puede encontrar especialmente en el SAS (es una de las manifestaciones de la tríada clásica) y en otros síndromes de solapamiento.

PRUEBAS COMPLEMENTARIAS

Hay un conjunto de herramientas que no solo ayudan al diagnóstico y al diagnóstico diferencial de las MII, sino que además pueden identificar la existencia de actividad y daño en estas enfermedades.

Laboratorio

Las enzimas musculares están elevadas en el suero de la mayoría de los pacientes con enfermedad muscular activa. La creatina-cinasa es el marcador más sensible y específico, con utilidad diagnóstica y de seguimiento, aunque cabe encontrar niveles elevados en otros procesos (ejercicio, tóxicos, alteraciones metabólicas, etc.) y niveles normales en algunos pacientes con dermatomiositis activa, SAS o MCI.

La aldolasa es menos sensible y es infrecuente que aumente con niveles normales de creatina-cinasa. Las enzimas aspartato aminotransferasa y alanina aminotransferasa se encuentran en el hígado, músculo esquelético y cardíaco, pero son poco específicas de miositis activa. Igualmente, la enzima lactato deshidrogenasa, que se encuentra en diferentes tejidos del organismo además del músculo, es poco específica.

La troponina I cardíaca sérica es una proteína sensible y específica de la inflamación en los músculos estriados del miocardio.

La mioglobina es una proteína liberada tras una lesión tisular en el músculo esquelético y cardíaco. Es tan sensible como la creatina-cinasa en la miositis y su nivel sérico varía con la actividad de la enfermedad.

A lo largo de todo el capítulo, se está insistiendo en el valor diagnóstico y pronóstico de los AAc en las MII. Ya se han descrito en un apartado previo los diferentes MSA y MAA junto a sus fenotipos clínicos asociados. Procede llamar la atención sobre la importancia de su adecuada determinación. La inmunofluorescencia indirecta, que usa células epiteliales humanas hep-2 como sustrato, tiene un valor limitado, ya que muchos MSA y MAA se dirigen a antígenos citoplasmáticos que producen una tinción nuclear débil o negativa. La inmunoprecipitación es la técnica de referencia para identificar la mayoría de los MSA y MAA, pero requiere mucho tiempo. Los análisis de inmunoabsorción ligados a enzimas y los análisis de transferencia de línea para varios MSA y MAA se usan de forma rutinaria, aunque es preciso ampliar su fiabilidad.

Electromiograma

El EMG forma parte del proceso diagnóstico de las MII. En las fases agudas, se pueden observar potenciales de unidad motora de baja amplitud, duración corta, polifásicos y con reclutamiento precoz (patrón miopático). En las fases subagudas o más crónicas y especialmente en la MCI, es habitual que también existan potenciales de mayor amplitud y duración por la regeneración muscular (patrón mixto). Estos hallazgos son sugestivos, pero no específicos, ya que se pueden encontrar en varias distrofias musculares. A su vez, en ocasiones existe la MII y el EMG se interpreta sin alteraciones porque puede ser leve, focal o depender del observador.

Recientemente se ha publicado un protocolo de puntuación con EMG en una cohorte de MII juvenil, con el fin de evaluar de forma cuantitativa la actividad de la enfermedad. La puntuación por EMG va de 0 a 16, y se obtiene evaluando la miositis activa (inflamación o necrosis muscular) por las fibrilaciones (0-2 en cada músculo) y la regeneración de unidad motora (cronicidad), según la presencia de patrón mixto (0-2 en cada músculo) en el deltoides, el extensor común de los dedos, el vasto medial y el tibial anterior. Se encontró una asociación entre la puntuación de actividad, cronicidad y total con la fuerza evaluada por la prueba muscular manual (*Manual Muscle Testing 8*, MMT8), y se validó de forma parcial. En espera de ampliar el conocimiento de este tipo de puntaciones de EMG, no se recomienda para el seguimiento y la respuesta al tratamiento de forma habitual.

Pruebas de imagen

La **RM** proporciona una visión anatómica detallada de la extensión y el grado de afectación muscular. Utilizando las diferentes secuencias de imágenes, se puede identificar el edema, la infiltración grasa y la atrofia muscular. La RM cualitativa con secuencias potenciadas en T1 (hiperintensidad es reemplazamiento graso), secuencias con saturación de la grasa/recuperación de inversión de tiempo breve potenciadas en T2 (hiperintensidad es edema) y, especialmente, los protocolos de RM cuantitativa capaces de generar mapas de agua-grasa (identifican reemplazamiento graso) y mapas T2 de agua (identifican edema muscular) proporcionan la mejor información sobre la presencia de actividad o cronicidad para el diagnóstico y ayudan a guiar la biopsia muscular.

Las imágenes de cuerpo entero realizadas con secuencia de recuperación de inversión de tiempo breve potenciadas en T2 no solo identifican la distribución de los músculos afectados y la presencia de actividad o cronicidad, sino la existencia de neoplasia, necrosis avascular o EPI, aunque su coste limita su uso. Monitorizar con imágenes de RM, especialmente usando protocolos de imágenes cuantitativas (superiores en sensibilidad a la cualitativa), el contenido de agua, grasa y masa contráctil muscular como biomarcadores de actividad y daño, proporciona una evaluación precisa para el seguimiento y respuesta al tratamiento.

La **ecografía** es una de las primeras técnicas de imagen utilizadas para evaluar el músculo. En el proceso agudo, el edema se traduce en cambios muy leves con incremento del grosor y ecogenicidad, modificación en la ecotextura y pérdida de septos. En la fase crónica o de daño (sustitución del músculo por tejido fibroadiposo), el músculo es hiperecogénico, con sombra acústica posterior en los casos graves, disminución del grosor por atrofia y, si hay calcinosis, se identifica en el tejido celular subcutáneo. Los cambios ecográficos inequívocos en la miositis crónica han favorecido su estudio en el diagnóstico de la MCI, que presenta más cronicidad. Puede ser difícil detectar el edema en escala de grises, por lo que se estudia el valor del *power*-Doppler o Doppler-energía y de la ecografía de contraste mejorado para identificar el aumento del flujo sanguíneo en la miositis aguda. Por otro lado, se ha señalado que, en la miositis aguda, hay un aumento de la rigidez del músculo evaluado por elastografía de compresión y una reducción al evaluarlo por elastografía de ondas de corte.

En conjunto, la ecografía es menos precisa que la RM para detectar cambios agudos y puede ser útil para la evaluación de daño muscular. Existe falta de estandarización de la técnica para aplicarla en seguimiento y respuesta al tratamiento.

La **tomografía por emisión de positrones (PET)-tomografía computarizada (TC)** es una técnica de imagen nuclear que detecta cambios funcionales en los tejidos y mide la actividad metabólica mediante variaciones en la captación de isótopos. Los trazadores utilizados en la MCI son los que detectan las vacuolas con derivados amiloides y proteína tau, como los usados en enfermedades neurodegenerativas (^{11}C-PIB, ^{18}F-florbetapir, marcadores de amiloide; ^{18}F-THK5317,

marcadores de tau). En el resto de las MII y en el cribado de cáncer, en los que se genera aumento de glucólisis, se utiliza ^{18}F-fluorodesoxiglucosa (^{18}F-FDG). Una actividad incrementada del trazador en el músculo apunta al diagnóstico de MCI con alta especificidad. En el resto de MII, el incremento de trazador es variable, pudiendo estar presente en otros procesos como traumatismos y sin correlacionarse con la imagen por RM ni con los niveles séricos de biomarcadores. Lo que disminuye la sensibilidad y especificidad diagnóstica. Este hecho, sumado a la falta de criterios de interpretación estandarizados y validados, hace que, a pesar del potencial buen rendimiento del PET-TC, no sea un método utilizado en la evaluación de la actividad muscular. Sin embargo, sí permite investigar otros órganos. Por lo que, su principal uso se centraría en el cribado de cáncer oculto en pacientes con alta sospecha.

Biopsia muscular

La biopsia es útil para el diagnóstico diferencial y el diagnóstico específico cuando se sospecha una MII. Debe emplearse de forma precoz, antes de que los tratamientos afecten al resultado. Es imprescindible identificar el área inflamada mediante la exploración física, el EMG o la presencia de edema en la RM. En la **tabla 39-2**, se muestran los principales hallazgos histopatológicos de los diferentes subgrupos de MII.

Tabla 39-2. Hallazgos histopatológicos de los diferentes subgrupos de miopatías inflamatorias idiopáticas

Subgrupo de MII	Fibras musculares y tejido	Infiltrados de células inflamatorias	Expresión MHC I	Depósitos MAC	Otros hallazgos específicos
Dermatomiositis	Atrofia perifascicular, número reducido de capilares	Perivascular, perimisial, células T, células B, macrófagos, células dendríticas plasmocitoides	Fibras perifasciculares	Vasos sanguíneos pequeños	Expresión sarcoplásmica de MxA
Polimiositis	Degeneración, necrosis, regeneración	Infiltrado inflamatorio endomisial con células T a menudo rodeando y/o invadiendo fibras musculares no necróticas	Distribución difusa	Sin hallazgos específicos	Ausencia de vacuolas ribeteadas
Miopatía necrotizante inmunomediada	Fibras necróticas con distribución dispersa, diferentes etapas de necrosis, miofagocitosis, regeneración, fibrosis y proliferación endomisial	Predominio de macrófagos, infiltrados paucilinfocíticos	Distribución difusa, a veces solo tenue	Sarcolema y/o en pequeños vasos sanguíneos	Sin hallazgos específicos
Síndrome antisintetasa	Perimisio edematoso y/o fragmentado que tiñe con fosfatasa alcalina, a veces necrosis de miofibras perifasciculares	Células perimisiales CD68$^+$, CD4$^+$, CD8$^+$ dispersas	Predominio perifascicular	Fibras adyacentes al perimisio, sarcolema sobre fibras no necróticas	Inclusiones de filamentos de actina mionucleares en microscopía electrónica, ausencia de expresión de MxA
Miositis por cuerpos de inclusión	Vacuolas ribeteadas, fibras rojas irregulares, fibras negativas para citocromo oxidasa, grupos de fibras atróficas	Infiltrado inflamatorio endomisial con células principalmente CD8$^+$ que rodean y/o invaden fibras musculares no necróticas	Distribución difusa	Sin hallazgos específicos	Agregados de proteínas p62 y TDP43, filamentos de 15 a 18 nm en microscopía electrónica

MII: miopatías inflamatorias idiopáticas; MHC: complejo mayor de histocompatibilidad (*major histocompatibility complex*); MAC: complejo de ataque de membrana (*membrane attack complex*); MxA: proteína A de resistencia a mixovirus (*myxovirus resistance A*).
Adaptada de: Lundberg IE, *et al*, 2021.

La biopsia muscular es a veces difícil de interpretar y deberá efectuarla personal con experiencia. Aunque hay hallazgos más comunes en algunos subgrupos de MII, otros, como las fibras musculares necróticas o la regeneración, pueden aparecer incluso en miopatías no inflamatorias. En pacientes con lesiones cutáneas características de dermatomiositis, su papel diagnóstico está más cuestionado. Sin embargo, debido a la gran heterogeneidad en los desenlaces a medio-largo plazo de la dermatomiositis, se describió y validó un sistema de puntaje de la biopsia muscular en pacientes con DMJ para evaluar la gravedad mediante cambios en la inflamación, cambios vasculares, en la fibra muscular y en el tejido conectivo. Posteriormente se demostró que su uso en DMJ junto a los MSA predecía el riesgo de permanecer con tratamiento a lo largo del tiempo. Se está investigando la correlación de este sistema de puntuación con la actividad de la enfermedad y los MSA en dermatomiositis del adulto. De este modo, hacer una biopsia muscular durante el diagnóstico podría verse justificado en la dermatomiositis con fines pronósticos y de optimización del tratamiento. Por otro lado, con el desarrollo del estudio digital de las muestras histológicas y la secuenciación de genes, la biopsia podrá ser de gran valor para futuras investigaciones, ensayos clínicos y terapias personalizadas.

Pruebas para evaluar la enfermedad pulmonar intersticial

En el abordaje multidisciplinar de la EPI asociada a MII, además de la exploración física, el fenotipo clínico, los AAc (v. **Tabla 39-1**) y los biomarcadores, están disponibles las siguientes herramientas:

- Las pruebas de función respiratoria son útiles para evaluar la gravedad de la EPI al inicio y monitorizar la progresión de la enfermedad. Pueden demostrar un patrón restrictivo de espirometría (descenso de volumen espiratorio forzado en el primer segundo y la CVF con volumen espiratorio forzado en el primer segundo/CVF normal o incrementado) y disminución de la transferencia de gases (DLCO) y del coeficiente de trasferencia de monóxido de carbono (KCO). Cuando la restricción es por debilidad de la pared torácica, la DLCO es normal o baja y la KCO se eleva. Si hay hipertensión pulmonar secundaria, el descenso de la DLCO y KCO será significativo y desproporcionado respecto al descenso de FVC. La saturación de oxígeno tras la prueba de la marcha de los 6 minutos completa la evaluación. Se recomienda hacerlas basalmente en todas las MII, y con periodicidad anual si no se ha detectado EPI en pacientes con AAc anti-ARS y anti-MDA5, y cada 3-6 meses si hay EPI.
- La ecografía pulmonar es una técnica en fase de estandarización que puede tener interés en un futuro para el cribado o la monitorización.
- La TACAR (sin contraste en decúbito prono, supino, inspiración y espiración) es la técnica de imagen de referencia para evaluar los patrones y extensión de la EPI. Los patrones incluyen EPI más «inflamatoria» con consolidación multilobar focal (neumonía organizada) o vidrio deslustrado con reticulación sugestiva de NINE, patrones

con pronóstico más favorable. Una fibrosis más establecida conduce a bronquiectasias por tracción y formación de panal de abeja (neumonía intersticial usual) que, aunque es menos común, se observa particularmente en el SAS no anti-Jo1 (anti-PL12 y anti-PL7). En las formas de EPI rápidamente progresiva pueden aparecer consolidaciones que tienden a la coalescencia y progresan hacia un patrón alveolar difuso sugestivas de neumonía intersticial aguda, patrón con peor pronóstico. Con la interpretación de la TACAR, se identifica el patrón o combinación de patrones y se determina la extensión de la EPI en la fase inicial. Durante el seguimiento, se evaluará el grado de cambio inflamatorio y fibrosis junto con la extensión en el pulmón involucrado. Se recomienda hacer basalmente en todas las MII, si bien no hay consenso para el seguimiento de la EPI, aunque tiene sentido si hay empeoramiento clínico o de las pruebas de función respiratorias.

- En algunos casos, puede haber incertidumbre radiológica, por lo que se precisa el lavado broncoalveolar con recuento diferencial de células o incluso una biopsia pulmonar.

DIAGNÓSTICO Y CLASIFICACIÓN

El diagnóstico de las MII se basa en una serie de parámetros clínicos y de laboratorio junto con el apoyo de otras herramientas (estudio electrofisiológico, biopsia muscular, pruebas de imagen) y tras excluir procesos que las imitan.

La forma de presentación de las MII puede ser variada y, aunque frecuentemente en el inicio hay afectación muscular, también pueden iniciarse con síntomas generales, lesiones cutáneas, artritis o EPI. La heterogeneidad, no solo en la forma de presentación sino en su curso, obliga al diagnóstico en subgrupos clínicos sobre la base combinada de fenotipos clínicos, perfil de AAc y hallazgos histopatológicos (v. **Tabla 39-1**).

En la actualidad, no existen unos criterios diagnósticos que incluyan a todas las MII, por lo que se emplean criterios de clasificación, como los más actuales de la European League Against Rheumatism (EULAR) y el American College of Rheumatology (ACR) 2017. En un paciente con sospecha de MII, habrá que identificar si se trata de una MII probable o definida (**Tabla 39-3**). Posteriormente, se aplicará el árbol de clasificación para determinar el subgrupo (dermatomiositis, polimiositis, dermatomiositis amiopática, miositis juvenil y MCI) (**Fig. 39-6**). Entre las limitaciones de estos criterios, se encuentran el incluir solo el anti-Jo1 como MSA y no poder subclasificar la MNIM, la dermatomiositis hipomiopática o el SAS.

Respecto a la MNIM, en un taller internacional del grupo del Centro Europeo de Investigación Neuromuscular desarrollado en 2016, se definieron tres subgrupos de MNI: anti-HMGCR, anti-SRP y seronegativa. Las características de cada una de ellas se han descrito en el apartado 4 de subgrupos clínicos y sus fenotipos asociados a AAc.

Para el SAS, tampoco existen unos criterios de clasificación, aunque existe un proyecto de la EULAR/ACR para el desarrollo de estos criterios. Una de las definiciones más utilizadas para el diagnóstico es la presencia de un AAc anti-ARS junto a una o varias de las siguientes manifestaciones: miositis, artritis, EPI, «manos de mecánico», fenómeno de Raynaud, fiebre o exantema de dermatomiositis.

Tabla 39-3. Criterios 2017 de la EULAR/ACR de clasificación de miopatías inflamatorias idiopáticas del adulto y juveniles y otros subgrupos

Variable	Puntuación sin biopsia muscular	Puntuación con biopsia muscular	Definición
Edad de debut:			
• ≥ 18 años y < 40 años	1,3	1,5	• Edad al inicio del primer síntoma relacionado con la enfermedad ≥ 18 años y < 40 años
• ≥ 40 años	2,1	2,2	• Edad al inicio del primer síntoma relacionado con la enfermedad ≥ 40 años
Debilidad muscular:			
• Debilidad simétrica objetiva, generalmente progresiva, de las extremidades superiores proximales	0,7	0,7	Debilidad de las extremidades superiores proximales tal como se define mediante prueba muscular manual u otra prueba de fuerza objetiva, que está presente en ambos lados y generalmente es progresiva a lo largo del tiempo
• Debilidad simétrica objetiva, generalmente progresiva, de las extremidades inferiores proximales	0,8	0,5	Debilidad de las extremidades inferiores proximales tal como se define mediante pruebas musculares manuales u otras pruebas de fuerza objetiva, que está presente en ambos lados y generalmente es progresiva a lo largo del tiempo
• La musculatura flexora del cuello es relativamente más débil que la extensora del cuello	1,9	1,6	Los grados musculares para los flexores del cuello son relativamente más bajos que los extensores del cuello, tal como se define mediante pruebas musculares manuales u otras pruebas objetivas de la fuerza
• En las extremidades inferiores, los músculos proximales son relativamente más débiles que los músculos distales	0,9	1,2	Los grados musculares para los músculos proximales en las extremidades inferiores son relativamente más bajos que los músculos distales en las piernas, tal como se define en las pruebas musculares manuales u otras pruebas de fuerza objetiva
Manifestaciones cutáneas:			
• *Rash* o exantema en heliotropo	3,1	3,2	Manchas de color morado, lila o eritematosas, sobre los párpados o con distribución periorbitaria, a menudo asociados con edema periorbitario
• Pápulas de Gottron	2,1	2,7	Pápulas eritematosas a violáceas sobre las superficies extensoras de las articulaciones, que a veces son escamosas. Puede aparecer sobre las articulaciones de los dedos, los codos, las rodillas, los maléolos y los dedos de los pies
• Signo de Gottron	3,3	3,7	Máculas eritematosas a violáceas sobre las superficies extensoras de las articulaciones, que no son palpables
Otras manifestaciones clínicas: disfagia o dismotilidad esofágica	0,7	0,6	Dificultad para tragar o evidencia objetiva de motilidad anormal del esófago
Pruebas de laboratorio:			
• Anticuerpo anti-Jo-1 (anti-histidil-ARNt sintetasa) positivo	3,9	3,8	Prueba de autoanticuerpos en suero realizada con prueba estandarizada y validada, que muestra un resultado positivo
• Niveles séricos elevados de creatinina-cinasa* o lactato deshidrogenasa)* o aspartato aminotransferasa (ASAT/AST/SGOT)* o alanina aminotransferasa (ALAT/ALT/SGPT)*	1,3	1,4	Los valores de laboratorio más anormales durante la evolución de la enfermedad (nivel absoluto más elevado de enzimas) por encima del límite superior de la normalidad

(Continúa)

Tabla 39-3. Criterios 2017 de la EULAR/ACR de clasificación de miopatías inflamatorias idiopáticas del adulto y juveniles y otros subgrupos (cont.)

Variable	Puntuación sin biopsia muscular	Puntuación con biopsia muscular	Definición
Biopsia muscular con rasgos o características de:			
Infiltración endomisial de células mononucleares que rodean, pero no invaden, miofibras	–	1,7	La biopsia muscular muestra células mononucleares endomisiales contiguas al sarcolema de fibras musculares no necróticas sanas, sin una clara invasión de las fibras musculares
Infiltración perimisial y/o perivascular de células mononucleares	–	1,2	Las células mononucleares se localizan en el perimisio y/o se localizan alrededor de los vasos sanguíneos (en vasos perimisiales o endomisiales)
Atrofia perifascicular	–	1,9	La biopsia muscular muestra varias filas de fibras musculares, que son más pequeñas en la región perifascicular que las fibras más céntricas
Vacuolas ribeteadas	–	3,1	Las vacuolas ribeteadas son azuladas por tinción con HE y rojizas por tinción modificada de tricrómico de Gomori

- **MII posible**: puntuación ⩾ 5,3 - < 5,5 (sin biopsia); ⩾ 6,5 - < 6,7 (con biopsia) (⩾ 50% - < 55%)
- **MII probable**: puntuación ⩾ 5,5 - < 7,5 (sin biopsia); ⩾ 6,7- < 8,7 (con biopsia) (⩾ 55%-< 90%)
- **MII definida**: puntuación ⩾ 7,5 (sin biopsia); ⩾ 8,7 (con biopsia) (⩾ 90% probabilidad)
- **Dermatomiositis**: deben cumplir al menos 1 de las manifestaciones cutáneas

El mejor equilibrio entre sensibilidad y especificidad se encontró para una puntuación entre ⩾ 5,5 y ⩽ 5,7 (⩾ 7,7 y ⩽ 7,6 con biopsia disponible)

Se propone que un paciente sea clasificado como miopatía inflamatoria idiopática si la probabilidad supera el límite predeterminado de al menos el 55 % (MII probable y definida)

*Niveles séricos por encima del límite superior de la normalidad.

ACR: American College of Rheumatology; ARNt: ácido ribonucleico de transferencia; EULAR: European League Against Rheumatism; HE: hematoxilina y eosina; MII: miopatías inflamatorias idiopáticas.

Adaptada de: Lundberg IE, 2017.

En cuanto a la MCI, se han publicado diferentes criterios diagnósticos a lo largo del tiempo. Los más recientes, de 2014, utilizan la evaluación de la debilidad del flexor de los dedos o del cuádriceps, la inflamación del endomisio y la invasión de fibras musculares no necróticas o la presencia de vacuolas ribeteadas.

DIAGNÓSTICO DIFERENCIAL

Cuando se sospecha una MII, la anamnesis y la exploración física son la base del diagnóstico correcto. La miositis es la manifestación que supone el mayor reto en el diagnóstico diferencial de las MII. Suele cursar con debilidad proximal y simétrica acompañada o no de mialgias y sin fatigabilidad (pérdida de fuerza con la repetición del esfuerzo). La afectación de los flexores del cuello apunta a una MII más que a otros procesos. Concretamente, en la MCI es muy característico ver la atrofia de cuádriceps y la debilidad de los músculos flexores de la mano.

Los siguientes datos indican la presencia de una miopatía no inflamatoria: antecedentes familiares (consanguinidad), exposición a fármacos, presencia de escápula alada, afectación de musculatura ocular o facial, debilidad distal, debilidad asimétrica y ausencia de manifestaciones sistémicas (artritis, EPI, etcétera).

Si la enfermedad comienza solo con afectación cutánea y esta es característica, el diagnóstico es sencillo. Sin embargo, existen procesos como la reticulohistiocitosis multicéntrica, el eccema orbitario, el escleromixedema o la sarcoidosis cutánea, que harán dudar y precisarán biopsia cutánea para su confirmación. También puede ocurrir que la MII se inicie sin afectación cutánea o muscular, pero con artritis o EPI. En esta situación, el diagnóstico diferencial se realizará con una enfermedad sistémica, como la EMTC, la artritis reumatoide o la esclerosis sistémica, en las que la detección de AAc puede ayudar.

Herramientas como los biomarcadores, los AAc, el estudio electrofisiológico, las pruebas de imagen y la biopsia muscular, serán útiles para un correcto diagnóstico diferencial. Así, aunque la elevación de creatina-cinasa, la positividad de MSA/MAA, la fibrilación espontánea en el EMG, el edema muscular en la RM o una biopsia típica en el contexto clínico adecuado apuntarán a una MII, la normalidad en estos resultados no excluye el diagnóstico de MII. Por lo que habrá que tener presentes las limitaciones y posibles errores de interpretación comentados previamente en el apartado *de pruebas complementarias*.

En la **tabla 39-4**, se muestran las enfermedades que deben tenerse en cuenta cuando se sospecha una MII. Se definen a continuación algunas de las principales.

Las **distrofias musculares** son enfermedades genéticas que presentan con frecuencia debilidad en la cintura escapular y pelviana, lo que, sumado a una biopsia muscular en la que puede haber infiltrado inflamatorio, llevaría a confusión. Además, la historia familiar no siempre ayuda, por posibles mutaciones *de novo* o por la herencia autosómica recesiva. La ausencia de infiltrados en las miofibras, las fibras hipertróficas y el aumento de tejido fibroadiposo en la biopsia, la evolución

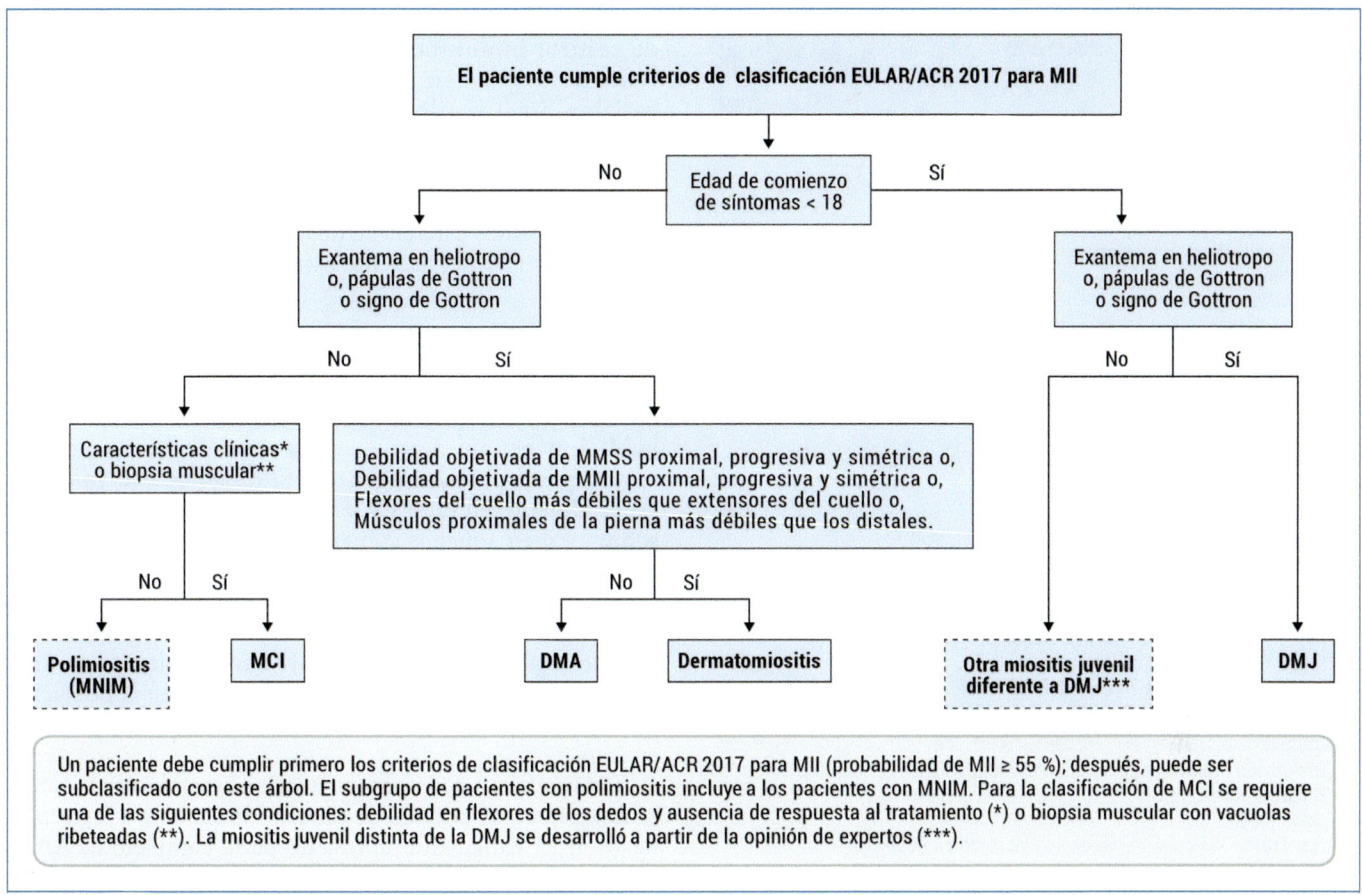

Figura 39-6. Árbol de clasificación para los subgrupos miopatías inflamatorias idiopáticas.
ACR: American College of Rheumatology; DM: dermatomiositis; DMA: dermatomiositis amiopática; DMJ: dermatomiositis juvenil; EULAR: European League Against Rheumatism; MCI: miositis por cuerpos de inclusión; MII: miopatías inflamatorias idiopáticas; MMII: miembros inferiores; MMSS: miembros superiores; MNIM: miopatía necrotizante inmunomediada; PM: polimiositis.
Adaptada de: Lundberg IE, 2017.

gradual con edad de comienzo más temprano y, en último término, los estudios inmunohistoquímicos o genéticos ayudan a diferenciarlas de las MII.

Las **miopatías metabólicas** son trastornos que afectan a la producción de energía muscular a partir de los hidratos de carbono o ácidos grasos. La *enfermedad de Pompe* (glucogenosis) se hereda de forma autosómica recesiva, causada por mutaciones en el gen que codifica la enzima alfa-glucosidasa ácida. Cuando cursa en el adulto con elevación de creatina-cinasa, debilidad proximal y diafragmática, puede confundirse con una MII. La *enfermedad de McArdle* (glucogenosis) con herencia autosómica recesiva resulta de mutaciones en el gen que codifica la miofosforilasa. La forma de presentación más crónica en el adulto es con debilidad muscular fija o tras ejercicio y con creatina-cinasa elevada también puede parecer una MII. La actividad de la enzima alfa-glucosidasa ácida se puede cribar en una prueba con gotas de sangre seca y, en ambas enfermedades, confirmar el diagnóstico con estudios inmunohistoquímicos del tejido muscular y estudios genéticos.

Las **miopatías mitocondriales** se originan por mutaciones en el ADN nuclear que codifica proteínas mitocondriales. Se pueden presentar con debilidad muscular proximal. La biopsia carece de infiltrado inflamatorio, por lo que puede haber fibras musculares rojas deshilachadas

que también se encuentran en las MII, como la dermatomiositis o MCI. La mayoría de los pacientes asocian otras manifestaciones, como la oftalmoplejía progresiva, la acidosis láctica, la focalidad neurológica o la epilepsia, que permiten identificarlas.

Entre las **miopatías endocrinas,** la disfunción tiroidea es el principal trastorno a considerar cuando se sospecha una MII. El hipotiroidismo puede cursar con mialgia, debilidad leve-moderada y elevación de creatina-cinasa. El hipertiroidismo puede asociar debilidad proximal normalmente con valores normales de creatina-cinasa. En el hipercortisolismo, la osteomalacia y el hiperparatiroidismo, se pueden observar una miopatía proximal, normalidad o elevación leve de la creatina-cinasa y atrofia de fibras tipo II en la biopsia muscular. Los síntomas acompañantes a estos procesos junto a las alteraciones analíticas apoyarán su diagnóstico.

Las **miopatías tóxicas** pueden ser causadas por múltiples fármacos. Las estatinas actúan a través de mecanismos directos e indirectos (MNIM) y es importante la distinción, ya que en el primer caso, el proceso remite tras la suspensión, y el segundo precisa inmunosupresores. La miopatía por esteroides se presenta con debilidad proximal con atrofia preferencial de fibras de tipo II, y los niveles de creatina-cinasa y el EMG son normales. Es infrecuente

Tabla 39-4. Enfermedades que deben tenerse en cuenta en el diagnóstico diferencial de las miopatías inflamatorias idiopáticas

Distrofias musculares

- Distrofia muscular de cinturas o disferlinopatía
- Disfrofia de Duchenne
- Distrofia de Becker
- Distrofia facioescapulohumeral
- Calpainopatía
- Distrofia muscular oculofaríngea

Miopatías metabólicas

- Glucogenosis tipo II: déficit de maltasa ácida o enfermedad de Pompe
- Glucogenosis tipo V: déficit de miofosforilasa o enfermedad de McArdle
- Enfermedades por defecto de oxidación de ácidos grasos

Miopatías mitocondriales

- Síndrome de encefalomiopatía mitocondrial, acidosis láctica y accidentes cerebrovasculares (*mitocondrial encephalomyopathy lactic acid stroke like*, MELAS)
- Síndrome de epilepsia mioclónica con fibras rojas rasgadas (*myoclonic epilepsy with ragged red fibers*, MERFF)
- Síndrome de Kearns-Sayre o enfermedad oculocraneosomática-neuromuscular con fibras rojas rasgadas

Miopatías endocrinas

- Disfunción tiroidea (hipotiroidismo > hipertiroidismo)
- Hiperparatiroidismo
- Acromegalia
- Hipercortisolismo (enfermedad o síndrome de Cushing)
- Hipovitaminosis D (raquitismo/osteomalacia)

Miopatías tóxicas o por fármacos

- Alcohol
- Cocaína
- Estatinas
- Glucocorticoides
- Hidroxicloroquina
- Colchicina
- Inhibidores del punto de control inmunitario
- Cimetidina
- Amiodarona
- Anestésicos (utilizados para anestesia general)

Miopatías infecciosas

- Víricas: *Parvovirus*, coxsackievirus, enterovirus, VIH, etcétera
- Bacterianas: *Borrelia burgdorferi*, *Clostridium perfringens*, *Staphylococcus aureus*, micobacterias, espiroquetas, etcétera
- Parásitos: *Trypanosoma cruzi*, *Toxoplasma gondii*, etcétera

Enfermedades neurológicas

- Polineuropatía desmielinizante inflamatoria crónica
- Esclerosis lateral amiotrófica y otras enfermedades de la motoneurona
- Trastornos de la unión neuromuscular (miastenia *gravis*, síndrome Eaton-Lambert)
- Atrofia muscular espinal (enfermedad de Kennedy)

Otras

- Polimialgia reumática
- Trastornos por pérdida de miosina (unidades de cuidados intensivos)
- Actividad física intensa
- Lesiones musculares
- Inyecciones intramusculares
- Por trastornos hidroelectrolíticos
- Enfermedades granulomatosas

VIH: virus de la inmunodeficiencia humana.

con dosis menores a 10 mg/día. Los inhibidores del punto de control inmunitario para el tratamiento de cánceres refractarios pueden originar miositis con expresividad variable, incluyendo afectación ocular o bulbar. En la miopatía verdadera la creatina-cinasa, el EMG, la RM y la biopsia muscular están alterados y se precisa tratamiento inmunosupresor.

El diagnóstico diferencial de las MII se amplía en el **capítulo 13** Estudio del paciente con debilidad muscular.

CÁNCER ASOCIADO A LAS MIOPATÍAS INFLAMATORIAS IDIOPÁTICAS

Todos los subgrupos de MII del adulto, excepto el SAS y la MCI, tienen un riesgo de malignidad de dos a siete veces mayor que la población general. El riesgo de malignidad es especialmente elevado en pacientes con dermatomiositis, sobre todo en aquellos con AAc anti-TIF1-γ o anti-NXP2, así como en aquellos con MNIM y AAc negativos. Respecto al momento de aparición, es más frecuente en los 1-3 años antes y después del diagnóstico de MII, pero puede permanecer elevado según el subgrupo de MII hasta 10 años. Los tipos de cáncer coinciden con los más prevalentes en la población general: pulmón, mama, ovario, linfoma, colon, próstata, etcétera.

Todavía faltan consensos o guías que establezcan la mejor estrategia para el cribado de cáncer. Una anamnesis y exploración física exhaustiva junto a un perfil completo de AAc y técnicas de imagen apropiadas siguen siendo fundamentales para un diagnóstico precoz y para mejorar el pronóstico de los pacientes con cáncer asociado a MII. En la **figura 39-7** se propone un algoritmo para el cribado de cáncer.

PRONÓSTICO

Diversos estudios han descrito los siguientes factores asociados a mal pronóstico: edad al diagnóstico, retraso terapéutico, mayor debilidad al inicio de la enfermedad, disfagia y debilidad de la musculatura respiratoria, EPI, infecciones y cáncer. Las estimaciones de mortalidad, al igual que las de incidencia y prevalencia, también están condicionadas por el diseño de los estudios y la selección de los pacientes.

Las tasas de supervivencia a 10 años oscilan entre el 20 y el 90 % en estudios de Europa, América del Norte y Japón. La tasa de mortalidad es superior a la de la población general, especialmente en los primeros años de enfermedad. Se ha señalado que, en esos primeros años, la mortalidad incrementada dependería especialmente de complicaciones asociadas a la enfermedad. Las principales causas de mortalidad descrita son enfermedades pulmonares, el cáncer, las enfermedades cardiovasculares y las infecciones.

MEDIDAS RESULTADO Y CALIDAD DE VIDA

Las redes internacionales de investigadores de miositis (*International Myositis Assessment and Clinical Studies Group*, IMACS) desarrollaron y validaron un conjunto básico de medidas de actividad y daño para su uso en ensayos clínicos. Estas medidas también son útiles en la práctica clínica.

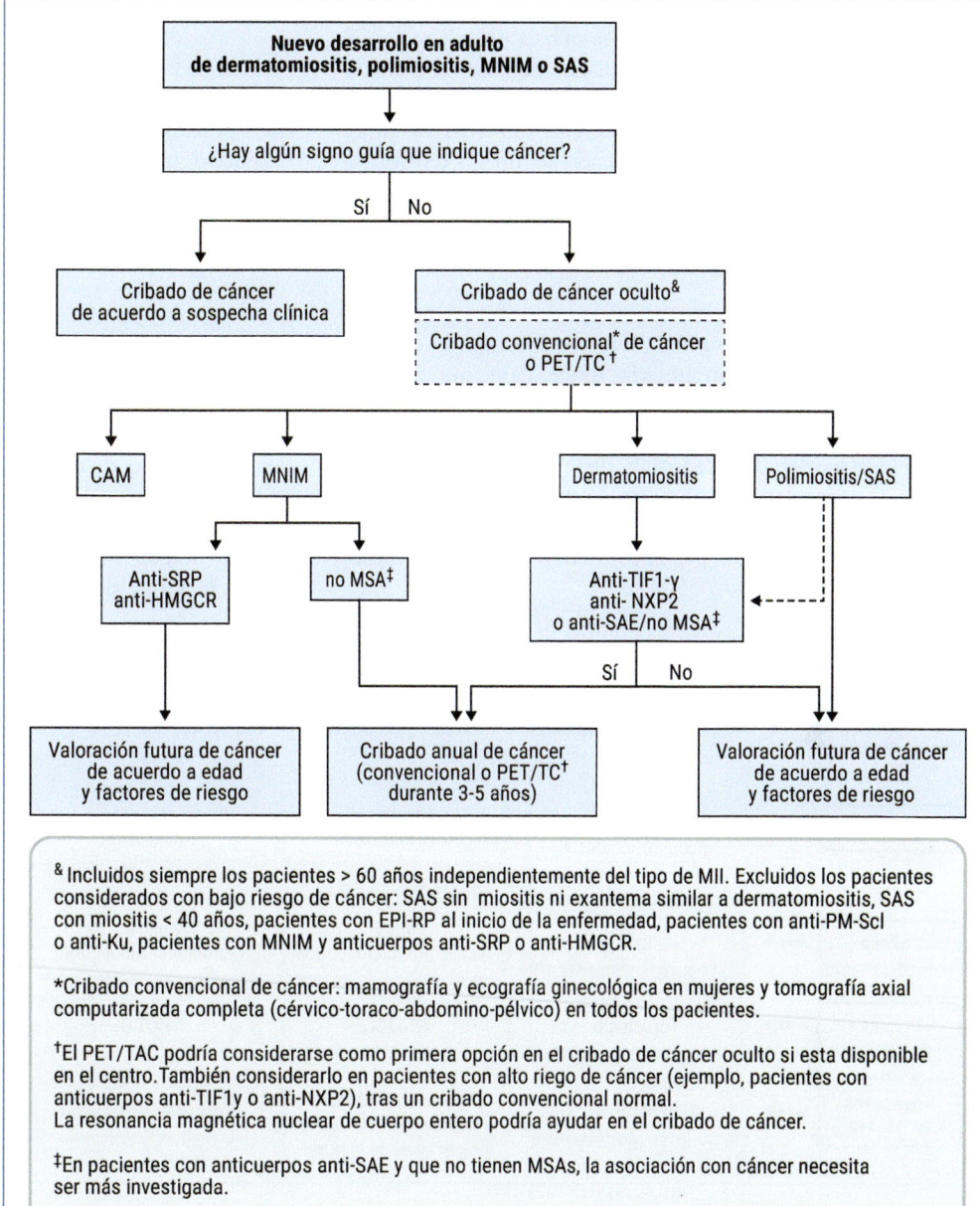

Figura 39-7. Algoritmo para el cribado de cáncer en las miopatías inflamatorias idiopáticas.
CAM: miositis asociada a cáncer; EPI-RP: enfermedad pulmonar intersticial rápidamente progresiva; HMGCR: 3 hidroxi-3-metilglutaril coenzima A reductasa; MII: miopatías inflamatorias idiopáticas; MNIM: miopatía necrosante inmunomediada; MSA: anticuerpos específicos de miositis; NXP2: proteína 2 de matriz nuclear (*nuclear matrix protein 2*); PET/TC: tomografía por emisión de positrones/tomografía computarizada; SAE: enzima activadora del modificador pequeño similar a la ubiquitina (*small ubiquitin-like modifier activating enzyme*); SAS: síndrome antisintetasa; SRP: partícula de reconocimiento de señal; TIF1-γ: factor transcripcional intermediario 1-γ (*transcriptional intermediary factor 1 gamma*).
Adaptada de: Selva-O'Callaghan A, Martínez-Gómez X, Trallero-Araguás E, Pinal-Fernández I. Curr Opin Rheumatol. 2018;30(6):630-6. Trallero-Araguás E, Gil-Vila A, Martínez-Gómez X, Pinal-Fernández I, Alvarado-Cardenas M, Simó-Perdigó M *et al.* Semin Arthritis Rheum. 2022;53:151940.

El conjunto básico de actividad incluye: la actividad global de la enfermedad medida por el médico y el paciente mediante escala visual analógica (EVA) de 0-10 cm, la actividad de la enfermedad extramuscular (*Myositis disease Activity assessment tool for extra-muscular assessment*, MYOACT), EVA 0-10 cm, las enzimas musculares (creatina-cinasa), la prueba muscular manual (*Muscular Manual Testing 8*, MMT8), el cuestionario de evaluación de la salud informado por el paciente (*Health Assessment Questionary*, HAQ). Respecto al daño incluye: la evaluación global del daño por el médico y paciente (EVA 0-10 cm), el índice de daño de miositis (*Myositis damage Index*, MDI), que evalúa la gravedad del daño de todos los órganos (EVA, 0-10 cm) y se repite el MMT8 y el HAQ. Parece razonable evaluar la actividad de la enfermedad al menos cada 6 meses y el daño con periodicidad anual.

En la actualidad, no hay disponibles medidas de resultados MSAs informadas por el paciente (PROM) estandarizadas y específicas de miositis, para evaluar la calidad de vida relacionada con la salud. Existen iniciativas como instrumentos del sistema de información de medición de resultados informados por el paciente (*Patient-Reported Outcomes Measurement Information System*, PROMIS), que están siendo validados para su uso en pacientes con miositis. Por el momento, se recomienda emplear instrumentos genéricos, como el cuestionario breve de 36 ítems (*Short-Form 36*, SF-36).

TRATAMIENTO

El objetivo del tratamiento es suprimir la actividad inflamatoria, minimizar el daño sobre el músculo y otros tejidos, mejorar o resolver las manifestaciones extramusculares, mantener la función física, la calidad de vida y la esperanza de vida. El tratamiento de las MII sigue siendo un reto, porque su baja prevalencia y su elevada heterogeneidad dificultan el diseño de ensayos clínicos aleatorizados (ECA) y la elaboración de guías clínicas.

A continuación, se exponen las diferentes alternativas terapéuticas con el tratamiento estratificado según los fenotipos clínicos (**Fig. 39-8**) y situaciones especiales (**Fig. 39-9**).

Ejercicio físico y fotoprotección

Se ha demostrado la eficacia y seguridad de los programas de ejercicio físico en la mejora de la función muscular y calidad de vida, ya que activa diferentes vías moleculares que regulan la capacidad aeróbica y la remodelación muscular al tiempo que disminuyen la respuesta inflamatoria. Por tanto, el ejercicio físico de leve-moderada intensidad, dirigido por fisioterapeutas, debe recomendarse como parte del tratamiento estándar.

La dermatomiositis, como el LES, es una enfermedad fotosensible en la que los pacientes deben adoptar medidas de fotoprotección.

Glucocorticoides

A pesar de la falta de ECA, son la primera línea de tratamiento en la mayoría de las MII. Su administración en pulsos de metilprednisolona intravenosa es especialmente útil si hay debilidad grave o EPI. Sin embargo, su uso en monoterapia a medio-largo plazo no está indicado porque se asocian a la aparición de recidivas, tasas más bajas de remisión y comorbilidades.

Hormona adrenocorticótropa

La inyección de corticotropina de depósito contiene hormona adrenocorticótropa y otros péptidos propiomelanocortina que ejercen un efecto antiinflamatorio mediante la estimulación de los receptores de melanocortina. Está aprobada por la Food and Drug Administration como tercera línea de tratamiento para la polimiositis y dermatomiositis. Sin embargo, no se encuentra disponible ni está aprobada fuera de Estados Unidos en la actualidad.

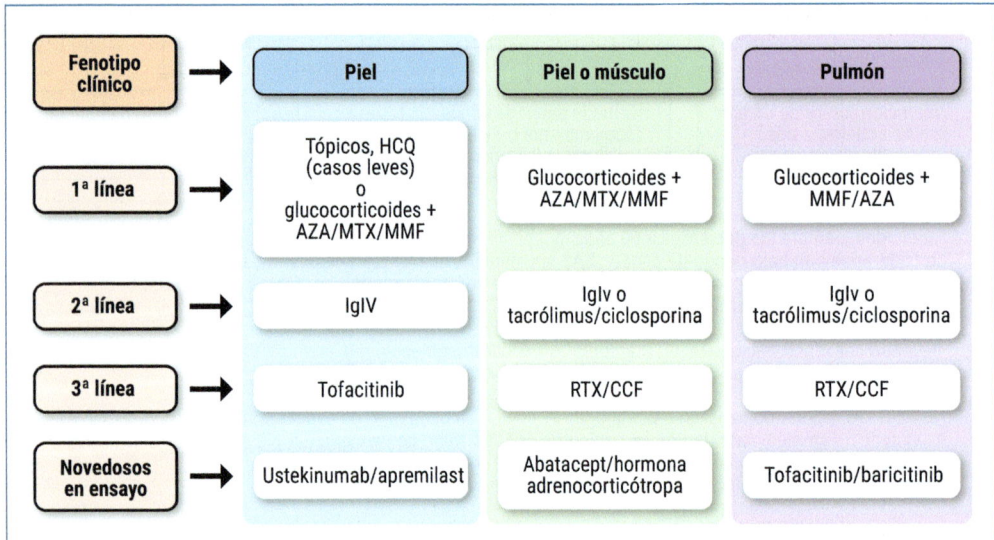

Figura 39-8. Tratamiento estratificado según fenotipos clínicos. AZA: azatioprina; CCF: ciclofosfamida; HCQ: hidroxicloroquina; IgIV: inmunoglobulinas intravenosas; MMF: micofenolato de mofetilo; MTX: metotrexato; RTX: rituximab. Adaptada de: Connolly CM, 2022.

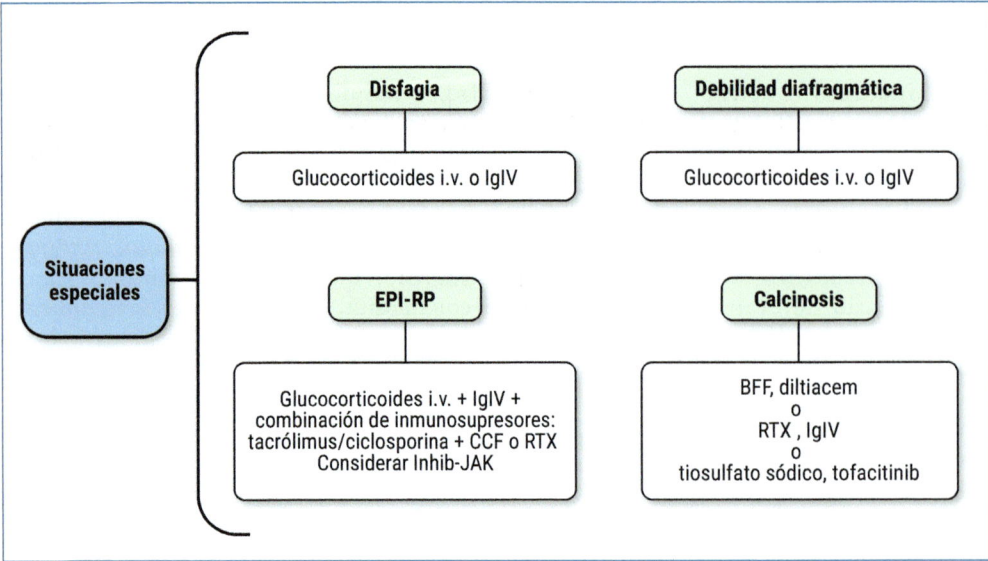

Figura 39-9. Tratamiento en situaciones especiales. BFF: bisfosfonatos; CCF: ciclofosfamida; EPI-RP: enfermedad pulmonar intersticial rápidamente progresiva; IgIV: inmunoglobulinas intravenosas; Inhib-JAK: inhibidores la cinasa Janus; i.v.: vía intravenosa; RTX: rituximab. Adaptada de: Connolly CM, 2022.

Inmunoglobulinas

La inmunoglobulina humana intravenosa tiene un mecanismo de acción inmunomodulador y antiinflamatorio. Habitualmente es utilizada como segunda línea de tratamiento, con evidencia en ECA para su uso en la dermatomiositis refractaria o en los casos de intolerancia o contraindicación a inmunosupresores.

También se usa en primera línea junto a inmunosupresores en situaciones graves como debilidad intensa (MNIM), incluida la diafragmática, o en EPI rápidamente progresiva. Presentan la ventaja de su seguridad durante el embarazo, en casos de cáncer o infecciones.

Inmunosupresores sintéticos

El metotrexato y la azatioprina representan la primera línea de tratamiento junto a los glucocorticoides. Se prefiere el metotrexato en las MNIM y la azatioprina si hay EPI, hepatopatía o embarazo.

El uso de micofenolato, habitualmente en segunda línea, ha ido en ascenso debido a la eficacia demostrada en diferentes estudios, y cabe utilizarlo en primera línea si hay EPI o afectación cutánea.

Los inhibidores de la calcineurina (ciclosporina y tacrólimus) son de uso preferente en segunda línea para la EPI y la miositis refractaria, dejando su uso en primera línea solo si hay EPI rápidamente progresiva. La ciclofosfamida, por su potencial toxicidad, está limitada a los casos de debilidad muscular refractaria grave, EPI rápidamente progresiva o vasculitis sistémica.

Inmunosupresores biológicos y sintéticos dirigidos

Rituximab (anticuerpo monoclonal anti-CD20) es el único biológico que se usa en la práctica clínica habitual con suficiente evidencia, ya que ha demostrado eficacia en pacientes con miositis refractaria, incluyendo la MNIM con anti-SRP, en la afectación cutánea de la dermatomiositis y en la EPI asociada a miositis, especialmente en el SAS.

El resto de los inmunosupresores biológicos o sintéticos dirigidos tienen poca evidencia o están en investigación. Se esperan los resultados de ECA en fase III de abatacept (proteína de fusión recombinante que modula la activación de las células T al competir con CD28) en MII, incluyendo pacientes con MNIM, de ustekinumab (anticuerpo monoclonal antiinterleucina-12 y antiinterleucina-23) en dermatomiositis y polimiositis. También hay ECA en fase II para apremilast (inhibidor de la fosfodiesterasa 4) en afectación cutánea refractaria de la dermatomiositis.

Respecto a los inhibidores de la cinasa Janus, varias series de casos y estudios abiertos han mostrado la eficacia de tofacitinib en la afectación cutánea refractaria o en la dermatomiositis con afectación cutánea predominante. Asimismo, un estudio abierto monocéntrico mostró su eficacia en la EPI asociada a dermatomiositis con anti-MDA5 (gen 5 asociado a la diferenciación del melanoma [*melanoma differentiation-associated gen 5*]). Se están llevando a cabo más estudios en este subgrupo de pacientes. En relación con baricitinib, varias series de casos han mostrado su eficacia en la DMJ. En la actualidad, están en desarrollo ECA para evaluar su eficacia en la dermatomiositis.

Tratamiento de la miositis por cuerpos de inclusión

La MCI es característicamente refractaria al tratamiento inmunosupresor. Las inmunoglobulinas intravenosas pueden enlentecer la progresión de la enfermedad, pero no está demostrada su eficacia a largo plazo.

La miodegeneración es un objetivo de un ECA en fase III con moléculas como la rapamicina (sirólimus) que inhibe el receptor del mamífero inhibido por rapamicina necesario para la renovación de proteínas y las vías inmunitarias de interleucina 2. Sin embargo, en la actualidad, el ejercicio físico continúa siendo el pilar del tratamiento.

Situaciones especiales

La EPI asociada a MII es una manifestación predominante en el SAS que causa morbimortalidad en estos pacientes. El micofenolato se usa en primera línea. Los anticalcineurínicos han mostrado buenos resultados en diferentes estudios al combinarlos con glucocorticoides y el uso de rituximab está en aumento. En algunos pacientes con SAS y en las MII con anti-MDA5 (especialmente DMCA) hay un riesgo incrementado de mortalidad por EPI rápidamente progresiva. En esta situación, se necesita un tratamiento combinado con glucocorticoides, inmunoglobulinas, inhibidores de la calcineurina, ciclofosfamida o rituximab (v. **Fig. 39-9**). En dermatomiositis con anti-MDA5, tofacitinib mostró eficacia en un estudio abierto.

En la disfagia, se usan glucocorticoides e inmunosupresores como tratamiento de primera línea e inmunoglobulinas intravenosas en casos de refractariedad.

Respecto a la calcinosis, los inmunosupresores convencionales con frecuencia no son suficientes. Se ha probado con cierto éxito bisfosfonatos, diltiacem, rituximab, inmunoglobulinas, tiosulfato sódico y tofacitinib.

Prevención de comorbilidades

Se recomienda la profilaxis de la infección por *Pneumocystis jirovecii* con trimetoprim/sulfametoxazol en los pacientes tratados de forma continuada con glucocorticoides (≥ 20 mg/día).

Al igual que en otras enfermedades autoinmunes, se recomienda la vacunación frente a hepatitis B, *Streptococcus pneumoniae* y gripe. Además, se deben seguir las recomendaciones de vacunación de virus del papiloma humano, herpes zóster y síndrome respiratorio agudo severo causado por coronavirus de tipo 2 indicadas en la población general. Se recomienda que las vacunas se administren antes del inicio de la inmunosupresión, si es posible, y en los períodos de remisión o baja actividad de la enfermedad.

También se debe tener presente, cuando esté indicado, la gastroprotección y la prevención de la pérdida de masa ósea.

PUNTOS CLAVE

- Las MII son un conjunto de enfermedades altamente heterogéneas en su fisiopatología, manifestaciones y pronóstico.
- Los anticuerpos específicos y asociados a miositis y su relación con los diferentes fenotipos en cada subgrupo de MII ayudan al diagnóstico y a determinar el pronóstico.
- Es primordial identificar las manifestaciones graves que van a precisar un tratamiento intensivo.
- Hay disponibles varias herramientas, como los biomarcadores, el EMG, las pruebas de imagen y la biopsia muscular que, además de ser útiles para el diagnóstico, ayudan a detectar actividad o daño tanto en el inicio de la enfermedad como en su evolución.

- Aunque no existen guías que establezcan la mejor estrategia en el cribado de cáncer, una anamnesis y exploración física exhaustivas junto a un perfil completo de autoanticuerpos y técnicas de imagen apropiadas siguen siendo fundamentales para un diagnóstico precoz y para mejorar el pronóstico.
- El empleo sistemático de medidas estandarizadas de actividad y daño ayudan a la toma de decisiones y a evaluar la respuesta a los tratamientos.
- En el abordaje terapéutico, se deben tener en cuenta los factores pronósticos, el fenotipo clínico y las comorbilidades asociadas.

BIBLIOGRAFÍA

Albayda J, Demonceau G, Carlier PG. Muscle imaging in myositis: MRI, US, and PET. Best Pract Res Clin Rheumatol. 2022;24:101765.

Allenbach Y, Benveniste O, Stenzel W, Boyer O. Immune-mediated necrotizing myopathy: clinical features and pathogenesis. Nat Rev Rheumatol. 2020;16(12):689-701.

Barba T, Mainbourg S, Nasser M, Lega JC, Cottin V. Lung diseases in inflammatory myopathies. Semin Respir Crit Care Med. 2019;40(2):255-70.

Bhai SF, Dimachkie MM, de Visser M. Is it really myositis? Mimics and pitfalls. Best Pract Res Clin Rheumatol. 2022;36(2):101764.

Cappellari AM, Minoia F, Consonni D, Petaccia A, Picca I, Filocamo G. Development and preliminary validation of an electromyography-scoring protocol for the assessment and grading of muscle involvement in patients with juvenile idiopathic inflammatory myopathies. Pediatr Neurol. 2021; 124:6-10.

Cobo-Ibáñez T, López-Longo FJ, Joven B, Carreira PE, Muñoz-Fernández S, Maldonado-Romero V, et al. Long-term pulmonary outcomes and mortality in idiopathic inflammatory myopathies associated with interstitial lung disease. Clin Rheumatol. 2019;38(3):803-15.

Connolly CM, Plomp L, Paik JJ, Allenbach Y. Possible future avenues for myositis therapeutics: DM, IMNM and IBM. Best Pract Res Clin Rheumatol. 2022;36(2):101762.

DeWane ME, Waldman R, Lu J. Dermatomyositis: Clinical features and pathogenesis. J Am Acad Dermatol. 2020;82(2):267-81.

Dugan EM, Huber AM, Miller FW, Rider LG, Unk U. Photoessay of the cutaneous manifestations of the idiopathic inflammatory myopathies. Dermatol Online J. 2009;15(2).

Galindo-Feria AS, Wang G, Lundberg IE. Autoantibodies: Pathogenic or epiphenomenon. Best Pract Res Clin Rheumatol. 2022;36(2):101767.

Gono T, Kuwana M. Current understanding and recent advances in myositis-specific and -associated autoantibodies detected in patients with dermatomyositis. Expert Rev Clin Immunol. 2020;16(1):79-89.

Gutiérrez-Gutiérrez G, Barbosa López C, Navacerrada F, Miralles Martínez A. Reumatol Clin. 2012;8(4):195-200.

Hughes M, Lilleker JB, Herrick AL, Chinoy H. Cardiac troponin testing in idiopathic inflammatory myopathies and systemic sclerosis-spectrum disorders: biomarkers to distinguish between primary cardiac involvement and low-grade skeletal muscle disease activity. Ann Rheum Dis. 2015;74(5):795-8.

Jiang L, Wang Y, Peng Q, Shu X, Wang G, Wu X. Serum YKL-40 level is associated with severity of interstitial lung disease and poor prognosis in dermatomyositis with anti-MDA5 antibody. Clin Rheumatol. 2019;38(6):1655-63.

Kim K, Kim SJ. 18F-FDG PET/CT for assessing of disease activity of idiopathic inflammatory myopathies. A systematic review and meta-analysis. Hell J Nucl Med. 2021;24(2):132-9.

Kuwana M, Gil-Vila A, Selva-O'Callaghan A. Role of autoantibodies in the diagnosis and prognosis of interstitial lung disease in autoimmune rheumatic disorders. Ther Adv Musculoskelet Dis. 2021;13:1759720X211032457.

Lim J, Rietveld A, De Bleecker JL, Badrising UA, Saris CGJ, van der Kooi AJ Lim, et al. Seronegative patients form a distinctive subgroup of immune-mediated necrotizing myopathy. Neurol Neuroimmunol Neuroinflamm. 2018;16(6):e513.

Liu H, Xie S, Liang T, Ma L, Sun H, Dai H, Wang C. Prognostic factors of interstitial lung disease progression at sequential HRCT in anti-synthetase syndrome. Eur Radiol. 2019;29(10):5349-57.

Lundberg IE, Fujimoto M, Vencovsky J, Aggarwal R, Holmqvist M, Christopher-Stine L, et al. Idiopathic inflammatory myopathies. Nat Rev Dis Primers. 2021;7(1):86.

Lundberg IE, Tjärnlund A, Bottai M, Werth VP, Pilkington C, de Visser M, et al. Ann Rheum Dis. 2017;76:1955-64.

Mehta P, Aggarwal R, Porter JC, Gunawardena H. Management of interstitial lung disease(ILD)in myositis syndromes: A practical guide for clinicians. Best Pract Res Clin Rheumatol. 2022;36(2):101769.

Pinal-Fernández I, Casal-Domínguez M, Huapaya JA, Albayda J, Paik JJ, Johnson C, et al. A longitudinal cohort study of the anti-synthetase syndrome: increased severity of interstitial lung disease in black patients and patients with anti-PL7 and anti-PL12 autoantibodies. Rheumatology. 2017;56:999-1007.

Rider LG, Aggarwal R, Machado PM, Hogrel JY, Reed AM, Christopher-Stine L, et al. Update on outcome assessment in myositis. Nat Rev Rheumatol. 2018;14(5):303-18.

Selva-O'Callaghan A, Martinez-Gómez X, Trallero-Araguás E, Pinal-Fernández I. The diagnostic work-up of cancer-associated myositis. Curr Opin Rheumatol. 2018;30(6):630-6.

Selva-O'Callaghan A, Pinal-Fernandez I, Trallero-Araguás E, Milisenda JC, Grau-Junyent JM, Mammen AL. Classification and management of adult inflammatory myopathies. Lancet Neurol. 2018;17(9):816-28.

Trallero-Araguás E, Gil-Vila A, Martínez-Gómez X, Pinal-Fernández I, Alvarado-Cardenas M, Simó-Perdigó M, et al. Cancer screening in idiopathic inflammatory myopathies: Ten years experience from a single center. Semin Arthritis Rheum. 2022;53:151940.

Wedderburn LR, Varsani H, Li CK, Newton KR, Amato AA, Banwell B, et al. International consensus on a proposed score system for muscle biopsy evaluation in patients with juvenile dermatomyositis: a tool for potential use in clinical trials. Arthritis Rheum. 2007;57:1192-201.

Wolstencroft PW, Fiorentino DF. Dermatomyositis clinical and pathological phenotypes associated with myositis-specific autoantibodies. Curr Rheumatol Rep. 2018;20(5):28.

Zhang L, Yang H, Yang H, Liu H, Tian X, Jiang W, et al. Serum levels of anti-transcriptional intermediary factor 1-γ autoantibody associated with the clinical, pathological characteristics and outcomes of patients with dermatomyositis. Semin Arthritis Rheum. 2022;55:152011.

Zou J, Guo Q, Chi J, Wu H, Bao C. HRCT score and serum ferritin level are factors associated to the 1-year mortality of acute interstitial lung disease in clinically amyopathic dermatomyositis patients. Clin Rheumatol. 2015;34(4):707-14.

Concepto y clasificación de vasculitis sistémicas

40

C. L. Íñiguez Ubiaga, R. B. Melero González y C. García Porrúa

OBJETIVOS

- Describir los conceptos básicos de las vasculitis sistémicas.
- Enumerar los distintos tipos de vasculitis.
- Diferenciar los conceptos de diagnóstico de vasculitis y de clasificación.
- Conocer los fundamentos y la aplicación práctica de una correcta clasificación.

INTRODUCCIÓN

El término *vasculitis*, del latín *vascŭlum* «vaso pequeño» e *-itis* «inflamación», engloba un grupo de enfermedades que se caracterizan por el hallazgo anatomopatológico de un infiltrado inflamatorio en el espesor de la pared de los vasos sanguíneos que conduce a la isquemia y daño de los tejidos irrigados por el vaso.

La necrosis, la formación de granulomas y el tipo celular leucocitario implicado en el daño tisular constituyen los pilares básicos en la identificación de la vasculitis. Además, para su clasificación, se tienen en cuenta el tamaño del vaso afecto, los datos clínicos y de laboratorio, su histopatología y los hallazgos radiológicos.

EPIDEMIOLOGÍA

Las vasculitis son enfermedades poco frecuentes y de gran complejidad. Los estudios epidemiológicos publicados están influidos por factores de género y edad, y otros geográficos, étnicos, sociales, genéticos y ambientales (como los infecciosos), que condicionan esta patología.

De forma general, son pocos los estudios que han registrado datos epidemiológicos en este tipo de patología. En una de las series publicadas, se recoge que el promedio de incidencia anual de todas las vasculitis era de 141,54 por millón de habitantes durante el período comprendido entre 1988 y 1997 en mayores de 20 años en el área sanitaria de Lugo. La vasculitis sistémica primaria fue la más frecuente, con 115,04 casos por millón de habitantes, mientras que la incidencia anual de las vasculitis secundarias fue de 26,51 casos por millón de habitantes. La incidencia fue ligeramente superior en los hombres, con un pico entre los 65 y 74 años.

Dentro del grupo de las vasculitis primarias, la arteritis de células gigantes fue la entidad más frecuente (con una incidencia en la población de 50 años o más de 11,1 pacientes/100.000 habitantes). Las vasculitis primarias con afectación predominante de vasos de pequeño calibre fue el segundo grupo más frecuente. La vasculitis de hipersensibilidad con una incidencia de 29,7 casos/millón de habitantes y la púrpura de Schoenlein-Henoch o vasculitis asociada con inmunoglobulina A (vasculitis IgA) de 14,3 casos/millón de habitantes. Entre el grupo de los pacientes con vasculitis secundaria (26 pacientes/millón de habitantes), las enfermedades reumáticas y, en particular, la artritis reumatoide, fueron las entidades más frecuentemente asociadas.

En términos epidemiológicos generales, en las vasculitis de grandes vasos, la arteritis de Takayasu predomina en el sexo femenino y tiene una prevalencia mayor en países asiáticos, sobre todo en Japón y en Corea del Sur. Por el contrario, en términos de incidencia global, la cifra se calcula entre 1 y 2 por millón de habitantes. La arteritis de células gigantes afecta de forma similar a hombres y mujeres, con mayor incidencia en el norte de Europa, sobre todo en países escandinavos y del norte de América (21,6 y 10,89 por cada 100.000 habitantes, respectivamente). No obstante, los datos son muy heterogéneos dependiendo de si se han utilizado los criterios del American College of Rheumatology (ACR) de 1990, en los que la biopsia es un criterio más, o si el diagnóstico se hace por biopsia.

> **!** En una reciente investigación promovida por la Sociedad Española de Reumatología (estudio ARTESER), se encontró una incidencia media anual de arteritis de células gigantes en España de 7,42 casos por 100.000 habitantes (intervalo de confianza del 95 %, 6,57-8,27), con predominio en mayores de 80 años.
>
> En los países europeos, la prevalencia de poliarteritis nudosa (PAN) se calcula en 31 casos por cada millón de habitantes, y la incidencia oscila entre 0,9 y 8 por cada millón: ha ido siendo menor desde que se estableció la vacunación frente al virus de la hepatitis B, fuertemente asociado a esta patología.

Los datos de la enfermedad de Kawasaki muestran mayor prevalencia e incidencia en Asia, mientras que, en el ámbito europeo, la incidencia se calcula entre 4,5 y 9 casos por cada 100.000 habitantes en población menor de 5 años.

> **!** Las vasculitis asociadas a anticuerpos anticitoplasma de los neutrófilos (ANCA), en las que se incluyen la granulomatosis con poliangeítis (GPA), la poliangeítis microscópica (PAM) y la granulomatosis eosinofílica con poliangeítis (GEPA), muestran un aumento de sus tasas de incidencia en los últimos años.

En estudios realizados en las décadas de los años 80 y 90, se recogía que la GPA era más común en el norte de Europa, mientras que la PAM era más frecuente en el sur, aunque estudios más recientes indican que esta afirmación quizás no sea tan precisa. La PAM es más habitual que la GPA en Japón y China, y parece que esta última es menos frecuente en pacientes de origen afroamericano que en los de origen europeo.

La vasculitis IgA es la más frecuente en la infancia; en Europa se calcula una incidencia que varía entre 17,5 y 26,7 por cada 100.000 habitantes (datos de Francia y Escocia, respectivamente, en pacientes menores de 15 años de edad), mientras que, en el caso de España, se calculó una incidencia de 1,5 casos en adultos por cada millón de habitantes entre 1992 y 2010. Hay un estudio epidemiológico sobre la vasculitis urticarial hipocomplementémica en Suecia que muestra una tasa de incidencia de 0,7 casos por cada millón y que es más frecuente en mujeres. Por último, el síndrome de Behçet tiene más prevalencia e incidencia en países de la cuenca del Mediterráneo y de Oriente Medio, y es menos frecuente en el norte de Europa y sur de África.

HISTOPATOLOGÍA

En las vasculitis, se reconocen varios patrones histopatológicos característicos utilizados como signos estructurales para su tipificación: la necrosis, la formación de granulomas y el tipo celular leucocitario predominante (neutrófilos, eosinófilos, linfocitos o mastocitos) sobre la pared vascular.

Por un lado, la *necrosis de tipo fibrinoide* se caracteriza por la destrucción de la pared vascular con depósitos de fibrinógeno, inmunoglobulinas e inmunocomplejos, generalmente acompañados de tumefacción endotelial por depósitos de IgG y protrusión de estas células a la luz vascular. El concepto *leucocitoclasia* implica, además, la rotura nuclear (polvillo nuclear) de los polimorfonucleares.

> Por otro lado, el *granuloma* sigue una disposición organizada del infiltrado inflamatorio en la que los bordes celulares son difíciles de apreciar, ya que forman una estructura cerrada. El componente principal lo constituyen los histiocitos, que a menudo se fusionan para formar células gigantes multinucleadas. Los granulomas pueden contener necrosis en el interior.

Por último, la *fibrosis* debe ser considerada secundaria, y su disposición en láminas en la pared de los vasos puede conducir a la estenosis vascular observada en aquellos pacientes con vasculitis de más tiempo de evolución.

Asimismo, es necesario emplear técnicas de inmunofluorescencia en busca de depósitos de IgA (por ejemplo, vasculitis IgA), IgM, IgG (por ejemplo, crioglobulinemia), C3 y fibrinógeno.

PATOGENIA

El proceso de la inflamación de los vasos sanguíneos es complejo. De forma simplificada, cabe distinguir un mecanismo por daño directo sobre el vaso y un mecanismo inmune en personas genéticamente predispuestas.

Además, la propia célula endotelial, la inmunidad celular, la formación de inmunocomplejos, los autoanticuerpos, la susceptibilidad genética, la epigenética y el microbioma, desempeñan un papel importante en el desarrollo y en el tipo de daño vascular presente en las vasculitis.

Endotelio vascular

El endotelio vascular interviene como regulador de la inmunidad y la hemostasia. En condiciones normales, la célula endotelial tiene una función antitrombótica y expresa una mínima cantidad de moléculas de adhesión en su superficie. Existe una relación directa entre la expresión de las moléculas de adhesión y la vasculitis.

Inmunidad celular

La inmunidad celular, a través de células del sistema monocito-macrófago y los linfocitos T, es la principal causante de la formación de granulomas y representa una reacción de hipersensibilidad de tipo IV. Es el mecanismo predominante en la arteritis de células gigantes y la arteritis de Takayasu.

Inmunocomplejos

Los inmunocomplejos, definidos como formación de un anticuerpo enlazado a un antígeno soluble, se deben a la presencia de uno o varios estímulos antigénicos iniciales y representan una reacción de hipersensibilidad de tipo III.

Se considera el mecanismo patogénico fundamental en la mayoría de las vasculitis de pequeño vaso asociadas a inmunocomplejos. Cabe citar dentro de este grupo la vasculitis IgA, en la que se identifican complejos inmunes que contienen IgA y la vasculitis crioglobulinémica.

Autoanticuerpos

Las reacciones de hipersensibilidad del tipo II implican la producción de autoanticuerpos de tipo IgM o IgG. Dentro de la patogenia de las vasculitis, los anticuerpos más reconocidos son los ANCA y los anticuerpos anticélulas endoteliales.

Los ANCA son anticuerpos dirigidos a enzimas presentes en los gránulos azurófilos de los neutrófilos y en los lisosomas de los monocitos.

Mediante inmunofluorescencia, los ANCA pueden presentar un patrón de tinción citoplásmico difuso o un patrón lineal perinuclear (p-ANCA). Con la técnica de análisis por inmunoabsorción ligado a enzimas se detecta que los ANCA con patrón de tinción citoplásmico difuso identifican fundamentalmente la enzima proteinasa 3 (PR3) y que los p-ANCA identifican la enzima mieloperoxidasa (MPO).

Además de las vasculitis, también se han descrito ANCA, principalmente p-ANCA en algunas infecciones, reacciones a drogas (cocaína, levamisol) y tumores.

A los anticuerpos anticélulas endoteliales se les atribuye un papel citotóxico y de apoptosis sobre las células endoteliales. También han sido relacionados con su activación y consiguiente aumento de la adhesión de los leucocitos, activación de la coagulación y trombosis.

El modelo de patogenia más aceptado propone que los ANCA activan los neutrófilos, lo que provoca un daño de las células endoteliales y un aumento de la inflamación, con el reclutamiento de células mononucleares. La activación de los neutrófilos implica la estimulación con un agente, como el lipopolisacárido o la citocina del factor de necrosis tumoral alfa, a una concentración que por sí misma no provoca la activación funcional completa, sino que da como resultado la translocación del antígeno ANCA (MPO o PR3) desde los gránulos intracelulares hasta la superficie celular. La activación subsiguiente de ANCA de estos neutrófilos, junto a su unión con receptores Fc, conduce a su degranulación y a la liberación de sustancias citotóxicas (especies reactivas de oxígeno, quimiocinas, citocinas, enzimas proteolíticas y óxido nítrico) que generan la lesión endotelial.

Además de este daño, se produce el reclutamiento de otras células inflamatorias, tales como monocitos y células T, con la consecuente producción de mediadores inflamatorios, procesos apoptóticos aberrantes (que explican la leucocitoclasia) y la alteración en los procesos de reparación en determinados escenarios clínicos que potencian el daño producido en el endotelio.

Hay una serie de biomarcadores en estudio útiles para monitorizar la actividad de la enfermedad, la respuesta al tratamiento, definir el pronóstico o identificar nuevas dianas terapéuticas.

Predisposición genética

Existe cada vez más información sobre la importancia del patrón genético en el desarrollo de las vasculitis. El análisis sobre qué, cómo y cuándo están activos estos genes, junto a la influencia del ambiente, permitirá avanzar en la fisiopatogenia de las vasculitis y establecer mejores criterios de clasificación.

! Se han descrito cuadros similares a la PAN relacionados con una alteración en la expresión del gen de la *región candidata 1 del cromosoma del síndrome del «ojo de gato»*, que codifica la síntesis de la proteína adenosina deaminasa 2. También se ha descrito la vía del inositol-trifosfato 3-cinasa como una de las principales vías genéticas implicadas en la enfermedad de Kawasaki.

 La predisposición genética de las vasculitis asociadas a ANCA se ha estudiado en las últimas décadas y, gracias a estudios de asociación del genoma completo centrados en polimorfismos de un solo nucleótido, se han identificado locus causantes, incluyendo genes asociados a antígeno leucocitario humano, serpina1, PRTN3, PTPN22, FCGR3B y TLR9 en la GPA y la PAM, y antígeno leucocitario humano, GPA33 y otras variantes asociadas con GEPA (TSLP, IRF1/IL5, GATA3, LPP/BCL6, CDK6, BIM y BACH2), genes que codifican proteínas que participan en el control de linfocitos colaboradores tipo 2 o *T-helper-2* y la inflamación eosinofílica.

Epigenética

La interacción dinámica entre factores genéticos y factores ambientales (como tóxicos, físicos o biológicos) permite explicar la influencia de la epigenética en la célula y, con ello, la variabilidad de vasos y órganos implicados, su patogenia, demografía y clínica.

Los cambios epigenéticos incluyen la metilación del ácido desoxirribonucleico, la modificación de las histonas y los microácidos ribonucleicos, que permiten silenciar la expresión de algunos genes, cambios en la maquinaria de transcripción y expresión o actúan como reguladores de vías de señalización celular que incluyen la proliferación, diferenciación y apoptosis.

En las vasculitis asociadas a ANCA, en la expresión aberrante de anticuerpos anti-MPO y anti-PR3, están asociados múltiples mecanismos epigenéticos alterados: la reducción de los niveles de H3K27me3 (una marca de histona asociada a la silenciación de genes), el descenso de la metilación de histonas y el aumento de la desmetilación.

Microbiota

La relación de la microbiota con patologías inmunomediadas está cada vez más estudiada, y se hipotetiza que también tiene relación con las vasculitis, independientemente del tamaño del vaso afecto.

Se parte de la base de una disbiosis desencadenada durante el ciclo vital de un individuo, bien por infecciones, por la dieta o el uso de fármacos, entre otros factores, que estimulan una respuesta inmunitaria anómala en un huésped genéticamente predispuesto.

En este sentido, los estudios publicados hasta la fecha revelan un aumento de disbiosis y una disminución de la diversidad de la flora en relación con la actividad de la enfermedad, así como su normalización tras el inicio del tratamiento inmunomodulador. Chen *et al.* estudiaron el microbioma oral de niños hospitalizados con vasculitis IgA, en los que revelaron una mayor diversidad microbiana y la correlación sérica de los niveles de IgA con los niveles de *Prevotella nanceiensis*.

En la actualidad, la investigación está centrada en estudios descriptivos y asociativos, pero se plantea que en un futuro pueda ser útil para predecir la evolución, la aparición de biomarcadores o el desarrollo de terapias dirigidas en este tipo de afección.

CLASIFICACIÓN DE LAS VASCULITIS

Por un lado, se sabe que el retraso diagnóstico de las vasculitis puede conllevar una elevada mortalidad, por lo que su diagnóstico precoz es de vital importancia. Por otro lado, la ausencia de una prueba diagnóstica definitiva, así como su heterogeneidad y baja prevalencia, dificultan este diagnóstico precoz. De ahí que la búsqueda y desarrollo de criterios de clasificación se haya constituido como una herramienta fundamental desde la primera propuesta en 1952 hasta la actualidad (**Tabla 40-1**).

Los mismos autores han tratado de resolver estos problemas homogeneizando pacientes y facilitando la realización de

estudios clínicos para aumentar el conocimiento sobre estas patologías y, con ello, su diagnóstico y manejo. De todas las clasificaciones, cabe resaltar la ampliamente utilizada del ACR de 1990 y las más recientes del ACR y de la European League Against Rheumatism (EULAR) publicadas en 2022 (**Fig. 40-1**). Aunque los criterios de clasificación no son una herramienta para el diagnóstico, en ocasiones, se utilizan para este fin en la práctica clínica.

En 1990, el ACR propuso criterios de clasificación para siete formas de vasculitis primarias mediante el análisis prospectivo de más de 800 pacientes, diagnosticados por expertos. Las entidades fueron vasculitis por hipersensibilidad, púrpura de Schoenlein-Henoch, granulomatosis de Wegener, PAN, síndrome de Churg-Strauss, arteritis de células gigantes y arteritis de Takayasu.

Tabla 40-1. Propuestas de clasificación de las vasculitis a lo largo de la historia

P. M. Zeek	1952
D. Alarcón-Segovia y A. L. Brown	1964
A. S. Fauci	1978
American College of Rheumatology	1990
J. T. Lie	1991
Conferencia de Consenso de Chapel Hill	1994
R. A. Watts y D. G. Scott	1997
D. Alarcón-Segovia	2001
A. S. Fauci	2002
J. H. Stone	2005
A. S. Fauci	2005
Conferencia de Revisión del Consenso de Chapel Hill	2012

! Algunos de los problemas que surgieron en estas clasificaciones incluyeron la ausencia de un grupo control sin vasculitis, no tener en cuenta los ANCA y los pacientes con PAM no estaban diferenciados como tales, y se englobarían dentro de la PAN. Además, la vasculitis por hipersensibilidad muestra un gran solapamiento con la púrpura de Schoenlein-Henoch. Otro problema es la discordancia con otros criterios de clasificación (como Chapel Hill) y el diferente peso que aporta cada ítem.

En 1994, la primera conferencia de Chapel Hill buscaba definir la nomenclatura de las principales vasculitis primarias incluyendo definiciones histopatológicas muy precisas, aunque en la práctica no fuesen necesarias para establecer el diagnóstico. El progresivo conocimiento de la fisiopatología

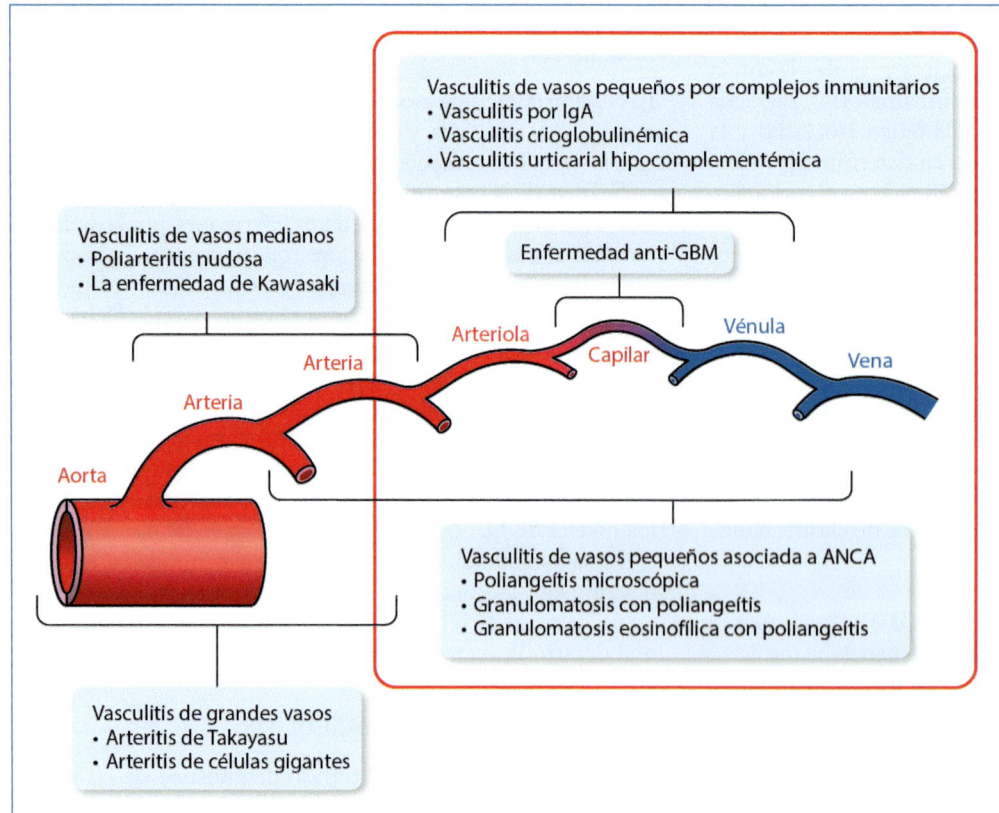

Figura 40-1. Clasificación de las vasculitis.
ANCA: anticuerpos anticitoplasma de los neutrófilos; Anti-GBM: anti-membrana basal glomerular; IgA: inmunoglobulina A.

de las vasculitis y la disponibilidad de nuevas pruebas diagnósticas llevó a convocar en 2012 una nueva conferencia de consenso con el fin de mejorar la nomenclatura, definiciones y criterios de clasificación de las vasculitis, y también, un marco para categorizarlas (**Tabla 40-2**).

 Precisamente, según la clasificación de Chapell Hill, las vasculitis pueden ser divididas en dos grandes grupos: las vasculitis infecciosas, entendidas como aquellas causadas por invasión directa y proliferación de patógenos en la pared de los vasos sanguíneos, y las no infecciosas, en las que no existe esta condición.

Tabla 40-2. Clasificación y nomenclatura de las vasculitis adoptadas por la Conferencia Internacional de Consenso de Chapel Hill de 2012

Vasculitis de gran vaso

Arteritis de Takayasu
Arteritis de células gigantes

Vasculitis de mediano vaso

Poliarteritis nudosa
Enfermedad de Kawasaki

Vasculitis de pequeño vaso

Vasculitis asociada a anticuerpos anticitoplasma de los neutrófilos:
• Poliangeítis microscópica
• Granulomatosis con poliangeítis (Wegener)
• Granulomatosis eosinofílica con poliangeítis (Churg-Strauss)
Vasculitis de vaso pequeño asociada a inmunocomplejos:
• Enfermedad antimembrana basal glomerular (enfermedad de Goodpasture)
• Vasculitis crioglobulinémica
• Vasculitis por inmunoglobulina A (Schoenlein-Henoch)
• Vasculitis urticarial hipocomplementémica (vasculitis anti-C1q)

Vasculitis de vaso variable

Síndrome de Behçet
Síndrome de Cogan

Vasculitis de un solo órgano

Angeítis leucocitoclástica cutánea
Arteritis cutánea
Vasculitis primaria del sistema nervioso central
Aortitis aislada
Otros

Vasculitis asociada con enfermedad sistémica

Vasculitis lúpica
Vasculitis reumatoide
Vasculitis sarcoidea
Otros

Vasculitis asociada con etiología probable

Vasculitis crioglobulinémica asociada al virus de la hepatitis C
Vasculitis asociada al virus de la hepatitis B
Aortitis asociada a sífilis
Vasculitis por inmunocomplejos asociada a fármacos
Vasculitis ANCA asociada a fármacos
Vasculitis asociada al cáncer
Otros

Adaptada de: Jennette JC, Falk RJ, Bacon PA, Basu N, Cid MC *et al.* 2012 revised International Chapel Hill Consensus Conference Nomenclature of Vasculitides. Arthritis Rheum. 2013;65(1):1-11.
ANCA: anticuerpos anticitoplasma de los neutrófilos.

En concreto, la categorización de las vasculitis no infecciosas se estableció teniendo en cuenta aspectos funcionales y estructurales: el tamaño del vaso sanguíneo (pequeño, mediano, grande o variable), datos de su etiopatogenia (asociadas a ANCA o a inmunocomplejos), tipo de inflamación (por ejemplo, necrosante o granulomatosa), daño a los órganos diana (por ejemplo, cutánea o con afectación del sistema nervioso central) y manifestaciones clínicas muy diversas

En general, se han sustituido los epónimos tradicionales por términos descriptivos que hacen referencia al mecanismo fisiopatológico (enfermedad de Wegener por «granulomatosis con poliangeítis» o síndrome de Goodpasture por «enfermedad antimembrana basal glomerular»), salvo en aquellos casos en los que este no está suficientemente aclarado (por ejemplo, arteritis de Takayasu o enfermedad de Kawasaki).

Además, de forma ideal, la categorización debería ser aplicada según el mecanismo causal, como sucede en las vasculitis asociadas a procesos neoplásicos o tóxicos; sin embargo, a día de hoy, no es posible hacerlo de forma global, bien por desconocimiento, bien por ser multifactorial.

Se incluyen también aquellas vasculitis asociadas a enfermedad sistémica (vasculitis lúpica, reumatoide o crioglobulinémica asociada a virus de la hepatitis C), las vasculitis de vaso variable (que incluyen el síndrome de Cogan y el síndrome de Behçet) y las de órgano único (afectación exclusiva cutánea o renal).

Por otro lado, es importante excluir una serie de entidades que se pueden comportar como vasculitis antes de aplicar los criterios de clasificación. Estas pueden ser de causa infecciosa (endocarditis, aneurismas micóticos, tuberculosis, lepra o sífilis), neoplásicas (de órgano sólido, linfomas y leucemias), ateroescleróticas (accidente cerebrovascular e infarto de miocardio), de causas congénitas (coartación de aorta), de causas hereditarias (síndrome de Ehlers-Danlos, síndrome de Marfan, neurofibromatosis), displasia fibromuscular posradiación o posquirúrgica, estados de hipercoagulabilidad (púrpura trombocitopénica trombótica o síndrome antifosfolípido), otras patologías inflamatorias sistémicas (sarcoidosis, síndrome de Susac o enfermedades del tejido conectivo), enfermedades vasoespásticas, síndromes similares a un ictus (arteriopatía cerebral autosómica dominante con infartos subcorticales y leucoencefalopatía, síndrome de Sneddon, enfermedades mitocondriales o enfermedad de Fabry) y leucoencefalopatías.

En 2022, se publicaron los nuevos criterios de clasificación de la ACR/EULAR para arteritis de Takayasu, arteritis de células gigantes, GPA, GEPA y PAM, las cuales se comentan más adelante.
Por último, hay que mencionar la clasificación de la EULAR, la Paediatric Rheumatology International Trials Organisation (PRINTO) y la Paediatric Rheumatology European Society (PRES), publicada en 2010, que incluye y revisa los criterios de cuatro vasculitis que de forma primaria ocurren en la infancia y precisan criterios propios para su diferenciación de las formas adultas. Estas son: vasculitis IgA, GPA, PAN y arteritis de Takayasu, si bien es cierto que estas clasificaciones son útiles en casos que ya tienen un diagnóstico de certeza de vasculitis.

A continuación, se detallarán los criterios de las principales vasculitis primarias no infecciosas.

Clasificación de vasculitis de grandes vasos

Se define como *gran vaso* a la arteria con un diámetro superior a 1 cm; esto es, la aorta, sus ramas principales y los vasos venosos.

Arteritis de Takayasu

En 1988, se publicaron los criterios de Ishikawa, ampliamente utilizados para el diagnóstico de esta enfermedad.

En 1995, Sharma *et al.* propusieron algunas modificaciones que, aplicadas en población con diagnóstico angiográfico, demuestran una sensibilidad del 92,5 % y una especificidad del 95 %, superior a la original (60,4 y 95 %, respectivamente).

Los criterios de clasificación propuestos por el ACR en 1990 incluyen: edad menor o igual a 40 años, claudicación de una extremidad, disminución del pulso braquial, diferencia superior a 10 mmHg de presión arterial entre ambos brazos, soplo en la subclavia o la aorta y la evidencia de estenosis u oclusión de aorta o ramas en angiografía. La presencia de tres o más de dichos criterios mostraban una sensibilidad del 90,5 % y una especificidad del 97,8 %, y la presencia de cinco de seis criterios, omitiendo la claudicación de una extremidad, demostraba una sensibilidad del 92,1 % y una especificidad del 97 % para esta arteritis de Takayasu (**Tabla 40-3**).

El mismo ACR, junto con la EULAR, en 2022, validaron unos nuevos criterios de clasificación para investigación basados en un sistema de puntos, en los más de 5 puntos tienen una sensibilidad del 93,8 % y una especificidad de 99,2 % para arteritis de Takayasu (**Tabla 40-4**).

Arteritis de células gigantes

En 1990, se publicaron los criterios ACR de clasificación de esta patología (**Tabla 40-5**), que incluyen una edad de 50 o más años, cefalea, alteraciones en la arteria temporal a la palpación, elevación de la velocidad de sedimentación globular y alteraciones en la biopsia de la arteria temporal (que debía caracterizarse por un infiltrado mononuclear o inflamación granulomatosa, con la aparición de células gigantes). La presencia de al menos tres de estos ítems tiene una sensibilidad del 93,5 % y una especificidad del 91,2 %.

La incorporación de nuevas técnicas diagnósticas y la afectación extracraneal potencian la necesidad de actualizar los criterios, que ya están incluidos en los publicados en 2022 por el ACR/EULAR, en los que se incluye el diagnóstico por

---

Tabla 40-4. Criterios de clasificación del American College of Rheumatology (ACR)/European League Against Rheumatism (EULAR) de 2022 para la arteritis de Takayasu

Requisito absoluto	
Edad ≤ 60 años en el momento del diagnóstico	
Evidencia de vasculitis en las pruebas de imagen	
Criterios clínicos adicionales	
Sexo femenino	+1
Angina o dolor cardíaco isquémico	+2
Claudicación de brazos o piernas	+2
Soplo vascular	+2
Pulso reducido en la extremidad superior	+2
Anomalías de la arteria carótida	+2
Diferencia de presión arterial sistólica en brazos ≥ 20 mmHg	+1
Criterios de imagen adicionales	
Número de territorios arteriales afectados (seleccione uno):	
Un territorio arterial	+1
Dos territorios arteriales	+2
Tres o más territorios arteriales	+3
Afectación bilateral y simétrica de arterias	+1
Afectación de la aorta abdominal con afectación renal o mesentérica	+3

Adaptada de: Grayson PC, 2022.

Tabla 40-3. Criterios de clasificación del American College of Rheumatology (ACR) de 1990 para la enfermedad de Takayasu

1. Edad de comienzo < 40 años
2. Claudicación de las extremidades
3. Disminución del pulso de una o ambas arterias braquiales
4. Diferencia de > 10 mmHg en la presión arterial sistólica entre brazos
5. Soplo audible sobre una o ambas arterias subclavias o la aorta abdominal
6. Estrechamiento arteriográfico u oclusión completa de la aorta, ramas primarias o arterias grandes proximales en extremidades superiores o inferiores, no atribuidas a arterioesclerosis, displasia fibromuscular o causas similares: cambios usualmente focales o segmentarios

Se requieren al menos tres de los seis criterios para la clasificación como enfermedad de Takayasu

Adaptada de: Arend WP, Michel BA, Bloch DA, Hunder GG, Calabrese LH, Edworthy SM, et al. The American College of Rheumatology 1990 criteria for the classification of Takayasu arteritis. Arthritis Rheum. 1990;33(8):1129-34.

Tabla 40-5. Criterios de clasificación del American College of Rheumatology (ACR) de 1990 para arteritis de células gigantes

1. Edad de 50 años o mayor
2. Cefalea de reciente comienzo localizada
3. Sensibilidad o disminución del pulso en la arteria temporal
4. Velocidad de eritrosedimentación de al menos 50 mm/h
5. Biopsia de la arteria temporal anormal caracterizada por infiltración mononuclear o inflamación granulomatosa

Se requieren al menos tres de los cinco criterios para la clasificación de ACG

Adaptada de: Hunder GG, Bloch DA, Michel BA, Stevens MB, Arend WP, Calabrese LH, et al. The American College of Rheumatology 1990 criteria for the classification of giant cell arteritis. Arthritis Rheum. 1990;33(8):1122-8.

ecografía (signo del halo), la afectación axilar o la captación aórtica en tomografía por emisión de positrones (tomografía por emisión de positrones-tomografía computarizada) con 18-fluorodesoxiglucosa, la rigidez matutina de hombros y cuello, la claudicación de mandíbula y lengua, hiperalgesia de cuero cabelludo: las valoraciones superiores a 6 puntos reflejan una sensibilidad del 87 % y una especificidad del 94,8 % (**Tabla 40-6**).

Criterios de clasificación de vasculitis de mediano vaso

Se define como *mediano vaso* a las arterias con un diámetro inferior a 1 cm y superior a 300 μm; por ejemplo, las arterias viscerales principales y sus ramas.

Poliarteritis nudosa

En 1990, se publicaron los criterios de clasificación del ACR (**Tabla 40-7**), que se estructuran como un árbol de toma de decisión sobre 10 criterios seleccionados, con una sensibilidad que va desde el 82,2 % al 87,3 % y una especificidad que va desde el 86,6 % hasta el 89,3 %. Posteriormente, el grupo francés de vasculitis propuso tres parámetros predictivos positivos y cinco que permitían el diagnóstico con mejor sensibilidad y especificidad que los del ACR. En 2020, se publicaron unos criterios provisionales con siete ítems y un punto de corte mayor de 4, con alta sensibilidad y espe-

cificidad (92,3 % y 91,7 %, respectivamente), pero necesitan validación.

Enfermedad de Kawasaki

Los criterios fueron propuestos por la American Heart Association (AHA) en 1993 y su uso en adultos es más limitado (**Tabla 40-8**). En 2004, la misma AHA introdujo modificaciones, y en 2003, hubo otros cambios más, a partir de las guías japonesas.

Una de las críticas que se hace es la aparición secuencial de síntomas, ya que algunos han podido desaparecer cuando

---

Tabla 40-6. Criterios de clasificación del American College of Rheumatology (ACR)/European League Against Rheumatism (EULAR) de 2022 para arteritis de células gigantes

Requisito absoluto	
Edad ≥ 50 años en el momento del diagnóstico	
Criterios clínicos adicionales	
Rigidez matutina en hombros o cuello	+2
Pérdida visual repentina	+3
Claudicación de la mandíbula o la lengua	+2
Nuevo dolor de cabeza temporal	+2
Sensibilidad del cuero cabelludo	+2
Examen anormal de la arteria temporal	+2
Criterios de laboratorio, imagen y biopsia	
Velocidad de sedimentación globular ≥ 50 mm/h o proteína C-reactiva ≥ 10 mg/L	+3
Biopsia de arteria temporal positiva o signo del halo en ecografía de arteria temporal	+5
Compromiso axilar bilateral	+2
Actividad FDG-PET en toda la aorta	+2

Se requiere una puntuación de ≥ 6 puntos para la clasificación de arteritis de células gigantes

FDG-PET: tomografía por emisión de positrones de fluorodesoxiglucosa F-18.
Adaptada de: Ponte C, 2022.

Tabla 40-7. Criterios de clasificación del American College of Rheumatology (ACR) de 1990 para poliarteritis nudosa

1. Pérdida de peso > 4 kg desde el comienzo de la enfermedad no relacionada con dietas u otros factores
2. Livedo reticular de distribución en las extremidades o el torso
3. Dolor o sensibilidad testicular, no relacionados con infección, traumatismo ni otras causas
4. Mialgias difusas (excluyendo hombros o caderas), o debilidad o dolor en músculos de las piernas
5. Mononeuropatía, mononeuropatía múltiple o polineuropatía
6. Presión arterial diastólica > 90 mmHg
7. Niveles de urea nitrogenada sérica > 40 mg/dL o creatinina > 1,5 mg/dL, no debidos a deshidratación ni a obstrucción
8. Virus de la hepatitis B (presencia del antígeno de superficie o anticuerpos en suero)
9. Anormalidades arteriográficas: aneurismas u oclusiones de arterias viscerales, no debidas a arteriosclerosis, displasia fibromuscular ni a otras causas no inflamatorias
10. Biopsia de arterias de pequeño o mediano tamaño con presencia de granulocitos o granulocitos y leucocitos mononucleares en las paredes arteriales

Se requieren al menos 3 de los 10 criterios para la clasificación de poliarteritis nudosa

Adaptada de: Lightfoot RW Jr, Michel BA, Bloch DA, Hunder GG, Zvaifler NJ, McShane DJ, et al. The American College of Rheumatology 1990 criteria for the classification of polyarteritis nodosa. Arthritis Rheum. 1990;33(8):1088-93.

Tabla 40-8. Criterios diagnósticos para la enfermedad de Kawasaki

1. Fiebre de 5 días o más de duración
2. Inyección conjuntival bilateral sin exudado
3. Exantema polimorfo
4. Cambios en labios y boca:
   - Enrojecimiento, sequedad, o fisuración labial
   - Lengua «en frambuesa»
   - Eritema difuso de la mucosa oral o faríngea
5. Cambios en las extremidades:
   - Enrojecimiento de palmas de manos y plantas de pies
   - Edema indurado de manos y pies en la fase inicial
   - Descamación de la piel de manos, pies e ingles (en la convalecencia)
6. Linfadenopatía cervical: más de 15 mm de diámetro, usualmente unilateral, única, no purulenta y dolorosa

Se requieren al menos cinco de los seis criterios para la clasificación de la enfermedad de Kawasaki

Adaptada de: Dajani AS, Taubert KA, Gerber MA, Shulman ST, Ferrieri P, Freed M, et al. Diagnosis and therapy of Kawasaki disease in children. Circulation. 1993;87(5): 1776-80.

se consulta, por lo que la historia que refieren los padres es importante. Además, aunque las formas incompletas se suelen interpretar como más leves, el retraso en el diagnóstico puede suponer un mayor riesgo de aparición de alteraciones coronarias. Por último, se señalan las limitaciones del ecocardiograma frente a otras técnicas de diagnóstico no estudiadas.

En 2017 la AHA publicó unos criterios revisados de diagnóstico, no de clasificación.

Clasificación de vasculitis de pequeño vaso

Se definen como *pequeño vaso* las arterias con un diámetro inferior a 300 μm; son las pequeñas arterias intraparenquimatosas, arteriolas, capilares y vénulas.

Vasculitis asociadas a anticuerpos anticitoplasma de los neutrófilos

El ACR publicó su primera clasificación de vasculitis en 1990, con una sensibilidad y especificidad del 88,2 y del 92 %, respectivamente, para la GPA (**Tabla 40-9**), y del 85 y del 99,7 %

Tabla 40-9. Criterios de clasificación del American College of Rheumatology (ACR) de 1990 para granulomatosis de Wegener

1. Inflamación oral o nasal: desarrollo de úlceras orales dolorosas o indoloras o secreción nasal purulenta o sanguinolenta
2. Radiografía de tórax anormal: mostrando la presencia de nódulos, infiltrados difusos o cavidades
3. Sedimento urinario alterado: microhematuria (> 5 eritrocitos por campo de alto poder) o cilindros hemáticos en el sedimento urinario
4. Cambios histológicos en la biopsia mostrando inflamación granulomatosa dentro de la pared de una arteria o en el área perivascular o extravascular (arteria o arteriola)

Se requieren al menos dos de los cuatro criterios para la clasificación de granulomatosis de Wegener

Adaptada de: Leavitt RY, Fauci AS, Bloch DA, Michel BA, Hunder GG, Arend WP, *et al.* The American College of Rheumatology 1990 criteria for the classification of Wegener's granulomatosis. Arthritis Rheum. 1990;33(8):1101-7.

Tabla 40-10. Criterios de clasificación del American College of Rheumatology (ACR) de 1990 para el síndrome de Churg-Strauss

1. Historia de asma
2. Eosinofilia > 10 %
3. Mononeuropatía, mononeuropatía múltiple o polineuropatía (distribución «en guante» o «en bota»)
4. Infiltrados pulmonares migratorios o transitorios (sin incluir infiltrados fijos)
5. Historia de dolor agudo o crónico de los senos paranasales u opacificación radiográfica de los senos paranasales
6. Cambios histológicos en la biopsia que incluya arterias, arteriolas o vénulas con acúmulos de eosinófilos en áreas extravasculares

Se requieren al menos cuatro de los seis criterios para la clasificación de síndrome de Churg-Strauss

Adaptada de: Masi AT, Hunder GG, Lie JT, Michel BA, Bloch DA, Arend WP. The American College of Rheumatology 1990 criteria for the classification of Churg-Strauss syndrome (allergic granulomatosis and angiitis). Arthritis Rheum. 1990; 33(8):1094-100.

---

para la GEPA (**Tabla 40-10**), que no incluía una definición de PAM ni el uso de ANCA. Estos criterios se derivaron de un conjunto de datos de varias formas de vasculitis y, por lo tanto, no permiten distinguir una vasculitis específica de otra no vasculítica, al no incluir grupo control.

En 2006, se desarrolló un algoritmo para aplicar los criterios del ACR de 1990, el consenso de 1994 de Chapel Hill y la presencia de ANCA para simplificar la clasificación de pacientes con vasculitis asociadas a ANCA y la PAN con fines de ensayos clínicos y epidemiológicos, que no clínicos.

Este hecho conllevó una serie de ventajas, como proporcionar una secuencia que permitiese la clasificación de cuatro vasculitis, subcategorizar dentro de los subtipos de vasculitis las asociadas a ANCA (al aportar la definición de los criterios de entrada) e incluir una categoría de vasculitis inclasificable para aquellos casos que no cumpliesen las definiciones de PAN, GPA, PAM o GEPA (0-5 % de los casos en la serie de validación).

Por otro lado, tenía la desventaja de sobreclasificar a los pacientes con GPA y subclasificar a los pacientes con PAM.

Unos años después, en 2017, el ACR y la EULAR propusieron un borrador de criterios de clasificación revisados para los tres subtipos de vasculitis asociadas a ANCA, que se desarrollaron a través del estudio observacional prospectivo *Diagnostic and Classification Criteria in Vasculitis*. Estos criterios supusieron una mejora en la sensibilidad y especificidad, consideran estudios clínicos, de laboratorio (pruebas ANCA) y de imagen, aplican un peso diferente a cada criterio y estaban validados en algunas cohortes. Siguiendo esta línea, se publicaron en 2022 unos nuevos criterios para la PAM (**Tabla 40-11**), la GPA (**Tabla 40-12**) y la GEPA (**Tabla 40-13**) con altas sensibilidades y especificidades: PAM (91 y 94 %, respectivamente), GPA (93 y 94 %, respectivamente) y GEPA (85 y 99 %, respectivamente), fruto del esfuerzo y de las cohortes de pacientes generadas.

Tabla 40-11. Criterios de clasificación del American College of Rheumatology (ACR)/European League Against Rheumatism (EULAR) de 2022 para poliangeítis microscópica

Criterios clínicos	
Afectación nasal: secreción sanguinolenta, úlceras, formación de costras, congestión, bloqueo o defecto o perforación septal	−3
Criterios de laboratorio, imagen y biopsia	
Prueba positiva para anticuerpos anticitoplasma de neutrófilos perinucleares o anticuerpos antimieloperoxidasa	+6
Fibrosis o enfermedad pulmonar intersticial en imágenes de tórax	+3
Glomerulonefritis pauciinmune en biopsia	+3
Prueba positiva para anticuerpos anticitoplasma de neutrófilos citoplasmáticos o anticuerpos antiproteinasa 3	−1
Recuento de eosinófilos en sangre ⩾ 1 × 10^9/L	−4

Se requiere una puntuación de ⩾ 5 para la clasificación de poliangeítis microscópica

Adaptada de: Suppiah R, 2022.

Tabla 40-12. Criterios de clasificación del American College of Rheumatology (ACR)/European League Against Rheumatism (EULAR) de 2022 para granulomatosis con poliangeítis

Criterios clínicos	
Compromiso nasal: secreción sanguinolenta, úlceras, formación de costras, congestión, bloqueo o defecto o perforación del tabique	+3
Afectación cartilaginosa (inflamación del cartílago de la oreja o la nariz, voz ronca o estridor, afectación endobronquial o deformidad de la nariz «en silla de montar»)	+2
Hipoacusia de conducción o neurosensorial	+1
Criterios de laboratorio, imagen y biopsia	
Prueba positiva para anticuerpos anticitoplasma de neutrófilos citoplasmáticos o anticuerpos antiproteinasa 3	+5
Nódulos pulmonares, masa o cavitación en las imágenes de tórax	+2
Granuloma, inflamación granulomatosa extravascular o células gigantes en la biopsia	+2
Consolidación, inflamación o derrame de los senos nasales o paranasales, o mastoiditis en las imágenes	+1
Glomerulonefritis pauciinmune en biopsia	+1
Prueba positiva para anticuerpos anticitoplasma de neutrófilos perinucleares o anticuerpos antimieloperoxidasa)	−1
Recuento de eosinófilos en sangre ≥ 1 × 10⁹/L	−4

Se requiere una puntuación de ≥ 5 puntos para la clasificación de granulomatosis con poliangeítis

Adaptada de: Robson, JC, 2022.

Tabla 40-13. Criterios de clasificación del American College of Rheumatology (ACR)/European League Against Rheumatism (EULAR) de 2022 para granulomatosis eosinofílica con poliangeítis

Criterios clínicos	
Enfermedad obstructiva de las vías respiratorias	+3
Poliposis nasal	+3
Mononeuritis múltiple	+1
Criterios de laboratorio y biopsia	
Recuento de eosinófilos en sangre ≥ 1 × 10⁹/L	+5
Inflamación extravascular predominantemente eosinofílica en la biopsia	+5
Prueba positiva para anticuerpos anticitoplasma de neutrófilos citoplasmáticos o anticuerpos antiproteinasa 3	−3
Hematuria	−1

Se requiere una puntuación de ≥ 6 puntos para la clasificación de granulomatosis eosinofílica con poliangeítis

Adaptada de: Grayson PC, 2022.

Tabla 40-14. Criterios diagnósticos del American College of Rheumatology (ACR) de 1990 para la púrpura de Schoenlein-Henoch

1. Púrpura palpable sin trombocitopenia
2. Edad de inicio de la enfermedad < 20 años
3. Angina intestinal: dolor abdominal difuso o diagnóstico de isquemia intestinal
4. Biopsia que muestre granulocitos en las paredes de arteriolas o vénulas

Se requieren al menos dos de los cuatro criterios para la clasificación de púrpura de Schoenlein-Henoch

Adaptada de: Mills JA, Michel BA, Bloch DA, Calabrese LH, Hunder GG, Arend WP, *et al.* The American College of Rheumatology 1990 criteria for the classification of Henoch-Schönlein purpura. Arthritis Rheum. 1990;33(8):1114-21.

Tabla 40-15. Criterios diagnósticos del American College of Rheumatology (ACR) de 1990 para la vasculitis por hipersensibilidad

1. Edad de comienzo de la enfermedad mayor de 16 años
2. Medicación al comienzo de la enfermedad como un factor precipitante
3. Púrpura palpable
4. Eritema maculopapular
5. Biopsia con granulocitos alrededor de arteriolas y vénulas

Se requieren al menos tres de los cinco criterios para la clasificación de vasculitis por hipersensibilidad

Adaptada de: Calabrese LH, Michel BA, Bloch DA, Arend WP, Edworthy SM, Fauci AS, *et al.* The American College of Rheumatology 1990 criteria for the classification of hypersensitivity vasculitis. Arthritis Rheum. 1990;33:1108-13.

Vasculitis asociadas a inmunocomplejos

En 1990, se publicaron los criterios ACR de clasificación de la púrpura de Schoenlein-Henoch (**Tabla 40-14**), para su distinción de otras formas de vasculitis, comparando a 85 pacientes con dicha patología con 722 controles con otros diagnósticos de vasculitis. Se encontró que cumplir dos o más de los criterios siguientes: edad inferior a 20 años, la aparición de púrpura palpable, dolor abdominal agudo y la aparición de granulocitos en la pared de arteriolas o vénulas, ofrecía una sensibilidad del 87,1 % y una especificidad del 87,7 %.

Sin embargo, según los criterios del ACR, un paciente con otra vasculitis que presenta púrpura palpable no trombocitopénica y granulocitos en las paredes de los vasos pequeños o alrededor de los vasos en la biopsia podría clasificarse dentro de púrpura de Schoenlein-Henoch sin otros hallazgos.

Para distinguir entre vasculitis por hipersensibilidad (**Tabla 40-15**) y púrpura de Schoenlein-Henoch, Michel *et al.* desarrollaron un estudio en el que compararon a 93 pacientes con vasculitis por hipersensibilidad y 85 pacientes con dicha púrpura e identificaron seis criterios: púrpura palpable no relacionada con trombocitopenia, angina intestinal, hemorragia gastrointestinal, hematuria, edad ≤ 20 años al inicio de la enfermedad y sin antecedentes de toma de medicación al inicio de la enfermedad. Encontraron que presentar tres o más criterios de la lista anterior arrojaba un 87,1 % de casos de púrpura de Schoenlein-Henoch correctamente clasificados.

En 1995, Helander *et al.* propusieron sus criterios revisados para diagnosticar la púrpura de Schoenlein-Henoch, que incluían depósitos vasculares cutáneos de IgA, edad de 20 años o menos, afectación gastrointestinal, pródromo de infección del aparato respiratorio superior y biopsia renal de glomerulonefritis mesangioproliferativa con depósito de IgA o sin él. La presencia de al menos tres de los cinco criterios anteriores en pacientes con púrpura palpable y vasculitis leucocitoclástica histopatológica tenía una sensibilidad y una especificidad superiores al 90 %. Sin embargo, las biopsias de piel y riñón y la tinción de inmunofluorescencia directa para IgA limitan su uso en la práctica clínica, especialmente para pacientes pediátricos.

Cuando se aplicó cualquier conjunto de criterios a una población pediátrica, los criterios EULAR/PRINTO/PRES mostraron una mejor sensibilidad y especificidad que los criterios del ACR (sensibilidad y especificidad del 100 y el 87 %, respectivamente) (**Tabla 40-16**).

Dentro de esta entidad, la nefritis, que es la complicación con más morbimortalidad y que marca el pronóstico, posee varias clasificaciones histopatológicas: *The International Study of Kidney Disease in Children* (ISKDC) *Classification*, la más utilizada es la *The Oxford Classification*, la clasificación de Haas o la última publicada por Koskela *et al.* en 2017.

En 2014, se validaron en una cohorte europea los criterios de clasificación para vasculitis crioglobulinémica, con sensibilidad del 88,5 % y especificidad del 93,6 %.

Vasculitis de vaso variable

Se definen como vasculitis de *vaso variable* las que puede afectar a cualquier tipo de vaso, independientemente de su tamaño (pequeño, mediano y grande) y tipo (arterias, venas y capilares).

Síndrome de Behçet

En 1990, el Grupo de Estudio Internacional para la enfermedad de Behçet desarrolló unos criterios de clasificación/diagnóstico que posteriormente fueron validados mediante una comparación de características clínicas entre 914 pacientes y 308 controles que imitaban la enfermedad. Estos criterios funcionan bien en el contexto clínico para ayudar en el diagnóstico. No obstante, tienen menor sensibilidad que otros criterios de clasificación y tampoco permiten variaciones en los síntomas porque la presencia de ulceración aftosa oral se considera una manifestación obligatoria para el diagnóstico (**Tabla 40-17**).

En 2014, se publicaron los nuevos *Criterios internacionales para la enfermedad de Behçet* (*Criteria for Behçet's Disease*, ICBD), que incluyen manifestaciones vasculares y neurológicas; según se ha informado, han mejorado la sensibilidad manteniendo la especificidad. Estos criterios fueron validados en 2.556 pacientes y 1.163 controles, con una sensibilidad y especificidad satisfactorias (**Tabla 40-18**).

En la actualización de 2018 de las recomendaciones de la EULAR para el manejo del síndrome de Behçet, se incluye preferentemente esta nomenclatura sobre la tradicional enfermedad de Behçet.

Síndrome de Cogan

En el síndrome de Cogan, no existen criterios diagnósticos ni de clasificación validados, aunque, en 1980, Haynes *et al.* propusieron unos criterios diagnósticos para síndrome de Cogan típico y atípico que son los utilizados, aunque la tendencia es evitar estos términos, porque a veces existe solapamiento (**Tabla 40-19**).

Vasculitis de un solo órgano

Son aquellas vasculitis en arterias o venas de cualquier tamaño en un solo órgano que no tienen características que indiquen que es una expresión limitada de una vasculitis sistémica.

Se incluyen en estas: la angeítis leucocitoclástica cutánea, la arteritis cutánea, la vasculitis primaria del sistema nervioso central y la aortitis aislada, entre otras.

Tabla 40-16. Criterios diagnósticos propuestos por la European League Against Rheumatism, la Paediatric Rheumatology International Trials Organisation y la Paediatric Rheumatology European Society (EULAR/PRINTO/PRES) de 2010 para la púrpura de Schoenlein-Henoch

Condición obligatoria
Púrpura palpable

Y al menos dos de los siguientes
1. Dolor abdominal difuso
2. Cualquier biopsia que muestre un predominio de depósitos de inmunoglobulina A
3. Artritis (aguda, de cualquier articulación) o artralgia
4. Compromiso renal (hematuria o proteinuria)

Adaptada de: Ozen S, Pistorio A, Iusan SM, Bakkaloglu A, Herlin T, Brik R, *et al*. EULAR/PRINTO/PRES criteria for Henoch-Schonlein purpura, childhood polyarteritis nodosa, childhood Wegener granulomatosis and childhood Takayasu arteritis: Ankara 2008. Part II: Final classification criteria. Ann Rheum Dis. 2010;69(5):798-806.

Tabla 40-17. Criterios diagnósticos del International Study Group for Behcet's Disease (ISGBD) de 1990 de la enfermedad de Behçet

Condición obligatoria
1. Aftas orales recurrentes

Y al menos dos de los siguientes
1. Úlceras genitales recurrentes
2. Lesiones oculares: • Uveítis anterior o • Uveítis posterior o • Células en el humor vítreo o • Vasculitis retiniana
3. Lesiones cutáneas: • Eritema nudoso o • Seudofoliculitis o • Lesiones papulopustulosas o • Nódulos acneiformes
4. Prueba de patergia positiva

Adaptada de: Criteria for diagnosis of Behçet's disease. International Study Group for Behçet's Disease. Lancet. 1990;335(8697):1078-80.

Tabla 40-18. Criterios diagnósticos del International Criteria for Behcet's Disease (ICBD) de 2014 de la enfermedad de Behçet

1. Úlceras orales	2
2. Lesiones cutáneas nasales	1
3. Afectación vascular	1
4. Prueba de patergia positiva	1
5. Úlceras genitales	2
6. Manifestaciones oculares	2
7. Manifestaciones neurológicas	1
Se requiere una puntuación de ≥ 4 puntos para la clasificación de enfermedad de Behçet	

Adaptada de: International Team for the Revision of the International Criteria for Behçet's Disease (ITR-ICBD). The International Criteria for Behçet's Disease (ICBD): a collaborative study of 27 countries on the sensitivity and specificity of the new criteria. J Eur Acad Dermatol Venereol. 2014;28(3):338-47.

Vasculitis asociada con enfermedad sistémica

Son las vasculitis asociadas con enfermedades sistémicas y pueden ser secundarias a ellas. Algunos ejemplos: la vasculitis lúpica, la vasculitis reumatoide, la vasculitis sarcoidea, etcétera.

Vasculitis asociada con etiología probable

Son las vasculitis asociadas con una probable etiología específica. Cabe destacar entre ellas la vasculitis crioglobulinémica asociada al virus de la hepatitis C, la vasculitis asociada al virus de la hepatitis B, la aortitis sifilítica, las vasculitis por inmunocomplejos o ANCA asociadas a tóxicos y la vasculitis asociada al cáncer.

Tabla 40-19. Criterios diagnósticos del síndrome de Cogan de 1980

Síndrome de Cogan típico

1. Afectación ocular: queratitis intersticial no sifilítica, asociada o no a conjuntivitis o hemorragia subconjuntival y
2. Afectación vestibular similar al síndrome de Ménière con pérdida auditiva progresiva hasta la sordera total en 1-3 meses y
3. El intervalo entre la afectación ocular y auditivo-vestibular debe ser ≤ 2 años

Síndrome de Cogan atípico

1. Afectación ocular sin queratitis intersticial o
2. Síntomas audiovestibulares diferentes de los episodios tipo Ménière o
3. El intervalo entre el dominio auditivo-vestibular y ocular > 2 años

Adaptada de: Haynes BF, Kaiser-Kupfer MI, Mason P, Fauci AS. Cogan syndrome: Studies in thirteen patients, long term follow-up, and a review of the literature. Medicine. 1980; 59(6):426-41.

CONCLUSIONES

Es importante mencionar que no existe en la actualidad una clasificación prototípica de las vasculitis que sea capaz de identificar y clasificar de forma precisa a todos los pacientes.

Los avances en este sentido deben estar fundamentados en el tamaño del vaso afecto, pero también deben incorporar los hallazgos clínicos, la determinación de los ANCA, los hallazgos histopatológicos de la biopsia y las técnicas de imagen.

La validación y actualización de los criterios de clasificación y el progresivo conocimiento acerca de su patogenia permitirán un mejor y más adecuado manejo de estas enfermedades en la práctica clínica.

 PUNTOS CLAVE

- El término *vasculitis* engloba un grupo de enfermedades que se caracterizan por el hallazgo anatomopatológico de un infiltrado inflamatorio en el espesor de la pared de los vasos sanguíneos, lo que conduce a la isquemia de los tejidos irrigados dependientes.
- La mayoría de las vasculitis están mediadas por mecanismos inmunes en personas genéticamente predispuestas.

- La necrosis, la formación de granulomas y el tipo celular leucocitario predominante sobre la pared vascular son los hallazgos histopatológicos utilizados para su tipificación.
- Su clasificación está fundamentada en el tamaño del vaso afecto, los hallazgos clínicos, la determinación de los ANCA, los hallazgos histopatológicos de la biopsia y las técnicas de imagen.

BIBLIOGRAFÍA

Balsa Criado A, Diaz Gonzalez F. Tratado de enfermedades reumáticas de la Sociedad Española de Reumatología. Editorial Panamericana; 2022.

Chen B, Wang J, Wang Y, Zhang J, Zhao C, et al. Oral microbiota dysbiosis and its association with Henoch-Schönlein Purpura in children. International immunopharmacology, 2018;65:295-302.

Gonzalez-Gay MA, Garcia-Porrua C, Guerrero J, Rodríguez-Ledo P, Llorca J. The epidemiology of the primary systemic vasculitides in northwest Spain: implications of the Chapel Hill Consensus Conference definitions. Arthritis Rheum 2003;49(3):388-93.

González-Gay MA, García-Porrúa C. Systemic vasculitis in adults in northwestern Spain, 1988-1997. Clinical and epidemiologic aspects. Medicine (Baltimore) 1999;78(5):292-308.

González-Gay MA, García-Porrúa C. Epidemiology of the vasculitides. Rheumatic diseases clinics of North America, 2001;27(4):729-49.

González-Gay MA, García-Porrúa C. Systemic vasculitides. Best practice & research. Clinical rheumatology, 2002;16(5):833-45.

Grayson PC, Ponte C, Suppiah R, Robson JC, Craven A, Judge A, et al. 2022 American College of Rheumatology/European Alliance of Associations for Rheumatology Classification Criteria for Eosinophilic Granulomatosis with polyangiitis. Ann Rheum Dis. 2022;81(3):309-14.

Grayson PC, Ponte C, Suppiah R, Robson JC, Gribbons KB, Judge A, et al. 2022 American College of Rheumatology/EULAR classification criteria for Takayasu arteritis. Ann Rheum Dis. 2022;81(12):1654-60.

Hatemi G, Christensen R, Bang D, Bodaghi B, Celik AF, et al. 2018 update of the EULAR recommendations for the management of Behçet's syndrome. Annals of the rheumatic diseases, 2018;77(6):808-18.

Koskela M, Ylinen E, Ukonmaanaho E-M, Autio-Harmainen H, Heikkilä P, Lohi J, et al. The ISKDC classification and a new semiquantitative classification for predicting outcomes of Henoch-Schönlein purpura nephritis. Pediatr Nephrol. 2017;32(7):1201-9.

Li KJ, Semenov D, Turk M, Pope J. A meta-analysis of the epidemiology of giant cell arteritis across time and space. Arthritis Res Ther. 2021;23(1):82.

Lopez Robledillo JC, Gamir Gamir ML. Manual SER de diagnóstico y tratamiento en Reumatología Pediátrica. Editorial Ergon; 2019.

Mahr A, Guillevin L, Poissonnet M, Aymé S. Prevalences of polyarteritis nodosa, microscopic polyangiitis, Wegener's granulomatosis, and Churg-Strauss syndrome in a French urban multiethnic population in 2000: a capture-recapture estimate: Prevalence of Vasculitides in a Parisian Suburb. Arthritis Rheum 2004;51(1):92-9.

Michel BA, Hunder GG, Bloch DA, Calabrese LH. Hypersensitivity vasculitis and Henoch-Schönlein purpura: a comparison between the 2 disorders. J Rheumatol. 1992;19(5):721-8.

Mills JA, Michel BA, Bloch DA, Calabrese LH, Hunder GG, Arend WP, et al. The American College of Rheumatology 1990 criteria for the classification of henoch-schönlein purpura. Arthritis Rheum. 2010;33(8):1114-21.

Ponte C, Grayson PC, Robson JC, Suppiah R, Gribbons KB, Judge A, et al. 2022 American College of Rheumatology/EULAR classification criteria for giant cell arteritis. Ann Rheum Dis. 2022;81(12):1647-53.

Quartuccio L, Isola M, Corazza L, Ramos-Casals M, Retamozo S, Ragab GM, et al. Validation of the classification criteria for cryoglobulinaemic vasculitis. Rheumatology (Oxford). 2014;53(12):2209-13.

Renauer P, Coit P, Sawalha AH. Epigenetics and vasculitis: A comprehensive review. Clin Rev Allergy Immunol. 2016;50(3):357-66.

Robson J, Grayson P, Ponte C, Suppiah R, Craven A, Khaild S. Classification criteria for the ANCA-Associated vasculitides. Rheumatology (Oxford). 2019;58(2):46-7.

Robson JC, Grayson PC, Ponte C, Suppiah R, Craven A, Judge A, et al. 2022 American College of Rheumatology/European Alliance of Associations for Rheumatology classification criteria for granulomatosis with polyangiitis. Ann Rheum Dis. 2022;81(3):315-20.

Romero-Gómez C, Aguilar-García JA, García-de-Lucas MD, Cotos-Canca R, Olalla-Sierra J, García-Alegría JJ, et al. Epidemiological study of primary systemic vasculitides among adults in southern Spain and review of the main epidemiological studies. Clinical and experimental rheumatology, 2015; 33(2 Suppl 89).

Rutter M, Bowley J, Lanyon PC, Grainge MJ, Pearce FA. A systematic review and meta-analysis of the incidence rate of Takayasu arteritis. Rheumatology (Oxford). 2021;60(11):4982-90.

Sánchez-Costa JT, Melero-González RB, Fernández-Fernández E, Silva-Diaz MT, Belzunegui JM, Moriano C et al. Incidence and general clinical features of Giant Cell Arteritis in the ARTESER multicenter study. ACR Meeting Abstracts. 2021.

Sharma A, Mohammad AJ, Turesson C. Incidence and prevalence of giant cell arteritis and polymyalgia rheumatica: A systematic literature review. Semin Arthritis Rheum 2020;50(5):1040-8.

Suppiah R, Robson JC, Grayson PC, Ponte C, Craven A, Khalid S, et al. 2022 American College of Rheumatology/European Alliance of Associations for Rheumatology classification criteria for microscopic polyangiitis. Ann Rheum Dis. 2022; 81(3):321-6.

Tariq S, Clifford AH. An update on the microbiome in vasculitis. Curr Opin Rheumatol. 2021;33(1):15-23.

Trimarchi H, Barratt J, Cattran DC, Cook HT, Coppo R, Haas M, et al. Oxford Classification of IgA nephropathy 2016: an update from the IgA Nephropathy Classification Working Group. Kidney Int.2017;91(5): 1014-21.

Trivioli G, Márquez A, Martorana D, Tesi M, Kronbichler A, Lyons PA, et al. Genetics of ANCA-associated vasculitis: role in pathogenesis, classification and management. Nat Rev Rheumatol. 2022;18(10):559-74.

Watts RA, Hatemi G, Burns JC, Mohammad AJ. Global epidemiology of vasculitis. Nat Rev Rheumatol. 2022;18(1):22-34.

Yamamoto S, Oiwa H. Provisional seven-item criteria for the diagnosis of polyarteritis nodosa. Rheumatol Int. 2020;40(8):1223-7.

Vasculitis de vaso grande

41

E. Heras Recuero, S. Castañeda Sanz y M. Á. González-Gay Mantecón

OBJETIVOS

- Conocer la epidemiología de la polimialgia reumática (PMR) y de la arteritis de células gigantes (ACG), describir su superposición y las diferencias entre los fenotipos de ACG.
- Exponer los mecanismos implicados en la patogenia de la PMR y de la ACG.
- Explicar el papel de las pruebas de laboratorio y de imagen en el diagnóstico de ambas enfermedades.
- Distinguir la polimialgia reumática y la ACG de otros trastornos inflamatorios y no inflamatorios.
- Revisar las distintas opciones de tratamiento para pacientes con PMR y ACG.
- Describir la arteritis de Takayasu dentro del grupo de las vasculitis de grandes vasos.
- Conocer la epidemiología y los principales mecanismos patogénicos de la enfermedad.
- Explicar las distintas pruebas complementarias utilizadas para llegar al diagnóstico de esta entidad.
- Comprender el tratamiento de la arteritis de Takayasu: el papel de los corticoides, de otros fármacos inmunosupresores o de la cirugía en algunos casos.

ARTERITIS DE CÉLULAS GIGANTES Y POLIMIALGIA REUMÁTICA

La ACG, clásicamente denominada arteritis temporal o arteritis de Horton, es un tipo de vasculitis que muestra una especial predilección por vasos de mediano y gran calibre derivados del arco aórtico que irrigan los territorios extracraneales.

La afectación más característica es la de la arteria temporal, una rama de la carótida externa. Sin embargo, como se ve más adelante, la afectación de las ramas derivadas de la carótida interna, como las arterias ciliares posteriores que, a su vez, derivan de la arteria oftálmica, es el origen de las complicaciones visuales que a menudo ensombrecen el pronóstico de esta enfermedad. Además, con el uso de nuevas técnicas de imagen, se ha comprobado que la ACG no solo se limita al daño vascular de las arterias craneales, sino que la afectación de grandes vasos extracraneal es frecuente.

La PMR es un trastorno inflamatorio caracterizado por dolor y rigidez que afecta a la cintura escapular, hombros y regiones proximales de los miembros superiores, a la cintura pélvica y zonas proximales de los miembros inferiores, así como a la región cervical.

Existe una relación estrecha entre la ACG y la PMR que, a menudo, concurren en un mismo paciente. Ambas entidades son de etiología desconocida, con predilección por la raza blanca y el sexo femenino. En ambos casos, existe una respuesta inflamatoria sistémica y, aunque a diferentes dosis, ambos procesos suelen responder de forma favorable a los glucocorticoides.

Epidemiología

Tanto la ACG como la PMR afectan casi exclusivamente a personas mayores de 50 años, su incidencia aumenta con la edad y alcanza su pico máximo en pacientes de 70-79 años.

La ACG es el tipo de vasculitis más común en Europa y Norteamérica, con predilección por personas de raza blanca y, en especial, de origen escandinavo.

Al igual que la ACG, la PMR es también más frecuente en las poblaciones de origen escandinavo.

 La ACG es la vasculitis más frecuente en nuestro medio en personas de edad. Tanto la ACG como la PMR afectan casi exclusivamente a personas mayores de 50 años, su incidencia aumenta con la edad y alcanzan su pico máximo en pacientes de 70-79 años.

Etiología

La etiología de la ACG y la PMR es desconocida. La existencia de una susceptibilidad genética y la muy posible influencia de factores ambientales, todavía no definitivamente confirmados, parecen contribuir al desarrollo de la enfermedad.

El predominio de la PMR y la ACG en la raza blanca y su tendencia a presentarse con mayor frecuencia en individuos de la misma familia indican la existencia de una predisposición genética. En cuanto a la susceptibilidad genética de la ACG, diversos estudios describen la asociación de esta enfermedad con genes localizados en la región del complejo mayor de histocompatibilidad (antígeno leucocitario humano [HLA]), en especial en alelos *HLA-DRB1*04* y, sobre todo, en *HLA-DRB1*0401*.

Patogenia

Continúa siendo una incógnita el desencadenante que origina el proceso vasculítico. Una hipótesis extendida atribuye este papel a un antígeno infeccioso que activaría las células dendríticas localizadas entre la adventicia y la capa media de las arterias de calibre mediano y grande. Es sabido que la ACG es una enfermedad inmunomediada por linfocitos T en la que el principal factor patogénico es un desequilibrio en la diferenciación de linfocitos T reguladores hacia la formación de linfocitos T colaboradores-1 o *T-helper-1* (Th1) y Th17.

En la ACG parece existir una maduración anormal de las células dendríticas en la pared vascular. Las respuestas Th1 y Th17 activan los macrófagos que en la adventicia secretan interleucinas (IL-1 e IL-6), que, a su vez, perpetúan y retroalimentan la respuesta inflamatoria. Los macrófagos en la lámina media producen metaloproteasas y destruyen la lámina elástica interna. Esto promueve la migración y proliferación de miofibroblastos hacia la íntima, lo que produce hiperplasia de la íntima y oclusión progresiva de la luz vascular. El interferón gamma promueve la diferenciación de los macrófagos hacia la formación de células gigantes multinucleadas, que dan nombre a la enfermedad y que, a su vez, secretan más citocinas y factores de crecimiento endotelial (**Fig. 41-1**).

Anatomía patológica

La biopsia de la arteria temporal permite la confirmación diagnóstica en la ACG. Dicha biopsia es más veces positiva en las formas craneales clásicas de la ACG. Los hallazgos histopatológicos típicos de la biopsia de arteria temporal en un paciente con ACG se caracterizan por la rotura de la lámina elástica interna de la pared vascular y por la presencia de un infiltrado inflamatorio crónico. Dicho infiltrado está compuesto en su mayor parte por macrófagos y células T, de las que el 70-90 % son CD4+ y en el 40-60 % de los casos se observan células gigantes multinucleadas.

La lesión inflamatoria presenta normalmente una distribución segmentaria y focal, que puede alternar focos inflamatorios con otros focos normales, libres de la enfermedad (**Fig. 41-2**).

Manifestaciones clínicas de la polimialgia reumática

La característica clínica fundamental de la PMR es el dolor, con rango de movimiento limitado y rigidez de la cintura escapular en un paciente mayor de 50 años. Los pacientes a menudo se quejan de dolor y rigidez en la parte superior de los brazos, el cuello, la cintura pélvica, las caderas y los muslos. Estas manifestaciones clínicas suelen ser bilaterales. El inicio de los síntomas suele ser rápido y manifestarse en toda su intensidad en unos pocos días, en algunos casos, incluso de

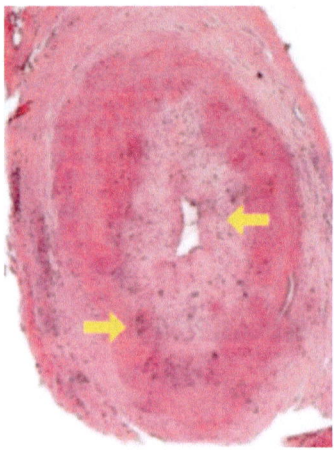

Figura 41-2. Anatomía patológica de la arteritis de células gigantes. La imagen muestra una arteria temporal de un paciente con arteritis de células gigantes en la que destaca un componente inflamatorio (flechas) con marcada hiperplasia de la íntima vascular. Cortesía del doctor González-Gay. Servicio de Anatomía Patológica, Hospital Universitario Marqués de Valdecilla, Santander.

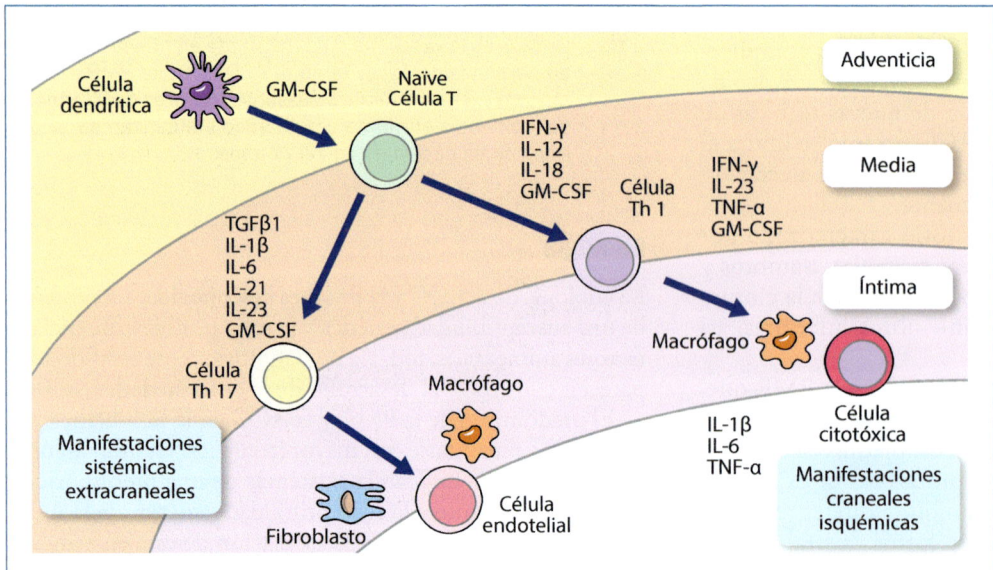

Figura 41-1. Patogenia de la arteritis de células gigantes. GM-CSF: factor estimulante de colonias de granulocitos; IFN: interferón; IL: interleucina; *naïve*: virgen, no tratado; TGFβ1: factor de crecimiento transformante beta 1; Th1: (célula) colaboradora o *helper* tipo 1; TNF: factor de necrosis tumoral.

forma aguda durante la noche. Los síntomas se asocian con dolor y rigidez matinal en las regiones musculoesqueléticas afectadas. Al igual que la rigidez, los síntomas son peores por la mañana y mejoran progresivamente a lo largo del día y empeoran después del descanso o cuando el paciente está inactivo durante un largo período de tiempo. Estos síntomas son característicos de un dolor de semiología inflamatoria.

> ! La característica clínica fundamental de la PMR es el dolor con rango de movimiento limitado y rigidez de la cintura escapular en un paciente mayor de 50 años.

El dolor de hombros está presente casi invariablemente, mientras que la afectación del cuello y de la cintura pélvica se produce en el 50-90 % de los casos. Aunque a veces los síntomas son unilaterales al inicio de la enfermedad, pronto se vuelven bilaterales.

Las manifestaciones constitucionales, como febrícula, fatiga, astenia, anorexia y pérdida de peso, ocurren hasta en el 40-50 % de los pacientes. La fiebre (temperatura ≥ 38 °C) puede ser un síntoma de presentación de la PMR aislada. Sin embargo, la fiebre alta persistente es más común en la PMR asociada con ACG que en la aislada.

Hay otras manifestaciones articulares en pacientes con PMR. La sinovitis periférica clínicamente se observa en un porcentaje variable de pacientes, que va desde ser casi inexistente hasta describirse en algunas series con una frecuencia del 23-40 % de los pacientes con PMR. La artritis es a menudo asimétrica y no asociada con erosiones óseas corticales. Afecta sobre todo a la rodilla y la muñeca.

La sinovitis periférica también incluye en ocasiones en la inflamación de los tejidos periarticulares (tendinitis, bursitis), especialmente de las extremidades superiores y las manos. Se confirma mediante ecografía y otras técnicas de imagen.

En algunos casos, la PMR se presenta con inflamación y edema distal semejante al observado en pacientes con síndrome de sinovitis simétrica remitente seronegativa con edema que deja fóvea. Este síndrome se caracteriza por sinovitis y sinovitis del tendón extensor de las manos y de los pies. Estos pacientes tienen inflamación de las extremidades distales con edema que deja fóvea, sobre todo, en el dorso de las manos y las muñecas, y con menos frecuencia, en los tobillos y los pies. Se ha descrito que se observa en el 12 % de los pacientes con PMR. Al igual que la artritis inflamatoria de la PMR, estos síntomas se resuelven rápidamente después del inicio de la terapia con glucocorticoides.

Manifestaciones clínicas de la arteritis de células gigantes

Para describir las manifestaciones clínicas de la ACG, como se ha mostrado en estudios previos, se establecen dos tipos: aquellas debidas a manifestaciones isquémicas de la vasculitis y las relacionadas con manifestaciones sistémicas.

La cefalea es la máxima expresión sintomática del proceso vasculítico que afecta a las arterias craneales. Por lo general, la cefalea es de reciente comienzo o de características distintas a las habituales, se da en un paciente mayor de 50 años y se halla presente en el 70-90 % de los casos, fundamentalmente en la forma fenotípica craneal clásica. El dolor suele ser continuo, de mucha intensidad y refractario a la analgesia habitual. Aunque se localiza de forma habitual en la región temporal, cualquier área puede verse afectada. Menos del 50 % de los pacientes asocian hipersensibilidad al tacto en el cuero cabelludo (es característico al peinarse) y es excepcional que se produzca necrosis en él.

En series clásicas de pacientes con ACG y fenotipo craneal predominante, su frecuencia alcanzaba casi el 90 % de los pacientes. Un estudio epidemiológico realizado en Lugo sobre 240 pacientes con ACG confirmada por una biopsia de arteria temporal positiva mostró que 203 (86,4 %) presentaban cefalea al diagnóstico de la enfermedad. En algún caso, la neuralgia occipital puede ser la manifestación inicial de una ACG.

Otro síntoma craneal típico de la ACG, considerada por muchos como una complicación isquémica grave de la enfermedad, es la claudicación mandibular (dolor desencadenado con la masticación), síntoma muy específico que refiere el 40-50 % de los pacientes. A menudo los pacientes relatan la presencia de disfagia y, afortunadamente, es más rara la existencia confirmada por la clínica de una de una necrosis lingual.

La incidencia de complicaciones visuales oscila entre el 25 y el 50 % en las series clásicas. La ceguera afecta al 5-15 % de las ACG y se presenta normalmente como una pérdida súbita de visión. La pérdida visual se da como una niebla en todo o en parte del campo visual y evoluciona dentro de las 24-48 horas hasta la ceguera total. La pérdida visual unilateral a veces pasa desapercibida al inicio para el paciente hasta que el ojo no afectado se cubre por casualidad. Primero se afecta un ojo, pero la afectación del otro ojo en pacientes no tratados ocurre de 1 a 10 días después si el paciente no recibe tratamiento. La pérdida de visión está producida en el 90 % de los casos por una neuropatía óptica isquémica secundaria a la afectación de las arterias ciliares posteriores, ramas de la arteria oftálmica que, a su vez, derivan de la carótida interna.

Otras posibles causas de ceguera son la oclusión de la arteria central de la retina (*retinal stroke*) o de la arteria ciliorretiniana y el desarrollo de una neuropatía óptica isquémica posterior o de una ceguera cortical secundaria a un accidente cerebrovascular isquémico vertebrobasilar que afecta al lóbulo occipital. Otra manifestación visual de la ACG, presentada hasta en un 30 % de los pacientes, es la *amaurosis fugax*. Esta manifestación está considerada como el principal factor predictivo de ceguera, a la cual precede hasta en el 50 % de los casos.

Al contrario que en personas de más de 50 años de la población general, en las que la frecuencia de accidentes cerebrovasculares es más común en el territorio carotídeo, los pacientes con ACG experimentan, en el período comprendido entre el diagnóstico y 1 mes después, mayor frecuencia de ictus vertebrobasilar.

En este sentido, alrededor del 3 % de los pacientes presentan accidentes isquémicos transitorios o accidentes cerebrovasculares bien establecidos. Rara vez se presentan casos de demencia multiinfarto.

Es importante destacar que las complicaciones isquémicas mencionadas son menos frecuentes en la ACG con biopsia de arteria temporal negativa.

El 25 % de los pacientes con ACG presenta una afectación extracraneal de grandes vasos, porcentaje sensiblemente superior si se considera la afectación subclínica mostrada en las pruebas de imagen. Suele manifestarse como aneurismas de aorta torácica o abdominal y estenosis de grandes vasos, sobre todo de los miembros superiores. Pueden presentarse en forma de disnea de esfuerzo, insuficiencia o disección aórtica o claudicación de extremidades superiores.

Los pacientes con afectación de grandes vasos, con fenotipo predominante extracraneal, tienen menos probabilidades de presentar cefalea y una biopsia de arteria temporal positiva.

Más adelante se discuten las diferencias entre la ACG con el fenotipo craneal clásico y ACG de predominio extracraneal con afectación de grandes vasos.

Por otra parte, hay otra serie de manifestaciones isquémicas en los pacientes con ACG. La neuropatía periférica (incluyendo mononeuropatías y polineuropatías de las extremidades superiores e inferiores) es, en la experiencia de los autores, poco común, pero en algunas series se describe hasta en el 14 % de los pacientes. Se han observado otras manifestaciones, como el dolor facial o dentario, carotidinia, disfunción audiovestibular (hipoacusia, vértigo, *tinnitus*, etc.) y síntomas del aparato respiratorio superior (tos, disfonía).

Dentro de las manifestaciones isquémicas de la ACG, cabe destacar la cefalea por afectación de arterias craneales, la claudicación mandibular y las manifestaciones visuales en forma de pérdida súbita de visión.

Además de las manifestaciones clínicas isquémicas, la respuesta inflamatoria sistémica existente en la ACG puede dar lugar a una serie de síntomas constitucionales, tales como febrícula, hiporexia, astenia o pérdida de peso, que refieren hasta 2/3 de los pacientes. El 10 % de los casos presentan fiebre con una temperatura superior a los 38 °C. En algunos pacientes predomina la clínica constitucional sin manifestaciones vasculares evidentes, con lo que la ACG se presenta como fiebre de origen desconocido.

Los pacientes con una respuesta inflamatoria sistémica más intensa (con una sintomatología constitucional más acusada y niveles más elevados de velocidad de sedimentación globular [VSG] y proteína C-reactiva [PCR]) tienen menor riesgo de desarrollar complicaciones isquémicas, incluyendo la pérdida de visión.

La exploración física en la ACG revela la existencia de unas arterias temporales engrosadas, tortuosas y dolorosas a la palpación, con pulso disminuido o ausente. En algunos pacientes, se aprecia carotidinia. La presencia de un soplo aórtico o de soplos, claudicación o asimetría de pulsos en las extremidades superiores debe hacer sospechar la afectación de grandes vasos (**Fig. 41-3**).

Polimialgia reumática en pacientes con arteritis de células gigantes

Entre el 40 % y el 50 % de los pacientes con ACG craneal clásica, presentan un cuadro polimiálgico, que puede preceder, presen-

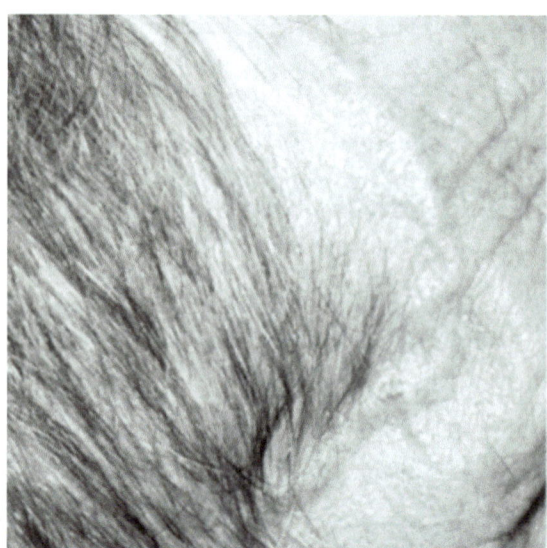
Figura 41-3. Paciente con arteritis de células gigantes craneal clásica con arteria temporal engrosada. El paciente había comenzado 2 semanas antes con cefalea bitemporal y manifestaba hipersensibilidad en el cuero cabelludo. Refería gran molestia al apoyar las regiones temporales sobre la almohada o al peinarse.
Cortesía del doctor González-Gay (colección particular).

tarse concomitantemente o suceder al resto de los síntomas de la enfermedad. Es posible, por tanto, que en un paciente diagnosticado de PMR, exista una ACG subyacente, no detectada debido a la ausencia de otras manifestaciones que indiquen su presencia.

A la luz de diversos estudios, se ha considerado que esto podría suceder en el 16-21 % de los pacientes con PMR. Un dato sugerente de la existencia de ACG subyacente en las PMR sin síntomas craneales es la existencia de un marcado síndrome constitucional y de niveles muy elevados de reactantes de fase aguda. Estudios más recientes han demostrado que hasta un tercio de los pacientes que se manifiestan con clínica de PMR aislada («pura»), presentan afectación de grandes vasos y pueden ser consideradas como ACG de fenotipo extracraneal cuando se usan pruebas de imagen sensibles, como la tomografía por emisión de positrones (PET)/tomografía computarizada (TC) con ^{18}F-fluorodesoxiglucosa (FDG). En este sentido, se ha observado que pacientes con polimialgia refractaria al tratamiento con glucocorticoides o con manifestaciones atípicas (como predominio de afectación en cintura pélvica, presencia de dolor lumbar bajo inflamatorio y dolor en pantorrillas o claudicación en miembros inferiores) tienen a menudo positividad en la PET-TC, en la que se aprecia la existencia de vasculitis de grandes vasos, que es característica de las ACG de predominio extracraneal.

Arteritis de células gigantes con predominio extracraneal de afectación de grandes vasos: un fenotipo diferente de la arteritis de células gigantes craneal clásica

Clásicamente se consideraba que la ACG era una vasculitis con tropismo focalizado de forma casi exclusiva en las arterias craneales, en especial por las arterias temporales, por lo que a esta entidad también se la ha denominado durante años *arteritis de la temporal.* Sin embargo, en los últimos años, se ha evidenciado la existencia de un subgrupo de pacientes con ACG en los que existe una afectación predominante de vasos extracraneales, como es la aorta y sus principales ramas, que incluso puede ocurrir en ausencia de síntomas sugestivos de afectación clásica craneal. Estos pacientes presentan rasgos demográficos y clínicos diferentes de los de los pacientes con el fenotipo craneal clásico de la ACG.

Por ello, la ACG se considera en la actualidad una entidad heterogénea en la que se describen dos patrones clínicos predominantes: el fenotipo craneal clásico y el fenotipo con predominio de afectación de grandes vasos extracraneales, fenotipo extracraneal, que a menudo se solapan entre sí y con la PMR (**Fig. 41-4**).

Las manifestaciones clínicas de la ACG craneal clásica son las típicas de esta vasculitis e incluyen la cefalea, claudicación mandibular y síntomas visuales, que pueden evolucionar hacia la ceguera en ausencia de tratamiento.

Por el contrario, las manifestaciones de la ACG extracraneal son más inespecíficas y, por tanto, más difíciles de diagnosticar. La ACG extracraneal puede manifestarse a edades más tempranas como un cuadro polimiálgico refractario al tratamiento convencional con glucocorticoides y asociarse a síntomas constitucionales, como fiebre, astenia y pérdida de peso, y a claudicación vascular en las extremidades. En estos pacientes, la elevación de parámetros analíticos de inflamación, como la PCR y la VSG, suele ser menos marcada. Se ha observado en varios estudios que los pacientes con ACG extracraneal tienen un menor riesgo de desarrollo de complicaciones isquémicas craneales. Sin embargo, tienen un mayor riesgo de desarrollar estenosis de las arterias, que dan lugar a una arteriopatía periférica, manifestada por claudicación de las extremidades (en las extremidades inferiores puede presentarse con claudicación vascular intermitente) o incluso manifestada, en formas relativamente tempranas, por aneurismas, estenosis y disección aórtica. En estos pacientes, la biopsia de arteria temporal, al contrario que en la forma clásica, suele ser negativa, lo que dificulta y retrasa su diagnóstico. En ausencia de una alta sospecha clínica, la ACG extracraneal es a menudo infradiagnosticada, lo que puede conducir hacia graves complicaciones (**Tabla 41-1**).

Pruebas de laboratorio

El hallazgo de laboratorio más característico de la ACG y de la PMR es la elevación de los reactantes de fase aguda, tanto de la VSG como de la PCR, que puede ser incluso más sensi-

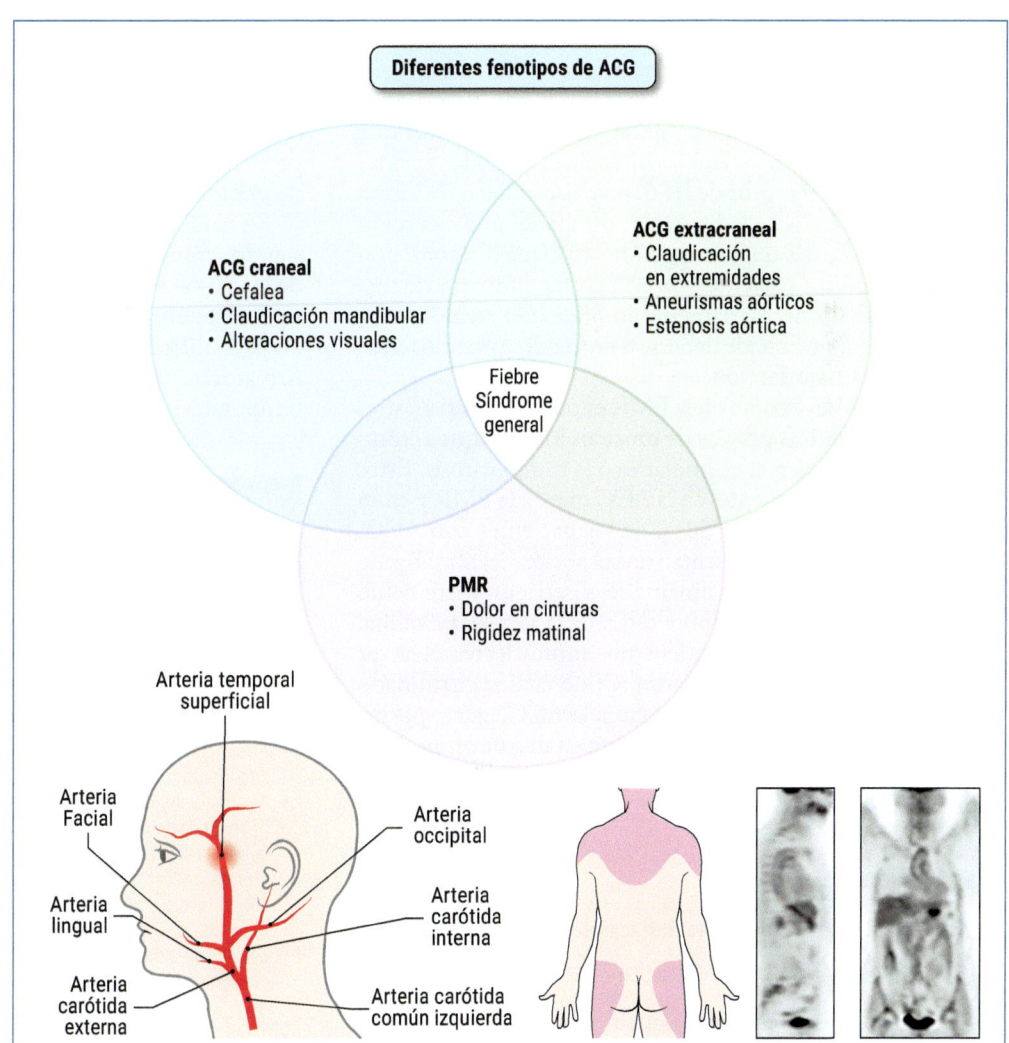

Figura 41-4. Diferentes fenotipos de arteritis de céulas gigantes.
ACG: arteritis de células gigantes; PMR: polimialgia reumática.
Fuente: elaboración propia de los autores.

Tabla 41-1. Diferencias clínicas entre la arteritis de células gigantes de fenotipo craneal clásico y la de fenotipo extracraneal predominante

	ACG de fenotipo craneal	ACG de fenotipo extracraneal
Edad al diagnóstico	65-85 años	50-70 años
Síntomas constitucionales	++	+++
Manifestaciones craneales	+++	+
Biopsia de arteria temporal positiva	++	+/−
Complicaciones visuales	+	+/−
Polimialgia reumática	++	+++
Claudicación vascular en extremidades	+/−	+

ACG: arteritis de células gigantes.

ble que la VSG. Sin embargo, es posible encontrar pacientes con marcadores inflamatorios dentro de la normalidad en el momento del diagnóstico de la ACG o PMR. Esto es más frecuente en pacientes con PMR, en quienes se ha descrito un subgrupo con PMR y VSG baja o incluso normal.

La VSG y la PCR son también de utilidad para la monitorización y seguimiento de estos pacientes. Sin embargo, el uso de elevación de reactantes de fase aguda como indicador de recaída de la enfermedad pierde valor en pacientes que están en tratamiento con terapias biológicas, como los agentes bloqueadores del receptor de IL-6, que disminuyen de forma muy marcada la VSG y la PCR. Por otro lado, una elevación aislada de reactantes de fase aguda no asociada a reaparición de síntomas en un paciente que está en seguimiento de una ACG o PMR no necesariamente implica una recaída de la enfermedad, ya que puede deberse a un cuadro intercurrente, por ejemplo, una infección.

Tanto en la ACG como en la PMR es posible observar otras alteraciones analíticas propias de procesos inflamatorios crónicos, como son la anemia normocítica o la trombocitosis. Estos hallazgos son más frecuentes en la ACG que en la PMR y están presentes en alrededor del 50 % de los pacientes con ACG, quienes, además, a veces presentan una elevación del fibrinógeno y la haptoglobina. Ocasionalmente se observa un incremento de las enzimas hepáticas y, sobre todo, de la fosfatasa alcalina.

Es característico que los anticuerpos antinucleares, el factor reumatoide y los anticuerpos antipéptido cíclico citrulinado sean negativos en la PMR. Respecto a la ACG, existe positividad para anticuerpos anticardiolipina en mayor proporción que en controles, aunque su presencia no está relacionada con el desarrollo de episodios isquémicos.

Diagnóstico

En referencia al diagnóstico, se destacan los siguientes aspectos.

Diagnóstico de la polimialgia reumática

Es importante tener en cuenta que no existen pruebas específicas para hacer un diagnóstico de esta entidad. Por ello,

como se ha destacado en revisiones previas, el diagnóstico de PMR se fundamenta en criterios de clasificación. Se apoyan principalmente en la presencia de reactantes de fase aguda elevados en personas mayores de 50-60 años con dolor bilateral de hombros. En el conjunto de criterios más recientes, los de clasificación de la European League Against Rheumatism (EULAR) y del American College of Rheumatology (ACR) del 2012, también destaca la relevancia de la afectación de cadera por polimialgia, la ausencia de dolor en otras articulaciones y los resultados negativos para anticuerpos antipéptido cíclico citrulinado y factor reumatoide para respaldar el diagnóstico de PMR. Estos criterios también incluyen por primera vez el uso de ecografía para detectar bursitis subacromial bilateral o bursitis trocantérea (**Tabla 41-2**).

El diagnóstico diferencial de la PMR (**Tabla 41-3**) debe tener en cuenta que sus síntomas son inespecíficos y hay muchas entidades que los pueden presentar. Debido a ello, hay que excluir los procesos más comunes que simulan una PMR.

Diagnóstico de la arteritis de células gigantes

Los criterios propuestos por el ACR en 1990 (**Tabla 41-4**) para la ACG han sido utilizados en las últimas décadas para la identificación de pacientes con manifestaciones clínicas de predominio craneal. Es decir, son útiles para identificar pacientes con ACG craneal clásica.

Sin embargo, los criterios del ACR de 1990 no permiten el diagnóstico de pacientes con ACG que debutan con manifestaciones predominantemente extracraneales; es decir, que presentan un fenotipo de ACG con predominio de afectación de grandes vasos sin clínica craneal manifiesta.

En cualquier caso, el diagnóstico de la ACG continúa siendo eminentemente clínico. Ante un paciente por encima de los 50-60 años que comienza con manifestaciones craneales típicas, acompañadas de elevación de reactantes de fase aguda en la analítica, se debe realizar una prueba diagnóstica confirmatoria, ya sea una biopsia o una ecografía de las arterias temporales.

Tabla 41-2. Criterios de clasificación del ACR/EULAR para polimialgia reumática: el conjunto de criterios más reciente para el diagnóstico de polimialgia reumática

Pacientes ≥ 50 años con dolor de hombro bilateral y PCR o VSG anormales, más al menos 4 puntos (sin ecografía) o ≥ 5 puntos (con ecografía) de los siguientes:

- Rigidez matinal > 45 minutos (2 puntos)
- Dolor en caderas o rango de movimiento limitado (1 punto)
- Ausencia de factor reumatoide o anticuerpos antipéptido cíclico citrulinado (2 puntos)
- Ausencia de otra afectación articular (1 punto)
- Si se dispone de estudio mediante ecografía, al menos un hombro con bursitis subdeltoidea, tenosinovitis del bíceps o sinovitis glenohumeral (ya sea posterior o axilar) y al menos una cadera con sinovitis o bursitis trocantérea (1 punto)
- Si se dispone de estudio mediante ecografía, ambos hombros con bursitis subdeltoidea, tenosinovitis del bíceps o sinovitis glenohumeral (1 punto)

ACR: American College of Rheumatology; EULAR: European League Against Rheumatism; PCR: proteína C-reactiva; VSG: velocidad de sedimentación globular.

Tabla 41-3. Principales entidades que imitan una polimialgia reumática

Enfermedades reumáticas inflamatorias	Enfermedades reumáticas no inflamatorias	Infecciones	Enfermedades malignas	Miscelánea
• Artritis reumatoide del anciano • Espondiloartritis de inicio tardío • Síndrome de sinovitis simétrica seronegativa remitente con edema con fóvea • Miopatías inflamatorias • Enfermedades del tejido conectivo (lupus eritematoso sistémico de inicio tardío, esclerodermia, síndrome de Sjögren) • Vasculitis sistémicas, como la panarteritis nudosa • Artropatías microcristalinas	• Enfermedad articular degenerativa • Espondilosis espinal • Enfermedad del manguito rotador • Capsulitis adhesiva (hombro congelado) • Fibromialgia	• Infecciones virales/ bacterianas: en particular, endocarditis bacteriana e infecciones por micobacterias	• Tumores sólidos: riñón, estómago, colon, pulmón, etcétera • Enfermedades hematológicas: mieloma, linfoma, leucemia	• Parkinsonismo • Enfermedades de tiroides y paratiroides • Hipovitaminosis D grave • Miopatías inducidas por fármacos (estatinas, colchicina, otras) • Amiloidosis primaria

Tabla 41-4. Criterios de clasificación del Colegio Americano de Reumatología (ACR) de 1990 para el diagnóstico de arteritis de células gigantes

• Edad mayor o igual a 50 años al comienzo de los síntomas

• Cefalea de reciente aparición o distinta a la existente

• Alteraciones en la exploración de las arterias temporales

• Velocidad de sedimentación globular mayor o igual a 50 mm/la 1ª hora

• Biopsia de arteria temporal que evidencie vasculitis con predominio de infiltrado inflamatorio mononuclear y formación de granulomas

La presencia de al menos tres de estos criterios permite establecer el diagnóstico de arteritis de células gigantes con una sensibilidad del 93 % y una especificidad del 91,2 %.

La biopsia de la arteria temporal continúa siendo la prueba de referencia para la confirmación del diagnóstico de ACG con una elevada especificidad. La rentabilidad de la biopsia de arterias temporales aumenta cuando se realiza durante las dos primeras semanas de tratamiento con glucocorticoides. La longitud de la biopsia debe ser al menos de 0,5 cm, aunque se aconseja obtener una muestra de 1-2 cm de longitud como mínimo. Los hallazgos histológicos característicos incluyen infiltrado inflamatorio transmural compuesto de forma predominante por macrófagos y linfocitos CD4 positivos con presencia de células gigantes multinucleadas hasta en el 50 % de las biopsias positivas. Otros hallazgos característicos son la fragmentación de la lámina elástica interna, hiperplasia de la íntima y formación de nuevos capilares (v. **Fig. 41-2**).

La ecografía de arterias temporales se ha incluido como una herramienta alternativa para confirmar el diagnóstico de ACG en las últimas recomendaciones de EULAR para el diagnóstico por imagen de la ACG. Es una técnica no invasiva y de fácil acceso que ha demostrado utilidad para el diagnóstico de ACG con una sensibilidad del 54-91 % y una especificidad del 81-95,8 %, dependiendo de los diferentes estudios. Se necesitan sondas lineales de alta frecuencia, al menos de 15-18 MHz, con modo Doppler color. Para la correcta evaluación de las arterias temporales se recomienda la exploración bilateral de las tres ramas de la arteria temporal, tronco común, rama parietal y rama frontal, de forma transversal y longitudinal. Mediante la ecografía se visuali-

zará el «signo del halo», que consiste en un engrosamiento homogéneo e hipoecogénico de la pared vascular sugestivo de proceso inflamatorio (**Fig. 41-5**). La persistencia de halo con la prueba de la compresión, mediante la cual se ejerce presión con la sonda sobre el territorio vascular explorado, es muy sugestiva de vasculitis y ayuda a distinguir el engrosamiento de la pared vascular por ACG de otros procesos, como la enfermedad aterosclerótica.

La biopsia de la arteria temporal es el estándar para el diagnóstico de la ACG con manifestaciones craneales. Sin embargo, su rendimiento disminuye significativamente en pacientes con ACG extracraneal.

El grupo de trabajo *Outcome Measures in Rheumatology* (OMERACT), que está formado por expertos europeos y de Estados Unidos, ha publicado recientemente una serie de indicaciones con objeto de estandarizar y validar las definiciones de los hallazgos ecográficos en los pacientes con ACG. En la práctica clínica habitual, la interpretación de la ecografía de arterias temporales se realiza como halo positivo o negativo. Sin embargo, varios grupos de expertos están trabajando para establecer puntos de corte de la medida del grosor íntima-media de la pared vascular, para aumentar la precisión y fiabilidad de la ecografía para el diagnóstico de ACG.

De acuerdo con las recomendaciones EULAR para el diagnóstico por imagen de ACG, en caso de alta sospecha clínica con confirmación por ecografía, no sería necesario llevar a cabo más pruebas diagnósticas. En los pacientes que planteen dudas, se ha propuesto el uso de resonancia magnética (RM) de alta resolución de arterias craneales. Esta técnica permite el estudio de todas las arterias craneales. Sin embargo, a menudo, la disponibilidad de esta prueba es limitada, dados sus elevados costes y la alta demanda para el diagnóstico de otras enfermedades. Por ello, la ecografía continúa siendo la técnica de imagen de elección para el diagnóstico de pacientes con ACG con fenotipo craneal.

Para el diagnóstico de la ACG extracraneal son fundamentales las pruebas de imagen incluyendo la ecografía, la angio-RM, la angiotomografía computarizada y la PET/TC con ^{18}F-FDG.

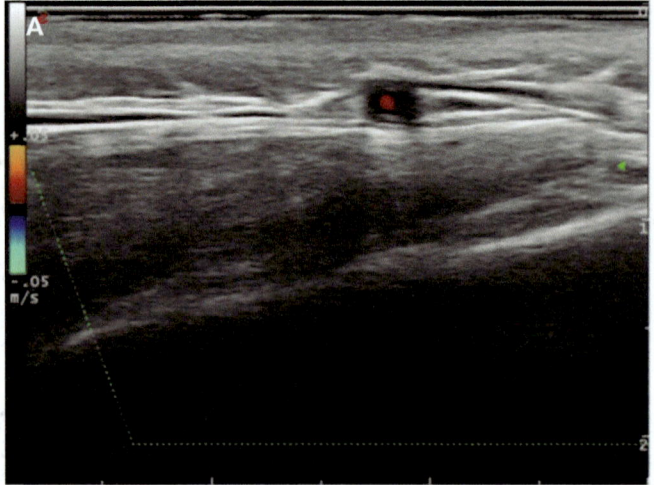

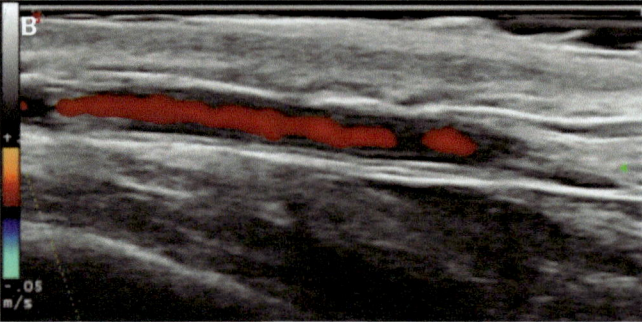

Figura 41-5. En las siguientes imágenes se observa la presencia del signo de halo en la arteria temporal de un paciente con arteritis de células gigantes. **A)** Corte transversal. **B)** Corte longitudinal. Cortesía de la doctora Esther F. Vicente-Rabaneda. Servicio de Reumatología, Hospital Universitario de la Princesa, Madrid.

Los pacientes con ACG de predominio extracraneal constituyen un reto diagnóstico. En algunos casos, una prueba de imagen muestra la existencia de una vasculitis de grandes vasos clínicamente silente. El ejemplo más típico de ello es la demostración de vasculitis de grandes vasos en algunos pacientes que clínicamente se presentan como PMR aislada.

Entre las técnicas de imagen recomendadas por las últimas guías EULAR para el diagnóstico de ACG extracraneal se encuentran las ya descritas: ecografía, angio-RM, angio-TC y la ¹⁸FDG-PET-TC. Lo ideal es utilizar la prueba diagnóstica con la cual cada hospital se encuentre más familiarizado y tenga más accesible, buscando siempre la que ofrezca la mayor rentabilidad diagnóstica.

La ecografía permite además la exploración de las ramas más superficiales de la aorta, como son las arterias axilares y subclavias. Esta técnica es útil para detectar, de forma precoz y no invasiva, la presencia de afectación extracraneal en pacientes con ACG. Sin embargo, su utilidad es limitada a la hora de evaluar vasos más profundos, como son la aorta torácica y abdominal. En casos de alta sospecha clínica, serán necesarias otras pruebas de imagen para descartar por completo esta entidad.

Tanto la angio-RM, como la angio-TC y la ¹⁸FDG-PET-TC han demostrado alta sensibilidad y especificidad para el diagnóstico de las vasculitis de grandes vasos y para descartar, además, daño vascular estructural, como estenosis, oclusiones y aneurismas. Estas pruebas de imagen, en com-

paración con la ecografía, ofrecen una imagen global de la extensión y gravedad de la afectación de los grandes vasos.

En cuanto a la ¹⁸FDG-PET-TC (**Fig. 41-6**), ofrece la ventaja de descartar también en una misma exploración otras enfermedades que también pueden cursar con síndrome de cinturas y constitucional, como neoplasias u otras enfermedades inflamatorias sistémicas, ya que no es excepcional la presencia de entidades que remedan una PMR.

En resumen, a pesar de que hoy en día están disponibles más herramientas diagnósticas, el diagnóstico de la ACG continúa siendo en muchos casos un reto en la práctica clínica, especialmente, en pacientes con manifestaciones de predominio extracraneal, en los que los criterios del ACR de 1990 no ayudan a establecer su diagnóstico. Por ello, es necesaria una estrecha colaboración y el consenso entre los diferentes médicos que asisten a estos pacientes. En este sentido, es fundamental el establecimiento de unidades multidisciplinares y consultas de rápido acceso y diagnóstico de la ACG, que han demostrado reducir las graves complicaciones derivadas del retraso diagnóstico de esta enfermedad.

Tratamiento

En este apartado del capítulo, se comentará el tratamiento de la polimialgia reumática y de las vasculitis de grandes vasos: arteritis de células gigantes y la arteritis de Takayasu.

Tratamiento de la polimialgia reumática

La prednisona o prednisolona oral es la base del tratamiento en la PMR. Una dosis de prednisona que oscile entre 12,5 y 25 mg al día es suficiente para conseguir una rápida mejoría en la mayoría de los casos.

No existe consenso sobre la dosis inicial de glucocorticoides y el régimen de reducción gradual. Los esquemas de reducción de glucocorticoides recomendados se basan en la opinión de expertos, debido a la falta de ensayos controlados aleatorios.

En cuanto al uso de metotrexato (MTX), las recomendaciones de la EULAR-ACR de 2015 para el manejo de la PMR respaldan el uso de este fármaco en pacientes con recaídas, en aquellos sin respuesta significativa a los glucocorticoides o en pacientes con reacciones adversas relacionadas con los corticoides.

Con respecto al uso de terapias biológicas en la PMR, las recomendaciones de la EULAR-ACR de 2015 no respaldan el uso de agentes biológicos ni de agentes antifactor de necrosis tumoral para el manejo de la PMR.

Tratamiento de la arteritis de células gigantes

Los glucocorticoides constituyen la piedra angular en el manejo de la ACG, tanto para la inducción como para el mantenimiento de la remisión.

Los regímenes de tratamiento actuales consisten en una dosis inicial alta de glucocorticoides seguida de una disminución gradual, con el objetivo terapéutico de lograr y mantener la remisión clínica. Es decir, una dosis diaria de prednisolona o prednisona de 40-60 mg, que se irá reduciendo en los 2-3 meses siguientes hasta una dosis de 15-20 mg al día,

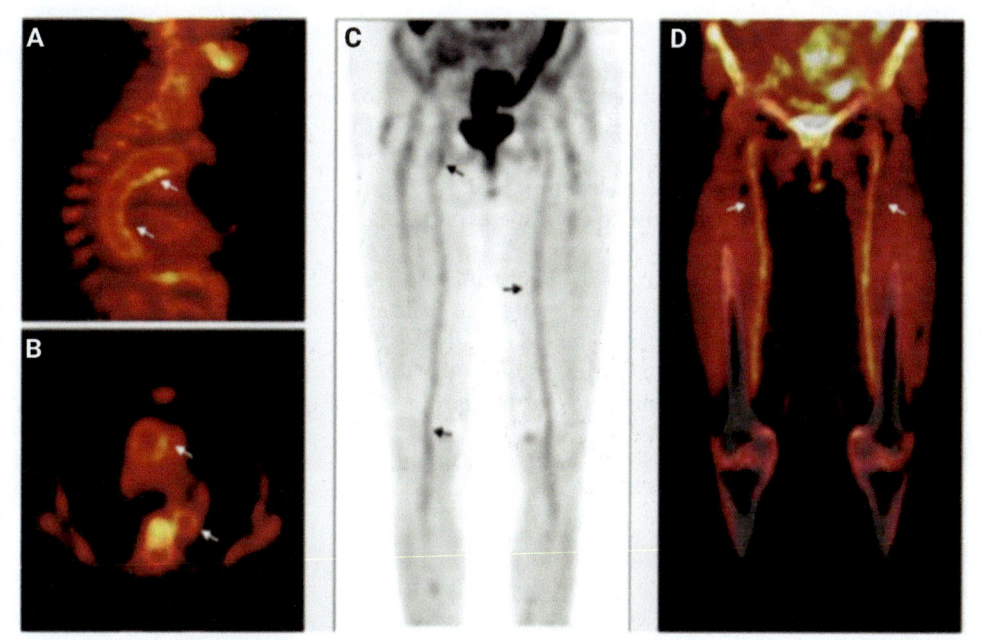

Figura 41-6. Imagen de tomografía por emisión de positrones /tomografía computarizada que demuestra la existencia de vasculitis de grandes vasos que afectan a la aorta (**A** y **B**) y a arterias en las extremidades inferiores (**C** y **D**).
Cortesía del doctor González-Gay. Servicio de Medicina Nuclear, Hospital Universitario Marqués de Valdecilla, Santander.

con el objetivo final de alcanzar una dosis igual o inferior a 5 mg de prednisona o prednisolona al día después de un año de tratamiento.

Cuando hay síntomas oculares o amenaza de pérdida visual, se recomiendan pulsos de 500-1.000 mg de metilprednisolona intravenosa durante 3-5 días consecutivos antes de la administración oral de prednisolona. El tratamiento con glucocorticoides debe iniciarse inmediatamente en pacientes con alta sospecha clínica de ACG, incluso antes de la confirmación histológica o de disponer de pruebas de imagen. Si aparecen síntomas oftalmológicos, se recomienda emplear glucocorticoides en altas dosis.

El patrón de reducción gradual de glucocorticoides no está bien establecido, y las recaídas son comunes durante la reducción gradual y después de la interrupción de la terapia. Las recaídas se manejan aumentando la dosis al nivel anterior que controlaba los síntomas.

El MTX es el fármaco inmunosupresor convencional más utilizado como agente ahorrador de glucocorticoides. En la actualidad, se podría considerar el MTX para la ACG, en combinación con una reducción gradual de los glucocorticoides, en pacientes con alto riesgo de toxicidad por glucocorticoides, en aquellos que recaen o en quienes no pueden usar el inhibidor del receptor de IL-6 tocilizumab debido a infecciones recurrentes, antecedentes de perforaciones gastrointestinales o diverticulitis y alto coste.

Las pautas del ACR de 2021 para el manejo de la ACG recomiendan el uso de glucocorticoides solo, MTX con glucocorticoides o tocilizumab junto con glucocorticoides como tratamiento inicial para la ACG recién diagnosticada, según la experiencia del médico y las características clínicas, la comorbilidad y las preferencias del paciente.

Por otro lado, el tocilizumab es el único agente biológico actualmente aprobado para el tratamiento de esta enfermedad. Se trata de un anticuerpo monoclonal humanizado dirigido contra el receptor de IL-6.

Recaídas

Tanto en la PMR como en la ACG son frecuentes las recaídas, que se caracterizan por reaparición de síntomas y datos clínicos similares a los observados en el momento del diagnóstico de la enfermedad.

Las recaídas en la PMR se observan en aproximadamente la mitad de los pacientes. Suelen ocurrir cuando la dosis de prednisona es inferior a 5-7,5 mg/día. La velocidad de disminución gradual de los glucocorticoides es el factor principal que influye en el desarrollo de recaídas en las PMR aisladas.

En la ACG, también se observan a menudo recaídas de la enfermedad. Por lo general, las recaídas ocurren cuando la dosis de prednisona se ha reducido a unos niveles inferiores a 10 mg/día (mediana de 5 mg/día en nuestra serie). La frecuencia de recaídas es mayor en pacientes con ACG de predominio extracraneal.

ARTERITIS DE TAKAYASU

La arteritis de Takayasu es una vasculitis de grandes vasos que se caracteriza por la afectación de la pared vascular de la aorta y sus principales ramas, lo que puede dar lugar a graves complicaciones vasculares, como estenosis, aneurismas y disección aórtica.

La arteritis de Takayasu es una enfermedad que generalmente afecta a mujeres jóvenes de origen asiático. Su diagnóstico precoz y el inicio temprano de tratamiento inmunosupresor es fundamental para evitar las graves complicaciones de esta enfermedad.

Las dos vasculitis de grandes vasos son la ACG y la arteritis de Takayasu. La primera afecta a pacientes mayores de 50 años, la segunda generalmente afecta a mujeres jóvenes de origen asiático.

Epidemiología

La incidencia anual de la arteritis de Takayasu en Japón, donde fue inicialmente descrita esta enfermedad, alcanza 1-2 casos por millón de habitantes. Sin embargo, en países europeos es mucho menor, con una incidencia anual aproximada de 0,4-1,5 casos por millón de habitantes. La arteritis de Takayasu afecta de forma principal a mujeres en la cuarta década de la vida.

La edad de inicio de la arteritis de Takayasu es un rasgo distintivo frente a la ACG. Los primeros síntomas de la arteritis de Takayasu suelen aparecen antes de los 40 años. Sin embargo, en los últimos años se ha descrito un subgrupo de pacientes con un debut de la enfermedad más tardío, especialmente en países occidentales.

Patogenia

La patogenia de la arteritis de Takayasu es compleja y aún no se conoce por completo. La mayoría de los estudios se han realizado en ACG, pero se considera que los principales mecanismos patogénicos son similares en ambas. La hipótesis más aceptada sostiene que diferentes mecanismos, incluyendo factores genéticos y ambientales, conducen a una pérdida de tolerancia inmunitaria de las células dendríticas de la pared vascular y a un aumento de la permeabilidad vascular que favorece el contacto de los antígenos que circulan por los *vasa vasorum* con las células dendríticas, lo que desencadena una respuesta proinflamatoria.

Clínica

El espectro clínico de la arteritis de Takayasu es muy variable. Es posible encontrar pacientes con síntomas leves que son diagnosticados por pruebas de imagen y pacientes que debutan con graves manifestaciones vasculares que pueden comprometer la vida. En la arteritis de Takayasu tienen lugar tanto manifestaciones isquémicas como manifestaciones sistémicas. El curso de los síntomas suele ser subagudo y puede pasar al inicio desapercibido, lo que dificulta y retrasa a menudo el diagnóstico. En la **tabla 41-5**, se recogen los principales síntomas y signos de la arteritis de Takayasu.

El desarrollo de estenosis vasculares es el signo más característico de esta enfermedad, que se pueden manifestar en forma de dolor y claudicación vascular en extremidades, dolor abdominal, dolor torácico, disnea o manifestaciones neurológicas como cefalea, vértigo, inestabilidad, alteraciones visuales o incluso convulsiones. En casos graves, la arteritis de Takayasu evoluciona hacia ictus cerebrovasculares, infartos de miocardio o infartos vasculares en territorio abdominal y renal. En la exploración, es frecuente encontrar soplos vasculares, disminución de pulsos periféricos o diferencia de presión arterial de más de 10 mmHg entre extremidades contralaterales. La mitad de los pacientes desarrollan hipertensión arterial debido a la estenosis de las arterias renales y al estrechamiento y pérdida de elasticidad de la aorta y sus principales ramas.

También son frecuentes las manifestaciones sistémicas, que a menudo pueden ser inespecíficas, como síntomas constitucionales, fiebre o artralgias.

Tabla 41-5. Principales síntomas y signos de la arteritis de Takayasu

Síntomas	Signos	Complicaciones
Isquémicos:	Soplos vasculares	Ictus cerebrovasculares
• Dolor torácico	Disminución de pulsos periféricos	Infarto de miocardio
• Dolor abdominal	Cianosis distal	Infartos en territorio vascular abdominal o renal
• Claudicación en miembros	Diferencia de presión arterial > 10 mmHg entre extremidades contralaterales	Hipertensión pulmonar
• Disnea	Hipertensión arterial *de novo*	
• Síntomas neurológicos (cefalea, vértigo, convulsiones)		
Sistémicos:		
• Astenia		
• Pérdida de peso		
• Hiporexia		
• Fiebre o febrícula		
• Artromialgias		
• Sudoración nocturna		

Otras manifestaciones menos comunes, pero también descritas en la literatura médica, son la presencia de pequeños derrames pleurales o miocarditis o pericarditis. Las lesiones cutáneas son muy infrecuentes en la arteritis de Takayasu, pero se han descrito casos de paniculitis.

Pruebas complementarias

Ante la sospecha clínica de arteritis de Takayasu se realizarán pruebas complementarias para completar el estudio de los pacientes. Los hallazgos analíticos suelen ser inespecíficos. Suele existir una elevación de reactantes de fase aguda que reflejan la respuesta inflamatoria de la enfermedad, aunque no siempre son útiles para correlacionarlos con la actividad de la enfermedad. Suele ser habitual una elevación de la PCR, la VSG o el fibrinógeno. Además, es frecuente la anemia y la trombocitosis.

Las pruebas de imagen son fundamentales para establecer el diagnóstico de arteritis de Takayasu. Gracias al avance producido en los últimos años, hoy en día hay múltiples técnicas de imagen que pueden ayudar en el diagnóstico. En 2018, la EULAR estableció una serie de recomendaciones para el diagnóstico por imagen de las vasculitis de grandes vasos. La angio-RM se considera la prueba de imagen de elección para el diagnóstico de la arteritis de Takayasu. También se puede utilizar la angiotomografía computarizada o el [18]FDG-PET-TC.

Criterios de clasificación

En 1990, el ACR propuso un conjunto de criterios de clasificación (**Tabla 41-6**) para la arteritis de Takayasu con el objetivo de ayudar a diferenciarla de otras entidades, aunque su aplicación en la práctica clínica tiene sus limitaciones. Los pacientes deber cumplir al menos tres de los seis criterios.

Diagnóstico diferencial

Se debe plantear el diagnóstico diferencial de la arteritis de Takayasu con otras enfermedades en las que puede existir aortitis; sin embargo, el principal diagnóstico diferencial se plantea con la ACG (**Tabla 41-7**). Ambas son vasculitis de grandes vasos y comparten múltiples rasgos clínicos en común. En ocasiones, solo pueden ser diferenciadas por la edad de comienzo de los síntomas.

Tratamiento

El tratamiento de la arteritis de Takayasu se basa en el uso de corticoides y fármacos antirreumáticos modificadores de la enfermedad (FAME). Las recaídas son frecuentes a pesar del tratamiento con FAME convencionales. Con el objetivo de mejorar y homogeneizar el tratamiento, se han publicado guías de recomendaciones para el manejo de la arteritis de Takayasu que han sido elaboradas por consensos de expertos. En 2018, se publicaron las guías europeas de la EULAR, y en 2021, las guías estadounidenses del ACR.

Como tratamiento de inducción, tanto las guías de la EULAR como del ACR recomiendan el tratamiento con una dosis inicial alta de prednisona (40-60 mg/día) durante 4 semanas con una pauta posterior descendente lenta junto con el inicio temprano de FAME convencionales.

Tabla 41-6. Criterios de clasificación American College of Rheumatology de 1990 para la arteritis de Takayasu

1. Edad de inicio de los síntomas ≤ 40 años

2. Claudicación en extremidades

3. Disminución de pulsos de una o ambas arterias braquiales

4. Diferencia de al menos 10 mmHg en la presión arterial sistólica entre ambos brazos

5. Soplo en una o ambas arterias subclavias o en la aorta abdominal

6. Estrechamiento angiográfico u oclusión de la aorta, sus principales ramas o arterias proximales de las extremidades superiores o inferiores que no se deban a aterosclerosis, displasia fibromuscular u otras causas

Tabla 41-7. Principales diferencias entre la arteritis de Takayasu y la arteritis de células gigantes

	Arteritis de Takayasu	Arteritis de células gigantes
Edad de comienzo de los síntomas	< 40 años	> 50 años
Ratio mujer:hombre	3-7:1	3:2
Origen étnico prevalente	Asiático	Caucásico
Factores genéticos	HLA de clase I (*HLA B*52:01*)	HLA de clase II (*HLA DRB1*04:01*)
Territorios vasculares afectados	Aorta y sus principales ramas Aorta abdominal y arterias renales	Arterias temporales Aorta y sus principales ramas
Lesión vascular predominante	Estenosis	Aneurismas
Manifestaciones isquémicas	Claudicación en extremidades, dolor torácico, disnea, manifestaciones neurológicas	Cefalea, alteraciones visuales, claudicación mandibular
Hipertensión renovascular	Frecuente	Infrecuente
Polimialgia reumática	Poco frecuente	Muy frecuente
Respuesta a anti-TNF	Sí	No

HLA: antígeno leucocitario humano; TNF: factor de necrosis tumoral.

En cuanto al tratamiento de mantenimiento una vez alcanzada la remisión clínica, los expertos recomiendan una pauta descendente de prednisona posterior más lenta que en la ACG, debido al alto riesgo de recaídas, y reservan el tratamiento con FAME biológicos para aquellos pacientes con arteritis de Takayasu refractaria, a pesar de tratamiento con corticoides y FAME convencionales.

 Tratamiento de inducción: dosis altas de corticoides + FAME convencional: micofenolato, leflunomida o azatioprina.
Tratamiento de mantenimiento: reducción progresiva de corticoides. En casos refractarios valorar añadir FAME biológio: inhibidores del factor de necrosis tumoral o tocilizumab.
Tratamiento quirúrgico endovascular: lesiones vasculares graves y refractarias cuando la actividad sistémica está controlada.

PUNTOS CLAVE

- La PMR puede estar presente antes, durante o después de que se haya diagnosticado la ACG, y viceversa.
- El término clásico de arteritis temporal podría ser confuso e inducir a errores, ya que casi cualquier arteria grande o mediana puede verse afectada.
- La ACG puede presentarse con afectación extracraneal aislada.
- La evaluación clínica completa debe incluir la palpación de las arterias temporales, la palpación y auscultación de las áreas vasculares extracraneales, incluyendo las arterias axilares y subclavias, para detectar cualquier estenosis vascular unilateral. La presión arterial debe medirse en las cuatro extremidades.
- La biopsia de la arteria temporal es el estándar para el diagnóstico de la ACG con manifestaciones craneales. Sin embargo, su rendimiento disminuye significativamente en pacientes con ACG extracraneal.
- La biopsia de la arteria temporal es positiva en pacientes con manifestaciones craneales incluso varias semanas tras iniciar el tratamiento con glucocorticoides.
- Cuando hay un cuadro clínico muy claro y pruebas de imagen positiva, se puede establecer un posible diagnóstico de ACG, y dejar de lado la biopsia de la arteria temporal.
- El tratamiento con glucocorticoides debe iniciarse inmediatamente en pacientes con alta sospecha clínica de ACG, incluso antes de la confirmación histológica o de disponer de pruebas de imagen.
- Si aparecen síntomas oftalmológicos, se recomienda usar glucocorticoides en altas dosis.
- Una vez establecido el diagnóstico de ACG, puede ser aconsejable utilizar una angiografía por TC o una ^{18}FDG-PET-TC para detectar la afectación de los grandes vasos.

- Las complicaciones de la inflamación de los grandes vasos (aneurisma y disección) pueden desarrollarse varios años tras el diagnóstico inicial de ACG, por lo que se recomienda un seguimiento cercano de estos pacientes a largo plazo.
- La arteritis de Takayasu suele afectar de forma predominante a mujeres con una edad de inicio habitual entre los 10 y los 40 años. Existe una mayor incidencia y prevalencia de la enfermedad en países asiáticos. En países occidentales, el inicio de la enfermedad suele ser algo más tardío.
- El desarrollo de estenosis vasculares es el signo más característico de la arteritis de Takayasu, que se puede manifestar en forma de dolor y claudicación vascular en extremidades, dolor abdominal, dolor torácico, disnea o manifestaciones neurológicas. Estas manifestaciones a veces se acompaña de síntomas constitucionales inespecíficos.
- En casos graves, la arteritis de Takayasu evolucionan hacia ictus cerebrovasculares, infartos de miocardio o infartos vasculares en los territorios abdominal y renal.
- En la exploración, es frecuente encontrar hipertensión, soplos vasculares, disminución de pulsos periféricos o diferencia de presión arterial de más de 10 mmHg entre extremidades contralaterales.
- Las pruebas de imagen son fundamentales para establecer el diagnóstico de arteritis de Takayasu: angio-RM, angio-TC, PET-TC o ecografía.
- Los actuales criterios de clasificación para la arteritis de Takayasu son los criterios propuestos por el ACR en 1990.
- El tratamiento de la arteritis de Takayasu se basa en el uso de corticoides y FAME. Las recaídas son frecuentes en la arteritis de Takayasu a pesar del tratamiento con FAME convencionales.

BIBLIOGRAFÍA

Carmona FD, Martín J, González-Gay MA. Genetics of vasculitis. Curr Opin Rheumatol. 2015; 27:10-17.

Carmona FD, Martín J, González-Gay MA. New insights into the pathogenesis of giant cell arteritis and hopes for the clinic. Expert Rev Clin Immunol. 2016;12:57-66.

Castañeda S, Prieto-Peña D, Vicente-Rabaneda EF, Triguero-Martínez A, Roy-Vallejo E, Atienza-Mateo B, et al. Advances in the treatment of giant cell arteritis. J Clin Med. 2022;11:1588.

Chrysidis S, Duftner C, Dejaco C, Schäfer VS, Ramiro S, Carrara G et al. Definitions and reliability assessment of elementary ultrasound lesions in giant cell arteritis: a study from the OMERACT Large Vessel Vasculitis Ultrasound Working Group. RMD Open. 2018; 4:e000598.

Dasgupta B, Cimmino MA, Kremers HM, Schmidt WA, Schirmer M, Salvarani C, et al. 2012 Provisional classification criteria for polymyalgia rheumatica: an European League Against Rheumatism/American College of Rheumatology collaborative initiative. Arthritis Rheum. 2012;64:943-54.

Dejaco C, Ramiro S, Duftner C, Besson FL, Bley TA, Blockmans D, et al. EULAR recommendations for the use of imaging in large vessel vasculitis in clinical practice. Ann Rheum Dis. 2018;77:636-43.

Dejaco C, Singh YP, Perel P, Hutchings A, Camellino D, Mackie S, et al. 2015 recommendations for the management of polymyalgia rheumatica: an European League Against Rheumatism/American College of Rheumatology collaborative initiative. Arthritis Rheumatol. 2015;67:2569-80.

Dejaco C, Singh YP, Perel P, Hutchings A, Camellino D, Mackie S, et al. 2015 recommendations for the management of polymyalgia rheumatica: an European League Against Rheumatism/American College of Rheumatology collaborative initiative. Ann Rheum Dis. 2015;74:1799-807.

Duftner C, Dejaco C, Sepriano A, Falzon L, Schmidt WA, Ramiro S. Imaging in diagnosis, outcome prediction and monitoring of large vessel vasculitis:

a systematic literature review and meta-analysis informing the EULAR recommendations. RMD Open. 2018;4:e000612.

González-Gay MA, Castañeda S, Llorca J. Giant cell arteritis: Visual loss is our major concern. J Rheumatol. 2016;43:1458-61.

González-Gay MA, Matteson EL, Castañeda S. Polymyalgia rheumatica. Lancet. 2017;390(10103):1700-12.

González-Gay MA, Prieto-Peña D, Calderón-Goercke M, Atienza-Mateo B, Castañeda S. Giant cell arteritis: more than a cranial disease. Clin Exp Rheumatol. 2020;38 Suppl 124:15-7.

González-Gay MA, Prieto-Peña D, Martínez-Rodríguez I, Calderón-Goercke M, Banzo I, Blanco R, et al. Early large vessel systemic vasculitis in adults. Best Pract Res Clin Rheumatol. 2019;33:101424.

Hellmich B, Agueda A, Monti S, Buttgereit F, de Boysson H, Brouwer E, et al. 2018 Update of the EULAR recommendations for the management of large vessel vasculitis. Ann Rheum Dis. 2020;79:19-30.

Jover JA, Hernández-García C, Morado IC, Vargas E, Bañares A, Fernández-Gutiérrez B. Combined treatment of giant-cell arteritis with methotrexate and prednisone. A randomized, double-blind, placebo-controlled trial. Ann Intern Med. 2001;134:106-14.

Kermani TA, Warrington KJ. Polymyalgia rheumatica. Lancet. 2013;381 (9860):63-72.

Kurata A, Saito A, Hashimoto H, Fujita K, Ohno S-I, Kamma H, et al. Difference in immunohistochemical characteristics between Takayasu arteritis and giant cell arteritis: It may be better to distinguish them in the same age. Mod Rheumatol. 2019;29:992-1001.

Mason JC. Takayasu arteritis--advances in diagnosis and management. Nat Rev Rheumatol. 2010;6:406-15.

Masson C, González-Gay MA. Polymyalgia rheumatica and giant cell arteritis. En: Bijlsma JWJ, Hachulla E (editores). EULAR textbook on rheumatic diseases. 2ª ed. Londres: BMJ Publishing Group Ltd.; 2015. p. 754-78.

Maz M, Chung SA, Abril A, Langford CA, Gorelik M, Guyatt G, et al. 2021 American College of Rheumatology / Vasculitis Foundation Guideline for the Management of Giant Cell Arteritis and Takayasu Arteritis. Arthritis Rheumatol. 2021;73:1349-65.

Mekinian A, Comarmond C, Resche-Rigon M, Mirault T, Kahn JE, Lambert M, et al. Efficacy of biological-targeted treatments in takayasu arteritis: Multicenter, retrospective study of 49 patients. Circulation. 2015;132:1693-700.

Misra DP, Rathore U, Patro P, Agarwal V, Sharma A. Disease-modifying anti-rheumatic drugs for the management of Takayasu arteritis-a systematic review and meta-analysis. Clin Rheumatol. 2021;40:4391-416.

Nicolescu M, Logee K, Pacheco RA, Mandhadi R. Extracranial giant cell arteritis. A distinctive subtype. Conn Med. 2016;80:553-7.

Prieto-Peña D, Martínez-Rodríguez I, Loricera J, Banzo I, Calderón-Goercke M, Calvo-Río V, et al. Predictors of positive 18F-FDG PET-CT-scan for large vessel vasculitis in patients with persistent polymyalgia rheumatica. Semin Arthritis Rheum. 2019;48:720-7.

Pugh D, Karabayas M, Basu N, Cid MC, Goel R, Goodyear CS, et al. Large-vessel vasculitis. Nat Rev Dis Primers. 2022;7(1):93.

Salvarani C, Cantini F, Olivieri I, Hunder GS. Polymyalgia rheumatica: a disorder of extraarticular synovial structures? J Rheumatol. 1999;26:517-21.

Soussan M, Nicolas P, Schramm C, Katsahian S, Pop G, Fain O, et al. Management of large-vessel vasculitis with FDG-PET: a systematic literature review and meta-analysis. Medicine (Baltimore). 2015;94:e622.

Stone JH, Tuckwell K, Dimonaco S, Klearman M, Aringer M, Blockmans D, et al. Trial of tocilizumab in giant-cell arteritis. N Engl J Med. 2017;377:317-28.

Van der Geest KS, Treglia G, Glaudemans AWJM, Brouwer E, Sandovici M, Jamar F, et al. Diagnostic value of [18F]FDG-PET-CT for treatment monitoring in large vessel vasculitis: a systematic review and meta-analysis. Eur J Nucl Med Mol Imaging. 2021;48:3886-902.

Villiger PM, Adler S, Kuchen S, Wermelinger F, Dan D, Fiege V, et al. Tocilizumab for induction and maintenance of remission in giant cell arteritis: a phase 2, randomised, double-blind, placebo-controlled trial. Lancet. 2016;387(10031):1921-7.

Yamada I, Nakagawa T, Himeno Y, Kobayashi Y, Numano F, Shibuya H. Takayasu arteritis: diagnosis with breath-hold contrast-enhanced three-dimensional MR angiography. J Magn Reson Imaging. 2000;11:481-7.

Vasculitis asociadas a anticuerpos anticitoplasma de los neutrófilos

42

V. Calvo del Río y L. Sánchez Bilbao

OBJETIVOS

- Entender las diferentes formas de vasculitis asociadas a anticuerpos anticitoplasma de los neutrófilos (ANCA) y su complejidad.
- Dar a conocer los diferentes métodos y criterios diagnósticos de estas entidades.
- Identificar la mejor opción terapéutica en función de la patología y la gravedad.
- Resolver los casos clínicos de la mejor forma posible.

INTRODUCCIÓN

Las vasculitis asociadas a ANCA son vasculitis que, de acuerdo con la clasificación de Chapel Hill de 2012, afectan de forma predominante a los vasos de pequeño calibre (aquellos con diámetro inferior a 70 micras, que incluyen las arteriolas, capilares y vénulas).

Dentro de este grupo, se incluyen tres enfermedades: la granulomatosis con poliangitis (GPA) (previamente granulomatosis de Wegener), la poliangitis microscópica (PAM) y la granulomatosis eosinofílica con poliangitis (GEPA) (previamente conocida como granulomatosis de Churg-Strauss).

Estas vasculitis son trastornos inmunomediados complejos en los que la lesión tisular resulta de la interacción de un episodio inflamatorio iniciador y una respuesta inmunológica muy específica. Parte de esta respuesta está dirigida contra epítopos previamente protegidos de proteínas de gránulos de neutrófilos, lo que lleva a autoanticuerpos de alto título conocidos como ANCA. La producción de ANCA es una de las características de las vasculitis asociadas a ANCA. Los ANCA están dirigidos contra antígenos presentes, sobre todo, dentro de los gránulos de neutrófilos y monocitos; estos autoanticuerpos producen daño tisular a través de interacciones con neutrófilos cebados y células endoteliales.

EPIDEMIOLOGÍA

Las vasculitis ANCA (VAA) son patologías poco frecuentes, pero no excepcionales.

La GPA y la PAM son los subtipos más comunes. La frecuencia se incrementa con la edad, con un pico entre los 65 y los 75 años. En Europa, la incidencia de GPA oscila entre 2 y 14 casos por millón de habitantes, seguida de la PAM, con una incidencia de 2 a 10 casos por millón de habitantes. La incidencia de la GEPA es menor: se calcula que está en 1-3 casos por millón de habitantes.

Existe un ligero predominio en los varones, salvo en la GEPA, que es más frecuente en el sexo femenino. La PAM es más frecuente en países del sur de Europa, mientras que la GPA es más frecuente en la zona norte de Europa.

ETIOPATOGENIA

La etiopatogenia de estas enfermedades, en parte, es desconocida. Se ha postulado la participación de diversos factores ambientales, como el contacto con microorganismos infecciosos, como el *Staphylococcus aureus* o diferentes virus, el tabaquismo, la exposición al polvo de sílice o al mercurio. De hecho, algunos estudios han señalado que la colonización nasal crónica por *S. aureus* se asocia con recaídas de la enfermedad en los pacientes con GPA, al igual que también hay varios casos descritos de VAA tras la infección por síndrome respiratorio agudo severo causado por coronavirus de tipo 2 (COVID-19). Respecto a los fármacos como desencadenantes de las VAA, se han identificado varios como el alopurinol, larifampicina, la minociclina o la hidralacina. Hay algunos autores que postulan que el uso de determinados fármacos en pacientes con asma grave, como el omalizumab o los antagonistas de los receptores de los leucotrienos, podrían favorecer la aparición de GEPA.

Al igual que pasa con los fármacos, existen drogas, como la cocaína adulterada con levamisol, que pueden desencadenar la aparición de ANCA, dando lugar en ocasiones a un cuadro de tipo vasculítico. Parece, además, que la patogenia de le GEPA es inmunoalérgica por reacción antígeno-anticuerpo mediada por inmunoglobulina E.

Algunos estudios han postulado que el déficit de alfa-1 antitripsina se podría asociar con un aumento del riesgo de desarrollar GPA. Respecto a la genética, los estudios de asociación del genoma completo han desvelado que la vasculitis asociada a ANCA antimieloperoxidasa (ANCA-MPO) se asocia con el antígeno leucocitario humano (HLA)-DQ6, mientras que las vasculitis ANCA antiproteinasa 3 (ANCA-PR3) están asociadas con los genes de la SERPINA 1 (que son los que codifican la alfa-1 antitripsina), PRTN (que codifica la proteinasa 3 [PR3]) y, de forma similar con otras enfermedades autoinmunes, a los locus del HLA, incluido el HLA-DP4. Otras variantes genéticas que se han asociado con las VAA son CTLA-4, STAT-4, TLR9, CD226, FCGR2A y RxRB. Existen determinados factores epigenéticos que también han sido relacionados con las vasculitis ANCA, como la escasa metilación del ácido desoxirribonucleico en la regulación de la transcripción de la MPO y la PR3. Por tanto, con todos estos datos, cabe decir que parece que tanto los factores genéticos como los epigenéticos están implicados en la patogenia de las VAA.

> **!** Diversos estudios han apuntado que la célula primordial en la patogenia de las vasculitis ANCA es el neutrófilo.

Estas células se estimulan y se activan por citocinas proinflamatorias, como el factor de necrosis tumoral-α, la interleucina (IL-1 y la IL-18, y esta activación determina la liberación de redes de cromatina descondensada, denominadas *neutrophil extracellular traps* (NET) o trampas extracelulares de neutrófilos, al espacio extracelular, y expresan en la membrana extracelular antígenos que habitualmente se localizan en el interior de la célula, como la MPO o la PR3, lo que, a su vez, favorece la unión de los ANCA a estos antígenos, y la liberación de especies reactivas de oxígeno y enzimas líticas que contribuyen a provocar lesiones en el endotelio vascular. Además, las citocinas que liberan los neutrófilos inducen la activación de los linfocitos T, los linfocitos B y las células dendríticas. Tanto la respuesta de los linfocitos T colaboradores tipo 1 o *T-helper-1* (Th1) como la respuesta de Th2 están implicadas en la patogenia de estas enfermedades, de tal manera que la formación de granulomas epitelioides en el aparato respiratorio son características de la respuesta inmune Th1 frente a un antígeno desconocido, mientras que la formación de autoanticuerpos y la inflamación vascular con afectación de los diferentes órganos se derivan de la respuesta Th2. Es sabido que la formación de granulomas y el daño vascular se ven favorecidos por la respuesta Th17. Las células CD4+ que se obtienen de la sangre periférica o del lavado broncoalveolar de los pacientes con GEPA demuestran un aumento en la producción de citocinas de la vía Th2, como IL-5, IL-10 e IL-23, que son los estimulantes de la maduración de los eosinófilos en la médula ósea y su activación periférica.

Los linfocitos B, además de ser los productores de los ANCA, también tienen la función de ser células presentadoras de antígeno, de producir citocinas e interactuar con los linfocitos T. Los neutrófilos son las células encargadas de activar la vía alternativa del complemento. El factor C5a tiene una acción quimiotáctica sobre estas células, de tal manera que las atrae a los lugares de inflamación. Además, se ha objetivado que en la patogenia de las VAA también podrían estar implicados otros autoanticuerpos, como los anticuerpos que se dirigen contra las proteínas de la membrana lisosomal, denominadas LAMP-2, que son capaces de activar los neutrófilos y producir daño endotelial. Esto, quizá, podría explicar que existan determinados pacientes en los que la determina-

ción de ANCA es negativa y, sin embargo, presentan cuadros clínicos prácticamente indistinguibles de las VAA.

MANIFESTACIONES CLÍNICAS

Las VAA son un grupo de enfermedades con una evolución clínica muy variable, que puede ir desde manifestaciones leves hasta graves, que comprometen la vida de los pacientes.

Aunque existen diferencias en función del subtipo de vasculitis de que se trate, existen algunas manifestaciones clínicas que son comunes a todas ellas, como los síntomas constitucionales, que suelen ser frecuentes (malestar general, fatiga, artralgias, astenia, anorexia y pérdida de peso). En la **tabla 42-1**, se muestran las principales manifestaciones clínicas de cada uno de los subtipos de VAA.

Granulomatosis con poliangitis

En este subtipo de VAA, la manifestación clínica más frecuente es la afectación de las vías respiratorias altas, que afecta al 90-95 % de los pacientes, que, en la mayoría de los casos, es la primera manifestación de la enfermedad.

La afectación otorrinolaringológica es de las más características y, en algunas ocasiones, puede llegar a ser destructiva. Es frecuente la presencia de rinitis, que en ocasiones cursa con síntomas inespecíficos, como congestión nasal, rinorrea y anosmia, que no suelen responder a los tratamientos convencionales, lo que debería hacer sospechar esta patología. A veces se manifiesta en forma de úlceras nasales, que suelen cursar con dolor, e incluso secreción sanguinolenta: en la exploración nasal, se objetiva entonces una mucosa «en empedrado», con edema y costras. Además, la actividad inflamatoria ocasiona erosiones en los cornetes nasales e incluso puede llegar a perforar el tabique nasal, dando lugar a la típica deformidad de nariz «en silla de montar». También puede existir un proceso inflamatorio destructivo en los senos paranasales, sobre todo de los maxilares y frontales.

Otras manifestaciones clínicas que también son frecuentes son la otitis media, que se produce por obstrucción de la trompa de Eustaquio, y a veces da lugar a una infección supurativa, y la hipoacusia o la sordera neurosensorial por afectación del oído interno.

A veces, aparecen úlceras orales e hiperplasia gingival, conocidas como encías «en fresón». La afectación de la tráquea y de los bronquios da lugar a cuadros de traqueobronquitis, que en ocasiones es asintomática y otras varía, desde una ronquera leve hasta estridor y obstrucción de las vías respiratorias superiores, que puede ser potencialmente mortal. El 15-25 % de los pacientes presentan estenosis traqueal subglótica (**Fig. 42-1**). La afectación pulmonar aparece en el 70-90 % de los pacientes y suele manifestarse como tos, disnea, dolor torácico de características pleuríticas o hemoptisis, aunque en algunos casos esta afectación es asintomática. Los hallazgos radiológicos más frecuentes son los infiltrados pulmonares difusos no migratorios y los nódulos, que suelen ser múltiples y cavitados. Otras manifestaciones pulmonares menos frecuentes son el derrame pleural, la hemorragia alveolar difusa y el aumento de tamaño de los ganglios linfáticos hiliares o mediastínicos. En los pacientes que presentan clínica respiratoria, siempre se debe descartar la presencia de una infección respiratoria.

Tabla 42-1. Principales manifestaciones clínicas de las vasculitis asociadas a anticuerpos anticitoplasma de los neutrófilos

Comunes a todas las VAA	Fiebre, malestar general, astenia, anorexia, pérdida de peso, artralgias, artritis, mialgias			
	Afectación ORL	Afectación pulmonar	Afectación renal	Otras
Granulomatosis con poliangitis	Frecuente. Rinitis, úlceras nasales, perforación de tabique nasal, nariz «en silla de montar», otitis media, sordera, estenosis traqueal subglótica	Nódulos pulmonares que pueden estar cavitados, infiltrados pulmonares no migratorios, hemorragia alveolar	Glomerulonefritis necrosante con proliferación extracapilar pauciinmune	Úlceras orales, afectación ocular (afectación orbitaria, exoftalmos, conjuntivitis, dacriocistitis, epiescleritis, escleritis, uveítis, vasculitis retiniana), afectación cutánea (púrpura palpable, nódulos), neuropatía periférica, afectación del SNC, afectación cardíaca
Poliangitis microscópica	Poco frecuente	Hemorragia alveolar (10-30 %)	Glomerulonefritis necrosante con proliferación extracapilar pauciinmune	Neuropatía periférica, afectación cutánea (púrpura palpable, *livedo reticularis*, nódulos, úlceras, isquemia digital), vasculitis mesentérica
Granulomatosis eosinofílica con poliangitis	Frecuente. Rinitis alérgica, sinusitis, pólipos nasales	Asma, infiltrados pulmonares migratorios, nódulos pulmonares no cavitados, derrame pleural, hemorragia alveolar (infrecuente)	Glomerulonefritis necrosante con proliferación extracapilar pauciinmune	Neuropatía periférica, afectación cutánea (púrpura palpable, nódulos subcutáneos), afectación ocular (epiescleritis, escleritis, uveítis, vasculitis retiniana) miocardiopatía restrictiva, afectación gastrointestinal

ORL: otorrinolaringológica; SNC: sistema nervioso central; VAA: vasculitis asociadas a anticuerpos anticitoplasma de los neutrófilos.

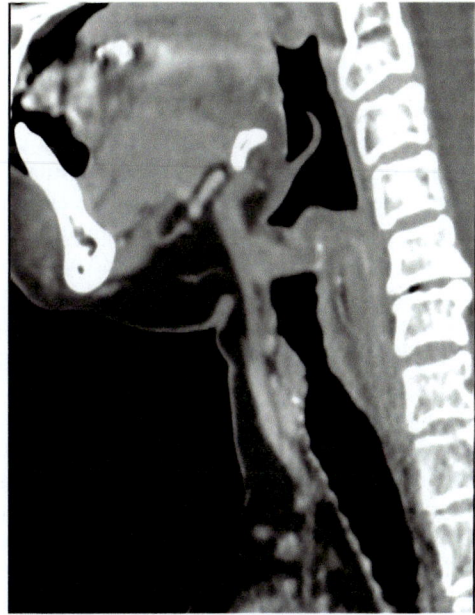

Figura 42-1. Estenosis de la laringe subglótica y de la tráquea cervical adyacente por tejido de partes blandas circunferencial que reduce la vía aérea.

Las manifestaciones renales suelen afectar al 60-80 % de los pacientes, que evolucionan en algunos casos a una glomerulonefritis rápidamente progresiva.

 La afectación renal más frecuente es la glomerulonefritis necrosante con proliferación extracapilar pauciinmune.

Este tipo de afectación suele cursar con insuficiencia renal, proteinuria, microhematuria y cilindros hemáticos.

 A veces, esta afectación renal es la única manifestación de las vasculitis, que da lugar a la denominada vasculitis ANCA limitada al riñón.

Otro de los órganos que puede verse comprometido en este tipo de vasculitis con relativa frecuencia es el ojo (50-55 %), con manifestaciones muy diversas (conjuntivitis, dacriocistitis, epiescleritis, escleritis, uveítis, vasculitis retiniana y afectación orbitaria). La afectación de la órbita ocasiona exoftalmos, diplopía y compromiso visual por afectación del nervio óptico.

⚠ Las manifestaciones cutáneas afectan al 50 % de los pacientes; de ellas, la forma de presentación más frecuente es la púrpura palpable (**Fig. 42-2**) de predominio en zonas declives, aunque también aparece en forma de livedo reticular, nódulos, úlceras e, incluso, compromiso isquémico.

Algunos pacientes presentan artritis, habitualmente poliarticular, simétrica y no erosiva. La manifestación más frecuente cuando se afecta el sistema nervioso periférico es la mononeuritis múltiple o la polineuropatía mixta sensitivomotora. También puede haber afectación de los pares craneales y, con menor frecuencia, afectación del sistema nervioso central, cardíaco, digestivo o del sistema genitourinario.

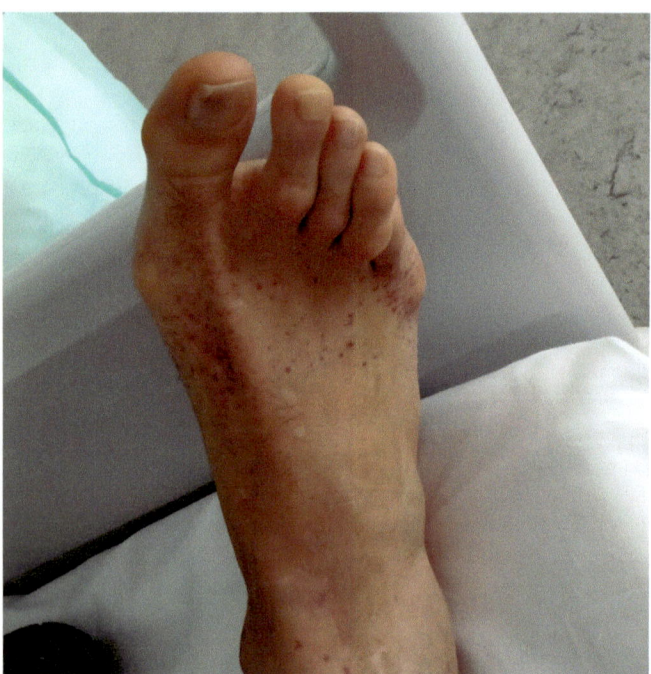

Figura 42-2. Púrpura palpable en extremidades inferiores.

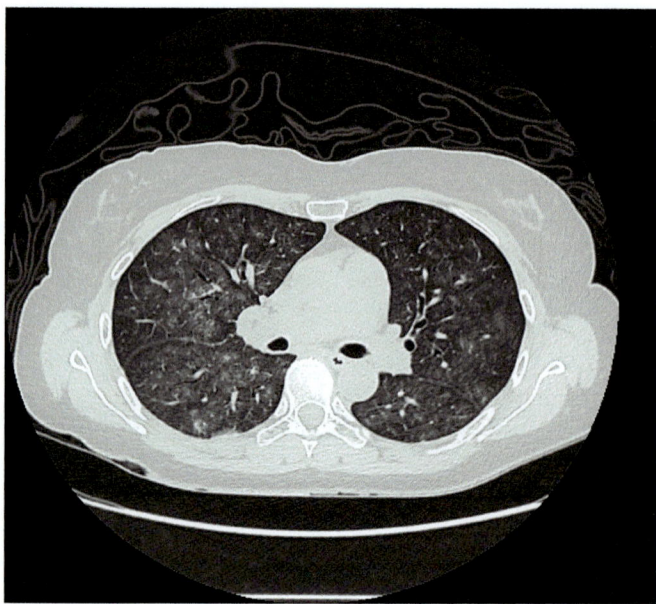

Figura 42-3. Hallazgos compatibles con hemorragia alveolar difusa bilateral.

Poliangitis microscópica

La PAM inicialmente puede cursar con una fase indolente, que durará semanas o meses, con manifestaciones generales inespecíficas, como fiebre, pérdida de peso o artromialgias.

> **!** La manifestación más frecuente en este subtipo de vasculitis es la afectación renal (80-100 %) cuyo curso es variable, pero con frecuencia presenta una evolución rápidamente progresiva.

La afectación más común es la glomerulonefritis necrosante con proliferación extracapilar pauciinmune. Al igual que en la GPA, a veces, esta es la única manifestación de la enfermedad, que da lugar a una vasculitis asociada a ANCA limitada al riñón.

Otro de los órganos que suele verse afectado es el pulmón, en el que cursa en forma de hemorragia alveolar por capilaritis pulmonar (**Fig. 42-3**). Las manifestaciones clínicas de esta afectación son muy variables: oscilan desde disnea y anemia leves sin hemoptisis hasta una hemorragia masiva con hipoxia profunda, aunque por norma general el inicio suele ser agudo en la mayoría de los pacientes. Algunos con hemorragias alveolares de repetición llegan a desarrollar fibrosis pulmonar secundaria.

También son frecuentes las manifestaciones cutáneas en forma de púrpura palpable, livedo reticular, nódulos, úlceras o infartos en el lecho ungueal.

La afectación gastrointestinal está presente en el 30 % de los pacientes y suele cursar con dolor abdominal, diarrea y, en ocasiones, hemorragia gastrointestinal.

También puede haber afectación del sistema nervioso, habitualmente en forma de neuropatía periférica, que afecta al 30 % de los pacientes; en este caso, es menos frecuente la afectación del sistema nervioso central, así como la afectación cardíaca.

Granulomatosis eosinofílica con poliangitis

Se sabe que la GEPA es una enfermedad que produce afectación multisistémica y clásicamente se han descrito tres fases a lo largo de su curso: una primera fase prodrómica, en la que la principal manifestación es el asma; una fase eosinofílica, caracterizada por eosinofilia en sangre periférica y manifestaciones clínicas derivadas de la infiltración tisular por eosinófilos, y una fase vasculítica, cuyas manifestaciones clínicas se derivan de la inflamación de los vasos sanguíneos.

Al igual que en los otros subtipos de VAA, los pacientes pueden presentar síntomas generales, como astenia, anorexia, pérdida de peso, fiebre, artromialgias e incluso artritis no erosiva (15 %), si bien también se ha descrito algún caso aislado de miositis.

El 75 % de los pacientes presentan afectación otorrinolaringológica (ORL) en forma de rinitis alérgica, que en ocasiones precede en varios años al asma, pólipos nasales o sinusitis. Más raramente aparecen úlceras orales, secreción a través del conducto auditivo externo, infiltración eosinofílica de la mastoides y oído medio, hipoacusia neurosensorial grave, vértigo central o periférico, parálisis de las cuerdas vocales con disfonía, parálisis facial o crecimiento parotídeo.

El asma, que está presente en casi el 100 % de los casos, suele ser grave, con frecuentes estatus asmáticos, corticodependiente e incluso corticorresistente. Habitualmente, precede a la sintomatología vasculítica durante varios años, pero en la mitad de los casos, es de inicio reciente (menos de 6 meses). Tiende a ser de aparición más tardía que el asma de tipo alérgico.

Desde el punto de vista pulmonar, aparecen infiltrados pulmonares (40-50 %) de los casos. Son parcheados o difusos, migratorios y recurrentes (síndrome de Löffler) y de localización predominantemente periférica. La aparición de neumonía eosinófila crónica, hemorragia alveolar difusa o nódulos pulmonares es menos frecuente.

La afectación del sistema nervioso periférico en forma de mononeuritis múltiple sensitivo-motora (70-80 %) puede llegar a ser grave e invalidante y dejar sintomatología residual permanente.

La afectación cutánea (50-70 %) suele presentarse en forma de púrpura palpable, nódulos eritematosos o livedo reticular.

La afectación gastrointestinal puede implicar a cualquier tramo del tubo digestivo. Se puede presentar en forma de inflamación vasculítica difusa o nodular de la mucosa intestinal. Puede aparecer esofagitis vasculítica, gastroenteritis eosinofílica, dolor abdominal isquémico, diarrea, perforaciones múltiples a cualquier nivel, abdomen agudo por peritonitis, erosiones colorrectales, apendicitis, pancreatitis, colecistitis e infarto hepático.

La glomerulonefritis segmentaria y focal o necrosante difusa, con formación de semilunas, se presenta en el 25-35 % de los casos y puede cursar con insuficiencia renal rápidamente progresiva.

La afectación cardiovascular (30-35 %), aunque no siempre es grave, supone la primera causa de mortalidad en la GEPA. El cuadro clínico más frecuente es el desarrollo de insuficiencia cardíaca de instauración aguda.

La afectación del sistema nervioso central puede ser focal o difusa y la vasculitis cerebral origina cuadros clínicos muy variados.

La afectación ocular se da en el 15 % de los casos y se puede manifestar de múltiples formas, principalmente como epiescleritis, uveítis o vasculitis retiniana.

DIAGNÓSTICO

El diagnóstico de las VAA se basa en la combinación de tres pilares fundamentales, que son los hallazgos clínicos, los datos de serología y la histología.

Ante un paciente con un cuadro clínico sugestivo, el diagnóstico debe basarse, siempre que sea posible, es una histopatología compatible y en la presencia de ANCA, aunque estos no siempre son imprescindibles. Los hallazgos analíticos, en general, suelen ser inespecíficos. En los pacientes con GEPA suelen objetivarse eosinofilia en sangre periférica (recuento de eosinófilos mayor de 1.500 eosinófilos/μ/L), así como elevación de las concentraciones de IgE. La analítica urinaria es de vital importancia para descartar una posible afectación renal.

Respecto a las pruebas radiológicas, se debe realizar una radiografía de tórax en dos proyecciones. Si existe afectación ORL o de vías respiratorias altas, hay que solicitar una tomografía computarizada (TC) de senos paranasales para descartar la afectación. Si existen datos de afectación subglótica o endobronquial, se debe solicitar una fibrobroncoscopia y una TC laringotraqueal y pulmonar. En caso de que el paciente presente clínica respiratoria o ante la presencia de hallazgos patológicos en la radiografía de tórax, se hará una TC torácica de alta resolución, una fibrobroncoscopia o pruebas de función respiratoria.

Si existe afectación ocular, es necesaria una valoración oftalmológica. En pacientes que presentan datos de focalidad neurológica, se hará una resonancia magnética cerebral. En casos en los que se sospeche afectación cardíaca, se debería hacer un electrocardiograma, un ecocardiograma, una resonancia magnética cardíaca para un adecuado estudio del miocardio y de las arterias coronarias y, si es necesario, incluso debería plantearse una coronariografía.

En pacientes con sospecha de isquemia intestinal o hemorragia digestiva o retroperitoneal, se solicitará una arteriografía de la aorta abdominal.

En el año 2022, un grupo de expertos del American College of Rheumatology (ACR) y de la European League Against Rheumatism (EULAR) establecieron unos nuevos criterios de clasificación de los tres subtipos de vasculitis asociada a ANCA (**Tablas 42-2**, **42-3** y **42-4**).

Anticuerpos anticitoplasma de los neutrófilos

Los ANCA son anticuerpos que están dirigidos contra antígenos que se localizan en el citoplasma de los neutrófilos y de los monocitos.

Estos anticuerpos en sangre periférica se detectan habitualmente mediante técnicas de inmunofluorescencia indirecta (IFI).

Tabla 42-2. Criterios de clasificación del ACR/EULAR de 2022 para la granulomatosis con poliangitis (granulomatosis de Wegener)

- Estos criterios deben ser aplicados en pacientes con diagnóstico de vasculitis de vaso pequeño o mediano
- Se deben descartar imitadores de vasculitis antes de aplicar los criterios clasificatorios

Criterio clínico	
Exudado nasal sanguinolento, úlceras, costras, congestión o bloqueo nasal	+3
Inflamación de cartílago nasal o auricular, voz ronca o estridor, afectación endobronquial o nariz «en silla de montar»	+2
Hipoacusia neurosensorial o de conducción	+1

Criterio de laboratorio, imagen y biopsia	
Positividad para c-ANCA o anti-PR3-ANCA	+5
Nódulos pulmonares, masas o cavitaciones	+2
Inflamación granulomatosa extramuscular o células gigantes en biopsia	+3
Inflamación, consolidación o derrame nasal o paranasal o mastoiditis	+1
Glomerulonefritis pauciinmune en biopsia	+1
Positividad para p-ANCA o anti-MPO	−1
Eosinofilia $\geqslant 1 \times 10^9$/L	−4

Anti-MPO: anticuerpos antimieloperoxidasa; anti-PR3: anticuerpos antiproteinasa 3; c-ANCA: anticuerpos anticitoplasma de los neutrófilos con patrón citoplasmático; p-ANCA: anticuerpos anticitoplasma de los neutrófilos con patrón perinuclear.
Es necesaria una puntuación $\geqslant 5$ para clasificarla como granulomatosis con poliangitis.
Adaptada de: Robson JC, 2022.

Tabla 42-3. Criterios de clasificación del ACR/EULAR de 2022 para la poliangitis microscópica

- Estos criterios deben ser aplicados en pacientes con diagnóstico de vasculitis de vaso pequeño o mediano
- Se deben descartar imitadores de vasculitis antes de aplicar los criterios clasificatorios

Criterio clínico	
Exudado nasal sanguinolento, úlceras, costras, congestión o bloqueo Perforación nasal o defecto septal	−3

Criterio de laboratorio, imagen y biopsia	
Positividad para p-ANCA o anti-MPO	+6
Fibrosis o enfermedad pulmonar intersticial	+3
Glomerulonefritis pauciinmune en biopsia	+3
Positividad para c-ANCA o anti-PR3	−1
Eosinofilia ⩾ 1 × 10^9/L	−4

Anti-MPO: anticuerpos antimieloperoxidasa; anti-PR3: anticuerpos antiproteinasa 3; c-ANCA: anticuerpos anticitoplasma de los neutrófilos con patrón citoplasmático; p-ANCA: anticuerpos anticitoplasma de los neutrófilos con patrón perinuclear.
Es necesaria una puntuación ⩾ 5 para clasificar como poliangitis microscópica.
Adaptada de: Suppiah R, 2022.

Tabla 42-4. Criterios de clasificación del ACR/EULAR de 2022 para la granulomatosis eosinofílica con poliangitis

- Estos criterios deben ser aplicados en pacientes con diagnóstico de vasculitis de vaso pequeño o mediano
- Se deben descartar imitadores de vasculitis antes de aplicar los criterios clasificatorios

Criterio clínico	
Obstrucción de la vía aérea	+3
Pólipos nasales	+3
Mononeuritis múltiple	+1

Criterio de laboratorio, imagen y biopsia	
Eosinofilia ⩾ 1 × 10^9/L	+5
Biopsia con inflamación extravascular predominantemente eosinofílica	+3
Glomerulonefritis pauciinmune en biopsia	+3
Positividad para c-ANCA o anti-PR3	−3
Hematuria	−1

Es necesaria una puntuación ⩾ 6 para clasificar como granulomatosis eosinofílica con poliangitis.
Anti-PR3: anticuerpos antiproteinasa 3; c-ANCA: anticuerpos anticitoplasma de los neutrófilos con patrón citoplasmático.
Adaptada de: Grayson PC, 2022.

> **!** Los principales antígenos contra los que van dirigidos son la MPO y la PR3. En las técnicas de IFI, sobre neutrófilos fijados con etanol, los ANCA anti-PR3 producen un patrón citoplasmático (c-ANCA), mientras que los anti-MPO producen un patrón perinuclear (p-ANCA).

Los ANCA que se detectan con mayor frecuencia en la GPA son los c-ANCA/anti-PR3, que son positivos en casi el 90 % de los casos con formas generalizadas de la enfermedad y en el 40-60 % de las formas localizadas: estos porcentajes pueden disminuir en ausencia de actividad de la vasculitis. Los p-ANCA/anti-MPO son más frecuentes en la PAM y en la GEPA, así como en las formas de GPA limitadas al riñón.

La existencia de una u otra especificidad, más que diferenciar entre tipos concretos de VAA, lo que condiciona es el fenotipo clínico y el pronóstico de la enfermedad, lo que ha llevado a algunos autores a clasificar a los pacientes en función del tipo de ANCA detectado. Con el fin de mejorar la especificidad de las técnicas de detección, se recomienda hacer la determinación de ANCA por análisis por inmunoabsorción ligado a enzimas (ELISA, *enzyme-linked immunosorbent assay*) y, en aquellos pacientes en los que existan dudas, se debería utilizar IFI. En pacientes con afectación grave en los que es necesaria una determinación temprana, se pueden utilizar kits de detección rápida que combinan técnicas de IFI e *inmunoblot* (inmunotransferencia). Es importante tener en cuenta que los ANCA pueden ser negativos hasta en el 40 % de los pacientes con formas de GPA limitada a vías respiratorias superiores y en el 10 % de los pacientes con afectación generalizada. Igualmente, el 30 % de los pacientes con PAM y el 40 % de los pacientes con GEPA no expresan ANCA, por

lo que la negatividad de estos anticuerpos nunca excluye la existencia de una vasculitis.

Aunque la utilidad de los ANCA en el diagnóstico inicial de una vasculitis es indiscutible, su utilidad durante el seguimiento de la enfermedad es controvertida. Algunos autores consideraron que el aumento en los títulos de los ANCA podría predecir una recaída de la enfermedad, sin embargo, esto no se ha podido corroborar en estudios posteriores. Por otro lado, hay algunos estudios que indican que el aumento en los títulos de ANCA (fundamentalmente, anti-PR3) se puede asociar con recurrencias de hemorragia alveolar o glomerulonefritis. No obstante, el aumento aislado del título de los ANCA que no se asocia con empeoramiento de la clínica no parece justificar una intensificación del tratamiento inmunosupresor, aunque sí se debería hacer un control más estrecho del paciente para detectar una posible recaída de forma precoz.

Histopatología

Siempre que sea posible, se debería obtener una biopsia de los órganos afectados para confirmar el diagnóstico. Sin embargo, en pacientes graves e inestables en los que no sea posible la biopsia, no se debe demorar el inicio del tratamiento, a pesar de no poder obtener una confirmación histopatológica diagnóstica.

Los hallazgos histológicos característicos consisten en inflamación de las paredes de los vasos de pequeño calibre, con necrosis fibrinoide e inflamación extravascular, que puede ser o no granulomatosa. Puede haber eosinofilia tisular, pero no es específica de la GEPA ni tampoco es constante en esta vasculitis.

Desde el punto de vista renal, lo más característico de estas enfermedades es la glomerulonefritis necrosante segmentaria con proliferación extracapilar pauciinmune En la biopsia del nervio sural se suele observar vasculitis necrosante. La biopsia de la mucosa nasal únicamente suele revelar cambios inflamatorios inespecíficos.

En el caso de la GPA, el órgano más rentable para hacer una biopsia es el pulmón, ya que es donde se encuentra la expresión anatomopatológica más completa de la enfermedad, con presencia de vasculitis y granulomas.

VALORACIÓN DEL ESTADO DE LA ENFERMEDAD

Los pacientes con VAA requieren una valoración precisa y sistemática para un correcto diagnóstico y manejo de la enfermedad; sin embargo, dado que estas enfermedades son complejas, esta tarea no siempre resulta sencilla. Por este motivo se requiere un conocimiento adecuado de estas patologías y experiencia profesional en su diagnóstico y tratamiento.

Existen varias escalas para evaluar el grado de actividad y afectación de estas vasculitis. Una de las más utilizadas es la *Birmingham Vasculitis Activity Score* (BVAS), que permite evaluar la presencia de síntomas generales y la afectación cutánea, de mucosas, ORL, cardiovascular, pulmonar, renal, gastrointestinal y del sistema nervioso. Cada área consta de varios ítems, que reflejan el grado de morbilidad. El resultado de esta valoración es un índice global numérico, con una puntuación que oscila entre 0 y 68 puntos que refleja la actividad de la enfermedad y da información sobre el pronóstico. Algunos estudios han objetivado que un BVAS superior a 8 se asocia a mayor mortalidad.

Existe una versión específica de esta escala para la GPA, que es la *Birmingham Vasculitis Activity Score for Wegener Granulomatosis* (BVAS/WG). Otro de los índices más utilizados es el *Five Factor Score* (FFS), desarrollado por el Grupo Francés para el Estudio de las Vasculitis. Este índice evalúa cuatro factores de mal pronóstico, que son la edad superior a 65 años, la presencia de insuficiencia cardíaca, la insuficiencia renal y la afectación gastrointestinal, y un factor protector, que es la ausencia de afectación ORL. En este caso, la puntuación puede ser 0 (ningún factor), 1 o 2. Además, existe proporcionalidad entre el incremento de la escala y la mortalidad. De hecho, de acuerdo con los resultados del grupo francés, la mortalidad es del 9, 21 y 40 % a los 5 años para un FFS de 0, 1 o 2, respectivamente. También existe un índice que valora el daño, que es el *Vasculitis Damage Index* (VDI).

TRATAMIENTO

El tratamiento de estas entidades consta de dos fases y depende del tipo de vasculitis.

Tratamiento de la granulomatosis con poliangitis y de la poliangitis microscópica

Debido a sus similitudes clínicas, y a que los ensayos «de referencia» incluyen ambos grupos y presentan resultados de forma conjunta, ambas entidades se tratan de una forma similar. Resulta de interés que las recomendaciones para el tratamiento de las VAA de 2016 propuestas por la European Renal Association-European Dialysis and Trasplant Association (ERA-EDTA) estratifican el tratamiento según la gravedad del cuadro y diferencian una fase inicial de inducción de la remisión y otra fase de mantenimiento de la remisión. También se expondrán las recientes recomendaciones del ACR y de la EULAR.

Formas generalizadas o graves

Desde un punto de vista práctico, de acuerdo con las definiciones del Grupo Europeo para el Estudio de las Vasculitis (EUVAS) y de las definiciones que proponen el ACR y la EULAR, se entiende por enfermedad generalizada o grave la afectación renal (valores de creatinina sérica superiores a 500 mmol/L o 5,6 mg/dL) o de cualquier órgano que amenace la vida del paciente. Sin embargo, desde las guías de la EULAR, se puntualiza que en ocasiones esta terminología puede inducir a error en la práctica clínica, puesto que pacientes que *a priori* presentan manifestaciones clínicas consideradas menos graves corren el riesgo de desarrollar signos o síntomas que pongan en peligro su vida por recibir un tratamiento de inducción menos intenso, por lo que se aboga por individualizar y distinguir entre pacientes con y sin enfermedad potencialmente mortal.

Como terapia de inducción de la remisión de la enfermedad, pueden utilizarse dos esquemas terapéuticos diferentes: ciclofosfamida (CFM) + glucocorticoides; o rituximab (RTX) + glucocorticoides.

Tanto las recomendaciones del ACR como las de la EULAR recientemente publicadas dan preferencia al RTX sobre la CFM, debido a su mejor perfil de seguridad y a los datos sobre eficacia. El tratamiento con RTX ha sido evaluado en dos ensayos clínicos (RAVE y RITUXVAS), en los que ha demostrado que es una alternativa eficaz a la CFM para el tratamiento de la GPA y de la PAM como terapia de inducción. Además, los datos publicados de la parte de inducción del estudio RITAZAREM han demostrado que el RTX puede restaurar eficazmente la remisión en pacientes con VAA recurrente, por lo que la preferencia de RTX se recalca especialmente en estos casos.

En un reciente metaanálisis en el que se incluyeron estudios retrospectivos de eficacia y seguridad, se consideraron igual de eficaces el esquema de tratamiento con RTX utilizado en el ensayo RAVE (375 mg/m^2 por semana durante 4 semanas), que está aprobado para la inducción de la remisión en la GPA y la PAM, y el protocolo de dos dosis (1 g en las semanas 0 y 2) aprobado para la artritis reumatoide.

Cuando se opta por la CFM, es preferible su administración en forma de pulsos intravenosos. Los esquemas terapéuticos más empleados de CFM intravenosa son dos: el del grupo francés, que ajusta la dosis a la superficie corporal (0,6 g/m^2), con administración inicial de tres pulsos quincenales (semanas 0, 2 y 4) y, posteriormente, mensuales; y el esquema de la Sociedad Británica de Reumatología, que propone ajustar la dosis al peso corporal (15 mg/kg, máximo 1.500 mg/m^2), también con una administración inicial de tres pulsos quincenales y, posteriormente, cada 3 semanas. En los pacientes tratados con CFM intravenosa se recomienda el uso de mesna para reducir el riesgo de cistitis hemorrágica, así como la profilaxis con trimetroprima/sulfametoxazol a dosis de 800/160 mg tres veces por semana o 400/80 mg al día, para evitar una posible infección por *Pneumocystis jirovecii*. Además, el uso de este fármaco parece disminuir el riesgo de recurrencias en pacientes con GPA, aunque no se recomienda para el mantenimiento de la remisión por incremento de la toxicidad.

De acuerdo con las recomendaciones actuales, tanto la CFM como el RTX deben acompañarse inicialmente por prednisona (o equivalente) a dosis inicial de 50-75 mg, según el peso corporal. Se recomienda una reducción gradual de los glucocorticoides hasta alcanzar una dosis de 5 mg al día a los 4-5 meses desde su inicio. El ensayo PEXIVAS comparó dos esquemas terapéuticos de disminución gradual de glucocorticoides en 704 pacientes con GPA y PAM y enfermedad activa potencialmente mortal. El protocolo de tratamiento con glucocorticoides en pauta reducida recomendado previamente dio lugar a una reducción del 40 % en la exposición oral a glucocorticoides en los primeros 6 meses, lo que redujo el número de infecciones graves durante el primer año.

Sin embargo, no existen ensayos clínicos que comparen la eficacia de los glucocorticoides en pulsos intravenosos con glucocorticoides orales en dosis altas, aunque sí se incluyen en los protocolos de inducción de la remisión en varios ensayos clínicos. Por tanto, se concluye que el tratamiento con pulsos intravenosos debería reservarse para las manifestaciones graves potencialmente mortales, en particular, la afectación renal activa con una tasa de filtración glomerular estimada documentada < 50 mL/min/1,73/m² o en la hemorragia alveolar, aunque siempre de manera individualizada.

En pacientes con deterioro rápidamente progresivo de la función renal (pacientes con valores de creatinina sérica por encima de 5,7 mg/dL), además del tratamiento de inducción de la remisión que se ha expuesto, se debe plantear la plasmaféresis. La pauta utilizada en el ensayo clínico MEPEX es de siete sesiones en 15 días. No se recomienda añadir plasmaféresis de rutina en pacientes con glomerulonefritis sin riesgo de deterioro rápidamente progresivo de función renal por el mayor riesgo de infecciones graves frente al beneficio.

En los pacientes con hemorragia alveolar difusa, no se han observado diferencias significativas en las tasas de mortalidad o de remisión entre los pacientes que reciben plasmaféresis y los que no, si bien se asocia mayor riesgo de infección grave en los pacientes que la reciben. Por esto, las recomendaciones del ACR 2021 y de la EULAR 2022 aconsejan no utilizar la plasmaféresis en estos pacientes, limitando su utilización a aquellos con deterioro renal rápidamente progresivo concomitante, a los críticos que no responden a las clásicas terapias de inducción y a pacientes con GPA o PAM que presenten una enfermedad de la membrana basal glomerular.

Por último, se ha incorporado de forma reciente al arsenal terapéutico disponible para el tratamiento de inducción de la remisión de las VAA el avacopan (fármaco dirigido contra el receptor C5a), dado el conocimiento del papel que desempeña el complemento en la patogenia de las VAA. Las recomendaciones de la EULAR indican que hay que considerarlo en combinación con RTX/CFM como inducción de la remisión en GPA o PAM con el objetivo de disminuir sus-

tancialmente la exposición a glucocorticoides, tras los resultados proporcionados en el ensayo clínico ADVOCATE en cuanto a eficacia y seguridad de esta terapia combinada. Los resultados reflejan que, en lo que se refiere a la remisión de la enfermedad, el avacopan no fue inferior, aunque tampoco superior, a la terapia con corticoides en la semana 26, pero sí fue superior en el mantenimiento de la remisión en la semana 52. Los pacientes con glomerulonefritis activa al inicio presentaron mayor recuperación de la función renal que el grupo de pacientes tratado con glucocorticoides. La dosis acumulada de glucocorticoides en el grupo tratado con avacopan durante 1 año fue inferior a la del grupo tratado con prednisona, y los efectos tóxicos inducidos por glucocorticoides en la semana 26 fueron menores en el grupo de avacopan.

Por los datos expuestos, EULAR recomienda considerar avacopan en combinación con RTX/CFM especialmente en aquellos subgrupos en los que es probable que se obtenga un mayor beneficio, es decir, en pacientes con riesgo de desarrollar o empeorar los efectos adversos derivados del tratamiento corticoideo y en pacientes con glomerulonefritis activa y deterioro rápido de la función renal.

Debido a la toxicidad del tratamiento, la duración total de la fase de inducción de la remisión no debería ser superior a 6 meses. Una vez alcanzada la remisión, para la fase de mantenimiento de la remisión, se plantean diferentes terapias: RTX, azatioprina (AZA) a dosis de 1,5-2 mg/kg al día, metotrexato (MTX) a dosis de 20-25 mg semanales o micofenolato de mofetilo (MMF) a dosis de 2 g/día.

Tanto las recomendaciones del ACR como de la EULAR sitúan al RTX como primera opción en el mantenimiento de la remisión. En el ensayo MAINRITSAN, en los pacientes que alcanzaron la remisión tras el tratamiento de inducción con CFM y glucocorticoides, la terapia con dosis repetidas de RTX (500 mg, dos veces a los 6 meses y, luego, 500 mg cada 6 meses, tres veces) a lo largo de 2 años se asoció a una tasa de recaída menor que el tratamiento con AZA, con unos datos de seguridad comparables. Además, los datos a largo plazo de este ensayo mostraron que la tasa de remisión sostenida seguía siendo superior a los 60 meses con una mejor supervivencia global.

Los pacientes tratados con RTX como terapia de inducción pueden recibir terapia de mantenimiento con dosis semestrales de RTX de 500 mg o cambiar a AZA o MTX.

La elección del inmunosupresor convencional deberá individualizarse, aunque los dos fármacos más utilizados son AZA y MTX, si bien este último no se recomienda en caso de insuficiencia renal. Pueden utilizarse como terapia de mantenimiento de la remisión si RTX está contraindicado (por ejemplo, reacción alérgica previa al RTX) o su uso es inadecuado (por ejemplo, necesidad urgente de vacunación, hipogammaglobulinemia grave).

Por otra parte, el MMF demostró ser inferior a AZA en el estudio IMPROVE, con mayor tasa de recaídas.

También existe literatura médica que apoya el uso de leflunomida a dosis de 20-30 mg al día en GPA, pero de acuerdo a las guías de la EULAR, tanto el MMF como la leflunomida podrían considerarse si hay intolerancia al resto de los fármacos mencionados.

En lo que se refiere a la pauta de descenso de glucocorticoides a lo largo de la fase de mantenimiento de la remisión, clásicamente se aconsejaba llegar a una dosis de 5 mg al día a los 12 meses, bajar a 2,5 mg al día hasta los 18 meses y después intentar su retirada, si bien de acuerdo a las recomendaciones actuales se aboga por individualizar teniendo en cuenta la comorbilidad, los factores de riesgo y las preferencias del paciente.

La duración óptima del tratamiento de mantenimiento continúa siendo un tema controvertido. No obstante, la suspensión precoz del tratamiento se asocia con un aumento del riesgo de recurrencia. Por ello, se recomienda que la fase de mantenimiento tenga una duración de al menos 24-48 meses. En pacientes con factores de riesgo de recaída (c-ANCA-PR3, títulos ANCA persistentemente elevados, afectación pulmonar y afectación de vías aéreas superiores) se podría valorar ampliar este período de tratamiento. En pacientes con múltiples recaídas, se propone mantener el tratamiento de forma indefinida, aunque es indispensable individualizarlo y evaluar riesgos.

La **figura 42-4** muestra el esquema de tratamiento de la GPA y la PAM sugerido por el ACR.

Formas generalizadas o graves refractarias

Según las definiciones propuestas por la EULAR, se entiende por enfermedad refractaria aquella con aumento o ausencia de cambios en la enfermedad tras un período de tratamiento de inducción estándar, descartando infecciones, efectos secundarios del tratamiento o comorbilidades como causas potenciales de persistencia o empeoramiento de la enfermedad. La guía del ACR del 2021 simplifica el concepto de refractariedad a la enfermedad activa persistente, a pesar de un tratamiento inmunosupresor adecuado. En pacientes con enfermedad generalizada refractaria, si se ha utilizado RTX como tratamiento de inducción, se aconseja cambiar a CFM y viceversa. La combinación de RTX y CFM en casos de enfermedad potencialmente letal refractaria aún no tiene suficiente evidencia para proponerse. También se plantea incrementar dosis de glucocorticoides, en particular, en los casos de persistencia o empeoramiento de síntomas menores. En pacientes que no alcancen la remisión, podrían utilizarse las inmunoglobulinas intravenosas como tratamiento adyuvante, especialmente en casos con infección concomitante y para el control a corto plazo hasta que

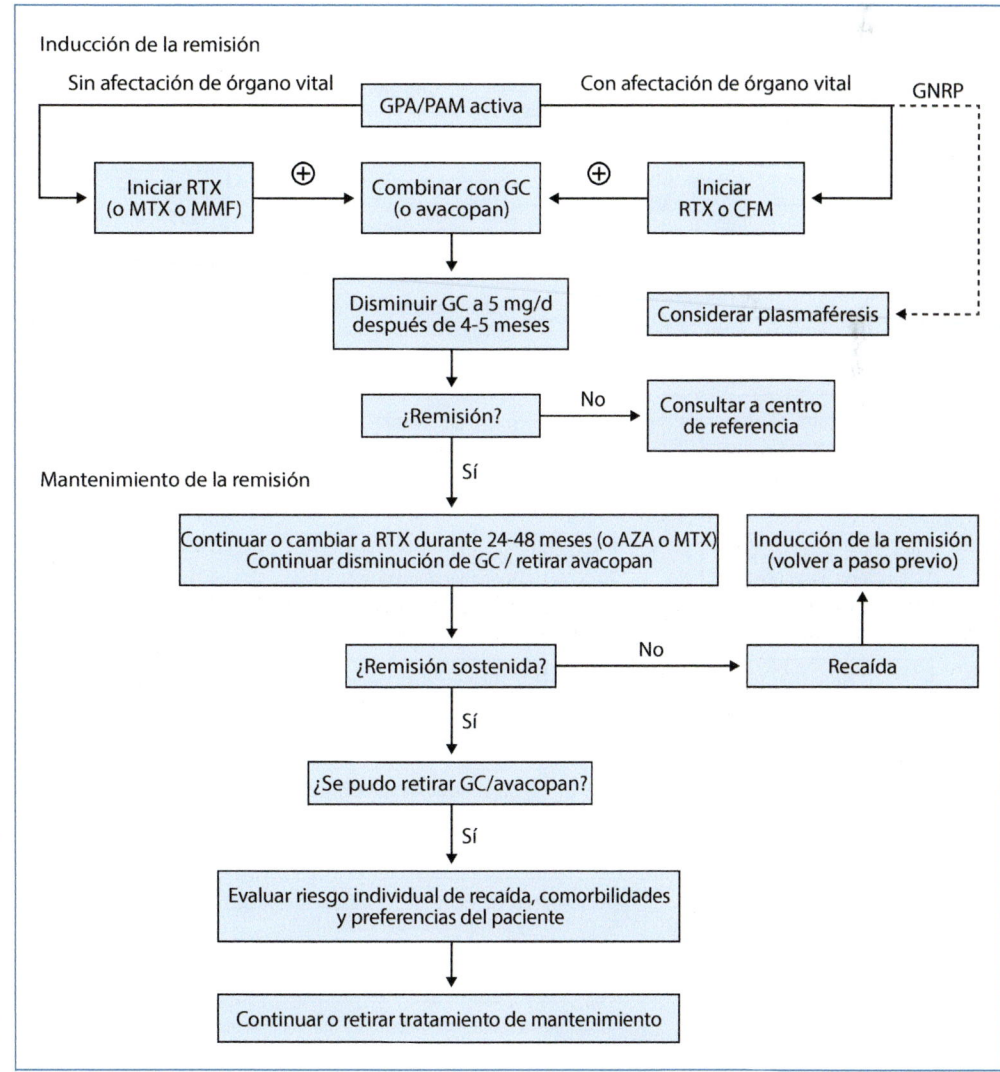

Figura 42-4. Esquema de tratamiento de la granulomatosis con poliangitis y la poliangitis microscópica sugerido en las recomendaciones de la European League Against Rheumatism (EULAR) 2022.
AZA: azatioprina; CFM: ciclofosfamida; d: día; GC: glucocorticoides; GNRP: glomerulonefritis rápidamente progresiva; GPA: granulomatosis con poliangitis; MMF: micofenolato de mofetilo; MTX: metotrexato; PAM: poliangitis microscópica; RTX: rituximab.

haga efecto el cambio de tratamiento de inducción de la remisión en casos refractarios.

Formas limitadas o sin enfermedad potencialmente mortal

En formas localizadas, con afectación exclusiva de vías aéreas superiores o con afectación de áreas no vitales, puede emplearse RTX (de elección según las últimas recomendaciones de la EULAR), MTX a dosis de 20-25 mg a la semana (preferencia en recomendaciones del ACR) y MMF (1,5-2 mg al día), junto a glucocorticoides durante la fase de inducción y mantenimiento.

Las guías de la EULAR proponen RTX como primera opción por los resultados arrojados por el ensayo RAVE, que incluye a pacientes sin enfermedad potencialmente mortal. En cuanto a eficacia y seguridad, los resultados no fueron inferiores a los de los pacientes con enfermedad más grave al inicio del estudio. Sin embargo, en los casos limitados, las guías del ACR sitúan en primer lugar el MTX por la amplia experiencia clínica con este fármaco, dejando RTX como alternativa en casos de insuficiencia renal o hepática o recaídas frecuentes con MTX.

La CFM se asocia a complicaciones a largo plazo y no debe utilizarse como opción de primera línea en la enfermedad limitada. Puede considerarse cuando las alternativas de RTX, MTX y MMF no pueden utilizarse o son ineficaces.

En pacientes con GPA que presentan afectación subglótica de inicio, se recomienda terapia intralesional localizada con metilprednisolona y dilataciones mecánicas, además de la terapia inmunosupresora. En casos refractarios, se utilizan implantes de silicona o resección con láser. En las VAA con afectación exclusivamente renal, al tratarse de un órgano noble, se aplicará el tratamiento de las formas generalizadas o graves.

Tratamiento de la granulomatosis eosinofílica con poliangitis

El tratamiento de inducción de la remisión habitual propuesto para la GEPA es prednisona a dosis de 1 mg/kg al día (o comenzar por pulsos de metilprednisolona) en pauta descendente, según la respuesta terapéutica. Es aconsejable mantener los glucocorticoides durante al menos 12 meses en dosis bajas. En casos de enfermedad no grave (FFS = 0), el tratamiento

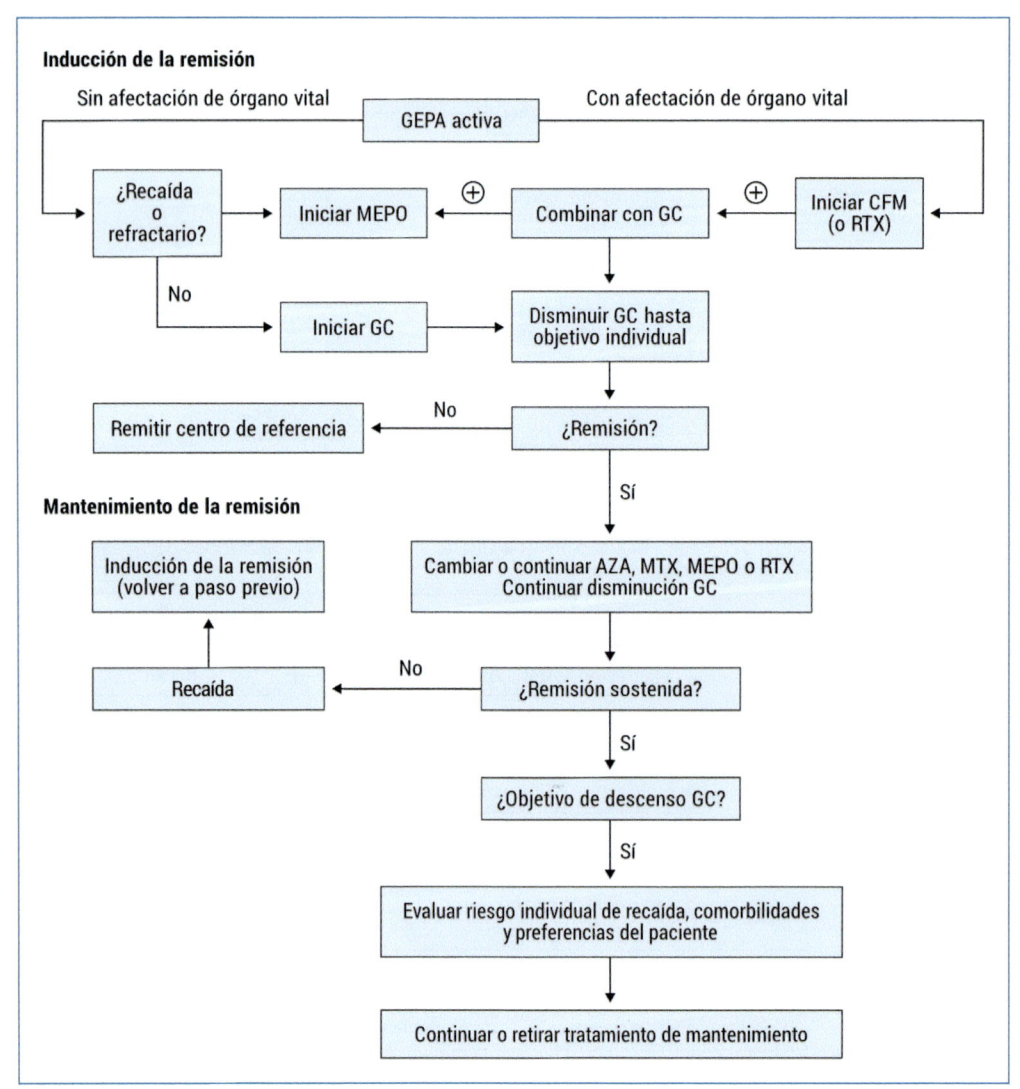

Figura 42-5. Esquema de tratamiento de la granulomatosis eosinofílica con poliangitis sugerido en las recomendaciones de la European League Against Rheumatism (EULAR) de 2022.
AZA: azatioprina; CFM: ciclofosfamida; GC: glucocorticoides; GEPA: granulomatosis eosinofílica con poliangitis; MEPO: mepolizumab; MTX: metotrexato; RTX: rituximab.

con glucocorticoides solo alcanza tasas de respuesta del 90 %, pero las recaídas son frecuentes.

Tanto las recomendaciones de la EULAR de 2022 como las ACR de 2021 aconsejan asociar a los glucocorticoides mepolizumab o algún inmunosupresor, como MTX, AZA o MMF, para reducirlos y evitar así su toxicidad. Se ha objetivado que mepolizumab, un anticuerpo monoclonal humanizado que actúa sobre la IL-5, es eficaz y con gran perfil de seguridad en pacientes con GEPA no grave en los que predomina la clínica asmática, además de proponerse como tratamiento de mantenimiento de la remisión en estos casos.

Si existe afectación renal grave o un FFS de 1 o más, se aplica el mismo esquema terapéutico comentado en las formas generalizadas de GPA y PAM. En este caso, la CFM será de elección en pacientes con afectación cardíaca, pacientes que no expresen ANCA y en pacientes con afectación neurológica o gastrointestinal grave. Se valorará la utilización de RTX en pacientes con expresión de ANCA, pacientes con glomerulonefritis activa, pacientes que hayan recibido CFM previamente o pacientes con riesgo de toxicidad por CFM. La **figura 42-5** muestra el tratamiento para la inducción de la remisión y su mantenimiento para la GEPA, según las recomendaciones de la EULAR de 2022.

PRONÓSTICO

Las VAA son enfermedades potencialmente graves que, en muchas ocasiones, comprometen la vida del paciente. No obstante, con la terapia inmunosupresora se ha conseguido mejorar el pronóstico de los pacientes. Así, con un tratamiento adecuado, la supervivencia a los 5 años de los pacientes con GPA oscila entre un 74 y un 91 %; en el caso de la GEPA, se sitúa en el 60-97 %, siendo inferior en el caso de la PAM, donde se sitúa entre el 45 y el 76 %.

PUNTOS CLAVE

- Las VAA son enfermedades cuya afectación puede ser multisistémica y potencialmente mortal.
- El diagnóstico de las VAA se debe basar en la clínica y en los hallazgos de las pruebas de laboratorio, imagen e histopatología.
- Con frecuencia, suelen expresar ANCA: el patrón c-ANCA (anti-PR3) es característico de la GPA, mientras que el patrón p-ANCA (anti-MPO) es más frecuente en la PAM y en la GEPA.
- El tratamiento depende de la gravedad de la enfermedad y consta de dos fases: una de inducción de la remisión y otra de mantenimiento de la remisión.

BIBLIOGRAFÍA

Chung SA, Langford CA, Maz M, Abril A, Gorelik M, Guyatt G, et al. 2021 American College of Rheumatology/Vasculitis Foundation Guideline for the management of antineutrophil cytoplasmic antibody-associated vasculitis. Arthritis Rheumatol. 2021;73:1366-83.

Cornec D, Cornec-Le Gall E, Fervenza FC, Specks U. ANCA-associated vasculitis-clinical utility of using ANCA specificity to classify patients. Nat Rev Rheumatol. 2016;12:570-9.

Grayson PC, Ponte C, Suppiah R, Robson JC, Craven A, Judge A, et al. 2022 American College of Rheumatology/European Alliance of Associations for Rheumatology Classification Criteria for Eosinophilic Granulomatosis with Polyangiitis. Ann Rheum Dis. 2022;81:309-14.

Guillevin L, Pagnoux C, Karras A, Khouatra C, Aumaitre O, Cohen P, et al. Rituximab versus azathioprine for maintenance in ANCA-associated vasculitis. N Engl J Med. 2014;371:1771-80.

Guillevin L. Maintenance treatment of ANCA-associated vasculitides. Clin Exp Rheumatol. 2017;35 Suppl 103:199-201.

Hellmich B, Sanchez-Alamo B, Schirmer JH, Berti A, Blockmans D, Cid MC, et al. EULAR recommendations for the management of ANCA-associated vasculitis: 2022 update. Ann Rheum Dis. 2024;83(1):30-47.

Hiemstra TF, Walsh M, Mahr A, Savage CO, de Groot K, Harper L, et al. Mycophenolate mofetil vs azathioprine for remission maintenance in antineutrophil cytoplasmic antibody-associated vasculitis: a randomized controlled trial. JAMA. 2010;304:2381-8.

Jayne DR, Gaskin G, Rasmussen N, Aabramowicz D, Ferrario F, Guillevin L, et al. Randomized trial of plasma exchange or high-dosage methylprednisolone as adjunctive therapy for severe renal vasculitis. J Am Soc Nephrol. 2007;18:2180-8.

Jayne DR, Merkel PA, Schall T, Bekker P, ADVOCATE Study Group. Avacopan for the treatment of ANCA-associated vasculitis. N Engl J Med. 2021;384:599-609.

Jennette JC, Falk RJ, Bacon PA, Basu N, Cid MC, Ferrario F, et al. 2012 Revised International Chapel Hill Consensus Conference Nomenclature of Vasculitides. Arthritis Rheum. 2013;65:1-11.

Koh JH, Kemna MJ, Cohen Tervaert JW, Kim WU. Can an increase in antineutrophil cytoplasmic autoantibody titer predict relapses in antineutrophil cytoplasmic antibody-associated vasculitis? Arthritis Rheumatol. 2016;68:1571-3.

Lyons PA, Rayner TF, Trivedi S, Holle JU, Watts RA, Jayne DR, et al. Genetically distinct subsets within ANCA-associated vasculitis. N Engl J Med. 2012;367:214-23.

Robson JC, Grayson PC, Ponte C, Suppiah R, Craven A, Judge A, et al. 2022 American College of heumatology/European Alliance of Associations for Rheumatology classification criteria for granulomatosis with polyangiitis. Ann Rheum Dis. 2022;8:315-20.

Smith RM, Jones RB, Specks U, Bond S, Nodale M, Aljayyousi R, et al. Rituximab as therapy to induce remission after relapse in ANCA-associated vasculitis. Ann Rheum Dis. 2020;79:1243-9.

Stone JH, Merkel PA, Spiera R, Seo P, Langford CA, Hoffman GS, et al. Rituximab versus cyclophosphamide for ANCA associated vasculitis. N Engl J Med. 2010;363:221-32.

Suppiah R, Robson JC, Grayson PC, Ponte C, Craven A, Khalid S, et al. 2022 American College of Rheumatology/European Alliance of Associations for Rheumatology classification criteria for microscopic polyangiitis. Ann Rheum Dis. 2022;81:321-6.

Walsh M, Merkel PA, Peh C-A, Szpirt WM, Puéchal X, Fujimoto S, et al. Plasma exchange and glucocorticoids in severe ANCA-associated vasculitis. N Engl J Med. 2020;382:622-31.

Watts RA, Mahr A, Mohammad AJ, Ganteby P, Basu N, Flores-Suárez LF. Classification, epidemiology and clinical subgrouping of antineutrophil cytoplasmic antibody (ANCA)-associated vasculitis. Nephrol Dial Transplant. 2015;0 Suppl 1:i14-22.

Wechsler ME, Akuthota P, Jayne D, Khoury P, Klion A, Langford CA, et al. Mepolizumab or placebo for eosinophilic granulomatosis with polyangiitis. N Engl J Med. 2017;376:1921-32.

Yates M, Watts RA, Bajema IM, Cid MC, Crestani B, Hauser T, et al. EULAR/ERA-EDTA recommendations for the management of ANCA-associated vasculitis. Ann Rheum Dis. 2016;75:1583-94.

Otras vasculitis de vaso mediano y vasculitis de vaso pequeño

43

R. Blanco Alonso y J. Loricera García

OBJETIVOS

- Conocer las principales características de la poliarteritis nudosa y de la enfermedad de Kawasaki.
- Reconocer las características de las vasculitis de vaso pequeño mediadas por inmunocomplejos.
- Diagnosticar de forma correcta y establecer un tratamiento adecuado de las diferentes vasculitis de vaso mediano y pequeño mediadas por inmunocomplejos.

VASCULITIS DE VASO MEDIANO

De acuerdo con la Conferencia de Consenso de Chapel Hill (CCCH) del año 2012, dentro del epígrafe de vasculitis de vaso mediano, se encuadran dos entidades: la poliarteritis nudosa (PAN) y la enfermedad de Kawasaki. Estas vasculitis se caracterizan por la afectación de las principales arterias viscerales y sus ramas, con desarrollo de estenosis y aneurismas inflamatorios. Suelen presentar un inicio más agudo que otras vasculitis e histológicamente se caracterizan por una necrosis fibrinoide. Si bien la PAN y la enfermedad de Kawasaki pueden ser indistinguibles desde el punto de vista histopatológico, las características epidemiológicas y clínicas difieren de forma considerable, así como el manejo terapéutico.

Poliarteritis nudosa

Ya se ha comentado que la PAN es una vasculitis necrosante que afecta fundamentalmente a las arterias de mediano calibre y vasos de pequeño calibre, pero que respeta las arteriolas, capilares y vénulas, por lo que no se ven afectados los glomérulos renales.

A lo largo de los años, esta vasculitis ha recibido diferentes nombres. En 1866, Adolf Küsmaul y Rudolf Maïer describieron en un joven sastre de 27 años una entidad caracterizada por el aspecto nodular externo de la pared arterial, por lo que la denominaron *periarteritis nodosa* (o nudosa). Posteriormente, al evidenciar que la afectación inflamatoria podía englobar a varias arterias y a toda la pared vascular, se la denominó *poliarteritis* o *panarteritis nudosa*. Todos estos términos continúan utilizándose hoy en día de forma indistinta.

En 1948, Davson acuñó el término poliarteritis microscópica (PAM) para referirse a determinados pacientes diagnosticados de PAN pero que presentaban también glo-

merulonefritis necrosante y que evolucionaban a un fallo renal rápidamente progresivo. Sin embargo, el American College of Rheumatology (ACR) no consideró a la PAM como una entidad independiente de la PAN al redactar en 1990 los criterios de clasificación de las vasculitis. Para ello, habrá que esperar hasta 1994, cuando la primera CCCH hizo hincapié en la distinción entre ambas entidades.

Desde ese momento, la PAN o PAN clásica se define como una vasculitis necrosante de arterias de mediano calibre que puede afectar también a arterias de pequeño calibre, pero que respeta arteriolas, capilares y vénulas y no se asocia a la presencia de anticuerpos anticitoplasma de neutrófilos (ANCA). La PAM, en cambio, es una vasculitis de vaso pequeño asociada a ANCA, que afecta a arteriolas, capilares y vénulas. Las principales diferencias entre la PAN y la PAM se sintetizan en la **tabla 43-1**.

> Según la CCCH de 2012, la PAN puede afectar a arterias pequeñas, pero respeta arteriolas, capilares y vénulas, por lo que no puede manifestar púrpura palpable.

Epidemiología

La PAN aparece a cualquier edad (incluso en niños), si bien el comienzo más habitual se da entre los 50 y los 70 años. Es una vasculitis infrecuente, con una incidencia aproximada que oscila entre 2 y 9 casos/millón de habitantes o 0-1,5 casos/millón de habitantes, según se utilicen las definiciones del ACR de 1990 o de la CCCH, respectivamente. Esta diferencia en la incidencia se debe a la redefinición hecha por el CCCH (que excluye la afectación de arteriolas, capilares y vénulas) y a la disminución progresiva de la infección por el virus de la hepatitis B (VHB). La mayoría de los estudios muestran una relación aproximada de 2:1 entre varones y mujeres.

Tabla 43-1. Diferencias entre la poliarteritis nudosa clásica y la poliangeitis microscópica

	Poliarteritis nudosa	Poliangeitis microscópica
Tipo de vaso	Arterias de mediano y pequeño calibre, respetando arteriolas, capilares y vénulas	Vasos pequeños (arteriola, capilar, vénula), ocasionalmente arterias de mediano calibre
Nefropatía: • Localización histológica • Clínica	Arterias arcuatas, interlobares Hipertensión arterial	Afectación glomerular Alteraciones sedimento (hematuria, cilindros, proteinuria); insuficiencia renal
Afectación pulmonar	No	Sí (capilaritis)
Neuropatía periférica	50-80 %	10-50 %
Lesiones cutáneas	Nódulos, úlceras, *livedo reticularis*	Púrpura palpable (< 50 %)
ANCA (p-ANCA)	Raros (< 10 %)	Frecuente (50-90 %)
Virus de la hepatitis B	5-30 %	No
Microaneurismas	Sí	No
Recurrencias	Raras	Frecuentes

ANCA: anticuerpos anticitoplasma de los neutrófilos; p-ANCA: ANCA con patrón perinuclear.

Tabla 43-2. Clasificación de la poliarteritis nudosa clásica

PAN idiopática
• Forma sistémica   • Formas localizadas: piel, vesícula biliar, apéndice vermiforme, próstata, testículos, ovarios, otros

PAN secundaria

• Asociada a infecciones:
   – Virus de la hepatitis B , virus de la hepatitis C
   – Virus de la inmunodeficiencia humana
   – Herpesvirus
   – Citomegalovirus
   – *Parvovirus B19*
   – SARS-CoV-2
   – Estreptococo
 • Asociada a conectivopatías: artritis reumatoide, lupus eritematoso sistémico, otras
 • Asociada a neoplasias:
   – Hematológicas: tricoleucemia (leucemia de células peludas)
   – Sólidas

PAN asociada a enfermedades monogénicas
• Asociada a déficit de adenosina-desaminasa 2   • Asociada a fiebre mediterránea familiar

PAN: poliarteritis nudosa clásica; SARS-CoV-2: síndrome respiratorio agudo severo causado por coronavirus de tipo 2.

Etiología

La mayoría de las veces es idiopática, aunque en ocasiones aparece asociada a procesos inflamatorios, infecciosos o neoplásicos (**Tabla 43-2**). En las series clásicas, hasta el 30 % aparecían asociadas al VHB. Hoy esta proporción es muy inferior, debido a la disminución del número de casos de dicha infección gracias a la mejora de las condiciones sociosanitarias y a la generalización de la vacunación.

También se ha asociado a otros virus, como el virus de la hepatitis C (VHC), el citomegalovirus, el virus de la inmunodeficiencia humana, el herpesvirus o el *Parvovirus B19*. Se han recogido en la bibliografía médica casos aislados de PAN tras la infección por coronavirus de 2019 (síndrome respiratorio agudo severo causado por coronavirus de tipo 2) o tras la administración de su vacuna. La PAN puede verse en el contexto de una leucemia de células peludas (o tricoleucemia), en síndromes mielodisplásicos y en diversas conectivopatías.

Existen también cuadros de PAN asociados a enfermedades monogénicas, como la deficiencia de adenosina-desaminasa 2 (DADA2), ocasionada por una mutación recesiva en el gen *CECR1* en el cromosoma 22q11.1; o la fiebre mediterránea familiar, por una mutación en el gen que codifica la pirina (*MEFV*).

Manifestaciones clínicas

El comienzo puede ser brusco y catastrófico, aunque habitualmente existe un período de semanas o meses con síntomas sistémicos, como fiebre, dolor abdominal, pérdida de peso y artralgias.

En el **sistema nervioso**, lo más frecuente es una *neuropatía periférica* (50-80 %) secundaria a la inflamación de los *vasa nervorum*. Suelen afectarse nervios largos y distales, por lo que es algo más frecuente en extremidades inferiores que en las superiores. Suele empezar de forma aguda y, en ausencia de tratamiento, evoluciona con un patrón aditivo en el que a una afectación mononeural inicial se va sumando la lesión asimétrica de otros nervios (mononeuritis múltiple) hasta dar lugar a una polineuropatía simétrica. Los síntomas sensitivos (dolor, disestesias) suelen preceder a los motores en forma de «pie caído» o de mano «en gota». Estas situaciones son urgencias terapéuticas por la posible paresia residual. En el electromiograma, se observa una neuropatía axonal. La afectación del sistema nervioso central es rara.

El **posible dolor abdominal** suele empeorar con las ingestas, debido a una vasculitis mesentérica. El infarto mesentérico y la perforación intestinal son manifestaciones infrecuentes, pero catastróficas. El hígado aparece afectado con frecuencia en los estudios necrópsicos, pero la afectación clínica no es habitual. Algunos pacientes presentan un cuadro apendicular o de las vías biliares o incluso colecistitis. La *nefropatía* aparece hasta en el 35 % de los pacientes, y se produce por afectación de las ramas medianas de las arterias renales (arcuatas e interlobares). Aunque la afectación renal suele manifestarse con hipertensión arterial, en ocasiones, también se produce insuficiencia renal. En la angiografía renal, se observan estenosis y microaneurismas. Algún paciente ocasional manifestará un dolor agudo y grave en la fosa lumbar, debido a un infarto renal o a rotura espontánea de algún aneurisma renal.

En la PAN, hay afectación renal por afectación de las arterias renales, que suele cursar con hipertensión arterial, pero no hay glomerulonefritis.

Las **lesiones dermatológicas** más características son los nódulos subcutáneos que, en ocasiones, se ulceran y suelen acompañarse de *livedo reticularis*.

La **cardiopatía** (30-50 %) es secundaria a la vasculitis de las ramas distales de las arterias coronarias (miocárdicas) o a una hipertensión arterial grave o maligna. No obstante, la presencia de ángor o aneurismas coronarios es rara, y con frecuencia la coronariografía es normal. Puede existir insuficiencia ventricular izquierda y más raramente bloqueo auriculoventricular y pericarditis. Otro hallazgo característico es la *orquitis* por isquemia testicular, que se observa en el 10-20 % de los pacientes.

Los **síntomas musculoesqueléticos** de PAN son típicamente inespecíficos, con artralgias y mialgias generalizadas. El dolor articular es, en ocasiones, intenso e incapacitante, si bien los signos de artritis franca no son frecuentes.

La **afectación ocular**, sobre todo en forma de epiescleritis o escleritis se da en el 5-10 % de los pacientes. En otras ocasiones, puede producirse un desprendimiento de retina y vasculitis retiniana.

Aunque la PAN no tiene manifestaciones pulmonares, en la histología pueden encontrarse signos de vasculitis de las arterias bronquiales.

En los casos de PAN asociados al VHB son frecuentes la neuropatía periférica, la hipertensión arterial grave, el dolor abdominal de características anginosas y la orquitis. En los casos de PAN asociada a DADA2, suelen protagonizar la clínica las manifestaciones cutáneas y la afectación del sistema nervioso central, con la existencia de accidentes cerebrovasculares recurrentes desde edades muy tempranas. En el caso de la PAN asociada a fiebre mediterránea familiar, parece existir una mayor frecuencia de hemorragia renal.

Aunque lo habitual es que la PAN sea una enfermedad sistémica, existen formas localizadas de la enfermedad. En estos casos, suele deberse a un hallazgo histológico incidental en una muestra quirúrgica, como pueden ser el apéndice vermiforme, la vesícula, el ovario, el testículo, la próstata o el útero. En general, estas formas localizadas no requieren tratamiento. Mención aparte requiere la *PAN cutánea*, descrita por Díaz-Pérez y Winkelman, caracterizada por la afectación exclusivamente cutánea, acompañada, en ocasiones, por síntomas generales. El cuadro consiste en lesiones cutáneas en extremidades inferiores en forma de nódulos subcutáneos rojizos y dolorosos, que pueden ulcerarse y suelen ir acompañados de *livedo reticularis*. El diagnóstico requiere la confirmación histológica mediante una biopsia «en ojal» para obtener una muestra de la hipodermis, que es donde se localizan los vasos cutáneos de mediano calibre. El tratamiento con prednisona a dosis de 30-60 mg al día suele ser suficiente, aunque en ocasiones, es preciso añadir inmunosupresores tradicionales, como el metotrexato (MTX) o la azatioprina (AZA).

Existe una variante de *PAN en la edad pediátrica* que, a veces, se asocia a una infección respiratoria previa por el estreptococo β-hemolítico del tipo A. Puede manifestarse con afectación cutánea aislada o de forma sistémica. En este último caso, es muy importante un control riguroso de la presión arterial.

Pruebas complementarias

En el laboratorio, los hallazgos de la PAN son inespecíficos y suelen reflejar la actividad inflamatoria sistémica de la enfermedad. Es habitual encontrar anemia normocítica normocrómica, trombocitosis e hipoalbuminemia, incluso indicios de disfunción hepática leve, como aumento de la fosfatasa alcalina. Los reactantes de fase aguda, como la proteína C-reactiva y la velocidad de sedimentación globular, suelen estar elevados. Como ya se ha indicado, los ANCA son negativos. En los casos de la PAN infantil, es importante la determinación de los anticuerpos antiestreptolisina O y la obtención de un cultivo faríngeo para descartar la infección por estreptococo β-hemolítico. En las pruebas de imagen se observan estenosis y aneurismas de vasos medianos, más frecuentes en las arterias mesentéricas, hepáticas y renales. En caso de afectación del sistema nervioso central, la resonancia magnética muestra señales intensas en la sustancia blanca. En la angiografía cerebral, se observarán irregularidades.

 En la PAN son frecuentes los aneurismas por rotura de la lámina elástica interna del vaso.

Anatomía patológica

La PAN es una enfermedad parcheada, con áreas de necrosis e inflamación entremezcladas con vasos indemnes. Puede afectarse toda la pared arterial (*panarteritis*) o solo parte de la circunferencia parietal. Suelen localizarse en las bifurcaciones arteriales. El infiltrado inflamatorio consiste en un infiltrado linfomonocitario con un número variable de neutrófilos y eosinófilos. También se objetiva depósito de fibrina (*necrosis fibrinoide*) y trombosis (**Fig. 43-1**). La formación de microaneurismas es debida a la rotura de la lámina elástica interna. No suele haber granulomas. En las zonas de cicatrización existe fibrosis que, ocasionalmente, produce oclusión vascular. Es característica la existencia simultánea de lesiones en todos los estadios evolutivos; esto es: inflamación-necrosis-fibrosis.

Debido a la distribución irregular, puede ser difícil obtener una biopsia diagnóstica. En personas con pocos o ningún signo localizador, pero en las que existe una fuerte sospecha de una PAN, con frecuencia se realiza una biopsia muscular «a ciegas», aunque su resultado es negativo en alrededor de la mitad de los pacientes que más tarde son diagnosticados de PAN.

Diagnóstico

Siempre que sea posible, es recomendable llevar a cabo la confirmación histológica de una vasculitis de vasos de mediano calibre del tipo PAN. Para ello, la biopsia profunda de piel, nervio sural o músculo, es la más rentable. Son clásicos los estudios de Albert *et al.* sobre la sensibilidad y especificidad de la biopsia (**Tabla 43-3**). Para la clasificación de la PAN,

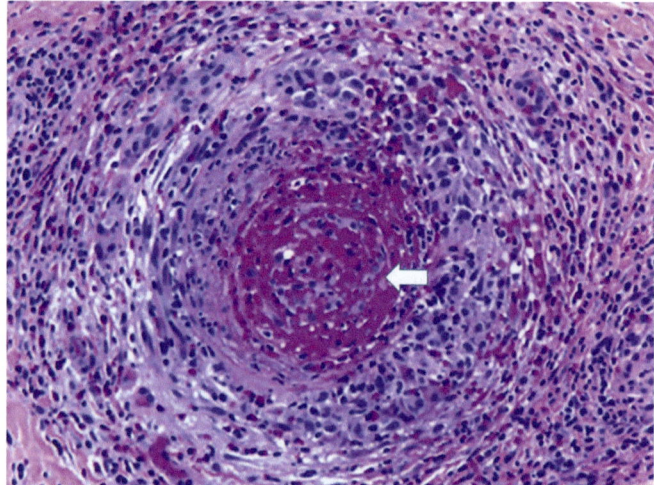

Figura 43-1. Vasculitis necrosante de vaso de mediano calibre en un paciente con poliarteritis nudosa. Histología con tinción de ácido peryódico de Schiff en la que se observa inflamación de la pared vascular formada por linfocitos, macrófagos y neutrófilos. Además se observa necrosis fibrinoide con trombosis (flecha) (aumento 40×).
Cortesía de la Dra. María del Carmen González Vela. Servicio de Anatomía Patológica. Hospital Universitario Marqués de Valdecilla, Santander.

Tabla 43-3. Rentabilidad diagnóstica de las distintas pruebas en la poliarteritis nudosa clásica

	Sensibilidad (%)	Especificidad (%)
Angiografía	61	99
Biopsia muscular		
• Sintomática	66	97
• Ciega	29	97
Biopsia del nervio sural		
• Sintomática	71	97
• Ciega	19	97
Biopsia testicular	69	97
Biopsia renal	13	97
Biopsia hepática	7	97

Se entiende por biopsia muscular o de nervio sural sintomática la que se realiza a pacientes con mialgias o con neuropatía periférica respectivamente. Se denomina ciega cuando no hay dicha sintomatología.

el ACR propuso en 1990 unos criterios de clasificación (**Tabla 43-4**).

Hay que hacer el diagnóstico diferencial fundamentalmente con la sepsis, endocarditis, mixoma auricular izquierdo y las vasculitis asociadas a ANCA.

 Hay que descartar una PAN ante un paciente con pérdida de peso, dolor muscular y dolor testicular.

Tratamiento

El tratamiento debe ser individualizado y basarse en la extensión y los factores pronósticos, como la *Five Factor Score* (FFS) (**Tabla 43-5**). En las formas no graves de PAN, los corticoides

Tabla 43-4. Criterios de clasificación del American College of Rheumatology (ACR) en 1990 para la poliarteritis nudosa

1. Pérdida de peso superior a 4 kg
2. *Livedo reticularis*
3. Dolor testicular
4. Mialgias, debilidad o dolor al tacto en extremidades inferiores
5. Mononeuropatía, polineuropatía
6. Presión arterial diastólica superior a 90 mmHg
7. Nitrógeno ureico superior a 40 mg/dL o creatinina superior a 1,5 mg/dL
8. Presencia de virus de la hepatitis B
9. Arteriografía con aneurismas u oclusiones de arterias viscerales
10. Biopsia de arterias de pequeño o mediano calibre con infiltrado leucocitario

La presencia de tres o más criterios tiene una sensibilidad del 82 % y una especificidad del 86,6 %.

Tabla 43-5. *Five Factors Score* (FFS) para establecer el pronóstico de las vasculitis necrosantes

• Proteinuria superior a 1 g/24 h
• Creatinina superior a 1,58 mg/dL
• Afectación cardíaca
• Afectación del tracto gastrointestinal (hemorragia, perforación, infarto, pancreatitis)
• Afectación del sistema nervioso central

Cada factor cuenta 1 punto.

en monoterapia a dosis de 1 mg/kg al día en pauta descendente, habitualmente controlan la enfermedad. Sin embargo, las recomendaciones propuestas en 2021 por el ACR indican la utilización de inmunosupresores como la AZA o el MTX como ahorradores de esteroides y para evitar sus posibles efectos secundarios. A partir de los 18 meses, se puede suspender el inmunosupresor. La reducción y suspensión de los corticoides se hará en función de la situación del paciente. Si no se alcanza la remisión, se cambiará a otro agente inmunosupresor. En el caso de aparecer signos de gravedad se tratará como una PAN grave.

El tratamiento de la PAN grave se inicia con pulsos intravenosos de metilprednisolona (10-15 mg/kg al día) durante 3 días consecutivos, seguidos de corticoides por vía oral y ciclofosfamida (CFM) intravenosa a razón de 0,5-1 g/m² de superficie corporal con carácter mensual durante 6 meses, que es el tiempo en el que suele alcanzarse la remisión de la enfermedad. Después de este tiempo es aconsejable cambiar a otro inmunosupresor menos tóxico, como la AZA o el MTX para mantener la remisión.

La terapia con CFM asocia efectos secundarios en ocasiones; las infecciones y la cistitis hemorrágica son los más tempranos en aparecer. Por ello, se recomienda una buena hidratación y la utilización de mesna para evitar la aparición de cistitis hemorrágica. Los pacientes tratados con dosis de prednisona superiores a 15 mg al día o CFM deben recibir profilaxis antituberculosa si el Mantoux tiene una induración igual o superior a 5 mm o si el quantiferón resulta positivo. Dada la elevada mortalidad por *Pneumocystis jirovecii*, se recomienda realizar profilaxis con trimetoprima (160 mg) y sulfametoxazol (800 mg) 3 días por semana. Los efectos secundarios tardíos de la CFM dependen de la dosis acumulada y se traducen en neoplasias sólidas (vejiga) o hematológicas. Aunque la dosis habitual de CFM oscila entre 0,5 y 1 g/m² de superficie corporal de forma mensual, es importante individualizar la posología en función de la gravedad, de la función renal y de los parámetros hematológicos.

En pacientes con intolerancia a la CFM se pueden utilizar otros inmunosupresores, como la AZA o el MTX, si bien no han demostrado ser tan eficaces. Existe escasa literatura sobre la utilidad del micofenolato de mofetilo (MFM) en esta vasculitis. Existen casos favorables del tratamiento con tocilizumab en pacientes con enfermedad grave y mala respuesta al tratamiento convencional y hay algún caso que ha mejorado con tofacitinib. Otras alternativas que se han utilizado son las inmunoglobulinas intravenosas (IgIV) (muy útiles en mujeres embarazadas o en casos de infección concomitante), antifactor de necrosis tumoral alfa (TNFα) (especialmente en pacientes con DADA2), rituximab (RTX), 15-desoxipergualina y la globulina antitimocítica. La plasmaféresis (recambios plasmáticos) se utiliza en la PAN asociada a VHB y en pacientes con una PAN catastrófica que no responden al tratamiento inmunosupresor habitual. En la **figura 43-2**, se resume el tratamiento propuesto para tratar la PAN según las recomendaciones del ACR de 2021.

En la PAN asociada al VHB se usan plasmaféresis y antivíricos. En estos casos, el tratamiento convencional de corticoides y la CFM estimularía la replicación vírica, lo que favorece la cronificación de la infección hepática. Por lo tanto, en caso necesario, solo se pautarán corticoides, y durante un período de tiempo corto, para un control rápido de las manifestaciones vasculíticas graves. La plasmaféresis lleva a cabo un control de la vasculitis, sin que sea necesario mantener los corticoides.

Pronóstico

El pronóstico depende de la extensión, la gravedad y la rapidez en la instauración del tratamiento óptimo. El grupo francés de estudio de las vasculitis definió el FFS, que mide cinco factores para establecer una valoración pronóstica de las vasculitis necrosantes (v. **Tabla 43-5**). Según esta clasificación, para un FFS de 0, la mortalidad a los 5 años sería del 12 %; para un FFS de 1, del 26 %; y cuando es igual o superior a 2, la mortalidad a los 5 años se eleva al 46 %. Las vasculitis con FFS de 0 se consideran no graves. No obstante, existen otras afectaciones no recogidas en el FFS que le imprimen mayor gravedad a la PAN, como la mononeuritis múltiple, la resistencia a los corticoides o su dependencia, o una edad superior a 65 años.

Enfermedad de Kawasaki

La enfermedad de Kawasaki fue descrita en 1967 por el pediatra japonés Tomisaku Kawasaki como un *síndrome mucocutáneo ganglionar febril agudo infantil*. Posteriormente, el patólogo Noboru Tanaka evidenció aneurismas y trombosis coronaria en autopsias de niños con esta enfermedad. La enfermedad de Kawasaki afecta a arterias de mediano y pequeño calibre, con especial predilección por las arterias coronarias. Aunque se trata de una enfermedad autolimitada, algunos pacientes desarrollan aneurismas coronarios.

La enfermedad de Kawasaki constituye la causa principal de enfermedad cardíaca adquirida en la edad pediátrica en los países desarrollados. En adultos es menos frecuente: se han publicado un centenar de casos.

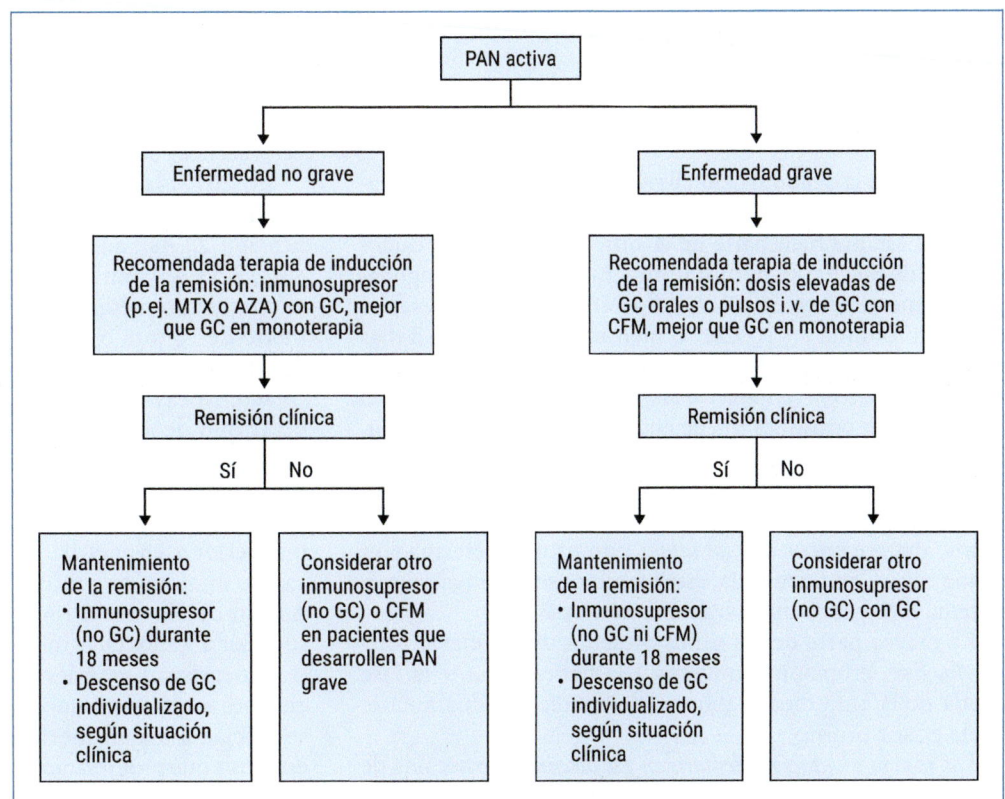

Figura 43-2. Algoritmo de tratamiento de la poliarteritis nudosa según las recomendaciones del American College of Rheumatology (ACR) de 2021.
AZA: azatioprina; CFM: ciclofosfamida; GC: glucocorticoides; i.v.: intravenoso; MTX: metotrexato; PAN: poliarteritis nudosa.

Epidemiología

La enfermedad de Kawasaki representa la segunda vasculitis sistémica más frecuente en la infancia, por detrás de la púrpura de Schoenlein-Henoch (PSH). Afecta a niños de entre 6 meses y 5 años y, de forma excepcional, a adultos en la tercera década de la vida. La proporción niño:niña es de 1,5:1. Aunque está descrita en todas las razas, la prevalencia es alta en países asiáticos orientales como Japón, Taiwán y Corea. En Europa, la incidencia es de 5-10 casos/100.000 niños menores de 5 años.

Etiopatogenia

La etiopatogenia es desconocida. Se considera que, en pacientes genéticamente predispuestos, existe un desequilibrio Th17/T$_{reg}$ a agentes externos o infecciosos que actuarían como desencadenantes, que actuarían como superantígenos, produciendo una gran estimulación linfoplasmocitaria con liberación de citocinas proinflamatorias como interleucina IL-1, IL-18, IL-6 o factor de necrosis tumoral alfa, entre otras. También se ha invocado la denominada *hipótesis de la higiene*, que consiste en que, en ambientes estériles, el uso frecuente de antibióticos, agentes desinfectantes y determinadas fórmulas alimentarias podrían desembocar en la producción de células B defectuosas en su maduración con escasa producción de inmunoglobulinas.

Se ha descrito la existencia de una gran variedad de vías genéticas implicadas en la enfermedad de Kawasaki. Una de las más prometedoras es la vía del inositol 1,4,5-trifosfato 3-cinasa, que actúa en la movilización del calcio y como segundo mensajero sobre los receptores de las células T, lo que favorecería una amplificación mayor y más prolongada en el tiempo de la inflamación y, por ende, un mayor riesgo de la enfermedad y mayor gravedad.

Manifestaciones clínicas

Ciertamente, la denominación llevada a cabo por el Dr. Kawasaki de *síndrome mucocutáneo ganglionar febril agudo infantil* resume bastante bien parte de la sintomatología más característica de esta entidad. El síntoma inicial es la fiebre aguda, alta y generalmente en picos, refractaria a la antibioterapia, que se autolimita en 10 días, o bien responde en 2 o 3 días cuando se utiliza ácido acetilsalicílico o IgIV. Tras la fiebre, aparece la *inyección conjuntival bilateral sin exudados* ni úlceras corneales. En ocasiones puede aparecer una uveítis anterior, que es más frecuente a mayor edad.

También son características las alteraciones orofaríngeas, las adenomegalias y el exantema cutáneo. En la mayoría de los niños, aparece *eritema en los labios*, con fisuras, descamación y sangrado. Con frecuencia, estos cambios se acompañan con eritema faríngeo y una *lengua aframbuesada*.

La mayor parte de los niños presenta un *exantema polimorfo*. Esta erupción acompaña a la fiebre durante la fase aguda de la enfermedad y luego desaparece gradualmente. Suele existir prurito.

Las *manos y los pies se edematizan y se descaman*, con caída de la piel, que empieza bajo las zonas periungueales. Este signo se observa con más frecuencia durante la tercera semana después del inicio y persiste durante 1 o 2 semanas. La descamación y el edema indurado pueden producirse en cualquier parte, incluyendo el área perineal en una fase precoz de la evolución. Las *líneas de Beau* en las uñas se producen al cabo de 1 o 2 meses después del inicio de la enfermedad.

Aunque la mitad de los niños, aproximadamente, presentan linfadenopatía, no suele ser importante y se resuelve rápidamente hacia el final del período febril. La afectación de los ganglios cervicales es frecuente y puede ser unilateral; el hallazgo más característico en la exploración física es un *ganglio cervical centinela* de 1-2 cm de diámetro.

En la enfermedad de Kawasaki, puede existir afectación de prácticamente todos los sistemas. En la presentación y durante la fase inicial, son frecuentes la neumonitis, otitis, meningitis, fotofobia con uveítis, diarrea, uretritis, piuria estéril, artritis o artralgias.

Hallazgos físicos relativamente infrecuentes son derrames pleurales, cólico abdominal, hidropesía de la vesícula biliar, ictericia y exudado amigdalar. Los riñones no suelen afectarse en la enfermedad de Kawasaki.

 Hay que descartar una enfermedad de Kawasaki ante un niño con fiebre, clínica cutáneo-mucosa y adenopatías cervicales (habitualmente unilateral).

Las manifestaciones más graves son la *miocarditis y la vasculitis coronaria*. La clínica cardiovascular sigue un curso paralelo a la histología. Durante los primeros 10 días, el infiltrado polimorfonuclear afecta al endocardio valvular, al miocardio, al pericardio y a las coronarias en el endotelio, respetando la capa media. En esta fase, puede existir ritmo de galope, arritmias, fallo cardíaco y muerte súbita por miocarditis, insuficiencia valvular y pericarditis. En la siguiente fase, el infiltrado predominante es mononuclear, y en las coronarias, se puede romper la lámina elástica interna, lo que afectará a la capa media y favorecerá el desarrollo de *aneurismas*.

En 2017, la Sociedad Americana de Cardiología publicó la clasificación del tamaño de los aneurismas según la clasificación Z. Así, aneurismas con un diámetro comprendido entre 2,5 y 4,9 mm se consideran pequeños, entre 5 y 9,9 mm se consideran medianos, mientras que los que tienen un diámetro de 10 mm o superior se consideran grandes. Un estudio de pacientes en Estados Unidos identificó las siguientes características demográficas y clínicas como predictoras del desarrollo de aneurismas coronarios a las 2-8 semanas: una puntuación Z en la arteria descendente anterior izquierda o en la arteria coronaria derecha igual o superior a 2; edad inferior a 6 meses; raza asiática; y un nivel de proteína C-reactiva igual o superior a 13 mg/dL. En Estados Unidos, las características de una mayor probabilidad de morbilidad en la enfermedad de Kawasaki incluyen la edad inferior a 6 meses o superior a 9 años en el momento del diagnóstico. En pacientes con aneurismas grandes o aneurismas múltiples, la regresión en fases tardías es menos probable. Los aneurismas grandes se asocian a mayor morbilidad. Asimismo, pueden aparecer estenosis que progresarán y trombos, que provocarán isquemia o incluso infarto de miocardio.

Diagnóstico

El diagnóstico se basa en la combinación de criterios clínicos, pruebas de laboratorio y pruebas de imagen. Los reactantes de fase aguda se elevan precozmente en el curso de la enfermedad de Kawasaki. Puede haber anomalías de las transaminasas y piuria estéril. En la segunda semana, aparecerá trombocitosis. También suelen encontrarse elevados otros parámetros como la ferritina, el dímero D, productos de degradación de la fibrina y la procalcitonina. La ecocardiografía en fases tempranas es fundamental en pacientes con sospecha de esta vasculitis. En niños mayores y adultos, la ecocardiografía puede ser menos fiable, por lo que, en estos casos, una tomografía computarizada o coronariografía o una angiorresonancia magnética permiten una mejor valoración coronaria y de la función cardíaca.

Para el diagnóstico de la enfermedad de Kawasaki, existen unos *criterios* en los que el mayor lo constituye la fiebre alta en picos de al menos 5 días de duración y sin ninguna otra causa que la explique, con al menos cuatro de los cinco siguientes hallazgos clínicos principales siguientes: 1) inyección conjuntival bulbar bilateral sin exudado; 2) eritema y fisuras en los labios, lengua «en frambuesa» o eritema en la mucosa orofaríngea; 3) eritema y edema de manos o pies (fase aguda) o descamación periungueal (fase subaguda); 4) erupción maculopapular, eritrodermia difusa o eritema multiforme; o 5) linfadenopatía cervical (al menos un ganglio linfático de más de 1,5 cm de diámetro), generalmente unilateral. El diagnóstico puede hacerse con solo 4 días de fiebre si se presentan al menos 4 hallazgos clínicos principales. Existe una forma incompleta de enfermedad de Kawasaki que se considera si existen menos de cuatro criterios, pero presentan alteraciones típicas en el ecocardiograma.

 Ante la sospecha de enfermedad de Kawasaki hay que hacer sin demora un ecocardiograma (en niños) o angiorresonancia magnética/tomografía computarizada-coronariografía (en jóvenes).

Diagnóstico diferencial

Existen numerosas enfermedades que comparten un cuadro clínico similar al de la de Kawasaki y deben descartarse para hacer un diagnóstico definitivo.

Entre las infecciones por virus deben considerase el virus de la varicela, el sarampión, el adenovirus, el enterovirus o el virus de Epstein-Barr. La infección por el virus del síndrome respiratorio agudo severo causado por coronavirus de tipo 2 es otro de los diagnósticos diferenciales fundamentales.

En cuanto a agentes bacterianos, la escarlatina es una de las principales patologías a descartar en pacientes portadores de un estreptococo del grupo A. También forman parte del diagnóstico diferencial la leptospirosis, infecciones del tracto urinario, la fiebre de las Montañas Rocosas, la fiebre reumática y la linfadenitis cervical.

Hay que descartar también reacciones de hipersensibilidad, como el síndrome de Stevens Johnson y el síndrome de hipersensibilidad a fármacos con eosinofilia y síntomas sistémicos (*drug rash with eosinophilia and systemic symptoms*, DRESS), cuadros potencialmente mortales que es preciso excluir. La artritis idiopática juvenil es otro de los diagnósticos diferenciales a tener en cuenta.

Tratamiento

Durante las etapas iniciales de la enfermedad de Kawasaki, debe administrarse ácido acetilsalicílico en dosis altas (80-100 mg/kg al día) repartido cada 6 horas. Es importante que el niño esté sin fiebre durante 48-72 horas para poder bajar la dosis a 3-5 mg/kg al día, dosis con la que se continúa por su acción antiagregante y para evitar complicaciones cardiológicas. Mientras se administra ácido acetilsalicílico en dosis altas es preciso descartar la posible aparición de un síndrome de Reye.

Las IgIV son el tratamiento de referencia para la enfermedad de Kawasaki durante las últimas cuatro décadas, debido a la reducción significativa de la tasa de aneurismas de las arterias coronarias, así como a la reducción de la duración de la fiebre y otros síntomas. La administración de IgIV en los primeros 10 días mejora los síntomas agudos, la contractilidad ventricular y reduce el riesgo de aneurismas coronarios. Generalmente se recomienda la administración en dosis única de 2 g/kg en infusión durante unas 10 horas. Si después de 36 horas persiste la fiebre y la elevación de los reactantes de fase aguda, se considera falta de respuesta y podría administrarse otra infusión de IgIV. En pacientes con riesgo de resistencia a las IgIV o de desarrollo de aneurismas coronarios, la guía elaborada por el ACR y por la Fundación de Vasculitis para el tratamiento de la enfermedad de Kawasaki en 2021 recomienda el tratamiento combinado de IgIV y corticoides (2 mg/kg al día de prednisona o equivalente, en pauta descendente) u otros inmunosupresores como infliximab, anakinra o ciclosporina, cuando no puedan administrarse corticoides. En pacientes con fiebre persistente, esplenomegalia, niveles elevados de ferritina y trombocitopenia, urge descartar un síndrome de activación macrofágica. Los corticoides y la anakinra son de utilidad en esta urgencia médica.

Pronóstico

El pronóstico depende de la extensión y la gravedad de la afectación de las arterias coronarias en el momento del diagnóstico y el seguimiento. Posibles complicaciones son las tromboembolias, arritmias, daño ventricular, insuficiencia valvular, cardiopatía isquémica y muerte súbita. El infarto de miocardio por trombosis de aneurismas es la causa más frecuente de mortalidad y, en caso de sobrevivir, es frecuente la taquicardia ventricular residual.

VASCULITIS DE VASO PEQUEÑO MEDIADAS POR INMUNOCOMPLEJOS

Las vasculitis de vaso pequeño afectan de forma predominante a vasos de pequeño calibre, con especial predilección por *arteriolas, capilares y vénulas*.

Sobre la base de su mecanismo patogénico se pueden diferenciar las vasculitis asociadas a ANCA (v. **Cap. 42** Vasculitis asociada a anticuerpos anticitoplasma de los neutrófilos) y las vasculitis mediadas por inmunocomplejos. El *depósito de inmunocomplejos* circulantes en la pared vascular da lugar a la activación del complemento, quimiotaxis de neutrófilos y liberación de enzimas proteolíticas, que dañan la pared vascular. Desde el punto de vista anatomopatológico, la diferenciación se establece por la presencia de depósitos de inmunoglobulinas o complemento en la pared de los vasos pequeños. Estos depósitos son abundantes en las vasculitis por inmunocomplejos (poliinmunes) y están ausentes o son escasos en las mediadas por ANCA (pauciinmunes).

La anatomía patológica se caracteriza por una *vasculitis leucocitoclástica*, cuyos hallazgos histológicos más representativos son: infiltrado inflamatorio intravascular y perivascular compuesto sobre todo de neutrófilos que pueden presentar fragmentación del núcleo (*leucocitoclasia* o *polvillo nuclear*), edema endotelial, necrosis de la pared vascular con depósito de fibrina (*necrosis fibrinoide*) y, ocasionalmente, extravasación de hematíes (**Fig. 43-3**).

De acuerdo con la CCCH 2012, se distinguen 4 tipos de vasculitis de vaso pequeño mediadas por inmunocomplejos: vasculitis por IgA, vasculitis crioglobulinémica, vasculitis urticariforme (urticarial) hipocomplementémica y enfermedad antimembrana basal glomerular. También puede considerarse bajo este epígrafe la vasculitis de vaso pequeño limitada a la piel (angitis leucocitoclástica cutánea) que, por afectar exclusivamente a la piel, la CCCH en 2012 la engloba en el grupo de las vasculitis de órgano único.

Vasculitis por inmunoglobulina A

El concepto de vasculitis por IgA engloba la PSH y la *nefropatía IgA*. Esta última se considera una vasculitis por IgA con afectación exclusivamente renal.

En este tema, se prestará especial atención a la PSH. Esta constituye la vasculitis más frecuente en la edad pediátrica y se caracteriza por la tríada de *púrpura, afectación articular* y *dolor abdominal*.

Si bien se trata de una vasculitis típicamente infantil, un tercio de los pacientes supera la edad de 20 años. La etiología es desconocida. Existen agentes precipitantes, como las infecciones (generalmente de vías aéreas superiores, sobre todo, por estreptococo β-hemolítico del grupo A) y los fármacos, especialmente antibióticos (habitualmente β-lactámicos) y los antiinflamatorios no esteroideos (AINE), aunque cualquier fármaco puede desencadenarla. Uno de los mecanismos etipatogénicos más aceptados es una glicosilación aberrante de la IgA1.

Manifestaciones clínicas, pruebas complementarias y diagnóstico

Las manifestaciones cutáneas están presentes en todos los pacientes, de las que la púrpura palpable es la más frecuente (**Fig. 43-4**). Suele ser simétrica y de predominio en regiones declives, como las extremidades inferiores, la espalda y los glúteos. Hasta un tercio de los adultos presentan lesiones hemorrágicas o necróticas. La duración de las lesiones suele ser de unos 10 días.

El *dolor abdominal* se ve en el 50-75 % de los pacientes y es debido a la afectación vasculítica del tubo digestivo. Es un dolor abdominal difuso, cólico o anginoso, en ocasiones periumbilical, que puede acompañarse de náuseas, vómitos, diarrea, rectorragia y melenas. En ocasiones, simula un abdomen agudo. El 30 % presenta hemorragia intestinal. Es conveniente hacer una prueba de sangre oculta en heces en pacientes sin sangrado digestivo evidente para detectar una posible afectación subclínica. La ecografía es muy útil en la detección de complicaciones, como la invaginación o la perforación intestinal.

La *afectación articular* se ha descrito en el 84 % de los pacientes, y es más frecuente al inicio de la enfermedad en los adultos. Lo más habitual es la presencia de artralgias o de un patrón de oligoartritis de predominio en extremidades inferiores.

La *nefropatía* varía desde una simple microhematuria hasta un síndrome nefrítico, nefrótico o una insuficiencia renal. Los factores de riesgo para desarrollar nefropatía son las melenas o las lesiones cutáneas persistentes (más de 2 meses). La gravedad del cuadro clínico renal inicial determina el pronóstico. Se recomienda una biopsia renal en presencia de proteinuria

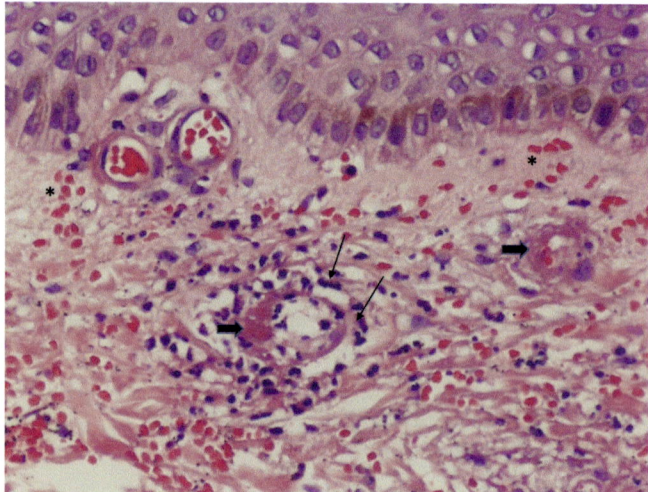

Figura 43-3. Vasculitis leucocitoclástica. Histología de lesión cutánea con vasculitis de vasos de pequeño calibre con leucocitoclasia (flechas finas), necrosis fibrinoide (flechas gruesas) y marcada extravasación de hematíes (asteriscos) (tinción hematoxilina-eosina; aumento 20×). Cortesía de la Dra. María del Carmen González Vela. Servicio de Anatomía Patológica. Hospital Universitario Marqués de Valdecilla, Santander.

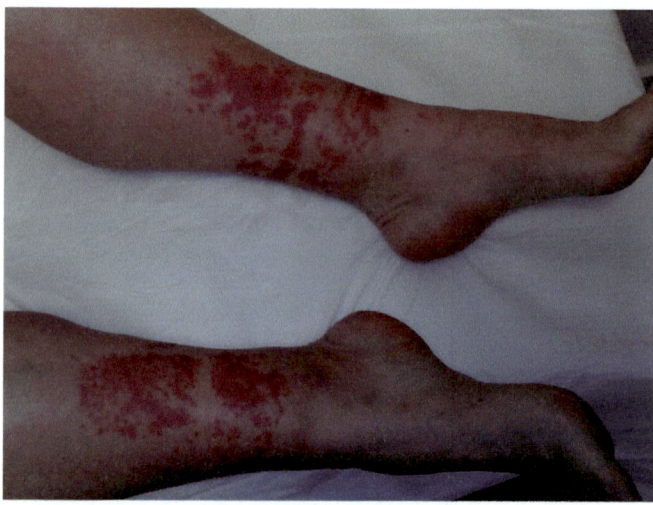

Figura 43-4. Púrpura palpable en extremidades inferiores.

marcada, sedimento urinario activo de forma persistente y hematuria prolongada marcada. La presencia de semilunas y esclerosis también es un factor de mal pronóstico. La biopsia renal puede mostrar varias formas histológicas, y la lesión más típica, tanto en la PSH como en la nefropatía por IgA, es la *proliferación mesangial.*

La ecografía Doppler es de gran utilidad para diferenciar la orquitis asociada a PSH de la torsión testicular. Rara vez se dan otras manifestaciones, como afectación subclínica pulmonar o pancreatitis. Los adultos suelen tener una mayor afectación visceral, sobre todo renal y gastrointestinal. Sin embargo, la evolución suele ser buena con independencia de la edad.

 La PSH afecta sobre todo a niños que presentan púrpura palpable en miembros inferiores, artromialgias y dolor abdominal.

El diagnóstico se basa en las manifestaciones clínicas y en la histopatología. Todavía se utilizan mucho los criterios de clasificación publicados por el ACR en 1990, aunque la European League Against Rheumatism (EULAR) y la Sociedad Europea de Reumatología Pediátrica (PReS) establecieron en 2006 unos nuevos criterios de clasificación dirigidos solo a la población infantil, incluyendo los depósitos de IgA como criterio independiente (**Tabla 43-6**). No obstante, hay que tener en cuenta que los niveles de IgA sérica estarán elevados en más del 50 % de los casos, aunque no se consideran un marcador diagnóstico ni tienen significado en cuanto a la gravedad o pronóstico de la enfermedad.

En niños, el diagnóstico es habitualmente clínico y no requiere confirmación histológica, mientras que en adultos sí es recomendable la confirmación histológica. La biopsia cutánea muestra una vasculitis leucocitoclástica, con depósitos de IgA y complemento (C3) visibles a través de técnicas de inmunofluorescencia directa (**Fig. 43-5**).

El diagnóstico diferencial, especialmente en población adulta, es con lo que el ACR denominaba vasculitis por hipersensibilidad, mediante los criterios de Michel *et al.* (**Tabla 43-7**) y con la PAM. En la **tabla 43-8**, se sintetizan las principales diferencias entre la PSH y la PAM.

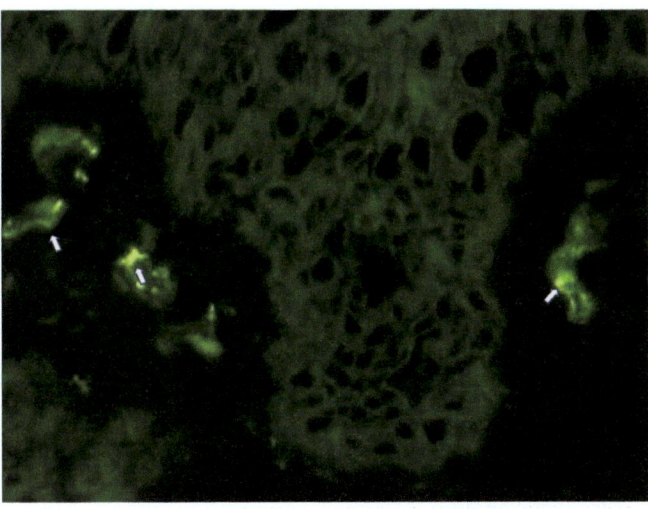

Figura 43-5. Depósitos de inmunoglobulina A granular (flechas) en vasos del plexo superficial de la dermis (inmunofluorescencia directa) en un paciente con púrpura de Schoenlein-Henoch.
Cortesía de la Dra. María del Carmen González Vela. Servicio de Anatomía Patológica. Hospital Universitario Marqués de Valdecilla, Santander.

Tratamiento

En líneas generales, la mayoría de los pacientes tiene un curso benigno y no precisa tratamiento. En muchos casos, el cuadro remitirá espontáneamente con el *reposo y medidas posturales.* Los AINE y, especialmente, los *corticoides*, son los fármacos

Tabla 43-7. Criterios de diferenciación entre la vasculitis de hipersensibilidad y la púrpura de Schoenlein-Henoch (formato tradicional)

1. Púrpura palpable, sin trombocitopenia
2. Ángor abdominal: dolor abdominal difuso que empeora tras las ingestas
3. Sangrado gastrointestinal: incluyendo sangre oculta en heces o melenas
4. Hematuria (superior a 5 hematíes/campo): microhematuria o hematuria macroscópica
5. Edad igual o inferior a 20 años
6. Sin historia de medicación reciente: ausencia de medicación que pueda ocasionar el síndrome

Con la presencia de tres o más criterios, se clasifica correctamente de púrpura de Schoenlein-Henoch en el 87,1 %; y con dos o menos, de vasculitis de hipersensibilidad en el 74,2 %.

Tabla 43-6. Criterios de clasificación del ACR y de EULAR/PRES de la púrpura de Schoenlein-Henoch

Criterios ACR 1990	Criterios EULAR/PRES 2006
1. Púrpura palpable sin trombocitopenia 2. Edad igual o inferior a 20 años 3. Ángor abdominal: dolor abdominal difuso que empeora tras las ingestas 4. Biopsia cutánea con granulocitos en la pared vascular de la arteriola o vénula	Púrpura palpable (criterio obligatorio) y al menos uno de los siguientes: 1. Dolor abdominal difuso 2. Cualquier biopsia con depósitos predominantes de inmunoglobulina A 3. Artritis o artralgia 4. Afectación renal (hematuria o proteinuria)

La presencia de más de dos criterios clasifica a un enfermo de púrpura de Schoenlein-Henoch con una sensibilidad del 87,1 % y una especificidad del 87,7 %.
ACR: American College of Rheumatology; EULAR: European League Against Rheumatism; PReS: Sociedad Europea de Reumatología Pediátrica.

Tabla 43-8. Características diferenciales entre la púrpura de Schoenlein-Henoch y la PAM

- La púrpura palpable es más frecuente en la PSH (cercana al 100 %) que en la PAM (< 50 %)
- La afectación pulmonar es poco frecuente en la PSH y relativamente frecuente en la PAM
- Los ANCA son normalmente negativos en la PSH y positivos en la PAM (50-80 %)
- La nefropatía en la PSH suele ser una glomerulonefritis mesangial poliinmune con depósitos inmunes, especialmente de IgA. En la PAM, suele ser una glomerulonefritis segmentaria y focal pauci inmune

ANCA: anticuerpos anticitoplasma de los neutrófilos; IgA: inmunoglobulina A; PAM: poliarteritis nudosa; PSH: púrpura de Schoenlein-Henoch.

esenciales cuando se requiere tratamiento. La afectación articular responde bien a corticoides a dosis bajas. La afectación digestiva precisa dieta absoluta y corticoides. Los corticoides previenen complicaciones como la hemorragia o la invaginación intestinal, a la vez que aceleran la recuperación. La pauta habitual es prednisona (0,5-2 mg/kg al día). En casos graves, esta pauta irá precedida de bolos de metilprednisolona intravenosa (125-1.000 mg al día durante 3 días).

En el tratamiento de la nefropatía, se emplean corticoides orales o vía intravenosa, CFM, anticoagulación, ciclosporina, AZA y MFM. RTX también ha demostrado buenos resultados en casos refractarios en adultos. También la plasmaféresis puede resultar beneficiosa. Si hay nefropatía grave, se emplean corticoides a dosis altas, solos o asociados a citotóxicos.

Las inmunoglobulinas son una alternativa tanto en nefropatías graves como leves y, en estas situaciones, se administran por vía intravenosa o intramuscular, respectivamente. Menos del 1 % de los pacientes con PSH precisará diálisis.

Vasculitis crioglobulinémica

Es un tipo de vasculitis que se caracteriza por la presencia de crioglobulinas, que son inmunoglobulinas que precipitan con el frío y se vuelven a disolver con el calor. Se distinguen tres grupos de crioglobulinemia, según la clonalidad y el tipo de inmunoglobulina: de tipo I (monoclonal), de tipo II (monoclonal IgM y policlonal IgG) y de tipo III (policlonal).

La tipo I está compuesta por un solo tipo de inmunoglobulina (IgM o IgG), supone el 10-15 % de los casos de crioglobulinemia y se asocia a procesos mieloproliferativos, como el mieloma múltiple o la macroglobulinemia de Waldenström.

A los tipos II y III también se los denomina «mixtas», porque están integradas por IgM e IgG. Las crioglobulinemias mixtas se asocian con procesos infecciosos, como el VHC, autoinmunes (principalmente síndrome de Sjögren y lupus) y neoplásicos. En el 10 % de casos, son idiopáticas; entonces se denominan *crioglobulinemia mixta esencial*.

Manifestaciones clínicas y pruebas complementarias

El porcentaje de pacientes con crioglobulinas circulantes que desarrolla síntomas es variable (2-50 %). Las manifestaciones más frecuentes en el inicio clínico son las cutáneas, y la manifestación cutánea más habitual son los episodios intermitentes de *púrpura palpable* en extremidades inferiores (50-80 %). La púrpura palpable es más frecuente en pacientes con un criocrito superior al 5 %, complemento C4 bajo con C3 normal y presencia de factor reumatoide. La púrpura es más frecuente en la tipo II, que presenta habitualmente un criocrito más elevado y consumo de complemento, en comparación con la tipo III. En casos graves, se observan *úlceras y lesiones isquémicas en el pulpejo de los dedos*, que pueden dar como resultado una necrosis cutánea.

La crioglobulinemia de tipo I se asocia con más frecuencia al fenómeno de Raynaud y a la acrocianosis que las de tipo II y III. El 70 % de los pacientes presenta artralgias y, menos frecuentemente, artritis. Pueden existir linfadenopatías y hepatoesplenomegalia. Desde el punto de vista neurológico, la neuropatía periférica sensitivomotora y la mononeuritis múltiple

son lo más frecuente. Ocasionalmente, los pacientes sufren ictus, convulsiones y coma. La afectación renal abarca desde la microhematuria hasta una insuficiencia renal. La presencia de crioglobulinas es el dato de laboratorio más característico. El síndrome de hiperviscosidad puede verse en la crioglobulinemia de tipo I y se caracteriza por sangrado de mucosas, alteraciones visuales, cefalea, vértigo, convulsiones o coma. Para el diagnóstico de crioglobulinemia, se exige un *criocrito superior al 1 %*. El factor reumatoide positivo y el descenso del C4 son hallazgos típicos. La histopatología más frecuente de la biopsia renal es la glomerulonefritis membranoproliferativa con depósitos intraluminales de trombos PAS (tinción con ácido periódico Schiff) positivo y por inmunofluorescencia, depósito de IgM, IgG y C3.

Debe sospecharse una crioglobulinemia mixta ante un paciente con vasculitis cutánea, hipocomplementemia y alteración de las pruebas de función hepática.

Tratamiento

El tratamiento de la vasculitis crioglobulinémica no asociada a VHC depende de las manifestaciones clínicas. En casos leves, los corticoides, el MTX, la AZA u otros inmunosupresores controlan el cuadro, mientras que en casos graves, el empleo de corticoides a dosis elevadas, la CFM y la plasmaféresis constituyen la pauta clásica. RTX se ha empleado en casos aislados con buenos resultados.

En pacientes con crioglobulinemia de tipo I es fundamental tratar el proceso hematológico subyacente. En cuanto a la vasculitis crioglobulinémica asociada a VHC, la combinación de ribavirina junto a inhibidores de proteasas como telaprevir, boceprevir o sofosbuvir, dirigidos a conseguir una respuesta antiviral sostenida, constituye la primera línea de tratamiento en estos casos. El empleo de corticoides y recambios plasmáticos resulta de utilidad en el control inicial de manifestaciones vasculíticas graves. RTX en combinación con interferón alfa pegilado y ribavirina ha demostrado eficacia y seguridad en el tratamiento de pacientes con vasculitis crioglobulinémica asociada a VHC.

Vasculitis urticariforme (urticarial) hipocomplementémica

En 1973, McDuffie *et al.* describieron un síndrome caracterizado histológicamente por una vasculitis leucocitoclástica, pero en el que las lesiones cutáneas eran de aspecto urticariforme con una duración superior a 24 horas, a diferencia de la urticaria común, en la que las lesiones son evanescentes. El cuadro clínico se acompañaba de hipocomplementemia y de anticuerpos de tipo IgG dirigidos contra la fracción C1q del complemento. Debido a estas diferencias clínico-serológicas con otras vasculitis cutáneas, se la consideró como una entidad independiente.

Es más frecuente en mujeres, en una proporción aproximada de 1,5:1 y, en general, se inicia en la quinta década de la vida. La etiología es desconocida. En algunos casos esta vasculitis aparece de forma aislada, mientras que otras veces aparece asociada a conectivopatías (lupus eritematoso sistémico y cuadros similares al lupus y al síndrome de Sjögren), vasculitis necrosantes sistémicas (PAN, granulomatosis con poliangitis, granulomatosis eosinofílica con poliangitis), infecciones (VHB, mononucleosis, virus de Coxsackie, enfermedad de Lyme), gammapatía monoclonal IgM (síndrome de Schnitzler), crioglobulinemias, neoplasias, enfermedad inflamatoria intestinal, síndrome de Guillain-Barré, síndrome de Muckle-Wells, exposición solar, al frío, a fármacos e incluso el ejercicio. La patogenia se cree mediada por inmunocomplejos.

Manifestaciones clínicas y pruebas complementarias

Esta vasculitis comprende un amplio espectro clínico, que abarca desde solo lesiones cutáneas hasta una enfermedad sistémica grave. Las *lesiones urticariformes*, a diferencia de la urticaria común, suelen persistir más de 24 horas y cursar con sensación urente y dolor.

En un tercio de los casos la urticaria evoluciona a púrpura y deja lesiones residuales hiperpigmentadas. Otras veces se produce un angioedema en la cara o en las manos. Hasta el 50 % de los pacientes presenta *artralgias o artritis*. El dolor abdominal ocurre en un 20 % de los pacientes. La afectación pulmonar se presenta en el 10 % de los casos, caracterizada por un patrón espirométrico obstructivo debido a enfisema pulmonar. Se ha propuesto como posible causa una vasculitis pulmonar. La hemorragia pulmonar también está descrita. La nefropatía ocurre en el 5 % de los pacientes que, generalmente, la manifiestan con microhematuria, proteinuria e insuficiencia renal leves. La glomerulonefritis rápidamente progresiva es rara.

Otras manifestaciones menos frecuentes incluyen fiebre, náuseas, seudotumor cerebral, convulsiones, uveitis, epiescleritis y fenómeno de Raynaud. Si bien la nomenclatura de la CCCH en 2012 adopta la denominación de vasculitis urticariforme (o urticarial) hipocomplementémica, lo cierto es que existe también una forma normocomplementémica. Generalmente, los pacientes con complemento bajo suelen tener una enfermedad más grave, con mayor compromiso sistémico y presentan artralgias, dolor abdominal, enfermedad pulmonar obstructiva crónica y una evolución de las lesiones urticariformes hacia púrpura de forma más frecuente. Además, desde el punto de vista histopatológico suelen tener un mayor infiltrado inflamatorio intersticial y de inmunoglobulinas y complemento a través de la inmunofluorescencia directa.

La velocidad de sedimentación globular está aumentada en un tercio de los casos. El factor reumatoide es positivo en el 20 % y los anticuerpos antinucleares (ANA) pueden ser positivos. En los casos con ANA positivos, es preciso descartar un lupus eritematoso sistémico. También se encuentran inmunocomplejos circulantes. La hipocomplementemia, presente en un tercio de las vasculitis urticariformes en general, se caracteriza por un descenso del CH50, C3 o C4.

 La vasculitis urticariforme se caracteriza por la presencia de habones de más de 24 horas de duración dolorosos o urentes.

Diagnóstico diferencial

Puesto que esta vasculitis tiene características clínicas similares a otros cuadros, se exponen a continuación los principales cuadros clínicos con los que es conveniente hacer un diagnóstico diferencial.

El primer diagnóstico diferencial es con la *urticaria común*. En esta, las lesiones urticariformes duran menos de 24 horas y son pruriginosas, pero no dolorosas ni urentes. La biopsia se caracteriza por un infiltrado mixto de polimorfonucleares y mononucleares localizado de forma perivascular en la dermis, pero sin necrosis fibrinoide y sin vasculitis.

La *urticaria neutrofílica* es una variante de urticaria que se caracteriza por ser crónica, con infiltrado de neutrófilos en la pared vascular, pero sin necrosis fibrinoide.

El *síndrome urticaria/artritis* se caracteriza por brotes simultáneos de artritis, urticaria y angioedema facial en individuos con antígeno leucocitario humano (HLA)-B51. La urticaria dura menos de 24 horas, los niveles de complemento son normales y los ANA negativos y responde al tratamiento con esteroides. Y, por supuesto, como ya se indicó, ante una vasculitis urticariforme es preciso descartar también la presencia de conectivopatías, infecciones y neoplasias.

 El sustrato anatomopatológico de la vasculitis urticariforme es una vasculitis leucocitoclástica.

Tratamiento

Los corticoides suelen ser los fármacos más eficaces, aunque en general, se requieren dosis altas y son frecuentes las recaídas al disminuirla.

Berg *et al.* propusieron en su día el siguiente esquema terapéutico: antihistamínicos y AINE como fármacos de primera elección; si no respondiese, colchicina, sulfonas o antipalúdicos (solos o asociados a los anteriores), como fármacos de segunda elección; los corticoides los reservaban como fármacos de tercera elección, asociados a los anteriores agentes para reducir su dosis tras el control inicial de la sintomatología. No obstante, hoy en día, los corticoides son los fármacos más utilizados.

En pacientes con enfermedad grave o refractaria se puede utilizar AZA, MFM o RTX. También se han empleado talidomida, danazol y pentoxifilina. La plasmaféresis puede ser útil en casos aislados.

Enfermedad antimembrana basal glomerular

La enfermedad antimembrana basal glomerular es una vasculitis de vaso pequeño mediada por inmunocomplejos poco frecuente, con una incidencia de 0,5-1 casos por millón de habitantes y con un discreto predominio por el sexo masculino. Se caracteriza por la presencia de anticuerpos antimembrana basal glomerular (AMBG), hemorragia pulmonar, glomerulonefritis necrosante y depósito lineal de inmunoglobulinas en inmunofluorescencia directa en biopsia renal.

Los AMBG se dirigen frente al dominio NC1 de la cadena α 3 del colágeno de tipo IV, expresado en la membrana basal glomerular (MBG) del riñón y la membrana basal de los alvéolos pulmonares. También se han descrito anticuerpos contra otros dominios antigénicos diferentes. Aunque en la

CCCH en 2012 se tendía a la supresión de epónimos, todavía se utilizan con relativa frecuencia los términos de síndrome y enfermedad de Goodpasture, en honor a quien en 1919 describió el síndrome *pulmón-riñón*. Es importante puntualizar que, cuando se opta por esta nomenclatura, el *síndrome de Goodpasture* se utiliza cuando hay glomerulonefritis y hemorragia alveolar, independientemente de la patogenia, y que se reserva la denominación de *enfermedad de Goodpasture* cuando ello se debe a la presencia de AMBG.

Al igual que ocurre en los casos anteriores, la etiopatogenia no está dilucidada por completo, aunque la exposición ambiental (especialmente al tabaco y al humo de hidrocarburos), la predisposición genética y la presencia de células T autorreactivas, parecen desempeñar un papel de capital importancia en el desarrollo de esta enfermedad. También se han visto implicadas la inhalación de cocaína y las infecciones respiratorias. Una hipótesis sostiene que las toxinas inhaladas promueven la producción de autoanticuerpos AMBG al exponer los epítopos de colágeno en los alvéolos lesionados. Otra hipótesis defiende que los fumadores tienen un nivel elevado de tiocianato en sangre, que inhibe la actividad de la peroxidasina, enzima que cataliza las reticulaciones en los hexámeros de colágeno de tipo IV de la MBG, lo que promovería el acceso de inmunoglobulinas anti-MBG a los epítopos de la cadena α3 NC1. Aunque existen en la literatura casos familiares sin una alteración genética determinada, ciertos antígenos de histocompatibilidad, como el HLA-DR15 y el HLA-DR4, aumentan la susceptibilidad de presentar la enfermedad. Por otra parte, el HLA-DR7 y el HLA-DR1 parecen proteger frente al desarrollo de la enfermedad.

Manifestaciones clínicas y laboratorio

La mayoría de los pacientes (90 %) presentan una *glomerulonefritis rápidamente progresiva*. Alrededor del 25-50 % presentan una *hemorragia alveolar* concomitante (muchas veces en forma de hemoptisis), mientras que una minoría presentan una afectación pulmonar aislada. La afectación renal es similar a otras formas de glomerulonefritis rápidamente progresiva, que se caracteriza por daño renal relativamente agudo con un análisis de orina con proteinuria (que no suele estar en rango nefrótico) y alteración del sedimento urinario con presencia de hematíes dismórficos, leucocitos y cilindros granulares y de eritrocitos. La hematuria macroscópica es más común en esta patología que en otras glomerulonefritis rápidamente progresivas. Otros síntomas que pueden aparecer son fiebre, astenia, tos, náuseas, vómitos y dolor torácico. No son frecuentes las artralgias ni las mialgias.

El diagnóstico requiere la demostración de AMBG circulantes en el suero o depositados en los tejidos. La inmunofluorescencia directa puede demostrar este hallazgo casi patognomónico de depósito lineal de IgG a lo largo de los capilares glomerulares y, ocasionalmente, en los túbulos distales. Existen casos en los que, además de los AMBG, se detectan también ANCA. Se calcula que el 15 % de los pacientes que expresan ANCA tienen AMBG y hasta el 43 % de los pacientes con AMBG expresan también ANCA, generalmente dirigidos contra la mieloperoxidasa. Se ha postulado que el daño producido en la MBG por los ANCA la predispone a producir AMBG.

La biopsia renal suele mostrar proliferación mesangial, glomerulonefritis segmentaria y focal, fragmentación de la membrana basal y aparición de semilunas, típicamente en el mismo estadio evolutivo. La hemorragia alveolar difusa puede evidenciarse de forma clínica o radiológica. El lavado broncoalveolar muestra macrófagos cargados de hemosiderina.

Tratamiento

El tratamiento debe instaurarse de forma precoz ante la sospecha clínica en presencia de AMBG sin necesidad de esperar a la confirmación histológica, sobre todo en casos de hemorragia alveolar. El tratamiento de elección se basa en el trío compuesto por los recambios plasmáticos, los corticoides a elevadas dosis y la CFM. Se puede utilizar RTX en casos aislados como tratamiento adyuvante de la CFM o sustitutivo, en caso de intolerancia a dicha CFM. También existen casos en la literatura tratados con MFM.

Vasculitis de vaso pequeño limitada a la piel (angitis leucocitoclástica cutánea)

Se denomina así a la vasculitis de vaso pequeño *con afectación exclusivamente cutánea*. Por ello, aunque es una vasculitis mediada por inmunocomplejos, la CCCH en 2012 la ubica bajo el epígrafe de vasculitis de órgano único. Se trata de un concepto más restringido que el de *vasculitis de hipersensibilidad* utilizado por el ACR. La vasculitis de hipersensibilidad es la vasculitis más frecuente en la práctica clínica y se caracteriza por una afectación primordialmente cutánea en ausencia de afectación visceral importante, pero sí permite una afectación leve de otros órganos. Sin embargo, la vasculitis de vaso pequeño limitada a la piel, por definición, *no puede presentar afectación extracutánea*. Al igual que en la PSH, entre los agentes precipitantes más frecuentes se encuentran las infecciones de vías aéreas superiores y los fármacos, sobre todo los antibióticos (fundamentalmente β-lactámicos) y los AINE. No obstante, cualquier fármaco puede desencadenarla.

 La vasculitis de vaso pequeño limitada a la piel (angitis leucocitoclástica cutánea) se caracteriza por afectación exclusivamente cutánea, en general, en forma de púrpura palpable.

Manifestaciones clínicas y laboratorio

El 100 % de los pacientes presenta lesiones cutáneas. Lo más frecuente es en forma de *púrpura palpable*. Otras lesiones cutáneas que pueden observarse son el eritema, urticaria, úlceras, nódulos, vesículas o pústulas. Como ya se ha comentado en la PSH, debido a la acción de la gravedad, las lesiones purpúricas se localizan en zonas declives, como extremidades inferiores, espalda y glúteos. Puede haber varios brotes, pero solo suele haber un episodio con lesiones que duran entre 7-10 días y, rara vez más de 30 días. Puede aparecer hiperpigmentación como lesión residual. A veces se da malestar general, fiebre o mialgias. La analítica de rutina suele ser anodina, con posible elevación de los reactantes de fase aguda. Los ANA, el factor reumatoide y las crioglobulinas suelen ser negativos o positivos a títulos bajos. Los ANCA son negativos. Tras la biopsia cutánea, como ya se vio al hablar de la PSH, los criterios de Michel *et al.* resultan de utilidad para diferenciar ambas entidades.

Tratamiento

El reposo y las medidas posturales suelen ser suficientes para controlar la enfermedad. Se pueden utilizar AINE o corticoides para acelerar la remisión del cuadro o cuando hay lesiones extensas. Si se sospecha de un posible agente desencadenante, habrá que proceder a su retirada. Otros fármacos que pueden utilizarse son colchicina, AZA, antihistamínicos, sulfonas, nicotinamida, pentoxifilina, danazol y anticoagulantes a dosis bajas.

PUNTOS CLAVE

- La poliarteritis nudosa es una vasculitis de mediano vaso en la que es infrecuente la afectación pulmonar y que no cursa con glomerulonefritis.
- La enfermedad de Kawasaki es una vasculitis de la edad pediátrica con aneurismas de la arteria coronaria, que constituye una de las causas principales de cardiopatía adquirida en niños.
- Las vasculitis de vaso pequeño asociadas a inmunocomplejos se caracterizan por una vasculitis leucocitoclástica y púrpura palpable.

- Según el tipo de vasculitis de vaso pequeño mediadas por inmunocomplejos, la clínica oscilará desde una afectación exclusivamente cutánea hasta un cuadro sistémico grave.
- Los criterios más utilizados para el diagnóstico o clasificación son los del ACR de 1990 y el sistema de nomenclatura de Chapel Hill de 2012.
- El tratamiento, una vez excluida una vasculitis secundaria, se individualizará, teniendo en cuenta, sobre todo, el grado de afectación sistémica.

BIBLIOGRAFÍA

Albert DA, Rimon D, Silverstein MD. The diagnosis of polyarteritis nodosa. I. A literature-based decision analysis approach. Arthritis Rheum. 1988; 31:1117-27.

Albert DA, Silverstein MD, Paunicka K, Reddy G, Chang RW, Derus C. The diagnosis of polyarteritis nodosa. II. Empirical verification of a decision analysis model. Arthritis Rheum. 1988;31:1128-34.

Berg RE, Kantor GR, Bergfeld WF. Urticarial vasculitis. Int J Dermatol. 1988;27:468-72.

Blanco R, Martínez-Taboada VM, Rodríguez-Valverde V, García-Fuentes M, González-Gay MA. Henoch-Schönlein purpura in adulthood and in childhood: two different expressions of the same síndrome. Arthritis Rheum. 1997;40:859-64.

Blanco R, Martínez-Taboada VM, Rodríguez-Valverde V, García-Fuentes M. Cutaneous vasculitis in children nd adults. Associated diseases and etiologic factors in 303 patients. Medicine (Baltimore). 1998;77:403-18.

Calvo-Río V, Loricera J, Mata C, Martín L, Ortiz-Sanjuán F, Álvarez L, et al. Henoch-Schönlein purpura in northern Spain: clinical spectrum of the disease in 417 patients from a single center. Medicine (Baltimore). 2014;93(2):106-13.

De Virgilio A, Greco A, Magliulo G, Gallo A, Ruoppolo G, Conte M, et al. Polyarteritis nodosa: A contemporary overview. Autoimmun Rev. 2016;15:564-7.

Eleftheriou D, Levin M, Shingadia D, Tulloh R, Klein NJ, Brogan PA. Management of Kawasaki disease. Arch Dis Child. 2014;99:74-83.

Fraison JB, Sève P, Dauphin C, Mahr A, Gomard-Mennesson E, Varron L, et al. Kawasaki disease in adults: Observations in France and literature review. Autoimmun Rev. 2016;15:242-9.

Friedman KG, Gauvreau K, Hamaoka-Okamoto A, Tang A, Berry E, Tremoulet AH, et al. Coronary artery aneurysms in Kawasaki disease: risk factors for progressive disease and adverse cardiac events in the US population. J Am Heart Assoc. 2016;5:e003289.

González-Gay MA, García-Porrúa C, Guerrero J, Rodríguez-Ledo P, Llorca J. The epidemiology of the primary systemic vasculitides in northwest Spain: implications of the Chapel Hill Consensus Conference definitions. Arthritis Rheum. 2003;49:388-93.

Gorelik M, Chung SA, Ardalan K , Binstadt BA, Friedman K, Hayward K, et al. 2021 American College of Rheumatology/Vasculitis Foundation Guideline for the management of Kawasaki disease. Arthritis Rheumatol. 2022;74:586-96.

Gung SA, Gorelik M, Langford CA, Maz M, Abril A, Guyatt G, et al. 2021 American College of Rheumatology/Vasculitis Foundation Guideline for the Management of Polyarteritis Nodosa. Arthritis Rheumatol. 2021; 73:1384-93.

Hunder GG, Arend WP, Bloch DA, Calabrese LH, Fauci AS, Fries JF, et al. The American College of Rheumatology 1990 criteria for the classification of vasculitis. Introduction. Arthritis Rheum. 1990;33:1065-7.

Jennette JC, Falk RJ, Bacon PA, Basu N, Cid MC, Ferrario F, et al. 2012 Revised International Chapel Hill Consensus Conference Nomenclature of Vasculitides. Arthritis Rheum. 2013;65:1-11.

Kato H, Sugimura T, Akagi T, Hashino K, Maeno Y, Kazue T, et al. Long-term consequences of Kawasaki disease: a 10 to 21 year follow-up study of 594 patients. Circulation. 1996;94:1379-85.

Kobayashi T, Saji T, Otan T, Takeuchi K, Nakamura T, Arakawa H, et al. Efficacy of immunoglobulin plus prednisolone for prevention of coronary artery abnormalities in severe Kawasaki disease (RAISE study): a randomized, open-label, blinded- endpoints trial. Lancet. 2012;379:1613-20.

Kolopp-Sarda MN, Miossec P. Cryoglobulinemic vasculitis: pathophypsiological mechanisms and diagnosis. Curr Opin Rheumatol. 2021; 33(1):1-7.

Lightfoot RW Jr, Michel BA, Bloch DA, Hunder GG, Zvaifler NJ, McShane DJ, et al. The American College of Rheumatology 1990 criteria for the classification of polyarteritis nodosa. Arthritis Rheum. 1990;33:1088-93.

Loricera J, Blanco R, Ortiz-Sanjuán F, Hernández JL, Pina T, González-Vela MC, et al. Single-organ cutaneous small-vessel vasculitis according to the 2012 revised International Chapel Hill Consensus Conference Nomenclature of Vasculitides: a study of 60 patients from a series of 766 cutaneous vasculitis cases. Rheumatology (Oxford). 2015;54:77-82.

Loricera J, Calvo-Río V, Mata C, Ortiz-Sanjuán F, González-López MA, Álvarez L, et al. Urticarial vasculitis innorthern Spain: clinical study of 21 cases. Medicine (Baltimore). 2014;93:53-60.

Manlhiot C, Yeung RS, Clarizia NA, Chahal N, McCrindle BW. Kawasaki disease at the extremes of the age spectrum. Pediatrics. 2009;124:e410-e415.

McAdoo SP, Pusey CD. Anti-glomerular basement membrane disease. Clin J Am Soc Nephrol. 2017;12:1162-72.

McDuffie FC, Sams WM Jr, Maldonado JE, Andreini PH, Conn DL, Samayoa EA. Hypocomplementemia with cutaneous vasculitis and arthritis: possible immune complex syndrome. Mayo Clin Proc. 1973;48:340-8.

Michel BA, Hunder GG, Bloch DA, Calabrese LH. Hypersensitivity vasculitis and Henoch-Schönlein purpura: A comparison between the 2 disorders. J Rheumatol. 1992;19(5):721-8.

Mills JA, Michel BA, Bloch DA, Calabrese LH, Hunder GG, Arend WP, et al. The American College of Rheumatology 1990 criteria for the classification of Henoch-Schönlein purpura. Arthritis Rheum. 1990;33(8): 1114-21.

Miura M, Kobayashi T, Kaneko T, Ayusawa M, Fukazawa R, Fukushima N, et al. Association of severity of coronary artery aneurysms in patients with Kawasaki disease and risk of later coronary events. JAMA Pediatr. 2018;172:e180030.

Mukhtyar C, Guillevin L, Cid MC, Dasgupta B, De Groot K, Gross W, et al. EULAR recommendations for the management of primary smalland medium vessel vasculitis. Ann Rheum Dis. 2009;68:310-7.

Newburger JW, Takahashi M, Gerber MA, Gewitz MH, Tani LlY, Burns JC, et al. Diagnosis, treatment, and long-term management of Kawasaki Disease: a statement for health professionals from the Committee on Rheumatic Fever, Endocarditis, and Kawasaki Disease, Council on cardiovascular disease in the young, American Heart Association. Pediatrics. 2004;114:1708-33.

Ozen S, Ruperto N, Dillon MJ, Bagga A, Barron K, Davin JC, et al. EULAR/PReS endorsed consensus criteria forthe classification of childhood vasculitides. Ann Rheum Dis. 2006;65(7):936-41.

Pagnoux C, Seror R, Henegar C, Mahr A, Cohen P, Le Guern V, et al. Clinical features and outcomes in 348 patients with polyarteritis nodosa: a systematic retrospective study of patients diagnosed between 1963 and 2005 and entered into the French Vasculitis Study Group Database. Arthritis Rheum. 2010;62:616-26.

Pedchenko V, Bondar O, Fogo AB, Vanacore R, Voziyan P, Kitching AR, et al. Molecular architecture of the Goodpasture autoantigen in anti-GBM nephritis. N Engl J Med. 2010;363:343-54.

Ramos-Casals M, Stone JH, Cid MC, Bosch X. The cryoglobulinaemias. Lancet. 2012;379(9813):348-60.

Segelmark M, Hellmark T. Anti-glomerular basement membrane disease: an update on subgroups, pathogenesis and therapies. Nephrol Dial Transplant. 2019;34:1826-32.

Silva F, Pinto C, Barbosa A, Borges T, Dias C, Almeida J. New insights in cryoglobulinemic vasculitis. J Autoimmun. 2019;105:102313.

Son MB, Gauvreau K, Tremoulet AH, Lo M, Baker AL, de Ferranti S, et al. Risk model development and validation for prediction of coronary artery aneurysms in Kawasaki disease in a North American population. J Am Heart Assoc. 2019;8:e011319.

Yaseen K, Herlitz LC, Villa-Forte A. IgA vasculitis in adults: A rare yet challenging disease. Curr Rheumatol Rep. 2021;23:50.

Enfermedad de Behçet y otras vasculitis

44

B. Atienza Mateo y C. Moriano Morales

OBJETIVOS

- Profundizar en el conocimiento de la enfermedad de Behçet: entender la etiopatogenia de la enfermedad, identificar los distintos fenotipos clínicos e indicar el tratamiento adecuado según el tipo de afectación.
- Conocer otras vasculitis menos frecuentes.
- Hacer un diagnóstico diferencial de vasculitis asociadas a otros procesos no autoinmunes.

ENFERMEDAD DE BEHÇET

La enfermedad de Behçet es una afección multisistémica de curso crónico y recurrente. De acuerdo con los criterios internacionales de Chapel Hill para la nomenclatura de las vasculitis revisados en 2012, la enfermedad de Behçet es una vasculitis de vaso de tamaño variable, aunque preferentemente afecta a capilares y vénulas. Algunos autores prefieren utilizar la palabra «enfermedad» si se cumplen los criterios diagnósticos y reservar «síndrome» para las formas incompletas de Behçet.

Esta entidad le debe el nombre al dermatólogo turco Hulusi Behçet, quien describió por primera vez en 1937 la enfermedad como la existencia de úlceras orales y genitales junto con la presencia de uveítis. Sin embargo, posteriormente se descubrió que 7 años antes, en 1930, el oftalmólogo turco Benediktos Adamantiades ya había presentado el caso de un varón de 20 años con iritis recurrente con hipopión, ulceraciones en las piernas y artritis. De esta manera, desde la décima conferencia internacional sobre la enfermedad de Behçet celebrada en Alemania en junio de 2002, esta patología se empezó a denominar «enfermedad de Adamantiades-Behçet».

Asimismo, esta dolencia se conoce también como la enfermedad de la «ruta de la seda», ya que su prevalencia es mayor en los países mediterráneos que conformaban dicha ruta y tiene una carga genética muy importante.

La enfermedad de Behçet es una vasculitis de vaso de tamaño variable que afecta especialmente a capilares y vénulas y que se caracteriza fundamentalmente por la presencia de úlceras aftosas orales o genitales recurrentes y uveítis.

Epidemiología

Los países del Medio y Lejano Oriente se han considerado tradicionalmente como las áreas donde existe una mayor frecuen-

cia de personas con enfermedad de Behçet, con prevalencias entre 20 y 420/100.000 habitantes. Estas cifras descienden en el Mediterráneo Occidental (< 10/100.000) y son mucho menores en el resto del mundo (< 2/100.000). En este sentido, Turquía presenta la prevalencia de enfermedad de Behçet más alta del mundo, con hasta 420 casos/100.000 habitantes, mientras que en países como Reino Unido, Portugal, Estados Unidos y España la prevalencia oscila entre 0,64 y 6,4/100.000 habitantes.

Curiosamente, *los patrones de inmigración han influido* en la prevalencia de esta enfermedad en los países europeos. Así, por ejemplo, se han reportado mayores cifras de inmigrantes con enfermedad de Behçet en Alemania y Holanda que en la población general de estos países. Sin embargo, dicha prevalencia es menor que en los países de origen.

La enfermedad de Behçet afecta por igual a los dos sexos, aunque en los países de mayor prevalencia es más frecuente en los varones. La edad de comienzo suele ser entre los 20 y 40 años, con mayor gravedad en varones jóvenes. Generalmente, la gravedad disminuye a lo largo del tiempo.

Existen *formas pediátricas o juveniles*, de inicio en menores de 16 años, en las cuales la agregación familiar es mayor y las características y curso de la enfermedad difieren de las de los adultos, por ejemplo, con menor frecuencia de uveítis. La prevalencia de enfermedad de Behçet en edad temprana oscila entre los 20/100.000 habitantes en los países orientales de alto riesgo y los 2,5/100.000 habitantes en países occidentales.

Etiopatogenia

La etiología de la enfermedad de Behçet es aún desconocida, si bien se han identificado factores ambientales y genéticos predisponentes. Su patogenia es muy compleja, ya que comparte características con enfermedades autoinmunes y autoinflamatorias. La enfermedad se desencadena con la exposición a determinados factores ambientales en sujetos genéticamente predispuestos. La interacción entre determinados factores genéticos y el sistema inmunitario conlleva su desarrollo.

En cuanto a los *factores desencadenantes*, se han propuesto varios *agentes infecciosos* que podrían estar involucrados. Entre ellos, bacterias del género *Streptococcus*, en especial *S. sanguinis*, se han aislado en la mucosa oral de pacientes con enfermedad de Behçet en mayor proporción que en controles, así como los anticuerpos frente a dichas bacterias. También se han detectado con frecuencia antígenos del virus del herpes simple 1 en células mononucleares de pacientes con la enfermedad. Otros microorganismos relacionados con la enfermedad de Behçet son las bacterias del género *Prevotella* y el citomegalovirus. Se ha postulado que una reacción cruzada de los linfocitos T con las proteínas de choque térmico (*heat-shock proteins* en inglés) de estos agentes infecciosos desencadenaría una respuesta inmune en sujetos genéticamente predispuestos. Además, se han observado diferencias en el microbioma oral e intestinal en estos pacientes, que tienen menor diversidad de microorganismos orales y una disbiosis característica de la flora intestinal. Estas alteraciones en la composición de la microbiota favorecerían la desregulación del sistema inmunitario.

La de Behçet es una *enfermedad poligénica*, aunque existe amplia evidencia de una susceptibilidad genética más fuerte en el complejo mayor de histocompatibilidad (*major histocompatibility complex*, MHC); en el caso de los seres humanos conocido como antígeno leucocitario humano (HLA) de clase I con la presencia del alelo *HLA-B*5*, fundamentalmente con el subalelo *HLA-B*51*. Este subalelo se encuentra en entre el 30 y el 60 % de los enfermos, y se ha reportado *un aumento del riesgo de desarrollar la enfermedad* en los pacientes portadores de este alelo hasta de 6 veces. Adicionalmente, se ha observado un predominio del *HLA-B*51* en varones y una mayor asociación con el desarrollo de úlceras genitales, uveítis y manifestaciones cutáneas, así como una menor frecuencia de manifestaciones gastrointestinales.

El hecho de que la enfermedad de Behçet se asocie con mayor frecuencia, al igual que la artritis psoriásica y la espondilitis anquilosante, a un alelo de clase I del *HLA* y que comparta con las espondiloartritis seronegativas vías inflamatorias mediadas por las interleucinas (IL)-10, 17 y 23, hace que se haya considerado dentro del grupo de las «MHC-I-patías». Con el tiempo, gracias a los estudios de asociación del genoma completo, se han ido identificando otros locus de susceptibilidad para desarrollarla, localizados tanto en el *HLA* de clase I (*HLA-B*15, B*27, B*57, A*26*) como en genes fuera del HLA, como *ERAP1* (receptor de la IL-23), IL-23R/IL-12RB2, IL-10 y genes de la familia *STAT*. Recientemente se ha descrito la importancia en su patogenia de la IL-18, una potente citocina proinflamatoria que modula el sistema inmunitario a varios niveles. Además de los factores genéticos, diversos procesos *epigenéticos* como la metilación del ADN, la modificación de histonas y regulación del micro-ARN se han visto implicados en la patogénesis de la enfermedad.

Como se ya ha mencionado, la *inmunidad innata* desempeña un papel muy importante en esta enfermedad. En individuos genéticamente predispuestos, determinados agentes infecciosos son detectados y procesados por el sistema inmunitario innato a través de patrones moleculares asociados al daño o a señales de peligro, lo que conlleva la activación de cascadas inflamatorias con producción de citocinas (por células como macrófagos y células dendríticas) y quimiotaxis de neutrófilos a los órganos afectados, lo que provoca un infiltrado perivascular y daño tisular secundario. Como consecuencia, esta cascada inflamatoria conduce a la activación de la *respuesta inmune adquirida*, que consiste en una hiperestimulación de los linfocitos T efectores (Th1 y Th17) y una disregulación a la baja de los linfocitos T reguladores. Las células agresoras naturales (*natural killer*) también desempeñan un papel importante dentro del sistema inmunitario innato, ya que se ha observado que regulan los linfocitos Th1, controlando la actividad y remisión de la enfermedad.

> **!** Las células clave en la respuesta inmune innata de la enfermedad de Behçet son los neutrófilos, responsables de la infiltración de tejidos y órganos, que producen manifestaciones típicas como lesiones cutáneas (papulopústulas, nódulos), oculares (hipopión), articulares o úlceras intestinales.

Los neutrófilos también participan en la activación endotelial, especialmente de vasos venosos, causa de los fenómenos trombóticos en esta enfermedad.

Manifestaciones clínicas

Las manifestaciones clínicas de la enfermedad de Behçet son muy heterogéneas, de las que las aftas mucocutáneas recurrentes son el signo principal. Sin embargo, existen una diversidad de manifestaciones con potencial compromiso vital, como la afectación vascular, ocular, intestinal o del sistema nervioso central. A continuación, se detallan los tipos de manifestaciones clínicas.

Clínica mucocutánea

La afectación mucocutánea es la más característica de esta enfermedad. Casi la totalidad de los pacientes con enfermedad de Behçet presentan *úlceras orales*, que suelen ser la manifestación inicial en la mayoría de ellos (aproximadamente el 82 %). Las lesiones aftosas se localizan en la mucosa oral, encías, lengua o labios, presentan una base necrótica amarillenta con bordes eritematosos bien definidos y son de tamaño variable (desde algunos milímetros hasta 1-2 cm). Cursan con dolor y suelen curarse por completo, sin dejar cicatriz, en 1 o 2 semanas, reapareciendo posteriormente, a intervalos variables.

Más de la mitad de los pacientes presentan *úlceras genitales*, similares a las orales, pero más grandes y con bordes irregulares. Se localizan en el escroto y en el pene en los varones, y en la vulva, vagina y cérvix en las mujeres. Producen dolor, aunque en las mujeres a menudo pasan inadvertidas, pueden dejar cicatriz y su curso es recidivante.

Dentro de las manifestaciones cutáneas, las más características son la *seudofoliculitis*, el *eritema nudoso* y las *úlceras cutáneas*. Además, en estos pacientes se observa el «fenómeno de patergia», que consiste en el desarrollo de una reacción inflamatoria local, con la formación de una lesión pustulosa estéril a las 24-48 horas de la administración de suero salino intradérmico. Esta reacción cutánea es mucho más frecuente en pacientes orientales que en europeos y su incidencia ha ido disminuyendo con el tiempo.

En la **figura 44-1**, se muestran fotografías de aftas orales y genitales, lesiones de seudofoliculitis y eritema nudoso presentes al inicio de un paciente con enfermedad de Behçet.

Clínica ocular

La afectación ocular en la enfermedad de Behçet ocurre en el 90 % de los casos, según las series reportadas. Principalmente, en forma de *uveítis* anterior con hipopión (10 %), uveítis posterior o panuveítis (70-80 %), generalmente bilateral. A veces, acompañada de vasculitis retiniana u otras complicaciones como vitritis, retinitis o edema macular, que empeoran el pronóstico y conducen a atrofia retiniana. El riesgo de pérdida visual grave varía entre el 13 y el 74 % a los 6-10 años. La afectación del segmento posterior es la causa más común de ceguera, de las que el edema macular quístico es la etiología más frecuente de esta secuela.

Otras lesiones oculares menos habituales son conjuntivitis, úlceras conjuntivales o escleritis. El pronóstico de la afectación ocular ha mejorado en las últimas décadas gracias al tratamiento con inmunosupresores convencionales y biológicos.

Los varones jóvenes suelen presentar una mayor frecuencia y gravedad de uveítis, relacionada con la presencia de *HLA-B*51* y ausencia de afectación intestinal.

Clínica articular

Hasta la mitad de los pacientes con enfermedad de Behçet puede presentan artralgias o artritis. En los casos de inflamación articular, suelen manifestar *oligoartritis* asimétrica de grandes articulaciones (especialmente en rodillas), no erosiva ni deformante, que cursa de forma benigna y generalmente autolimitada. Pueden presentar *entesitis*, aunque la afectación de articulaciones sacroilíacas y la presencia del alelo *HLA-B*27* son infrecuentes.

Clínica neurológica

Las manifestaciones neurológicas en estos pacientes, también conocidas como neurobehçet, son poco frecuentes (menos del 20 %) y no suelen ser la forma de inicio de la enfermedad. No obstante, son unas de las manifestaciones más intensas y de peor pronóstico. Son más frecuentes en varones y afectan tanto al sistema nervioso central como al periférico.

- Dentro de las manifestaciones del sistema nervioso central, existen dos formas de presentación: parenquimatosa (hasta en el 75 % de los casos con afectación neurológica) y no parenquimatosa.
  - Las formas parenquimatosas incluyen la afectación aguda del tronco encefálico (con captación de contraste desde ganglios basales hasta tronco cerebral en la resonancia magnética [RM]), manifestaciones hemisféricas o de la médula espinal y la meningoencefalitis aséptica (con pleocitosis linfocitaria en el líquido cefalorraquídeo). La neuritis óptica se incluye en este tipo de manifestaciones.
  - Las formas no parenquimatosas son causadas por afectación vascular con trombosis de los senos durales, oclusiones arteriales o aneurismas, que producen signos de hipertensión intracraneal. El pronóstico es mejor que el de las formas parenquimatosas.
- La afectación neurológica periférica es más infrecuente. Se presenta como polineuropatía sensitiva y motora, mononeuritis múltiple o neuropatía autonómica.

Clínica digestiva

Las manifestaciones digestivas también son raras, aunque más frecuentes que las neurológicas (ocurren aproximadamente en el 30 % de los casos). Los pacientes con enfermedad de Behçet pueden padecer síntomas intestinales, entre las que son típicas las *ulceraciones en el aparato gastrointestinal*, lo cual se hace evidente a través del examen endoscópico. La localización de las úlceras se da sobre todo en el segmento ileocecal, si bien también puede afectar a todo el aparato digestivo desde el esófago hasta el recto (de forma similar a la enfermedad de Crohn).

Las manifestaciones clínicas varían desde el dolor abdominal hasta la hematemesis, diarrea crónica o hematoquecia, en función de la localización de las úlceras. En algunos casos, se presentan como un abdomen agudo debido a la perforación de una úlcera intestinal.

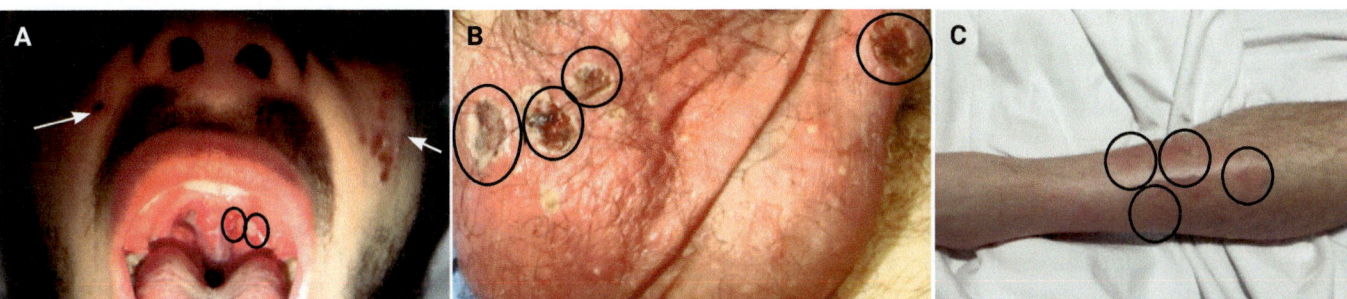

Figura 44-1. Manifestaciones mucocutáneas al debut de un paciente con enfermedad de Behçet. **A)** Aftas orales en arco palatino izquierdo (círculos con borde negro) y lesiones de seucofoliculitis en región malar (flechas). **B)** Aftas geniales en escroto (círculos). **C)** Eritema nudoso en cara anterior de piernas (círculos).

Clínica vascular

La afectación vascular en la enfermedad de Behçet se ha reportado hasta en el 40 % de los pacientes. Existe una correlación demostrada entre inflamación y trombosis que puede dar lugar en algunos pacientes a fenómenos inflamatorios trombóticos recurrentes con afectación predominante del sistema venoso y, más raramente, del sistema arterial.

Desde el punto de vista clínico se manifesta como *tromboflebitis superficial* o *trombosis venosa profunda*; esta última es la forma más frecuente de afectación vascular. Se ha descrito, además, afectación de la vena cava, las arterias pulmonares (con formación de aneurismas), los vasos suprahepáticos (síndrome de Budd-Chiari), el seno dural/sagital y las cavidades cardíacas. Sin embargo, la tromboembolia pulmonar es excepcional, ya que los trombos son muy adherentes al endotelio vascular.

La asociación de aneurismas pulmonares múltiples que ocasionan hemoptisis con trombosis venosa profunda periférica se conoce como el *síndrome de Hughes-Stovin*. La disfunción endotelial, la hiperactivación plaquetaria y la hiperexpresión del factor tisular, junto con la activación de factores de la coagulación, todo ello derivado de la disregulación del sistema inmunitario tanto innato como adaptativo, contribuyen al daño vascular de estos pacientes.

Otras manifestaciones clínicas

Los pacientes con enfermedad de Behçet pueden presentar otras manifestaciones mucho menos frecuentes, como son: enfermedad renal (generalmente nefropatía IgA, más raramente amiloidosis con síndrome nefrótico), síndrome mielodisplásico con síndrome de Sweet, epididimitis, enfermedad cardiológica (infarto de miocardio, trombosis intracardíaca), enfermedad pulmonar (vasculitis pulmonar, fibrosis pulmonar, pleuritis), vasculitis hepática, miositis o enfermedad auditiva y vestibular.

Concepto de fenotipos clínicos

Recientemente, se considera la existencia de distintos fenotipos o clústeres en la enfermedad de Behçet con diversos patrones o dominios clínicos y diferente respuesta terapéutica en función de las manifestaciones predominantes. Bettiol *et al.* publicaron en 2019 diferentes estrategias terapéuticas para tres fenotipos mayores de la enfermedad: el fenotipo *mucocutáneo y articular*; el fenotipo *neurológico extraparenquimatoso y vascular periférico* y el fenotipo *neurológico parenquimatoso y ocular*. En 2021, Alpsoy *et al.* propusieron seis algoritmos terapéuticos diferentes en función del tipo de manifestación clínica o fenotipo presente: mucocutáneo, articular, ocular, vascular, neurológico y gastrointestinal. En general, coexisten varios fenotipos clínicos o se suceden unos a otros.

Además, se han reportado diferencias o variaciones en los fenotipos clínicos en función del área geográfica, género, edad y factores genéticos. Así, por ejemplo, se ha observado una mayor frecuencia de afectación gastrointestinal y neurológica en pacientes estadounidenses que en los turcos. Por otro lado, se ha reportado una mayor frecuencia de afectación neurológica y ocular en varones y en portadores del alelo *HLA-B*51*, mientras que las úlceras genitales son más comunes en mujeres jóvenes.

Diagnóstico

El diagnóstico de la enfermedad de Behçet es clínico. En la actualidad, no existen hallazgos específicos en pruebas de laboratorio ni alteraciones histopatológicas o genéticas que permitan establecer un diagnóstico definitivo.

Para llegar al diagnóstico, en la actualidad se emplean diferentes criterios de clasificación: los criterios del Grupo Internacional de Estudio de la Enfermedad de Behçet (ISGBD) publicados en 1990 y los del Grupo Internacional para la Revisión de los criterios Internacionales para la enfermedad de Behçet (ITR-ICBD) modificados en 2013, en los que las aftas orales dejan de ser un criterio obligatorio y se recogen las manifestaciones neurológicas y vasculares. Para la enfermedad de Behçet pediátrica, se dispone de un conjunto de criterios elaborados por el Grupo de Estudio de la Enfermedad de Behçet Pediátrica (PEDBD) en 2016 (**Tabla 44-1**).

En la enfermedad de Behçet hay una hiperreactividad cutánea inespecífica que forma parte de los criterios diagnósticos y que se manifiesta con la aparición de pápulas o pústulas en las zonas epidérmicas que han padecido algún microtraumatismo; este fenómeno se conoce como reacción de patergia (**Fig. 44-2**). La patergia tiene elevada especificidad en esta dolencia, pero no es patognomónica y puede manifestarse en otras enfermedades, como el síndrome de Sweet o el pioderma gangrenoso; aparece con más frecuencia en varones, no guarda relación con la gravedad de la enfermedad y se ha relacionado con mayor riesgo de afectación vascular.

La prueba de patergia es la única prueba diagnóstica que existe en la enfermedad de Behçet; sin embargo, no se incluye en los criterios para la forma pediátrica, en los que tampoco son obligatorias las aftas orales para el diagnóstico.

En algunos casos, cabe encontrar alteraciones analíticas, como moderada elevación de reactantes de fase aguda (velocidad de sedimentación globular o proteína C-reactiva), principalmente en pacientes con artritis, eritema nudoso o afectación vascular. La autoinmunidad suele ser negativa y el *HLA-B51* tiene bajo valor diagnóstico para la práctica diaria, debido a su alta frecuencia en población general en los países con alta prevalencia de enfermedad de Behçet.

Desde el punto de vista histológico, el infiltrado inflamatorio es normalmente perivascular, con leucocitoclasia, necrosis fibrinoide obliterativa y trombosis con infiltración neutrofílica de capilares, venas y arterias de todos los tamaños.

Recientemente, diversos estudios de imagen han mostrado engrosamiento de las paredes de las venas en pacientes, sobre todo varones, con enfermedad de Behçet vascular en comparación con los controles sanos, incluso en áreas no trombóticas.

> **!** La medición del espesor de la vena femoral común puede ser una herramienta de diagnóstico valiosa, práctica y económica para la enfermedad de Behçet, con una sensibilidad y especificidad superiores al 80 % para el valor de corte de 0,5 mm, pero su precisión diagnóstica debe investigarse en otros grupos de enfermedades.

Tabla 44-1. Criterios de clasificación del síndrome de Behçet

Aftas orales	
• Úlceras genitales	
• Lesiones cutáneas	
• Lesiones oculares	
• Patergia (+)	
Diagnóstico: aftas orales + otras 2	
Equipo Internacional para la Revisión de los Criterios Internacionales para la enfermedad de Behçet (ITR-ICBD) 2013	
• Aftas orales	2 puntos
• Aftas genitales	2 puntos
• Lesiones oculares-uveítis anterior, posterior o vasculitis retiniana	2 puntos
• Lesiones cutáneas-seudofoliculitis, aftosis cutánea, eritema nudoso	1 punto
• Afectación del sistema nervioso central	1 punto
• Lesiones vasculares-flebitis, trombosis de grandes venas, aneurismas, trombosis arterial	1 punto
• Prueba de patergia positiva (opcional)	1 punto
Diagnóstico: 4 puntos (5 si se incluye la prueba de patergia)	
Behçet pediátrico-PEDBD (Koné-Paut) 2016	
• Al menos tres episodios de aftas orales al año	
• Aftas genitales típicamente con cicatrices	
• Lesiones cutáneas (foliculitis necrótica, lesiones acneiformes o eritema nudoso)	
• Uveítis (uveítis anterior, posterior o vasculitis retiniana)	
• Afección del sistema nervioso central (excluida la cefalea aislada)	
• Afección vascular (trombosis arterial o venosa, o aneurismas arteriales)	
Diagnóstico: 3 o más	

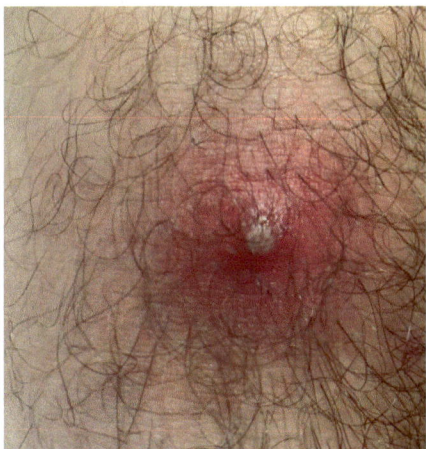

Figura 44-2. Patergia. Fondo de imágenes de la Sociedad Española de Reumatología. Cortesía del doctor José Antonio Bernal. Hospital Marina Baixa, Villajoyosa, Alicante.

 Debido a la heterogeneidad clínica, a la naturaleza asíncrona de la enfermedad y a su curso recurrente-remitente, diagnosticar la enfermedad de Behçet puede ser un gran desafío en la práctica clínica diaria.

El diagnóstico es difícil, sobre todo en las fases iniciales, y se puede retrasar incluso varios años. Pacientes con afectación orgánica mayor sugestiva de enfermedad de Behçet como la uveítis posterior, la afectación neurológica parenquimatosa, las manifestaciones vasculares o la clínica gastrointestinal, serán diagnosticados con enfermedad de Behçet según el «consenso de expertos» en países con alta prevalencia, teniendo en cuenta que otras manifestaciones, como las aftas orales o genitales, más específicas de la enfermedad pueden tardar meses o años en aparecer.

Diagnóstico diferencial

En el diagnóstico diferencial de la enfermedad de Behçet hay que tener en cuenta procesos infecciosos y neoplásicos, pero sobre todo otras enfermedades inflamatorias de naturaleza autoinmune (lupus eritematoso sistémico, enfermedad inflamatoria intestinal, sarcoidosis, artritis reactivas, esclerosis múltiple, otras vasculitis, etc.) o de carácter autoinflamatorio (síndromes febriles periódicos como la fiebre mediterránea familiar).

Ante la aparición de episodios recurrentes de una o más úlceras orales que curan espontáneamente, el diagnóstico diferencial debe hacerse entre la estomatitis aftosa recurrente, el eritema multiforme recurrente, diversos fármacos y enfermedades sistémicas, pero sobre todo con la enfermedad de Behçet cuando la aftosis es compleja (brotes prolongados de aftas orales acompañadas o no de aftas genitales o perianales).

Los hallazgos clínicos que obligarán a un diagnóstico diferencial más amplio en la enfermedad de Behçet son las aftas genitales, la afectación ocular, la vascular y la neurológica parenquimatosa.

Tratamiento

El tratamiento de la enfermedad de Behçet debe individualizarse en función de las manifestaciones clínicas predominantes, de su gravedad y de las preferencias de cada paciente, con el objetivo de evitar el daño orgánico permanente.

En 2008, la European League Against Rheumatism (EULAR) elaboró las primeras recomendaciones para el manejo terapéutico de estos pacientes, actualizadas en 2018. El inconveniente de estas recomendaciones es que el manejo de las manifestaciones que comprometen el pronóstico del paciente (vasculares, del sistema nervioso central, intestinales) se basa en estudios observacionales, generalmente no controlados.

La ausencia de recomendaciones estandarizadas y homogéneas para el tratamiento de los pacientes que no responden a la terapia inicial ha motivado que la Sociedad Española de Reumatología trabaje en la elaboración de un documento con recomendaciones sobre el tratamiento del síndrome de Behçet refractario para aplicarlo en el ámbito sanitario.

En la mayoría de los casos las manifestaciones suelen ir disminuyendo en intensidad y frecuencia con el tiempo, por lo que se debe considerar la optimización terapéutica e incluso considerar la posible suspensión de los tratamientos a lo largo del curso de la enfermedad.

Manifestaciones mucocutáneas

Las lesiones cutáneas se tratan con medicamentos tópicos a base de glucocorticoides, sucralfato, hialuronato, tacrólimus, anestésicos o soluciones de tetraciclinas orales.

Los glucocorticoides tópicos disminuyen la intensidad del dolor y la duración de las úlceras orales y genitales, si bien el tratamiento de primera línea es la colchicina oral (1-2 mg/día), especialmente cuando la lesión dominante es el eritema nudoso o las úlceras genitales y debe iniciarse para evitar la aparición de lesiones recurrentes.

En 2019, la Food and Drug Administration aprobó el uso de apremilast en úlceras orales, tras los datos de remisión completa obtenidos en los ensayos clínicos, lo que lo convirtió en el primer fármaco con indicación para un dominio de la enfermedad de Behçet.

Azatioprina, talidomida, interferón α (IFN-α) y fármacos antifactor de necrosis tumoral α (TNF-α) han demostrado eficacia en ensayos clínicos. Pequeños estudios no controlados señalan que moléculas más recientes como ustekinumab (anti-IL-12/23) o secukinumab (anti-IL-17A) y, en último lugar, anakinra (anti-IL-1R) y canakinumab (anti-IL-1) también pueden ser útiles; mientras que tocilizumab (anti-IL-6R) parece empeorar la aftosis orogenital en estudios observacionales.

Manifestaciones articulares

En el manejo de la clínica articular, la colchicina debe ser el tratamiento inicial en pacientes con artritis aguda.

La enfermedad monoarticular aguda se puede tratar con glucocorticoides intraarticulares.

Azatioprina, IFN-α y fármacos anti-TNF-α deben considerarse en casos recurrentes y crónicos.

Manifestaciones oculares

El manejo de la afectación ocular requiere colaboración estrecha con oftalmología. EULAR establece que la uveítis posterior debe tratarse de forma intensiva con inmunosupresores como azatioprina, ciclosporina o terapia biológica, que incluye IFN-α, y fundamentalmente, fármacos anti-TNF-α (infliximab, adalimumab). En 2016, adalimumab fue aprobado para el tratamiento de uveítis intermedia no infecciosa, uveítis posterior y panuveítis. La experiencia observacional arroja resultados satisfactorios con tocilizumab en uveítis refractarias en la enfermedad de Behçet.

Los glucocorticoides sistémicos solo se utilizan en combinación con otros fármacos inmunosupresores. Aunque la uveítis anterior generalmente se puede tratar con glucocorticoides tópicos, se debe prestar especial atención a los pacientes con factores de riesgo, como el inicio temprano en varones jóvenes. La inyección intravítrea de glucocorticoides es una opción en pacientes con exacerbación unilateral como complemento al tratamiento sistémico y la vitrectomía lo es en complicaciones como la hemorragia intravítrea.

Manifestaciones vasculares

El manejo de las manifestaciones vasculares del Behçet varía según el área afectada y la evidencia de las terapias se basa en estudios observacionales.

En casos de trombosis venosa profunda aguda, se recomienda el uso de glucocorticoides e inmunosupresores (azatioprina, ciclosporina, ciclofosfamida) con el objetivo de prevenir recurrencias. En las trombosis venosas profundas de repetición, la terapia inmunosupresora es crucial para prevenir recaídas y reducir el riesgo de complicaciones con síndrome postrombótico (síntomas y signos de insuficiencia venosa crónica e incapacitante). En casos refractarios, se puede emplear anti-TNF-α y, si son ineficaces, tocilizumab como tratamiento alternativo.

El tratamiento anticoagulante de las manifestaciones trombóticas de la enfermedad de Behçet sigue siendo controvertido.

Conocer la patogenia de la trombosis en el Behçet es especialmente relevante para dirigir el tratamiento específico, que se basa en la inmunosupresión más que en la anticoagulación.

Las recomendaciones de la EULAR de 2018 no consideran los anticoagulantes para prevenir recaídas de trombosis venosa profunda, solo en casos refractarios y trombosis del seno venoso cerebral.

Las situaciones en las que se debe añadir terapia anticoagulante al tratamiento inmunosupresor son las de trombosis venosa profunda, síndrome de Budd-Chiari, trombosis del seno venoso cerebral y trombosis intracardíaca, siempre tras cribado del riesgo de sangrado (descartar aneurismas pulmonares asociados).

La duración de la anticoagulación no está clara, debe ponderarse el riesgo trombótico o hemorrágico de forma individualizada y tener en cuenta que la enfermedad de Behçet puede considerarse como factor de riesgo para prolongar la anticoagulación de forma indefinida, al menos, mientras esté activa.

Para el manejo de los aneurismas arteriales se recomiendan dosis altas de glucocorticoides y ciclofosfamida, reservando la terapia anti-TNF-α para casos refractarios. Las terapias de reperfusión (trombólisis mecánica o farmacológica) en casos graves de trombosis y la cirugía reparadora o la embolización en aneurismas arteriales pueden ser necesarias y deberán efectuarse, siempre que sea posible, después de que la inflamación esté controlada con inmunosupresores para reducir las complicaciones posoperatorias y las recidivas.

Manifestaciones neurológicas

El tratamiento de la afectación neurológica-parenquimatosa en la enfermedad de Behçet es prioritario para evitar secuelas neurológicas y cognitivas.

La afectación parenquimatosa aguda debe tratarse con altas dosis de glucocorticoides e inmunosupresores (azatioprina, ciclofosfamida). Debe evitarse la ciclosporina, ya que puede empeorar la clínica neurológica.

La EULAR en 2018 recomienda fármacos inhibidores del TNF-α (adalimumab o infliximab) como primera línea en enfermedad grave o en pacientes refractarios. Tocilizumab podría ser una alternativa, según la experiencia observacional reciente.

Manifestaciones gastrointestinales

Para la afectación gastrointestinal, mesalazina es la principal opción terapéutica, si la actividad de la enfermedad es leve. En casos refractarios o enfermedad moderada-grave se recomiendan glucocorticoides sistémicos e inmunosupresores (azatioprina o 6-mercaptopurina), incluso terapia biológica con anti-TNF-α.

Las recomendaciones de la EULAR en 2018 y de la Sociedad Japonesa de Gastroenterología de 2020 proponen el uso de anti-TNF-α (infliximab y adalimumab) en pacientes con afectación gastrointestinal refractaria o recidivante. Las recomendaciones de la EULAR también contemplan su uso como primer escalón terapéutico en casos graves de inicio que precisen un control rápido de la inflamación. En aquellos pacientes con un curso refractario o recidivante a pesar del tratamiento con anti-TNF-α, se podría valorar el uso de tofacitinib, según series de casos publicados, individualizando siempre la decisión.

Se calcula que alrededor de un tercio de los pacientes con afectación gastrointestinal refractaria al tratamiento médico acaba precisando cirugía debido a perforación, hemorragia masiva, obstrucción o desarrollo de fístulas.

 Como se ha visto, la gran heterogeneidad clínica de la enfermedad de Behçet dificulta su manejo terapéutico. Por ello, la estrategia terapéutica debería adaptarse a las necesidades específicas del paciente, en función de fenotipos clínicos y de su gravedad (Tabla 44-2), ya que con frecuencia se dan casos de enfermedad de Behçet refractarios a las terapias convencionales con manifestaciones clínicas aisladas o solapamiento de diferentes formas de afectación. El enfoque multidisciplinar es fundamental.

Pronóstico

La afectación de piel, mucosas y articulaciones pueden provocar una disminución de la calidad de vida de los pacientes, pero no producen daño permanente; mientras que la afectación ocular puede causar daño irreversible.

 La aparición de manifestaciones vasculares, neurológicas o gastrointestinales en la enfermedad de Behçet se asocia a un peor pronóstico, con un incremento significativo de la morbimortalidad.

 Las principales causas de mortalidad en la enfermedad de Behçet son la rotura de aneurismas pulmonares o periféricos, la afectación neurológica y la gastrointestinal.

La tasa de mortalidad de la enfermedad de Behçet desciende a lo largo del curso de la enfermedad, probablemente, por autolimitación de su actividad y ausencia de ateroes-

Tabla 44-2. Opciones terapéuticas en la enfermedad de Behçet según fenotipos clínicos

Fármaco	Tipo de estudio	Fenotipo clínico					
		Mucocutáneo	Articular	Uveítis	Neurológico	Vascular	Gastrointestinal
Colchicina	RCT						
Apremilast	RCT						
Azatioprina	RCT/OBS						
Inteferón-α	RCT/OBS						
Anti-TNF-α	RCT/OBS						
Anakinra y canakinumab	OBS						
Ustekinumab	OBS						
Secukinumab	OBS						
Tocilizumab	OBS						
Tofacitinib	OBS						

■ Funciona; ■ No funciona; ■ Papel controvertido; ■ No hay estudios.
RCT: ensayos clínicos randomizados; OBS: estudios observacionales.

clerosis acelerada. El 60 % de los pacientes no desarrollan manifestaciones graves en la evolución de la enfermedad y la intensidad de la afectación suele disminuir después de los 40 años de edad. La enfermedad es generalmente más grave en varones jóvenes.

SÍNDROME DE COGAN

El síndrome de Cogan fue descrito por primera vez en 1934, aunque debe su nombre al oftalmólogo David G. Cogan que en 1945 presentó una serie de cuatro pacientes con síntomas vestibuloauditivos y queratitis intersticial no sifilítica. Es una enfermedad inflamatoria crónica poco frecuente que ha sido clasificada como una vasculitis primaria de vaso variable.

Etiopatogenia y epidemiología

La etiopatogenia del síndrome de Cogan es desconocida. El factor desencadenante puede ser un agente infeccioso y se engloba como un proceso inflamatorio autoinmune debido al descubrimiento de autoanticuerpos contra antígenos del oído interno (péptido de Cogan en suero de pacientes) y estructuras corneales, así como la respuesta clínica a la inmunosupresión.

El síndrome de Cogan puede aparecer a cualquier edad, pero afecta con mayor frecuencia a adultos jóvenes en la tercera o cuarta década de la vida. La prevalencia parece ser similar en hombres y mujeres, aunque las formas de presentación precoz predominan en varones.

Manifestaciones clínicas

En 1980, Haynes *et al.* propusieron una definición de dos subtipos de síndrome de Cogan, según la presentación clínica:

- Síndrome de Cogan típico: inflamación ocular seguida, en un plazo de 2 años, de disfunción vestibuloauditiva.
- Síndrome de Cogan atípico: lesiones oculares distintas de la queratitis intersticial (conjuntivitis, escleritis, iritis, coroiditis, hemorragia subconjuntival o retiniana) seguida, más de 2 años después, de disfunción vestibuloauditiva y manifestaciones sistémicas cardiovasculares, neurológicas y gastrointestinales. Asocia con más frecuencia escleritis y manifestaciones sistémicas (vasculitis en el 21 % de los casos) y se solapa con frecuencia con otros síndromes reumatológicos.

En un estudio, Grasland *et al.* demostraron que la enfermedad afecta tanto al sistema ocular como al audiovestibular en el 33 % de pacientes con síndrome de Cogan típico en comparación con el atípico (12 %).

Síntomas vestibuloauditivos

El primer sistema afectado es el vestibular, seguido del coclear días o semanas después. Los síntomas son similares a los de la enfermedad de Ménière recurrente e incluyen náuseas, vómitos, vértigo y acúfenos. También puede producirse nistagmo espontáneo y cierto grado de ataxia.

La aparición aguda de estos síntomas suele resolverse al cabo de unos días, pero conduce a una pérdida auditiva neurosensorial progresiva en uno o ambos oídos que causa sordera en menos de 3 meses. Si existe hidropesía endolinfática, puede aparecer, además de acúfenos y pérdida de audición, sensación de presión en el oído. Cuando aparece la sordera, suele ser definitiva. Los síntomas de disfunción vestibular suelen remitir a medida que aparece la hipoacusia. La progresión a una pérdida auditiva neurosensorial grave en el síndrome de Cogan se produce en aproximadamente el 50-90 % de los pacientes.

Síntomas oculares

La manifestación oftalmológica más frecuente es la *queratitis intersticial* (**Fig. 44-3**), que suele presentarse con dolor y enrojecimiento ocular, fotofobia y visión borrosa. En segundo lugar, cabe encontrar escleritis o episcleritis. La *escleritis crónica* produce un adelgazamiento de la esclerótica que provoca un tono azulado en el ojo.

Otras formas menos frecuentes de afectación ocular son conjuntivitis, lagrimeo, glaucoma, uveítis, papiledema, coroiditis, neuritis óptica, oclusión de la vena central de la retina y vasculitis retiniana.

La afectación del polo posterior del ojo (vítreo, coroides, retina y papila) produce mayor pérdida de visión.

La causa más común de queratitis intersticial es infecciosa (sífilis, herpes, clamidia, tuberculosis, rubéola, paperas, enfermedad de Lyme y parasitosis). Para descartar la etiología infecciosa es fundamental elaborar una buena historia clínica y tener en cuenta que, normalmente, no ocasionan la clínica vestibular habitual en el síndrome de Cogan.

Síntomas sistémicos

La enfermedad sistémica afecta al 50-80 % de los pacientes con síndrome de Cogan. Con más frecuencia aparecen síntomas generales, como fiebre, pérdida de peso y artromialgias, aunque pueden asociar también artritis, astenia, cefalea, dolor abdominal y erupciones cutáneas.

La vasculitis sistémica se observa en el 15-21 % de los pacientes, principalmente vasculitis de grandes vasos, que

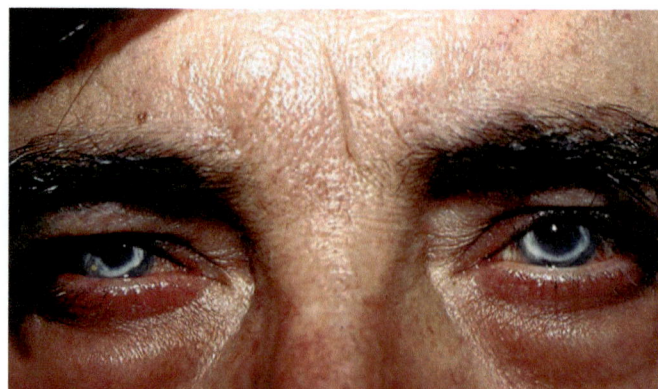

Figura 44-3. Síndrome Cogan. Queratitis intersticial no sifilítica. Fondo de imágenes de la Sociedad Española de Reumatología. Cortesía del doctor Juan V. Tovar, Hospital General de Elche, Alicante.

puede ser causa de aneurismas o disección aórtica, aunque afecta a cualquier tamaño de vaso. En el 10 % de los casos se da aortitis, con síntomas constitucionales inespecíficos o incluso ángor por insuficiencia aórtica e insuficiencia cardíaca congestiva.

 Se ha observado asociación con otras enfermedades autoinmunes en el 15-30 % de los casos, especialmente en el síndrome de Cogan atípico: sarcoidosis, arteritis de Takayasu, poliarteritis nudosa, policondritis recidivante, granulomatosis con poliangitis, artritis reumatoide, amiloidosis renal asociada a gammapatía monoclonal, nefritis tubulointersticial y uveítis (síndrome de nefritis y uveítis tubulointersticial) y enfermedad inflamatoria intestinal.

 El síndrome de Cogan puede aparecer *de novo* en pacientes que ya están en tratamiento inmunosupresor, por lo que hay que prestar atención a síntomas iniciales de afectación vestibuloauditiva u ocular.

Diagnóstico

No hay ningún signo o síntoma patognomónico ni existe ninguna prueba complementaria que permita confirmar el síndrome de Cogan, por lo que su diagnóstico es clínico y se basa en la agrupación de síntomas característicos. El diagnóstico es difícil y el retraso diagnóstico en ocasiones alcanza los 12 meses.

Entre las pruebas de laboratorio, las de autoanticuerpos típicos, como los anticuerpos antinucleares y el factor reumatoide, no se detectan de forma sistemática, y no se dispone de un biomarcador serológico específico para su diagnóstico rutinario. La velocidad de eritrosedimentación suele estar elevada durante la enfermedad activa y también es posible encontrar leucocitosis, trombocitosis y anemia.

El examen ocular con lámpara de hendidura es fundamental para confirmar la presencia de infiltrado corneal.

El estudio del oído interno con tomografía computarizada o RM será útil para objetivar laberintitis, inflamación o calcificación de los canales semicirculares, el vestíbulo o la cóclea. La pérdida auditiva neurosensorial afecta, en la audiometría, tanto a frecuencias bajas como altas (**Fig. 44-4**). La histopatología del oído interno en pacientes con síndrome de Cogan muestra daño en el neuroepitelio auditivo y vestibular (infiltrado linfocítico, neutrofílico e histiocítico, con trombosis y necrosis de la pared de vasos pequeños), con hidropesía endolinfática asociada, fibrosis y laberintitis osificante.

La tomografía por emisión de positrones es útil en la detección de aortitis ya que capta el aumento del metabolismo de la pared aórtica.

Tratamiento

El tratamiento del síndrome de Cogan es un reto clínico y está basado en la evidencia que aportan las series de casos, ya que no se dispone de ningún ensayo clínico aleatorizado. El objetivo terapéutico debe ser evitar la pérdida auditiva neurosensorial irreversible (cofosis) y las complicaciones oculares o sistémicas como la vasculitis.

El tratamiento depende de la gravedad de la enfermedad y de la afectación orgánica.

 Los glucocorticoides son la piedra angular del tratamiento del síndrome de Cogan al inicio de la enfermedad y durante las fases agudas.

Manifestaciones oculares

Las manifestaciones oculares pueden aparecer periódicamente, suelen responder bien al tratamiento y rara vez producen secuelas.

Los corticoides tópicos pueden utilizarse en casos de afectación ocular leve.

En casos refractarios y si existe afectación ocular grave (queratitis, uveítis posterior o vasculitis retiniana) se emplean esteroides sistémicos a dosis altas (prednisona 1-2 mg/kg al

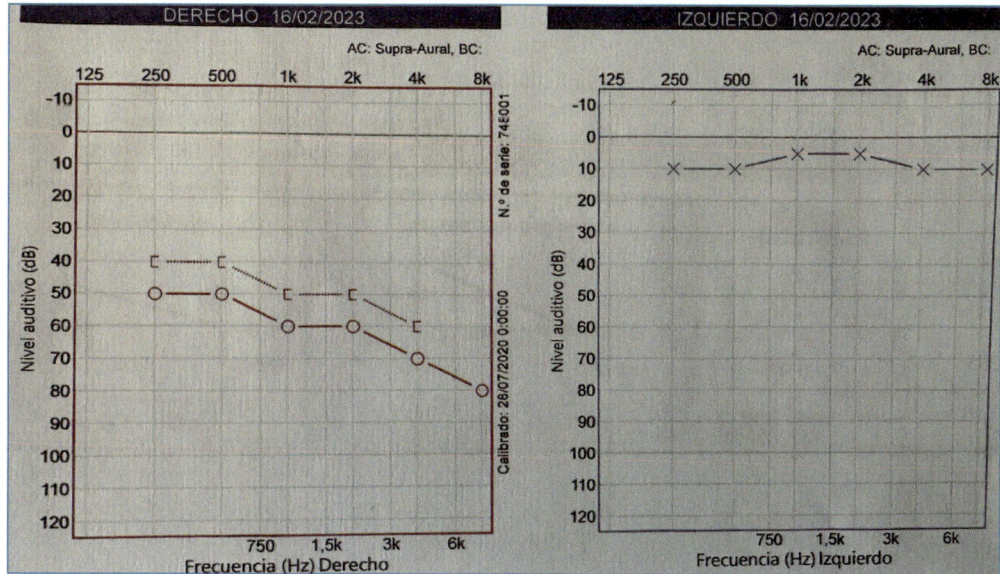

Figura 44-4. Síndrome de Cogan. Hipoacusia neurosensorial derecha en todas las frecuencias. Cortesía de la doctora. Sara Fernández Cascón. Servicio de Otorrinolaringología, Hospital Universitario de León.

día) y fármacos modificadores de la enfermedad, como ciclofosfamida, metotrexato, ciclosporina, micofenolato de mofetilo y azatioprina, con un efecto muy modesto.

Otras manifestaciones

La afectación vestibuloauditiva y las manifestaciones sistémicas suelen requerir fármacos modificadores de la enfermedad o terapia biológica. Los esteroides a dosis altas mejoran la probabilidad de recuperar la pérdida de audición y las inyecciones intratimpánicas de esteroides podrían considerarse como tratamiento complementario.

A pesar del uso de corticoides, el 40-50 % de los pacientes desarrolla fibrosis y osteoneogénesis en el órgano de Corti, lo que origina sordera. Por ello, en los últimos años hay un número creciente de casos en la literatura médica tratados con infliximab (anticuerpo monoclonal anti-TNF-α), con una mejora de la pérdida de audición en el 80-90 % de los pacientes y una reducción de corticosteroides en el 86 % de casos. La eficacia de otros agentes anti-TNF-α es controvertida.

 Infliximab se perfila como posible tratamiento de primera línea en combinación con corticoides en fases tempranas de afectación ocular o auditiva grave.

Existen casos aislados descritos en la literatura médica tratados con tocilizumab y rituximab, pero su efectividad debe confirmarse en cohortes de pacientes más amplias.

Los pacientes con pérdida auditiva grave pueden precisar un implante coclear y pacientes con aortitis y disfunción valvular, cirugía cardiovascular.

Pronóstico

En una revisión de 2017, Durtette *et al.* encontraron que la incidencia acumulada de recaída del síndrome de Cogan a 5 años era del 13 % y era del 31 % a 10 años, mientras otros autores (Gluth *et al.*, 2006) habían informado previamente de una tasa general de recaída del 75 % de los pacientes.

El pronóstico de la afectación visual es excelente en la mayoría de los pacientes con síndrome de Cogan y, solo el 3 %, presentan síntomas oculares a largo plazo. A diferencia de la enfermedad corneal, la enfermedad del oído tiene un mal pronóstico a largo plazo, ya que la sordera será irreversible.

El pronóstico del síndrome de Cogan típico es excelente, con insuficiencia aórtica potencialmente mortal en solo el 10 % de los casos descritos, mientras que el pronóstico del síndrome de Cogan atípico es menos favorable, con una mayor morbimortalidad cuando asocia vasculitis sistémica.

SÍNDROME DE SUSAC

El síndrome de Susac es un trastorno poco frecuente caracterizado por una tríada clásica de pérdida auditiva neurosensorial por vasculopatía, encefalopatía (alteración de la memoria, trastornos psiquiátricos, trastornos de nervios craneales, convulsiones y demencia) y alteración visual por oclusión de las ramas de la arteria retiniana (ORAR).

Aunque se trata de una enfermedad rara, hay tres razones que la hacen importante: está infradiagnosticada, debido a su presentación variable; el diagnóstico diferencial es muy amplio e incluye trastornos neurológicos, psiquiátricos, oftalmológicos y auditivos, por lo que con frecuencia se diagnostica erróneamente y, por último, en muchos casos, se diagnostica y se trata tarde, con importantes secuelas irreversibles que incluyen demencia, ceguera y pérdida de audición.

Etiopatogenia y epidemiología

El síndrome de Susac es una endoteliopatía inmunomediada rara que daña los pequeños vasos cerebrales, retinianos y cocleares. Se cree que está mediado por una respuesta autoinmune frente a células endoteliales. Los hallazgos neuropatológicos derivados tanto del tejido de pacientes con síndrome de Susac como de nuevos modelos de ratones transgénicos indican que las células T CD8+ citotóxicas se adhieren a los microvasos, lo que inducen la inflamación de las células endoteliales, el estrechamiento vascular y la oclusión, que provocan microinfartos.

Susac *et al.* propusieron en 2007 el papel de los anticuerpos anticélulas endoteliales en la patogenia de este síndrome, que apoya la base autoinmune de esta enfermedad, pero no son específicos ni patognomónicos.

El síndrome de Susac afecta principalmente a mujeres jóvenes, con una proporción mujer/hombre de 3:1. Los cambios hormonales y la inmunomodulación durante el embarazo pueden ser causa de exacerbaciones o recaídas, aunque el papel del embarazo y el posparto en el síndrome de Susac no está bien definido.

Manifestaciones clínicas

La presencia de la «tríada clínica clásica» resulta casi patognomónica, aunque existe una gran variedad en la presentación y el curso natural de la enfermedad. Al inicio, los síntomas del sistema nervioso central son los más frecuentes, seguidos de alteraciones visuales y, por último, auditivas.

El síndrome de Susac se clasifica habitualmente en dos subgrupos clínicos: con afectación neurológica grave y con afectación oftalmológica con episodios recurrentes de ORAR y hallazgos neurológicos leves o ausentes.

Síntomas neurológicos

Los síntomas de la encefalopatía son variados e incluyen pérdida de memoria, trastornos psiquiátricos craneales, convulsiones y demencia. La cefalea, aunque inespecífica, es el síntoma más frecuente: afecta al 80 % de los pacientes.

Síntomas oftalmológicos

Las ORAR son el hallazgo retiniano clásico en este síndrome. La pérdida visual resultante de las oclusiones se presenta a veces como defecto altitudinal o escotoma central/paracentral; sin embargo, cuando las oclusiones son en la retina periférica, los pacientes pueden mantenerse asintomáticos. La visión borrosa y las fotopsias también son frecuentes. Las zonas afectadas de la retina sufren isquemia y, en raras ocasiones, se produce neovascularización y hemorragia vítrea.

Además de las ORAR también cabe encontrar placas de Gass, que consisten en la extravasación de lípidos de los vasos y que aparecen como lesiones amarillentas similares a émbolos, pero a diferencia de estos, se localizan lejos de las bifurcaciones arteriolares y de las ORAR y suelen aparecer en fases agudas de la enfermedad. Aunque son características del síndrome, las placas de Gass también se dan en otras patologías retinianas.

Los cambios en la vasculatura en el síndrome de Susac se limitan a los vasos retinianos, pero los coroideos no se ven afectados.

Síntomas vestibulococleares

La pérdida de audición neurosensorial es la principal manifestación auditiva y está causada por una vasculopatía del oído interno. Suele ser brusca y unilateral, pero puede evolucionar a contralateral y conducir a sordera irreversible, que precisa dispositivos auditivos o implantes cocleares.

A veces aparecen acúfenos y vértigo, que reflejan cierto grado de disfunción vestibulococlear.

Diagnóstico

El diagnóstico se basa en la clínica. La tríada completa puede no estar presente en el momento del diagnóstico, pero debe buscarse repetidamente.

El reconocimiento de la tríada incluye:

* Encefalopatía subaguda, con cefalea inusual y rasgos seudopsiquiátricos asociados a lesiones isquémicas multifocales de la sustancia blanca, de los núcleos de la sustancia gris y, específicamente, del cuerpo calloso junto con realce leptomeníngeo en la RM cerebral;
* Afectación oftalmológica, que puede ser paucisintomática, con oclusiones bilaterales de las ramas de la arteria central de la retina en la fundoscopia e hiperfluorescencia de la pared arterial en la angiografía con fluoresceína.
* Daño cocleovestibular con hipoacusia neurosensorial predominante en las frecuencias bajas y medias.

Los hallazgos de la angiografía con fluoresceína de la retina (**Fig. 44-5**), la tomografía de coherencia óptica, la RM cerebral y la audiometría tonal permiten llegar a un diagnóstico, pero también son métodos útiles para el seguimiento de la actividad de la enfermedad durante el tratamiento. En cambio, no existen marcadores inmunológicos objetivos fiables para controlar la actividad de la enfermedad.

La tomografía de coherencia óptica revela atrofia parcheada de las capas internas de la retina con normalidad de las capas externas, signo que apoya la idea de que el síndrome de Susac causa una vasculopatía retiniana.

> 💡 Las lesiones «en bola de nieve» del cuerpo calloso en la RM son patognomónicas y representan microinfartos multifocales que pueden evolucionar a «agujeros» callosos, normalmente denominados lesiones perforadas.

La punción lumbar puede mostrar un líquido cefalorraquídeo con pleocitosis linfocítica.

El diagnóstico es difícil, ya que solo el 13-30 % de los pacientes presentan la tríada clínica completa al inicio de la enfermedad. En el diagnóstico diferencial hay que tener en cuenta trastornos neurológicos, principalmente esclerosis múltiple y encefalomielitis aguda diseminada, además de trastornos psiquiátricos, oftalmológicos y auditivos.

Tratamiento

La inmunosupresión es el tratamiento actual, con dosis altas de glucocorticoides como pilar, pero a menudo son necesarias terapias adicionales, como inmunoglobulinas intravenosas, ciclofosfamida, rituximab y micofenolato de mofetilo, porque la enfermedad puede ser devastadora y causar daños irreversibles en los órganos.

Por desgracia, las bajas tasas de enfermedad, la variada presentación y la escasez de biomarcadores objetivos dificultan la realización de ensayos clínicos prospectivos controlados para el tratamiento del síndrome de Susac. Por tanto, los tratamientos inmunosupresores actuales se basan en pruebas empíricas, principalmente de series de casos retrospectivos y opiniones de expertos.

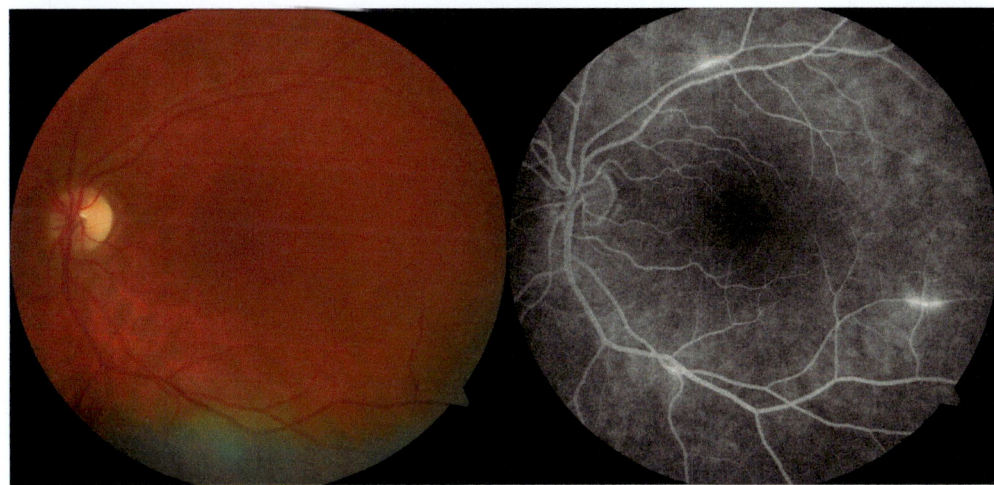

Figura 44-5. Síndrome de Susac. Retinografía y angiografía fluoresceínica.
Cortesía de la doctora Ana Garrote Llorden, Servicio de Oftalmología, Hospital Universitario de León.

Pronóstico

Instaurar un tratamiento inmunosupresor precoz permite alcanzar un buen pronóstico. En la mayoría de los casos, el síndrome de Susac es una enfermedad monocíclica fluctuante que se autolimita en un período máximo de 2 años, aunque con menos frecuencia se presenta de forma policíclica (enfermedad recurrente durante más de 2 años) o de forma crónica-continua. Las secuelas (principalmente pérdida de audición y deterioro cognitivo) suelen ser leves, pero siguen siendo frecuentes en los pacientes jóvenes.

ENFERMEDAD DE EALES

La enfermedad de Eales o angiopatía retiniana juvenil es un tipo de vasculitis retiniana que afecta fundamentalmente a hombres jóvenes, entre los 20 y 40 años. La mayoría de los casos se han reportado en Asia, sobre todo en el subcontinente indio, y es infrecuente en el mundo occidental. Le debe su nombre a Henry Eales, quien describió en 1880 por primera vez la enfermedad como una vasculopatía obliterante idiopática, que se presentaba con hemorragia vítrea recurrente asociada a cefalea, estreñimiento y epistaxis.

Se produce por una inflamación de la pared de los vasos de la retina que conduce a la obliteración de la luz del vaso, lo que provoca isquemia y neovascularización. La etiología a día de hoy es desconocida. Se ha propuesto un origen multifactorial: exposición a micobacterias, trastornos hematológicos, sepsis focal, alteración del sistema inmunitario con principal implicación de los linfocitos T y asociación con los alelos *HLA-B*5*, *DR*1* y *DR*4*. La haptoglobina, la galectina 1 y el factor de crecimiento endotelial vascular en el suero se han postulado como potenciales biomarcadores de la enfermedad.

Desde el punto de vista clínico, se manifiesta como disminución de la agudeza visual, fotopsias y miodesopsias. En el 90 % de los casos la afectación es bilateral.

Para el diagnóstico se precisa una angiografía de fondo de ojo con fluoresceína, en la que se observan signos de obstrucción venosa, isquemia y neovascularización retiniana. La ecografía ocular es útil cuando la visualización del fondo de ojo está dificultada por las hemorragias vítreas (**Fig. 44-6A**)

para descartar complicaciones como el desprendimiento de retina. El edema macular no es infrecuente en esta enfermedad, por lo que también es necesaria una tomografía de coherencia óptica para su evaluación. El diagnóstico es de exclusión, debiéndose descartar causas sistémicas, incluidas la leucemia, sarcoidosis, tuberculosis, sida y sífilis.

En cuanto al tratamiento, los pacientes que no tengan vasculitis periférica activa pueden mantenerse en observación con seguimiento periódico. Las hemorragias vítreas suelen desaparecer en unas 6 semanas. En el caso de presentar inflamación activa, los glucocorticoides perioculares son el tratamiento de primera línea. Si la afectación es bilateral, se deben administrar glucocorticoides sistémicos. La dosis recomendada de prednisona oral, o equivalente, es de 1 mg/kg al día con disminución de 5-10 mg por semana, durante un período de 6 a 8 semanas. En algunos pacientes será necesaria una dosis de mantenimiento de 15 a 20 mg al día durante un período de hasta 2 meses.

Los implantes subtenonianos o intravítreos de triamcinolona o dexametasona se pueden utilizar como adyuvantes, especialmente cuando hay edema macular. La mayoría de los pacientes responden de forma completa a los glucocorticoides. En casos refractarios o con efectos secundarios intolerables a los esteroides, se utilizan inmunosupresores como ciclosporina A o azatioprina. Los pacientes con enfermedad de Eales complicada pueden requerir fotocoagulación con láser (**Fig. 44-6B**) o inyección intravítrea de antifactor de crecimiento endotelial vascular, incluso vitrectomía en casos de hemorragia vítrea persistente.

Aunque es un tema controvertido, en los casos con perivasculitis activa y Mantoux positivo que presentan secuelas pulmonares de tuberculosis, se recomienda añadir tratamiento antituberculostático.

El pronóstico de esta vasculitis retiniana aislada suele ser bueno con el tratamiento adecuado. La pérdida grave de visión es rara, aunque aparecerá ceguera si se complica con desprendimiento de retina o glaucoma neovascular.

VASCULITIS DEL SISTEMA NERVIOSO CENTRAL

La vasculitis primaria del sistema nervioso central (VPSNC) es una enfermedad rara, con una incidencia estimada de 2,4

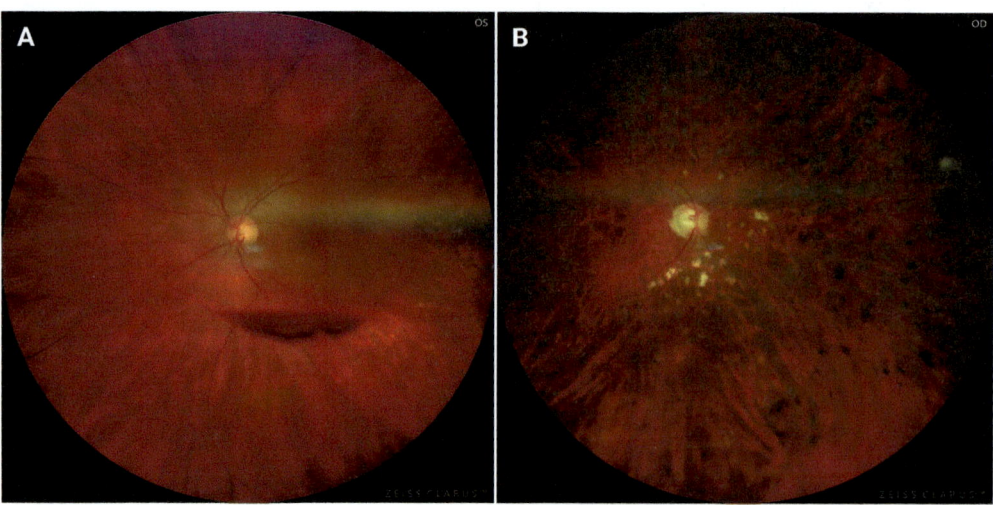

Figura 44-6. Fondo de ojo en enfermedad de Eales. **A)** Hemorragia retrohialiodea con hemovítreo difuso. **B)** Tratamiento con fotocoagulación con láser.
Cortesía de la doctora Rosalía Demetrio Pablo, Servicio de Oftalmología, Hospital Universitario Marqués de Valdecilla, Santander.

por cada 1.000.000 personas-año y edad media de presentación a los 50 años. Sin embargo, es una forma grave de vasculitis limitada al cerebro, médula espinal y leptomeninges.

En la actualidad, se desconoce la etiopatogenia exacta de esta entidad. La inflamación de los vasos del sistema nervioso central produce isquemia y, más raramente, hemorragia cerebral. En el examen histológico se observa inflamación granulomatosa, infiltrados celulares linfocíticos y vasculitis necrosante.

Las manifestaciones clínicas más frecuentes incluyen cefalea, alteración cognitiva y déficits neurológicos focales, como hemiparesia, ataxia, afasia, disartria y alteraciones visuales. Los criterios diagnósticos propuestos por Calabrese y Mallek en 1988 requieren la presencia de déficit neurológico adquirido, inexplicable por otra causa, junto con características angiográficas o histopatológicas clásicas de angeítis del sistema nervioso central, y la exclusión de una vasculitis sistémica o de cualquier trastorno que pudiera causar o imitar las características angiográficas o patológicas de la VPSNC.

> ! El diagnóstico definitivo se realiza mediante biopsia, pero la angiografía puede confirmarlo, observándose zonas de estenosis que alternan con dilataciones en las arterias cerebrales, sin datos de ateroesclerosis proximal ni otras alteraciones. En la RM se observa normalmente un realce concéntrico de la pared del vaso con edema perivascular. La afectación de un solo vaso o una única alteración de varias arterias es menos indicativa de VPSNC.

En la **figura 44-7** se aprecian imágenes de RM y angiografía con la afectación vascular característica. Los criterios de Birnbaum y Hellmann (2009) incluyen el estudio del líquido cefalorraquídeo para establecer el diagnóstico de VPSNC y diferencian entre *diagnóstico definitivo* si se confirma la vasculitis histológicamente y *diagnóstico probable* si existen hallazgos compatibles en la angiografía, RM y el líquido cefalorraquídeo.

Las diversas manifestaciones de la enfermedad y los múltiples diagnósticos diferenciales, sobre todo con el síndrome de vasoconstricción cerebral reversible, la vasculitis cerebral secundaria y las infecciones, dificultan su detección. Además, los marcadores inflamatorios en sangre suelen ser normales, mientras que el líquido cefalorraquídeo está alterado en el 90 % de los casos (generalmente se observa pleocitosis linfocí-

tica leve a moderada o hiperproteinorraquia con glucorraquia normal). En la **tabla 44-3** se muestran diferentes entidades que tener en cuenta para el diagnóstico diferencial de esta enfermedad.

En la actualidad, la VPSNC se está empezando a reconocer como un término que engloba diferentes formas clínicas,

Tabla 44-3. Diagnóstico diferencial de la vasculitis primaria del sistema nervioso central

Enfermedades infecciosas

Varicela
Infección por citomegalovirus
Síndrome de inmunodeficiencia adquirida
Hepatitis B o C
Sífilis (neurosífilis)
Tuberculosis
Enfermedad de Lyme
Bartonelosis
Aspergilosis
Coccidioidomicosis
Histoplasmosis
Cisticercosis

Enfermedades oncológicas

Linfoma intravascular
Glioma infiltrante
Meningitis carcinomatosa
Feocromocitoma

Enfermedades autoinmunes sistémicas

Vasculitis (asociadas a ANCA, poliarteritis nodosa, Behçet, crioglobulinémica)
Lupus eritematoso sistémico
Síndrome de Sjögren
Artritis reumatoide
Síndrome antifosfolípido
Sarcoidosis

Otras enfermedades con afectación del sistema nervioso central

Síndrome de vasoconstricción cerebral reversible
Aterosclerosis
Émbolos cerebrales
Disección de arteria cerebral o ruptura de aneurisma subaracnoideo
Enfermedad de moyamoya
Displasia fibromuscular
Vasculopatía por radiación
Enfermedades genéticas

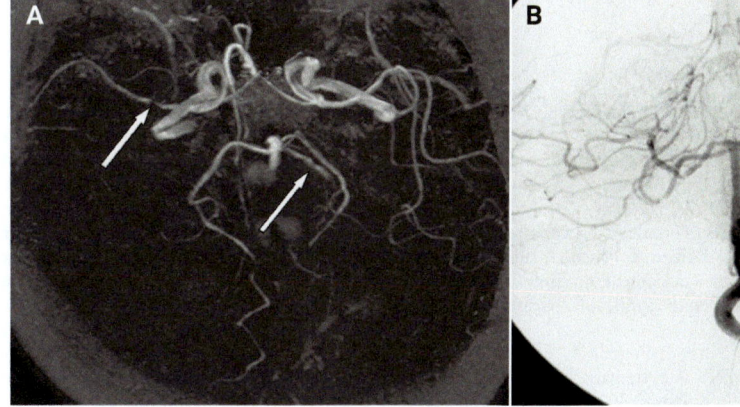

Figura 44-7. Imágenes vasculares de pacientes con diagnóstico de vasculitis primaria del sistema nervioso central. **A)** Resonancia magnética que muestra estenosis de la arteria cerebral posterior izquierda y de la arteria cerebral media derecha (flechas). **B)** Angiografía con sustracción digital que muestra múltiples estenosis de las arterias cerebelosas posteriores derecha e izquierda y de la arteria cerebral posterior derecha. Cortesía del doctor Francesco Muratore, Servicio de Reumatología, Hospital Santa Maria Nuova de Reggio Emilia, Italia.

con diferentes tipos de afectación y hallazgos histopatológicos:

- **Angeítis granulomatosa del sistema nervioso central.** Es el subtipo más común, se ha asociado con trastornos linfoproliferativos, sarcoidosis, infección por el virus de la varicela-zóster o la amiloidosis. La angiografía cerebral es normal en la mayoría de los casos porque afecta principalmente a los vasos pequeños.
- **Angeítis linfocítica del sistema nervioso central.** Se distingue de la anterior por la presencia histológica de vasculitis linfocítica, en lugar de granulomatosa.
- **Vasculitis relacionada con β-amiloide.** Se da en pacientes más mayores (con una media de 65 años de edad), con deterioro cognitivo por depósito vascular de β-amiloide y datos de vasculitis del sistema nervioso central.

- **Lesiones tumorales «en masa».** El 5 % de los pacientes con VPSNC presentan un inicio más brusco, con lesiones indistinguibles de los tumores malignos, por lo que en estos casos la biopsia es imprescindible.
- **Vasculitis de la médula espinal.** En otro 5 % de los casos de VPSNC se observa una vasculitis aislada de la médula espinal, especialmente en la columna torácica.

El tratamiento se basa en estudios de cohortes y es similar al de otras vasculitis. En líneas generales, como inducción se recomienda administrar glucocorticoides a dosis altas (1 mg/kg al día de prednisona equivalente) si el patrón angiográfico es de pequeño vaso distal, o bolos intravenosos de glucocorticoides junto con ciclofosfamida si existe afectación de gran vaso proximal. Para el mantenimiento se utiliza azatioprina, micofenolato de mofetilo o metotrexato, reservando anti-TNF o rituximab para los casos refractarios.

PUNTOS CLAVE

- La enfermedad de Behçet es una enfermedad con patrón mixto autoinmune-autoinflamatorio que por su sustrato histopatológico se clasifica dentro de las vasculitis de vaso de tamaño variable. Se caracteriza por la presencia de úlceras orales o genitales junto con manifestaciones sistémicas que incluyen la afectación ocular, cutánea, articular, neurológica, vascular o gastrointestinal.
- El diagnóstico de la enfermedad de Behçet es clínico, ya que no existe ninguna alteración analítica, histológica o genética patognomónica.
- La gran heterogeneidad clínica y la naturaleza recurrente-remitente de la enfermedad de Behçet dificulta su diagnóstico y el manejo terapéutico. Por ello, debe individualizarse el tratamiento y adaptarse a las necesidades específicas del paciente, en función de fenotipos clínicos y de su gravedad. El enfoque multidisciplinar es fundamental.
- El síndrome de Cogan es una enfermedad autoinmune rara, caracterizada por afectación ocular (queratitis intersticial no luética, sobre todo) y vestibuloauditiva (acúfenos, vértigo y pérdida de audición neurosensorial progresiva que conduce a cofosis). Puede asociar clínica sistémica que obliga a realizar un amplio diagnóstico diferencial.

- El pronóstico es bueno si se instaura un tratamiento precoz. Los glucocorticoides son de primera elección en el síndrome de Cogan y, en formas graves, el infliximab (anti-TNF-α) es el fármaco biológico más utilizado. En algunos casos es necesario el implante coclear.
- El síndrome de Susac se caracteriza por la presencia de encefalopatía, enfermedad vasooclusiva retiniana y pérdida de audición. El diagnóstico se basa en la presentación clínica, la resonancia magnética cerebral, la angiografía retiniana con fluoresceína y la audiometría. Las lesiones «en bola de nieve» del cuerpo calloso en la RM son patognomónicas. El tratamiento consiste en terapia inmunosupresora, aunque los glucocorticoides siguen siendo un pilar terapéutico esencial.
- La angiopatía retiniana juvenil (enfermedad de Eales) es una vasculopatía retiniana primaria caracterizada por hemorragias vítreas recidivantes. Con el tratamiento adecuado, el pronóstico global es bueno.
- La vasculitis primaria del sistema nervioso central es una forma infrecuente pero grave de vasculitis, limitada al cerebro, médula espinal y leptomeninges. El diagnóstico definitivo es histológico, pero la angiografía ayuda a confirmarlo. Para el tratamiento se emplean glucocorticoides e inmunosupresores y se puede utilizar anti-TNF-α o rituximab en casos refractarios.

BIBLIOGRAFÍA

Alibaz-Oner F, Direskeneli H. Advances in the treatment of Behcet's disease. Curr Rheumatol Rep. 2021;23(6):47.

Alibaz-Oner F, Direskeneli H. Update on the diagnosis of Behçet's disease. Diagnostics (Basel). 2022 Dec 23;13(1):41.

Alpsoy E, Leccese P, Emmi G, Ohno S. Treatment of Behçet's disease: an algorithmic multidisciplinary approach. Front Med (Lausanne). 2021;8:624795.

Bettiol A, Hatemi G, Vannozzi L, Barilaro A, Prisco D, Emmi G. Treating the different phenotypes of Behçet's syndrome. Front Immunol. 2019;10:2830.

Bettiol A, Prisco D, Emmi G. Behçet: the syndrome. Rheumatology (Oxford). 2020;59(Suppl 3):iii101-7.

Beuker C, Strunk D, Rawal R, Schmidt-Pogoda A, Werring N, Milles L, et al. Primary Angiitis of the CNS: A Systematic Review and Meta-analysis. Neurol Neuroimmunol Neuroinflamm. 2021;8(6):e1093.

Davatchi F, Chams-Davatchi C, Shams H, Shahram F, Nadji A, Akhlagi M, et al. Behcet's disease: epidemiology, clinical manifestations, and diagnosis. Expert Rev Clin Immunol. 2017;13(1):57-65.

David C, Sacré K, Henri-Feugeas MC, Klein I, Doan S, Cohen FA, et al. Susac syndrome: A scoping review. Autoimmun Rev. 2022;21(6):103097.

Durtette C, Hachulla E, Resche-Rigon M, Papo, T, Zenóne T, Lioger B, et al. Cogan syndrome: characteristics, outcome and treatment in a French nationwide retrospective study and literature review. Autoimmun Rev. 2017;16:1219-23.

Emmi G, Bettiol A, Silvestri E, Di Scala G, Becatti M, Fiorillo C, et al. Vascular Behçet's syndrome: an update. Intern Emerg Med. 2019;14(5):645-52.

Espinoza GM, Wheeler J, Temprano KK, Keller AP. Cogan 's syndrome: clinical presentations and update on treatment. Curr Allergy Asthma Rep. 2020;20(9):46.

Gluth MB, Baratz KH, Matteson EL, Driscoll CL. Cogan syndrome: a retrospective review of 60 patients throughout a half century. Mayo Clin Proc. 2006;81:483-8.

Gül A. Genetics of Behçet's disease: lessons learned from genomewide association studies. Curr Opin Rheumatol. 2014;26(1):56-63.

Hatemi G, Christensen R, Bang D, Bodaghi B, Celik AF, Fortune F, et al. 2018 update of the EULAR recommendations for the management of Behçet's syndrome. Ann Rheum Dis. 2018;77(6):808-18.

Hatemi G, Seyahi E, Fresko I, Talarico R, Hamuryudan M. One year in review 2020: Behçet's syndrome. Clin Exp Rheumatol. 2020;38 Suppl 127(5):3-10.

Haynes BF, Kaiser-Kupfer MI, Mason P, Fauci AS. Cogan syndrome: studies in thirteen patients, long-term follow-up, and a review of the literature. Medicine. 1980;59:426-41.

Jennette JC, Falk RJ, Bacon PA, Basu N, Cid MC, Ferrario F, et al. 2012 revised International Chapel Hill Consensus Conference Nomenclature of Vasculitides. Arthritis Rheum. 2013;65(1):1-11.

Jung YS, Hong SP, Kim TI, Kim WH, Cheon JH. Long-term clinical outcomes and factors predictive of relapse after 5-aminosalicylate or sulfasalazine therapy in patients with intestinal Behcet disease. J Clin Gastroenterol. 2012;46(5):e38-45.

Leccese P, Alpsoy E. Behçet's disease: an overview of etiopathogenesis. Front Immunol. 2019;10:1067.

Maldini C, Lavalley MP, Cheminant M, de Menthon M, Mahr A. Relationships of HLA-B51 or B5 genotype with Behçet's disease clinical characteristics: systematic review and meta-analyses of observational studies. Rheumatology (Oxford). 2012;51(5):887-900.

Ozyazgan Y, Ucar D, Hatemi G, Yazici J. Ocular involvement of Behcet's syndrome: a comprehensive review. Clin Rev Allergy Immunol. 2015;49: 298-306.

Padoan R, Cazzador D, Pendolino AL, Felicetti M, De Pascalis S, Zanoletti E, et al. Cogan 's syndrome: new therapeutic approaches in the biological era. Expert Opin Biol Ther. 2019;19(8):781-8.

Prasinou M, Smith R, Vrettos A, Jayne DR. The role of IL-18 in Behcet's disease; a potential therapeutic target. Autoimmun Rev. 2020;19(9):102613.

Raizada K, Tripathy K. Eales Disease. StatPearls. Treasure Island (FL): StatPearls Publishing; 2022.

Salvarani C, Brown RD Jr, Hunder GG. Adult primary central nervous system vasculitis. Lancet. 2012;380(9843):767-77.

Sauma J, Rivera D, Wu A, Donate-López J, Gallego-Pinazo R, Chilov M, et al. Susac's syndrome: an update. Br J Ophthalmol. 2020;104(9): 1190-5.

Seyahi E. Phenotypes in Behçet's syndrome. Intern Emerg Med. 2019;14(5): 677-89.

Susac JO, Egan RA, Rennebohm RM, Lubow M. Susac's syndrome: 1975-2005 microangiopathy/autoimmune endotheliopathy. J Neurol Sci. 2007;257(1-2): 270-2.

Yazici H, Seyahi E, Hatemi G, Yazici Y. Behçet syndrome: a contemporary view. Nat Rev Rheumatol. 2018;14(2):107-19.

Yazici Y, Hatemi G, Bodaghi B, Cheon JH, Suzuki N, Ambrose N, et al. Behçet syndrome. Nat Rev Dis Primers. 2021;7(1):67.

Yildiz M, Haslak F, Adrovic A,, et al. Pediatric Behçet's Disease. Front Med (Lausanne). 2021;8:627192.

Conectivopatías en la infancia

45

L. Trujillo Caballero, M. V. Almazán Fernández de Bobadilla y B. Bravo Mancheño

OBJETIVOS

- Conocer las formas clínicas de inicio del lupus eritematoso sistémico pediátrico, las particularidades de la esclerodermia y de las vasculitis en la infancia, así como de las miopatías inflamatorias juveniles, su evolución y complicaciones.
- Distinguir la utilidad de las pruebas complementarias en función de las manifestaciones de la enfermedad.
- Manejar herramientas para hacer una anamnesis y exploración física dirigidas, con el fin de identificar precozmente estas enfermedades y elegir la mejor alternativa terapéutica.

LUPUS ERITEMATOSO SISTÉMICO

El lupus eritematoso sistémico (LES) es una enfermedad autoinmune, inflamatoria, de base genética y evolución crónica, con morbimortalidad significativa. Aunque el LES pediátrico es fundamentalmente la misma enfermedad que en los adultos, con etiología, patogénesis y hallazgos de laboratorio similares, existen algunas diferencias en la frecuencia y gravedad de ciertas manifestaciones clínicas, con un grado de actividad más alta y con mayor afectación renal y neuropsiquiátrica. La atención de los niños y adolescentes con LES es diferente a la de los adultos por el impacto de la enfermedad y de su tratamiento en el crecimiento y en el desarrollo físico, psicosocial y emocional.

Epidemiología

Entre el 20 y 30 % del LES comienza en edad pediátrica, con un pico de incidencia alrededor de los 12 años. En esta franja de edad, se calcula una incidencia de 0,36 y 0,9 por cada 100.000 niños-año y una prevalencia de entre 3,3 y 9,7 por 100.000 niños y adolescentes.

Tiene preferencia por el sexo femenino (cinco niñas por cada varón), suele comenzar en la adolescencia y es raro en menores de 5 años. La distribución por géneros varía según la edad de inicio: es similar en la primera infancia, pero en la adolescencia es más frecuente en mujeres.

Etiopatogenia

La etiopatogenia de la enfermedad es compleja. Intervienen múltiples factores en su aparición: genéticos, epigenéticos y ambientales, exposición a la luz solar (radiación ultravioleta), el fenotipo hormonal (mayor frecuencia en sexo femenino) y algunas infecciones víricas (virus del herpes y virus de Epstein-Barr), entre otros.

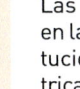 Las manifestaciones clínicas tanto en la infancia como en la edad adulta pueden ser similares (síntomas constitucionales, exantema malar y artritis). En la edad pediátrica, es más frecuente la afectación de un órgano mayor: el riñón es el órgano más involucrado y el que condiciona el pronóstico de la enfermedad; lo siguen en frecuencia las manifestaciones neuropsiquiátricas y las hematológicas.

La información genética puede explicar hasta el 30 % de la susceptibilidad al LES, y se debe a deficiencias del complemento C1q, C4A, B, C2 o mutación del gen *TREX*, que codifica la endonucleasa. Existe una disregulación de las respuestas inmunitarias innatas y adaptativas contra el autoantígeno, que inducen sobreexpresión de linfocitos B, producción de autoanticuerpos, depósito de complejos inmunitarios en los tejidos, activación del complemento y acumulación de neutrófilos, monocitos y de linfocitos autorreactivos.

Manifestaciones clínicas

Son diferentes según el momento en que se den.

Manifestaciones clínicas en el inicio

En algunos casos se produce un inicio agudo debido al síndrome de activación macrofágica, enfermedad renal grave, enfermedad tromboembólica o manifestaciones neuropsiquiátricas.

 En el niño y en el adolescente son más frecuentes las formas graves de presentación, con manifestaciones nefrológicas, neurológicas, respiratorias, cardiovasculares, hematológicas; lo que conlleva la necesidad de tratamientos inmunosupresores habitualmente enérgicos y prolongados para mejorar el pronóstico.

Manifestaciones en lupus eritematoso sistémico pediátrico

Se detallan en función del sistema o aparato afectado.

Manifestaciones dermatológicas: exantema malar «en alas de mariposa» fijo y fotosensible, que respeta el surco nasogeniano; úlceras orales, vasculitis, lupus pernio, alopecia no cicatricial, vasculitis, livedo reticular (*livedo reticularis*), petequias, púrpura palpable, fotosensibilidad, eritema anular, lupus discoide o úlceras digitales.

Manifestaciones musculoesqueléticas: artralgias, mialgias, artritis no erosiva en articulaciones grandes o pequeñas. Puede haber osteopenia, osteoporosis y osteonecrosis.

Manifestaciones renales: hematuria macrocóspica o microscópica, proteinuria, cilindruria, síndrome nefrótico, glomerulonefritis e hipertensión arterial.

> **!** La nefritis proliferativa (estadio III o IV) es la forma más frecuente y agresiva.

Manifestaciones neuropsiquiátricas:

- Sistema nervioso central: cefalea, meningitis aséptica, hemorragia, trombosis, enfermedades desmielinizantes, mielitis transversa, corea, convulsiones, psicosis, deterioro cognitivo, trastorno del carácter y ansiedad.
- Sistema nervioso periférico: mononeuritis, polineuritis sensorial o motora, síndrome de Guillain-Barré.

Manifestaciones cardiorrespiratorias: la pleuropericarditis es frecuente (30 %), miocarditis, endocarditis aséptica, enfermedad pulmonar intersticial, neumonitis o hemorragia alveolar.

Manifestaciones gastrointestinales: dolor abdominal inespecífico, serositis abdominal, hepatoesplenomegalia, colitis, hepatitis autoinmune, pancreatitis o disfunción esofágica.

Manifestaciones hematológicas: leucopenia, linfopenia, trombopenia; anemia que puede ser hemolítica, de trastorno crónico o microangiopática. La trombocitopenia aislada, la trombocitopenia inmune o el síndrome de Evans (trombocitopenia inmune y anemia hemolítica autoinmune concomitante) pueden diagnosticarse meses o años antes del diagnóstico de LES.

Manifestaciones vasculares: nódulos dolorosos en los dedos, trombosis venosa o arterial en el contexto de síndrome antifosfolípido y vasculitis retiniana.

Pruebas complementarias

Se pedirán pruebas de laboratorio. En el LES pediátrico hay presencia de autoanticuerpos antinucleares (ANA), contra el ADN nativo, contra los antígenos nucleares extraíbles y anticuerpos antifosfolípidos. Estos últimos se asocian a síndrome antifosfolípido (trombocitopenia, tiempos de coagulación prolongados y trombosis arteriales o venosas).

> **!** En la mayoría de las series, el 100 % de los niños con LES son positivos para ANA, por lo que si los ANA son negativos habrá que plantearse un diagnóstico alternativo.

El resto de los autoanticuerpos no están presentes de manera uniforme. Los anti-ADN nativos ayudan a confirmar el diagnóstico de LES, y son predictivos de actividad y de enfermedad renal. Los anticuerpos anti-Sm, anti-Ro, anti-La y antirribonucleoproteína nuclear (anti-RNP) son más frecuentes en el LES pediátrico. Los anticuerpos antirribosómicos P también se asocian con actividad y compromiso neuropsiquiátrico.

En el hemograma es frecuente la leucopenia con linfopenia, anemia hemolítica con prueba de Coombs directa positiva y trombopenia.

La velocidad de sedimentación globular suele estar elevada; sin embargo, la proteína C-reactiva suele ser normal o estar poco elevada en el LES activo. Si está elevada, se debe sospechar infección concomitante, serositis o síndrome de activación macrofágica. Es frecuente la hipertransaminasemia. La deficiencia de vitamina D puede contribuir a la osteopenia.

Otros hallazgos de laboratorio relacionados con la actividad son el descenso de C3 y C4, hipergammaglobulinemia IgG y las alteraciones urinarias (proteinuria o hematuria).

Durante el proceso diagnóstico pueden ser necesarias otras pruebas como radiografía de tórax, electrocardiograma, ecocardiograma, ecografía abdominal, biopsia cutánea y renal. Hay que descartar infecciones asociadas y tuberculosis.

> **!** Se recomienda realizar biopsia renal en caso de proteinuria > 0,5 mg/24 h o de índice proteína/creatinina en orina (muestra única) > 50 mg/mmol o filtrado glomerular disminuido.

Diagnóstico

Los síntomas iniciales suelen ser inespecíficos y pueden atribuirse a cuadros infecciosos que deben descartarse en primer lugar.

> **!** La sospecha general de LES pediátrico se establece ante todo niño con fiebre de inicio gradual, anorexia, pérdida de peso o fatiga con síntomas persistentes o que empeoran. Adicionalmente puede haber artralgias, erupción cutánea, alopecia, linfadenopatía, edema periférico, cefalea, trastorno de ansiedad, convulsiones o accidente cerebrovascular.

En la actualidad no existen criterios diagnósticos específicos pediátricos: se utilizan los mismos que en los adultos.

Tanto los criterios del Colegio Americano de Reumatología (ACR) de 1997, como los de Systemic Lupus International Collaborating Clinics (SLICC) de 2012 o los de la Liga Europea contra el Reumatismo (EULAR) de 2019 han demostrado su utilidad en el LES pediátrico. Los criterios SLICC tienen mayor sensibilidad, por lo que se recomiendan para favorecer el diagnóstico precoz (**Tabla 45-1**).

El paciente debe reunir cuatro criterios, de los cuales, al menos uno debe ser clínico y otro inmunológico o presentar nefritis lúpica demostrada mediante biopsia en presencia de ANA o de anti-ADN nativo.

Tabla 45-1. Criterios Systemic Lupus International Collaborating Clinics (SLICC) 2012

Criterio	Definición
Exantema malar	Eritema fijo en área malar que respeta el surco nasogeniano
Lupus discoide	Placas eritematosas, descamativas o hiperqueratósicas con tendencia a la cronicidad y a dejar cicatrices
Fotosensibilidad	Exantema tras la exposición al sol, recogido en la historia clínica u observado por el médico
Úlceras orales	Ulceraciones orales o nasofaríngeas, generalmente no dolorosas
Artritis	Inflamación dolorosa de al menos dos articulaciones
Serositis	Pleuritis o pericarditis documentadas
Afectación renal	Proteinuria > 0,5 g al día o cilindros celulares o hemáticos en el sedimento
Afectación neurológica	Convulsiones o psicosis en ausencia de alteraciones metabólicas o de fármacos relacionados
Afectación hematológica	Anemia hemolítica con reticulocitosis o leucopenia <4.000/mm³ en dos o más ocasiones o linfopenia <1.500/mm³ en dos o más ocasiones o trombopenia <100.000/mm³
Afectación inmunológica	1. Anticuerpos anti-ADN positivos 2. O anticuerpos anti-Sm positivos 3. O anticuerpos antifosfolípido positivos 4. O anticuerpos anticardiolipina inmunoglobulina G o M 5. O anticoagulante lúpico 6. O serología luética falsamente positiva
Anticuerpos antinucleares positivos	Determinados por inmunofluorescencia o equivalente

Tratamiento

El objetivo del tratamiento es conseguir la remisión o la mínima actividad clínica, prevenir el daño acumulado por la afectación orgánica y por el uso de fármacos y las complicaciones a largo plazo. En definitiva, disminuir la morbimortalidad, así como educar al paciente y a su familia en el manejo de la enfermedad.

Se recomienda un tratamiento intensivo de inducción en las fases de mayor actividad, seguido de un tratamiento de mantenimiento, con la menor dosis de corticoide y suspenderlos cuando sea posible. Para ello, con frecuencia es necesario recurrir a fármacos ahorradores de corticoides.

Los pilares del tratamiento son los corticoides, la hidroxicloroquina, los agentes inmunosupresores y, más recientemente, los fármacos biológicos. El tratamiento debe hacerse de forma multidisciplinar y en unidades con experiencia, dada la afectación multisistémica de la enfermedad. En la actualidad están vigentes las recomendaciones EULAR 2019.

Medidas generales

Se recomendará evitar la exposición solar, usar fotoprotección (índice de protección solar > 50), una correcta inmunización según el calendario vacunal, evitar el tabaco, el alcohol y las drogas, hacer ejercicio físico de forma regular y adaptado a la actividad de la enfermedad, evitar un embarazo y conocer los posibles riesgos tanto de agudización de la enfermedad durante la gestación como de LES neonatal.

Lupus leve

Todos los pacientes con LES deben recibir **hidroxicloroquina durante todo el curso de la enfermedad**.

Es un fármaco bien tolerado, especialmente eficaz para las manifestaciones cutáneas y articulares. Para minimizar el riesgo de daño retiniano, la dosis de hidroxicloroquina debe ser ≤ 5 mg/kg al día y se recomiendan revisiones oftalmológicas periódicas.

Se puede iniciar prednisona a dosis < 0,5 mg/kg al día. Como fármaco modificador de la enfermedad ahorrador de corticoides, se recomienda el metotrexato (MTX) en formas cutáneo-articulares y la azatioprina (AZA) en otras formas leves.

Lupus moderado

Se refiere a una situación de compromiso renal o de otros órganos vitales afectados. En estos casos se requiere tratamiento con dosis mayores de corticoides (1-2 mg/kg) e hidroxicloroquina.

> **!** Si el lupus cursa con implicación de órganos vitales (hemorragia pulmonar, afectación neurológica o renal grave o síndrome de activación macrofágica) se recurrirá a metilprednisolona intravenosa en pulsos de 10-30 mg/kg al día, tres dosis, seguido de prednisona oral (2 mg/kg al día) con reducción progresiva en meses.

El control de la actividad de la enfermedad es clave, y con frecuencia será preciso AZA, micofenolato de mofetilo (MMF), o tratamientos biológicos, como rituximab o el belimumab (recientemente aprobado para el tratamiento de una subpoblación de niños y adultos con LES y que ha significado un gran avance).

Lupus grave

En los casos de enfermedad renal (nefritis proliferativa difusa) o neurológica grave se utilizará la terapia corticoidea como en los casos moderados, aunque en la evolución será necesario recurrir a ciclofosfamida, rituximab o a MMF, que evita la gonadotoxicidad y nefrotoxicidad asociada a la ciclofosfamida. Se deberá tener en cuenta el uso de antiagregantes plaquetarios y de anticoagulantes en caso de síndrome antifosfolípido.

Pronóstico y complicaciones

El seguimiento de la enfermedad debe hacerse cada 2-4 semanas tras el inicio y después cada 3 meses si está clínicamente estable.

Se requiere monitorización clínica y analítica con anti-ADN nativo, complemento, función renal, hepática y orina. En cada visita es recomendable hacer un índice de actividad (*Systemic Lupus Erythematosus Disease Activity Index* [SLEDAI] o *British Lupus Isles Assessment Group Index* [BILAG], índice que requiere de mas tiempo para su realización).

Como índice de daño orgánico irreversible y acumulado se puede utilizar el *Pediatric Systemic Disease Index* (Ped-SDI) o el SLICC/ACR, por lo menos una vez al año.

> ❗ Las complicaciones más frecuentes son la toxicidad farmacológica (cataratas, necrosis avascular, osteoporosis, hipocrecimiento) y las infecciones, las más graves son las bacterianas. El síndrome de activación macrofágica es raro pero muy grave.

Las principales causas de un mal pronóstico son: déficit de adherencia al tratamiento, infecciones intercurrentes, complicaciones neurológicas, enfermedad renal persistente, enfermedad cardiovascular o seguimiento en una unidad no experimentada.

Lupus neonatal

El lupus eritematoso neonatal es infrecuente y se produce por el paso transplacentario de anticuerpos maternos contra los autoantígenos A o B del síndrome de Sjögren.

Puede cursar con clínica dermatológica como exantema, enfermedad hepatobiliar o citopenias, que se van resolviendo conforme se aclaran los anticuerpos maternos.

La presentación más grave es el *bloqueo auriculoventricular*, que puede comenzar desde el segundo trimestre de gestación y es irreversible.

El riesgo de tener un hijo con lupus eritematoso neonatal en madres con anticuerpos positivos es del 2 % para los primeros embarazos, pero se incrementa al 10 % si algún hijo anterior desarrolló lupus neonatal.

ESCLERODERMIA

Es una enfermedad del tejido conectivo y de la microcirculación que se caracteriza por fibrosis de los tejidos afectados y obliteraciones vasculares que implican a la piel, tubo digestivo, pulmones y riñones.

Aunque infrecuente en la infancia, representa la *tercera enfermedad reumática pediátrica* en frecuencia tras la artritis juvenil idiopática y el LES pediátrico. El 10 % aparece antes de los 16 años, con predominio en el sexo femenino a partir de los 8 años. No hay influencia racial.

Su incidencia general es muy baja (< 3/1.000.000 en menores de 16 años).

Se diferencian dos grupos:

- Esclerodermia juvenil localizada: se afecta solo la piel.
- Esclerosis sistémica: con dos subtipos.
  - Esclerosis sistémica cutánea limitada: compromete a regiones distales de las extremidades (hasta los codos y rodillas) y por encima de las clavículas (cabeza y cuello). Cuando coinciden al menos tres de los siguientes hallazgos: calcinosis, Raynaud, afectación esofágica, esclerodactilia y telangiectasias se denomina síndrome de CREST (su acrónimo en inglés).
  - Esclerodermia sistémica cutánea difusa: compromete a tronco y regiones proximales de miembros. Se afectan piel y órganos.

La **preesclerodermia** es una situación en la que el fenómeno de Raynaud se acompaña de hallazgos capilaroscópicos patológicos y ANA positivos. Tiene un alto valor predictivo positivo para desarrollar una esclerosis sistémica.

> ❗ La esclerosis sistémica de diagnóstico precoz presenta edema de manos (*puffy fingers*), Raynaud, ANA positivos y alteraciones capilaroscópicas.

Esclerodermia juvenil localizada

También llamada morfea, es 6-10 veces más frecuente que la forma sistémica (hasta un tercio de las esclerodermias juveniles localizadas comienzan en la edad pediátrica).

Existen cinco subtipos de esclerodermia juvenil localizada, según la clasificación de la sociedad Europea de Reumatología Pediátrica (**Tabla 45-2**). A diferencia de en los adultos, la más frecuente es la esclerodermia lineal (42-67 %), seguida de la morfea circunscrita (15-37 %), de la mixta (3-23 %) y la generalizada (7-11 %). Las lesiones lineales siguen los patrones embrionarios de Blaschko. La morfea panesclerótica es muy rara y generalmente agresiva. Las lesiones de la cabeza del subtipo morfea en *coup de sabre* (golpe de sable) pueden acompañarse de alopecia en cuero cabelludo o en los anejos (pestañas, cejas etc.) y las del subtipo síndrome de Parry-Romberg (hemiatrofia facial) asocian atrofia subcutánea y de los tejidos subyacentes, característicamente, sin cambios en la piel superficial (v. **Tabla 45-2**).

En fases iniciales, se presenta como una o más lesiones unilaterales, lineales u ovaladas, eritematosas o violáceas con textura de piel normal o engrosada. A medida que avanza la fibrosis, las lesiones se muestran más induradas, con un área central de color blanco-amarillento o nacarado, brillante y con un margen eritematoso o violáceo llamado *lilac ring*. Más adelante, aparecen cambios de pigmentación, atrofia de la epidermis, la dermis y del tejido subcutáneo, con pérdida de folículos pilosos.

La participación extracutánea en la esclerodermia juvenil localizada afecta fundamentalmente al sistema musculoesquelético en el 20-40 % de los pacientes en forma de artromialgias, miositis, artritis, rigideces, roces articulares y tendinosos, atrofia muscular, defectos de crecimiento y asimetrías), generalmente en zonas subyacentes a la piel afectada. Puede encontrarse fenómeno de Raynaud.

El diagnóstico se basa en los hallazgos clínicos. La biopsia cutánea no está indicada salvo para diferenciar de otras enfermedades o determinar signos de actividad.

No existen hallazgos de laboratorio característicos. Algunos pacientes presentan autoanticuerpos, pero no se relacionan con la actividad ni con el pronóstico de la enfermedad. Se

Tabla 45-2. Criterios clasificatorios de la esclerodermia localizada

Tipo	Subtipo	Descripción
Morfea circunscrita	Superficial	Placas redondeadas u ovaladas, limitadas a dermis y epidermis, únicas o múltiples. Más frecuentes en tronco que en extremidades
	Profunda	Placas profundas, redondeadas u ovaladas, induradas, que afectan al tejido celular subcutáneo, pueden alcanzar la fascia y el músculo subyacente. Más frecuentes en tronco
Esclerodermia lineal	Tronco o extremidades	Induración lineal, generalmente unilateral. Afecta a dermis y tejido celular subcutáneo y, en ocasiones, al músculo o hueso subyacentes
	Cabeza	Morfea en *coup de sabre*: induración lineal en la frente o cuero cabelludo, unilateral y paramedial. Puede afectar el músculo y el hueso subyacentes Síndrome de Parry-Romberg o atrofia hemifacial progresiva: pérdida de tejido que afecta a la dermis y tejidos subyacentes, incluso la glándula parotídea y el hueso. Localización unilateral, por debajo de la frente. Con frecuencia, piel suprayacente sin cambios y movible
Morfea generalizada		Al menos cuatro placas de morfea de al menos 3 cm de diámetro, que van confluyendo hasta alcanzar al menos dos de los siete sitios anatómicos (cabeza-cuello, extremidad superior derecha o izquierda, extremidad inferior derecha o izquierda, parte anterior o posterior del tronco)
Morfea panesclerótica		Afectación circunferencial de toda la piel y tejidos subyacentes. Afecta a extremidades y puede generalizarse al tronco, la cara o el cuero cabelludo. Es la forma más rara y grave de esclerodermia juvenil localizada
Morfea mixta		Combinación de dos o más subtipos, generalmente lineal y circunscrita. En la denominación se pone primero la forma predominante. Ejemplo: morfea mixta (lineal-circunscrita)

Adaptada de: Laxer RM, 2006.

puede observar aumento de los reactantes de fase aguda, eosinofilia y aumento de la creatincinasa en los pacientes con subtipos más graves y extensos.

Es importante el control y seguimiento de la actividad de la enfermedad, aunque suele ser difícil, pues los cambios pueden ser sutiles o enmascarados por signos de daño cutáneo.

Para la morfea circunscrita superficial que no presenta riesgo de afectación articular ni estético se emplea exclusivamente el tratamiento tópico: calcipotriol al 0,005 %, corticoides, inhibidores de la calcineurina (tacrolimus al 0,1 %) y imiquimod al 5 %. Para el resto de los subtipos se recomienda el tratamiento sistémico.

La fototerapia con luz ultravioleta representa otra posible opción terapéutica, aunque los datos sobre su uso en los niños son escasos y con riesgos por dosis acumulada de irradiación. Los datos más recientes muestran la eficacia de los corticosteroides sistémicos en asociación con MTX en pacientes con esclerodermia juvenil localizada activa, particularmente en formas generalizadas.

Estos pacientes no evolucionan a esclerodermia sistémica. La mayoría presentan un curso autolimitado en 3-5 años, pero en un porcentaje variable persiste actividad a largo plazo.

Las secuelas más frecuentes son la atrofia cutánea y subcutánea, los cambios de pigmentación de la piel, las contracturas y las dismetrías de extremidades. La morfea panesclerótica es la que tiene peor pronóstico, mala respuesta al tratamiento y da lugar a deformidades.

 La esclerodermia juvenil localizada tiene peor pronóstico que la del adulto: mayor frecuencia de formas lineales, mixtas y panescleróticas, mayor afectación de tejido subcutáneo profundo, más frecuencia de participación extracutánea, mayor cronicidad y daño acumulado.

Esclerosis juvenil sistémica

La esclerosis juvenil sistémica debe considerarse en pacientes con fenómeno de Raynaud, especialmente si se asocia con úlceras digitales o capilaroscopia ungueal anormal. Otros signos sospechosos son el rango limitado de movimiento de los dedos con edema o engrosamiento de la piel (esclerodactilia) y la apertura oral limitada.

Los criterios de clasificación para la esclerosis juvenil sistémica desarrollados por la Sociedad Europea de Reumatología Pediátrica (PRES) y el ACR requieren que todos los sujetos tengan un engrosamiento de la piel proximal a las articulaciones metacarpofalángicas como criterio mayor y al menos dos criterios adicionales (menores), que incluyen varios tipos de afectación de órganos y ciertos autoanticuerpos (**Tabla 45-3**).

En cuanto a los subtipos de esclerosis juvenil sistémica, la forma difusa, con afectación del tronco o de las regiones proximales de los miembros, tiene una progresión más rápida y mayor repercusión en los órganos internos; por orden de frecuencia: tracto gastrointestinal, pulmón, corazón, riñones. Está asociada con anticuerpos antitopoisomerasa. La forma limitada a las zonas distales de los miembros hasta codos y rodillas, cabeza y cuello, se asocia más a vasculopatía (factor reumatoide, hipertensión pulmonar y crisis renal con insuficiencia real e hipertensión arterial).

Manifestaciones clínicas

La clínica es similar a la del adulto, pero con algunos matices:

El 90 % de las formas son esclerosis cutánea difusa cursa con menor afectación sistémica que el adulto y menor daño renal, pulmonar y digestivo.

Tabla 45-3. Criterios de clasificación provisionales PRES/ACR/EULAR de esclerosis sistémica juvenil

Criterio mayor	Cutáneo	Esclerosis-induración de la piel proximal a las articulaciones MCF o MTF
Criterios menores	Vascular	Fenómeno de Raynaud
		Alteraciones capilaroscópicas
		Úlceras digitales
	Gastrointestinal	Disfagia
		Reflujo gastroesofágico
	Renal	Crisis renal
		Hipertensión arterial de reciente comienzo
	Cardíaco	Arritmias
		Insuficiencia cardíaca
	Respiratorio	Fibrosis pulmonar (tomografía computarizada o radiografía de tórax)
		DLCO
		Hipertensión pulmonar
	Musculoesquelético	Roces tendinosos
		Artritis
		Miositis
	Neurológico	Neuropatía
		Síndrome de túnel del carpo
	Serológico	ANA positivos
		Anticuerpos específicos de esclerosis sistémica: anticentrómero, antitopoisomerasa I, anti-ARN polimerasa I o III, antifibrilarina, anti-PM-Scl, antifibrilina

Para hacer el diagnóstico se requiere el criterio mayor y al menos dos menores

ANA: anticuerpos antinucleares; DLCO: capacidad de difusión pulmonar del monóxido de carbono; MCF: articulación metacarpofalángica; MTF: articulación metatarsofalángica.

La prevalencia de anticuerpos anticentrómero es menor en la infancia.

A continuación, se exponen los distintos tipos de manifestaciones por sistemas o aparatos.

Manifestaciones vasculares. Fenómeno de Raynaud, cicatrices y úlceras, aunque con menor frecuencia que en el adulto.

El *fenómeno de Raynaud* es frecuente en la esclerosis juvenil sistémica difusa, ya que afecta del 74 al 100 % de los pacientes.

El patrón capilaroscópico característico de la esclerodermia se caracteriza por: pérdida de capilares, áreas avasculares y la existencia de dilataciones (megacapilares), ramificaciones y destrucción de la arquitectura normal de la circulación del lecho ungueal.

Manifestaciones cutáneas. La piel se afecta hasta en el 100 % de los pacientes. Comienza por la cara y las manos de forma bilateral y simétrica y progresa en tres fases: edema, seguido de induración y esclerosis y, finalmente, atrofia. La piel se vuelva dura, tensa, más brillante y, adherida a tejidos subyacentes. La cara desarrolla una apariencia inexpresiva con apertura bucal limitada. Otros cambios son alteraciones en la pigmentación, telangiectasias y calcinosis.

Para valorar el grado de afectación cutánea se utiliza la escala de Rodnan modificada (*Modified Rodnan Skin Score*), que evalúa la totalidad de la piel en 17 áreas, cada una con cuatro grados, según la dureza y la fijación a tejidos subcutáneos.

Manifestaciones osteoarticulares. Rigidez matutina, artralgias, artritis (poliartritis simétrica), tenosinovitis, roces y contracturas tendinosas, desaparición de las falanges.

Manifestaciones musculares. Se dan hasta en el 90 % de los pacientes y consisten en mialgias, debilidad proximal de extremidades, artralgias, elevación de la creatina-fosfocinasa, miopatía esteroidea, poliartritis simétrica, tenosinovitis, roces y contracturas tendinosas.

Manifestaciones digestivas. Son frecuentes (80-90 %), principalmente en forma de disfagia, pirosis, náuseas, vómitos, regurgitación, tos nocturna o en relación con el decúbito, neumonías por microaspiración, dolor torácico atípico, sobrecrecimiento bacteriano y estreñimiento.

Manifestaciones cardíacas y pulmonares. La enfermedad cardiopulmonar es una causa importante de mortalidad en la esclerosis juvenil sistémica, en forma de enfermedad pulmonar intersticial e hipertensión pulmonar. Otros problemas incluyen pericarditis, arritmias, disfunción ventricular y miocardiopatía.

Manifestaciones renales. Proteinuria, disminución de la función renal, hematuria microscópica e hipertensión arterial hasta la «crisis renal de esclerodermia», con insuficiencia renal rápidamente progresiva.

Otras manifestaciones. Ictus, síndrome del túnel del carpo y neuralgia del trigémino, sintomatología depresiva y ansiosa y síndrome seco (xerostomía, queratoconjuntivitis seca). La biopsia de las glándulas salivales menores demuestra la existencia de fibrosis, sin agregados linfocíticos. La mayoría de los pacientes no tienen anticuerpos anti-Ro ni anti-La.

Pruebas complementarias

Serán útiles las siguientes, en función de los síntomas:

- Radiografía: en ocasiones se aprecia aumento de partes blandas, osteopenia yuxtaarticular o resorciones óseas. Existen tres patrones radiológicos: inflamatorio, degenerativo y fibrótico.
- Biopsia muscular: fibrosis intersticial, con una disminución del diámetro de las fibras, sobre todo de las fibras tipo 2 y del número de capilares, o bien con un patrón inflamatorio en los solapamientos.
- Biopsia de piel: no es necesaria, ni aconsejable en fases activas. Solo debe realizarse en casos atípicos. En fases tempranas aparece inflamación perivascular, intersticial y perianexial, principalmente con linfocitos, y aumento de colágeno. Más tarde, predomina la fibrosis.
- Electromiograma: potenciales de acción polifásicos de baja amplitud o voltaje, con aumento de la actividad espontánea y fibrilaciones en los cuadros de solapamiento.
- Autoanticuerpos: los ANA son positivos en alrededor de la mitad de las formas limitadas y en el 80 % de las formas sistémicas. En las formas localizadas los anticuerpos antitopoisomerasa y anticentrómero son poco frecuentes y no se asocian a peor evolución. En las formas sistémicas los anticuerpos antitopoisomerasa se asocian a enfermedad pulmonar intersticial, y los anticuerpos anticentrómero, a formas limitadas y a hipertensión pulmonar. Los anti-ARN polimerasa se asocian a formas difusas con crisis renal. Los anti-U1RNP y los PM-Scl se asocian a formas de solapamiento.

Tratamiento y pronóstico

Se trata de una enfermedad crónica cuyas lesiones pueden progresar rápida o lentamente durante años. El tratamiento abarca medidas generales (evitar frío, estrés y traumatismos), rehabilitación y tratamiento médico. Puede ser necesario tratamiento psicológico.

Tratamiento de las lesiones vasculares. Según la gravedad, las medidas irán desde protección del frío, antagonistas del calcio (nifedipino), inhibidores de la enzima conversora de angiotensina (enalapril), antagonistas del receptor de la angiotensina (losartán), prostaglandinas intravenosas (iloprost), inhibidores de la endotelina (bosentán), inhibidores de la fosfodiesterasa (sildenafilo) y neuroestimulador cervical o lumbar.

Tratamiento de las lesiones cutáneas. Hidratación, evitar exposición solar, cremas hidratantes. Es útil el MTX y, en las formas con afectación progresiva, MMF, ciclofosfamida, tocilizumab o rituximab. En caso de calcinosis, se procurará no extirpar por el riesgo de recurrencia; se valorará emplear colchicina, bisfosfonatos o warfarina.

Tratamiento de la afección articular y ósea. Con antiinflamatorios no esteroideos, corticoides a dosis bajas, MTX y fisioterapia.

El tratamiento del resto de las manifestaciones dependerá de la afectación orgánica.

Seguimiento

Para el seguimiento está disponible el *Juvenile Systemic Sclerosis Severity Score* (J4S), que incluye parámetros de crecimiento, afectación de la piel y órganos internos. Se ha propuesto para seguir la evolución de la enfermedad a lo largo del tiempo. Incluye nueve categorías, puntuadas cada una de 0-4 y combina parámetros de actividad y de daño crónico.

MIOPATÍAS INFLAMATORIAS

Las miopatías inflamatorias pediátricas (MIJ) constituyen un grupo de enfermedades autoinmunes raras y graves, con afectación multisistémica, que se desarrollan antes de los 18 años. Se caracterizan por debilidad muscular simétrica crónica debida a inflamación de la musculatura estriada junto a determinados signos cutáneos, si bien pueden afectar también a otros órganos, predominantemente el pulmón, el corazón o el aparato gastrointestinal. En ocasiones, la afectación muscular no es predominante o ni siquiera está presente.

Su patogenia y presentación clínicas son heterogéneas. El conocimiento de fenotipos que comparten características clínico-patológicas, determinados anticuerpos y una evolución similar han permitido distinguir diferentes grupos de enfermedades comprendidas bajo el término MIJ: la dermatomiositis juvenil (DMJ), la polimiositis juvenil, las miositis asociadas a enfermedades del tejido conectivo o miositis con solapamiento, la dermatomiositis clínicamente amiopática y, más raramente, la miopatía inflamatoria necrosante inmunomediada y la miositis por cuerpos de inclusión.

Las MIJ son enfermedades muy raras, con una incidencia que no supera los 4/1.000.000 niños al año y una relación mujeres: varones de 2,3:1. Hasta el 20 % de todas las miopatías inflamatorias aparecen en la edad pediátrica, con un pico entre los 5 y 14 años. La DMJ es la más frecuente (85 %), seguida de la miositis con solapamiento (6-11 %), la polimiositis juvenil (4-8 %) y la dermatomiositis clínicamente amiopática. En este capítulo se tratan estas cuatro formas de MIJ.

La **DMJ** es la que suele debutar más precozmente, con un pico alrededor de los 7 años. Además de la debilidad muscular simétrica proximal y axial, son características las pápulas de

Gottron y el eritema en heliotropo. Se asocia a calcinosis y a enfermedad cutánea grave.

La **miositis con solapamiento** incluye a pacientes cercanos a la adolescencia, generalmente, que cumplen criterios de miopatía inflamatoria y de otra conectivopatía (LES, artritis idiopática juvenil, esclerodermia). Son frecuentes la artritis, la enfermedad pulmonar, el fenómeno de Raynaud o la esclerodactilia.

La **polimiositis juvenil** suele presentarse en la adolescencia, con mayor dolor y debilidad muscular tanto proximal como distal, sin afectación cutánea, con una variedad de enfermedad grave y afectación cardíaca hasta en un 30 %. Es más frecuente en la raza negra.

La **dermatomiositis clínicamente amiopática** también es posible en la edad pediátrica. Las manifestaciones cutáneas pueden estar presentes sin debilidad muscular, pero con evidencia de inflamación muscular en pruebas complementarias.

En cuanto a la patogenia de las miopatías inflamatorias, se consideran enfermedades autoinmunes y, aunque no se conocen exactamente los factores subyacentes, se basa en la exposición a determinados agentes ambientales (infección respiratoria o gastrointestinal, exposición a la luz solar, vacunación o exposición a fármacos) en individuos genéticamente predispuestos. En la actualidad, se incluyen en el grupo de las interferonopatías autoinmunes poligénicas: enfermedades mediadas por interferón con una alteración predominante del sistema inmunitario adaptativo sin un gen identificado como causante de la enfermedad.

> **!** Sin tratamiento, tienen una morbimortalidad importante, pero a diferencia de las miopatías inflamatorias del adulto, la DMJ no suele asociarse a procesos oncológicos y la respuesta al tratamiento suele ser mejor, con mayor probabilidad de alcanzar la remisión de la enfermedad (hasta el 50 % a los 2-3 años del inicio de la enfermedad).

En el resto de los casos, evoluciona con actividad persistente o policíclica, que puede causar complicaciones como las calcinosis, la lipodistrofia, la atrofia o la debilidad muscular.

Manifestaciones clínicas

Se exponen a continuación las distintas manifestaciones de estas miopatías inflamatorias.

Manifestaciones musculares

La debilidad muscular de la DMJ es característicamente de *predominio proximal y simétrico*, incluyendo la musculatura del tronco y del cuello. La afectación muscular se evaluará mediante exploración física, determinación de enzimas musculares en plasma (alanina aminotransferasa [transaminasa glutámico oxalacética], aspartato transaminasa [transaminasa glutámico pirúvica], aldolasa, lactato deshidrogenasa, creatina-fosfocinasa), electromiograma, resonancia magnética (preferentemente corporal total) o en la biopsia muscular.

La fuerza muscular debe evaluarse formalmente utilizando medidas validadas de pruebas musculares como la *Childhood Myositis Assessment Scale* (CMAS, 0-52) o el *Manual Muscle Test* (MMT8, 0-80), teniendo en cuenta que niños sanos no alcanzan los valores máximos hasta después de los 4 o 5 años.

La presencia de lesiones cutáneas típicas sin afectación muscular clasifica al paciente como amiopático. La ausencia de debilidad muscular en la exploración física, pero con afectación muscular constatada mediante pruebas complementarias clasifica al paciente como clínicamente amiopático (con dermatomiositis clínicamente amiopática).

Manifestaciones cutáneas

El diagnóstico de DMJ requiere la presencia de lesiones cutáneas típicas, como el eritema en heliotropo, las pápulas o el signo de Gottron, que se consideran patognomónicas de la enfermedad.

El *eritema en heliotropo* (66-87 %) es un exantema eritematovioláceo que aparece sobre los párpados, de forma bilateral y simétrica, acompañado en ocasiones de edema palpebral (**Fig. 45-1**).

Las *pápulas de Gottron* (57-91 %) son eritematovioláceas, en ocasiones escamosas, localizadas sobre las superficies articulares, sobre todo en las metacarpofalángicas e interfalángicas, pero que también aparecen en codos, rodillas y sobre las pequeñas articulaciones de los pies (**Fig. 45-2**). El *signo de Gottron* consiste en máculas de similares características.

Los *cambios periungueales en capilaroscopia* (35-91 %) se relacionan con la actividad cutánea.

Otras lesiones cutáneas incluyen el eritema malar y facial (42-100 %), fotosensibilidad (30 %), signo del chal (19-29 %), úlceras orales (35 %), úlceras cutáneas (5-30 %),

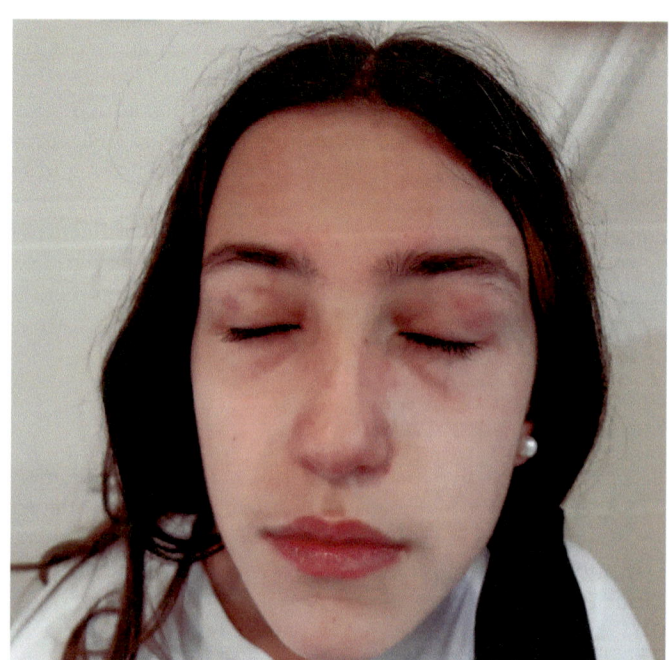

Figura 45-1. Heliotropo.

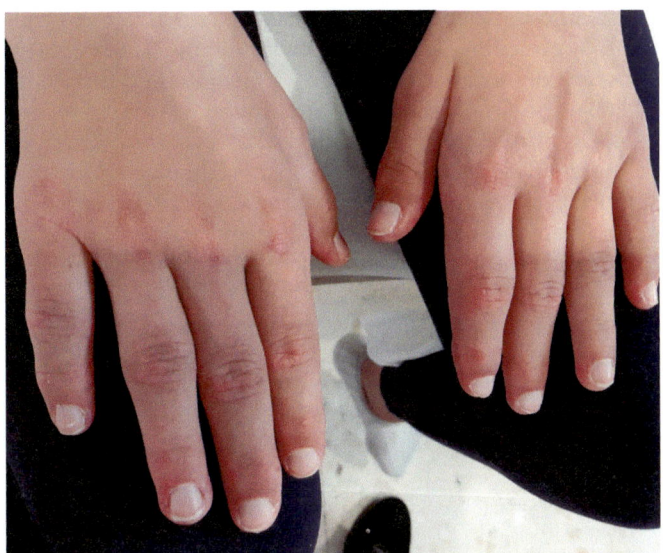

Figura 45-2. Pápulas de Gottron.

edema en extremidades (11-32 %), calcinosis (3-34 %) y lipodistrofia (4-14 %). Las calcinosis y la lipodistrofia representan factores de riesgo evolutivo y son signo de control inadecuado.

Afectación gastrointestinal

A pesar de que la presencia de síntomas de *disfagia orofaríngea* no es frecuente, se ha descrito alteración de la deglución mediante videofluoroscopia en el 80 % de los pacientes. No está relacionada con el grado de debilidad muscular y constituye un signo de mal pronóstico, al suponer un riesgo de aspiración pulmonar.

Otra forma de afectación gastrointestinal es la *vasculopatía abdominal*, que puede manifestarse como dolor abdominal con riesgo de ulceración o perforación intestinal.

Afectación pulmonar

En ocasiones se presenta disminución de la capacidad pulmonar *por debilidad de los músculos respiratorios o por afectación pulmonar parenquimatosa*, característicamente enfermedad pulmonar intersticial, asociada a anticuerpos antisintetasa, anti-Ro o a los anti-MDA5. Aunque poco frecuente (5-8 %), es potencialmente grave y, por lo general, silente hasta etapas avanzadas. Se recomienda hacer pruebas de función pulmonar al diagnóstico y en pacientes de riesgo, tomografía axial computarizada pulmonar de alta resolución.

Afectación cardíaca

La afectación cardíaca (2-13 %), más frecuente en la polimiositis juvenil, debe descartarse al diagnóstico con electrocardiograma y ecocardiografía, y valorarla en el seguimiento en pacientes de riesgo (hipertensión arterial, altas dosis de corticoides, falta de control de la enfermedad al año o larga evolución).

Otras manifestaciones

Otras posibles manifestaciones son fiebre, cansancio y síndrome constitucional (16-65 %), adenopatías (8-75 %), fenómeno de Raynaud (9-28 %), artritis (10-65 %).

Marcadores y anticuerpos

Aunque la medición de enzimas musculares es fácil y asequible, su utilidad como marcador pronóstico y de seguimiento no está clara. No hay evidencia del que el factor de Von Willebrand aporte más información que las enzimas musculares.

La firma de interferón (expresión de genes que expresan interferón como signo de inflamación) parece un marcador prometedor, aunque su utilidad no está validada.

En aproximadamente el 70 % de los pacientes con DMJ se detecta algún autoanticuerpo. La positividad de los ANA tiene una frecuencia variable y no son específicos. Como en otras enfermedades del tejido conectivo, habrá que tener en cuenta la posibilidad de poliautoinmunidad (celiaquía, Hashimoto, vitíligo, etcétera).

En los pacientes con miopatía inflamatoria, es posible detectar dos tipos de autoanticuerpos: los anticuerpos asociados a miositis, presentes en estos pacientes con miopatías inflamatorias y en pacientes con otras conectivopatías, y los anticuerpos específicos de miositis, presentes de forma casi exclusiva en pacientes con miopatías inflamatorias (**Tabla 45-4**).

 Los anticuerpos específicos de miositis se asocian a grupos más homogéneos de pacientes con similares características clínicas, respuesta al tratamiento y pronóstico (**Tabla 45-5**).

Diagnóstico y monitorización

Los criterios diagnósticos más utilizados en pediatría son los de Bohan y Peter (**Tabla 45-6**) con sensibilidad y especificidad entre 95 y 100 % para las MIJ. La debilidad muscular simétrica junto a las lesiones cutáneas típicas (eritema en heliotropo, pápulas o signo de Gottron) y la constatación de inflamación muscular en analítica, electromiografía, biopsia o, más recientemente, en la resonancia magnética, son las claves del diagnóstico.

Con el objetivo de mejorar y homogeneizar la asistencia a pacientes pediátricos con enfermedades reumáticas, el grupo

---

Tabla 45-4. Anticuerpos asociados a miositis y anticuerpos específicos de miositis

Anticuerpos asociados a miositis	Anticuerpos específicos de miositis
Anti-U1-, U2-, U3- y U5-RNP	Anti-p155/140 (TIFF-1)
Anti-PM-Scl	Anti-MJ (NXP-2)
Anti-Ku	Anti-RNAT sintetasa (anti-Jo, PL1, etc.)
Anti-Ro	Anti-Mi-2
Anti-SUMO/RAE	Anti-signal recognition particle
Anti-43KD (cNIA)	Anti-CADM-140 (MDA5)
	Anti-200/100 (HMG-CoA reductasa)

Tabla 45-5. Asociación entre anticuerpo específico de miositis y fenotipo clínico

Anti-p155 (anti-TIF1γ)	Debilidad muscular moderada, enfermedad cutánea grave, calcinosis, lipodistrofia, poliartritis, curso crónico de enfermedad
Anti-MJ (anti-NXP2)	Edad de presentación < 5 años. Importante debilidad muscular y elevación de enzimas musculares, frecuentes las calcinosis y la afectación gastrointestinal con disfagia, sangrado y úlceras. Curso crónico
Anti-MDA5	Menor afectación muscular (hipoamiopáticos), enfermedad pulmonar intersticial y artritis en manos y pies. Úlceras en piel y boca
Anti-Mi2	Presentación típica: debilidad muscular, elevación enzimas y signos cutáneos
Anti-SRP	Miopatía necrosante autoinmune

Tabla 45-6. Criterios para el diagnóstico de la dermatomiositis juvenil

1. Debilidad muscular de predominio proximal
2. Cambios cutáneos característicos (heliotropo, pápulas o signos de Gottron)
3. Elevación de al menos una enzima muscular en sangre (creatina cinasa, GOT, GPT, LDH, aldolasa)
4. Cambios electromiográficos de miopatía y denervación
5. Biopsia muscular compatible (necrosis, variación en tamaño de fibras musculares con atrofia perifascicular, degeneración-regeneración, infiltrado inflamatorio mononuclear de predominio perivascular)

Para el diagnóstico de dermatomiositis juvenil se requiere la presencia de lesiones cutáneas típicas. La presencia de tres de los cinco criterios indica diagnóstico probable, la presencia de al menos cuatro de los cinco criterios, diagnóstico definitivo

Adaptada de: Bohan A, Peter B. Polymyositis and dermatomyositis. N Engl J Med. 1975; 292:394-7.
GOT: transaminasa glutámico oxalacética; GPT: transaminasa glutámico pirúvica; LDH: lactato deshidrogenasa.

americano Childhood Arthritis and Rheumatology Research Alliance (CARRA) ha propuesto distintos planes de tratamiento de la DMJ en los que incluye sus recomendaciones para el diagnóstico. La iniciativa europea *Single Hub and Access point for paediatric Rheumatology in Europe* (SHARE) también ha establecido unas recomendaciones para el diagnóstico y manejo de la DMJ (**Tabla 45-7**). Este documento consta de recomendaciones de valoración general en el paciente con sospecha de DMJ que ayudan en el diagnóstico diferencial de la función muscular, de la piel, pulmón, corazón y calcinosis; también dan recomendaciones de tratamiento y de derivación urgente.

Dado que un porcentaje de pacientes con afectación extramuscular está asintomático y la participación de otros órganos puede condicionar el tratamiento inmunosupresor, se recomienda el estudio basal completo a todos los pacientes.

Cuando no se encuentran los signos dermatológicos típicos o la presentación de la miopatía es atípica, se requiere constatación de inflamación con *biopsia muscular* (infiltrado inflamatorio linfohistiocitario endomisial, perimisial y perivascular, atrofia de predominio perifascicular y necrosis de las fibras musculares). En la biopsia muscular también es importante estudiar la sobreexpresión del antígeno leucocitario humano I en la célula muscular, característica de las miopatías inflamatorias. Puede encontrarse antes de que exista

Tabla 45-7. Recomendaciones del *Single Hub and Access point for paediatric Rheumatology in Europe* (SHARE) para diagnóstico y seguimiento de la dermatomiositis juvenil

Pruebas recomendadas en todos los pacientes con sospecha de DMJ

- Hemograma, velocidad de sedimentación globular, proteína C-reactiva, función renal y hepática, enzimas musculares (CPK, LDH, AST [GOT], ALT [GPT], aldolasa). Análisis de orina
- Investigación de otras causas sistémicas de miopatía, incluyendo trastornos endocrinos (especialmente función tiroidea, alteraciones electrolíticas, déficit de vitamina D)
- Cribado infeccioso en contexto clínico. Mantoux e interferón gamma
- Estudio de autoinmunidad: inmunoglobulinas, C3, C4, anticuerpos antinucleares, anti-ADN nativo, ENA, MAA, MSA
- Capilaroscopia ungueal
- Electrocardiograma y ecocardiografía
- Radiografía de tórax, pruebas de función pulmonar; tomografía computarizada de alta resolución si hay sospecha o riesgo de neumopatía
- Ecografía abdominal

Recomendaciones específicas

- **Valoración muscular**:
  - Fuerza y función muscular evaluada al diagnóstico y de forma periódica mediante escalas de valoración validadas en pediatría (CMAS, MMT8)
  - Electromiograma y estudio de conducción nerviosa al diagnóstico
  - Resonancia magnética muscular al diagnóstico y para monitorizar la actividad de la enfermedad
  - Biopsia muscular en todos los casos de presentación atípica, especialmente en ausencia de exantema
  - Ecografía muscular
  - Estudio de deglución, videofluoroscopia, foniatría
- **Valoración cutánea**: capilaroscopia ungueal y escalas de valoración cutánea estandarizadas (*Cutaneous Assessment Tool*) al diagnóstico y durante el seguimiento.
- **Valoración pulmonar**: pruebas funcionales respiratorias, incluyendo difusión de CO y tomografía computarizada de alta resolución en caso de sospecha de enfermedad pulmonar intersticial
- **Valoración cardíaca**: electrocardiograma y ecocardiografía siempre al diagnóstico y en el seguimiento en pacientes de riesgo
- **Valoración de calcinosis**: con palpación y radiografía simple al diagnóstico y en el seguimiento
- **Autoanticuerpos y biomarcadores**:
  - Determinación de enzimas musculares al diagnóstico y durante el seguimiento, aunque pueden ser normales a pesar de la presencia de enfermedad muscular activa
  - Ni la determinación del factor de Von Willebrand ni la de los anticuerpos antinucleares aporta información adicional en el diagnóstico
  - Determinación de anticuerpos específicos de miositis (anti-p155, anti-NXP2, anti-MDA5, anti-Mi2, anti-SRP) y, si hay clínica de solapamiento, anticuerpos asociados a miositis (anti-PmScl, anti-U1-RNP, anti-La, anti-Ro, anti-Sm)

CMAS: *Childhood Myositis Assessment Scale*; CO: monóxido de carbono; DMJ: dermatomiositis juvenil; ENA: antígenos extraíbles del núcleo; MAA: anticuerpos asociados a miositis; MMT: *Manual Muscle Test*; MSA: anticuerpos específicos de miositis.

infiltrado inflamatorio en el músculo y no se modifica con el tratamiento inmunosupresor ni en la fase crónica de la enfermedad.

La resonancia magnética muscular con protocolos definidos para evaluar la inflamación muscular, como las secuencias T2 y STIR, ayuda al diagnóstico del paciente con DMJ y puede ser utilizada en el diagnóstico y para monitorizar la actividad de la enfermedad.

La ecografía en manos de radiólogos experimentados también sirve para detectar miositis y calcinosis.

El electromiograma con estudio de conducción nerviosa es útil en el diagnóstico diferencial con la neuropatía.

Tratamiento

Los objetivos del tratamiento son el control de la enfermedad, la prevención o estabilización del daño orgánico y la mejora de la calidad de vida, con normalización de las actividades diarias. Para ello, es fundamental un tratamiento precoz e intensivo, así como un abordaje multidisciplinar que incluya enfermería y reumatólogos pediátricos expertos, fisioterapeutas, dermatólogos, neumólogos, cardiólogos, etcétera.

Antes del uso de la corticoterapia, la mortalidad en la DMJ alcanzaba un tercio de los pacientes y otro tercio presentaba discapacidad permanente. Tras su uso, la mortalidad ha disminuido al 2 %, pero todavía la morbilidad y las secuelas pueden ser importantes.

> ! La piedra angular del tratamiento son los corticoides a altas dosis junto con fármacos modificadores de la enfermedad, como el MTX, el MMF, la ciclosporina A o el tacrólimus.

Las guías actuales se centran en la DMJ. Tanto CARRA como SHARE recomiendan un tratamiento de inducción durante los 2 primeros meses, según la gravedad, utilizando metilprednisolona (preferiblemente en bolos de 10-30 mg/kg al día, al menos 3 dosis) seguida de prednisona oral (1-2 mg/kg al día, máximo de 60 mg), junto con MTX (15 mg/m^2 a la semana por vía subcutánea, máximo 40 mg), hidroxicloroquina (5 mg/kg al día, máximo 400 mg) y asociar inmunoglobulinas intravenosas (2 g/kg) cada 15 días, tres dosis y después con periodicidad mensual en casos de afectación importante. Si hay buena evolución sin nuevas recaídas, durante los siguientes meses hasta los 1-2 años, se aconseja pauta descendente progresiva de corticoterapia, con mantenimiento del fármaco modificador de la enfermedad hasta remisión sin corticoides durante al menos un año. No hay que olvidar la suplementación de ácido fólico tras el MTX, la fotoprotección, gastroprotección, aporte de vitamina D, la prevención de neumonía por *Pneumocystis* y la fisioterapia desde el inicio.

El tratamiento de la enfermedad persistente tiene menos evidencia. Incluye asociar o cambiar a MMF (600 mg/m^2 cada 12 h), ciclosporina A (4-5 mg/kg al día), tacrólimus (0,1-0,2 mg/kg al día), AZA (2-3 mg/kg al día), o fármacos biológicos como el rituximab y el infliximab. En los últimos años hay publicaciones prometedoras con inhibidores de las cinasas Jano, como el tofacitinib, baricitinib o ruxolitinib.

No hay recomendaciones específicas en el tratamiento de las calcinosis, aparte de que el tratamiento precoz e intenso puede evitar su desarrollo o detener su progresión. Como medidas alternativas se han utilizado bisfosfonatos, diltiazem, infliximab o la exéresis quirúrgica.

En la **tabla 45-8** se resume las recomendaciones del grupo SHARE para el manejo de pacientes con DMJ.

Evolución y pronóstico

El uso de tratamiento precoz e intensivo ha disminuido la mortalidad por debajo del 3 %, pero la morbilidad continúa siendo elevada: se calcula en el 70-80 % de los pacientes. Hay que prestar atención al desarrollo de síndrome de activación macrofágica durante las fases inflamatorias.

Tabla 45-8. Recomendaciones del *Single Hub and Access point for paediatric Rheumatology in Europe* (SHARE) para el manejo de la dermatomiositis juvenil

Protección solar y aplicación rutinaria de fotoprotector en áreas expuestas al sol

Disponer de un equipo multidisciplinar que incluya a fisioterapeutas y enfermeras especializadas

Programa de ejercicios seguro y apropiado monitorizado por un fisioterapeuta

Régimen de inducción basado en altas dosis de corticoides (orales o intravenosos) combinados con metotrexato

Todos los pacientes con dermatomiositis juvenil moderada-grave deben ser tratados con altas dosis de corticoides

En caso de que existan dudas de absorción intestinal, se administrarán corticoides intravenosos

La dosis de corticoides debe ser reducida de forma progresiva con la mejoría del paciente

La adición de metotrexato o ciclosporina A se asocia a un mejor pronóstico de la enfermedad que la administración de corticoides en monoterapia. Los perfiles de seguridad recomiendan el uso de metotrexato en vez de ciclosporina A

El metotrexato debe iniciarse a 15-20 mg/m^2 semanales (máximo 40 mg/semana) por vía subcutánea

En caso de no respuesta a las 12 semanas del tratamiento, se hará escalada terapéutica tras consultar con un centro experto en la enfermedad

Las inmunoglobulinas intravenosas son útiles en el tratamiento de la enfermedad resistente, especialmente para la clínica cutánea

El micofenolato de mofetilo es útil para el tratamiento de la enfermedad muscular y cutánea (incluyendo calcinosis)

La persistencia de actividad cutánea implica persistencia de enfermedad sistémica y requiere escalada del tratamiento inmunosupresor. El tacrólimus tópico (0,1 %) o los corticoides tópicos pueden ayudar al manejo de la actividad cutánea localizada, particularmente en zonas enrojecidas o pruriginosas

En pacientes con enfermedad grave (afectación de órganos principales o con enfermedad cutánea ulcerosa extensa) se considerará la adición de ciclofosfamida intravenosa, el rituximab, o los anticuerpos monoclonales antifactor de necrosis tumoral

No hay un alto nivel de evidencia para indicar cuándo parar el tratamiento. Debe considerarse retirar el tratamiento inmunosupresor si el paciente mantiene la remisión durante al menos 1 año tras la retirada de los corticoides

La frecuencia de monitorización del paciente dependerá de la situación clínica. Los controles se espaciarán una vez alcanzada la inactividad clínica y analítica.

Para evaluar la respuesta al tratamiento, además del seguimiento clínico que incluya valoración global de la actividad (0-10), fuerza muscular, actividad cutánea y pruebas complementarias descritas, se valorará la actividad y el daño causados tanto por la enfermedad como por la terapia inmunosupresora, utilizando escalas de medida validadas como el *Myositis Disease Activity Assessment Tool* (MDAAT) o el *Myositis Damage Index* (MDI).

La inactividad de la enfermedad requiere normalización de las enzimas musculares, de la valoración de la fuerza muscular (CMAS ≥ 48, MMT8 ≥ 78), de la actividad cutánea y la valoración global del paciente (menor de 0,2, escala de 0 a 10).

Entre los factores del mal pronóstico se describen: enfermedad cutánea grave (edema celular subcutáneo, úlceras, calcinosis), retraso en el inicio del tratamiento inmunosupresor, persistencia de actividad cutánea a los 3 y a los 6 meses de haber iniciado el tratamiento, anticuerpos anti-p155, anti-MJ o anti-MDA5, afectación pulmonar, afectación difusa por resonancia magnética corporal total y los índices de gravedad en la biopsia muscular.

VASCULITIS EN LA INFANCIA

El término *vasculitis* agrupa un conjunto de enfermedades que comparten un sustrato histológico, pero tienen diferente expresión clínica. Desde el punto de vista anatomopatológico, son característicos un infiltrado inflamatorio, la reducción de la luz vascular, la necrosis en la pared de los vasos y fenómenos trombóticos o reparativos que conducen a isquemia de los tejidos afectados y a disfunción orgánica.

La etiopatogenia de las vasculitis, de forma general, no está claramente establecida. Se han investigado diferentes agentes infecciosos o medioambientales y se postula que podrían actuar como desencadenantes de la respuesta inflamatoria (*triggers*) en pacientes genéticamente predispuestos.

> **!** En 2008 los criterios de clasificación para las vasculitis infantiles fueron validados en la conferencia de consenso de Ankara con el respaldo de EULAR, la Paediatric Rheumatology International Trials Organisation (PRINTO) y la PRES (**Tabla 45-9**).

A excepción de la enfermedad de Kawasaki y de la púrpura de Schoenlein-Henoch, vasculitis frecuentes en la infancia, el resto son muy raras en edad pediátrica y están descritas en otros capítulos de este curso, motivos por los que aquí se explicarán las dos primeras.

Vasculitis asociada a inmunoglobulina A

La vasculitis asociada a inmunoglobulina A (IgA) (púrpura de Schoenlein-Henoch) es la vasculitis sistémica más frecuente en la edad pediátrica y, aunque hay casos descritos en adultos, es una vasculitis propia de la infancia.

Tabla 45-9. Clasificación de vasculitis pediátricas según EULAR/PRESS/PRINTO

Vasculitis predominantemente de vaso pequeño

- Granulomatosas:
  - Granulomatosa con poliangitis (granulomatosis de Wegener)
  - Granulomatosa eosinofílicas con poliangitis (síndrome de Churg-Strauss)
- No granulomatosas:
  - Poliangitis microscópica
  - Púrpura de Schönlein-Henoch o vasculitis asociada a inmunoglobulina A
  - Vasculitis leucocitoclástica aislada
  - Vasculitis urticariforme hipocomplementémica

Vasculitis predominantemente de vaso mediano

- Panarteritis nudosa pediátrica
- Poliarteritis cutánea
- Enfermedad de Kawasaki

Vasculitis predominantemente de vaso grande

Arteritis de Takayasu

Otras vasculitis

Enfermedad de Behçet, vasculitis secundarias a infección, malignidad y drogas, vasculitis del sistema nervioso central, síndrome de Cogan y las no clasificadas

Adaptada de: Ozen S, 2010.

Se trata de una vasculitis de vaso pequeño, que presenta fenómenos de leucocitoclastia y de depósito de complejos inmunes de IgA1 en la pared de los vasos.

Epidemiología y etiopatogenia

La mayor parte de los casos se presentan entre los 3 y los 10 años, con discreto predominio en varones y una incidencia general de 10-20 casos/100.000 niños de menos de 17 años.

Con clara incidencia estacional en los meses de invierno, el 30-50 % de los casos va precedido por infecciones respiratorias de vías altas, especialmente las causadas por *Streptococcus pyogenes*, *Mycoplasma* o infecciones víricas, entre otras.

La vasculitis IgA de pequeño vaso se caracteriza por depósitos de inmunocomplejos mediados por IgA en los órganos afectados, que desencadenan una inflamación local que provoca una vasculitis leucocitoclástica con necrosis de los vasos pequeños. Su patogenia se relaciona con disfunción de linfocitos T y polimorfismos genéticos.

Manifestaciones clínicas

Aunque su manifestación es multiorgánica, se caracteriza fundamentalmente por manifestaciones cutáneas, articulares, abdominales y renales, que no siempre se encuentran de forma simultánea (pueden presentarse en el curso de días o semanas) ni en el mismo orden.

La **afectación cutánea** es la más frecuente (75 % de los pacientes). Predomina en forma de petequias o púrpura palpable, aunque en ocasiones se presenta como exantema maculopapular o urticarial. Aparece en las zonas declives y puntos de presión, extremidades inferiores y glúteos, característicamente de forma simétrica (**Fig. 45-3**). Hasta en un tercio de los casos aparecen lesiones en los miembros superiores y en el tronco. Pueden ser pruriginosas y no suelen doler. Las lesiones pueden fusionarse, en raras ocasiones con aparición de ampollas, e incluso necrosarse. El riesgo de recurrencia de la púrpura es del 25 %, lo que podría estar relacionado con la afectación renal en cada brote.

Las **manifestaciones articulares** alcanzan al 80 % de los niños y suelen afectar a grandes articulaciones en forma de artritis o artralgias. Se trata de una inflamación periarticular que se resuelve en unos días sin dejar secuelas.

La **afectación digestiva** aparece en el 50-75 % de los pacientes y afecta sobre todo al intestino delgado. Se presenta generalmente con dolor abdominal de leve a moderado, aunque en ocasiones es intenso. La complicación intestinal más frecuente es la invaginación ileoileal. Otras manifestaciones menos frecuentes son la pacreatitis, distensión aguda vesicular, la enteropatía pierdeproteínas, la hemorragia intestinal masiva y la perforación intestinal.

Las **manifestaciones renales** aparecen en el 25-50 % de los casos y son las que marcan a largo plazo el pronóstico del paciente. Suelen aparecer en los primeros 2 meses de la clínica, aunque se han descrito 6-12 meses después. La afectación subyacente es una glomerulonefritis (nefritis asociada a púrpura de Schoenlein-Henoch). Aunque la mayoría de los casos son leves y transitorios, se puede presentar desde hematuria microscópica y proteinuria leve hasta hematuria macroscópica, hipertensión arterial, síndrome nefrótico o nefrítico e insuficiencia renal. Estos casos se deben consultar con nefrología pediátrica.

Otras manifestaciones son urológicas (entre ellas destaca y hay que sospechar el escroto agudo), miositis, uveítis, carditis y otras más graves como las *pulmonares* y *neurológicas*, poco frecuentes y en su mayoría transitorias.

Diagnóstico

El diagnóstico es clínico. En 2008, la PRINTO validó los criterios propuestos por la PRES y la EULAR (**Tabla 45-10**).

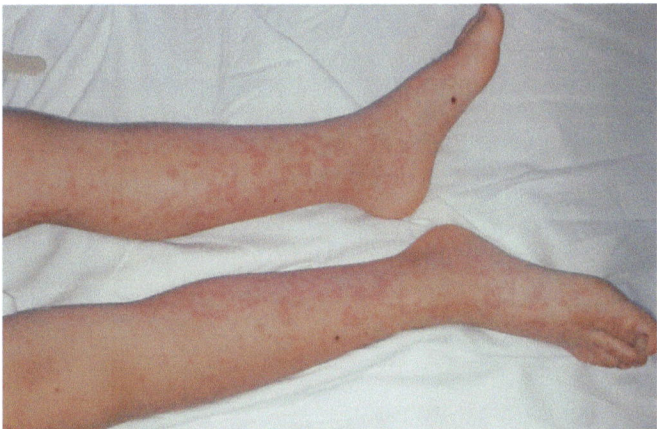

Figura 45-3. Afectación cutánea en forma de púrpura palpable en vasculitis asociada a inmunoglobulina A.

En todos los casos, se aconseja un hemograma y estudio de coagulación (para descartar otras causas de púrpura), además de medidas para detectar la afectación renal, con la toma de la presión arterial, análisis de orina (hematuria, albuminuria y proteinuria) y evaluación de la función renal mediante la tasa de filtrado glomerular estimada (TFGe). La IgA puede estar elevada, pero no tiene valor diagnóstico ni pronóstico. En casos de dolor abdominal se aconseja realizar ecografía para descartar complicaciones como la invaginación intestinal.

La biopsia de órganos afectos confirma el diagnóstico (vasculitis leucitoclástica con depósito de IgA), si bien se reserva para dudas diagnósticas. La biopsia renal es necesaria en casos de afectación renal persistente o importante, pues existe buena correlación entre la gravedad de las manifestaciones renales y los hallazgos anatomopatológicos.

La púrpura de Schoenlein-Henoch se caracteriza por una glomerulonefritis proliferativa mesangial con depósitos de IgA y, con frecuencia, de C3. La gravedad viene determinada por el grado de proliferación y de presencia de semilunas.

El diagnóstico diferencial incluye entidades que cursan con púrpura. Destaca el edema hemorrágico agudo del lactante, con artritis y artralgia, como lupus o artritis inflamatorias, procesos abdominales, como apendicitis agudas, y con otras enfermedades renales.

Tratamiento

La mayoría de los pacientes no precisan ingreso hospitalario y pueden controlarse en domicilio con reposo, elevación de miembros inferiores y analgesia. Los antiinflamatorios no esteroideos constituyen el primer escalón terapéutico, excepto en casos de hemorragia digestiva activa o afectación de la función renal.

Los corticoides siguen estando controvertidos: si bien por su mecanismo antiinflamatorio disminuyen la duración e intensidad de las artralgias y el dolor abdominal y reducen el riesgo de invaginación, no previenen la afectación renal ni las recurrencias. En las recomendaciones SHARE se propone el uso de corticoides en orquitis, vasculitis cerebral, hemorragia pulmonar y afectación gastrointestinal grave. Se utilizan a dosis de 1-2 mg/kg al día (máximo 60 mg) por vía oral o parenteral junto a gastroprotección. También están recomendados en forma de pulsos, junto a otros inmunosupresores, en otras manifestaciones graves o con compromiso vital.

Tabla 45-10. Criterios de clasificación de la púrpura de Schoenlein-Henoch o vasculitis asociada a la inmunoglobulina A de EULAR/PRINTO/PRES 2008

- Púrpura palpable de predominio en extremidades inferiores y presencia de al menos uno de los siguientes:
  - Dolor abdominal difuso
  - Biopsia con depósitos de inmunoglobulina A
  - Artritis o artralgias
  - Afectación renal: hematuria o proteinuria

- Ante una púrpura con distribución cutánea atípica deberá demostrarse la presencia en biopsia de depósitos inmunoglobulina A para el diagnóstico

En pacientes con nefropatía y con proteinuria persistente (superior a 3 meses), se aconsejan los inhibidores de la enzima convertidora de angiotensina o los antagonistas del receptor de la angiotensina II para prevenir el daño glomerular secundario a la proteinuria, independientemente de otros tratamientos. En casos de nefropatía leve (TFGe normal y proteinuria moderada-leve) el tratamiento de primera línea es prednisona o prednisolona oral. Como segunda línea, cuando hay afectación moderada (tras biopsia, 50 % de semilunas, proteinuria moderada y deterioro de TFGe) se puede asociar AZA, MMF y metilprednisolona en pulsos. En los casos de afectación grave (> 50 % de semilunas en la biopsia renal y deterioro de la TFGe o proteinuria nefrótica), ciclofosfamida intravenosa con pulsos de metilprednisolona intravenosa. En el tratamiento de mantenimiento, se suele usar AZA y MMF junto con corticoterapia en descenso.

En general, la púrpura de Schoenlein-Henoch es una enfermedad autolimitada con resolución en 2-6 semanas, aunque hasta un tercio de los pacientes puede tener recurrencias, en su mayoría en los primeros 4 meses. Se aconseja seguimiento con toma de presión arterial y análisis de orina hasta 6-12 meses después del brote.

Enfermedad de Kawasaki

El síndrome linfomucocutáneo, más conocido por su epónimo, enfermedad de Kawasaki, es una vasculitis propia de la infancia que afecta a vasos de pequeño y mediano calibre. Constituye una entidad clínica aguda y autolimitada, aunque con potenciales complicaciones, entre las que destaca la afectación coronaria, principal causa de enfermedad cardíaca adquirida en el medio. Es la segunda causa de vasculitis en edad pediátrica tras la púrpura de Schoenlein-Henoch.

Etiología y epidemiología

El 85 % de los casos sucede en menores de 5 años, con máxima incidencia entre los 18 y 24 meses de vida, en los meses de invierno y primavera, con ligero predominio en varones. Tiene más prevalencia en países asiáticos, especialmente en Japón. En Europa se ha estimado una incidencia entre 5 y 15/100.000 niños menores de 5 años.

Aunque el proceso inflamatorio se resuelve espontáneamente en la mayoría de los pacientes, hasta el 25 % de los pacientes no tratados presentan afectación de las arterias coronarias. El daño aparece como consecuencia de la exposición a agentes ambientales o infecciosos en individuos genéticamente predispuestos, lo que provoca infiltración de células inflamatorias de los tejidos vasculares, más intensa en las arterias coronarias.

Manifestaciones clínicas

Las manifestaciones clínicas se presentan en tres fases: un período febril agudo durante unos 10 días, un período subagudo de 2-4 semanas y un período de convalescencia, en el que se resuelven los síntomas. Las principales son:

- La fiebre aparece en el 100 % de los casos, elevada, no responde a antibióticos y solo parcialmente a antitérmicos.

- Conjuntivitis no supurativa y bilateral, en el 85 %.
- Alteraciones bucales hasta el 90 %: labios secos, agrietados, lengua aframbuesada, eritema de mucosa oral o faríngea sin exudados ni ulceraciones.
- Exantema polimorfo generalizado, sin vesículas, petequias ni costras. Es característica la afectación perineal.
- Linfadenopatías en el 70 % de los casos, suele ser cervical unilateral y > 1,5 cm.
- Afectación de extremidades, inicialmente eritema y edema de manos y pies. A partir de la segunda semana, descamación periungueal, característica pero no obligatoria para el diagnóstico.
- Afectación cardíaca: siempre habrá que sospecharla y buscarla, ya que marca el pronóstico de la enfermedad. En fase aguda, es muy variable: desde alteraciones electrocardiográficas leves, pericarditis y miocarditis hasta engrosamiento de las coronarias, que puede transformarse posteriormente en aneurismas coronarios.
- Otras manifestaciones, generalmente en fase aguda:
  - Neurológicas: irritabilidad, por meningitis aséptica o lesión vasculítica focal neurológica, hipoacusia.
  - Respiratorias: tos, mucosidad, sugestivas de cuadro vírico.
  - Digestivas: abdominalgia, diarrea, afectación hepatobiliar.
  - Articulares: oligoartritis o incluso poliartritis, con afectación de grandes articulaciones.

Diagnóstico

Los criterios diagnósticos de enfermedad de Kawasaki completa se reflejan en la **tabla 45-11**.

Hay otros muchos datos que pueden apoyar el diagnóstico, tanto analíticos (leucocitosis, trombocitosis, anemia normocítica-normocrómica, proteína C-reactiva > 40 mg/dL, velocidad de sedimentación globular > 40 mm/h, afectación de la función hepática, piuria estéril, prueba rápida faríngea para *S. pyogenes* negativa) como clínicos (uveítis anterior o distensión aguda de vesícula biliar).

Se habla de enfermedad de Kawasaki incompleta cuando no se cumplen los criterios necesarios para la completa en un paciente con fiebre persistente y otros datos que apoyan el diagnóstico de Kawasaki tras descartarse otras patologías. De forma excepcional, se cumplen todos los criterios excepto la duración de la fiebre.

Tabla 45-11. Criterios diagnósticos de la enfermedad de Kawasaki

- Fiebre durante más de 5 días y al menos 4 de los siguientes:
  - Inyección conjuntival bilateral
  - Alteraciones de las mucosas labiales o faríngeas. Enantema, lengua aframbuesada o labios fisurados
  - Edema, eritema o descamación de extremidades
  - Exantema polimorfo o exantema cutáneo
  - Linfadenopatía cervical > 1,5 cm
- Fiebre y tres criterios previos si hay afectación cardíaca compatible: miocarditis, insuficiencia mitral, alteraciones del ritmo cardíaco, aneurismas o vasculitis coronaria

Enfermedad de Kawasaki completa: fiebre más al menos cuatro criterios, o fiebre y al menos tres criterios previos si hay afectación cardíaca.

Son factores de alto riesgo: edad inferior a 12 meses, plaquetas < 350.000, anemia significativa, proteína C-reactiva > 200 mg/L, aspartato transaminasa > 100 UI/L, albúmina < 3,5 g/dL, sodio < 133 mEq/L, administración de inmunoglobulina intravenosa superior a 10 días de fiebre, afectación coronaria al diagnóstico, *shock*, síndrome de activación macrofágica y recurrencia.

Tratamiento

Las inmunoglobulinas intravenosas constituyen el tratamiento de primera línea en fase aguda, pues han demostrado reducir el riesgo de aneurismas coronarios del 25 al 5 % tras su uso. Se deben administrar en los primeros 10 días en dosis única de 2 g/kg. Se asocia ácido acetilsalicílico a dosis de 30-50 mg/kg al día en cuatro tomas, hasta 2-3 días tras la resolución de la fiebre, en que se pasa a dosis antiagregante (3-5 mg/kg al día) durante 6-8 semanas hasta la resolución del cuadro y la constatación de una ecocardiografía normal.

En pacientes de riesgo, se asocia corticoterapia, y en pacientes con persistencia o recurrencia de la fiebre y la inflamación, pueden repetirse las inmunoglobulinas intravenosas o recurrir a los bolos de metilprednisolona y los biológicos (infliximab o anakinra). Hay que prolongar la antiagregación en caso de aneurismas coronarios y plantear anticoagulación en función de su tamaño y mientras persistan (**Tabla 45-12**).

 Los pacientes que reciben inmunoglobulinas intravenosas deben retrasar la administración de vacunas de virus vivos 11 meses tras la última dosis.

Otras vasculitis

Las formas raras de vasculitis sistémicas primarias incluyen un grupo heterogéneo de enfermedades con un amplio abanico de manifestaciones clínicas que pueden producir daño orgánico grave con alta morbilidad e incluso mortalidad si se retrasa el diagnóstico. Entre ellas se incluyen la poliarteritis nudosa, granulomatosis con poliangitis, poliangitis microscópica, granulomatosis eosinofílica con poliangitis y la arteritis de Takayasu, que afecta a vaso grande.

Con el objetivo de ayudar al diagnóstico y manejo de estas enfermedades en la edad pediátrica, en 2018 se publicaron las recomendaciones europeas basadas en el consenso para el diagnóstico y tratamiento de las vasculitis pediátricas raras: la iniciativa SHARE.

Tabla 45-12. Pilares del tratamiento de la enfermedad de Kawasaki	
Inmunoglobulina intravenosa	2 g/kg en dosis única antes del 10º día de fiebre. Después, podría repetirse si la fiebre persiste más de 36 h, si hay recurrencia o afectación cardíaca compatible con la enfermedad de Kawasaki
AAS hasta que los reactantes de fase aguda y plaquetas se normalicen (unas 6-8 semanas)	30-50 mg/kg al día cada 6 h hasta 36 h tras la desaparición de la fiebre. Después, 3-5 mg/kg al día una vez al día como antiagregante plaquetario
Omeprazol	20 mg/día por vía intravenosa u oral
Corticoides: metilprednisolona	En pacientes de alto riesgo, metilprednisolona intravenosa 30 mg/kg al día 3 días y después 1-2 mg/kg al día con pauta descendente 3 semanas
Pacientes de alto riesgo	• Repetir la segunda dosis de inmunoglobulinas • Bolos de corticoides • Fármacos biológicos: infliximab (6 mg/kg intravenosos una o dos dosis) o anakinra (2 mg/kg al día subcutáneos 2-4 semanas)
En presencia de aneurismas se utilizará de forma indefinida:	• Si es pequeño (Z-*score* 2,5-5): AAS 3-5 mg/kg al día • Si es mediano (Z-*score* 5-10): AAS 3-5 mg/kg al día + clopidogrel • Si es gigante (Z-*score* > 10 y diámetro máximo > 8 mm): AAS 3-5 mg/kg al día + acenocumarol o heparina de bajo peso molecular

AAS: ácido acetilsalicílico; Z-*score*: puntuación Z.

 PUNTOS CLAVE

- Las enfermedades reumatológicas en la edad pediátrica deben sospecharse para diagnosticarse. Toda actuación ha de comenzar con una anamnesis adecuada y orientada hacia los síntomas de alarma. Tras ello, una exploración física completa ayudará a detectar los signos para orientar el diagnóstico. El examen musculoesquelético debe ser siempre sistemático y exhaustivo.
- El 20 % de los pacientes con LES comienzan en la infancia. Aunque las manifestaciones clínicas son similares a las del adulto, los pacientes pediátricos tienen mayor grado de actividad y más probabilidad de complicaciones renales y neuropsiquiátricas.

- La esclerodermia infantil debe conocerse, dado que representa la tercera enfermedad reumática crónica infantil tras la artritis idiopática juvenil y el LES. Sus dos grandes variantes son la forma localizada, con un amplio espectro de manifestaciones (desde leves y estéticas hasta otras de gran agresividad) y su forma sistémica.
- La DMJ es la miopatía inflamatoria más prevalente en la infancia. Se engloba dentro del grupo de miopatías inflamatorias, caracterizadas predominantemente por debilidad muscular y aparición en la anatomía patológica de infiltrado inflamatorio muscular.

(Continúa)

PUNTOS CLAVE *(Cont.)*

- Las vasculitis en la infancia suponen un amplio abanico de enfermedades, entre las que destacan por su prevalencia la vasculitis asociada a IgA o púrpura de Schoenlein-Henoch, con pronóstico favorable en la mayoría de los casos y, la enfermedad de Kawasaki, enfermedad que debe sospecharse y tratarse para evitar sus complicaciones.

Lupus eritematoso sistémico

- El LES pediátrico representa aproximadamente el 20 % de todos los pacientes con LES.
- Los pacientes pediátricos suelen tener las mismas manifestaciones clínicas que los adultos, pero con un grado de actividad más alta, con una mayor frecuencia de manifestaciones graves renales y neuropsiquiátricas.
- En la práctica clínica, se utilizan los mismos criterios diagnósticos que en los adultos. El diagnóstico inicial puede suponer un reto en las primeras fases de la enfermedad, al predominar la clínica sistémica inespecífica.
- El curso de la enfermedad es más grave en la infancia, por lo que precisa del uso de tratamientos inmunosupresores y altas dosis de corticoides, dependiendo del órgano afectado.
- El objetivo del tratamiento es conseguir la remisión clínica o la mínima actividad, prevenir el daño, las complicaciones a largo plazo y disminuir la morbilidad y la mortalidad. Es prioritario conseguir un buen desarrollo físico y psíquico del menor.
- El tratamiento debe ser precoz y adecuado a los órganos afectados, intentando minimizar el uso de corticoides a medio y largo plazo.
- Las tasas de supervivencia son altas a pesar de la actividad de la enfermedad en la infancia. El pronóstico es peor en casos de déficit de adherencia al tratamiento, infecciones intercurrentes, complicaciones neurológicas, renales o enfermedad cardiovascular.

Esclerodermia

- La esclerodermia infanto-juvenil representa la tercera enfermedad reumática crónica pediátrica en frecuencia tras la artritis juvenil idiopática y el LES pediátrico.
- Se clasifica en dos formas clínicas principales: la forma sistémica y la forma localizada.
- La forma localizada es mucho más frecuente que la sistémica.
- Las manifestaciones clínicas son muy variadas y pueden afectar a todos los órganos. Las pruebas complementarias deber ir dirigidas según el órgano o sistema afectado.

- La esclerodermia localizada o morfea incluye diferentes enfermedades escleróticas de la piel. Su variabilidad clínica abarca desde subtipos leves, que provocan escasos problemas estéticos, hasta subtipos graves, que dan lugar a contracturas importantes o dismetría de miembros.
- La nueva clasificación de esclerodermia sistémica pediátrica con los criterios de PRES/ACR/EULAR permite un abordaje más completo de la enfermedad.

Miopatías inflamatorias

- Hay diferentes formas de MIJ, que se asocian a anticuerpos específicos, distinta evolución y respuesta a tratamientos. La forma de presentación más frecuente es la DMJ, seguida de la polimiositis juvenil, la miositis de solapamiento y la dermatomiositis clínicamente amiopática.
- Los pacientes presentan debilidad muscular simétrica de predominio proximal, aunque también se pueden afectar otros órganos, como corazón, pulmón o el aparato gastrointestinal. Las manifestaciones cutáneas (heliotropo, Gottron) son patognomónicas de la DMJ.
- La debilidad muscular simétrica junto a las lesiones cutáneas típicas y la constatación de inflamación muscular en analítica, electromiograma, en la resonancia magnética o en la biopsia son las claves del diagnóstico.
- La biopsia muscular constituye una herramienta diagnóstica importante cuando la presentación clínica es atípica, tanto para valorar la inflamación como en el diagnóstico diferencial de otras miopatías.
- Los anticuerpos específicos de miositis ayudan en el diagnóstico de los distintos fenotipos de MIJ.
- Es fundamental un tratamiento precoz e intensivo, así como un abordaje multidisciplinar.
- La base del tratamiento de inducción son los corticoides a dosis altas, junto con fármacos modificadores de la enfermedad.

Púrpura de Schoenlein-Henoch

- La vasculitis IgA o púrpura de Schoenlein-Henoch es la vasculitis más frecuente en la edad pediátrica. Su manifestación clínica predominante es la cutánea y su diagnóstico es eminentemente clínico.
- La mayoría de los casos son leves y el reposo con elevación de miembros inferiores es la medida fundamental.
- En la fase inicial, la morbilidad viene asociada a las complicaciones gastrointestinales, aunque el principal factor que marca el pronóstico es el grado de afectación renal.

BIBLIOGRAFÍA

Barrios Tascón A, Centeno Malfaz F, Rojo Sombrero H, Fernández-Cooke E, Sánchez-Manubens J, Pérez-Lescure Picarzo J. Consenso nacional sobre diagnóstico, tratamiento y seguimiento cardiológico de la enfermedad de Kawasaki. An Pediatr (Engl Ed). 2019;90(2):135-6.

Borlán Fernández S. Vasculitis por IgA. Protoc Diagn Ter Pediatr. 2020;2:155-62.

Boteanu A. Lupus eritematoso sistémico pediátrico. Protoc diagn ter pediatr. 2020;2:115-28.

De Graeff N, Groot N, Brogan P, Ozen S, Avcin T, Bader-Meunier B, et al. European consensus-based recommendations for the diagnosis and treatment of rare paediatric vasculitides -the SHARE initiative. Rheumatology (Oxford). 2019;58(4):656-71.

Enders FB, Bader-Meunier B, Baildam E, Constantin T, Dolezalova P, Feldman B, et al. Consensus-based recommendation for the management of juvenile dermatomyositis. Ann Rheum Dis. 2017;76:329-40.

Fanouriakis A, Kostopoulou M, Alunno A, Aringer M, Bajema I, Boletis JN, et al. 2019 update of the EULAR recommendations for the management of systemic lupus erythematosus. Ann Rheum Dis. 2019;78:736-45.

García de la Peña Lefebvre P. Esclerosis sistémica. Protoc Diagn Ter Pediatr. 2020;2:173-85.

Giancane G, Lavarello C, Pistorio A, Oliveira SK, Zulian F, Cuttica R, et al. The PRINTO evi-dence-based proposal for glucocorticoids tapering/discontinuation in new onset juvenile dermatomyositis patients. Pediatr Rheumatol Online J. 2019;17(1):24.

Giménez Roca C. Esclerodermia localizada. Protoc Diagn Ter Pediatr. 2020;2:163-71.

Groot N, de Graeff N, Avcin T, Bader-Meunier B, Brogan P, Dolezalova P, et al. European evi-dence-based recommendations for diagnosis and treatment of childhood-onset systemic lupus erythematosus: the SHARE initiative. Ann Rheum Dis. 2017;76(11):1788-96.

Huber AM, Giannini EH, Bowyer SL, Kim S, Lang B, Lindsley CB, et al. Protocols for the initial treatment of moderately severe juvenile dermatomyositis: results of a Children's Arthritis and Rheumatology Research Alliance Consensus Conference. Arthritis Care Res(Hoboken). 2010;62(2):219-25.

Huber AM, Robinson AB, Reed AM, Abramson L, Bout-Tabaku S, Carrasco R, et al. Consensus treatments for moderate juvenile dermatomyositis: beyond the first two months. Arthritis Care Res (Hoboken). 2012;64(4):546-53.

Iglesias Jiménez E. Dermatomiositis juvenil. Protoc Diagn Ter Pediatr. 2020;2:155-62.

Jennette JC, Falk RJ, Bacon P, Basu N, Cid MC, Ferrario R, et al. 2012 Revised International Chapel Hill Consensus Conference nomenclature of vasculitides. Arthritis Rheum. 2013;65:1-11.

Kim S, Kahn P, Robinson AB, Lang B, Shulman A, Oberle EJ, et al. Childhood Arthritis and Rheumatology Research Alliance consensus clinical treatment plans for juvenile derma-tomyositis with skin predominant disease. Pediatr Rheumatol Online J. 2017;15(1):1.

Laxer RM, Zulian F. Localized scleroderma. Curr Opin Rheumatol. 2006; 18(6):606-13.

Li SC, Torok KS, Pope E, Dedeoglu FM, Hong S, Jacobe HT, et al. Development of consensus treatment plans for juvenile localized scleroderma: a roadmap toward comparative effec-tivenes studies in juvenile localized scleroderma. Arthritis Care Res. 2012;64(8):1175-85.

Li SC. Scleroderma in children and adolescents: localized scleroderma and systemic sclero-sis. Pediatr Clin North Am. 2018;65(4):757-81.

Ozen S, Pistorio A, Lusan SM, Bakkaloglu A, Herlin T, Brik R, et al. EULAR/PRINTO/PRES criteria for Henoch-Schönlein purpura, childhood polyarteritis nodosa, childhood Wegener granulomatosis and childhood Takayasu arteritis: Ankara 2008. Part II: Final classification. Ann RheumDis. 2010;69(5):798-806.

Petri M, Orbai A-M, Alarcón GS, Gordon C, Merrill JT, Fortin PR, et al. Derivation and valida-tion of systemic lupus International Collaborating Clinics Classification Criteria for Systemic Lupus Erythematosus. Arthritis Rheum. 2012;64(8):2677-86.

Rider LG, Nistala K. The juvenile idiopathic inflammatory myopathies: pathogenesis, clinical and autoantibody phenotypes, and outcomes. J Inter Med. 2016;280(1):24-38.

Smith EMD, Sen ES, Pain CE. Diagnosis and treatment of childhood-onset systemic lupus erythematosus (European evidence-based recommendations from the SHARE initiative). Arch Dis Child Educ Pract Ed. 2019;104(5):259-64.

Sundel, M. Kawasaki disease: Clinical features and diagnosis. [Internet]. UpToDate [consultado 19 de enero de 2023]. Disponible en: https://www.uptodate-com.bvsspa.idm.oclc.org/contents/kawasaki-disease-clini-cal-features-and-diagno-sis?search=kawasaki&source=search_result&selectedTitle=1~150&usage_type=default&display_rank=1#H1

Zulian F, Woo P, Athreya BH, Laxer RM, Medsger TA Jr., Lehman TJ, et al. The Pediatric Rheumatology European Society/American College of Rheumatology/European League against Rheumatism provisional classification criteria for juvenile systemic sclerosis. Arthritis Rheum. 2007;57(2):203-12.

Otras patologías articulares

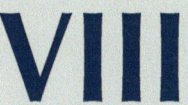

Artrosis: etiopatogenia, epidemiología y clasificación. Manifestaciones clínicas y diagnóstico diferencial

46

F. Castro Domínguez, J. Calvet Fontova y C. Orellana Garrido

OBJETIVOS

- Conocer el nuevo concepto de artrosis como enfermedad de toda la articulación y no únicamente del cartílago articular.
- Saber los diferentes factores de riesgo que condicionan los diferentes fenotipos clínicos de artrosis.
- Identificar las principales vías etiopatogénicas conocidas de la artrosis.
- Entender las diferentes maneras en que la artrosis puede ser clasificada.
- Reconocer los diferentes síntomas, signos y alteraciones radiológicas que acompañan a la artrosis y sus peculiaridades según la articulación afecta.

INTRODUCCIÓN

Históricamente, la artrosis se ha considerado como un simple proceso degenerativo o de desgaste de la articulación. Sin embargo, en las últimas décadas, nuevos avances en la compresión de la enfermedad han puesto de manifiesto que la etiopatogenia de la artrosis es mucho más compleja y algunos autores incluso consideran que el término «osteoartritis», donde -itis indica un proceso inflamatorio, podría ser el idóneo para denominarla.

Sin embargo, la adecuada denominación de esta enfermedad es aún hoy en día un tema que suscita un intenso debate y que no solo se circunscribe a esta dicotomía, dado que lo que históricamente se había venido entendiendo como una entidad única es, en realidad, un paraguas que engloba varios síndromes o subtipos de enfermedad (fenotipos y endotipos).

 Lo que hoy se entiende por el término artrosis (en el mundo anglosajón, «osteoartritis») es, en realidad una enfermedad heterogénea, multifacética y compleja que se inicia con una larga etapa preclínica y cuya manifestación clínica final común es el dolor y la disfunción articular.

 Las vías hasta esta etapa articular final serán distintas en cada subtipo de paciente y los componentes patogénicos (y entre ellos la inflamación) se presentarán en diferentes grados según el fenotipo (determinado por los factores de riesgo) y el momento evolutivo de la enfermedad. Así, el debate de artrosis frente a osteoartritis, tratando de englobar toda la enfermedad, seguirá siendo de difícil solución, ya que dependerá del momento evolutivo y del subtipo de enfermedad concreto.

EPIDEMIOLOGÍA

La artrosis es la 15ª causa de años vividos con discapacidad en el mundo, con un impacto económico de entre el 1 % y el 2,5 % del producto interior bruto (sumando costes directos e indirectos) en países desarrollados, donde la prevalencia va en aumento de forma consistente debido al incremento de las tasas de obesidad y el envejecimiento progresivo de la población.

En 2019, en un estudio con datos del sistema sanitario australiano se indicaba que en 2030 la incidencia de artroplastias de rodilla aumentaría el 276 % y la de cadera el 208 %. Se proyectó que el aumento de las tasas de obesidad daría como resultado unas 24.707 artroplastias de rodilla adicionales y que una campaña dirigida a la reducción de la tasa de obesidad podría resultar en hasta 8.062 procedimientos menos.

En España, la artrosis afecta a unos 7 millones de personas y, según el estudio EPISER 2016, la prevalencia de artrosis en una o más localizaciones en población mayor de 40 años es del 29,35 %, la prevalencia de artrosis lumbar es del 15,52 %, la de artrosis de rodilla del 13,83 %, la de artrosis cervical del 10,10 %, la de artrosis de manos del 7,73 % y la de artrosis de cadera del 5,13 %. Se reportó asociación con el sexo femenino, la obesidad, el bajo nivel de estudios y el envejecimiento.

ETIOPATOGENIA Y ANATOMÍA PATOLÓGICA

La inflamación celular clásica no es prominente en la artrosis, donde el número de leucocitos en el líquido articular es bajo y rara vez supera las 2.000 células por mililitro. La inflamación sinovial sí está presente en la artrosis y en algunos individuos puede ser difícil de distinguir de la artritis de un reumatismo inflamatorio, como la artritis reumatoide: la diferencia clave es que los macrófagos son las células predominantes en la sinovial de los pacientes con artrosis, mientras que en la artritis de la artritis reumatoide hay más células T y células B.

Desde el punto de vista molecular, la artrosis se caracteriza por la presencia de una serie de mediadores proinflamatorios, incluidas citocinas y quimiocinas, que forman parte de una respuesta inmunitaria innata a la lesión articular. Los factores proinflamatorios impulsan la producción de las enzimas proteolíticas causantes de la degradación de la matriz extracelular y dan como resultado la destrucción del tejido articular.

Aunque la destrucción y pérdida del cartílago articular se ha considerado tradicionalmente el elemento central de la artrosis, todos los tejidos de la articulación están involucrados y se ven afectados de alguna manera, lo que indica que la artrosis es, en realidad, la enfermedad de toda la articulación, entendida como un órgano formado por sus diferentes tejidos, que son: músculos, ligamentos, tendones, cápsula articular, hueso subcondral, membrana sinovial y cartílago, y que todos desempeñan, en mayor o menor medida, un papel en la etiopatogenia de la enfermedad y en la presentación clínica de insuficiencia articular que se da en la fase final de la enfermedad.

El orden en que se ven afectados los tejidos articulares depende de los factores iniciadores y, a menudo, es difícil saber exactamente qué tejidos articulares se ven afectados primero, con la excepción de la artrosis postraumática, que comienza con una lesión aguda en un componente clave del tejido articular, como un desgarro de ligamentos o menisco.

Las alteraciones biomecánicas por desalineaciones o alteraciones de la morfología articular desempeñan un papel clave en la artrosis. Existe debate sobre si el daño articular lo causa simplemente el desgaste, favorecido por esta biomecánica anormal, pues existe evidencia creciente de que una carga articular anormal o excesiva estimula las células del tejido articular para producir factores proinflamatorios y proteasas que median la destrucción del tejido articular.

> **!** Las radiografías simples subestiman la participación del tejido periarticular en la artrosis. La resonancia magnética ofrece la oportunidad de detectar etapas tempranas de enfermedad y ha proporcionado pruebas de cambios en la matriz del cartílago, sinovitis, lesiones de la médula ósea y cambios degenerativos en las estructuras de los tejidos blandos, aparte del cartílago.

El cartílago proporciona una superficie suave y de baja fricción que permite el movimiento de deslizamiento normal de la articulación. La mayor parte de la carga es absorbida por otros tejidos, incluidos los músculos periarticulares, el hueso subcondral y los meniscos. El ácido hialurónico es la sustancia del líquido sinovial que le proporciona viscosidad, pero requiere la presencia de una gran proteína mucinosa llamada lubricina para proporcionar un estado de baja fricción y proteger la superficie articular. Las fibras de colágeno proporcionan la resistencia a la tracción y forman una red que restringe los proteoglicanos, que proporcionan resiliencia.

Los cambios patológicos más tempranos en la artrosis se suelen observar en la superficie del cartílago articular de las regiones focales que experimentan carga máxima. El cartílago inicialmente se hincha a medida que la red de colágeno pierde con-

sistencia, lo que permite que los proteoglicanos hidrofílicos atraigan agua y se expandan. Los condrocitos son el único tipo de célula presente en el cartílago y son células activas que mantienen el cartílago a través de actividades anabólicas y catabólicas normales. A medida que se desarrolla la enfermedad, dicha actividad se acelera proliferando y formando grupos, probablemente en respuesta a la pérdida de matriz. Una parte de los condrocitos sufre un cambio fenotípico a condrocito hipertrófico, que es similar a las células que se encuentran en la zona hipertrófica de la placa de crecimiento que produce colágeno tipo X y metaloproteinasa de matriz-13 (MMP-13). A medida que avanza la artrosis, se produce una degradación y pérdida extensa de la matriz debido a la producción continua de proteasas impulsadas por citocinas proinflamatorias y fragmentos de proteínas de la matriz, que retroalimentan y estimulan a los condrocitos de manera autocrina y paracrina para producir más citocinas y proteasas. El cartílago tiene una capacidad limitada de reparación y, una vez que el colágeno se degrada y se pierde, prácticamente no se reemplaza. A medida que se produce un daño significativo en la matriz, se observa la muerte de los condrocitos, lo que da como resultado áreas de matriz desprovistas de células.

> **!** La esclerosis subcondral ocurre por una producción de colágeno aumentada que no se mineraliza adecuadamente. Los osteofitos se forman en los márgenes articulares, a menudo en el sitio de inserción de tendones o ligamentos. En fases más avanzadas, se producen quistes óseos, pero, por lo general, en la artrosis no se observan erosiones óseas, a excepción de la artrosis erosiva de manos, en la que la erosión articular central es su elemento distintivo.

Las lesiones de la médula ósea evidentes en la resonancia magnética se ven con mayor frecuencia en las áreas donde hay pérdida de cartílago suprayacente y donde las cargas mecánicas son mayores. Desde el punto de vista patológico, estas lesiones focales consisten en daño microestructural del hueso acompañado de necrosis y fibrosis localizadas. La inervación sensitiva en las zonas con lesiones de médula ósea y el hueso subcondral son potenciales fuentes de dolor.

> **!** La mayoría de las personas con artrosis sintomática sufre algún grado de sinovitis o hipertrofia sinovial en algún momento del curso de su enfermedad. La sinovitis es un gran contribuyente para el dolor y la progresión de la enfermedad, incluida la destrucción del cartílago, mediada por la producción de factores proinflamatorios y proteínas, denominadas patrones moleculares asociados al daño.

Los tejidos blandos, como los ligamentos y la cápsula articular y, en la rodilla, los meniscos, suelen estar afectados. Estos tejidos presentan alteración de su matriz extracelular y pérdida celular. El engrosamiento de la cápsula articular junto con los osteofitos son los causantes del típico agrandamiento observado en las articulaciones artrósicas.

En adultos con artrosis establecida, es habitual encontrar desgarros ligamentosos o de los meniscos que, sin antecedentes de lesión articular, son, probablemente, de naturaleza degenerativa, por una parte y, por otra, corresponden al proceso patológico de la artrosis, entendida como insuficiencia articular. Además de los efectos de los desgarros meniscales en la mecánica articular, hay estudios que demuestran que los desgarros meniscales desempeñan un papel como fuente de mediadores inflamatorios. La atrofia muscular y la alteración estructural de los nervios periarticulares son elementos asociados a la artrosis que perpetúan la debilidad y dolor.

Factores de riesgo

Como se ha mencionado, la artrosis, tal y como se entiende hoy, es un paraguas que engloba distintos subtipos de enfermedad que evolucionan por vías diferentes y cuyos fenotipos vienen condicionados por ciertos factores de riesgo; los fenotipos se suelen solapar en diferentes grados, según el momento evolutivo.

Se han identificado múltiples factores de riesgo; entre los principales están la lesión articular, la obesidad, la genética, las alteraciones biomecánicas (forma y alineación articular), el sexo y el envejecimiento.

Lesión articular previa

La artrosis postraumática se desarrolla tras una lesión articular, con cambios patológicos que se suelen hacer evidentes en los 10 años posteriores a la lesión. El tiempo de inicio está influido por la edad del individuo en el momento de la lesión. La artrosis postraumática puede desarrollarse tras lesiones que resultan en desgarros de ligamentos o meniscos, o tras otras lesiones, como fracturas, que involucran a la articulación. Los desgarros provocan inflamación aguda con derrame, que son más graves cuando se rompe un ligamento como el cruzado anterior. Los estudios han demostrado que una gran cantidad de mediadores inflamatorios, incluido el factor de necrosis tumoral alfa y la interleucina-6 (IL-6) puede encontrarse hasta 6 veces y hasta 1.000 veces elevados, respectivamente tras la lesión. Sin embargo, los niveles de los mediadores inflamatorios hallados no están correlacionados con el desarrollo o gravedad de la futura artrosis.

Obesidad

La obesidad es un factor de riesgo bien caracterizado para la artrosis, tanto de las articulaciones de carga como de las articulaciones restantes.

Algunos autores en numerosos estudios defienden la relación entre obesidad y artrosis de rodilla, cadera y manos. El estudio EPISER 2016 muestra, además, una asociación de la obesidad con la artrosis de columna cervical y lumbar.

Se calcula que el riesgo de padecer artrosis en las personas obesas con respecto a las no obesas es 4 veces mayor en las mujeres y 4,8 veces mayor en los varones. Por un lado, la obesidad puede producir daño por la propia sobrecarga articular; por otro, se dispone de pruebas crecientes de una contribución metabólica, pues parece una evidencia que el factor de sobrecarga biomecánica de manera aislada difícilmente puede explicar la asociación de la obesidad con la artrosis de manos o con la artrosis de columna cervical.

Desde el punto de vista molecular, los macrófagos del tejido adiposo son una fuente de citocinas proinflamatorias, incluidas la IL-6 y el factor de necrosis tumoral alfa, y los adipocitos producen adipocinas como la leptina. Las citocinas asociadas con la obesidad parecen promover un estado proinflamatorio sistémico de bajo grado que podría contribuir al desarrollo de la artrosis. Por su parte, se ha propuesto que la leptina tiene efectos directos en los tejidos de la articulación que promueven el desarrollo de la artrosis.

Factores anatómicos y biomecánicos

Alteraciones de la morfología articular normal, particularmente en la cadera, desempeñan un papel en el desarrollo de la artrosis por la alteración de la distribución normal de las cargas.

La desalineación con deformidades en valgo o varo de las extremidades inferiores condicionan un mayor riesgo de sufrir artrosis de rodilla y los individuos que sufren *genu* varo tienen un mayor riesgo de gonartrosis femorotibial medial, mientras que aquellos con *genu* valgo tienen un riesgo incrementado de gonartrosis femorotibial lateral.

Las dismetrías relevantes de miembros inferiores también son relevantes y deben tenerse en cuenta a la hora de valorar a un paciente.

La alteración mecánica no solo produce artrosis por la fricción que suponen las cargas anormales, sino que estas cargas excesivas también activan vías de mecanotransducción que resultan en una mayor producción de mediadores inflamatorios y enzimas proteolíticas.

Sexo

La artrosis de columna cervical, columna lumbar, manos y rodillas es claramente más común en mujeres que en hombres, con una asociación en el límite de la significación estadística para cadera con mayor frecuencia en mujeres, cuya prevalencia aumenta considerablemente después de la menopausia.

Con el mismo grado de daño radiográfico, la artrosis es más sintomática en las mujeres, que además tienen citocinas y proteína C-reactiva aumentadas y un menor grosor de cartílago.

Se puede encontrar evidencia de que la disminución estrogénica es un factor contribuyente. La comprensión de los efectos de los estrógenos es compleja, ya que participan en distintos procesos biológicos a través de diferentes mecanismos moleculares con efectos directos e indirectos sobre diferentes órganos y tejidos en los que el estrógeno desarrolla propiedades tanto proinflamatorias como antiinflamatorias, según la situación y el tejido involucrado.

La pérdida aguda de estrógenos aumenta los niveles de especies de oxígeno reactivo y activa el factor nuclear κB, así como la producción de citocinas proinflamatorias, lo que indicaría sus propiedades antiinflamatorias predominantes. La expresión de citocinas proinflamatorias se atenúa con el reemplazo de estrógenos y los niveles basales de estradiol más bajos incrementan el riesgo de artrosis de rodilla.

Envejecimiento

La incidencia y la prevalencia de la artrosis aumentan con el envejecimiento. Sin embargo, el envejecimiento de los tejidos articulares y el desarrollo de la artrosis son procesos distintos, aunque sea probable que los cambios del envejecimiento hagan que la articulación sea más susceptible al desarrollo y progresión de la artrosis.

Los cambios en la matriz asociados al envejecimiento incluyen la deshidratación y adelgazamiento del cartílago articular y una acumulación de productos de glicación avanzada (AGE), que provocan el aumento de la reticulación del colágeno, lo que da como resultado una alteración de las propiedades biomecánicas por mayor fragilidad.

Los AGE pueden formarse y acumularse en el cartílago, independientemente de los niveles de glucosa en sangre. La explicación más probable es la larga vida media de las proteínas de la matriz en el cartílago, más de 100 años para el colágeno de tipo II. La baja tasa de renovación en el cartílago permite una acumulación lenta de AGE, que no se eliminan como lo harían en otros tejidos con mayor renovación de su matriz, como el hueso.

Hay una gran cantidad de procesos celulares que vinculan el envejecimiento y la artrosis. Estos incluyen:

- La disfunción mitocondrial de los condrocitos articulares, que se considera un sello distintivo de la degradación del cartílago y está relacionada con el estrés oxidativo y el daño del ADN mitocondrial.
- La respuesta reducida a la estimulación del factor de crecimiento anabólico, incluido el factor de crecimiento análogo a la insulina 1 y el factor de crecimiento transformante beta.
- La senescencia celular, que da como resultado el fenotipo secretor asociado a la senescencia.
- Una reducción en el proceso de autofagia, que es un mecanismo protector causante de la degradación y eliminación de los constituyentes celulares dañados.

Se ha demostrado que no solo la disfunción mitocondrial, sino también los polimorfismos genéticos mitocondriales, específicamente los haplogrupos de ADN mitocondrial, tienen una influencia importante en la prevalencia, la gravedad, la incidencia y la progresión de la enfermedad. Esta influencia probablemente podría estar mediada por el papel de las mitocondrias en la regulación de diferentes procesos involucrados en la patogenia de la artrosis, como la producción de energía, la generación de especies reactivas de oxígeno y nitrógeno, la apoptosis y la inflamación.

Papel de la inflamación

La artrosis ha sido vista durante mucho tiempo como una simple enfermedad degenerativa del cartílago, pero la evidencia acumulada indica que la inflamación tiene un papel fundamental en su patogénesis.

Ciertos mediadores proinflamatorios parecen tener un papel en la patogénesis de la artrosis como impulsores de la destrucción del tejido articular. La lista de mediadores pro-inflamatorios que se encuentran en el líquido sinovial y los tejidos afectados por la artrosis sigue creciendo conforme se avanza en su investigación.

Los primeros estudios se centraron en el papel de la citocina IL-1, aunque se ha cuestionado dicho papel en la artrosis, ya que los niveles encontrados en las articulaciones con artrosis son mucho más bajos que los niveles necesarios para causar la degradación del cartílago y los ensayos clínicos de inhibición de IL-1 en la artrosis de rodilla y en la artrosis erosiva de la mano no lograron demostrar beneficios estructurales o sintomáticos significativos. Sin embargo, un análisis secundario de un ensayo clínico para enfermedad cardiovascular del anticuerpo anti-IL-1 (canakinumab) en personas con elevación de la proteína C-reactiva observó un riesgo significativamente menor de reemplazo de cadera o rodilla después de una mediana de seguimiento de 3,7 años, lo que indica que la inhibición de la IL-1 para la artrosis de cadera y rodilla todavía merece más investigación.

La inflamación sinovial está presente en algún momento de la progresión de la artrosis y se ha asociado con la progresión radiográfica y del dolor. Como se ha ido viendo, tanto la obesidad como el envejecimiento, la depleción estrogénica, los traumatismos y la sobrecarga mecánica tienen su importancia en la patogenia de la artrosis como desencadenantes o perpetuadores de procesos inflamatorios.

Además, otros factores, como la disfunción mitocondrial, los patrones moleculares asociados al daño, las citocinas, los metabolitos y los cristales en la sinovial, activan las células sinoviales y median la inflamación sinovial.

Papel del anabolismo y catabolismo del cartílago

La destrucción de los tejidos articulares en la artrosis está mediada por una variedad de proteasas, incluidas varias MMP, cisteína proteinasas, incluida la catepsina K, y serina proteinasas. La comprensión actual de las proteasas involucradas en la patogenia de la artrosis se concentra en aquellas que median la degradación de las proteínas de la matriz extracelular del cartílago. El agrecano es un gran proteoglicano que proporciona gran parte de la resiliencia del cartílago y se degrada en las primeras etapas de la artrosis por miembros de la familia ADAMTS (adisintegrina y metaloproteinasa con motivos de trombospondina) denominadas agrecanasas (ADAMTS 4 y 5). El colágeno de tipo II es el colágeno más abundante en el cartílago, es el responsable de la resistencia a la tracción del cartílago y es degradado por las colagenasas que, al igual que las agrecanasas, son MMP. Se cree que la MMP-13 es la principal colagenasa en la degradación del cartílago en la artrosis.

Recientemente, en el afán de búsqueda de mecanismos para revertir el daño articular, se ha explorado el papel de las proteínas morfogenéticas del hueso (BMP), los factores de crecimiento de fibroblastos (FGF) y la vía Wnt.

Los FGF parecen promover la proliferación de condrocitos y estimular procesos anabólicos o catabólicos, según el receptor de FGF específico que se active. El FGF-18 es un potente factor anabólico del cartílago, que emite señales a través del receptor 3 de FGF y podría ser una terapia intraarticular.

Además de regular el desarrollo articular, la conexión de BMP y la vía Wnt con la artrosis se propone por la idea de que la artrosis implica interacciones entre el hueso subcondral (donde las BMP y Wnt también están activas) y el cartílago articular suprayacente.

Sin embargo, la regulación de la vía Wnt es muy compleja y aún no se comprende completamente, pues la activación excesiva de catenina Wnt-β en el cartílago promueve la hipertrofia de condrocitos y la expresión de enzimas que degradan la matriz, posiblemente a través de la proteína de señalización 1 inducida por Wnt. El papel de los miembros de la familia Wnt en la mediación de la conexión cartílago-hueso es menos claro, con resultados contradictorios de la eliminación de genes y los estudios de inhibidores según el modelo animal utilizado y el miembro de la familia objetivo.

Epigenética

El control epigenético de la transcripción genética incluye una lista creciente de procesos, como la metilación del ADN, modificaciones de histonas (acetilación y metilación), micro-ARN y ARN largos no codificantes. En estudios utilizando muestras de cartílago o hueso de articulaciones normales y con artrosis, se han encontrado diferencias significativas en los patrones de metilación del ADN y, de la misma manera, una lista creciente de micro-ARN y ARN largos no codificantes que difieren entre el cartílago normal y el cartílago con artrosis. Todavía no está claro cuál de los diversos cambios epigenéticos interviene de forma clave en el desarrollo de la artrosis, pero probablemente se trate de una combinación de varios procesos.

ADN mitocondrial

Las mitocondrias son reguladores relevantes de la función y supervivencia celular y pueden ser clave en las enfermedades relacionadas con el envejecimiento. Se sabe que las mutaciones del ADN mitocondrial (ADNmt) y el estrés oxidativo contribuyen a los cambios relacionados con el envejecimiento. Los condrocitos del cartílago articular sobreviven y mantienen la integridad del tejido en un entorno avascular con poco oxígeno.

En estudios *ex vivo* se ha informado de la existencia de disfunción mitocondrial en condrocitos artrósicos humanos y los análisis de la actividad de la cadena de transporte de electrones mitocondrial en estas células muestran una disminución de la actividad de los complejos I, II y III en comparación con los condrocitos normales.

Esta disfunción mitocondrial puede afectar a varias vías, que se han implicado en la degradación del cartílago, incluido el estrés oxidativo, la biosíntesis defectuosa de los condrocitos y las respuestas de crecimiento, el aumento de la inflamación de los condrocitos inducida por citocinas y catabolismo de la matriz, la calcificación de la matriz del cartílago y el aumento de la apoptosis de los condrocitos. La disfunción mitocondrial en los condrocitos artrósicos puede derivar de mutaciones somáticas del ADNmt o de los efectos directos de mediadores proinflamatorios como citocinas, prostaglandinas, especies reactivas de oxígeno y óxido nítrico.

Los polimorfismos en el ADNmt podrían ser útiles como biomarcadores para el diagnóstico y pronóstico de la artrosis, y la modulación de biomarcadores séricos por haplogrupos de ADNmt respalda el concepto de que los haplogrupos de ADNmt pueden definir fenotipos específicos de la artrosis.

CLASIFICACIÓN

En los últimos 15 años se han hecho grandes esfuerzos para desentrañar esta heterogeneidad patogénica y han servido para abrir nuevas vías en el desarrollo terapéutico. Un creciente número de trabajos ponen de manifiesto que la artrosis es un síndrome heterogéneo susceptible de un tratamiento de precisión.

 Existen diferentes dimensiones de los fenotipos de la artrosis, que se pueden clasificar por etiología, progresión, patrón estructural, patrón de disfunción, patrón de dolor, localización (axial o periférica, carga o no carga) y respuesta a tratamiento.

Dentro de la dimensión etiológica, posiblemente los fenotipos más aceptados actualmente, son:

- De artrosis postraumática.
- De artrosis metabólica.
- De artrosis asociado a senescencia.
- De artrosis biomecánica.
- De artrosis asociada a anomalías en el metabolismo óseo-subcondral.
- De artrosis asociado a la depleción estrogénica.

Dentro de la dimensión de progresión, posiblemente los fenotipos más aceptados son el de la artrosis rápidamente progresiva y el de enfermedad mínima; y dentro de la dimensión del dolor, el fenotipo con sensibilización y dolor crónico.

Todos ellos se solapan en algún grado y aún no existe un consenso sólido general sobre cuáles son los fenotipos más relevantes de cara a optimizar tratamientos y resultados, ya que la mayoría de las veces es imposible distinguir uno solo como el causante de la enfermedad. Sin embargo, ya se puede vislumbrar que no todos estos tipos de pacientes responderán de la misma manera al mismo tratamiento, así que la etapa de un mismo tratamiento para todos los pacientes con artrosis parece llegar a su fin.

El avance en el campo de los endotipos, posiblemente, solucionará buena parte de las limitaciones del fenotipaje simple, ya que encontrar biomarcadores que sirvan como firmas moleculares que agrupen pacientes abrirá una ventana en el diagnóstico precoz y el tratamiento de precisión dentro de la ventana de oportunidad.

Dicho esto, clásicamente se ha clasificado la artrosis como primaria o secundaria. Se entiende por *artrosis primaria o idiopática* a los casos en los que una articulación previamente sana se afecta sin la identificación clara de un factor desencadenante.

Por lo contrario, será *artrosis secundaria* si existe tal factor precipitante. Este factor podrá ser un traumatismo previo, alteraciones congénitas, entre las que cabría encontrar causas localizadas, como luxaciones, deformidades o dismetrías; o causas más generalizadas, como displasias hereditarias o enfermedades metabólicas (hemocromatosis, ocronosis, etc.). También se engloban dentro de las artrosis secundarias las causadas por una enfermedad inflamatoria reumática, como pueden ser la artritis reumatoide, las espondiloartropatías o las diversas enfermedades del tejido conectivo y las asociadas a microcristales, las neuropáticas o las relacionadas con endocrinopatías, como el hiperparatiroidismo, el hipotiroidismo o la acromegalia.

La artrosis también cabe clasificarla como periférica o central según afecte a las articulaciones periféricas o a la columna vertebral. Otra clasificación distinta hace referencia a los grupos articulares afectos: será una *artrosis generalizada* cuando incluya tanto la columna vertebral como una combinación de articulaciones periféricas grandes y pequeñas. La Alianza Europea de Asociaciones de Reumatología (EULAR) propuso una definición de artrosis generalizada cuando había afectación en tres o más áreas articulares, aunque no está universalmente aceptada.

CLÍNICA DE LA ARTROSIS PERIFÉRICA

Las manifestaciones clínicas principales de la artrosis periférica son el dolor, la rigidez articular y la limitación de la movilidad articular. Otros signos y síntomas pueden ser la sensación subjetiva del paciente de tumefacción, con o sin presencia de derrame sinovial objetivado, la deformidad asociada a la mala alineación articular y la inestabilidad de la articulación.

La presencia de manifestaciones clínicas se ha utilizado tanto como mecanismo de clasificación como de diagnóstico de la artrosis. Hay que tener en cuenta que la prevalencia estimada de la artrosis variará en función no solo de la localización afecta y del sexo, sino también de su clasificación y diagnóstico, según sea por criterios clínicos, radiológicos o reportados, es decir, establecidos por entrevista con el paciente sin confirmación mediante visita médica. En la **tabla 46-1** se presentan las prevalencias estratificadas por género según localización y criterio diagnóstico (clínico, radiográfico o autorreportado por entrevista). Cabe observar una mayor prevalencia para la artrosis radiográfica respecto la sintomática y, para las localizaciones, en mano y rodilla respecto a la cadera. Además, la localización en mano y rodilla es mayor en mujeres, especialmente en el caso de artrosis sintomática.

Las manifestaciones clínicas de la artrosis dependerán, en parte, de su localización en las diferentes articulaciones periféricas. De todos modos, casi todas las articulaciones móviles pueden padecer un proceso artrósico, aunque con una frecuencia distinta. Así, en los *miembros superiores* la afectación de manos, sobre todo en las articulaciones interfalángicas proximales y distales, así como en la trapeciometacarpiana, son frecuentes, mientras que la afectación en muñecas, codos y hombros es poco habitual y muchas veces se trata de artrosis secundarias. De igual modo, en las *extremidades inferiores*, las rodillas, las caderas y la articulación metatarsofalángica del primer dedo del pie se afectan con mayor frecuencia que las de los tobillos y del resto del pie. La localización anatómica y el número de articulaciones afectas son relevantes para definir la expresión clínica, que puede ser localizada, cuando afecta a una o pocas articulaciones, o generalizada, cuando el daño se extiende a múltiples grupos articulares.

El dolor es el síntoma principal y cardinal de las personas afectas de artrosis, independientemente de su localización. Su aparición puede preceder a las alteraciones visibles en la radiografía simple, por lo que debe acompañarse de una

Localización	Criterio	Edad (años)	Prevalencia en mujeres	Prevalencia en hombres
Rodilla	Radiográfico	⩾ 45	10 %	4 %
		⩾ 55	29 %	16 %
	Sintomático	⩾ 50	23 %	8 %
		⩾ 50	23 %	8 %
	Reportado	24-64	8 %	6 %
Cadera	Radiográfico	⩾ 20	7 %	7 %
		⩾ 60	5 %	11 %
	Sintomático	⩾ 19	2 %	0 %
		⩾ 60	8 %	7 %
	Reportado	⩾ 25	12 %	7 %
Manos	Radiográfico	⩾ 30	48 %	44 %
		⩾ 50	67 %	55 %
	Sintomático	⩾ 19	3 %	< 1 %
	Reportado	24-76	6 %	3 %

Tabla 46-1. Prevalencias en Europa de la artrosis de rodilla, cadera y manos estratificados por sexo y edad

correcta evaluación clínica. Suele presentarse como un dolor de características mecánicas, esto es, empeora en relación con los movimientos y se alivia con el reposo. En las fases iniciales suele manifestarse como episodios agudos de leve a moderada intensidad, desencadenados por el uso del grupo articular afecto y con limitado impacto funcional. Conforme va progresando la enfermedad hacia fases más evolucionadas, el dolor aparecerá de forma continua, incluso de noche, las exacerbaciones serán más frecuentes y de mayor intensidad, y puede llegar a ocasionar un elevado grado de incapacidad. En función de la articulación afecta, variará la localización e irradiación del dolor.

Los mecanismos de producción del dolor son múltiples. Se sabe que, en su origen, intervienen las fibras nociceptivas y mecanorreceptores presentes tanto en las estructuras de la articulación (el tejido sinovial, la cápsula articular, el hueso subcondral y el periostio), como en las estructuras periarticulares (las entesis, tendones, ligamentos y bursas). Todas estas estructuras participarán, de una u otra forma, en la aparición y persistencia del dolor asociado a la artrosis en cada localización.

Por otro lado, es conocida la existencia de otro tipo de dolor asociado a la artrosis: la sensibilización nerviosa tanto central como periférica, que conduce a un componente de dolor de características neuropáticas o mixtas que dificulta el manejo terapéutico y la respuesta analgésica. Se desconocen de forma precisa las causas que pueden llevar a este tipo de dolor, aunque se sabe que se trata de una respuesta aberrante de los mecanismos de control de los estímulos dolorosos, que no activan los mecanismos inhibitorios, y que se asocia a una persistencia en el tiempo de este estímulo doloroso. Una correcta identificación de este componente del dolor es fundamental para establecer tanto una actitud terapéutica acorde como una perspectiva real del grado de mejoría que pueda experimentar cada paciente, ya que, en la mayoría de los casos, la respuesta analgésica y la satisfacción ante cualquier intervención terapéutica es muy inferior a la esperada.

Ciertas comorbilidades, relacionadas con factores metabólicos y con factores de riesgo cardiovascular clásicos o psicológicos, pueden incidir de forma negativa tanto en la presentación y expresión del dolor como en su evaluación, evolución y control en la respuesta terapéutica.

La rigidez articular es el otro síntoma clínico prínceps de la artrosis periférica. Se trata de la sensación de falta de flexibilidad y movilidad de la articulación afecta, más acentuada por la mañana y tras períodos de inactividad, es la denominada *gelificación*. Habitualmente tiene una duración corta, aproximada de 10-30 minutos, a diferencia de la asociada a procesos inflamatorios (que es mucho más prolongada y de forma característica, mejora y hasta desaparece con el movimiento y el ejercicio). Asociada a la rigidez, es habitual que estos sujetos presenten sensación de tumefacción local debido a la deformidad articular condicionada por el crecimiento óseo y la posible existencia de derrame articular, que suele ser de magnitud leve a moderada.

La reducción de la movilidad y el dolor suelen conducir a discapacidad funcional y el impacto sobre el paciente dependerá de la localización y la gravedad de la artrosis, pero también de las características individuales.

Los signos físicos más relevantes son la crepitación, dolor a la palpación y movilización, reducción del rango de movilidad, engrosamiento y deformidad articulares.

La *crepitación* es la percepción de crujidos en relación con la movilización articular, de forma más acentuada con la movilidad activa que con la pasiva, debido al roce entre las superficies deterioradas de cartílago o hueso subcondral, por la falta de los elementos que confieren protección frente a la fricción.

La reducción de la *movilidad* suele deberse principalmente al dolor, pero también se asocia al deterioro del cartílago, la aparición de osteofitos marginales, engrosamiento capsular o presencia de cuerpos libres intraarticulares (generalmente fragmentos procedentes del cartílago deteriorado o del hueso subcondral expuesto). Dichos cuerpos libres, en algunos casos, pueden dar lugar a bloqueos articulares. Otras causas implicadas en la disminución de la movilidad articular pueden ser la existencia de hipertrofia sinovial o derrame articular y la aparición de quistes sinoviales periarticulares. El derrame articular es fácilmente detectable por exploración física en las articulaciones más accesibles y superficiales, como las manos y rodillas, y más complejo en las profundas, como las caderas.

Con la progresión de la artrosis aparece la *deformidad articular*. Generalmente se debe al *engrosamiento* óseo derivado de la formación de osteofitos, el crecimiento de los tejidos periarticulares, la aparición de dismetrías y la mala alienación del eje del miembro afecto. En casos evolucionados se origina inestabilidad, con laxitud ligamentosa, atrofia muscular, contracturas e incluso alteración de la marcha o de la funcionalidad articular dependiente del grupo articular afecto.

Patrones clínicos según la localización articular periférica

La artrosis puede afectar a cualquier articulación sinovial, aunque las manos, primeras metatarsofalángicas (MTF), rodillas y caderas son las articulaciones periféricas más frecuentemente afectadas, con un patrón de afectación característico.

Mano

La mano es una de las localizaciones más frecuentes de la artrosis. Su afectación acostumbra a ser bilateral y simétrica, aunque inicialmente puede presentarse de forma asimétrica o única y con la evolución distribuirse de modo más simétrico y bilateral. Suele mostrar predominio en interfalángicas distales (IFD) y proximales (IFP) y en la articulación trapeciometacarpiana.

La artrosis de manos se asocia a una incidencia aumentada de gonartrosis o coxartrosis, que se conoce con el concepto de *artrosis generalizada*, de peor pronóstico global y mayor complejidad en su tratamiento. En todos los casos, los individuos afectados presentan dolores lancinantes con sensación de quemazón en las zonas afectadas. Estos síntomas acostumbran a mejorar e incluso desaparecer cuando las deformidades están estructuradas en las fases más evolucionadas.

La clasificación de la artrosis de mano puede establecerse a partir de criterios clínicos definidos por el American College of Rheumatology (**Tabla 46-2**). Aunque dichos criterios no son diagnósticos, sirven para orientar en aquellos casos dudosos

Tabla 46-2. Criterios clínicos de clasificación de la artrosis de mano

1. Dolor o rigidez de la mano más del 50 % de los días en el mes previo

2. Deformidad o crecimiento óseo en ⩾ 2 de las 10 articulaciones seleccionadas*

3. Tumefacción de ⩽ 2 MCF

4. Deformidad o crecimiento óseo en ⩾ 2 IFD

5. Deformidad ⩾ 1 de las 10 articulaciones seleccionadas*

Diagnóstico de artrosis de mano	1, 2, 3, 4
	1, 2, 3, 5

*2ª y 3ª interfalángicas proximales y distales y 1ª carpometacarpiana bilateral.
IFD: interfalángicas distales; IFP: interfalángicas proximales; MCF: metacarpofalángicas.

y para homogeneizar poblaciones de pacientes clínicamente similares, con la sensibilidad y la especificidad valoradas en función del número de criterios para el diagnóstico de artrosis de manos. Como se puede apreciar, estos criterios clasificatorios presentan una sensibilidad y especificidad muy elevada.

La afectación de las IFD e IFP tiene dos formas clínicas principales, la *nodal* y la *erosiva*. Cabe destacar que ambas afectaciones pueden coexistir en el mismo sujeto, por lo que la presencia de una no excluye a la otra. Es mucho más frecuente en mujeres y no es infrecuente que existan antecedentes familiares.

En la artrosis nodal, la presencia de dolor, calor y tumefacción suelen ser intermitentes en las fases iniciales, con un número limitado de articulaciones afectadas en cada episodio, pero que afectará de forma progresiva a la mayoría de las articulaciones de la mano. En la cara dorsal tanto de las articulaciones IFP como de las IFD pueden aparecer quistes mucoides de contenido gelatinoso, denso y claro. La inflamación y el dolor tienden a autolimitarse con el tiempo y aparece una deformidad estructural en forma de engrosamiento nodular duro en las IFP y en las IFD, con un compromiso funcional y de movilidad discreto o escaso cuando los cambios estructurales ya están definidos.

La artrosis erosiva es una forma particular, poco prevalente, más inflamatoria, destructiva e incapacitante. Comúnmente, afecta a múltiples articulaciones, con predominio en las IFD frente a las IFP. Se caracteriza por dolor intenso e inflamación articular que asocian una importante rigidez matutina. Con el tiempo conduce a la aparición de una erosión ósea con un marcado daño óseo y del cartílago, que en ocasiones progresará hasta la anquilosis articular y limitará progresivamente la funcionalidad de la mano. Persistirán, en muchas ocasiones, elevados grados de dolor.

La afectación de la articulación trapeciometacarpiana (rizartrosis) acostumbra a ser más sintomática y limitante que la afectación en interfalángicas y acostumbra a tener una relación con la sobrecarga o microtraumatismos de repetición. A parte del dolor, es característica la desviación de la base del pulgar en aducción con subluxación radial de la base del metacarpiano, lo que dificulta su función de pinza y las tareas de precisión. Es característico el dolor con la movilización forzada de la base del pulgar.

Rodilla

La artrosis de rodilla es la localización más frecuente. Acostumbra a ser bilateral, aunque la sintomatología puede predominar en un lado. Es más frecuente en mujeres con sobrepeso. Puede afectar al compartimento femorotibial, al femoropatelar o a ambos.

La clasificación de la artrosis de rodilla, al igual que la de mano, puede establecerse a partir de criterios clínicos definidos por el American College of Rheumatology (**Tabla 46-3**). Como en el caso de la mano, dichos criterios no son diagnósticos, pero sirven para orientar en aquellos casos dudosos y para homogeneizar poblaciones de pacientes clínicamente similares. También de la misma manera, se presentan la sensibilidad y la especificidad en función del número de criterios para la clasificación de artrosis de rodilla. Además de los criterios clínicos, existen los criterios de laboratorio y radiológicos para complementarlos y aumentar la especificidad para el diagnóstico.

La artrosis femoropatelar o femororrotuliana suele manifestarse como un síndrome patelar típico, caracterizado por dolor en la cara anterior de la rodilla, de predominio en el borde externo de la rótula, de carácter mecánico y que se exacerba al subir y, especialmente, al bajar escaleras o bajar pendientes. El dolor acostumbra a ceder en reposo. No se suele tolerar la posición en cuclillas y los individuos expe-

Tabla 46-3. Criterios de clasificación de la artrosis de rodilla

Clínicos	Clínicos y laboratorio	Clínicos y radiográficos
1. Dolor en la rodilla la mayor parte de los días (> 50 %) del último mes		
+ por lo menos un criterio de:	+ por lo menos cinco criterios de:	+ por lo menos un criterio de:
2. Edad > 50 años	2. Edad > 50 años	2. Edad > 50 años
3. Rigidez < 30 min	3. Rigidez < 30 min	3. Rigidez < 30 min
4. Crepitación	4. Crepitación	4. Crepitación
5. Dolor óseo a la presión	5. Dolor óseo a la presión	5. Osteofitos en radiografía
6. Hipertrofia ósea	6. Hipertrofia ósea	
7. Sin calor local	7. Sin calor local	
	8. Velocidad de sedimentación globular < 40 mm/h	
	9. Factor reumatoide negativo	
	10. Líquido sinovial mecánico*	
Sensibilidad: 95 % Especificidad: 69 %	Sensibilidad: 92 % Especificidad: 75 %	Sensibilidad: 91 % Especificidad: 86 %
Diagnóstico: 1, 2, 3, 4 o 1, 3, 4, 6	Diagnóstico: 1, 6, 10	Diagnóstico: 1 y 5

*Líquido sinovial claro, viscoso y con < 2.000 leucocitos/mm³.

rimentan bloqueos leves relacionados con la deambulación debidos al roce de las superficies articulares dañadas. El dolor aparece en la exploración física con la palpación y percusión de la rótula, así como con el signo del cepillo, al desplazar la rótula de arriba hacia abajo.

La artrosis femorotibial suele ocasionar dolor en la interlínea del compartimiento (externo o interno) más afectado, o generalizado con la marcha y el movimiento. El dolor puede irradiarse distalmente por la cara anterior de la pierna. En las fases iniciales, el dolor suele ceder en reposo. La flexión de la rodilla se va limitando con la progresión del cuadro y aparece, con el tiempo, una inestabilidad debida a una hiperlaxitud ligamentosa asociada a una sensación de debilidad progresiva con atrofia de cuádriceps, que limita el perímetro de la marcha. La aparición de dolor en la cara posterior de la rodilla obliga a descartar un quiste de Baker o poplíteo. No es infrecuente que la artrosis de rodilla se presente con derrame articular, especialmente en las fases más evolucionadas, con mayor dolor y limitación. La presencia de derrame es fácil de detectar en la rodilla mediante el *signo del choque rotuliano*, el cual se hará evidente al exprimir el fondo de saco con una mano y ejercer presión con el dedo índice sobre la cara anterior de la rótula con la otra mano, y el *signo de la oleada* (con el dorso de la mano se comprime el fondo de saco de un lado de la rodilla y se observa un abombamiento contralateral).

Con relación a la artrosis de rodilla, también pueden afectarse los tejidos blandos periarticulares, lo que favorece la aparición de entesitis de ligamentos colaterales, bursitis anserina, inflamación de la grasa de Hoffa o síndrome de la banda iliotibial: todos ellos son causa de dolor asociado, que precisará de una exploración específica. En las fases más avanzadas, se produce la deformidad articular, la más frecuente en valgo (por pinzamiento del compartimento externo) y la menos en varo (por pinzamiento del compartimento interno). Esta deformidad produce estrés en las inserciones capsuloligamentarias, con dolor secundario a espasmos musculares. Asocia también debilidad muscular tanto de cuádriceps como de los músculos de la cadera, lo que origina la inestabilidad, la sensación de fallo y la discapacidad características de las fases avanzadas.

Cadera

La **artrosis de cadera o coxartrosis** suele ser unilateral (al menos inicialmente), con una evolución insidiosa y se manifiesta como dolor en la zona inguinal y la zona medial del muslo, que aparece con la movilización, como al levantarse de una silla y andar. Este dolor suele desaparecer en reposo. La irradiación del dolor acostumbra a ser por la cara anterior del muslo hasta las rodillas o por la zona superolateral del muslo y hasta en la zona glútea. La irradiación lateral plantea el diagnóstico diferencial con la bursitis trocantérea y el dolor en la región más posterior con la alteración sacroilíaca o el dolor lumbar referido.

La rotación interna es la que se afecta de forma más precoz, mientras que en las fases avanzadas aparece con una afectación global de la movilidad, con la deformidad típica de la extremidad en rotación externa, aducción y flexo, que

provoca una cojera y una reducción progresiva del perímetro de la marcha.

Existe una forma particular, más frecuente en mujeres de edad avanzada, caracterizada por una evolución rápidamente progresiva. En ella se observa un agravamiento repentino, con una intensificación progresiva del dolor, que puede llegar a ser nocturno; un aumento de la rigidez matutina; una correcta movilización pasiva inicial que, en pocos meses, se altera debido a un pinzamiento articular y deterioro intenso de la cabeza femoral con escasos osteofitos, que origina la destrucción rápida de la articulación.

Al igual que en el caso de la mano y la rodilla, existen unos criterios clínicos para la clasificación de la artrosis de cadera definidos por el American College of Rheumatology (**Tabla 46-4**). Como ya se ha comentado, aunque dichos criterios no son diagnósticos, pueden servir para orientar en aquellos casos dudosos y para homogeneizar poblaciones de pacientes clínicamente similares. También la sensibilidad y la especificidad en función del número de criterios se emplean para la clasificación de artrosis de cadera. La combinación de los criterios clínicos con los de laboratorio y radiológicos pueden complementarlos y aumentar la especificidad.

Pie

La localización más frecuente en los pies es la de la primera MTF. La afectación acostumbra a ser bilateral y a manifestarse el dolor en bipedestación o con la marcha. La alteración más característica es el *hallux valgus* (desviación lateral del primer dedo), seguida del *hallux rigidus* (anquilosis ósea de la primera MTF).

Puede aparecer una bursitis en la cara medial del primer dedo, habitualmente debido al roce. Otras localizaciones del pie como la artrosis en huesos del tarso son más infrecuentes.

Hombro

La artrosis glenohumeral acostumbra a asociarse a una lesión degenerativa del manguito rotador, aunque es infrecuente

Tabla 46-4. Criterios de clasificación de la artrosis de cadera

Clínicos	Clínicos, laboratorio y radiográficos
1. Dolor de cadera muchos días del mes anterior (< 50 % de los días)	
+ por lo menos dos criterios de:	+ por lo menos dos criterios de:
2. Rotación interna < 15°	2. Velocidad de sedimentación globular < 20 mm/h
3. Dolor a la rotación interna > 15°	3. Osteofitos en las radiografías en el acetábulo o el fémur
4. Flexión de cadera 115°	4. Pinzamiento articular
5. Rigidez matutina ≤ 60 min	
6. Edad > 50 años Sensibilidad: 86 % Especificidad: 75 %	Sensibilidad: 89 % Especificidad: 91 %
Diagnóstico: 1, 2, 4 o 1, 3, 5, 6	Diagnóstico: 1, 2, 3 o 1, 3, 4 o 1, 2, 4

como causa de artrosis primaria. Genera dolor, crujidos y limitación de la movilidad. Existe una forma de afectación intensiva del hombro, más típica en mujeres de edad avanzada, con impotencia funcional manifiesta, dolor intenso y derrames frecuentes, con una subluxación de la cabeza humeral y destrucción articular evidente que se denomina *hombro de Milwaukee*.

Por otro lado, la artrosis acromioclavicular se asocia al envejecimiento y se presenta con dolor difuso de hombro y dolor local a la presión. La artrosis en la articulación esternoclavicular es una localización frecuente y suele manifestarse como una inflamación indolora o con molestia limitada.

Otras localizaciones infrecuentes de artrosis en articulaciones periféricas

La artrosis de tobillo acostumbra a ser secundaria a fracturas o lesiones ligamentosas.

Las localizadas en codo o muñeca son infrecuentes y generalmente asociadas a depósito de microcristales, traumatismos o problemas biomecánicos.

Patrones clínicos de la artrosis en la columna vertebral

En general, los síntomas son similares a los de localizaciones periféricas; es decir, dolor de características mecánicas, rigidez y crujidos articulares con la movilización, así como limitación funcional. De todas formas, cabe destacar que las manifestaciones clínicas aparecen predominantemente en las zonas más móviles de la columna cervical y lumbar.

De forma similar, desde el punto de vista radiológico se apreciarán alteraciones equivalentes a las que se observan en la artrosis de articulaciones periféricas, como disminución del espacio interdiscal (análogo al que aparece entre las superficies articulares en articulaciones periféricas), esclerosis en los platillos vertebrales, osteofitosis marginal o quistes subcondrales. A la hora de considerar la afectación radiológica se debe tener en cuenta que, en el caso de la columna, la disociación clínico-radiológica que es frecuente en la artrosis puede ser aún más llamativa en la columna, con cambios radiológicos de degeneración discal hasta del 80 % en sujetos de entre los 55 y 64 años o del 60 % en aquellos entre 35 y 64 años.

En el caso de pruebas de imagen de mayor sensibilidad, como la resonancia magnética, incluso cabe apreciarlos en más del 40 % en sujetos de 18 años; muchos de ellos asintomáticos o con manifestaciones clínicas sin correlación clara con los cambios observados por imagen. Al mismo tiempo deben tenerse en cuenta ciertos aspectos técnicos, como los errores de interpretación por no centrar la radiografía en la zona de interés cuando esta se puede delimitar clínicamente.

Otro aspecto a considerar es que el dolor vertebral no siempre tiene una traslación en las pruebas de imagen o en un trasfondo patológico de artrosis y que un buen porcentaje de los casos cabe clasificarlos como cervicalgia y lumbalgia inespecíficas.

Por último, aunque exista un diagnóstico de artrosis previo (clínico o por imagen), habrá que tener en cuenta ciertos signos de alarma ante cualquier dolor de columna vertebral, que obligarán a la realización de pruebas de imagen (habitualmente resonancia magnética). Estos serían: edad > 50 años, antecedentes de neoplasia, síndrome constitucional, falta de mejoría con tratamientos habituales, dolor en reposo, fiebre, inmunodepresión, traumatismo previo, osteoporosis, toma de corticoides y síndrome de *cauda equina*.

Los diferentes patrones de afectación clínica por artrosis en columna vertebral pueden variar según el segmento de esta (cervical, dorsal o lumbar), incluso pueden existir variaciones dentro de un mismo segmento, por lo cual es preciso dividir este apartado en estos tres segmentos de la columna debido a las particularidades clínicas derivadas de las diferencias morfológicas y funcionales de cada uno de ellos.

Artrosis cervical

La artrosis cervical y los problemas degenerativos del disco afectan, predominantemente, a los segmentos C5-C6 y C6-C7, dado que son los que soportan una mayor carga mecánica. La artrosis atloaxoidea o de C2-C3 es muy poco frecuente.

Desde el punto de vista clínico, se presenta con dolor cervical, que, en la mayoría de los pacientes, está asociado a factores musculares y ligamentosos, muchas veces debidos a determinadas actitudes posturales. El dolor es de carácter mecánico, esto es, empeora con los movimientos y, habitualmente, al inicio, cursa de forma episódica hasta que en fases avanzadas puede presentarse también en reposo. El dolor se localiza, preferentemente, en la zona cervical posterior, aunque se acostumbra a irradiar hacia la región occipital, los hombros, región interescapular o miembros superiores. Suele asociarse con un componente de rigidez de corta duración que mejora con el inicio de la actividad.

La movilidad cervical tanto activa como pasiva suele estar limitada, con crujidos y chasquidos en relación con los movimientos del cuello. Como complicaciones asociadas a la artrosis cervical se presentan las radiculopatías y la mielopatía cervical, que se tratan más adelante.

Otra forma de artrosis de la columna cervical se presenta cuando afecta a la zona facetaria de los cuerpos vertebrales, situada en su parte posterior. Esta es un área de las vértebras que contiene cartílago articular y que, por tanto, puede sufrir artrosis como en otras localizaciones. Su manifestación clínica será en forma de dolor, de predominio con las maniobras de extensión de la columna cervical, con irradiación por la zona occipital, lateral del cuello o escápula según el área afecta, así como rigidez.

La **radiculopatía (cervicobraquialgia)** se presenta cuando el dolor cervical está en relación con la compresión o irritación de una raíz nerviosa por un osteofito. Tiene un inicio insidioso y progresivo, a diferencia del asociado con la hernia discal cervical, que acostumbra a presentarse de forma aguda. Se trata de un dolor unilateral, continuo, con parestesias y disminución de la sensibilidad del dermatoma correspondiente (**Tabla 46-5**).

Tabla 46-5. Distribución según la raíz afectada en zona cervical

Raíz	Topografía del dolor	Sensibilidad	Debilidad	Reflejo alterado
C1, C2	Región occipital	No	No	Normal
C3	Mandíbula, mejillas y mentón	No	No	Normal
C4	Área interescapular	No	No	Normal
C5	Anterior del hombro Anteroexterna del brazo	Anterior del hombro, región deltoide	Abducción y rotación externa del hombro Flexión del codo Supinación del antebrazo	Bicipital
C6	Externa del hombro Externa de brazo y antebrazo Dedo pulgar	Lateral del brazo, pulgar e índice	Flexión del codo Pronosupinación del antebrazo	Bicipital Estilorradial
C7	Posterior, externa o interna del brazo y antebrazo Dorso de la mano y tercer dedo	Posterior de brazo y antebrazo Dorso de la mano Dedo medio	Extensión del codo Pronación del antebrazo Extensión radial de la muñeca	Tricipital
C8	Interna del brazo y antebrazo Anular y meñique	Cara interna del brazo, antebrazo y mano Anular y meñique	Extensión cubital de la muñeca Extensión de los dedos	Cúbito, pronador

Suele agravarse por la noche y tras un tiempo de inactividad y puede asociarse a sensación de debilidad de la extremidad afecta. El dolor suele irradiarse hacia el omóplato, la mano y los dedos. El cuello se bloquea y su movilización exacerba intensamente los dolores. Las raíces afectadas con mayor frecuencia son C6 y C7, en las que son comunes los cambios degenerativos.

Respecto a la **mielopatía cervical**, la artrosis cervical es la causa más frecuente de mielopatía en personas mayores de 55 años y de paraparesia espástica adquirida en el adulto. Se origina por una compresión en el conducto vertebral de la médula espinal en relación con cambios degenerativos. Los síntomas aparecen de forma insidiosa y sutil, que pasan desapercibidos incluso durante años. Su forma de presentación más frecuente es una alteración de la marcha con debilidad inespecífica en las extremidades inferiores, sensación de agarrotamiento o inestabilidad y, si progresa, con tetraparesia espástica y déficits sensitivos de predominio en las extremidades inferiores, problemas de coordinación y disfunción esfinteriana.

Artrosis dorsal

Aunque la afectación radiológica dorsal en forma de artrosis es frecuente (aunque menor que en los segmentos cervical o lumbar), en la mayoría de las ocasiones es asintomática. Cuando presenta síntomas, el dolor tiene características mecánicas relacionadas con las rotaciones del tronco o los movimientos respiratorios.

Las compresiones medulares o radiculopatías por estenosis son muy poco frecuentes en esta zona. Ante una neuralgia intercostal persistente, es necesario descartar otros procesos y no conformarse con el diagnóstico de artrosis.

Artrosis lumbar

El síntoma príncipes de la artrosis lumbar es el dolor. En muchas ocasiones, como en todos los tipos de artrosis, puede existir una disociación clínico-radiológica.

El dolor es de naturaleza mecánica y empeora con las actividades y la bipedestación. Va aumentando tanto en intensidad como en duración a medida que la enfermedad avanza, hasta persistir en reposo y estar presente de forma continua. El dolor causado por las articulaciones discovertebrales suele ser fijo y localizado en la región afectada.

La afectación de las articulaciones facetarias o interapofisarias es la más característica de artrosis, pues se trata de una afectación de una articulación sinovial, y frecuentemente, coexiste con discartrosis. El dolor puede ser unilateral o bilateral y, aunque con frecuencia es localizado, irradia hacia la región glútea, zona inguinal o muslos y no suele sobrepasar la rodilla (seudociática). Típicamente el dolor empeora al levantarse o con la actividad y aumenta con la extensión lumbar, la bipedestación o la sedestación.

Como complicaciones asociadas están el lumbago agudo, la ciatalgia, las radiculopatías y la estenosis de canal lumbar.

En el **lumbago agudo**, el dolor se instala de forma brusca tras un esfuerzo o torsión del tronco, aunque no siempre existe un desencadenante reconocible. El dolor suele ser de fuerte intensidad, localizado en la zona baja lumbar, se agrava con los movimientos, la posición de pie o sentada y mejora en reposo en la cama. Aparece una importante rigidez y una postura antiálgica, con inclinación hacia un lado.

Con frecuencia, en la resonancia magnética se observan cambios de señal en platillos vertebrales (cambios Modic) de origen degenerativo, especialmente en la zona lumbar baja. Los que se asocian más claramente con artrosis son los Modic de tipo III (baja señal tanto en T1 como en T2), que representan esclerosis ósea subcondral. Los cambios Modic de tipo I (baja señal en T1, alta en T2) representan edema de médula ósea (marcador de imagen subrogado de inflamación) y los Modic de tipo II (alta señal en T1 y normal o alta en T2) representan degeneración grasa de la médula hematopoyética. En un mismo paciente se pueden observar cambios de un tipo a otro con el paso del tiempo.

La **ciatalgia** es el dolor lumbar irradiado por la cara posterior, posteroexterna o anterior de la extremidad inferior, siguiendo el trayecto del nervio ciático y expresa la irritación de algunas de sus raíces. Se trata de un dolor agudo, lancinante, de intensidad variable, aunque más intenso al comienzo, que se acentúa con los esfuerzos y se acompaña de parestesias que se distribuyen por el dermatoma correspondiente a la raíz lesionada (**Tabla 46-6**).

La **radiculopatía**, en algunos casos, se presenta como un dolor intenso que impide el descanso nocturno, acompañado de parestesias y hormigueo en el trayecto radicular comprometido, lo que se conoce como la ciática hiperálgica. Las personas afectas presentan una actitud antiálgica hacia un lado y la exploración con movilización de la columna está muy limitada. Mucho más rara es la presentación en forma de parálisis completa, que se instala simultáneamente o al cabo de un tiempo de la ciática hiperálgica, definida como ciática paralizante. En este caso, los dolores tienden a disminuir o

hasta desaparecer, lo que da una impresión de falsa curación debido a la afectación radicular evidente.

La **estenosis de canal lumbar** se manifiesta como una claudicación neurógena, esto es, dolor unilateral o bilateral, irradiado de forma imprecisa a las nalgas, región inguinal, muslos y piernas, con parestesias y sensación de debilidad en las extremidades inferiores relacionadas con la marcha, que obligan al sujeto a detenerse o apoyarse inclinado hacia delante. El dolor empeora con la bipedestación y extensión de la columna lumbar y mejora con la sedestación y la flexión anterior del tronco. Las maniobras de estiramiento radicular son generalmente negativas.

Hay que destacar el síndrome de la *cauda equina*, que cursa con dolor progresivo unilateral o bilateral, asociado a alteraciones sensitivas con anestesia en la región perianal («en silla de montar»), alteraciones vesicouretrales o rectales, con afectaciones motoras y de los reflejos en función de las raíces afectas. Precisa de tratamiento quirúrgico urgente.

Tabla 46-6. Distribución según la raíz afectada en la zona lumbar

Raíz	Topografía del dolor	Sensibilidad	Debilidad	Reflejo alterado
L1	Hipogastrio	Hipogastrio	No	Normal
L2	Zona de la ingle	Zona inguinal	Iliopsoas	Normal
L3	Parte anterior del muslo	Zona anterior del muslo y medial de la rodilla	Cuádriceps e iliopsoas	Normal
L4	Parte anterior del muslo y cara anterior de la pierna	Cara anterior de la pierna	Cara anterior del muslo, cuádriceps	Rotuliano
L5	Parte lateral de la pantorrilla y dorso del pie	Cara lateral de la pierna hasta el dedo gordo	Extensores del dedo gordo. Postura de talones	No
S1	Parte posterior de la pantorrilla hasta en la cara externa del pie	Zona lateral del pie	Flexores plantares del pie. Postura de puntillas	Aquíleo

PUNTOS CLAVE

- La artrosis es la enfermedad articular más frecuente y su prevalencia crecerá más aún en las próximas décadas debido al aumento de la esperanza de vida y a la progresiva mayor prevalencia de obesidad, que son sus principales factores de riesgo.
- La etiopatogenia de la artrosis es compleja y aún queda mucho por descubrir, lo cual impide obtener tratamientos específicos. Sin embargo, los avances en las últimas décadas han permitido establecer factores de riesgo y fenotipos que pueden ayudar, mediante una mejor clasificación, a un enfoque terapéutico algo más personalizado.
- Aunque el dolor y la afectación funcional definen clínicamente la artrosis y radiológicamente pueden presentar rasgos característicos, cabe encontrar diferencias según la articulación afecta e incluso distintos patrones clínicos dentro de una misma articulación.

BIBLIOGRAFÍA

Ackerman IN, Bohensky MA, Zomer E, Tacey M, Gorelik A, Brand CA, et al. The projected burden of primary total knee and hip replacement for osteoarthritis in Australia to the year 2030. BMC Musculoskelet Disord. 2019;20(1):90.

Altman R, Alarcón G, Appelrouth D, Bloch D, Borenstein D, Brandt K, et al. The American College of Rheumatology criteria for the classification and reporting of osteoarthritis of the hand. Arthritis Rheum. 1990;33(11):1601-10.

Altman R, Alarcón G, Appelrouth D, Bloch D, Borenstein D, Brandt K, et al. The American College of Rheumatology criteria for the classification

and reporting of osteoarthritis of the hip. Arthritis Rheum. 1991;34(5):505-14.

Altman R, Asch E, Bloch D, Bole G, Borenstein D, Brandt K et al. Development of criteria for the classification and reporting of osteoarthritis. Classification of osteoarthritis of the knee. Diagnostic and Therapeutic Criteria Committee of the American Rheumatism Association. Arthritis Rheum. 1986;29(8):1039-49.

Andriacchi TP, Favre J. The nature of in vivo mechanical signals that influence cartilage health and progression to knee osteoarthritis. Curr Rheumatol Rep. 2014;16:463.

Angelini F, Widera P, Mobasheri A, Blair J, Struglics A, Uebelhoer M, et al. Osteoarthritis endotype discovery via clustering of biochemical marker data. Ann Rheum Dis. 2022;81(5):666-75.

Baker K, Grainger A, Niu J, Clancy M, Guermazi A, Crema M, et al. Relation of synovitis to knee pain using contrast-enhanced MRIs. Ann Rheum Dis. 2010;69:1779.

Bartley EJ, King CD, Sibille KT, Cruz-Almeida Y, Riley JL, Glover TL, et al. Enhanced pain sensitivity among individuals with symptomatic knee osteoarthritis: potential sex differences in central sensitization. arthritis Care Res (Hoboken). 2016;68(4):472-80.

Berenbaum F. Osteoarthritis as an inflammatory disease (osteoarthritis is not osteoarthrosis!). Osteoarthritis Cartilage. 2013;21(1):16-21.

Blagojevic M, Jinks C, Jeffery A, Jordan KP. Risk factors for onset of osteoarthritis of the knee in older adults: a systematic review and meta-analysis. Osteoarthritis Cartilage. 2010;18:24.

Blanco FJ, Camacho-Encina M, González-Rodríguez L, Rego-Pérez I, Mateos J, Fernández-Puente P, et al. Predictive modeling of therapeutic response to chondroitin sulfate/glucosamine hydrochloride in knee osteoarthritis. Ther Adv Chronic Dis. 2019:10:2040622319870013.

Blanco FJ, Fernández-Moreno M. Mitochondrial biogenesis: a potential therapeutic target for osteoarthritis. Osteoarthritis Cartilage. 2020;28(8):1003-6.

Blanco FJ, López-Armada MJ, Maneiro E. Mitochondrial dysfunction in osteoarthritis. Mitochondrion. 2004;4(5-6):715-28.

Blanco FJ, Rego I, Ruiz-Romero C. The role of mitochondria in osteoarthritis. Nat Rev Rheumatol. 2011 Mar;7(3):161-9.

Blanco FJ, Rego-Pérez I. Mitochondria and mitophagy: biosensors for cartilage degradation and osteoarthritis. Osteoarthritis Cartilage. 2018;26(8):989-91.

Blanco FJ, Rego-Pérez I. Mitochondrial DNA in osteoarthritis disease. Clin Rheumatol. 2020;39(11):3255-9.

Blanco FJ, Ruiz-Romero C. Osteoarthritis: Metabolomic characterization of metabolic phenotypes in OA. Nat Rev Rheumatol. 2012;8:130-2.

Blanco FJ, Silva-Díaz M, Quevedo Vila V, Seoane-Mato D, Pérez Ruiz F, Juan-Mas A, et al. Prevalence of symptomatic osteoarthritis in Spain: EPISER2016 study. Reumatol Clin (Engl Ed). 2021;17(8):461-70.

Blom AB, Brockbank SM, Van Lent PL, Van Beuningen HM, Geurts J, Takahashi N, et al. Involvement of the Wnt signaling pathway in experimental and human osteoarthritis: prominent role of Wnt-induced signaling protein 1. Arthritis Rheum. 2009;60:501.

Brenner JM, Lawrence JS, Miall WE. Degenerative joint disease in a Jamaican rural population. Ann Rheum Dis. 1968;27:326-32.

Brophy RH, Rai MF, Zhang Z, Torgomyan A, Sandell LJ. Molecular analysis of age and sex-related gene expression in meniscal tears with and without a concomitant anterior cruciate ligament tear. J Bone Joint Surg Am. 2012;94:385.

Calvet J, Orellana C, Albiñana Giménez N, Berenguer-Llergo A, Caixàs A, García-Manrique M, et al. Differential involvement of synovial adipokines in pain and physical function in female patients with knee osteoarthritis. A cross-sectional study. Osteoarthritis Cartilage. 2018;26(2):276-84.

Castañeda S, Roman-Blas JA, Largo R, Herrero-Beaumont G. Osteoarthritis: a progressive disease with changing phenotypes. Rheumatology (Oxford). 2014;53(1):1-3.

Cirillo DJ, Wallace RB, Wu L, Yood RA. Effect of hormone therapy on risk of hip and knee joint replacement in the Women's Health Initiative. Arthritis Rheum. 2006;54:3194.

Coryell PR, Dickman BO, Loeser RF. Mechanisms and therapeutic implications of cellular senescence in osteoarthritis. Nat Rev Rheumatol. 2021; 17:47.

Dell'Isola A, Allan R, Smith SL, Marreiros SS, Steultjens M. Identification of clinical phenotypes in knee osteoarthritis: a systematic review of the literature. BMC Musculoskelet Disord. 2016;17(1):425.

Deveza LA, Loeser RF. Is osteoarthritis one disease or a collection of many? Rheumatology (Oxford). 2018;57(suppl_4):iv34-42.

Deveza LA, Nelson AE, Loeser RF. Phenotypes of osteoarthritis: current state and future implications. Clin Exp Rheumatol. 2019;37(Suppl 120):64.

Dório M, Deveza LA. Phenotypes in osteoarthritis: Why do we need them and where are we at? Clin Geriatr Med. 2022;38(2):273-86.

Fleischmann RM, Bliddal H, Blanco FJ, Schnitzer TJ, Peterfy C, Chen S, et al. A phase ii trial of lutikizumab, an anti-interleukin-1α/β dual variable domain immunoglobulin, in knee osteoarthritis patients with synovitis. Arthritis Rheumatol. 2019;71:1056.

Gabay O, Sanchez C. Epigenetics, sirtuins and osteoarthritis. Joint Bone Spine. 2012;79:570.

Gurney EP, Nachtigall MJ, Nachtigall LE, Naftolin F. The Women's Health Initiative trial and related studies: 10 years later: a clinician's view. J Steroid Biochem Mol Biol. 2014;142:4-11.

Heinemeier KM, Schjerling P, Heinemeier J, Møller MB, Krogsgaard MR, Grum-Schwensen T, et al. Radiocarbon dating reveals minimal collagen turnover in both healthy and osteoarthritic human cartilage. Sci Transl Med. 2016;8:346ra90.

Herrero-Beaumont G, Román-Blas JA, Castañeda S, Jiménez SA. Primary osteoarthritis no longer primary: three subsets with distinct etiological, clinical, and therapeutic characteristics. Semin Arthritis Rheum. 2009;39(2):71-80.

Hochberg MC, Guermazi A, Guehring H, Aydemir A, Wax S, Fleuranceau-Morel P, et al. Effect of intra-articular sprifermin vs placebo on femorotibial joint cartilage thickness in patients with osteoarthritis: The FORWARD Randomized Clinical Trial. JAMA. 2019;22:1360.

Hunter DJ, Bierma-Zeinstra S. Osteoarthritis. Lancet. 2019;393(10182): 1745-59.

Hunter DJ, Nevitt M, Losina E, Kraus V. Biomarkers for osteoarthritis: current position and steps towards further validation. Best Pract Res Clin Rheumatol. 2014;28:61.

Hussain SM, Cicuttini FM, Bell RJ, Robinson PJ, Davis SR, Giles GG, et al. Incidence of total knee and hip replacement for osteoarthritis in relation to circulating sex steroid hormone concentrations in women. Arthritis Rheumatol. 2014;66:2144.

Hutton MJ, Bayer JH, Powell JM. Modic vertebral body changes: the natural history as assessed by consecutive magnetic resonance imaging. Spine (Phila Pa 1976). 2011;36:2304.

Kalichman L, Hunter DJ. Lumbar facet joint osteoarthritis: a review. Semin Arthritis Rheum. 2007;37:69.

Kellgren JH, Lawrence JS. Rheumatism in miners: X-ray study. Br J Indust Med. 1952;9:197-205.

Kloppenburg M, Peterfy C, Haugen IK, Kroon F, Chen S, Wang L, et al. Phase IIa, placebo-controlled, randomised study of lutikizumab, an anti-interleukin-1α and anti-interleukin-1β dual variable domain immunoglobulin, in patients with erosive hand osteoarthritis. Ann Rheum Dis. 2019; 78:413.

Leifer VP, Katz JN, Losina E. The burden of OA-health services and economics. Osteoarthritis Cartilage. 2022;30(1):10-6.

Liu Q, Zhang X, Dai L, Hu X, Zhu J, Li L, et al. Long noncoding RNA related to cartilage injury promotes chondrocyte extracellular matrix degradation in osteoarthritis. Arthritis Rheumatol. 2014;66:969.

Loeser RF, Collins JA, Diekman BO. Ageing and the pathogenesis of osteoarthritis. Nat Rev Rheumatol. 2016;12:412.

Loeser RF, Goldring SR, Scanzello CR, Goldring MB. Osteoarthritis: a disease of the joint as an organ. Arthritis Rheum. 2012;64:1697.

Loeser RF. Aging processes and the development of osteoarthritis. Curr Opin Rheumatol. 2013;25:108.

Loeser RF. Osteoarthritis year in review 2013: biology. Osteoarthritis Cartilage. 2013;21:1436.

Loeuille D, Chary-Valckenaere I, Champigneulle J, Rat A-C, Toussaint F, Pinzano-Watrin A, et al. Macroscopic and microscopic features of synovial membrane inflammation in the osteoarthritic knee: correlating magnetic resonance imaging findings with disease severity. Arthritis Rheum. 2005;52:3492.

Luyten FP, Tylzanowski P, Lories RJ. Wnt signaling and osteoarthritis. Bone. 2009;44:522.

Martín-Millán M, Castañeda S. Estrogens, osteoarthritis and inflammation. Joint Bone Spine. 2013;80(4):368-73.

Moisio K, Chang A, Eckstein F, Chmiel JS, Wirth W, Almagor O, et al. Varus-valgus alignment: reduced risk of subsequent cartilage loss in the less loaded compartment. Arthritis Rheum. 2011;63:1002.

Oliveria SA, Felson DT, Cirillo PA, Reed JI, Walker AM. Body weight, body mass index, and incident symptomatic osteoarthritis of the hand, hip, and knee. Epidemiology. 1999;10:161.

Ratneswaran A, LeBlanc EA, Walser E, Welch I, Mort JS, Borradaile N, et al. Peroxisome proliferator-activated receptor δ promotes the progression of posttraumatic osteoarthritis in a mouse model. Arthritis Rheumatol. 2015;67:454.

Rego-Pérez I, Durán-Sotuela A, Ramos-Louro P, Blanco FJ. Mitochondrial genetics and epigenetics in osteoarthritis. Front Genet. 2020;10:1335.

Robinson WH, Lepus CM, Wang Q, Raghu H, Mao R, Lindstrom TM, et al. Low-grade inflammation as a key mediator of the pathogenesis of osteoarthritis. Nat Rev Rheumatol. 2016;12(10):580-92.

Roemer FW, Englund M, Turkiewicz A, Struglics A, Guermazi A, Lohmander LS, et al. Molecular and structural biomarkers of Struglics A, Guermazi A, Lohmander LS inflammation at two years after acute anterior cruciate ligament injury do not predict structural knee osteoarthritis at five years. Arthritis Rheumatol. 2019;71:238-43.

Roman-Blas JA, Castañeda S, Largo R, Herrero-Beaumont G. Osteoarthritis associated with estrogen deficiency. Arthritis Res Ther. 2009;11(5):241.

Roos EM, Herzog W, Block JA, Bennell KL. Muscle weakness, afferent sensory dysfunction and exercise in knee osteoarthritis. Nat Rev Rheumatol. 2011;7:57.

Roos H, Adalberth T, Dahlberg L, Lohmander LS. Osteoarthritis of the knee after injury to the anterior cruciate ligament or meniscus: the influence of time and age. Osteoarthritis Cartilage. 1995;3:261.

Ruiz-Romero C, Rego-Pérez I, Blanco FJ. What did we learn from 'omics' studies in osteoarthritis. Curr Opin Rheumatol. 2018;30(1):114-20.

Salminen J, Erkintalo-Tetti MO, Paajanen HEK. Magnetic resonance imaging findings of lumbar spine in the Young: correlation with leisure-time physical activity, spinal mobility and trunk muscle strength in 5 year-old pupils with or without back pain. J Spinal Disord. 1993;6:386-91.

Sánchez-López E, Coras R, Torres A, Lane NE, Guma M. Synovial inflammation in osteoarthritis progression. Nat Rev Rheumatol. 2022;18(5):258-75.

Schieker M, Conaghan PG, Mindeholm L, Praestgaard J, Solomon DH, Scotti C, et al. Effects of interleukin-1β inhibition on incident hip and knee replacement: exploratory analyses from a randomized, double-blind, placebo-controlled trial. Ann Intern Med. 2020;173:509.

Sellam J, Berenbaum F. Is osteoarthritis a metabolic disease? Joint Bone Spine. 2013;80:568.

Sharma L, Chmiel JS, Almagor O, Dunlop D, Guermazi A, Bathon J, et al. Significance of preradiographic magnetic resonance imaging lesions in persons at increased risk of knee osteoarthritis. Arthritis Rheumatol. 2014;66:1811.

Syx D, Tran PB, Miller RE, Malfait AM. Peripheral mechanisms contributing to osteoarthritis pain. Curr Rheumatol Rep. 2018;20:9.

Taljanovic MS, Graham AR, Benjamin JB, Gmitro AF, Krupinski EA, Schwartz SA, et al. Bone marrow edema pattern in advanced hip osteoarthritis: quantitative assessment with magnetic resonance imaging and correlation with clinical examination, radiographic findings, and histopathology. Skeletal Radiol. 2008;37:423.

Troeberg L, Nagase H. Proteases involved in cartilage matrix degradation in osteoarthritis. Biochim Biophys Acta. 2012;1824:133.

Tschon M, Contartese D, Pagani S, Borsari V, Fini M. Gender and sex are key determinants in osteoarthritis not only confounding variables. A systematic review of clinical data. J Clin Med. 2021;10(14):3178.

Tsezou A. Osteoarthritis year in review 2014: genetics and genomics. Osteoarthritis Cartilage. 2014;22:2017.

Van den Bosch MHJ, Van Lent PLEM, Van der Kraan PM. Identifying effector molecules, cells, and cytokines of innate immunity in OA. Osteoarthritis Cartilage. 2020;28:532.

Verzijl N, Bank RA, TeKoppele JM, DeGroot J. AGEing and osteoarthritis: a different perspective. Curr Opin Rheumatol. 2003;15:616.

Verzijl N, DeGroot J, Thorpe SR, Bank RA, Shaw N, Lyons TJ, et al. Effect of collagen turnover on the accumulation of advanced glycation end products. J Biol Chem. 2000;275:39027.

Waller KA, Zhang LX, Elsaid KA, Fleming BC, Warman ML, Jay GD. Role of lubricin and boundary lubrication in the prevention of chondrocyte apoptosis. Proc Natl Acad Sci U S A. 2013;110:5852.

Wang X, Hunter DJ, Jin X, Ding C. The importance of synovial inflammation in osteoarthritis: current evidence from imaging assessments and clinical trials. Osteoarthritis Cartilage. 2018;26:165.

Whittaker JL, Losciale JM, Juhl CB, Thorlund JB, Lundberg M, Truong LK, et al. Risk factors for knee osteoarthritis after traumatic knee injury: a systematic review and meta-analysis of randomised controlled trials and cohort studies for the OPTIKNEE Consensus. Br J Sports Med. 2022; 56:1406.

Wood MJ, Leckenby A, Reynolds G, Spiering R, Pratt AG, Rankin KS, et al. Macrophage proliferation distinguishes 2 subgroups of knee osteoarthritis patients. JCI Insight. 2019;4(2):e125325.

Zhang W, Doherty M, Leeb BF, Alekseeva L, Arden NK, Bijlsma JW, et al. EULAR evidence-based recommendations for the diagnosis of hand osteoarthritis: report of a task force of ESCISIT. Ann Rheum Dis. 2009;68(1):8-17.

Zhang W, Doherty M, Peat G, Bierma-Zeinstra MA, Arden NK, Bresnihan B, et al. EULAR evidence-based recommendations for the diagnosis of knee osteoarthritis. Ann Rheum Dis. 2010;69(3):483-89.

Medidas de desenlace, pronóstico y tratamiento de la artrosis

47

M. Maqueda López, A. Ruiz Román y L. Méndez Díaz

OBJETIVOS

- Conocer las principales medidas de desenlace e índices utilizados, tanto en la práctica clínica como en ensayos clínicos, para monitorizar y evaluar la evolución de la artrosis.
- Manejar las principales líneas de tratamiento no farmacológico disponibles en artrosis.
- Sintetizar la evidencia de eficacia, tanto sintomática como en progresión estructural, de los diferentes fármacos en la artrosis.
- Analizar el arsenal farmacológico disponible en la actualidad para el tratamiento de la artrosis, sus características, indicaciones, contraindicaciones, posología y posibles efectos adversos.
- Comprender la importancia de individualizar el tratamiento según el tipo y localización de la artrosis, las características del paciente y sus comorbilidades.
- Actualizar las últimas novedades en medicina personalizada y planteamiento terapéutico de la artrosis.
- Aprender las nuevas dianas terapéuticas en investigación que podrían ser útiles en el control de síntomas y progresión de la artrosis.
- Valorar los principales factores pronósticos en artrosis, su implicación en la progresión de la enfermedad y describir los principales factores pronósticos emergentes.
- Profundizar en las principales opciones quirúrgicas en el tratamiento de la artrosis, evaluando las diferentes indicaciones según el objetivo perseguido.

MEDIDAS DE DESENLACE EN ARTROSIS

Tanto en ensayos clínicos como en la práctica clínica es necesario poder valorar, de la forma más precisa posible, cuantitativa y sin sesgos, la situación que presenta el paciente y su respuesta a los tratamientos. Esta valoración se lleva a cabo midiendo los desenlaces o los resultados clínicos mediante instrumentos que hayan sido validados y que reflejen la realidad clínica de cada momento.

La medición de desenlaces está dirigida a obtener resultados definitivos, por ejemplo, la muerte de un paciente o la implantación de prótesis articulares. Cabe dividirlas en variables de desenlace o «duras», las cuales son evidentes, cuantificables e inequívocas, y variables de proceso o «blandas» (por ejemplo, recuentos articulares o valoración radiológica), que se utilizan más en entornos clínicos porque resultan más útiles.

El impacto que genera la artrosis en términos de pérdida de funcionalidad, consumo de recursos sociosanitarios y calidad de vida es enorme. En consecuencia, tanto la valoración inicial como el seguimiento del paciente con artrosis precisan de una evaluación sistematizada de indicadores que informen sobre el grado de afectación y permitan cuantificarlo. Se han diseñado diferentes tipos de herramientas para la evaluación o medición de la capacidad funcional, calidad de vida o grado de dolor. Algunas de estas herramientas son específicas de la artrosis y otras son más genéricas y se utilizan en otras patologías.

Las diferentes medidas de desenlace utilizadas en artrosis valoran: grado de dolor, grado de capacidad funcional o calidad de vida, entre otros factores.

A continuación, se describen algunas de ellas.

Valoración del dolor

El dolor, que es el síntoma principal expresado desde la fase inicial de la artrosis, debe ser evaluado por el propio paciente. Se recomiendan métodos unidimensionales de medición subjetiva del dolor:

- Escala tipo Likert: diferencia el dolor según cinco categorías (ninguno, leve, moderado, intenso y muy intenso). Aunque se emplea en numerosos ensayos clínicos sobre dolor, es inespecífica, no muy sensible y no reproducible (**Fig. 47-1**).
- Escala visual analógica (EVA): es el método de medición más empleado en la evaluación del dolor. Tiene dos posibles formatos, cuantificada de 0 a 100 mm o como escala numérica horizontal de 10 cm, dividida mediante marcas verticales en 10 segmentos iguales de 1 cm. Las mediciones se acompañan con descriptores numéricos del 0 al 10, con indicadores en los extremos que marcan ningún dolor (0) y máximo dolor (10). Es un instrumento sim-

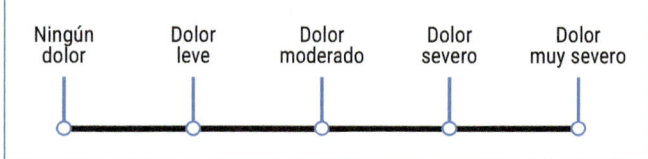

Figura 47-1. Escala de Likert.

ple, sólido, sensible y reproducible, y es útil para reevaluar el dolor en el mismo paciente en diferentes ocasiones. En la práctica clínica reumatológica hay preferencia por esta última escala debido a la sencillez y rapidez para cumplimentarla (**Fig. 47-2**).

Valoración de la capacidad funcional

Se exponen dos escales o índices:

- Índice de Lequesne: es un índice compuesto que evalúa el dolor y la capacidad funcional y que se obtiene con la cumplimentación de un breve cuestionario. Está validado para su uso en artrosis de cadera y rodilla. Valora el dolor, la máxima distancia caminada y las actividades de la vida diaria. Este índice ha demostrado validez, fiabilidad y sensibilidad al cambio en numerosos ensayos clínicos.
- *Health Assessment Questionnaire* (HAQ): es uno de los instrumentos de valoración específicos más conocidos y con mayor uso entre los reumatólogos. Este cuestionario de discapacidad consta de 20 ítems que evalúan el grado de dificultad autopercibida para realizar 20 actividades de la vida diaria agrupadas en ocho áreas: vestirse y asearse, levantarse, comer, caminar o pasear, higiene personal, alcanzar, prensión y otras actividades. El tiempo para su cumplimentación varía de 5 a 10 minutos, aproximadamente.

Valoración global del paciente

Se emplean estos cuestionarios:

- *Short-Form 36* (SF36): se trata de un cuestionario abreviado desarrollado por Ware *et al.* en 1992. El cuestionario puede ser suministrado o autoaplicado. Comprende 36 preguntas que se agrupan en ocho escalas valoradas en un rango de 0 a 100: función física, rol físico, dolor corporal, salud general, vitalidad, función social, rol emocional y salud mental. Estas escalas se resumen en dos dimensiones principales: salud física y salud mental. Existen versiones más abreviadas, de 12 ítems (SF12) u 8 ítems (SF8), pero los resultados son menos precisos y muestran una peor respuesta al cambio. Este es uno de los cuestionarios más utilizados para valorar la calidad de vida relacionada con la salud en las enfermedades reumáticas y en población general.
- *EuroQuol 5-Dimension* (EQ5D): es un cuestionario sencillo que incluye cinco preguntas, con tres niveles de respuesta cada una, referidas a sus cinco dimensiones: movilidad, autocuidados, actividades habituales, dolor y ansiedad-depresión, así como una EVA vertical.

Medidas de desenlace en artrosis de articulaciones específicas

Se ha intentado crear cuestionarios que reflejen el nivel de afectación de una articulación específica, especialmente en rodilla y cadera. La dificultad radica en que muchas actividades de las evaluadas en estos cuestionarios (por ejemplo, caminar) implican a más de una articulación, por lo que es muy difícil elaborar índices de una articulación concreta.

Dentro de los más utilizados para cadera y rodilla se encuentran los siguientes:

- *Western Ontario and McMaster Universities Osteoarthritis Index* (WOMAC): se trata de un instrumento específico de calidad de vida con artrosis. Es uno de los índices más utilizados en cadera y rodilla. Consiste en un cuestionario de 24 ítems que valoran tres aspectos que son muy importantes para el paciente, pero independientes del observador: el dolor, la capacidad funcional y la rigidez. El paciente contesta 24 preguntas, de las que 6 sirven para valorar el grado de dolor, para lo cual se utiliza la EVA de 0 a 10 cm, 2 preguntas sobre el grado de rigidez articular y 17 preguntas para medir la función física.
  Existen dos versiones validadas de este cuestionario que se diferencian en la escala que utilizan para la repuesta del paciente. Uno utiliza la escala EVA (WOMAC VA 3.0) y la otra versión utiliza la escala de Likert de 5 puntos (WOMAC LK 3.0).
  El inconveniente principal de este cuestionario WOMAC es que no distingue la articulación causante del dolor en el caso de que estén afectadas tanto la cadera como la rodilla.
- *Knee injury and osteoarthritis outcome score, índice de valoración de daño en artrosis de rodilla* (KOOS): se trata de un cuestionario de 42 ítems con cinco subescalas para el dolor, función recreativa y deportiva, actividades de la vida diaria y calidad de vida relacionadas con la rodilla. Se desarrolló a partir del WOMAC para evaluar a pacientes con lesiones de rodilla que se habían sometido a distintos tipos de intervención, con el objetivo de evaluar la evolución de las lesiones a corto y largo plazo. Se utiliza sobre todo para medir desenlaces quirúrgicos.

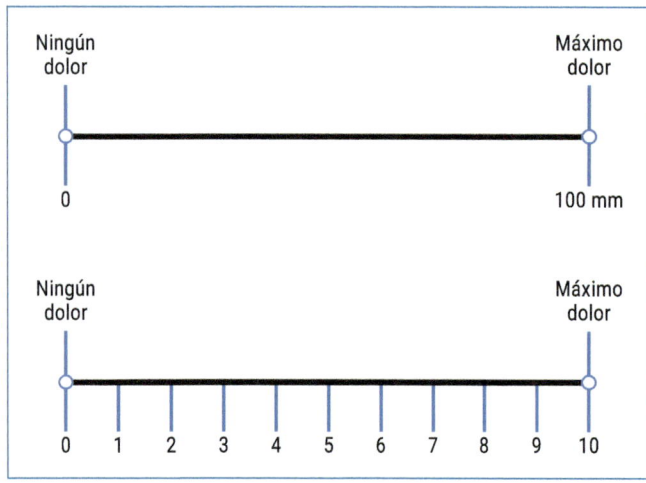

Figura 47-2. Escala analógica visual (EVA).

- Para el miembro superior se han utilizado escalas para la artrosis, como la de Australia/Canadá (AUSCAN), que es un derivado de la WOMAC para la artrosis de mano, así como el índice de Cochin de incapacidad hombro-brazo-mano, que consiste en un cuestionario autoadministrable de 18 preguntas sobre las actividades de la vida diaria, cada una con un resultado que va desde el 0 (sin dificultad) hasta el 5 (imposible de realizar) y un resultado total máximo posible de 90, con el objetivo de evaluar la funcionalidad de las manos en actividades de la vida diaria. El uso de estos índices ha quedado más limitado a los ensayos clínicos.

INTRODUCCIÓN AL TRATAMIENTO DE LA ARTROSIS

A la hora de plantear la gestión de la artrosis, hay que tener en cuenta que existen múltiples componentes que van desde problemas comunes relacionados con la patología, como pueden ser depresión, trastornos del sueño y problemas sociales, hasta intervenciones específicas (incluyendo opciones no farmacológicas, farmacológicas o quirúrgicas) de la propia articulación.

La intensidad del dolor y la discapacidad asociada a enfermedades musculoesqueléticas, entre ellas la artrosis, están moduladas no solo por la actividad de la enfermedad, sino también por otros muchos factores, como los sociales, religiosos, psicológicos, laborales, económicos o enfermedades acompañantes que potencian la sensibilización. Las diferentes publicaciones enfatizan la importancia de hacer una valoración holística del paciente.

Existen una serie de principios en el manejo de las enfermedades crónicas que se aplican en la atención de pacientes con artrosis. Se basan en lo siguiente: la atención debe ser continua, adaptada a los pacientes de acuerdo con las necesidades, objetivos y valores individuales y debe estar centrada en el paciente; la toma de decisiones ha de basarse en la mejor evidencia disponible, priorizando la seguridad del paciente y la información debe ser ampliamente accesible para los pacientes.

La adherencia del paciente, la aceptación óptima de las recomendaciones y las modificaciones del comportamiento son elementos clave del tratamiento de la artrosis y pueden optimizarse mediante la educación sobre la artrosis y el autocontrol, el establecimiento de objetivos de tratamiento y el control periódico. Las intervenciones y el orden en que se utilicen variarán de un paciente a otro.

Entre los objetivos del tratamiento de la artrosis, que deben tener carácter individualizado y ajustarse a la articulación afectada, destacan: el control del dolor, mantener la funcionalidad de la articulación y reducir al máximo la progresión de la artrosis.

 Los principales objetivos del tratamiento de la artrosis son el control del dolor, mantener la funcionalidad de la articulación y reducir la progresión de la artrosis.

TRATAMIENTO NO FARMACOLÓGICO

Las medidas no farmacológicas forman una parte fundamental del tratamiento de la artrosis y su aplicación repercutirá de forma positiva en la evolución de la enfermedad. Estas medidas deben ser aplicadas desde un enfoque multidisciplinar que incluya a los profesionales de atención primaria, reumatología, rehabilitación y fisioterapia, con un seguimiento estrecho para que estas medidas sean exitosas.

El tratamiento no farmacológico incluirá: educación sanitaria, pérdida de peso, utilización de dispositivos de ayuda, ejercicio y medidas físicas.

Todas las guías coinciden en que la educación del paciente debe ser la piedra angular del tratamiento para el manejo de la artrosis sintomática.

El tratamiento ha de individualizarse para cada paciente, partiendo de sus capacidades físicas previas, así como del ejercicio que esté acostumbrado a practicar y de los recursos que tenga a su alcance.

 El tratamiento no farmacológico comienza con una mejora en las condiciones de carga de la articulación.

Para mejorar las condiciones mecánicas, pueden ponerse en marcha las siguientes medidas.

Disminuir el peso corporal

Es especialmente importante en la artrosis de miembros inferiores, para mejorar tanto la flexibilidad como la fuerza muscular. Existe la suficiente evidencia para afirmar que, una pérdida de al menos el 5 % del peso corporal en pacientes con sobrepeso está asociada con una mejora en el dolor y el rango de movimiento, especialmente cuando la articulación afectada es la rodilla.

Ejercicio físico

El ejercicio físico ha de individualizarse. No a todos los pacientes les conviene el mismo ejercicio. Tampoco todos ellos parten de la misma situación basal física ni tienen a su alcance los mismos recursos para practicar los ejercicios.

El ejercicio físico no solo mejorará el dolor y la funcionalidad, sino que evitará cuadros de ansiedad y depresión, que se producen frecuentemente debido a esta patología.

Respecto al tipo de ejercicio, el aeróbico aumentará la potencia muscular, especialmente importante en la artrosis de rodilla, donde la ganancia del cuádriceps puede mejorar la movilidad y el dolor. Sería conveniente añadir, por lo menos dos días a la semana, ejercicio de fuerza.

 El ejercicio prescrito debe incluir una parte aeróbica y una de fuerza.

Reposo en fases de reagudización

Es clave desterrar el concepto de que para evitar el dolor en la artrosis el paciente debe hacer un reposo prolongado. Se iniciará ejercicio de forma suave en cuanto sea posible. Se evitarán de esta forma las atrofias musculares y la aparición de la rigidez articular.

El reposo tras una reagudización deberá ser lo más breve posible.

Modificación de la actividad habitual y educación del paciente

En muchas ocasiones, la artrosis se ha producido por un mal reparto de cargas o por movimientos repetitivos. Es recomendable realizar un estudio para evaluar qué material de ortopedia podría ayudar a mejorar el reparto de cargas o aliviar alguna articulación sobrecargada. Se podrá recomendar el uso de bastones en la artrosis de rodilla o de cadera. Habrá que explicar al paciente que debe apoyarse en el lado sano.

Utilización de aparatos de asistencia

Para la artrosis de manos se recomienda el uso de herramientas adecuadas por su ergonomía para evitar el dolor y para hacer una buena prensión (por ejemplo, grifos de palanca en vez de los de rosca). También son útiles los calzadores con mango largo para facilitar la puesta de zapatos y zapatillas.

En la artrosis de cadera o rodilla se recomendarán en su caso, elementos que faciliten la marcha, como el bastón de descarga o la muleta, si se trata de una artrosis unilateral, o un andador en el caso de que exista afectación bilateral.

Otras medidas que pueden resultar útiles son: cama articulada, elevadores para el inodoro, adaptación de bañeras, etcétera.

Fisioterapia

La fisioterapia es esencial para recuperar la musculatura perdida, especialmente para hacer los ejercicios isométricos-isocinéticos con el objetivo de fortalecer las partes blandas periarticulares y así disminuir el dolor y ganar funcionalidad. Son especialmente importantes los ejercicios de vasto medial en los casos de artrosis de rodilla.

Medidas físicas

Hay muchas medidas disponibles para aliviar los síntomas. Entre ellas:

- Calor: infrarrojos, onda corta, ultrasonidos, etcétera.
- Estimulación eléctrica transcutánea, que tiene un efecto positivo a corto plazo en la artrosis de cadera y de rodilla. No existe una recomendación general respecto al tiempo de aplicación ni a la duración de las sesiones.
- Acupuntura: se recomienda en pacientes con indicación de recambio total de rodilla pero que no pueden ser intervenidos quirúrgicamente por comorbilidades o bien porque el paciente no acepta la operación. En la actualidad, no se puede hacer una recomendación de esta técnica basada en la evidencia.
- Crioterapia: genera un alivio sintomático del dolor a corto plazo.
- Hidroterapia: produce una buena respuesta física y, sobre todo, emocional. No existen estudios suficientes que sustenten una recomendación generalizada.

- Los baños de agua caliente y parafina producen alivio del dolor en la artrosis de manos.

TRATAMIENTO FARMACOLÓGICO

Se utilizan los agentes farmacológicos para aquellos pacientes con artrosis sintomática en los que no ha habido una respuesta adecuada a las medidas iniciales no farmacológicas, o de forma concomitante con estas intervenciones en aquellos pacientes que presentan síntomas más graves. La terapia farmacológica solo debe usarse durante los períodos en que los síntomas están presentes, ya que ninguna de las intervenciones ha demostrado modificar la enfermedad. Los principales medicamentos utilizados en el tratamiento farmacológico de la artrosis incluyen antiinflamatorios no esteroideos (AINE) orales y tópicos, capsaicina tópica, duloxetina y los glucocorticoides intraarticulares, entre otras opciones, según el contexto clínico. La elección del agente farmacológico utilizado está influida por la articulación específica y el número de articulaciones involucradas, así como por la presencia de ciertas comorbilidades.

Los ensayos clínicos de agentes farmacológicos pueden estar sujetos a una variedad de limitaciones, incluida la generalización de sus hallazgos entre los pacientes. El sesgo de publicación puede reducir la probabilidad de que los ensayos negativos se conviertan en parte de la literatura médica publicada y, a su vez, los hallazgos significativos desde una perspectiva estadística pueden representar beneficios tan pequeños que no son clínicamente relevantes para los pacientes.

Desde el punto de vista farmacológico, la estrategia terapéutica debe tener dos fines: *tratamientos modificadores de síntomas*, que reducen el dolor del paciente, y *tratamientos modificadores de estructura*, que pueden reducir, frenar o revertir la destrucción del cartílago articular.

Según lo anterior, a la hora de hablar del tratamiento farmacológico cabe hacer una distinción entre *fármacos modificadores de síntomas* y *fármacos modificadores de la estructura*, enfoque normalmente utilizado en las diferentes guías clínicas.

Fármacos modificadores de síntomas

En este grupo se incluyen los de *acción rápida* (analgésicos y los antiinflamatorios [AINE]) y los de *acción lenta*, los fármacos modificadores sintomáticos de acción lenta en artrosis (*symptomatic slow action drugs for osteoarthritis*, SYSADOA).

Modificadores sintomáticos de acción rápida

Analgésicos

Entre los analgésicos están:

- Paracetamol: a pesar de que durante mucho tiempo se ha postulado como un pilar fundamental del tratamiento y se ha considerado de elección en múltiples guías y consensos para el control del dolor leve o moderado, en recientes revisiones se ha demostrado que su uso produce un efecto

incierto, con efectos gastrointestinales o sobre otros órganos que pueden resultar graves, por lo que su papel en la actualidad en el manejo de la artrosis es cuestionable. En ensayos clínicos en pacientes con artrosis no ha mostrado un beneficio adicional para reducir el dolor y mejorar la calidad de vida o función física en comparación con el placebo. El margen terapéutico es muy estrecho y las dosis utilizadas en la actualidad (1 g cada 8 horas) están próximos al límite de la toxicidad. Se podría plantear en pacientes con contraindicación para otro fármaco y en los que se utilice durante poco tiempo. Su uso no es, en general, recomendable en pacientes con hepatopatía crónica o alcoholismo.
- Analgésicos opioides: son analgésicos que presentan un mecanismo de acción central. Su actividad es selectiva sobre los receptores opioides del sistema nervioso central, sistema nervioso periférico y de las células presentes en las reacciones inmunitarias e inflamatorias. Existen dos tipos de fármacos opioides: los débiles y los fuertes:
  - Los analgésicos opiáceos débiles (tramadol, codeína) son fármacos que, aunque de forma tradicional se han utilizado por su eficacia, en las últimas guías de tratamiento publicadas no se recomiendan, en especial durante períodos prolongados, debido a efectos secundarios como dependencia, efectos adversos gastrointestinales o en el sistema nervioso central, así como por su tolerancia. Por otro lado, existe una fuerte evidencia de un beneficio limitado en los síntomas de artrosis, con independencia de la localización y de la dosis. Las guías de la National Institute for Health and Clinical Excellence (NICE), de 2022 recomendaban el uso de opioides débiles única y exclusivamente en aquellos casos en los que el resto de los tratamientos farmacológicos estuvieran contraindicados, no se toleraran o fueran ineficaces. El fármaco más utilizado en este caso es el tramadol.
  - Los opioides fuertes se desaconsejan debido a que los riesgos derivados del uso superan a los beneficios que se puedan obtener.

Antiinflamatorios no esteroideos

Se clasifican por su vía de administración:

- Tópicos: se suelen utilizar en pacientes con afectación de una o pocas articulaciones, en especial en la artrosis de rodilla o mano, por su eficacia similar a la de los AINE orales y su mejor perfil de seguridad, con menor exposición sistémica. Una dosis total habitual de un AINE tópico en una articulación es sustancialmente menor que la dosis oral recomendada del mismo fármaco. Los efectos secundarios suelen ser mínimos (reacciones cutáneas locales). También se suelen utilizar en aquellos casos de artrosis de rodilla con comorbilidades gastrointestinales y cardiovasculares. En la artrosis de cadera, debido a la profundidad de la articulación, se considera poco probable el beneficio de su uso.
- Orales: los AINE orales son la medicación oral inicial de elección en el tratamiento de la artrosis, independientemente de la ubicación anatómica. El grado de recomendación es superior al de los demás medicamentos orales disponibles. Se suelen utilizar en pacientes en los que los

AINE tópicos no producen alivio de los síntomas. No hay evidencia de que un AINE sea mejor que otro para el tratamiento de la artrosis. Resultan útiles en el control del dolor, la rigidez y en la mejora de la funcionalidad y la calidad de vida. Se suele utilizar la mínima dosis que sea eficaz y durante el menor tiempo posible. Antes de su utilización, deberán tenerse en cuenta factores individuales, como la edad, la medicación concomitante, las comorbilidades, el embarazo, etcétera.

Dado que los AINE son fármacos que se asocian con efectos secundarios cardiovasculares, gastrointestinales y renales, su uso, en muchos casos, se encuentra limitado.

En aquellos pacientes que presenten comorbilidad gastrointestinal se puede utilizar AINE selectivos de ciclooxigenasa 2 (COX-2) o AINE no selectivos con gastroprotección (inhibidores de la bomba de protones). La adición de gastroprotector reduce el riesgo de sangrado o perforación gastrointestinal.

Respecto al manejo farmacológico de los AINE de forma crónica, se debería hacer una estimación del riesgo cardiovascular en los pacientes al menos una vez al año. Hay que tener en cuenta que los AINE también interfieren en los fármacos que se utilizan para tratar la hipertensión, aumentan el riesgo de infarto agudo de miocardio e ictus y también aumentan el riesgo de hemorragia de algunos fármacos anticoagulantes utilizados en las arritmias y en la prevención de accidentes trombóticos.

Como dato llamativo, el AINE que, según diversos estudios, presenta menor riesgo cardiovascular (el naproxeno), es uno de los más lesivos para el aparato gastrointestinal, y los que presentan menor riesgo gastrointestinal (los inhibidores COX-2 selectivos), son los que tienen mayor riesgo cardiovascular. Dentro de los fármacos antiinflamatorios no selectivos, diclofenaco e ibuprofeno son los que se asocian a un mayor riesgo cardiovascular, comparable al de los coxib. El diclofenaco, a pesar de que ha demostrado importante efectividad para mejorar el dolor y la función en artrosis de cadera o rodilla en un metaanálisis, es uno de los que más se asocian con el riesgo de ictus y de episodios isquémicos cardíacos.

Desde el punto de vista renal, en aquellos pacientes con artrosis con un uso prolongado de antiinflamatorios, se recomienda una evaluación de la función renal mediante estimación del filtrado glomerular al menos una vez al año. No se recomienda el uso de AINE en pacientes con enfermedad renal crónica de grado 3 o mayor.

 Con el uso de los AINE hay tener en cuenta posibles efectos secundarios cardiovasculares, renales y digestivos.

Glucocorticoides

Los corticoides infrarregulan la expresión de moléculas de adhesión y reducen el infiltrado celular y la inflamación articular.

No están indicados por vía sistémica como tratamiento de la artrosis; sin embargo, son útiles por vía intraarticular.

Han demostrado eficacia sobre todo en la artrosis de rodilla, en especial en las crisis de reagudización, en pacientes con derrame sinovial en los que se realiza una artrocentesis diagnóstica o terapéutica, en estadios avanzados en los que las opciones terapéuticas son escasas y en pacientes a la espera de cirugía.

Un ensayo clínico demostró eficacia sintomática en artrosis de rodilla de 1 a 4 semanas tras la infiltración. Otro estudio intentó demostrar el efecto modificador de la enfermedad, pero no encontró diferencias significativas en la tasa de estrechamiento articular en la rodilla en comparación con placebo. Una revisión sistemática encontró mejoría del dolor durante 4 semanas tras la infiltración, pero no posteriormente. Así que cabe concluir que, en la artrosis de rodilla, los corticoides pueden tener beneficios sintomáticos a corto plazo, pero no están establecidos a largo plazo ni tampoco respecto a la mejoría de la funcionalidad.

> Los corticoides intraarticulares deben considerarse como tratamiento sintomático en artrosis de rodilla con dolor moderado-intenso, refractario a AINE o cuando estos están contraindicados, especialmente si hay signos inflamatorios locales.

No están muy estudiados los factores clínicos predictivos de buena respuesta.

La dosis utilizada es proporcional al tamaño de la articulación: es mayor en grandes articulaciones, como la rodilla.

Hay variaciones en cuanto al compuesto utilizado y la frecuencia de las infiltraciones, pero de forma general no se recomiendan más de cuatro infiltraciones anuales en la misma articulación.

La infiltración se deberá hacer bajo medidas de asepsia y se podrá utilizar como tratamiento coadyuvante un anestésico local que ayude a reducir la incomodidad durante el procedimiento y extienda el efecto de reducción del dolor. En algunos casos se puede facilitar dicho procedimiento bajo control ecográfico, lo que mejora la precisión al administrar el fármaco.

Dentro de los productos disponibles se encuentran el acetónido de triamcinolona, hexacetónido de triamcinolona, betametasona y metilprednisolona. Aunque en un estudio, el hexacetónido de triamcinolona resultó ser superior a la betametasona, en general no se han encontrado diferencias entre corticoides.

La guía del Colegio Americano de Reumatología (ACR) establece una fuerte recomendación del uso de corticoides intraarticulares en artrosis de rodilla y cadera. La guía de la Osteoarthritis Research Society International (OARSI) se posiciona condicionalmente a favor de su uso en la rodilla y condicionalmente en contra en la cadera.

Respecto a los efectos adversos, una revisión sistemática no encontró diferencias significativas en cuanto a abandonos o reacciones locales en comparación con placebo. Las complicaciones son raras, pero hay que individualizar el riesgo en cada paciente. Pueden aparecer enrojecimiento postinyección, atrofia tisular, necrosis grasa, calcificación o hematomas. El riesgo de infección articular es muy bajo y raramente se produce sinovitis por cristales de corticoides. También resulta raro que la difusión sistémica de los corticoides produzca hiperglucemia o hipertensión.

Capsaicina tópica

Es un analgésico tópico. Se suele utilizar al 0,025 % administrada cuatro veces al día en pacientes con artrosis. La guía OARSI recomienda su uso en artrosis de manos y rodillas. Con grado A de consenso y evidencia, algunos autores recomiendan que, una vez conseguida la mejora del dolor (después de las 4 semanas iniciales), la administración se reduzca a una vez cada 12 horas.

En la guía ACR de 2019, su uso se recomienda de forma condicional para el tratamiento de la artrosis de rodilla debido a los pequeños tamaños del efecto y a los amplios intervalos de confianza en la literatura médica disponible. Sin embargo, se desaconseja en la artrosis de manos debido a la falta de evidencia directa para respaldar el uso, así como a un riesgo potencialmente mayor de contaminación del ojo.

Modificadores sintomáticos de acción lenta

El efecto de estos fármacos comienza tras varias semanas desde su inicio y puede mantenerse varios meses tras su suspensión. Cabe incluir en este grupo el ácido hialurónico intraarticular, el condroitín sulfato (sulfato de condroitina), la glucosamina y la diacereína. Todos cuentan con estudios que, en mayor o menor medida, han demostrado eficacia en la reducción del dolor, sin embargo, su uso en la práctica clínica no está exento de dudas y controversias.

Ácido hialurónico

Es un polisacárido formado por una larga cadena de disacáridos. Es un componente del cartílago y del líquido sinovial que desempeña un papel fundamental en el mantenimiento de la viscosidad. Aunque los mecanismos de acción no quedan del todo claros, hay evidencias de un efecto analgésico, antiinflamatorio y de efectos beneficiosos sobre el anabolismo del cartílago. Inhibe el efecto negativo de la interleucina (IL) 1B sobre las síntesis de prostaglandinas (PG) en el cartílago humano procedente de pacientes artrósicos y bloquea la disminución de dichas prostaglandinas producida por fragmentos de fibronectina. Ha demostrado reducir la síntesis de IL-1B en sinoviocitos de conejo y atenuar la actividad fibrinolítica del activador de plasminógeno. Entre sus funciones se encuentran el aumento de las concentraciones de inhibidores de metaloproteasas (TIMP), la inhibición de la síntesis de prostaglandina E2 y óxido nítrico (efecto antioxidante) y el aumento de la síntesis de ácido hialurónico endógeno.

Se administra por vía intraarticular. El número y frecuencia de las infiltraciones dependerá del peso molecular del compuesto utilizado (desde 500 hasta 6.000 kDa), aunque en la actualidad hay compuestos que permiten el tratamiento con una sola infiltración. No obstante, la relación entre el peso molecular y la eficacia no está bien establecida.

Inicialmente se postuló que podría ser un fármaco modificador de la estructura, ya que se observó que podría ralentizar la progresión después de 1 año de tratamiento, sobre todo en enfermedad menos grave, pero actualmente se considera que, en todo caso, puede ser un modificador sintomático. En la mayoría de los estudios obtiene resultados positivos en la mejoría del dolor y de la función. Se ha publicado que puede mejorar los síntomas durante períodos de tiempo prolongados. No siempre hay una mejoría significativa en las primeras 4 semanas posinyección, pero puede hacerse significativa y clínicamente relevante más adelante. Todo ello indica que hay una respuesta lenta pero duradera. No obstante, hay muchas controversias entre diferentes estudios sobre la eficacia del ácido hialurónico.

Hay estudios que han mostrado alivio del dolor comparable al producido por los corticoides y superior a estos a largo plazo. En algunos estudios se consiguió una mayor proporción de pacientes con niveles bajos de dolor que con AINE, y en otros trabajos, en combinación con AINE, conseguía un efecto analgésico superior al de AINE solo. Se publicó un metaanálisis que mostraba eficacia con un tamaño de efecto superior al de ibuprofeno y paracetamol. Aunque en un estudio multicéntrico se encontró una menor progresión estructural de artrosis de rodilla en el subgrupo de pacientes con enfermedad más grave, estos datos no se han corroborado en otros estudios posteriores. También hay datos de mejoría histomorfométrica con ácido hialurónico que no han podido corroborarse en la práctica clínica.

No puede concluirse que el ácido hialurónico sea un verdadero modificador estructural. En general, la respuesta al placebo en los ensayos clínicos con ácido hialurónico (suero fisiológico intraarticular) ha dificultado la correcta interpretación de los resultados.

En la actualidad, el uso de ácido hialurónico intraarticular está condicionalmente recomendado como analgésico a largo plazo en artrosis de rodilla en pacientes refractarios a otros tratamientos.

Existe mucha heterogeneidad en los estudios según el compuesto utilizado, la variable medida y el momento en el que se mida. Una revisión Cochrane mostró diferencias entre distintos preparados, métodos y tiempo de valoración. Se concluyó que puede ser eficaz, sobre todo si se analiza la respuesta entre la 5ª y la 13ª semana posinfiltración. Se ha indicado que podrían haberse obtenido mejores resultados con compuestos de mayor peso molecular, pero en un metaanálisis no se encontraron diferencias robustas entre los distintos pesos moleculares. Los resultados de otro metaanálisis dejan muchas dudas sobre la eficacia en la artrosis de rodilla. En conclusión, hay muchas controversias de los efectos de la viscosuplementación a largo plazo.

Hay menor evidencia de su uso en otras articulaciones diferentes a la rodilla. Se han realizado ensayos clínicos en cadera, tobillo, trapeciometacarpiana y hombro. Hay varios estudios que han mostrado mejoría sintomática en la artrosis de cadera. En varios estudios sobre la rizartrosis, se ha observado una eficacia más rápida pero menos duradera de los corticoides en comparación con el ácido hialurónico.

La guía ACR se posiciona condicionalmente en contra de su uso en la artrosis de rodilla y manos. La guía OARSI, en 2019, se manifiesta condicionalmente a favor de su uso en artrosis de rodilla, sobre todo cuando no se ha obtenido buena respuesta con corticoides intraarticulares, con un nivel de evidencia 1b en pacientes con comorbilidades y nivel de evidencia 2 en pacientes sin comorbilidad. Se posiciona en contra de su uso en la artrosis de cadera.

El ácido hialurónico intraarticular es, en general, muy seguro, aunque se han descrito efectos adversos, como reacción local en el sitio de inyección, que suele ser transitoria y resolverse de manera espontánea. Es más raro que se produzca una reacción inflamatoria articular tras la infiltración en pacientes afectos de gota o condrocalcinosis. Son infrecuentes las reacciones alérgicas o anafilaxis.

Glucosamina

La glucosamina es un aminomonosacárido precursor natural de los glucosaminoglucanos, fundamentales en la estructura de la matriz extracelular del cartílago articular.

Se encuentra disponible en el mercado en forma de sulfato de glucosamina e hidrocloruro de glucosamina, procedente del esqueleto de gambas, langostas y cangrejos.

No está claro su mecanismo de acción, pero en estudios *in vitro* se ha objetivado que inhibe la síntesis de la IL-1, de las metaloproteasas (MMP-2, MMP-3, MMP-9, MMP-13), de la agrecanasa (ADAMPT-5) y de mediadores inflamatorios (óxido nítrico, PGE2 y COX-2). Tiene un efecto positivo sobre el factor transformante de crecimiento B1 (TGF-B1) y el factor de crecimiento del tejido conectivo y estimula la síntesis de glucosaminoglucanos y proteoglucanos.

Se administra por vía oral a dosis de 1.500 mg diarios.

En algunos estudios se muestra eficaz en el alivio del dolor, sobre todo en artrosis de rodilla de grado moderado, aunque con bastantes discrepancias entre ellos. Un ensayo clínico no encontró diferencias en dolor, función física y WOMAC respecto al placebo. Ciertos trabajos muestran una menor eficacia que los AINE a corto plazo, pero sin diferencias o a favor de la glucosamina a largo plazo. También se ha comparado con paracetamol, con discrepancias en los resultados según el índice utilizado. En una revisión sistemática de Cochrane se objetivó una mejoría significativa en dolor (tamaño del efecto 1,4) y función (tamaño del efecto 0,63) mediante el índice de Lequesne, pero no en las subescalas de WOMAC. Se ha especulado que estas inconsistencias pueden ser debidas a la heterogeneidad de los preparados de glucosamina utilizados y de los estudios clínicos. En diferentes revisiones sistemáticas, la glucosamina comercializada como fármaco en Europa se muestra eficaz en la artrosis de rodilla, si bien no existe la misma evidencia con la comercializada como suplemento alimentario. Más recientemente la glucosamina demostró la capacidad de reducir el consumo de AINE en la artrosis de rodilla sintomática.

En cuanto a la progresión estructural, en dos ensayos clínicos se demostró una menor progresión con glucosamina, pero sin poder asegurar la significación clínica. En el metaanálisis de McAlindon se recogía el potencial efecto sobre la progresión estructural, con una reducción del estrechamiento articular de tamaño de efecto moderado-bajo (0,41). Los resultados de estos estudios han sido cuestionados, entre otras cosas, por la técnica radiológica utilizada, ya que el espacio articular podría estar artefactado por el dolor del paciente y ser, por tanto, una consecuencia de la modificación del dolor y no de la estructura. En otros estudios en los que se que ha utilizado la radiografía fluoroscópica en semiflexión no se han encontrado estas diferencias. De los estudios se deduce que los sujetos con menor afectación radiográfica son los que más pueden beneficiarse del uso de la glucosamina.

La glucosamina es, en general, bien tolerada. Los efectos adversos descritos no son significativos y en todo caso suelen ser leves y transitorios. En la revisión Cochrane, solo 14 pacientes de los 1.000 que participaban interrumpieron el tratamiento por problemas de toxicidad. Los efectos adversos más frecuentes son dolor abdominal, dispepsia, diarrea, fatiga y exantema. Se ha considerado que la glucosamina podía colaborar en el aumento de la resistencia a la insulina o en el desarrollo de diabetes, pero los resultados de los estudios realizados lo desmienten: es un fármaco seguro en pacientes con artrosis y diabetes.

Condroitín sulfato

El condroitín sulfato es un glucosaminoglucano sulfatado compuesto por ácido glucurónico y N-acetilglucosamina con diferentes efectos biológicos demostrados en estudios animales y estudios *in vitro* con condrocitos animales y humanos. Le confiere al cartílago propiedades de resistencia y elasticidad. Entre sus acciones se encuentran la inhibición de la síntesis de metaloproteasas (MMP-3, MMP-9, MMP-13 y MMP-14), catepsina K y elastasa. Aumenta las concentraciones de ácido hialurónico endógeno y de glucosaminoglucanos. En explantes de cartílago bovino, el condroitín sulfato disminuye las concentraciones del óxido nítrico sintetasa inducida por IL-1B, la COX-2 y la sintentasa microsomal de PG. Es capaz de aumentar la ratio osteoprotegerina/ligando de receptor activador para el factor nuclear κ B y disminuir la reabsorción del hueso subcondral.

Su administración se realiza por vía oral en dosis desde 800 a 1.200 mg diarios.

Hay controversias en los resultados de diferentes estudios: es eficaz en la artrosis de rodilla, cadera y manos en algunos estudios y no demuestra beneficio en otros. Es posible que en esto haya influido la diferente calidad de los productos utilizados. La mayoría de los estudios muestran que es capaz de mejorar el dolor y la función. Un estudio mostró que conseguía reducir el consumo de AINE. En comparación con diclofenaco, resultó ser menos rápido, pero más duradero en el alivio del dolor, aunque el diseño del estudio fue muy cuestionable. A pesar de sus limitaciones, este estudio mostró eficacia del condroitín sulfato y su efecto remanente. En dos metaanálisis sobre estudios en artrosis de rodilla y cadera sus resultados difieren, ya que uno muestra un beneficio sintomático mínimo (EVA dolor 6 mm), mientras que en el otro el tamaño del efecto era mayor. Al analizar los estudios incluidos de mayor calidad, las diferencias observadas son menores. Los autores señalan que se incluían muchos estudios de pequeño tamaño, por lo que su efecto podría estar sobreestimado. En

2015 se publicó una revisión Cochrane que demostraba que el condroitín sulfato, solo o en combinación con glucosamina, era superior al placebo en el control del dolor y de la función. También hay disponibles datos más recientes que muestran que el condroitín sulfato reduce la sinovitis medida por ecografía de pacientes con artrosis de rodilla sintomática y el dolor observado por resonancia magnética funcional.

Ha sido estudiado como potencial modificador de la progresión estructural. Se han encontrado pequeñas diferencias a su favor en estrechamiento articular. En el estudio STOPP, realizado en pacientes con artrosis de rodilla, la reducción de la interlínea articular era menor con condroitín sulfato que con placebo. También en un estudio piloto de pacientes con artrosis de rodilla y sinovitis, el grupo de condroitín sulfato presentaba una menor pérdida de cartílago que el grupo de placebo. A pesar de todos estos datos, las diferencias de progresión observadas con condroitín sulfato son pequeñas y no siempre se acompañan de una significación clínica, por lo que está muy en entredicho la eficacia modificadora de la enfermedad para la artrosis de este fármaco.

Los episodios adversos no difieren de los del placebo. Ocasionalmente se han descrito náuseas o alteraciones gastrointestinales que no suelen obligar a la suspensión.

Diacereína

La diacereína es una antraquinona que inhibe *in vitro* la síntesis de IL-1B en la membrana sinovial, la expresión de receptores de IL-1 y aumenta la producción de antagonistas de este receptor en los condrocitos. La inhibición de IL-1B ha sido confirmada en el líquido sinovial de pacientes con artrosis de rodilla. Ha conseguido reducir la producción de colagenasas y el daño articular en modelos animales. Ha sido implicada en la regulación de TGF-B1 y TGF-B2 en los condrocitos.

La dosis recomendada es de 100 mg diarios.

En general, en ensayos clínicos muestra superioridad frente al placebo en la mejoría del dolor y de la función, que se mantiene tras un período sin tratamiento. Algunos ensayos clínicos han mostrado alivio del dolor significativo con dosis de 100 mg. Hay estudios en los que se ha demostrado mejoría en dolor y función superior a la de los AINE, pero de forma más lenta. Se ha comparado con el ácido hialurónico en artrosis de rodilla, sin encontrar diferencias en las variables de dolor, función ni progresión estructural. En un metaanálisis en artrosis de rodilla y cadera resultó ser comparable a AINE en mejoría sintomática, funcionalidad y datos informados por el paciente. Otro metaanálisis difiere, ya que se objetivó un alivio más significativo con diacereína en EVA de dolor, pero no en WOMAC ni en otras variables. Hay que decir que hubo mucha heterogeneidad en los estudios incluidos. En una revisión Cochrane de 2014 se concluyó que tiene un efecto pequeño pero significativo en la mejoría del dolor en pacientes artrósicos y en efecto remanente.

En cuanto a la progresión radiográfica, el efecto de la diacereína es controvertido. Un estudio en artrosis de cadera mostró un estrechamiento coxofemoral inferior al placebo, pero tuvo muchos abandonos por diarrea. En el ensayo ECHODIAH, con más de 500 pacientes con artrosis de cadera sintomática, la progresión fue menor con diacereína que con placebo de forma pequeña pero significativa. No se puede concluir que tenga efecto estructural en la artrosis de cadera ni de rodilla.

Respecto a la tolerancia, la diacereína es inferior al placebo, con la diarrea como el efecto adverso más frecuente, que pueden llegar a presentar el 30 % de los pacientes, aunque en muchos casos desparece tras 2 semanas de tratamiento y la mayoría de las veces no implica la interrupción. Por ello, se recomienda iniciar el tratamiento a mitad de dosis (50 mg diarios) y suspender el fármaco si aparece diarrea. Otros efectos adversos potenciales son la coloración oscura de la orina (sin consecuencias clínicas) o las alergias cutáneas (prurito, exantema, eccema y, más raramente, eritema multiforme, síndrome de Stevens-Johnson y necrólisis tóxica epidérmica). Se han descrito aumento de las transaminasas, que se postula que podría ser una reacción idiosincrática. En este sentido, no se recomienda su uso en pacientes con enfermedad hepática o con antecedentes de dicha enfermedad.

Combinaciones de SYSADOA

Hay evidencias experimentales que apuntan a una posible sinergia de condroitín sulfato y glucosamina. Se ha visto que la combinación de fármacos presenta un efecto anticatabólico y antiinflamatorio, que inhibe las enzimas proteolíticas (MMP-3, MMP-13, ADAMT-4 y ADAMT-5) e incrementa la expresión de TIMP-1 y TIMP-3, consiguiendo con todo ello el aumento de los glucosaminoglucanos y del colágeno de tipo II. La combinación de ambos fármacos ha mostrado en estudios *in vitro* una inhibición de los mediadores inflamatorios (PGE1, COX-2, PGE2 y óxido nítrico) mayor que por separado.

En el estudio GAIT se comparaban cinco brazos de tratamiento (glucosamina/condroitín sulfato/glucosamina + condroitín sulfato/celecoxib/placebo). El condroitín sulfato y la glucosamina no consiguieron el objetivo primario (disminución del 20 % del WOMAC total). Solo hubo diferencias significativas en alivio de dolor a favor de celecoxib. No obstante, en el subgrupo con dolor moderado-intenso, el grupo de tratamiento combinado obtuvo mejores resultados que el de placebo. No hubo diferencias significativas en ninguno de los grupos en cuanto a progresión estructural. Es posible que el elevado efecto placebo y el hecho de que la mayoría de los pacientes tuvieran un dolor leve al inicio haya determinado estos resultados, lo cual muestra la importancia en la selección de pacientes que pueden beneficiarse del tratamiento con estos compuestos.

En 2014, el estudio LEGS no encontró diferencias sintomáticas significativas ni en comparación con placebo, ni de la combinación de glucosamina y condroitín sulfato ni de ambos por separado. El estudio fue criticado por incluir pacientes con pocos síntomas y por no haber excluido algunos factores de confusión.

En 2015 se publicó un metaanálisis liderado por Zeng, en el que se concluyó que el condroitín sulfato, la glucosamina, ambos en combinación y el celecoxib son tratamientos efectivos y seguros.

Más recientemente, en un ensayo clínico liderado por Roman-Blas, no se observaron diferencias significativas de la combinación de condroitín sulfato y glucosamina respecto a placebo. Se han criticado cuestiones relacionadas con el diseño de este estudio.

En cuanto a la progresión estructural, en 2013 se desarrolló un estudio en pacientes seleccionados de la base de datos *Osteoarthritis Iniciative* (OAI), en el que los pacientes tratados con una combinación de condroitín sulfato y glucosamina presentaron una menor pérdida de volumen de cartílago que los que no tomaron esta combinación, que resultó más eficaz en los pacientes con menor afectación articular.

En la **tabla 47-1** se resumen las recomendaciones de las principales guías de práctica clínica en cuanto al tratamiento farmacológico de la artrosis.

 Hay mucha inconsistencia en los datos de eficacia de la glucosamina, el condroitín sulfato y la diacereína como modificadores sintomáticos, por lo que no es posible considerarlos como fármacos modificadores de la enfermedad para la artrosis.

Fármacos modificadores de la estructura

Se definen como aquellos capaces de prevenir, retrasar, estabilizar o revertir la progresión de la artrosis (fármacos modificadores de la artrosis [*disease modifying osteoarthritis drugs, fármacos modificadores de la artrosis*, DMOAD]). Dada la lenta progresión de la artrosis, los estudios con estos agentes deben basarse en un seguimiento a largo plazo. El término condroprotector ha sido utilizado para denominar a estos agentes, sin embargo, el objetivo debe ser proteger el órgano articular al completo y no solo el cartílago. Por eso OARSI recomienda que estos agentes sean denominados DMOAD. Inicialmente se incluyeron en este grupo los fármacos previamente comentados como modificadores sintomáticos lentos, ya que en estudios *in vitro* y en modelos animales se ha demostrado la capacidad de reducir la destrucción del cartílago. Aunque hay estudios en los que el condroitín sulfato y el sulfato de glucosamina han conseguido este objetivo en la rodilla y la diacereína en la cadera, existen muchas controversias y contradicciones entre diferentes estudios, de forma que no existe en la actualidad ningún fármaco aprobado como DMOAD.

Fármacos antidepresivos

El creciente reconocimiento de la contribución de la sensibilización al dolor ha dado lugar a la investigación de fármacos que actúan sobre el dolor con efectos centrales. Entre los fármacos investigados destacan los inhibidores selectivos de la recaptación de serotonina y noradrenalina. El fármaco más estudiado ha sido la duloxetina, cuyo uso más extendido se da en la artrosis de rodilla que se acompaña de depresión o trastornos de dolor generalizado.

En una revisión sistemática reciente, que incluyó a 2.122 pacientes de nueve ensayos clínicos, se evaluó el efecto beneficioso de los antidepresivos para la artrosis de rodilla y cadera. Los resultados mostraron que el uso de antidepresivos en la artrosis de rodilla produce una mejoría desde el punto de vista

Tabla 47-1. Recomendaciones sobre el tratamiento fármacológico en artrosis de las principales guías de práctica clínica

	OARSI	ACR
Artrosis de rodilla	• **AINE tópicos**: fuertemente recomendados. Nivel 1A • **AINE no selectivos**: condicionalmente recomendados. Nivel 1B • **Inhibidores COX-2**: condicionalmente recomendados. Nivel 1B • **Inyecciones intraarticulares de corticoides**: condicionalmente recomendadas. Nivel 1B • **Inyecciones intraarticulares de ácido hialurónico**: condicionalmente recomendadas. Nivel 2 • **Duloxetina**: condicionalmente recomendada. Nivel 2	• **AINE tópicos**: fuertemente recomendados • **AINE orales**: fuertemente recomendados • **Inyecciones intraarticulares de corticoides**: fuertemente recomendadas • **Paracetamol**: condicionalmente recomendado • **Tramadol**: condicionalmente recomendado • **Duloxetina**: condicionalmente recomendada • **Capsaicina tópica**: condicionalmente recomendada • **Glucosamina**: fuertemente no recomendada • **Plasma rico en plaquetas**: fuertemente no recomendado • **Condroitín**: fuertemente no recomendado • **Opioides, excepto tramadol**: condicionalmente no recomendados • **Inyecciones de ácido hialurónico**: condicionalmente no recomendadas
Artrosis de cadera	• **AINE no selectivos**: condicionalmente recomendados. Nivel 1B • **Inhibidores COX-2**: condicionalmente recomendados. Nivel 1B	• **AINE orales**: fuertemente recomendados • **Inyecciones intraarticulares de corticoides** (guiadas por ecografía): fuertemente recomendadas • **Paracetamol**: condicionalmente recomendado • **Tramadol**: condicionalmente recomendado • **Duloxetina**: condicionalmente recomendada • **Glucosamina**: fuertemente no recomendada • **Plasma rico en plaquetas**: fuertemente no recomendado • **Condroitín sulfato**: fuertemente no recomendado • **Opioides, excepto tramadol**: condicionalmente no recomendado • **Inyecciones de ácido hialurónico**: fuertemente no recomendadas • **Plasma rico en plaquetas**: fuertemente no recomendado
Artrosis de mano Artrosis poliarticular	**Artrosis poliarticular:** • **AINE tópicos**: condicionalmente recomendados. Nivel 1B • **AINE no selectivos**: condicionalmente recomendados. Nivel 1B	**Artrosis de mano:** • **AINE orales**: fuertemente recomendados • **AINE tópicos**: condicionalmente recomendados • **Paracetamol**: condicionalmente recomendado • **Tramadol**: condicionalmente recomendado • **Duloxetina**: condicionalmente recomendada • **Condroitín sulfato**: condicionalmente recomendado • **Capsaicina tópica**: condicionalmente no recomendada • **Inyecciones de ácido hialurónico**: condicionalmente no recomendadas

Cada guía terapéutica utiliza su propio nivel de recomendación y para diferentes localizaciones.
ACR: Colegio Americano de Reumatología; AINE: antiinflamatorios no esteroideos; COX-2: ciclooxigenasa 2; OARSI: Osteoarthritis Research Society International.

clínico en el dolor medio y la funcionalidad, pero que resulta de escasa cuantía y sin relevancia clínica; sin embargo, la proporción de pacientes que logran una mejoría clínicamente significativa del dolor (aunque pequeña) es mayor en los pacientes que toman antidepresivos. Hay que tener en cuenta que el dolor en la artrosis se produce por diversas causas que difieren entre las personas, lo que señala la posibilidad de que haya una subpoblación que tenga más probabilidades de responder a esta terapia.

En cuanto a los episodios adversos, se ha evidenciado que el uso de antidepresivos provoca un mayor número de efectos secundarios que el placebo, y que esta es una causa frecuente de abandono terapéutico.

Al considerar los antidepresivos, se debe seleccionar cuidadosamente a los pacientes para optimizar el beneficio clínico, debido a la propensión a los episodios adversos. Los ensayos futuros deben incluir antidepresivos alternativos y considerar el fenotipo del dolor en las personas con artrosis.

La OARSI ha diferenciado, a grandes rasgos, entre pacientes con o sin comorbilidades y entre pacientes con artrosis de rodilla o con artrosis de múltiples articulaciones. Así, en pacientes con poliartrosis y comorbilidades se recomienda priorizar el uso de opciones no farmacológicas y evitar los AINE (corregir alteraciones biomecánicas, terapia física, AINE tópicos, etc.) y en pacientes con artrosis de rodilla y sin comorbilidades se recomienda considerar todas las opciones terapéuticas disponibles.

Tratamientos en investigación

Aunque no hay disponible en la actualidad ningún fármaco con evidencias como modificador de la enfermedad, han ido surgiendo nuevas dianas que son potenciales modificadores de la progresión estructural.

 Los nuevos conocimientos en la patogenia de la artrosis permiten establecer nuevas dianas terapéuticas que potencialmente son útiles como modificadores sintomáticos o estructurales.

Tratamiento por fenotipos

En los últimos años se está realizando un esfuerzo en conseguir un tratamiento lo más personalizado posible en artrosis. En este sentido se están definiendo diferentes fenotipos (rasgos clínicos observables) y endotipos (rasgos moleculares). Estos fenotipos no son excluyentes, sino que van confluyendo a lo largo del tiempo en los mecanismos fisiopatológicos de la artrosis. Podrían ayudar, sobre todo en fases tempranas, a desarrollar una medicina personalizada en esta enfermedad. Hasta el momento, aunque hay diferentes propuestas, se han definido principalmente cuatro fenotipos: el asociado al envejecimiento, el metabólico, el inflamatorio y el biomecánico.

 Uno de los retos de la investigación en la artrosis consiste en clasificar a los pacientes según fenotipos predominantes con el objetivo de conseguir un tratamiento más personalizado.

Fármacos que actúan sobre el metabolismo del cartílago

Con este objetivo se encuentran en investigación varias dianas:

- Inhibición de metaloproteasas: hay datos de inhibición de la degradación de cartílago en estudios animales con inhibidores de MMP-13. La inhibición de otras colagenasas ha resultado, hasta ahora, ineficaz desde el punto de vista sintomático y estructural.
- Inhibición de agrecanasas: hasta ahora destaca la inhibición de ADAMTS-5, con resultados no satisfactorios en un estudio en fase II, pero buenos resultados en un estudio fase I con un nuevo nanoanticuerpo contra ADAMTS-5.
- Análogos del factor de crecimiento fibroblástico (FGF-18): esprifermina reduce la concentración de MMP-13 y ADAMTS-5. Estudios con esprifermina intraarticular han conseguido preservar el espacio articular, sin embargo, no se ha encontrado efecto sintomático con este fármaco.
- Senolíticos y senomórficos: la edad hace que el condrocito se convierta en secretor y produzca sustancias asociadas a la senescencia (SASP), como las citocinas proinflamatorias, que, a su vez, actúan en los condrocitos adyacentes perpetuando la senescencia. Se están investigando fármacos que puedan actuar sobre el proceso de senescencia del condrocito, bien sobre la apoptosis de condrocitos (senolíticos) o inhibiendo la liberación de SASP (senomórficos). Como senolíticos se están investigando, fundamentalmente, el UBX0101 y el fenofibrato y, como senomórficos, la rapamicina y la metformina. Hay buenos resultados en el dolor y en la estructura en estudios preclínicos. Hay ensayos clínicos en fase II en marcha.
- TGF-β: en modelos animales, el uso de TGF-β vehiculizado a través de liposomas ha demostrado aumentar la celularidad de los defectos del cartílago.

Fármacos que tienen como diana la inflamación

En todos los fenotipos de artrosis, la inflamación desempeña un papel en la patogenia, pero algunos pacientes tienen un fenotipo más claramente inflamatorio. Se están desarrollando en la actualidad estudios de inmunotipado utilizando técnicas de *machine learning* o aprendizaje automático para clasificar a los pacientes según la respuesta esperada a estos tratamientos:

- Inhibidores de la IL-1: la IL-1 producida en la membrana sinovial contribuye a la inflamación en las articulaciones artrósicas. En modelos animales, los antagonistas de IL-1 consiguen reducir la expresión de colagenasa-1 y la progresión de la artrosis. En estudios clínicos, no se han encontrado, hasta ahora, resultados beneficiosos ni sobre el dolor ni sobre la funcionalidad con bloqueantes de la IL-1. En un subestudio de un ensayo clínico de canakinumab en artrosis (estudio CANTOS), el fármaco demostró menor número de artroplastias de rodilla en comparación con placebo, sin diferencias en otras variables. No obstante, no se descarta que la selección de pacientes con un fenotipo más inflamatorio pudiera cambiar estos resultados.
- Antifactor de necrosis tumoral: no se han encontrado diferencias significativas en el alivio del dolor ni en la mejoría de la función con estos fármacos en artrosis. Hay muchas dudas del papel que puedan desempeñar en la progresión estructural en los casos con fenotipo más inflamatorio.
- Inhibidores del inflamosoma: el inflamosoma tiene un papel crucial en la patogenia de la artrosis, ya que produce un aumento de citocinas, como la IL-1, como consecuencia de estímulos, como las SASP. Está investigando el DFV890, un inhibidor del componente NLRP-3 del inflamosoma.

Fármacos con diana metabólica

Existe una estrecha relación entre el síndrome metabólico y la patogenia de la artrosis. Se han descrito mecanismos por los que la obesidad, la diabetes, la dislipemia y la hipertensión están relacionadas con el desarrollo de artrosis. También se está investigando si algunos fármacos utilizados en estas patologías pueden tener utilidad en artrosis.

- Adipocinas: la obesidad aumenta la incidencia y progresión de la artrosis, no solo por sobrecarga mecánica, sino que, a nivel sistémico, las adipocinas desempeñan un papel en la patogenia de la artrosis. Por ello, se han propuesto como diana terapéutica en la artrosis.
- Metformina: hay una relación fisiopatológica entre la diabetes y la artrosis. La hiperglucemia, además de provocar inflamación de bajo grado, también presenta toxicidad local en el condrocito producida por los productos de glicación avanzada. Hay algunos estudios con metformina en la artrosis en los que se demuestra su posible papel como analgésico, condroprotector e inmunomodulador. Estos efectos deben ser más estudiados.
- Análogos del glucagón 1: estos fármacos, indicados en diabetes y en obesidad con otros factores de riesgo, podrían tener un papel en la artrosis, ya que facilitan la modificación de macrófagos, disminuyen el estrés oxidativo, la apoptosis y la senescencia celular. Hay algún ensayo en pacientes con sobrepeso y artrosis de rodilla en el que no se han objetivado mejorías significativas en dolor ni funcionalidad. Está por definir si estos fármacos pueden ser útiles en la artrosis y si pueden tener algún papel en la progresión estructural.

Fármacos que actúan sobre el hueso subcondral

El hueso subcondral resulta clave en la patogenia de la artrosis. Existe una conexión clara entre el hueso subcondral y el cartílago, ya que sustancias producidas por las células del hueso subcondral van a actuar sobre el condrocito, y viceversa. Los fármacos que actúan sobre el hueso subcondral son:

- Bisfosfonatos: han demostrado reducir la progresión y la incidencia de osteofitos en modelos animales y modificar la función osteoblástica *in vitro*. Se han probado en la artrosis. El risedronato consiguió reducir la esclerosis subcondral, el edema de médula ósea y los marcadores de degradación de cartílago; sin embargo, no se ha encontrado un efecto clínico relevante. El alendronato se ha asociado a un descenso en la formación de osteofitos espinales y de la degeneración discal. El etidronato ha mostrado algunos beneficios en el dolor artrósico. En conclusión, a pesar del potencial efecto modificador de la enfermedad, hasta el momento no se ha demostrado su utilidad clínica.
- Vitamina D: su deficiencia se ha asociado a una mayor incidencia y progresión de la artrosis. El beneficio de la suplementación de vitamina D en artrosis debe ser mejor estudiada.
- Lorecivivint: es un inhibidor de la vía Wnt, que es importante en los cambios que se producen en el hueso subcondral, en la degradación del cartílago y en la inflamación sinovial en la artrosis. En su uso intraarticular ha obtenido, en ensayos fase I y II, datos de eficacia en el alivio del dolor y de la función como un fármaco seguro, pero no se ha encontrado su efecto DMOAD.
- Inhibidores de la catepsina K: estos fármacos, investigados en la osteoporosis, podrían desempeñar un papel que está por conocer en los pacientes con artrosis.

- Teriparatida: es un osteoformador indicado en osteoporosis con alto riesgo de fractura. Se ha planteado su estudio en pacientes con artrosis.

Fármacos que actúan en la patogenia del dolor en artrosis

En los últimos años se ha investigado el factor de crecimiento nervioso, mediador clave en la patogenia del dolor periférico. Ha habido un desarrollo clínico bastante amplio con anticuerpos anti-factor de crecimiento nervioso, principalmente tanezumab, con buenos resultados en el alivio del dolor. Sin embargo, las investigaciones se detuvieron por la aparición en algunos pacientes de artrosis rápidamente progresiva, con diferentes teorías que intentan explicar este hecho.

Terapias génicas

Ya se ha probado en modelos animales la modulación de genes, como el del receptor de IL-1 usando como vector un adenovirus. Dentro de los genes más estudiados en la artrosis se incluyen *TGF-B* y *SOX-9* (factor de transcripción).

También se han realizado trasplantes de condrocitos y células madre mesenquimales en defectos del cartílago articular. Hay una falta de estandarización en cuanto al uso de células madre mesenquimales que dificultan la valoración de la eficacia (tipo, fuente, dosis, calidad celular, vehículo celular). Uno de los tratamientos más prometedores en este campo es el denominado INVOSSA, compuesto por una mezcla de condrocitos modificados para el gen *TGF-B1* y otros no modificados. Hay resultados de estudios en fase I y fase II en artrosis de rodilla con buenos datos en mejoría del dolor, la función y el microambiente anabólico. Hay estudios de fase III en marcha.

TRATAMIENTO QUIRÚRGICO

Existen varias opciones de tratamiento quirúrgico dependiendo del origen de la artrosis, momento evolutivo y edad del paciente.

Las intervenciones quirúrgicas en la artrosis pueden clasificarse dependiendo del objetivo: mejorar los síntomas, anticiparse al riesgo de progresión estructural y, en el caso de la enfermedad avanzada, el recambio articular.

Mejorar los síntomas: lavado y desbridamiento artroscópico

Las intervenciones alivian el dolor al retirar de la articulación detritus de tejido cartilaginoso. La mejora de la sintomatología suele durar poco tiempo y la reaparición de los síntomas es habitual, por lo que en ocasiones es necesario repetirlo varias veces. El concepto *desbridamiento artroscópico* es amplio e incluye lavado articular, extirpación de cuerpos libres y detritus, estabilización de meniscos rotos e inestables, la condroplastia por abrasión o el curetaje. La sinovectomía no está indicada hoy en día, salvo en los pacientes con artritis reumatoide. El desbridamiento únicamente está indicado en pacientes con sintomatología de corta duración con derrames articulares de rodilla frecuentes o cuando hay cuerpos libres que producen bloqueos articulares. Si la degeneración estuviese en un estado avanzado o hubiese inestabilidad, no estaría indicada esta técnica.

Prevenir las alteraciones estructurales

Entre otras, se deben prevenir las siguientes alteraciones estructurales:

- Osteotomías: el mal alineamiento es el factor que más predispone a que haya progresión estructural de la artrosis. Las osteotomías fracturan el hueso para reorientarlo y reducir las cargas sobre la parcela articular afectada. Se utiliza en pacientes jóvenes que presentan una buena movilidad. La parte negativa de esta técnica es que dificulta las artroplastias futuras y que su efecto no es, por lo general, muy duradero.
- Injertos de cartílago: esta técnica se utiliza en aquellos casos en los que la extensión de la lesión está muy delimitada. Existen varios tipos, de los que los más utilizados son el injerto de tejido completo o el implante de condrocitos autólogos.
- Perforaciones subcondrales de Pridie o espongialización de Ficat: esta técnica consiste en recubrir el hueso subcondral expuesto para estimular la formación de tejido fibroso o fibrocartilaginoso.

Recambio total

La sustitución protésica se planteará en pacientes con artrosis de rodilla avanzada con un mal control del dolor y una funcionalidad de la articulación muy disminuida. Hay que individualizar cada caso teniendo en cuenta aspectos como la edad, dolor articular, profesión o estado basal de actividad, movilidad articular, peso, localización y extensión de la artrosis, comorbilidades y deseo del paciente. No se recomienda recambio articular hasta los 65 años, pero es solo una edad orientativa, pues hay que tener en cuenta el resto de los factores nombrados. Las intervenciones posibles son: prótesis unicompartimentales o prótesis totales (bicompartimentales o tricompartimentales); esta última es la más frecuentemente indicada en la actualidad (**Figs. 47-3** y **47-4**).

El recambio total de prótesis no se realiza solo por el grado de artrosis.

PRONÓSTICO DE LA ARTROSIS

El pronóstico de la artrosis está determinado por la velocidad de la progresión de la enfermedad. La historia natural de la artrosis puede variar mucho según las articulaciones afectas y según cada paciente. Hace tiempo se propuso clasificar el curso de la artrosis en tres patrones más o menos definidos: un patrón en el que los síntomas y la progresión son continuos y lentamente progresivos, otro en el que existen períodos de reagudización en los que los síntomas y la discapacidad son más marcados, con posibles signos inflamatorios, y, por último, un patrón rápidamente progresivo, que presentan menor número de pacientes. Aunque existen muchas controversias sobre los factores pronósticos de la artrosis, cada vez son más conocidos.

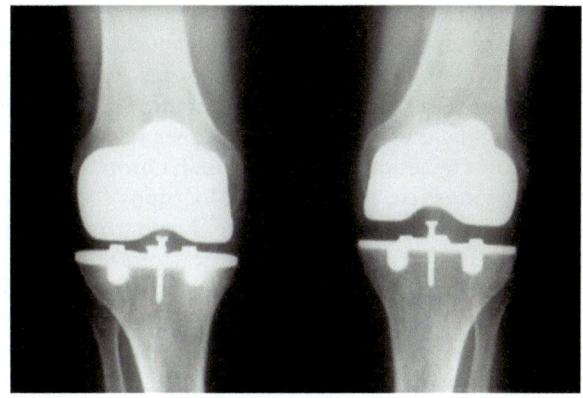

Figura 47-3. Prótesis de rodilla.

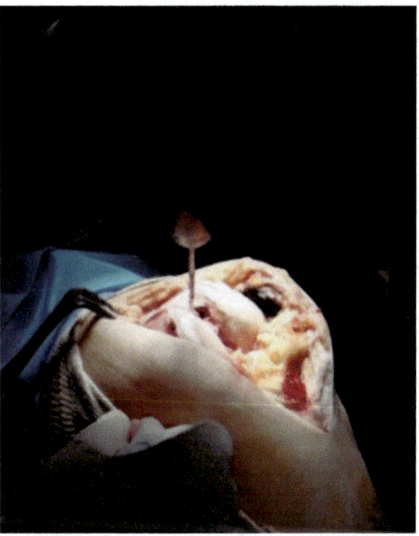

Figura 47-4. Intervención.

La edad es un factor pronóstico negativo importante, ya que la artrosis es una enfermedad ligada al envejecimiento, en el que la senescencia es un factor claramente implicado en su patogenia. Pero no hay que caer en el error de asociar la progresión de la artrosis en exclusiva a la edad, ya que en ella están implicados muchos factores.

Existen contradicciones en los trabajos publicados sobre si el sexo y la menopausia son o no factores que determinan la progresión de la artrosis. La raza también se ha relacionado con su progresión. Hay estudios que muestran que los pacientes afroamericanos presentan mayor riesgo de desarrollar osteofitos y estrechamiento articular que los de otras razas.

Hay una clara asociación entre el índice de masa corporal y la incidencia y progresión de la artrosis de rodilla, sobre todo en aquellos pacientes que presentan un fenotipo biomecánico de artrosis, donde el mal alineamiento de las rodillas (*genu varo* o *genu valgo*) es un factor pronóstico. No se ha observado esta relación en la artrosis de cadera, probablemente porque el patrón de carga de la cadera y la rodilla son diferentes.

Se está avanzando mucho en la descripción de nuevos biomarcadores de artrosis. Dentro de ellos, los biomarcadores pronósticos pueden ser útiles, ya que permiten clasificar a los pacientes según la tasa de progresión y, por tanto, establecer un tratamiento más precoz o intensivo en aquellos con mayor riesgo de progresión. Se ha demostrado que, en la patogenia de la artrosis asociada al envejecimiento, la disfunción mitocondrial tiene un papel que parece ser importante. En este sentido, la genética mitocondrial se ha propuesto como marcador pronóstico, ya que los haplogrupos J y T tienen un menor riesgo de progresión que el haplogrupo H. Hay estudios que han asociado las concentraciones de proteína oligomérica de matriz de cartílago con una mayor progresión radiológica en la artrosis de rodilla, mientras que otros han asociado las mayores concentraciones de agrecano con una menor progresión.

También se están describiendo cada vez más marcadores radiológicos de progresión en la artrosis. Como factores radiológicos de progresión destacan la reducción del espacio articular, el grosor del espacio articular, el grado radiológico de Kellgren y Lawrence, los osteofitos y la condrocalcinosis. Diversos hallazgos en resonancia magnética se han asociado a una mayor progresión en la artrosis de rodilla. De esta forma, la pérdida de grosor de la zona central y medial de la rodilla, el daño meniscal, los desplazamientos meniscales y las lesiones de médula ósea asociadas a pérdida de cartílago se han relacionado en diversos trabajos con una mayor progresión de la artrosis de rodilla y con el riesgo de necesitar prótesis con el trascurso del tiempo.

 PUNTOS CLAVE

- Las medidas de desenlace son instrumentos que permiten conocer la realidad clínica de la enfermedad.
- El tratamiento de la artrosis incluye tanto medidas no farmacológicas como farmacológicas. El tratamiento no farmacológico debe ser personalizado, adaptado a la articulación afectada y a las características del paciente. El tratamiento farmacológico de elección dependerá de la articulación afectada, del número de articulaciones involucradas y de la existencia de comorbilidades.
- Los glucocorticoides intraarticulares pueden ser útiles como tratamiento sintomático a corto plazo.
- Existen grandes controversias en la eficacia de los modificadores sintomáticos de acción lenta.

- En la actualidad no hay disponible ningún fármaco considerado DMOAD, con capacidad de inhibir la progresión estructural de la artrosis.
- Clasificar a los pacientes por fenotipos puede ser útil para individualizar el tratamiento de la artrosis.
- Se están investigando nuevas dianas terapéuticas eficaces como modificadores sintomáticos y estructurales.
- La decisión de intervención quirúrgica no debe basarse solo en el grado de artrosis.
- Cada vez son más conocidos los factores pronósticos de la artrosis, que ayudan a valorar la posible progresión de la enfermedad, para adecuar las intervenciones terapéuticas en cada caso.

BIBLIOGRAFÍA

Bannuru RR, Osani MC, Vaysbrot EE, Arden NK, Bennell K, Bierma-Zeinstra SM, et al. OARSI guidelines for the non-surgical manegement of knee, hip and polyarticular osteoarthritis. Osteoarthritis Cartilage. 2019;27(11):1578-89.

Bannuru RR, Schmid CH, Kent DM, Vaysbrot EE, Wong JB, McAlindon TE. Comparative effectiveness of pharmacologic interventions for knee osteoarthritis: a systematic review and network meta-analysis. Ann Intern Med. 2015;162(1):46-54.

Bellamy N, Buchanan WW, Goldsmith CH, Campbell J, Stitt LW. Validation study of WOMAC: A health status instrument for measuring clinically important patient relevant outcomes to antirheumatic drug therapy in patients with osteoarthritis of the hip or knee. J Rheumatol. 1988;15:1833-40.

Belmonte Serrano M. Evaluación de desenlaces en las enfermedades reumáticas. En: Manual SER de enfermedades reumáticas. 6ª ed. Madrid: Elsevier España; 2014. p. 21-8.

Benhamou M, Baron G, Dalichampt M, Boutron I, Alami S, Rannou F, et al. Development and validation of a questionnaire assessing fears and beliefs of patients with knee osteoarthritis: The knee osteoarthritis fears and beliefs questionnaire (KOFBeQ). PLoS One. 2013;8:e53886.

Blanco García FJ. Tratamiento de la artrosis. En: Tratado de enfermedades reumáticas. 2ª ed. Madrid: Editorial Médica Panamericana; 2022. p. 629-34.

Dougados M, Nguyen M, Berdah L, Maziéres B, Vignon E, Lequesne M, et al. Evaluation of the structure-modifying effects of diacerein in hip osteoarthritis: ECHODIAH, a three-year, pacebo-controlled trial: Evaluation of the Chondomudulation Effects of Diacerein in OA of the Hip. Arthritis Rheum. 2001;44:2539-47.

Driban JB, Lo GH, Eaton CB, Lapane KL, Nevitt M, Harvey WF, et al. Exploratory analysis of osteoarthritis progression among medication users: data from the Osteoarthritis Initiative. Ther Adv Musculoskelet Dis. 2016;8(6):207-19.

Fidelix TS, Soares BG, Trevisani VF. Diacerein for osteoarthritis. Cochrane Database Syst Rev. 2006;(1):CD005117.

Fransen M, Agaliotis M, Nairn L, Votrubec M, Bridgett L, Su S, et al. LEGS study collaborative group. Glucosamine and chondritin for knee osteoarthritis; a double-blind randomised placebo-controlled clinical trial evaluating single a combination regimens. Ann Rheum Dis. 2015;74(5):851-8.

Giménez Basallote S, Caballero Vega J, Martín Jiménez JA, Sánchez Fierro J, García García A. Guía práctica para el tratamiento en atención primaria de la artrosis en pacientes con comorbilidad. SEMG/SEMERGEN; 2016.

Heyworth BE, Lee JH, Kim PD, Lipton CB, Strauch RJ, Rosenwasser MP. Hylan frente a corticosteroid frente a placebo for treatment of basal joint arthritis: a prospective, randomized, double-blinded clinical trial. J Hand Surg. 2008;33:40-8.

Hochberg MC, Martel-Plletier J, Monfort J, Moller I, Castillo JR, Arden N, et al. Combined chondroitin sulfate and glucosamine for painfuld knee osteoarthritis: a multicenter, dandomised, double-blind, non-inferiority Trail frente a celecoxib. Ann Rheum Dis. 2016;75(1):37-44.

Jordan KM, Arden NK, Doherty M, Bannwarth B, Bijlsma JW, Dieppe P, et al. An evidence based approach to the management of knee osteoarthritis: Report of a task Force of the Standing Committee for International Clinical Studies Including Therapeutic Trials (ESCISIT). Ann Rheum Dis. 2005;64:669-81.

Kloppenburg M, Kroon FP, Blanco FJ, Doherty M, Dziedzic KS, Greibrokk E, et al. 2018 update of the EULAR recommendations for the management of hand osteoarthritis. Ann Rheum Dis. 2019;78(1):16-24.

Kolasinski SL, Neogi T, Hochberg MC, Oatis C, Guyatt G, Block J, Callahan L, et al. 2019 American College of Rheumatology/Arthritis Foundation guideline for the management of osteoarthritis of the hand, hip, and knee. Arthritis Care Res (Hoboken). 2020;72(2):149-62.

Krebs EE, Gravely A, Nugent S, Jensen AC, DeRonne B, Goldsmith ES, et al. Effect of opioid vs nonopioid medications on pain-related function in patients with chronic back pain or hip or knee osteoarthritis pain: The SPACE Randomized Clinical Trial. JAMA. 2018;319(9):872-82.

Lanas A, Benito P, Alonso J, Hernández-Cruz B, Barón-Esquivias G, Perez-Aísa A, et al. Recomendaciones para una prescripción segura de antiinflamatorios no esteroideos: documento de consenso elaborado por expertos nominados por 3 sociedades científicas (SER-SEC-AEG). Gastroenterol Hepatol. 2014;37(3):107-27.

Leaney AA, Lyttle JR, Segan J, Urquhart DM, Cicuttini FM, Chou L, et al. Antidepressants for hip and knee osteoarthritis. Cochrane Database Syst Rev. 2022;10(10):CD012157.

Lequesne MG. The algofunctional índices for hip and knee osteoarthritis. J Rheumatol. 1997;24:779-81.

Martel-Pelletier J, Roubille C, Abram F, Hochberg MC, Dorais M, Delorme P, et al. First-line analysis of the effects of treatments on progression of structural changes in knee osteoarthitis over 24 months: data from the osteoarthritis iniciative progression cohort. Ann Rheum Dis. 2015;74(3): 547-56.

McAlindon TE, Bannuru RR, Sullivan MC, Arden NK, Berenbaum F, Bierma-Zeinstra GA, et al. OARSI guideline for the non-surgical management of knee osteoarthritis. Osteoarthritis and Cartilage. 2014;22:363-88.

McAlindon TE, La Valley MP, Gulin JP, Felson DT. Glucosamine and chondroitin for treatment of osteoarthritis: a systematic quality assesment and meta-analysis. JAMA. 2000;283(11):1469-75.

National Institute for Health and Care Excellence. Osteoarthritis in over 16s: diagnosis and management. NICE guideline [NG226]. NICE; 2022.

Nieto Pol E. Evaluación del paciente y medida de resultados. Aten Primaria. 2014;46 Suppl 1(Suppl 1):32-8.

Qvistgaard E, Christensen R, Torp-Pedersen S, Bliddal H. Intra-articular treatment of hip osteoarthritis: a randomized trial of hyaluronic acid, corticosteroid, and isotonic saline. Osteoarthritis Cartilage. 2006;14: 163-70.

Raynauld JP, Buckland-Wrigth C, Ward R, Choquette D, Haraoui B, Martel-Pelletier J, et al. Safety and efficacy of long term intraarticular steroid injections in osteoarthritis of the knee: a randomized, double-blind, placebo-controlled trial. Arthritis Rheum. 2003;48:370-7.

Roman-Blas JA, Castañeda S, Sánchez-Pernaute O, Largo R, Herrero Beaumont G; CS/GS Combined Therapy Study Group. Combined treatment with chondroitin sulfate and glucosamine sulfate shows no superiority over placebo for reduction of joint pain and functional impairments in patients with knee osteoarthritis: a six-month multicenter, randomized, double-blind, placebo-controlled trial. Arthritis Rheumatol. 2017; 69(1):75-85.

Rutjes AW, Juni P, da Costa BR, Trelle S, Nuesch E, Reichenbach S. Viscosupplementation for osteoarthritis of the knee: a systematic review and meta-analysis. Ann Int Med. 2012;157(3):180-91.

Singh JA, Noorbaloochi S, McDonald R, Maxwell LJ. Chondroitin for osteoarthritis. Cochrane Database Syst Rev. 2015;1:CD005614.

Stahl S, Karsh-Zafrir I, Ratzon N, Rosenberg N. Comparison of intraarticular injections of depot corticosteroid and hyaluronic acid for the treatment of degenerative trapeziometacarpiano joints. J Clin Rheumatol. 2005;11: 299-302.

Tikiz C, Unlu Z, Sener A, Efe M, Tuzun C. Comparison of the efficacy of lower and higher molecular weight viscosupplementation in the treatment of the hip osteoarthritis. Clin Rheumatol. 2005;24:244-50.

Towheed TE, Maxwell L, Anastassiades TP, Shea B, Houpt J, Robinson V, et al. Glucosamine therapy for treating osteoarthritis. Cochrane Databse Syst Rev. 2005;(2):CD002946.

Uson J, Rodríguez-García SC, Castellanos-Moreira R, O'Neill TW, Doherty M, Boesen M, et al. EULAR recommendations for intra-articular therapies. Ann Rheum Dis. 2021;80(10):1299-305.

Artropatías microcristalinas

48

I. Calabuig Sais, L. Torrens Cid y M. Andrés Collado

OBJETIVOS

- Entender el cambio de paradigma en la gota, que pasa a ser considerada una enfermedad curable tratando con objetivo de disolución de cristales.
- Comprender los episodios fundamentales en su etiopatogenia y fisiopatología, en cuanto a desarrollo de hiperuricemia, cristalización del urato, desencadenado de respuesta inflamatoria aguda y formación de tofos.
- Reconocer sus principales comorbilidades, episodios y situaciones de riesgo relacionados con depósito de cristales e inflamación persistente relacionada.
- Valorar el mecanismo de formación de cristales de pirofosfato cálcico y su papel en la activación de la respuesta inflamatoria.
- Identificar los distintos patrones clínicos de la enfermedad por depósito de cristales de pirofosfato cálcico, así como sus presentaciones especiales.
- Plantear el tratamiento adecuado a la presentación clínica y a la comorbilidad de los pacientes con enfermedad por depósito de cristales de pirofosfato cálcico.

GOTA

La enfermedad por depósito de cristales de urato monosódico (UMS), o gota, es la artritis más frecuente en nuestro medio, con una incidencia mundial al alza. Su causa fundamental es la persistencia de niveles elevados de urato en sangre (hiperuricemia), por encima de 6,9 mg/dL, que da lugar a la formación y depósito de cristales de UMS en diferentes estructuras. Su presencia lleva al proceso inflamatorio agudo característico de la entidad, pero, si no se corrige de forma adecuada, puede dar lugar a secuelas articulares, morbilidad, discapacidad y merma de la calidad de vida. De ahí la necesidad de tratarlo de forma precoz y efectiva. Mal considerada como «crónica» esta situación, la posibilidad de revertir el depósito de cristales hace que se hable de curación como meta final del manejo, aunque este sigue siendo en ocasiones muy deficiente. El objetivo fundamental del tratamiento es la disolución de los cristales de urato mediante la normalización de la uricemia.

Epidemiología: incidencia y prevalencia

Diversos estudios poblacionales reportan prevalencias que oscilan entre el 0,68 y 3,90 % de la población adulta, con diferencias atribuibles a genética, dieta y etnia, entre otros factores. Por ejemplo, en Estados Unidos la gota es menos frecuente en personas de origen asiático e hispano en comparación con caucásicos o afroamericanos, y en Nueva Zelanda la prevalencia de gota entre la población maorí es de hasta el 13,9 % y se inicia precozmente, sobre la tercera década de

la vida. En un metaanálisis de 71 estudios publicados entre 1960 y 2021 se calculó una prevalencia mundial del 0,6 %, mientras que el estudio EPISER2016 realizado en España la fijó en el 2,4 % en población adulta.

La prevalencia de la gota va en aumento, posiblemente debido al aumento de esperanza de vida de la población, al mayor uso de fármacos, como los diuréticos, en población anciana, a los cambios hacia un estilo de vida menos saludable y a la epidemia de la obesidad. La incidencia de gota se calcula en alrededor 1-2 casos por 1.000 habitantes, aunque puede estar infraestimada por los numerosos casos no diagnosticados.

La gota es mucho más común en varones que en mujeres, con una ratio de 2-4:1 (aunque en EPISER 2016 la ratio española fue de 12:1), diferencia muy superior en la población de menos de 50 años. La gota en la mujer es excepcional durante su período fértil como consecuencia probable del efecto uricosúrico estrogénico.

La mayor prevalencia de gota en población de condiciones socioeconómicas subóptimas contrasta con el estereotipo histórico de estar asociada a la riqueza y a la realeza.

La prevalencia de la gota va en aumento, posiblemente debido al aumento de esperanza de vida de la población, al mayor uso de fármacos, como los diuréticos, en población anciana, a los cambios hacia un estilo de vida menos saludable y a la epidemia de la obesidad. La gota es mucho más común en varones que en mujeres, con una ratio de 2-4:1.

Fisiopatología y etiopatogenia

En la etiopatogenia y la fisiopatología de la gota son cuatro los estados importantes que tener en cuenta: la hiperuricemia (elemento esencial, pero no definitivo), la formación de cristales, la aparición del cuadro inflamatorio agudo y, en caso de no resolverse, su progresión, hacia estadios persistentes (gota tofácea).

Desarrollo de hiperuricemia

La aparición de hiperuricemia en la población parece depender esencialmente de la interacción dieta-genética, con estudios discrepantes sobre cuál es el contribuidor mayoritario.

Dieta

Alimentos ricos en purinas, como la carne roja, el marisco, el alcohol (cerveza) y bebidas con altas concentraciones de fructosa favorecen la hiperuricemia, así como algunos fármacos (**Tabla 48-1**), de los que los diuréticos (del asa y tiacídicos) son los más frecuentes en la práctica clínica. El mecanismo de hiperuricemia farmacológica se basa en la interacción con transportadores renales del urato, esencialmente URAT1 y OAT4.

Base genética

Se han identificado un total de 183 locus que contribuyen tanto al aumento como al descenso de los niveles de uricemia en sangre, 55 de los cuales se han asociado con un riesgo incrementado de padecer gota. Los locus con mayor impacto en los niveles de uricemia en la población son *SLC2A9* (codificación del transportador renal GLUT9, que se encarga de la reabsorción tubular de urato desde la membrana apical y basolateral) y *ABCG2* (transportador encargado de la excreción renal e intestinal de ácido úrico). Otros locus involucrados en la hiperuricemia, pero con menor peso, afectan a genes que codifican otros transportadores renales de urato y proteínas implicadas en procesos como la glicólisis, vías endocrinas y apolipoproteínas (implicadas en vías de síntesis de purinas). De todas formas, solo el locus *ABCG2* presenta una variante genética (rs2231142; p.Gln141Lys) ampliamente aceptada como causal.

Con escaso impacto poblacional, existen síndromes monogénicos raros que afectan a las vías de síntesis, degradación y rescate de purinas, esencialmente por deficiencia de hipoxantina-guanina fosforribosiltransferasa o por sobreactivación de fosforribosilpirotranferasa.

Modelos de uricemia

En la actualidad se considera que existen tres grupos de sujetos con hiperuricemia, con relación a su mecanismo de producción.

El déficit de excreción del urato, por vía renal o intestinal, supone la causa fundamental de hiperuricemia. Desde el punto de vista *renal*, es en el riñón donde intervienen factores como la obesidad y el síndrome metabólico, los fármacos, la insuficiencia renal o variantes genéticas (*SLC2A9*). La *hiperuricemia intestinal* parece producirse esencialmente por variantes genéticas, aunque quizá es la vía de elevación de uricemia en situaciones como la gastroenteritis aguda.

Como tercer grupo, con menos del 10 % de los casos, puede producirse hiperuricemia como consecuencia de la sobreproducción de urato mediante la degradación de purinas endógenas o exógenas, como ocurre en tumores hematológicos con elevado recambio celular.

Tabla 48-1. Fármacos que pueden causar hiperuricemia y su mecanismo

Grupo	Nombre	Mecanismo
Diuréticos	• Tiacidas: hidroclorotiacida • Del asa: furosemida, torasemida • Antagonistas de acuaporina: tolvaptán	Aumento de la reabsorción de ácido úrico en el túbulo proximal
Antituberculosos	Piracinamida, etambutol	Aumento de la reabsorción y excreción de ácido úrico
Inmunosupresores	• Ciclosporina • Tacrólimus	Aumento de la reabsorción proximal de urato y reducción de la excreción
Citotóxicos	• Quimioterapia	Lisis tumoral y liberación masiva de urato
Salicilatos	• Ácido acetilsalicílico (dosis bajas, 80-100 mg)	Aumento de la reabsorción y reducción de la excreción de urato
Hormonas	• Testosterona	Aumento de la reabsorción del ácido úrico
Sustitutos de glucosa	• Fructosa • Xilitol	Aumento de la síntesis de nucleótidos y degradación de purinas
Retinoides	• Isotretinoína • Acitretina	Incremento de la degradación de purinas
Antivirales y antirretrovirales	• Sofosbuvir • Ritonavir	Desconocido

> ! Los locus con mayor impacto en los niveles de uricemia en la población son *SLC2A9* (codificación del transportador renal GLUT9, que se encarga de la reabsorción tubular de urato desde la membrana apical y basolateral) y *ABCG2* (transportador encargado de la excreción renal e intestinal de ácido úrico).
>
> El déficit de excreción del urato, por vía renal o intestinal, supone la causa fundamental de hiperuricemia.

Cristalización del urato monosódico

Una vez establecida la hiperuricemia, el siguiente paso es la formación de cristales de UMS, proceso que no ocurre de forma uniforme. Solo el 25 % presentarán depósitos de cristales en ecografía o en tomografía computarizada de doble energía (*dual-energy computed tomography*, DECT) y menos de la mitad de los sujetos hiperuricémicos desarrollarán inflamación clínica en los siguientes 15 años. El nivel y la persistencia de la hiperuricemia serán determinantes en este contexto.

Se considera que la cristalización se produce en condiciones de sobresaturación de niveles de urato (por encima de 6,8 mg/ dL), junto con un pH de alrededor 7,40 en tejidos y sinovial articular y una temperatura de 37 °C. Estas condiciones llevan a la nucleación y formación de cristales de UMS (unión de moléculas de sodio [Na^+] y urato en redes hexagonales).

Es probable que la formación inicial precise de moldes proteicos. El desgaste articular o el traumatismo previo en casos de artropatías degenerativas favorece un mayor depósito, especialmente sobre la superficie del cartílago, que es visible mediante ecografía (signo de doble contorno) o artroscopia. Además, de forma incidental, se detectan fragmentos colágenos en líquido sinovial, con un depósito adherido y ordenado de cristales de UMS.

Respuesta inflamatoria al cristal

El depósito de cristales de UMS provoca un proceso de inflamación aguda en el que intervienen el sistema inmunitario innato y, en menor medida, el adquirido (**Fig. 48-1**). Los monocitos reconocen los cristales de UMS como una señal de peligro, lo que produce su activación a través del inflamasoma NLRP3, un complejo multiproteico oligomérico intracelular formado por las proteínas citosólicas NLRP3, ASC (*apoptosis-associated speck-like protein*) y procaspasa 1, que desemboca en la producción de interleucina (IL)-1β. Esta interleucina proinflamatoria, la principal relacionada con la inflamación asociada a microcristales, induce una cascada de citocinas y reclutamiento masivo de neutrófilos, lo que da lugar al conocido como «ataque de gota».

El reclutamiento y activación de neutrófilos induce a liberar al espacio extracelular, junto con enzimas proteolíticas y factores inflamatorios, redes de su cromatina que forman trampas o mallas (en inglés, *net*) que, al mismo tiempo, degradan y escinden las moléculas proinflamatorias. Esto, junto con la liberación de otras moléculas antiinflamatorias (IL-1ra, IL-1RN, IL-10, factor de crecimiento transformante beta e IL-37c), da lugar a la resolución del ataque.

Sin embargo, el depósito por sí solo de cristales de UMS no es suficiente para inducir el proceso inflamatorio agudo (de hecho, los cristales ya están presentes antes del primer ataque y persisten tras su resolución) y se precisa una segunda señal para activar el inflamasoma NLRP3. Los ácidos grasos de cadena larga o el incremento brusco de los de cadena corta (como ocurre en comidas opíparas o tras abuso de alcohol) y las oscilaciones en los niveles de urato soluble (como tras iniciar un fármaco hipouricemiante o durante un proceso médico intercurrente) son las mejor definidas.

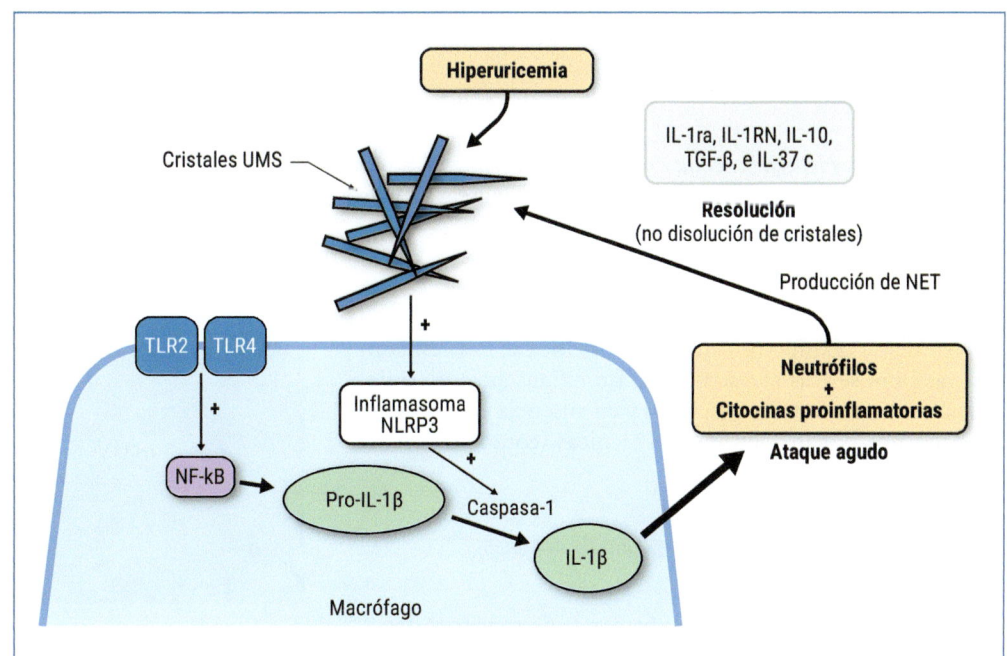

Figura 48-1. Fisiopatología del proceso inflamatorio agudo en gota. IL: interleucina; NET: trampas extracelulares de neutrófilos (*neutrophil extracellular trap*); NF-κB: factor de transcripción nuclear kappa B; TGF: factor de crecimiento transformante; UMS: urato monosódico.

Formación de tofos

El depósito continuado de cristales de UMS por hiperurice-mia persistente no tratada da lugar a una respuesta granulo-matosa inflamatoria mantenida frente a un cuerpo extraño, que produce una lesión fundamental y característica de la gota: el tofo. El *tofo* es la expresión del depósito continuado de cristales de UMS, daño estructural articular y sinovitis crónica. Sin embargo, no siempre se producirá en pacientes no tratados de larga duración, ya que puede ser la primera manifestación clínica de un paciente y por ecografía ya se pueden detectar en sujetos con hiperuricemia asintomática.

La estructura del tofo muestra, en el centro, los cristales de UMS en disposición variable pero altamente ordenada, rodeados por una corona formada principalmente por célu-las gigantes multinucleadas, mastocitos y macrófagos. Esta corona, a su vez, está rodeada de un halo de tejido conectivo (zona fibrovascular). En los tofos, de forma relevante, está expresada la inmunidad adaptativa.

La formación de tofos induce daño estructural erosivo de forma local por su crecimiento expansivo, lo que favorece la resorción ósea, sobre todo, a través de la activación de osteoclastos. Otros factores implicados en la destrucción articu-lar son la liberación de prostaglandina E2, colagenasas y óxido nítrico.

En la etiopatogenia y la fisiopatología de la gota son cuatro los estados importantes a tener en cuenta: la hiperuricemia (elemento esencial, pero no definitivo), la formación de cris-tales, la aparición del cuadro inflamatorio agudo y, en caso de no resolverse, su progresión hacia estadios persistentes (gota tofácea).

El depósito de cristales de UMS provoca un proceso de inflamación aguda en donde intervienen el sistema inmuni-tario innato y, en menor medida, el adquirido.

El depósito por sí solo de cristales de UMS no es suficiente para inducir el proceso inflamatorio agudo y se precisa una segunda señal para activar el inflamasoma NLRP3.

El tofo es la expresión del depósito continuado de cristales de UMS, daño estructural articular y sinovitis crónica.

Clínica

El grupo *Gout, Hyperuricaemia and Crystal-Associated Disease Network* (G-CAN) establece diversos elementos y fases de la enfermedad, que se exponen a continuación.

Hiperuricemia asintomática

La definición de hiperuricemia asintomática se basa en con-centraciones séricas elevadas de urato en ausencia de infla-mación articular o tofos palpables y en ausencia de evidencia de depósitos por imagen u otras técnicas (como análisis de líquido sinovial).

Hiperuricemia asintomática con depósito de cristales de urato monosódico

Aunque numerosos estudios confirman la presencia de depó-sitos de cristales de UMS en pacientes asintomáticos, median-te la aspiración de líquido sinovial y pruebas de imagen como la ecografía o la DECT, otros autores opinan que determinar de forma específica la presencia de cristales lleva a conside-rar ya el diagnóstico de gota (fase preclínica) y a plantear el tratamiento. De hecho, se ha demostrado que este depósito lleva asociada inflamación subclínica detectable por ecografía y podría representar un peor perfil aterosclerótico.

Ataque de gota

Generalmente iniciado de forma brusca y por la noche (parece que influido por los niveles bajos de cortisol), cursa con intenso dolor e hinchazón de las estructuras afectadas, acompañado de rubor, eritema, intolerancia al mínimo roce y con máxima intensidad a las 12-24 horas. En el 70-80 % de los pacientes atendidos en consultas de reumatología, el ataque es monoarticular y con querencia por los miembros inferiores, con más frecuencia en la primera metatarsofalán-gica (podagra) (**Fig. 48-2**), seguida de las articulaciones de tarsos, tobillos y rodillas. Cabe recordar que cerca del 50 % de los pacientes en el primer ataque y del 75 % en evolución presentan podagra, por lo que su ausencia no debe descartar que se trate de gota.

Lo descrito sería el ataque de gota clásico, pero se puede presentar de forma menos intensa, más persistente o con afec-tación de múltiples articulaciones, de ahí la importancia de analizar el líquido sinovial en busca de cristales. Los cuadros persistentes y poliarticulares son más habituales en sujetos con extensa y prolongada carga de cristales de UMS. Además, en los ataques pueden estar involucrados los tendones (por ejemplo, tibial anterior o peroneos) y bursas (como la ole-craneana o patelares) y, en menor medida, se pueden afectar las articulaciones axiales.

Son desencadenantes conocidos de ataques el uso intensivo de diuréticos, el inicio de tratamiento reductor de la urice-

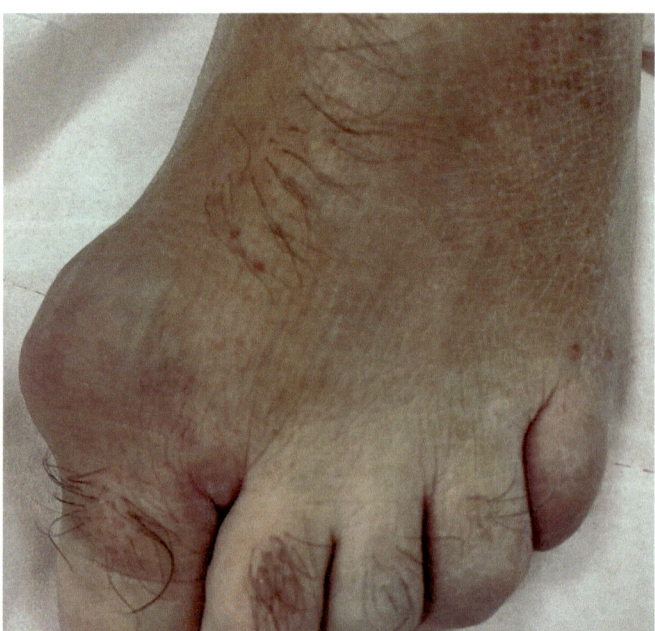

Figura 48-2. Podagra izquierda sobre tofo de primera articulación metatarsofalángica.

mia, una intervención quirúrgica, una transgresión dietética o incluso un período de hospitalización prolongado. Parece, además, que la primavera es la estación en la que los ataques de gota son más frecuentes.

Gota intercrítica

Sin datos de inflamación clínica, sí que mantendrá inflamación subclínica articular y sistémica continuada por la persistencia de cristales y de hiperuricemia. Sin tratamiento adecuado, el 60 % de los pacientes desarrollará un segundo ataque a los dos años y el 80 % a los tres.

Gota tofácea

Es la fase evolucionada alcanzada por insuficiente diagnóstico y tratamiento, con responsabilidades compartidas entre los pacientes y sus médicos.

Los tofos subcutáneos y extraarticulares se muestran como nódulos localizados con mayor frecuencia en los dedos de los pies, nudillos de las manos, rodillas, en olécranon y, ocasionalmente, en pabellones auriculares. Hay casos anecdóticos de formaciones tofáceas en órganos internos, como la córnea o las válvulas cardíacas. Generalmente son asintomáticos, pero pueden inflamarse, sobreinfectarse y fistulizar.

Gota erosiva

Es un estadio definido por G-CAN, pero relacionado con la presencia de tofos (no siempre subcutáneos). Su persistencia da lugar al daño y erosión de la cortical ósea adyacente, deformidad articular y alteraciones de la movilidad, con discapacidad notable asociada.

> **!** Numerosos estudios confirman la presencia de depósitos de cristales de UMS en pacientes asintomáticos, mediante la aspiración de líquido sinovial y pruebas de imagen, como la ecografía o la DECT.
> En el 70-80 % de los pacientes atendidos en consultas de reumatología, el ataque es monoarticular y con querencia por los miembros inferiores, con más frecuencia en la primera metatarsofalángica, seguida de las articulaciones de tarsos, tobillos y rodillas.

Comorbilidades y consecuencias de la gota

Los pacientes que padecen gota suelen presentar otro tipo de procesos que en ocasiones pueden están relacionados.

Enfermedad cardiovascular

Existe una relación directa e independiente entre enfermedad cardiovascular y gota que favorece la aparición de todo tipo de entidades cardiovasculares, incluida la muerte por este motivo. De hecho, dos de cada tres pacientes con gota vistos en consulta se deben considerar como de muy elevado riesgo cardiovascular.

La relación con la hiperuricemia es más dudosa, pero está bien establecida con la hipertensión arterial. Probablemente el estado de inflamación permanente subclínico con los episodios agudos sobreañadidos estaría detrás de la arteriosclerosis acelerada. El riesgo es mayor en gota tofácea y poliarticular y con mayores niveles de uricemia. La carga de depósitos ecográficos y su inflamación se ha asociado a presentar ateromas carotídeos.

Nefropatía

Los pacientes con enfermedad renal crónica presentan frecuentemente hiperuricemia por hipoexcreción renal y, por tanto, mayor incidencia de gota. Pero, además, numerosos datos relacionan la hiperuricemia y la aparición o empeoramiento de enfermedades renales, también de forma independiente. Podría estar implicado el depósito medular de cristales de UMS, ya que en algunos estudios se señala que el tratamiento de la gota ayudaría a prevenir el deterioro o, incluso, a mejorar la función renal en pacientes renales con hiperuricemia y gota.

Otras comorbilidades

Hay datos que relacionan la gota con enfermedades metabólicas, como la diabetes *mellitus*, del metabolismo óseo, como la osteoporosis, y urológicas, como la disfunción eréctil (quizá con base vascular).

Por otro lado, podría ser un factor protector frente a enfermedades neurológicas como la enfermedad de Alzheimer o la de Parkinson.

Hay datos discrepantes sobre si los pacientes con gota presentan mayor tasa de mortalidad por infecciones graves y neoplasias.

Diagnóstico

Al estar la enfermedad producida por el depósito articular de cristales de UMS, su diagnóstico se debe basar en confirmar su presencia.

Visualización de cristales al microscopio óptico

La visualización de cristales de UMS en líquido sinovial o material tofáceo es el método de referencia para establecer el diagnóstico de gota: es una técnica sencilla, rápida y recomendada por las principales guías de práctica clínica.

Se recomienda emplear un microscopio óptico de luz polarizada, aunque los cristales pueden ser visibles con luz ordinaria. Los cristales de UMS presentan forma acicular («en aguja»), tamaño variable, localización intraleucocitaria y extraleucocitaria, e intensa birrefringencia en campo oscuro bajo polarización simple (**Tabla 48-2**). Mediante compensador rojo de primer orden se confirma que muestran elongación negativa (**Fig. 48-3**).

Laboratorio

La hiperuricemia muestra una utilidad diagnóstica de gota solo moderada, en comparación con la identificación de cristales, con razones de verosimilitud positiva y negativa de 2,28 y 0,18, respectivamente. Además, se debe tener especial cautela con los niveles de uricemia durante un ataque agudo, ya

Tabla 48-2. Características microscópicas diferenciales de los cristales de urato monosódico y de pirofosfato cálcico

	Pirofosfato cálcico	Urato monosódico
Luz ordinaria	• Paralelepípedos (rombos, rectángulos, agujas) • Pueden encontrarse en vacuolas intracelulares	Aciculares (agujas)
Luz polarizada simple	Birrefringencia débil o ausente	Birrefringencia intensa
Luz polarizada compensada	Elongación positiva	Elongación negativa

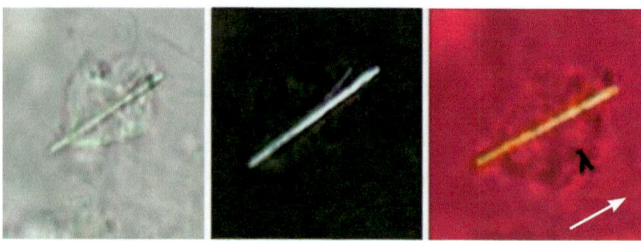

Figura 48-3. Cristales de urato monosódico en diferentes fases: luz natural, luz polarizada (birrefringencia intensa) y compensador rojo de primer orden (elongación negativa).

que suelen ser inferiores a los de la fase intercrítica, y en el 50 % de los casos están en rango de normalidad. Este fenómeno se debe a que, durante el proceso inflamatorio agudo, la excreción renal de urato aumenta, hecho que ocurre en situaciones inflamatorias de otro origen.

Pruebas de imagen

Son útiles en algunos casos y estadios de la enfermedad, además de depender de los recursos necesarios para ello y de personal cualificado.

Radiografía simple

Únicamente es útil en estadios avanzados, sobre todo en presencia de tofos, cuando se pueden observar erosiones corticales con esclerosis subcondral, en sacabocados, con márgenes proliferativos colgantes. En ocasiones, se aprecia disminución del espacio y pinzamiento articular e, inusualmente, forma-

ción de tofos intraóseos. Los tofos de cierta evolución pueden mostrarse calcificados.

Tomografía computarizada y resonancia magnética

Solo para casos indicados. En el caso de la resonancia magnética, aunque no es específica, permite evaluar el daño en tejidos blandos y en cartílago y detecta sinovitis, erosiones corticales, osteítis asociada y tofos.

Ecografía musculoesquelética

Supone un notable avance y desarrollo para la evaluación de pacientes con sospecha de artritis por cristales. Las lesiones fundamentales sugestivas de depósitos de cristales de UMS, que muestran buena fiabilidad intraobservador e interobservador (aunque caen en estudios en vivo) son el doble contorno, los agregados hiperecogénicos, los tofos y las erosiones corticales (**Fig. 48-4**).

En las últimas recomendaciones de la Alianza Europea de Asociaciones para la Reumatología (EULAR) se recoge el papel de la ecografía en la gota, tanto a la hora del diagnóstico (presencia de depósito de cristales en pacientes asintomáticos e hiperuricemia) como en su monitorización. En numerosos estudios se ha mostrado que los depósitos ecográficos de cristales de UMS desaparecen con el tiempo, de forma paralela a la normalización de la uricemia y que, incluso, llega a la desaparición completa de estas lesiones fundamentales.

La lesión con mejor sensibilidad al cambio es el doble contorno. Existen discrepancias con relación a cuáles son las localizaciones a evaluar, pero se ha recomendado una sistemática bilateral que incluya articulación radiocarpiana, tendones tricipital y rotuliano y articulaciones del tobillo y primera y segunda articulaciones metatarsofalángicas. Sin embargo, un examen limitado a ambas rodillas y las primeras metatarsofalángicas puede ser suficiente.

Tomografía computarizada de doble energía

La DECT, junto con la ecografía, está incluida en los criterios de la EULAR y del American College of Rheumatology (ACR) de clasificación de la gota como técnica diagnóstica de utilidad. Sus principales limitaciones son su disponibilidad y el empleo de radiación ionizante. Con rayos X a diferente energía (80 y 140 keV) sirve para discriminar la composición

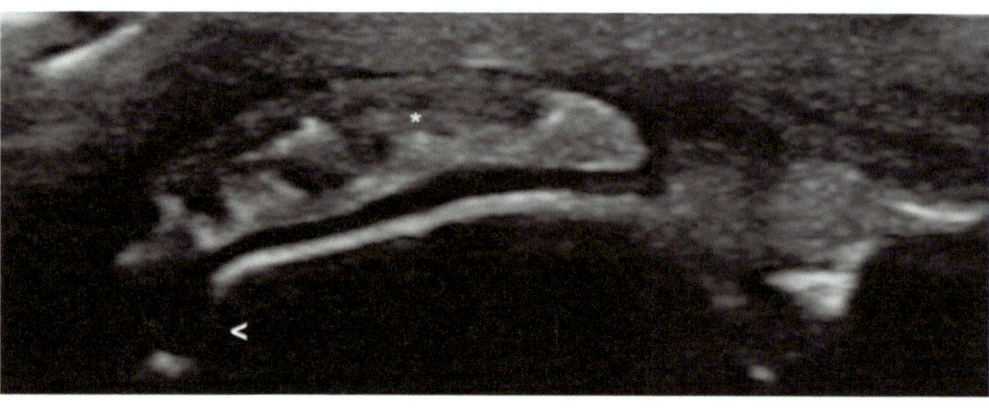

Figura 48-4. Ecografía de vertiente medial de la primera articulación metatarsofalángica,en la que se aprecia un tofo (asterisco) con erosión asociada (punta de flecha).

de los materiales. Permite evaluar mejor la carga de cristales en un sujeto y monitorizar su desaparición, aunque puede ser poco expresiva en pacientes con baja carga de cristales.

 En las últimas recomendaciones EULAR se recoge el papel de la ecografía en gota, tanto a la hora del diagnóstico como en su monitorización.
En numerosos estudios se ha mostrado que los depósitos ecográficos de cristales de UMS desaparecen con el tiempo de forma paralela a la normalización de la uricemia

Criterios de clasificación

Desde 2015 están disponibles los criterios de clasificación de gota de ACR y EULAR, que incluyen ítems clínicos, de imagen y de laboratorio y que fueron validados con una sensibilidad del 92 %, una especificidad del 89 % y una precisión del 95 %. Sin embargo, su uso está establecido para homogenizar participantes de cara a su reclutamiento en estudios de investigación y no deberían ser usados como herramienta diagnóstica en la práctica clínica.

 La visualización de cristales de UMS en líquido sinovial o material tofáceo es el estándar de referencia para establecer el diagnóstico de gota, por lo que debe ser realizada, aunque la sospecha de gota sea alta.
Los cristales de UMS presentan forma acicular («en aguja»), tamaño variable, localización intraleucocitaria y extraleucocitaria, e intensa birrefringencia en campo oscuro bajo polarización simple. Mediante compensador rojo de primer orden muestran elongación negativa, a diferencia de otros cristales, como los de pirofosfato cálcico.

Diagnóstico diferencial

Otro tipo de enfermedades puede tener una forma de presentación y curso similares a los de la gota, de ahí que sea necesario ser preciso a la hora de establecer el diagnóstico. Ante un episodio de monoartritis aguda, es importante diferenciar la gota de otras entidades, como otras artritis microcristalinas, artritis séptica, hemartros o celulitis aguda. Cada vez es más frecuente identificar a pacientes con cristales tanto de UMS como pirofosfato cálcico (PFC), en relación con el envejecimiento poblacional, acompañados de artrosis y comorbilidades (por ejemplo, renal). Su significación todavía es incierta. Ocasionalmente pueden coexistir infección y depósito de cristales (aunque se da con mayor frecuencia con el PFC), de ahí la importancia de obtener muestra de líquido sinovial, corroborar la presencia de cristales y realizar cultivo.

En pacientes con formas oligoarticulares o poliarticulares es preciso descartar artritis crónicas, como la artritis reumatoide y la artritis psoriásica (esta, sobre todo, por darse en pacientes con hiperuricemia y psoriasis). La incorporación del examen rutinario de líquido sinovial en todo paciente con artritis de origen no aclarado contribuye a reducir los diagnósticos erróneos.

Tratamiento

Clásicamente se ha considerado la gota como una enfermedad crónica, pero en la actualidad el concepto ha cambiado y se toma por curable, al ser capaces de disolver de forma efectiva los depósitos de cristales mediante la normalización persistente de la uricemia.

Tratamiento por objetivo en gota

La estrategia *treat-to-target* o tratamiento por objetivo, basada en tratar siguiendo metas establecidas para una enfermedad, es aplicable a la gota. Al tomar como referencia el mantenimiento de la uricemia por debajo del dintel objetivo de forma continuada, se logra la eliminación completa de los depósitos de cristales.

Son numerosas las guías y recomendaciones en las que se fija como objetivo una uricemia mantenida inferior a 6 mg/dL de forma general e inferior a 5 mg/dL en aquellos pacientes con gota grave (tofácea, poliarticular o erosiva). En cualquier caso, hay datos que establecen que cifras más bajas permiten disoluciones más rápidas de los depósitos, y muchos pacientes se pueden beneficiar de esta estrategia. Resulta esencial considerar al paciente individual, con sus características de enfermedad, comorbilidades y contexto, para establecer su objetivo de uricemia con el tratamiento.

Tratamiento farmacológico

Dividido entre tratamiento farmacológico para tratar el episodio agudo y aquel destinado a normalizar niveles de uricemia y disolver los depósitos.

Manejo del ataque de gota

El objetivo fundamental es conseguir un rápido alivio del dolor y una pronta resolución del ataque. En este contexto, tres familias de fármacos se pueden considerar como primera línea, sin que estudios comparativos demuestren superioridad de uno sobre otros:

- **Glucocorticoides**: en la experiencia de los autores, son de primera línea por su efecto rápido y seguridad, aunque a veces se emplean si existe contraindicación a antiinflamatorios no esteroideos (AINE), como en pacientes añosos o con morbilidad renal o cardiovascular. Por vía oral, las pautas de 20-30 mg de prednisona durante 3-5 días son eficaces, aunque también pueden administrarse por vía intramuscular o intravenosa (útil en ataques poliarticulares invalidantes). La infiltración intraarticular con un corticoide *depot* es una excelente opción para los casos monoarticulares u oligoarticulares, con escaso efecto sistémico, sobre todo en pacientes de edad avanzada y comorbilidades renales y cardiovasculares. Hay que tener precaución en pacientes diabéticos mal controlados.
- **AINE**: ya sean clásicos o inhibidores selectivos de la ciclooxigenasa-2, sin que los estudios muestren diferencias entre ellos. Suelen emplearse por vía oral (aunque pueden usarse fórmulas intramusculares) y suelen precisar pautas

de hasta 7-10 días para resolver el ataque. Se debe prestar especial atención a las comorbilidades del paciente antes de emplearlos.

- **Colchicina**: actúa en la mitosis celular, se une a la tubulina e impide la polimerización de los microtúbulos, al inhibir la multiplicación de los neutrófilos e impedir, a su vez, su reclutamiento en el ataque por los cristales de UMS. En el ensayo clínico de Terkeltaub *et al.* se demostró que dosis bajas (1 mg de colchicina al primer signo de ataque, repetir, en su caso, con nueva dosis de 0,5-1 mg de colchicina, 1 o 2 horas después de la primera dosis, sin superar los 2 mg en 24 horas) son igualmente efectivas, pero mejor toleradas que pautas superiores (4-8 mg/día). Funciona, por tanto, especialmente bien si se inicia pronto, por lo que se puede educar al paciente a tomarlo en caso de notar un nuevo ataque. Merece una especial precaución en enfermedad renal avanzada y en caso de toma de ciertos fármacos que interfieren en su eliminación, en especial macrólidos, ciclosporina y tacrólimus (atención, pues, a la gota en el paciente trasplantado).

Con estos agentes se consigue controlar de forma eficaz la amplia mayoría de los ataques de gota. En casos anecdóticos, pueden emplearse los inhibidores de la IL-1: en España están comercializados el anakinra (sin indicación en gota) y el canakinumab (con indicación, pero no financiado). Se han empleado para casos refractarios al resto de los tratamientos o con intolerancias o riesgo de toxicidad a ellos:

- Anakinra en dosis de 100 mg/día durante 3 días por vía subcutánea suele ser eficaz y bien tolerado, como ha mostrado un reciente estudio controlado con triamcinolona intramuscular.
- Canakinumab se dosifica en 150 mg de forma subcutánea, si bien no debe repetirse antes de 3 meses.

Algunos autores han planteado que los análogos de la hormona adrenocorticotropa (tetracosáctida), por vía intramuscular (1 mg), son alternativas eficaces y seguras, pero su coste y disponibilidad limitan su uso.

Además, durante el ataque, algunas medidas como la aplicación local de hielo y el reposo articular aportan beneficios adicionales al tratamiento farmacológico.

Tratamiento profiláctico

Mientras persistan depósitos de cristales de UMS, los pacientes están en riesgo de nuevos ataques de gota. Además, la movilización de dichos depósitos al iniciar la terapia reductora de uricemia (TRU) puede dar lugar a un nuevo ataque, por lo que se recomienda emplear tratamiento preventivo, habitualmente, dosis bajas de colchicina (0,5-1 mg/día).

El momento del ataque es idóneo para su inicio (junto con la pauta de glucocorticoides o AINE) y se establece una duración de profilaxis recomendada de al menos 6 meses, aunque este dato se basa en dos trabajos con dicha duración de estudio. Los pacientes con gran carga de cristales (gota tofácea o poliarticular) o con ataques muy repetidos o inflamación persistente son candidatos a un uso más prolongado.

El inicio a dosis bajas de la TRU y su incremento gradual reduce el desarrollo de ataques. También se ha descrito que la normalización mantenida de la uricemia lleva, de forma progresiva, a reducir por sí misma el riesgo de nuevos de ataques. La progresiva disolución de cristales y la ausencia del efecto activador del urato soluble sobre el sistema inmunitario innato parecen estar detrás de este fenómeno.

Terapia reductora de uricemia

Por lo general, la TRU se suele instaurar entre 2 y 4 semanas tras la resolución del ataque, aunque algunos pequeños trabajos indican que no hay empeoramiento del ataque si la TRU se inicia junto con su tratamiento dirigido. EULAR, al mismo tiempo, resalta que no hay razón para suspender la TRU en caso de estar vigente al desarrollarse el ataque.

La reducción de la uricemia se puede conseguir mediante tres vías: la reducción de la síntesis de urato mediante los inhibidores de la xantina oxidasa (alopurinol, febuxostat); el incremento de la eliminación renal del urato con los llamados uricosúricos y con la escisión del urato y su transformación en alantoína, empleando uricasas recombinantes. Más del 75 % de los pacientes son eficazmente manejados con inhibidores de la xantina oxidasa.

Alopurinol. Es el más empleado en TRU; es de primera línea por eficacia, seguridad, coste y experiencia de uso. Es un análogo de purinas que produce una inhibición enzimática competitiva y reversible. La dosis máxima recomendada es de 900 mg/día (Asociación Española de Medicamentos y Productos Sanitarios, AEMPS) en pacientes con función renal normal, pero con dosis habituales de 300-600 mg/día se consigue normalizar la uricemia en la mayor parte de los casos. Para minimizar el riesgo de ataques tras su inicio, se empezará con 50-100 mg/día para ir ascendiendo durante 2-4 semanas hasta alcanzar el nivel de uricemia estimado para ese paciente. El alopurinol se excreta metabolizado en oxipurinol por vía renal, por lo que debe ser ajustado en pacientes con enfermedad renal, pero las dosificaciones fijas establecidas en la década de 1980 se han visto demasiado conservadoras e incapaces de alcanzar el objetivo de uricemia en muchos pacientes. Un ensayo clínico confirmó que dosis superiores a las referencias al aclaramiento de creatinina era igualmente seguras y permitían alcanzar la uricemia objetivo.

En pacientes con enfermedad renal avanzada, es especialmente importante el inicio a dosis bajas y su ascenso gradual, también para minimizar el riesgo de hipersensibilidad al fármaco. En ella destacan reacciones de hipersensibilidad cutánea, que aparecen durante los primeros meses, como el síndrome de Steven-Johnson o el síndrome de hipersensibilidad a fármacos con eosinofilia y síntomas sistémicos, conocido por su acrónimo DRESS (*drug rash with eosinophilia and systemic symptom*). Sus principales factores de riesgo son la dosis de inicio, la función renal y la genética, pues individuos portadores del alelo HLA-B*58:01 (raro en población blanca europea, pero no infrecuente en asiática, especialmente de ascendencia Han) muestran un notable riesgo de desarrollarlas. En esta población, es más conveniente emplear febuxostat o uricosúricos.

En cuanto a las interacciones farmacológicas, destaca la ejercida con azatioprina y 6-mercaptopurina, las cuales son metabolizadas en parte por la xantina oxidasa, por lo que su uso combinado con el alopurinol debe ser evitado, por riesgo de mielosupresión grave.

Febuxostat. Es un inhibidor no purínico selectivo e irreversible de la xantina oxidasa, cuya vía de metabolismo principal es la hepática, por lo que se puede emplear en pacientes con enfermedad renal avanzada, aunque con cautela. Se emplea como TRU de segunda línea, en casos de refractariedad o intolerancia a alopurinol y puede verse como el apropiado para casos de gota tofácea grave o hiperuricemia elevada y enfermedad renal. Su formulación comercializada en dosis de 80 y 120 mg. Comparado con 300 mg/día de alopurinol, produce una reducción de uricemia mayor, y una mejor consecución de objetivos, pero también da lugar a más ataques tras su inicio. Es especialmente importante aquí el uso exquisito de profilaxis.

Tampoco debe asociarse a azatioprina o 6-mercaptopurina, pero su riesgo de hipersensibilidad cutánea es notablemente inferior al alopurinol, por lo que es una alternativa en caso de aparición.

En la ficha técnica, febuxostat está desaconsejado en pacientes con gota y antecedentes de enfermedad cardiovascular reciente (infarto de miocardio, angina de pecho inestable o accidente cerebrovascular) en relación con los episodios cardiovasculares detectados durante su desarrollo y tras los datos del ensayo CARES, pese a sus significativas limitaciones metodológicas. Sin embargo, el ensayo FAST, con una metodología más rigurosa, no detectó diferencias entre febuxostat y alopurinol en cuanto a su perfil cardiovascular. De momento, la alerta no se ha modificado y se mantiene que el facultativo valore en la práctica clínica el riesgo-beneficio de su uso. En opinión de los autores, es posiblemente más perjudicial para el paciente mantener un nivel no controlado de uricemia y un depósito proinflamatorio persistente de cristales de UMS.

Uricosúricos. Son fármacos que incrementan la excreción renal de urato al interferir en sus procesos de transporte tubular. Son especialmente eficaces, pero suscitan dudas sobre su seguridad y muchos de ellos no están comercializados en España, como el probenecid, la sulfinpirazona o el lesinurad. Al incrementar la concentración urinaria de urato, pueden favorecer el desarrollo de litiasis, aunque el riesgo actualmente se ha minimizado y no parece necesario evitarlos en pacientes con litiasis previa (si bien se suele recomendar en estos pacientes la ingesta hídrica abundante, no parece preciso alcalinizar de forma dirigida su orina). En casos de difícil manejo, se han empleado junto con inhibidores de la xantina oxidasa y se han conseguido notables reducciones de uricemia. Los uricosúricos son:

- Benzbromarona: es el único disponible en España. Es un inhibidor de la reabsorción renal de urato al inhibir el transportador URAT1, incrementando su aclaramiento renal y quizá también su eliminación digestiva. En la actualidad tiene un uso limitado a casos en los que los inhibidores de la xantina oxidasa no pueden ser empleados o no han resultado eficaces. La dosis es de 50 a 200 mg/día. Hace 20 años fue retirada del mercado por casos de toxicidad hepática, pero ha sido reintroducida tras nuevos datos, que no vieron cifras diferentes a las de alopurinol o colchicina.

Aun así, se recomienda vigilancia de la bioquímica hepática en pacientes tratados con benzbromarona.

- Otros: ejercen cierto efecto uricosúrico fármacos antihipertensivos (como el losartán o el amlodipino), hipolipemiantes (como el fenofibrato o la atorvastatina) o inmunosupresores (como la leflunomida), mediante inhibición de URAT1 y GLUT9. Altas dosis de ácido acetilsalicílico, a diferencia de dosis bajas, también promueven la excreción renal de urato.

Uricasas recombinantes. Al igual que algunos primates y algunas razas de perro o aves de corral, los seres humanos carecen de uricasa funcional, por lo que el urato es el producto final de la degradación de purinas. Sin embargo, se pueden emplear uricasas recombinantes modificadas como alternativa eficaz en **casos graves** de gota o refractarios. Las uricasas son:

- Rasburicasa: es una uricasa recombinante humana indicada para la prevención y el tratamiento del síndrome de lisis tumoral. Se han publicado pequeñas series de casos en gota refractaria, en las que fue administrada mensualmente de forma intravenosa. Habitualmente tiene la limitación de 3-4 infusiones, pues se genera inmunogenicidad a la molécula, con desarrollo de reacciones de hipersensibilidad. Además, precisa una prevención exigente de ataques, pues genera una bajada brusca de la uricemia.

- Pegloticasa: se comercializa en Estados Unidos para gota grave. Es una formulación de uricasa recombinante pegilada, con menor inmunogenicidad (hasta el 33 % de casos), que se puede minimizar con inmunosupresores asociados. Administrada de forma intravenosa una vez al mes, consigue resultados muy notables en casos de difícil manejo.

Tratamiento no farmacológico

Tratamiento que complementa al farmacológico y que en ocasiones, como el caso del tratamiento quirúrgico, está restringido a estadios severos y limitantes.

Tratamiento quirúrgico

Algunos casos de gota tofácea grave con importantes limitaciones ortopédicas, fistulización recurrente o sobreinfección, pueden ser candidatos a curetaje y otras opciones de corrección quirúrgica, aunque siempre debe recordarse que los tofos son reversibles con control óptimo de la uricemia.

Estilo de vida

Un estilo de vida saludable sin hábitos tóxicos, junto con la práctica regular de ejercicio y una dieta equilibrada son los tres pilares fundamentales en los que hacer hincapié en los pacientes con gota. La supresión completa de alimentos ricos en purinas de la dieta es una estrategia de escasa eficacia en el paciente con gota, pues solo consigue reducciones de uricemia de 1 mg/dL como máximo, insuficientes para conseguir un nivel óptimo que facilite la disolución de cristales. Es más apropiado insistir en basar la ingesta en la dieta mediterránea o en la dieta con enfoque para detener la hipertensión, conocida por su acrónimo inglés, DASH (*dietary approaches to stop hypertension*) (baja en azúcares, sal y rica en legumbres y verduras) por sus beneficios adicionales sobre la presión arterial, el metabolismo glucídico y el riesgo cardiovascular.

> Mientras persistan depósitos de cristales de UMS, los pacientes están en riesgo de presentar nuevos ataques de gota, a pesar de lograr la normalización de la uricemia. La reducción de la uricemia se puede conseguir por tres vías: la reducción de la síntesis de urato mediante los inhibidores de la xantina oxidasa, el incremento de la eliminación renal del urato con los llamados uricosúricos y mediante la escisión del urato y su transformación en alantoína, empleando uricasas recombinantes. La supresión completa de alimentos ricos en purinas de la dieta es una estrategia escasamente eficaz en el paciente con gota, insuficiente para conseguir un nivel óptimo de urato que facilite la disolución de cristales.

ENFERMEDAD POR DEPÓSITO DE CRISTALES DE PIROFOSFATO CÁLCICO

La enfermedad por depósito de cristales de PFC es compleja por la heterogeneidad de su presentación clínica y manejo, a veces tortuoso, pero de diagnóstico relativamente sencillo. En esta sección se profundizará en ella, ya que se trata de un motivo frecuente de consulta en reumatología, especialmente en pacientes de edad avanzada.

A pesar de sus ineludibles similitudes con la gota, la enfermedad por depósito de cristales de PFC es una entidad en sí misma y su correcto diagnóstico, tanto en los casos más comunes como en los que puede suponer un reto, es clave para un adecuado tratamiento. Por tratarse de una entidad propia, no conviene denominarla «seudogota», término obsoleto acuñado por McCarty *et al.* en 1961 tras identificar cristales de PFC dihidratado ($Ca_2P_2O_7 \cdot 2H_2O$) en el líquido sinovial de pacientes con una presentación clínica similar a la gota (monoartritis aguda recurrente).

Nomenclatura y clasificación

La denominación de esta enfermedad no ha estado exenta de confusión desde su primera descripción. De forma errónea, se han utilizado como sinónimos algunos términos destinados a describir distintas formas de presentación, como «seudogota» o «condrocalcinosis». Como se ha comentado, «seudogota» únicamente hacía referencia a la forma de monoartritis aguda, denominada así cuando fue identificada hace 60 años por su similitud clínica con la gota. Por su parte, «condrocalcinosis», que no implica manifestaciones clínicas, se refiere a la imagen radiológica (también puede encontrarse en muestras de tejido obtenidas en biopsias o intervenciones quirúrgicas) que traduce calcificaciones de los cartílagos articulares. Además, la condrocalcinosis no siempre se produce por el depósito de cristales de PFC y no está presente en todos los casos de depósito de cristales de PFC.

Desde sus descripciones iniciales en forma de monoartritis aguda recurrente en el siglo XX, se han ido reportando múltiples formas de presentación del depósito de cristales de PFC. Algunas de ellas se asemejaban a otras enfermedades reumáticas (como la artritis reumatoide, la artrosis o la artropatía neuropática). Todo ello derivó en la definición de numerosos «seudosíndromes» (seudogota, seudoartritis reumatoide, seudoartrosis, etc.) y en una complicada clasificación de la enfermedad.

Para evitar la confusión derivada de estas cuestiones, las recomendaciones basadas en la evidencia sobre terminología, diagnóstico y manejo de la enfermedad por depósito de cristales de PFC, realizadas por EULAR, establecieron una terminología estandarizada (**Tabla 48-3**). Ahí se acuñó el término «enfermedad por depósito de cristales de PFC», que reúne todas las formas de presentación de esta entidad.

Este mismo grupo de trabajo, junto con expertos de ACR, se encuentra en proceso de redacción de los primeros criterios de clasificación de la enfermedad. Previamente, en los años 1970, McCarty estableció unos criterios diagnósticos que se basaban esencialmente en la presencia de cristales de PFC en articulaciones con condrocalcinosis radiológica o en la demostración de su naturaleza mediante técnicas geológicas, como la difracción de rayos X. Estos criterios fueron, sin embargo, escasamente empleados en la práctica clínica o en investigación.

> Seudogota es un término antiguo y obsoleto, que antiguamente se refería a la forma de artritis aguda. Condrocalcinosis es un término radiológico para describir la calcificación cartilaginosa.
> Estos términos no son intercambiables con la enfermedad por depósito de cristales de PFC, puesto que no son sinónimos.

Patogenia

Tal como indica su nombre, esta enfermedad está causada por el depósito de cristales de PFC, principalmente en los cartílagos (fibrocartílago y cartílago hialino), aunque también

Tabla 48-3. Terminología recomendada por EULAR para la enfermedad por depósito de cristales de pirofosfato cálcico

Términos generales	
Cristales de PFC	Término simplificado para los cristales de PFC dihidratado
Depósito de cristales de PFC	Término que reúne todas las formas de presentación de la entidad
Condrocalcinosis	Calcificación del cartílago, identificada por prueba de imagen o histología
Formas de presentación clínica	
Depósito de cristales de PFC asintomático	Depósito de cristales de PFC sin repercusión clínica
Artrosis con depósito de cristales de PFC	Depósito de cristales de PFC en una articulación que también presenta artrosis
Artritis aguda por cristales de PFC	Artritis (dolor y tumefacción ± eritema) de inicio agudo y autolimitada, con depósito de cristales de PFC
Artritis crónica por cristales de PFC	Artritis crónica (oligoartritis o poliartritis), con depósito de cristales de PFC

EULAR: Alianza Europea de Asociaciones para la Reumatología; PFC: pirofosfato cálcico.

es posible encontrarlos en áreas de metaplasia condroide localizadas en la membrana sinovial, ligamentos, tendones, fascias y bursas. Sin embargo, el conocimiento actual sobre su patogenia es todavía superficial, lo que ha supuesto un obstáculo para el establecimiento de terapias específicas y definitivas.

La formación de estos cristales tendría lugar en la matriz extracelular del cartílago, lo que parece el paso inicial para la aparición de la enfermedad. Para su cristalización se precisa la presencia de pirofosfato inorgánico y de iones de calcio. El pirofosfato inorgánico es producido por los condrocitos gracias a la acción de dos proteínas de membrana. En primer lugar, la enzima ENPP1 (*EctoNucleotide PyrophosPhatase 1*), que lo genera a partir de nucleótidos, sobre todo adenosina trifosfato extracelular, y el transportador ANKH (*progressive ANKylosis protein Homolog*), que extrae el pirofosfato inorgánico intracelular hacia la matriz extracelular. El pirofosfato inorgánico forma complejos con los iones de calcio para la producción de los cristales de PFC. A modo de mecanismo de control, la fosfatasa alcalina, otra proteína de membrana del condrocito, degrada el pirofosfato inorgánico a ion fosfato, por lo que regula sus niveles.

De forma similar a lo ocurrido en la gota, los cristales de PFC son reconocidos por el sistema inmunitario innato, lo que genera una respuesta inflamatoria. En el ámbito intracelular, se produce la activación del inflamasoma NLRP3. A través de múltiples reacciones enzimáticas que siguen a la activación de este complejo de señalización, finalmente se produce la IL-1β activa, citocina clave de las artritis microcristalinas, que se expresará en el ámbito extracelular, reclutando otras células de la inmunidad innata para producir citocinas que amplíen la cascada inflamatoria. Sin embargo, se cree que esta activación no ocurre en la propia matriz del cartílago, sino cuando los cristales se exponen al líquido sinovial.

Epidemiología

Hasta la fecha, la mayor parte del conocimiento sobre la epidemiología de la enfermedad por depósito de cristales de PFC se ha obtenido de técnicas de imagen, como la radiología convencional, habitualmente centrada en unas pocas articulaciones. Este hecho, unido a la variedad de formas de presentación clínica y a la confusión existente sobre su terminología, no ha permitido establecer la prevalencia global de la enfermedad.

Prevalencia

Teniendo en cuenta su presentación clínica en forma de artritis aguda, esta enfermedad se considera la tercera causa de artritis aguda en todo el mundo y la primera de la senectud.

La prevalencia de la condrocalcinosis, en la que están basados la mayoría de los estudios epidemiológicos, se encuentra en el 5,6 % de las rodillas de los individuos por encima de los 40 años de edad (prevalencia estandarizada por edad y sexo), según el único estudio poblacional, que fue realizado en Reino Unido. Tras ajustar por edad, sexo y dolor de rodilla, esta prevalencia descendía al 4,5 %. En este mismo estudio, la prevalencia mostraba asociación fuerte con la

edad y aumentaba en función de ella, desde el 3,7 % en la franja de edad de 55 a 59 años hasta el 17,5 % en la franja de 80 a 84 años.

En el único estudio realizado en España para estimar la prevalencia de condrocalcinosis en población mayor de 60 años de un área rural catalana, se aprecia un incremento con la edad, que en el caso de los hombres varía desde el 1 % entre 60 y 69 años hasta el 20 % en mayores de 80 años. Si bien en este estudio la prevalencia fue mayor en mujeres: los datos respecto a la diferencia por sexo son contradictorios en la literatura médica.

Factores de riesgo y enfermedades asociadas

En la mayor parte de los casos, el motivo por el que se produce la enfermedad por depósito de cristales de PFC es desconocido (casos idiopáticos o esporádicos). Si bien existen algunos factores de riesgo y enfermedades relacionadas con su desarrollo.

Como se ha comentado, el *envejecimiento* es un factor de riesgo clave. De hecho, el depósito de cristales de PFC es inusual en individuos menores de 50 años, pero aumenta de forma muy importante y progresiva por encima de esa edad (**Fig. 48-5**). Aunque la asociación con la edad es clara y significativa en todos los estudios epidemiológicos, no se conoce el mecanismo que está detrás de esta asociación, pero se podría interpretar la formación y depósito de cristales de PFC dentro del proceso de envejecimiento normal articular.

Además de la edad, existen otros procesos que predisponen a su aparición. Se recomienda realizar su búsqueda activa en el caso de que se diagnostique la enfermedad en personas menores de 60 años. Especialmente en caso de detección de condrocalcinosis en una única articulación, se debe preguntar acerca de un *antecedente traumático o quirúrgico* (como una meniscectomía de rodilla).

Asimismo, la enfermedad se ha asociado con múltiples *enfermedades metabólicas*, probablemente debido a las altera-

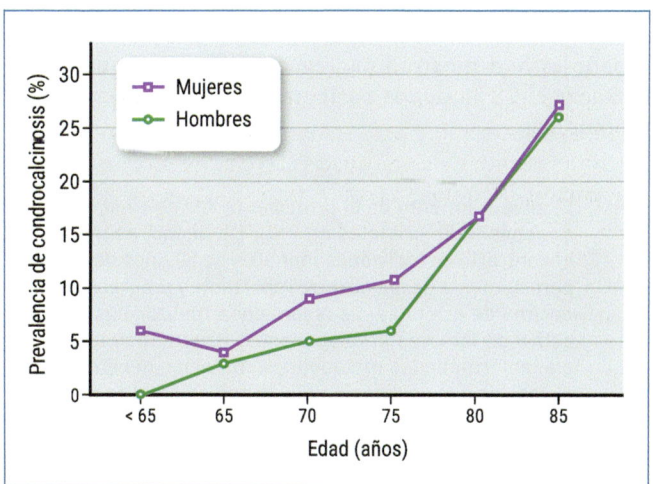

Figura 48-5. Prevalencia de condrocalcinosis radiográfica de rodilla. Elaborada por los autores tomando los datos publicados por: Felson DT, *et al*. The prevalence of chondrocalcinosis in the elderly and its association with knee osteoarthritis: the Framingham Study. J Rheumatol. 1989;16(9):1241-5.

ciones del metabolismo del pirofosfato inorgánico que pueden producir, incluyendo el aumento de las concentraciones de calcio o la reducción de la actividad de la fosfatasa alcalina, entre otros. Las enfermedades con mayor asociación son el hiperparatiroidismo primario, la hemocromatosis, la hipomagnesemia (por ejemplo, incluyendo la causada por el uso de inhibidores de la bomba de protones o por el síndrome de Gitelman) y la hipofosfatasia; la hemocromatosis es la única enfermedad metabólica asociada, no solo a condrocalcinosis y artritis aguda, sino también a artropatía estructural. El tratamiento precoz de las enfermedades metabólicas no tiene influencia en la enfermedad articular, al persistir los cristales ya formados tanto en el cartílago como en el líquido sinovial. La asociación con otras enfermedades metabólicas clásicamente relacionadas, como el hipotiroidismo, la diabetes, la enfermedad renal crónica avanzada, la enfermedad de Paget, la enfermedad de Wilson o la ocronosis, se ha puesto en duda en los últimos años.

También cabe mencionar la asociación que se ha encontrado con algunas *enfermedades inflamatorias articulares crónicas*, como la artritis reumatoide, la gota o la artrosis, probablemente debido al daño estructural que producen. Este hecho debe tenerse en cuenta en pacientes en los que, tras un período de remisión de la enfermedad o de normalización prolongada de su uricemia, presentan episodios de artritis aguda recurrente. En estos casos, resulta imprescindible un nuevo estudio de líquido sinovial para descartar el depósito sobreañadido de cristales de PFC.

Por otro lado, existe un riesgo aumentado de la enfermedad por *herencia familiar*. Las formas familiares, de aparición en edades más precoces (incluso en la juventud) y de presentación florida poliarticular y daño articular variable, están relacionadas con alteraciones genéticas en los locus CCAL1 (cromosoma 8q) y CCAL2 (cromosoma 5p). El primer gen que se relacionó con la enfermedad fue el *ANKH*, situado en CCAL2. De forma reciente (en 2018), se ha descrito un segundo gen relacionado, el gen *TNFRSF11B*, que se trata de una mutación en el codón STOP, que resulta en una transcripción más larga de la osteoprotegerina. Fuera de las formas hereditarias puras, diversos estudios clínicos españoles han mostrado agregación familiar, que puede alcanzar el 28 % de los parientes de pacientes con casos esporádicos.

> **!** El envejecimiento es el principal factor de riesgo para el depósito de cristales de PFC. De hecho, es inusual encontrarlo en individuos menores de 50 años de edad, pero aumenta de forma muy importante y progresiva por encima de esa edad. Se recomienda realizar búsqueda activa de factores predisponentes (traumatismo, cirugía, enfermedades metabólicas, mutación genética) en el caso de que se diagnostique la enfermedad en menores de 60 años.

Clínica

La enfermedad por depósito de cristales de PFC consta de un amplio espectro clínico, con unas formas clásicas (v. **Tabla 48-3**) y otras más atípicas, como el síndrome de la apófisis odontoides coronada, el síndrome de túnel carpiano, la artritis destructiva (similar a la artropatía de Charcot), la tendinitis o incluso el depósito tumoral (similar a los tofos).

Antes de la descripción de las formas clínicas, cabe recordar que la forma más prevalente, aunque asintomática, es la condrocalcinosis, en la que sigue siendo objeto de debate su relación con el desarrollo de artrosis.

Artritis aguda

La forma clínica más común es la monoartritis aguda. Aunque puede afectar a cualquier articulación, son las grandes articulaciones las que suelen verse involucradas, principalmente rodilla, carpo o tobillo (en orden descendente de frecuencia). Esta forma de presentación es indistinguible de una artritis gotosa por sus características clínicas: dolor intenso y tumefacción de instauración abrupta, que puede acompañarse de eritema y calor, y que cede espontáneamente en días (aunque al contrario que en la gota, los ataques pueden durar semanas o incluso meses). Por ello, es preciso el estudio de líquido sinovial para su diagnóstico.

Existen otras formas de artritis aguda especialmente incapacitantes, como la oligoartritis, la poliartritis o el síndrome de diente coronado. Este último es una forma menos conocida pero frecuente (del 12,5 al 35,3 % de los pacientes con enfermedad por depósito de cristales de PFC y tomografía computarizada de columna cervical disponible), causada por el depósito de cristales de PFC en los ligamentos que rodean a la apófisis odontoides de la vértebra C2 (**Fig. 48-6**) y que cursa con importante dolor y rigidez cervical acompañados de signos de inflamación sistémica (fiebre o aumento de marcadores inflamatorios analíticos). Se diagnostica mediante tomografía computarizada de columna cervical y debe sospecharse en pacientes ancianos con cervicalgia inflamatoria, especialmente en presencia de artritis periférica simultánea.

Habitualmente no se logra identificar un factor desencadenante para las formas agudas. No obstante, el más habitual

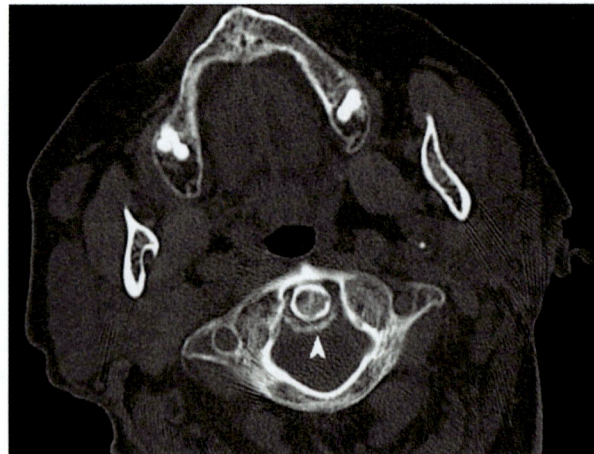

Figura 48-6. Diente coronado. La imagen muestra un corte axial de tomografía computarizada cervical en la vértebra C1 (atlas), donde se puede observar la apófisis odontoides rodeada por la calcificación del ligamento transverso del atlas (punta de flecha).

es una enfermedad médica aguda coexistente que ha motivado un ingreso hospitalario, un traumatismo menor, una paratiroidectomía, infiltraciones de ácido hialurónico o una cirugía articular.

Artritis crónica

Un pequeño porcentaje de pacientes desarrollará inflamación oligoarticular o poliarticular persistente, generalmente de bajo grado, con episodios de reagudización sobreañadidos. Puede asemejarse a otras artritis crónicas, como la artritis reumatoide, la espondiloartritis o la polimialgia reumática. Por tanto, la búsqueda de cristales en el líquido sinovial de forma rutinaria se hace imprescindible, de nuevo, para el diagnóstico diferencial.

Artrosis con depósito de cristales de pirofosfato cálcico

Esta forma de la enfermedad es difícil de distinguir de la artrosis primaria, pero debe sospecharse cuando se trata de una artropatía estructural grave con osteofitos y geodas muy prominentes o cuando se acompaña de episodios de artritis aguda (**Fig. 48-7**). Además, es característico que afecte a articulaciones sin carga o estímulo mecánico repetido (metacarpofalángicas, carpos, codos y glenohumerales).

La forma más prevalente es la condrocalcinosis (depósito asintomático).
La forma clínica más prevalente es la monoartritis aguda, que es el tipo de artritis aguda más frecuente en la edad avanzada.

Diagnóstico

El diagnóstico de la enfermedad por depósito de cristales de PFC puede parecer evidente en algunas de sus formas

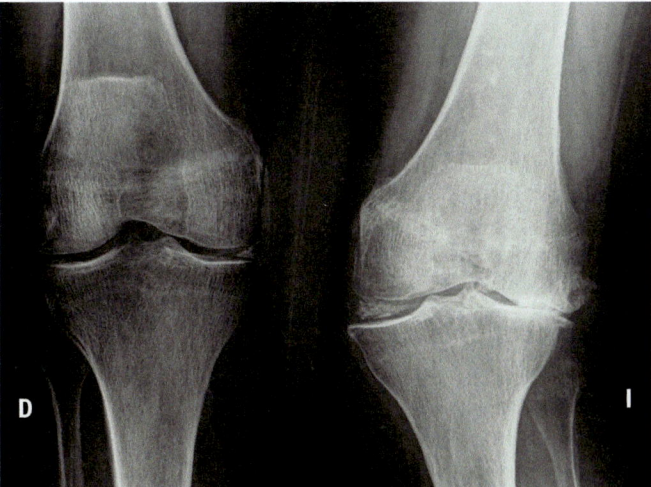
Figura 48-7. Artrosis con condrocalcinosis. La imagen muestra una radiografía anteroposterior de rodillas en carga. Nótese en la rodilla izquierda la condrocalcinosis extensa en el compartimento femorotibial medial y su práctica ausencia en el lateral debido a la artrosis avanzada.

de presentación clínica (por ejemplo, una monoartritis de rodilla acompañada de condrocalcinosis en la radiografía simple o una monoartritis de carpo en una persona de edad avanzada). No obstante, es necesario un *diagnóstico preciso y certero en todos los pacientes*, con el fin de tratar apropiadamente la enfermedad, lo que hace necesaria una correcta diferenciación del resto de las artritis (microcristalinas o de otro tipo).

Esto requiere del uso del microscopio óptico, herramienta básica en la consulta de reumatología, de rápido aprendizaje y que todo especialista debe conocer y manejar. Así, resulta imprescindible obtener una muestra de líquido sinovial en situación de inflamación activa, pero también es posible obtenerla fuera de ella. De hecho, la precisión en el diagnóstico cobra todavía más importancia en la actualidad, en la que se asiste a un aumento de las formas solapadas de artritis microcristalinas (cristales de UMS y de PFC en el mismo paciente o líquido sinovial). Además, el progresivo aumento de la prevalencia de la condrocalcinosis radiológica derivada del envejecimiento poblacional puede hacer que, la mera identificación de esta obvie un procedimiento diagnóstico adecuado y retrase posibles procesos (como una artritis séptica).

Estudio de líquido sinovial por microscopia óptica

Como ya se ha expuesto, el *diagnóstico definitivo* de la enfermedad debe hacerse mediante la identificación de los cristales de PFC en líquido sinovial o en tejido biopsiado por microscopia óptica (método de referencia). Incluso la cantidad más pequeña de líquido sinovial puede ser examinada y, en caso de sospecha de cristales, nunca debe desecharse. De forma característica, los cristales de PFC presentan una forma de paralelepípedo (rombos, rectángulos, incluso agujas), de tamaño muy variable, con birrefringencia débil o ausente bajo su observación con luz polarizada simple y de elongación positiva con el uso del compensador rojo de primer orden (v. **Tabla 48-2**). Se presentan de forma intracelular y pueden encontrarse dentro de vacuolas intracelulares (que pueden albergar uno o más cristales), algo que no ocurre con los cristales de UMS.

No se ha recomendado un punto de corte cuantitativo de cristales para relacionarlo con una artritis, dado que la presencia de uno o más cristales se considera clínicamente significativa. No obstante, los cristales de PFC pueden encontrarse en escasa cantidad en líquido sinovial no inflamatorio de articulaciones de pacientes con procesos distintos a la enfermedad por depósito de cristales de PFC, como la artrosis o el antecedente de meniscectomía. El significado de este hallazgo todavía no está definido con claridad.

Pruebas de imagen

La ecografía o la tomografía computarizada gozan de una mayor sensibilidad que la radiología simple y pueden emplearse cuando no sea posible la obtención de muestra de líquido sinovial.

Radiología simple

La radiología simple permite la detección de condrocalcinosis, por lo que puede ser una técnica útil para apoyar el diagnóstico de enfermedad por depósito de cristales de PFC (v. **Fig. 48-7**).

No obstante, tiene un insuficiente rendimiento diagnóstico de la enfermedad. Su presencia no sirve para confirmar la enfermedad, puesto que también puede ser debida al depósito de otros cristales de contenido cálcico, como los de hidroxiapatita (fosfato cálcico básico), oxalato cálcico o brushita (fosfato cálcico ácido), y la elevada prevalencia poblacional hace que pueda estar presente en otros procesos concurrentes de artritis. Además, su ausencia tampoco permite descartar la enfermedad, dado que esta solo se encuentra en alrededor del 40 % de los pacientes con comprobación microscópica de cristales de PFC en líquido sinovial. Esto se da sobre todo en casos de artrosis avanzada, en los que la desaparición del cartílago impide apreciar la condrocalcinosis.

Mediante la radiología simple también es posible encontrar algunos hallazgos característicos de la enfermedad por depósito de cristales de PFC. Por ejemplo, en la radiología simple de manos de los pacientes que asocian hemocromatosis las articulaciones metacarpofalángicas (especialmente la segunda y la tercera) pueden presentar osteofitos «en gancho». También son característicos los cambios degenerativos en la articulación trapecioescafoidea (sobre todo, en ausencia de rizartrosis) y en el espacio femoropatelar, con más frecuencia en los casos de hiperparatiroidismo.

Ecografía

La *ecografía* permite una exploración más extensa (poliarticular) sin los efectos perniciosos de la radiación ionizante. Además, se trata de una prueba con una elevada sensibilidad y especificidad para la detección de cristales de PFC, aunque su rendimiento puede variar en función de la articulación explorada (mayor en fibrocartílago y cartílago hialino de rodilla y en fibrocartílago triangular del carpo).

En 2017, el grupo *Outcome Measures in Rheumatology* (OMERACT) estableció las definiciones de las lesiones elementales ecográficas de la enfermedad en las distintas localizaciones: fibrocartílago, cartílago hialino, tendones y líquido sinovial.

Tomografía computarizada

Esta prueba cobra especial importancia en los casos de afectación axial, como el síndrome de diente coronado o la afectación de discos o de articulaciones como las sacroilíacas.

La DECT es un tipo de tomografía computarizada más sofisticada, de uso actual poco extendido (principalmente en el contexto de investigación), pero que podría ser útil para identificar la composición química de los depósitos de cristales y, por tanto, para ayudar en la diferenciación entre los distintos tipos de cristales, incluyendo PFC, UMS o hidroxiapatita, entre otros.

 El diagnóstico definitivo de la enfermedad por depósito de cristales de PFC debe realizarse mediante la identificación de los cristales de PFC en líquido sinovial por microscopia óptica. Incluso la cantidad más pequeña de líquido sinovial puede ser examinada y, en caso de sospecha de cristales, nunca debe desecharse. La detección de condrocalcinosis mediante pruebas de imagen (como la radiología simple o la ecografía) apoya el diagnóstico, pero no permite confirmarlo, así como su ausencia no permite descartarlo.

Tratamiento

A día de hoy no se dispone de tratamientos específicos que eviten la formación o disuelvan los cristales de PFC, por lo que el tratamiento de la enfermedad se basa en el control de la inflamación derivada de estos cristales. Así, el depósito asintomático de cristales de PFC no requiere tratamiento.

La mayoría de los pacientes con síntomas presentarán monoartritis aguda, habitualmente de forma única o infrecuente, y solo precisarán tratamiento durante el episodio.

El *manejo de la artritis aguda por cristales de PFC* se ha extrapolado del tratamiento del ataque de gota. Los agentes de primera línea son los glucocorticoides (intraarticulares o sistémicos), los AINE y la colchicina. Por norma general, se prefiere el uso de un glucocorticoide intraarticular de acción prolongada a los AINE o la colchicina, puesto que estos últimos tienen un peor perfil de seguridad en pacientes que, por su avanzada edad media, presentan una elevada comorbilidad cardiovascular y renal. En la experiencia de los autores, la infiltración intraarticular de la combinación de triamcinolona y mepivacaína al 2 % consigue un alivio rápido de los síntomas de monoartritis. En caso de poliartritis o de contraindicación para AINE o colchicina, se recomienda utilizar un glucocorticoide de uso sistémico (oral, intramuscular o intravenoso).

A modo de tratamiento profiláctico, en aquellos pacientes en los que los episodios de *artritis aguda sean recurrentes*, se podría utilizar colchicina oral a dosis bajas (de 0,5 a 1 mg al día).

En pacientes con *artritis crónica por cristales de PFC*, el tratamiento es indefinido, con los mismos fármacos, aunque en dosis bajas: colchicina (de 0,5-1 mg al día), AINE (junto a fármacos gastroprotectores) o glucocorticoides (como prednisona 2,5-7,5 mg al día). En todo caso, su uso debe optimizarse a la dosis mínima eficaz que controle adecuadamente la inflamación y minimice los efectos adversos. Aunque existen datos contradictorios con respecto a su uso, hidroxicloroquina o metotrexato podrían utilizarse en caso de ineficacia o contraindicación a estas terapias. Es probable que las formas de inflamación persistente respondan mejor a estos fármacos que las muy recurrentes.

De forma más reciente, se ha reportado el uso del inhibidor del receptor de la IL-1β (anakinra) y del receptor de la IL-6 (tocilizumab) para el control de la artritis aguda recurrente o crónica en casos de ineficacia, intolerancia o contraindicación a las terapias referidas anteriormente, con excelentes resultados en pequeños estudios.

Solapamiento de gota y enfermedad por depósito de cristales de pirofosfato cálcico

La existencia simultánea de cristales de PFC y UMS se ha reportado desde los años 1960, aunque de forma más notable en la última década. Pese a ello, los datos son escasos y proceden de pequeños estudios heterogéneos en cuanto al origen de las muestras (líquido sinovial, tofos de pacientes con gota, autopsias) y a la técnica de análisis empleada.

El más reciente es un estudio del año 2021 realizado en Francia en el que se analizan 25 tofos extirpados quirúrgicamente mediante microscopía polarizada, microscopía electrónica y espectroscopia, y en el que concluyen que la formación de cristales de PFC parece ser un estadio tardío y frecuente en el proceso de maduración de los tofos, lo que explicaría la aparente persistencia de los tofos a pesar de un tratamiento hipouricemiante prolongado y efectivo. Se identificaron cris-

tales de PFC en 9 de los 25 tofos (36 %) y su presencia se relacionó con una mayor edad y una mayor duración de la gota.

También de forma reciente, un análisis mediante DECT reveló patrones de atenuación característicos de PFC contenidos en depósitos de UMS de la articulación metacarpofalángica de un varón de 82 años con gota y enfermedad por depósito de cristales de PFC.

Los autores han observado en su práctica un aumento de los casos de artritis aguda microcristalina mixta, en los que el estudio del líquido sinovial mostraba la presencia simultánea de cristales de PFC y UMS.

Se desconoce si el depósito conjunto de ambos cristales supone una repercusión clínica especial. En cualquier caso, el tratamiento debe dirigirse a conseguir la disolución del cristal de UMS y, en caso de persistencia de los ataques, se debe tener en cuenta el papel del cristal de PFC en los síntomas.

PUNTOS CLAVE

Gota

- La gota es una enfermedad sistémica que no solo engloba el dominio articular, sino que abarca otros aparatos y sistemas. Se habla en los últimos años del término «curación» de la gota: queda atrás la cronicidad irreversible de esta entidad.
- Cada vez la incidencia es mayor, a pesar de seguir siendo una patología muy infradiagnosticada y con un alto porcentaje de pacientes no tratados de forma adecuada.
- Los avances en las técnicas de imagen que permiten un diagnóstico más preciso, facilitan la instauración precoz del tratamiento, así como la certeza del éxito mediante la monitorización continuada.
- Las nuevas guías y recomendaciones establecen como pilar fundamental la reducción del nivel de uricemia tan bajo como sea posible para lograr el éxito y conseguir hablar de curación.
- Aún quedan muchos retos y dudas que solventar, como el rol de la gota en el riesgo de episodios cardiovasculares

y su relación con otro tipo de entidades inflamatorias, el papel de las nuevas dianas terapéuticas o las modificaciones genéticas y enzimáticas que conducen a síndromes raros de hiperuricemia.

Enfermedad por depósito de cristales de pirofosfato cálcico

- La enfermedad por depósito de cristales de PFC presenta un amplio espectro clínico (asintomático, artritis aguda, artritis crónica, artrosis, etcétera).
- La forma más prevalente, aunque asintomática, es la condrocalcinosis. La forma clínica más común es la monoartritis aguda, que es el tipo de artritis aguda más prevalente en la edad avanzada.
- La piedra angular del diagnóstico es la identificación de cristales de PFC en el líquido sinovial mediante microscopía óptica.
- Su manejo se basa en el tratamiento y la prevención de la inflamación, dado que no existen terapias específicas capaces de disolver los cristales.

BIBLIOGRAFÍA

Abeles AM. Febuxostat hypersensitivity. J Rheumatol. 2012;39(3):659.

Andrés M, Sivera F, Pascual E. Methotrexate is an option for patients with refractory calcium pyrophosphate crystal arthritis. J Clin Rheumatol. 2012;18(5):234-6.

Andrés M, Vela P, Jovaní V, Pascual E. Most needLe-shaped calcium pyrophosphate crystals lack birefringence. Rheumatology (Oxford). 2019;58(6):1095-8.

Balsa A, Martín-Mola E, González T, Cruz A, Ojeda S, Gijón-Baños J. Familial articular chondrocalcinosis in Spain. Ann Rheum Dis. 1990;49(7):531-5.

Bursill D, Taylor WJ, Terkeltaub R, Abhishek A, So AK, Vargas-Santos AB, et al. Gout, Hyperuricaemia and Crystal-Associated Disease Network (G-CAN) consensus statement regarding labels and definitions of disease states of gout. Ann Rheum Dis. 2019;78(11):1592-600.

Calabuig I, Martínez-Sanchís A, Andrés M. Sonographic tophi and inflammation are associated with carotid atheroma plaques in gout. Front Med (Lausanne). 2021;8:795984.

Campion EW, Glynn RJ, DeLabry LO. Asymptomatic hyperuricemia. Risks and consequences in the Normative Aging Study. Am J Med. 1987;82(3):421-6.

Chen-Xu M, Yokose C, Rai SK, Pillinger MH, Choi HK. Contemporary prevalence of gout and hyperuricemia in the United States and decadal trends: The National Health and Nutrition Examination Survey, 2007-2016. Arthritis Rheumatol. 2019;71(6):991-9.

Chhana A, Lee G, Dalbeth N. Factors influencing the crystallization of monosodium urate: a systematic literature review. BMC Musculoskelet Disord. 2015;16:296.

Choi HK, McCormick N, Lu N, Rai SK, Yokose C, Zhang Y. Population impact attributable to modifiable risk factors for hyperuricemia. Arthritis Rheumatol. 2020;72(1):157-65.

Chotard E, Blanchard A, Ostertag A, Latourte A, Gailly G, Frochot V, et al. Calcium pyrophosphate crystal deposition in a cohort of 57 patients with Gitelman syndrome. Rheumatology (Oxford). 2022;61(6):2494-503.

Christiansen SN, Filippou G, Scirè CA, Balint PV, Bruyn GA, Dalbeth N, et al; on the behalf of the OMERACT Ultrasound working group. Consensus-based semi-quantitative ultrasound scoring system for gout lesions: Results of an OMERACT Delphi process and web-reliability exercise. Semin Arthritis Rheum. 2021;51(3):644-9.

Dalbeth N, Clark B, Gregory K, Gamble G, Sheehan T, Doyle A, et al. Mechanisms of bone erosion in gout: a quantitative analysis using plain adiography and computed tomography. Ann Rheum Dis. 2009;68(8): 1290-5.

Dalbeth N, House ME, Aati O, Tan P, Franklin C, Horne A, et al. Urate crystal deposition in asymptomatic hyperuricaemia and symptomatic gout: a dual energy CT study. Ann Rheum Dis. 2015;74(5):908-11.

Dalbeth N, Nicolaou S, Baumgartner S, Hu J, Fung M, Choi HK. Presence of monosodium urate crystal deposition by dual-energy CT in patients with gout treated with allopurinol. Ann Rheum Dis. 2018;77(3): 364-70.

Dalbeth N, Phipps-Green A, Frampton C, Neogi T, Taylor WJ, Merriman TR. Relationship between serum urate concentration and clinically evident incident gout: an individual participant data analysis. Ann Rheum Dis. 2018;77(7):1048-52.

Dalbeth N, Pool B, Gamble GD, Smith T, Callon KE, McQueen FM, et al. Cellular characterization of the gouty tophus: a quantitative analysis. Arthritis Rheum. 2010;62(5):1549-56.

Das S, Goswami RP, Ghosh A, Ghosh P, Lahiri D, Basu K. Temporal evolution of urate crystal deposition over articular cartilage after successful urate-lowering therapy in patients with gout: An ultrasonographic perspective. Mod Rheumatol. 2017;27(3):518-23.

De Miguel E, Puig JG, Castillo C, Peiteado D, Torres RJ, Martín-Mola E. Diagnosis of gout in patients with asymptomatic hyperuricaemia: a pilot ultrasound study. Ann Rheum Dis. 2012;71(1):157-8.

Dehlin M, Jacobsson L, Roddy E. Global epidemiology of gout: prevalence, incidence, treatment patterns and risk factors. Nat Rev Rheumatol. 2020;16(7):380-90.

Dumusc A, Pazar Maldonado B, Benaim C, Zufferey P, Aubry-Rozier B, So A. Anakinra compared to prednisone in the treatment of acute CPPD crystal arthritis: A randomized controlled double-blinded pilot study. Joint Bone Spine. 2021;88(2):105088.

Ea HK, Gauffenic A, Nguyen QD, Pham NG, Olivier O, Frochot V, et al. Calcium pyrophosphate dihydrate crystal deposition in gouty tophi. Arthritis Rheumatol. 2021;73(2):324-9.

Feig DI, Kang DH, Johnson RJ. Uric acid and cardiovascular risk. N Engl J Med. 2008;359(17):1811-21.

Fernández Dapica MP, Gómez-Reino JJ. Familial chondrocalcinosis in the Spanish population. J Rheumatol. 1986;13(3):631-3.

Filippou G, Scirè CA, Adinolfi A, Damjanov NS, Carrara G, Bruyn GAW, et al. Identification of calcium pyrophosphate deposition disease (CPPD) by ultrasound: reliability of the OMERACT definitions in an extended set of joints-an international multiobserver study by the OMERACT Calcium Pyrophosphate Deposition Disease Ultrasound Subtask Force. Ann Rheum Dis. 2018;77(8):1194-9.

Finckh A, Mc Carthy GM, Madigan A, van Linthoudt D, Weber M, Neto D, et al. Methotrexate in chronic-recurrent calcium pyrophosphate deposition disease: no significant effect in a randomized crossover trial. Arthritis Res Ther. 2014;16(5):458.

FitzGerald JD, Dalbeth N, Mikuls T, Brignardello-Petersen R, Guyatt G, Abeles AM, et al. 2020 American College of Rheumatology Guideline for the management of gout. Arthritis Rheumatol. 2020;72(6):879-95.

Gosling AL, Matisoo-Smith E, Merriman TR. Hyperuricaemia in the Pacific: why the elevated serum urate levels? Rheumatol Int. 2014;34(6): 743-57.

Hajri R, Hajdu SD, Hügle T, Zufferey P, Guiral L, Becce F. Dual-energy computed tomography for the noninvasive diagnosis of coexisting gout and calcium pyrophosphate deposition disease. Arthritis Rheumatol. 2019;71(8):1392.

Hak AE, Curhan GC, Grodstein F, Choi HK. Menopause, postmenopausal hormone use and risk of incident gout. Ann Rheum Dis. 2010;69(7): 1305-9.

Ichida K, Matsuo H, Takada T, Nakayama A, Murakami K, Shimizu T, et al. Decreased extra-renal urate excretion is a common cause of hyperuricemia. Nat Commun. 2012;3:764.

Jones AC, Chuck AJ, Arie EA, Green DJ, Doherty M. Diseases associated with calcium pyrophosphate deposition disease. Semin Arthritis Rheum. 1992;22(3):188-202.

Joosten LAB, Crişan TO, Bjornstad P, Johnson RJ. Asymptomatic hyperuricaemia: a silent activator of the innate immune system. Nat Rev Rheumatol. 2020;16(2):75-86.

Kleiber Balderrama C, Rosenthal AK, Lans D, Singh JA, Bartels CM. Calcium pyrophosphate deposition disease and associated medical comorbidities: A national cross-sectional study of US veterans. Arthritis Care Res (Hoboken). 2017;69(9):1400-6.

Köttgen A, Albrecht E, Teumer A, Vitart V, Krumsiek J, Hundertmark C, et al. Genome-wide association analyses identify 18 new loci associated with serum urate concentrations. Nat Genet. 2013;45(2):145-54.

Krishnan E. Reduced glomerular function and prevalence of gout: NHANES 2009-10. PLoS One. 2012;7(11):e50046.

Latourte A, Ea HK, Frazier A, Blanchard A, Lioté F, Marotte H, et al. Tocilizumab in symptomatic calcium pyrophosphate deposition disease: a pilot study. Ann Rheum Dis. 2020;79(8):1126-8.

Latourte A, Rat AC, Ngueyon Sime W, Ea HK, Bardin T, Mazières B, et al. Chondrocalcinosis of the knee and the risk of osteoarthritis progression: data from the knee and hip osteoarthritis long-term assessment cohort. Arthritis Rheumatol. 2020;72(5):726-32.

Lee MH, Graham GG, Williams KM, Day RO. A benefit-risk assessment of benzbromarone in the treatment of gout. Was its withdrawal from the market in the best interest of patients? Drug Saf. 2008;31(8):643-65.

Mackenzie IS, Ford I, Nuki G, Hallas J, Hawkey CJ, Webster J, et al; FAST Study Group. Long-term cardiovascular safety of febuxostat compared with allopurinol in patients with gout (FAST): a multicentre, prospective, randomised, open-label, non-inferiority trial. Lancet. 2020;396(10264):1745-57.

Major TJ, Topless RK, Dalbeth N, Merriman TR. Evaluation of the diet wide contribution to serum urate levels: meta-analysis of population based cohorts. BMJ. 2018;363:k3951.

Martínez Sanchís A, Pascual E. Intracellular and extracellular CPPD crystals are a regular feature in synovial fluid from uninflamed joints of patients with CPPD related arthropathy. Ann Rheum Dis. 2005;64(12):1769-72.

Martinon F, Pétrilli V, Mayor A, Tardivel A, Tschopp J. Gout-associated uric acid crystals activate the NALP3 inflammasome. Nature. 2006;440(7081): 237-41.

McCarty D, Jr, Kohn NN, Faires JS. The significance of calcium pyrophosphate crystals in the synovial fluid of arthritic patients: the «pseudogout syndrome». 1. Clinical aspects. Ann Intern Med. 1962;56:711-37.

Moshrif A, Laredo JD, Bassiouni H, Abdelkareem M, Richette P, Rigon MR, et al. Spinal involvement with calcium pyrophosphate deposition disease in an academic rheumatology center: A series of 37 patients. Semin Arthritis Rheum. 2019;48(6):1113-26.

Naredo E, Uson J, Jiménez-Palop M, Martínez A, Vicente E, Brito E, et al. Ultrasound-detected musculoskeletal urate crystal deposition: which joints and what findings should be assessed for diagnosing gout? Ann Rheum Dis. 2014;73(8):1522-8.

Neame RL, Carr AJ, Muir K, Doherty M. UK community prevalence of knee chondrocalcinosis: evidence that correlation with osteoarthritis is through a shared association with osteophyte. Ann Rheum Dis. 2003;62(6): 513-8.

Neogi T, Jansen TL, Dalbeth N, Fransen J, Schumacher HR, Berendsen D, et al. 2015 Gout Classification Criteria: an American College of Rheumatology/European League Against Rheumatism collaborative initiative. Arthritis Rheumatol. 2015;67(10):2557-68.

Ottaviani S, Juge PA, Aubrun A, Palazzo E, Dieudé P. Sensitivity and reproducibility of ultrasonography in calcium pyrophosphate crystal deposition in knee cartilage: a cross-sectional study. J Rheumatol. 2015;42(8):1511-3.

Pascart T, Norberciak L, Legrand J, Becce F, Budzik JF. Dual-energy computed tomography in calcium pyrophosphate deposition: initial clinical experience. Osteoarthritis Cartilage. 2019;27(9):1309-14.

Pascual E, Batlle-Gualda E, Martínez A, Rosas J, Vela P. Synovial fluid analysis for diagnosis of intercritical gout. Ann Intern Med. 1999;131(10):756-9.

Pascual E, Sivera F, Andres M. Mixed crystal disease: A tale of 2 crystals. J Rheumatol. 2020;47(8):1158-9.

Pineda C, Amezcua-Guerra LM, Solano C, Rodríguez-Henríquez P, Hernández-Díaz C, Vargas A, et al. Joint and tendon subclinical involvement suggestive of gouty arthritis in asymptomatic hyperuricemia: an ultrasound controlled study. Arthritis Res Ther. 2011;13(1):R4.

Quilis N, Andrés M, Vela P, Pascual E. Interleukin-6 pathway blockade as an option for managing refractory cases of crystal arthritis: Two cases report. Joint Bone Spine. 2018;85(3):377-9.

Rainer TH, Cheng CH, Janssens HJ, Man CY, Tam líquido sinovial, Choi YF, et al. Oral prednisolone in the treatment of acute gout: a pragmatic, multicenter, double-blind, randomized trial. Ann Intern Med. 2016;164(7): 464-71.

Richette P, Doherty M, Pascual E, Barskova V, Becce F, Castañeda-Sanabria J, et al. 2016 updated EULAR evidence-based recommendations for the management of gout. Ann Rheum Dis. 2017;76(1):29-42.

Rosenthal AK, Ryan LM. Calcium Pyrophosphate Deposition Disease. N Engl J Med. 2016;374(26):2575-84.

Saag KG, Khanna PP, Keenan RT, Ohlman S, Osterling Koskinen L, Sparve E, et al. A randomized, phase ii study evaluating the efficacy and safety of anakinra in the treatment of gout flares. Arthritis Rheumatol. 2021;73(8): 1533-42.

Sanmartí R, Pañella D, Brancós MA, Canela J, Collado A, Brugués J. Prevalence of articular chondrocalcinosis in elderly subjects in a rural area of Catalonia. Ann Rheum Dis. 1993;52(6):418-22.

Schlesinger N, Alten RE, Bardin T, Schumacher HR, Bloch M, Gimona A, et al. Canakinumab for acute gouty arthritis in patients with limited treatment options: results from two randomised, multicentre, active-controlled, double-blind trials and their initial extensions. Ann Rheum Dis. 2012;71(11):1839-48.

Seminog OO, Goldacre MJ. Gout as a risk factor for myocardial infarction and stroke in England: evidence from record linkage studies. Rheumatology (Oxford). 2013;52(12):2251-9.

Sivera F, Andrés M, Falzon L, Van der Heijde DM, Carmona L. Diagnostic value of clinical, laboratory, and imaging findings in patients with a clinical suspicion of gout: a systematic literature review. J Rheumatol Suppl. 2014;92:3-8.

Sivera F, Andrés M, Quilis N. Gout: Diagnosis and treatment. Med Clin (Barc). 2017;148(6):271-6.

Stamp LK, Chapman PT, Barclay ML, Horne A, Frampton C, Tan P, et al. A randomised controlled trial of the efficacy and safety of allopurinol dose escalation to achieve target serum urate in people with gout. Ann Rheum Dis. 2017;76(9):1522-8.

Stamp LK, Taylor WJ, Jones PB, Dockerty JL, Drake J, Frampton C, et al. Starting dose is a risk factor for allopurinol hypersensitivity syndrome: a proposed safe starting dose of allopurinol. Arthritis Rheum. 2012;64(8): 2529-36.

Sundy JS, Baraf HS, Yood RA, Edwards NL, Gutierrez-Urena SR, Treadwell EL, et al. Efficacy and tolerability of pegloticase for the treatment of chronic gout in patients refractory to conventional treatment: two randomized controlled trials. JAMA. 2011;306(7):711-20.

Tedeschi SK, Pascart T, Latourte A, Godsave C, Kundakci B, Naden RP, et al. Identifying potential classification criteria for calcium pyrophosphate deposition disease: item generation and item reduction. Arthritis Care Res (Hoboken). 2022;74(10):1649-58.

Tin A, Marten J, Halperin Kuhns VL, Li Y, Wuttke M, Kirsten H, et al. Target genes, variants, tissues and transcriptional pathways influencing human serum urate levels. Nat Genet. 2019;51(10):1459-74.

Williams CJ, Rosenthal AK. Pathogenesis of calcium pyrophosphate deposition disease. Best Pract Res Clin Rheumatol. 2021;35(4):101718.

Yamanaka H, Tamaki S, Ide Y, Kim H, Inoue K, Sugimoto M, et al. Stepwise dose increase of febuxostat is comparable with colchicine prophylaxis for the prevention of gout flares during the initial phase of urate-lowering therapy: results from FORTUNE-1, a prospective, multicentre randomised study. Ann Rheum Dis. 2018;77(2):270-6.

Zhang W, Doherty M, Bardin T, Barskova V, Guerne PA, Jansen TL, et al. European League Against Rheumatism recommendations for calcium pyrophosphate deposition. Part I: terminology and diagnosis. Ann Rheum Dis. 2011;70(4):563-70.

Zhang W, Doherty M, Pascual E, Barskova V, Guerne PA, Jansen TL, et al. EULAR recommendations for calcium pyrophosphate deposition. Part II: management. Ann Rheum Dis. 2011;70(4):571-5.

Zhang Y, Yang R, Dove A, Li X, Yang H, Li S, et al. Healthy lifestyle counteracts the risk effect of genetic factors on incident gout: a large population-based longitudinal study. BMC Med. 2022;20(1):138.

Zhao T, Lv X, Cao L, Guo M, Zheng S, Xue Y, et al. Renal excretion is a cause of decreased serum uric acid during acute gout. Int J Rheum Dis. 2018;21(9):1723-7.

Infecciones piógenas del aparato locomotor

49

B. Sobrino Díaz, L. F. Caballero Martínez y D. González Quevedo

OBJETIVOS

- Conocer la presentación clínica de los principales síndromes en infección osteoarticular.
- Saber identificar la infección de piel y partes blandas complicada o grave.
- Desarrollar el abordaje diagnóstico desde el punto de vista clínico.
- Aprender la utilidad de las herramientas complementarias tanto en laboratorio como en pruebas de imagen.
- Analizar las indicaciones quirúrgicas en los distintos escenarios.
- Valorar las pautas más adecuadas de tratamiento antibiótico empírico y dirigido en todos los casos.
- Comprender la presentación clínica de las infecciones osteoarticulares atribuidas a bacterias menos habituales.

ARTRITIS SÉPTICA NATIVA

El concepto *artritis séptica* se refiere a la infección de una o varias articulaciones nativas producidas por bacterias, virus u hongos, las bacterianas o piógenas, con mucha diferencia, son las más frecuentes y las que se presentan en este capítulo.

Su incidencia en la población general se calcula entre 2 y 7 casos por 100.000 habitantes/año. A lo largo de las últimas décadas se ha observado un aumento atribuible al del número de pacientes en riesgo (inmunosupresión, edad, comorbilidades, etc.), así como al de los procedimientos invasivos o quirúrgicos articulares. La incidencia de la artritis séptica en pacientes con artritis reumatoide es más alta, pues oscila entre 28 y 38 casos por 100.000 habitantes/año.

Aunque hay numerosos factores de riesgo para el desarrollo de una artritis séptica, el más importante es la preexistencia de una enfermedad articular, como ocurre por ejemplo en los pacientes con artritis reumatoide. Otros factores importantes son la edad superior a 80 años, la diabetes *mellitus* o la inmunosupresión. Es una complicación muy infrecuente de los procedimientos artroscópicos (0,04-0,4 %) o después de infiltraciones intraarticulares.

La llegada de las bacterias al espacio articular se produce por vía hematógena desde un foco a distancia (mecanismo más frecuente), por inoculación directa (traumatismo, cirugía, punciones articulares, etc.) o por contigüidad desde una infección adyacente en piel y partes blandas. Una vez allí, la invasión bacteriana resulta favorecida por las condiciones de bajo flujo del líquido sinovial y, en algunos casos, por enfermedades articulares preexistentes que resultan en un incremento de la exposición cartilaginosa de proteínas extracelulares, como la fibronectina, la laminina, la elastina o el ácido hialurónico, lo que facilita la adherencia de los microorganismos. Si bien algunos productos o toxinas microbianas causan daño tisular directo en la articulación infectada, el verdadero daño articular se produce habitualmente por la desproporcionada respuesta inflamatoria del paciente, que culmina en una hiperplasia sinovial reactiva.

De acuerdo con la localización de las articulaciones afectas, cabe clasificar las artritis sépticas como *periféricas* (esqueleto apendicular) o *axiales* (acromioclavicular, esternoclavicular, esternocostal, sínfisis del pubis, facetarias, sacroilíacas). En su conjunto, las articulaciones grandes de los miembros inferiores (rodilla y cadera) son las más afectadas con más frecuencia y las axiales las más infrecuentes (8-15 % en adultos), exceptuando a pacientes usuarios de drogas por vía parenteral, en cuyo caso pueden aparecer en el contexto de una bacteriemia o endocarditis y complicarse con más facilidad con el desarrollo de una osteomielitis o la formación de abscesos debido a la habitual demora diagnóstica.

La tasa de mortalidad de la artritis séptica en adultos varía entre el 2 y el 15 %, que llega a ser del 30 % en pacientes con alta carga de comorbilidad.

La morbilidad, asimismo, es muy elevada: el 50 % de los pacientes presentan secuelas funcionales importantes. Por estos motivos, debe manejarse siempre como una *emergencia médica* y debe presuponerse que toda artritis aguda es séptica hasta que no se demuestre lo contrario.

¿Cuándo sospechar artritis séptica?

El diagnóstico precoz es la clave para un tratamiento médico-quirúrgico adecuado y exige un alto grado de alerta. Habitualmente se trata de un cuadro agudo (1-2 semanas de evolución en adultos), en el 80-95 % de los casos como monoartritis, que cursa con tumefacción, dolor de ritmo mixto e impotencia funcional con disminución del rango de movilidad de la articulación afecta.

No obstante, estos signos locales pueden ser muy sutiles y reducirse al dolor articular en el esqueleto axial en pacientes debilitados o inmunodeprimidos o cuando se trata de etiologías distintas a las típicas estafilocócicas o estreptocócicas. Los síntomas de afectación sistémica suelen ser menos frecuentes de lo esperado, la fiebre aparece en un porcentaje variable de los casos (30-60 %).

La coexistencia de factores de riesgo o determinadas comorbilidades debe también alertar: artritis reumatoide, artritis por microcristales, artropatía de Charcot, diabetes *mellitus*, colagenosis, enfermedad renal crónica en estadios avanzados o situación de hemodiálisis, portadores de accesos venosos centrales permanentes, trasplante de órgano solido o de progenitores hematopoyéticos, pacientes en tratamiento inmunosupresor crónico o antecedente de traumatismo, manipulación articular, cirugía o endocarditis o bacteriemia, especialmente por microorganismo grampositivos en los 6 meses previos.

El diagnóstico diferencial incluye un amplio espectro de patologías que quedan recogidas en la **tabla 49-1**.

Etiología

Durante las décadas de 1970 y 1980, *Neisseria gonorrhoeae* era la causa predominante de artritis séptica en el adulto sexualmente activo. Sin embargo, la prevalencia de la artritis gonocócica ha ido disminuyendo de forma progresiva. En la actualidad, el microorganismo que causa artritis séptica en adultos con más frecuencia es *Staphylococcus aureus*, que se encuentra en el 30-65 % de los casos. La prevalencia de infecciones por *Staphylococcus aureus* resistente a meticilina (SARM) ha aumentado en los últimos años, la mayor parte de las cuales se producen en el ámbito hospitalario. La artritis séptica por SARM se asocia con un aumento de las complicaciones metastásicas, así como de la duración de la fiebre y la hospitalización. El segundo grupo de microorganismos en frecuencia son los estreptococos, con *Streptococcus pyogenes* y otros estreptococos betahemolíticos a la cabeza. *Streptococcus agalactiae* es una causa cada vez más importante de artritis séptica en adultos con diabetes, neoplasias o alteraciones anatomofuncionales del aparato genitourinario. *Streptococcus pneumoniae* es una causa infrecuente de artritis séptica.

Los bacilos gramnegativos causan el 5-20 % de las artritis sépticas. Son más frecuentes en neonatos, ancianos, pacientes inmunosuprimidos o usuarios de drogas por vía parenteral. Las enterobacterias son los microorganismos más frecuentes dentro de este grupo y actualmente constituyen un problema grave debido a su multirresistencia antibiótica en muchas ocasiones. *Pseudomonas aeruginosa* es un patógeno frecuente en los usuarios de drogas por vía parenteral y tiene un tropismo muy marcado por las estructuras fibrocartilaginosas, como la sínfisis pubiana, la unión esternoclavicular, las articulaciones sacroilíacas y las esternocostales.

En menores de 4 años *Kingella kingae* se ha convertido en la primera causa de artritis séptica por microorganismos gramnegativos. La infección articular por *Kingella kingae* se asocia frecuentemente con infecciones del aparato respiratorio superior, que se caracterizan por responder bien al tratamiento antibiótico; rara vez causan secuelas.

Además de los citados microorganismos, *Corynebacterium* spp., *Salmonella* spp., *Listeria monocytogenes*, *Brucella* spp., *Mycoplasma hominis* y *Ureaplasma urealyticum* también pueden causar una artritis séptica.

La artritis séptica por anaerobios es extraordinariamente infrecuente. Puede ser polimicrobiana en el 10 % de los casos. En el caso de artritis séptica con cultivos negativos los patógenos más veces implicados son *Borrelia burgdorferi* y *Tropheryma whipplei*.

Abordaje diagnóstico. Pruebas complementarias

Además de la anamnesis y el examen físico, es posible emplear determinadas pruebas complementarias disponibles tanto de urgencia como de rutina.

Analítica sanguínea

La elevación de los leucocitos, de la velocidad de sedimentación globular (VSG) o de la proteína C-reactiva (PCR) en sangre periférica tienen alta sensibilidad y apoyan el diagnóstico de artritis séptica, sin embargo, no han demostrado especificidad suficiente como para descartarla en caso de ser normales y tienen escasa utilidad a la hora de discriminar entre origen infeccioso o inflamatorio, especialmente en artritis inflamatorias de naturaleza microcristalina.

Puede considerarse también la determinación de procalcitonina en adultos, marcador este último que ha suscitado gran interés en los últimos años en este contexto, con valores de especificidad en torno al 86 %, descritos en series pequeñas de pacientes.

Tabla 49-1. Diagnóstico diferencial de la artritis séptica	
Prevalencia	**Patología**
Frecuentes	• Necrosis avascular • Microcristalinas • Hemartrosis • Postraumáticas
Poco frecuentes	• Espondilitis anquilosante • Enfermedad inflamatoria intestinal • Artritis reactiva • Artritis psoriásica • Artritis reumatoide • Sarcoidosis • Lupus eritematoso sistémico • Hemoglobinopatías • Artritis idiopática juvenil
Raras	• Amiloidosis • Enfermedad de Behçet • Fiebre mediterránea familiar • Borreliosis de Lyme • Hidrartrosis recidivante • Policondritis recidivante • Enfermedad de Still • Metástasis sinovial • Sinovitis villonodular pigmentada

Líquido sinovial

Es la muestra más valiosa en el diagnóstico de confirmación y en el diferencial cuando se sospecha una artritis séptica. Debe obtenerse, siempre que la situación clínica lo permita, antes del inicio de la antibioterapia y en condiciones de esterilidad. Se recomienda la recolección de tres muestras, una de ellas para la investigación microbiológica (tinción de Gram urgente y cultivo), otra para el estudio de cristales y otra para el recuento celular. Si el volumen es escaso, se priorizará la muestra para el laboratorio de microbiología. A este respecto, a través de numerosos estudios observacionales, se ha establecido que recuentos crecientes de leucocitos se relacionan con una mayor probabilidad de artritis séptica (< 25.000/mL, razón de verosimilitud de 0,32; ≥ 25.000/mL; razón de verosimilitud de 2,9; > 50.000/mL; razón de verosimilitud de 7,7; > 100.000/mL, razón de verosimilitud de 28) así como un porcentaje de polimorfonucleares superior al 90 % apoyaría también este origen. En la práctica clínica, la combinación de estos dos elementos (recuento leucocitario y diferencial de polimorfonucleares) es la herramienta más útil para acercarse al diagnóstico de artritis séptica: se debe tratar como tal toda aquella con recuentos iguales o mayores a $100.000/mm^3$, o 50.000 con 90 % de polimorfonucleares.

Otros marcadores sinoviales, como la esterasa leucocitaria, no han llegado a ser empleados de forma rutinaria en la práctica habitual, si bien pueden ser muy útiles como prueba de cribado. Las alteraciones de la glucosa, proteínas y lactato deshidrogenasa en el líquido sinovial son inespecíficas y no deben hacerse sistemáticamente, aunque pueden ser de utilidad para descartar el diagnóstico en caso de recuentos celulares bajos en el líquido sinovial. En la investigación de otros marcadores bioquímicos (factor de necrosis tumoral, interleucinas-1 y 6, procalcitonina, lactato, etc.) no se ha encontrado la suficiente sensibilidad y especificidad para discriminar entre artritis infecciosa y no infecciosa.

La *tinción de Gram* es útil cuando es positiva (algo que se describe en el 70 % de los casos producidos por microorganismos grampositivos y en el 40-50 % de los gramnegativos), pero puede ser negativa hasta en el 50 % y no se considera una prueba sensible para el diagnóstico de una artritis séptica. El cultivo es positivo en el 50-75 % de las ocasiones y es la única herramienta capaz de llevar al diagnóstico de confirmación definitivo.

No se recomiendan las *pruebas de biología molecular* de forma rutinaria. Puede discutirse con el microbiólogo una PCR *multiplex* de amplio espectro en casos con cultivos negativos que hayan recibido antibioterapia previa a la artrocentesis.

Ante la sospecha de micobacterias y hongos, se recomienda además la toma de una muestra por biopsia sinovial.

Hemocultivo

Aunque el porcentaje de casos que cursa con hemocultivos positivos descrito en la literatura médica es muy variable (25-70 %), habitualmente el 50 %, se recomienda su extracción de manera sistemática, aun en ausencia de fiebre.

Pruebas de imagen

Ante la sospecha de una artritis séptica debe realizarse siempre una *radiografía simple* de la articulación afecta y contralateral; si bien los cambios radiológicos propios no son visibles hasta que han transcurrido 2-4 semanas, puede ayudar a identificar una enfermedad articular previa o el depósito de cristales de pirofosfato, así como a documentar la situación basal articular.

La *ecografía* es la prueba más sensible en la identificación del derrame sinovial. Está indicada para la exploración de articulaciones profundas, como la cadera, o en aquellos casos en los que la exploración física ofrezca dudas, así como para hacer una artrocentesis dirigida.

La *resonancia magnética* (RM) puede ser útil para el diagnóstico en caso de articulaciones profundas o difíciles, como el hombro y la cadera, y para delimitar la extensión en casos evolucionados que hayan podido complicarse con una osteomielitis.

La *tomografía computarizada* (TC) es una alternativa en casos de no disponer de la RM.

Las pruebas de *medicina nuclear* son útiles en caso de localizaciones axiales, para determinar la existencia de una osteomielitis concomitante o de afectación poliarticular, pero la elevada tasa de falsos positivos y su escasa definición anatómica hace difícil diferenciar entre artritis séptica o no. No existe evidencia actual que permita su uso de rutina en el diagnóstico de una artritis séptica.

Manejo médico-quirúrgico inicial

El paciente con sospecha de artritis séptica debe ser hospitalizado. Una vez confirmada la sospecha de artritis séptica conviene tomar dos decisiones cruciales en su manejo: *el drenaje articular y el inicio de la antibioterapia empírica*, que es aquella que se administra al paciente antes de conocer el patógeno.

Una artritis séptica debe considerarse una abscesificación de la cavidad articular. El drenaje permite aliviar la sintomatología del paciente, al tiempo que se minimiza el daño articular y las secuelas a largo plazo provocados por la acción de las toxinas bacterianas o las proteasas leucocitarias. Ofrece, además, la ventaja de disminuir la presión de la cápsula, mejorar la perfusión y reducir el volumen en el que tendrá que distribuirse el antibiótico. Este drenaje puede llevarse a cabo mediante artrocentesis repetidas (con o sin lavado con suero salino estéril) hasta comprobar una adecuada respuesta clínica, la disminución del recuento de leucocitos en el líquido sinovial y la negativización del cultivo, o bien puede optarse por un drenaje quirúrgico artroscópico o por cirugía abierta (artrotomía).

No existe evidencia sólida para recomendar un procedimiento sobre otro, pero con base en lo publicado en varios metaanálisis recientes, podría plantearse el abordaje inicial mediante artroscopia en todas las localizaciones (rodilla, muñeca, tobillo, codo, hombro, cadera) ya que, a igual eficacia en el control de la infección, se acompaña de una estancia hospitalaria menor, una mejor recuperación funcional a largo plazo y una menor tasa de reinfección. La artrotomía estaría indicada en casos con evolución tórpida a pesar del drenaje percutáneo o por artroscopia o en casos muy evolucionados con derrames complicados.

Para elegir un correcto tratamiento antibiótico empírico es fundamental conocer la etiología más frecuente y tener en cuenta otros factores añadidos, como la edad del paciente, el estado de inmunosupresión o el lugar de adquisición de la infección. Se recomienda iniciar este tratamiento por vía intravenosa, y en la medida de lo posible, con un paciente hemodinámicamente estable, una vez que se hayan tomado las muestras para estudio microbiológico a fin de no interferir con estos resultados. Las pautas propuestas se recogen en la **tabla 49-2**.

Antibioterapia dirigida

Una vez conocido el resultado de las pruebas de microbiología (cultivo de líquido sinovial, hemocultivo, etc.) y realizado el estudio de sensibilidad antimicrobiana (antibiograma), la antibioterapia definitiva debe ajustarse lo antes posible para disminuir el espectro. Se recomienda la consulta con un especialista en enfermedades infecciosas o microbiología clínica. Del mismo modo, es recomendable el paso a la vía oral tan pronto como esta medida sea viable y segura.

Clásicamente se recomendaban pautas de entre 2 y 4 semanas de terapia intravenosa, pero estudios recientes han demostrado que, una vez drenada la cavidad articular, constatada la buena evolución clínica y analítica, en ausencia de endocarditis concomitante y siempre que exista la opción de administrar antibióticos con buena biodisponibilidad oral, este paso puede darse incluso tras haber transcurrido 5-7 días.

La duración total del tratamiento antibiótico no está bien establecida; como pautas generales basadas en estudios observacionales recientes se recomienda:

- Articulaciones periféricas grandes:
  - 3-4 semanas: *S. aureus* y bacilos gramnegativos.
  - 2-3 semanas: estreptococos (incluido neumococo).
  - 1-2 semanas: *N. gonorrhoeae*.
- Articulaciones periféricas de carpo y mano: 2 semanas (excluyendo SARM).
- Articulaciones axiales: 6 semanas (así como en casos concretos de evolución tórpida o pacientes gravemente inmunodeprimidos).

Otros tratamientos coadyuvantes

Sigue siendo muy discutida la utilidad de los corticoesteroides, que estaría fundamentada en el control de la respuesta inflamatoria desencadenada por la invasión bacteriana articular, causante en gran medida del daño del cartílago a corto y largo plazo. No hay estudios controlados en adultos. En niños, a pesar de estar mejor documentado a través de varios ensayos clínicos, sigue sin recomendarse como pauta sistemática complementaria. Se recomienda siempre la asistencia por los equipos de rehabilitación y fisioterapia, así como la movilización precoz con vistas a mejorar la funcionalidad articular lo antes posible.

INFECCIONES RELACIONADAS CON LAS PRÓTESIS ARTICULARES

Cuando subyace una artroplastia, no se habla de artritis séptica protésica, sino de infecciones relacionadas con las prótesis articulares o de infección protésica articular (IPA). Son un problema cada vez más frecuente en la práctica clínica debido al aumento progresivo del número de cirugías en población más longeva o debilitada. La IPA es la complicación más frecuente,

---

Tabla 49-2. Recomendaciones para el tratamiento empírico de la artritis séptica

Tinción de Gram	Antibiótico de elección	Antibiótico alternativo
Tinción de Gram negativa o no realizada	Cloxacilina 2 g/4 h i.v. + ceftriaxona 2 g/24 h i.v. o i.m. o cefotaxima 1-2 g/8 h i.v. o ceftarolina 600 mg /8 h i.v.	Vancomicina 1 g/12 h i.v. o daptomicina 6-8 mg/kg cada 24 h i.v. + ciprofloxacino 400 mg/12 h i.v. o 750 mg/12 h v.o. o amikacina 15 mg/kg cada 24 h i.v.
Cocos grampositivos	Cloxacilina 2 g/4 h i.v. o cefazolina 2 g/8 h i.v.	Vancomicina 1 g/12 h i.v. o levofloxacino 500 mg i.v./24 h o 750 mg v.o./24 h
Riesgo de SARM	Daptomicina 6-8 mg/kg cada 24 h i.v. o linezolid 600 mg /12 h (i.v., v.o.) o ceftarolina 600 mg i.v./8 h	Daptomicina 6-8 mg/kg cada 24 h i.v. o linezolid 600 mg /12 h (i.v., v.o.) o ceftarolina 600 mg i.v./8 h
Cocos gramnegativos	Ceftriaxona 2 g/24 h o cefotaxima 1 g/8 h i.v.	Ciprofloxacino 400 mg/12 h i.v. o 750 mg/12 h v.o. o levofloxacino 500 mg/24 h (i.v., v.o.)
Bacilos gramnegativos	Ceftriaxona 1 g/12 h (i.v., i.m.) o cefotaxima 2 g/8 h i.v. ± amikacina 15 mg/kg cada 24 h (i.v., i. m.) 3-5 días	Ciprofloxacino 400 mg/12 h i.v. o 750 mg/12 h v.o. ± amikacina 15 mg/kg cada 24 h i.v. 3-5 días
Riesgo de BLEE*	Meropenem 1 g i.v. /8 h	Tigeciclina dosis de carga de 100 mg y seguir con 50 mg/12 h

*Factores de riesgo para infección por enterobacterias productoras de BLEE: infección o colonización previa por gérmenes productores de BLEE. Estancia hospitalaria previa, residentes en centros de larga estancia, contacto habitual con el sistema sanitario, portadores de sonda vesical, tratamientos antimicrobianos previos con quinolonas o betalactámicos. (Disminuir el tratamiento tras identificar y comprobar la sensibilidad del agente etiológico).
Artritis séptica relacionada con los cuidados sanitarios (tras manipulación articular, cirugía, en pacientes en hemodiálisis crónica o portadores de catéter permanente).
Ceftazidima 2 g i.v. /8 h + vancomicina 1 g/12 h.
En alérgicos a betalactámicos: ciprofloxacino 400 mg i.v./12 h + vancomicina 1 g i.v./12 h.
En caso de insuficiencia renal, sustituir vancomicina por daptomicina i.v. 6-8 mg/kg cada 24 h.
Sepsis grave o *shock* séptico (independientemente del lugar de adquisición): piperacilina-tazobactam 4 g i.v./6 h o meropenem 2 g i.v./8 h + daptomicina i.v. 8-10 mg/kg cada 24 h.
BLEE: enterobacterias productoras de betalactamasas de espectro extendido; i.m.: vía intramuscular; i.v.: vía intravenosa; SARM: *Staphylococcus aureus* resistente a meticilina; v.o.: vía oral.

la más temida y una catástrofe tanto para el paciente, que deberá someterse a nuevas intervenciones, tratamientos antibióticos, analgésicos, programas de rehabilitación o bajas laborales, como para los sistemas sanitarios. En España, se ha calculado que los costes medios derivados de la hospitalización por una IPA rondan los 40.000-50.000 euros. La complejidad de su manejo radica en la existencia de un cuerpo extraño que va a favorecer el desarrollo de *biofilms bacterianos* (en menor medida también ocurre con los hongos) en las superficies de los implantes. Estos biofilms son sofisticados ecosistemas en los que las bacterias permanecen embebidas y latentes en una fase de crecimiento lento o estacionario que expresan una alta tolerancia o resistencia tanto a la acción de los antimicrobianos como del sistema inmunitario. Este hecho hace imprescindible tanto la cirugía como el uso de antibióticos especialmente activos en biocapas.

El principal factor de riesgo para una IPA es la infección de la herida quirúrgica. Junto a él se han descrito otros factores:

- Relacionados con los antecedentes personales del paciente y en cierta medida modificables antes de la cirugía (la malnutrición, la diabetes *mellitus* con mal control glucémico, la anemia, la obesidad, el tabaquismo, etcétera).
- No modificables (neoplasia, tratamiento inmunosupresor, artroplastia previa, infección previa sobre la artroplastia, etcétera).
- Relacionados con las circunstancias perioperatorias (profilaxis antibiótica no adecuada, necesidad de transfusión, tiempo operatorio prolongado, estancia hospitalaria larga, hematomas no drenados, retardo en el cierre de la herida o bacteriemia concomitante por *S. aureus*).

Formas clínicas, clasificación y etiología

El síntoma principal en una IPA es el dolor. Puede acompañarse de signos inflamatorios locales, como el edema o el eritema, especialmente en formas agudas, pero la fiebre es un signo poco habitual.

En formas crónicas la única manifestación clínica es el aflojamiento del implante (aflojamiento séptico, muy difícil de distinguir preoperatoriamente del aflojamiento mecánico) o la aparición de una fístula con drenaje intermitente (este es el único síntoma patognomónico de IPA).

Se han descrito distintas clasificaciones clínicas basadas en el tiempo transcurrido entre la cirugía del implante y la aparición de los síntomas de infección, siendo este factor la clave para establecer el tipo de cirugía. Por motivos didácticos, se empleará la clasificación de Tsukayama para esta revisión. En la **tabla 49-3** se resumen sus características principales junto a los patógenos más frecuentes en cada una de ellas. Los tipos de infección pueden ser:

- Infección protésica precoz o de tipo I (35 %): los síntomas aparecen en el primer mes tras el implante.

Tabla 49-3. Formas clínicas de infección protésica articular, etiologías relacionadas y cirugía indicada

Tipo de infección	Momento de presentación	Manifestaciones clínicas	Etiología más frecuente	Manejo quirúrgico
Infección protésica precoz	< 1 mes tras el implante	Dolor articular posoperatorio persistente, infección profunda de la herida quirúrgica, todo ello en presencia o no de fiebre. En la rodilla y dada la proximidad de las partes blandas al implante, toda herida quirúrgica se considerará profunda	• *Staphylococcus aureus* • Enterobacterias/ *Pseudomonas aeruginosa* • Polimicrobiana • *Staphylococcus epidermidis* • *Streptococcus* • Enterococos	**DAIR** si la duración de síntomas es inferior a 3 semanas e implante estable
Infección protésica tardía	> 1 mes tras el implante	Predominan los síntomas mecánicos, fundamentalmente el dolor, y es posible identificar el aflojamiento del implante en radiografía simple. Fístula	• *S. epidermidis* • *S. aureus* • Estreptococos • Enterococos • Enterobacterias/ *Pseudomonas aeruginosa* • Anaerobios (*Cutibacterium acnes*) • Cultivos negativos	**Recambio en dos tiempos** **Recambio en un tiempo** (si el microorganismo favorable es conocido, paciente no inmunodeprimido y buena cobertura de partes blandas previsible)
Infección hematógena aguda	En cualquier momento de la vida de la prótesis	Dolor inflamatorio e impotencia funcional, derrame articular, síntomas sistémicos en una prótesis no dolorosa previamente. Puede constatarse foco a distancia concomitante (endocarditis, bacteriemia, infección urinaria, etc.)	• *S. aureus* • Estreptococos • Enterococos • Enterobacterias/ *P. aeruginosa*	**DAIR** si el implante es estable
Cultivos intraoperatorios positivo	Cualquier momento de la vida de la prótesis. Habitualmente de presentación tardía	Dolor mecánico. Aflojamiento del implante. No hay síntomas que indiquen infección preoperatoriamente	• *S. epidermidis* • Anaerobios (*C. acnes*)	**Recambio en un tiempo**

DAIR: desbridamiento con retención del implante (*debridement antibiotic and implant retention*).

- Infección protésica tardía o de tipo II (50 %): los síntomas aparecen después del primer mes de la cirugía de la artroplastia. Son las más frecuentes.
- Infección hematógena aguda o de tipo III (10 %): los síntomas aparecen en cualquier momento de la vida de la prótesis, pero tiene su origen en un foco séptico a distancia (bacteriemia documentada o sugestiva por clínica).
- Cultivos intraoperatorios positivos o de tipo IV (5 %): se trata de pacientes con sospecha preoperatoria de «aflojamiento aséptico» de la prótesis articular o de cultivos positivos de las muestras operatorias al ser sometidos a un recambio de la artroplastia.

En cuanto a la microbiología de estas infecciones, en la serie más grande publicada hasta la fecha y en la que se analizan 2.524 episodios de IPA tratados en 19 hospitales españoles, *Staphylococcus* spp. (principalmente *Staphylococcus coagulasa negativa*) fue la causa más frecuente de infección (65 %), seguido de *Enterobacteriaceae* (20,4 %). *Enterococcus* spp. supuso el 8 %, *Pseudomonas* spp. el 8,8 % y *Cutibacterium acnes* (previamente *Propionibacterium acnes*) el 4,9 %, aislándose con más frecuencia en IPA de hombro. El 17,4 % de las IPA fueron polimicrobianas y el 10 % tuvieron cultivos negativos. En los últimos años se ha observado un aumento en el porcentaje de IPA causadas por *bacilos gramnegativos*, de bacterias multirresistentes (15,8 %) y de SARM (9,5 %).

Diagnóstico

Partiendo de la sospecha clínica, que es clave, hay disponible una serie de pruebas complementarias que pueden ayudar en la aproximación.

Preoperatorio

En la analítica, los reactantes de fase aguda habituales (PCR, VSG) suelen estar elevados en caso de IPA, especialmente en formas agudas. La PCR es más sensible y específica que la VSG y su elevación conjunta lo es más que la de cada una por separado. Hay que tener en cuenta que estos resultados pueden estar artefactuados en presencia de enfermedades inflamatorias crónicas y que su normalidad no descarta la presencia de infección, sobre todo si se trata de casos crónicos o de infecciones por microorganismo de crecimiento lento o poco virulentos.

El hemocultivo es recomendable en aquellos que cursan con fiebre o en los que se sospecha diseminación hematógena desde un foco a distancia (infección hematógena aguda).

El líquido sinovial, obtenido por artrocentesis guiada o no, debe extraerse siempre que sea posible. Al igual que en casos de artritis séptica nativa, interesará su aspecto macroscópico y, sobre todo, el recuento total de leucocitos y el diferencial de polimorfonucleares. Aun no estando bien establecidos los puntos de corte, se admiten valores muy inferiores a los manejados en artritis séptica nativa. Los últimos consensos de expertos establecen para *IPA aguda*: > 10.000 leucocitos/µL (> 90 % de polimorfonucleares) y para *IPA crónica*: > 3.000 leucocitos/µL (> 80 % de polimorfonucleares). La determinación en líquido sinovial de la esterasa leucocitaria, una enzima producida por los neutrófilos, mediante una tira reactiva de orina, ha demostrado

ser uno de los mejores biomarcadores para el diagnóstico de la IPA, con un alto valor predictivo positivo y negativo (93 y 100 %, respectivamente). Se siguen esperando resultados prometedores de la α-defensina.

Los cultivos preoperatorios se obtendrán de aspirados de colecciones, si fuera posible, y del líquido sinovial sobre el que se realizará también una tinción de Gram urgente. No se recomienda el cultivo de torundas ni de frotis de fístulas envejecidas por su baja correspondencia con los cultivos intraoperatorios, a menos que en ellos se aísle *S. aureus*.

Las pruebas de imagen tienen una utilidad muy limitada en el diagnóstico de una IPA. La radiografía simple será útil para descartar otras causas de prótesis dolorosa (fractura periprotésica, luxación, etc.) o para demostrar la movilización, sin diferenciar entre el origen séptico y el mecánico. La gammagrafía con leucocitos marcados sería la prueba de referencia para la investigación de formas crónicas, pero hay que tener en cuenta que durante el primer año del implante puede acompañarse de muchos falsos positivos. Hoy en día empieza a ser sustituida por la tomografía por emisión de positrones-TC sin poder recomendar todavía esta prueba como de elección en todos los centros.

Intraoperatorio

Es el más valioso en el diagnóstico de IPA, ya que servirá para confirmar la infección e identificar el microorganismo responsable. Debe incluir:

- Análisis histológico con recuento de leucocitos por campo en cortes de tejido periprotésico (interfase hueso-prótesis) congelado: es una especie de biopsia intraoperatoria que permite acercar el diagnóstico de infección. El punto de corte entre aflojamiento séptico y no séptico se sitúa en torno a los 5-10 polimorfonucleares/campo con una sensibilidad variable de entre 67 y 80 %.
- Cultivos intraoperatorios: se recomienda obtener al menos 4-6 muestras de distintas localizaciones, ya que la infección puede ser parcheada: líquido sinovial, membrana sinovial, biopsia ósea, tejidos periprotésicos y, si se retira la prótesis, muestras de las cavidades endomedular y cotiloidea. Asimismo, se recomienda la sonicación del implante en caso de que este sea retirado. Se requiere la positividad de al menos dos cultivos para el mismo microorganismo, a excepción de microorganismos virulentos, como *S. aureus* o enterobacterias.

Manejo médico-quirúrgico

Toda sospecha de IPA debe manejarse en el contexto de un equipo multidisciplinar en el que los facultativos de traumatología, enfermedades infecciosas y microbiología clínica tienen un papel crucial. Se recomienda el ingreso hospitalario para estudio y planteamiento terapéutico consensuado en el que no solo se ha de tener en cuenta el tipo de infección, sino otros factores como la estabilidad de la prótesis, la edad del paciente o las comorbilidades acompañantes.

No se recomienda el inicio de tratamiento antimicrobiano hasta haber establecido la indicación quirúrgica y haber obtenido las muestras clínicas intraoperatorias para cultivo. Una vez hecho esto, la primera dosis debe ser administrada en el mismo quirófano. Excepción a esta recomendación sería la situación de *sepsis grave* o *shock séptico*, en cuyo caso se obtendrán debidamente las muestras para microbiología que se recomiendan en el apartado de diagnóstico preoperatorio.

Respecto a los tipos de cirugía en función del tiempo de evolución de la infección, se considera que los biofilms tardan una media de 48 horas en madurar en la superficie de una prótesis articular. Cuanto más precoz sea el diagnóstico, por tanto, mayores serán las probabilidades de curar la infección conservando la artroplastia, que es el objetivo doble y principal de las actuaciones conjuntas. A esta estrategia de abordaje de desbridamiento retentivo se la conoce por su acrónimo DAIR (*debridement antibiotic and implant retention*). Consiste en una limpieza exhaustiva de los tejidos periprotésicos con recambio del polietileno y es la elegida en infecciones agudas (infección protésica precoz y hematógena aguda), con tasas de éxito variables según las series del 50-70 % y mejores resultados si hay una antibioterapia complementaria activa en las biocapas bacterianas.

A mayor cronicidad, mayor necesidad de explante, que es lo que suele ocurrir en infecciones tardías. Al reimplante se puede proceder en un tiempo, es decir, en el mismo acto quirúrgico, o en dos tiempos, tras haber transcurrido un período variable en el que la prótesis es sustituida por un espaciador de cemento recubierto de antibióticos hasta el reimplante de la nueva prótesis.

En aquellos casos en los que el paciente no es candidato a una cirugía de rescate (pronóstico de vida corto, escasa reserva ósea o funcional) se procederá a una resección de la artroplastia sin reimplante. En aquellos en los que existen contraindicaciones a las cirugías o rechazan el trasplante, se puede plantear un tratamiento antibiótico supresivo. Esta opción tiene fines paliativos y es la menos deseable de todas por el riesgo de resistencias y toxicidades graves derivadas de un tratamiento antibiótico crónico.

Tratamiento antibiótico empírico

El tratamiento debe cubrir las etiologías más probables en función de cada escenario (**Tabla 49-4**), adaptarse a la epidemiología local de cada centro y al perfil del paciente (insuficiencia renal, hepática, alergias, etc.). Suele ser de amplio espectro y se administra por vía intravenosa.

Son recomendables los antibióticos bactericidas dirigidos fundamentalmente a erradicar la infección producida por las bacterias planctónicas (crecimiento rápido) de los estratos superficiales del biofilm. Los antibióticos más indicados suelen ser los *betalactámicos con actividad antipseudomónica* (ceftacidima o cefepima) asociados a un fármaco con actividad frente a cocos grampositivos, incluidos los estafilococos resistentes a meticilina (vancomicina, teicoplanina, daptomicina, ceftarolina o ceftobiprol).

Tratamiento antibiótico dirigido

Al igual que se recomendó en el apartado de la artritis séptica, una vez conocido el microorganismo causante de la infección, debe ajustarse la antibioterapia reduciendo el espectro lo máximo posible. El esquema definitivo estará condicionado por el resultado del antibiograma y por el tipo de estrategia quirúrgica. Así, en los casos en los que se haya retenido el implante (DAIR) o se haya reimplantado en un tiempo, serán de vital importancia los antibióticos con mayor eficacia en la erradicación de las bacterias en fase estacionaria, tales como la rifampicina (infección estafilocócica), quinolonas, linezolid, daptomicina, dalbavancina, trimetropima-sulfametoxazol o clindamicina (v. **Tabla 49-4**).

A pesar de que las guías clínicas sobre IPA vigentes (pendientes de actualización) siguen recomendando pautas de tratamiento intravenoso en torno a las 4 semanas en todas las situaciones, un ensayo clínico reciente ha demostrado exce-

Tabla 49-4. Recomendaciones de tratamiento dirigido en infección protésica articular

	DAIR/R1T	Duración	R2T/Explante	Duración
Estafilococos sensibles a quinolonas y rifampicina	Levofloxacino+ Rifampicina	• 8 semanas • 6 semanas (R1T)	Levofloxacino	4-6 semanas
Estafilococos resistentes a quinolonas y/o rifampicina	• Linezolid • Dalbavancina • Clindamicina • TMP/SMX	• 8-12 semanas • 6 semanas (R1T)	• Linezolid • Dalbavancina • Clindamicina • TMP/SMX	4-6 semanas
Estreptococos spp.	• Amoxicilina ± Rifampicina • Linezolid	• 12 semanas • 6 semanas (R1T)	• Amoxicilina • Linezolid	4-6 semanas
Enterococos spp.	• Amoxicilina • Linezolid	12 semanas	• Amoxicilina • Linezolid	4-6 semanas
Enterobacterias/*Pseudomonas aeruginosa* sensibiles a quinolonas	Ciprofloxacino	8 semanas	Ciprofloxacino	4-6 semanas
Enterobacterias/*Pseudomonas aeruginosa* resistentes a quinolonas	Consultar especialista en enfermedades infecciosas			
Cutibacterium acnes	Amoxicilina	• 12 semanas • 6 semanas (R1T)		4-6 semanas
Cultivos negativos	Consultar especialista en enfermedades infecciosas			

DAIR: desbridamiento retentivo (*debridement antibiotic and implant retention*); R1T: recambio en un tiempo; R2T: recambio en dos tiempos; TMP/SMX: trimetroprima-sulfametoxazol.

lentes resultados en términos de curación con tratamientos de solo 7 días (en ausencia de endocarditis) frente al comparador de 6 semanas, siempre y cuando las cirugías estén correctamente indicadas y practicadas en el tiempo deseable (lo antes posible, cuando se trata de infecciones agudas).

La duración total varía en función de la estrategia quirúrgica:

- **DAIR**: 8 semanas si se trata de infección estafilocócica con sensibilidad a la combinación levofloxacino-rifampicina o de infección por bacilos gramnegativos sensibles a ciprofloxacino. Se considerará 12 semanas en el resto de las circunstancias.
- **Recambio en un tiempo**: 6 semanas.
- **Recambio en dos tiempos**: 4-6 semanas. En estos casos se puede hacer el reimplante una vez transcurrido este período, siempre y cuando las partes blandas se encuentren en buen estado y sea factible el cierre primario de la nueva herida. Durante la cirugía se recomienda de nuevo la toma de tres o cuatro muestras para cultivo que permitan investigar la erradicación microbiológica y, tras esto, bien se reinstaura el tratamiento antibiótico empírico o bien se espera al resultado (no hay pruebas a favor ni en contra de ninguna de las dos opciones). Si los resultados de estos cultivos resultan negativos, no se recomendará más tratamiento antibiótico. Si se constatara infección persistente (mismo microorganismo y mismo fenotipo) o superinfección (distinto microorganismo) se recomienda una nueva pauta de tratamiento antibiótico dirigido durante 6 semanas.

Seguimiento

Los pacientes con infecciones relacionadas con las prótesis articulares requieren de un seguimiento estrecho una vez hayan sido dados de alta hospitalaria en el circuito de consultas externas tanto por los especialistas de traumatología como de enfermedades infecciosas. Es importante supervisar la adherencia al tratamiento antibiótico, así como los efectos indeseables potenciales. Del mismo modo, se ha de documentar la respuesta funcional articular o indicar nuevas cirugías en caso de fracasos terapéuticos o reinfecciones que, de aparecer, lo harán especialmente durante el primer año.

Este seguimiento debe incluir una minuciosa anamnesis y exploración física del paciente, una radiografía simple de la articulación protetizada (aflojamiento) y una analítica de rutina que incluya una PCR para documentar su progresiva normalización (generalmente en torno a las 3 semanas de la última intervención). No obstante, las cifras de PCR deben contextualizarse clínicamente y no deben utilizarse por sí solas para tomar decisiones terapéuticas, tales como suspender o reanudar un tratamiento antibiótico o indicar o retrasar una nueva cirugía.

Asimismo, los pacientes candidatos a un tratamiento antibiótico supresivo deben evaluarse con periodicidad (3-4 meses).

ESPONDILODISCITIS U OSTEOMIELITIS VERTEBRAL

La forma más común de osteomielitis aguda en el adulto es la osteomielitis vertebral (OMV) o espondilodiscitis. El mecanismo de transmisión más implicado es el hematógeno, por el cual una bacteria que accede al torrente sanguíneo desde otro foco es capaz de alcanzar las vértebras por las arterias espinales posteriores, llegar al disco intervertebral (avascular) y producir un colapso de ambas vértebras afectadas por la destrucción de este. La osteomielitis vertebral genera un impacto importante en la morbimortalidad hospitalaria: hasta el 7% de los pacientes puede fallecer durante el ingreso.

Epidemiología

La incidencia de OMV está incrementándose en los últimos años. Un estudio reciente en Estados Unidos ha calculado un incremento de la incidencia desde los 2,9 casos por 100.000 habitantes en 1998 hasta los 5,4 casos por 100.000 habitantes en 2013, mientras que en Francia esta incidencia se calcula que ha subido desde los 6,1 casos por 100.000 habitantes en 2010 hasta los 11,3 casos por 100.000 habitantes en 2019.

Se considera que este incremento se debe a un aumento de la esperanza de vida de la población y a mayores tasas de inmunosupresión (principalmente yatrógena en tratamientos frente al cáncer o en enfermedades inmunomediadas). Otras causas a tener en cuenta son el incremento de pacientes con dispositivos intravasculares o en hemodiálisis, que en definitiva son focos de posible bacteriemia y siembra vertebral posterior. Otros autores defienden que el aumento en la incidencia se debe a las técnicas diagnósticas más asequibles y con mayor sensibilidad, como la RM, pero a menudo el curso subagudo de la clínica se traduce en un retraso diagnóstico, en muchos casos inevitable.

Patogenia

La causa más frecuente de espondilodiscitis es una siembra hematógena del microorganismo causante a través de los vasos nutrientes que proceden de la arteria espinal posterior, que produce una infección local en los platillos vertebrales que se extiende al disco intervertebral y, finalmente, lo destruye. Por tanto, es frecuente la afectación de vértebras adyacentes en la osteomielitis, si bien la infección de vértebras no contiguas puede ocurrir en menos del 5 % de los casos. Desde el foco vertebral la infección puede extenderse hacia la zona posterior e implicar al cordón medular con la formación de abscesos epidurales, subdurales e incluso meningitis. La extensión anterior o lateral de la infección puede dar lugar a abscesos paravertebrales, retroperitoneales, mediastínicos, etc., en función de la vértebra afectada.

Las vértebras más afectadas por la OMV hematógena son las lumbares, seguidas por las torácicas y las cervicales. La osteomielitis sacra de origen hematógeno es muy rara, no así en casos de afectación por contigüidad, como en el caso de úlceras por presión. La afectación por un foco infeccioso adyacente puede ocurrir desde un foco intestinal (diverticulitis, perforación de víscera) o bien desde una afectación intravascular, como una aortitis.

Microbiología

La mayoría de los pacientes tienen una infección monomicrobiana, de las que *S. aureus* es el agente causal de más de la mitad de los casos de OMV en las principales series. La importancia de los SARM ha ido aumentando en los últimos años, de la mano de una mayor prevalencia de los factores de riesgo para este patógeno, como son la institucionalización o la hemodiálisis. Otros agentes etiológicos relevantes son los bacilos gramnegativos (en pacientes con manipulaciones urinarias), *Pseudomonas* spp., *Candida* spp. y *S. coagulasa-negativa* en pacientes con dispositivos intravasculares o inmunosupresión importante.

Merece la pena mencionar a los *Streptococcus* (incluyendo *Enterococcus* spp.) como agentes causales de OMV, ya que determinadas especies como *Streptococcus gallolyticus* (antiguo *Streptococcus bovis*) se asocia con cáncer colorrectal, por lo que es necesario hacer un cribado mediante prueba de imagen y colonoscopia en casos diagnosticados por este patógeno. A menudo presentan un curso más subagudo que las infecciones por *S. aureus*, por lo que el retraso diagnóstico es mayor.

Etiologías menos frecuentes como la tuberculosis o la brucelosis se discuten al final del capítulo.

Diagnóstico

El principal síntoma de la OMV es el dolor en la zona afectada: se trata de un dolor de ritmo inflamatorio (empeora por la noche, aunque inicialmente puede aliviarse con el descanso en cama), que empeora con el movimiento o la percusión de la zona. El dolor empeora de forma progresiva y suele volverse invalidante para el paciente en un período de tiempo variable, pero que suele abarcar de unas semanas a unos meses. La aparición de déficit neurológico (motor y sensitivo), con dolor axial intenso debe hacer pensar en la existencia de alguna complicación, como un absceso epidural. La fiebre, sin embargo, no es un hallazgo sensible y hasta la mitad de los pacientes puede no presentarla al diagnóstico. Otros signos a la exploración física pueden ser la presencia de soplo cardíaco (sugerente de endocarditis y, por tanto, de diseminación hematógena) o la contractura de la musculatura paravertebral adyacente al segmento afectado.

Dado lo inespecífico de los síntomas y signos, se considera que el retraso diagnóstico es alto: un estudio prospectivo describió un retraso diagnóstico de 45 días de media desde el inicio de los síntomas; otros estudios encuentran retrasos incluso mayores, especialmente en el caso de patógenos poco virulentos causantes de OMV subaguda, como los estreptococos.

El recuento leucocitario puede ser normal incluso en fases avanzadas de la infección, mientras que otros marcadores inflamatorios, como la VSG o la PCR, adquieren una sensibilidad aceptable (en torno al 95 %) cuando se emplean en combinación en un paciente con dolor lumbar. Otros biomarcadores no han conseguido establecerse de forma rutinaria dentro de la práctica clínica por carecer de suficiente sensibilidad y especificidad.

La prueba de imagen preferida para la evaluación es la RM: se le atribuye una sensibilidad del 97 % y una especificidad del 92 % para el diagnóstico de OVM. El contraste de gadolinio aumenta la sensibilidad y especificidad, especialmente de la extensión de la enfermedad a los espacios epidural y paravertebral, por lo que se recomienda su uso siempre que

sea posible. Los hallazgos típicos de la RM en OMV es la disminución de intensidad de los cuerpos vertebrales en T1 con respecto a los discos; al contrario que en T2, en la que los cuerpos vertebrales y especialmente los discos se muestran con mayor intensidad de señal (este hallazgo se observa mejor en fases con supresión grasa). Tanto las vértebras como los discos presentan realce tras la administración de contraste, así como los abscesos presentes en áreas epidural o paravertebral.

La radiología simple puede ser de utilidad para identificar otras causas de dolor lumbar y los hallazgos de OMV aparecen a partir de las 2-8 semanas del inicio de síntomas, por lo que la sensibilidad es baja en dicha fase de la enfermedad. La TC puede ser de utilidad en casos dudosos en los que la RM oriente a cambios Modic de tipo 1 en las vértebras y la clínica sea poco sugestiva de proceso infeccioso. En estos casos, la evaluación de la integridad cortical (normalmente alterada) y de la presencia de gas en el disco intervertebral detectada por TC es de utilidad para orientar al diagnóstico de OMV. Aunque la gammagrafía con leucocitos marcados presenta una buena sensibilidad con una especificidad variable (existen falsos positivos en casos de artropatía de Charcot, traumatismos, gota o cirugía), su uso no se encuentra tan extendido como las otras pruebas diagnósticas; se reserva generalmente para casos de contraindicación o baja tolerancia de la RM.

El diagnóstico definitivo de OMV se establece con la presencia de un cultivo positivo procedente de una muestra invasiva de la vértebra o del disco; sin embargo, se puede inferir en cuadros clínicos compatibles si las pruebas radiológicas son sugerentes y se constata una bacteriemia por un patógeno habitualmente relacionado con la OMV. Una vez establecida la sospecha diagnóstica, en el caso de no precisar cirugía urgente (descrita en un apartado posterior) y no tener diagnóstico microbiológico, se planteará una biopsia guiada por TC para obtener muestras que sirvan para cultivo (aerobio, anaerobio, hongos y micobacterias) y técnicas moleculares; cuya utilidad principal se da en el caso de que los cultivos tisulares sean negativos, como por ejemplo en el caso de antibioterapia previa. El disco es más rentable desde el punto de vista microbiológico que el material óseo de la vértebra, por lo que se debe intentar tomar la biopsia de dicha zona siempre que sea posible. Si la primera biopsia fuese negativa, se puede plantear una segunda biopsia percutánea antes de plantear una biopsia quirúrgica, más invasiva, pero por lo general con mayor sensibilidad diagnóstica.

Otras pruebas microbiológicas de interés son el hemocultivo y el urocultivo, especialmente necesarios cuando se sospecha un origen hematógeno de la OMV; pueden ser positivos hasta en el 50 % de los casos, por lo que su extracción se recomienda en todos los casos de OMV. Es necesario descartar la presencia de endocarditis especialmente con hemocultivos positivos para patógenos causantes de esta enfermedad, en el caso de fracaso cardíaco o de patología valvular subyacente.

Tratamiento médico

El manejo de la OMV es esencialmente médico, con la cirugía reservada para casos de déficit neurológico o deformidad importante, así como tras el fracaso del tratamiento médico. Habitualmente el tratamiento antimicrobiano es dirigido a los resultados de los cultivos (ya sean biopsia o hemocultivos obtenidos). En general, no se recomienda comenzar tratamiento empírico sin la obtención de dichos cultivos, salvo en casos de inestabilidad clínica (sepsis) o existencia de déficit neurológico progresivo.

Clásicamente, el tratamiento de la OMV contemplaba la vía intravenosa hasta 12 semanas para considerar la curación de la infección. En la actualidad, la evidencia de diversos estudios entre los que destaca el OVIVA en 2019, determinan que la duración de la fase intravenosa puede ser de 7 días, siempre que la evolución inicial sea buena y haya opciones de secuenciación con buena concentración en hueso (principalmente rifampicina, quinolonas, clindamicina, linezolid o dalbavancina). La duración total del tratamiento se considera suficiente con 6 semanas para la mayoría de los casos de OMV, manteniendo las 8 semanas en el caso de abscesos no drenados, implantes vertebrales o en OMV causadas por microorganismos multirresistentes, como el SARM.

El seguimiento se hará mediante controles analíticos periódicos en los que se buscará un descenso de los marcadores inflamatorios (la PCR debe descender significativamente en las primeras semanas, aunque puede tardar meses en normalizarse), además de monitorizar la toxicidad del tratamiento instaurado. Las pruebas de imagen no son necesarias en el seguimiento, salvo en casos de evolución tórpida, para descartar complicaciones locales que pudieran ser las causantes, especialmente en las partes blandas. La mayoría de los fracasos clínicos ocurren dentro de los primeros 6 meses tras el tratamiento, en un período que puede abarcar hasta después del primer año, por lo que el seguimiento se hará, al menos, 2 años tras el episodio.

Tratamiento quirúrgico

La indicación absoluta de tratamiento quirúrgico es la compresión medular o de la *cauda equina* con déficit neurológico progresivo. Mientras que las indicaciones relativas son la inestabilidad debido a una gran destrucción ósea, una deformidad importante o cuando el tratamiento conservador ha fracasado.

Considerando el hecho de que la mayoría de los pacientes pueden ser tratados satisfactoriamente con medidas conservadoras, la intervención quirúrgica tiene el objetivo principal de obtener muestras bacteriológicas o histológicas cuando la biopsia guiada por TC no es concluyente. Sin embargo, la cirugía puede ser necesaria para drenar grandes abscesos, lo que se puede conseguir mediante la colocación de un catéter percutáneo guiado por TC. Solo del 10 al 20 % de los casos de espondilodiscitis en adultos requieren tratamiento quirúrgico. En los niños, este tratamiento es muy ocasional, ya que el tratamiento conservador es efectivo en la mayoría de los casos.

El momento del tratamiento quirúrgico es crítico: la descompresión quirúrgica debe ser urgente en pacientes con compromiso neurológico, ya que el pronóstico puede empeorar tras 48 horas de la instauración de los síntomas, aunque algunos autores han comunicado buenos resultados incluso tras parálisis de larga data. La septicemia también es una indicación de tratamiento quirúrgico urgente. Por otro lado, los abscesos epidurales deberían ser tratados antes de la aparición de síntomas neurológicos.

El uso de instrumentación en el tratamiento de una infección es controvertido. La implantación de material metálico en un lecho infectado puede conducir a la colonización del implante y a una infección persistente. Sin embargo, se ha publicado una mayor tasa de reintervención en la descompresión aislada cuando se compara con la descompresión junto a fijación interna (gracias al desbridamiento y al tratamiento antibiótico concomitantes).

OSTEOMIELITIS

La osteomielitis es un proceso inflamatorio acompañado de destrucción ósea que está causado por un microorganismo. Puede afectar a una o varias regiones del hueso (médula ósea, hueso cortical, periostio y tejidos blandos adyacentes). Desde un punto de vista práctico se distinguen tres tipos de osteomielitis: osteomielitis hematógena, osteomielitis por un foco infeccioso contiguo y osteomielitis secundaria a una insuficiencia vascular.

En cuanto al tiempo de evolución, de manera arbitraria se distinguen osteomielitis agudas con un período variable de días y semanas, y osteomielitis crónicas que se definen como infecciones de larga data (meses o incluso años) caracterizadas por la presencia de secuestros óseos y trayectos fistulosos.

Cada caso de osteomielitis conlleva una gran morbilidad para el paciente y se calcula que los costes económicos pueden alcanzar los 500.000 euros por caso.

Fisiopatología

La osteomielitis hematógena asienta normalmente en la metáfisis de huesos largos. El enlentecimiento del flujo sanguíneo en los vasos de esa zona favorece que se depositen las bacterias y se establezca la infección. Se produce entonces una respuesta inflamatoria que aumenta la presión en el hueso medular que, en caso de no controlarse, acaba afectando a la cortical y al periostio. Esto conduce a una disminución del aporte vascular y a la necrosis ósea. Estas áreas de necrosis aisladas del resto del hueso se denominan «secuestros» y pueden contener material purulento. Es posible que se forme nuevo hueso procedente del periostio, lo que se denomina «involucro», que puede rodear a los secuestros.

La osteomielitis vertebral, comúnmente, se produce por el depósito de bacterias en el cuerpo vertebral. Desde aquí la infección afecta por contigüidad al disco intervertebral (que es una estructura avascular) y a vértebras adyacentes a través de arterias comunicantes.

En el caso de la diabetes *mellitus*, esta enfermedad produce una afectación de la macrocirculación y de la microcirculación de los miembros inferiores. En el contexto de una neuropatía, los pacientes desarrollan úlceras en puntos de presión, con la consiguiente colonización de la flora microbiana de la piel. La afectación vascular y el sistema inmunitario local comprometido favorecen la infección del hueso subyacente. Este mismo mecanismo actúa en aquellos pacientes con déficit de movilidad que pasan períodos prolongados en camas o sillas de ruedas, en los que aparecen úlceras por decúbito en el sacro y puntos de apoyo y en los que la infección se extiende al hueso más cercano.

Microbiología

El desarrollo de la osteomielitis se relaciona con factores del germen y del huésped (**Tabla 49-5**). Entre los microorganismos causantes, *S. aureus* es el más frecuente. Esta bacteria desarrolla determinados factores que contribuyen a su virulencia. En primer lugar, desarrolla adhesinas que permiten su adherencia temprana a tejidos, biomateriales implantados o a ambos. En segundo lugar, desarrolla factores que favorecen la evasión del sistema inmunitario (proteína A, algunas toxinas y mucopolisacáridos capsulares). En tercer lugar, tiene la capacidad de invadir y colonizar tejidos atacando específicamente a células del huésped (mediante exotoxinas) o degradando componentes de la matriz extracelular (mediante hidrolasas), lo que le permite persistir en el huésped tras una bacteriemia. Además, se ha demostrado que tienen la capacidad de sobrevivir en los osteoblastos, lo que explica su persistencia en infecciones óseas.

Además, *S. aureus* y *S. epidermidis* (el germen más frecuente en infecciones relacionadas con implantes) tienen la capacidad de formar biofilms. Cabe definir el biofilm como una comunidad microbiana caracterizada por células unidas unas a otras, dentro de una matriz de sustancia polimérica extracelular, que muestran un fenotipo alterado en términos de crecimiento, expresión génica y producción de proteínas. Además, estas bacterias tienen capacidad de comunicarse entre sí (*quorum sensing*). Todos estos factores hacen que sea muy difícil el tratamiento antibiótico.

Presentación clínica

La presentación clínica depende de la etiología. En la osteomielitis hematógena se presenta dolor en el área afectada del hueso, de instauración subaguda o crónica. La fiebre y los escalofríos son menos comunes, pero pueden ocurrir con gérmenes virulentos como *S. aureus*. El eritema, la tumefacción y un trayecto fistuloso suelen estar presentes en el contexto de osteomielitis crónica tras una artroplastia o tras una fractura abierta que, incluso, puede provocar una seudoartrosis.

Diagnóstico

En cualquier tipo de osteomielitis, el paso más importante es aislar el microorganismo causante para elegir la antibioterapia más adecuada. Esto se consigue mediante hemocultivos (solo en osteomielitis hematógena) o mediante biopsia del hueso afectado. Hay que evitar el cultivo de trayectos fistulosos por la probable contaminación de microorganismos no patogénicos. Una vez tomada la biopsia ósea, se deberá cultivar en medio aerobio y anaerobio. Si estos resultan negativos y la sospecha clínica es alta, se harán cultivos para micobacterias y hongos.

En el caso de infección relacionada con implantes, se obtendrán muestras profundas de hasta cinco zonas alrededor del implante durante la cirugía. Además, se hará un estudio histopatológico durante la cirugía para indicar infección, en el caso de una cantidad importante de neutrófilos por campo (sensibilidad del 43-84 % y especificidad del 93-97 %).

En cuanto al análisis sanguíneo, el recuento de leucocitos no es un marcador adecuado, ya que puede ser normal incluso con la infección presente. La VSG suele estar alta en la mayoría de los casos. En el caso de la concentración de PCR, es más adecuada para el seguimiento y la respuesta al tratamiento.

Respecto a las pruebas de imagen, la radiografía simple muestra inflamación de partes blandas, estrechamiento de espacios articulares, destrucción ósea y reacción perióstica. La destrucción ósea se visualiza a partir de los 10-21 días de infección. La ecografía permite el diagnóstico de colecciones en tejidos blandos adyacentes.

Con la TC y la RM se revela la destrucción de la médula ósea, reacción perióstica, afectación cortical, daño cartilaginoso y afectación de tejidos blandos, incluso cuando la radiografía simple es normal. Aunque el uso de TC puede verse afectado por la presencia de artefactos metálicos, en el caso de la presencia de prótesis articulares o material de osteosíntesis es de gran ayuda para la biopsia guiada y es particularmente útil para detectar secuestros. La RM revela de forma temprana el edema óseo y es muy útil para diagnóstico precoz de infección. Sin embargo, no es recomendable en el seguimiento de la respuesta al tratamiento, debido a la persistencia del edema óseo durante meses, incluso tras la erradicación del microorganismo.

Con relación al uso de gammagrafía, la utilización de anticuerpos específicos o radioisótopos para marcar leucocitos (indio[111] o tecnecio[99m]) han aumentado la sensibilidad y especificidad de esta prueba, debido a la limitada especificidad de la gammagrafía rutinaria, que puede ser positiva en la artropatía de Charcot, la gota, las fracturas o tras una cirugía. Sin embargo, esta prueba no define con claridad la anatomía necesaria para la planificación quirúrgica.

Clasificación

En la clasificación propuesta por Cierny y Mader, la osteomielitis se divide en etapas anatómicas y se pone en contexto

Tabla 49-5. Microbiología de la osteomielitis

Situación clínica	Microorganismo
Cualquier tipo de osteomielitis	*Staphylococcus aureus*
Infección asociada a implantes	*S. aureus*
Infección nosocomial	*Enterobasteriaceae, Pseudomonas aeruginosa, Candida* spp.
Pie diabético y úlceras por presión	*Streptococcus* spp., anaerobios
Enfermedad de células falciformes	*Salmonella* spp., *Streptococcus pneumoniae*
Virus de la inmunodeficiencia humana	*Bartonella henselae, Bartonella quintana*
Mordeduras	*Pasteurella multocida, Eikenella corrodens*
Inmunocomprometidos	*Aspergillus* spp., *Candida albicans, Mycobacteria* spp.
Poblaciones con tuberculosis activa	*Mycobacterium tuberculosis*
Poblaciones con patógenos endémicos	*Brucella* spp., *Coxiella burnetii*, hongos (coccidiomicosis, blastomicosis, histoplasmosis)

con el estado de salud del huésped, por lo que ofrece cierta guía para el tratamiento (**Tabla 49-6**).

Prevención y tratamiento médico de la osteomielitis

Como prevención de la osteomielitis, la preparación del paciente antes de la intervención protésica es fundamental (ducha antimicrobiana, rasurado de la zona y jabón desinfectante), junto al uso de quirófanos con flujo laminar y la profilaxis antibiótica, lo que disminuye la tasa de infección protésica al 0,5-2 %, dependiendo de la articulación reemplazada.

En pacientes intervenidos con cirugía limpia, los antibióticos deberían ser administrados de forma intravenosa 30 minutos antes de la incisión en la piel y mantenerse no más allá de las 24 horas tras la cirugía. Se pueden administrar penicilinas o cefalosporinas de primera generación (cefazolina) o de segunda generación (cefuroxima).

El tratamiento antibiótico (**Tabla 49-7**) es adecuado para la mayoría de los casos de osteomielitis aguda. Normalmente, se utilizan en monoterapia con excepción del tratamiento de la infección protésica o la osteomielitis crónica y durante un tiempo aproximado de entre 4 y 6 semanas.

La clindamicina es un agente con una excelente penetración en el hueso y una alta biodisponibilidad por vía oral, por lo que es recomendada para el tratamiento de microorganismos sensibles (aislada o en combinación). El uso de fluoroquinolonas ha ganado popularidad debido a su excelente biodisponibilidad oral y a su eficiencia en el tratamiento de determinados microorganismos.

El tratamiento recomendado clásicamente para la osteomielitis causada por *S. aureus* es el uso intravenoso prolongado de penicilina o vancomicina. Sin embargo, este tratamiento conlleva un aumento de las complicaciones debido al prolongado tiempo de estancia y a los catéteres intravenosos. El tratamiento con rifampicina oral en combinación con fluoroquinolonas ha demostrado su efectividad en organismos

Tabla 49-6. Clasificación de Cierny y Mader

	Estadio local
1	Medular o endostal
2	Superficial
3	Localizada
4	Difusa
	Estadiaje fisiológico
A	Buen estado general y local
Bs	Patología sistémica
Bl	Patología local
Bls	Patología local y sistémica
C	Tratamiento peor que la enfermedad

Bl: linfedema crónico, estasis venoso, enfermedad vascular de pequeños o grandes vasos, arteritis, neuropatía periférica, tabaquismo; Bls: combinación de los dos estadiajes anteriores; Bs: malnutrición, fallo renal, fallo hepático, diabetes *mellitus*, hipoxia crónica, inmunocomprometidos, neoplasia.

Tabla 49-7. Tratamiento antibiótico propuesto para las principales etiologías de osteomielitis

Etiología	Tratamiento intravenoso	Tratamiento secuencial
Staphylococcus aureus	Cloxacilina 2 g/ 4 h o cefazolina 2 g / 8 h	Rifampicina 600 mg al día y levofloxacino 750 mg al día
SARM	Vancomicina 5-20 mg/kg al día* o daptomicina 10 mg/kg al día	Linezolid 600 mg/12 h Esquemas de SAMS según sensibilidad
***Streptococcus* spp.**	Ceftriaxona 2 g / 12 h	Amoxicilina 1 g/8 h o levofloxacino 750 mg al día
Bacilos gramnegativos no BLEE	Ceftriaxona 2 g/12 h	Ciprofloxacino 750 mg/12 h
Sin aislamiento microbiológico	Vancomicina 15-20 mg/kg al día* y ceftriaxona 2 g /12 h	Variable, en función de sospecha etiológica y respuesta al tratamiento

*La vancomicina debe emplearse con niveles valle del fármaco.
BLEE: betalactamasa de espectro extendido; SAMS: *Staphylococcus aureus* sensible a la meticilina; SARM: *Staphylococcus aureus* resistente a la meticilina.

sensibles a estos agentes. Dichos agentes tienen una gran biodisponibilidad y una buena penetración intracelular. Además, puede administrarse durante largos períodos de tiempo.

En la osteomielitis hematógena en niños, períodos cortos de antibióticos parenterales seguidos por una terapia vía oral durante varias semanas ha demostrado ser un abordaje exitoso. La clínica desaparece rápidamente cuando el microorganismo es conocido y la adherencia al tratamiento es buena.

Varios estudios han demostrado la efectividad del tratamiento antibiótico prolongado por vía oral para la osteomielitis crónica en adultos. La mayoría de estos estudios utilizan cotrimoxazol o quinolonas durante un período variable de 6 a 24 semanas.

Otro abordaje que ha ganado aceptación es el uso parenteral de antibióticos en pacientes ambulatorios. Puede ser de utilidad en las infecciones nosocomiales de SARM o de bacilos gramnegativos multirresistentes, que habitualmente requieren tratamiento antibiótico de amplio espectro intravenoso prolongado.

Tratamiento quirúrgico de la osteomielitis

Generalmente, la osteomielitis crónica no puede ser erradicada sin un tratamiento quirúrgico. El objetivo de la cirugía es eliminar el hueso muerto (que actúa como un material extraño) y conseguir un entorno viable y vascularizado. Por tanto, es necesario un desbridamiento radical hasta el hueso sano. De hecho, el desbridamiento inadecuado es una de las causas de recidiva de la osteomielitis crónica.

Este desbridamiento radical puede desembocar en un espacio muerto grande y una pérdida ósea significativa que lleve a una inestabilidad de ese segmento óseo. Es necesaria una reconstrucción adecuada tanto del hueso como de las partes blandas, planificada sobre los estudios radiológicos.

Se han descrito numerosas técnicas exitosas, pero es necesario un equipo quirúrgico especializado. En primer lugar, se puede utilizar injerto óseo esponjoso con cierre primario o diferido de la herida. Este último (técnica de Papineau) permite el desarrollo progresivo de tejido de granulación antes de cierre. Sin embargo, la persistencia de infección local puede provocar el fracaso de esta técnica. En segundo lugar, se pueden utilizar rosarios de polimetilmetacrilato junto a antibiótico para llenar el espacio muerto antes de la reconstrucción. En tercer lugar, se pueden utilizar injertos con colgajos musculares e injerto óseo vascularizado. En los últimos años, el uso de microcirugía permite hacer transferencias musculares y miocutáneas para rellenar grandes defectos óseos y evitar de este modo la amputación.

En el caso de la osteomielitis crónica asociada a un implante, la norma general es la retirada de ese implante (artroplastia o material de osteosíntesis), seguida del desbridamiento óseo y de tejidos blandos y unas 4-6 semanas de tratamiento antibiótico previo a la cirugía de reconstrucción (cirugía en dos tiempos). En el caso de la cirugía en un tiempo (retirada de implante, desbridamiento y colocación del nuevo implante en el mismo acto) hay que recordar que conlleva riesgo de recurrencia. En casos de pacientes muy ancianos y con un alto riesgo de morbilidad y mortalidad, se optará por el tratamiento antibiótico supresivo sin retirada del implante.

INFECCIÓN DE PIEL Y PARTES BLANDAS

Bajo el concepto de infección de piel y partes blandas (IPPB) se engloban aquellas infecciones que afectan a la piel, tejido subcutáneo y anejos cutáneos, y aquellas que involucran en profundidad a la fascia y el músculo.

La piel (órgano de mayor tamaño del cuerpo humano) se encuentra colonizada por una flora de bacterias, virus y hongos que establecen una relación comensal con su huésped, formando un complejo ecosistema. Los microorganismos presentes en la superficie cutánea, entre otras funciones, generan protección frente agentes exógenos, suponen un estímulo para el sistema inmunitario al actuar como antígenos y generan sustancias con propiedades antimicrobianas que protegen al huésped al actuar como una barrera física frente al entorno.

Este equilibrio entre ambas partes se ve alterada en determinadas situaciones. La causa más frecuente es la rotura de la barrera que supone la piel en un huésped susceptible, como pueden ser los pacientes de edad avanzada, obesos o con edema por insuficiencia vascular, venosa o linfática. En pacientes sin estos factores predisponentes, la barrera cutánea se altera tras traumatismos, entre los que se incluye la cirugía, heridas, mordeduras, etc. Sin embargo, no es infrecuente que las soluciones de continuidad de la piel sean subclínicas en pacientes con IPPB.

En cualquier caso, una vez establecida la rotura de la barrera, los microorganismos invaden en profundidad el espesor de la piel y producen una respuesta inflamatoria en el huésped que conduce a la infección. Por lo general, la gravedad del cuadro es directamente proporcional a la profundidad de la afectación. En pacientes inmunodeprimidos, la IPPB supone un reto para el clínico ya que, a menudo, el diagnóstico diferencial incluye reacción a fármacos, vasculitis, enfermedad de injerto contra huésped o infiltración neoplásica por la patología subyacente.

Epidemiología

Las IPPB son entidades clínicas muy frecuentes en la práctica diaria, que condicionan una importante morbilidad. Globalmente su frecuencia supera en dos veces la de las infecciones urinarias y son hasta diez veces más frecuentes que la neumonía. Su gravedad oscila desde casos leves de infección superficial (como el impétigo o el ectima) hasta casos graves de *shock* tóxico de origen estafilocócico que pueden comprometer la vida del paciente.

La incidencia de IPPB en todo el mundo se calcula en unos 200 casos por cada 100.000 personas al año, sin diferencia entre sexos y con predilección por la afectación de miembros inferiores. Entre los factores de riesgo identificados se encuentran las alteraciones de la barrera cutánea (úlceras, picaduras, cirugías), defectos del drenaje linfático o venoso, arteriopatía periférica, comorbilidades (diabetes, cirrosis) o inmunosupresores. También pacientes en situación de indigencia o con antecedentes de celulitis están predispuestos a sufrir este cuadro. Algunos de estos factores son modificables o tratables y, por tanto, habrá que incidir en ellos en el diagnóstico para elaborar una estrategia de prevención de nuevos episodios.

Clasificación y etiología

No existe una única clasificación para las IPPB, dada la presentación tan heterogénea de estas entidades, y diversos autores han intentado diferenciar estas infecciones en función de la profundidad de la afectación, de la presencia o no de supuración o de la existencia de gas (fascitis necrosante). Ninguna de estas clasificaciones está universalmente aceptada y, a menudo, se emplean otras con un abordaje más clínico (**Tabla 49-8**). Lo más importante desde el punto de vista práctico es identificar aquellas infecciones que suponen un compromiso vital para el paciente: las infecciones profundas no purulentas o las infecciones necrosantes.

En cuanto a la etiología, la causa más frecuente de IPPB es la bacteriana y, dentro de esta, las bacterias grampositivas son las que con mayor frecuencia causan estos cuadros, ya que la mayoría forman parte de la flora normal de la piel. *Staphylococcus* spp. y *Streptococcus* spp. se aíslan con frecuencia en estos cuadros. Las bacterias gramnegativas son menos frecuentes y, a menudo, aparecen asociadas a otras comorbilidades como diabetes *mellitus*, inmunosupresión o úlceras crónicas. Además, las bacterias pueden coexistir en el lugar de infección (especialmente en aquellas secundarias a úlceras crónicas o mordeduras), lo que da lugar a infecciones bacterianas polimicrobianas.

Las infecciones víricas a menudo se manifiestan como un exantema (*rash*), que puede o no afectar a las mucosas y coincidir con otros síntomas y signos sistémicos como fiebre, adenopatías o alteración de la función hepática.

Tabla 49-8. Clasificación clínica propuesta de la infección de piel y partes blandas

Infección de piel y partes blandas superficial no purulenta
• Erisipela: infección aguda que afecta a dermis superficial de forma exclusiva
• Celulitis: infección aguda que afecta a dermis profunda y grasa subcutánea
• Impétigo: pústulas o vesículas superficiales que evolucionan a costra
• Ectima: vesículas que se ulceran

Infección de piel y partes blandas superficial purulenta
• Foliculitis: infección de los folículos pilosos con pus localizado en epidermis
• Forúnculo: absceso subcutáneo asociado a infección de folículos pilosos
• Carbunco: unión de varios forúnculos
• Absceso cutáneo: colección de pus en la dermis y tejidos profundos de la piel

Infección de piel y partes blandas profunda no purulenta
Infecciones necrosantes: fascitis, miositis y celulitis. Infecciones agresivas que se extienden a través de la fascia con o sin formación de gas

Infección de piel y partes blandas profunda purulenta
Piomiositis: infección del músculo esquelético a menudo con formación de abscesos

Por su parte, las infecciones fúngicas ocurren en el contexto de un traumatismo o de una siembra hematógena desde un foco a distancia.

Las infecciones necrosantes de piel y partes blandas son relativamente raras, pero comportan una importante mortalidad dentro del grupo de las IPPB, con tasas en estudios clásicos que alcanzaban el 40 %, pero que en la actualidad se sitúan en torno al 10 %. Son infecciones que afectan a los tejidos en profundidad, ya sea hasta la fascia o más profundo. A menudo son infecciones causadas por bacterias productoras de toxinas que participan en la patogenia de este cuadro, junto con la isquemia y la destrucción tisular. En fases iniciales, además, no presentan diferencias significativas con otras infecciones, por lo que el alto grado de sospecha clínica es fundamental para una correcta identificación que mejore el pronóstico del cuadro.

Las IPPB necrosantes se clasifican en cuatro tipos:

- Tipo I: las más frecuentes, a menudo causadas por flora mixta aerobia y anaerobia (principalmente *Bacteroides* spp.). Dependiendo de su localización anatómica reciben un nombre específico, como la gangrena de Fournier de la zona perineal o la angina de Ludwig en el espacio submandibular.
- Tipo II: monomicrobianas y causadas con mayor frecuencia por *S. aureus* o estreptococos betahemolíticos, a menudo tras un traumatismo en la zona afectada. En su patogenia contribuye la producción de exotoxinas.
- Tipo III: producidas por *Clostridium* spp. y *Vibrio vulnificus*, a menudo asociada a lesiones en agua de mar.
- Tipo IV: producida por *Aeromonas aerophila* y hongos. Son raras, aunque muy agresivas, sobre todo en inmunodeprimidos.

Diagnóstico

El diagnóstico de las IPPB es fundamentalmente clínico, apoyado en una buena anamnesis y exploración física. Con respecto a la historia clínica, habrá que determinar los factores de riesgo y predisponentes de este tipo de infecciones con idea de establecer medidas preventivas tras el episodio, si fuesen necesarias. Asimismo, es interesante indagar en exposiciones de riesgo que pudieran orientar a ciertas etiologías (como mordedura de animales para *Pasteurella multocida*, trabajos de jardinería para el hongo *Sporothrix schenckii* o baños en agua marina en casos producidos por *V. vulnificus*). Por último, una buena historia ayudará a la hora de establecer el diagnóstico diferencial con otras entidades similares en su presentación a las IPPB, como las reacciones farmacológicas o las manifestaciones autoinmunes en pacientes con dichas patologías.

La respuesta inflamatoria del huésped frente a la invasión del tejido cutáneo y subcutáneo por parte de los microorganismos genera eritema, edema, dolor y aumento de la temperatura local. En ocasiones, esta reacción local se acompaña de síntomas generales, como fiebre o malestar general, secundarios a infección diseminada en el momento en que el microorganismo alcanza el sistema circulatorio y linfático. De igual manera, algunas infecciones diseminadas afectan la piel mediante un mecanismo de siembra hematógena: los agentes etiológicos más frecuentes son *S. aureus*, *Streptococcus* grupo A, *P. aeruginosa* y *Criptococcus neoformans*.

El síntoma más precoz para infección necrosante es el dolor, a menudo más intenso y extenso que la piel afectada. Esto debe poner sobre aviso sobre una posible infección necrosante, ya que cuando aparecen los signos físicos a menudo la afectación profunda está establecida y el paciente sufre un deterioro rápido hemodinámico.

En la exploración, además de los signos anteriormente descritos, habrá que buscar heridas o puertas de entrada del microorganismo a la profundidad de la piel, así como identificar signos potenciales de gravedad, como la necrosis, la crepitación al tacto o la presencia de flictenas hemorrágicas, que orientan a infección necrosante; por tanto, se precisa de un abordaje quirúrgico precoz para mejorar el pronóstico. Los hallazgos quirúrgicos en la infección necrosante a menudo no son colecciones purulentas susceptibles de drenaje, sino un tejido necrótico grisáceo y un exudado que recuerda al agua sucia en planos profundos, además de desestructuración de la fascia y ausencia de actividad eléctrica muscular en planos profundos.

En cuanto a las pruebas de laboratorio, en casos leves es posible obviarlas, ya que son, por lo general, inespecíficas. A menudo, orientan hacia la gravedad del cuadro y su repercusión sistémica y pueden ser útiles para monitorizar la evolución una vez instaurado el tratamiento. Los valores analíticos más sugerentes de afectación sistémica son la leucocitosis con neutrofilia, la elevación de procalcitonina, el aumento de PCR y del fibrinógeno. Por otra parte, la coagulopatía, el fracaso renal y la trombocitopenia suelen asociarse a sepsis y, por tanto, comportan peor pronóstico que otros hallazgos de laboratorio. Las enzimas musculares, como la creatina-cinasa, suelen estar elevadas en casos de fascitis necrosante, no así en piomiositis. Con el objetivo de identificar infecciones graves mediante parámetros de laboratorio, se utilizaba la escala *Laboratory Risk Indicator for Necrotizing Fascitis Score* (LRINEC) (**Tabla 49-9**), en la que se establece un riesgo elevado de infección necrosante con una puntuación superior a 8 y, por tanto, un manejo intensivo desde el inicio. Sin embargo, en estudios posteriores se ha identificado que esta escala presenta una sensibilidad insuficiente, por lo que en la actualidad no se recomienda y se hace hincapié en que puntuaciones bajas no deben hacer descartar la presencia de infección necrosante en el caso de que la sospecha clínica sea elevada.

Desde el punto de vista microbiológico, las muestras son por lo general poco rentables, salvo que se trate de muestras obtenidas del tejido afectado (biopsia, aspirado de absceso, drenaje, etc.). Los hemocultivos tienen escasa sensibilidad, ya que las IPPB en conjunto rara vez se acompañan de bacteriemia; sin embargo, su extracción se recomienda en presentaciones graves, en exposiciones que indiquen una etiología poco habitual o en pacientes inmunodeprimidos. Las muestras obtenidas de tejidos afectados no deben recogerse con torundas porque a menudo están contaminadas con flora comensal que no traduce la verdadera etiología de la infección. En cuanto al tipo de muestra tisular, el cultivo de la biopsia cutánea es el que mayor rentabilidad diagnóstica tiene para la celulitis (aun así, con una sensibilidad calculada del 20-30 %), mientras que los aspirados con aguja fina son menos rentables. Las muestras deben procesarse para tinciones, cultivo (aerobio, anaerobio, micobacterias y hongos) y técnicas moleculares, si procede. En el caso de estas últimas, no han demostrado ser más útiles que el cultivo tradicional a la hora de identificar la etiología de estas infecciones y tienen en su contra el coste y la baja disponibilidad en la mayoría de laboratorios.

Las pruebas de diagnóstico por imagen pueden ser muy útiles para el manejo de las IPPB, si bien su realización no debe demorar la toma de decisiones en su manejo, especialmente si la sospecha de infección necrosante es alta (las pruebas radiológicas son poco sensibles en fases iniciales de estas entidades). La radiología simple puede mostrar gas o afectación ósea por contigüidad (osteomielitis), aunque en general es poco sensible en estadios iniciales. La ecografía tiene la ventaja de identificar colecciones superficiales o profundas y, además, de guiar su drenaje para la obtención de muestras microbiológicas, si bien su capacidad de detectar signos de infección necrosante es escasa. Entre RM y TC, la primera es más sensible y específica para identificar signos de infección necrosante; sin embargo, la TC es más accesible y rápida, por lo que a menudo se convierte en la primera prueba ante la sospecha de IPPB grave o complicada con infección necrosante o supurada (con la ventaja de compaginar un drenaje guiado). La utilidad de la medicina nuclear está poco desarrollada hoy en día y faltan estudios que permitan conocer su verdadera aplicación en el estudio de estas patologías.

Tratamiento

El tratamiento de las infecciones de piel y partes blandas depende principalmente de la gravedad del cuadro actual, pero también del cuadro clínico sospechado, las comorbilidades del paciente y los agentes etiológicos más probables. Las infecciones superficiales leves no complicadas pueden ser manejadas de forma ambulatoria con antibioterapia oral de forma directa o tras unas dosis de antibioterapia parenteral para confirmar la mejoría y posterior desescalada a vía oral. Se reserva el ingreso hospitalario para aquellas IPPB con presentación complicada: repercusión sistémica en forma de sepsis, inmunodepresión, infección profunda o mala evolución inicial con antibioterapia.

La cobertura empírica va a depender fundamentalmente de la presentación y la gravedad del cuadro (**Tabla 49-10**). Las infecciones superficiales (erisipela y celulitis) van a estar causadas principalmente por bacterias grampositivas (*Streptococcus* y *S. aureus*), por lo que la cobertura con penicilinas como cloxacilina o amoxicilina, o bien cefalosporinas de primera generación como cefadroxilo o cefazolina, estaría justificada. Existen circunstancias en las que se incluirá cobertura frente a SARM, en las que habrá que incluir glucopéptidos o linezolid en el tratamiento. Estas circunstancias, entre otras, son las IPPB purulentas complicadas, los pacientes con colonización previa por SARM, usuarios de drogas por vía parenteral, los practicantes de deportes de contacto, en casos de hemodiálisis o de hospitalización reciente. En las infecciones profundas a menudo habrá que cubrir un amplio espectro de patógenos, incluyendo anaerobios, por lo que las pautas empíricas suelen combinar varios antibióticos y posteriormente se ajustan a los resultados microbiológicos en el caso de drenaje quirúrgico o percutáneo de colecciones purulentas. Clindamicina, linezolid y el más reciente tedizolid tienen la capacidad de reducir las exotoxinas de los microorganismos grampositivos, por lo que su empleo en combinación con antibióticos betalactámicos se propone en infecciones graves en las que se evidencia *shock* tóxico o en aquellas de progresión rápida.

El manejo quirúrgico debe ser precoz e intensivo en las infecciones necrosantes, cuyo principal factor pronóstico es el desbridamiento completo de todos los tejidos necróticos: si este es inadecuado o se retrasa más de las primeras 24 horas, supone un riesgo mayor de mortalidad de hasta nueve veces. Es también fundamental el drenaje de colecciones purulentas, ya sea de forma quirúrgica (abscesos superficiales) o a través de

Tabla 49-9. Escala *Laboratory Risk Indicator for Necrotizing Fascitis Score* (LRINEC)

Parámetro	Valor	Puntuación
Proteína C-reactiva (mg/L)	< 150	0
	≥ 150	4
Hemoglobina (g/dL)	> 13,5	0
	11-13,5	1
	< 11	2
Leucocitos/mm³	15.000	0
	15.000-25.000	1
	25.000	2
Sodio (mEq/L)	≥ 135	0
	< 135	2
Creatinina (mg/dL)	≤ 1,59	0
	> 1,59	2
Glucosa (mg/dL)	< 180	0
	≥ 180	1

drenajes percutáneos guiados por radiología, como el caso de piomiositis abscesificadas. A menudo para el cierre de las heridas quirúrgicas se emplean sistemas de cierre asistido por vacío, muy útiles para acelerar la cicatrización de la herida, ya que reduce el área afecta, elimina el exceso de fluidos y estimula la angiogénesis.

La duración del tratamiento es un tema sobre el cual no existe consenso entre distintas sociedades científicas. Por lo general, en celulitis no complicadas los tratamientos de 5-10 días resuelven el cuadro infeccioso de forma eficaz, pero para piomiositis o en pacientes inmunodeprimidos se ampliará esta duración a más de 2 semanas de tratamiento (**Tabla 49-10**).

INFECCIONES OSTEOARTICULARES POR MICOBACTERIAS Y *BRUCELLA*. ENFERMEDAD DE LYME

Las características propias de cada una de estas infecciones se detallan a continuación.

Infección osteoarticular tuberculosa

La afectación osteoarticular por el complejo *Mycobacterium tuberculosis* comprende entre el 10 y el 35 % de los casos de infección tuberculosa extrapulmonar, que es más frecuente

Tabla 49-10. Propuesta de tratamiento empírico en infección de piel y partes blandas en función de la presentación clínica

Cuadro clínico	Tratamiento antimicrobiano empírico propuesto
IPPB superficial no purulenta:	
• Impétigo	Ácido fusídico/cefadroxilo, cloxacilina, cefalexina
• Ectima	Cefadroxilo, cefalexina v.o.
• Erisipela	Amoxicilina-clavulánico/cefazolina i.v.
• Celulitis	Cefadroxilo v.o./cefazolina + clindamicina i.v.
Alérgicos a betalactámicos	Clindamicina, levofloxacino v.o./ vancomicina i.v.
IPPB superficial purulenta:	
• Foliculitis leve	Ácido fusídico 1 %/mupirocina 2 % tópica
• Foliculitis extensa	Cefadroxilo, cloxacilina, cefalexina v.o.
• Forúnculo	Cefadroxilo, cloxacilina, cefalexina v.o.
• Absceso simple	No precisa antibiótico
• Absceso complicado	Cefadroxilo, cloxacilina, cefalexina v.o.
Alérgicos a betalactámicos	Clindamicina, cotrimoxazol, levofloxacino v.o.
IPPB profundas:	
• Celulitis complicada	Cloxacilina + ceftriaxona i.v. (+ clindamicina)
• Gangrena de fournier	Piperacilina-tazobactam
• Fascitis necrosante de tipo I	Amoxicilina-clavulánico + clindamicina
• Fascitis necrosante de tipo II	Cefazolina + clindamicina

IPBB: infección de piel y partes blandas.; i.v.: vía intravenosa; v.o.: vía oral.

en pacientes procedentes de áreas con elevada endemicidad, probablemente por un mayor control con los métodos de cribado de tuberculosis en esta población a su llegada a países desarrollados. La proporción de afectación ósea es similar entre pacientes con infección por el virus de la inmunodeficiencia humana y sin ella.

Durante la primoinfección tuberculosa, los bacilos se asientan sobre el tejido óseo o la sinovial en forma de pequeños focos, y son contenidos por la respuesta inmunitaria local (mediada por linfocitos CD4 y CD8 y por el interferón gamma) en dicho momento y en sucesivas reactivaciones. Al producirse una inmunosupresión, sucede la progresión a una forma clínicamente relevante, lo que da lugar a la enfermedad activa. En zonas de alta prevalencia para tuberculosis esta progresión suele ocurrir de forma precoz en pacientes relativamente jóvenes, mientras que fuera de estas zonas la afectación osteoarticular ocurre sobre todo en adultos.

Entre las formas clínicas, la afectación del esqueleto axial (espondilitis tuberculosa o enfermedad de Pott) es la más frecuente, seguida de la artritis tuberculosa y la osteomielitis extraespinal.

La espondilitis tuberculosa comprende la mitad de los casos de afectación osteoarticular de la tuberculosis. Las vértebras más afectadas son las torácicas bajas y las lumbares altas; se han descrito casos de afectación por contigüidad de un foco pulmonar activo. La afectación vertebral suele comenzar por la zona intervertebral anterior, diseminarse a una vértebra adyacente a través del ligamento vertebral anterior y dar un disco intervertebral en apariencia intacto en la imagen radiológica, que se afecta en fases avanzadas de la enfermedad y produce un colapso secundario del espacio intervertebral. Este colapso, aparte de dolor y deformidad, puede comprometer el cono medular mediante compresión extrínseca y producir clínica de paraplejia. El curso de la enfermedad es subagudo y a menudo el diagnóstico se alcanza en esta última fase, especialmente en zonas con recursos sanitarios limitados.

La artritis tuberculosa ocurre en cualquier articulación y suele ser monoarticular. La articulación que con mayor frecuencia se afecta es la cadera, lo que supone un auténtico reto diagnóstico por la baja sospecha habitual: los síntomas generales, como la fiebre, la pérdida de peso y los síntomas constitucionales, ocurren solo en el 30 % de los pacientes. Se describen también casos de afectación de prótesis articulares y de poliartritis simétrica (enfermedad de Poncet, en la que no se evidencia presencia de bacilos de Koch en el tejido articular) con tuberculosis activa. La osteomielitis extraespinal ocurre en cualquier hueso, a menudo con una instauración crónica y, rara vez, multifocal.

La sospecha diagnóstica es fundamental para un diagnóstico de infección osteoarticular tuberculosa, ya que a menudo no coexiste con una afectación pulmonar. La radiología puede mostrar afectación del margen vertebral anterior en fases iniciales, sin embargo, no existen signos radiológicos que sean patognomónicos de infección tuberculosa. El diagnóstico definitivo se establece por las pruebas microbiológicas, que detectan la presencia de *M. tuberculosis* en cultivo de muestras invasivas (tomadas bien mediante biopsia percutánea o biopsia quirúrgica) en medios específicos como el de Löwenstein. El líquido sinovial en la artritis tuberculosa a menudo es poco específico, con recuentos leucocitarios variables que mostrarán un predominio de neutrófilos o linfocitos. Las técnicas moleculares, como el Xpert MTB/RIF (que identifica *M. tuberculosis* y resistencia a rifampicina sobre muestras clínicas) y Xpert Ultra han mejorado mucho la rentabilidad y sobre todo la rapidez en el diagnóstico de tuberculosis. Sin embargo, las principales agencias reguladoras, como la americana Food and Drug Administration no han aprobado su empleo en muestras distintas de las respiratorias; aunque diversos estudios han mostrado que en la tuberculosis axial su sensibilidad es del 79 % (Xpert MTB/RIF) y del 91% (Xpert Ultra). Su principal limitación es la exigencia técnica y el coste, lo que limita su empleo en países de escasos recursos en los que la tuberculosis osteoarticular es más frecuente.

El tratamiento antimicrobiano se basa en la combinación de fármacos tuberculostáticos: rifampicina, isoniacida, piracinamida y etambutol durante una fase de inducción de dos meses y una fase de consolidación posterior de duración variable. El esquema terapéutico varía en función de la sensibilidad del aislado, determinada mediante pruebas de sensibilidad *in vitro* y moleculares. La duración total del tratamiento no está bien establecida mediante ensayos clínicos aleatorizados, aunque se acepta que esquemas de tratamiento de 6 a 9 meses son suficientes si se emplean fármacos de primera línea. En tratamientos que no incluyen rifampicina o con presentación extensa al diagnóstico a menudo el tiempo de tratamiento se amplía hasta los 9-12 meses.

La indicación quirúrgica se establece en pacientes con déficit neurológico al diagnóstico o a pesar de tratamiento óptimo, cifosis de más de 40° o abscesos de pared torácica. En ocasiones es necesaria la estabilización de la columna mediante implante de material de osteosíntesis y la cirugía con intención reconstructiva puede diferirse y realizarse una vez finalizado el tratamiento tuberculostático.

Infección osteoarticular por *Brucella*

La brucelosis o fiebre de Malta es una infección producida por las bacterias del género *Brucella* (especialmente *Brucella melitensis*). Se adquiere por el contacto con ganado infectado a través de tejidos, fluidos (por las mucosas o inhalados) y alimentos contaminados, especialmente los lácteos no pasteurizados. Estas bacterias tienen un tropismo por el sistema reticuloendotelial, con un período de incubación prolongado (desde 2 semanas a varios meses) hasta la aparición de los síntomas.

La clínica típica es un cuadro general con fiebre, astenia, artralgias, pérdida de peso y sudoración profusa con un característico olor a heno. Los signos clínicos son variables y poco específicos, entre los que están la hepatoesplenomegalia y linfadenopatías (traducción de la invasión del sistema reticuloendotelial por la bacteria). Asimismo, cabe encontrar presentaciones focales, entre las que destaca por su frecuencia la osteoarticular.

La brucelosis osteoarticular es la forma más común de brucelosis focal (70 %), con predilección por las articulaciones sacroilíacas y las vértebras. Sin embargo, ocurren artritis periféricas, sobre todo en rodilla, cadera y tobillo, con casos aislados descritos de infección protésica por *Brucella*.

La espondilitis es una complicación grave de la brucelosis que aparece en cursos clínicos más prolongados, en pacientes de edad avanzada y que a menudo involucra a las vértebras lumbares, con formación de múltiples abscesos locales y un daño residual importante tras la infección, a pesar de un tratamiento adecuado.

En las pruebas por imagen a la hora de determinar la afectación articular, la RM es la técnica preferida por su mayor sensibilidad y especificidad. Es típico en la espondilitis por *Brucella* el signo de Pedro Pons (erosión con imagen de escalón en el margen anterosuperior de la vértebra).

El diagnóstico microbiológico suele realizarse mediante serología, dando como brucelosis probable un título total de anticuerpos frente a *Brucella* ≥ 1:160, medido mediante técnicas de aglutinación. El diagnóstico definitivo se establece en casos en los que se detecta un aumento en dos titulaciones del total de anticuerpos en un período de 2 semanas, o bien la evidencia microbiológica de *Brucella* mediante cultivo en muestras invasivas (es difícil y, además, comporta un riesgo biológico para el personal de laboratorio, por lo que generalmente no se utiliza). Las técnicas moleculares aún no se han desarrollado lo suficiente como para emplearlas de forma rutinaria en el diagnóstico de la brucelosis.

El tratamiento óptimo de la espondilitis por *Brucella* no está bien establecido. En general, se recomienda un tratamiento combinado de doxiciclina y rifampicina durante 12 semanas, acompañadas de un aminoglucósido como gentamicina durante las 2 primeras semanas. La cirugía se reserva para casos de inestabilidad axial, déficit neurológico, abscesos epidurales o aplastamiento vertebral.

Artritis de Lyme

La enfermedad de Lyme, causada por la espiroqueta *Borrelia burgdorferi*, es una enfermedad infecciosa transmitida por garrapatas, con múltiples manifestaciones entre las que las articulares se encuentran en segundo lugar en frecuencia dentro de las tardías; han disminuido de forma importante gracias al tratamiento antibiótico. Existen tres fases clínicas consecutivas de la enfermedad de Lyme: una fase precoz localizada (*eritema migrans*), una precoz diseminada y finalmente una fase tardía. En las dos primeras cabe encontrar dolores articulares migratorios (artralgias) que deben diferenciarse de la artritis evidenciada en la fase tardía de la enfermedad.

La artritis de Lyme ocurre durante la fase tardía, meses después de la infección inicial por *B. burgdorferi*. La frecuencia de aparición es de alrededor del 30 % en pacientes con enfermedad de Lyme en zonas endémicas como Estados Unidos; a menudo no se reconocen signos previos, como el *eritema migrans* o las artralgias migratorias. La presentación en forma de monoartritis intermitente es la más habitual, con la rodilla como la articulación afectada con mayor frecuencia. Sin embargo, se describen casos con presentación oligoarticular asimétrica y con afectación periarticular en forma de bursitis o tendinitis.

La clínica típica es en forma de brotes de inflamación articular con una duración de varias semanas e incluso de meses. El derrame articular puede conducir a dolor en la articulación y, a menudo, el derrame recidiva tras su drenaje. No se trata de una artritis particularmente erosiva, por lo que no produce una disfunción articular residual tras los brotes en la mayoría de los pacientes. En casos de brotes recidivantes, sí se describen erosión y destrucción ósea con daño permanente articular y secuelas funcionales.

El diagnóstico es fundamentalmente serológico (evidencia de inmunoglobulina G frente a *B. burgdorferi*) en pacientes en los que la exposición a garrapatas del género *Ixodes* es posible y el cuadro clínico es compatible. Debido a la baja especificidad de la serología, se debe emplear una confirmación mediante *western blot* o prueba de electroinmunotransferencia tras una determinación de inmunoglobulina G positiva mediante análisis por inmunoabsorción ligado a enzimas. Es necesario mencionar que la serología tarda años en negativizarse una vez pautado el tratamiento, por lo que no es útil como prueba durante el seguimiento. En casos dudosos a pesar de serología,

las técnicas moleculares, como la PCR, son de utilidad sobre muestras de líquido sinovial. El cultivo no es de utilidad en este escenario.

El tratamiento fundamental de la artritis de Lyme es el tratamiento antibiótico, capaz de acelerar la resolución de síntomas y prevenir las recurrencias. El tratamiento habitual comprende 100 mg de doxiciclina cada 12 horas durante 4 semanas y la alternativa es 500 mg de amoxicilina cada 8 horas durante el mismo tiempo. Habitualmente no es posible evaluar la respuesta hasta 2 meses tras el tratamiento, antes de determinar su fracaso. En ocasiones, se ha descrito una artritis posinfecciosa tras el tratamiento (con una duración máxima de 5 años y que tiende a desaparecer de forma espontánea), que precisa de un manejo con inmunosupresores como hidroxicloroquina, metotrexato e, incluso, sinovectomía en casos refractarios a terapia médica.

 PUNTOS CLAVE

- Saber enfocar el diagnóstico diferencial de una monoartritis aguda.
- Saber interpretar correctamente el resultado del análisis del líquido sinovial.
- Saber indicar el tratamiento antibiótico empírico y dirigido de una artritis séptica.
- Identificar los tipos principales de infecciones relacionadas con las prótesis articulares.
- Saber establecer las indicaciones de cirugía en función del tipo de infección protésica.
- Conocer la duración del tratamiento antibiótico de las infecciones de prótesis articulares en función de la cirugía realizada

- Conocer las manifestaciones clínicas de una osteomielitis vertebral.
- Saber enfocar el diagnóstico de laboratorio e imagen en una osteomielitis vertebral.
- Saber enfocar el diagnóstico de una osteomielitis de hueso largo.
- Conocer los distintos tipos de infecciones de piel y partes blandas.
- Saber indicar el tratamiento quirúrgico en infecciones de piel y partes blandas graves.
- Familiarizarse con la presentación clínica de la infección osteoarticular producida por patógenos menos habituales.

BIBLIOGRAFÍA

Ariza J, Cobo J, Baraia-Etxaburu J, Benito N, Bori G, Cabo J, et al. Executive summary of management of prosthetic joint infections. Clinical practice guidelines by the Spanish Society of Infectious Diseases and Clinical Microbiology (SEIMC). Enferm Infecc Microbiol Clin. 2017;35(3):189-95.

Ariza J, Euba G, Murillo Ó. Infecciones relacionadas con las prótesis articulares. Enferm Infecc Microbiol Clin. 2008;26(6):380-90.

Arvikar SL, Steere AC. Lyme Arthritis. Infect Dis Clin North Am. 2022;36(3):563-77.

Atkins BL, Athanasou N, Deeks JJ, Crook DW, Simpson H, Peto T, et al. Prospective evaluation of criteria for microbiological diagnosis of prosthetic-joint infection at revision arthroplasty. J Clin Microbiol. 1998;36:2932-9.

Benito N, Franco M, Ribera A, Soriano A, Rodríguez-Pardo D, Sorlí R, et al. Time trends in the aetiology of prosthetic joint infections: a multicentre cohort study. Clin Microbiol Infect. 2016;22(8):732.

Benito N, Martínez-Pastor JC, Lora-Tamayo J, et al. Executive summary: Guidelines for the diagnosis and treatment of septic arthritis in adults and children, developed by the GEIO (SEIMC), SEIP and SECOT. Enferm Infecc Microbiol Clin (Engl Ed). 2024;42(4):208-214. doi:10.1016/j.eimce.2023.07.007

Bystritsky R, Chambers H. Cellulitis and soft tissue infections. Ann Intern Med. 2018;168(3): ITC17-32.

Dunn RN, Ben Husien M. Spinal tuberculosis: review of current management. Bone Joint J. 2018;100-B (4):425-31.

Esmaeilnejad-Ganji SM, Esmaeilnejad-Ganji SMR. Osteoarticular manifestations of human brucellosis: A review. World J Orthop. 2019;10(2):54-62.

Garrido-Gómez J, Arrabal-Polo MA, Girón-Prieto MS, Cabello-Salas J, Torres-Barroso J, Parra-Ruiz J. Descriptive analysis of the economic costs of periprosthetic joint infection of the knee for the public health system of Andalusia. J Arthroplast. 2013;28(7):1057-60.

Gómez-Ureña EO, Tande AJ, Osmon DR, Berbari EF. Diagnosis of prosthetic joint infection: cultures, biomarker and criteria. Infect Dis Clinc N Am. 2017;31(2):219-35.

Hogan A, Heppert VG, Suda AJ. Osteomyelitis. Arch Orthop Trauma Surg. 2013;133:1183-96.

Lew DP, Waldvogel FA. Osteomyelitis. Lancet. 2004;364:369-79.

Li H-K, Rombach I, Zambellas R, Walker ASS, McNally MAA, Atkins BL, et al. Oral versus intravenous antibiotics for bone and joint infection. N Engl J Med. 2019;380(5):425-36.

Maamari J, Tande AJ, Diehn F, Tai DBG, Berbari EF. Diagnosis of vertebral osteomyelitis. J Bone Joint Infect. 2022;7(1):23-32.

Margaretten ME Kohlwes J, Moore D, Bent F. Does this adult patient have septic arthritis? JAMA. 2007;297(13):1478-88.

Mathews CJ, Kingsley G, Field M, Jones A, Phillips M, Walker D, et al. Management of septic arthritis: a systematic review. Postgrad Med J. 2008;84(991):265-70.

Mathews CJ, Weston VC, Jones A, Field M, Coakley G. Bacterial septic arthritis in adults. Lancet. 2010;375(9717):846-55.

Mavrogenis AF, Megaloikonomos PD, Igoumenou VG, Panagopoulos GN, Giannitsioti E, Papadopoulos A, et al. Spondylodiscitis revisited. EFORT Open Rev. 2017; 2:447-61.

Nolla JM, Lora-Tamayo J, Gómez Vaquero C, Narváez J, Murillo O, Pedrero S, et al. Pyogenic arthritis of native joints in non-intravenous drug users: A detailed analysis of 268 cases attended in a tertiary hospital over a 22-year period. Semin Arthritis Rheum. 2015;45(1):94-102.

Osmon DR, Berbari EF, Berendt AR, Lew D, Zimmerli W, Steckerbelger JM, et al. Executive summary: diagnosis and management of prosthetic joint infection: clinical practice guidelines by the Infectious Diseases Society of America. Clin Infect Dis. 2013;56(1):1-10.

Patel R. Periprosthetic joint infection. N Engl J Med. 2023;388(3):251-62.

Pigrau-Serrallach C, Rodríguez-Pardo D. Bone and joint tuberculosis. Eur Spine J. 2013;22(Suppl 4):556-66.

Ravn C, Neyt J, Benito N.Guideline for management of septic arthritis in native joints (SANJO) J. Bone Joint Infect. 2023;8:29-37.

Schmitt SK. Osteomyelitis. Infect Clin Dis. 2017;31:325-38.

Stengel D, Bauwens K, Sehouli J, Ekkernkamp A, Porzsolt F. Systematic review and meta-analysis of antibiotic therapy for bone and joint infections. Lancet Infect Dis. 2001;1:175-88.

Stevens DL, Bisno AL, Chambers HF, Dellinger EP, Goldstein EJC, Gorbach SL, et al. Practice guidelines for the diagnosis and management of skin and soft tissue infections: 2014 Update by the Infectious Diseases Society of America. Clin Infect Dis. 2014;59(2):e10-52.

Tsukayama DT, Estrada R, Gustilo R. Infection after total hip arthroplasty. A study of the treatment of one hundred and six infections. J Bone Joint Surg. 1996;78-A:512-523., Unuvar GK, Kilic AU, Doganay M. Current therapeutic strategy in osteoarticular brucellosis. North Clin Istanb. 2019;6(4):415-20.

Vila J, Soriano A, Mensa J. Bases moleculares de la adherencia microbiana sobre los materiales protésicos. Papel de las biocapas en las infecciones asociadas a materiales protésicos. Enferm Infecc Microbiol Clin. 2008;26:48-55.

Watkins RR, David MZ. Approach to the patient with a skin and soft tissue infection. Infect Dis Clinc N Am. 2021;35(1):1-48.

Wintenberger C, Guery B, Bonnet E, Castan B, Cohen R, Diamantis S, et al. Proposal for shorter antibiotic therapies. Med Mal Infect. 2017;47(2): 92-141.

Wong CH, Khin LW, Heng KS, Tan KC, Low CO. The LRINEC (Laboratory Risk Indicator for Necrotizing Fasciitis) score: a tool for distinguishing necrotizing fasciitis from other soft tissue infections. Crit Care Med. 2004;32(7):1535-41.

Otras enfermedades relacionadas con agentes infecciosos

50

I. Márquez Gómez, I. Pérez Camacho y L. B. Valiente de Santis

 OBJETIVOS

- Conocer las características diferenciales de las manifestaciones reumáticas propias del virus de la inmunodeficiencia humana.
- Distinguir las características de la fiebre reumática y de las artritis posestreptocócicas.
- Diferenciar las características clínicas y epidemiológicas de infecciones por hongos.
- Manejar las diferentes posibilidades terapéuticas relacionadas con estos agentes.

MANIFESTACIONES REUMÁTICAS EN VIRUS DE LA INMUNODEFICIENCIA HUMANA Y OTRAS INMUNODEFICIENCIAS

Diversos síndromes reumáticos se han relacionado con la infección por el virus de la inmunodeficiencia humana (VIH). No obstante, se desconocen los mecanismos exactos por los que existe una asociación entre disfunción inmune y VIH que conlleva el desarrollo de enfermedades autoinmunes. La presencia de autoanticuerpos es frecuente en personas que viven con el VIH (PVVIH) probablemente debido a la estimulación clonal de las células B. Este fenómeno ocurre sobre todo en personas con recuentos bajos de CD4+ y, por tanto, se asocia a una elevada mortalidad. Se han descrito distintos mecanismos que explicarían las manifestaciones autoinmunes en la infección por el VIH, pero el mimetismo molecular es una de las más aceptadas. El virus del VIH tiene moléculas muy similares a antígenos propios y podría, por tanto, inducir reacciones cruzadas con producción de autoanticuerpos que actuarían frente a los antígenos propios y desarrollar así una enfermedad autoinmune.

Existen distintos síndromes reumáticos relacionados con el VIH, entre los que se incluyen manifestaciones secundarias al propio VIH, como el síndrome de dolor articular o la artritis inflamatoria, artralgias, el llamado síndrome de infiltración linfocitaria difusa o el empeoramiento o aparición de un síndrome reumático en el contexto del síndrome de reconstitución inmune. La existencia de inmunodeficiencia, hiperactividad inmune, producción disregulada o la actividad de determinadas citocinas se han postulado como posibles mecanismos desencadenantes de las distintas enfermedades reumáticas asociadas al VIH. Además de lo descrito, las PVVIH presentan enfermedades reumáticas que ocurren independientemente del VIH, pero cuya expresión y curso clínico podría verse afectado por la infección viral concurrente, como la artritis reactiva, artritis séptica y otras enfermedades reumáticas.

Afectación reumática secundaria al virus de la inmunodeficiencia humana

A continuación, se describen las principales entidades reumáticas asociadas al VIH.

Síndrome de dolor articular

El síndrome de dolor articular fue un concepto acuñado en 1988 por Berman *et al.* que se describe como un dolor articular desproporcionado en PVVIH, que suela afectar de forma asimétrica a una o varias articulaciones, con predominio en los miembros inferiores. Típicamente no se asocia a sinovitis y remite en un período no mayor a 2-24 horas. Se ha notificado una prevalencia del 10 % en pacientes con enfermedad avanzada, si bien estos datos no se han confirmado en otras series de casos.

Artritis inflamatoria

Es cuestión de debate si la presencia de artritis inflamatoria en el contexto de una infección por el VIH es debida al propio virus o se debe a la coexistencia de una artritis seronegativa. Hay evidencia experimental que indica que el VIH tiene un efecto inflamatorio directo sobre el líquido sinovial, dado que se ha detectado la presencia de Ag p24 (proteína situada en la nucleocápside del virus), ADN VIH (provirus) e inclusiones tubulorreticulares en el líquido sinovial de articulaciones inflamadas.

La aparición de artritis asociada al VIH ocurre en cualquier estadio de la infección por el VIH. Generalmente, se presenta como una oligoartritis asimétrica de afectación predominante en miembros inferiores, aunque puede manifestarse como una poliartritis simétrica o monoartritis. La poliartritis simétrica simula en ocasiones una artritis reumatoide, con presencia de deformidades equivalentes, incluyendo desviación cubital y artropatía de Jaccoud, aunque se caracteriza, en general, por ser más aguda en su inicio, de curso corto y habitualmente, no erosiva. Sin embargo, algunos pacientes presentan una artropatía crónica destructiva asociada a elevada repercusión funcional. La afectación mucocutánea o la presencia de entesopatía son raras.

Desde el punto de vista radiológico, en ocasiones simula una artritis reumatoide con disminución del espacio interarticular, erosiones y osteopenia periarticular, mientras que en otros pacientes se objetiva la formación de hueso nuevo, hallazgo radiológico inusual en la artritis reumatoide.

El líquido sinovial muestra un patrón inflamatorio (50-2.600 células/μL) con glucosa normal, cultivo estéril y con los anticuerpos antinucleares, el factor reumatoide y HLA-B27, negativos.

Síndrome de infiltración linfocitaria difusa

El síndrome de infiltración linfocitaria difusa es una condición asociada al VIH que se manifiesta como un síndrome de Sjögren multisistémico con inflamación en las glándulas salivales, síndrome seco e hipergammaglobulinemia. Se ha descrito afectación extraglandular: neumonitis, miositis, hepatitis, nefropatía, neuropatía, panuveítis, infiltración linfoide tisular (hepatomegalia, esplenomegalia, linfadenopatías), con seudotumores en piel, afectación del sistema nervioso central, el aparato digestivo o la aparición de linfomas no hodgkinianos.

Se llega al diagnóstico mediante confirmación histológica de infiltración linfocítica de predominio CD8+ en la glándula salival o lacrimal, junto con negatividad para anti-Ro/SSA y anti-La/SSB. Su incidencia se ha reducido de forma drástica tras la introducción del tratamiento antirretroviral (TAR). La mayoría de los pacientes mejoran tras iniciar TAR y una minoría necesitan la asociación de corticoides.

Artralgias en la infección aguda

Durante la infección aguda, algunas PVVIH presentan un síndrome mononucleósico acompañado de artralgias, e incluso poliartritis, que se autolimita en unos días.

Síndrome de reconstitución inmune

El síndrome de reconstitución inmune se ha asociado a la aparición y diagnóstico de nuevas enfermedades autoinmunes o empeoramiento de las existentes, como sarcoidosis, artritis reumatoide o enfermedad de Still, lo cual es debido a la reconstitución inmunitaria mediada por células T que se produce tras iniciar el TAR.

El tiempo medio de aparición de estas manifestaciones es de 9 meses. El manejo de este síndrome incluye el mantenimiento del TAR. El tratamiento con corticoides también ha mostrado beneficioso.

Impacto del virus de la inmunodeficiencia humana en enfermedades reumáticas no relacionadas con él

En este apartado, se comenta la influencia que el VIH tiene en las distintas enfermedades reumáticas y cómo estas pueden influir en su evolución.

Artritis reactiva

La prevalencia en PVVIH oscila entre el 1,7 y el 11,7 %, pero, tras ajustar por factores de riesgo para su adquisición, su prevalencia parece similar a la de la población general. Por tanto, el desarrollo de artritis reactiva en el contexto de la infección por el VIH es probablemente una respuesta a otro patógeno transmitido por vía sexual más que al propio VIH. La presencia de HLA-B27 se detecta en el 80-90 % de los caucásicos y es negativo en la mayoría de las PPVIH con artritis reactiva de raza negra.

La forma típica de presentación consiste en oligoartritis periférica de predominio en los miembros inferiores, habitualmente acompañada de entesitis. Las manifestaciones mucocutáneas, como el queratoderma blenorrágico y la balanitis circinada, son comunes. Raramente se acompaña de afectación axial y uveítis.

Artritis psoriásica

Se ha postulado que la prevalencia en PVVIH podría ser mayor que la de la población general; no obstante, estos estudios son de la era previa al TAR. En otras cohortes más recientes no se ha observado una asociación entre artritis psoriásica y VIH. De igual forma, se ha descrito una mayor gravedad en PVVIH con formas erosivas, deformantes y refractarias al tratamiento convencional, pero que parecen darse en aquellos pacientes sin TAR y que desarrollan una enfermedad por el VIH avanzada.

Espondilitis anquilosante

Hay pocos casos comunicados, lo que señala que la prevalencia podría ser baja. En la era post-TAR se han publicado algunas series de casos en Francia y Burkina Faso. No obstante, es probable que muchos casos clasificados como espondiloartritis indiferenciada en ausencia de signos radiográficos, de realización de antígenos leucocitarios humanos (HLA-B27) o en los que el tiempo de seguimiento haya sido insuficiente, sean o acaben siendo diagnosticados de espondilitis anquilosante.

Artritis reumatoide

El diagnóstico de artritis reumatoide en las PVVIH en ocasiones resulta un reto. El propio VIH puede desencadenar un cuadro de poliartritis simétrica previamente descrito que simule una artritis reumatoide. La existencia de factor reumatoide y anticuerpos antipéptido citrulinado a títulos bajos en PVVIH con inmunodepresión importante es frecuente, lo que podría inducir un diagnóstico erróneo de artritis reumatoide. Los títulos de factor reumatoide y anticuerpos en muchos casos disminuyen tras la introducción del TAR y no conllevan el desarrollo de un cuadro clínico de artritis reumatoide en la mayoría de los pacientes.

Por otro lado, se ha señalado que el VIH podría influir en el curso clínico de pacientes diagnosticados de artritis reumatoide, de manera que se asoció a una menor actividad de la enfermedad reumatológica en probable relación con la inmunosupresión debida al VIH. No obstante, este hecho no se ha observado en PVVIH en TAR con un adecuado control inmunovirológico. El tratamiento de la artritis reumatoide en la mayoría de los casos no difiere de los pacientes no infectados por el VIH.

Lupus eritematosos sistémico

La coexistencia de lupus eritematoso sistémico (LES) y VIH es poco habitual. No obstante, el diagnóstico de LES puede ser complicado en el seno de la infección por el VIH debido a que comparten diversas manifestaciones clínicas y alteraciones de laboratorio: fiebre, exantema, artromialgias, artritis, adenopatías, citopenias, afectación pulmonar, cardiovascular, renal, del sistema nervioso central y periférico, etcétera.

La presencia de autoanticuerpos (anticuerpos antinucleares, anti-ADN, anti-Sm, anticardiolipina, anticoagulante lúpico, etc.) es frecuente en las PVVIH sin que ello conlleve el desarrollo de LES durante el curso de su enfermedad. No obstante, la hipocomplementemia no suele estar presente en la infección por el VIH.

El VIH influye en la historia natural del LES, de manera que en los pacientes con recuentos bajos de células CD4+ disminuye la actividad de la enfermedad; estos pacientes incluso pueden entrar en remisión.

El tratamiento y manejo del LES no debe diferir de los pacientes sin infección por el VIH. El TAR deberá adecuarse para evitar interacciones con los fármacos utilizados para el tratamiento de LES.

Vasculitis

Su incidencia en PVVIH es baja y sus manifestaciones son similares a las de la población general. La poliarteritis nudosa es la forma más prevalente de vasculitis posible en cualquier estadio de la infección por el VIH. En general, es menos intensiva que la asociada al virus de la hepatitis B y afecta sobre todo al sistema nervioso periférico.

Se han descrito otros síndromes como enfermedad de Behçet, púrpura de Schonlein-Henoch, crioglobulinemia, etc., La presencia de anticuerpos anticitoplasma de los neutrófilos con patrón perinuclear es elevada, si bien su significado es incierto.

Osteoporosis

Tanto la osteopenia como la osteoporosis tienen una prevalencia mayor en PVVIH comparada con la población general debido a que factores como la enfermedad avanzada, la inmunosupresión o el propio TAR influyen en la pérdida de densidad mineral ósea. Las PVVIH tienen un riesgo 3,7 veces mayor de desarrollar osteoporosis que la población general, con un riesgo de fractura que se encuentra incrementado en el 30-70 % comparado con la población no infectada por el VIH.

Respecto al TAR, se ha descrito que durante los dos primeros años de tratamiento las PVVIH pierden el 2-6 % de la densidad mineral ósea. No obstante, los fármacos recomendados en la actualidad como primera línea para el tratamiento de la infección por el VIH no favorecen el desarrollo de osteoporosis como lo hacían otros más antiguos, como tenofovir disoproxilo y algunos inhibidores de la proteasa. El tratamiento de la osteoporosis en PVVIH no difiere del indicado para la población general. Pueden utilizarse herramientas, como la escala FRAX, herramienta que mide el riesgo de fractura y cuenta con un algoritmo computarizado desarrollado por la Organización Mundial de la Salud (OMS), basado en modelos globales de cohortes de población, combinados con factores de riesgo clínico. No obstante, es importante tener en cuenta que esta escala no está validada para población con VIH.

Necrosis avascular

Se ha descrito una incidencia en PVVIH de alrededor del 1 % anual, superior a la observada en la población general. No obstante, se desconoce si esto se debe a que estos pacientes están sometidos a una mayor vigilancia, a algún factor relacionado con el VIH o el TAR o si es secundaria a un incremento de los factores de riesgo clásicos en esta población (exceso de alcohol, glucocorticoides, hipogonadismo, hiperlipidemia, etcétera).

En las PVVIH parece que esta entidad ocurre a una edad más temprana y con mayor frecuencia existe una afectación bilateral.

Otras entidades

En la literatura médica está descrita la existencia de artritis séptica, esclerosis sistémica, polimiositis, dermatomiositis, etc., con una incidencia poco frecuente y no superior a la observada en la población general.

Las manifestaciones clínicas y la forma de presentación son similares a las descritas en los no infectados por el VIH.

Tratamiento de las enfermedades reumáticas en el contexto de la infección por el virus de la inmunodeficiencia humana

El tratamiento de las patologías ya comentadas no debe diferir de la población sin VIH. Es importante comprobar que no existan interacciones con el TAR y, en caso necesario, que este último sea modificado para hacerlo compatible con el tratamiento que corresponda, siempre que el perfil de resistencias así lo permita. Es importante recordar que todos las PVVIH con infección latente tuberculosa deben recibir tratamiento con isoniacida durante 9 meses o rifampicina durante 4 meses, independientemente del tratamiento de su enfermedad reumática, y que siempre hay que comprobar la existencia de interacciones con el TAR.

Se recomienda la profilaxis de neumonía por *Pneumocystis jirovecii* en pacientes con recuento de células CD4+ < 200 células/mm^3. Se recomienda igualmente el cribado de otras infecciones de transmisión sexual: virus de la hepatitis B y C y sífilis, entre otras.

Otras inmunodeficiencias

Los pacientes con inmunodeficiencias primarias tienen una alteración de la regulación inmunológica que incrementa la susceptibilidad a diversas infecciones, enfermedades autoinmunes, inflamatorias y tumores.

Respecto a las enfermedades autoinmunes, según los resultados de una serie que incluyó a 248 pacientes con inmunodeficiencia común variable, las entidades más frecuentes descritas fueron: trombocitopenia, anemia hemolítica, artritis reumatoide y artritis idiopática juvenil. Este tipo de artritis produce afectación simétrica de predominio en rodillas, tobillos y manos y deriva en destrucción articular sin tratamiento. Con menor frecuencia se ha descrito la existencia de LES, vasculitis, enfermedad mixta del tejido conectivo, miositis inflamatoria, enfermedad de Behçet y síndrome de Sjögren.

La infección por *Ureaplasma urealyticum* y *Mycoplasma* ssp. son las causas más frecuentes de artritis séptica. Habitualmente causan monoartritis con afectación predominante de grandes articulaciones y de forma menos probable causan poliartritis simétrica en pacientes con déficit de inmunoglobulinas. La serología en estos pacientes a veces es negativa, por lo que son de utilidad las técnicas moleculares (reacción en cadena de la polimerasa).

El manejo y tratamiento de estas entidades no difiere de la población general, manteniendo la administración periódica de inmunoglobulina G (IgG).

FIEBRE REUMÁTICA Y ARTRITIS POSESTREPTOCÓCICA

La fiebre reumática y la artritis posestreptocócica son dos entidades en las que parece estar involucrada la infección por *Streptococcus pyogenes* con características que las hacen diferentes.

Fiebre reumática aguda

La fiebre reumática aguda (FRA) es una complicación potencial de la infección por *Streptococcus* del grupo A (EGA). Es una enfermedad autoinmune que se produce en algunos niños y jóvenes debido a la infección por EGA. Episodios repetidos de FRA o FRA grave producen enfermedad reumática cardíaca (ERC), con elevada morbimortalidad.

Es una enfermedad rara entre los niños más pequeños (< 5 % en menores de 5 años) y es prácticamente desconocida en menores de 2 años. Los primeros episodios de FRA se producen justo antes de la adolescencia, disminuyen al final de la segunda década de la vida y de nuevo son muy raros en mayores de 35 años. La ERC tiene un pico de incidencia entre los 25 y los 34 años que refleja episodios de FRA en años previos.

El género *Streptococcus* es un grupo muy numeroso y heterogéneo formado por bacterias redondeadas, grampositivas, con tendencia a formar cadenas o parejas, que se hallan extensamente distribuidas en la naturaleza, algunas de las cuales son importantes patógenos para el ser humano, pero la mayoría son comensales, participantes de la microbiota normal humana de piel y mucosas.

La clasificación de los *Streptococcus* es compleja y puede hacerse con base en diferentes determinaciones. A partir de la secuencia del gen *16SrRNA*, los estreptococos se clasifican en cinco grandes grupos:

- Grupo piogénico: formado por especies betahemolíticas, de colonias grandes, que incluye especies que son patógenos importantes para el ser humano como el *S. pyogenes*.
- Grupo *mitis*: especies alfa-hemolíticas, incluye al *Streptococcus pneumoniae* y a otros de la cavidad oral.
- Grupo *anginosus* o *milleri*: especies de la cavidad oral humana, del aparato genital y gastrointestinal, con colonias de tamaño pequeño y característico olor a caramelo.
- Grupo *salivarius*: incluye tres especies de estreptococos relacionados, que se encuentran en la cavidad oral humana: *Streptococcus vestibularis*, *Streptococcus salivarius* y *Streptococcus thermophilus*.
- Grupo *bovis*: especies que principalmente habitan en el canal intestinal de los animales y que, en ocasiones, infectan a humanos.

Lancefield, en 1933, hizo una primera clasificación de los estreptococos basándose en las reacciones serológicas de los hidratos de carbono de la pared celular. Esos antígenos de Lancefield son llamados con letras desde la A hasta la W, con la excepción de la I y la J. Los aislamientos β-hemolíticos de los grupos Lancefield A, C, F y G pueden subdividirse en dos grupos: formadores de colonias grandes (> 0,5 mm de diámetro) y formadores de colonias pequeñas (< 0,5 mm de diámetro). El *S. pyogenes* (grupo A) se identifica por formar colonias β-hemolíticas, que se aglutinan con el antígeno del grupo A de Lancefield. El EGA es el patógeno bacteriano más frecuentemente asociado con la faringoamigdalitis y el único miembro de este grupo de estreptococos que puede iniciar una FRA.

La faringitis es una inflamación de la faringe y la zona amigdalar adyacente. La amigdalitis es la inflamación de las amígdalas faríngeas. Ambos términos son intercambiables. La faringitis aguda es una de las enfermedades más frecuentes en la infancia y en los adultos jóvenes, ya que causa el 8 % de las visitas médicas en los centros de salud. En pediatría es la tercera causa más frecuente de consulta. Sin embargo, el EGA es muy infrecuente en niños menores de 3 años.

La etiología de la faringitis aguda es diversa. La mayoría de las veces es vírica (adenovirus, rinovirus, virus respiratorio sincitial, virus influenza, virus parainfluenza, virus de Epstein-Barr, enterovirus —especialmente Coxsackie—, coronavirus, virus del herpes simple y citomegalovirus). También puede estar causada por bacterias; en este caso el agente causal más frecuente es *S. pyogenes* o estreptococos betahemolíticos del grupo A (EGA). Otros estreptococos, como los del grupo C o del grupo G, también pueden producirla. Otras bacterias como *Arcanobacterium haemolyticum*, *Corynebacterium diphtheriae*, *Haemophilus parahaemolyticus*, *Mycoplasma pneumoniae*, *Chlamydia pneumoniae*, *Neisseria gonorrhoeae* y *Treponema pallidum* se relacionan con la faringitis aguda. La faringitis estreptocócica es una enfermedad leve y autolimitada, pero que puede tener complicaciones graves como la fiebre reumática. Son más frecuentes desde finales de otoño hasta la primavera.

El EGA se transmite por contacto directo con personas infectadas o colonizadas a través de las gotas de saliva emitidas al toser, estornudar o hablar. La clínica es similar para todos los microorganismos: dolor de garganta, fiebre y malestar general, cefalea, dolor abdominal y vómitos. La edad y las manifestaciones clínicas pueden ayudar a diferenciar entre una etiología viral y una bacteriana (excepcional en menores de 3 años). La presencia de rinitis, tos, conjuntivitis, hepatoesplenomegalia o adenopatías generalizadas son propias de las amigdalitis víricas, mientras que la presencia de exudado amigdalar blanco-grisáceo sobre amígdalas aumentadas de tamaño, adenopatías cervicales, petequias en el paladar o exantema escarlatiniforme orientan hacia la amigdalitis estreptocócica.

El diagnóstico etiológico de la faringitis aguda se centra en la detección de *S. pyogenes*, que obliga a la administración de tratamiento antibiótico para prevenir las complicaciones no supurativas (FRA, glomerulonefritis aguda, escarlatina) y las complicaciones supuradas (abscesos amigdalar o retrofaríngeo, sinusitis u otitis media). El tratamiento antibiótico consigue una recuperación más rápida del paciente y la erradicación de la bacteria en la faringe en 24 horas, con el consiguiente acortamiento de la cadena de transmisión. El diagnóstico microbiológico de la faringitis estreptocócica se puede realizar mediante cultivo del exudado faríngeo o por detección de antígeno del EGA por técnicas inmunológicas, o de ácidos nucleicos por técnicas de biología molecular. Desde el punto de vista práctico, en nuestro medio, es más fácil hacer una prueba de detección antigénica rápida que hacer un cultivo y contactar con los pacientes cuando se disponga del resultado. De hecho, una prueba de antígeno para EGA negativa evita la prescripción de antimicrobianos y es una estrategia en los programas de optimización antimicrobiana en pediatría para reducir las resistencias y los efectos adversos.

La FRA es una complicación no supurativa que aparece tras un período de latencia de 2-3 semanas desde la infección aguda y la aparición de los primeros síntomas. Las manifestaciones clínicas incluyen artritis o artralgias, carditis, corea, nódulos subcutáneos y eritema marginal.

Epidemiología

La FRA actualmente es una enfermedad de desigualdad social. Existe asociación entre la inequidad social y la prevalencia de ECR, y son factores determinantes el hacinamiento, la poca higiene y el acceso limitado al servicio de salud. En los países en vías de desarrollo, las enfermedades graves causadas por EGA afectan a 33 millones de personas y es la primera causa de enfermedad cardíaca en las 5 primeras décadas de la vida.

La mayoría de la FRA ocurre entre los 5 y los 15 años, aunque puede presentarse a cualquier edad. Se calcula que en el mundo ocurren 470.000 casos nuevos al año y se dan 275.000 muertes atribuibles, la mayoría en países en vías de desarrollo y en población aborigen. La incidencia en algunos países es superior a 50/100.000 niños. En la actualidad, la incidencia más alta se observa en la población aborigen de Australia y Nueva Zelanda. En cambio, entre la población no aborigen, las cifras son inferiores a 10/100.000 niños. La incidencia media es de 19/100.000 en niños en edad escolar en el mundo, pero es menor a 2/100.000 en Estados Unidos y Europa.

La prevalencia de ECR en niños de 5 a 14 años es más alta en el África subsahariana (5,7 por 1.000), las poblaciones indígenas del Pacífico y de Australia y Nueva Zelanda (3,5 por 1.000), Asia central y del sur (2,2 por 1.000); mientras que, en los países desarrollados cae a 0,5 por 1.000. La prevalencia de la ERC en niños australianos de zonas de bajo riesgo es de < 1/1.000 habitantes.

Patogenia

La FRA es una secuela tardía, no supurativa, de la infección por EGA. Sus mecanismos patogénicos no son del todo bien conocidos: requiere una infección faríngea estreptocócica y, posiblemente, una susceptibilidad genética predisponente.

Se han ido postulando tres posibles vías patogénicas a lo largo de la historia: infección directa, efecto de una toxina estreptocócica (principalmente, estreptolisina O) y efecto de un mimetismo antigénico asociado o no a una respuesta inmunitaria alterada.

El papel del *S. pyogenes* como agente causal de la FRA está basado en evidencias como la aparición de brotes de fiebre reumática tras infecciones epidémicas de faringitis estreptocócica o escarlatina con afectación faríngea; en la reducción al 70 % de la incidencia de FRA al utilizar antibióticos adecuados para tratar la faringitis estreptocócica; en que el uso de antibióticos en profilaxis previene las recurrencias en pacientes con FRA y en que la mayoría de los pacientes con FRA presentan elevación de títulos de anticuerpos frente a antígenos del estreptococo (estreptolisina, hialuronidasa o estreptocinasa).

En cuanto al tipo de *Streptococcus*, parece claro que hay factores genéticos bacterianos que definen el lugar en el que produce la infección. Hay cinco genes (A, B, C, D, E) que codifican la proteína M de la membrana celular que confiere virulencia a la bacteria, así los productores de infección faríngea suelen ser normalmente del patrón A a C y los que producen impétigo D o E. La importancia patogénica de la proteína M se apoya en datos que indican que varios epítopos de esta proteína presentan antigénicamente reactividad cruzada con el miocardio humano, miosina y el tejido cerebral, lo que lleva a la inflamación. También se conoce que producen efectos de antifagocitosis, que facilitan la supervivencia del EGA en los neutrófilos en tejidos y fluidos humanos y que inducen una formación pronunciada de anticuerpos.

La infección faríngea es la que más se asocia con la fiebre reumática, al parecer, por la elevada cantidad de tejido linfoide que hay en la faringe, que desempeña un papel importante en la respuesta anormal del huésped frente a los antígenos, con reacción cruzada con diferentes órganos diana. Se han hecho otros intentos para diferenciar entre cepas reumatogénicas y no reumatogénicas: algunos estudios en países desarrollados diferenciaron las cepas de EGA encontradas en la faringe de aquellas encontradas en la piel, y sirvieron para clasificarlas *in vitro* en dos grupos antigénicos, clases I y II. Las cepas de clase I se asocian con la FRA y las de clase II con la glomerulonefritis posestreptocócica. Otros estudios en poblaciones tropicales y subtropicales no mostraron asociación definitiva ni con la clase ni con el sitio de infección. En algunas comunidades, son las lesiones cutáneas estreptocócicas y no la faringoamigdalitis por EGA las responsables de la FRA. La «reumatogenicidad» de cada cepa parece ser variable, dependiendo del diseño del estudio, año de investigación, estación del año, país, edad y género del paciente.

Tras una infección faríngea por EGA, se activa el sistema inmunitario innato con la presentación del antígeno GAS a las células T. Las células B y T responden produciendo inmunoglobulinas IgM e IgG y la activación de los linfocitos CD4+. Parece que en los individuos susceptibles existe una reacción cruzada por un mimetismo molecular que involucra componentes tanto humorales como celulares del sistema inmunitario adaptativo. El resultado de esta reacción cruzada son las diferentes manifestaciones clínicas de la fiebre reumática, que incluyen la artritis transitoria por la formación de inmunocomplejos, la corea por la unión de anticuerpos a los ganglios de la base y la carditis por la unión de anticuerpos al miocito y la infiltración de células T. El parecido estructural e inmunológico entre la proteína M y la miosina es fundamental para la aparición de la carditis reumática. Durante el habitual recambio celular del tejido cardíaco, las células T se sensibilizan frente a la miosina, que normalmente está protegida frente a la respuesta inmune al ser intracelular. La miosina no está presente en las válvulas cardíacas, lugar preferente de afectación para la ECR, por lo que se considera que podrían ser otras proteínas, como la laminina, vimentina, tropomiosina o queratina, las que serían reconocidas por las células T dirigidas contra la miosina y la proteína M. Los linfocitos T CD4+ son los principales efectores causantes de la lesión en el tejido cardíaco, acentuándose la respuesta inmune por la liberación de citocinas proinflamatorias, como el factor de necrosis tumoral alfa y el interferón β, y las interleucinas-6 y 8.

Se ha observado que es una enfermedad con alto componente de heredabilidad y posiblemente poligénica (estudios en concordancia gemelar del 44 % en monocigotos). La búsqueda de marcadores genéticos ha mostrado cómo algunos antígenos asociados a los leucocitos humanos (HLA) de clase II son más frecuentes en algunas poblaciones. Las moléculas HLA de clase II participan en la presentación de antígenos al receptor de las células T y desencadenan las respuestas inmunitarias celular y humoral. Más de 30 alelos de genes HLA de clase II se han visto relacionados con cardiopatía reumática, de los que el HLA-DR7 es el más consistentemente asociado con la ECR. Se han descrito otras asociaciones, como la correlación con aquellos genotipos que expresan niveles circulantes aumentados de MBL (*mannose-binding lectin*), los polimorfismos del gen del factor de crecimiento transformador β1, el factor de necrosis tumoral, los polimorfismos de genes de inmunoglobulinas o los aloantígenos de células B (concretamente, el D8/17).

Manifestaciones clínicas y diagnóstico

Hay un aforismo médico que dice «la fiebre reumática aguda lame las articulaciones y muerde al corazón».

La presentación de la enfermedad aguda suele darse tras 2-5 semanas de una infección faríngea por EGA. En algunas zonas del trópico o en poblaciones aborígenes, también tras infección de piel y partes blandas por *S. pyogenes*.

Las manifestaciones clínicas son las que se utilizan para el diagnóstico, según los criterios de Jones modificados de 2015, y se clasifican en mayores y menores:

- Las cinco manifestaciones mayores, que coinciden con los criterios mayores de Jones, de más a menos frecuentes son: artritis, normalmente poliartritis migratoria de grandes articulaciones (60-80 %); carditis y valvulitis, que puede ser clínica o subclínica (50-80 %): sistema nervioso central (10-30 %); nódulos subcutáneos (0-10 %) y eritema *marginatum* (< 6 %).
- Las cuatro manifestaciones menores son: artralgia; fiebre; elevación de reactantes de fase aguda (proteína C-reactiva, velocidad de sedimentación globular [VSG]); prolongación del PR en electrocardiograma.

Manifestaciones mayores

Las manifestaciones mayores se describen a continuación.

Artritis

Aparece en el 60-80 % de los casos; es poco específica porque está presente en múltiples enfermedades reumáticas. Es la manifestación más precoz de la FRA, generalmente a los 21 días de la infección estreptocócica (aunque la carditis asintomática pueda desarrollarse primero). Suele afectar a grandes articulaciones (rodillas, tobillos, muñecas, codos), empezando normalmente por las de las piernas. Las pequeñas articulaciones y las axiales apenas se afectan. El dolor articular es más frecuente que los signos objetivos de inflamación, casi siempre transitorios. Es monoarticular, migratoria o aditiva. Se suele resolver a las 4 semanas sin tratamiento y sin dejar deformidad. Típicamente responden a los salicilatos. Si no responde en 48 horas a antiinflamatorios no esteroideos (AINE) o corticoides, hay que replantear el diagnóstico.

La radiología en la artritis no suele demostrar ningún signo específico, por lo que no se suele emplear de forma rutinaria. La artrocentesis para análisis y cultivo del líquido sinovial no está indicada si no hay derrame articular y suele mostrar un líquido estéril con características inflamatorias.

Carditis

Aparece en el 50-80 % de los pacientes con FRA. La inflamación que se produce es el resultado de una vasculitis difusa que afecta a los vasos más pequeños y que se caracteriza por la proliferación de células endoteliales. La anatomía patológica muestra una inflamación, reacción exudativa y proliferativa con cambios edematosos seguidos de infiltrado de linfocitos, preferentemente CD4, células plasmáticas y algunos granulocitos. Más tarde, se forman los cuerpos de Aschoff, que son patognomónicos de la carditis reumática y que se observan en cualquier zona del miocardio, pero no en otros tejidos. El edema tisular y los infiltrados celulares caracterizan la afectación valvular, que puede afectar el borde de las valvas y las cuerdas tendinosas. La inflamación persistente causa la fibrosis y la calcificación de las válvulas, lo que ocasiona una estenosis.

La más frecuente es la afectación valvular (valvulitis) del endocardio, sobre todo de las válvulas mitral (65 %) y aórtica (6 %) o ambas (30 %). Cuando se presenta como pancarditis (5 %) se considera de mal pronóstico. Suele aparecer a partir de las 3 semanas tras la infección por *S. pyogenes* junto a la artritis. Se diagnostica por la auscultación de soplo no presente previamente o por objetivarse en la ecocardiografía insuficiencia mitral o aórtica, o, si es grave, por fallo cardíaco. La presentación más típica es la insuficiencia mitral, que se manifiesta con un soplo de alta frecuencia, suave, holosistólico y de predominio apical que se irradia a la axila izquierda. En casos de insuficiencia mitral grave, se oye el soplo de Carey-Coombs. El soplo de insuficiencia aórtica es de alta frecuencia, diastólico y se oye mejor con el diafragma del estetoscopio sobre el tercer espacio intercostal izquierdo (foco de Erb o segundo foco aórtico). En casos de insuficiencia aórtica grave, es fuerte y se acompaña de un frémito diastólico. No es infrecuente el diagnóstico de formas subclínicas por ecocardiografía, sin soplo audible, en la que se pone de manifiesto la insuficiencia mitral o aórtica. El daño valvular puede ser progresivo y crónico y desencadenar un fracaso cardíaco.

La miocarditis se produce en una primera fase de la afectación cardíaca. Se observa taquicardia en reposo en un paciente afebril, con bloqueo cardíaco, arritmias y un intervalo PR alargado en el electrocardiograma. El 5 % de los pacientes presentan un fallo cardíaco agudo asociado a la FRA, secundario a una miocarditis o una insuficiencia valvular.

La pericarditis ocurre en el 10 % de pacientes; se manifiesta con dolor torácico y puede auscultarse roce pericárdico, rara vez se presenta con ausencia de afectación valvular.

Se desconoce cuáles son los factores exactos que determinan la progresión de FRA a ECR, pero están probablemente relacionados con la gravedad de la carditis inicial, la magnitud de la respuesta inmunológica, los episodios recurrentes de FRA, el éxito de las pautas profilácticas de penicilina y factores hemodinámicos locales que podrían perpetuar la lesión valvular.

Los criterios de Jones modificados incluyen la afectación subclínica dentro del criterio de afectación cardíaca. La OMS reconoce que la ecocardiografía puede ser útil para el diagnóstico de la carditis reumática subclínica aguda y la carditis reumática crónica silente y que, por tanto, estas lesiones deben ser tratadas como una ECR.

En 2012, se publicaron las guías basadas en la evidencia de la World Heart Federation, con los criterios para el diagnóstico ecocardiográfico de la ECR. En ellas se definieron tres categorías para los menores de 20 años: ECR definida, ECR dudosa y normal, con cuatro subcategorías para la ECR definida y tres para la ECR dudosa. Se definieron también unos criterios para la regurgitación mitral y aórtica patológicas. Por otra parte, se establecieron unos criterios ecocardiográficos definitivos para mayores de 20 años.

En la última revisión de la American Heart Association (AHA), a manera de recomendación, se ha postulado:

- Hacer ecocardiografía con Doppler en todos los casos de FRA sospechada o confirmada (BI).
- Considerar ecocardiografía Doppler seriada en cualquier paciente con diagnóstico o sospecha de FRA, incluso sin haber documentado carditis al diagnóstico (CIIa).

- Hacer ecocardiografía Doppler para valorar presencia de carditis en ausencia de hallazgos auscultatorios, particularmente en poblaciones de moderado y alto riesgo (BI).
- Los hallazgos de ecocardiografía no consistentes con carditis deben excluir el diagnóstico en pacientes con soplo en los que se había sospechado carditis reumática (BI).

Afectación del sistema nervioso central

La **corea de Sydenham**. Se presenta en el 10-30 % de los pacientes. También es conocida como corea *minor* o baile de san Vito. Es una alteración neurológica que consiste en movimientos involuntarios arrítmicos que aparecen de forma brusca; son clónicos, normalmente simétricos y sin coordinación muscular, más frecuentes en la cara, tronco y extremidades distales, que desaparecen durante el sueño y asocian debilidad muscular y alteraciones emocionales. La latencia es mucho mayor, de 2 a 12 meses tras la infección aguda por EGA. Puede presentarse como único síntoma y es más frecuente en mujeres.

La recurrencia de la corea reumática no es frecuente, a veces aparece asociada al embarazo o la toma de anticonceptivos orales. La mayoría de los pacientes se recuperan por completo en un plazo de 6 semanas a 6 meses; son muy raros los casos con síntomas más prolongados en el tiempo.

Piel

Hay dos afectaciones principales:

El **eritema *marginatum***. Se da en el 2-6 % de los pacientes como un eritema rosa o rojo pálido, no pruriginoso que afecta al tronco, a veces a las extremidades, pero no a la cara. La presentación suele ser precoz, a veces es el primer síntoma, incluso en la convalecencia. Es frecuente en pacientes con carditis aguda. Rara vez se presenta como síntoma único. Las lesiones presentan un curso centrífugo, con normalización de la piel del centro de la lesión. Las lesiones individuales pueden aparecer, desaparecer y reaparecer en el curso de horas. Un baño caliente suele hacerlas más evidentes.

Los **nódulos subcutáneos**, que se dan en el 1-5 % de pacientes. Son lesiones firmes, dolorosas, desde pocos milímetros hasta 2 cm de diámetro. Estos nódulos son más pequeños y cortos que los de la artritis reumatoide. Los asociados a la FRA aparecen a las pocas semanas de la enfermedad y no persisten más de un mes.

Generalmente aparecen en pacientes con ERC. Se localizan en las zonas de extensión de las articulaciones, sobre las prominencias óseas o en las vainas tendinosas de codos, rodillas, tobillos, nudillos y, ocasionalmente, en el occipucio y la columna vertebral, de forma simétrica. Los codos son los más afectados tanto en la FRA como en la artritis reumatoide, pero en la FRA suelen presentarse sobre el olécranon, mientras que en la artritis reumatoide aparecen a unos 3-4 cm de distancia. La piel sobre los nódulos no presenta signos de inflamación y suele ser móvil sobre estos. El número de nódulos es variable, pero no suelen ser más de tres o cuatro.

Manifestaciones menores

A continuación, se abordan las manifestaciones menores.

Fiebre. Con temperatura superior a 38,5 °C. La temperatura de más de 38 °C es más común en grupos de alto riesgo y se acepta como un criterio menor en estos.

Artralgia. En pacientes con fiebre reumática, habitualmente se presenta como poliartralgia, pero es un síntoma inespecífico que aparece en múltiples enfermedades reumáticas.

Elevación de reactantes de fase aguda. Se elevan en los pacientes con fiebre reumática, salvo en aquellos que solo presentan corea o en los tratados con fármacos antirreumáticos.

Prolongación del intervalo PR en el electrocardiograma. La interpretación del PR depende de la edad y de la frecuencia cardíaca y si es más de 0,2 segundos en adultos. La conducción auriculoventricular anormal es frecuente en pacientes con fiebre reumática. El bloqueo auriculoventricular de primer grado es lo más habitual.

Una historia familiar de fiebre reumática debe aumentar la sospecha de FRA ante unos síntomas compatibles. Otras manifestaciones clínicas pueden ser el dolor abdominal, dolor precordial, malestar general, epistaxis, pulso rápido durante el sueño, taquicardia, leucocitosis y anemia normocítica normocrómica de trastornos crónicos. Los niveles de complementos suelen ser normales en FRA, sin embargo, la hipocomplementemia es frecuente en la glomerulonefritis posestreptocócica.

Secuelas

La ERC es la secuela más grave de la FRA. Puede ocurrir a los 10-20 años tras la infección aguda, aunque también aparece tras un episodio grave o recurrente de FRA. Es la causa más frecuente de patología valvular en el mundo. La insuficiencia mitral es la más común, que progresa a estenosis en casos de fibrosis y calcificación de la válvula. Suele darse en el 50 % de los pacientes con carditis durante el episodio de FRA.

La artropatía de Jaccoud es una complicación rara asociada a episodios de FRA recurrente con episodios de poliartritis. Es una artropatía benigna y crónica, que afecta a la elongación y distensión de las estructuras periarticulares y tendones en las manos y pies. Produce deformidad indolora, corregible, sin limitación funcional. No se asocia con inflamación articular.

Diagnóstico

El diagnóstico de FRA se basa en los criterios de Jones modificados de 2015 y en los criterios de la OMS.

En 2015, la AHA estableció los criterios de Jones modificados para diagnosticar la FRA y estratificó el riesgo según se trate de poblaciones de alta o baja prevalencia (**Tabla 50-1**).

Los criterios de la OMS de 2002-2003 ayudan al diagnóstico de FRA en pacientes con ERC (**Tabla 50-2**).

En 2015 se dividieron los criterios en dos: uno para bajo riesgo (< 2/100.000 niños en edad escolar o prevalencia de fiebre reumática aguda < 1/1.000) y otro para moderado-alto riesgo:

Tabla 50-1. Criterios de Jones modificados American Heart Association (2015)

Siempre con evidencia de infección previa por *Streptococcus* del grupo A

- Diagnóstico FRA inicial: 2 criterios mayores o 1 mayor + 2 menores
- Diagnóstico FRA recurrente: 2 criterios mayores o 1 mayor + 2 menores o 3 menores

Criterios mayores

Población de bajo riesgo[a]	Población de riesgo moderado o alto
• Carditis clínica o subclínica • Poliartritis • Corea • Eritema *marginatum* • Nódulos subcutáneos	• Carditis clínica o subclínica • Poliartritis o monoartritis • Poliartralgias[b] • Corea • Eritema *marginatum* • Nódulos subcutáneos

Criterios menores

• Poliartralgias • Fiebre (≥ 38, 5 °C) • VSG ≥ 60 mm o PCR ≥ 3 mg/dL • PR prolongado para la edad[c]	• Monoartralgia • Fiebre (≥ 38 °C) • VSG ≥ 30 mm o PCR ≥ 3 mg/dL • PR prolongado para la edad[c]

[a]Incidencia de FRA ≤ 2/100.000 niños en edad escolar o prevalencia de enfermedad reumática cardíaca ≤ 1/1.000 por año en cualquier edad.
[b]Solo después de excluir otras causas.
[c]Excepto si hay carditis como criterio mayor.
FRA: fiebre reumática aguda; PCR: proteína C-reactiva; VSG: velocidad de sedimentación globular.

Tabla 50-2. Resumen de los criterios de la Organización Mundial de la Salud de 2002-2003 para el diagnóstico de fiebre reumática aguda y enfermedad cardíaca reumática basada en los criterios de Jones

Categorías diagnósticas	Criterios
Primer episodio de fiebre reumática aguda	2 criterios mayores o 1 criterio mayor más 2 menores junto con la evidencia de infección previa por EGA
Ataque recurrente de fiebre reumática en pacientes sin afectación cardíaca	2 criterios mayores o 1 criterio mayor más 2 menores junto con la evidencia de infección previa por EGA
Ataque recurrente de fiebre reumática en pacientes con afectación cardíaca	2 criterios menores junto con la evidencia de infección previa por EGA
Corea de Sydenham	No se requieren otras manifestaciones mayores ni la evidencia de infección previa por EGA
Lesión cardíaca inicial subclínica	No se requieren otras manifestaciones mayores ni la evidencia de infección previa por EGA
Lesiones valvulares crónicas de enfermedad reumática (primera vez con estenosis mitral pura, afectación valvular mitral mixta y enfermedad valvular aórtica)	No se requiere ningún otro criterio para ser diagnosticado de enfermedad cardíaca reumatoide

Evidencia de infección previa EGA: igual que en los criterios de Jones, incluyendo la posibilidad de un reciente episodio de escarlatina

- Los pacientes con historia de FRA presentan alto riesgo de recurrencia si se reinfectan con *S. pyogenes*, lo que aumenta el riesgo de desarrollar afectación cardíaca. En estos pacientes, dos manifestaciones mayores, o una mayor y dos menores, o tres menores, son suficientes para el diagnóstico de FRA.
- Las manifestaciones articulares sólo pueden considerarse como criterio mayor o menor, pero no ambos en el mismo paciente.

Existen dos situaciones en las que el diagnóstico no puede hacerse con estricta adherencia a los criterios de Jones: en casos de corea como única manifestación o en casos de una carditis asintomática diagnosticada de forma incidental con un ecocardiograma.

En poblaciones de moderado o alto riesgo, en áreas de elevada prevalencia, la aplicación estricta de los criterios de Jones podría infradiagnosticar los casos; por ello, se han modificado para estas poblaciones (v. **Tablas 50-1** y **50-2**):

- Los criterios mayores incluyen monoartritis o poliartralgia además de poliartritis. La poliartralgia debe incluirse como criterio mayor tras descartar otras causas.
- El criterio menor de afectación articular sustituye poliartralgia por monoartralgia.
- El punto de corte de la fiebre se reduce a más de 38 °C en lugar de 38,5 °C.
- El punto de corte de la VSG se reduce a más de 30 mm en vez de más de 60 mm y la proteína C-reactiva se mantiene igual (> 3 mg/L).

Según las guías australianas de 2020, se clasifica cada episodio como *inicial* o *recurrente*, *confirmado* (criterios de Jones y excluido el diagnóstico diferencial), *probable* (no cumple alguno de los criterios o no hay evidencias de infección por EGA previa, pero, aun así, la FRA sigue siendo el diagnóstico más probable) o *posible* (igual que probable pero el diagnóstico de FRA es más incierto). En estas guías se estratifica a la población en alto y posible alto riesgo para FRA: *alto riesgo* para quienes viven en zonas de elevada endemia, aborígenes australianos, de Nueva Zelanda e islas del Pacífico, que vivan en medio rural o en medio urbano con situación de hacinamiento y bajo nivel socioeconómico y para quienes hayan presentado un episodio de FRA antes de los 40 años. La población de *posible alto riesgo* será la de aquellas personas con historia familiar reciente de FRA, que vivan en situación de hacinamiento o con bajo nivel socioeconómico y refugiados procedentes de países en vías de desarrollo y sus hijos. Además, consideran que incrementa el riesgo provenir de lugares de alto riesgo, viajar de forma frecuente a zonas de alto riesgo y tener entre 5 y 20 años de edad.

La confirmación de infección por *S. pyogenes* ayuda pero no es fundamental para el diagnóstico de FRA. Incluso el diagnóstico o la documentación de faringitis estreptocócica previa es difícil, dadas las edades de los pacientes (niños o jóvenes). La evidencia de infección puede objetivarse con cultivo positivo para EGA, prueba de antígeno rápida para estreptococo, elevación de los títulos de anticuerpos antiestreptocócicos: antiestreptolisina O (ASLO) o antidesoxirribonucleasa o anti-

ADN B. Los títulos de anticuerpos suelen estar elevados, mientras que los cultivos y la prueba de antígenos rápida suelen ser negativos. Los anticuerpos antiestreptocócicos tiene elevada sensibilidad para la infección por estreptococos en pacientes con FRA.

La ASLO se produce entre 1 y 4 semanas después de la infección estreptocócica, presenta un pico máximo a las 3-5 semanas después de la enfermedad, disminuye posteriormente y se puede seguir detectando durante meses. Alrededor del 80 % de las personas con FRA y el 95 % de las personas con glomerulonefritis posestreptocócica tienen ASLO elevada. Si el título de la ASLO es alto o sigue una pauta ascendente en muestras consecutivas es probable que haya existido una infección estreptocócica reciente. Si se detecta inicialmente un título elevado de ASLO que luego disminuye, es sugestivo de que ha habido infección y que se está resolviendo. La prueba de ASLO no sirve para predecir complicaciones tras una infección estreptocócica, ni tampoco la gravedad de la enfermedad.

En cuanto a las determinaciones de laboratorio, debe solicitarse la VSG, la proteína C-reactiva y hemograma completo. En cuanto a la evaluación cardiológica, debe realizarse una radiología simple, electrocardiograma y ecocardiograma.

Diagnóstico diferencial

Las manifestaciones clínicas de la FRA deben diferenciarse de otras patologías con manifestaciones similares (**Tabla 50-3**).

Tratamiento

En algunas ocasiones, la FRA hay que manejarla en el hospital, sobre todo en el primer episodio hasta obtener un diagnóstico correcto, vigilar la respuesta al tratamiento e instaurar las medidas de prevención secundaria con la educación adecuada del paciente.

Las dianas en el tratamiento son erradicar el EGA, aliviar los síntomas de la FRA, manejar la ERC y la corea, en su caso, la prevención secundaria para evitar nuevas infecciones por EGA y la afectación cardíaca, y educar al paciente y a los cuidadores.

Ante un nuevo diagnóstico de FRA hay que erradicar el EGA aunque el cultivo sea negativo. El tratamiento erradicador previene las recurrencias de FRA y reduce el riesgo de desarrollar ERC. La OMS aconseja tratar como estreptocócicas las faringitis en niños de entre 5 y 15 años en zonas de alto riesgo de FRA sin acceso a pruebas diagnósticas. En nuestro medio, se aconseja la prueba de diagnóstico rápida para *S. pyogenes* en centros de salud y urgencias de pediatría ante pacientes con faringoamigdalitis aguda (recomendaciones de los programas de optimización antimicrobiana) para no tratar faringitis de etiología posiblemente vírica. El tratamiento antibiótico erradicador del EGA se sustenta en la evidencia del descenso radical de FRA desde las series publicadas en los años 1950-1960 hasta la actualidad y en la experiencia clínica de años. La penicilina intramuscular (penicilina G benzatina) es el agente de elección (dosis única de 1.200.000 UI, la mitad de dosis si el paciente pesa menos de 27 kg). Otras posibilidades son la penicilina oral (penicilina V) o la amoxicilina,

Tabla 50-3. Diagnóstico diferencial de la fiebre reumática aguda

Diagnósticos diferenciales ante la sospecha de FRA y/o ERC en función de la forma de presentación

Poliartritis y fiebre	Carditis	Corea
Artritis séptica (incluida gonocócica)	Soplo inocente	LES, SAF, vasculitis sistémicas, sarcoidosis
Enfermedades reumáticas	Prolapso de válvula mitral	Corea familiar (Huntington)
Artritis vírica y reactiva	Cardiopatía congénita	Hormonal (hipertiroidismo, hipotiroidismo, corea gravídica, anticonceptivos orales)
Enfermedad de Lyme	Endocarditis infecciosa	Tics (PANDAS)
Endocarditis infecciosa	Cardiomiopatía hipertrófica	Parálisis cerebral coreatósica
Enfermedad del suero	Miocarditis vírica o idiopática	Encefalitis
Leucemia, linfoma	Pericarditis vírica o idiopática	Intoxicación por drogas
Gota, seudogota	Enfermedad de Kawasaki	Tumor intracraneal
Anemia de células falciformes	LES	Enfermedad de Lyme, enfermedad de Wilson

ERC: enfermedad reumática cardíaca; FRA: fiebre reumática aguda; LES: lupus eritematoso sistémico; PANDAS: síndrome pediátrico con manifestaciones neuropsiquiátricas de origen autoinmune asociado al estreptococo; SAF: síndrome antifosfolipídico.

cefalosporinas de primera generación y los macrólidos (claritromicina y acitromicina) como alternativa en alérgicos, y la clindamicina si la tasa de resistencia a macrólidos es elevada y no pueden utilizarse betalactámicos.

La artritis en la FRA responde rápidamente a los salicilatos, hasta el punto de que la falta de respuesta a estos a los 5 días debería hacer replantear el diagnóstico. En la actualidad se prefiere naproxeno o ibuprofeno al ácido acetilsalicílico o a los glucocorticoides por su mejor tolerancia y menores efectos adversos. La dosis de naproxeno en niños mayores de 2 años es 10-20 mg/kg al día dividida en dos dosis, con un máximo de 1.000 mg al día, y en adultos, de 250-500 mg cada 12 horas, con un máximo de 1.250 mg al día. La duración del tratamiento será hasta la remisión de los síntomas y el descenso de los reactantes de fase aguda, habitualmente 1-2 semanas. El ácido acetilsalicílico ya no es de primera línea, se recomienda a dosis de 80-100 mg/kg al día en niños y de 4-8 g al día en adultos, repartidos en cuatro dosis. El tratamiento inicial es de 4 a 8 semanas, con disminución progresiva hasta la suspensión en 4 semanas más. Los corticoides reducen significativamente la respuesta inflamatoria en la FRA, en especial, la fiebre y los reactantes de fase aguda; a dosis bajas son el tratamiento alternativo en pacientes alérgicos o intolerantes a los AINE. Se recomienda restringir la actividad física solo hasta que los parámetros de inflamación se normalicen y reiniciarla de manera progresiva. Por el riesgo de toxicidad gástrica de los AINE, se recomienda administrar concomitantemente inhibidores de la bomba de protones.

La VSG y la proteína C-reactiva permiten controlar la evolución de la respuesta inflamatoria en estos pacientes. Con la ecocardiografía se ve la evolución de la carditis para decidir en qué momento es recomendable la corrección quirúrgica de las lesiones valvulares. Si bien los corticoides podrían tener un papel en la carditis grave con fallo cardíaco, no han demostrado reducir la progresión o la gravedad de la ERC; tampoco los AINE ni las inmunoglobulinas intravenosas.

Las manifestaciones leves de la corea no precisan tratamiento, se recomienda solo reposo y evitar los factores de estrés físico y emocional. En caso de síntomas más graves, se ha propuesto la administración de anticonvulsivantes (valproico, carbamacepina) o haloperidol.

Los factores de riesgo para la recurrencia de la FRA son la escasa adherencia a la profilaxis secundaria, numerosos episodios de previos, intervalo corto entre episodios, ambiente de elevada exposición al EGA (niños, contacto con pacientes y cuidadores, hacinamiento), edad joven y afectación cardíaca.

Prevención

La prevención primaria está enfocada a reducir los factores comunitarios que favorecen la infección y a reconocer la población de riesgo para desarrollar FRA. La mejor prevención primaria es el tratamiento de la infección por EGA. Es imprescindible que se garantice el acceso a la atención sanitaria para indicar el tratamiento, si bien en los países en vías de desarrollo aún no se ha logrado establecer una estrategia práctica para la prevención primaria.

En la actualidad, existen diversas vacunas en estudio contra el EGA, aunque con falta de éxito por el riesgo potencial de inducción de ERC y la dificultad para la cobertura del gran número de serotipos M.

Para la prevención secundaria, tras un episodio de FRA, las nuevas infecciones por EGA aumentan el riesgo de recurrencias y de desarrollar ERC, por lo que la prevención de nuevas infecciones es la única medida que se ha mostrado ser coste-efectiva. Se recomienda administrar antibióticos a largo plazo y tratar los episodios intercurrentes de faringitis. La prevención secundaria ha reducido drásticamente las recurrencias de FRA en la era de la penicilina.

El tratamiento de elección es la penicilina benzatina intramuscular cada 4 semanas, sobre todo en zonas endémicas.

En zonas no endémicas de Estados Unidos o Europa, puede utilizarse como alternativa penicilina V oral. En pacientes con alergia a la penicilina, la acitromicina oral es una buena alternativa. En aquellos pacientes que presenten una recaída antes de las 4 semanas o en pacientes con ERC grave se reducirá el intervalo de administración de penicilina a 3 semanas y se tratará el episodio con un agente alternativo, como la clindamicina.

Existe controversia en la duración de la profilaxis secundaria, si bien debe basarse en individualizarla según la edad (la FRA es menos frecuente en > 25 años y rara en > 40 años), la existencia de ECR o cirugía valvular (un nuevo episodio puede agravar la lesión existente), la presencia de carditis en el episodio inicial (mayor riesgo en caso de nuevo episodio), el tiempo pasado desde el último ataque (pasados los 5 años, la recurrencia disminuye), el estado socioeconómico (más frecuente en estatus socioeconómicos bajos, condiciones de hacinamiento), el riesgo de infección por EGA (superior en escuelas, barracones militares, albergues de juventud, casas con muchos niños, etc.) y la evolución de los controles ecográficos de la ECR.

En general, se considera que los pacientes con FRA y afectación cardíaca deben recibir profilaxis durante 10 años o hasta cumplir los 40, incluso si se someten a un recambio valvular. Si presentan afectación cardíaca pero sin afectación valvular, deben hacer 10 años de prevención secundaria o mantenerla hasta cumplir los 21 años de edad, y si la FRA es sin carditis, la prevención secundaria se acorta a 5 años o hasta cumplir los 21 años de edad. Además, en pacientes con ERC y fibrilación auricular no valvular o con patología valvular, siempre que no sea estenosis mitral moderada o grave y sin válvula mecánica *in situ*, se emplearán los anticoagulantes orales no antagonistas de la vitamina K.

La cirugía como tratamiento reparador en la valvulitis incluye tanto la reparación quirúrgica como las prótesis biológicas, prótesis mecánicas y la reparación valvular transcatéter. La profilaxis de la endocarditis bacteriana está indicada ante procedimientos quirúrgicos o dentales en los pacientes con ECR con amoxicilina.

El 60 % de las ERC ocurre en mujeres, si presentan estenosis mitral moderada-grave o regurgitación aórtica, estenosis aórtica grave o hipertensión pulmonar, existe un elevado riesgo de episodios cardíacos durante el embarazo y elevado riesgo fetal. El diagnóstico preconcepcional es clave para optimizar el manejo de las posibles complicaciones cardíacas. En mujeres con ERC se prefiere el parto vaginal con anestesia epidural para reducir la taquicardia y la hipertensión, que pueden precipitar un fracaso cardíaco durante el parto.

Artritis reactiva posestreptocócica

La artritis reactiva posestreptocócica (ARPE) se define como aquella artritis que aparece tras un período asintomático tras una faringitis por EGA que no cumple criterios de Jones para el diagnóstico de FRA. Hay controversia en si hay que considerarla como entidad independiente a la FRA. Se asocia a infección por estreptococo de los grupos A, C y G, y representa el 10 % de los episodios de artritis en menores de 16 años.

Una pequeña proporción de los pacientes con ARPE desarrollan afectación valvular. Por ello, aunque con baja evidencia, se recomienda prevención secundaria durante 2 años a los pacientes menores de poblaciones de bajo riesgo, junto con seguimiento guiado por ecocardiograma. Si en 12-24 meses tras la manifestación articular desarrollan afectación valvular, se considerará que tienen FRA y se continuará la prevención secundaria; si el ecocardiograma es normal, se suspende la profilaxis secundaria.

En 1993, Deighton propuso unas características de la ARPE para distinguirla de la FRA: *a)* inicio de los síntomas en los primeros 10 días desde el comienzo de la infección por EGA frente a las 2 o 3 semanas observadas en la FRA; *b)* artritis de evolución prolongada o recurrente, en contraste con la FRA, en que la artritis es migratoria y dura entre pocos días y unas 3 semanas; y *c)* respuesta lenta y parcial a ácido acetilsalicílico, mientras que en la FRA la respuesta es rápida y espectacular.

En 1997, Ayoub y Ahmed hicieron una propuesta de criterios diagnósticos para la ARPE: características de la artritis (inicio agudo, simétrica o asimétrica, frecuentemente no migratoria, que puede afectar a cualquier articulación; curso persistente o recurrente; falta de respuesta o pobre respuesta a salicilatos o AINE), evidencia de infección por estreptococo previa y falta de cumplimiento de los criterios de Jones para el diagnóstico de FRA.

El diagnóstico diferencial es similar al de la FRA. Respecto a las manifestaciones clínicas, se da faringitis en el 66 %; el 30 % refieren febrícula; y otro 30 % presentan exantema no escarlatiniforme que precede al inicio de la artritis. El 50 % de los niños refieren rigidez matutina de duración variable. La artritis, presente en un 70-80 % de los casos, puede ser simétrica o asimétrica, aditiva y no migratoria, y afecta principalmente a las articulaciones de las extremidades inferiores, aunque el 50 % presentan afectación de alguna articulación de las extremidades superiores. La afectación cardíaca es de alrededor del 6 %. La evolución de la artritis en la ARPE es persistente, con una duración hasta la resolución de entre 5 días y 8 meses (media de 66 días).

Las pruebas de laboratorio muestran un recuento leucocitario normal. La VSG se encuentra elevada en el 75 %. Los títulos de ASLO y anti-ADNasa B se encuentran elevados en el 88 y el 80 %, respectivamente. Dado el intervalo más corto entre la infección por el EGA y el inicio de los síntomas, estos pacientes presentan una mayor frecuencia de resultados positivos en la prueba de detección rápida o de cultivos faríngeos positivos para el EGA (75 %) frente a los pacientes con FRA (33 %).

En la ARPE está indicado el tratamiento del episodio agudo de infección por EGA, así como el control de los síntomas con AINE, aunque una de las características de la ARPE es que no presenta la rápida respuesta al ácido acetilsalicílico descrita en la FRA.

INFECCIONES OSTEOARTICULARES POR HONGOS Y PARÁSITOS

Se trata de un tema de importancia relativamente creciente debido al incremento de la población susceptible por el avance de los tratamientos inmunosupresores.

Infecciones osteoarticulares por hongos

Debido al incremento de los tratamientos inmunosupresores en las últimas décadas, el número de infecciones fúngicas que afectan al sistema musculoesquelético se ha incrementado. Pese a que las infecciones fúngicas que afectan al sistema osteoarticular son infrecuentes, no por ello carecen de importante morbimortalidad y precisan tratamientos antifúngicos prolongados, normalmente combinados con limpieza quirúrgica. La gravedad de estas infecciones fúngicas va a depender de tres factores:

- Sistema inmunitario del huésped.
- La presencia o no de cuerpos extraños.
- La patogenicidad inherente del hongo causante.

Etiopatogenia

Suele afectar a pacientes inmunodeprimidos. Se ha descrito afectación musculoesquelética por *Candida* y *Aspergillus* spp. principalmente y, de forma menos frecuente, especies fúngicas como *Fusarium* spp. o *Scedosporium* spp.

Respecto a pacientes inmunocompetentes, las infecciones fúngicas son menos frecuentes y se suelen producir a través de la diseminación hematógena desde la puerta de entrada en traumatismos o procesos quirúrgicos o de inoculación directa relacionadas con la administración de tratamiento parenteral en brotes nosocomiales, como se ha descrito en un caso de Estados Unidos por *Exserohilum rostratum*, en relación con la administración de esteroides usados para anestesia.

Así pues, el sistema musculoesquelético puede ser alcanzado por dos mecanismos:

- Diseminación hematógena: que afecta más a los huesos largos y del esqueleto axial, como vértebras, en diversas áreas.
- Contigüidad: en relación con intervenciones quirúrgicas o administración de medicación parenteral.

Las infecciones fúngicas son de curso subagudo, por lo que para el diagnóstico es importante recoger en la historia los antecedentes de procesos quirúrgicos o traumatismos y la administración de medicación que pudiera tener relación con estos microorganismos.

Diagnóstico

Dada la presentación subaguda y la escasa prevalencia, las infecciones osteoarticulares fúngicas suelen pasar desapercibidas en el diagnóstico diferencial. Además, debido a la formación de biofilm descrita en pacientes con infecciones por *Candida*, *Aspergillus*, *Coccidioides*, *Trichosporon* spp., entre otros, la importancia de la sospecha diagnóstica es esencial para solicitar medios especializados de cultivo y tinciones que permitan su diagnóstico.

La presentación clínica varía según la patogenia del microorganismo, el sitio de infección y la inmunidad del paciente. La clínica característica consiste en inflamación, dolor local, edema, que puede evolucionar a fístulas en los tejidos blandos circundantes si se cronifican o simular otros procesos, incluyendo infecciones piógenas por micobacterias y neoplasias.

Tratamiento

El tratamiento está basado en la combinación de desbridamiento quirúrgico y terapia antifúngica prolongada, además de en la mejoría del estado inmunológico del paciente. La cirugía se basa en la limpieza del foco infeccioso, retirada de material infectado y el uso local de material impregnado de depósitos de antifúngicos.

Si bien existen casos que pueden ser manejados de manera conservadora con tratamiento médico, estos son excepcionales. El tratamiento antifúngico debe ser guiado por la identificación del patógeno causal y por su susceptibilidad al tratamiento (**Tabla 50-4**).

En caso de que no pueda retirarse el material protésico, el tratamiento farmacológico supresivo o crónico es la alternativa para evitar la recaída de la infección.

A continuación, se detallan las principales infecciones osteoarticulares producidas por las especies fúngicas más implicadas.

Infección osteoarticular por Candida

Es la especie fúngica más frecuente en este tipo de infecciones. Se ha observado un incremento de especies de *Candida no albicans* spp. en los últimos años de forma paralela al tratamiento inmunosupresor y del consumo de antifúngicos.

Dentro de ellas cabe destacar *Candida parapsilosis* debido a su facilidad para la formación de biofilm, aún sin tratamiento óptimo establecido en ensayos clínicos, si bien se prefieren las equinocandinas por su mayor actividad en el biofilm respecto a azoles.

Un problema de salud pública lo constituye la *Candida auris*, especie fúngica multirresistente descrita por primera vez en Asia, que tiene disminuida la sensibilidad a las principales familias de antifúngicos, como azoles, equinocandinas y polienos de forma intrínseca. Se han descrito infecciones por *C. auris* en pie diabético.

La osteomielitis por *Candida* spp. afecta, de forma general, al esqueleto axial en adultos, mientras que en los niños lo hace en los huesos largos. Habitualmente afecta a pacientes no neutropénicos. Los factores de riesgo descritos para la osteomielitis por *Candida* spp. son antecedentes de cirugía abdominal, el uso de antibioterapia reciente, presencia de vía central o el uso de fármacos vía parenteral.

Aunque la mayoría de los pacientes precisan desbridamiento quirúrgico y tratamiento antifúngico, la recurrencia está presente en alrededor del 30 %. La principal causa de recurrencia es la duración inadecuada del tratamiento antifúngico: las principales guías recomiendan un período de entre 6 y 12 meses de fluconazol asociado o no a equinocandina.

La artritis séptica por *Candida* spp. suele localizarse en la rodilla en el 75 % de los casos. Aunque la osteomielitis adyacente es frecuente, el tratamiento implica desbridamiento quirúrgico y el uso de antifúngicos (fluconazol) durante al menos 6 semanas, asociados o no a equinocandina.

Tabla 50-4. Esquemas de tratamiento de la infección fúngica osteoarticular

Especie	Tratamiento	Comentario
Candida spp.	Fluconazol/equinocandina/anfotericina B liposomal al menos 2 semanas, seguida de fluconazol	• Artritis séptica 6 semanas • Osteomielitis: 6-12 meses
Aspergillus spp.	• Voriconazol/isavuconazol • Alternativa: anfotericina B liposomal	Mínimo 8 semanas, hasta más de 6 meses

Cryptococcus neoformans	• Inducción:
	  – Anfotericina B + flucitosina: 4 semanas
	  – Anfotericina B: 6 semanas
	  – Anfotericina B + flucitosina: 2 semanas
	• Consolidación: fluconazol 400-800 mg/24 h
	• Mantenimiento: fluconazol 200 mg/24 h, 6-12 meses
		No hay guías disponibles

Coccidioides immitis	• Leve moderada: fluconazol/itraconazol • Grave: anfotericina B 3 meses seguidos de fluconazol/itraconazol	Desde 3 años → De por vida
Histoplasma capsulatum	• Leve moderado: itraconazol • Grave: anfotericina B 2-6 semanas seguidas de itraconazol	Infección diseminada, al menos 12 meses
Sporothrix schenckii	• Elección: itraconazol • Alternativa: anfotericina B seguida de itraconazol si hay respuesta favorable	Se aconseja tratamiento durante al menos 12 meses

La artritis candidiásica de las articulaciones nativas aparece sobre todo como complicación de la candidiasis diseminada en forma de costocondritis candidiásica por diseminación hematógena. Es característica la afectación del cartílago de la articulación esternoclavicular. Hay que señalar como importante la sospecha diagnóstica en pacientes con afectación sistémica (endoftalmitis) así como en aquellos con afectación cutánea.

Infección osteoarticular por Aspergillus

Los casos descritos de aspergilosis osteoarticular ocurren en pacientes inmunodeprimidos con afectación respiratoria o del sistema nervioso central, en los que la infección osteoarticular se da por contigüidad. *Aspergillus fumigatus*, *Aspergillus nidulans* y *Aspergillus flavus* son las especies más veces aisladas.

Aunque la mayoría de los pacientes son inmunodeprimidos, se han descrito casos en pacientes inmunocompetentes. En edad pediátrica, la enfermedad granulomatosa crónica es una causa frecuente de infección osteoarticular por *Aspergillus*, principalmente en el esqueleto axial.

La osteomielitis por *Aspergillus* afecta principalmente al cuerpo vertebral, asociado en la mayoría de los casos a espondilodiscitis. La osteomielitis craneal ocurre en gran parte de los casos por contigüidad de otitis externa maligna en pacientes con factores de riesgo, como diabetes *mellitus*, neutropenia y otras inmunodeficiencias. Su abordaje incluye desbridamiento quirúrgico y tratamiento farmacológico entre 8 semanas y 6 meses.

La artritis por *Aspergillus* suele ocurrir en el contexto de la infección diseminada por contigüidad, pero se han descrito casos de diseminación hematógena, así como de inoculación directa por traumatismos. El abordaje consiste en drenaje, limpieza quirúrgica y tratamiento antifúngico con azoles.

Infección osteoarticular por hongos no filamentosos

Las infecciones osteoarticulares por hongos no filamentosos, que incluye *Fusarium* spp., *Scedosporium* spp. y *Rhi-*zopus spp., son poco frecuentes pero graves, producidas por inoculación directa bien por traumatismo o bien por cirugía, asociadas a inmunosupresión en más del 60 % de los casos. El abordaje radica en desbridamiento quirúrgico y tratamiento antifúngico ajustado a la especie y la sensibilidad.

Por otro lado, la entidad denominada *micetoma micótico* o *eumicetoma* constituye una causa importante en países tropicales y subtropicales, con un proceso insidioso que afecta a piel, músculo, tendones y hueso. En climas templados, la causa más común de eumicetoma es *Scedosporium apiospermum*, mientras en áreas subtropicales son *Madurella mycetomatis* y *Streptomyces somaliensis*. La tasa de curación de los eumicetomas se sitúa alrededor del 25 % entre aquellos pacientes que mantienen seguimiento.

Infección osteoarticular por Cryptococcus

La infección osteoarticular criptocócica es rara y generalmente se manifiesta dentro de una infección diseminada con afectación vertebral única o con artritis de rodilla. La infección protésica es muy infrecuente y suele darse en pacientes inmunodeprimidos. El tratamiento óptimo incluye una inducción con anfotericina B y flucitosina seguida del tratamiento de consolidación con fluconazol.

Infección osteoarticular por especies fúngicas endémicas

La incidencia de infección osteoarticular por especies fúngicas endémicas, como coccidioidomicosis, esporotricosis e histoplasmosis, es escasa pero en incremento debido a la mayor población susceptible. Estas infecciones afectan sobre todo a la columna vertebral y a los huesos largos, produciendo artritis en rodilla y carpo.

Histoplasma capsulatum es la infección fúngica endémica mayoritaria en Estados Unidos, Caribe y África. La epidemiología implica la exposición a pájaros, murciélagos o áreas de construcción. Normalmente afecta a pacientes inmunodeprimidos en forma diseminada, si bien se han descrito casos en pacientes inmunocompetentes en pacientes con la variedad *H. capsulatum* var. *duboisii*. El tratamiento consiste en itraconazol con anfotericina B entre 2 y 6 semanas en casos graves.

Talaromyces (Penicillium) marneffei es un hongo endémico emergente con afectación osteoarticular. La inmunidad es el principal factor determinante para la peniciliosis. Sin embargo, se ha objetivado un incremento de incidencia en pacientes inmunocompetentes en China y Tailandia. El tratamiento se basa en azoles y anfotericina B.

La esporotricosis es una micosis de distribución mundial que presenta una o varias lesiones cutáneas próximas al lugar de inoculación. Se han descrito brotes relacionados con el manejo de plantas y animales como felinos y loros. La afectación osteoarticular se produce por contigüidad o diseminación hematógena. La base del tratamiento es itraconazol durante 12 meses.

Infección protésica osteoarticular por hongos

Suponen menos del 1 % de las infecciones protésicas. Aunque se han descrito casos aislados de infecciones por *Aspergillus* spp., *Coccidioides* spp. y *Sporothrix* spp., *Candida* spp. es el principal agente etiológico, que produce más del 80 % de los casos. Sin embargo, la sobreinfección bacteriana ocurre el 20 % de los casos. De clínica subaguda e indolente, los síntomas sistémicos son inusuales, salvo el caso de candidemia. El tratamiento consiste en el recambio en dos tiempos seguido de tratamiento antifúngico, con una tasa de éxito de alrededor del 90 %.

Infección osteoarticular fúngica en poblaciones especiales

La enfermedad granulomatosa crónica es una inmunodeficiencia primaria relacionada con mutaciones de genes que codifican la NADPH oxidasa, imprescindible en la actividad microbicida de los neutrófilos. Como resultado, la incidencia de infecciones por *Staphylococcus aureus*, *Nocardia* spp., *Burkholderia cepacia*, *Serratia marcescens* y *Aspergillus* spp. en esta población es elevada.

Los adictos a drogas por vía parenteral constituyen un grupo de riesgo de desarrollo de infección fúngica con afectación osteoarticular bien por inoculación directa o bien por diseminación hematógena, en quienes *C. albicans* es el agente fúngico aislado con más frecuencia. Afecta sobre todo a la columna vertebral, articulación sacroilíaca y articulación esternoclavicular.

Infecciones osteoarticulares por parásitos

Aunque el porcentaje de infecciones tropicales por parásitos está incrementándose, la manifestación osteoarticular es rara, lo que dificulta el diagnóstico. La oligoartritis o la poliartritis están descritas asociadas a los inmunocomplejos circulantes producidos en estas infecciones. En la práctica, la posible enfermedad por parásitos debe ser considerada en pacientes de áreas endémicas, viajeros o migrantes. El diagnóstico, en general, se confirma si hay mala respuesta a antiinflamatorios y buena respuesta a antiparasitarios. No se deben olvidar las manifestaciones osteoarticulares por helmintos (nematodos) y filariasis en pacientes con epidemiología compatible. El tratamiento es el del agente infeccioso causante, más que fármacos antiinflamatorios.

PUNTOS CLAVE

- En la actualidad, la presentación y el manejo de las enfermedades reumáticas en personas que viven con el VIH no difieren de los de la población general, salvo en los pacientes con inmunosupresión grave.
- Los síndromes reumáticos directamente relacionados con el VIH son raros desde la introducción del tratamiento antirretroviral.
- La profilaxis secundaria con penicilina G benzatina previene el desarrollo de enfermedad reumática cardíaca.
- La infección osteoarticular fúngica más frecuente es la producida por *Candida* spp., que afecta a vértebras principalmente. El tratamiento de estas infecciones radica en desbridamiento quirúrgico en dos tiempos asociado a un antifúngico, según el agente etiológico, durante tiempo prolongado.
- Las infecciones fúngicas producidas por otras especies son poco frecuentes, con características propias.
- Las infecciones por parásitos se relacionan con la reactividad de la articulación y responden al tratamiento antiparasitario más que al tratamiento antiinflamatorio.

BIBLIOGRAFÍA

Abolhassani H, Amirkashani D, Parvaneh N, Mohammadinejad P, Gharib B, Shahinpour S, et al. Autoimmune phenotype in patients with common variable immunodeficiency. J Invest Allergol Clin Immunol. 2013;23:323-9.

Adizie T, Moots RJ, Hodkinson B, French N, Adebajo AO. Inflammatory arthritis in HIV positive patients: A practical guide. BMC Infect Dis. 2016;16:100.

Allroggen A, Frese A, Rahmann A, Gaubitz M, Husstedt W, Evers S. HIV associated arthritis: A case report and review of the literature. Eur J Med Res. 2005;10:305-8.

Alsaeid K, Cassidy JT. Acute rheumatic fever and post-streptococcal reactive arthritis. En: Cassidy JT, Petty RE, Laxer R, Lindsley C (eds.). Textbook of Pediatric Rheumatology. 6ª ed. Philadelphia, PA: Elsevier Saunders; 2010. p. 600-11.

Antón López J, Mosquera Angarita J. Fiebre reumática y artritis reactiva post-estreptocócica. Pediatr Integral. 2017;21(3):196-206.

Ayoub EM, Ahmed S. Update on complications of group A streptococcal infections. Curr Probl Pediatr. 1997;27(3):90-101.

Azevedo PM, Pereira RR, Guilherme L. Understanding rheumatic fever. Rheumatol Int. 2012;32(5):1113-20.

Azzam K, Parvizi J, Jungkind D, Hanssen A, Fehring T, Springer B, et al. Microbiological, clinical, and surgical features of fungal prosthetic joint infections: a multi-institutional experience. J Bone Joint Surg Am. 2009;91(Suppl 6):142-9.

Bariteau JT, Waryasz GR, McDonnell M, Fischer SA, Hayda RA, Born CT, et al. Fungal osteomyelitis and septic arthritis. J Am Acad Orthop Surg 2014;22(6):390-401.

Barros MB, de Almeida Paes R, Schubach AO. Sporothrix schenckii and sporotrichosis. Clin Microbiol Rev. 2011;24(4):633-64.

Basu D, Williams F, Ahn C, Reveille J. Changing spectrum of the diffuse infiltrative lymphocytosis syndrome. Arth Rheum. 2006;55(3):466-72.

Berman A, Espinoza LR, Díaz JD, Aguilar JL, Rolando T, Vasey FB, et al. Rheumatic manifestations of human immunodeficiency virus infection. Am J Med. 1988;85:59-64.

Berman A, Robredo G, Spindler A, Lasala ME, López H, Espinoza LR. Rheumatic manifestations in populations at risk for HIV infection: the added effect of HIV. J Rheumatol. 1991;18:1564-7.

Brown TT, Qaqish RB. Antiretroviral therapy and the prevalence of osteopenia and osteoporosis: a meta-analytic review. AIDS. 2006;20:2165-74.

Calabrese L, Kirchner E, Shrestha R. Rheumatic complications of human immunodeficiency virus infection in the era of highly active antiretroviral therapy: emergence of a new syndrome of immune reconstitution and changing patterns of disease. Semin Arthritis Rheum. 2005;35:166-74.

Carapetis JR, McDonald M, Wilson NJ. Acute rheumatic fever. Lancet. 2005;366(9480): 155-68.

Carapetis JR, Steer AC, Mulholland EK, Weber M. The global burden of group A streptococcal diseases. Lancet Infect Dis. 2005;5:685-94.

Carugati M, Franzzeti M, Torre A, Giorgi R, Genderini A, Strambio de Castilla F, et al. Systemic lupus erythematosus and HIV infection: a whimsical relationship. Reports of two cases and review of the litera-ture. Clin Rheumatol. 2013;32:1399-405.

Castillo RL, Racaza GZ, Roa FD. Ostraceous and inverse psoriasis with psoriatic arthritis as the presenting features of advanced HIV infection. Singapore Med J. 2014;55(4):e60-3.

Centers for Disease Control and Prevention (CDC). Increase in reported coccidioido-mycosis-United States, 1998-2011. MMWR Morb Mortal Wkly Rep. 2013;62(12):217-21.

Chang C. Cutting edge issues in rheumatic fever. Clin Rev Allerg Immunol. 2012;42:213-37.

Chatzimoschou A, Katragkou A, Simitsopoulou M, Antachopoulos C, Georgiadou E, Walsh TJ, et al. Activities of triazole- echi-nocandin combinations against Candida species in biofilms and as planktonic cells. Antimicrob Agents Chemother. 2011;55(5):1968-74.

Chowdhary A, Voss A, Meis JF. Multidrug-resistant Candida auris: «new kid on the block» in hospital-associated infections? J Hosp Infect. 2016;94(3):209-12.

Clark MR, Solinger AM, Hochberg MC. Human immunodeficiency virus infection is not associated with Reiter's syndrome. Data from three large cohort studies. Rheum Dis Clin North Am. 1992;18:267.

Clark MR, Solinger AM, Hochberg MC. Human immunodeficiency virus infection is not associated with Reiter's syndrome. Rheum Dis Clin N Am. 1992;18:267-76.

Collin F, Duval X, Le Moing V, Piroth L, Al Kaied F, Massip P, et al. Ten-year incidence and risk factors of bone fractures in a cohort of treated HIV1-infected adults. AIDS. 2009;23:1021-4.

Cuellar ML, Espinoza LR. Rheumatic manifestations of HIV-AIDS. Baillieres Best Pract Res Clin Rheumatol. 2000;14:579.

Cunningham-Rundles C. Hematologic complications of primary immune deficiencies. Blood Rev. 2002;16:61-4.

Deighton CM, Walker DJ. Reclassifying adult rheumatoid arthritis. Br J Rheumatol. 1991;30(2):152-4.

Desai JV, Mitchell AP, Andes DR. Fungal biofilms, drug resistance, and recurrent infection. Cold Spring Harb Perspect Med. 2014;4(10).

Du Toit R, Whitelaw D, Taljaard JJ, du Plessis L, Esser M. Lack of specificity of anticyclic citrullinated peptide antibodies in advanced human immunodeficiency virus infection. J Rheumatol. 2011;38:1055-60.

Espinoza LR, García-Valladares I. Microbios y articulaciones: la relación entre infección y articulaciones. Reumatol Clin. 2013;9:229-38.

Esposito S, Bianchini S, Fastiggi M, Fumagalli M, Andreozzi L, Rigante D. Geoepidemiological hints about Streptococcus pyogenes strains in relationship with acute rheumatic fever. Autoimmun Rev. 2015;14: 616-21.

Fahal AH, Shaheen S, Jones DH. The orthopaedic aspects of mycetoma. Bone Joint J. 2014;96-B (3):420-5.

Fried AJ, Bonilla FA. Pathogenesis, diagnosis, and management of primary antibody deficiencies and infections. Clin Microbiol Rev. 2009;22:396-414.

Gamaletsou MN, Walsh TJ, Sipsas NV. Epidemiology of fungal osteomyelitis. Curr Fungal Infect Rep. 2014;8(4):262-70.

Gerber MA, Baltimore RS, Eaton CB, Gewitz M, Rowley AH, Shulman ST, et al. Prevention of rheumatic fever and diagnosis and treatment of acute Streptococcal pharyngitis: A scientific statement from the American Heart Association Rheumatic Fever, Endocarditis, and Kawasaki Disease Committee of the Council on Cardiovascular Disease. Circulation. 2009;119:1541-51.

Gewitz MH, Baltimore RS, Tani LY, Sable CA, Shulman ST, Carapetis J, et al. Revision of the Jones criteria for the diagnosis of acute rheumatic fever in the era of Doppler echocardiography a scientific statement from the American heart association. Circulation. 2015;131(20):1806-18.

Ghrenassia E, Martis N, Boyer J, Burel-Vandenbos F, Mekinian A, Coppo P. The diffuse infiltrative lymphocytosis syndrome (DILS). A comprehensive review. J Autoimmunity. 2015;59:19-25.

Golbus JR, Gallagher G, Blackburn G, Cinti S. Polyneuropathy associated with the diffuse infiltrative lymphocytosis syndrome. J Int Assoc Physicians AIDS Care (Chic). 2012;11:223-6.

Hochberg MC, Fox R, Nelson KE, Saah A. HIV infection is not associated with Reiter's syndrome: data from the Johns Hopkins Multicenter AIDS Cohort Study. AIDS. 1990;4:1149-51.

Hwang BH, Yoon JY, Nam CH, Jung KA, Lee SC, Han CD, et al. Fungal peri-prosthetic joint infection after primary total knee replacement. J Bone Joint Surg Br. 2012;94(5):656-9.

Itescu S, Brancato LJ, Winchester R. A sicca syndrome in HIV infection: association with HLADR5 and CD8 lymphocytosis. Lancet. 1989;2(8661):466-8.

Jackson S, Tarkowski A, Collins JE, Dawson LM, Schrohenloher RE, Kotler DP, et al. Occurrence of polymeric IgA1 rheumatoid factor in the acquired immune deficiency syndrome. J Clin Immunol. 1988;8:390-6.

Jakobs O, Schoof B, Klatte TO, Schmidl S, Fensky F, Guenther D, et al. Fungal periprosthetic joint infection in total knee arthroplasty: a systematic review. Orthop Rev (Pavia). 2015;7(1):5623.

Keruly JC, Chaisson RE, Moore RD. Increasing incidence of avascular necrosis of the hip in HIV-infected patients. J Acquir Immune Defic Syndr. 2001; 28:101-2.

Le T, Wolbers M, Chi NH, Quang VM, Chinh NT, Huong Lan NP, et al. Epidemiology, seasonality, and predictors of outcome of AIDS-associated Penicillium marneffei infection in Ho Chi Minh City, Viet Nam. Clin Infect Dis. 2011;52(7):945-52.

Lean WL, Arnup S, Danchin M, Steer AC. Rapid diagnostic tests for group A streptococcal pharyngitis: a meta-analysis. Pediatrics. 2014;134:771-81.

Levine DP, Brown PD. Infections in injection drug users. En: Bennett JE, Dolin R, Blaser MJ, editores. Mandell, Douglas, and Bennett's principles and practice of infectious diseases. 8ª edición. Philadelphia: Elsevier/Saunders; 2015. p. 3475-91.

Lordache L, Launay O, Bouchaud O, Jeantils V, Goujard C, Boue F, et al. Autoimmune diseases in HIV-infected patients: 52 cases and literature review. Autoimmun Rev. 2014;13:850-7.

Matasa L, Méndez M, Rodrigo C, Ausina V. Diagnóstico de las faringitis estreptocócicas Enferm Infecc Microbiol Clin. 2008;26 Supl 13:14-8.

Marciano BE, Spalding C, Fitzgerald A, Mann D, Brown T, Osgood S, et al. Common severe infections in chronic granulomatous disease. Clin Infect Dis. 2015;60(8):1176-83.

Marcos-Zambrano LJ, Escribano P, Bouza E, Guinea J. Comparison of the antifungal activity of micafungin and amphotericin B against Candida tropicalis biofilms. J Antimicrob Chemother. 2016;71(9):2498-501.

Marianelli LG, Frassone N, Marino M, Debes J. Immune reconstitution inflammatory syn-drome as histoplasmosis osteomyelitis in South America. AIDS. 2014;28(12):1848-50.

McGill PE. Geographically specific infections and arthritis, including rheumatic syndromes associated with certain fungi and parasites, Brucella species and Mycobacterium leprae. Best Pract Res Clin Rheumatol. 2003;17(2): 289-307.

Miller AO, Gamaletsou MN, Henry MW, Al-Hafez L, Hussain K, Sipsas NK, et al. Successful treatment of Candida osteo-articular infections with limited duration of antifungal therapy and orthopedic surgical intervention. Infect Dis (Lond). 2015;47(3):144-9.

Mody G, Parke F. Articular manifestations of humanimmunodeficiency virus infection. Best Pract Res Clin Rheumatol. 2003;17(2):265-87.

Monte M, García-Arenzana JM. Género Streptococcus: una revisión práctica para el laboratorio de microbiología. Enf Infecc Microbiol Clin. 2007;24 (Supl)3:14-20.

Nguyen BY, Reveille JD. Rheumatic manifestations associated with HIV in the highly active antiretroviral therapy era. Curr Opin Rheumatol. 2009; 21(4):404.

Ouédraogo DD, Ntsiba H, Tiendrébéogo Zabsonré J, Tiéno H, Bokossa LI, Kaboré F, et al. Clinical spectrum of rheumatologic diseases in a department of rheumatology in Ouagadougou (Burkina Faso). Clin Rheumatol. 2014;33(3):385-8.

Patel N, Patel N, Espinoza L. HIV infection and rheumatic diseases: the changing spectrum of clinical enigma. Rheum Dis Clin N Am. 2009;35:139-61.

Patterson TF, Thompson GR, Denning DW, Fishman JA, Hadley S, Herbrech R, et al. Practice guidelines for the diagnosis and management of aspergillosis:

2016 update by the Infectious Diseases Society of America. Clin Infect Dis. 2016;63(4):e1-60.

Perfect JR, Dismukes WE, Dromer F, Goldman DL, Graybill JR, Hamill RJ, et al. Clinical practice guidelines for the management of cryptococcal disease: 2010 update by the Infectious Diseases Society of America. Clin Infect Dis. 2010;50(3):291-322.

Plate A-M, Boyle B. Musculoskeletal manifestations of HIV. AIDS Read. 2003; 13(2):62.

Ralph AP, Noonan S, Wade V, Currie BJ. The 2020 Australian guideline for prevention, diagnosis and management of acute rheumatic fever and rheumatic heart disease. Med J Aust. 2021;214(5):220-7.

Ramírez-Vargas N, Arablin-Oropeza SE, Mojica-Martínez D, Yamazaki-Nakashimada MA, De la Luz García-Cruz M, Terán-Juárez LM, et al. Clinical and immunological features of common variable immunodeficiency in Mexican patients. Allergol Immunopathol (Madr). 2014;42:235-40.

Reveille JD, Conant MA, Duvic M. Human immunodeficiency virus-associated psoriasis, psoriatic arthritis, and Reiter's syndrome: a disease continuum? Arthritis Rheum. 1990;33:1574.

Reveille JD, Williams M. Rheumatologic complications of HIV infection. Best Pract Res Clin Rheumatol. 2006;20(6):1159e117.

Reveille JD. The changing spectrum of rheumatic disease in human immunodeficiency virus infection. Semin Arthritis Rheum. 2000;30(3):147.

Simitsopoulou M, Peshkova P, Tasina E, Katragkou A, Kyrpitzi D, Aristea Velegraki, et al. Species-specific and drug-specific differences in susceptibility of Candida biofilms to echinocandins: characterization of less common bloodstream isolates. Antimicrob Agents Chemother. 2013;57(6):2562-70.

Slenker AK, Keith SW, Horn DL. Two hundred and eleven cases of Candida osteomyelitis: 17 case reports and a review of the literature. Diagn Microbiol Infect Dis. 2012;73(1):89-93.

Smith RM, Schaefer MK, Kainer MA, Wise M, Finks J, Duwve J, et al. Fungal infections associated with contaminated methylprednisolone injections. N Engl J Med. 2013;369(17):1598-609.

Stratton R, Slapak G, Mahungu T, Kinloch-de-Loes S. Autoimmunity and HIV. Curr Opin Infect Dis. 2009;22:49-56.

Sun L, Zhang L, Wang K, Wang W, Tian M. Fungal osteomyelitis after arthroscopic anterior cruciate ligament reconstruction: a case report with review of the literature. Knee. 2012;19(5):728-31.

Taj-Aldeen SJ, Rammaert B, Gamaletsou M, Sipsas NV, Zeller V, Roilides E, et al. Osteoarticular infections caused by non-Aspergillus filamentous fungi in adult and pediatric patients: a systematic review. Medicine. 2015;94(50):e2078.

Tarr G, Makda M, Musenge E, Tikly M. Effect of human immunodeficiency virus infection on disease activity in rheumatoid arthritis: a retrospective study in South Africans. J Rheumatol. 2014;41(8):1645-9.

Vega LE, Espinoza LR. Human immunodeficiency virus infection: spectrum of rheumatic manifestations. Infect Rheum Dis. 2019:163-76.

Vinas FC, King PK, Diaz FG. Spinal aspergillus osteomyelitis. Clin Infect Dis. 1999;28(6):1223-9.

Walker-Bone K, Doherty E, Sanyal K, Churchill D.Assessment and management of musculoskeletal disorders among patients living with HIV. Rheumatology (Oxford). 2017;56(10):1648.

Weeratunge NC, Roldan J, Anstead GM. Jaccoud arthropathy: a rarity in the spectrum of HIV-associated arthropathy. Am J Med. 2004;328:351-3.

Yin MT, Overton ET. Increasing clarity on bone loss associated with antiretroviral initiation. J Infect Dis. 2011;203(12): 1705-7.

Zandman-Goddard G, Shoenfeld Y. HIV and autoimmunity. Autoimmun Rev. 2002;1:329-37.

Zhang X, Hongbin L, Taisheng L, Zhang F, Han Y. distinctive rheumatic manifestations in 98 patients with human immunodeficiency virus infection in China. J Rheumatol. 2007;34:1760-4.

Zhao CS, Li X, Zhang Q. Early outcomes of primary total hip arthroplasty for osteonecrosis of the femoral head in patients with human immunodeficiency virus in China. Chin Med J (Engl). 2015;128:2059-64.

Zhou H-X, Lu L, Chu T, Wang T, Cao D, Li F, et al. Skeletal cryptococcosis from 1977 to 2013. Front Microbiol. 2014;5:740.

Enfermedades óseas, oncológicas y relacionadas con otros órganos y sistemas

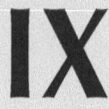

Osteoporosis

51

L. Arboleya Rodríguez

> **OBJETIVOS**
>
> - Describir las características epidemiológicas y clínicas principales de la osteoporosis.
> - Revisar de manera general los métodos que se utilizan en la práctica para el diagnóstico de la osteoporosis, con énfasis en la aplicación de los criterios individuales en la valoración del riesgo de fractura.
> - Conocer las principales herramientas terapéuticas, tanto farmacológicas como no farmacológicas, que se utilizan en el abordaje de la osteoporosis y resumir su modo de empleo de manera práctica.

INTRODUCCIÓN

La osteoporosis es la enfermedad ósea metabólica más frecuente, con millones de pacientes afectados en todo el mundo. En 1993, se estableció su definición clínica.

> **!** La osteoporosis se define como una «enfermedad sistémica caracterizada por una masa ósea baja y un deterioro microestructural del tejido óseo, que conduce a un incremento de la fragilidad ósea y del riesgo de fractura».

Esta definición modificó el concepto clásico de osteoporosis, que subsistía desde los tiempos de Fuller Albrigth («demasiado poco hueso») al reconocer que, además de la masa ósea, la resistencia del esqueleto a las fracturas depende de otros factores, como la arquitectura y la composición del material. Un año después, la Organización Mundial de la Salud propuso una definición pragmática y dirigida a su aplicación en la práctica clínica, basada en los resultados de la densitometría ósea. Aunque inicialmente estaba centrada en el diagnóstico de la osteoporosis posmenopáusica, más adelante se estableció como referencia para los demás subtipos de osteoporosis.

Las categorías propuestas entonces y que se han mantenido hasta la actualidad son las siguientes: densidad mineral ósea (DMO) en cuello femoral, expresada como su desviación estándar (DE) sobre el valor medio de la población normal a los 30 años (puntuación T): inferior a –2,5 DE, osteoporosis; de –1,5 a –2,5 DE, osteopenia y superior a –1 DE, normal.

Desde entonces se han producido notables avances en el conocimiento de la fisiopatología de la pérdida ósea que han permitido mejorar la efectividad de los protocolos diagnósticos de la fragilidad ósea y la aparición de nuevos fármacos. A pesar de ello, desde hace más de una década se ha asistido a un retroceso en la prescripción de fármacos dirigidos a reducir el considerable impacto sociosanitario de las fracturas osteoporóticas, por motivos poco claros, entre los que cabe incluir la falta de consideración de la osteoporosis como una enfermedad de consecuencias graves y evitables, el gasto sociosanitario que conlleva y la aparición de efectos adversos, como las fracturas atípicas y la osteonecrosis de los maxilares, cuya incidencia es muy baja, pero que han tenido una enorme repercusión mediática.

EPIDEMIOLOGÍA

Se calcula que la osteoporosis afecta a unos 200 millones de personas en el mundo. A partir de 1950 se produjo un incremento exponencial en la incidencia de fracturas: el 40 % de las mujeres y el 13 % de los hombres va a sufrir, al menos, una fractura osteoporótica a lo largo de su vida restante. En España, se calcula que unos 3 millones de personas tienen osteoporosis. En 2017 se produjeron alrededor de 328.000 fracturas relacionadas con la fragilidad osteoporótica, una media de 37 fracturas cada hora, con más frecuencia en las vértebras, la cadera y el antebrazo distal.

> **!** Se calcula que la osteoporosis afecta a unos 200 millones de personas en el mundo.

Las fracturas de cadera provocan un aumento de la mortalidad que oscila entre el 12 y el 24 % durante el primer año posterior, mientras que el 50 % de los pacientes no va a recuperar el estado funcional previo a la fractura. Se prevé que la incidencia de fractura de cadera aumente considerablemente en los próximos años debido, en parte, al envejecimiento poblacional.

En concreto, en 2050, se espera un incremento del 240 % en mujeres y del 310 % en varones respecto a la incidencia en 1990. Las fracturas de cadera son estacionales, con mayor frecuencia en los meses de invierno. Se producen, en su mayoría, tras una caída desde la altura de bipedestación. Este hecho implica que los programas de prevención de caídas, fortalecimiento muscular y de refuerzo de la coordinación son fundamentales. Debe desterrarse la idea de que las fracturas de cadera se producen antes de la caída: esto ocurre en contadas ocasiones y podría sugerir que las medidas preventivas anteriores no son efectivas.

Otros datos relevantes acerca del mecanismo son los siguientes: se producen principalmente en el domicilio habitual y el impacto más frecuente se localiza sobre el trocánter mayor, derivado de una caída lateral. En la **tabla 51-1** se resumen los datos más relevantes sobre el impacto de las fracturas en Europa.

Las fracturas vertebrales son las segundas en importancia, con una prevalencia en Europa del 12,2 y 12,0 %, en hombres y mujeres entre los 50 y los 79 años, respectivamente. En las personas de edad avanzada, la mayoría de las fracturas vertebrales no se producen tras un traumatismo, sino tras actividades como levantar un objeto del suelo o tras un acceso de tos. Un problema de notable relevancia clínica es que muchas fracturas vertebrales, a diferencia de las demás, son asintomáticas, lo que dificulta su utilización como centinelas de la osteoporosis.

Las fracturas de antebrazo distal muestran un patrón de incidencia diferente al de la fractura de cadera y de las vertebrales, en las que existe un claro aumento gradual con la edad. Su incidencia, en estudios realizados en el Reino Unido, es de 39,7 por 10.000 personas-año y de 8,9 por 10.000 personas-año en mujeres y hombres mayores de 50 años, respectivamente. Estas fracturas no incrementan la mortalidad.

En términos de proyección para el futuro y teniendo en cuenta el envejecimiento de la población, es lógico pensar que las fracturas osteoporóticas van a presentar una tendencia creciente. En la actualidad, en Europa, que ocupa el 12 % de la población mundial, la población de mayores de 60 años es del 24 %. Se calcula que, en 2050, todas las áreas del mundo, excepto África, tendrán un cuarto de su población en edades por encima de los 60 años. Con base en ello, el número de fracturas de cadera que se producirán en ese año alcanzará la temible cifra de 6,26 millones (en 1990 se produjeron 1,66 millones). Es evidente que se deben mejorar los sistemas de atención a los pacientes con osteoporosis para contener el impacto socioeconómico y sobre la salud poblacional de esta silenciosa enfermedad.

FISIOPATOLOGÍA Y FACTORES DE RIESGO

La osteoporosis es una enfermedad del remodelado óseo. Este mecanismo, que puede ser considerado como el sistema biológico que permite al esqueleto ejercer sus relevantes funciones (soporte de estructuras, locomoción, reparación del daño, participación en el metabolismo fosfocálcico, funciones hormonales, etc.) se caracteriza por dos acciones celulares opuestas, pero coordinadas y consecutivas: la resorción ósea, llevada a cabo por los osteoclastos, y la osteoformación, llevada a cabo por los osteoblastos. El remodelado se localiza en micrositios concretos del hueso, que se activan en respuesta a diversos estímulos (demandas mecánicas, reparación de microfracturas, necesidad metabólica de calcio, etc.) y que se denominan unidades básicas de remodelado.

En cada momento están activas entre 2 y 5 millones de unidades básicas de remodelado en el esqueleto humano. Se ha calculado que cada 10 años se renueva en su totalidad el tejido óseo del adulto. En condiciones normales, el resultado final de la activación de estas unidades es neutro, es decir, se forma la misma cantidad de hueso que se ha destruido. Cuando existe un desequilibrio a favor de la pérdida (bien por un exceso en la actividad de los osteoclastos, lo que se denomina «alto remodelado» o por un defecto osteoblástico, es decir, «bajo remodelado») se produce una disminución paulatina de la masa ósea global, que finalmente conduce a fragilidad esquelética, la característica clínica que define a la osteoporosis.

Existe otro sistema de formación ósea, llamado «modelado», en el cual se activan los osteoblastos sin necesidad de activación osteoclástica y sin que se produzca primero la laguna de resorción. Es más frecuente durante la maduración esquelética y es la causa principal de que los huesos adquieran su morfología normal en respuesta al programa genético individual. Este fenómeno, peor conocido que el sistema de remodelado, coexiste con él en la edad adulta y su activación se relaciona, entre otros factores, con las demandas mecánicas que tienen lugar a lo largo de toda la vida adulta de los vertebrados. Además, su relevancia se extiende al mecanismo de acción de algunos fármacos, por su posible papel en el comportamiento de la masa ósea y de la resistencia a las fracturas que se observa en la respuesta, y que no puede ser explicada exclusivamente por la acción básica sobre el remodelado.

> ❗ El modelado óseo es el responsable principal del crecimiento y morfología de los huesos, mediante la activación de los osteoblastos sin necesidad de activación osteoclástica y sin que se produzca primero la laguna de resorción.

Se conocen varios factores metabólicos que incrementan el número y la actividad de los osteoclastos y aceleran el remode-

Tabla 51-1. Impacto de las fracturas osteoporóticas en la Unión Europea

	Cadera	Vértebra	Antebrazo distal
Riesgo absoluto (%)			
Mujeres	23	29	21
Hombres	11	14	5
Casos/año	620.000	810.000	574.000
Hospitalización (%)	100	2-10	5
Supervivencia relativa	0,83	0,82	1,00

Coste (combinado) de las fracturas osteoporóticas en la Unión Europea: 39.000 millones de euros anuales.

lado que conduce a pérdida de masa ósea. Entre ellos, el más relevante es la deficiencia estrogénica menopáusica.

Otros procesos, como la inmovilización prolongada, el hiperparatiroidismo primario y las enfermedades inflamatorias sistémicas, también pueden provocar osteoporosis de alto remodelado. Una serie de factores locales también intervienen en la regulación del remodelado, entre los que se incluyen las citocinas inflamatorias y el ligando de receptor activador para el factor nuclear κ B (*receptor activator for nuclear factor κ B ligand*, RANKL), considerado el principal efector del desarrollo y activación osteoclástica.

Además de los anteriores, otros factores, como el pico de masa ósea alcanzado y una dieta deficitaria en calcio que provoca incremento compensatorio de la paratohormona, pueden contribuir al desarrollo de la osteoporosis primaria.

La deficiencia estrogénica se asocia con liberación de citocinas inflamatorias como RANKL, interleucina-1 (IL-1), IL-6 y factor de necrosis tumoral, que provocan el reclutamiento y la activación de osteoclastos. En modelos animales se ha observado que la terapia estrogénica inhibe la liberación de IL-1 y, en ratas ovariectomizadas, los inhibidores de citocinas inflamatorias suprimen parcialmente la pérdida ósea. Las dos proteínas más determinantes de la actividad osteoclástica son el RANKL y la osteoprotegerina, un receptor «señuelo» del RANKL que inhibe su actividad. Ambas son producidas sobre todo por osteoblastos y osteocitos. En respuesta a la deficiencia estrogénica, se incrementa la producción de RANKL y disminuye la de osteoprotegerina, lo que provoca un desequilibrio que favorece el alto remodelado. Tras la demostración inequívoca en modelos animales de estas acciones del RANKL, se inició el desarrollo clínico de inhibidores, que resultaron en la comercialización de denosumab, un potente inhibidor de la resorción ósea.

Se han realizado estudios familiares que mostraron que más del 80 % de la varianza en la masa ósea se produce por factores genéticos. Entre ellos, una historia maternal de fractura de cadera duplica el riesgo. No se conocen los determinantes genéticos de esta predisposición y podrían estar relacionados con la composición de la matriz ósea (ciertos polimorfismos del gen del colágeno de tipo 1 se asocian con baja masa ósea basal, más que con pérdida acelerada) o con determinantes de otro tipo, como la geometría de la cabeza femoral. El estudio de familias con fenotipo de masa ósea elevada proporcionó datos muy relevantes. En concreto, mutaciones puntuales asociadas a pérdida de función del gen de la LRP5 (*low-density lipoprotein receptor-related protein*), un correceptor de membrana implicado en la vía Wnt canónica, cuya expresión fue detectada en osteoblastos, se asociaban con masa ósea elevada. Estos pacientes presentaban una actividad ósea elevada de la vía Wnt, que determinaba una formación elevada, en presencia de resorción normal. El progreso en el conocimiento de esta vía de señal condujo al descubrimiento de la esclerostina, un inhibidor de LRP5 y, por consiguiente de la vía Wnt canónica, cuyo bloqueo farmacológico simulaba el fenotipo de masa ósea alta de los pacientes anteriores citados. En estudios de asociación de genoma completo (GWAS, por sus siglas en inglés) se han descrito numerosos polimorfismos de nucleótido único asociados a osteoporosis. Entre ellos se incluyen

los asociados al receptor de vitamina D y tres vías fundamentales en el desarrollo de las enfermedades del hueso: el eje endocrino estrogénico, la vía de señal Wnt/β-catenina y el sistema RANKL/RANK/OPG.

> Las tres vías más importantes que intervienen en la fisiopatología de la osteoporosis son: el eje endocrino estrogénico, la vía de señal Wnt/β-catenina y el sistema RANKL/RANK/OPG.

En cuanto a los factores asociados al estilo de vida, se ha observado que el consumo de tabaco, la ingesta excesiva de alcohol y la vida sedentaria contribuyen al desarrollo de osteoporosis. Entre las causas de osteoporosis secundaria, los glucocorticoides constituyen el origen más común, con una incidencia estimada entre el 30 y el 50 % de las fracturas por fragilidad en los pacientes que consumen corticoides a dosis elevadas. Estos fármacos se asocian con pérdida rápida de hueso trabecular, más que cortical, con un mecanismo principal de inhibición de la osteoformación.

La osteoporosis en hombres, una enfermedad poco reconocida incluso en la actualidad, se ha convertido en un relevante problema de salud pública. El riesgo de fractura se incrementa de forma significativa más tarde que en la mujer, a partir de los 70 años. Aunque la incidencia de fractura de cadera en hombres es menor que en la mujer, ellos tienen una mortalidad asociada mayor durante el primer año. Las causas de osteoporosis masculina son similares a las femeninas, ya que el hipogonadismo incrementa el remodelado, aunque en lugar de su universalidad menopáusica, se produce en una parte de los hombres y a edades más avanzadas. En hombres hay que tener en cuenta que son más frecuentes las causas secundarias de osteoporosis, sobre todo el alcoholismo, las hepatopatías y la malabsorción intestinal.

EVALUACIÓN CLÍNICA Y DIAGNÓSTICO

La osteoporosis es una enfermedad silenciosa hasta que se produce la fractura. Por tanto, no cabe esperar que produzca síntomas o signos directos que indiquen que existe fragilidad ósea. Este concepto es clave para su abordaje clínico, pues implica la necesidad de hacer una búsqueda activa de signos indirectos. Entre ellos, el más relevante es la presencia de fracturas por fragilidad, clínicas o subclínicas (ocurren con frecuencia en el esqueleto axial), o de sus secuelas, como la pérdida excesiva de talla, dolor óseo, hipercifosis, etcétera.

También son relevantes otros datos, como los antecedentes parentales de fractura de cadera por fragilidad y la presencia de enfermedades inflamatorias como la artritis reumatoide, consumo de tóxicos, como tabaco o etanol, y la utilización de fármacos osteopenizantes de manera crónica, como glucocorticoides o inhibidores de la aromatasa en la mujer con cáncer de mama y la terapia antiandrogénica en el hombre con cáncer de próstata.

Antes de que se produzcan las fracturas, el diagnóstico de la osteoporosis se basa en la densitometría. Como el descenso en la DMO no es el único factor determinante de la fragilidad, se deben añadir los demás factores de riesgo que de forma conjunta van a dar un perfil de riesgo en cada paciente. De la gravedad del riesgo de fractura va a depender tanto la indicación de tratamiento farmacológico como sus características, como se expone más adelante. En la **tabla 51-2** se indican las formas aceptadas que permiten el diagnóstico de la osteoporosis.

Densitometría ósea

La medida de la DMO mediante absorciometría de rayos X de doble energía (*dual-energy X-ray absorptiometry*, DXA) es la tecnología que se recomienda en el momento actual. Se puede utilizar para el diagnóstico de la osteoporosis, para estimar el riesgo de fractura y en el control de los cambios durante el seguimiento clínico. En cuanto al diagnóstico, la DXA proporciona unos valores clasificables como osteoporosis, osteopenia (baja masa ósea) o normal, según los criterios establecidos por la Organización Mundial de la Salud y adaptados para su utilización en la práctica clínica por la Sociedad Internacional de Densitometría Clínica (ISCD). Una puntuación T de –2,5 DE o menor es consistente con el diagnóstico de osteoporosis. Los resultados obtenidos son muy dependientes de la calidad de la medida, sobre todo en los controles longitudinales. Cuando las medidas y su interpretación son correctas, los clínicos disponen de una excelente herramienta para el diagnóstico y el seguimiento de la osteoporosis.

En mujeres y hombres de edades menores de 30 años, no se puede utilizar la puntuación T, sino la Z (que mide la DE respecto a la media normal para la edad del sujeto sometido al estudio). No obstante, en estos pacientes el riesgo de fractura asociado a la disminución de la DMO no es equivalente al que presenta el grupo anterior. De esta forma, la puntuación Z (por debajo de –2,5 DE) se utiliza para definir al paciente con «baja masa ósea», mientras que el diagnóstico de osteoporosis se limitará a los pacientes con esta DMO que, además, hayan sufrido una fractura por fragilidad.

> **!** Una puntuación T de –2,5 DE o menor (es decir, una DMO de, al menos, 2,5 DE menor que la DMO media de la población de referencia de adultos jóvenes) es consistente con el diagnóstico de osteoporosis.

La DXA utiliza radiación ionizante con haces de fotones de dos niveles diferentes de energía, lo que produce una imagen bidimensional del hueso y tejidos blandos. La atenuación diferencial de los haces fotónicos que atraviesan los diferentes tejidos aporta una medida cuantitativa de la densidad de área, en g/cm^2.

Los sistemas de DXA central han ido imponiéndose en la práctica clínica a los periféricos y se han constituido en la tecnología estándar actual para medir la DMO por su elevada correlación con la resistencia ósea y el riesgo de fractura, lo que ha permitido que la Organización Mundial de la Salud los recomiende tanto para el manejo del paciente individual como en los estudios epidemiológicos y de registro de fármacos. Además, su precisión es alta y la dosis de radiación baja, lo que facilita su utilización en el seguimiento longitudinal de los pacientes.

La utilidad clínica de la medida de la DMO es muy dependiente de la calidad técnica de la medida, por lo que hay que

Tabla 51-2. Diagnóstico de la osteoporosis

Método diagnóstico	Criterio
Densitometría ósea	Puntuación T ≤ –2,5 DE en CL, CT o CF
Fractura	Fractura de cadera oligotraumática independiente de la DMO; fractura vertebral, húmero proximal, pelvis o antebrazo distal, oligotraumáticas, con una puntuación T entre –1,0 y –2,5 DE
Riesgo de fractura	FRAX, con un riesgo absoluto de fractura osteoporótica ≥ 20 % o de fractura de cadera ≥ 3 %

CF: cuello femoral; CL: columna lumbar; CT: cadera total; DE: desviaciones estándar; DMO: densidad mineral ósea; FRAX: herramienta de evaluación del riesgo de fractura (*Fracture Risk Assessment Tool*).

evitar errores técnicos y seguir las recomendaciones proporcionadas por los organismos. El desarrollo tecnológico ha permitido ampliar sus aplicaciones clínicas: valoración de fracturas vertebrales (*Vertebral Fracture Assessment*, VFA), estudios estructurales o geométricos de cadera y análisis de la estructura trabecular de las vértebras (*Trabecular Bone Score*, TBS).

La tomografía computarizada cuantitativa es una alternativa a la DXA utilizada en el ámbito experimental y con escasa implantación en la práctica clínica. Sirve para visualizar una verdadera densidad volumétrica y la microestructura ósea. La dosis de radiación es más elevada que la de la DXA, aunque los dispositivos periféricos (tibia y antebrazo) provocan menor exposición.

La ultrasonografía cuantitativa es una alternativa que captura la DMO y también informa de algunas características estructurales. Su lugar de medida más extendido y el único validado es el tobillo, donde predice el riesgo de fractura en mujeres posmenopáusicas y hombres mayores, de forma independiente a la DMO axial. No obstante, su implantación en la práctica asistencial es muy baja y su uso actual es casi residual.

El TBS es una herramienta que complementa a la DMO al analizar la textura trabecular en las imágenes vertebrales obtenidas por la DXA, lo que proporciona información sobre la microestructura ósea. Un TBS bajo incrementa el riesgo de fractura de forma independiente a la DMO y a los factores de riesgo clínicos. Se puede utilizar añadiendo un programa informático específico en el densitómetro y su resultado se ha incorporado a la herramienta de evaluación del riesgo de fractura (*Fracture Risk Assessment Tool* [FRAX]), donde mejora ligeramente la estimación del riesgo de fractura.

> **!** El TBS es una herramienta que complementa a la DMO, que analiza la textura trabecular en las imágenes vertebrales obtenidas por la DXA, lo que proporciona información adicional sobre la microestructura ósea.

Uno de los problemas clínicos más relevantes en la valoración del paciente con osteoporosis es que un elevado porcentaje de fracturas vertebrales son asintomáticas y únicamente detectables mediante radiografías. No existe acuerdo acerca de si debe solicitarse una radiografía dorsal y lumbar a los pacientes con osteoporosis en la valoración inicial y durante el seguimiento. Las fracturas vertebrales, sobre todo si son moderadas, graves o múltiples, son un indiscutible y relevante factor de riesgo que puede cambiar la actitud terapéutica. Por tanto, disponer de una herramienta incorporada y que se emplee de forma simultánea a la medida de la DMO, como la VFA incorporada a los densitómetros, resulta de gran ayuda predictiva.

Marcadores bioquímicos del remodelado óseo

En el estudio inicial del paciente con osteoporosis están indicados los análisis generales que permitan descartar causas secundarias de fragilidad ósea y comorbilidades, así como evaluar el estado basal del paciente. Además, desde hace varias décadas, se vienen estudiando marcadores de remodelado (MRO) bioquímicos que informan de su estado y ayudan a mejorar la efectividad de las decisiones terapéuticas y su control longitudinal. Básicamente, los MRO tienen dos posibles procedencias: productos de degradación del colágeno maduro de tipo 1 que se vierten a la circulación durante la resorción osteoclástica y propéptidos precursores del colágeno, sintetizados por los osteoblastos.

También cabe detectar proteínas propias de los osteoclastos y osteoblastos, cuya elevación indica que estas células están activadas. Con base en ello, es posible clasificar a los MRO como catabólicos o marcadores de resorción, entre los que se incluyen, por un lado, los telopéptidos N y C terminales y enzimas, como la fosfatasa ácida resistente al tartrato 5b y, por otro, los marcadores anabólicos o de formación, como los procolágenos N y C terminales y proteínas, como la fosfatasa alcalina ósea y la osteocalcina.

El marcador de formación cuyo uso se recomienda en la práctica clínica es el propéptido N-terminal del procolágeno 1 (P1NP). Circula en su forma trimérica (P1NP «intacto») y en formas monoméricas de bajo peso molecular. Aunque la molécula intacta se degrada en el hígado, los monómeros lo hacen en el riñón y su nivel aumenta en la enfermedad renal crónica (ERC) grave. Tiene escaso ritmo circadiano, lo que permite realizar la extracción a cualquier hora del día. La osteocalcina es la proteína no colágena más abundante en la matriz ósea, aunque su función es parcialmente desconocida. Es más abundante en el hueso cortical que en el trabecular, presenta un fuerte ritmo circadiano, es muy lábil y sus niveles están afectados por la función renal, lo que, sumado a su amplia variabilidad y a que una pequeña fracción se incorpora a la matriz ósea y es liberada en la resorción, dificultan su utilización en la práctica clínica. No obstante, la osteocalcina tiene interés en la investigación por su papel en el metabolismo de la glucosa, fertilidad masculina y sistema nervioso central. Por último, la fosfatasa alcalina ósea, una enzima de la superficie del osteoblasto, es osteoespecífica aunque, en pacientes con colostasis, las técnicas habituales de determinación no discriminan bien sus valores con los de la isoenzima hepática. Tiene escaso ritmo circadiano y no sufre aclaramiento renal, por lo que puede ser utilizada en pacientes con ERC.

El marcador de resorción más utilizado es el CTX (telopéptido carboxiterminal del colágeno 1, β-*crossLaps*, β-CTX). Se trata de un octapéptido terminal del colágeno maduro, que se libera durante la resorción. Se determina en suero, tiene un ritmo circadiano relevante y dependencia de la dieta, por lo que la extracción se hará en ayunas y en la primera hora de la mañana. Otra desventaja es que se retiene en la ERC avanzada. Un marcador prometedor, aunque poco utilizado en la clínica todavía, es la fosfatasa ácida resistente al tartrato 5b, una de los dos formas circulantes de la fosfatasa ácida resistente al tartrato, bastante específica de los osteoclastos (la fracción 5a procede del tejido prostático). No sufre aclaramiento renal y sus concentraciones séricas reflejan el número de osteoclastos más que su actividad.

 Los marcadores del remodelado óseo recomendados para el control de la respuesta terapéutica en la osteoporosis son el P1NP (propéptido N-terminal del procolágeno 1) y el CTX (telopéptido carboxiterminal del colágeno 1), ambos en suero o plasma.

Los MRO se utilizan ampliamente en el control de la respuesta terapéutica, sobre todo en el tratamiento con bisfosfonatos y teriparatida, no habiendo demostrado, hasta el momento, suficiente poder discriminativo a nivel individual para el diagnóstico de la osteoporosis, en la valoración del riesgo de fractura ni en la elección de un determinado fármaco en función de sus resultados. Si se tiene experiencia en su manejo, también pueden ser útiles, tras la suspensión temporal de los bisfosfonatos («vacaciones terapéuticas»), en el control del «efecto rebote» tras la suspensión de denosumab y en la valoración de la osteoporosis en la ERC (los MRO no dependientes del filtrado glomerular). Desde el punto de vista experimental, se está evaluando la posible utilidad de nuevos marcadores, entre los que cabe destacar la K-periostina, que podría permitir diferenciar hueso cortical y trabecular, el GDF15 (*growth differentiation factor 15*), que predice el riesgo de fractura de manera independiente de la DMO y está relacionado con la senescencia celular y los micro-ARN.

ESTIMACIÓN DEL RIESGO DE FRACTURA

La medida de la DMO es una herramienta fundamental para estimar el riesgo de fractura de un paciente y decidir acerca de la indicación de tratamiento e, incluso, sobre el tipo de fármaco. Por cada DE de descenso de la DMO en cadera, medida por DXA, se produce un incremento aproximado de 2,6 veces en el riesgo de una fractura de cadera y un incremento de 1,6 veces en el riesgo de cualquier fractura.

Sin embargo, los estudios epidemiológicos han mostrado que, a pesar de su alta especificidad para detectar el riesgo de fractura futura, la DXA tiene una baja sensibilidad y alrededor de la mitad de las fracturas por fragilidad se producen en pacientes que no presentan osteoporosis densitométrica. Este relevante hecho ha puesto de manifiesto la necesidad de utilizar factores de riesgo adicionales para cuantificar de manera más exacta el riesgo de fractura, lo que va a permitir una mayor eficiencia en la indicación de tratamiento farmacológico. Algunos de estos factores son dependientes de la DMO y podrían ser utilizados en lugar de la DXA en sitios con restricciones. Otros factores son independientes de DMO y pueden aportar información complementaria.

La utilización de factores de riesgo clínico se vio potenciada por el desarrollo de algoritmos informatizados que facilitan su aplicación en el paciente individual. Hay disponibles varias herramientas de predicción que son útiles en la práctica clínica, como Garvan, QFracture o FRAX. Todas tienen sus limitaciones, pero todas aportan más que el uso de un solo factor de riesgo, como la DMO.

> **!** La herramienta más desarrollada y utilizada en todo el mundo es el FRAX. Evalúa la probabilidad absoluta de fractura a 10 años en mujeres y hombres no tratados con edades entre los 40 y los 90 años.

Utiliza una serie de factores de riesgo clínicos a los que se puede añadir el resultado de la DMO para mejorar su eficacia estimativa. Los factores que analiza son: edad, género, fractura previa, consumo actual de tabaco y alcohol, historia parental de fractura de cadera, artritis reumatoide, tratamiento con glucocorticoides y osteoporosis secundaria (factor que solo cambia el resultado si no se incluye la DMO). No permite la graduación en las cuestiones cuantitativas (dosis y tiempo de corticoides, número y localización de las fracturas previas, etc.) lo que constituye una desventaja y un motivo de revisión para los autores del algoritmo. La calculadora FRAX, proporcionada por la Universidad de Sheffield, está disponible en línea de forma gratuita, con datos adaptados a la mayoría de las regiones geográficas del mundo.

La clasificación de cada paciente en función de su riesgo de fractura es necesaria para decidir si está indicado iniciar el tratamiento farmacológico de la osteoporosis y, si la respuesta es afirmativa, valorar el fármaco adecuado, teniendo en cuenta que los anabólicos deben considerarse solo en pacientes con riesgo alto y muy alto, mientras que en pacientes con riesgo moderado, serán los antirresortivos el tratamiento de elección. En la **tabla 51-3** se indica la escala de riesgo más utilizada en el momento actual.

PREVENCIÓN Y TRATAMIENTO NO FARMACOLÓGICO

Como en la mayoría de las enfermedades crónicas, el tratamiento farmacológico de la osteoporosis debe ser complementado con una serie de medidas no farmacológicas, que son imprescindibles para obtener el resultado positivo que han demostrado los diferentes fármacos en los ensayos clínicos controlados. A continuación se exponen de manera resumida aquellas medidas que han demostrado utilidad en los estudios realizados, tanto en la prevención como en el tratamiento de la osteoporosis establecida.

Ejercicio

El control de los factores de riesgo modificables puede disminuir la progresión de la pérdida ósea y del riesgo de fractura. La inmovilización incrementa el riesgo de osteoporosis y fracturas, mientras que el ejercicio provoca el efecto contrario. Una revisión Cochrane demostró que el ejercicio mejora ligeramente la DMO y reduce la pérdida ósea.

No se ha demostrado que ejercicios de mayor intensidad, como la carrera, tengan un efecto superior al obtenido por ejercicios más modestos, como caminar. No obstante, los ejercicios aeróbicos y el entrenamiento de resistencia son beneficiosos en las personas mayores por su capacidad de estimular la síntesis proteica muscular y de mantenimiento de la masa muscular y resistencia.

Algunas organizaciones, como la American Heart Association (AHA), recomiendan hacer 30-60 minutos de ejercicio aeróbico diario a las personas mayores y ejercicios de potenciación de grupos musculares, durante 10-15 minutos por sesión, con ocho repeticiones en cada grupo muscular. Estas recomendaciones generales pueden ser útiles también para prevenir fracturas por fragilidad.

En conclusión, hay que informar a los pacientes de que la actividad física desempeña un papel importante en el mantenimiento de la salud general y de la musculoesquelética en particular, que es un elemento fundamental en la prevención de la osteoporosis, tanto por su efecto osteogénico como por la mejora de la función y coordinación muscular, que va a reducir la incidencia de caídas. En función de las características individuales, se prescribirán diferentes tipos de ejercicios, que sean identificados como factibles y sostenibles para cada persona (senderismo, carrera lenta, baile, etc.). Hay que definir el objetivo del ejercicio y su cumplimiento mejora si se discuten estos aspectos con el paciente.

Tabla 51-3. Valoración individual del riesgo de fractura osteoporótica

Riesgo muy alto	Riesgo alto	Riesgo moderado-bajo
Si se cumple al menos uno de los siguientes criterios:	Si se cumple alguno de los siguientes criterios:	Si se cumplen todos los criterios:
• Fractura reciente • Fracturas múltiples • Fractura mientras está en tratamiento osteoporótico • Fractura mientras está tomando medicamentos que aumentan la fragilidad ósea • Puntuación T muy baja • Probabilidad de fracturas > 30 % de fractura mayor, > 4,5 % de cadera	Edad: posmenopáusica + Fractura previa o Puntuación T ≤ −2,5 o FRAX® ≥ 10 % con DMO FRAX® ≥ 7,5 % sin DMO	Edad: posmenopáusica + Sin fractura anterior + Puntuación T > −1,0 + FRAX® < 20 % fractura mayor o < 3 % cadera

DMO: densidad mineral ósea; FRAX: herramienta de evaluación del riesgo de fractura (*Fracture Risk Assessment Tool*).

Medidas generales nutricionales

Como medidas generales se aconsejará reducir la ingesta de cafeína, por su efecto calciúrico, y el alcohol excesivo, así como evitar las dietas con elevado contenido proteico de origen animal y, por supuesto, aunque no quepa incluirlo como factor dietético, se aconsejará la abstención de fumar, explicando que el riesgo de osteoporosis se duplica en mujeres posmenopáusicas fumadoras frente a las no fumadoras.

Una baja ingesta de proteínas es perjudicial para el hueso y el músculo. Se ha observado una relación positiva entre la DMO y la cantidad de proteínas de la dieta. Por tanto, se debe aconsejar una cantidad diaria de entre 1 y 1,2 g/kg de proteínas en pacientes con osteoporosis a la que se asociarán suplementos farmacológicos si hay sospecha de malnutrición.

Calcio y vitamina D

En general, los componentes nutricionales suelen actuar de forma coordinada, un hecho a tener en cuenta al analizar el papel del calcio y la vitamina D en el contexto específico de la fisiología ósea. Los efectos de ambos productos sobre las caídas y el riesgo de fractura continúan siendo motivo de controversia por diferentes motivos, entre los que destacan los problemas metodológicos muy relevantes y presentes en una gran cantidad de estudios publicados.

Muchas revisiones sistemáticas y metaanálisis incluyen estudios realizados en poblaciones diversas, con diferentes pautas posológicas, combinaciones y medidas de desenlace, lo que añade una gran dosis de heterogeneidad y limita el alcance de los resultados. Por otro lado, la absorción del calcio, como nutriente umbral por excelencia, no solo va a depender de la cantidad ingerida en la dieta basal, sino también del tipo de sal que contiene el suplemento farmacológico (carbonato, citrato, pidolato, fosfato, etc.), del estado del aparato digestivo y de la situación de los niveles de vitamina D. Por estas razones, muchas conclusiones obtenidas en la literatura médica son discutibles y deben ser analizadas con rigor.

Teniendo en cuenta estas limitaciones, ha quedado establecido de forma suficiente que el calcio en monoterapia no tiene efecto en la incidencia de caídas ni en el riesgo de fracturas. Sin embargo, añadir vitamina D tiene acciones protectoras en individuos con alto riesgo de deficiencia de esta vitamina, aunque su efecto en la población general no ha sido demostrado. Además, en los ensayos clínicos principales que fueron utilizados para la aprobación de todos los fármacos disponibles en la osteoporosis, los individuos estudiados, tanto en el grupo activo como en el grupo placebo, recibían suplementos, lo que implica que, para alcanzar los efectos positivos obtenidos, habrá que reproducir las condiciones empleadas y prescribir suplementos de calcio y vitamina D asociados al tratamiento de base. Por último, los suplementos farmacológicos también estarían indicados directamente, en pacientes malnutridos, con enfermedades que provoquen malabsorción (incluidos aquellos con *bypass* gastrointestinal) y en la ERC.

En estudios epidemiológicos de base poblacional se ha calculado que el contenido de calcio de una dieta media en los países occidentales se sitúa entre los 500 y los 800 mg al día. Las principales sociedades científicas recomiendan un consumo diario de entre 1.000 y 1.200 mg obtenidos, preferiblemente, de la dieta (**Tabla 51-4**). En el supuesto de que no se alcance, se aconseja la prescripción de suplementos farmacológicos hasta alcanzar esa cantidad.

> **!** En población general se recomienda un consumo diario de calcio en torno a 1.000-1.200 mg obtenidos, preferentemente, de la dieta. En pacientes con osteoporosis que siguen tratamiento farmacológico, se aconseja asociar suplementos farmacológicos de calcio y vitamina D.

No se ha demostrado que la suplementación con vitamina D reduzca el riesgo de fracturas o aumente la DMO. Por consiguiente, no está indicado prescribir suplementación farmacológica en la población general. En pacientes con osteoporosis, las indicaciones son idénticas a las comentadas para el calcio. La dosis necesaria es variable y no hay acuerdo absoluto acerca de los niveles séricos óptimos de calcidiol. Hay que tener en cuenta que varían de forma significativa entre los meses cálidos y los fríos, así como, en pacientes que toman ya suplementos (incluidos los de parafarmacia), el tiempo transcurrido entre la dosis y la extracción de la muestra.

En general, se considera que valores por encima de 20 ng/mL son suficientes, aunque algunas guías indican que son preferibles los valores por encima de 30 ng/mL. En pacientes con osteoporosis y sospecha de coexistencia de un déficit de vitamina D (ancianos, enfermos crónicos, etc.), se prescribirán suplementos con dosis y frecuencia adaptadas a la cifra de calcidiol obtenida.

El calcio está indicado para la prevención y tratamiento de los estados carenciales: hipocalcemia de cualquier origen, hipoparatiroidismo, ERC, raquitismo, osteomalacia, malabsorción e ingesta inadecuada. En este sentido, se aconseja una dieta que proporcione una cantidad diaria de 1.000-1.200 mg.

Los lácteos aportan el 80 % de la cantidad media de calcio. Un cálculo muy sencillo y útil en las consultas en las que no se pueda realizar una encuesta dietética más compleja es el de la regla de los 300. Un vaso de leche contiene, de media, 300 mg, un yogur unos 150 mg y una ración normal de queso unos 150 mg. Además, el contenido aproximado de

Tabla 51-4. Contenido de calcio de algunos alimentos comunes

Alimento, cantidad	Calcio (mg)
Leche (descremada, 1 %, 2 % o entera), 1 taza	300
Yogur (100-150 g)	150
Queso, 30 g (depende del tipo)	125-200
Espinacas (cocidas), ½ taza	120
Brócoli (cocido), ½ taza	50
Col rizada (cocida), ½ taza	90
Zumo de naranja fortificado ½ taza	250
Macarrones con queso, 1 taza	200

una dieta corriente, descontando los lácteos, es de 300 mg. A esto habrá que añadir los posibles yogures suplementados (con 400 mg de calcio) y las leches suplementadas, que contienen 160 mg por cada 100 mL (este tipo de leches también suelen contener vitamina D, un promedio de 2 µg/100 mL, lo que deberá tenerse en cuenta en los cálculos, antes de prescribir fármacos). Una vez hecho el cálculo, cabrá decidir si prescribir suplementos farmacológicos o simplemente modificar la dieta. En pacientes con osteoporosis, en tratamiento con fármacos antirresortivos, está indicado prescribir suplementos de calcio y vitamina D en la mayoría de los casos, pero regulando el contenido no farmacológico tras la miniencuesta dietética (v. **Tabla 51-4**).

Además de lo comentado, la vitamina D está indicada en los estados carenciales, como el raquitismo y la osteomalacia, o con malabsorción intestinal. En pacientes con ERC, están indicados los preparados activos como el calcitriol y paracalcitol, cuyo manejo es complejo y su prescripción está limitada a especialistas con experiencia en estos procesos.

En cuanto a los efectos adversos y las precauciones que deberán tenerse en cuenta al hacer la prescripción, hay que recordar que las sales de calcio pueden producir estreñimiento en pacientes predispuestos. Es muy rara la hipercalcemia o hipercalciuria, excepto si existen otros factores asociados que contribuyan a su producción. En pacientes con litiasis por oxalato, disminuyen la absorción de este y, por tanto, el riesgo de complicaciones. No obstante, en todos los pacientes con litiasis se deberá hacer un estudio para descartar hipercalciuria antes de prescribir los suplementos.

En cuanto al riesgo cardiovascular, existe controversia, si bien hasta el momento las recomendaciones no se han modificado en este sentido. En pacientes que toman diuréticos existe un mayor riesgo de hipercalcemia, por lo que es recomendable el control de la calcemia de forma periódica.

TRATAMIENTO FARMACOLÓGICO

El tratamiento farmacológico de la osteoporosis posmenopáusica es el complemento de las medidas de prevención primaria y suplementos de calcio y vitamina D, analizadas en los apartados anteriores, asociadas a los fármacos disponibles que se revisan a continuación. Su objetivo primario es la reducción del riesgo de fracturas por fragilidad.

Estrógenos

Los estrógenos en monoterapia o asociados a progestágenos, en mujeres con útero, fueron muy utilizados en prevención primaria de la osteoporosis. Según el estudio *Women's health initiative* (WHI), cuyos resultados fueron publicados hace más de 20 años, el tratamiento con estas hormonas durante 5 años reducía el riesgo de fracturas vertebrales y de cadera de forma significativa frente a placebo.

Sin embargo, se objetivaron incrementos del riesgo de episodios cardiovasculares y cáncer de mama, que motivaron la suspensión prematura del ensayo. Estos resultados fueron recibidos como una catástrofe en el mundo asistencial y provocaron un cambio de paradigma en la atención a la mujer posmenopáusica. Sin entrar al análisis detallado del estudio, en años posteriores

se comenzaron a clarificar las limitaciones en su diseño y las dificultades para extrapolar sus resultados a toda la población posmenopáusica, en general, y a las pacientes con osteoporosis y riesgo de fractura elevado, en particular. El resultado de estos análisis condujo a las principales sociedades científicas especializadas a emitir sus recomendaciones, de las que se hace a continuación una síntesis que dibuja la situación actual.

En general, la terapia hormonal se reserva para mujeres posmenopáusicas con síntomas vasomotores de intensidad moderada-grave, con el concepto de «la dosis más baja durante el período más corto», a pesar de los beneficios demostrados en prevención de osteoporosis, mejoría de la función sexual en mujeres con atrofia vaginal, reducción de episodios cardiovasculares y beneficios globales sobre la calidad de vida. No obstante y dadas las limitaciones del WHI y los resultados de múltiples estudios posteriores, se debería considerar un nuevo cambio de paradigma y valorar la utilización de estrógenos de forma individualizada, tanto en lo que respecta a la dosis y vía de administración como a la duración e indicaciones del tratamiento.

Moduladores selectivos del receptor estrogénico

Respecto a los moduladores selectivos del receptor estrogénico (SERM), se enumeran los siguientes a continuación.

Raloxifeno

El raloxifeno reduce la incidencia de fractura de cadera a los 3 años de tratamiento el 30 % en pacientes con fracturas vertebrales previas y el 50 % en el resto. Sin embargo, no reduce de forma estadísticamente significativa el riesgo de fractura de cadera o fractura no vertebral. Aunque es un fármaco bien tolerado, en general, su mayor problema es el incremento en el riesgo de episodios trombóticos venosos e ictus, lo que limita su empleo a largo plazo en poblaciones con riesgo basal elevado.

Bazedoxifeno

Es un SERM de tercera generación, aprobado fuera en Europa, pero no en los Estados Unidos, para uso en monoterapia en la osteoporosis. En los ensayos clínicos principales mostró efectividad frente a placebo en DMO, marcadores y reducción de nuevas fracturas vertebrales, así como de fracturas no vertebrales en el subgrupo de mayor riesgo basal.

Ha sido bien tolerado en los estudios en fase III, hasta 7 años de seguimiento, con un excelente perfil de seguridad endometrial. No obstante, también incrementa el riesgo tromboembólico venoso, como corresponde al efecto clase de los SERM.

También se presenta en combinación con estrógenos, persiguiendo el objetivo de complementar los efectos favorables de estos con una adecuada protección endometrial, como alternativa libre de progestágenos. La asociación de estrógenos conjugados a dosis bajas (0,45 mg) con bazedoxifeno (20 mg) consigue aliviar los síntomas climatéricos, previene de manera ligera la pérdida ósea y no incrementa el riesgo de cáncer de mama ni el de endometrio. En comparación con placebo, esta asociación incrementa el 3,61 % la DMO en 2 años, aunque no hay ensayos con datos sobre fractura. Es un fármaco que podría tener su lugar en la prevención de osteoporosis en mujeres posmenopáusicas, aunque su uso no está exento de controversia, como lo demuestra que la Food and Drug Administration lo haya aprobado con esta indicación y la Agencia Europea del Medicamento no, mientras que esta última mantiene la aprobación de bazedoxifeno para la osteoporosis y la Food and Drug Administration no.

Calcitonina

La calcitonina de salmón intranasal disminuye la incidencia de fracturas vertebrales en el 30 %, pero no reduce las fracturas no vertebrales.

En otro tiempo fue muy utilizada en el tratamiento de la osteoporosis, pero en 2013 se suspendió su comercialización en forma de espray nasal y su uso quedó restringido a la presentación inyectable, en períodos cortos en pacientes encamados con riesgo de osteoporosis o con fractura vertebral grave y cuando no se puedan utilizar otros fármacos. También está indicada en la enfermedad ósea de Paget (cuando no se pueden utilizar otras alternativas de efectividad muy superior) y en la hipercalcemia neoplásica.

Bisfosfonatos

Los bisfosfonatos son compuestos sintéticos que tienen una gran afinidad por los cristales de fosfato cálcico, lo que permite su concentración selectiva esquelética, donde son potentes antirresortivos (**Fig. 51-1**).

Los primeros usos médicos de este grupo de fármacos se realizaron en la década de 1960, lo que permite tener una gran experiencia en su manejo. Aunque al principio se utilizaron mucho compuestos no aminados, como el etidronato y el clodronato, en la actualidad la presencia de uno o dos grupos nitrogenados en la molécula ha permitido el desarrollo de bifosfonatos con mayor afinidad y potencia, como alendronato, risedronato, ibandronato y zoledronato, aprobados para su uso en la osteoporosis en la mayor parte de los países.

Todos los bisfosfonatos aminados funcionan de forma similar: se incorporan a la matriz ósea, donde permanecen unidos a los cristales de apatita, de la que son liberados durante la resorción osteoclástica. Una vez endocitados por estas células, su diana molecular es la enzima farnesil pirofosfato sintasa, que cataliza un paso clave de la vía del mevalonato, tras cuya inhibición se reduce la prenilación proteica y, como consecuencia, el osteoclasto va a sufrir un serio trastorno en el tráfico vesicular y la formación de su citoesqueleto que, finalmente, ocasiona la interrupción de su actividad resortiva. Los bisfosfonatos no ligados al hueso son eliminados de forma directa por el riñón, sin ser metabolizados. Pueden administrarse por vía intravenosa (zoledronato, principalmente) o por vía oral. En este último caso, la absorción es muy deficiente, pero suficiente para ejercer su acción antirresortiva siempre que se evite la ingesta simultánea de alimentos (deben tomarse en ayunas, con un vaso de agua corriente para facilitar el tránsito esofágico).

El alendronato en dosis de 70 mg semanales y el risedronato en dosis de 35 mg semanales, ambos por vía oral, son los bisfosfonatos más utilizados.

En el estudio principal *Fracture Intervention Trial* (FIT), el alendronato mostró una reducción en torno al 50 % en la incidencia de fracturas vertebrales, antebrazo distal y cadera en mujeres con fracturas vertebrales previas. No hubo reducción estadísticamente significativa en mujeres sin fractura previa, pero sí en pacientes con DMO en cuello femoral en el rango osteoporótico.

En cuanto al risedronato, también se observaron reducciones significativas en la incidencia de fracturas y un gran número de estudios y metaanálisis posteriores mostraron que ambos fármacos reducen el riesgo de fractura en pacientes con riesgo moderado y alto. Existe una formulación de risedronato gastrorresistente que permite su toma tras el desayuno y que ha mostrado efectos antifractura similares a los obtenidos con la presentación convencional, lo que puede mejorar la adherencia y persistencia del tratamiento.

En cuanto al ibandronato a dosis de 2,5 mg/día, también reduce el riesgo de fracturas vertebrales pero no de fracturas no vertebrales, excepto en el grupo de mujeres con una DMO basal por debajo de −3,0 DE, un hallazgo objetivado en un estudio *post hoc*. La dosis más utilizada en la actualidad de ibandronato es de 150 mg/mensuales, tras demostrar en estudios de equivalencia su no inferioridad frente a la dosis de 2,5 mg/día. En ficha técnica, este fármaco está autorizado para la prevención de fracturas vertebrales, mientras que en los anteriores se indica que reducen el riesgo de fracturas vertebrales y de cadera en la osteoporosis.

El zoledronato intravenoso es el bisfosfonato más potente disponible en la práctica clínica. En infusiones anuales, reduce la incidencia de fracturas vertebrales en el 70 % y de fractura de cadera en el 40 %. Se han realizado estudios de seguimiento a largo plazo y se ha llegado a la conclusión, admitida por la mayoría de los expertos, de que la prolongación del tratamiento más allá de 3 años solamente proporciona beneficios marginales. Se han investigado regímenes posológicos diferentes, como una infusión anual única de 5 mg, con buenos resultados. Por otro lado, otros estudios han evidenciado dudas acerca de su uso en mujeres ancianas frágiles con osteoporosis, al observar un incremento en fracturas, caídas y mortalidad asociado al tratamiento activo frente a placebo.

La duración del tratamiento con bisfosfonatos se ha establecido en 5 años para los preparados orales y en 3 años para el zoledronato intravenoso. Al suspender el tratamiento, los MRO vuelven a los valores basales, aunque, a diferencia de los demás antirresortivos, de forma gradual, lo que puede considerarse una ventaja terapéutica.

En general, los bisfosfonatos tienen un aceptable perfil de seguridad, con casos ocasionales de intolerancia digestiva que pueden precisar el cambio de tratamiento. Los bisfosfonatos intravenosos causan una reacción de fase aguda, generalmente leve, transitoria y que tiende a desaparecer en las siguientes infusiones. El riesgo de osteonecrosis maxilar en pacientes con osteoporosis es bajo: oscila entre 1 y 69 casos por 100.000 pacientes-año, en poblaciones occidentales. En contraste, en poblaciones asiáticas y por razones desconocidas, la incidencia es mayor (0,85-283 por 100.000 pacientes-año).

En pacientes oncológicos, que utilizan sobre todo zoledronato con intervalos más cortos, la incidencia es más ele-

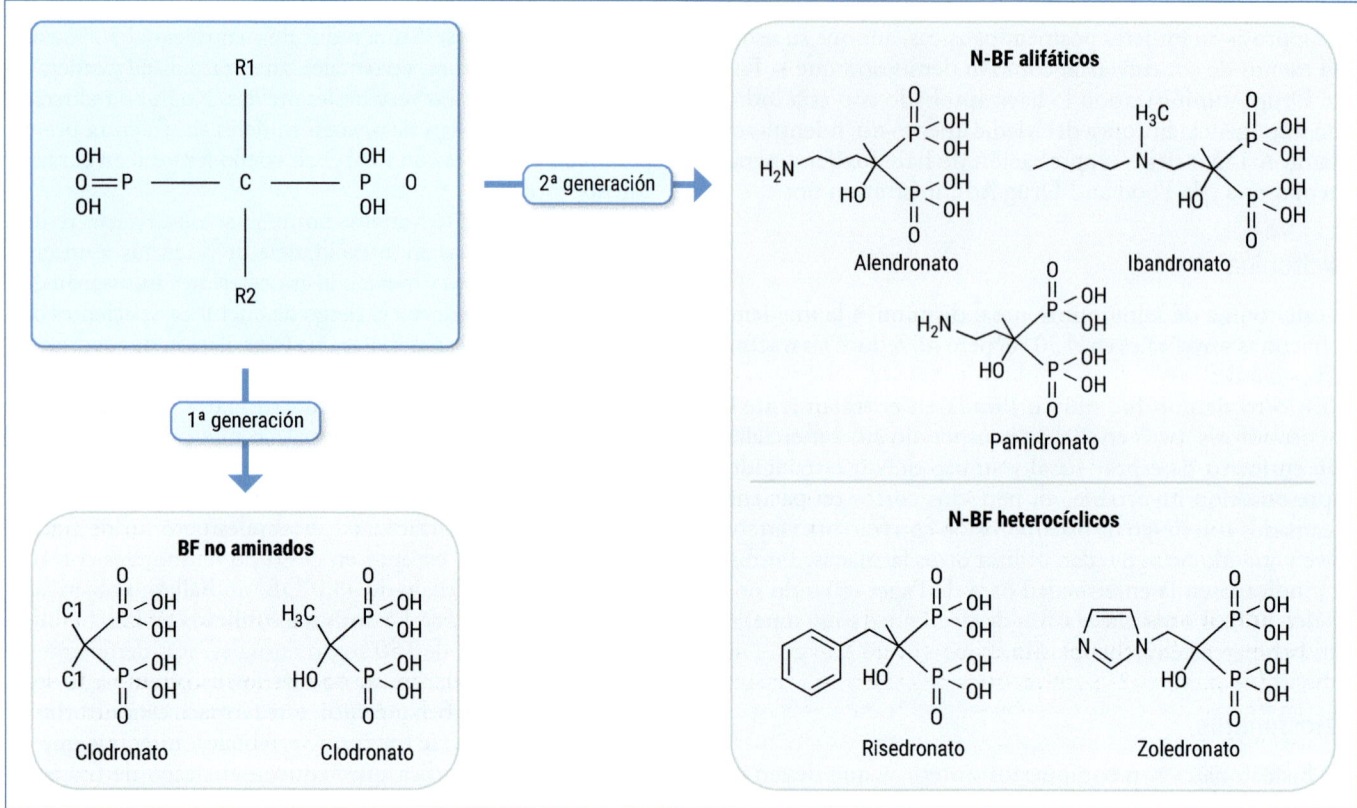

Figura 51-1 Estructura y clasificación química de los bisfosfonatos.
BF: bisfosfonatos.

vada. De manera similar, las fracturas femorales atípicas son muy raras. El riesgo de estas dos complicaciones aumenta con la duración del tratamiento. Esto, sumado a los datos de efectividad limitada a largo plazo, han sido los factores principales que han conducido a los protocolos de suspensiones temporales de los bisfosfonatos («vacaciones terapéuticas»), tras 3 y 5 años, respecto a zoledronato y los BF orales, respectivamente.

Tanto durante el tratamiento como tras la suspensión se debe evaluar periódicamente la evolución del riesgo de fractura, mediante escalas de riesgo, DMO y marcadores del remodelado. Es preciso tener en cuenta que el riesgo de nuevas fracturas clínicas aumenta el 20-40 % tras la suspensión, lo que implica insistir en que el seguimiento debe quedar establecido y aceptado por el paciente.

> **!** La duración del tratamiento con bisfosfonatos se ha establecido en 5 años para los preparados orales y en 3 años para el zoledronato. Después de este período se hará una evaluación del riesgo de fractura que incluya densitometría y marcadores del remodelado óseo, para considerar la suspensión temporal del tratamiento.

Denosumab

El RANK es la citocina principal que regula la actividad de los osteoclastos. El denosumab (DNS) es un anticuerpo monoclonal que bloquea específicamente al RANKL, con afinidad muy alta, inhibiendo su unión al receptor RANK de la membrana osteoclástica. Su eficacia antifractura, en dosis semestrales de 60 mg administradas por vía subcutánea, es elevada, con una reducción de la incidencia de fracturas vertebrales clínicas del 69 % a los 3 años desde el inicio del tratamiento. También reduce de forma significativa las fracturas no vertebrales (20 %) y las de cadera (40 %).

En el estudio principal de extensión, con un seguimiento de 10 años, la incidencia de fracturas permanecía baja en el grupo tratado desde el inicio con DNS y se reducía de forma significativa en el grupo placebo, durante los 3 años previos, cuyos pacientes pasaban a ser tratados con el fármaco activo durante los 7 años siguientes.

La incidencia de efectos adversos tiende a disminuir con el tiempo de tratamiento. Se produjo una fractura femoral atípica en cada grupo, mientras que hubo siete casos de osteonecrosis de los maxilares en el grupo de DNS a 10 años y seis casos en el grupo placebo cruzado a DNS. En estudios de síntesis posteriores, el riesgo de efectos adversos fue ligeramente superior a placebo. La suspensión de DNS se asocia con un incremento muy rápido del remodelado, cuyo mecanismo de acción se asocia, principal pero no exclusivamente, con el reciclado de osteoclastos. Los MRO aumentan de forma rápida y vuelven a los valores basales a los 18 meses, de forma paulatina, una evolución similar a la que presenta la pérdida de DMO. Este fenómeno de rebote se asocia con un incremento en la incidencia de fracturas vertebrales múltiples, sobre todo en aquellos que presentaban fracturas vertebrales previas y en los expuestos a mayor duración del tratamiento. No se objetivó incremento de las fracturas no vertebrales tras la suspensión.

Para evitar este desenlace, se recomienda asociar bisfosfonatos, orales o inyectables, tras la suspensión de DNS, con dosis y modalidad de tratamiento adaptadas al riesgo de fractura y duración de la exposición.

Teriparatida

Aunque la producción autónoma y continua de la hormona paratiroidea (PTH), como se produce en el hiperparatiroidismo primario, provoca pérdida de masa ósea y fragilidad esquelética, su administración intermitente incrementa la actividad osteoblástica, la DMO y la resistencia esquelética. Hay disponibles varios péptidos de la familia de la PTH, como la hormona intacta (1-84), el fragmento N-terminal 1-34 (teriparatida) y un análogo del PTHrp (abaloparatida). De ellos, en Europa, la única autorizada actualmente para su uso en la osteoporosis es la teriparatida.

Este fármaco ha mostrado, en los ensayos clínicos principales, importantes reducciones en el riesgo de fracturas vertebrales y no vertebrales. Sin embargo, no hay evidencia indiscutible de su efecto en fracturas de cadera, por razones no aclaradas, entre las que se incluyen problemas de diseño de los ensayos clínicos, sin descartar un efecto negativo, al menos en las primeras fases del tratamiento, sobre el hueso cortical. De esta forma, la indicación principal actual de teriparatida es en pacientes con osteoporosis y alto riesgo de fracturas vertebrales, entre los que se incluyen quienes ya han presentado fracturas vertebrales previas.

La dosis habitual es de 20 µg al día por vía subcutánea, durante un período de 24 meses. Los efectos beneficiosos van desapareciendo paulatinamente, tras la suspensión, lo que hace necesario un tratamiento alternativo al finalizar el tratamiento. En general, es un fármaco seguro y bien tolerado. Algunos pacientes presentan náuseas o cefalea de intensidad leve. También se observan ligeras elevaciones de la calcemia, que se producen entre las 4 y las 6 horas tras la inyección y se normalizan antes de las 24 horas, sin que sea necesaria la monitorización sistemática de este catión sérico. Aunque se producen ligeros aumentos de la calciuria, detectados en los ensayos clínicos, la incidencia de litiasis o hipercalciuria no es diferente a la presentada por los pacientes del grupo placebo. No obstante, la teriparatida deberá utilizarse con precaución en pacientes con urolitiasis activa o reciente.

Las contraindicaciones del tratamiento se reducen a los pacientes con cáncer o radioterapia previa y a condiciones con hipercalcemia o enfermedades con alto remodelado, como la enfermedad ósea de Paget, hiperparatiroidismo o elevación no aclarada de la fosfatasa alcalina ósea. En pacientes con ERC avanzada, su uso se debe limitar a profesionales con experiencia en el manejo de estos pacientes.

Romosozumab

Es un anticuerpo monoclonal humanizado de inmunoglobulina G2 que se une e inhibe la esclerostina. Esta proteína es secretada principalmente por los osteocitos, sobre todo en situaciones de ausencia de demanda mecánica del hueso, y actúa bloqueando el LRP5, un correceptor de los ligandos anabólicos Wnt, expresado en los osteoblastos. Es un fármaco sobre todo osteoformador, aunque también tiene una acción antirresortiva más moderada, motivo por el que se considera como de acción dual. En los ensayos clínicos principales mostró una importante acción positiva sobre la masa ósea (13,3 % en columna lumbar y 6,9 % en cadera total) y una reducción del riesgo relativo de nuevas fracturas vertebrales del 73 %, frente a placebo y, a los 24 meses, tras un año de transición a DNS, la reducción se mantenía en cifras similares (75 %). También se objetivó una reducción del riesgo relativo de fracturas clínicas (un desenlace compuesto de fracturas vertebrales sintomáticas y fracturas no vertebrales) del 37 % frente a placebo.

Se administra en dosis de 210 mg cada mes, mediante dos inyecciones subcutáneas que contienen 105 mg cada una. La duración autorizada es de 12 meses; debe planificarse la secuencia terapéutica que, habitualmente, será un bisfosfonato o DNS para consolidar e incluso aumentar el relevante efecto de romosozumab sobre la DMO y el riesgo de fractura.

Los MRO muestran ese patrón dual, con aumentos del P1NP sérico que alcanzan el pico al mes del inicio del romosozumab y, a continuación, comienzan a descender para llegar a los valores basales en los meses siguientes. El CTX sérico disminuye y permanece ligeramente por debajo de los valores basales durante los 12 meses de tratamiento. Este patrón de cambio refleja el mecanismo de acción dual del romosozumab y es muy diferente al que presentan los análogos de la PTH, con un incremento simultáneo de ambos marcadores, mientras que con los antirresortivos puros disminuyen. Otra conclusión del patrón de marcadores es que el efecto osteoanabólico de romosozumab disminuye con el tiempo, mientras el efecto antirresortivo persiste, lo que podría indicar que la duración de 12 meses del tratamiento es la adecuada a su mecanismo de acción, con la necesidad absoluta de realizar la transición a otro fármaco tras este período.

Romosozumab es un fármaco bien tolerado, con efectos adversos leves. En los estudios principales se produjeron tres casos de osteonecrosis maxilar y tres casos de fractura femoral atípica, una incidencia muy baja que se relaciona con la acción antirresortiva de este fármaco y que implica tomar precauciones similares a las de los antirresortivos puros. Un aspecto relevante es la seguridad cardiovascular debido a que, en los ensayos más pequeños, se objetivó un incremento del riesgo de episodios serios. Sin embargo, en el ensayo más numeroso (FRAME), en el que se incluyeron más de 7.000 pacientes y el comparador fue placebo, no se observaron diferencias entre ambos grupos. Estos datos motivaron una gran controversia, aún no resuelta, acerca de si el romosozumab incrementa el riesgo cardiovascular o bien, el comparador en el estudio ARCH, el alendronato lo disminuye.

En el momento actual y a la espera de estudios que den respuesta a la controversia, la ficha técnica contraindica el uso de romosozumab en pacientes con antecedentes de infarto de miocardio o accidente cerebrovascular.

MANEJO PRÁCTICO DE LA OSTEOPOROSIS

El manejo del riesgo de fractura es a largo plazo, incluso a lo largo de la vida restante tras el diagnóstico, por lo que habrá que implementar un plan terapéutico y de seguimiento, comunicárselo al paciente y conseguir su aceptación.

Es imprescindible disponer de herramientas de evaluación del riesgo de fractura, evitar el sobretratamiento en pacientes con riesgo bajo o moderado y destinar el esfuerzo terapéutico a pacientes con riesgo alto o muy alto, en los que hay que seleccionar el fármaco adecuado, su duración, posibles candidatos al tratamiento secuencial y los controles necesarios durante el seguimiento.

De manera similar a otras patologías, como la artritis reumatoide o la diabetes *mellitus*, el concepto de tratamiento dirigido a un objetivo (*treat to target*) es el procedimiento más adecuado en la osteoporosis. Para su desarrollo hay que elegir el objetivo y un método para medirlo, seleccionar el mejor tratamiento para lograrlo y monitorizar su consecución, teniendo en cuenta también las alternativas en el supuesto de no alcanzarlo. Entre los objetivos disponibles, el más relevante es, obviamente, evitar la fractura por fragilidad, aunque no es útil en la práctica clínica. Existen dispositivos técnicos para valorar la resistencia mecánica del hueso y otros componentes englobados en el concepto de «calidad ósea», pero no están disponibles fuera del restringido campo de la investigación, y sus resultados no han sido suficientemente validados como indicadores de la respuesta farmacológica en términos de riesgo de fractura.

En la práctica clínica actual, la DMO dispone de evidencia científica suficiente para ser considerada como el mejor marcador subrogado disponible del riesgo de fractura, mientras que la respuesta densitométrica a los tratamientos se considera un parámetro adecuado en la estrategia del tratamiento por objetivos. En pacientes tratados con DNS durante 3 años, se ha calculado que el 87 % de la reducción del riesgo de fractura no vertebral depende de la DMO. Valores inferiores, pero significativos clínicamente, han sido obtenidos con otros fármacos y en otras localizaciones. Un nivel por encima de −2,0 o −1,5 DE se puede considerar un objetivo adecuado en pacientes con osteoporosis posmenopáusica.

Es un hecho demostrado que los cambios en la DMO son lentos, por lo que disponer de sistemas de control intermedios resulta de gran ayuda en los pacientes con osteoporosis en tratamiento farmacológico. Los MRO pueden ser utilizados como sistemas de control intermedio durante el seguimiento, pues sus cambios son rápidos e informan de la respuesta (o de la falta de respuesta) del remodelado a los fármacos. Aunque sus valores tienen relación con el riesgo de fractura individual, no están validados suficientemente para permitir su uso en el diagnóstico de la osteoporosis o en la indicación o elección de un determinado tratamiento. Solo están aprobados para su uso en el seguimiento terapéutico.

En resumen, y de forma práctica, cabe plantearse alcanzar un objetivo densitométrico a largo plazo, entre 2 y 3 años, utilizando además los MRO para controlar el cumplimiento terapéutico y la respuesta a corto y medio plazo.

La capacidad de los diferentes fármacos para alcanzar el objetivo es diferente, como también lo es el riesgo de fractura en el paciente individual. Utilizando ambos parámetros es posible elegir uno u otro fármaco, como tratamiento inicial y, en función de sus características, planificar las secuencias adecuadas durante el seguimiento. En la **tabla 51-5** se muestran los cambios en la DMO con los fármacos principales actualmente disponibles.

La aproximación del tratamiento por objetivos es útil en muchos pacientes y ayuda a explicar las decisiones clínicas en la clínica cotidiana, lo que mejora, sin duda, el cumplimiento terapéutico. Sin embargo, es evidente que hay casos en los que existe un riesgo de fractura superior al asociado exclusivamente al resultado de la DMO, por lo que esta estrategia debe ser combinada con la utilización de factores de riesgo clínicos, que van a establecer un estado de riesgo que también va a informar del fármaco adecuado. Un ejemplo relevante es la presencia de fracturas por fragilidad recientes, que implican un elevado riesgo de nuevas fracturas de forma independiente al resultado de la DMO.

Ya se ha comentado la utilidad de las escalas de riesgo, sobre todo la herramienta FRAX. La mayoría de las sociedades científicas relacionadas con las enfermedades metabólicas óseas han ofrecido actualizaciones recientes de las escalas del riesgo, cuya revisión amplia excede el alcance de este capítulo. De manera resumida y siguiendo las recomendaciones de la Sociedad Española de Reumatología, cabe decir que está indicado iniciar tratamiento farmacológico en pacientes mayores de 50 años con fractura por fragilidad de cadera o vertebral, o bien en otras localizaciones, pero asociada a osteopenia u osteoporosis densitométrica. También está indicado el tratamiento cuando el riesgo absoluto de fractura de cadera a 10 años, evaluado por la herramienta FRAX-España, con DMO, sea igual o superior al 3 %. En pacientes con osteoporosis densitométrica, se deberán evaluar los factores de riesgo clínicos y la gravedad de la pérdida densitométrica antes de prescribir tratamiento farmacológico.

> **!** En pacientes con alto riesgo de fractura se aconseja iniciar el tratamiento farmacológico con osteoformadores seguidos de antirresortivos para conseguir una disminución del riesgo de fractura rápida y efectiva.

El nivel de riesgo de fractura debe ser evaluado, antes de decidir el tipo de tratamiento inicial. Sintetizando las clasifi-

Tabla 51-5. Cambios en la densidad mineral ósea con los fármacos principales

Fármaco	Duración (años)	Cambio en DMO/CT
Alendronato	10	6,7 %
Denosumab	10	9,2 %
Teriparatida 24 meses, seguida por denosumab 24 meses	4	6,6 %
Romosozumab 12 meses, seguido por alendronato 24 meses	3	7,0 %
Romosozumab 12 meses, seguido por denosumab 24 meses	3	9,4 %

CT: cadera total; DMO: densidad mineral ósea.

caciones del riesgo publicadas, con la intención de resumirlas, el riesgo podría clasificarse como se explica en la **tabla 51-3**.

SERVICIOS DE COORDINACIÓN DE FRACTURAS

Un servicio de coordinación de fracturas es un modelo de atención sanitaria cuyo objetivo principal es la prevención secundaria de las fracturas por fragilidad ósea. Su modo de acción consiste en la identificación sistemática de las fracturas que se producen en un área poblacional concreta y coordinar a los profesionales implicados para proporcionar una atención específica. Estos servicios fueron introducidos por primera vez en Escocia, desde donde se ha producido su diseminación a múltiples países debido a su gran aceptación y a la constatación de su relevancia en términos de reducción de la incidencia de fracturas, del coste asociado y en la mejora de la satisfacción de los pacientes.

CONCLUSIONES

La osteoporosis es una enfermedad muy prevalente y con graves consecuencias sociosanitarias, derivadas del incremento de la incidencia de fracturas por fragilidad, que ocurre de forma paralela al aumento de la esperanza de vida. Aunque su abordaje no es complejo, existe una brecha muy relevante entre el número de pacientes con alto riesgo de fractura y, por consiguiente, con clara indicación de tratamiento farmacológico, y el número real de pacientes tratados. Las causas de este absentismo terapéutico no han sido explicadas por completo, pero es imprescindible su reparación.

El diagnóstico de la osteoporosis se basa en la densitometría ósea o en la presencia de fracturas por fragilidad, por lo que es necesario establecer patrones de riesgo en cada paciente y valorar la indicación de tratamiento en función de ellos.

La osteoporosis es una enfermedad crónica en la que el seguimiento debe planificarse a largo plazo. Hay que establecer secuencias de tratamiento farmacológico seguidas de posibles períodos de interrupción temporal en función de la evolución clínica y de la presencia de nuevas fracturas por fragilidad, con herramientas de seguimiento a corto plazo, como los marcadores bioquímicos del remodelado óseo y, a medio y largo plazo, como la densitometría ósea.

PUNTOS CLAVE

- La osteoporosis es una enfermedad muy prevalente y su consecuencia principal es la fractura por fragilidad.
- A pesar de las graves consecuencias socioeconómicas de las fracturas osteoporóticas, se han detectado niveles de infratratamiento muy relevantes.
- Es imprescindible conocer las herramientas básicas para el diagnóstico de la osteoporosis y su aplicación mediante escalas individuales de riesgo de fractura.
- En pacientes con alto riesgo de fractura, se aconseja iniciar el tratamiento farmacológico con osteoformadores seguidos de antirresortivos para conseguir una disminución del riesgo de fractura rápida y efectiva.

BIBLIOGRAFÍA

Arboleya L, Castañeda S. Osteoimmunology: the study of the relationship between the immune system and bone tissue. Reumatol Clin. 2013;9:303-15.

Arboleya LR, Castro MA, Bartolomé E, Gervás L, Vega R. Epidemiology of the osteoporotic fracture of the hip in the province of Palencia. Rev Clin Esp. 1997;197:611-7.

Borgström F, Karlsson L, Ortsäter G, Norton N, Halbout F, Cooper C, et al. Fragility fractures in Europe: burden, management and opportunities. Arch Osteoporos. 2020;15:59.

Camacho PM, Petak SM, Binkley N, Diab DL, Eldeiry LS, Farooki A, et al. American Association of Clinical Endocrinologist/American College of Endocrinology Clinical practice guidelines for the diagnosis and treatment of postmenopausal osteoporosis 2020 Update. Endocr Pract. 2020;26(Suppl 1):1-4.

Consensus development conference: diagnosis, prophylaxis and treatment of osteoporosis. Am J Med 1993;94:646-50.

Curtis EM, Van der Velde R, Moon RJ, Van den Bergh JP, Geusens P, De Vries F, et al. Epidemiology of fractures in the United Kingdom 1988-2012: variation with age, sex, geography, ethnicity and socioeconomic status. Bone. 2016;87:19-26.

Gómez-Vaquero C, Hernández JL, Olmos JM, Cerdà D, Calleja CH, López JA, et al. OsteoResSer Working Group of the Spanish Society of Rheumatology. High incidence of clinical fragility fractures in postmenopausal women with rheumatoid arthritis. A case-control study. Bone. 2023;168:116654.

Gopinath V. Osteoporosis. Med Clin North Am. 2023;107:213-25.

Gullberg B, Johnell O, Kanis JA. World-wide projections for hip fracture. Osteoporos Int. 1997;7:407-13.

Hara T, Hijikata Y, Matsubara Y, Watanabe N. Pharmacological interventions versus placebo, no treatment or usual care for osteoporosis in people with chronic kidney disease stages 3-5D. Cochrane Database Syst Rev. 2021;7(7):CD013424.

Harvey NC, Curtis EM, Dennison EM, Cooper C. The epidemiology of osteoporotic fractures. En: Bilezikian JP, editor. Primer on the metabolic bone diseases and disorders of mineral metabolism. 9ª ed. Hoboken, NJ: Wiley-Blackwell; 2019. p. 398-404.

Harvey NC, McCloskey EV, Mitchell PJ, Dawson-Hughes B, Pierroz DD, Reginster J-Y, et al. Mind the (treatment) gap: a global perspective on current and future strategies for prevention of fragility fractures. Osteoporos Int. 2017;28:1507-29.

Hospers IC, Van der Laan JG, Zeebregts CJ, Nieboer P, Wolffenbuttel BH, Dierckx RA, et al. Vertebral fracture assessment in supine position: comparison by using conventional semiquantitative radiography and visual radiography. Radiology. 2009;251:822-8.

Iolascon G, Paoletta M, Liguori S, Gimigliano F, Moretti A. Bone fragility: conceptual framework, therapeutic implications, and COVID-19-related issues. Ther Adv Musculoskelet Dis. 2022;14:1759720X221133429.

Kanis JA, Harvey NC, McCloskey E, Bruyère O, Veronese N, Lorentzon M, et al. Algorithm for the management of patients at low, high and very high risk of osteoporotic fractures. Osteoporos Int. 2020;1:1-12.

Kim AS, Girgis CM, McDonald MM. Osteoclast recycling and the rebound phenomenon following denosumab discontinuation. Curr Osteoporos Rep. 2022;20:505-15.

Lane NE. Metabolic Bone Disease. En: Kelley-Firestein's Textbook of Rheumatology. 10ª edición. Estados Unidos: Elsevier; 2017. p. 1730-50.

Méndez-Sánchez L, Clark P, Winzenberg TM, Tugwell P, Correa-Burrows P, Costello R. Calcium and vitamin D for increasing bone mineral density in premenopausal women. Cochrane Database Syst Rev. 2023;1(1):CD012664.

Naranjo A, Díaz Del Campo P, Aguado MP, Arboleya L, Casado E, Castañeda S, et al. Recommendations by the Spanish Society of Rheumatology on Osteoporosis. Reumatol Clin. 2019;15:188-210.

Rizzoli R, Bischoff-Ferrari H, Dawson-Hughes B, Weaver C. Nutrition and bone health in women after the menopause. Womens Health (Lond). 2014;10:599-608.

Roux C, Briot K. The crisis of inadequate treatment in osteoporosis. Lancet Rheumatol. 2020;2:e110-19.

Shah M. Role of nutrition in musculoskeletal health. En: Sinaki M, Pfeifer M (eds.). Non-pharmacological management of osteoporosis. Estados Unidos: Springer International Publishing AG; 2017. p. 53-58.

Shoback D, Rosen CJ, Black DM, Cheung AM, Murad MH, Eastell R. Pharmacological management of Osteoporosis in postmenopausal women: an Endocrine Society Guideline Update. J Clin Endocrinol Metab. 2020;105(3):dgaa048.

Singer AJ, Sharma A, Deignan C, Borgermans L. Closing the gap in osteoporosis management: the critical role of primary care in bone health. Curr Med Res Opin. 2023;39:387-98.

Svedbom A, Hernlund E, Ivergard M, Compston J, Stenmark J, McCloskey MV, et al. Osteoporosis in the European Union: a compendium of country-specific reports. Arch Osteoporos. 2013;8(1):137.

Woolf AD, Akesson K, editores. Osteoporosis. Best Pract Res Clin Rheumatol. 2022;36(3).

World Health Organization. Assessment of fracture risk and its application to screening for postmenopausal osteoporosis: technical report series 843. Ginebra: WHO; 1994.

Enfermedad de Paget y otras enfermedades metabólicas óseas

52

A. García Vadillo, P. Peris Bernal y L. Sala Icardo

OBJETIVOS

- Exponer de forma adecuada las enfermedades del metabolismo mineral óseo más frecuentes después de la osteoporosis, que se explica por separado.
- Conocer la enfermedad de Paget, su etiopatogenia, síntomas principales, indicaciones de tratamiento y manejo.
- Comprender la compleja fisiopatología ósea para abordar desde un punto de vista integrativo las alteraciones que subyacen a la osteomalacia y al hiperparatiroidismo de forma más clara.
- Dejar claros los conceptos de osteítis fibrosa quística y de enfermedad mineral ósea asociada a enfermedad renal crónica.

ENFERMEDAD ÓSEA DE PAGET

La enfermedad ósea de Paget (EOP) es una osteopatía focal que se caracteriza por áreas óseas con marcado incremento desordenado del remodelado óseo que forma un hueso anómalo en su forma, estructura y resistencia.

La EOP fue descrita, de forma magistral, por primera vez en 1876 por Sir James Paget con la denominación de «osteítis deformante».

La enfermedad comienza con un exceso de la actividad osteoclástica seguida de forma compensatoria de un incremento de la actividad osteoblástica, lo que origina un aumento local de un hueso desorganizado, hipervascularizado, mecánicamente más débil y propenso a las fracturas y a la deformidad.

Etiología

Su etiología sigue sin ser bien conocida y se piensa que existen unos factores predisponentes genéticos sobre los que inciden diferentes factores ambientales, entre los que destacarían las infecciones víricas, principalmente del grupo de los paramixovirus.

Entre el 15 y el 40 % de los pacientes con EOP presentan una historia familiar de esta enfermedad y los estudios han demostrado una serie de mutaciones genéticas presentes en los enfermos. Las más frecuentes son las mutaciones en el secuestosoma-1. En la actualidad se conocen más de 30 mutaciones en este gen, en especial, en la región que afecta al sistema autofágico de limpieza de proteínas alteradas de la ubiquitina. Este gen codifica la proteína p62, que está involucrada en la vía de señalización del factor nuclear kappa B (NF-κB).

Los factores ambientales también desempeñan un papel importante en el desarrollo de la enfermedad. Se han relacionado diferentes tóxicos, contactos con animales y algunas infecciones víricas, en especial, por paramixovirus. En los núcleos de los osteoclastos pagéticos se han observado unas estructuras tubulares que inicialmente se consideraban estructuras víricas; sin embargo, lo más probable es que sean agregados proteicos por defecto de la autofagia.

Epidemiología

La EOP afecta a adultos mayores de 50 años y su prevalencia se incrementa de forma progresiva con la edad sin diferencias significativas entre sexos.

Los estudios arqueológicos realizados en los esqueletos indican que la enfermedad se originó en Inglaterra a finales de la Edad Antigua-principios de la Edad Media y desde allí se propagó al resto de Europa. Su prevalencia es muy variable y tiene una distribución geográfica. Es más frecuente en las poblaciones del noroeste de Europa, en especial en Inglaterra, y en zonas de emigración de esta población como Australia, Nueva Zelanda o Estados Unidos. Otros países europeos, como Francia y España, también tienen tasas de prevalencia elevadas. Incluso dentro de los países con prevalencia elevada existen focos con mayor agregación de casos: el más conocido es el de Lancashire en Inglaterra. En España se han estudiado dos focos principales, el de la sierra de la Cabrera (Madrid) y en la zona de Vitigudino (Salamanca). La enfermedad es muy infrecuente en los países escandinavos, en Asia y en África.

 La prevalencia de la EOP ha disminuido en las últimas décadas en más de un 50 % y continúa descendiendo de forma progresiva sin que se conozcan las razones de estos cambios epidemiológicos.

La rapidez de este descenso señala la existencia de cambios en factores ambientales aún no determinados.

Fisiopatología

El proceso patológico en la EOP se presenta en tres etapas. Inicialmente se produce un aumento del número y actividad de los osteoclastos que, de forma rápida, reabsorben las zonas óseas afectadas; es la llamada fase lítica. A continuación se produce un aumento de los osteoblastos que, de forma desordenada, rellenan las cavidades osteoclásticas; es la llamada fase mixta, con aumento tanto de la actividad osteoblástica como osteoclástica. La fase final es la llamada esclerosante u osteoblástica en la que predomina la actividad osteoblástica.

> La EOP puede desarrollarse en cualquiera de los huesos del esqueleto, pero tiene mayor afinidad por el cráneo, pelvis, esqueleto axial y huesos largos.

La afectación de manos y pies es muy infrecuente. Más del 80 % de los pacientes presentan una EOP poliostótica con ≥ 2 focos de hueso afectado; entre el 10-20 % del resto de los pacientes tienen formas monostóticas con una sola área de hueso pagético. En los pacientes diagnosticados en las últimas décadas se observa una disminución en el número de huesos afectados, con un incremento en la proporción de formas monostóticas. Progresan con el tiempo las zonas de hueso afectadas, pero no se propagan a otros huesos y es excepcional que aparezcan nuevos focos en otras localizaciones.

Histopatología

Las características anatomopatológicas de la EOP muestran una alteración de la arquitectura ósea que está fragmentada e irregular y da la imagen característica del hueso «en mosaico». En las áreas osteolíticas predomina el aumento de los osteoclastos, que son de gran tamaño y contienen un mayor número de núcleos de lo habitual. A medida que avanza el proceso, la fase osteoblástica se vuelve dominante, lo que resulta en la formación excesiva de hueso fibroso, grueso, sin sistemas haversianos y pobremente mineralizado. El espacio de la médula ósea también está lleno de un tejido fibroso hipervascularizado.

Manifestaciones clínicas

La mayoría de los pacientes a quienes se les diagnostica EOP están asintomáticos. El diagnóstico llega al estudiar el aumento de la fosfatasa alcalina de causa no hepática o por el hallazgo incidental de las lesiones pagéticas en un estudio radiológico o tomografía computarizada (TC) realizado por otro motivo.

Menos del 50 % de los pacientes presentan sintomatología en el momento del diagnóstico. Se ha observado en las últimas décadas una menor gravedad de la enfermedad y de su complicación más grave: la malignización sarcomatosa. Los síntomas clínicos más frecuentes son: el dolor óseo en las zonas afectadas, que es de escasa intensidad, y el creci-

miento y deformidad del hueso afectado, que puede originar las siguientes manifestaciones:

- Cráneo anormalmente agrandado. Aumento mandibular.
- Dolor articular artrósico.
- Deformidades en huesos largos.
- Fracturas incompletas o completas.
- Neuropatías de nervios craneales o radiculopatía.
- Pérdida de audición.
- Aumento del gasto cardíaco e insuficiencia cardíaca (por hipervascularización).

> De forma excepcional, en el hueso pagético se desarrollan osteosarcomas.

Esta grave complicación ocurre en menos del 0,3 % de los enfermos y tiene un mal pronóstico debido a la hipervascularización del hueso pagético, que favorece la propagación metastásica. Se ha observado un descenso en los últimos años en la prevalencia de esta grave complicación. También se ha observado en algunas series, principalmente italianas, un aumento de los tumores óseos de células gigantes.

La exploración física es normal en la mayoría de los pacientes y solo se observan alteraciones cuando el aumento de tamaño y la deformidad ósea son intensas. Las más frecuentes son el aumento del cráneo o de la mandíbula y las deformidades de huesos largos, como el arqueamiento del fémur y la deformidad «en sable» de la tibia. La piel que recubre las áreas óseas afectadas, cuando estas son superficiales, suele estar más caliente por el marcado aumento del flujo vascular.

Diagnóstico

Para el diagnóstico se emplean las técnicas que se exponen a continuación.

Laboratorio

Los marcadores bioquímicos del remodelado óseo desempeñan un papel importante tanto en el diagnóstico como en el seguimiento y monitorización de la respuesta terapéutica.

El elevado remodelado óseo de la EOP puede ser evaluado mediante los marcadores bioquímicos de formación y resorción ósea.

> En los pacientes sin patología hepática, el marcador más empleado en la práctica diaria son los niveles séricos de fosfatasa alcalina, que refleja la actividad osteoblástica.

Otros marcadores de formación utilizados son propéptido aminoterminal del procolágeno tipo 1, y la isoenzima ósea de fosfatasa alcalina. En relación con los marcadores de resorción se recomienda determinar los telopéptidos amino-terminal (NTX) o carboxi-terminal (CTX) del colágeno tipo I, si bien, éste último muestra menor sensibilidad en esta enfermedad debido a que el hueso plexiforme suele expresar formas no isomerizadas de este marcador. También se han utilizado la fosfatasa ácida tartrato resistente y los derivados de los puentes de piridinolinas de la destrucción del colágeno I (piridinolina y deoxipiridinolina) que mayoritariamente está en el hueso.

Técnicas de imagen

La radiología convencional es determinante en el diagnóstico de la EOP.

Los huesos afectados presentan una serie de alteraciones que, aunque no son específicas valoradas de forma individual, combinadas dan un aspecto característico que generalmente permiten el diagnóstico de la enfermedad.

> ! Entre estas alteraciones destaca el aumento del tamaño del hueso (**Fig. 52-1**).

En las fases iniciales de la EOP predominan las lesiones líticas. Es bastante característica de esta enfermedad la denominada «osteoporosis circunscrita» craneal y las imágenes «en V» en los huesos largos. Las principales características radiológicas de la EOP se enumeran en la **tabla 52-1**.

Otras técnicas de imagen, como la TC y la resonancia magnética (RM), no suelen estar indicadas en la práctica clínica diaria. La TC y la RM pueden ser útiles para el estudio de las complicaciones de la enfermedad y para el diagnóstico de casos atípicos, sobre todo en las formas monostóticas de difícil diagnóstico diferencial.

La tomografía por emisión de positrones se reserva para los pacientes con sospecha de degeneración sarcomatosa. Hay que tener en cuenta que el hueso pagético también presenta

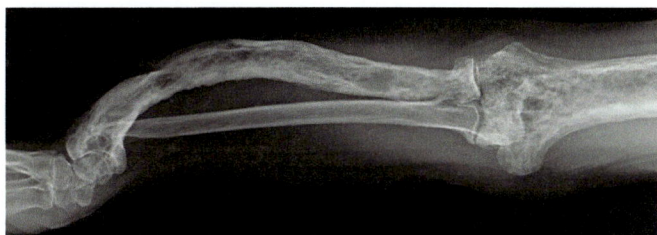

Figura 52-1. Imagen de afectación de húmero y radio en la que se observan las alteraciones de la estructura ósea con áreas líticas y osteoblásticas, mala definición de la cortical y, en especial, marcado aumento del hueso afectado tanto en sentido transversal como longitudinal, que provoca una gran deformidad del radio.

Tabla 52-1. Características radiológicas del hueso con enfermedad ósea de Paget
Aumento del volumen óseo
Deformidades óseas
Áreas osteolíticas
Zonas osteoescleróticas
Mala definición entre la cortical y la medular
Engrosamiento cortical
Fracturas incompletas

un aumento de captación por encima de la normalidad, lo que ocasiona diagnósticos incidentales en los estudios realizados por otros motivos con esta técnica. Siempre hay que considerar esta enfermedad en los diagnósticos diferenciales.

Gammagrafía ósea

La gammagrafía ósea convencional con tecnecio 99 (Tc^{99}) unido a un bisfosfonato es una prueba de imagen importante para el diagnóstico, para la valoración de la extensión de la enfermedad y la monitorización de la respuesta al tratamiento.

El radiotrazador se acumula de forma intensa en las zonas óseas con alto remodelado y, aunque otros procesos del esqueleto como metástasis, infecciones y displasia fibrosa también lo captan, la distribución de las lesiones y la intensidad de las captaciones dan una imagen bastante característica. Son altamente sugestivas, aunque no específicas, las imágenes gammagráficas de la afectación vertebral pagética en forma de «corazón» y en forma de «trébol» o de «Mickey Mouse».

La gammagrafía ósea es más sensible que la radiografía convencional para detectar lesiones y valorar la extensión de la enfermedad. Asimismo, tras el tratamiento, se objetiva una disminución en las intensidades de las captaciones al disminuir la actividad metabólica en las áreas pagéticas.

Tratamiento

En el control de esta enfermedad se han empleado diferentes inhibidores de la resorción ósea, de los que los más eficaces son los aminobisfosfonatos.

En la actualidad se considera que el zoledronato a dosis de 4 o 5 mg intravenosos es el tratamiento de elección, al conseguir la normalización de los marcadores del remodelado en más del 90 % de los casos de forma prolongada durante años.

Es llamativo el escaso número de ensayos clínicos realizados sobre la EOP, lo que ocasiona una ausencia de evidencia en la mayoría de los síntomas, complicaciones y calidad de vida de los enfermos. Las indicaciones de tratamiento farmacológico se basan en la experiencia y en las normas de los comités de expertos. Las indicaciones más frecuentes están expuestas en la **tabla 52-2**.

En pacientes que no deseen realizar tratamiento intravenoso con zoledronato pueden administrarse aminobisfosfo-

Tabla 52-2. Indicaciones de tratamiento farmacológico de la enfermedad de Paget
Dolor óseo
Fracturas incompletas
Deformidad progresiva de huesos largos
Previo a la cirugía ortopédica del hueso pagético
Afectación de la base craneal
Complicaciones neurológicas
Hipercalcemia durante la inmovilización prolongada
Alto gasto causante de insuficiencia cardíaca
Elevación persistente de la fosfatasa alcalina

natos orales; el más empleado es el risedronato a dosis de 30 mg diarios durante 2 meses. En los pacientes con contraindicación para los aminobisfosfonatos, como ocurre en casos de insuficiencia renal grave, se administrará denosumab en dosis única de 60 mg, aunque solo existen algunos casos observacionales. Otros fármacos, como calcitonina, nitrato de galio y mitramicina (plicamicina) ya no se utilizan.

En los últimos años se ha iniciado un estudio multinacional para valorar el tratamiento preventivo de la EOP con zoledronato. En este estudio, los familiares de pacientes con EOP que no han desarrollado la enfermedad, pero tienen la mutación del secuestosoma tipo 1 que se asocia a la enfermedad, son tratados con 5 mg intravenosos de zoledronato para valorar de forma prospectiva el desarrollo o no de la enfermedad.

Los pacientes con EOP precisan con mayor frecuencia cirugías ortopédicas que la población general, tanto por el aumento de fracturas como por la necesidad de cirugía por las artrosis secundarias de cadera y rodilla. Es raro que precisen cirugías vertebrales en los casos con estenosis o compromiso medular. Todas estas cirugías suelen realizarse con resultados casi similares a los de la población general, aunque con un leve aumento de las complicaciones, mayor estancia y costes hospitalarios y menor duración de las prótesis implantadas. Se recomienda la administración de zoledronato intravenoso antes de estas cirugías ortopédicas.

Respecto a la enfermedad de Paget juvenil, la EOP es muy infrecuente antes de los 50 años de edad.

En la bibliografía se describen casos aislados de pacientes antes de esa edad bajo la denominación de EOP juvenil. Probablemente bastantes de estas descripciones no sean auténticos casos de EOP, sino procesos óseos raros similares que han recibido diferentes denominaciones, como Paget familiar de inicio temprano, osteólisis familiar expansiva, enfermedad ósea expansible poliostótica e hiperfosfatasia esquelética expansiva. Muchos de estos procesos son autosómicos dominantes y se asocian a diferentes mutaciones, en especial en el gen *TNFRSF11A*, que codifica el receptor activador para el factor nuclear κ B y activa el NF-κB. Los avances genéticos de los últimos años y su aplicación a los nuevos casos con estos procesos determinarán en un futuro cercano si es la misma enfermedad o no.

OSTEOMALACIA

La osteomalacia es una enfermedad metabólica ósea caracterizada por un defecto de la mineralización ósea y que puede asociarse al desarrollo de deformidades óseas y fracturas. En la infancia este trastorno se denomina raquitismo y en este caso se altera, además, el cartílago de crecimiento.

El proceso de mineralización requiere que las concentraciones de calcio y fosfato sean adecuadas y que la estructura de la matriz ósea y la función celular estén conservadas.

 Las dos causas principales de osteomalacia se deben a alteraciones del metabolismo de la vitamina D y del fosfato.

Hay formas congénitas y adquiridas. Asimismo, existen otras patologías infrecuentes que también interfieren la mineralización ósea, entre las que destacan los trastornos de la matriz ósea, alteraciones congénitas de la fosfatasa alcalina (hipofosfatasia) y la utilización de algunos fármacos. Las manifestaciones clínicas, radiológicas y analíticas de la osteomalacia pueden variar en función de su etiología y confundirse con otros procesos, especialmente con la osteoporosis.

En este capítulo se revisan las causas más frecuentes de osteomalacia, sus manifestaciones clínicas, diagnóstico y tratamiento.

Causas más frecuentes de osteomalacia

Se exponen en función de su origen.

Relacionadas con alteraciones del metabolismo de la vitamina D

El déficit de vitamina D es una de las causas más frecuentes de osteomalacia.

Esta vitamina tiene dos fuentes principales: una exógena, por aporte en la dieta, y otra endógena, por síntesis cutánea a partir de su precursor, el 7-dehidrocolesterol, tras la exposición de la piel a la luz ultravioleta.

Después, la vitamina D pasa al torrente sanguíneo y circula unida a una proteína transportadora hasta el hígado, donde es hidroxilada y transformada en 25-hidroxivitamina D (25-OHD) o calcidiol o calcifediol; seguidamente, la 25-OHD es hidroxilada de nuevo en el riñón, donde se transforma en 1,25-dihidroxivitamina D (1,25-[OH]$_2$D) o calcitriol, la forma activa de esta vitamina.

El efecto de la vitamina D sobre el tejido óseo se produce de forma directa sobre las células óseas, activando su diferenciación, y también de forma indirecta, a través de los cambios en las concentraciones de calcio y fósforo (**Fig. 52-2**). En este sentido, mientras que la 1,25-(OH)$_2$D estimula la absorción intestinal de calcio y fosfato (sobre todo en el yeyuno), su déficit tiene el efecto contrario y si este es persistente puede conducir al desarrollo de una hipocalcemia. La disminución del calcio, a su vez, estimula la secreción de la hormona paratiroidea (PTH) que, a través de su acción sobre el hueso y riñón, mantiene la concentración de calcio en sangre. Para ello, aumenta la resorción ósea y disminuye su pérdida urinaria, lo que explica la frecuente asociación al desarrollo de osteoporosis en este proceso. Además, induce un aumento de la excreción de fosfato que contribuye a la hipofosfatemia.

La deficiencia de vitamina D puede ser de causa extrínseca, por falta de aporte o de exposición solar, o bien de origen intrínseco, por alteraciones en su absorción o metabolismo.

Causas de origen extrínseco de deficiencia de vitamina D

Debido a que la fuente principal de vitamina D es la síntesis cutánea, se considera que la falta de aporte con la dieta suele tener poca trascendencia si la exposición solar es adecuada. Sin embargo, debe recordarse que el uso de cremas de protección solar puede interferir la síntesis cutánea de esta vitamina.

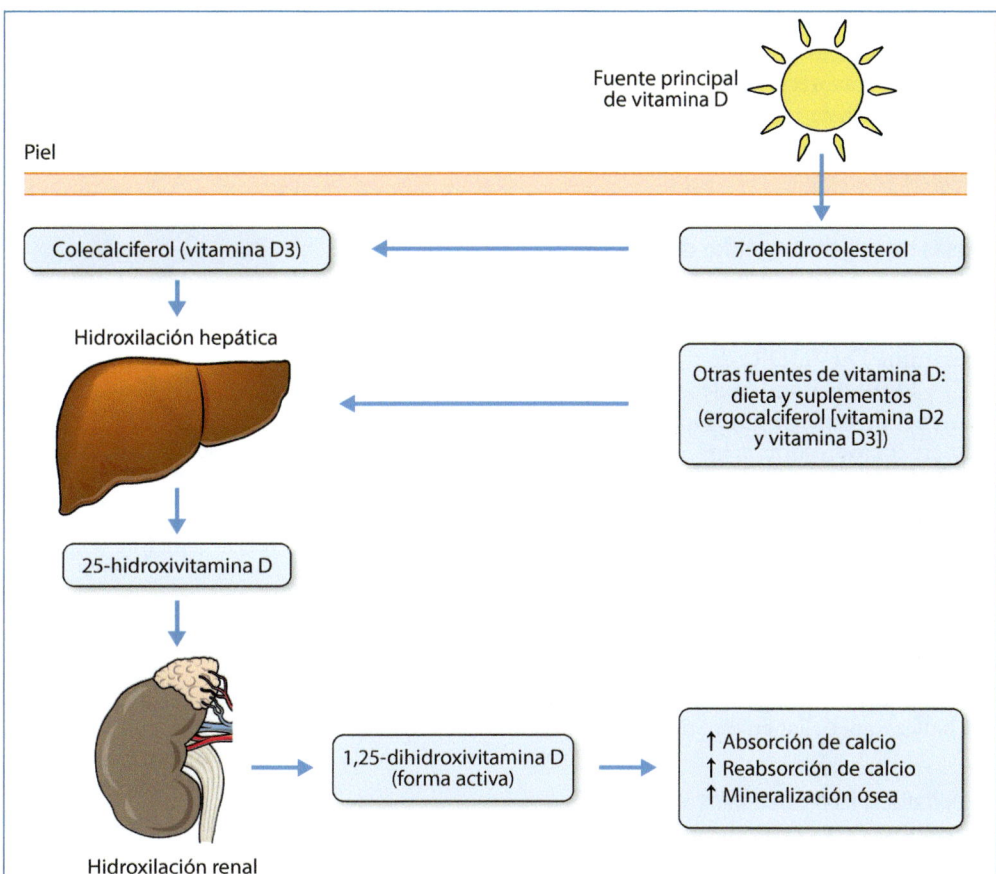

Figura 52-2. Metabolismo de la vitamina D.

> ! En general, el déficit de exposición solar, ya sea por confinamiento debido a la edad, hábitos culturales, clima o por hiperpigmentación cutánea, es uno de los principales factores relacionados con el desarrollo de osteomalacia, especialmente en individuos con aporte de vitamina D insuficiente.

Así, por ejemplo, se ha descrito una alta incidencia de osteomalacia en población inmigrante asiática residente en el Reino Unido. El uso de indumentaria que cubre la mayor parte del cuerpo, la dieta vegetariana estricta y el sexo femenino son los principales factores de riesgo relacionados con su desarrollo. Del mismo modo, estudios recientes en población adolescente de Arabia Saudí indican una alta prevalencia, del orden del 10 %, de hallazgos sugestivos de osteomalacia, especialmente en mujeres.

Causas de origen intrínseco de deficiencia de vitamina D

Las patologías digestivas suelen ser las causas más frecuentes del déficit intrínseco de vitamina D.

Si bien la osteoporosis es la enfermedad metabólica ósea más frecuente, el desarrollo de osteomalacia puede observarse en otras situaciones, como tras una gastrectomía total o resección del tipo Billroth II y tras la cirugía bariátrica para el tratamiento de la obesidad mórbida. Este procedimiento, cuando incluye técnicas malabsortivas, como el *bypass* gástrico «en Y» de Roux o la derivación biliopancreática, puede causar múltiples deficiencias nutricionales. El

déficit de vitamina D y la malabsorción de calcio son frecuentes tras estas intervenciones, incluso tras la suplementación estándar con preparados polivitamínicos, por lo que estos pacientes deben ser controlados de forma periódica para corregir la ingesta de calcio y vitamina D en función de los exámenes de laboratorio. En ocasiones es necesaria la administración parenteral de vitamina D y la ingesta de cantidades elevadas de calcio para conseguir unas concentraciones adecuadas.

En otras enfermedades digestivas que cursan con malabsorción, el grado de malabsorción de calcio y vitamina D es variable y, en general, depende de la magnitud de la afección intestinal. La enfermedad celíaca es la entidad en la que se ha observado el desarrollo de osteomalacia con más frecuencia. Es importante recordar la elevada prevalencia de esta enfermedad en la población, del orden del 1 %, y su creciente diagnóstico tardío, después de los 60 años, cuando el riesgo de presentar una osteomalacia es más alto.

En otras patologías digestivas, como la insuficiencia pancreática y la hepatopatía crónica, el desarrollo de osteomalacia es infrecuente, lo mismo que en las colestasis crónicas: solo se han descrito casos aislados en pacientes con colestasis grave y de larga evolución.

El desarrollo de osteomalacia también puede deberse a un aumento de la metabolización de la vitamina D por inducción de las enzimas hepáticas. Los fármacos tuberculostáticos y antiepilépticos se han asociado a este trastorno, que es más frecuente en pacientes institucionalizados tratados de forma crónica con fenobarbital.

Por último, en la enfermedad renal crónica existe un déficit en la hidroxilación renal de la 25-OHD: este es uno de los factores que favorecen el desarrollo de la osteodistrofia renal. Si, además, existe un síndrome nefrótico, se puede producir una pérdida adicional de la proteína transportadora de la vitamina D.

Causas de origen congénito de deficiencia de vitamina D

Existen dos trastornos hereditarios del metabolismo de la vitamina D, los denominados raquitismos dependientes de la vitamina D (VDDR) de tipo I y II.

El VDDR de tipo I se debe a un déficit de la 1-α-hidroxilasa renal de carácter autosómico recesivo (mutación localizada en el cromosoma 12q13-14) y se asocia a una marcada disminución de los valores de 1,25-$(OH)_2$D; mientras que el VDDR de tipo II se debe a una resistencia a la acción de la 1,25-$(OH)_2$D por una anomalía en su receptor, por lo que los valores de este metabolito son extremadamente altos. La anomalía en el receptor puede deberse a distintas causas: disminución del número de receptores, defecto de afinidad del receptor por el calcitriol, defecto de traslocación nuclear o a una alteración de la capacidad de unión del receptor al ADN. Un hallazgo peculiar en este tipo de raquitismo es la alopecia.

Osteomalacia hipofosfatémica

En este tipo de osteomalacia el factor determinante es la disminución del fosfato extracelular.

> ❗ El riñón es el órgano principal que regula la homeostasis del fosfato a través de su reabsorción tubular.

En la osteomalacia hipofosfatémica suele existir una alteración en la reabsorción del fosfato, que puede ser de origen congénito o adquirido. Junto al efecto ya conocido de la 1,25-$(OH)_2$D y la PTH en la regulación del metabolismo del fosfato, existe otro factor determinante que es el factor de crecimiento de los fibroblastos (FGF) 23. Es un factor humoral fosfatúrico que mantiene las concentraciones séricas de fosfato dentro de un estrecho rango. El FGF-23 se produce en el hueso, fundamentalmente en los osteocitos, y actúa en el riñón junto a un correceptor denominado khloto, donde modula la reabsorción tubular de fosfato y la producción de calcitriol (**Fig. 52-3**).

En la actualidad se considera que el FGF-23 es uno de los principales reguladores del metabolismo del fosfato, un hecho que viene confirmado por su aumento sérico en varios tipos de osteomalacia hipofosfatémica, tanto en formas congénitas como adquiridas, y también en la enfermedad renal crónica, en la que constituye uno de los mecanismos reguladores iniciales para compensar la retención de fosfato.

Causas congénitas de osteomalacia hipofosfatémica

El raquitismo o la osteomalacia hipofosfatémica ligado al cromosoma X (XLH) es la causa más frecuente de osteomalacia congénita (~80 %).

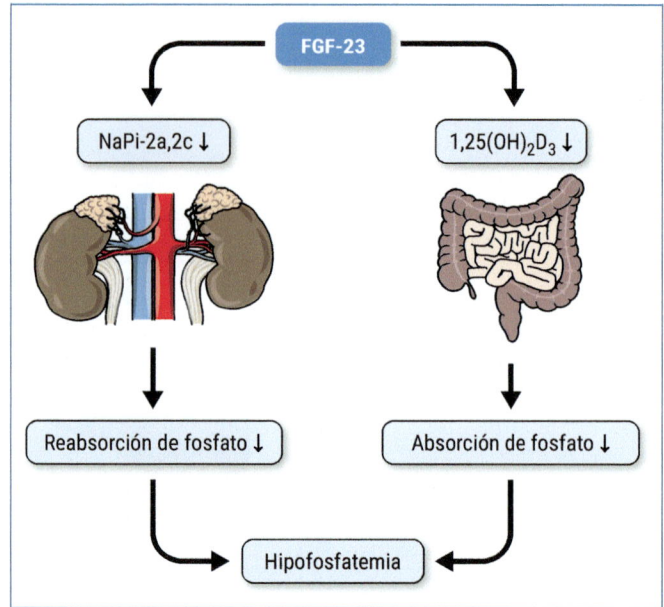

Figura 52-3. Acciones del factor de crecimiento fibroblástico 23 (FGF-23).

Se asocia a un defecto congénito localizado en el gen *PHEX* (gen regulador del fosfato con homologías con las endopeptidasas). Estos pacientes presentan una hipofosfatemia, asociada a una alteración de la reabsorción tubular de fosfato, con hiperfosfaturia y valores séricos de PTH, 25-OHD y 1,25-$(OH)_2$D que suelen estar dentro del rango de la normalidad. Sin embargo, se considera que los valores de 1,25-$(OH)_2$D son inadecuadamente normales e incluso bajos (ya que la hipofosfatemia debería estimular la producción de este metabolito). Este hecho, al igual que la disminución de la reabsorción tubular de fosfatos que se observa en esta entidad, se ha atribuido al aumento sérico de FGF-23 de estos pacientes.

Existen otros tipos de raquitismo u ostemalacia hipofosfatémicos congénitos, como son el raquitismo hipofosfatémico autosómico dominante (ADHR) y el recesivo (ARHR) y el hereditario asociado a hipercalciuria (HHRH). En el ADHR los hallazgos bioquímicos son similares a los del XLH, pero la alteración genética es distinta, ya que esta patología se asocia a una mutación del gen del FGF-23 que lo hace resistente a su proteólisis. Esta entidad tiene una expresividad variable, ya que presenta un inicio de sintomatología clínica indistintamente en la infancia o en la edad adulta, a veces relacionados con la coexistencia de una ferropenia, un hallazgo que se ha relacionado con el efecto del hierro en el procesamiento del FGF-23 y que aconseja el tratamiento del déficit de hierro en estos pacientes, en los que se observa una mejoría de la osteomalacia tras el tratamiento de la ferropenia.

En el ARHR se han descrito mutaciones en el gen de la proteína 1 de la matriz de la dentina (DMP-1) y también en el gen de la ectonucleótido pirofosfatasa/fosfodiesterasa 1 (ENPP1). Por otro lado, la alteración genética del HHRH, el raquitismo asociado a hipercalciuria, se localiza en uno de los cotransportadores sodio-fosfato del riñón (NaPiIIc [SLC34A3]). En esta entidad la respuesta de la 1,25-$(OH)_2$D a la pérdida renal de fosfatos está conservada, lo que induce un aumento de los valores de séricos de 1,25-$(OH)_2$D que ocasiona la marcada hipercalciuria que presentan estos pacientes. Asimismo, debido a que el FGF-23 actúa a través del cotransportador sodio-fosfato, la concentración sérica de FGF-23 en este tipo de osteomalacia es normal.

La displasia fibrosa también se asocia al desarrollo de una osteomalacia hipofosfatémica. En esta entidad se ha descrito un aumento de la expresión de FGF-23 en el tejido óseo displásico. De hecho, alrededor del 50 % de los pacientes con displasia fibrosa presentan un aumento del FGF-23, que algunos autores han relacionado con la actividad y extensión ósea de la enfermedad. Sin embargo, el aumento del FGF-23 de estos pacientes no siempre se asocia con el desarrollo de hipofosfatemia, un hallazgo que se ha atribuido a un aumento de su procesamiento en el tejido óseo displásico.

Otras enfermedades, como la neurofibromatosis de Von Recklinghausen de tipo 1 (causada por mutaciones en el gen *NF1*, que codifica la neurofibromina 1-Nf1) también se han asociado al desarrollo de osteomalacia hipofosfatémica. En este caso, la deficiencia de Nf1 en los osteocitos se ha asociado a un marcado aumento de FGF-23, que sería la causa de esta complicación.

Asimismo, existen otras patologías congénitas muy raras en las que también se ha descrito el desarrollo de osteomalacia asociado a un aumento del FGF-23, como son algunas displasias óseas que cursan con craneosinostosis en las que existe una mutación del receptor 1 del factor de crecimiento de los fibroblastos (*FGFR1*), el síndrome de Raine, asociado a una mutación en el gen *FAM20C* y a la presencia de osteosclerosis, y el síndrome hipofosfatémico cutáneo esquelético, con nevus congénitos melanocíticos, asociado a mutaciones activadoras del gen *RAS*.

Causas adquiridas de osteomalacia hipofosfatémica

Entre las formas adquiridas destaca la osteomalacia tumoral, generalmente asociada a tumores benignos de origen mesenquimal, de pequeño tamaño y difícil localización. Debido a que estos tumores pueden expresar receptores para la somatostatina, hacer una gammagrafía con octreótido o usar técnicas más sensibles, como la PET-TC con DOTA-TATE, ayudará a la identificación del tumor, así como una RM corporal total.

Este tipo de osteomalacia también se ha descrito asociada a otro tipo de tumores, como el carcinoma de mama, próstata o pulmón, y a linfomas. La mayoría de estos tumores expresan FGF-23 y, por tanto, se asocian a un aumento de sus valores séricos.

> ❗ El desarrollo de osteomalacia también se observa en trastornos tubulares, como el síndrome de Fanconi y la acidosis tubular renal.

El *síndrome de Fanconi* se caracteriza por una disfunción del túbulo renal proximal. Puede ser idiopático, asociarse a enfermedades hereditarias y adquiridas, o ser inducido por fármacos, metales pesados o tóxicos.

La *acidosis tubular renal* presenta, a su vez, múltiples causas. Según sus características se subdivide en: *acidosis tubular renal distal* (tipo I), proximal (tipo II) o *hiperpo-*

tasémica (tipo IV). La de tipo II es la que se ha asociado con más frecuencia a este tipo de osteomalacia. Existe otra situación de acidosis metabólica, la *acidosis hiperclorémica*, que tiene lugar tras la práctica de una derivación ureteral, la ureterosigmoidostomía, en la que se han descrito casos de osteomalacia a los pocos años de la intervención. La acidosis metabólica produce alteraciones adicionales del metabolismo fosfocálcico, ya que favorece la hipofosfatemia y disminuye la hidroxilación de la vitamina D en el riñón, lo que empeora la mineralización ósea.

> ❗ Se han descrito casos de osteomalacia hipofosfatémica en relación con diversos tratamientos, como el tratamiento antirretroviral con tenofovir y adenovir (por afectación tubular [síndrome de Fanconi]), y la administración de hierro intravenoso, este último mediado por un aumento de FGF-23.

En este último caso del aumento de FGF-23, los preparados parenterales que se han asociado con más frecuencia son el de hierro-carboximaltosa, el de polimaltosa y el de sacarato férrico, un hecho que debe tenerse en cuenta cuando se utiliza este tipo de tratamiento, en el que se ha descrito el desarrollo de osteomalacia a las pocas semanas de su administración y en relación con una alteración del procesamiento de FGF-23. Hay que mencionar también que otros preparados, como el hierro dextrano, no se han asociado con esta complicación. Recientemente, se han descrito casos aislados de osteomalacia hipofosfatémica mediada por un aumento del FGF-23 relacionado con el consumo elevado y crónico de alcohol.

De forma excepcional, la falta de aporte de fosfato con la dieta asociada a la ingestión de antiácidos quelantes del fósforo, como el hidróxido de aluminio, puede inducir una osteomalacia. Esta entidad, al contrario de lo que ocurre en el resto de las causas de osteomalacia hipofosfatémica, se caracteriza por una marcada disminución del fosfato urinario.

Otras causas de osteomalacia

Otras causas destacables de osteomalacia sin relación con el metabolismo de la vitamina D ni del fosfato son la hipofosfatasia, la osteomalacia axial, la fibrogénesis imperfecta y la ingestión de algunos fármacos.

La **hipofosfatasia** se debe a un defecto congénito de la actividad de la isoenzima inespecífica (hueso, hígado o riñón) de la fosfatasa alcalina (*ALPL*). Se trata de una patología infrecuente, cuya expresividad clínica es extremadamente variable, ya que puede incluir desde formas letales y graves anomalías esqueléticas en la infancia hasta simples alteraciones dentales (odontohipofosfatasia). En el adulto se manifiesta por fracturas de estrés, entre las que se ha reportado la fractura atípica de fémur, por condrocalcinosis articular o por episodios recidivantes de tendinitis cálcica. Si bien se trata de una enfermedad rara, debe recordarse que una concentración sérica baja de fosfatasa alcalina, especialmente si es persistente, puede ser un signo de hipofosfatasia en pacientes remitidos para valorar una osteoporosis, un hallazgo que se ha descrito en el 0,6 % de los pacientes y en 2 de cada 22 pacientes con fractura atípica de fémur.

La **osteomalacia axial** se caracteriza por la presencia de una trama ósea irregular en el esqueleto axial; suele observarse en varones durante la quinta década de la vida. Los parámetros del metabolismo fosfocálcico en este proceso son normales (en ocasiones, existe un aumento de la fosfatasa alcalina).

La **fibrogénesis imperfecta** es una enfermedad extremadamente infrecuente en la que existe una maduración anómala de la matriz ósea que dificulta su mineralización, suele manifestarse en adultos con dolor esquelético generalizado y múltiples fracturas, su causa es desconocida, y en una tercera parte de los pacientes se ha descrito la presencia de una paraproteinemia asociada.

Algunos fármacos, como el etidronato y el flúor, inhiben de forma directa la mineralización ósea y su utilización pueden asociarse al desarrollo de osteomalacia, especialmente cuando se administran en dosis elevadas y durante un período de tiempo prolongado. Este es también el mecanismo de la osteomalacia por toxicidad del aluminio que se desarrolla en enfermos con insuficiencia renal crónica o en pacientes que reciben nutrición parenteral.

Manifestaciones clínicas y diagnóstico de la osteomalacia

Las manifestaciones de la osteomalacia incluyen varios aspectos, como las analíticas, las radiológicas y las clínicas propiamente dichas, y dependen de la causa.

Existen una serie de manifestaciones clásicas, como la presencia de dolor óseo difuso, especialmente en pelvis, columna y parrilla costal, debilidad y dolor muscular, que condiciona la frecuente confusión diagnóstica con otros procesos reumatológicos. En las formas graves, pueden observarse deformidades en tórax («en campana») y esternón («en quilla»). De forma excepcional, se desarrolla tetania cuando la hipocalcemia es intensa.

> **!** En la práctica clínica, las manifestaciones suelen ser más sutiles y en muchas ocasiones indistinguibles de una osteoporosis, con fracturas esqueléticas y escasas alteraciones biológicas.

De hecho, más del 90 % de los pacientes con osteomalacia por déficit de vitamina D presentan fracturas y alrededor del 80 % de ellos tienen criterios densitométricos de osteoporosis, lo que contribuye a la confusión diagnóstica. Otros tipos de osteomalacia, como la XLH, presentan algunas alteraciones características como: talla baja, deformidades de huesos largos (*genu varum* o *genu valgum*), osificaciones ligamentosas y alteraciones de la dentición, que pueden ser muy invalidantes en la edad adulta, con el desarrollo de artrosis precoz en rodillas y caderas y estenosis de canal vertebral debida a la entesopatía asociada. Esta entesopatía puede confundirse con otros procesos, como espondiloartritis, hiperostosis anquilosante vertebral o fluorosis. Asimismo, en esta entidad son frecuentes las alteraciones dentales, con presencia de abscesos,

enfermedad periodontal y pérdida de piezas dentales, por lo que es recomendable realizar higiene y control odontológico de forma regular.

De todos modos, las manifestaciones clínicas de esta entidad suelen ser evidentes en la infancia con el inicio de la deambulación, por el desarrollo de deformidades en extremidades inferiores con la carga y por la talla baja. Otros tipos de osteomalacia hipofosfatémica congénita, como la ADHR y la HHRH, presentan síntomas de inicio tardío en adultos.

> **!** La alteración radiológica más característica, aunque no específica, de la osteomalacia es la presencia de seudofracturas o líneas de Looser-Milkman, que son bandas radiotransparentes perpendiculares a la cortical, generalmente bilaterales y simétricas.

Sus localizaciones más frecuentes son las costillas, ramas pubianas, borde externo de la escápula y borde interno del fémur proximal.

> **!** • La gammagrafía ósea es una técnica sensible en la localización de las seudofracturas, ya que muestra zonas aisladas de hipercaptación que no deben confundirse con metástasis óseas (**Fig. 52-4**).
> • Los hallazgos de laboratorio dependen de la causa de la osteomalacia (**Tabla 52-3**).
> • En la osteomalacia por déficit de vitamina D suele existir hipocalcemia, hipofosfatemia y sobre todo, aumento de la fosfatasa alcalina.

Sin embargo, algunos de estos parámetros también pueden ser normales. En este tipo de osteomalacia es muy frecuente la hipocalciuria (calciuria < 50 mg/24 horas), que indica una disminución de la absorción intestinal de calcio. Los valores séricos de 25-OHD son bajos, habitualmente < 12 ng/mL, y la PTH está aumentada. Este aumento de la PTH estimula la producción renal de 1,25-$(OH)_2D$, por lo que sus valores pueden ser, indistintamente, bajos (cuando no existe sustrato), normales o incluso elevados.

> **!** En la osteomalacia hipofosfatémica (XLH, ADHR, ARHR y tumoral), la calcemia suele ser normal, el fosfato sérico es bajo y el urinario está aumentado, por lo que es aconsejable medir este último mediante el normograma de Walton y Bijvoet.

Los valores de 25-OHD y PTH suelen ser normales (si bien debe recordarse que el déficit de vitamina D es un hallazgo frecuente en la población general) y los de la 1,25-$(OH)_2D$ son más bajos de lo que cabría esperar en relación con la hipofosfatemia.

En la osteomalacia hipofosfatémica asociada a hipercalciuria (HHRH) destaca el marcado aumento de la 1,25-$(OH)_2D$, la presencia de hipercalciuria, la inhibición de los valores de PTH y el frecuente desarrollo de nefrocalcinosis asociado.

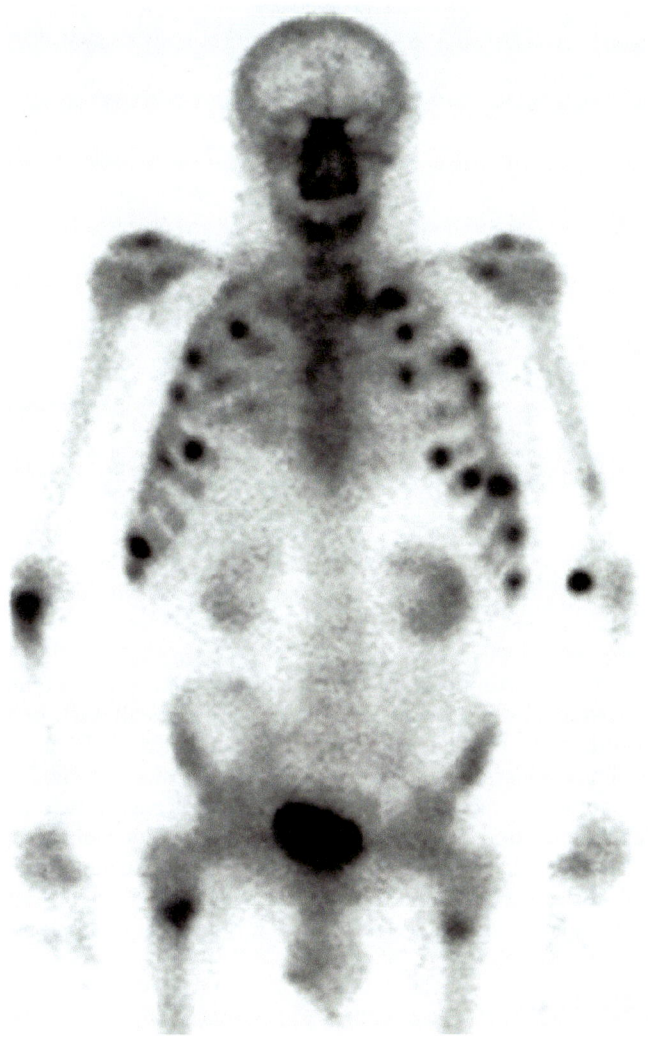

Figura 52-4. Gammagrafía ósea de paciente con osteomalacia por déficit de vitamina D que muestra múltiples captaciones asociadas a la presencia de fracturas o pseudofracturas.

> **!** Es importante recordar que el aumento del valor de fosfatasa alcalina es una de las alteraciones de laboratorio más frecuentes en ambos tipos de osteomalacia (por déficit de vitamina D e hipofosfatémica), por lo que la alteración de este parámetro constituye un signo de alerta en el diagnóstico de esta entidad.

Otros marcadores del remodelado óseo, como la isoenzima ósea de la fosfatasa alcalina y el propéptido terminal del colágeno tipo 1, entre otros, han mostrado un discreto aumento de la sensibilidad en este proceso; sin embargo, su determinación no parece ofrecer ventajas adicionales a la determinación de la fosfatasa alcalina en la valoración de los pacientes con osteomalacia.

La determinación de FGF-23 resulta de utilidad en la valoración diagnóstica de los distintos tipos de osteomalacia (**Tabla 52-4**), ya que existe un aumento de sus concentraciones séricas en varios tipos de osteomalacia hipofosfatémica. Sin embargo, debe recordarse que la molécula intacta de FGF-23, su forma activa, es procesada en fragmentos inactivos (N y

C-terminal), con varias formas circulantes de esta molécula. En la actualidad, existen varios ensayos para su cuantificación, entre los que destacan los métodos inmunoenzimáticos, que permiten cuantificar la molécula intacta (desarrollados por Immutopics y Kainos), y otros ensayos (Human FGF-23 C-Term de Immutopics) que detectan ambas formas circulantes (intacta y C-terminal).

En los últimos años, se han desarrollado ensayos automatizados que detectan la forma intacta de la molécula, lo que ha facilitado su determinación en la práctica clínica. Por todo ello, debe recordarse que la interpretación de los valores séricos de FGF-23 se hará con cautela, especialmente cuando se utiliza un método que detecta la fracción C-terminal. En este caso, si se observan valores altos, puede deberse, no solo a un aumento de la síntesis de FGF-23, sino también de su procesamiento. Asimismo, debe recordarse que en la enfermedad

---

Tabla 52-3. Causas de osteomalacia

Osteomalacia debida a un trastorno del metabolismo de la vitamina D

Falta de exposición solar o de aporte exógeno de vitamina D

Malabsorción de la vitamina D:
- Resección gástrica o intestinal, cirugía bariátrica
- Enfermedad celíaca
- Tratamiento con colestiramina
- Colestasis crónicas

Déficit de 25-hidroxilación hepática: hepatopatía crónica grave

Aumento del catabolismo de la vitamina D: tratamiento antiepiléptico y tuberculostático

Déficit de 1-hidroxilación renal:
- Insuficiencia renal crónica
- Déficit congénito de 1-a-hidroxilasa renal (raquitismo VDDR tipo I)

Pérdida renal de 25-hidroxivitamina D: síndrome nefrótico

Anomalías del receptor de la 1,25-dihidroxivitamina D: raquitismo congénito VDDR tipo II

Osteomalacias hipofosfatémicas

Disminución de la reabsorción tubular de fosfatos
- Congénita: raquitismo hipofosfatémico ligado al cromosoma X, raquitismo hipofosfatémico autosómico dominante, raquitismo hipofosfatémico autosómico recesivo, raquitismo hipofosfatémico con hipercalciuria, displasia fibrosa, neurofibromatosis, displasias óseas, síndrome de Raine, síndrome hipofosfatémico cutáneo esquelético
- Adquirida: osteomalacia tumoral, disfunción del túbulo renal (síndrome de Fanconi, acidosis tubular renal), tratamiento con hierro intravenoso, tratamiento antirretroviral, alcoholismo

Disminución de fosfato: baja ingesta de fosfato asociada a la toma de antiácidos no absorbibles

Otras causas de osteomalacia

Acidosis metabólica: ureterosigmoidostomía, acidosis tubular renal

Asociadas a tratamiento farmacológico: compuestos fluorados, bisfosfonatos, aluminio

Hipofosfatasia

Fibrogénesis imperfecta

Osteomalacia axial

VDDR: raquitismos dependientes de la vitamina D.

Tabla 52-4. Alteraciones bioquímicas en los distintos tipos de osteomalacia

	OM por déficit de vitamina D	OM hipofosfatémica XLH*	OM hipofosfatémica tumoral	OM HHRH, asociada a hipercalciuria	Hipofosfatasia
Calcemia	↓ o N	N	N	N	N
Fosfatemia	↓ o N	↓	↓	↓	N o ↑
Fosfatasa alcalina	↑	↑	↑	↑	↓↓
25-OHD	↓↓	N	N	N	N
1,25-(OH)₂D	↓ N o ↑	N o ↓	↓	↑	N
PTH	↑	N	N	N	N
Calciuria	↓↓	N	N	↑	N
Fosfaturia	N	↑↑	↑↑	↑↑	N
FGF-23	N	↑	↑↑	N	N

*Hallazgos similares en los otros tipos de osteomalacia hipofosfatémica congénita (a excepción de HHRH).
1,25-(OH)₂D: 1,25-dihidroxivitamina D o calcitriol; 25-OHD: 25-hidroxivitamina D; HHRH: raquitismo hipofosfatémico hereditario con hipercalciuria; FGF-23: factor de crecimiento fibroblástico-23; N: normal; OM: osteomalacia; PTH: hormona paratiroidea; XLH: raquitismo hipofosfatémico ligado al cromosoma X.

renal crónica los valores séricos del FGF-23 están aumentados. De hecho, esta enfermedad constituye la entidad en la que se observan las concentraciones más altas de esta hormona (hasta 100 veces más), un hallazgo que debe ser tenido en cuenta cuando se analiza este parámetro en estos pacientes. En pacientes con displasia fibrosa también se ha descrito un aumento del FGF-23, no solo por un aumento de su expresión en el tejido óseo, sino también por su procesamiento.

> ! Otros tipos de osteomalacia, como la hipofosfatasia, se caracterizan por unos valores bajos de fosfatasa alcalina y un aumento de sus sustratos, como la fosfoetanolamina en orina y del piridoxal-5'-fosfato en plasma (vitamina B₆).

En esta entidad, las concentraciones séricas de calcio, PTH y 25-OHD son normales, mientras que los valores séricos de fosfato pueden estar discretamente aumentados. El diagnóstico de certeza de esta entidad lo constituye una historia clínica compatible y la identificación de mutaciones en el gen de la isoenzima no específica (hueso, hígado o riñón) de la fosfatasa alcalina (*ALPL*).

> ! El criterio fundamental para establecer el diagnóstico de osteomalacia es el trastorno de la mineralización ósea, por lo que es necesario el examen anatomopatológico del hueso.

La biopsia ósea debe ser analizada sin decalcificar el espécimen, realizando previamente un marcado con tetraciclina. Para el diagnóstico de osteomalacia se requiere un aumento del osteoide (> 15 μm de grosor y > 10 % de volumen) junto a un tiempo de desfase de mineralización superior a los 100 días. También se ha señalado que la presencia de algunas alteraciones radiológicas y analíticas concretas sería altamente sugestiva de esta entidad (criterios de Bingham y Fitzpatrick). En concreto, la existencia de al menos dos de las siguientes alteraciones: disminución del calcio o fosfato séricos, aumento de fosfatasa alcalina o hallazgos radiológicos sugestivos de osteomalacia. Sin embargo, debe recordarse que la presencia de dichas alteraciones depende del tipo de osteomalacia, por lo que la determinación adicional de PTH, 25-OHD y FGF-23 séricos, así como del calcio y fósforo en orina, permiten una mayor eficacia diagnóstica en la valoración inicial de los distintos subtipos de osteomalacia.

Tratamiento

La administración de vitamina D por vía oral (de 800 a 4.000 U al día) asociada a una ingesta correcta de calcio (1.000-2.000 mg/día) suele ser suficiente en la osteomalacia carencial. Alternativamente, pueden administrarse 200.000 o 600.000 U de vitamina D en una sola dosis. Se ha indicado que el tratamiento con calcidiol con una dosis inicial de 250 μg y luego 10-30 μg al día o de 0,5-1 μg al día de calcitriol poseen una eficacia similar a la administración de vitamina D. Asimismo, dosis iniciales de 3 mg de calcidiol seguidas de 0,26 mg semanales también resultan eficaces.

La administración de estos metabolitos de la vitamina D está especialmente indicada cuando existe una alteración en la absorción intestinal o en el metabolismo de la vitamina D, por lo que pueden ser necesarias dosis más altas de calcio y vitamina D para su tratamiento y administración parenteral (200.000 UI de vitamina D intramuscular mensual).

> Se aconsejan controles periódicos de los parámetros fosfocálcicos, especialmente al inicio del tratamiento, con el fin de confirmar la normalización de los parámetros de laboratorio y de evitar una sobredosificación.

La desaparición de las anomalías clínicas, radiológicas y humorales suele observarse durante los 6 primeros meses de tratamiento, aunque puede requerirse más tiempo para la normalización de las cifras de PTH y fosfatasa alcalina.

En aquellos pacientes que presentan una disminución de la densidad mineral ósea, esta suele aumentar de forma marcada tras instaurar tratamiento con calcio y vitamina D, con incrementos que alcanzan el 50-60 % atribuidos a la mineralización de la matriz ósea.

 Es recomendable mantener unos valores séricos de 25-OHD entre 30 y 40 ng/mL y evitar la hipercalciuria.

El tratamiento profiláctico con vitamina D está especialmente indicado en población de edad avanzada, en los pacientes con enfermedades o intervenciones digestivas o hepáticas que favorecen el déficit de vitamina D y en los que siguen tratamiento anticonvulsivante, entre otras.

 En la osteomalacia hipofosfatémica, se administran fosfatos por vía oral (1-3 g al día), divididos en 3-4 tomas diarias, y calcitriol (1-3 μg al día). Este último no debe administrarse en la HHRH por la alta incidencia de litiasis renal asociada a esta entidad.

Al finalizar el crecimiento (tras el cierre de los cartílagos de crecimiento), los requerimientos de fósforo y calcitriol disminuyen y, en ocasiones, puede no ser necesario el tratamiento de estos pacientes en la edad adulta. También es importante tratar la deficiencia de hierro cuando exista una ferropenia asociada, especialmente en la osteomalacia hipofosfatémica ADHR, ya que se ha descrito una resolución de este tipo de osteomalacia solo con este tipo de tratamiento.

Recientemente, se ha desarrollado un anticuerpo anti-FGF-23 (burosumab [Crysvita®]) que ha demostrado ser eficaz para el tratamiento de pacientes con raquitismo hipofosfatémico congénito (XLH), con resultados prometedores, y que está indicado en aquellos pacientes con una respuesta insuficiente o con mala tolerancia al tratamiento convencional con fosfato y calcitriol. De hecho, en estudios controlados, el burosumab ha demostrado una mayor eficacia que el tratamiento convencional en relación con la mejoría en la calidad de vida de los pacientes, con la normalización de los parámetros de laboratorio y de las complicaciones esqueléticas asociadas a la enfermedad.

 La osteomalacia tumoral remite con la extirpación del tumor.

Se han descrito casos aislados de resolución de la osteomalacia tras la identificación del tumor y su tratamiento local con radiofrecuencia. En estos pacientes también puede valorarse el tratamiento con burosumab cuando la exéresis de la lesión tumoral o el tratamiento convencional no sean posibles o resolutivos.

En aquellos pacientes que tengan una acidosis asociada, hecho a tener en cuenta en la acidosis tubular renal y en la ureterosigmoidostomía, debe corregirse con tratamiento alcalino.

En la hipofosfatasia se ha reportado, de forma aislada, una mejoría en la consolidación de las fracturas tras tratamiento con teriparatida. Asimismo, existe la posibilidad de emplear terapia enzimática sustitutiva con asfotasa alfa (Stensiq®), especialmente indicada para casos graves. Dicho tratamiento tiene aprobada su indicación para las manifestaciones óseas de la enfermedad en pacientes con hipofosfatasia de inicio pediátrico. Debe recordarse que el uso de bisfosfonatos está contraindicado en esta entidad.

 La osteomalacia por tóxicos o asociada a tratamiento farmacológico (hierro intravenoso, tratamiento antirretroviral, flúor) requiere la retirada del tóxico o del tratamiento.

En el caso de existir depósito de aluminio se requiere, además, la administración de quelantes (desferrioxamina).

HIPERPARATIROIDISMO PRIMARIO

La PTH es la hormona más importante en la regulación del calcio iónico. Las células de las glándulas paratiroideas presentan receptores de calcio en su superficie, capaces de medir y manejar de forma muy precisa los niveles de calcio en un estrecho rango y liberan la hormona para regular la calcemia mediante la reabsorción tubular renal y la resorción ósea.

El hiperparatiroidismo primario se caracteriza por el aumento de producción endógena de PTH de forma autónoma en las glándulas paratiroides. Esto puede dar lugar a hipercalcemia y a varios trastornos óseos que se desarrollarán a lo largo del tiempo.

Etiología

Las causas son variables, pero lo más frecuente es que la hiperproducción de hormona sea causa de un adenoma paratiroideo único (> 80 % de los casos); en la mayoría de los casos restantes se trata de una hiperplasia glandular (en torno al 15 % de los casos).

Como causas raras, pero relevantes, se encuentran la presencia de adenomas múltiples (dos o más, en torno al 2-5 % de los casos) y el carcinoma de paratiroides (1 %).

A pesar de que el origen habitualmente es desconocido, se han reconocido algunos factores de riesgo, como las radiaciones ionizantes en la infancia, el yodo radioactivo o el litio.

Epidemiología

El hiperparatiroidismo primario aumenta con la edad; es muy infrecuente por debajo de los 50 años, su incidencia y su prevalencia aumentan con el paso de los años y es excepcional en niños o adolescentes, en quienes habrá que indagar causas genéticas o hereditarias.

Afecta entre dos y tres veces más a mujeres que a hombres. Según un estudio con más de 13.000 pacientes publicado en 2013 (datos recogidos entre 1995 y 2010), las cifras de incidencia en hombres están en torno a 13-36 y en mujeres a 34-120 por 100.000 personas/año. Teniendo en cuenta la edad, la incidencia pasa de 12-24 por 100.000 pacientes/año en menores de 50 años a 196 por 100.000 pacientes/año, considerando solo a mujeres mayores de 70 años. La prevalencia va desde 35 hasta 233 por 100.000 habitantes en función del sexo y la edad.

Manifestaciones clínicas

La mayoría de los pacientes con hiperparatiroidismo primario son asintomáticos, no presentan datos clínicos relevantes y el diagnóstico se realiza a través de datos bioquímicos en análisis de sangre rutinarios.

Sin embargo, la enfermedad puede cursar con hipercalcemia grave, crisis paratiroideas o lesiones óseas. Las principales formas de presentación y síntomas se detallan a continuación.

Hiperparatiroidismo primario asintomático. En torno al 80 % de los pacientes se diagnostican por análisis de rutina con elevaciones de calcio sérico. La media de elevación se sitúa en torno a 1 mg/dL por encima de la normalidad (de 8,5 a 10,5 mg/dL). Los niveles suelen estar leve o moderadamente elevados, de forma oscilante y no constituyen un peligro grave. Aunque se describen como asintomáticos, en algunos casos cabe apreciar litiasis o cierta fatiga, debilidad o disfunción cognitiva. Hay un subgrupo de pacientes en quienes el nivel de calcio es normal (en torno al 20 %), a pesar de niveles persistentemente elevados de PTH, y en los que se han descartado otras causas secundarias. Se ha descrito que la mayoría de estos pacientes verán elevada la calcemia con el paso del tiempo.

Hiperparatiroidismo primario sintomático. Los síntomas pueden ser atribuidos a la propia elevación de la PTH (nefrolitiasis y enfermedad ósea) o a la hipercalcemia (debilidad, anorexia, deterioro cognitivo, poliuria, polidipsia o estreñimiento).

- Nefrolitiasis: es la complicación más frecuente, ocurre en el 7-20 % de los pacientes. La mayoría de las piedras son de oxalato cálcico, seguidas en frecuencia por las de fosfato cálcico. Este trastorno se ha asociado con niveles elevados de 1,25-$(OH)_2D$ (calcitriol), estimulada en el riñón por la PTH, la disminución del filtrado glomerular (< 60 mL por minuto) o la baja ingesta de agua, entre otros factores. Además, pueden existir nefrocalcinosis o ureterolitiasis, menos frecuentes.
- Osteítis fibrosa quística: es la manifestación más típica, aunque infrecuente (menor al 5 %). Se relaciona con enfermedad intensiva, cifras muy elevadas de PTH, especialmente frecuentes en el carcinoma. Se caracteriza clínicamente por dolor óseo y, radiográficamente, son típicas la resorción cortical en huesos largos proximales, la resorción de penachos, la imagen «en sal y pimienta» en el cráneo, los quistes óseos, el adelgazamiento del extremo distal de la clavícula y los «tumores pardos», llamados así por el depósito de hemosiderina.
- Pérdida de masa ósea: incluso en casos asintomáticos, es frecuente la pérdida de masa ósea y el desarrollo de osteoporosis en pacientes con hiperparatiroidismo primario, cuya gravedad es proporcional a la de la elevación de la PTH y las alteraciones metabólicas que condicione. Típicamente, es mayor en el hueso cortical que en el trabecular. Se ha reportado un aumento de fracturas, especialmente verte-

brales, en las que el riesgo puede ser hasta tres veces mayor que el de la población general. Esto no es tan claro para la fractura de cadera, en la que existe controversia sobre el riesgo. Se ha descrito recuperación al menos parcial de masa ósea tras la paratiroidectomía.
- Síntomas neuropsiquiátricos: se han descrito de forma frecuente quejas cognitivas, letargia y alteraciones del estado de ánimo, que pueden llegar a la depresión o a estados psicóticos. De nuevo, estos síntomas mejoran tras controlar los niveles hormonales.
- Síntomas neuromusculares: la debilidad y fatigabilidad muscular son muy referidas, generalmente leves y oscilantes.
- Crisis paratiroidea: es infrecuente, aunque su frecuencia no está bien establecida. Se suele dar con niveles de calcio > 15 mg/dL y de PTH que pueden estar por encima de 20 veces el límite normal. Los síntomas fundamentales son los dependientes de hipercalcemia (letargo, coma, debilidad muscular, arritmias) y de la elevación de PTH (lesiones óseas, nefrolitiasis). Se trata de una urgencia que debe ser controlada de forma inmediata.
- Artritis microcristalinas: se ven aumentadas en frecuencia en estos pacientes tanto la hiperuricemia como la gota y, especialmente, la artritis por cristales de pirofosfato cálcico dihidratado.
- Otras: es frecuente el aumento de las cifras de presión arterial en estos pacientes, el aumento de grosor de la íntima carotídea o la hipercalciuria idiopática.

Diagnóstico

Para el diagnóstico se emplearán diversas técnicas.

Laboratorio

Para el diagnóstico, solo se requiere un análisis de sangre y de orina de 24 horas. El nivel normal de PTH generalmente es de 11-65 pg/mL.

 Desde el punto de vista plasmático, la elevación de PTH (> 65 pg/mL), junto a hipercalcemia, establece el diagnóstico en la mayoría de los pacientes (80-90 %), aunque no está elevada en todos los casos.

Desde el punto de vista plasmático, la elevación de PTH (> 65 pg/mL), junto a hipercalcemia, establece el diagnóstico en la mayoría de los pacientes (80-90 %), aunque no está elevada en todos los casos.

Es habitual la presencia de hipercalcemia en mayor o menor grado y el fósforo sérico suele estar en el límite bajo de la normalidad. La determinación de calcio iónico es muy inestable y solo es útil cuando el calcio está en niveles normales. Hay que tener en cuenta que las determinaciones de calcio y PTH son inestables y los niveles oscilantes, con lo que habitualmente se recomiendan al menos dos extracciones para confirmar el diagnóstico. Además, se valorarán las causas de hiperparatiroidismo secundario (**Tabla 52-5**). Ya que la PTH estimula la 1-hidroxilación renal de la vitamina D, cabe ver cifras de 25-OHD en rango bajo con cifras elevadas de calci-

Tabla 52-5. Causas de hiperparatiroidismo secundario
Enfermedad renal crónica
Deficiencia de vitamina D
Hipercalciuria
Síndromes malabsortivos
Uso de diuréticos del asa
Bisfosfonatos

triol (25-OHD). La fosfatasa alcalina elevada puede indicar enfermedad ósea activa. En orina de 24 horas es frecuente ver hipercalciuria e hiperfosfaturia.

Pruebas de imagen

Los estudios de imagen no son necesarios para el diagnóstico y solo se usan en dos situaciones: para asesorar sobre posibles complicaciones (radiografías y densitometría) o para trazar la estrategia quirúrgica (ecografía de paratiroides y gammagrafía con Tc^{99}). Las pruebas de imagen son:

- Ecografía: el adenoma paratiroideo puede aparecer como un nódulo hipoecogénico, bien definido, en contraste con el parénquima tiroideo, más ecogénico. Es poco sensible y solo útil en adenomas voluminosos en la región superior, ya que la interferencia de estructuras por debajo de la tráquea limita su uso para adenomas inferiores.
- Gammagrafía con Tc^{99}-sestamibi: es una prueba muy sensible (90 %) y específica (97 %), que aprovecha la gran asimilación que tienen las glándulas paratiroideas de este mineral unido a un material radioactivo. Hay que tener en cuenta que las células tiroideas también van a acumularlo. Para una adecuada valoración, hay que conocer que el período de lavado es más rápido en la tiroides, con lo que se aprovecha este hecho para tomar imágenes precoces (10-15 minutos), pero también tardías (90-120 minutos), cuando se pondrá de manifiesto la glándula paratiroidea hiperfuncionante con mayor claridad. Para evitar la interferencia tiroidea, otra modalidad utiliza, además, yodo123, que permite discriminar bien ambas glándulas sin necesidad de un lavado tardío. La adición de tomografía computarizada por emisión de fotón único mejora la localización de la lesión y hoy en día se utiliza de forma rutinaria en muchos centros. Hay que tener en cuenta que esta técnica es mucho más sensible para localizar adenomas que la hiperplasia glandular aunque, aun así, la primera causa de falsos negativos es la presencia de un adenoma de pequeño tamaño.
- Otras técnicas: la TC o la RM serán de utilidad en caso de sospechar falsos negativos en la gammagrafía o para buscar adenomas paratiroideos torácicos.

Tratamiento

El tratamiento del hiperparatiroidismo no siempre es necesario, depende de los síntomas que produzca y de las com-

plicaciones que se asocien. Aunque la paratiroidectomía ha demostrado mejorar los síntomas y las complicaciones óseas y renales, no todos los pacientes van a desarrollarlas, con lo que la observación será una opción en algunos casos. Las posibilidades de tratamiento se detallan a continuación.

Vigilancia

Es razonable en casos asintomáticos de hiperparatiroidismo primario normocalcémico, que no presentan complicaciones ni síntomas asociados. Se calcula que más de un tercio de los pacientes desarrollarán cuadros clínicos o complicaciones en los siguientes años y requerirán cirugía. Un análisis anual junto a una densitometría cada 1-2 años son suficientes en estos casos.

Tratamiento quirúrgico

En aquellos casos sintomáticos, con complicaciones o con alto riesgo de desarrollarlas (hipercalcemia moderada o grave), el tratamiento preferido es el quirúrgico.

 La paratiroidectomía de aquellas glándulas hiperfuncionantes es el tratamiento de elección, con altas tasas de curación (95 %) y muy bajas de complicaciones (1-3 %).

La elección es la cirugía mínimamente invasiva, que será abierta en los casos en los que no se haya localizado adecuadamente el adenoma. La vida media de la PTH es corta (menor de 5 minutos), con lo que una medición con una prueba rápida intraoperatoria de los niveles de PTH a los 5 y 15 minutos confirma el éxito si hay un descenso mayor del 50 % o vuelve a los niveles normales. Las indicaciones quirúrgicas actuales se presentan en la **tabla 52-6**.

Tratamiento médico

Como medidas generales, se recomienda una dieta moderada de consumo de calcio (1.000 mg al día), ejercicio físico de fuerza/carga para evitar la resorción ósea y mantener niveles de vitamina D3 en torno a 20-30 ng/mL. En los casos con hipercalcemia o manifestaciones óseas y en los

Tabla 52-6. Criterios quirúrgicos del hiperparatiroidismo primario
Edad < 50 años
Calcio sérico > 1 mg/dL o 0,25 mmol/L por encima de la normalidad
Puntuación T < −2,5 en cuello femoral, columna o radio distal
Fractura por fragilidad sintomática o hallazgo radiográfico
Nefrolitiasis o nefrocalcinosis
Calciuria > 400 mg/24 h y alto riesgo de desarrollo de litiasis
Imposibilidad de vigilancia o seguimiento

Adaptada de: Wilhelm, 2016.

que no puede indicarse cirugía por algún motivo, pueden estar indicados:

- Calcimiméticos: tratamiento de elección para aquellos pacientes cuya indicación quirúrgica sería la hipercalcemia, por encima de los bisfosfonatos. Cinacalcet es la molécula más empleada (30 mg cada 12 horas). Al activar el receptor de calcio en las glándulas paratiroides, inhibe la producción de PTH. La eficacia para corregir la hipercalcemia es alta (70-92 %), pero hay que tener en cuenta que no normaliza la PTH por completo y no ha demostrado un beneficio sobre la masa ósea ni sobre la hipercalciuria ni la nefrolitiasis.
- Bisfosfonatos: especialmente indicados en caso de osteoporosis. El bisfosfonato más estudiado, y de elección, es el alendronato (70 mg semanales). El tratamiento a 2 años parece tener efectos similares sobre la masa ósea que la paratiroidectomía. No hay evidencia suficiente a medio y largo plazo. Esto es preocupante, teniendo en cuenta que se trata de una enfermedad crónica y que los bisfosfonatos pueden asociar problemas en su uso crónico.
- Denosumab: en algunos estudios recientes parece ser eficaz para corregir la osteoporosis, de forma similar, aunque con menor nivel de evidencia, que los bisfosfonatos.
- Terapia combinada: en algunos estudios de terapia combinada de cinacalcet tanto con alendronato, como con denosumab, se muestran buenos datos de seguridad en el tratamiento combinado para mejorar la osteoporosis e hipercalcemia.

HIPERPARATIROIDISMO SECUNDARIO Y ENFERMEDAD RENAL CRÓNICA

El hiperparatiroidismo secundario es la elevación de la PTH como consecuencia de una respuesta bioquímica fisiológica de las glándulas paratiroides a un descenso del calcio sérico. Aunque las causas son variadas (v. Tabla 52-5), en la mayoría de los casos no suele tener relevancia clínica. El hiperparatiroidismo secundario se resuelve corrigiendo la causa subyacente y no hay enfermedades óseas asociadas notables, salvo en el caso de la enfermedad metabólica y ósea asociada a la enfermedad renal crónica.

La enfermedad renal crónica afecta a más del 10 % de la población mundial y más del 80 % van a desarrollar alteraciones en el metabolismo óseo. Hoy en día se prefiere utilizar de forma amplia el concepto de enfermedad mineral ósea asociada a enfermedad renal crónica, según la propuesta del grupo de trabajo internacional *Kidney Disease: Improving Global Outcomes* (KDIGO). Se dejó el concepto *osteodistrofia renal* para definir las alteraciones anatomopatológicas óseas asociadas a la enfermedad renal crónica. Se trata de un proceso progresivo y crónico en el que aparecen diferentes alteraciones del metabolismo óseo como consecuencia de la activación de la secreción de PTH, lo que da lugar a mayor riesgo de osteoporosis, fracturas, calcificación vascular y de tejidos blandos y a alteraciones óseas estructurales características.

Fisiopatología

El origen de las alteraciones fosfocálcicas que ocurren en la enfermedad renal crónica es complejo y está en continua evolución. Se empiezan a ver cambios en pacientes a partir de un filtrado glomerular < 60 mL/min, aunque es a partir de 20 mL/min cuando suelen ser evidentes las alteraciones iónicas. El primer actor en aparecer, con aumento desde los primeros estadios (< 60-90 mL/min), parece ser el FGF-23. Esto ocurre, probablemente, en respuesta a una acumulación de fosfatos y a un descenso del aclaramiento renal del factor. Ya se han detallado las funciones de esta hormona (v. Apartado *Osteomalacia*). Es decir, es probable que el descenso del calcitriol inicial esté más relacionado con el aumento de la FGF-23 provocado por los osteocitos que con el descenso de producción en el parénquima renal. En el contexto de la deficiencia de calcitriol, se produce progresivamente hipocalcemia que, a su vez, estimula la producción de PTH en las glándulas paratiroides.

El aumento de PTH da lugar a un aumento de la excreción de fosfatos por su acción sobre el túbulo proximal, aumenta la calcemia mediante resorción ósea y mediante la estimulación de la síntesis de calcitriol, con su consabido aumento de reabsorción de calcio en el intestino. Esta elevación de PTH es adaptativa y consigue regular la vitamina D, el calcio y el fósforo. El último actor, no menos importante, es el cofactor de la FGF-23, klotho. Esta proteína tiene un papel importante como coestimulador de la acción en el riñón y en las glándulas paratiroides de FGF-23. Según la función renal va disminuyendo, el proceso metabólico comienza a ser ineficaz y desadaptado a las necesidades del organismo.

Al disminuir los niveles de klotho como consecuencia del descenso del filtrado glomerular, FGF-23 pierde capacidad para bloquear la reabsorción de fosfatos, con lo que estos aumentan y, además, también pierde su carácter inhibidor sobre la síntesis de PTH y la proliferación de las células paratiroideas. La estimulación continuada glandular, junto al descenso de klotho y otros factores, da lugar a una hiperplasia nodular, con pérdida de expresión de los receptores de superficie, de manera que la glándula se vuelve resistente a sus inhibidores y produce PTH de forma mantenida y desadaptada.

Cuando la hiperfosfatemia se hace evidente, con filtrado glomerular < 20-30 mL/min, estos mecanismos son insuficientes, la alteración funcional no permite producir suficiente calcitriol y los aumentos de FGF-23 y PTH dan lugar a múltiples alteraciones vasculares y óseas. Con el tiempo, se aprecia una resistencia ósea a la función de la PTH, de origen aún incierto que, a su vez, perpetúa la elevación de esta hormona. En la tabla 52-7 se muestran las principales acciones de las hormonas implicadas de forma resumida y en la figura 52-5 se resume la etiopatogenia de la enfermedad mineral ósea.

Manifestaciones clínicas

Los pacientes con enfermedad renal crónica pueden asociar alteraciones óseas y vasculares.

Manifestaciones óseas

Las alteraciones óseas en relación con la enfermedad renal crónica se dividen en función de si predomina una elevación del recambio óseo o no; es decir, del cociente entre formación y destrucción ósea.

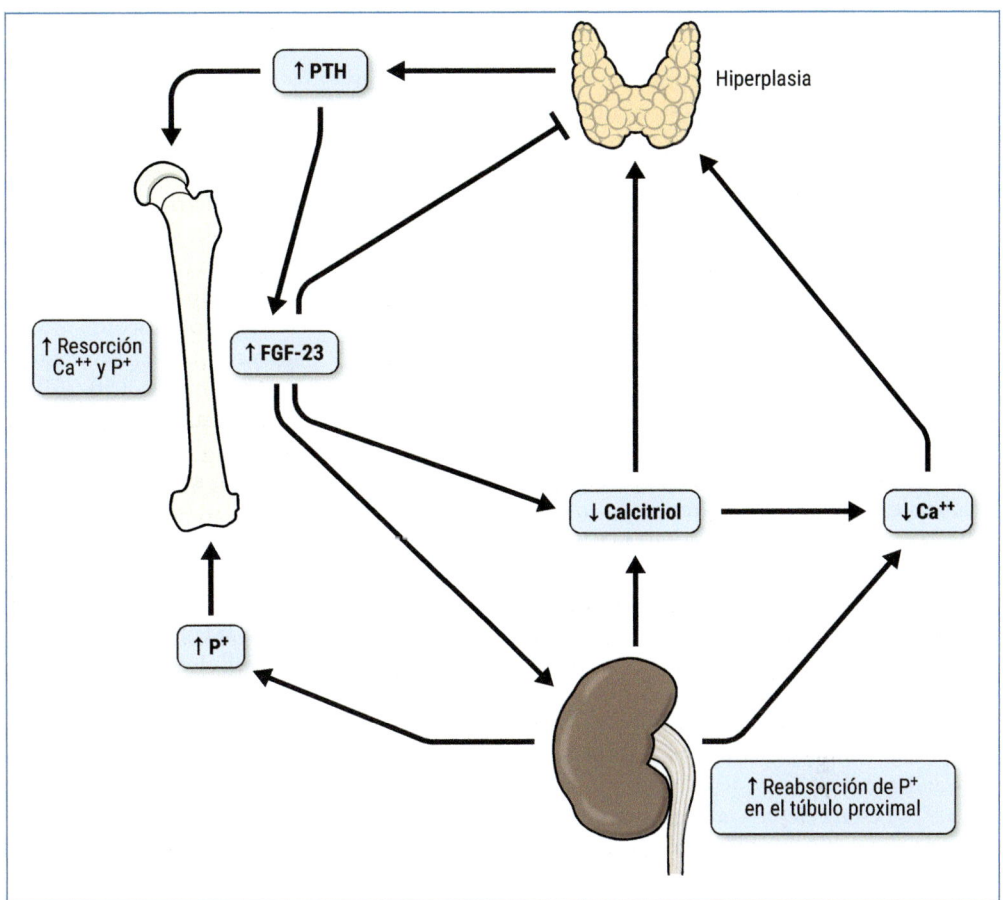

Figura 52-5. Esquema de eje hueso-riñón-paratiroides en la enfermedad renal crónica.

> ❗ Para cumplir la definición actual de osteodistrofia renal propuesta por KDIGO es necesaria una biopsia ósea.

Las biopsias óseas hoy día no suelen indicarse, con lo que muchas veces no está bien definida en la mayoría de los pacientes, ya que el diagnóstico está basado en marcadores no específicos, como las cifras de PTH, de calcitriol o de fosfatasa alcalina ósea. La mayoría de las alteraciones óseas estructurales, el dolor óseo o las fracturas son progresivas, pero no suelen

Tabla 52-7. Principales funciones y lugares de acción de las principales hormonas implicadas en el metabolismo fosfocálcico

Hormona	Riñón	Hueso	Intestino
PTH	↑Ca⁺⁺ y ↓P⁺	↑	↑Ca⁺⁺ y P⁺
Calcitriol	↑Ca⁺⁺ y P⁺	↑Ca⁺⁺ y P⁺	↑Ca⁺⁺ y P⁺
FGF-23	↑↑P⁺ y ↓Ca⁺⁺	↓Ca⁺⁺ y P⁺	↓↓P⁺ y ↓Ca⁺⁺

La PTH actúa aumentando los niveles de calcio mediante la reducción de la excreción renal, el aumento de la resorción ósea y de la absorción intestinal (a través la estimulación de la síntesis de calcitriol). El calcitriol actúa aumentando tanto la calcemia como la fosforemia, mediante su acción en el hueso, intestino delgado y túbulo proximal. Además, puede estimular FGF-23 que, a su vez, la inhibe como un mecanismo de retroalimentación negativa destinado a controlar la fosforemia. FGF-23 es el principal regulador del fósforo plasmático, aumenta su excreción en el túbulo proximal y disminuye la síntesis de PTH y de calcitriol.
FGF-23: factor de crecimiento fibroblástico 23; PTH: hormona paratiroidea.

hacerse relevantes hasta filtrados muy bajos (< 20 mL/min) y, generalmente, cuando el paciente ya está en diálisis.

- Osteítis fibrosa quística: por un lado, existen manifestaciones derivadas del exceso de hormona paratiroidea y un alto recambio óseo, con predominio de resorción (v. Apartado *Hiperparatiroidismo primario*).
- Osteomalacia: se debe a un aumento del recambio óseo unido a un retraso y alteración de la mineralización (v. Apartado *Osteomalacia*). Es una manifestación cada vez menos frecuente, ya que la principal causa identificada era el uso de quelantes de fosfato de aluminio, actualmente en desuso.
- Enfermedad ósea adinámica: afecta a pacientes en diálisis, especialmente diabéticos, y se caracteriza por un bajo recambio óseo. Esta forma de afectación, a diferencia de las anteriores, ha aumentado con el paso de los años y es apreciable en las biopsias de más de la mitad de los pacientes en diálisis. La base fisiopatológica de esta menor acción de los osteoblastos y osteoclastos es la supresión de la PTH, bien por el uso excesivo de calcitriol, quelantes de fósforo con calcio y calcimiméticos, bien por las técnicas de diálisis y por la resistencia ósea a la PTH, ya mencionada. La mayoría de los casos son asintomáticos. En los casos sintomáticos, lo más característico es el dolor óseo, especialmente axial, y el aumento del riesgo de fracturas, por la alteración de la microarquitectura.
- Fragilidad ósea: apreciable tanto en formas de alto recambio óseo como en la enfermedad adinámica. La osteoporo-

sis y el aumento de riesgo de fracturas está muy incrementado en estos pacientes. Se calcula un riesgo de fractura de cadera de más de 14 veces por encima del de la población general de la misma edad y sexo. El riesgo aumenta con la edad y el descenso del filtrado glomerular.

Manifestaciones vasculares

Los pacientes con enfermedad renal crónica presentan un riesgo muy aumentado de enfermedad vascular periférica, calcificación vascular, ictus, infarto de miocardio e hipertrofia ventricular.

Diagnóstico

Como ya se ha mencionado, el diagnóstico de la osteodistrofia renal se alcanza con biopsia. Teniendo en cuenta que este procedimiento diagnóstico no es habitual en la práctica clínica, sino que se utilizan una combinación de biomarcadores y pruebas de imagen para el diagnóstico.

Biomarcadores

Se deben utilizar especialmente PTH y fosfatasa alcalina ósea. No se recomienda de rutina el uso de otros marcadores de metabolismo óseo.

La PTH estará elevada, al igual que la fosfatasa alcalina ósea, en procesos de alto recambio óseo, en general, con cifras de PTH > 500 pg/mL y de fosfatasa alcalina > 200 ng/mL. En la enfermedad adinámica, la PTH estará reducida (< 100 pg/mL), dato particularmente sugestivo en caso de hipercalcemia. Será habitual observar un descenso progresivo desde cifras elevadas hasta la normalidad y, después, en torno al límite bajo (< 65 pg/mL).

En pacientes con cifras intermedias (100-300 pg/mL), una fosfatasa alcalina ósea descendida o en el límite bajo de la normalidad hará sospechar de una enfermedad de bajo recambio óseo.

Radiografías

Permiten ver alteraciones características de la osteítis fibrosa quística.

Densitometría

Su papel es limitado. En pacientes prediálisis y con filtrado glomerular relativamente conservado (> 30 mL/min), podría tener utilidad.

En pacientes con menor filtrado glomerular, su capacidad para predecir la fragilidad es muy limitada, sobre todo en aquellos con cifras elevadas de PTH, en quienes las calcificaciones ectópicas y la mayor resorción del hueso cortical con respecto al trabecular hacen que la prueba sea muy difícil de interpretar.

Tratamiento

El tratamiento consiste en corregir las alteraciones metabólicas que se producen a lo largo de la enfermedad.

Hiperfosfatemia. Es fundamental su adecuado control, ya que se ha demostrado que un tratamiento precoz retrasa y minimiza muchas de las alteraciones que se acaban produciendo. Básicamente, se trata restringiendo su ingesta o con quelantes si es necesario (el más utilizado es sevelámero).

Hipocalcemia. Solo se trata en casos moderados, graves o sintomáticos, con suplementos de calcio o calcifediol o calcitriol), ya que el aumento de ingesta (junto a la deficiente excreción renal) puede relacionarse con aumento de calcinosis y vasculopatía.

Hiperparatiroidismo. Se utiliza calcitriol (siempre y cuando no haya hiperfosfatemia o hipercalcemia), para tratar niveles por encima de 150-200 pg/mL, con el objetivo de obtener niveles estables en torno a 100-150 pg/mL. El uso de calcimiméticos se reserva a pacientes en diálisis, dado el riesgo de hipocalcemia si se usa en otras fases de la enfermedad. En pacientes en diálisis con niveles bajos de calcio y fósforo, se prefiere calcitriol y calcimiméticos cuando los niveles están elevados. Ambos fármacos se pueden combinar en determinadas ocasiones. En los casos de hiperparatiroidismo refractario (> 600 pg/mL) a pesar de las medidas previas, está indicada la paratiroidectomía.

Deficiencia de vitamina D. Se recomienda tratar hasta alcanzar niveles normales (> 20 ng/mL) con calcifediol, excepto en casos de hipercalcemia o fosfatemia. El calcitriol solo se utiliza para el manejo del hiperparatiroidismo.

Por último, existen dos situaciones que requieren especial atención por sus implicaciones sobre la estructura ósea:

- Enfermedad adinámica ósea: el objetivo es aumentar los niveles de PTH. Para ello, pueden emplearse quelantes del fósforo (no cálcicos, como sevelámero), junto con otras medidas como retirar los suplementos de vitamina D y, en el caso de pacientes en diálisis, aumentar la retirada de calcio para que la disminución de calcio iónico estimule la producción de PTH.
- Osteoporosis: el tratamiento de la osteoporosis en la enfermedad renal crónica es complejo (v. **Tema 51** Osteoporosis).

> **!** Es fundamental diferenciar la fragilidad por osteoporosis de la enfermedad adinámica del hueso, ya que añadir antirresortivos solo acentuará el proceso de bajo recambio óseo.

En caso de fracturas en estos pacientes, puede plantearse una biopsia para discriminar entre estos dos procesos. La teriparatida puede ser una opción en pacientes de bajo recambio y fracturas, pero aún se necesitan más estudios al respecto.

OTRAS ENFERMEDADES ÓSEAS INFRECUENTES

Existen otras enfermedades óseas menos frecuentes que las previamente descritas sobre las que se van a esbozar los datos más relevantes para la práctica clínica.

Osteopetrosis

Se trata de un grupo heterogéneo de enfermedades de origen genético o hereditario en los que la seña fundamental es el aumento de densidad del hueso. Se calcula que las formas recesivas tienen una incidencia de 1/250.000 personas-año y las dominantes 5/100.000 personas-año.

Formas clínicas

Hay dos formas:

- Osteopetrosis autosómica recesiva: es la forma más grave; se pone de manifiesto en los primeros meses de vida con múltiples complicaciones derivadas del crecimiento anómalo del hueso: se produce un fenotipo característico con macrocefalia y prominencia frontal y existen manifestaciones compresivas derivadas de la expansión ósea craneal (hidrocefalia, ceguera o sordera) o mielopatía compresiva. Son frecuentes la epilepsia (asociada a hipocalcemia) y fracturas derivadas de una mala calidad ósea. La complicación más grave es la mielosupresión por compresión medular.
- Osteopetrosis autosómica dominante: es la forma menos intensa; habitualmente se diagnostica en torno a la adolescencia. Las manifestaciones son sobre todo esqueléticas, con deformidades como escoliosis o fracturas.

Fisiopatología

La base fisiopatológica es la disfunción osteoclástica, habiéndose identificado múltiples mutaciones asociadas en al menos 10 genes claves para la diferenciación y activación de los osteoclastos. Por diferentes mecanismos, la falta de resorción ósea da lugar a un desequilibrio en favor de una formación ósea descontrolada.

Diagnóstico

Se diagnostica fundamentalmente por imagen. En radiografía simple se pueden apreciar datos característicos, como esclerosis difusa y focal, e imágenes de vértebras «en sándwich», en las que los platillos son altamente densos, dando una imagen vertebral con tres bandas.

Hay disponibles varios kits para pruebas genéticas que permiten el diagnóstico en el 70 % de los casos.

Tratamiento

En la actualidad no existe ningún tratamiento eficaz, por lo que se enfoca en corregir las complicaciones óseas mediante cirugía (fracturas, deformidades), la epilepsia con suplementos de calcio y vitamina D y el fallo medular con transfusiones periódicas.

El trasplante de progenitores hematopoyéticos se reserva para las formas más intensivas, dada su tasa de complicaciones. Esta técnica puede frenar la enfermedad, aunque solo resuelve las complicaciones en una minoría de los casos y de forma parcial.

El consejo genético es posible en familias en las que se ha hallado la mutación genética para la selección embrionaria. Cuando no es posible, existe la posibilidad de realizar radiografías durante el embarazo y valorar signos de osteopetrosis. Si se decide seguir adelante con el embarazo, se planifica un trasplante de precursores hematopoyéticos a los 3 meses de vida.

Osteopoiquilosis

Se trata de una enfermedad con herencia autosómica dominante, infrecuente, caracterizada por la aparición de múltiples áreas escleróticas de pequeño tamaño, simétricas, en la pelvis y la epimetáfisis de los huesos tubulares.

Se trata de una entidad benigna, que se pone de manifiesto a lo largo de la infancia o en la edad adulta al realizar alguna radiografía simple por otro motivo. Su mayor relevancia clínica es el diagnóstico diferencial con metástasis osteoblásticas.

En alrededor del 25 % de los casos coexiste con lesiones cutáneas acompañantes, normalmente nevus del tejido conectivo que aparecen antes de la pubertad como pápulas, placas o nódulos blanco-amarillentos, en región lumbar, glúteos y muslos de forma preferente. Esta asociación recibe el nombre de síndrome de Buschke-Ollendorff.

Melorreostosis

Es una enfermedad infrecuente. Suele aparecer de forma aislada, aunque se han descrito casos de coexistencia con osteopoiquilosis. Generalmente afecta a huesos largos y da lugar a una esclerosis focal con una imagen radiológica características de «gotas de cera fluyendo a los lados de una vela». Se caracteriza por ser asimétrica y afectar a un miembro de forma monostótica o poliostótica.

Se suele apreciar por debajo de los 30-40 años. Es localmente sintomática, al producir dolor óseo, deformidades y limitación de la movilidad o contracturas tendinosas y musculares. Aunque el diagnóstico suele ser radiográfico, la gammagrafía ósea aporta un valor diagnóstico adicional, con una imagen y captación del trazador características. En ocasiones hay que recurrir a la biopsia ósea para excluir la malignidad.

PUNTOS CLAVE

- La prevalencia de la EOP ha disminuido en las últimas décadas en más de un 50 % y el desarrollo de osteosarcomas es excepcional.
- La EOP tiene mayor afinidad por el cráneo, pelvis, esqueleto axial y huesos largos.
- En los pacientes sin patología hepática, el marcador más empleado en la práctica diaria para la EOP son los niveles séricos de fosfatasa alcalina, que refleja la actividad osteoblástica.
- Los aminobisfosfonatos son los tratamientos más eficaces para el control de EOP.
- Las dos causas principales de osteomalacia se deben a alteraciones del metabolismo de la vitamina D y del fosfato.

(Continúa)

PUNTOS CLAVE *(Cont.)*

- En general, el déficit de exposición solar es uno de los principales factores relacionados con el desarrollo de osteomalacia, especialmente en individuos con aporte de vitamina D insuficiente.
- La alteración radiológica más característica, aunque no específica, de la osteomalacia es la presencia de pseudofracturas o líneas de Looser-Milkman, que son bandas radiotransparentes perpendiculares a la cortical, generalmente bilaterales y simétricas.
- En relación con la osteomalacia, se aconsejan controles periódicos de los parámetros fosfocálcicos, especialmente al inicio del tratamiento, con el fin de confirmar la normalización de los parámetros de laboratorio y de evitar una sobredosificación.
- Desde el punto de vista plasmático, la elevación de PTH (> 65 pg/mL), junto a hipercalcemia, establece el diagnóstico de hiperparatiroidismo primario en la mayoría de los pacientes (80-90 %), aunque no está elevada en todos los casos.
- La paratiroidectomía de las glándulas hiperfuncionantes es el tratamiento de elección para el hiperparatiroidismo primario, con altas tasas de curación (95 %) y muy bajas de complicaciones (1-3 %).
- En la osteodistrofia renal es fundamental diferenciar la fragilidad por osteoporosis de la enfermedad adinámica del hueso, ya que añadir antirresortivos solo acentuará el proceso de bajo recambio óseo.

BIBLIOGRAFÍA

Bilezikian JP, Bouillon R, Clemens T, Compston J, Bauer DC, Ebeling PR, et al. Primer on the metabolic bone diseases and disorders of mineral metabolism. 9ª ed. Wiley and Sons Ltd.; 2019.

Brown EM, Pollak M, Seidman CE, Seidman JG, Chou YH, Riccardi D, et al. Calcium-ion-sensing cell-surface receptors. N Engl J Med. 1995;333(4):234.

Cianferotti L. Osteomalacia is not a single disease. Int J Mol Sci. 2022:23:14896.

Corral-Gudino L, Borao-Cengotita M, Del Pino-Montes J, Ralston S. Epidemiology of Paget's disease of bone: A systematic review and meta-analysis of secular changes. Bone. 2013;55:347-52.

Cronin O, Forsyth L, Goodman K, Lewis SC, Keerie C, Walker A, et al. Zoledronate in the prevention of Paget's (ZiPP): protocol for a randomised trial of genetic testing and targeted zoledronic acid therapy to prevent SQSTM1-mediated Paget's disease of bone. BMJ. 2019;9:e030689.

Ejlsmark-Svensson H, Rolighed L, Harsløf T, Rejnmark L. Risk of fractures in primary hyperparathyroidism: a systematic review and meta-analysis. Osteoporos Int. 2021;32(6):1053.

Faggiano A. Cinacalcet hydrochloride in combination with alendronate normalizes hypercalcemia and improves bone mineral density in patients with primary hyperparathryroidism. Endocrine. 2011;39:283-7.

Ferreira A. Effects of sevelamer hydrochloride and calcium carbonate on renal osteodystrophy in hemodialysis patients. J Am Soc Nephrol. 2008;19(2):405.

Gifre L, Peris P, Monegal A, Martínez de Osaba MJ, Álvarez L, Guañabens N. Osteomalacia revisited: a report on 28 cases. Clin Rheumatol. 2011;30:639-45.

Heijboer A, Cavalier E. The measurement and interpretation of Fibroblast Growth Factor 23 (FGF23) concentrations. Cacif Tissue Int. 2023;112:258-70.

Jan de Beur SM, Minisola S, Xia WB, Abrahamsen B, Body JJ, Brandi ML, et al. Global guidance for the recognition, diagnosis, and management of tumor-induced osteomalacia. J Intern Med. 2023;293:309-28.

Kebebew E, Hwang J, Reiff E, Duh Q, Clark OH. Predictors of single-gland vs multigland parathyroid disease in primary hyperparathyroidism: A simple and accurate scoring model. Arch Surg. 2006;141(8):777-82.

Ketteler M. Executive summary of the 2017 KDIGO Chronic Kidney disease-mineral and bone disorder (CKD-MBD) guideline update: What's changed and why it matters. Kidney Int. 2019;92(1):26.

Kuntsmann JW, Kirsch JD, Mahajan A, Udelsman R. Clinical review: Parathyroid localization and implications for clinical management. J Clin Endocrinol Metab. 2013;98:902-12.

Gennari L, Rendina D, Merlotti D, Cavati G, Mingiano C Cosso R, et al. Update on the pathogenesis and genetics of Paget's disease of bone. Front Cell Dev Biol. 2022;10:932065.

Langston AL, Campbell MK, Fraser WD, MacLennan GS, Selby PL, Ralston SH, et al. Randomized trial of intensive bisphosphonate treatment versus symptomatic management in Paget's disease of bone. J Bone Miner Res. 2010;25:20-31.

Leere J. Denosumab and cinacalcet for primary hyperparathyroidism (DENO-CINA): A randomised, double-blind, placebo-controlled, phase 3 trial. Lancet Diabetes Endocrinol. 2020;8(5):407.

Mays S. Archaeological skeleton support a northwest european origin for Paget's disease of bone. J Bone Miner Res. 2010;25:1839-11.

Mitsopoulos E. Impact of long-term cinacalcet, ibandronate or teriparatide therapy on bone mineral density of hemodialysis patients: a pilot study. Am J Nephrol. 2012;36(3):238.

Mornet E. Hypophosphatasia. Best Pract Res Clin Rheumatol. 2008;22:113-27.

Paccou J, Genser L, Lespessailles É, Bertin É, Javier RM, Duclos M, et al. French recommendations on the prevention and treatment of osteoporosis secondary to bariatric surgery. Joint Bone Spine. 2022;89(6):105443.

Paget J. On a form of chronic inflammation of bones. (Osteitis deformans). Med Chir Trans. 1877;60:37-63.

Ralston SH, Corral-Gudino L, Cooper C, Francis RM, Fraser WD, Gennari L, et al. Diagnosis and management of Paget's disease of bone in adults: A clinical guideline. J Bone Miner Res. 2018;34:579-604.

Ralston SH, Taylor JP. Rare inherited forms of Paget's disease and related syndromes. Calcif Tissue Int. 2019;104:501-16.

Reid IR, Miller P, Lyles K, Fraser W, Brown JP, Saidi Y, et al. Comparison of a single infusion of zoledronic acid with risedronate for Paget's disease. N Engl J Med. 2005;353:898-9.

Ruda JM, Hollenbeack CS, StacK Jr BC. A systematic review of the diagnosis and treatment of primary hyperparathyroidism from 1995 to 2003. Otolaryngol Head Neck Surg. 2005;132(3):359.

Silverberg SJ, Lewiecki EM, Mosekilde L, Peacock M, Rubin MR. Presentation of asymptomatic primary hyperparathyroidism: proceedings of the third international workshop. J Clin Endocrinol Metab. 2009;94(2):351.

Tan A, Goodman K, Walker A, Hudson J, MacLennan GS, Selby PL, et al. Long-term randomized trial of intensive versus symptomatic management in Paget's disease of bone: The PRISM-EZ Study. J Bone Miner Res. 2017;32:1165-73.

Tordjman KM, Greenman Y, Osher E, Shenkerman G, Stern N. Characterization of normocalcemic primary hyperparathyroidism. Am J Med. 2004;117(11):861.

Trombetti A, Al-Daghri N, Brandi ML, Cannata-Andía JB, Cavalier E, Chandran M, et al. Interdisciplinary management of FGF23-related phosphate wasting syndromes: A consensus statement on the evaluation, diagnosis and care of patients with X-linked hypophosphataemia. Nat Rev Endocrinol. 2022;18:366-84.

Udelsman R, Göran Åkerström G, Biagini C, Duh Q-Y, Miccoli P, Niederle B, et al. The surgical management of asymptomatic primary hyperparathryoidism: Proceedings of the Fouth International Workshop. J Clin Endocrinol Metab. 2014;99:3595-606.

Vilaca T, Velmurugan N, Smith C, Abrahamsen B, Eastell R. Osteomalacia as a complication of intravenous iron infusion: A systematic review of case reports. J Bone Miner Res. 2022;37:1188-99.

Whyte MP. Hypophosphatasia: Enzyme replacement therapy brings new opportunities and new challenges. J Bone Miner Res. 2017;32:667-75.

Wilhelm SM, Wang TS, Ruan DT, Lee JA, Asa SL, Duh Q-Y, et al. The American association of endocrine surgeons guidelines for definitive management of primary hyperparathyroidism. JAMA Surg [Internet]. 2016;151(10):959-68.

Síndromes de osteopenia regional y edema medular óseo

53

F. P. G. Jiménez Núñez, J. S. Lucena Jiménez y M. F. Bravo Bardají

 OBJETIVOS

- Realizar un correcto diagnóstico diferencial de los síndromes de osteopenia regional y de edema medular óseo (EMO).
- Minimizar la confusión de la terminología usada en la práctica clínica y la literatura médica de las entidades nosológicas que conforman dichos síndromes.
- Detectar de forma precoz la indicación de tratamiento rehabilitador o cirugía frente a tratamiento conservador en aquellas patologías que así lo precisen.

OSTEOPENIA REGIONAL

Existe un amplio abanico de causas radiológicas de osteopenia regional o localizada (**Tabla 53-1**); entre ellas, las entidades características más frecuentes son la inmovilización o el desuso, el síndrome de dolor regional complejo y la osteoporosis regional transitoria.

La terminología utilizada en la literatura médica para describir a estos pacientes a veces es confusa:

- EMO: hallazgos de la resonancia magnética (RM) que reflejan un contenido de agua intersticial anormalmente aumentado, caracterizado por baja intensidad de señal en T1 y alta en T2 o en STIR.
- Osteoporosis regional transitoria (ORT): es una enfermedad autolimitada que afecta casi únicamente a la cadera y que se caracteriza por desmineralización y edema de la médula ósea de la cabeza femoral.
- Síndrome de edema medular óseo transitorio primario: es probablemente la misma enfermedad que la ORT, pero la desmineralización de la cabeza femoral no es

demostrable en la radiografía simple (Rx) en todos los casos.

El diagnóstico diferencial de los síndromes de edema medular óseo se resume en la **tabla 53-2**.

OSTEOPOROSIS POR DESUSO

Ocurre en regiones inmovilizadas de pacientes con fracturas, parálisis motora por afectación del sistema nervioso central o por cuadros que cursen con hiperemia ósea o articular y, como botón de muestra, las artropatías inflamatorias.

Desde el punto de vista radiológico pueden cursar con diferentes aspectos:

Tabla 53-1. Causas de osteopenia regional en radiología simple

- Inmovilización o desuso
- Síndrome de dolor regional complejo o distrofia simpático refleja
- Osteoporosis regional transitoria: de cadera, osteoporosis regional migratoria
- Necrosis avascular
- Artritis séptica
- Osteomielitis
- Artritis reumatoide
- Neoplasias: linfoma, metástasis óseas
- Sinovitis villonodular pigmentaria
- Enfermedad de Paget: fase lítica

Tabla 53-2. Clasificación de los síndromes de edema medular óseo

Primario
Síndrome de edema de la médula ósea sin una causa subyacente identificable

Secundario
<ul><li>Traumático: lesión directa, fractura, síndrome de dolor regional complejo</li><li>Degenerativo: artrosis</li><li>Inflamatorio: artritis reumatoide, artritis psoriásica, entesitis</li><li>Isquémico: enfermedad de células falciformes, policitemia</li><li>Infeccioso: artritis séptica, osteomielitis</li><li>Neoplásico: tumores óseos primarios o secundarios, metástasis</li><li>Yatrogénico: tras cirugía o radioterapia, trasplantados, esteroides, inhibidores de la calcineurina</li><li>Metabólico: enfermedad renal crónica</li><li>Neurológico: artropatía de Charcot</li></ul>

- Parcheado: el patrón más frecuente.
- Otros: bandas fisarias o de localización subcondral, tunelización cortical o festoneado endóstico.

OSTEOPOROSIS REGIONAL TRANSITORIA

La ORT es una entidad nosológica infrecuente, de causa desconocida, aunque suele existir un mínimo antecedente traumático o de sobrecarga.

La cadera es la localización más frecuente (osteoporosis transitoria de cadera) y suele aparecer en personas jóvenes. Los factores de riesgo, además del embarazo, fundamentalmente durante el tercer trimestre, incluyen el consumo excesivo de alcohol, el uso de esteroides y el hipotiroidismo, aunque no hay estudios comparativos que hayan evaluado la magnitud del riesgo.

Se caracteriza por dolor articular localizado asociado a EMO en la RM, hallazgos inespecíficos que finalmente desaparecen sin secuelas. A diferencia de la osteonecrosis, en la que el edema es focal, la alteración es difusa, sin objetivarse alteraciones intraarticulares ni de partes blandas.

El tratamiento es sintomático; es habitual la desaparición de la clínica y del edema medular en un plazo de 4-8 semanas. En casos refractarios están indicados los bisfosfonatos.

OSTEOPOROSIS REGIONAL MIGRATORIA

A pesar de la rareza de la enfermedad y la dificultad de asegurar su diagnóstico, la osteoporosis regional migratoria (ORM) es probablemente más común de lo que se sugiere. Está subrepresentada en la literatura médica porque ha sido etiquetada como ORT, cuando tras un cuidadoso examen de las historias clínicas de casos publicados se ha revelado que muchos de esos pacientes pasaron a desarrollar síntomas similares en las articulaciones adyacentes. Es probable que ambas condiciones formen parte del mismo espectro de enfermedad.

Es más frecuente en varones que en mujeres (3:1), con un pico de mayor incidencia entre la 5ª y la 6ª décadas de vida, pero menos evidente entre las mujeres.

Clínica

Suele comenzar como un dolor que aumenta de forma gradual en una sola articulación, que se hace progresivamente más intenso durante varias semanas o meses y alcanza su punto máximo de intensidad entre el segundo y el tercer mes después de la presentación.

Normalmente afecta a las articulaciones de carga de los miembros inferiores. El dolor de la articulación principal dura alrededor de 6 a 9 meses con una recuperación lenta, gradual, pero completa.

En la mayoría de los pacientes, la afectación articular secundaria ocurrirá poco después de que el dolor de la articulación primaria alcance su pico o se resuelva, por lo general, en el primer año, con descripciones poco frecuentes de afectación articular secundaria más de 2 años después de la presentación primaria.

Cuando un paciente presenta afectación de una sola articulación, que es más común en la cadera, por lo general se etiquetan como ORT. Esto no es incorrecto, ya que la ORM no se puede diagnosticar hasta que hayan aparecido los síntomas migratorios. Sí se puede sospechar una ORM en la presentación inicial si hay más de una articulación afecta.

Una historia de una lesión significativa específica anterior a la presentación es poco común.

Puede haber dolor, tumefacción y derrame, incluso atrofia muscular asociada. El paciente suele describir un grado de deterioro funcional desproporcionado a la gravedad de cualquier hallazgo clínico.

El patrón de afectación articular es variable e impredecible, pero es común que migre de proximal a distal en los miembros inferiores.

La articulación involucrada en primer término con más frecuencia es la cadera, con igual distribución entre derecha e izquierda. Le siguen en frecuencia decreciente la rodilla, el tobillo y el pie. La afectación articular secundaria más común es la rodilla y luego el tobillo.

Existen varias descripciones de osteoporosis axial, algunas con fracturas por compresión de los cuerpos vertebrales que acompañan a la ORM en miembros inferiores, pero nunca se ha descrito en los miembros superiores.

La enfermedad no suele migrar lejos; se han descrito casos de migración intraarticular dentro de la rodilla desde un cóndilo al otro y entre huesos adyacentes en el pie y tobillo.

Diagnóstico

La Rx es poco útil, con signos inespecíficos de aparición tardía e indistinguible de una ORT; no hay marcadores bioquímicos ni serológicos específicos, y los marcadores de remodelado óseo tampoco son de utilidad.

Los cambios en la Rx a menudo suceden a las 3-6 semanas de la aparición de los síntomas, no siendo raro que sean normales a la presentación de la enfermedad. Los primeros cambios comprenden la desmineralización de un solo lado de la articulación, que son difíciles de objetivar en una Rx de rodilla o pie.

La remineralización completa de las áreas afectadas puede llevar 2 años después de la desaparición de los síntomas. La resolución de la enfermedad puede resultar en una esclerosis, que es completamente benigna, aunque quizá se necesite una RM para distinguirla de una osteonecrosis.

La tomografía computarizada (TC) no aporta beneficio adicional a la Rx, ya que la apariencia de la desmineralización focal es la misma: osteopenia regional, adelgazamiento subcondral y preservación del espacio articular; la pérdida mineral ósea en la TC puede manifestarse como lucencias múltiples focales.

La gammagrafía ósea suele ser anormal antes de que los cambios se detecten en la Rx, incluso preceder a la aparición del dolor; también el aumento de la captación del radiotrazador persiste durante muchos meses después de que los síntomas hayan disminuido. La captación en columna vertebral, muchas veces asintomática, también se ha descrito y apunta a un proceso sistémico.

La captación del radiotrazador está presente en las tres fases en las articulaciones afectadas, y suele estar centrada en un lado de la articulación, a diferencia del aumento del recambio óseo inducido por una artritis inflamatoria o infecciosa. Las apariencias son generalmente inespecíficas, y cuando son unifocales, podrían deberse a una fractura, una necrosis vascular, una infección o un tumor. Cuando es multifocal y de articulaciones colindantes, el diagnóstico diferencial es mucho más limitado y debe incluir la osteomielitis multifocal recurrente crónica.

En la RM se objetiva EMO en la epífisis desde donde se extiende al hueso subcondral, a menudo respetando un delgado borde de este. Los cambios en la médula ósea aparecen poco después del inicio de los síntomas y se resuelven entre 4 y 11 meses después de su presentación.

La presencia de EMO en RM, el aumento de captación del radiotrazador en la gammagrafía ósea y, en particular, cuando se limita a una sola ubicación, no es un hallazgo específico. Puede ser causado por un traumatismo, tumor, infección, osteonecrosis, osteoporosis transitoria, alteración de la carga de peso, respuestas fisiológicas al estrés o cualquier tipo de atrofia, inflamatoria o degenerativa. Sin embargo, en una serie de 42 casos, las siguientes características se correlacionaron fuertemente con el diagnóstico de ORT: ausencia de lesiones subcondrales, pico tardío de realce de la médula anormal en las imágenes de perfusión y preservación de la zona subcondral por el edema medular.

> ! Cuando este patrón de EMO es multifocal, puede sospecharse una ORM, y cuando este patrón migra temporalmente a otras articulaciones, la ORM puede ser diagnosticada.

Al igual que en la ORT, estas lesiones son reversibles y curan sin ningún tipo de cambios crónicos de la médula ni secuelas, pero también se han descrito fracturas trabeculares, visibles como líneas de baja señal en T1 y T2 normalmente en paralelo a la superficie articular.

Diagnóstico diferencial

El diagnóstico de ORM a menudo se retrasa porque los síntomas, los signos y las exploraciones complementarias son inespecíficos.

Generalmente se consideran varios diagnósticos diferenciales:

- Osteonecrosis: puede tener apariencias radiológicas tempranas similares, pero los factores de riesgo típicos, como esteroides, alcohol, enfermedad renal o quimioterapia, no se reportan en pacientes con ORM. Para esta se han propuesto como factores de riesgo una baja ingesta de calcio en la dieta y antecedentes de tabaquismo.
- Síndrome de dolor regional complejo (SDRC): se caracteriza por cambios vasomotores y tróficos de la piel que no se observan en ORM.
- Osteomielitis multifocal recurrente crónica: puede dar lugar a EMO con lesiones activas similares a la ORM

en RM, pero la apariencia en la Rx es muy diferente, con lesiones tanto líticas como escleróticas, y afectación de la metáfisis de los huesos largos, pared torácica anterior y clavículas.

Tratamiento

La patogenia es incierta, aunque la osteoporosis sistémica es una característica acompañante reconocida de la ORM, que indica una etiología subyacente y un enfoque para el manejo de esta, y obliga al clínico a la realización de densitometría ósea.

La eficacia de los diferentes tratamientos es difícil de evaluar en la ORM porque es una enfermedad autolimitada.

Si bien la comparación indirecta de resultados con informes anteriores muestra que el tratamiento con bisfosfonatos, especialmente el ácido zoledrónico en infusión única de 5 mg, conduce a una recuperación mucho más rápida que el enfoque conservador, se necesitan estudios controlados y aleatorizados que confirmen dichos resultados.

El tratamiento conservador incluye la analgesia y la limitación de la carga de peso, para proteger a la articulación de la posibilidad de que las fracturas trabeculares microscópicas progresen al colapso de la superficie articular. Se ha propuesto, incluso, que la densitometría ósea puede jugar un papel en la orientación de la decisión de continuar con la carga de peso, aunque nada de esto está probado.

Otras intervenciones apropiadas serían dejar de fumar, moderar el consumo de alcohol, optimizar la ingesta de calcio y corregir la deficiencia de vitamina D.

Con respecto al tratamiento farmacológico, los corticosteroides no parecen alterar el curso de la enfermedad.

En algún trabajo, las infusiones de iloprost han demostrado inducir la resolución de los síntomas en entre 3 días y 3 meses, con resolución completa del EMO en la RM en 6 semanas.

> ! También se han reportado que los **bisfosfonatos**, orales e intravenosos, pueden ser eficaces en la resolución de los síntomas en el primer mes desde del inicio. Los cambios en la médula ósea desaparecen en 3 meses.

La descompresión quirúrgica es una alternativa si existe refractariedad al tratamiento conservador. La hipótesis es que el dolor de la ORT es causado en parte por presiones intramedulares elevadas, de tal forma que rompiendo la corteza y perforando a través del área afectada se conseguiría descomprimir la médula circundante. La fisiopatología de este mecanismo no está probada, pero hay evidencia para indicar que la descompresión es efectiva. Una potencial desventaja de este tratamiento es que causa un mayor «debilitamiento» en un cuello femoral, ya osteoporótico, e inducir una fractura, como está descrito en la osteonecrosis.

SÍNDROME DOLOROSO REGIONAL COMPLEJO

El SDRC se caracteriza por alteraciones vasomotoras de una extremidad acompañadas de dolor y cambios tróficos de la piel, con aumento de partes blandas e importante osteopenia en la radiografía simple.

Suele aparecer en pacientes predispuestos, a raíz de un traumatismo incluso banal, y con frecuencia relacionado con algún tipo de inmovilización.

 El episodio traumático con el que más frecuentemente se relaciona es la fractura de muñeca, y, entre los episodios quirúrgicos, con la neurólisis del nervio mediano.

La International Association for the Study of Pain (IASP) define el SDRC como la «variedad de condiciones dolorosas de localización regional, posteriores a una lesión, que presentan predominio distal de síntomas anormales, exceden en magnitud y duración el curso clínico esperado del incidente inicial y ocasionan con frecuencia un deterioro motor importante, con una progresión variable en el tiempo».

La incidencia anual del SDRC se mueve en una horquilla muy amplia, de entre 5,46 y 26 casos por cada 100.000 habitantes, en relación con las dificultades para su diagnóstico y clasificación. Afecta más a mujeres, en una proporción 2-3:1, con un pico máximo entre la 5ª y la 7ª décadas de vida, y aparece predominantemente en las extremidades superiores.

No existen tampoco datos fiables sobre la incidencia del SDRC pediátrico. Aparece más frecuentemente en niñas, con una edad media de 12 años, con predilección por el miembro inferior, en especial el pie.

Se acepta que este síndrome, de fisiopatología desconocida y aparte de la alteración del sistema nervioso simpático, conlleva una combinación de procesos inflamatorios de origen neurogénico e isquemia-reperfusión; se encuentra en estudio un posible mecanismo autoinmune.

 El SDRC se clasifica en:

- Tipo I o distrofia simpático refleja: caracterizada por la ausencia de lesión nerviosa periférica identificable relacionada con el inicio de los síntomas.
- Tipo II o causalgia: se caracteriza por la presencia de dicha lesión nerviosa.

Clásicamente se hablaba de tres estadios evolutivos: agudo, distrófico y atrófico. Pero su diferenciación clínica con frecuencia era difícil, por lo que se ha propuesto otra clasificación:

- SDRC caliente: caracterizado clínicamente por presentar la extremidad caliente, enrojecida, seca y edematosa. La duración media de esta fase es de 4,7 meses, y es la forma más común al inicio del proceso. Podría responder a un estado inflamatorio agudo.
- SDRC frío: la extremidad se presenta fría, azulada, sudorosa y menos edematizada. La duración media de esta fase es de 20 meses. Suele verse en fases más tardías del SDRC, si bien algunos pacientes desarrollan esta fase de forma muy precoz (SDRC frío primario). Podría corresponder a una fase cronificada, relativamente estable y no inflamatoria del proceso. La intensidad del dolor no suele variar con respecto al SDRC caliente.

- SDRC con remisión de algunas características: en este grupo se englobarían aquellos pacientes que cumplieron los criterios diagnósticos de SDRC, pero que en el momento actual no presentan suficientes signos y síntomas para cumplirlos. Hay que reseñar que no necesariamente supone una mejoría en la intensidad del dolor, ni que los pacientes clasificados en este grupo se encuentren libres de síntomas.

Estos subtipos podrían reflejar diferentes mecanismos fisiopatológicos y tener relevancia para predecir la respuesta a distintos tratamientos. Sin embargo, hasta la fecha no hay evidencias.

Clínica

El diagnóstico del SDRC es eminentemente clínico y, dada la variabilidad de sus manifestaciones clínicas, el diagnóstico es difícil y confuso. Los síntomas esenciales son:

- Dolor: de carácter neuropático, de intensidad desproporcionada a la agresión inicial y que no se limita al territorio de un nervio periférico. Suele encontrarse también hiperalgesia (aumento anormal de la sensibilidad al dolor), alodinia (dolor de tipo neuropático producido o desencadenado por un estímulo inocuo de tipo táctil, térmico o mecánico sobre una zona anatómica sana en apariencia) y, en ocasiones, hiperpatía (respuesta exagerada a un estímulo doloroso, con persistencia de la sensación dolorosa después de que el estímulo haya cesado).
- Cambios tróficos: se manifiestan en forma de edema y atrofia del vello, las uñas o la piel; en algunas ocasiones se observa hiperqueratosis.
- Disfunción autónoma o neurovegetativa: se manifiesta en forma de trastornos de la sudoración (hiperhidrosis o anhidrosis) y de la perfusión microvascular, que causa una pérdida del control termorregulador (la extremidad puede estar caliente o fría) y, en ocasiones, cambios en la coloración de la piel. También se manifiesta en forma de intolerancia al calor o al frío.
- Alteración funcional: suele observarse una alteración de la movilidad de la extremidad afecta. Las articulaciones contiguas a la zona del traumatismo, así como la muñeca y las pequeñas articulaciones de la mano, son las más afectadas, y pueden llegar a sufrir con el tiempo una artrofibrosis. Sin embargo, también hay que explorar y vigilar las articulaciones más alejadas, especialmente el hombro, donde no es raro que aparezca una capsulitis adhesiva.

Diagnóstico

En 2012 la IASP sustituyó sus criterios diagnósticos iniciales para el SDRC, que databan de 1994, por los conocidos como criterios de Budapest (**Tabla 53-3**), con una mayor sensibilidad (85 %) y especificidad (69 %).

Para evaluar la gravedad del cuadro clínico en un paciente concreto y la respuesta al tratamiento, se propuso en 2010 un índice de gravedad (**Tabla 53-4**).

Si el diagnóstico es claro, no debe demorarse el inicio del tratamiento a la espera de exploraciones complementarias, cuyo resultado negativo tampoco excluiría el diagnóstico. Los cam-

Tabla 53-3. Criterios de Budapest

1. Dolor continuo y desproporcionado a la noxa inicial

2. Debe existir al menos un síntoma en tres de las cuatro siguientes categorías:
   a) Sensibilidad: hiperalgesia o alodinia
   b) Vasomotor: asimetría en la temperatura o cambios en el color cutáneo o asimetría en el color cutáneo
   c) Edema y sudoración: edema o sudoración localizada o asimetría en la sudoración
   d) Motricidad y trofismo: disminución del rango de movilidad o disfunción motora (debilidad, temblor, distonía) o cambios tróficos (vello, uñas, piel)

3) Debe presentar al menos un signo en el momento de la evaluación en dos o más de las siguientes categorías:
   a) Sensibilidad: evidencia de hiperalgesia (al pinchazo con aguja) o alodinia (al tacto ligero o a la presión somática profunda o al movimiento articular)
   b) Vasomotor: evidencia de asimetría de la temperatura cutánea o cambios de color cutáneo o asimetría en el color cutáneo
   c) Edema y sudoración: evidencia de edema o cambios de sudoración o asimetría en la sudoración
   d) Motricidad y trofismo: evidencia de rango de movilidad disminuido o disfunción motora (debilidad, temblor, distonía) o cambios tróficos (vello, uñas, piel)

4) Ausencia de otro diagnóstico que pueda explicar mejor los síntomas y signos

Tabla 53-4. Índice de gravedad del síndrome de dolor regional complejo

- Síntomas (relatados por el paciente):
  - Dolor continuo y desproporcionado
  - Alodinia o hiperalgesia
  - Asimetría en la temperatura
  - Asimetría en el color de la piel
  - Asimetría en la sudoración
  - Edema asimétrico
  - Cambios tróficos
  - Cambios motores

- Signos (observados en la exploración):
  - Hiperalgesia a la punción
  - Alodinia
  - Asimetría en la temperatura
  - Asimetría en el color de la piel
  - Asimetría en la sudoración
  - Edema asimétrico
  - Cambios tróficos
  - Cambios motores

Cada ítem puntúa 1 punto. La puntuación máxima es 16 puntos. Se considera «cambios significativos» una variación de 5 o más en la puntuación final

bios radiográficos son inespecíficos y tardíos, como la osteopenia cortical y trabecular parcheada de la zona afectada.

 Aunque las indicaciones actuales más habituales de la gammagrafía ósea con Tc^{99m} es conocer la extensión de la enfermedad de Paget o de procesos tumorales, el SDRC presenta un patrón característico de aumento de captación en las tres fases, de forma difusa y periarticular en la zona afectada, más evidente en la fase tardía.

En raras ocasiones puede verse hipocaptación, especialmente en las fases tardías del SDRC y en población pediátrica.

Las imágenes de la gammagrafía no se correlacionan con la gravedad de los síntomas. No existen evidencias suficientes que apoyen el uso de la gammagrafía en la monitorización de la respuesta al tratamiento en el SDRC.

Los hallazgos habituales en la RM son la presencia de EMO y el aumento de la captación del contraste en la piel y en la zona intraarticular; su indicación, como la TC y la tomografía por emisión de positrones, solo es de utilidad para descartar otras entidades.

Tratamiento

El objetivo del tratamiento es el alivio del dolor y lograr la recuperación funcional.

Si bien el tratamiento rehabilitador precoz y progresivo es el eje pivotal del abordaje terapéutico, si el paciente tiene síntomas importantes desde el inicio puede beneficiarse del tratamiento farmacológico precoz.

En esta entidad nosológica es imprescindible el abordaje *interdisciplinar*, es decir, el trabajo coordinado y conjunto de diferentes profesionales, frente al tratamiento *multidisciplinar*, que se refiere al uso de diversos métodos de tratamiento por un único experto.

En el SDRC de tipo II existe, por definición, una lesión nerviosa demostrable, por lo que los medios quirúrgicos que corrigen esa lesión o que protegen el nervio pueden mejorar todos los síntomas.

Tratamiento rehabilitador

La terapia física es el tratamiento fundamental y de primera línea en el manejo del SDRC. Debe ser precoz, global y abarcar todo el miembro; en la mayoría de las ocasiones es recomendable combinarlo desde el principio con un tratamiento farmacológico adecuado.

El tratamiento rehabilitador tiene un papel central en el manejo del SDRC, tanto en la recuperación funcional como en el alivio del dolor y el control de otros síntomas, como el edema. El objetivo será lograr un arco de movimiento pasivo y activo normal, con la restauración de la función. Es fundamental prevenir la aparición de artrofibrosis, que puede desembocar en una incapacidad permanente incluso aunque se consiga controlar el SDRC.

 Se acepta que la terapia física debiera realizarse dentro de los límites de la tolerancia del paciente, y nunca cuando la extremidad permanece insensible (por ejemplo, inmediatamente tras un bloqueo anestésico) ni en SDRC de tipo II que curse con hipoestesia marcada.

Una terapia física demasiado intensiva podría desencadenar crisis de dolor intenso, aumentar el edema y, en definitiva, aumentar los síntomas inflamatorios y los trastornos simpáticos del síndrome.

La terapia ocupacional y recreativa, así como la rehabilitación vocacional, deberían formar parte de un tratamiento rehabilitador global.

El algoritmo de tratamiento de Malibú (**Tabla 53-5**) propone cuatro fases en el tratamiento rehabilitador global, a medida que se controlen los síntomas.

Tratamiento farmacológico

Existen pocos ensayos clínicos sobre la farmacoterapia en el SDRC, aunque parece que es más útil el uso combinado de fármacos de distinta clase que la utilización de un solo grupo terapéutico.

Los antiinflamatorios no esteroideos no presentan fuertes evidencias que apoyen su uso en este síndrome, si bien pueden ser de utilidad en el tratamiento del síndrome miofascial que con frecuencia se asocia.

 Los **corticosteroides** han demostrado su utilidad especialmente en la fase aguda con predominio de síntomas de tipo inflamatorio, y si la afectación es poliarticular.

Se han propuesto numerosas pautas de tratamiento, la más común de las cuales es prednisona a dosis de 10 mg/8 horas; otra pauta consiste en una dosis elevada de 60 mg/día, para después reducirla progresivamente y suspenderla al cabo de un mes.

Los opioides, con reconocida eficacia en el dolor neuropático de otras etiologías, tiene poca evidencia que avale su uso en el SDRC; se recomienda como fármaco de segunda línea si el dolor no responda a otros fármacos.

Los antiepilépticos son ampliamente utilizados en el tratamiento del dolor neuropático. Los más utilizados son la gabapentina (900-3.600 mg/día repartidos en tres tomas) que sí dispone de ensayos clínicos que avalan su eficacia en el SDRC, y la pregabalina (150-600 mg/día repartidos en dos tomas).

Los antidepresivos se consideran de gran utilidad en el tratamiento del SDRC, ya que al efecto analgésico sobre el dolor neuropático suman su acción antidepresiva y sedante; por tanto, son útiles en el tratamiento de varios de los síntomas que se asocian con frecuencia a este síndrome. Se recomienda iniciarlos a dosis bajas y hacer incrementos graduales y controlados. La amitriptilina (25-75 mg/día repartidos en tres tomas o en monodosis al acostarse, con un máximo de 100 mg/8 horas), y la duloxetina (60-120 mg/día) son los más utilizados.

 En una reciente revisión sistemática y metaanálisis se demostró que los **bisfosfonatos** tienen una eficacia consistente en términos de reducción del dolor y también se señalaban beneficios respecto a otros síntomas, como la alodinia y la hiperalgesia.

El pamidronato se ha utilizado en dosis de 60 mg por vía intravenosa, como monodosis o durante 3 días consecutivos. También se han utilizado el clodronato (300 mg/día) por vía intravenosa durante 10 días y el alendronato (7,5 mg/día) 3 días consecutivos por vía intravenosa o 40 mg/día durante 8 semanas por vía oral.

Los antagonistas del calcio como nifedipino pueden reducir el dolor relacionado con la alteración vascular.

El baclofeno es el fármaco de primera línea en el tratamiento de la distonía asociada al SDRC, normalmente por vía oral.

Dentro de los agentes tópicos hay que destacar la capsaicina, que parece mejorar la hiperalgesia, aunque con frecuencia su aplicación es mal tolerada por los pacientes afectos de SDRC; por ello cabe plantear su uso conjuntamente y tras la aplicación de anestésicos locales tópicos. Los parches de anestésicos locales (lidocaína o lidocaína/prilocaína) también resultan útiles en el alivio del dolor.

Con respecto a los antioxidantes se ha propuesto el uso del dimetilsulfóxido o la N-acetilcisteína. Algunos autores recomiendan la administración de vitamina C de forma preventiva (500 mg/día durante al menos 45 días tras un traumatismo o tratamiento quirúrgico), si bien la evidencia vuelve a ser contradictoria y no se pueden asentar recomendaciones firmes al respecto.

Existe una larga lista de otros fármacos que se han probado, con mayor o menor éxito, en el tratamiento de esta entidad tan compleja como el SDRC: ketamina en infusión a dosis subanestésicas; inmunomoduladores, como inmunoglobulina intravenosa, infliximab, lenalidomida o cetuximab y bloqueantes neuromusculares, como la toxina botulínica que, inyectada en la piel o el músculo parece mejorar el espasmo muscular, la distonía y la hipersensibilidad cutánea.

Psicoterapia

Si bien tradicionalmente se ha asumido que la presencia de disfunciones psicológicas, en general, trastornos emocionales,

---

Tabla 53-5. Fases de tratamiento rehabilitador en el algoritmo de Malibú

Fase I
- «Reactivación» del miembro
- *Feedback* visual con espejo
- Imaginería motora graduada
- Baños de contraste
- Desensibilización
- Terapia de exposición

Fase II
- Control del edema
- Trabajo en flexibilidad
- Fortalecimiento isométrico
- Corrección postural
- Diagnóstico y tratamiento de dolor miofascial secundario

Fase III
- *Stress loading* o carga de estrés (basado en ejercicios activos de tracción y compresión de la articulación sin provocar movimiento)
- Fortalecimiento isotónico
- Aumentar rango de movimiento (suave y pasivamente)
- Acondicionamiento aeróbico general
- Normalización postural y uso equilibrado

Fase IV
- Trabajo en ergonomía
- Terapia del movimiento
- Normalización en el uso de la extremidad
- Rehabilitación funcional/vocacional

contribuiría tanto al desarrollo como al mantenimiento del SDRC, esta consideración no tiene apoyo en la evidencia científica hasta la fecha.

> **!** En la actualidad se considera que los «factores de riesgo» psicológicos no son ni suficientes ni necesarios en el desencadenamiento del SDRC.

La prevalencia de trastornos depresivos o de ansiedad en pacientes afectos de SDRC no se diferencia de forma significativa de la observada en pacientes afectos de dolor crónico de otra causa. En definitiva, estos trastornos no pueden considerarse causales y probablemente con frecuencia sean reactivos.

Se considera que la intervención psicológica es recomendable en el SDRC tanto agudo como crónico. Se proponen diversos abordajes, incluyendo técnicas de relajación, meditación mediante plena consciencia (*mindfulness*), biorretroalimentación e intervenciones cognitivas y conductuales.

Tratamiento intervencionista

Normalmente se utilizan como terapia de segunda o tercera línea en pacientes en los que no se consigue una evolución satisfactoria con medidas menos invasivas. Sin embargo, otros esquemas de tratamiento propugnan iniciar bloqueos nerviosos regionales, en conjunción con la terapia física, de una forma muy precoz en el tratamiento del SDRC.

En cualquier caso, debería sopesarse siempre la posibilidad de desarrollo de complicaciones y se ha propuesto un uso secuencial de estas técnicas, recurriendo primero a las mínimamente invasivas (bloqueos nerviosos, bloqueos simpáticos o utilización de anestesia regional intravenosa), en segundo lugar a terapias intervencionistas (bloqueos/catéteres epidurales o en plexo, neuroestimulación, infusión intratecal) y recurrir, como último escalón, a técnicas quirúrgicas (simpatectomía) y experimentales (estimulación del córtex motor).

Los bloqueos nerviosos pueden utilizarse con fines diagnósticos o terapéuticos. Los efectos terapéuticos son poco previsibles y no existe un protocolo establecido para seleccionar a los pacientes. Pueden ser puntuales y repetidos, o bien mantenidos mediante perfusión continua a través de un catéter.

Los más empleados son el bloqueo del plexo braquial (con anestésico local, opioides, clonidina, ropivacaína u otros agentes) y la perfusión epidural. Cuando se realiza una perfusión continua, es posible ajustar la dosis de los fármacos para evitar el bloqueo motor y de esa manera permitir la movilidad activa. Las tasas de infección en catéteres epidurales para el tratamiento del SDRC son elevadas: en algunos estudios llegan al 31 %.

Los bloqueos simpáticos, cervicales (bloqueos del ganglio estrellado) o lumbares, buscan mitigar el dolor, mejorar la función y facilitar un período de mejoría sintomática que beneficie al tratamiento rehabilitador. En algunos casos el alivio conseguido permanece más tiempo de lo que cabría esperar atendiendo a la duración del anestésico local empleado. El uso combinado con toxina botulínica parece prolongar los efectos beneficiosos del bloqueo simpático, en algunos casos, varias semanas.

Con respecto a la anestesia regional intravenosa, algunos trabajos defienden la utilidad del uso de guanetidina, lidocaína, bretilio, clonidina, droperidol, ketanserina o reserpina. Sin embargo, no hay ensayos clínicos que demuestren su utilidad en el SDRC.

La neuroestimulación se basa en la teoría de la compuerta, para tratar de bloquear la trasmisión del estímulo nociceptivo. Mediante la implantación de electrodos, la estimulación medular y de los ganglios de las raíces dorsales parecen ser efectivas en la reducción del dolor y en mejorar la función y calidad de vida en pacientes afectos de SDRC.

El uso de analgesia intratecal no puede recomendarse en el SDRC a la luz de las evidencias actuales.

La simpatectomía, efectuada de forma abierta, por vía endoscópica o con radiofrecuencia, conseguirá un bloqueo simpático prolongado en el tiempo (en ocasiones no definitivo). Estas técnicas son poco utilizadas en la clínica y suelen reservarse para cuadros que no responden a otros tratamientos. Con el tiempo suele perder eficacia, posiblemente por un aumento de receptores distales; sin embargo, puede ofrecer resultados definitivos, se supone que por interrupción del ciclo distrófico que mantiene el cuadro. Suele preferirse la simpatectomía química temporal (3-6 meses), que evita el aumento de receptores distales. La simpatectomía puede tener complicaciones importantes, que siempre deben ser sopesadas antes de plantear estos tratamientos, como el dolor por desaferentación o la neuralgia postsimpatectomía.

La estimulación de la corteza motora es la técnica más invasiva de tratamiento de los cuadros de dolor crónico, cuyo uso debe considerarse como absolutamente marginal y aún en estudio.

Tratamiento quirúrgico

Clásicamente la cirugía no se ha contemplado en el tratamiento del SDRC; incluso se ha recomendado evitar cualquier procedimiento quirúrgico en pacientes afectos de este síndrome.

Sin embargo, un estudio publicado por Piñal en 2022 muestra excelentes resultados en una serie de 53 pacientes diagnosticados según los criterios de Budapest de SDRC crónico, que habían mostrado refractariedad a otros tratamientos; estos, tras ser sometidos a cirugía de liberación del túnel carpiano, presentaron una reducción muy significativa en todos los parámetros estudiados (dolor, alodinia, disestesias, rigidez, sudoración, distancia de pulpejo-palma y escala de discapacidad del brazo, hombro y mano).

Si bien se precisan más estudios al respecto, se abre una nueva y esperanzadora perspectiva frente a esta entidad nosológica, tanto en su tratamiento como en el estudio de su fisiopatología.

OSTEONECROSIS

La osteonecrosis o necrosis avascular se define por la muerte de los constituyentes del hueso (osteocitos) y de la médula ósea (hematopoyética y grasa) por causa isquémica (obstrucción intraluminal del vaso, compresión vascular o rotura por traumatismo).

Se suele utilizar el término infarto óseo para las localizaciones metafisarias y diafisarias, mientras que para las epifisarias y subarticulares se usa el término osteonecrosis.

En el adulto las localizaciones más frecuentes son la cabeza femoral, la cabeza del húmero y el cóndilo femoral medial.

El diagnóstico diferencial incluye:

- ORT.
- Osteocondritis disecante.
- Tumores epifisarios: condroblastoma en jóvenes, condrosarcoma de células claras en mayores.
- Fracturas subcondrales por insuficiencia: se trata de microfracturas solo visibles en RM, que se objetivan como lesiones lineales hipointensas en T1 y T2, con EMO asociado, y que pueden conducir al aplanamiento de la cabeza femoral visible en Rx. En caso de afectación bilateral de rodillas o de ambos cóndilos femorales, debe descartarse la posibilidad de osteonecrosis en dicha localización.

La osteonecrosis vertebral (enfermedad de Kümmel) es muy infrecuente, pero desde el punto de vista radiológico se aprecia el característico signo del «vacío intravertebral», que representa la presencia de gas en el interior de la vértebra colapsada.

Aunque la mayor parte de los casos son idiopáticos, muchos de ellos se asocian a diversos factores de riesgo, entre los que los más frecuentes son los traumatismos, el tratamiento corticoideo de larga duración y a dosis altas (> 20 mg diarios de prednisona) y el alcoholismo (**Tabla 53-6**). Sin embargo, la mayoría de los pacientes con los factores de riesgo descritos nunca desarrollan una osteonecrosis, pero muchos pacientes sin factores de riesgo identificables sí la desarrollan. Por tanto, parece que el proceso es multifactorial y se postula que el mecanismo que determina el colapso por la fractura

Tabla 53-6. Factores de riesgo para el desarrollo de osteonecrosis

- Fracturas y luxaciones
- Tratamiento con corticoides
- Consumo elevado de alcohol
- Lupus eritematoso sistémico
- Trasplantes
- Enfermedad de Gaucher
- Anemia de células falciformes
- Trastornos mieloproliferativos
- Trombofilias
- Descompresión brusca tras una inmersión submarina (disbarismos)
- Radiaciones
- Sinovitis con elevación de la presión intraarticular (infección, hemartros)
- Epifisiólisis de la cabeza femoral en niños
- Pancreatitis crónica
- Hiperlipidemia
- Infección por el virus de la inmunodeficiencia humana

subcondral no es la necrosis en sí, sino la reabsorción ósea reparativa del proceso.

Osteonecrosis de la cabeza femoral

La osteonecrosis de la cabeza femoral tiene una incidencia de 20.000 casos nuevos por año en los Estados Unidos, y representa el 10 % de todas las artroplastias totales de cadera. Suele afectar a pacientes entre la 3ª y la 5ª décadas de la vida y predomina en varones. Es bilateral hasta en el 80 % de los casos y en el 3 % de los pacientes son multifocales.

En los casos atraumáticos, desde el punto de vista fisiopatológico, se produce una coagulación de la microcirculación intraósea, lo que provoca una trombosis venosa y una oclusión arterial retrógrada. Todo ello genera una hipertensión intraósea y una disminución del flujo sanguíneo a la cabeza femoral, que se necrosa, y lleva a la fractura condral y el colapso, lo que conducirá a la artrosis.

En los casos traumáticos, se debe a una lesión de la arteria circunfleja medial, que se produce en fracturas subcapitales (75-100 %) y, en menor medida, en las basicervicales (50 %); en la luxación de cadera sucede entre el 2 y el 40 % (2-10 % si se reduce dentro de las 6 horas posteriores a la lesión).

Clínica

Los pacientes están normalmente asintomáticos en las fases iniciales y consultan por dolor sordo e intermitente de comienzo gradual y referido a ingle, nalgas o rodilla de carácter progresivo. En ocasiones les impide el descanso nocturno.

A la exploración, se observa una limitación dolorosa de la movilidad, fundamentalmente en la rotación medial.

 La evolución natural de la enfermedad es la progresión a artrosis, con dolor grave, rigidez y marcada limitación en unos 2 años.

Diagnóstico

Debe ser lo más precoz posible:

- Rx: que incluya una proyección anteroposterior y otra lateral en posición de rana. Son normales en los estadios iniciales, pero se objetivan los cambios a medida que la enfermedad va progresando, como el aumento de densidad o la lucencia de la cabeza femoral.
  Más adelante aparece el signo de la media luna, que es patognomónico, con mayor visibilidad en la proyección en posición de rana.
- RM: de elección en pacientes con Rx normal y sospecha de osteonecrosis o para descartar osteonecrosis subclínica contralateral.
  Es la mejor prueba diagnóstica y también pronóstica, ya que es la de mayor sensibilidad y especificidad para su confirmación y estadificación.
  Las lesiones asientan con más frecuencia en la zona anterosuperior de la cadera.

Suele objetivarse en T1 una banda hipointensa que corresponde al área necrosada, mientras que en T2 puede observase el signo patognomónico de la doble línea, con un borde periférico hipointenso que corresponde al hueso reactivo y otro interno hiperintenso que representa el tejido de granulación próximo al hueso necrótico.

- Gammagrafía con tecnecio[99]: muy sensible, pero poco específica, ya que puede ser positiva en cuadros como la ORT, el SDRC o infecciones. Esta descrita la típica imagen del signo del dónut, en la que el área fría corresponde a la necrosis, rodeada de un área hipercaptante, que es el hueso reactivo. Puede ser de utilidad en casos de osteonecrosis multifocal.

Tratamiento

La reciente clasificación de la Association Research Circulation Osseus (ARCO) sí incluye la RM y la TC, además de la Rx, en la estadificación de la osteonecrosis de la cabeza femoral (**Tabla 53-7**), frente a sistemas de clasificación previos como el de Ficat y Arlet o el de Steinberg (**Tabla 53-8**).

El riesgo de colapso es mayor si afecta a la parte lateral de la cabeza femoral y cuanto mayor sea la extensión de la necrosis (< 15 %, 15-30 % y > 30 %).

No hay un consenso claro para el abordaje terapéutico de la osteonecrosis, pero el objetivo primordial es preservar la articulación el mayor tiempo posible: las recomendaciones actuales se basan en la clasificación de Ficat y Arlet (**Tabla 53-9**).

> ❗ En general, los sujetos asintomáticos con una afectación < 15 % de la cabeza femoral y sin colapso solo precisan tratamiento médico, mientras que los pacientes sintomáticos y los que tienen una extensión de necrosis > 15 % de la cabeza femoral, sobre todo si son jóvenes o personas activas, serían candidatos a cirugía.

El tratamiento conservador comprende la *carga parcial* junto a la *fisioterapia*, que no cura la enfermedad pero alivia el dolor y enlentece su evolución, y estaría indicado en estadios Ficat 0 y I.

Diversos fármacos han sido propuestos como capaces de retrasar el colapso en estadios precoces, pero la ausencia de ensayos clínicos que demuestren claramente su eficacia solo justifica su uso muy extraordinario:

- Alendronato y zoledronato, en estadios Ficat 0-II, puede prevenir el colapso precoz en pacientes con osteonecrosis atraumática.
- La infusión de iloprost durante 5 días disminuye el edema óseo y alivia el dolor en estadios Ficat I-II.
- Las estatinas parecen prevenir la osteonecrosis en pacientes en tratamiento con corticosteroides.
- Anticoagulantes y heparina pueden valorarse en pacientes con trombofilia.
- Hay otras terapias, como oxígeno hiperbárico, ondas de choque extracorpóreas y la magnetoterapia.

Tabla 53-7. Clasificación de la Association Research Circulation Osseus (ARCO) del estadiaje de la osteonecrosis de la cabeza femoral

Estadio	Hallazgos
I	• Rx y TC: normal • RM: banda hipointensa en T1 alrededor de la necrosis • Gammagrafía ósea: mancha fría
II	Rx o TC: esclerosis, osteoporosis focal o cambios quísticos
III • IIIA (temprana) • IIIB (tardía)	Rx o TC: fractura subcondral: • Depresión de la cabeza femoral ≤ 2 mm • Depresión de la cabeza femoral > 2 mm
IV	Rx: artrosis

RM: resonancia magnética; Rx: radiografía simple; TC: tomografía computarizada.

Tabla 53-8. Estadiaje mediante radiografía simple de la osteonecrosis de la cabeza femoral

Clasificación de Ficat y Arlet	Clasificación de Steinberg
0: diagnóstico histológico I: RM o gammagrafía ósea (+) II: cambios quísticos o escleróticos III: signo de luna creciente (colapso subcondral) IV: aplanamiento de la cabeza femoral, osteofitos	0: diagnóstico histológico I: RM o gammagrafía ósea (+) II: cambios quísticos o escleróticos III: signo de luna creciente (colapso subcondral) IV: aplanamiento de la cabeza femoral V: disminución del espacio articular VI: signos degenerativos avanzados

RM: resonancia magnética.

Tabla 53-9. Recomendaciones de tratamiento según estadios de la osteonecrosis de la cabeza femoral

- Ficat 0-I: carga parcial, fisioterapia
- Ficat I-II: descompresión con o sin injerto óseo; valorar osteotomía,
- *Mont trapdoor* o trampilla de Mont e injerto vascularizado
- Ficat III: prótesis total de cadera; valorar *Mont trapdoor*
- Ficat IV: prótesis total de cadera

En cuanto al tratamiento quirúrgico, existen varias alternativas:

- Descompresión: en estadios Ficat I-II, mediante el método tradicional con broca de 8-10 mm o mediante pines de 3,2 mm introducidos dos o tres veces desde la cortical lateral del fémur, es posible disminuir la presión para aliviar el dolor y evitar el colapso. En un metaanálisis de 32 estudios con 2.441 caderas, en las que en 1.379 solo se aplicó descompresión, en 565 se añadió injerto óseo autólogo y en 497 injerto de médula autólogo, el éxito (escala de Harris ≥ 70, sin necesidad de cirugía de prótesis total de cadera, ni progresión radiológica) fue del 65 %, obteniendo mejores resultados en los casos combinados con injertos.

- Osteotomías: en Ficat II, con el fin de alejar el segmento necrótico del área de mayor carga. Están solo indicadas en sujetos jóvenes con lesiones que afectan a < 15 % de la cabeza femoral. Son muy difíciles técnicamente y complican la realización de una artroplastia posterior. En Japón describen un éxito del 60-90 %.
- Injertos: en Ficat II-III, la técnica de la *trampilla de Mont* en algunas series cortas ha obtenido resultados buenos en el 83 % de los casos. Consiste en abrir una ventana en el cuello femoral, desde donde se hace un curetaje removiendo el hueso necrótico y añadiendo aloinjerto esponjoso. El uso de peroné vascularizado, con sutura de vasos (circunfleja), presenta tasas del 80 % de éxito a 5-10 años, pero tiene una larga curva de aprendizaje y no está exento de complicaciones.

En todas las técnicas descritas se requiere un período de descarga posoperatoria que oscila entre 6 y 12 semanas.

- Otros procedimientos: en estudio se encuentra la administración local de células mesenquimales autólogas obtenidas mediante aspirado de médula ósea de cresta ilíaca, células de cordón umbilical y plasma autólogo enriquecido con plaquetas.
- Prótesis total de cadera: en Ficat III-IV, es el método más fiable para aliviar el dolor y recuperar la funcionalidad, si bien tiene mayor riesgo de desgaste lineal, osteólisis y luxación que la cirugía de la artrosis primaria.

Existen dudas sobre qué hacer cuando la necrosis supera el 30 % de la superficie de la cabeza femoral, ya que en ese caso la descompresión suele ser ineficaz. En pacientes sintomáticos con colapso < 2 mm (IIIA de ARCO) pueden intentarse injertos óseos autólogos; en estadios IIIB y IV, y en casos de fracaso de descompresión, artroplastia total de cadera.

Osteonecrosis de la cabeza humeral

La osteonecrosis idiopática de la cabeza humeral es mucho menos frecuente que la de la cadera. Las principales causas son los traumatismos y el uso de esteroides, aunque se observan también en casos de osteodistrofia renal y quimioterapia por cáncer.

En muchos pacientes los síntomas son intermitentes, con dolor de ritmo inflamatorio, y pueden mantenerse durante muchos años sin tratamiento o con un tratamiento mínimo.

Cruess clasificó la osteonecrosis de la cabeza humeral en cinco estadios de gravedad creciente, con indicación de tratamiento quirúrgico según estadificación (**Tabla 53-10**).

Osteonecrosis del cóndilo femoral medial

Se han descrito tres tipos: espontánea o primaria, secundaria y posartroscópica.

La forma espontánea es más frecuente en mujeres mayores de 55 años, frente a la secundaria que se observa en pacientes menores de 50 años asociada principalmente al alcoholismo y a los corticoides.

Tabla 53-10. Indicaciones de tratamiento de la osteonecrosis de la cabeza humeral

Estadio de Cruess	Tratamiento
I: Inapreciable clínicamente y en radiología simple	Observación y seguimiento
II: Esclerosis	Descompresión si sintomático
III: Fractura subcondral y pérdida de la esfericidad	Artroplastia de recubrimiento o *resurfacing*
IV: Cambios degenerativos	Hemiartroplastia o *resurfacing*
V: Cambios degenerativos que afectan a la cavidad glenoidea	Artroplastia total de hombro

La etiología es desconocida y se considera multifactorial. La asociación con una baja densidad mineral ósea (osteoporosis), que provoca la aparición de fracturas subcondrales por insuficiencia, se relaciona con la forma de osteonecrosis espontánea.

En la osteonecrosis primaria el dolor aparece de forma súbita y aumenta progresivamente hasta llegar a ser en reposo e impedir el descanso nocturno. La mayoría de los pacientes lo asocian a un traumatismo menor. Se acompaña de derrame sinovial y, en fases avanzadas, de deformidad en varo de la rodilla cuando se produce el colapso articular. En la forma secundaria el dolor aparece de forma progresiva, mientras que en la postoperatoria se presenta de forma aguda o como una exacerbación del dolor postoperatorio.

La evaluación radiológica incluye el uso de Rx, útil para valorar el grado de afectación y programar la cirugía. La clasificación de Koshino describe la progresión de la enfermedad, pero la de Ficat establece la indicación quirúrgica.

> **!** La RM es muy útil en fases iniciales y delimita el tamaño de la lesión. En la osteonecrosis secundaria (isquémica) es típica la aparición de lesiones múltiples, visibles en diáfisis, región metafisaria o epífisis, a diferencia de la osteonecrosis primaria, que solo se localiza en la epífisis.

Es necesario establecer un diagnóstico diferencial con la artrosis, que aparece en pacientes aún mayores, el dolor es mucho más progresivo y la evolución de la enfermedad más lenta.

El pronóstico se asocia al área dañada, y es mejor cuando la lesión es inferior a 3,5 cm^2 y determina el tratamiento:

- Conservador (< 3,5 cm^2): descarga articular, junto al uso combinado de antiinflamatorios no esteroideos y magnetoterapia. El uso de bisfosfonatos no ha demostrado resultados superiores a placebo.
- Quirúrgico (> 3,5 cm^2): en casos refractarios a tratamiento conservador durante 4-6 meses. En fases iniciales, el tratamiento artroscópico con microperforaciones o la descompresión del hueso necrótico ha demostrado buenos resultados a los 27 meses de seguimiento. En fases avanzadas (Ficat III) el tratamiento de elección será la osteotomía valguizante tibial o la prótesis unicompartimental para

pacientes más jóvenes, y la artroplastia total de rodilla con afectación más grave y en pacientes mayores.

 Mientras que la osteonecrosis secundaria (isquémica) generalmente precisa indicación quirúrgica precoz, la osteonecrosis espontánea y posquirúrgica, sobre todo si es de pequeño tamaño, pueden tratarse de forma conservadora.

OSTEOCONDRITIS DISECANTE

La osteocondritis disecante se define como una alteración focal idiopática del hueso subcondral con el riesgo de inestabilidad o rotura de un fragmento de cartílago articular que puede desencadenar la aparición de artrosis precoz.

En adultos es más frecuente en rodilla, seguido del tobillo y codo. Las formas juveniles se ven mayormente a partir de los 12 años, con más frecuencia en varones. Suele afectar a pacientes activos que practican deportes de impacto.

La etiología es desconocida por completo, si bien la hipótesis con más evidencia es la que asocia los microtraumatismos y una mayor predisposición genética: se ha observado osteocondritis disecante hasta en cuatro generaciones distintas de una misma familia.

Clínica

La sintomatología depende de la localización y el grado de la lesión. En la rodilla es más frecuente en la porción lateral del cóndilo femoral interno (superficie sin carga), en el tobillo en el arco posteromedial astragalino y en el codo en el *capitellum*. Las lesiones estables causan síntomas inespecíficos, como son dolor vago e intermitente, mientras que las inestables o los cuerpos libres provocan síntomas mecánicos, como el bloqueo articular.

Diagnóstico

La Rx puede mostrar un contorno irregular y radiolucencia en la superficie articular en fases tempranas. Más adelante se observan fragmentos osificados separados del hueso subcondral. No permite determinar la estabilidad de la lesión, pero sí el estado de la fisis.

La RM localiza la lesión y su tamaño. La presencia de edema rodeando el fragmento que contacta con la articulación es compatible con inestabilidad.

Debería establecerse el diagnóstico diferencial de las irregularidades del cóndilo posterior femoral, que es una variante de la normalidad en pacientes con la fisis abierta entre los 6 y 10 años. En estos casos, no se aprecia edema ni derrame articular.

La TC es útil para evaluar el tamaño y localización del defecto, los cuerpos libres y, especialmente, la consolidación tras la fijación del fragmento; se usa más en codo y astrágalo. La ecografía se usa para lesiones del *capitellum*.

Existen numerosas clasificaciones, pero dado que la artroscopia es la prueba de referencia para determinar la estabilidad de la lesión, la más usada es la de Dipaola (**Tabla 53-11**).

Tratamiento

No existe una evidencia clara para el manejo de la osteocondritis disecante. En hallazgos incidentales no es preciso tratamiento, pero sí un seguimiento hasta la curación radiográfica.

 El grado de maduración ósea y la estabilidad de la lesión determinan el tratamiento:

- Conservador: indicado en pacientes con fisis abiertas, lesiones estables o síntomas leves. Se plantea reposo deportivo, evitar el impacto durante 3-6 meses, con posterior reincorporación progresiva a la actividad.
- Quirúrgico: recomendado en lesiones inestables, persistencia del dolor o desarrollo de síntomas de inestabilidad:
  - Perforaciones (fragmento estable): para estimular la entrada de células mesenquimales y factores de crecimiento. Se pueden efectuar de forma retroarticular con fluoroscopio o transarticular mediante artroscopia (lo más usado).
  - Fijación (fragmento inestable): existen numerosos implantes (metálicos, biorreabsorbibles), que se pueden combinar con injertos óseos para cubrir defectos del hueso subcondral.
  - Reconstrucción ósea y cartilaginosa: necesaria en casos de fragmentos muy dañados, necrosis subcondral o degeneración del cartílago. Es importante determinar el tamaño del defecto. Entre las técnicas se encuentra la mosaicoplastia con injertos ostecondrales autólogos y el trasplante de condrocitos. En áreas irreparables menores a 2 cm² pueden hacerse perforaciones.

Los pacientes con fisis abiertas y con lesiones en localizaciones «clásicas», estables y de menor tamaño presentan mejor pronóstico.

OSTEOCONDROSIS

Las osteocondrosis son un conjunto heterogéneo de enfermedades en niños o sujetos jóvenes (**Tabla 53-12**), de etiología

Tabla 53-11. Clasificación de Dipaola (1991)

Estadio I: engrosamiento del cartílago articular y cambios de baja señal
Estadio II: rotura del cartílago articular y línea de baja señal detrás del fragmento que indican unión fibrosa
Estadio III: rotura del cartílago articular y cambios de alta señal detrás del fragmento, que indican la presencia de líquido sinovial entre el fragmento y el hueso subcondral
Estadio IV: cuerpo libre articular

Tabla 53-12. Osteocondrosis más frecuentes

Nombre	Localización	Edad (años)
Köhler	Escafoides tarsiano	3-7
Legg-Calvé-Perthes	Cabeza femoral	4-8
Panner	Capitellum	5-10
Blount	Epífisis tibial proximal	8-15
Sever	Tuberosidad mayor del calcáneo	9-11
Sinding-Larsen-Johansson	Polo inferior de rótula	10-14
Osgood-Schlatter	Tuberosidad tibial anterior	11-16
Scheuermann	Vértebra	13-17
König	Cóndilo femoral	13-18
Freiberg	Cabeza del 2º metatarsiano	13-18
Iselin	Base del 5º metatarsiano	10-20
Kienböck	Semilunar	20-40

desconocida, cuyo patogenia se relaciona fundamentalmente con una insuficiencia vascular durante la osteogénesis tras traumatismos de repetición, infección o carga genética, caracterizadas por la fragmentación y esclerosis de los centros de crecimiento (epífisis, apófisis o fisis).

Cabe sospecharla ante la clínica de dolor, que se acompaña de cojera si hay afectación de los miembros inferiores. La Rx es normal en las fases iniciales; la RM es la prueba de elección.

El tratamiento es conservador en la mayoría de los casos, con reposo relativo. Precisa un seguimiento evolutivo del cuadro hasta su completa resolución. La cirugía podría ser necesaria en casos refractarios, como a veces sucede en la enfermedad de Legg-Calvé-Perthes.

La enfermedad de Legg-Calvé-Perthes suele presentarse en niños de 4-8 años, sobre todo varones, y afecta a la cabeza femoral, generalmente, de forma unilateral. Su diagnóstico diferencial incluye la artritis séptica y la sinovitis transitoria de cadera.

Las apofisitis es un tipo de osteocondrosis que se produce por la tracción que ejerce un tendón de su inserción en un cartílago o apófisis ósea y se relaciona con el sobreúso (actividades deportivas).

Se observa tanto en extremidades superiores como inferiores, en las que es más frecuente, con localizaciones habituales, como son la inserción del tendón rotuliano en rótula (enfermedad de Larsen-Johansson) y tibia (enfermedad de Osgood-Schlatter), la zona posterior del calcáneo (apofisitis de Sever), la base del 5º metatarsiano (apofisitis de Iselin) y múltiples localizaciones en cadera y pelvis (por ejemplo, espina ilíaca anteroinferior). En el miembro superior se ve en pacientes que practican lanzamientos o deportes de raqueta, como ocurre con el cóndilo medial del codo.

El diagnóstico es fundamentalmente clínico: aparece dolor localizado que aumenta con maniobras que determinan la tracción del tendón. Se puede realizar una Rx en aquellos casos de sospecha de una avulsión o fractura asociada (por ejemplo, epifisiólisis de la tuberosidad tibial anterior), pero no suele ser necesario.

El tratamiento consiste en reposo deportivo, estiramientos musculares y el uso de antiinflamatorios no esteroideos. El frío local y las órtesis (rodilleras o cinchas) son opcionales en algunos casos.

 PUNTOS CLAVE

- Frente a la osteoporosis como causa más frecuente de osteopenia generalizada, las principales causas de osteoporosis regional son el desuso, el SDRC y la ORT.
- El EMO es un hallazgo común pero inespecífico en la RM, pero ante un paciente con dolor articular de miembros inferiores en ausencia de sinovitis debe incluirse en su diagnóstico diferencial el síndrome de EMO transitorio primario.
- La RM (indispensable en la osteonecrosis) o la gammagrafía ósea (principalmente en el SDRC) son las pruebas complementarias de elección para el diagnóstico de los síndromes de osteoporosis regional o localizada.
- El principal factor pronóstico del SDRC es la instauración inmediata del tratamiento rehabilitador, asociada a combinaciones de fármacos contra el dolor neuropático, bis-

- fosfonatos y valoración del uso de corticosteroides si existe un componente inflamatorio.
- Es importante diferenciar clínica y radiológicamente el síndrome de EMO transitorio primario y la osteonecrosis, difícil sobre todo en estadios iniciales. La osteonecrosis puede requerir intervención quirúrgica.
- La osteocondritis disecante puede aparecer en formas juveniles, la mayoría estables y con buen pronóstico funcional frente a las que se observan en el adulto, que requieren tratamiento quirúrgico en muchos casos.
- Las osteocondrosis son enfermedades del esqueleto inmaduro, generalmente en relación con isquemia durante el crecimiento y de curación espontánea con el desarrollo, pero que a veces provocan deformidades.

BIBLIOGRAFÍA

Accadbled F, Vial J, Sales de Gauzy J. Osteochondritis dissecans of the knee. Orthop Traumatol Surg Res. 2018;104:S97-105.

Achar S, Yamanaka J. Apophysitis and osteochondrosis: common causes of pain in growing bones. Am Fam Physician. 2019;99(10):610-8.

Berman N, Brent H, Chang G, Honig S. Transient osteoporosis: Not just the hip to worry about. Bone Rep. 2016;5:308-11.

Cano-Marquina A, Tarín JJ, García-Pérez MÁ, Cano A. Transient regional osteoporosis. Maturitas. 2014;77(4):324-9.

D'Alessandro R, Falsetti P, Bardelli M, Gentileschi S, Baldi C, Conticini E, et al. Intravenous neridronate is effective in regional migratory osteoporosis. Rheumatology (Oxford). 2022;61(10):e311-3.

Emad Y, Ragab Y, El-Shaarawy N, Rasker JJ. Transient osteoporosis of the hip, complete resolution after treatment with alendronate as observed by MRI description of eight cases and review of the literature. Clin Rheumatol. 2012;31(11):1641-7.

Evangelatos G, Fragoulis GE, Iliopoulos A. Zoledronic acid in nine patients with transient osteoporosis of the hip. Clin Rheumatol. 2020;39(1):291-3.

Evangelatos G, Fragoulis GE, Zampeli E, Kechagia M, Iliopoulos A. Zoledronic acid is effective and safe in migratory osteoporosis. Rheumatology (Oxford). 2020;59(2):439-40.

Fang T, Zhang EW, Sailes FC, McGuire RA, Lineaweaver WC, Zhang F. Vascularized fibular grafts in patients with avascular necrosis of femoral head: a systematic review and meta-analysis. Arch Orthop Trauma Surg. 2013;133:1-10.

Fassio A, Mantovani A, Gatti D, Rossini M, Viapiana O, Gavioli I, et al. Pharmacological treatment in adult patients with CRPS-I: a systematic review and meta-analysis of randomized controlled trials. Rheumatology (Oxford). 2022;61(9):3534-46.

Fernández-Cantón G. Del edema de médula ósea a la osteonecrosis. Nuevos conceptos. Reumatol Clin. 2009;5(5):223-7.

Harden RN, McCabe CS, Goebel A, Massey M, Suvar T, Grieve S, et al. Complex regional pain syndrome: practical diagnostic and treatment guidelines, 5th edition. Pain Med. 2022;23(Suppl 1):S1-53.

Howard BA, Roy L, Kaye AD, Pyati S. Utility of Radionuclide bone scintigraphy in complex regional pain syndrome. Curr Pain Headache Rep. 2018;22(1):7.

Hua KC, Yang XG, Feng JT, Wang F, Yang L, Zhang H, et al. The efficacy and safety of core decompression for the treatment of femoral head necrosis: a systematic review and meta-analysis. J Orthop Surg Res. 2019;14(1):306.

Kessler A, Yoo M, Calisoff R. Complex regional pain syndrome: an updated comprehensive review. NeuroRehabilitation. 2020;47(3):253-64.

Lai KA, Shen WJ, Yang CY, Shao CJ, Hsu JT, Lin RM. The use of alendronate to prevent early collapse of the femoral head in patients with nontrau-

matic osteonecrosis. A randomized clinical study. J Bone Joint Surg Am. 2005;87(10):2155-9.

Lee MS, Hsieh P, Shih C, Wang C. Non-traumatic osteonecrosis of the femoral head-from clinical to bench. Chang Gung Med J. 2020;33(4):351-60.

Patel S. Primary bone marrow oedema syndromes. Rheumatology (Oxford). 2014;53(5):785-92.

Pilge H, Bittersohl B, Schneppendahl J, Hesper T, Zilkens C, Ruppert M, et al. Bone marrow aspirate concentrate in combination with intravenous Iloprost increases bone healing in patients with avascular necrosis of the femoral head: A matched pair analysis. Orthop Rev (Pavia). 2016;8(4):6902.

Pritchett JW. Statin therapy decreases the risk of osteonecrosis in patients receiving steroids. Clin Orthop Relat Res 2001;(386):173-8.

Qiao XF, Xue Y, Liu SC, Ji QH. Efficacy of total hip arthroplasty for the treatment of patients with femoral head avascular necrosis. Medicine. 2020:99(20):e20259.

Schürmann M, Zaspel J, Löhr P, Wizgall I, Tutic M, Manthey N, et al. Imaging in early posttraumatic complex regional pain syndrome: a comparison of diagnostic methods. Clin J Pain. 2007;23(5):449-57.

Uzun M, Ayhan E, Beksac B, Karaman O. Regional migratory osteoporosis and transient osteoporosis of the hip: are they all the same? Clin Rheumatol. 2013;32(6):919-23.

Weissmann R, Uziel Y. Pediatric complex regional pain syndrome: a review. Pediatr Rheumatol Online J. 2016;14(1):29.

Wertli MM, Brunner F, Steurer J, Held U. Usefulness of bone scintigraphy for the diagnosis of complex regional pain syndrome 1: A systematic review and Bayesian meta-analysis. PLoS ONE. 2017;12(3):e0173688.

Xu YX, Ren YZ, Zhao ZP, Wang YZ, Wang T, Li T. Hip survival rate in the patients with avascular necrosis of femoral head after transtrochanteric rotational osteotomy: a systematic review and meta-analysis. Chin Med J. 2019;132(24):2960-71.

Neoplasias y manifestaciones musculoesqueléticas

54

M. López Lasanta y E. Trallero Araguás

OBJETIVOS

- Conocer los principales tumores osteoarticulares primarios y metastásicos.
- Identificar y conocer los principales síndromes paraneoplásicos reumáticos.
- Entender los fundamentos del uso de los inhibidores de los puntos de control inmunológico en el tratamiento oncológico y los mecanismos de producción de efectos adversos relacionados con la inmunidad.
- Reconocer los principales efectos adversos reumáticos relacionados con el uso de fármacos inhibidores de los puntos de control inmunitario utilizados en oncología.

INTRODUCCIÓN

La relación de las neoplasias y el sistema musculoesquelético es compleja y puede abordarse desde perspectivas muy variadas. En la primera parte de este capítulo, se describen los principales tumores primarios y metastásicos relacionados con el sistema musculoesquelético. A continuación, se describen los principales síndromes paraneoplásicos que afectan al aparato locomotor y aquellos que pueden clasificarse dentro del conjunto de las enfermedades reumáticas. Y la última parte del capítulo está dedicada a la descripción de los fundamentos de la inmunoterapia oncológica con fármacos bloqueadores de los puntos de control inmunológico (*checkpoint inhibitors*) y de los principales efectos adversos reumáticos asociados a su uso.

TUMORES ÓSEOS PRIMARIOS Y METASTÁSICOS

Los tumores óseos son un grupo heterogéneo de lesiones que se originan a partir de células óseas o células del tejido blando del hueso. Pueden ser primarios o secundarios (metastásicos) y su incidencia varía según la edad, el género y la localización anatómica. La mayoría de los tumores óseos primarios son de carácter benigno. Las metástasis óseas son mucho más frecuentes que los tumores primarios malignos, pero ambos pueden producir síntomas musculoesqueléticos difíciles de distinguir de los producidos por otras entidades reumáticas. Si no se reconoce a tiempo, el diagnóstico puede retrasarse y empeorar el pronóstico. En este sentido, es importante para el reumatólogo conocer sus principales características.

Clasificación

Los tumores óseos primarios son aquellos que se originan en el hueso y representan menos del 1 % de todas las neoplasias. Los tumores óseos primarios tienen un amplio espectro en cuanto a su morfología y comportamiento biológico. La etiología de la mayoría de los tumores óseos es desconocida y se producen con frecuencia en pacientes jóvenes. En los últimos años se han logrado avances considerables en la comprensión de la biología molecular, clasificación, pronóstico y tratamiento de muchos de estos tumores. Según la última clasificación de la Organización Mundial de la Salud (OMS) de tumores de tejido blando y hueso publicada en 2020, se definen nueve tipos diferentes: condrogénicos, osteogénicos, fibrogénicos, vasculares del hueso, ricos en células gigantes osteoclásticas, notocordales, otros tumores mesenquimales de hueso, neoplasias hematopoyéticas de hueso y los sarcomas indiferenciados de células pequeñas y redondas de hueso y tejido blando (**Tabla 54-1**). Cada una de estas familias se clasifican, además, en tipos de tumores individuales según las características histológicas, inmunohistoquímicas y moleculares. La OMS subclasifica los tumores óseos en cuatro categorías según el comportamiento biológico, incluido el riesgo de recurrencia local y metástasis. Estos son benignos, intermedios (localmente agresivos), intermedios (raramente metastásicos) y malignos.

Conocer la clasificación de los tumores óseos es fundamental para un diagnóstico preciso y para establecer el pronóstico del paciente.

Clínica

Los tumores óseos primarios y secundarios son entidades que se presentan con una gran variedad de síntomas y signos musculoesqueléticos. La clínica de los tumores óseos puede variar en función de la localización del tumor, el tipo de tumor y la gravedad de la enfermedad.

El síntoma de presentación más común es el dolor. Suele ser un dolor sordo, de carácter persistente y progresivo de la región cercana a la estructura ósea afectada. Pueden presentar artralgias, tumefacción articular y limitación de la movilidad articular. En casos más avanzados, los pacientes presentan fracturas patológicas o deformidades óseas debido a la destrucción del hueso por el tumor, así como debilidad muscular, hiperestesia o relajación de esfínteres por compresión de las estructuras nerviosas.

> Los síntomas y signos de alerta que deben hacer sospechar la presencia de un tumor óseo incluyen dolor nocturno persistente, aumento del volumen de partes blandas o deformidad ósea en localizaciones atípicas, presencia de una masa palpable en el sitio afectado o una paresia inexplicable. Las fracturas patológicas (no traumáticas) de huesos largos (húmero, fémur, tibia) o la clavícula y el colapso de una vértebra siempre deben hacer sospechar que existe un tumor primario benigno o, más a menudo, maligno, incluidos el mieloma y el linfoma, o una metástasis secundaria.

Un resultado anormal inesperado en un análisis de sangre (hipercalcemia o incremento de fosfatasa alcalina de forma persistente) también puede ser indicativo de un proceso tumoral óseo. Además, la presencia de fiebre, pérdida de peso, sudores nocturnos, fatiga y anemia pueden ser indicativos de una enfermedad sistémica subyacente.

Diagnóstico

Los tumores óseos benignos suelen ser asintomáticos y se detectan incidentalmente en estudios de imagen, mientras que los tumores malignos y las metástasis a menudo son identificables debido al dolor, la tumefacción o las fracturas patológicas. El diagnóstico de los tumores óseos se basa en la historia clínica, el examen físico y los estudios de imagen, como radiografías, tomografía computarizada (TC) y resonancia magnética (RM). La biopsia es esencial para confirmar el diagnóstico y determinar el tipo de tumor.

La edad del paciente es un factor importante en el diagnóstico de tumores óseos, ya que diversas lesiones tienen predilección por grupos de edad específicos y es la información clínica más importante a tener en cuenta. Una lesión ósea maligna en un adulto mayor de 40 años es mucho más probable que se trate de un carcinoma metastásico, un mieloma o un linfoma no hodgkiniano metastásico. El sarcoma de Ewing ocurre normalmente en pacientes de 10 a 20 años, mientras que el osteosarcoma tiene dos picos de presentación, uno en adolescentes y el otro en adultos mayores de 50 años (sobre hueso pagético o irradiado).

> **!** El enfoque inicial para el diagnóstico por imagen mediante una radiografía simple implica analizar la lesión de manera organizada, con atención a determinadas características radiográficas específicas.

Para el diagnóstico, se prestará especial atención a los siguientes aspectos:

• Tipo de afectación ósea: única, múltiple, huesos largos, cortos o planos.

• Localización: la mayoría de los tumores óseos, independientemente de si son benignos o malignos, a menudo ocurren en una ubicación característica en el esqueleto (es decir, esqueleto axial o apendicular; hueso largo o plano). Así, algunos tumores (p. ej., el osteosarcoma) tienen predilección por los sitios de rápido crecimiento óseo, generalmente la región metafisaria, mientras que otros tumores (p. ej., el sarcoma de Ewing) tienden a seguir la distribución endomedular. La lesión en un hueso largo se puede caracterizar por su ubicación longitudinal (epifisaria, metafisaria, diafisaria) y por su ubicación transversal (medular, cortical, yuxtacortical).

• Zona de transición: el margen de la lesión y la zona de transición entre la lesión y el hueso adyacente son factores clave para determinar si una lesión es grave. Una lesión con márgenes finos y una zona de transición limitada se considera radiográficamente no agresiva, en particular cuando los márgenes tienen un borde esclerótico. Una lesión focal discreta se denomina «geográfica». Una lesión infiltrativa tiene bordes mal definidos y una amplia zona de transición y su patrón de destrucción ósea puede ser «apolillado» o «permeativo», que se refiere a áreas pequeñas, irregulares y mal definidas de destrucción ósea lítica. La reacción perióstica sólida o no laminada es una apariencia no grave. Una apariencia multilaminada o de «piel de cebolla» indica un proceso grave intermedio. La imagen de reacción perióstica espiculada, en forma de «pelo de punta» (perpendicular a la corteza) o patrón de «rayos de sol», es la apariencia más grave y es altamente sugestiva de malignidad.

• Mineralización: los tumores pueden ser líticos, escleróticos o mixtos y suelen tener una opacidad típica. A veces, el proceso destructivo produce el secuestro de un fragmento de hueso dentro de la región lítica (puede verse tanto en procesos benignos como malignos). Ocasionalmente, el patrón trabecular dentro de la lesión es la clave para su diagnóstico. Un quiste óseo aneurismático y un fibroma desmoplásico en ocasiones tienen una apariencia de panal y la enfermedad de Paget, trabéculas gruesas. El término «matriz» se refiere al tipo de tejido del tumor, como osteoide, condral, fibroso o adiposo, todos son radiolúcidos. El término «mineralización» se refiere a la calcificación de la matriz que, en algunos casos, puede ser la clave del diagnóstico.

• Tamaño: el tamaño de una lesión también es importante para su diagnóstico, ya que algunas entidades tienen criterios de tamaño definidos. Los tumores óseos primarios suelen ser lesiones únicas, mientras que otras anomalías son múltiples. Las lesiones escleróticas múltiples pueden representar enfermedad metastásica u osteopoiquilosis (múltiples islas óseas).

• Afectación cortical: la cortical puede verse afectada por procesos que se originan en el canal medular, el periostio o el tejido blando circundante. A medida que se expande un proceso medular, causa erosión de la superficie interna de la corteza, lo que se denomina festoneado endóstico. Si la lesión medular es tan intensiva que erosiona la cara interna de la corteza, la corteza acabará por destruirse por completo por la lesión. Dependiendo de la agresividad de la lesión, la corteza abombada puede tener un grosor normal o ser delgada.

• Afectación de partes blandas: la presencia de un componente de partes blandas con una lesión ósea indica un pro-

Tabla 54-1. Clasificación de los tumores óseos de la Organización Mundial de la Salud (OMS) 2020

	Benignos	Intermedios	Malignos
Formadores de cartílago	• Proliferación osteocondromatosa • Exóstosis subungueal • Condroma perióstico • Encondroma • Osteocondroma • Condroblastoma • Fibroma condromixoide • Osteocondromixoma	• Tumor atípico cartilaginoso • Condromatosis sinovial	• Condrosarcoma • Condrosarcoma perióstico • Condrosarcoma de células claras • Condrosarcoma mesenquimal • Condrosarcoma desdiferenciado
Formadores de hueso	• Osteoma • Osteoma osteoide	Osteoblastoma	Osteosarcoma
Fibrogénicos		Fibroma desmoplásico	Fibrosarcoma
Vasculares	Hemangioma	Hemangioma epitelioide	• Hemangioendotelioma epitelioide • Angiosarcoma
Rico en células osteoclásticas	• Quiste óseo aneurismático • Fibroma no osificante	Tumor de células gigantes, localmente agresivo	Tumor óseo de células gigantes, maligno
Notocordales	Tumor benigno de células notocordales	• Cordoma • Cordoma condroide	
Otros tumores mesenquimales	• Hamartoma condromesenquimatoso de pared torácica • Quiste óseo simple • Displasia fibrosa • Displasia osteofibrosa • Lipoma • Hibernoma	• Adamantinoma similar a displasia osteofibrosa • Mesenquimoma	• Adamantinoma de huesos largos • Adamantinoma desdiferenciado • Leiomiosarcoma • Sarcoma pleomórfico indiferenciado • Metástasis óseas
Hematopoyéticos	• Plasmocitoma de hueso • Enfermedad de Hodgkin • Linfoma maligno, no hodgkiniano • Linfoma difuso de células B • Linfoma folicular • Linfoma B de zona marginal • Linfoma de células T • Linfoma anaplásico de células grandes • Linfoma maligno, linfoblástico • Linfoma de Burkitt • Histiocitosis de células de Langerhans • Histiocitosis de células de Langerhans diseminada • Enfermedad de Erdheim-Chester • Enfermedad de Rosai-Dorfman		
Sarcomas indiferenciados de células redondas y pequeñas			• Sarcoma de Ewing • Sarcoma de células redondas con fusión EWSR1-no-ETS • Sarcoma con reordenamiento CIC • Sarcoma con alteración genética BCOR

ceso maligno. Los tumores que a menudo tienen un componente de tejido blando son el osteosarcoma, el sarcoma de Ewing y el linfoma.

Si bien las radiografías a menudo son suficientes para establecer un diagnóstico, a veces se necesitan imágenes más definidas. La RM es útil para evaluar la morfología de la lesión y realizar el diagnóstico diferencial. La RM se ha convertido en el estándar para evaluar la extensión local de un proceso maligno con fines de estadificación y evaluación de la respuesta tumoral a la quimioterapia. La TC se utiliza para evaluar la extensión de la lesión, la mineralización sutil en una lesión lítica o para demostrar destrucción ósea radiográficamente oculta. El estudio de extensión para evaluar si se trata de una lesión única o múltiple se puede hacer

mediante gammagrafía ósea con tecnecio 99. La tomografía por emisión de positrones (PET)-TC permite identificar lesiones metastásicas fuera del tejido óseo y es más específico que la gammagrafía ósea para detectar metástasis de pulmón y mama. El diagnóstico definitivo de una lesión ósea se alcanza mediante la biopsia y su estudio histológico. Hay dos tipos de procedimientos de biopsia: biopsia abierta por incisión y biopsia percutánea con aguja gruesa guiada por imagen.

Se recomienda el uso del sistema de clasificación de la OMS, que incorpora datos morfológicos y genéticos y proporciona una clasificación y nomenclatura uniformes para el diagnóstico de tumores óseos.

En determinados casos, se requieren técnicas adicionales, como inmunohistoquímica o patología molecular para un diagnóstico definitivo. En este sentido, en los últimos años la mayoría de los subtipos de tumores óseos primarios se han definido por alteración genética molecular. Los ejemplos incluyen tumor óseo de células gigantes (*H3F3A p.G34W*), condroblastoma (*H3F3B p.K36M*), condrosarcoma mesenquimatoso (*HEY1-NCOA2*), fibroma condromixoide (reordenamientos *GRM1*), quiste óseo aneurismático (reordenamientos *USP6*), osteoblastoma u osteoma osteoide (reordenamientos *FOS/FOSB*) y condromatosis sinovial (*FN1-ACVR2A* y *ACVR2A-FN1*).

Características de los tumores óseos más representativos

Los tumores óseos, caracterizados por su diversidad histológica y variabilidad en la presentación clínica, abarcan desde lesiones benignas hasta malignidades potencialmente letales. En este contexto, es esencial explorar las características fundamentales de los tumores óseos más representativos, comprendiendo su clasificación, características y manifestaciones clínicas que se detallarán en los siguientes apartados.

Tumores óseos formadores de cartílago

Son los que se detallan a continuación:

- Encondroma: suele estar localizado en la región metafisodiafisaria, normalmente en las falanges de las manos. Son asintomáticos y generalmente se diagnostican como un hallazgo casual o por fracturas patológicas. Aparece entre los 20 y los 50 años de edad, en ocasiones en el contexto de la enfermedad de Ollier (encondromatosis múltiple) o del síndrome de Maffucci (múltiples encondromas asociados a la presencia de múltiples hemangiomas). Desde el punto de vista radiológico se caracteriza por una lesión lítica, bien delimitada que en ocasiones insufla y adelgaza la cortical, con calcificaciones en forma de «palomitas de maíz» en su interior.
- Osteocondroma o exostosis ósea recubierta de cartílago: es el tumor óseo primario más frecuente, de base amplia o estrecha, en continuidad con la cortical de huesos largos, en zona metafisaria. Está localizado, de forma más habitual, en la rodilla y el húmero proximal.
- Condroblastoma: es un tumor epifisario de huesos largos (fémur, tibia proximal) en pacientes jóvenes. Es una lesión lítica central bien delimitada que presenta calcificaciones en el 40-60 % de los casos.
- Condromatosis sinovial: es una neoplasia con comportamiento intermedio por su tendencia a la recurrencia local y los resultados clínicos desfavorables. Se caracteriza por la formación de múltiples cuerpos libres de cartílago en la articulación sinovial de la articulación afectada. Los cuerpos libres son pequeños nódulos de tejido cartilaginoso que se desprenden del cartílago articular y flotan libremente dentro de la articulación, causando dolor, inflamación y limitación del movimiento. Tiene una mayor incidencia de la 3ª a la 5ª décadas de la vida, con mayor frecuencia en hombres.
- Encondromatosis sinovial: resultado de la calcificación de los nódulos. La mayoría de los casos se produce en la rodilla, seguidos de cadera, codo, hombro y tobillo.
- Condrosarcoma: ocupa el segundo lugar en incidencia entre los tumores óseos primarios malignos. Suele afectar a la pelvis, fémur y cintura escapular, con mayor frecuencia en la 4ª y 5ª décadas de vida. Es radiolucente, con presencia de calcificaciones. Existen distintas variante en histología y agresividad de las que la más frecuente es de bajo grado, con poca capacidad metastásica:
  - Condrosarcoma mesenquimatoso: tumor mesenquimatoso maligno de alto grado con un componente de cartílago hialino bien diferenciado y organizado; afecta principalmente a jóvenes y presenta una distribución anatómica generalizada que incluye huesos, tejidos blandos y sitios intracraneales.
  - Condrosarcoma desdiferenciado: se desarrolla en el 10-15 % de los condrosarcomas centrales y ocurre en adultos mayores, con un ligero predominio masculino, en los que se afecta sobre todo el fémur.

Tumores óseos formadores de hueso

Entre ellos, destacan los que se detallan a continuación:

- Osteoma osteoide: es el tumor benigno más frecuente que puede simular otras condiciones musculoesqueléticas. Se localiza con frecuencia en la zona cortical de fémur proximal y en la tibia. Es típico en varones jóvenes y se caracteriza por una zona de engrosamiento cortical, con un área de esclerosis reactiva que contiene una lesión osteolítica, menor de 1 cm, de bordes bien limitados y un potencial de crecimiento limitado (2 cm).
- Osteoblastoma: morfológicamente similar al osteoma osteoide, pero con un mayor potencial de crecimiento y una dimensión generalmente más grande (≥ 2 cm). Suele afectar al esqueleto axial.
- Osteosarcoma: es el tumor óseo maligno más frecuente y ocurre con mayor frecuencia en niños pequeños y adolescentes, con un segundo pico de incidencia en ancianos. En el inicio tardío, ocurre como consecuencia de la enfermedad ósea de Paget y la radiación ionizante previa. La gran mayoría se origina en las zonas metafisarias de los huesos largos de las extremidades, sobre todo en el fémur distal (30 %), seguido de la tibia proximal (15 %) y del húmero proximal (15 %). Puede manifestarse clínicamente como una masa dolorosa que crece con rapidez. Se ha descrito una mayor frecuencia de la mutación del gen *TP53* en los pacientes con osteosarcoma.

Tumores óseos fibrogénicos

Son de dos tipos:

- Fibroma desmoplásico: es un tumor óseo localmente agresivo que suele aparecer en la mandíbula y los huesos largos. El tumor es expansivo y lítico.
- Fibrosarcoma: se localiza en la metáfisis de huesos largos en pacientes de edades comprendidas entre los 30 y los

60 años. Desde el punto de vista radiológico se observa una lesión lítica de patrón apolillado. Es un diagnóstico de exclusión porque su histología de células fusiformes es similar a la de otros sarcomas.

Tumores óseos vasculares

Se dan estos tres tipos:

- Hemangioma: está considerado como una malformación vascular. Se localiza generalmente en los cuerpos vertebrales y muchas veces es un hallazgo casual. En la radiología simple se observa una lesión lítica con estriaciones verticales en «panal de abeja». Suele ser asintomático y no requiere tratamiento.
- Hemangioma epitelioide óseo: es una neoplasia vascular localmente intensiva que se origina en el hueso, afecta con mayor frecuencia en la 4ª década de la vida y sobre todo aparece en los huesos tubulares largos, huesos tubulares cortos de las extremidades inferiores distales, huesos planos y vértebras.
- Hemangioendotelioma epitelioide: neoplasia de bajo o intermedio grado de malignidad. Sobre todo, afecta a pacientes entre los 20 y 40 años, por lo general en los huesos tubulares largos, especialmente en las extremidades inferiores.

Tumores óseos ricos en células gigantes osteoclásticas

Esta familia de lesiones contiene entidades que son lesiones ricas en osteoclastos e incluye fibroma no osificante, quiste óseo aneurismático, tumor óseo de células gigantes benigno y maligno:

- Fibroma no osificante: se caracteriza por la presencia de células fibrosas y trabéculas óseas. Es más común en mujeres jóvenes y se localiza con mayor frecuencia en la mandíbula y el cráneo.
- Quiste óseo aneurismático: es una lesión benigna que se caracteriza por la formación de una cavidad llena de líquido dentro del hueso. Se produce con mayor frecuencia en niños y adolescentes y afecta principalmente a los huesos largos, como el fémur y el húmero.
- Tumor óseo de células gigantes: es un tumor intermedio, localmente agresivo, que rara vez metastatiza y que afecta los extremos de los huesos largos, como el fémur distal y la tibia proximal. La OMS agregó el tumor óseo de células gigantes B como una entidad maligna separada que puede ser primaria o secundaria, que representa < 10 % de todos los tumores óseos de células gigantes.

Otros tumores mesenquimales

Hay cuatro tipos:

- Quiste óseo simple: se presenta como una lesión radiolúcida bien definida, de forma redondeada u ovalada, rodeada de una delgada zona de esclerosis. No se aprecia reacción periostal ni alteración de la cortical ósea. Es más común en niños y adultos jóvenes, especialmente en los huesos largos de las extremidades.
- Displasia fibrosa: es una enfermedad ósea benigna que se caracteriza por la proliferación anormal del tejido fibroso y óseo en el hueso. Es poco frecuente y afecta más a mujeres que a hombres y se manifiesta generalmente durante la infancia o adolescencia. Se presenta en dos formas principales: monostótica o poliostótica. Puede afectar a cualquier hueso del cuerpo, pero es más común en los huesos de la cara, el cráneo y el fémur. En las radiografías, las lesiones aparecen como áreas osteolíticas con áreas de esclerosis ósea. En casos avanzados, la lesión puede tener una apariencia «en vidrio esmerilado». También se observan deformidades óseas y adelgazamiento cortical.
- Lipoma óseo: es el tumor mesenquimal más común y representa alrededor del 16 % de todos los tumores benignos. Por lo general, se presenta en personas mayores de 40 años y afecta a las mujeres más que a los hombres.
- Sarcoma pleomórfico indiferenciado: puede ser primario o secundario, asociado con otras afecciones como la enfermedad de Paget o los antecedentes de radiación o prótesis ortopédicas. Suele ser lítico en las imágenes, con destrucción cortical y extensión a tejidos blandos que simula sarcomas óseos primarios o metástasis.

Metástasis óseas

Las metástasis óseas son una complicación frecuente y es un factor pronóstico negativo en pacientes con cáncer avanzado.

 Los tumores que más comúnmente se diseminan al hueso son los de pulmón, mama, próstata, riñón y tiroides. Las metástasis óseas ocurren con mayor frecuencia en la columna vertebral, seguida de la afectación de la pelvis, las costillas, el cráneo, el húmero proximal y los huesos largos de las extremidades inferiores.

Las metástasis del cáncer renal, cáncer de tiroides y cáncer de pulmón son osteolíticas, mientras que las del cáncer de próstata y vejiga son osteoblásticas. En ocasiones son mixtas, como en los tumores de mama y los gastrointestinales. La vía de extensión de las metástasis óseas es principalmente hematógena, es decir, a través del sistema circulatorio. Sin embargo, también se extienden vía linfática o de manera contigua a partir de tumores cercanos.

El tratamiento de las metástasis óseas depende del tipo y del estadio del cáncer. Entre las opciones terapéuticas se encuentran la radioterapia, la cirugía y los agentes antitumorales. En algunos casos, se utilizan bisfosfonatos o denosumab para prevenir complicaciones como las fracturas patológicas o la hipercalcemia.

Tumores de origen hematopoyético

Las neoplasias hematopoyéticas de hueso incluyen diversas enfermedades, como la leucemia, el linfoma, el mieloma múltiple y otros trastornos hematológicos. Estas enfermedades se caracterizan por la proliferación anormal de células sanguíneas o células del sistema linfático en la médula ósea y en los tejidos hematopoyéticos.

> **!** Aunque ha sido eliminado de la última clasificación de la OMS, la afectación ósea del mieloma múltiple es el tumor óseo de origen hematopoyético que con más frecuencia se diagnostica en una consulta de reumatología.

Se caracteriza por lesiones líticas de «patrón permeativo» con afectación de la columna vertebral, las costillas, la pelvis y los huesos del cráneo. Puede producir dolor, fracturas patológicas, síndrome constitucional y una gammapatía monoclonal. La afectación ósea de los pacientes con mieloma es infrecuente. En el linfoma primario la afectación ósea, aunque no es rara, suele ser de naturaleza focal (vértebras, fémur o tibia) y se acompaña de síntomas sistémicos (fiebre, pérdida de peso). El linfoma no hodgkiniano se caracteriza por lesiones líticas permeativas con afectación predominante del esqueleto axial. El linfoma de Hodgkin constituye el 10 % de los linfomas y las lesiones óseas predominan en columna, pelvis y región proximal de los huesos largos.

Sarcomas indiferenciados de células pequeñas y redondas de hueso y tejido blando

A pesar de su similitud histológica, los sarcomas de células pequeñas y redondas son entidades diversas que surgen del hueso o del tejido blando y exhiben mutaciones genéticas y comportamientos clínicos únicos. Los perfiles moleculares de diagnóstico y las características clínicas separan esta categoría en cuatro tipos: sarcoma de Ewing, sarcoma con reordenamiento del gen *CIC*, sarcoma con alteraciones genéticas *BCOR* (correpresor del gen *BCL6*) y sarcomas con fusiones EWSR1 (del inglés, *Ewing sarcoma breakpoint region 1*) -no-ETS (grupo de genes de transcripción que incluye *ETS1*, *ETS2* y otros). Son un grupo de tumores malignos de hueso y tejido blando caracterizados por la presencia de células pequeñas, redondas y poco diferenciadas.

En cuanto a su origen, se ha demostrado que pueden derivar de células mesenquimales, son altamente agresivos y suelen presentar metástasis a otros órganos. Tienen un pronóstico desfavorable y una tasa de supervivencia a 5 años del 50 % en pacientes con enfermedad localizada y del 15 % en aquellos con enfermedad metastásica. En la radiología se observa una lesión ósea permeativa con reacción perióstica y masa en partes blandas, en diáfisis o metáfisis de fémur, pelvis y esqueleto axial. El sarcoma de Ewing es la segunda neoplasia maligna primaria más común del hueso en niños y adultos jóvenes después del osteosarcoma.

Avances en el diagnóstico y tratamiento de los tumores óseos

En los últimos años, se han logrado importantes avances en el diagnóstico molecular de los tumores óseos que han permitido identificar mutaciones específicas asociadas con diferentes tipos de tumores óseos.

En relación al tratamiento de los tumores óseos primarios, los sistemas intraoperatorios de navegación computarizada parecen ser útiles en la resección de tumores en áreas con anatomía local compleja, como el sacro y la pelvis. Los avances recientes en la tecnología de impresión en 3D que permiten el diseño personalizado de prótesis tienen el potencial de mejorar la incorporación del implante y minimizar el riesgo de complicaciones.

Varios autores han creado modelos para predecir el pronóstico de los pacientes con enfermedad ósea metastásica. Es un desafío encontrar nuevos objetivos potenciales para el uso de terapia sistémica no solo en tumores malignos, sino también en tumores benignos, como el tumor óseo de células gigantes y el tumor tenosinovial difuso de células gigantes.

En varios trabajos se ha propuesto el uso de denosumab antes de la resección de un tumor de células gigantes, ya que facilita la cirugía con un menor riesgo de recurrencia local tras la resección en bloque del tumor y pexidartinib parece ser una terapia sistémica prometedora para el tratamiento de tumores tenosinoviales de células gigantes para los cuales no se espera que la cirugía mejore la función de la extremidad afectada.

TUMORES ARTICULARES

En la práctica clínica, los tumores que se localizan en otras estructuras no óseas de la articulación son una entidad clínica relevante. Estos tumores pueden surgir en la membrana sinovial, en los tendones o en otros tejidos blandos cercanos a la articulación:

- Lipoma sinovial: es una lesión poco común que afecta con mayor frecuencia a adultos entre 30 y 50 años y es más común en hombres de mediana edad. Puede localizarse en cualquier articulación, pero se encuentra con mayor frecuencia en la rodilla y en las pequeñas articulaciones de la mano y del pie. Se presenta como una masa suave y móvil que no produce dolor ni inflamación y que puede crecer lentamente durante años. El tipo más frecuente es el lipoma arborescente (proliferación difusa de la grasa sinovial en forma de papilas o vellosidades), que se presenta con mayor frecuencia en la rodilla, aunque también puede manifestarse en otras articulaciones como el hombro, codo y cadera. Las características radiológicas del lipoma arborescente incluyen una apariencia lobulada, bien circunscrita con un patrón vascular en la ecografía y una alta intensidad en T1 y T2 y con patrón lobulado y heterogéneo en la RM.
- Hemangioma sinovial: es una lesión rara y benigna que se presenta como una masa vascular en la sinovial de las articulaciones. Su incidencia es baja y se encuentra con mayor frecuencia en pacientes entre la 4ª y la 6ª décadas de vida, con un ligero predominio en mujeres. En la ecografía, aparece como una masa sólida o quística, bien circunscrita, con un patrón vascular intratumoral marcado y una pared engrosada. En la RM, se observa como una lesión bien definida, con hipointensidad en T1 e hiperintensidad en T2, con realce homogéneo después de la administración de contraste. Puede producir dolor, tumefacción articular intermitente y bloqueo articular.

- Fibroma de la vaina tendinosa: es una tumoración benigna que suele aparecer en las vainas de los tendones flexores de las manos, con mayor frecuencia en adultos jóvenes entre los 20 y los 40 años; es más común en hombres. Se presenta como una masa bien delimitada, con bordes regulares y aspecto sólido. En la RM, la lesión aparece como una masa bien definida, con una señal hiperintensa en T2 y una señal isointensa en T1.
- Condroma de la vaina tendinosa: se origina en la vaina que rodea los tendones flexores. Se presenta con mayor frecuencia en adultos jóvenes y se localiza más a menudo en los tendones de las manos y los pies. En la ecografía, aparece como una lesión sólida, bien delimitada, homogénea y como una lesión con intensidad de señal heterogénea en la RM.
- Sinovitis vellonodular: es una neoplasia generalmente benigna, aunque localmente intensiva, que afecta a articulaciones, vainas tendinosas y bursas. El término engloba un amplio espectro de enfermedades que incluyen variantes localizadas y difusas. La forma difusa, que suele ser más intensiva, se caracteriza por una proliferación sinovial generalizada, que afecta al hueso, cápsula, tendones y partes blandas adyacentes. La forma nodular se caracteriza por la formación de nódulos sinoviales en la superficie articular. La localización más común es la rodilla, seguida por el tobillo, la cadera y el hombro. Desde el punto de vista histológico se caracteriza por una proliferación sinovial de células histiocíticas y fibroblastos, que se organizan en nódulos que producen erosiones y destrucción de las superficies articulares.

ENFERMEDADES REUMÁTICAS PARANEOPLÁSICAS

Las enfermedades reumáticas paraneoplásicas se definen como un conjunto de enfermedades que se presentan en el contexto de una neoplasia. En este apartado se revisarán las manifestaciones clínicas, los desafíos diagnósticos y las implicaciones terapéuticas de estas condiciones, proporcionando así una perspectiva global de estas entidades.

Concepto de síndrome paraneoplásico

El concepto de síndrome paraneoplásico engloba un conjunto heterogéneo de enfermedades y síntomas que se presentan en el contexto de una enfermedad neoplásica pero que no están causados directamente por un efecto masa del tumor o sus metástasis, por déficits metabólicos o nutricionales, infecciones, coagulopatía o por efectos del tratamiento oncológico. Su patogenia, por el contrario, está mediada por factores solubles, como citocinas y hormonas, que son secretadas por el propio tumor, o bien son consecuencia de mecanismos inmunológicos humorales o celulares dirigidos primariamente frente a las células neoplásicas.

Aunque la mayoría de estos síndromes pueden presentarse, además, en otros contextos clínicos, su naturaleza paraneoplásica se establece tanto por su frecuente coincidencia temporal con la enfermedad neoplásica como por la descripción de mecanismos etiopatogénicos bien definidos que vinculan su desarrollo con el propio tumor. La asociación temporal entre ambos diagnósticos no suele exceder los 2-3 años.

Aunque la incidencia de los síndromes paraneoplásicos es baja, su conocimiento y correcta identificación es de gran relevancia, ya que pueden ser la primera y única manifestación inicial de una neoplasia. El reconocimiento de uno de estos síndromes debe motivar en el profesional la búsqueda activa de un posible tumor oculto, incluso en pacientes que no muestren otros datos orientativos de enfermedad oncológica.

Aunque se han reportado numerosas enfermedades y síntomas que pueden presentarse como un síndrome paraneoplásico, en el presente capítulo se hace hincapié en la descripción de aquellas entidades en las que su carácter paraneoplásico ha podido establecerse de una manera más sólida.

Principales síndromes paraneoplásicos reumáticos

Los síndromes paraneoplásicos reumáticos representan una entidad clínica única. En este apartado se revisarán las características clínicas, los mecanismos patogénicos y las implicaciones diagnósticas de los principales síndromes descritos.

Osteoartropatía hipertrófica

La osteoartropatía hipertrófica (OAH) es un síndrome caracterizado por una proliferación anómala del tejido cutáneo y óseo en la parte distal de las extremidades que puede acompañarse de derrame articular en grandes articulaciones. Se presenta como un fenómeno primario o secundario a múltiples causas, entre las cuales se encuentran las neoplasias pulmonares (especialmente los adenocarcinomas) y los tumores gastrointestinales.

El hallazgo exploratorio más característico de la OAH es la presencia de acropaquias, también llamadas hipocratismo digital, dedos hipocráticos o dedos «en palillos de tambor» Las acropaquias consisten en una deformidad bilateral indolora de la parte terminal de los dedos de las manos y los pies caracterizada por un engrosamiento de la falange distal, un aumento del ángulo de Lovibond por encima de 180° (ángulo que se crea entre la piel proximal a la cutícula y el lecho ungueal), un aumento de la convexidad ungueal (uñas «en vidrio de reloj»), un reblandecimiento del lecho ungueal y una coloración brillante o »en vidrio esmerilado» de la uña y la piel adyacente. Los pacientes suelen referir dolor óseo tibial o femoral, tanto espontáneo como a la palpación, y son frecuentes las artralgias y la tumefacción de grandes articulaciones adyacentes. Desde el punto de vista radiológico el principal hallazgo es una periostitis y un engrosamiento de la cortical de huesos largos, habitualmente bilateral y simétrico. La reacción periosteal es irregular y suele involucrar la epífisis; es característica la preservación de los espacios articulares y la ausencia de erosiones y de osteopenia periarticular. Cuando hay derrame articular, el líquido sinovial suele presentar unas características no inflamatorias.

Entre los múltiples mecanismos que se han propuesto para explicar la patogenia de la OAH, el incremento en la producción del factor de crecimiento del endotelio vascular debido al tumor parece ser uno de los más relevantes, junto a los niveles elevados de prostaglandina E2 y del factor de crecimiento derivado de las plaquetas. El factor de crecimiento del endotelio vascular, fundamentalmente, es el causante de un incremento de la proliferación vascular, un aumento del edema en los tejidos afectos y de la formación de hueso. El tratamiento de la OAH consiste en el uso de antiinflamatorios no esteroideos o bisfosfonatos para el alivio del dolor. Cuando la OAH es secundaria a un tumor, el tratamiento curativo de la neoplasia subyacente suele resolver el síndrome.

Artritis paraneoplásica

La artritis paraneoplásica se define como aquella que se presenta en el contexto de una neoplasia y que no está causada por un efecto masa o invasión articular del propio tumor o metástasis. Se trata de un diagnóstico de exclusión, en el que la artritis por microcristales y las espondiloartritis periféricas son los principales diagnósticos diferenciales, seguidas de la artritis reumatoide.

La artritis paraneoplásica afecta con más frecuencia a pacientes mayores de 50 años, predominando en el sexo masculino. Su presentación suele ser aguda y rápidamente progresiva, en general, en torno al diagnóstico de la neoplasia, con una distribución asimétrica de predominio en las extremidades inferiores, lo que la diferencia de la artritis reumatoide. Suele acompañarse de una importante elevación de reactantes de fase aguda, como la proteína C-reactiva y la velocidad de sedimentación globular. Suele cursar con negatividad para los anticuerpos antipéptidos cíclicos citrulinados (anti-CCP) y para el factor reumatoide, aunque este último puede ser positivo en el 27 % de casos, con una relación dudosa con la afectación articular al ser un hallazgo relativamente frecuente en el mismo contexto de una enfermedad neoplásica.

Se ha descrito asociada a tumores de orofaringe, laringe, esófago, estómago, colon, pulmón, mama, ovario, páncreas y a síndromes linfoproliferativos. La artritis paraneoplásica suele presentar una respuesta tórpida a antiinflamatorios no esteroideos y corticoides, mientras que el tratamiento curativo del tumor suele provocar su remisión. Se han descrito casos de recurrencia de la artritis en el contexto de recidivas neoplásicas.

Síndrome de sinovitis simétrica seronegativa remitente con edema

El síndrome de sinovitis simétrica seronegativa remitente con edema (RS3PE) se caracteriza clínicamente por una poliartritis de inicio agudo, de distribución bilateral, que afecta a pequeñas articulaciones de manos y pies y que se acompaña de un importante edema con fóvea que da a las manos un aspecto de «guante de boxeo».

Suele presentarse en pacientes añosos como un síndrome primario o secundario a una neoplasia. Cuando se presenta en este segundo supuesto, suele acompañarse de clínica sistémica, como fiebre o pérdida de peso. Se ha asociado a tumores sólidos (próstata, mama, ovario, gastrointestinal, vejiga y endometrio) y a neoplasias hematológicas, como linfomas, leucemias y mielodisplasias.

Este síndrome suele tener una buena y rápida respuesta a dosis bajas de corticoides. La naturaleza paraneoplásica de este síndrome, al igual que en otros trastornos similares, se confirma con su resolución tras el tratamiento exitoso de la neoplasia.

Fascitis palmar con poliartritis

La fascitis palmar con poliartritis es una entidad rara, que se caracteriza por un engrosamiento de la piel y de la fascia palmar asociada a una poliartritis de carpos y de pequeñas articulaciones metacarpofalángicas e interfalángicas proximales adyacentes. Suele presentarse de forma aguda, con una rigidez y tumefacción dolorosa generalizada de ambas manos, contracturas de los dedos en flexión, induración subcutánea y engrosamientos nodulares subcutáneos en la zona palmar de las manos.

El 50 % se asocia a adenocarcinomas de ovario, a cáncer de mama y a otras neoplasias ginecológicas. Suele presentar una mala respuesta a antiinflamatorios no esteroideos, corticoides y tratamientos inmunosupresores, y remitir tras la resección del tumor.

Osteomalacia inducida por tumor

La osteomalacia inducida por tumor se caracteriza por dolor óseo, fracturas patológicas, debilidad muscular, pérdida de estatura, hipofosfatemia, hiperfosfaturia y niveles bajos o normales de 1,25-hidroxivitamina D. Su patogénesis se relaciona con la producción del factor de crecimiento fibroblástico 23 debida al tumor, un miembro de la superfamilia del factor de crecimiento fibroblástico que se une al túbulo proximal renal incrementando la excreción urinaria de fosfato.

Este síndrome paraneoplásico se asocia, sobre todo, a hemangiopericitomas, osteosarcomas, tumores de células gigantes y otros tumores mesenquimales. La detección del tumor suele ser difícil por su pequeño tamaño en el momento del diagnóstico del síndrome, por lo que son necesarias pruebas como la tomografía por emisión de positrones o la gammagrafía con octreótido para su localización.

El diagnóstico diferencial debe realizarse con trastornos genéticos que cursan con hipofosfatemia y otras causas de hipofosfatemia adquirida. La resección de la neoplasia suele provocar una rápida y completa resolución del síndrome.

 En síndromes paraneoplásicos, como la osteoartropatía hipertrófica, la artritis paraneoplásica, el síndrome RS3PE, la fascitis plantar con poliartritis o la osteomalacia inducida por el tumor, la extirpación o el tratamiento exitoso de la neoplasia suelen asociarse a su resolución.

Miopatía inflamatoria asociada a cáncer

En la actualidad existe una sólida evidencia de que la etiopatogenia de algunos tipos de miopatías inflamatorias idiopáticas (MII) está estrechamente vinculada al tipo de interacción que se establece entre el sistema inmunitario y ciertas neoplasias. Durante muchos años, la existencia de una asociación entre las MII y el cáncer se apoyó en la frecuente asociación temporal observada entre ambos diagnósticos, caracterizada en amplios estudios epidemiológicos, así como por el curso clínico paralelo que pueden presentar ocasionalmente la neoplasia y la miopatía.

> ! Se considera que entre el 20 y el 30 % de las MII podrían tener un origen paraneoplásico. Uno de los aspectos más relevantes es que esta relación no se ciñe a un tipo concreto de cáncer, sino que la distribución de neoplasias en las series de MII suele corresponderse de forma bastante aproximada a la de la población general.

Estudios recientes indican la existencia de reacciones inmunológicas cruzadas entre antígenos tumorales y antígenos presentes en tejidos como el músculo o la piel, que explicarían el desarrollo de la MII. De esta forma, se ha evidenciado que los pacientes con dermatomiositis asociadas a cáncer y anticuerpos anti-TIF1γ (factor transcripcional 1-gamma) presentan un número mayor de alteraciones genéticas en los genes TIF1γ de sus tumores, incluyendo mutaciones en el gen del TIF1γ y una pérdida de heterocigosidad en dicho gen. Este último hallazgo se explicaría por haberse producido una selección de células tumorales que han eliminado el gen mutado de su repertorio en un intento de evitar la respuesta inmunológica frente a la proteína inmunogénica derivada. Todo ello se añade a la observación de que tanto los tumores como el músculo de los pacientes con dermatomiositis y anti-TIF1γ presentan una expresión incrementada de TIF1γ respecto a los controles.

Como cualquier síndrome paraneoplásico, las MII pueden preceder el diagnóstico de una neoplasia o presentarse de forma concomitante o posterior a ella. Los estudios epidemiológicos definen que el período temporal que separa a ambos diagnósticos queda limitado como máximo a 3 años, tiempo que se utiliza en la actualidad como criterio para definir el concepto de «MII asociada a cáncer». Desde un punto de vista clínico, la situación de mayor relevancia es aquella en la que el diagnóstico de la MII precede al de la neoplasia oculta que ha contribuido a su desarrollo. El estudio de las características de los pacientes con MII asociada a cáncer ha permitido identificar los principales factores de riesgo asociados a la presencia de neoplasias.

El riesgo de asociación con neoplasia es mayor en los pacientes con dermatomiositis, que es especialmente elevado si presentan positividad para el anticuerpo anti-TIF1γ. Este riesgo se considera también elevado, aunque en menor proporción, en pacientes con dermatomiositis asociadas al anticuerpo anti-NXP2. Se atribuye un riesgo moderado a aquellos pacientes con dermatomiositis asociada a otro tipo de anticuerpos específicos de miositis, como anti-SAE1, anti-MDA5 o anti-Mi2; a pacientes con miopatías necrosantes inmunomediadas asociadas a anticuerpos anti-HMGCR; a pacientes que no presenten ningún anticuerpo específico de miositis y a pacientes con polimiositis. Por último, se considera que presentan un riesgo bajo de asociarse a una neoplasia los pacientes con miopatías necrosantes inmunomediadas asociadas al anticuerpo anti-SRP; los pacientes con un síndrome antisintetasa o con síndromes de superposición asociados a anticuerpos anti-Ku, anti-PM/Scl o anti-RNP; los pacientes con miopatías con cuerpos de inclusión y todas las formas juveniles de MII. Esta estratificación de riesgo debe ponderarse con la existencia de determinados factores clínicos considerados de riesgo (por ejemplo, inicio de la MII en edades avanzadas, > 65 años, presencia de necrosis cutánea, disfagia grave o enfermedad refractaria al tratamiento inmunosupresor) o protectores (por ejemplo, fenómeno de Raynaud, enfermedad intersticial pulmonar o artritis).

> ! En la práctica clínica habitual, a todo paciente con un diagnóstico reciente de MII se le debería realizar un interrogatorio dirigido y una exploración física exhaustiva sobre síntomas o signos que pudieran indicar la presencia de una neoplasia oculta, junto con una analítica general y una radiografía de tórax. En aquellos casos en los que no se evidencie ningún dato sugestivo, la búsqueda de una neoplasia oculta debería realizarse únicamente en aquellos pacientes con factores de riesgo moderado o alto de asociación con neoplasia.

Este cribado incluirá una TC toracoabdominopélvica (o una tomografía por emisión de positrones-TC, especialmente en pacientes con riesgo elevado) y un estudio ginecológico (mamografía y ecografía ginecológica) en mujeres. Las endoscopias digestivas deberían plantearse en pacientes añosos, cuando existan antecedentes familiares de neoplasia gastrointestinal o si el paciente tuviera antecedentes personales de pólipos colónicos.

El manejo de las MII asociadas a neoplasias no difiere en líneas generales del de cualquier MII, aunque es importante destacar algunas consideraciones. En primer lugar, hay que establecer una estrecha comunicación con el equipo de oncología para coordinar las distintas estrategias terapéuticas y evitar posibles interacciones farmacológicas. En segundo lugar, se recomienda priorizar el uso de inmunoglobulinas intravenosas, por su efecto más inmunomodulador que inmunosupresor y su eficacia en el tratamiento de manifestaciones musculares y cutáneas en la MII. Por último, aunque el tratamiento del tumor puede tener en ocasiones un efecto beneficioso sobre el curso de la MII, la mayoría de los pacientes requieren un tratamiento inmunosupresor crónico. El pronóstico de estos pacientes depende fundamentalmente de la evolución de la enfermedad neoplásica, más que de la MII.

Esclerodermia asociada a anticuerpos antipolimerasa III

De entre todas las formas de esclerodermia, la asociada a anticuerpos antipolimerasa III presenta características que indican su clasificación como un síndrome paraneoplásico. El 15-20 % de estos pacientes presentan neoplasias con las que comparten una asociación temporal.

De forma similar a lo explicado en el caso de las MII, se han descrito alteraciones genéticas somáticas en el locus POLR3A (que codifica la polimerasa III) en pacientes con neoplasias y esclerodermia asociada a la presencia de anticuerpos frente a esta proteína. No se han objetivado, sin embargo, mutaciones similares en otros pacientes con esclerodermia que presentan neoplasias y son portadores de otros anticuerpos distintos. De acuerdo con estos hallazgos, las mutaciones genéticas presentes en células tumorales darían lugar a la expresión de proteínas anómalas con capacidad antigénica frente a las cuales se iniciaría una respuesta inmunológica celular y humoral que incluiría la producción de anticuerpos antipolimerasa III. Estos hallazgos permiten establecer un claro nexo entre este subtipo de esclerodermia y la enfermedad neoplásica.

Miscelánea

Además de las mencionadas, una gran variedad de enfermedades reumáticas, entre las que se incluyen la polimialgia reumática, la fascitis eosinofílica, la reticulohistiocitosis multicéntrica y algunas vasculitis, entre otras, han sido reportadas en casos clínicos aislados y series de casos en asociación con diferentes neoplasias. Aunque para la mayoría de ellas, sin embargo, no se ha podido establecer una sólida relación de causalidad con la enfermedad neoplásica que permita situarlos al nivel de las entidades previamente comentadas, existen situaciones clínicas que señalan claramente la probable existencia de una relación entre el desarrollo de estos síndromes reumáticos y la presencia de un cáncer.

Con frecuencia, muchas de estas entidades presentan, cuando se asocian a un cáncer, ciertas características que hacen sospechar esta posibilidad. Entre ellas destacan: el inicio de la sintomatología reumatológica en edades avanzadas, la presencia de un marcado síndrome constitucional asociado, la presencia de manifestaciones o un curso clínico atípico o una inadecuada respuesta al tratamiento. En aquellos casos en los que una enfermedad reumática presente alguna de estas características, debe tenerse en cuenta la posibilidad del contexto de un síndrome paraneoplásico.

EVENTOS ADVERSOS REUMÁTICOS RELACIONADOS CON EL USO DE FÁRMACOS INHIBIDORES DE LOS PUNTOS DE CONTROL INMUNITARIO

Con el concepto de inmunoterapia oncológica se hace referencia a un conjunto de tratamientos que buscan activar y mejorar la respuesta del sistema inmunitario frente al tumor, lo que los diferencia de otras terapias orientadas a destruir directamente las células cancerosas. La inmunoterapia oncológica incluye una gran variedad de tratamientos, como citocinas no específicas (por ejemplo, interleucina-2 [IL-2], interferón), vacunas, virus, terapia celular adaptativa o anticuerpos monoclonales. Entre estas últimas se encuentran los anticuerpos monoclonales inhibidores de los puntos de control inmunitario (ICI, *immune-checkpoint inhibitors*), que constituyen el objeto de este apartado. A continuación, se revisarán los fundamentos y las principales manifestaciones reumáticas asociadas a su uso.

Inmunoterapia con inhibidores de los puntos de control inmunitario

La inmunoterapia oncológica con ICI se ha convertido en una opción estándar en diversos tumores y en diferentes líneas de tratamiento tras demostrar beneficio en la supervivencia de los pacientes.

Se encuentran disponibles en la actualidad anticuerpos contra el receptor de muerte programada 1 (*programmed-death 1*, PD-1): nivolumab, pembrolizumab y cemiplimab; o de su ligando (PD-L1): atezolizumab, durvalumab y avelumab; y contra el receptor llamado antígeno 4 del linfocito T citotóxico (*cytotoxic T-lymphocyte antigen 4*, CTLA4): ipilimumab.

Su eficacia se ha demostrado en monoterapia, en combinación de un fármaco anti-PD-1 con un anti-CTLA4 y en combinación de un anti-PD-1 con quimioterapia o con otros fármacos diana. Las indicaciones actuales incluyen una gran variedad de neoplasias malignas, como el melanoma maligno, el cáncer de pulmón de célula no pequeña y de célula pequeña, el carcinoma urotelial, el carcinoma de células renales, el carcinoma escamoso de cabeza y cuello, la enfermedad de Hodgkin, el carcinoma escamoso del esófago, el carcinoma de colon con inestabilidad de microsatélites, el carcinoma de células de Merkel y el carcinoma escamoso cutáneo.

Fundamentos de la inhibición de los puntos de control inmunitario en el tratamiento oncológico y patogenia de las reacciones adversas inmunomediadas

De forma fisiológica, los puntos de control inmunitario son elementos esenciales dentro de los mecanismos que regulan la respuesta inmunitaria. Una vez se ha desarrollado una respuesta celular T eficaz frente a un antígeno, se favorece la expresión en los linfocitos T de una serie de proteínas de superficie que transmiten señales de coestimulación inhibitorias sobre las propias células T. Estas señales contribuyen a desactivar o agotar la respuesta linfocitaria, evitando, de esta manera, los efectos nocivos tendría una estimulación persistente y mantenida del sistema inmunitario sobre los propios tejidos. Gracias a esta facultad, los puntos de control inmunitario tienen también un papel relevante en la prevención de la autoinmunidad y el desarrollo de autotolerancia.

Estos procesos inhibitorios se producen tanto en la presentación antigénica en los órganos linfoides secundarios, en los que la expresión de CTLA4 en los linfocitos favorece la unión de esta molécula al receptor CD80/86 de las células presentadoras de antígeno en detrimento de CD28, impidiendo la activación de células T *naïve* (vírgenes), como en los tejidos periféricos, en los que la unión de PD-1 y PD-2 presentes en la superficie linfocitaria a receptores PD-L1/PD-L2, que los tumores son capaces de expresar como un mecanismo de escape para evadir la acción del sistema inmunitario, favorece que las células T entren en un estado de anergia que las hace ineficaces en su labor de destrucción del tejido tumoral.

La inhibición de los puntos de control inmunitario que se realiza en el contexto de un tratamiento oncológico tiene como objetivo revertir el efecto de este mecanismo de escape, facilitando y mejorando la respuesta inmunológica frente a los tumores mediante la desactivación de las señales inhibitorias que las células tumorales transmiten a las células del sistema inmunitario. Como consecuencia, el sistema inmunitario es capaz de recuperar todo su potencial destructivo antitumoral, lo que se traduce, cuando esto es posible, en una reducción significativa de la carga de enfermedad neoplásica.

> **!** La inhibición producida por los puntos de control inmunitario no se produce selectivamente en el ámbito de la respuesta inmunológica antitumoral, sino que afecta a la función del sistema inmunitario de forma global. La desactivación de este mecanismo regulador puede tener, por tanto, consecuencias múltiples y variadas, al contribuir a la alteración de la homeostasis inmunológica, favorecer los fenómenos de autorreactividad y, finalmente, dar lugar a reacciones autoinmunes que pueden afectar a casi cualquier órgano o sistema del organismo. Estas reacciones se conocen con el nombre de efectos adversos relacionados con la inmunidad (IRAE, *immuno-related adverse events*).

Tipos de efectos adversos reumáticos relacionados con la inmunidad

La prevalencia de IRAE reumáticos en el contexto del tratamiento con ICI varía mucho entre estudios, aunque se calcula que oscila entre el 5 y el 8 %. Algunos motivos de esta heterogeneidad son: la falta de reconocimiento o minimización de muchos de los síntomas asociados a estos síndromes por parte de los facultativos prescriptores o la gran variabilidad a la hora de recoger información sobre las manifestaciones reumáticas en los ensayos clínicos y registros de práctica clínica.

El desarrollo de manifestaciones o enfermedades reumáticas en el contexto del tratamiento con ICI puede enmarcarse en dos contextos diferentes:

- Por un lado, el tratamiento con ICI puede favorecer o acelerar la expresión clínica de enfermedades autoinmunes preexistentes que se encontraban hasta ese momento silentes, en una fase preclínica. Este supuesto se infiere del hallazgo, en muestras de suero obtenidas antes del inicio de la ICI, de anticuerpos específicos de enfermedad (como los anti-CCP o el anticuerpo anti-TIF1γ, dirigidos contra la proteína TIF1γ) en pacientes que desarrollan una enfermedad autoinmune bien definida (como una artritis reumatoide o una dermatomiositis clásica, respectivamente) en el curso de una inmunoterapia.
- En otras ocasiones, el tratamiento con ICI puede desencadenar una gran variedad de efectos adversos reumáticos que, si bien se asemejan a entidades primarias, suelen presentar características diferenciadas. Dentro de este último grupo de manifestaciones destacan: las artralgias de ritmo inflamatorio, las artritis (monoartritis, oligoartritis o poliartritis), los cuadros seudopolimiálgicos, las capsulitis adhesivas, el síndrome seco y las miopatías inflamatorias inducidas por ICI, entre otras.

 El desarrollo de manifestaciones o enfermedades reumáticas en el contexto del tratamiento con ICI puede deberse a la activación de enfermedades autoinmunes preexistentes que hasta ese momento se encontraban silentes, en una fase preclínica, o al desarrollo de síndromes clínicos bien definidos que se engloban dentro del concepto de IRAE que, si bien se asemejan a enfermedades reumáticas primarias, presentan características diferenciadas.

Descripción y manejo de los principales efectos adversos reumáticos relacionados con la inmunidad asociados a los inhibidores de los puntos de control inmunitario

Artralgias inflamatorias o artritis

Las manifestaciones articulares inflamatorias son los IRAE reumáticos más frecuentes. Pueden presentarse en cualquier momento tras el inicio de la inmunoterapia (más frecuentes durante el primer año de tratamiento) e incluso los meses posteriores a la suspensión. La forma de presentación es muy variada, e incluye cuadros de artralgias de ritmo inflamatorio (dolor poliarticular de predominio matutino, acompañado de rigidez de más de una hora de duración y que mejora durante el día, sin presentar artritis), de monoartritis u oligoartritis, de poliartritis con una distribución similar a la artritis reumatoide, cuadros similares a una artritis reactiva, tenosinovitis o un síndrome RS3PE. Esta sintomatología tiene un impacto directo sobre la calidad de vida de los pacientes a cuya capacidad funcional afecta de forma directa.

Algunos estudios señalan que el patrón de afectación articular depende del tipo de inmunoterapia recibida. Así, los pacientes tratados con fármacos inhibidores de la vía PD-1 se asocian con más frecuencia a un patrón de poliartritis seronegativa de pequeñas articulaciones (patrón de artritis reumatoide), mientras que aquellos que reciben tratamiento combinado con anti-CTLA4 y anti-PD-1 suelen presentar más frecuentemente monoartritis de rodilla, oligoartritis o cuadros similares a artritis reactivas, asociando sintomatología axial y, en ocasiones, uretritis estéril y conjuntivitis.

En la evaluación de estas entidades es necesario un diagnóstico diferencial con otras causas de artritis. En el caso de las monoartritis, debe descartarse una artritis por microcristales y una artritis séptica, para lo que es esencial obtener muestras de líquido sinovial, siempre que sea posible, para el estudio de cristales y cultivo. En todos los casos debe valorarse la posibilidad de que se trate del inicio de una enfermedad autoinmune primaria, como una artritis reumatoide, algún tipo de espondiloartritis o una enfermedad autoinmune sistémica que curse con afectación articular y cuyo inicio pudiera haberse visto favorecido por el tratamiento con fármacos ICI. Es esencial un interrogatorio exhaustivo sobre posibles antecedentes o síntomas acompañantes que puedan orientar hacia estos diagnósticos en todos los pacientes, además de una exploración física completa y de un estudio de autoinmunidad que incluya la determinación del factor reumatoide, anti-CCP, anticuerpos antinucleares y anti-antígenos nucleares extraíbles, anticuerpos anticitoplasma de los neutrófilos y, en caso de sospecha de espondiloartritis, el HLA-B27 y radiografías de pelvis y columna. La mayoría de los pacientes con artritis asociada a ICI no suelen presentar positividad para ninguno de los anticuerpos previamente mencionados.

Con relación al tratamiento, las formas leves suelen responder bien a antiinflamatorios no esteroideos o a dosis bajas de corticoides (< 10 mg/día). En las formas moderadas-graves se recomienda suspender transitoriamente la inmunoterapia y utilizar dosis más elevadas de prednisona. En caso de que este tratamiento no sea suficiente para controlar la actividad inflamatoria, se recomienda el inicio de fármacos modificadores de la enfermedad, como el metotrexato, la leflunomida o terapias biológicas. El principal problema del uso de fármacos modificadores de la enfermedad convencionales es que presentan un inicio de acción lento, lo que puede representar una limitación importante para su uso en el contexto del paciente oncológico. En casos graves y refractarios a corticoides, puede contemplarse el uso de terapias biológicas como los antifactor de necrosis tumoral o los fármacos anti-IL-6. En el caso de los antifactor de necrosis tumoral existe controversia sobre el efecto negativo que estos fármacos podrían tener sobre la evolución del tumor.

! Sin embargo, los inhibidores de IL-6, además de conseguir un rápido efecto sobre la afectación articular, parecen presentar un buen perfil de seguridad en pacientes en tratamiento con ICI. En estudios recientes se ha visto, incluso, que los anti-IL-6 podrían ejercer efectos sinérgicos antitumorales cuando son usados en combinación con los ICI.

Al contrario que otros IRAE, las artritis suelen presentar un curso crónico, por lo que es necesario mantener el tratamiento inmunosupresor durante largos períodos de tiempo, incluso hasta meses o años después de haber suspendido la inmunoterapia.

Capsulitis adhesiva

Aunque poco frecuente, un síndrome peculiar pero muy característico vinculado al tratamiento con ICI consiste en el desarrollo de un cuadro de dolor y limitación funcional rápidamente progresivo acotado a ambas articulaciones glenohumerales, secundario a una inflamación del tejido blando periarticular, que deriva en una capsulitis adhesiva. En fases iniciales es frecuente la palpación de roces tendinosos a la exploración y la instauración rápida de una gran limitación de la movilidad activa y pasiva de ambos hombros (hombro congelado). El cuadro suele responder bien al tratamiento precoz con dosis medias-bajas de prednisona. Las infiltraciones subacromiales con corticoides son útiles en casos de limitación funcional, en combinación con la terapia sistémica. En casos avanzados la rehabilitación intensiva es esencial para alcanzar una correcta recuperación funcional.

Síndromes seudopolimiálgicos

Los síndromes seudopolimiálgicos o similares a la polimialgia reumática representan, junto con la afectación articular, una de las principales manifestaciones reumáticas de los pacientes en tratamiento con ICI. Los pacientes suelen presentar un cuadro de inicio agudo o rápidamente progresivo de dolor y limitación funcional que suele afectar a la musculatura de la cintura escapular de forma aislada o, con más frecuencia, asociada a afectación de la musculatura pelviana. La coexistencia de una arteritis de células gigantes es rara, aunque está bien descrita y caracterizada en la bibliografía. La determinación de reactantes de fase aguda, como la velocidad de sedimentación globular o la proteína C-reactiva, no suele ser útil para el diagnóstico ni para el seguimiento de los pacientes, dada la frecuente alteración de estos parámetros en los pacientes oncológicos por motivos muy variados. No obstante, su negatividad debe poner en duda el diagnóstico.

Al igual que ocurre en la polimialgia reumática primaria, la sintomatología suele responder bien a dosis de prednisona de 15-20 mg/día: se logra una mejoría significativa con la práctica resolución de los síntomas en menos de 24-48 horas. Esta respuesta tan rápida y satisfactoria sirve también para confirmar el diagnóstico. Alcanzada esta remisión, no es necesario en la mayoría de los casos suspender la inmunoterapia. Puede realizarse una reducción de la prednisona más rápida que en las formas primarias, hasta alcanzar dosis iguales o menores de 10 mg/día a las 2-3 semanas de su inicio, sin que sean frecuentes las recaídas por este motivo. Es recomendable mantener un tratamiento con dosis bajas de prednisona de 7,5 o 5 mg/día mientras el paciente continúe recibiendo tratamiento con ICI. Una vez suspendido, la prednisona puede retirarse sin necesidad de completar un año de tratamiento.

 Las artritis o artralgias inflamatorias y los cuadros seudopolimiálgicos son los principales síndromes reumatológicos desencadenados por el tratamiento con ICI. Ambos procesos suelen presentar una buena respuesta a dosis bajas de prednisona. En la mayor parte de los casos no es necesaria la suspensión de la inmunoterapia.

Miopatías inflamatorias inducidas por inhibidores de los puntos de control inmunitario

El tratamiento con fármacos ICI se ha relacionado con la inducción de diferentes tipos de miopatías inflamatorias. Mientras que algunas de ellas se corresponden con fenotipos clásicos bien caracterizados dentro del conjunto de las MII, como pueden ser las dermatomiositis o el síndrome antisintetasa, la mayoría de las miositis inducidas por el tratamiento con ICI se corresponden con un nuevo fenotipo de miopatías inflamatorias que presenta unas características clínicas, anatomopatológicas y asociaciones diferenciadas. En el primer caso, se especula que la ICI contribuye a acelerar la presentación de una entidad previamente existente en una fase preclínica. Esta hipótesis se ve refrendada por publicaciones en las que se ha reportado la presencia, antes del inicio del tratamiento con ICI, de anticuerpos específicos de miositis en pacientes que desarrollaron con posterioridad fenotipos clásicos de miositis inflamatorias idiopáticas vinculados con dichos anticuerpos. Sin embargo, como se ha comentado, la situación más habitual es que el tratamiento con ICI induzca el desarrollo de un tipo de miopatías inflamatorias (MI-ICI) con características propias bien diferenciadas.

Las MI-ICI suelen presentarse de forma precoz tras el inicio de la inmunoterapia, habitualmente después de la segunda o tercera administración; su aparición pasados los 5-6 meses de tratamiento es excepcional. Esta presentación es más precoz y grave en caso de tratamientos combinados de un fármaco anti-PD-1/anti-PD-L1 y un anti-CTL4. En contraposición, las miopatías inflamatorias clásicas que se presentan en el contexto de una ICI no suelen hacerlo de forma tan precoz, por lo que pueden aparecer incluso pasados 12 meses del inicio de la inmunoterapia oncológica. Desde un punto de vista clínico, la MI-ICI se caracteriza, en su forma completa, por una afectación de la musculatura estriada del sistema musculoesquelético, que se presenta como debilidad y mialgia, asociada a un síndrome seudomiasteniforme (ptosis y diplopía), síntomas de afectación bulbar (disfagia, disfonía y disartria) y miocarditis. Al contrario de lo que ocurre en las miopatías inflamatorias idiopáticas, la mialgia es un síntoma muy frecuente en los pacientes con MI-ICI. Respecto a la debilidad muscular, junto con la debilidad de cinturas, es muy típica la afectación de la musculatura axial, especialmente la musculatura extensora del cuello, que provoca un cuadro conocido como síndrome de la cabeza caída (*dropped-head syndrome*), en el que los pacientes presentan una dificultad para mantener la cabeza erguida. La afectación de la musculatura respiratoria, especialmente del diafragma, puede producir una alteración de la mecánica ventilatoria que dé lugar a una insuficiencia respiratoria hipercápnica, que es uno de los principales determinantes del pronóstico de estos pacientes.

Los pacientes con MI-ICI pueden asociar un síndrome seudomiasteniforme caracterizado por ptosis palpebral, diplopía, dificultad para la movilidad de la musculatura ocular extrínseca, disfonía y disfagia. Muchos de estos pacientes presentan anticuerpos antirreceptores de acetilcolina, si bien el estudio electrofisiológico no suele evidenciar una alteración de la unión neuromuscular. Los estudios de RM muestran, por el contrario, una afectación inflamatoria de la musculatura en estas localizaciones. La disfagia puede ser grave y llegar incluso a la afagia y a la regurgitación nasal del alimento, por lo que algunos pacientes requieren la colocación transitoria de una sonda nasogástrica para garantizar una correcta alimentación. La miocarditis es la manifestación más grave de estos pacientes y la que, junto con la afectación ventilatoria, condiciona más su pronóstico, ya que está asociada a una elevada mortalidad. Puede manifestarse de forma muy heterogénea, desde una elevación asintomática de troponinas a alteraciones de la conducción cardíaca, con bloqueo auriculoventricular o bloqueos de rama que pueden progresar hasta un bloqueo auriculoventricular completo y provocar síncope o insuficiencia cardíaca o una disfunción ventricular que puede evolucionar a un *shock* cardiogénico.

Desde un punto de vista analítico, los pacientes suelen presentar una elevación de transaminasas (aspartato transaminasa y alanina aminotransferasa, habitualmente con una elevación mayor de la primera) que, inicialmente, puede ser atribuido de forma errónea a una hepatitis secundaria al tratamiento con ICI, con el consiguiente retraso diagnóstico. Los niveles de creatina-cinasa suelen estar incrementados de forma moderada siendo poco habituales los valores superiores a 10.000 UI/L. La troponina I y el pro-BNP suelen estar elevados de forma precoz y significativa cuando hay afectación miocárdica. La determinación de anticuerpos específicos de miositis es habitualmente negativa. Su determinación es recomendable para descartar formas primarias de miositis cuyo inicio pudiera haber sido acelerado o favorecido por la inmunoterapia. Suele ser habitual la elevación de anticuerpos antimúsculo estriado y anticuerpos dirigidos frente a la acetilcolina.

En todo paciente con sospecha de una MI-ICI ha de realizarse de forma urgente un electrocardiograma para descartar alteraciones de la conducción cardíaca no presentes al inicio de la inmunoterapia oncológica. Ante la presencia de un bloqueo auriculoventricular de cualquier grado, taquiarritmias o bloqueos de la conducción ventricular no presentes previamente, debe iniciarse tratamiento inmunosupresor lo más pronto posible y proceder a la monitorización continua del paciente ante el riesgo de progresión hacia un bloqueo auriculoventricular completo. Debe realizarse, además, un ecocardiograma de forma precoz, para descartar disfunción ventricular. En caso de normalidad de las pruebas anterio-

res, la RM cardíaca puede ser de utilidad para el diagnóstico de miocarditis. El electromiograma suele mostrar un patrón de afectación miopático con abundante actividad espontánea, altamente sugestivo de una afectación inflamatoria del músculo. La biopsia muscular permite el diagnóstico definitivo de la afectación inflamatoria muscular y el diagnóstico diferencial con otras formas de miopatías inflamatorias o con una miopatía no inflamatoria. La biopsia combina hallazgos típicos de una miopatía necrosante inmunomediada (necrosis parcheada de miocitos, fenómenos de regeneración, expresión de HLA-I en el sarcoplasma y sarcolema de fibras musculares no afectadas) con un importante infiltrado inflamatorio formado sobre todo por linfocitos T CD4+ y macrófagos que, en ocasiones, forman agregados con células gigantes que adquieren un aspecto característico de seudogranulomas.

El manejo de esta complicación se basa en la suspensión del tratamiento con ICI y el inicio precoz de tratamiento inmunosupresor e inmunomodulador, junto con la aplicación de medidas de soporte dirigidas a evitar las complicaciones secundarias a la afectación miocárdica y la insuficiencia ventilatoria. En caso de bloqueo auriculoventricular completo es necesaria la colocación de un marcapasos, que en ocasiones será definitivo. Asimismo, la instauración de ventilación mecánica no invasiva es necesaria en casos de insuficiencia respiratoria hipercápnica. Se recomienda la evaluación activa de esta complicación, asociada a un mal pronóstico. Dada la lenta respuesta al tratamiento de la afectación ventilatoria, algunos pacientes requerirán de intubación orotraqueal e ingreso en la unidad de cuidados intensivos.

El tratamiento farmacológico se basa en el uso de dosis altas de corticoides, inicialmente en forma de bolos de metilprednisolona seguidos de dosis de 1 mg/kg al día oral o dosis equivalentes de metilprednisolona si no es posible la administración oral, asociados a inmunoglobulinas intravenosas e inmunosupresores como el micofenolato, el metotrexato o la azatioprina. En casos graves puede utilizarse el recambio plasmático. El abatacept, fármaco biológico agonista de CTL4, se ha utilizado con éxito en el tratamiento de formas graves de miocarditis por su capacidad para revertir el efecto estimulador de la inmunidad provocada por los fármacos ICI. Recientemente, el grupo francés dirigido por el Dr. Allenbach ha reportado buenos resultados con una estrategia combinada basada en la administración precoz de ruxolitinib oral y abatacept intravenoso. El fundamento de este tratamiento se basa en la capacidad del ruxolitinib de actuar de forma rápida sobre las vías del interferón y de la IL-6, dos vías implicadas directamente en el desarrollo de la lesión muscular, junto con un efecto antagonista respecto a la acción de los ICI que el abatacept ejerce sobre la inmunidad. Con esta estrategia, los autores han conseguido, en una serie prospectiva de 30 pacientes, reducir la mortalidad de las formas graves de esta complicación del 60 % en su serie histórica al 5 %.

Síndrome seco

Los pacientes en tratamiento con ICI pueden desarrollar un síndrome seco secundario a la inmunoterapia indistinguible del que presentan pacientes con un síndrome de Sjögren primario (SSp). La presentación clínica del síndrome seco asociado a ICI (SS-ICI) incluye síntomas como la xerostomía, la xeroftalmía, la xerosis, la sequedad vaginal o la sequedad orofaríngea/laríngea. A pesar de compartir esta sintomatología principal, el SS-ICI presenta diferencias significativas con el SSp. Al contrario de lo que ocurre en las formas primarias, el SS-ICI suele instaurarse de forma abrupta, principalmente durante los 3 primeros meses del inicio de la ICI.

Es raro que los pacientes presenten un aumento del volumen de las glándulas parotídeas. Aunque se han descrito casos con afectación sistémica similar a la que presentan los SSp (por ejemplo, neuronopatía sensitiva atáxica, nefritis intersticial), lo más frecuente es que la sintomatología se limite a la afectación de glándulas exocrinas. Desde el punto de vista epidemiológico, el 50 % de los pacientes afectados son varones, en contraste con el SSp, en el que esta cifra se sitúa en torno al 5 %.

No es infrecuente que los pacientes presenten un síndrome seco incompleto, con xerostomía sin xeroftalmía o viceversa. Es característico que los pacientes con SS-ICI tengan una menor proporción de resultados oculares patológicos que los reportados en el SSp. Solo la mitad de los casos suele presentar positividad para anticuerpos antinucleares, mientras que la positividad para los anticuerpos anti-Ro, anti-La y el factor reumatoide se sitúa por debajo del 10 %. Un aspecto relevante reportado en la bibliografía es que, en la mayor parte de las ocasiones en las que se ha podido evaluar retrospectivamente el estatus serológico de los pacientes que presentaban positividad para anti-Ro y anti-La, se ha confirmado que dichos anticuerpos ya estaban presentes antes del inicio de la ICI.

La afectación glandular en los pacientes con SS-ICI, estudiada mediante biopsia de glándula salival menor, muestra también aspectos diferenciales significativos con las formas primarias. Los principales hallazgos histopatológicos de las formas asociadas a ICI son una sialoadenitis moderada-grave con un infiltrado linfocitario difuso y una distorsión de la arquitectura glandular en la mayoría de los pacientes. Únicamente en un pequeño porcentaje de estos se describe una sialoadenitis focal con agregados linfocitarios de ≥ 50 linfocitos por 4 mm^2 de tejido, hallazgo definitorio de un SSp. El tipo de infiltrado inflamatorio difiere claramente entre ambos procesos, de forma que en el SS-ICI está constituido principalmente por linfocitos T CD3+, con un leve predominio de células T CD4+ respecto a las CD8+, mientras que en el SSp hay un predominio de linfocitos B CD20+ que no se observa en los pacientes con ICI.

En la evaluación de un paciente en tratamiento con ICI que presenta un síndrome seco, es importante tener en cuenta que tanto la xerostomía como la xeroftalmía son síntomas muy frecuentes en el paciente oncológico y pueden obedecer a múltiples causas. El diagnóstico diferencial debe incluir otras posibles etiologías, como el antecedente de tratamiento con radioterapia en pacientes con neoplasias de cabeza y cuello, infecciones o la exposición a fármacos que puedan inducir esta sintomatología (que pueden estar directamente relacionados con el tratamiento del tumor o con comorbilidades frecuentes de los pacientes, por ejemplo, por la toma de antidepresivos, coadyuvantes para el tratamiento del dolor, etc.). Por último, hay que tener también en cuenta que la ICI puede desencadenar el inicio de un verdadero SSp que hasta ese momento estaba en una fase preclínica.

El manejo del SS-ICI debe seguir los mismos principios que el SSp. Con relación a la xerostomía, es fundamental que el paciente mantenga una buena higiene dental y una correcta hidratación. Deben evitarse los fármacos que puedan incrementar la sequedad, así como el consumo de tabaco o alcohol. Los sialogogos y la saliva artificial sirven para aliviar la xerostomía en casos moderados-graves. El tratamiento con corticoides a dosis de 20 a 40 mg de prednisona equivalentes de 2 a 4 semanas ha demostrado utilidad para mejorar la xerostomía en algunos casos publicados. El uso de lágrimas artificiales debe prescribirse en todo paciente con xerostomía, recomendándose una valoración y seguimiento oftalmológico en caso de síntomas moderados-graves. La continuidad del tratamiento con ICI o su suspensión debe basarse en el grado de intensidad de la sintomatología y en su repercusión sobre la calidad de vida del paciente.

Sarcoidosis/reacciones sarcoideas

El tratamiento con ICI puede desencadenar cuadros de inflamación granulomatosa similares a la sarcoidosis, caracterizados por la presencia de granulomas no caseificantes en múltiples órganos. Este tipo de reacciones se ha descrito fundamentalmente en pacientes con melanoma tratados con anti-CTL4 o anti-PD-1. Las principales localizaciones afectadas incluyen los ganglios linfáticos, los pulmones y la piel. También se ha descrito en menor frecuencia la afectación ocular, del sistema nervioso central, de la glándula pituitaria, del bazo y los huesos. La afectación adenopática, presente hasta en el 75 % de pacientes, puede confundirse inicialmente con recidiva o progresión de la enfermedad neoplásica, con confirmación de granulomas en el estudio histológico. Algunos estudios describen el 60 % de lesiones pulmonares, en forma de infiltrados bilaterales «en vidrio deslustrado» y engrosamientos septales. La afectación cutánea, presente hasta en el 50 % de casos, suele comprender nódulos subcutáneos, lesiones papulares y placas en cara, cuello y extremidades. El tratamiento se basa en la interrupción transitoria del tratamiento con inmunoterapia oncológica, que puede asociarse en casos más sintomáticos a corticoides sistémicos con buenos resultados. En casos más graves se ha descrito el uso de metotrexato o infliximab.

Miscelánea

Además de las descritas previamente, se han publicado casos y pequeñas series de pacientes que han presentado diversas manifestaciones o enfermedades reumáticas asociadas al uso del tratamiento con ICI. La frecuencia de estas entidades es baja, pero deben ser tenidas en cuenta en el diagnóstico diferencial de los IRAE. Entre ellas, destacan:

- Casos de vasculitis que afectan a vasos de cualquier calibre y localización, incluyendo: granulomatosis con poliangitis con afectación pulmonar y renal, granulomatosis eosinofílica con poliangitis, vasculitis leucocitoclástica cutánea; arteritis de células gigantes y vasculitis órgano-específicas. La clínica, diagnóstico y tratamiento no suele diferenciarse del de las formas primarias.
- Fascitis eosinofílica.
- Esclerodermia, tanto en su forma difusa como limitada.
- Cuadros similares al lupus, con afectación cutánea (lupus cutáneo), nefritis lúpica y neurolupus.

PUNTOS CLAVE

- Los tumores óseos primarios y secundarios, así como los tumores articulares, son también un campo de gran interés para los reumatólogos, ya que pueden ser una causa subyacente de síntomas musculoesqueléticos en los pacientes. Un diagnóstico precoz y un tratamiento adecuado pueden mejorar significativamente el pronóstico y la calidad de vida de estos pacientes.

- Los tumores óseos se clasifican en condrogénicos, osteogénicos, fibrogénicos, vasculares del hueso, ricos en células gigantes osteoclásticas, notocordales, otros tumores mesenquimales de hueso, neoplasias hematopoyéticas de hueso y los sarcomas indiferenciados de células pequeñas y redondas de hueso y tejido blando. Se clasifican además en cuatro categorías y pueden ser benignos, intermedios (localmente agresivos), intermedios (raramente metastásicos) y malignos.

- Los síntomas de los tumores óseos incluyen dolor, tumefacción, deformidad, fracturas patológicas y limitación de la movilidad articular. En casos más avanzados, los pacientes pueden presentar fracturas patológicas o deformidades óseas, así como debilidad muscular, hiperestesia o relajación de esfínteres por compresión de estructuras nerviosas.

- Los síndromes paraneoplásicos reumáticos pueden ser la primera manifestación de un cáncer o de su recurrencia. El conocimiento de estas entidades y su correcta identificación es esencial para que el clínico inicie de forma precoz la búsqueda de una neoplasia oculta. Los principales síndromes paraneoplásicos reumáticos son: la osteoartropatía hipertrófica, las artritis paraneoplásicas, el síndrome RS3PE, el síndrome de fascitis plantar y poliartritis, la miositis asociada a cáncer y la osteomalacia inducida por tumor.

- El bloqueo de los puntos de control inmunitario (ICI), receptores de membrana situados en las células T (CTL4, PD-1) y en células tumorales (PDL-1), en el contexto de un tratamiento oncológico, tiene como objetivo mejorar la respuesta inmune frente a los tumores mediante la desactivación de las señales inhibitorias que provocan la inactivación de los linfocitos T. Este bloqueo puede provocar efectos adversos relacionados con la inmunidad, que pueden afectar a cualquier órgano; siendo frecuentes las manifestaciones reumáticas.

- La miositis relacionada con el tratamiento con ICI es la manifestación reumática más grave asociada a estos fármacos, que conlleva una elevada mortalidad. Los pacientes con miositis-ICI pueden presentar debilidad de predominio axial, mialgias, un síndrome seudomiasteniforme (diplopía y ptosis), síntomas bulbares (disfagia, disfonía y disartria) y miocarditis. La afectación de la musculatura diafragmática, que puede condicionar una insuficiencia ventilatoria, y la miocarditis son sus principales factores pronósticos.

BIBLIOGRAFÍA

Abdel-Wahab N, Suárez-Almazor ME. Frequency and distribution of various rheumatic disorders associated with checkpoint inhibitor therapy. Rheumatology (Oxford). 2019;58(Suppl 7):vii40-8.

Anderson WJ, Doyle LA. Updates from the 2020 World Health Organization classification of soft tissue and bone tumours. Histopathology. 2021;78(5):644-57.

Baumhoer D, Amary F, Flanagan AM. An update of molecular pathology of bone tumors. Lessons learned from investigating samples by next generation sequencing. Genes Chromosomes Cancer. 2019;58(2):88-99.

Bernthal NM, Ishmael CR, Burke ZDC. Management of pigmented villonodular synovitis (PVNS): An orthopedic surgeon's perspective. Curr Oncol Rep. 2020;22(6):63.

Broski SM, Littrell LA, Howe BM, Wenger DE. Bone tumors: Common mimickers. Radiol Clin North Am. 2022;60(2):239-52.

Cappelli LC, Shah AA. The relationships between cancer and autoimmune rheumatic diseases. Best Pract Res Clin Rheumatol. 2020;34(1):101472.

Casas-Ganem J, Healey JH. Advances that are changing the diagnosis and treatment of malignant bone tumors. Curr Opin Rheumatol. 2005;17(1):79-85.

Choi JH, Ro JY. The 2020 WHO classification of tumors of bone: An updated review. Adv Anat Pathol. 2021;28(3):119-38.

Cordel N, Derambure C, Coutant S, Mariette X, Jullien D, Debarbieux S, et al. TRIM33 gene somatic mutations identified by next generation sequencing in neoplasms of patients with anti-TIF1g positive cancer-associated dermatomyositis. Rheumatology (Oxford). 2021;60(12):5863-7.

Errani C, Mavrogenis AF, Tsukamoto S. What's new in musculoskeletal oncology. BMC Musculoskelet Disord. 2021;22(1):704.

Harris JA, Huang K, Miloslavsky E, Hanna GJ. Sicca syndrome associated with immune checkpoint inhibitor therapy. Oral Dis. 2022;28(8):2083-92.

Hwang S, Hameed M, Kransdorf M. The 2020 World Health Organization classification of bone tumors: what radiologists should know. Skeletal Radiol. 2023;52(3):329-48.

Joseph CG, Darrah E, Shah AA, Skora AD, Casciola-Rosen LA, Wigley FM, et al. Association of the autoimmune disease scleroderma with an immunologic response to cancer. Science. 2014;343(6167):152-7.

Khan F, Kleppel H, Meara A. Paraneoplastic musculoskeletal syndromes. Rheum Dis Clin North Am. 2020;46(3):577-86.

Kostine M, Finckh A, Bingham CO, Visser K, Leipe J, Schulze-Koops H, et al. EULAR points to consider for the diagnosis and management of rheumatic immune-related adverse events due to cancer immunotherapy with checkpoint inhibitors. Ann Rheum Dis. 2021;80(1):36-48.

Manger B, Schett G. Paraneoplastic syndromes in rheumatology. Nat Rev Rheumatol. 2014;10(11):662-70.

Miller TT. Bone tumors and tumorlike conditions: analysis with conventional radiography. Radiology. 2008;246(3):662-74.

Novoa Medina FJ, Rodríguez Abreu D. Immunotherapy, cancer and rheumatic diseases. Reumatol Clin. 2019;15(5):249-51.

Oldroyd AG, Allard AB, Callen JP, Chinoy H, Chung L, Fiorentino D, et al. A systematic review and meta-analysis to inform cancer screening guidelines in idiopathic inflammatory myopathies. Rheumatology. 2021;60(6):2615-28.

Parperis K, Constantinidou A, Panos G. Paraneoplastic arthritides: insights to pathogenesis, diagnostic approach, and treatment. J Clin Rheumatol. 2021;27(8):e505-9.

Pinal-Fernández I, Ferrer-Fábregas B, Trallero-Araguas E, Balada E, Martínez MA, Milisenda JC, et al. Tumour TIF1 mutations and loss of heterozygosity related to cancer-associated myositis. Rheumatology (Oxford). 2018;57(2):388-96.

Pinal-Fernández I, Quintana A, Milisenda JC, Casal-Domínguez M, Muñoz-Braceras S, Derfoul A, et al. Transcriptomic profiling reveals distinct subsets of immune checkpoint inhibitor induced myositis. Ann Rheum Dis. 202382(6):829-36.

Pringle S, Wang X, Vissink A, Bootsma H, Kroese FG. Checkpoint inhibition-induced sicca: a type II interferonopathy? Clin Exp Rheumatol. 2020;(4):253-60.

Rambhia PH, Reichert B, Scott JF, Feneran AN, Kazakov JA, Honda K, et al. Immune checkpoint inhibitor-induced sarcoidosis-like granulomas. Int J Clin Oncol. 2019;24(10):1171-81.

Ramos-Casals M, Maria A, Suárez-Almazor ME, Lambotte O, Fisher BA, Hernández-Molina G, et al. Sicca/Sjögren's syndrome triggered by PD-1/PD-L1 checkpoint inhibitors. Data from the International ImmunoCancer Registry (ICIR). Clin Exp Rheumatol. 2019;37(3):114-22.

Redondo A, Bagué S, Bernabeu D, Ortiz-Cruz E, Valverde C, Alvarez R, et al. Malignant bone tumors (other than Ewing's): clinical practice guidelines for diagnosis, treatment and follow-up by Spanish Group for Research on Sarcomas (GEIS). Cancer Chemother Pharmacol. 2017;80(6): 1113-31.

Salem JE, Bretagne M, Abbar B, Leonard-Loius S, Ederhy S, Redheuil A, et al. Abatacept/ruxolitinib and screening for concomitant respiratory muscle failure to mitigate fatality of immune-checkpoint inhibitor myocarditis. Cancer Discov. 2023;13(5):1100-15.

Scotlandi K, Hattinger CM, Pellegrini E, Gambarotti M, Serra M. Genomics and therapeutic vulnerabilities of primary bone tumors. Cells. 2020;9(4):968.

Waimann CA, Lu H, Suárez Almazor ME. Rheumatic manifestations of primary and metastatic bone tumors and paraneoplastic bone disease. Rheum Dis Clin North Am. 2011;37(4):527-49.

Westhovens R, Dequeker J. Musculoskeletal manifestations of benign and malignant tumors of bone. Curr Opin Rheumatol. 2003;15(1):70-5.

Manifestaciones osteoarticulares secundarias

55

E. Cuesta Narváez, C. Díaz Cobos y C. P. Macías Ávila

OBJETIVOS

- Reconocer las manifestaciones osteoarticulares en determinadas enfermedades hematológicas, renales y endocrinopatías.
- Saber identificar e interpretar los diferentes hallazgos radiológicos de estas patologías.
- Decidir y consensuar el tratamiento de estas manifestaciones desde un punto de vista multidisciplinar.

HEMOPATÍAS

Las hemorragias articulares espontáneas se han descrito en varios trastornos hereditarios de la coagulación, así como en el curso de los tratamientos anticoagulantes, pero la aparición espontánea es más frecuente en la hemofilia.

Artropatía hemofílica

La hemofilia comprende un grupo de enfermedades hereditarias en las que existe un déficit funcional de un factor de la coagulación específico:

- Hemofilia A (hemofilia clásica) por carencia del factor VIII.
- Hemofilia B (enfermedad de Christmas) por carencia del factor IX.

La incidencia y gravedad de las complicaciones hemorrágicas están relacionadas directamente con la gravedad del defecto de coagulación subyacente.

 Se considera grave cuando la actividad del factor deficiente es menor del 1 %.

Manifestaciones clínicas

Son las siguientes:

Hemartrosis aguda. Suele aparecer cuando el niño empieza a andar y suele continuar de forma cíclica hasta la edad adulta. Los pacientes pueden presentar signos premonitorios, como rigidez o calor en la articulación afecta, seguido de dolor intenso, con signos clínicos objetivos como calor, derrame a tensión, hipersensibilidad e impotencia funcional. Habitualmente la articulación se mantiene en flexión. El dolor articular responde rápidamente a la administración del factor deficiente y la función articular se recupera en 24-48 horas.

Artritis subaguda o crónica: La hemartrosis recidivante se produce, sobre todo, en pacientes con déficit grave del factor, lo que lleva a una situación en la que las alteraciones en la articulación se mantienen entre episodios hemorrágicos. La articulación se mantiene tumefacta de forma crónica, sin dolor y ligeramente caliente. Puede haber sinovitis crónica, con o sin derrame y limitación leve de la movilidad en flexión. La reposición del factor no modifica los síntomas.

Estadio final de la artropatía hemofílica. Tiene características comunes con la enfermedad articular degenerativa y la artritis reumatoide avanzada. La articulación aparece agrandada y tuberosa, con crecimientos osteofíticos. La amplitud del movimiento está muy restringida, es frecuente la anquilosis fibrosa, la subluxación articular y la mala alineación.

Artritis séptica. Es más frecuente en adultos que en niños, casi siempre monoarticular y afecta habitualmente a la rodilla. A diferencia de la hemartrosis aguda, se acompaña a las 12 horas del comienzo de fiebre de más de 38 °C y el dolor articular no mejora con la administración del factor deficiente. Con frecuencia se identifica un factor predisponente, como una artrocentesis o artroplastia previa, uso de drogas por vía intravenosa o la infección por catéteres intravenosos permanentes.

Hemorragias en músculos y tejidos blandos. Pueden resultar más insidiosas que las hemartrosis por ausencia de síntomas premonitorios. Las hemorragias en los músculos psoas ilíaco, gemelos y en los del antebrazo producen síndromes bien descritos. La hemorragia en el psoas ilíaco produce dolor inguinal agudo, que aumenta con la extensión de la cadera, y la rotación no está afecta. Si no se instaura tratamiento, la masa de los tejidos afectos puede comprimir el nervio femoral y causar signos y síntomas de neuropatía del femoral. La hemorragia del gemelo causa pie equino por compresión del tendón de Aquiles. La hemorragia en compartimentos cerrados produce necrosis del músculo y compresión nerviosa. En raras ocasiones las hemorragias intramusculares forman un quiste aislado y más raramente la hemorragia intraósea o subperiósticaproducen un seudotumor. En los niños, tanto los quistes como los seudotumores requieren un manejo conservador, con sustitución del factor deficiente e inmovilización. En adultos o en niños con seudotumores progresivos suele ser necesaria la extirpación quirúrgica. La aspiración está contraindicada.

Diagnóstico por imagen

Además de la radiografía simple (**Tabla 55-1**), otros métodos de imagen son la resonancia magnética (RM), que se usa habitualmente para definir la artropatía, decidir el tratamiento óptimo y como seguimiento de la respuesta. También la ecografía es útil para la detección y la cuantificación de las hemorragias en tejidos blandos, quistes y seudotumores.

Diagnóstico

En la mayor parte de coagulopatías congénitas el diagnóstico está establecido antes de que el paciente acuda al reumatólogo. En la hemofilia el tiempo de protrombina y el recuento de plaquetas es normal y el tiempo de tromboplastina parcial activado está prolongado, en relación con un defecto en la vía intrínseca de la coagulación.

Según el déficit de factor, se dará lo siguiente:

- Hemofilia grave: los niveles < 1 % requieren tratamiento promedio de 4-5 veces al mes.
- Hemofilia leve: con niveles > 5 % las hemorragias suelen presentarse solo con traumatismo o cirugía.
- Hemofilia moderadamente grave: si los niveles de déficit van del 1 al 5 %.

Tabla 55-1. Manifestaciones radiológicas de la artropatía hemofílica crónica

Características	También aparece en
Tumefacción de los tejidos blandos periarticulares	Artritis reumatoide
Desmineralización periarticular	Artritis reumatoide
Erosiones marginales	Artritis reumatoide
Irregularidades y formación de quistes subcondrales	Artritis reumatoide, osteoartritis
Disminución del espacio articular	Osteoartritis
Formación de osteofitos	Artritis por pirofosfato cálcico
Condrocalcinosis	
Específico	
Ensanchamiento de la escotadura intercondílea femoral	
Cuadratura del margen distal de la rótula (proyección lateral)	
Agrandamiento radial proximal	
Aplanamiento del astrágalo ± anquilosis del tobillo	

Tratamiento

En la actualidad, con los concentrados de seguridad altamente purificados, el tratamiento profiláctico es el más frecuente, sobre todo en las poblaciones pediátricas. Se administra con regularidad tres veces por semana. La profilaxis debe empezar antes de que se haya producido daño articular, generalmente a los 2 años de edad, con el objetivo de minimizar los episodios hemorrágicos a menos de 4-6 por año.

Para la administración suelen utilizarse catéteres permanente tipo Port-a-Cath® o Hickman. Se ha demostrado que la administración profiláctica del factor reduce significativamente las secuelas articulares a largo plazo y, por tanto, la discapacidad a lo largo de la vida. Con la reposición del factor pueden abordarse todas las cirugías, incluida la de sustitución articular.

Complicaciones del tratamiento de sustitución

Una complicación es la aparición de anticuerpos inhibidores, que suelen aparecer después de 9 a 30 exposiciones al tratamiento de reposición y, habitualmente, antes de los 5 años.

También aparecen infecciones por virus de la inmunodeficiencia humana y hepatitis víricas por virus de la hepatitis B, de la hepatitis C, de la hepatitis A, citomegalovirus y otros.

Tratamiento de las complicaciones musculoesqueléticas

Según las complicaciones, se administrará uno u otro tratamiento.

Hemartrosis aguda

En este caso:

- Reposición del factor.
- Artrocentesis: en las primeras 48 horas, tras reponer el factor, ya que puede aliviar los síntomas; es obligada si hay sospecha de infección.
- Para control del dolor: analgesia e inmovilización no más de 48 horas. Pueden utilizarse ibuprofeno y salicilato magnésico de colina con seguridad a pesar de la actividad antiplaquetaria de los antiinflamatorios no esteroideos. Otra opción son los inhibidores de la ciclooxigenasa 2. No obstante, los antiinflamatorios no esteroideos no han demostrado regresión de la sinovitis a largo plazo ni modificar el curso de la artropatía hemofílica crónica.

Artropatía hemofílica crónica

Como tratamiento conservador:

- Transfusión de factores profilácticos.
- Fisioterapia intensiva para aumentar la masa muscular y favorecer la estabilidad de la articulación.
- Supresión de sobrecargas de forma periódica.
- Corrección de las contracturas en flexión.
- Practicar deporte para mantener la masa muscular.

Sinovectomía

Ha demostrado reducir la incidencia de la hemartrosis de repetición y gravedad de la sinovitis. Está indicada en hemartrosis persistentes con, al menos, dos episodios al mes en la misma articulación junto con signos y síntomas de sinovitis crónica a pesar de, al menos, 4 meses de tratamiento conservador, incluida la reposición del factor. Puede ser:

- Artroscópica o quirúrgica.
- Química o radioactiva: consiste en la destrucción de la membrana sinovial con radioisótopos o agentes químicos. Está indicada, sobre todo, en pacientes con anticuerpos circulantes en los que está contraindicada la cirugía. La principal preocupación de esta técnica son sus teóricos efectos carcinogénicos y teratogénicos en pacientes con largas expectativas de vida y en edad reproductiva.
- Recambio articular total en fases finales de la artropatía hemofílica. Su principal indicación es el tratamiento del dolor articular refractario a todas las medidas conservadoras. Hay que tener en cuenta que son pacientes jóvenes y con largas expectativas de vida, lo que conllevará la necesidad de realizar una o más reposiciones a lo largo de la vida.

Hemoglobinopatías

Las hemoglobinopatías son enfermedades hereditarias, autosómicas recesivas, causadas por mutaciones en los genes de la globina. Pueden clasificarse en dos grandes grupos:

- Alteraciones cuantitativas o síndromes talasémicos, caracterizados por la disminución de síntesis de globina.
- Alteraciones cualitativas o hemoglobinopatías estructurales, en las que se producen cadenas de globina anormales (hemoglobinas anómalas) por sustitución de uno o más aminoácidos. Dentro de este grupo destaca, por su elevada frecuencia, la drepanocitosis o enfermedad de células falciformes.

Las manifestaciones de la anemia de células falciformes se recogen en la **tabla 55-2** y pueden ser:

Cambios óseos trabeculares asociados con la expansión de la médula ósea. En la anemia drepanocítica y otras hemoglobinopatías acompañadas de hemólisis son causa de una expansión característica de la médula ósea y de un ensanchamiento de los espacios intertrabeculares con trabéculas toscas. Esto se hace más evidente en el esqueleto axial, donde las trabéculas acostumbran a ser verticales y los cuerpos

Tabla 55-2. Manifestaciones musculoesqueléticas de la anemia de células falciformes	
Cambios en la trabecula ósea	Derrames articulares
Síndrome mano-pie	Erosiones y sinovitis crónica
Hiperuricemia y gota	Infartos óseos
Osteomielitis	Necrosis avascular
Artritis séptica	Otros, necrosis muscular

vertebrales adoptan una característica identación cupuliforme, central y profunda, que produce una compresión vertebral, con marcada cifosis dorsal y lordosis lumbar.

Síndrome mano-pie/dactilitis. Se presenta en niños entre 6 meses y 2 años. La afectación es difusa, simétrica, con intensa hipersensibilidad y tumefacción caliente de manos y pies. Dura de 1 a 3 semanas. Puede faltar la fiebre o los signos hematológicos o bien aparecer una marcada leucocitosis. El mecanismo fisiopatológico es probablemente el infarto medular, del hueso cortical, del periostio y los tejidos periarticulares. Las radiografías pueden ser normales, sobre todo en la primera semana, pero después se observan densidades en la médula, zonas de lisis y elevación del periostio. El tratamiento consiste en analgésicos, antiinflamatorios e hidratación.

Hiperuricemia y gota. Aproximadamente el 40 % de los adultos con drepanocitosis son hiperuricémicos. La sobreproducción de ácido úrico asocia aumento del recambio de hematíes, que parece estar asociado con uricosuria. Las crisis pueden ser poliarticulares acompañadas de fiebre, lo que a veces se confunden con crisis drepanocíticas. El diagnóstico se establece por análisis del líquido sinovial, con la observación de los cristales. El tratamiento es el mismo de la gota idiopática.

Osteomielitis. Los pacientes con anemia de células falciformes son muy susceptibles a las infecciones bacterianas. La frecuencia con que presentan osteomielitis es 100 veces mayor que la de la población general. Más del 50 % son por *Salmonella*. También se han detectado otros gérmenes gramnegativos. Puede afectar a múltiples localizaciones y el inicio puede ser insidioso. En ocasiones, es difícil de distinguir radiológicamente de los infartos óseos, tanto en radiografías simples como en RM y el diagnóstico a veces precisa observar la evolución en el tiempo. La gammagrafía con leucocitos marcados con indio ayuda a confirmar el diagnóstico. La osteomielitis aguda es más frecuente en niños. Se afectan con mayor frecuencia las cavidades medulares de las diáfisis y epífisis de los huesos largos. Tanto la crisis como la infección pueden presentarse con dolor, fiebre y leucocitosis. La persistencia de la fiebre prolongada debe hacer pensar en la osteomielitis. No suele extenderse a la articulación. El diagnóstico definitivo se establece por la identificación del germen en cultivo del líquido drenado. El tratamiento consiste en antibioterapia y ferulización de los huesos gravemente afectados para evitar facturas patológicas.

Artritis séptica. No es muy frecuente y lo es menos que la osteomielitis. Puede afectar a múltiples articulaciones y observarse gran variedad de microorganismos, como estafilococos, *Escherichia coli*, enterobacter y, sobre todo, *Salmonella*. El tratamiento antibiótico y el drenaje quirúrgico suele dar buenos resultados. El intercambio por transfusión es útil en casos de mala evolución por hipoperfusión capilar sinovial.

Derrames articulares. Más frecuentes que la gota y la artritis séptica. Con frecuencia cursan con fiebre y leucocitosis en los períodos de crisis. La articulación está caliente e hipersensible y suele extenderse a zonas periarticulares. Las articulaciones que se afectan con mayor frecuencia son las rodillas, aunque también se afectan codos, tobillos y otras articulaciones. La duración oscila entre 2 y 14 días. Las radiografías suelen mostrar solamente infartos medulares o corticales previos. En la gammagrafía se observan áreas de captación medular disminuida junto con derrames articulares y otras zonas de infartos óseos que indican pequeños infartos medulares. Los derrames sinoviales a veces son «no inflamatorios», es decir, con leucocitos < 1.000 células/mm³ y bajo porcentaje de polimorfonucleares. Otras veces son inflamatorios, de aspecto turbio. No hay tratamiento específico. Los esteroides locales no son efectivos. Se usan analgésicos para tratar el dolor junto con hidratación. La transfusión de intercambio limitada ayuda a resolver crisis prolongadas. El tratamiento con hidroxiurea puede disminuir la frecuencia de las crisis y está indicado en pacientes mayores de 13 años, con buena tolerancia. Puede producir toxicidad medular y hepática.

Erosiones y sinovitis crónica. Se ha descrito una sinovitis crónica con destrucción o desgaste del cartílago sin ninguna otra causa evidente de artritis y erosiones en muñecas, cabeza de los metacarpianos y calcáneos. En estos casos, podrían estar implicados mecanismos inmunológicos, como anomalías en la vía alternativa de activación del complemento y defectos en la inmunidad celular, así como casos de artritis reumatoide o artritis reumatoide juvenil en pacientes con anemia de células falciformes. Los pacientes con sinovitis crónicas pueden necesitar agentes antiinflamatorios, incluidos los fármacos antirreumáticos modificadores de la enfermedad.

Infartos óseos y necrosis avascular. Se producen con mayor frecuencia en personas con hemoglobina S. Como resultado de los infartos, en la placa de crecimiento epifisario en los niños pueden aparecer deformidades y retraso en el crecimiento. A causa de ellos se observan elevación perióstica, engrosamiento cortical irregular y esclerosis. La RM parece la técnica más sensible para detectar infartos agudos o crónicos.

> **!** La necrosis aséptica de la cabeza del fémur es bastante frecuente y se considera la complicación musculoesquelética más discapacitante de la anemia de células falciformes.

Pueden presentarse necrosis sépticas, además, en la cabeza del húmero, cóndilos tibiales, costillas y columna. Son útiles en el diagnóstico las radiografías simples, la RM y la gammagrafía con pirofosfato de tecnecio.

Talasemia.
- Osteoporosis.
  La disminución de la densidad ósea produce osteoporosis. En la talasemia-β (mayor, intermedia y a veces en la menor), existe una destrucción aumentada de los eritrocitos, que produce hiperplasia de la médula ósea, resorción de la corteza, rarefacción del hueso esponjoso con engrosamiento de las trabéculas y disminución generalizada de la densidad mineral ósea (DMO). Sin embargo, la necrosis aséptica no es característica.
- Alteraciones morfológicas.
  En pacientes con talasemia mayor, el inicio de las alteraciones radiológicas puede detectarse en el primer año de vida. Es característica la afectación de la columna vertebral, el cráneo, las costillas y las metáfisis de los huesos largos. Las radiografías simples laterales de columna muestran, en ocasiones, un aspecto de «hueso dentro del hueso», cuando

la depresión del platillo superior se hace más evidente. En pacientes más jóvenes se han descrito asimetría en la longitud de las piernas, deformidades en las extremidades y anomalías metafisarias.

En cuanto a otras manifestaciones, se ha descrito un aumento en la incidencia de escoliosis. Los pacientes con talasemia sometidos a transfusiones repetidas sufren sobrecarga crónica de hierro y pueden padecer artropatía por depósito de hierro en la membrana sinovial, como ocurre en la hemocromatosis. En estos casos debe utilizarse el tratamiento quelante con dexferroxiamina. Se han descrito también casos de hiperuricemia y gota y artritis séptica.

NEUROARTROPATÍAS (ARTROPATÍA DE CHARCOT)

La artropatía de Charcot es una artropatía degenerativa, crónica y progresiva que afecta a una o más articulaciones periféricas y se desarrolla como resultado de la pérdida de percepción sensorial (dolor y propiocepción) en la inervación de las articulaciones afectas (**Tabla 55-3**).

El aspecto clásico es un pie con edema, piel caliente, brillante, eritematosa con deformidad del retropié en valgo y el antepié en valgo; con pulsos palpables si el edema lo permite e hipermovilidad de las articulaciones fracturadas. Es posible también la presencia de úlceras, que pueden complicarse con infección superficial o profunda. En las radiografías solo se objetivan microfracturas y, desde el punto de vista clínico, derrame articular. El hueso presenta esclerosis y osteopenia y puede estar fragmentado, por lo que hay que hacer diagnóstico diferencial con osteomielitis. Es muy importante descartar infección.

Eichenholtz describió en 1966 las etapas de la artropatía neuropática, que se detallan a continuación.

Etapa I. Desarrollo y fragmentación. Se caracteriza por destrucción y fragmentación ósea, con hiperemia y cambios tróficos cutáneos. Dura 3-4 meses. El pie está rojo, caliente y tumefacto, simulando un proceso infeccioso. En esta etapa, las radiografías pueden ser normales o mostrar huesos escleróticos o fragmentados con luxaciones periarticulares. Es fundamental revisar la piel en busca de lesiones como puerta de entrada de infecciones; si no existen, habrá que pensar en la fase inicial de la artropatía neuropática. Cabe intentar hacer diagnóstico diferencial, elevando el miembro afecto

Tabla 55-3. Procesos asociados a la artropatía neuropática
Diabetes *mellitus*
Tabes dorsal
Mielomeningocele
Siringomielia
Amiloidosis
Lepra
Indiferencia congénita al dolor
Atrofia muscular peronea

durante 5 minutos: si el rubor desaparece, se pensará en un problema neuropático. En los exámenes de laboratorio, tanto en la artropatía como en la infección, están elevadas la velocidad de sedimentación globular y la proteína C-reactiva, pero, en los casos con infección, además, habrá descompensación metabólica. La gammagrafía es positiva en ambos casos, pero los leucocitos marcados con indio son indicativos de artropatía.

Etapa II. Coalescencia. Se caracteriza por ser la etapa de inicio de la reparación ósea. De forma progresiva van desapareciendo el calor, el rubor y el edema. En la radiografía se observa neoformación ósea, reacción perióstica con coalescencia, puentes óseos y consolidación interfragmentaria.

Etapa III. Consolidación. Se caracteriza por la consolidación ósea, generalmente con deformidad ósea residual. Desaparece el aumento de temperatura, aunque puede persistir la tumefacción. Desde el punto de vista radiológico se observa remodelación ósea en la región plantar, extremos redondeados de los fragmentos óseos y disminución de la esclerosis.

El pie presenta importante disminución de la bóveda plantar, ensanchamiento con prominencias óseas en la región plantar y en los bordes interno y externo, que pueden dar lugar a la aparición de úlceras plantares.

Existen distintas clasificaciones según la anatomía (Pinzur), ubicación (Brodsky y Rous), radiología (Sammarco *et al.*) y clínica.

Estos últimos propusieron en 1998 la siguiente clasificación radiográfica:

- Patrón 1: diástasis del primer y segundo metatarsianos, fragmentación y el colapso que se extiende a través de la articulación tarso-metatarsiana.
- Patrón 2: destrucción del metatarso cuneiforme medial sin diástasis de primer y segundo metatarsianos.
- Patrón 3: artropatía en el escafoides, cuneiforme medial, fragmentación de cuña media y afectación de las articulaciones tarso-metatarsianas laterales.
- Patrón 4: artropatía medial del primer metatarsiano y cuneiforme, diástasis entre el primer y segundo metatarsiano y proximal, con extensión a las articulaciones intercuneanas que terminan en la articulación calcáneo cuboidea.
- Patrón 5: afectación del escafoides y periescafoidea con extensión al tarso distal.

Schon *et al.* presentaron en 2002 la siguiente clasificación radiográfica y clínica:

- Tipo I: articulación de Lisfranc.
- Tipo II: escafocuneiforme.
- Tipo III: periescafoidea (Chopart).
- Tipo IV: patrón transversal.

Síntomas

Son los siguientes:

- Inflamación y aumento de volumen que pueden ocurrir sin lesión aparente debido a la acumulación de líquido en las articulaciones de los huesos subyacentes.

- Enrojecimiento, con calor y aumento de temperatura (fases iniciales).
- Deformidades de los dedos, pie «en mecedora», pie plano, etcétera.
- Ulceración de la piel.
- Inestabilidad articular.

Diagnóstico por imágenes

Se considera grave cuando la actividad del factor deficiente es menor al 1 %:

- Resonancia magnética y ecografía: estas técnicas proporcionan mejores imágenes de las partes blandas del pie y el tobillo. La RM está indicada en caso de infección para delimitar la extensión, sobre todo si fuera necesaria la cirugía.
- Gammagrafía: la gammagrafía con leucocitos marcados con indio es útil en la detección de infección. En estos casos la captación es mucho más marcada que en los casos donde solo hay artropatía.

Diagnóstico

Se basa en la interpretación adecuada de la historia clínica, exploración física y en los estudios de laboratorio (hemograma, bioquímica, velocidad de sedimentación globular, proteína C-reactiva) y radiografía de la extremidad afecta. Si existe sospecha de infección cabe solicitar RM o gammagrafía con leucocitos marcados con indio y también hacer punción o biopsia del hueso para confirmar una osteomielitis y hacer cultivo.

Tratamiento conservador

El tratamiento médico se basa en la prevención de complicaciones. La extremidad lesionada debe ponerse en reposo y descargar el peso: este es el principal factor preventivo para detener la progresión de la deformidad. El pie debe inmovilizarse con un aparato de yeso de contacto total, que se revisará y reemplazará con la frecuencia necesaria para que se ajuste correctamente, para evitar el roce con la piel y la aparición de úlceras.

El edema irá disminuyendo de forma importante. El paciente deberá utilizar muletas o silla de ruedas para evitar la sobrecarga del lado sano. La inmovilización se mantiene hasta que desaparezca el edema y la temperatura. Entonces, ya puede indicarse el uso de una bota premoldeada de tipo comercial para empezar a caminar.

Es muy importante revisar periódicamente la piel para evitar úlceras y lesiones y advertir al paciente del riesgo de caídas, dada la pérdida de sensibilidad propioceptiva y la hipotensión postural. Hay que tener en cuenta que la inmovilidad prolongada producirá pérdida de tono muscular, reducción de la DMO y pérdida de fuerza en la extremidad.

La fase aguda termina cuando se dan las siguientes condiciones: el pie recupera la temperatura normal, se ha resuelto el edema y no se observa hipermovilidad en las articulaciones.

Durante la fase de reconstrucción comienza la consolidación de los fragmentos óseos, que puede durar desde 3 meses a más de 12. La evidencia de la curación en radiografías o RM es fundamental para la toma de decisiones clínicas y la transición de la inmovilización al calzado. La fisioterapia es útil en la corrección de los desequilibrios musculares.

Debe utilizarse calzado especializado hecho a medida o botas o zapatos para pie diabético. No es adecuado el calzado normal.

En cuanto al tratamiento quirúrgico, en el transcurso de la enfermedad puede requerirse una o varias intervenciones quirúrgicas para lograr un pie plantígrado y evitar exostosis que provoquen presión en la piel y, por tanto, úlceras de difícil manejo. En casos de deformidad inestable y con prominencias óseas o colapso de los huesos del tarso, se requiere la reconstrucción del arco longitudinal mediante artrodesis para lograr la fusión ósea y la alineación del pie. La deformidad del tobillo es muy difícil de tratar simplemente con aparato ortopédico fijo o articulado y, en general, requiere artrodesis para permitir una corrección estable. La amputación será necesaria si se presenta una infección grave que comprometa la vida del paciente o en caso de úlceras crónicas en región plantar o maleolar de larga evolución secundarias a prominencias óseas con infección u osteomielitis añadidas.

> El objetivo de todo tratamiento es conseguir un pie plantígrado, estable y funcional. Los pacientes con diabetes *mellitus* deben controlar estrictamente los niveles de glucemia y las lesiones en los pies.

ENDOCRINOPATÍAS

Las enfermedades endocrinas pueden cursar con una gran variedad de síntomas osteoarticulares e incluso simular una enfermedad reumática primaria. Reconocerlas es importante para llegar al diagnóstico de una forma precoz, ya que con la instauración del tratamiento la mayoría de las afectaciones osteoarticulares revierten.

Diabetes *mellitus*

Los pacientes diabéticos presentan una prevalencia aumentada de enfermedades reumáticas, además de procesos reumáticos propios de la diabetes.

> **!** Procesos reumáticos con incidencia aumentada son la contractura de Dupuytren, el síndrome del túnel carpiano, los nódulos tendinosos que producen dedos en resorte y la hiperostosis anquilosante idiopática difusa. Procesos reumáticos propios de la diabetes son la limitación de la movilidad articular, la artropatía neuropática, la osteólisis del pie y la neuropatía diabética.

En la limitación de la movilidad articular se produce una reducción simétrica del movimiento articular que afecta fundamentalmente a las manos, dando en algunas ocasiones una piel seudoesclerodérmica. Se trata de una afectación indolora que se inicia en los quintos dedos y después se extiende al resto, ocasionando una imposibilidad de oponer ambas superficies palmares (maniobra de la plegaria) por rigidez articular.

La diabetes es la causa más importante de artropatía neuropática y se produce como consecuencia de una polineuropatía periférica grave y de larga evolución; la radiología es común a otros tipos de artropatía de Charcot. La osteólisis del pie da una imagen radiológica similar a la de la osteomielitis y, a diferencia de la artropatía neuropática, puede aparecer en ausencia de polineuropatía periférica. La neuropatía diabética suele manifestarse como polineuropatía periférica; en menos ocasiones puede dar un cuadro de mononeuritis aguda motora o sensitiva.

Hipotiroidismo

Los síntomas musculoesqueléticos secundarios a hipofunción tiroidea se agrupan de la siguiente manera.

Alteraciones del crecimiento y desarrollo esquelético. El hipotiroidismo de inicio infantil produce anomalías óseas marcadas y cuando es congénito las afectaciones son graves (cretinismo). Se produce un retraso de maduración esquelética que da una estatura baja. La radiología muestra una epífisis fragmentada e irregular debida al retraso en el crecimiento de los núcleos de osificación denominada disgénesis.

Alteraciones de los tejidos blandos. El hipotiroidismo produce un aspecto edematoso generalizado con predominio en manos y cara, derivado de la infiltración mixedematosa. Esto favorece la presencia de tenosinovitis en los tendones flexores de la muñeca y síndrome del túnel carpiano.

Afectación articular. Hay una artropatía similar a la artritis reumatoide cuyo inicio puede preceder a los síntomas del hipotiroidismo. Otra forma de afectación es una artropatía destructiva que afecta a las articulaciones interfalángicas proximales de las manos de forma similar a la artrosis erosiva. También se han descrito casos de colapso del platillo tibial y de artropatía de cadera, de artropatía por pirofosfato cálcico (más bien parece una coincidencia), de osteonecrosis ósea de la cabeza femoral o semilunar como síntoma de presentación del mixedema, en el cretinismo o como complicación al inicio del tratamiento hormonal.

Miopatía. Mialgias, rigidez y calambres musculares son síntomas frecuentes secundarios a una miopatía subclínica. En ocasiones, existe una miopatía proximal que simula un cuadro de polimialgia reumática, polimiositis, dermatomiositis o fibromialgia, que llegan, incluso, a tener niveles elevados de creatina-fosfocinasa que se normalizan tras instaurar el tratamiento sustitutivo. Es raro el síndrome de Hoffman, que produce hipertrofia de la masa muscular.

Neuropatía. La complicación neurológica más frecuente del mixedema es el síndrome del túnel carpiano. También puede producirse una neuropatía periférica sensitiva.

Hipertiroidismo

La osteoporosis es la afectación más importante debido al aumento del catabolismo proteico y a la pérdida del tejido conjuntivo. Además, pueden producirse otras alteraciones:

- **Alteraciones en la maduración y desarrollo esquelético**. En el hipertiroidismo neonatal se produce una aceleración de la maduración ósea con craneosinostosis y braquidactilia.
- **Miopatía**. Es muy frecuente, de predominio proximal e indolora, produce debilidad y calambres musculares; no suele alterar las enzimas musculares.
- **Acropaquia tiroidea**. Afecta al 1 % de los pacientes con hipertiroidismo; produce acropaquia de los dedos de manos y pies y periostitis de huesos largos; se asocia frecuentemente a exoftalmos y mixedema pretibial.

Hipoparatiroidismo

El hipoparatiroidismo primario es una entidad rara en la que el síntoma predominante es la astenia secundaria a la hipocalcemia. Las anomalías óseas que produce son osteoesclerosis, engrosamiento de la bóveda craneal, dentición hipoplásica, calcificaciones subcutáneas y, en algunos casos, alteraciones vertebrales que simulan hiperostosis anquilosante difusa idiopática.

Enfermedad de Cushing

La afectación osteoarticular más importante es la osteoporosis. Puede aparecer raramente osteonecrosis de cabeza femoral, miopatía no inflamatoria y atrofia de la musculatura proximal de predominio en miembros inferiores.

Enfermedad de Addison

Las manifestaciones osteoarticulares son infrecuentes en la insuficiencia suprarrenal primaria; los pacientes pueden presentar mialgias y contracturas dolorosas en flexión, en caderas y rodillas.

Acromegalia

Es una enfermedad debida a la sobreproducción de hormona de crecimiento, generalmente secundaria a un tumor hipofisario.

Si se produce en la etapa prepuberal, causa un gigantismo proporcionado; en el adulto produce una gran variedad de cambios físicos por sobrestimulación crónica de células óseas, fibroblastos y condrocitos. Se producen cambios faciales con aumento mandibular y mala oclusión dentaria secundaria, junto con un engrosamiento difuso de la cara por aumento de los tejidos blandos; las manos aumentan de tamaño con dedos engrosados; se produce un sobrecrecimiento óseo generalizado.

El resultado es una artropatía acromegálica que puede ser axial y periférica, que produce dolor y puede conducir a cambios degenerativos. La miopatía de predominio proximal afecta al 50 % de los pacientes y la neuropatía predominantemente periférica se presenta como síndrome del túnel carpiano.

Hiperparatiroidismo

El hiperparatiroidismo es una enfermedad frecuente en nuestro medio caracterizada por la hipersecreción de hormona paratiroidea (PTH). Hay tres tipos:

- Hiperparatiroidismo primario (HPP): en el que la hipersecreción de PTH produce movilización del calcio endógeno y da como resultado hipercalcemia, a menudo asintomática, con una expresión clínica variable.
- Hiperparatiroidismo secundario: en el que la hiperfunción es reactiva a la presencia de hipocalcemia de etiología digestiva o renal.
- Hiperparatiroidismo terciario: producido por la estimulación crónica de la función paratiroidea.

Epidemiología

Es la tercera enfermedad endocrina más frecuente tras la diabetes y la patología tiroidea. La incidencia se ha modificado en los últimos años con un claro descenso; esta incidencia aumenta con la edad con un pico máximo entre los 50 y los 60 años. Afecta predominantemente a las mujeres, con una proporción aproximada de 3:1, respecto a los varones.

Etiología y patogenia

El 80-85 % de los casos están producidos por un adenoma paratiroideo, el 15 % por hiperplasia paratiroidea y menos del 1 % son debidos a carcinoma de paratiroides.

En muchas ocasiones la etiología es desconocida. En algunos casos existen alteraciones genéticas, como activación del oncogén ciclina D1/PRAD1, mutación del protoncogén *RET* (MEN2) o inactivación de los genes *MEN1* y *HRPT2*. Son especialmente relevantes estas mutaciones en las formas familiares, como el síndrome de neoplasia endocrina múltiple (MEN1, MEN2A). Es frecuente encontrar niveles bajos de vitamina D (25-hidroxivitamina D [25-OHD]), aunque se desconoce el papel patogénico del déficit de vitamina en el HPP.

Manifestaciones clínicas

La manifestación esquelética más grave del HPP es la osteítis fibrosa quística. La patología ósea inicial es sumamente infrecuente en la actualidad, ya que el HPP se diagnostica de manera muy precoz. Otras más frecuentes incluyen el dolor óseo, la baja DMO y el posible aumento del riesgo de fracturas con resultado de fracturas por fragilidad.

El riñón es probablemente el órgano más afectado en el HPP, en el cual se puede producir nefrolitiasis y nefrocalcinosis. El riñón desempeña un papel fundamental en la regulación de los niveles sanguíneos de calcio y fósforo mediante la filtración, reabsorción y excreción y la PTH regula la reabsorción renal de calcio y fósforo. Así pues, se configura el cuadro bioquímico clásico del HPP: niveles elevados de la PTH, altos niveles de calcio y bajos de fósforo en suero, altos niveles séricos de 1,25-dihidroxivitamina D 1,25-(OH)2D e hipercalciuria.

Otras manifestaciones clínicas en el HPP son las derivadas de la hipercalcemia (insuficiencia renal, prurito, miopatía), alteraciones neuropsiquiátricas (alteraciones cognitivas leves, cambios de humor, irritabilidad, ansiedad, depresión, falta de concentración, pérdidas de memoria y alteraciones del sueño), calcificaciones ectópicas (queratopatía en banda, condrocalcinosis, tendinitis calcificante), patología digestiva (náuseas y vómitos, estreñimiento, úlcera duodenal, pancreatitis) y posible relación con la diabetes e incremento de riesgo cardiovascular (hipertensión, hipertrofia ventricular izquierda, calcificación coronaria y de la válvula aórtica, mayor rigidez vascular, empeoramiento de las placas ateroescleróticas carotídeas y arritmias secundarias al acortamiento del intervalo QT).

Alteraciones bioquímicas

El cuadro bioquímico clásico del HPP se caracteriza por concentraciones elevadas de la PTH junto con hipercalcemia e hipofosforemia en suero, aumento en la concentración de la 1,25-(OH)2D e hipercalciuria. Dado que la forma más prevalente es la asintomática, su descubrimiento suele ser casual (durante una medición rutinaria de calcio por alguna sintomatología inespecífica o dentro del estudio de algún trastorno metabólico óseo), aunque menos frecuente dentro del estudio de la urolitiasis.

La deficiencia de 25-OH D es frecuente en los pacientes con HPP. Sin embargo, hay que tener en cuenta que este déficit es un hallazgo bastante común en la población general.

Los cambios que se producen en el remodelado óseo se valoran con la medición de marcadores que indican el grado de actividad ósea del HPP. Por tanto, pueden aumentar los marcadores de formación (fosfatasa alcalina, osteocalcina y propéptido N-terminal del procolágeno 1) y los de resorción (hidroxiprolina urinaria, fosfatasa ácida resistente al tartrato y telopéptidos C y N-terminales del colágeno I en suero).

Ciertos pacientes presentan cifras normales de calcio: es el HPP normocalcémico, que se define por las concentraciones persistentemente elevadas de la PTH, con una concentración de calcio sérico total y ionizado normales y en ausencia de otras posibles causas que puedan elevar la PTH.

Las manifestaciones clínicas y analíticas más habituales del HPP primario son (**Tabla 55-4**):

- Disminución de la DMO: aumento del riesgo de fracturas.
- Nefrolitiasis y nefrocalcinosis.
- Hipercalcemia e hipercalciuria.
- Elevación de PTH.
- Aumento de 1,25-(OH)2D.

Afectación ósea

Las **alteraciones anatomopatológicas** se han clasificado en cuatro estadios:

- Normalidad (5 %).
- Aumento de las superficies de formación y resorción (50 %).
- Aumento de las superficies del remodelado óseo asociado a fibrosis endosteal (40 %).
- Osteítis fibroquística (5 %).

Se produce una desmineralización esquelética generalizada que afecta tanto al hueso trabecular como al esponjoso. Inicialmente hay una formación rápida de hueso nuevo que intenta reconstruir el esponjoso. Con la progresión de la enfermedad se

Tabla 55-4. Perfil bioquímico del hiperparatiroidismo primario

Parámetro bioquímico	Resultado
Calcio sérico	Aumentado
Hormona paratiroidea	Aumentada
Fósforo sérico	Disminuido
Marcadores de recambio óseo	Aumentados
1,25-dihidroxivitamina D	Normal o aumentada
Calcio en orina de 24 horas	Normal o aumentado
Cociente calcio/creatinina	> 0,02

altera el balance entre resorción y formación, aparece tejido fibroso, así como osteoide sin calcificar. Con posterioridad se objetiva un aumento del remodelado óseo, con pérdida del hueso cortical y conservación del volumen del hueso trabecular.

En estadios evolucionados hay una degeneración quística sobre ese tejido fibroso, al principio irregular, pero posteriormente bien definida. Excepto en etapas iniciales, en todos los niveles o zonas donde hay hueso se produce un conglomerado de osteoclastos que pueden transformarse en grandes tumores: los tumores pardos.

Las **alteraciones radiológicas** se detectan con radiografías de manos y muñecas, con revisión de las falanges, con radiografía de cráneo y radiografía simple de abdomen y del tercio superior de ambos fémures, donde se buscarán también calcificaciones ectópicas (riñón y pelvis).
La densitometría ósea será la técnica más útil para objetivar las alteraciones de la DMO y diagnosticar osteoporosis u osteopenia.

El dato radiográfico más significativo es la **resorción ósea acelerada**, más llamativa en el subperiostio y de carácter multifocal. La resorción del hueso cortical es el dato patognomónico del HPP, que se aprecia mejor en manos, bóveda craneal y lámina dura dentaria; el lugar más precozmente afectado es la parte radial de las falanges medias.

En las falanges se producen cuatro tipos de afectación cortical:

- Adelgazamiento generalizado de la corteza.
- Bandas lineales verticales de densidad disminuida que dan una imagen de «encaje».
- Pequeñas erosiones de 0,5 a 2 mm de profundidad en la zona cortical central.
- Pequeñas erosiones subperiósticas, sobre todo en el margen externo de la corteza.

La resorción de las terminaciones de las falanges suele ser un signo precoz de la enfermedad y ocurre antes de la resorción subperióstica. Cuando las falanges se destruyen masivamente, el dedo toma el aspecto de «palillo de tambor». La resorción subperióstica también puede afectar a huesos largos, como la tibia proximal, el húmero proximal y medio, las clavículas, el calcáneo, el cuello de fémur, la metáfisis distal de cúbito y radio. Más tarde se afectan la metáfisis femoral, las ramas del pubis, las crestas ilíacas y las costillas en las terminaciones anteriores. Puede producirse resorción subperióstica en los márgenes adyacentes a articulaciones sacroilíacas, sínfisis pubiana, esternoclavicular y uniones discovertebrales, lo que da apariencia de erosión marginal. También puede producirse resorción ósea subligamentosa. En casos avanzados hay una descalcificación ósea generalizada y los huesos adquieren apariencia de huesos de cristal. Aparecen áreas traslúcidas en forma de quistes, con áreas destructivas en las metáfisis de huesos largos, patrón trabecular en las vértebras y patrón moteado en el cráneo o cráneo «en sal y pimienta».

Respecto a la **osteítis fibroquística**, hay dos tipos de quistes en el HPP: uno bien delineado y rodeado de una banda fina de hueso denso, intramedular y que provoca expansión del tallo óseo; el otro tipo es de borde más definido, que afecta la zona cortical y medular y provoca masas de tejido blando intraóseo, son los denominados tumores pardos. Desde el punto de vista radiológico son lesiones líticas, bien definidas y generalmente múltiples. Los lugares más frecuentes son costillas, clavícula y pelvis, que provocan, en ocasiones, fracturas múltiples y deformidades.

Respecto a las alteraciones de la densidad ósea (osteoporosis), la disminución de la DMO en el HPP es una complicación frecuente, casi el 50 % en algunas series, y suele ser asintomática hasta la aparición de fracturas, por lo que la medición de DMO (mediante densitometría dual de rayos X en columna lumbar y fémur proximal) está indicada en la evaluación inicial del paciente con HPP. Idealmente se debería incluir también el antebrazo por la afectación del hueso cortical.

En el HPP grave, las fracturas osteoporóticas son con frecuencia el síntoma de presentación de la enfermedad; afortunadamente, la incidencia del HPP grave ha descendido y, por tanto, también lo han hecho las fracturas. En el HPP asintomático las fracturas son menos frecuentes o son una complicación tardía de la enfermedad.

En los casos más avanzados hay cambios degenerativos óseos que conllevan fracturas de huesos largos, acuñamientos vertebrales que conllevan cifosis, escoliosis y pérdida de estatura.

Afectación articular

Hasta el 20 % de los pacientes con HPP pueden tener calcificación articular o del fibrocartílago, fundamentalmente de meniscos y ligamento triangular de la muñeca (condrocalcinosis). También es frecuente la artropatía gotosa y por depósitos de uratos, así como la tendinitis calcificante y por depósitos de hidroxiapatita.

Los datos radiológicos más importantes y frecuentes en el HPP son:

- Resorción ósea.
- Osteítis fibroquística.
- Osteoporosis.
- Fracturas osteoporóticas.

En el hiperparatiroidismo secundario se produce un aumento de las cuatro paratiroides como mecanismo de compensación de una hipocalcemia mantenida de forma crónica por enfermedad renal crónica, malabsorción intestinal o defecto nutricional.

Las lesiones radiográficas del HPP también se observan en el secundario; a la osteoporosis se añaden lesiones de osteomalacia con seudofracturas y deformidades.

Diagnóstico

Debido a que casi el 90 % de los HPP son debidos a un adenoma paratiroideo, es importante hacer un diagnóstico de localización prequirúrgico para llevar a cabo una cirugía mínimamente invasiva.

Las alteraciones analíticas son fundamentales en el diagnóstico de sospecha del HPP, principalmente hipercalcemia, elevación de PTH sérica e hipofosforemia.
La gammagrafía con tecnecio 99 metaestable (^{99m}Tc) sestamibi y la ecografía de cuello son las técnicas diagnósticas más utilizadas. La tomografía dinámica, la RM y la tomografía por emisión de positrones son opciones generalmente reservadas para situaciones especiales.

La ecografía tiene un coste bajo, está altamente disponible, la sensibilidad es del 75 % y el valor predictivo positivo es del 93 %. La enfermedad multiglandular y la existencia de lesiones tiroideas pueden impactar negativamente en su función, por ello es raro utilizarla sola como técnica diagnóstica.

La gammagrafía con ^{99m}Tc sestamibi tiene la ventaja de detectar lesiones localizadas en zonas diferentes del cuello y no presenta la variabilidad dependiente del explorador como ocurre con la ecografía. Tiene una sensibilidad en torno al 70 % y puede presentar falsos negativos en los casos de enfermedad multiglandular y en personas con enfermedad renal crónica.

Tratamiento

La paratiroidectomía mínimamente invasiva es de elección y única cura definitiva del HPP. En el caso de los pacientes con HPP asintomático, existen unas recomendaciones que se han modificado desde el año 1990 hasta el último consenso de 2014. La densitometría ósea y el riesgo de fractura, así como las fracturas por fragilidad, han sido criterios introducidos en los últimos consensos (**Tabla 55-5**).

Para aquellos pacientes con HPP asintomático que rechacen el tratamiento quirúrgico o en los que existan importantes comorbilidades o contraindicaciones, existen alternativas para el tratamiento médico.

Suplementación con calcio y vitamina D. Existe controversia en el manejo de la dieta del paciente con HPP y la suplementación de calcio parece disminuir los niveles de PTH, así como la suplementación de vitamina D. En ambos casos, el paciente debe ser vigilado estrechamente por el riesgo de hipercalcemia e hipercalciuria.

Tabla 55-5. Criterios de indicación quirúrgica del hiperparatiroidismo primario

Año	1990	2002	2008	2014
Edad	< 50	< 50	< 50	< 50
Calcemia	> 1 mg/dL del límite superior	> 1 mg/dL del límite superior	> 1 mg/dL del límite superior	> 1 mg/dL del límite superior
Aclaramiento creatinina/ filtrado glomerular	TFGe reducción > 30 %	TFGe reducción > 30 %	TFGe < 60 mL/min	TFGe < 60 mL/min
Osteoporosis densitométrica o fractura por fragilidad	Puntuación Z < −2,0 (sitio específico)	Puntuación T < −2,5 (cualquier sitio)	Puntuación T < −2,5 (cualquier sitio) o fractura previa por fragilidad	Puntuación T < −2,5 (lumbar, cadera, cuello fémur, tercio distal del radio) o fractura vertebral diagnosticada por imagen*
Calciuria de 24 horas	> 400 mg/dL	> 400 mg/dL	> 400 mg/dL	> 400 mg/dL
Otros				Riesgo de litiasis analítico o presencia de nefrolitiasis o nefrocalcinosis

*Incluye radiografía lateral de columna dorsolumbar, resonancia magnética o tomografía computarizada.
TFGe: tasa estimada de filtrado glomerular.

Estrógenos. Mejoran la DMO sin disminuir el riesgo de fracturas no vertebrales, por lo que no son recomendables en pacientes con HPP.

Bisfosfonatos. El alendronato ha sido el más utilizado en HPP; disminuye los niveles de calcio, aumenta la DMO en columna y cadera y disminuye los marcadores de resorción.

Calcimiméticos. El cinacalcet ha demostrado que reduce los niveles de calcio y PTH, pero no existen datos consistentes en cuanto a la reducción del daño orgánico; es una opción para pacientes en los que no se puede realizar cirugía o en caso de hipercalcemia posoperatoria persistente.

ENFERMEDAD RENAL CRÓNICA Y OSTEODISTROFIA

Cerca del 10 % de la población mundial padece enfermedad renal crónica (ERC), cifra que alcanza el 50 % en la población geriátrica. La ERC provoca un incremento importante de la mortalidad, que va asociado a las comorbilidades que aparecen a lo largo del proceso. Uno de los problemas más relevantes es la alteración del metabolismo óseo y mineral, que provoca, ya desde los primeros estadios, un deterioro de la resistencia esquelética.

Uno de los motivos por el que la ERC interesa al reumatólogo es la osteoporosis: una enfermedad muy común en estas consultas, que se produce sobre todo en población de edad avanzada, un sector en el que la insuficiencia renal es extraordinariamente frecuente.

Las alteraciones del metabolismo mineral y óseo se encuentran en constante renovación y son de gran complejidad. Prueba de ello han sido las diferentes estrategias terapéuticas, guías clínicas y objetivos que se han ido planteando a lo largo de los años. Dos aspectos importantes que hay que tener en cuenta:

- Uno de los cambios más importantes en este terreno es el reconocimiento, relativamente reciente, de que las alteraciones del metabolismo óseo y mineral relacionadas con la ERC van más allá del hueso y se consideran un trastorno sistémico, que incluye al sistema cardiovascular.

- Conocer que estos trastornos se inician en los primeros estadios de la ERC, mucho antes de que se produzca una reducción grave del filtrado glomerular o de que se establezca la terapia renal sustitutiva.

Este es el motivo por el que, en 2009, las guías KDIGO (*Kidney Disease: Improving Global Outcomes*) propusieron una nueva definición: las alteraciones del metabolismo óseo y mineral asociadas a la enfermedad renal crónica: *chronic kidney disease-mineral and bone disorder*, CKD-MBD). En la actualidad se considera que estas alteraciones se manifiestan de una o varias maneras:

- Anormalidades del calcio, el fósforo, la PTH, la vitamina D y el factor de crecimiento de los fibroblastos (*fibroblast growth factor*, FGF).
- Alteraciones en el remodelado, la mineralización, el volumen, el crecimiento o la fragilidad del esqueleto. El clásico término osteodistrofia renal (ODR) queda restringido a este epígrafe.
- Calcificaciones cardiovasculares o de otros tejidos blandos.

Fisiopatología de las alteraciones del metabolismo mineral y óseo

En los últimos años, el concepto clásico del metabolismo mineral y óseo ha cambiado con la descripción del sistema biológico FGF-23/klotho. Estas nuevas moléculas ayudan a entender aspectos que hasta ahora no quedaban del todo explicados por los factores clásicos y permiten comprender la estrecha relación entre los trastornos del metabolismo mineral y la morbimortalidad cardiovascular en el contexto de la ERC.

Sistema biológico del factor de crecimiento fibroblástico-23/klotho

Los FGF son una subfamilia de péptidos que ejercen efectos pleiotrópicos sobre una amplia gama de procesos biológicos.

Uno de estos péptidos es el FGF-23 o fosfatonina y su receptor es el receptor FGF-1 (FGFR-1). El klotho es una proteína transmembrana, que es necesaria para que la unión entre FGF-23 y su receptor se active. La coexpresión del complejo klotho-FGFR define la especificidad tisular de los efectos de FGF-23. El FGF-23 es producido por los osteocitos y los osteoblastos, y representa las conexiones directas entre el hueso, el riñón y las glándulas paratiroides en las alteraciones del metabolismo óseo-mineral en la ERC. Se considera la principal hormona fosfatúrica (reduce la reabsorción tubular de fósforo y aumenta su eliminación renal) y contrarreguladora de la vitamina D (reduce los valores de calcitriol al disminuir su producción y aumentar su catabolismo). Como se ha dicho antes, para que FGF-23 actúe necesita el cofactor klotho. Aunque klotho se expresa en diversos tejidos, el órgano donde se ha identificado la expresión más importante es el riñón. La ERC es, por tanto, un estado de deficiencia de klotho.

Las diferentes alteraciones metabólicas que ocurren son secundarias a la pérdida progresiva de masa y función renal. ¿Qué sucede entonces en la ERC?

En estadios muy tempranos de la ERC (1 y 2), las concentraciones plasmáticas y urinarias de klotho descienden. Para compensar esta resistencia a su efecto se produce un aumento de FGF-23 que, a su vez, disminuye la vitamina D activa, también ayudada por la pérdida de masa renal funcionante (en el riñón se produce la activación de la vitamina D, que pasa de 25-OHD$_3$ a 1,25-(OH)$_2$D$_3$ o calcitriol, a través de la 1-alfa-hidroxilasa). La deficiencia de vitamina D activa (calcitriol) causa hipocalcemia por descenso de la absorción intestinal de calcio, formación de complejos calcio-fósforo y resistencia esquelética a la PTH, lo que contribuye a aumentar la PTH y también a la pérdida de nefronas funcionantes, con lo cual reduce también la expresión de klotho. Así, en estadios precoces de la ERC se produce: una reducción del calcitriol, una elevación de la PTH, se mantienen unas concentraciones normales de calcio y fósforo (por el efecto fosfatúrico de FGF-23 y la PTH, que están contribuyendo a eliminar el fósforo).

Con el deterioro de la función renal, la capacidad de excreción renal de fósforo disminuirá hasta un momento en el que aparezca hiperfosforemia. La retención de fósforo produce más hipocalcemia. El descenso de vitamina D y la retención de fósforo aumentan directamente la síntesis y secreción de PTH e inducen hiperplasia paratiroidea. Las dianas sobre las que actúa el calcio y la vitamina D son el receptor-sensor de calcio y el receptor citosólico de la vitamina D, respectivamente. El fósforo induce proliferación de células paratiroides y disminuye la expresión de los receptores de calcio y vitamina D. En etapas más avanzadas, cuando los mecanismos de compensación se ven sobrepasados, se produce todo el espectro de anormalidades englobadas en los trastornos del metabolismo mineral y óseo asociados a la ERC y los estímulos que potenciarán el descenso de klotho, el aumento de FGF-23, la reducción de calcitriol y el estímulo de la PTH, produciendo el espectro de alteraciones óseas y cardiovasculares.

Lesiones óseas. Clasificación histológica clásica

En el adulto normal, la resorción y la formación ósea están estrechamente acopladas, de tal forma que la cantidad de hueso formado en la nueva unidad estructural ósea es equivalente a la cantidad de hueso resorbido. El tamaño y la forma permanecen uniformes. En sentido estricto, la osteoporosis y la osteosclerosis son cambios cuantitativos de la cantidad de hueso, sin que necesariamente haya alteración en su estructura íntima. La osteomalacia y la osteítis fibrosa afectan a la estructura íntima del hueso. La osteítis fibrosa y la osteomalacia pueden cursar con masa ósea normal, aumentada (osteosclerosis) o disminuida (osteopenia u osteoporosis). Asimismo, existen formas mixtas que son una combinación variable de osteítis fibrosa y osteomalacia.

La biopsia ósea es el análisis histológico del hueso; es el único que proporciona información diagnóstica fiable, permite conocer el detalle de las alteraciones estructurales del esqueleto y, además, es el patrón oro para validar otros métodos histológicos no invasivos. Su valor diagnóstico es incuestionable, pero su carácter invasivo limita su aplicación. La cresta ilíaca es el sitio estándar para la toma de biopsias a efectos de estudios metabólicos. El descubrimiento de las tetraciclinas, antibiótico autofluorescente que se fija a las áreas de mineralización activa, ha hecho posible sacar el estudio del hueso de los confines estáticos para alcanzar la dinámica ósea. Dos ciclos de 2 días de administración de tetraciclinas orales, separados en 12-14 días, proporcionan un marcador intermitente para el estudio de la cinética ósea. Cualquier tetraciclina administrada en el rango terapéutico marcará el hueso. Las características del depósito y la distancia entre las dos dosis administradas proporcionan información del grado de avance de la mineralización. La indicación de biopsia ósea no tiene periodicidad. Sus indicaciones, a pesar del ser el referente en el diagnóstico de la enfermedad ósea del enfermo renal, quedan restringidas a casos individuales, en el contexto de casos clínicos en los que su valor diagnóstico sea relevante para la toma de decisiones terapéuticas o pronósticas. Ocasionalmente, ante estudios diagnósticos no invasivos indeterminados, la biopsia ósea ha podido desenmascarar alguna enfermedad ósea de origen metabólico coexistente (enfermedades del modelado óseo congénitas, osteomalacia de otra causa, hiperoxaluria primaria, entre otras). En la actualidad estas indicaciones son excepcionales, dados los avances en los estudios genéticos no invasivos.

Hay indicaciones de la biopsia ósea para pacientes con ERC o terapia renal sustitutiva (**Tabla 55-6**).

Osteodistrofia renal

El término ODR se aplica en sentido genérico a todas las variedades de enfermedades esqueléticas que aparecen como consecuencia de la ERC y del tratamiento sustitutivo de la función renal.

Todas las lesiones de origen metabólico pueden aparecer en la ODR y solaparse. Asimismo, existen modalidades de presentación que son propias dentro de esta entidad. Se clasifican en forma de «alto» y «bajo remodelado», si bien a veces coexisten formas mixtas. La ODR en todas sus modalidades

Tabla 55-6. Indicaciones de la biopsia ósea en pacientes con enfermedad renal crónica o terapia renal sustitutiva

Manifestaciones clínicas: fracturas patológicas o dolores óseas persistentes e inexplicados
Alteraciones radiológicas no explicadas por la enfermedad ósea urémica (ODR)
Alteraciones bioquímicas incongruentes con el patrón de presentación de la ODR: hipofosfatemia inexplicada por causas nutricionales, hipercalcemia persistente no yatrogénica de etiología incierta, con PTH suprimida o valores inconcluyentes y potencial enfermedad sistémica no etiquetada
Todas estas circunstancias, especialmente en estadios precoces de la enfermedad, conllevan la exploración de otra enfermedad ósea de origen metabólico: enfermedades genéticas del remodelado óseo, formas de raquitismo, hiperoxaluria primaria, etcétera
Eventual exposición a tóxicos de potencial efecto sobre el esqueleto (aluminio, metales pesados, etc.). Muy importante sospechar intoxicación alumínica en casos de deficiencias constatadas en el tratamiento de agua para hemodiálisis
En ERC avanzada o TRS, en casos de baja densidad ósea y fracturas patológicas, que se considere el tratamiento con agentes antirresortivos (individualizar)

ERC: enfermedad renal crónica; ODR: osteodistrofia renal; PTH: hormona paratiroidea; TRS: terapia renal sustitutiva.

puede cursar con masa ósea variable, normal, elevada (osteosclerosis) o disminuida (osteoporosis).

Lesiones de alto remodelado

Se caracteriza por un número abundante de osteoclastos y osteoblastos y la presencia de fibrosis medular. El patrón histológico de las formas de alto remodelado es la osteítis fibrosa, cuya única causa en la uremia es el hiperparatiroidismo secundario. En la actualidad ocurre en grado variable según las series y su frecuencia de aparición y magnitud se han visto disminuir en los últimos años. Esto es debido al empleo precoz de fármacos (ligantes del fósforo, análogos de la vitamina D y calcímetros) y, principalmente, al envejecimiento de la población en tratamiento sustitutivo renal. También se describen las formas leves, con un patrón cuantitativo de menor magnitud, más frecuente en la etapa prediálisis y que bien puede considerarse la antesala de la osteítis fibrosa si esta se deja a su libre evolución. Las formas de osteítis fibrosa moderada o graves presentan un patrón más avanzado de alto remodelado con abundantes unidades de remodelado óseo, con múltiples osteoclastos y osteoblastos activos, hiperosteoidosis y fibrosis peritrabecular.

Es relativamente frecuente ver osteítis fibrosa asociada a un incremento de la masa ósea. La imagen radiológica clásica es la definida como imagen «en jersey de rugby» en las vértebras, que se caracteriza por dos bandas de osteocondensación con una banda más lúcida central. La captación de tetraciclinas suele ser amplia, con un aumento de la separación entre bandas.

Lesiones de bajo remodelado

El número de osteoclastos y osteoblastos es bajo y no hay fibrosis medular. Las formas de bajo remodelado se han dividido en dos tipos: osteomalacia y hueso adinámico o enfermedad ósea adinámica, en función del defecto de mineralización.

Osteomalacia (déficit de mineralización)

Es el nombre que se da a los defectos de mineralización que tienen lugar en el hueso adulto. Desde el punto de vista histológico, se caracteriza por baja actividad celular peritrabecular, gran acumulación de osteoide en grosor y extensión, con escasa o nula actividad osteoblástica adyacente a su superficie. El grosor osteoide aumenta como expresión del retraso en la mineralización. En este caso, la captación de tetraciclinas es baja o nula.

Fue la forma más grave hace un par de décadas, que cursaba con graves fracturas. Ha tenido una incidencia variable de región en región, y ha demostrado que otros factores distintos al propio estado urémico y relacionados con el tratamiento depurador extrarrenal estaban implicados en su génesis. Es el caso del aluminio, que proveniente del agua empleada para diálisis, rica en este metal e inadecuadamente depurada, se fija en el frente de mineralización y provoca formas graves de osteodistrofia fracturante.

El adecuado tratamiento del agua con ósmosis inversa ha hecho desaparecer virtualmente la intoxicación alumínica aguda. Por ello, las formas más graves fueron causadas por intoxicación alumínica. Hoy en día su aparición es rara y se asocia a déficit de vitamina D y bajos niveles de calcio o fósforo.

En los niños se aplica el término de raquitismo, que es el resultado de un defecto de mineralización que tiene lugar en la placa de crecimiento epifisial, produce ensanchamiento en las terminaciones de los huesos largos, retraso de crecimiento y deformidades esqueléticas.

Enfermedad ósea adinámica

En la actualidad, es la forma más frecuente. Originalmente se describió en relación con casos de intoxicación alumínica. Hoy en día, se presenta en el 40 % e incluso en el 60 % de los enfermos en algunas series, especialmente en pacientes añosos y diabéticos. Es una forma característica de bajo remodelado, con escasa actividad celular adyacente a la superficie trabecular, pero sin defectos de mineralización. Es decir, no aparece exceso de osteoide. La masa ósea tiende a estar disminuida, por lo que a veces se presenta como una forma de osteopenia u osteoporosis.

Es un hueso relativamente resistente a la captación de calcio, lo que se considera un riesgo para las calcificaciones extraóseas. Se ha visto que el uso abusivo de los análogos de la vitamina D ha podido favorecer la aparición de esta entidad.

Formas mixtas

Esta entidad cursa, en general, con signos importantes de osteítis fibrosa, en la cual aparece asociado un marcado incremento del grosor osteoide, signo inequívoco de un defecto de mineralización asociado. Excluida la intoxicación alumínica, el tratamiento es el del hiperparatiroidismo secundario.

Osteosclerosis, osteoporosis u osteopenia

Se definen como cambios cuantitativos de la masa ósea, en función de que exista ganancia o pérdida, respectivamente. No se consideran lesiones específicas de ODR, sino que pueden acompañar en grado variable a las lesiones de alto y bajo remodelado. Estos cambios son:

- **Osteosclerosis**: es una entidad muy rara en la población general. Se define como el incremento de masa ósea y, en general, se debe a un fallo en la resorción ósea. Puede acompañar a una variedad de desórdenes óseos, tales como la ODR, enfermedad de Paget, oxalosis, entre otras. En el paciente urémico se describe preferentemente en el esqueleto axial y asociada al hiperparatiroidismo secundario. En los cuerpos vertebrales de pacientes con ODR se produce un incremento de la densidad ósea en los extremos superior e inferior de las vértebras, dando la conocida imagen «en jersey de rugby». La fisiopatología de la osteosclerosis no es bien conocida.
- **Osteoporosis** u **osteopenia**: la Organización Mundial de la Salud la definió con base en el análisis densitométrico del hueso. El método más popular para medir densidades óseas es la absorciometría de rayos X de energía dual, ya que proporciona mediciones precisas con mínima radiación. La diferencia entre osteoporosis y osteopenia hoy en día es de carácter cuantitativo. Para empezar, la *masa ósea normal* se define como el valor de densidad o contenido mineral óseo (BMD) que está dentro de una desviación típica respecto al adulto joven de referencia, de igual sexo y raza (es decir, cuando se ha conseguido el pico de masa ósea).

La osteopenia, o masa ósea baja, se define como un valor de BMD entre 1 y 2,5 desviaciones típicas por debajo de los valores de referencia.

La osteoporosis se define cuando el BMD está más de 2,5 desviaciones típicas por debajo de dichos valores. Estos datos se presentan como puntuación T, es decir, el número de desviaciones típicas por arriba o debajo de los valores medios de referencia.

Desde el punto de vista histológico, lo que se observa es un adelgazamiento y discontinuidad de la estructura trabecular y aparecen imágenes trabeculares desconectadas entre sí. La osteoporosis puede ser de alto remodelado (hay mayor incremento de resorción que de formación) en el caso del déficit de estrógenos, heparina, hiperparatiroidismo, anticalcineurínicos (ciclosporina); de bajo remodelado (hay mayor descenso de la formación que de la resorción (hepatopatías, envejecimiento); o mixta (tratamiento con glucocorticoides).

Lesiones óseas: clasificación de remodelado, mineralización, volumen

La clasificación TMV (*turnover* [remodelado], mineralización, volumen), publicada por las guías KDIGO, tiene como principal objetivo armonizar los criterios diagnósticos. De esta forma, el informe de las biopsias óseas debe evaluar tres parámetros histológicos: *turnover*, mineralización y volumen óseo. Las lesiones clásicas de ODR descritas previamente se redefinen utilizando estos tres criterios.

Remodelado óseo (*turnover*). Representa la tasa de recambio óseo en el proceso acoplado de resorción-formación, como ya se ha descrito. Según lo señalado, la ODR puede presentar todo el abanico de posibilidades, desde el alto al bajo remodelado. Las lesiones de alto remodelado se corresponden con la osteítis fibrosa y con lo que cabe llamar su «antesala», las formas leves. Las lesiones de bajo remodelado están representadas por la osteomalacia o el hueso adinámico, en función de la tasa de mineralización.

Mineralización. Este parámetro identifica la tasa de mineralización de la matriz osteoide, que pude ser normal, retrasada o ausente. La tasa de mineralización establece la diferencia entre las formas de bajo remodelado; mientras que la mineralización está retrasada o ausente en la osteomalacia, es normal en el hueso adinámico. Las formas mixtas también cursan con retraso en la mineralización.

Volumen óseo. Este parámetro cuantifica los cambios de masa ósea y representa el balance entre formación y resorción. No implica que existan cambios estructurales del esqueleto. Los valores elevados se definen como osteosclerosis y los valores bajos como osteopenia u osteoporosis. Realmente este no es un parámetro propio de la ODR, aunque contribuye a la fragilidad ósea y al riesgo de fractura. Los cambios de masa o volumen óseo pueden acompañar tanto a las formas de alto como a las de bajo remodelado. Masa o volumen óseo bajo es característico del hueso adinámico. En las variaciones de volumen óseo es importante establecer diferencias entre hueso cortical y trabecular, ya que los cambios metabólicos pueden afectar de distinta forma a ambos compartimentos. Es una característica del hiperparatiroidismo urémico, en el que se produce un decremento del hueso cortical, mientras que suele mantenerse o aumentar el hueso trabecular. El balance final es variable.

Formas de presentación

Las formas de *alto remodelado* tienen lugar como consecuencia de la pérdida progresiva de la función renal. La única causa conocida en la ERC es el hiperparatiroidismo. En general, las formas de alto remodelado son más frecuentes en jóvenes, en la raza negra y en pacientes con mayor tiempo en diálisis. Aunque varía entre series, su prevalencia está en torno al 50 %. Las formas leves cursan asintomáticas. Las formas más avanzadas de osteítis fibrosa suelen mostrar alguna de las siguientes manifestaciones: dolores óseos, prurito, deformidades esqueléticas (tórax «en tonel», *genu valgo*), desinserciones y roturas tendinosas, calcifilaxis, fracturas patológicas.

Las formas de *bajo remodelado* se describieron después que las de alto remodelado y no aparecen directamente como consecuencia de la progresión de la ERC. Al principio se describieron de forma esporádica asociadas a la intoxicación alumínica, cuya expresión histológica era la osteomalacia. Con el paso del tiempo, las formas de bajo remodelado han pasado a ser la forma histológica más frecuente (alrededor del 50 %), en su gran mayoría se presentan como hueso adinámico. Esto es debido a que otros factores que favorecen el bajo remodelado se han añadido al propio estado urémico: mayor edad, diabetes y el uso inadecuado de calcitriol y captores intestinales de fósforo que contienen calcio en el tratamiento del alto remodelado. Se presenta como un hipoparatiroidismo relativo. En general, suelen ser asintomáticas. Dado que cursan con masa ósea baja, se considera que estos huesos tienen una mayor fragilidad y, en consecuencia, un mayor riesgo de fracturas.

Calcificaciones cardiovasculares. El patrón de calcificación en la ERC terminal se caracteriza por el depósito mineral en la túnica media, en tanto que en la población general las calcificaciones que predominan son las placas de ateroma. En este sentido, la explicación se centrará en la afectación osteoarticular.

Calcificaciones de partes blandas. Las calcificaciones de partes blandas pueden ser metastásicas (afectan tejidos sanos) o distróficas (afectan tejidos previamente dañados). Las localizaciones más frecuentes son: periarticulares (denominadas calcinosis tumoral, por su apariencia seudotumoral), vasculares (en la media de arterias de mediano calibre y en la íntima de las placas de ateroma de los grandes vasos) y en válvulas cardíacas; viscerales (pulmones, corazón o riñón) y en otras localizaciones como ojos, zonas cutáneas y subcutáneas, condrocalcinosis, etcétera.

Calcinosis tumoral. Es una complicación infrecuente que consiste en calcificaciones masivas metastásicas de partes blandas, habitualmente periarticulares, que afectan a grandes articulaciones. La masa tumoral está formada por el depósito masivo de cristales de hidroxiapatita. La etiología no está establecida por completo, se ha asociado a hiperfosforemia grave y prolongada, con producto de calcio × fósforo elevado (> 70), en ocasiones, como consecuencia del uso abusivo de derivados de la vitamina D. Suelen cursar asintomáticas, aunque se ha descrito la compresión de nervios periféricos (mediano, cubital, ciático), limitación del movimiento articular e incluso síndrome febril asociado. El diagnóstico es básicamente clínico, por la presencia de masas tumorales duras, periarticulares y no dolorosas. Debe efectuarse el diagnóstico diferencial con tumores óseos, en especial, con el osteosarcoma. Una intensificación en el tratamiento y en el control del fósforo puede conseguir su curación completa.

Roturas tendinosas espontáneas o patológicas. Ocurren con cierta frecuencia en la población añosa en diálisis. Tienen dos factores etiológicos principales: la amiloidosis por beta-2-microglobulina y el hiperparatiroidismo secundario grave. Los tendones más afectados son el de Aquiles y el cuádriceps. El cuadro clínico habitual es la rotura espontánea, con impotencia funcional, dolor intenso y presencia de un hematoma en la zona de rotura. El tratamiento deberá ser siempre quirúrgico, dadas las pocas posibilidades de cicatrización espontánea.

Calcifilaxis. También conocida como arteriolopatía urémica calcificada, es un síndrome raro que suele causar necrosis de la piel y afectar a pacientes con ERC avanzada, en diálisis o receptores de trasplante renal. Sin embargo, se han descrito casos de calcifilaxis en sujetos con función renal normal o con ERC no avanzada. Desde el punto de vista clínico se caracteriza por áreas de necrosis isquémicas muy dolorosas. En algunos pacientes el dolor precede al desarrollo de las lesiones cutáneas. Las áreas más afectadas son los muslos, el abdomen, las mamas y los glúteos, en general, en las áreas con mayor cantidad de tejido adiposo. También pueden aparecer en zonas periféricas, como lesiones isquémicas en los dedos o en el pene, por lo que algunos autores distinguen una forma central y otra periférica, con comportamientos diferenciados. Suelen progresar para tomar la apariencia de escaras que se infectan con frecuencia. Cuando se localiza en los dedos de manos o pies, puede simular una gangrena por enfermedad aterosclerótica periférica. Su patogenia es multifactorial y es la consecuencia de muchos factores que causan calcificaciones ectópicas en pacientes con ERC, como trastornos del metabolismo del fosfato y de calcio, hiperparatiroidismo, diabetes, obesidad, sexo femenino, inflamación sistémica y el uso de antagonistas de la vitamina K, entre otros. El tratamiento se basa en el manejo de las heridas, eliminando todos los posibles factores precipitantes de la calcificación ectópica y administrando agentes capaces de inhibir el proceso de calcificación.

Prevención y tratamiento de las alteraciones del metabolismo mineral

El tratamiento de las enfermedades relacionadas con el metabolismo mineral y óseo ha sufrido modificaciones en los últimos años con la aparición de nuevas herramientas terapéuticas: nuevos captores de fósforo, activar moduladores del receptor sensible al calcio, calcimiméticos. Además, el reconocimiento del eje del factor de crecimiento de FGF-23/klotho y el aumento de la consciencia de la importancia de la calcificación cardiovascular y la necesidad de prevenirla han cambiado algunos de los esquemas terapéuticos previos. El primer objetivo es mantener o llevar los valores de calcio y fósforo al rango normal y, a continuación, normalizar los valores de PTH. Para ello se recomienda seguir los siguientes pasos:

- Dieta.
- Si el paciente está en diálisis, optimizar la pauta de diálisis.
- Establecer la concentración idónea de calcio en el líquido de diálisis.
- Garantizar niveles de calcidiol (25-HOD$_3$).
- Control calcio-fósforo con captores del fósforo.
- Manejo de la PTH con activadores de los receptores de la vitamina D o calcimiméticos en función del calcio, fósforo y la respuesta de la PTH.
- Otras consideraciones: paratiroidectomía, tratamiento de la calcifilaxis, calcinosis tumoral, fragilidad ósea (osteoporosis), fracturas.

PUNTOS CLAVE

- Es importante reconocer e identificar las manifestaciones osteoarticulares en las distintas enfermedades hematológicas, endocrinas y renales.
- Para su diagnóstico se recurrirá inicialmente a la radiografía simple y, de forma secuencial, a otras pruebas complementarias si fueran necesarias, como la RM, ecografía, densitometría, gammagrafía y pruebas de laboratorio.
- El manejo de todas estas manifestaciones es muy variado y dependerá específicamente de la patología de base, la edad del paciente y los recursos disponibles.

BIBLIOGRAFÍA

Arboleya L. Trastorno mineral y óseo asociado a la enfermedad renal crónica. Reumatol Clin. 2011;7 Suppl 2:S18-21.

Bilezikian JP, Brandi ML, Rubin M, Silverberh SJ. Primary hyperparathyroidism: new concepts in clinical, densitometric and biochemical features. J Intern Med. 2005;257:6-17.

Bilezikian JP, Khan AA, Potts JT Jr; Third International Workshop on the Management of Asymptomatic Primary Hyperthyroidism. Guidelines for the management of asymptomatic primary hyperparathyroidism: summary statement from the third international workshop. J Clin Endocrinol Metab. 2009;94(2):335-9.

Builes-Montaño CE. Hiperparatiroidismo primario. Med Lab. 2017;23:45-64.

López-Gavito E, Parra-Téllez P, Vázquez-Escamilla J. La neuroartropatía de Charcot en el pie diabético. Acta Ortop Mex. 2016;30(1):33-45.

Lozada Carlos J, Tozman Elaine C. Manifestaciones reumáticas de las hemoglobinopatías. En: Firenstein y Kelley. Tratado de reumatología. 10ª ed. Barcelona: Elsevier; 2018. p. 2018-25.

Lundgren E, Rastad J, Thurfjell E, Åkerström G, Ljunghall S. Population-based cribado for primary hyperparathyroidism with serum calcium and parathyroid hormone values in menopausal women. Surgery. 1997;121:287-94.

Lundquist AL, Nigwekar SU. Optimal management of bone mineral disorders in chronic kidney disease and end stage renal disease. Curr Opin Nephrol Hypertens. 2016;25(2):120-6.

Martínez-Díaz-Guerra G, Hawkins-Carranza F. Concepto, etiología y epidemiología del hiperparatiroidismo primario. Endocrinol Nutr. 2009; 56 Suppl 1:2-7.

Muñoz-de-la-Calle J, Viadé-Juliá J. Artropatía de Charcot en el paciente diabético. Revisión de conceptos actuales. Rev Colomb Ortop Traumatol. 2020;34(1):5-15.

Muñoz-Torres M, García-Martín A. Hiperparatiroidismo primario. Med Clín. 2018;150:226-32.

Rapado-Errazti A, Turbi-Desla C. Hiperparatiroidismo y hueso. En: Pascual-Gómez E, Rodríguez-Valverde V, Carbonell-Abelló J, Gómez-Reino-Carnota JJ. Tratado de reumatología. Arán Ediciones; 1998. p. 1997-2009.

Schumacher H. Hemoglobinopatías y artritis. En: Harris ED Jr., Kelley MD. Tratado de reumatología. 7ª ed. 2006. p. 1750-5.

Silverberg SJ, Clarke BL, Peacock M, Bandeira F, Boutroy S, Cusano NE, et al. Current issues in the presentation of asymptomatic primary hyperparathyroidism: proceedings of the Fourth International Workshop. J Clin Endocrinol Metab. 2014;99:3580-94.

Upchurg K, Brettler D. Artropatía hemofílica. En: Harris ED Jr., Kelley MD. Tratado de Reumatología. 7ª ed. 2006. p. 1742-9.

Van Vulpen Lize F, Roosendaal G, Schutgens R, Lafeber F. Artropatía hemofílica. En: Firenstein y Kelley. Tratado de reumatología. 10ª ed. Barcelona: Elsevier; 2018. p. 2007-17.

Miscelánea

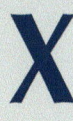

Amiloidosis y otras enfermedades por depósito

56

I. Añón Oñate, L. Pérez Albaladejo y P. Borregón Garrido

 OBJETIVOS

- Conocer las enfermedades por depósito más frecuentes para su correcto diagnóstico y tratamiento.
- Realizar correctamente el diagnóstico diferencial de las manifestaciones musculoesqueléticas de las enfermedades por depósito con las propias de las enfermedades inflamatorias o autoinmunes.
- Identificar los distintos tipos de amiloidosis sistémicas y profundizar en la amiloidosis secundaria a enfermedades reumáticas crónicas.

AMILOIDOSIS

Las amiloidosis constituyen un amplio grupo de enfermedades caracterizadas por el depósito extracelular de ciertas proteínas fibrilares. Estas proteínas fibrilares se depositan en diversos órganos y tejidos y producen diferentes manifestaciones clínicas. Además, existen distintas proteínas precursoras de las proteínas fibrilares de amiloide, lo que hace aún más heterogénea esta patología. Se han identificado más de 30 proteínas precursoras de amiloide diferentes.

La amiloidosis se clasifica según la naturaleza del principal precursor de la proteína fibrilar. La terminología actual utiliza dos letras para diferenciar los tipos de amiloidosis. La primera letra es la A de amiloide y la segunda letra se refiere al precursor de la proteína fibrilar.

Fisiopatología de la amiloidosis

En la amiloidosis hay una producción excesiva de proteínas precursoras de amiloide lo que provoca que las distintas proteínas fibrilares de amiloide se plieguen de forma anómala y experimenten una transición irreversible de proteínas solubles a fibrillas de amiloide insolubles y resistentes a la proteólisis. Esta producción excesiva de las proteínas precursoras de amiloide puede deberse a varios mecanismos: a una mayor producción, a un menor catabolismo, a proteólisis, a diversas mutaciones y al envejecimiento.

Todas las fibrillas de amiloide comparten una estructura y unas propiedades similares, sin embargo, los precursores de las proteínas fibrilares son muy diferentes y heterogéneos. Las fibrillas de amiloide son rígidas, no ramificadas y tienen un diámetro de 8-12 nm y una longitud indeterminada.

El proceso de plegamiento anómalo de las proteínas fibrilares de amiloide hace que sus oligómeros con pliegues defectuosos se unan a otros componentes no fibrilares, como el amiloide P sérico, y a los glucosaminoglucanos. Este proceso conlleva la consiguiente precipitación y el depósito en diferentes tejidos u órganos, lo que altera la estructura del tejido u órgano donde se deposita y provoca su mal funcionamiento. Esta patología puede afectar a casi cualquier órgano, si bien sus localizaciones más frecuentes son el riñón, el corazón, el sistema nervioso y el hígado.

En la circulación sanguínea pueden detectarse niveles elevados de precursores de amiloide, lo que da lugar a la precipitación del amiloide en los diversos tejidos a través de diferentes mecanismos:

- Durante los procesos inflamatorios crónicos se produce una elevada concentración de proteína amiloide A sérica. En condiciones normales la concentración media de proteína amiloide A sérica es < 5 mg/L, pero durante la amiloidosis puede aumentar hasta > 2.000 mg/L.
- Durante la insuficiencia renal se produce una elevada concentración de proteína amiloide de β2-microglobulina (β2M).
- En el mieloma múltiple las cadenas ligeras de inmunoglobulinas monoclonales pueden producir depósitos de amiloide.
- La proteína transtirretina en condiciones normales no es una proteína precursora de la proteína fibrilar, sin embargo, bajo circunstancias especiales desencadena la amiloidosis senil.

Prevalencia de la amiloidosis

La amiloidosis es una enfermedad crónica infrecuente. La amiloidosis primaria, conocida como AL, es la amiloidosis sistémica más frecuente en los países desarrollados. Su incidencia se calcula en 5 casos por millón de habitantes al año, tanto en Estados Unidos como en Europa. En los países menos desarrollados la amiloidosis secundaria, conocida como AA, es más frecuente que la amiloidosis AL.

Clasificación de la amiloidosis

Las amiloidosis se pueden clasificar en función de dos criterios (Tabla 56-1):

- Según el lugar de depósito de las proteínas fibrilares: puede ser una amiloidosis localizada o sistémica.
- Según el precursor de la proteína fibrilar: las más frecuentes son la amiloidosis AL y la AA. La amiloidosis AA se desarrolla como una complicación de enfermedades crónicas con inflamación recurrente o mantenida.

Amiloidosis localizadas

Este tipo se caracteriza porque los depósitos de amiloide son localizados en ciertos órganos o tejidos. La amiloidosis locali-zada rara vez afecta a las articulaciones, por lo que en este tema se abordarán en mayor profundidad las amiloidosis sistémicas.

Amiloidosis cutánea

Es un tipo de amiloidosis localizada limitada exclusivamente a la piel. La degeneración de la epidermis produce la transformación de los tonofilamentos de queratina en sustancia amiloide.

El precursor de la proteína fibrilar es la queratina.

Amiloidosis cerebral

La amiloidosis cerebral engloba a las formas de amiloidosis asociadas a las demencias, como la enfermedad de Alzheimer, y al síndrome de Down.

El precursor de la proteína fibrilar es la β-proteína.

Tabla 56-1. Clasificación de las amiloidosis

Tipo de amiloide	Precursor de la proteína fibrilar	Sistémico o localizado	Adquirido o hereditario	Síndrome clínico	Órganos dianas
AL	Cadenas ligeras de inmunoglobulinas monoclonales	Sistémico, localizado	Adquirido. Rara vez hereditario	Asociado a discrasia plasmocítica	Todos los órganos, excepto el SNC
AH	Cadenas pesadas de inmunoglobulinas monoclonales	Sistémico, localizado	Adquirido. Rara vez hereditario	Asociado a discrasia plasmocítica	Todos los órganos, excepto el SNC
AA	Proteína amiloide A sérica	Sistémico	Adquirido	Asociado a procesos inflamatorios crónicos	Todos los órganos, excepto el SNP y el SNC
ALECT2	Factor quimiotáctico leucocitario 2	Sistémico	Adquirido	Afectación renal no neuropática	Riñón, principalmente hígado
Aß2-M	β2-microglobulina	Sistémico	Adquirido	Asociado a hemodiálisis crónica	SNA
ATTR	Variante genética de transtirretina	Sistémico	Hereditario	Polineuropatía amiloidea familiar (AD)	Corazón, SNP, SNA, ojos, leptomeninges
ATTR-wt	Transtirretina natural	Sistémico	Adquirido	Amiloidosis sistémica senil	Corazón, pulmón, ligamentos, tendones
AFib	Variante genética de la cadena α de fibrinógeno A	Sistémico	Hereditario	• Amiloidosis sistémica familiar (AD) • Afectación renal no neuropática	Riñón principalmente
ACyS	Variante genética de cistatina	Localizado	Hereditario	Polineuropatía amiloidea hereditaria con amiloidosis cerebral y sistémica	SNC
AGel	Variante genética de gelsolina	Sistémico	Hereditario	• Amiloidosis sistémica familiar (AD) • Afectación de pares craneales, distrofia corneal reticular	SNP, córnea, riñón, corazón
ALys	Variante genética de lisocima	Sistémico	Hereditario	• Amiloidosis sistémica familiar (AD) • Afectación visceral no neuropática	Riñón
AapoAI	Variante genética de apoA-I	Sistémico	Hereditario	• Amiloidosis sistémica familiar (AD) • Afectación visceral no neuropática	Riñón, corazón, hígado, SNP, testículos, laringe, piel
AapoAII	Variante genética de apoA-II	Sistémico	Hereditario	• Amiloidosis sistémica familiar (AD) • Afectación renal no neuropática	Riñón

AA: amiloidosis secundaria amiloide A; Aapo: amiloide de apolipoproteína; ACyS: amiloide cistatina; AD: herencia autonómica dominante; AFib: amiloide fibrinógeno; AGel: amiloide gelsolina; AH: amiloidosis de cadenas pesadas (heavy); AL: amiloidosis primaria de cadenas ligeras (light); ALECT2: amiloide del factor quimiotáctico leucocitario 2; ALys: amiloide lisocima; ATTR-wt: amiloide derivado de la transtirretina de tipo salvaje; ATTR: amiloide derivado de la transtirretina; Aß2-M: amiloidosis ß2-microglobulina; SNA: sistema nervioso autónomo; SNC: sistema nervioso central; SNP: sistema nervioso periférico.

Amiloidosis endocrina

La amiloidosis endocrina está en relación con tumores endocrinos, el más frecuente de los cuales es el carcinoma medular de tiroides secretor de calcitonina. Además, en pacientes con diagnóstico de diabetes *mellitus* tipo II, es frecuente detectar depósitos de amiloide en los islotes de Langerhans. Los precursores de la proteína fibrilar son la amilina y la calcitonina.

Amiloidosis senil

La amiloidosis senil forma parte del envejecimiento tisular debido a la desnaturalización de las proteínas. De manera asintomática se acumulan depósitos de sustancia amiloide en el corazón, cerebro, páncreas y bazo.

El precursor de la proteína fibrilar es la transtirretina.

Amiloidosis sistémicas

Son varias y se abordan a continuación.

Amiloidosis primaria

La amiloidosis AL puede ser secundaria al mieloma múltiple, con una prevalencia que varía del 13 al 26 %.

El precursor de la proteína fibrilar son las cadenas ligeras de las inmunoglobulinas monoclonales. La amiloidosis AL suele diagnosticarse a los 60 años de edad, principalmente en varones.

La amiloidosis AL presenta ciertos signos clínicos característicos o sugerentes.

> ! El 70 % de los pacientes con amiloidosis AL presentan afectación renal, con mayor frecuencia síndrome nefrótico o afectación cardíaca, ya sea con insuficiencia cardíaca congestiva o arritmias.

Los depósitos de amiloide AL en el miocardio causan miocardiopatía restrictiva. En el electrocardiograma se observa bajo voltaje en las derivaciones de las extremidades o una progresión deficiente de la onda R en las derivaciones precordiales. Además, en el 60-70 % de los pacientes el ecocardiograma confirma una relajación miocárdica anormal, un engrosamiento de las paredes ventriculares, derrame pericárdico, textura miocárdica anormal e incluso un patrón de llenado restrictivo. El 25 % de los pacientes presentan hepatomegalia o elevación de las enzimas hepáticas. El 20 % de los pacientes presentan síndrome del túnel del carpo. El 10 % de los pacientes pueden presentar ciertos signos clínicos característicos, como la macroglosia y la púrpura facial debida a la fragilidad capilar que da lugar a petequias que conforman el signo clínico característico «en antifaz» o «en ojos de mapache». Además, esta patología puede presentar síndrome hemorrágico por déficit de los factores IX y X de la coagulación y síndrome de malabsorción. El 9 % de los pacientes con amiloidosis AL pueden presentar afección musculoesquelética, la

más característica de las cuales es el signo del «hombro almohadillado» (*shoulder pad*) o el hombro de jugador de rugby (v. Apartado *Afectación del aparato musculoesquelético en la amiloidosis*).

> Son signos patognomónicos de la amiloidosis AL el signo del hombro almohadillado, la púrpura facial «en antifaz» y la macroglosia.

Amiloidosis secundaria

La amiloidosis AA es una complicación grave secundaria a diferentes enfermedades inflamatorias crónicas, como las enfermedades reumáticas autoinmunes sistémicas, los síndromes autoinflamatorios, las enfermedades inflamatorias intestinales, las infecciones crónicas, algunos trastornos hematológicos y neoplasias malignas.

Todas estas patologías inflamatorias crónicas pueden provocar una elevación crónica de reactantes de fase aguda, como la proteína amiloide A sérica. La frecuencia de la amiloidosis AA de origen infeccioso es menor debido a un mayor control de las enfermedades infecciosas crónicas como la tuberculosis, la lepra, la osteomielitis y las bronquiectasias. Además, la incidencia de la amiloidosis AA en las enfermedades reumáticas autoinmunes sistémicas, como la artritis reumatoide, ha disminuido enormemente en los últimos años debido al avance de la terapia inmunosupresora.

En una revisión sistemática de 2020 se clasificaron las enfermedades en función de si estaban fuerte o débilmente asociadas con el desarrollo de amiloidosis AA, si no estaban asociadas con claridad con este desarrollo o si era poco probable que estuviesen asociadas con el desarrollo. En las **tablas 56-2** y **56-3** se detallan las enfermedades que se encontraron fuerte o débilmente asociadas a la amiloidosis AA. En la **tabla 56-4** se exponen las enfermedades que no estaban asociadas con claridad y en la **tabla 56-5**, las enfermedades cuya asociación era poco probable con el desarrollo de amiloidosis AA.

En este tipo de amiloidosis, el precursor de la proteína fibrilar es la proteína amiloide A sérica. Esta proteína es una lipoproteína de alta densidad que, al igual que la proteína C-reactiva, es sintetizada por los hepatocitos. El hígado es el principal órgano de producción de la proteína amiloide A sérica, si bien los macrófagos derivados de los monocitos también pueden producirla.

La producción de esta proteína amiloide A sérica está regulada por ciertas citocinas proinflamatorias, como el factor de necrosis tumoral alfa, las interleucinas-1 y 6 (IL-1, IL- 6). También puede estar regulada por los glucocorticoides y los lipopolisacáridos. Los elevados niveles crónicos de proteína amiloide A sérica son el requisito previo para desarrollar una amiloidosis AA; sin embargo, no son suficientes por sí solos para desarrollarla. De hecho, incluso en las enfermedades reumáticas autoinmunes sistémicas de larga y tórpida evolución, solo el 10-30 % de los pacientes desarrollan amiloidosis AA.

Tabla 56-2. Enfermedades fuertemente asociadas a amiloidosis secundaria amiloide A

Enfermedades con inflamación crónica	Infecciones crónicas
Enfermedades reumáticas	**Infecciones bacterianas**
• Artritis reumatoide • Artritis psoriásica • Espondiloartropatías • Artritis idiopática juvenil • Gota • Lupus eritematoso sistémico • Enfermedad mixta del tejido conectivo	• Tuberculosis • Lepra • Enfermedad de Whipple • Osteomielitis • Abuso de drogas intravenosas • Úlceras cutáneas crónicas • Bronquiectasias • Infección abdominal o abscesos • Infecciones urinarias recurrentes
Vasculitis	
• Polimialgia reumática • Arteritis de células gigantes • Arteritis de Takayasu • Enfermedad de Behçet	**Otras infecciones**
	• *Aspergillus* • Hepatitis B y C
Afectación de piel y tejido subcutáneo	**Enfermedades propensas a la infección**
• Epidermólisis bullosa • Hidradenitis supurativa	• Fibrosis quística • Paraplejia
Enfermedades inflamatorias intestinales	**Trastornos hematológicos**
	Enfermedades neoplásicas
• Enfermedad de Crohn • Colitis ulcerosa • Enfermedad celíaca	• Macroglobulinemia de Waldenström • Enfermedad de Hodgkin • Linfoma no hodgkiniano
Otras	
• Sarcoidosis • Obesidad	
Enfermedades hereditarias	**Tumores**
Síndromes autoinflamatorios	**Malignos**
• Fiebre mediterránea familiar • Síndrome periódico asociado a criopirinas • Síndrome periódico asociado al receptor del factor de necrosis tumoral • Síndrome de hiperinmunoglobulinemia D o déficit de mevalonato-cinasa	• Tumores diversos, no especificados • Carcinoma pulmonar • Mesotelioma • Carcinoma celular renal
	Benignos
Inmunodeficiencias	• Enfermedad de Castleman • Adenoma hepatocelular
• Trastorno de inmunodeficiencia variable común • Neutropenia clínica o congénita	**Idiopática**
	Amiloidosis idiopática
Metabólicas	
• Enfermedades de almacenamiento de glucógeno	

Tabla 56-3. Enfermedades débilmente asociadas a amiloidosis secundaria amiloide A

Enfermedades con inflamación crónica	Infecciones crónicas
Enfermedades reumáticas	**Infecciones bacterianas**
Enfermedad de Still del adulto	• *Mycobacterium* sin tuberculosis • Acné conglobata • Xilonefritis xantogranulomatosa
Otras	
Fibrosis retroperitoneal	**Otras infecciones**
Tumores	• Malaria • Por *Schistosoma mansoni* • Filariasis
Malignos	
• Carcinoma de esófago • Carcinoma colorrectal • Carcinoma de páncreas • Carcinoma de vejiga • Carcinoma de próstata • Carcinoma de células basales gigante	**Enfermedades propensas a la infección**
	Hipogammaglobulinemia adquirida
	Enfermedades hereditarias
Benignos	**Inmunodeficiencias**
Paraganglioma	Agammaglobulinemia ligada a X
Trastornos hematológicos	**Metabólicas**
Histiocitosis celular no de Langerhans	Alcaptonuria

> **!** La distribución de los depósitos de amiloide en la amiloidosis AA es más limitada que en la amiloidosis AL y afecta principalmente al riñón, a las glándulas suprarrenales, al hígado y al bazo. El inicio de la enfermedad suele ser larvado y silente, con una primera fase preclínica y una segunda fase con proteinuria que puede llegar a rango nefrótico.

El fallo renal es la principal causa de muerte de estos pacientes. En la amiloidosis secundaria AA pueden existir manifestaciones cutáneas; sin embargo, estas son más comunes en la amiloidosis primaria AL.

Amiloidosis del factor quimiotáctico leucocitario 2

La amiloidosis del factor quimiotáctico leucocitario 2 tiene una afectación renal predominante y prevalencia en la etnia mexicoamericana. Suele afectar a pacientes mayores que presentan enfermedad renal y hepática, además de una posible afectación del bazo, los pulmones, la próstata, la vesícula biliar, el páncreas, el intestino delgado y la glándula suprarrenal.

El precursor de la proteína fibrilar es factor quimiotáctico leucocitario 2.

Amiloidosis β2-microglobulina o del hemodializado

La amiloidosis del hemodializado conocida como Aβ2-M ocurre en pacientes con insuficiencia renal crónica en pro-

Tabla 56-4. Enfermedades con asociación poco clara con amiloidosis secundaria amiloide A

Enfermedades con inflamación crónica	Infecciones crónicas
Enfermedades reumáticas	**Infecciones bacterianas**
• Enfermedad cardíaca reumática • Síndrome de miositis, síndrome antisintetasa • Esclerosis sistémica	• Sífilis • Actinomicosis • Periodontitis
Afectación de piel y tejido subcutáneo	**Otras infecciones**
• Psoriasis • Paniculitis de Weber-Cristhian	• Por *Echinococcus multilocularis* • Por virus de la inmunodeficiencia humana
Aparato digestivo	**Enfermedades propensas a la infección**
Colangitis esclerosante primaria	• Enfermedad renal poliquística autosómica dominante • Proteinosis alveolar pulmonar
Otros	
Inflamación inducida por silicona	**Tumores**
Enfermedades hereditarias	• Carcinoma gástrico • Tumor del estroma gastrointestinal • Cáncer de ovario • Cáncer de útero
Inmunodeficiencias	
Enfermedad granulomatosa crónica	
Trastornos hematológicos	
• Enfermedades neoplásicas • Mielofibrosis • Histiocitosis de células de Langerhans • Anemia de células falciformes	

Tabla 56-5. Enfermedades con asociaciones improbables con amiloidosis secundaria amiloide A

Enfermedades con inflamación crónica	Enfermedades hereditarias
Enfermedades reumáticas	**Síndromes autoinflamatorios**
• Artritis reactiva • Síndrome SAPHO • Síndrome de Sjögren	Síndrome PAPA
Vasculitis	**Inmunodeficiencias**
• Vasculitis asociada a anticuerpos anticitoplasma de los neutrófilos • Aneurisma inflamatorio	• Síndrome de hiperinmunoglobulina M • Déficit de complemento hereditario C4
Aparato digestivo	**Metabólicas**
Cirrosis biliar primaria	Intolerancia a la fructosa
Otros	**Infecciones crónicas**
• Enfermedad relacionada con inmunoglobulina G4 • Síndrome de Schnitzler • Neumopatía intersticial difusa • Alergia a las prótesis articulares	**Infecciones bacterianas**
	• Fiebre Q crónica • Artritis séptica • Infección por endoprótesis • Absceso cerebral • Endocarditis, pericarditis • Empiema pleural • Colangitis bacteriana recurrente • Colecistitis crónica
Tumores	
Malignos	**Otras infecciones**
• Astrocitoma • Carcinoma submaxilar, de oro/hipofaringe • Cáncer de parótidas • Timoma • Cáncer de vesícula biliar • Carcinoma suprarrenal • Cáncer de cuello uterino • Sarcoma de células dendríticas	Leishmaniasis
	Enfermedades propensas a la infección
Benignos	• Discinesia ciliar primaria • Espina bífida • Uropatía malformativa • Diálisis crónica • Granulocitopenia
• Mixoma de seudotumor inflamatorio • Calcinosis tumoral	**Trastornos hematológicos**
	Hemofilia A

PAPA: síndrome de artritis piógena estéril, pioderma gangrenoso y acné; SAPHO: sinovitis, acné, pustulosis palmoplantar, hiperostosis y osteítis.

grama de diálisis durante períodos mayores de 5 años y en pacientes en diálisis peritoneal.

El precursor de la proteína fibrilar es la β2-M.

Este tipo de amiloidosis se da con mayor frecuencia en pacientes ancianos. La afectación del sistema musculoesquelético es muy frecuente en este tipo de amiloidosis y los pacientes pueden llegar a desarrollar una espondiloartropatía destructiva (v. Apartado *Afectación del aparato musculoesquelético en la amiloidosis*).

Amiloidosis hereditarias

Las amiloidosis hereditarias constituyen el 10 % de todas las amiloidosis sistémicas actualmente diagnosticadas; sin embargo, cada una de ellas son poco frecuentes. Las amiloidosis hereditarias son un grupo heterogéneo debido a la mutación de la proteína TTR producida por el hígado. Las mutaciones pueden tener lugar en genes que codifican apolipoproteínas, gelsolina, fibrinógeno, lisocima y cistatina. Entre ellas se encuentran:

• La amiloidosis ATTR, cuya causa es una alteración del gen de la transtirretina. Es la más frecuente de las amiloidosis hereditarias en todo el mundo. La transtirretina es una proteína producida por el hígado y está involucrada en el transporte de la tiroxina y el retinol. Las manifestaciones más importantes en la amiloidosis ATTR son la disfunción miocárdica, la neuropatía periférica, las úlceras cutáneas secundarias y la neuroartropatía de Charcot en las extremidades inferiores.

• La amiloidosis AFib es una amiloidosis derivada de una variante genética de la cadena α de fibrinógeno A. Es la amiloidosis más frecuente en el norte de Europa, pero es rara en Estados Unidos. El fibrinógeno es una proteína plasmática producida por el hígado e involucrada en la fase final de la coagulación.

- Otras amiloidosis hereditarias más raras son: la amiloidosis ACyS, que es una variante genética de cistatina; la amiloidosis AGel, que es una variante genética de la gelsolina; la amiloidosis ALys, que es una variante genética de la lisocima y las amiloidosis Aapo, relacionadas con diferentes apolipoproteínas.

Afectación del aparato musculoesquelético en la amiloidosis

Diferentes tipos de amiloidosis pueden afectar al aparato musculoesquelético, ya que la proteína amiloide se deposita tanto en el músculo como en las articulaciones o en zonas periarticulares.

La afectación articular puede ser muy heterogénea. Sin embargo, la poliartritis simétrica bilateral de instauración progresiva, similar a la artritis reumatoide, es la afectación más frecuente. Esta poliartritis en el contexto de una amiloidosis puede afectar a hombros, codos, carpos, articulaciones metacarpofalángicas, interfalángicas proximales, caderas y rodillas. Además, el desarrollo del síndrome del túnel del carpo bilateral es muy frecuente. Generalmente existe escasa rigidez matutina. También pueden aparecer manifestaciones cutáneas que se parecen a la esclerodermia.

La infiltración de la proteína amiloide en los músculos puede causar seudohipertrofia es decir, un aumento del tamaño de los músculos. La lengua es una de las localizaciones afectadas con más frecuencia. Además, los pacientes con amiloidosis a veces presentan una miopatía amiloidea con manifestaciones clínicas similares a la de la polimiositis.

Otras posibles localizaciones de la infiltración del depósito amiloide son las glándulas salivales o lacrimales, con las consecuentes xerostomía o xeroftalmía, respectivamente.

La afectación musculoesquelética es más amplia en la amiloidosis primaria AL.

En la amiloidosis AL cabe encontrar el característico signo del «hombro almohadillado» (*shoulder pad*) o el «hombro de jugador de rugby» secundario a la infiltración amiloidea periarticular de la articulación glenohumeral.

En este tipo de amiloidosis la afectación musculoesquelética puede desarrollarse de manera poco frecuente, como debilidad de cinturas escapular y pelviana, y claudicación mandibular similar a la polimialgia reumática. En casos más excepcionales, en los pacientes con amiloidosis AL se observan lesiones tumorales solitarias o múltiples. Estas lesiones están ocupadas por el material amiloide y pueden dar lugar a dolor o fracturas patológicas.

Algunos pacientes con amiloidosis del hemodializado o amiloidosis Aβ2-M desarrollan síndrome del túnel del carpo y artralgias generalizadas de grandes articulaciones mayormente. Con el tiempo, los pacientes llegan a una artropatía erosiva. En la columna se produce una degeneración de los discos intervertebrales con disminución de los espacios intervertebrales, erosiones y esclerosis reactiva que da lugar a una espondiloartropatía destructiva con colapso de los cuerpos vertebrales y espondilolistesis.

Respecto a las amiloidosis hereditarias, en la amiloidosis ATTR puede desarrollarse un síndrome del túnel del carpo. Relacionada con el envejecimiento, en la amiloidosis ATTR-wt se observan depósitos de proteína amiloide en diferentes estructuras articulares, entre ellas, meniscos, cartílagos y discos intervertebrales.

Procedimientos diagnósticos

La principal herramienta para diagnosticar una amiloidosis es la sospecha clínica, aunque existen pocos signos clínicos específicos de ella. Sin embargo, el diagnóstico de amiloidosis debe ser confirmado mediante histología, técnicas de laboratorio o técnicas de imagen. Es importante evaluar la extensión de la amiloidosis con otras pruebas complementarias. En la **tabla 56-6** se detalla el algoritmo diagnóstico para los pacientes con sospecha de amiloidosis.

Histología

Para confirmar el diagnóstico es necesario detectar la sustancia amiloide en los tejidos y, por otra parte, tipificar y determinar la naturaleza de la proteína amiloide. Casi siempre los signos clínicos reflejan la afectación de órganos cuya biopsia es de riesgo (afectación renal, cardíaca o neuropática), por lo que hay que intentar tomar la muestra en tejidos fácilmente accesibles.

Las biopsias más frecuentes son las de grasa subcutánea abdominal, la rectal, la de médula ósea, la renal y la hepática.

La sensibilidad de la biopsia de grasa abdominal para la detección del amiloide depende del tipo de amiloide y oscila entre el 70 y el 90 % en AL y es del 67 % en la amiloidosis ATTR. Si las biopsias iniciales son negativas y la sospecha clínica de amiloidosis es muy alta, se recomienda repetir la biopsia o realizarla en el órgano principalmente afectado.

Los depósitos de amiloide pueden detectarse mediante microscopio de polarización, ya que producen una birrefringencia verde manzana típica cuando se tiñen con rojo Congo.

Esto es debido a que, al ser insolubles, las fibrillas de amiloide se unen al colorante rojo Congo de una manera ordenada y producen una birrefringencia característica bajo la luz polarizada.

A los pacientes con afectación musculoesquelética se les podría hacer una artrocentesis, con el posterior análisis del líquido sinovial. Este análisis podría revelar un infiltrado no inflamatorio con algunas células mononucleares. Además de observar fragmentos de amiloide mediante la tinción de rojo Congo.

La biopsia de glándula salival menor ayuda a diferenciar la amiloidosis del síndrome de Sjögren. Suele estar indicada

Tabla 56-6. Algoritmo diagnóstico en los pacientes con sospecha de amiloidosis

Enfermedades más frecuentes asociadas con amiloidosis
Enfermedad reumática crónica
Diálisis a largo plazo
Gammapatía monoclonal

Sintomatología sospechosa de amiloidosis
Proteinuria en rango nefrótico
Insuficiencia cardíaca con hipertrofia ventricular izquierda en ausencia de hipertensión o enfermedad de la válvula aórtica
Macroglosia, sequedad de mucosas
Afectación articular, claudicación mandibular
Afectación cutánea, equimosis cutánea
Neuropatía periférica sin causa aparente
Hepatomegalia, esplenomegalia
Signo del «hombro almohadillado»

Histología
Biopsia de grasa subcutánea abdominal, rectal, renal, hepática, de glándulas salivales
Tinción con rojo Congo

Técnicas de laboratorio
Amiloidosis AL: inmunofijación de suero y orina, cadenas ligeras de inmunoglobulinas
Amiloidosis AA: proteína amiloide A sérica
Amiloidosis ATTR y otras amiloidosis hereditarias: pruebas genéticas
Amiloidosis Aβ2-M: determinación de β2-microglobulina

Técnicas de imagen
Ecocardiograma
Ecografía abdominal
Ecografía musculoesquelética
Tomografía computarizada, resonancia magnética
Electromiograma

AA: amiloidosis secundaria amiloide A; AL: amiloidosis primaria de cadenas ligeras; ATTR: amiloide derivado de la transtirretina; Aβ2-M: amiloidosis β2-microglobulina.

cuando la biopsia de grasa subcutánea abdominal es negativa o está contraindicada por infección cutánea local, hematoma o una gran hernia umbilical.

Técnicas de laboratorio

En todos los pacientes con sospecha de amiloidosis sistémica se recomienda una analítica de sangre y de orina para control de la función renal, con los valores de la creatinina sérica y proteinuria en orina de 24 horas, así como pruebas de función hepática, inmunoglobulinas y β2M. Si la sospecha es de afec-

tación cardíaca, se recomiendan los biomarcadores cardíacos, como el péptico natriurético y las troponinas.

Para confirmar la amiloidosis AL debería hacerse inmunofijación del suero y la orina junto con las inmunoglobulinas. Para confirmar la amiloidosis AA podría solicitarse la proteína amiloide A sérica. Y para el diagnóstico de las amiloidosis hereditarias (ATTR, AFib, ApoA1, ALys) las pruebas genéticas podrían plantearse si existe sospecha de una causa genética.

Técnicas de imagen

Si se sospecha afectación cardíaca, habría que hacer un electrocardiograma y un ecocardiograma. En algunos casos también se podría solicitar una resonancia magnética (RM) cardíaca. Es característica una miocardiopatía restrictiva con hipertrofia ventricular concéntrica, sobre todo en el tabique interventricular y la pared posterior del ventrículo izquierdo. Hay contractilidad ventricular reducida, pero no dilatación.

Si se sospecha afectación renal, hepática o esplénica, se recomienda una ecografía abdominal. La radiografía de tórax o la tomografía computarizada (TC) de alta resolución serían útiles para evaluar la afectación pulmonar. Un electromiograma evidenciará si hay compromiso neuropático y muscular.

Para valorar la afectación de la columna en la amiloidosis Aβ2-M, se podría emplear la TC o la RM para evidenciar los datos sugerentes de espondiloartropatía destructiva. La TC sirve para localizar la extensión de la destrucción ósea y la RM puede demostrar depósitos de amiloide en los discos, la membrana sinovial y el ligamento amarillo. Además, en los pacientes con amiloidosis y afectación musculoesquelética, se podría emplear una ecografía musculoesquelética de las articulaciones afectadas, como por ejemplo hombros y carpos, para detectar los depósitos de amiloide en dichas articulaciones.

También se podría utilizar la gammagrafía radiomarcada con el componente de la proteína amiloide P sérica, ya que esta técnica de imagen es sensible y específica para detectar depósitos de amiloide.

Tratamiento de la amiloidosis

La heterogeneidad de la amiloidosis en los ámbitos etiológico y clínico dificulta el empleo de protocolos terapéuticos. Pero sí existen tres objetivos terapéuticos:

- Reducir la síntesis de la proteína precursora de las fibrillas amiloides.
- Evitar el depósito de la proteína precursora en fibrillas amiloides.
- Aplicar tratamiento específico sintomático de los órganos afectados.

Existen tratamientos que sirven para reducir el aporte de las respectivas proteínas precursoras de fibrillas de amiloide con el objetivo de frenar la progresión de la enfermedad y prolongar la supervivencia. Sin embargo, estos tratamientos pueden tener efectos secundarios significativos y en muchas ocasiones el beneficio clínico es lento y se manifiesta meses o años después.

Conocer el tipo de amiloidosis es un requisito básico para la administración del tratamiento óptimo.

Tratamiento de la amiloidosis AL

La amiloidosis primaria AL es un gran desafío para los hematólogos porque puede ser causa de disfunción multiorgánica rápidamente progresiva. El tratamiento debe de ser valorado en función de la gravedad de la afectación de los órganos y las características de las cadenas ligeras de las inmunoglobulinas monoclonales. En publicaciones recientes se considera que la combinación de daratumumab, ciclofosfamida, bortezomib y dexametasona induce una rápida respuesta clínica. Es fundamental personalizar la terapia y reducir la toxicidad farmacológica. En ocasiones se valora como tratamiento el trasplante de progenitores hematopoyéticos autogénicos.

Tratamiento de la amiloidosis secundaria

Ante una amiloidosis AA secundaria a enfermedades reumáticas el objetivo es eliminar la respuesta inflamatoria desencadenante. Por lo tanto, la estrategia terapéutica implica la administración de fármacos antiinflamatorios no esteroideos, corticoides e inmunosupresores.

Históricamente se han utilizado fármacos antirreumáticos modificadores de la enfermedad como el metotrexato, la ciclofosfamida, el clorambucilo y la leflunomida. En la actualidad se emplean más los fármacos biológicos dirigidos a inhibir el factor de necrosis tumoral-α, la IL-6 y la IL-1.

Si la amiloidosis AA es secundaria a la artritis reumatoide, los fármacos biológicos son la primera opción de tratamiento. Los inhibidores del factor de necrosis tumoral-α, como etanercept e infliximab, han demostrado eficacia para tratar la amiloidosis AA renal y gastrointestinal secundaria. La inhibición de la IL-6 con tocilizumab también ha demostrado eficacia en la amiloidosis AA secundaria a artritis reumatoide y artritis idiopática juvenil. Si la amiloidosis AA es secundaria a la fiebre mediterránea familiar, la colchicina podría ser útil. Si la amiloidosis AA es secundaria a síndromes autoinflamatorios, la inhibición de la IL-1 con anakinra o canakinumab pueden ser de utilidad.

Ante una amiloidosis AA secundaria a una neoplasia, se considerará la cirugía, la radioterapia o la quimioterapia, según esté indicando. Si la amiloidosis AA es secundaria a una infección, se tratará con los fármacos antibacterianos o antivíricos apropiados.

Las heparinas y las estatinas pueden tener efectos beneficiosos sobre la progresión de la amiloidosis AA. La heparina frena la progresión de la amiloidosis rompiendo los enlaces estabilizadores entre los glucosaminoglucanos y la proteína amiloide A sérica en los depósitos de amiloide, con un mecanismo de acción similar al del eprodisato.

En un ensayo clínico, eprodisato ralentizó significativamente la progresión de la enfermedad en comparación con placebo. El mecanismo de acción del eprodisato es inhibir la interacción entre los glucosaminoglucanos y las fibrillas amiloideas.

Tratamiento de la amiloidosis por β2-microglobulina

En la amiloidosis del hemodializado, el trasplante renal es el tratamiento de elección.

Tratamiento de la amiloidosis ATTR

En la amiloidosis ATTR, el trasplante hepático es el tratamiento de elección. Sin embargo, están surgiendo distintas terapias novedosas y experimentales dirigidas a diferentes pasos del proceso de producción del amiloide TTR. Estas terapias actúan a través del silenciamiento de los genes para prevenir la producción de TTR por los hepatocitos o actúan sobre la estabilización de TTR para prevenir la formación de tetrámeros TTR y sobre la degradación de amiloide TTR.

Además, se está investigando el tratamiento con inmunoterapia a través de un anticuerpo monoclonal humanizado administrado por vía intravenosa.

Tratamientos futuros

A pesar de ser poco frecuente, la amiloidosis sigue siendo una enfermedad potencialmente mortal que merece esfuerzos continuos para prevenirla y tratarla. En la actualidad, están en desarrollo nuevos tratamientos dirigidos a actuar en las diferentes fases de la cascada amiloidogénica para mejorar la calidad y esperanza de vida de los pacientes diagnosticados.

OTRAS ENFERMEDADES POR DEPÓSITO

Las enfermedades por depósito se clasifican según el material que se deposita. Pueden acumularse metales como el hierro y el cobre, que dan lugar a la hemocromatosis y la enfermedad de Wilson, respectivamente. Otras enfermedades de este tipo son las enfermedades por depósito lisosomal.

Hemocromatosis

La hemocromatosis es una enfermedad por depósito de hierro, que es el metal que se deposita.

La hemocromatosis se clasifica según si es hereditaria o adquirida. La ingesta de alcohol, los suplementos de vitamina C o de hierro favorecen la progresión de la enfermedad al favorecer el depósito de hierro. En cambio, la menstruación retrasa la progresión de la enfermedad. Puede ser:

- Hemocromatosis hereditaria o primaria: la forma hereditaria de la hemocromatosis es la más frecuente (85-90 %) y afecta de forma predominante a varones de más de 50 años. La mutación más frecuente es la mutación homocigota *C282Y* y la herencia es autosómica recesiva. En la hemocromatosis hereditaria existe un reducción en la concentración de la hepcidina, que es la hormona reguladora del hierro. La reducción de la hepcidina produce un aumento de la absorción de hierro en el intestino.
- Hemocromatosis adquirida o secundaria: la forma adquirida puede dividirse en tres grupos:
  - Pacientes jóvenes que necesitan transfusiones periódicas por anemias graves de origen genético, como la talasemia o drepanocitosis.
  - Pacientes mayores con anemias crónicas y sobrecarga de hierro, como el síndrome mielodisplásico.
  - Pacientes con hepatopatías crónicas.

Diagnóstico

En una primera fase, esta patología suele ser asintomática y el diagnóstico se sospecha por alteraciones en el análisis de rutina, como elevación de los niveles de hierro o alteraciones de los parámetros hepáticos. Al tener una primera fase asintomática, el diagnóstico de hemocromatosis suele retrasarse hasta los 40-60 años. El diagnóstico es más tardío en las mujeres debido a la menstruación.

Otra forma de diagnóstico es un cribado familiar de hemocromatosis, con la determinación combinada de la saturación de la transferrina y de los niveles séricos de ferritina. Si alguna de estas dos determinaciones es positiva, estaría indicado el estudio genético.

Manifestaciones clínicas

Las manifestaciones clínicas de la hemocromatosis varían según los tejidos en los cuales se acumula el hierro: hígado, corazón, páncreas, glándula pituitaria, piel y articulaciones.

Los pacientes con hemocromatosis presentarán letargia, debilidad, pérdida de peso, hepatomegalia, cirrosis, insuficiencia cardíaca congestiva, diabetes, hipogonadismo, amenorrea, hipotiroidismo e hiperpigmentación cutánea.

> **!** Las manifestaciones musculoesqueléticas de la hemocromatosis son heterogéneas y varían desde simples artralgias hasta artritis franca, artrosis o condrocalcinosis. La artropatía en los pacientes con hemocromatosis es muy frecuente, ya que el 50 % de los pacientes pueden padecerla a lo largo de la evolución de la enfermedad.

Las artralgias o artritis suelen iniciarse en pequeñas articulaciones, como los carpos, las segundas y terceras metacarpofalángicas de manera simétrica, aunque en ocasiones la afectación articular es unilateral. Más adelante puede evolucionar y afectar a grandes articulaciones, como caderas, rodillas y hombros.

Hay que hacer el diagnóstico diferencial con la artritis reumatoide por su afectación poliarticular simétrica, sin embargo, en la hemocromatosis no se produce la desviación cubital característica de la artritis reumatoide.

El pronóstico de la afectación articular en los pacientes con hemocromatosis es en ocasiones grave, debido, por un lado, a la destrucción articular por los depósitos de pirofosfato cálcico y, por otro, al desarrollo de una artrosis grave y prematura, con la consecuente sustitución por prótesis articulares.

Desde el punto de vista radiológico se observan signos de condrocalcinosis por los depósitos de pirofosfato cálcico en las articulaciones, signos de osteoporosis y artrosis precoz. Son característicos los osteofitos en gancho en el lado radial de las cabezas de los metacarpianos.

Tratamiento de la hemocromatosis hereditaria

En la hemocromatosis hereditaria, la sangría periódica mediante flebotomías es el tratamiento de elección. En los casos de contraindicación o intolerancia a la flebotomía, los quelantes del hierro son el tratamiento indicado; el quelante recomendado es la deferoxamina. En casos de intolerancia se utilizan la deferiprona o el deferasirox.

El trasplante hepático es una opción de tratamiento en pacientes con cirrosis. En un futuro la terapia génica dirigida a la hepcidina podría ser el tratamiento de elección.

Tratamiento de la hemocromatosis adquirida

En la hemocromatosis adquirida, los quelantes del hierro son el tratamiento indicado. El trasplante hepático es una opción de tratamiento en pacientes con cirrosis.

Tratamiento de las manifestaciones musculoesqueléticas de la hemocromatosis

El tratamiento habitual de la hemocromatosis con flebotomías o quelantes del hierro tienen poco efecto sobre las manifestaciones musculoesqueléticas. Para frenar la progresión clínica y radiológica de la artritis, artrosis y condrocalcinosis en los pacientes con hemocromatosis hay que emplear los fármacos indicados para estas patologías articulares, independientemente del diagnóstico de hemocromatosis.

El tratamiento con colchicina puede prevenir las crisis producidas por la condrocalcinosis. En ocasiones se ha descrito la utilización de un inhibidor de la IL-1 como anakinra para tratar la artropatía asociada a la hemocromatosis grave que afecta a las manos y presenta características inflamatorias.

Enfermedad de Wilson

Es una enfermedad por depósito de cobre, que es el metal que se deposita a nivel sistémico. En un individuo sano, la mayor parte del cobre ingerido se elimina por la bilis; en cambio, en un paciente con enfermedad de Wilson la eliminación biliar de cobre es deficiente y se produce la acumulación tóxica en diferentes órganos y tejidos.

Es una enfermedad hereditaria rara, con herencia autosómica recesiva, causada por la mutación en el gen *ATP7B*, localizado en el cromosoma 13. La proteína codificada por este gen facilita la incorporación del cobre a la ceruloplasmina, que es una proteína producida en el hígado cuya función es almacenar y transportar el cobre por el organismo. Los síntomas pueden manifestarse entre los 5 y los 40 años.

Diagnóstico

El diagnóstico de la enfermedad de Wilson se alcanza mediante la combinación de signos y síntomas clínicos junto con pruebas diagnósticas. Se puede determinar la ceruloplasmina sérica y cuando el nivel está bajo junto con signos clínicos característicos, como el anillo de Kayser-Fleischer en los ojos, es altamente sugerente de enfermedad de Wilson.

También se puede determinar la excreción urinaria de cobre y la cuantificación de cobre sérico. En algunos centros está disponible el estudio genético del gen *ATP7B*.

Manifestaciones clínicas

El hígado y el cerebro son los órganos más frecuentemente afectados. Las manifestaciones clínicas son variadas: desde pacientes asintomáticos hasta afectación multiorgánica.

> ! La hepatopatía de los pacientes con enfermedad de Wilson puede ser aguda o crónica y evolucionar a cirrosis. Desde el punto de vista neurológico, los pacientes presentan un síndrome similar a la enfermedad de Parkinson, con temblor, ataxia y distonía, así como trastornos neuropsiquiátricos. En los ojos es característico el anillo de Kayser-Fleischer en la córnea.

Desde el punto de vista hematológico, pueden aparecer episodios agudos de hemólisis. En los riñones los pacientes padecen aminoaciduria, litiasis renal, hipercalciuria y nefrocalcinosis. También se puede observar en estos pacientes gigantismo, hipoparatiroidismo, pancreatitis y cadiomiomiopatía. Las mujeres con enfermedad de Wilson pueden presentar infertilidad o abortos de repetición.

Las manifestaciones musculoesqueléticas de la enfermedad de Wilson son condrocalcinosis y artrosis. La artrosis es precoz y suele evidenciarse en muñecas, codos y hombros. La condrocalcinosis se evidencia en las radiografías, especialmente en las rodillas.

Tratamiento

El diagnóstico precoz y la instauración del tratamiento es vital debido a la elevada morbimortalidad de esta patología, por lo que el tratamiento farmacológico y una dieta baja en cobre deben ser mantenidos de por vida. El tratamiento de elección son los quelantes del cobre, como la D-penicilamina o la trientina. Otros fármacos empleados son los inhibidores de la absorción de cobre, como las sales de cinc. El trasplante hepático es una opción en la enfermedad hepática terminal.

Enfermedades por depósito lisosomal

Las enfermedades por depósito lisosomal son un grupo de trastornos metabólicos raros y hereditarios en los que existen defectos específicos enzimáticos. La mayoría de estas enfermedades presentan una herencia autosómica recesiva, excepto tres patologías cuya alteración genética está ligada al cromosoma X. Las patologías con herencia ligada al cromosoma X son la enfermedad de Fabry, la mucopolisacaridosis de tipo II o síndrome de Hunter y la enfermedad de Danon.

En la **tabla 56-7** se expone la clasificación de las enfermedades por depósito lisosomal. Estas enfermedades se clasifican por el tipo de sustrato que se acumula en los lisosomas. El lisosoma es un órgano citoplasmático membranoso que contiene hidrolasas ácidas y está encargado de los procesos de digestión y reciclaje de residuos celulares. Cuando se producen ciertos defectos genéticos que afectan a las enzimas y proteínas que participan en los procesos lisosomales, se produce el depósito lisosomal de diferentes sustratos.

Llegar a un diagnóstico específico en este amplio y heterogéneo grupo de enfermedades por depósito lisosomal no es fácil, ya que las manifestaciones clínicas de estas enfermedades se superponen. Por lo que diferentes deficiencias enzimáticas pueden llevar a cuadros clínicos muy similares y, en ocasiones, las manifestaciones clínicas son multisistémicas e inespecíficas. Generalmente los primeros signos y síntomas aparecen en la niñez o en la adolescencia.

> ! En ocasiones, la afectación musculoesquelética es la primera sintomatología que presenta el paciente con enfermedad por depósito lisosomal, en forma de dolores óseos, rigidez articular, retraso del crecimiento y debilidad muscular. También se evidencian disostosis radiológicas y alteraciones del remodelado óseo con fracturas, osteopenia, osteoporosis y osteonecrosis.

Las enfermedades que más frecuentemente pueden producir afectación musculoesquelética son la enfermedad de Gaucher, la enfermedad de Fabry, la enfermedad de Farber, la enfermedad de Pompe y algunas mucopolisacaridosis.

> ! En algunos casos, las enfermedades por depósito lisosomal en sus formas atenuadas han sido mal diagnosticadas, e incluso tratadas, como enfermedades reumáticas autoinmunes sistémicas, por lo que es fundamental un diagnóstico diferencial correcto. Hay que tener presente que los pacientes con enfermedades por depósito lisosomal no presentan tumefacción ni derrame articular y sus parámetros analíticos, como los reactantes de fase aguda o los autoanticuerpos, son negativos.

Para obtener un diagnóstico definitivo es necesaria la determinación de la actividad de la enzima deficiente en leucocitos o fibroblastos y la determinación de la mutación genética. El tratamiento de estas enfermedades por depósito lisosomal es la terapia enzimática de sustitución intravenosa, que consiste en reemplazar la enzima de la que carece el paciente. En un futuro se está investigando el tratamiento con la terapia génica.

A continuación se profundiza en las enfermedades por depósito lisosomal más frecuentes.

Enfermedad de Gaucher

La enfermedad de Gaucher pertenece al grupo de las esfingolipidosis. En estos pacientes existe un déficit de la enzima glucocerebrosidasa, por tanto, un cúmulo del esfingolípido glucocerebrósido en macrófagos lisosómicos. La herencia es autosómica recesiva. Puede manifestarse tanto en la edad infantil como en la adulta.

Existen tres tipos de enfermedad de Gaucher:

- **La enfermedad de Gaucher tipo 1**. Es la más frecuente y heterogénea. Los pacientes pueden estar asintomáticos o desarrollar complicaciones graves y potencialmente mortales. Es frecuente encontrar afectación ósea, anemia, trombocitopenia, esplenomegalia (en el 95 % de los casos) o hepatomegalia.

Estos pacientes presentan mayor riesgo de enfermedad de Parkinson, de algunos cánceres sólidos y de enfermedades hematológicas, como el mieloma múltiple. En este tipo está indicada la terapia enzimática de sustitución intravenosa y la terapia de reducción de sustrato, que se basa en aumentar la actividad residual de la enzima glucocerebrosidasa con inhibidores de la glucosilceramida sintasa.

• **Las enfermedades de Gaucher tipo 2 y tipo 3**. Están relacionadas con afectación neurológica y casos más graves. Las terapias enzimáticas y de reducción de sustrato no son útiles en las complicaciones neurológicas del tipo 2 y 3 porque no son capaces de atravesar la barrera hematoencefálica.

Tabla 56-7. Clasificación y déficit enzimáticos de las enfermedades por depósito lisosomal

Enfermedades	Déficit enzimáticos
Esfingolipidosis	
• Enfermedad de Gaucher	• Déficit de la enzima glucocerebrosidasa
• Enfermedad de Fabry	• Déficit de la enzima α-galactosidasa
• Enfermedad de Farber	• Déficit de la enzima ceramidasa
• Enfermedad de Niemann-Pick	• Déficit de la enzima esfingomielina
• Enfermedad de Tay-Sachs	• Déficit de la enzima β-hexosaminidasa A
• Enfermedad de Sandhoff	• Déficit de la enzima β-hexosaminidasa A
• Leucodistrofia metacromática	• Déficit de la enzima arilsulfatasa A
• Enfermedad de Krabbe	• Déficit de la enzima galactosilceramidasa
• Gangliosidosis	• Déficit de la enzima β-galactosidasa
Mucopolisacaridosis (MPS)	
• Síndrome de Hurler (MPS I)	• Déficit de la enzima α1-iduronidasa
• Síndrome de Scheie (MPS I atenuada)	• Déficit de la enzima α1-iduronidasa
• Síndrome de Hunter (MPS II)	• Déficit de la enzima iduronato sulfatasa
• Síndrome de Sanfilippo (MPS III)	• Déficit de la enzima heparán sulfato sulfatasa
• Síndrome de Morquio (MPS IV)	• Déficit de la enzima galactosamina-6-sulfatasa
• Síndrome de Maroteaux-Lamy (MPS VI)	• Déficit de la enzima arilsulfatasa D
• Síndrome de Sly (MPS VII)	• Déficit de la enzima β-glucuronidasa
Enfermedades por depósito de glucógeno	
Enfermedad de Pompe o glucogenósis de tipo II	Déficit de la enzima glucosidasa D ácida
Glucoproteinosis	
• Manosidosis	• Déficit de la enzima α-manosidasa
• Fucosidosis	• Déficit de la enzima α-fucosidasa
• Sialidosis	• Déficit de la enzima α-D-neuraminidasa
• Aspartilglucosaminuria	• Déficit de la enzima N-aspartil-β-glucosaminidasa
• Enfermedad de Schindler	• Déficit de la enzima α-N-acetilgalactosaminidasa
Defectos de múltiples enzimas	
• Galactosialidosis	• Déficit de las enzimas neuraminidasa y β-galactosidasa
• Deficiencia múltiple de sulfatasa	• Déficit de la enzimas arilsulfatasas A, B y C
• Mucolipidosis I, II, III y IV	• Déficit de las enzimas N-acetil neuraminidasa y UDP-N acetilglucosamina 1 fosfotransferasa
Defectos de transporte lisosomal	
Cistinosis	Déficit de la enzima cistationina-β-sintetasa
Defectos de proteínas lisosomales	
• Enfermedad de Danon	• Déficit de la enzima LAMP-2
• Deficiencia de hialuronidasa	• Déficit de la enzima hialuronidasa-1
Otras lipidosis	
• Enfermedad de Wolman	• Déficit de la enzima lipasa ácida lisosomial
• Lipofuscinosis neuronal ceroide	• Déficit de la enzima lisosomal tripeptidil peptidasa 1

Las manifestaciones musculoesqueléticas son frecuentes y, en ocasiones, son el primer motivo de consulta. El paciente refiere dolor óseo crónico, con crisis de dolor óseo agudo y astenia intensa. En la radiografía ósea se evidencian alteraciones de la mineralización en forma de infartos óseos, anomalías del remodelado óseo, osteopenia, colapso articular vertebral y fracturas patológicas.

Un hallazgo característico es la deformación conocida como «matraz de Erlenmeyer» en los huesos largos como el fémur. Esta deformación característica de la enfermedad de Gaucher ocurre por los múltiples procesos de lisis y remodelación ósea. Desde el punto de vista radiográfico, se evidencia una pérdida de la concavidad de la línea metafisaria, con un adelgazamiento pronunciado de su capa cortical. La afectación musculoesquelética crónica puede dar lugar a artrosis. Se recomienda el estudio de la densidad mineral ósea con densitometrías, el control radiológico periódico y el uso de la RM cuando sea necesario.

Enfermedad de Fabry

La enfermedad de Fabry pertenece al grupo de las esfingolipidosis. En estos pacientes existe un déficit de la enzima hidrolasa α-galactosidasa y, por tanto, un cúmulo de los esfingolípidos globotriaosilceramida y globotriaosilesfingosina. La herencia está ligada al cromosoma X, por lo que afecta a los hombres, y las mujeres portadoras pueden desarrollar formas más leves de la enfermedad. Existe un fenotipo «clásico» con inicio pediátrico y afectación multisistémica y un fenotipo de inicio tardío o del adulto, con manifestaciones predominantemente cardíacas o renales.

La acumulación de los esfingolípidos globotriaosilceramida y globotriaosilesfingosina en las células de todo el cuerpo produce patología cardíaca, de los vasos sanguíneos, del sistema nervioso central o periférico, renal, digestiva, cutánea y del aparato musculoesquelético. En el corazón, los pacientes con enfermedad de Fabry desarrollan una hipertrofia progresiva del ventrículo izquierdo, enfermedad coronaria, arritmias y afectación valvular. Si la afectación cardíaca es muy grave, puede ser mortal o incluso provocar la muerte súbita del paciente. En el aparato digestivo se presenta con dolor abdominal tras la ingesta y diarreas. Desde el punto de vista dermatológico, aparecen lesiones cutáneas características conocidas como angioqueratomas e hipohidrosis, que condicionan intolerancia al frío y al calor. También son frecuentes los episodios de fiebre recurrente y las alteraciones oculares típicas, como la *cornea verticillata* y la catarata subcapsular posterior.

Las manifestaciones musculoesqueléticas, cuando comienzan en la edad infantil, se caracterizan por crisis periódicas de dolor neuropático en manos y en pies, conocidas como acroparestesias y desencadenadas por los cambios de temperatura, estrés o ejercicio. Otras manifestaciones musculoesqueléticas son la osteoporosis y la osteonecrosis. Las mujeres portadoras desarrollan formas más leves de la enfermedad y es frecuente un diagnóstico erróneo de fibromialgia porque la clínica en ellas consiste en astenia, alteraciones del estado de ánimo y acroparestesias.

Enfermedad de Farber

La enfermedad de Farber pertenece al grupo de las esfingolipidosis. En estos pacientes existe un déficit de la enzima ceramidasa y, por tanto, un cúmulo de ceramida en diferentes tejidos. La herencia es autosómica recesiva. Existe un fenotipo *clásico*, con inicio en lactantes menores de seis meses, en los que puede existir un deterioro neurológico progresivo y un fenotipo que se inicia en niños más mayores. En las formas con actividad enzimática parcial, los afectados son neurológicamente normales o tienen un deterioro leve, en cambio, si el déficit de actividad enzimática es completo, los pacientes presentan alteraciones neurológicas graves.

Las manifestaciones musculoesqueléticas en los lactantes y niños con enfermedad de Farber consisten en la aparición de nódulos periarticulares lipídicos y eritematosos.

Estos nódulos periarticulares producen síntomas dolorosos por aumento del volumen periarticular y suelen aparecer en las extremidades. Cuando las manifestaciones musculoesqueléticas ocurren en niños más mayores hay que hacer el diagnóstico diferencial con la artritis idiopática juvenil. Los nódulos característicos de esta patología también se pueden desarrollar en las cuerdas vocales, con disfonía progresiva de los pacientes. El diagnóstico puede hacerse con la biopsia de los nódulos periarticulares al evidenciar el depósito de ceramida.

Enfermedad de Pompe

La enfermedad de Pompe pertenece al grupo de las enfermedades por depósito de glucógeno. En estos pacientes existe un déficit de la enzima glucosidasa D ácida y, por tanto, un cúmulo de glucógeno. La herencia es autosómica recesiva. Existe una forma infantil grave y mortal, y una forma juvenil y del adulto.

Las manifestaciones musculoesqueléticas en la forma juvenil y del adulto consisten en debilidad muscular progresiva en cintura escapular y pelviana, con elevación de las enzimas musculares.

En el electromiograma se observa un patrón miopático y en la biopsia muscular se encuentra una miopatía con acumulación citoplasmática de glucógeno. Hay que hacer el diagnóstico diferencial con una miositis autoinmune y con la enfermedad de Danon, que también produce debilidad muscular.

Mucopolisacaridosis

Las mucopolisacaridosis son un grupo heterogéneo de seis enfermedades principales, algunas de ellas con diferentes subtipos. En estos pacientes existe un déficit de algunas enzimas necesarias para el procesamiento de los glucosaminoglucanos, por lo que se produce su depósito. La herencia es autosómica recesiva, excepto en la mucopolisacaridosis de tipo II o síndrome de Hunter. El primer estudio es la determinación de glucosaminoglucanos en orina, para cuya confirmación se requiere el estudio de la actividad enzimática en fibroblastos o leucocitos. Los glucosaminoglucanos se mantienen estables en orina a temperatura ambiente durante 10 días, lo que permite su envío a un centro de referencia.

La clínica de los pacientes con mucopolisacaridosis es muy variada y depende del tipo de mucopolisacaridosis. Algunos de los síntomas son: talla baja, fenotipo tosco, otitis de repetición, sordera, hipertrofia adenoide y amigdalar, opacidades corneales, valvulopatía cardíaca, hepatoesplenomegalia, deterioro neurológico y compromiso medular.

> ❗ Las manifestaciones musculoesqueléticas más sugerentes de las mucopolisacaridosis son las contracturas articulares por el depósito en ligamentos, tendones y cápsula articular sin signos inflamatorios. Es frecuente la afectación de las manos con la deformidad de mano «en garra», dedos en resorte y síndrome del túnel del carpo.

Los pacientes con este tipo de enfermedades también presentan en ocasiones rigidez articular y deformidades esqueléticas graves, como cifosis dorsal en niños pequeños, *pectus excavatum*, escoliosis, subluxación de caderas y *genu valgo*. Desde el punto de vista radiológico, se observan disostosis óseas, como *coxa valga*, acortamiento de tibias, ensanchamiento de las diáfisis de los huesos largos, afilamiento de los extremos proximales de los metacarpianos, alteraciones de la morfología vertebral, ensanchamiento de costillas y clavículas, y alteraciones craneales.

PUNTOS CLAVE

- La amiloidosis, la hemocromatosis, la enfermedad de Wilson y las enfermedades por depósito lisosomal presentan manifestaciones musculoesqueléticas.
- Es fundamental un diagnóstico precoz y un buen diagnóstico diferencial de las enfermedades por depósito para evitar falsos diagnósticos de enfermedad inflamatoria o autoinmune.
- La amiloidosis AA puede ser secundaria a enfermedades inflamatorias crónicas, como la artritis reumatoide, artritis psoriásica y espondiloartropatías.
- En la amiloidosis AL es característico el síndrome del «hombro de jugador de rugby».
- En la amiloidosis del hemodializado los pacientes llegan a desarrollar una espondiloartropatía destructiva.

- La hemocromatosis presenta manifestaciones musculoesqueléticas diferentes, que varían desde simples artralgias hasta artritis franca, artrosis o condrocalcinosis. La artropatía en los pacientes con hemocromatosis es muy frecuente, ya que el 50 % de ellos llegan a padecerla a lo largo de la evolución de la enfermedad.
- Los pacientes con enfermedad de Wilson presentan condrocalcinosis o artrosis precoz en muñecas, codos y hombros.
- Las enfermedades por depósito lisosomal dan lugar a deformidad en matraz de Erlenmeyer (enfermedad de Gaucher), acroparestesias (enfermedad de Fabry), nódulos periarticulares (enfermedad de Farber) o contractura articular (mucopolisacaridosis).

BIBLIOGRAFÍA

Aguirre MA, Carretero M, Nucifora E, Posadas ML. [Nomenclature and diagnosis of amyloidosis from a historical perspective]. Rev Fac Cien Med Univ Nac Cordoba. 2021;78(1):83-7.

Anderson GJ, Bardou-Jacquet E. Revisiting hemochromatosis: genetic vs. phenotypic manifestations. Ann Translat Med. 2021;9(8).

Borstnar CR, López FC. Farreras Rozman. Medicina Interna. Barcelona: Elsevier Health Sciences; 2020.

Checa CM, Alexander JR, Salvatierra J, Álvarez ER. Amiloidosis. Medicine-Programa de Formación Médica Continuada Acreditada. 2013;11(34):2065-75.

Clark Feoktistova Y. Enfermedad de Wilson. Actualidad del tema. Rev Méd Electr. 2016;38(1):57-66.

Díaz JG, Latorre JM, Fernández DC, Parra AV. Enfermedades por depósito lisosomal. Medicine-Programa de Formación Médica Continuada Acreditada. 2016;12(19):1072-81.

Elorduy MR. Enfermedades metabólicas lisosomales. Manifestaciones osteoarticulares. Protoc Diagn Ter Pediatr. 2014;1:231-9.

Fernandes B, Dias E, Mascarenhas-Saraiva M, Bernardes M, Costa L, Cardoso H, et al. Rheumatologic manifestations of hepatic diseases. Ann Gastroenterol. 2019;32(4):352.

Fernández A, Rodríguez-González MJ, Gómez JE. Enfermedad de Fabry. Rev Colomb Cardiol. 2022;28:92.

Georgin-Lavialle S, Buob D, Grateau G. Amiloidosis. EMC-Tratado de Medicina. 2019;23(2):1-7.

Gutiérrez RM. Fisiopatología de la neuroartropatía de Charcot. Orthotips AMOT. 2019;15(3):146-52.

Hughes D, Mikosch P, Belmatoug N, Carubbi F, Cox T, Goker-Alpan O, et al. Gaucher disease in bone: from pathophysiology to practice. J Bone Mineral Res. 2019;34(6):996-1013.

Lado Lado FL, Ferreiro Regueiro MJ, Cabana González B, Díez Díez V, Maceda Vilariño S, Antúnez López JR. Amiloidosis. Med. Integral (Ed. impr.). 2000;36(4):137-41.

López Gallardo Y, Marañés I, Fernández B, Cordero R. Amiloidosis primaria y mieloma múltiple, una asociación frecuente. Rev Clín Med Fam. 2020;13(2):157-61.

Lucena-Valera A, Ruz-Zafra P, Ampuero J. Enfermedad de Wilson. Med Clín. 2023;160(6):261-7.

M'Bappe P, Grateau G. Manifestaciones osteoarticulares de la amiloidosis. EMC-Aparato Locomotor. 2015;48(3):1-10.

Menéndez Sainz C, Zaldívar Muñoz C, González-Quevedo Monteagudo A. Errores innatos del metabolismo: enfermedades lisosomales. Rev Cub Pediat. 2002;74(1):68-76.

Nguyen Y, Stirnemann J, Belmatoug N. Gaucher disease: A review. La Revue de medecine interne. 2019;40(5):313-22.

Obici L, Merlini G. AA amyloidosis: basic knowledge, unmet needs and future treatments. Swiss Med Wkly. 2012;142:w13580.

Olivé A. Amiloidosis y otras enfermedades hematológicas. En: Balsa A, Díaz F. Tratado de enfermedades reumáticas de la Sociedad Española de Reumatología. 2ª ed. Madrid: Editorial Médica Panamericana; 2022. Cap. 106.

Palladini G, Merlini G. How I treat AL amyloidosis. Blood. 2022;139(19):2918-30.

Palladini G, Milani P. Diagnosis and treatment of AL amyloidosis. Drugs. 2023:83(3):203-16.

Perfetto F, Moggi-Pignone A, Livi R, Tempestini A, Bergesio F, Matucci-Cerinic M. Systemic amyloidosis: a challenge for the rheumatologist. Nat Rev Rheumatol. 2010;6(7):417-29.

Real de Asúa D, Costa R, Galván JM, Filigheddu MT, Trujillo D, Cadiñanos J. Systemic AA amyloidosis: epidemiology, diagnosis, and management. Clin Epidemiol. 2014:369-77.

Stern LK, Patel J. Cardiac amyloidosis treatment. Methodist DeBakey Cardiovasc J. 2022;18(2):59.

Temmoku J, Sasajima T, Kuroda T, Sumichika Y, Saito K, Yoshida S, et al. Rapid clinical improvement of multicentric Castleman disease (MCD) with renal involvement following treatment with tocilizumab: AA amyloidosis as a possible renal involvement of MCD. Tohoku J Exp Med. 2023;259(4): 285-91.

Trujillo E. Artropatías por depósito. En: Balsa A, Díaz F. Tratado de enfermedades reumáticas de la Sociedad Española de Reumatología. 2ª ed. Artropatías por depósito. Elisa Trujillo. Madrid: Editorial Médica Panamericana; 2022. Cap. 107.

Vigouroux-Valenzuela A, Donoso-Hofer F, Ortega-Pinto AV. Macroglosia en amiloidosis primaria como clave diagnóstica: reporte de un caso. Int J Odontostomatol. 2021;15(4):938-41.

Otras enfermedades inmunomediadas sistémicas 57

C. Valero Martínez, P. Quiroga Colina y S. Castañeda Sanz

OBJETIVOS

- Recordar las características principales y epidemiológicas de la enfermedad de Still del adulto (ESA), la policondritis recidivante, la sarcoidosis y la enfermedad relacionada con la inmunoglobulina G4 (IgG4).
- Identificar las manifestaciones clínicas de la ESA, la policondritis recidivante, la sarcoidosis y la enfermedad relacionada con IgG4.
- Interpretar las pruebas pertinentes para llegar al diagnóstico correcto de estas enfermedades.
- Aplicar el conocimiento adquirido de estas enfermedades para proceder a un correcto algoritmo diagnóstico secuencial y realizar un adecuado diagnóstico diferencial con otras entidades simuladoras.
- Conocer los tratamientos utilizados en estas enfermedades para aplicarlos en la práctica clínica, en función del tipo de paciente, el grado de afectación y de la gravedad de la enfermedad.

ENFERMEDAD DE STILL DEL ADULTO

La ESA es una enfermedad inflamatoria multisistémica rara de etiología desconocida que se caracteriza por una tríada consistente en *fiebre en picos, artritis y exantema evanescente asalmonado*. Esta enfermedad comparte el espectro de características clínicas y biológicas con la artritis idiopática juvenil sistémica, con un inicio y curso que puede llegar a ser indistinguible entre ambas, por lo que se ha postulado que ambas entidades clínicas podrían formar parte de la misma enfermedad. La ESA fue descrita por primera vez por Bywaters en 1971.

Epidemiología

La ESA es una enfermedad infrecuente con una incidencia anual estimada de entre 0,16 y 0,62 casos por cada 100.000 personas y una prevalencia estimada entre 0,73 y 6,77 por 100.000 habitantes. Suele afectar a adultos jóvenes con una edad media al diagnóstico de 38 años y afecta a ambos sexos, con ligero predominio en mujeres.

Muestra una distribución de edad bimodal, con dos picos de inicio: el primero entre los 16 y los 25 años y el segundo entre los 36 y los 46 años, aunque también se ha descrito a partir de los 60 años hasta en el 7-10 % de los casos.

Etiopatogenia

La causa exacta de la ESA es desconocida. Se han propuesto varios factores implicados en la etiología, entre los que se encuentran la asociación genética (asociación con polimorfismos del sistema del antígeno leucocitario humano [HLA], inclu-

yendo DRB1*1201 y 1501, B35, DR2 y DR5 o con polimorfismos de la interleucina-18 [IL-18], el estrés, las infecciones o las neoplasias, así como un sistema inmunitario desregulado).

A consecuencia de estos factores o desencadenantes (*triggers*), existe una respuesta incrementada de la inmunidad innata que origina una desregulación del inflamasoma, la activación de neutrófilos y macrófagos y la sobreproducción de IL-1β e IL-18 a través de la vía de las caspasas. Estas dos citocinas tienen un papel clave en la ESA, ya que son capaces de estimular a macrófagos o células *natural killer* (NK) y producir otras citocinas como la IL-6, IL-8, IL-17A o el factor de necrosis tumoral alfa (TNF-α). En este proceso también participa la inmunidad adquirida, predominantemente con respuestas del tipo Th1 y Th17, lo que provoca la sobreproducción de otras citocinas proinflamatorias como IL-2, IL-6, interferón gamma (IFN-γ) y TNF-α. Igualmente, los receptores tipo Toll (*Toll-like*) tienen un papel destacado en la activación del inflamasoma, el reclutamiento de neutrófilos y la amplificación de la respuesta Th17. Además, en la ESA existe una disfunción uniforme de células asesinas naturales, con deficiencia de la capacidad citotóxica y la disregulación de la actividad macrofágica.

Manifestaciones clínicas

Tradicionalmente, existen tres patrones característicos de ESA: monocíclico, policíclico y articular crónico de larga duración (**Fig. 57-1**).

Otros autores defienden una clasificación dicotómica y distinguen entre dos subtipos: el de aquellos con características clínicas sistémicas y el de afectación articular predominante, que es el subtipo de mayor frecuencia.

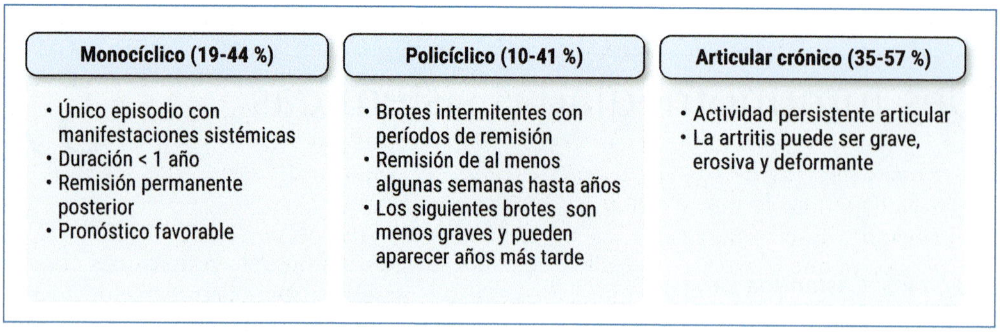

Monocíclico (19-44 %)	Policíclico (10-41 %)	Articular crónico (35-57 %)
• Único episodio con manifestaciones sistémicas • Duración < 1 año • Remisión permanente posterior • Pronóstico favorable	• Brotes intermitentes con períodos de remisión • Remisión de al menos algunas semanas hasta años • Los siguientes brotes son menos graves y pueden aparecer años más tarde	• Actividad persistente articular • La artritis puede ser grave, erosiva y deformante

Figura 57-1. Patrones clínicos descritos en la enfermedad de Still del adulto.

La ESA es una enfermedad muy heterogénea que cursa con diversas manifestaciones clínicas, que pueden presentarse de manera simultánea o de forma secuencial:

Fiebre (46-100 %). Es el síntoma más típico, incluso precede a otros síntomas y puede ser el único síntoma al inicio. Suele aparecer a diario, de manera intermitente o en picos de ≥ 39 °C que se resuelven en pocas horas. En algunas series, el 10-20 % de los pacientes con *fiebre de origen desconocido* acaban siendo diagnosticados de ESA.

Exantema o exantema cutáneo (60-80 %). La erupción característica es evanescente, maculopapular, ocasionalmente pruriginosa y asalmonada, y suele acompañar a los episodios febriles (**Fig. 57-2**). A veces es el único síntoma de la ESA (hasta en el 45 %). Aparece sobre todo en el tronco y la parte proximal de las extremidades y ocasionalmente es palmoplantar. Puede cursar con dermatografismo o fenómeno de Koebner hasta en el 30-60 % de los casos. También pueden aparecer formas atípicas (14 %), con pápulas o placas pruriginosas persistentes y erupciones urticariformes, que son un factor de mal pronóstico.

Artritis o artralgias (40-100 %). La artritis suele ser leve, transitoria y localizada al inicio, pero puede agravarse a lo largo del curso de la enfermedad, haciéndose más intensa y poliarticular e incluso erosiva. Es común y característica la afectación anquilosante de los carpos, que puede ocurrir hasta en el 75 % de los casos. La afectación de caderas y hombros al inicio de la enfermedad es un factor de mal pronóstico.

Adenopatías (43-56 %). Existe mayor predilección por la región cervical, que puede hacer sospechar inicialmente un linfoma. La biopsia ganglionar suele revelar hiperplasia reactiva, con proliferación vascular e inmunoblástica.

Otras manifestaciones. Se han reportado con frecuencia dolor de garganta o faringitis no purulenta (92 %), mialgias (13-95 %), hepatomegalia (6,5-71 %), esplenomegalia (84 %), pérdida de peso (11,5-66 %), pericarditis (2,5-37 %) y pleuritis (3-53 %). Otras manifestaciones menos frecuentes son la enfermedad pulmonar intersticial, casi siempre con patrón de neumonía intersticial no específica (1-15 %), dolor abdominal (1,2-24 %), hipertensión arterial pulmonar (3 %), miocarditis (14 %), encefalopatía (9 %), astenia (35 %), síntomas gastrointestinales (27 %) y peritonitis (2,7 %). En la artritis idiopática juvenil sistémica se ha detectado una frecuencia mayor de enfermedad intersticial pulmonar en comparación con la ESA.

En general, el pronóstico de la ESA es favorable, con una tasa de mortalidad del 1-3 %. Sin embargo, pueden aparecer complicaciones. Una de las más graves y mortal es el *síndrome de activación macrofágica* o *síndrome hemofagocítico* que puede aparecer en el 10-15 % de los pacientes con ESA y que representa una respuesta inflamatoria aguda sistémica provocada por una hiperactivación de macrófagos y linfocitos T y un síndrome de liberación de citocinas. Es típico que se produzca un cambio en el patrón de la fiebre (de fiebre intermitente a fiebre no remitente), además de la presencia de adenomegalias, hepatoesplenomegalia, disfunción hepática, ferritina sérica significativamente elevada y triglicéridos elevados con un número bajo de plaquetas o neutrófilos y fibrinógeno bajo. El diagnóstico se alcanza mediante aspirado de médula ósea que revela hemofagocitosis en macrófagos. En el 10 % de los pacientes se han descrito otras complicaciones, entre las que se incluyen: derrame pericárdico, taponamiento cardíaco, *shock* cardiopulmonar, glomerulonefritis, nefritis tubulointersticial, hepatitis fulminante, fracaso multiorgánico, coagulación intravascular diseminada o síndrome de distrés respiratorio agudo. En pacientes con patrón policíclico y actividad persistente, es necesario descartar la presencia de *amiloidosis secundaria*.

Manifestaciones de laboratorio

No existen hallazgos analíticos patognomónicos en la ESA. La analítica típica de un paciente con ESA se caracteriza por

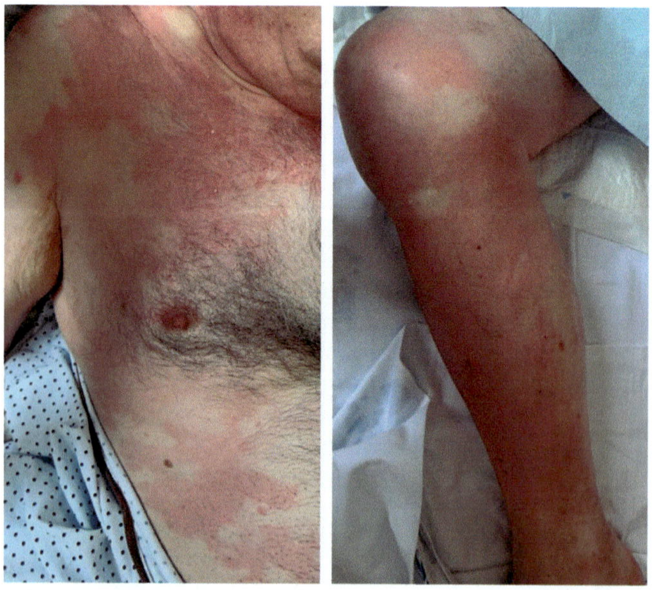

Figura 57-2. Exantema maculopapular asalmonado en un paciente con diagnóstico de enfermedad de Still del adulto.
Cortesía del Servicio de Reumatología del Hospital Universitario de La Princesa, Madrid.

leucocitosis > 10.000/mm^3 con neutrofilia, reactantes de fase aguda elevados, anemia de trastorno crónico, trombocitosis, hipoalbuminemia, enzimas hepáticas elevadas (> 75 %) y ferritina marcadamente elevada en ausencia de factor reumatoide y de anticuerpos antinucleares. El *aumento de ferritina aparece en más del 70 % de los pacientes y suele sobrepasar más de cinco veces el límite superior de la normalidad*, por lo que es útil en el diagnóstico y como biomarcador de actividad. No obstante, tiene un valor predictivo bajo, ya que aparece elevada en muchas otras enfermedades.

Otro biomarcador potencialmente más útil para diferenciar la ESA de otros procesos es una fracción disminuida de *ferritina glicosilada* (< 20 %), que tiene comparativamente mayor sensibilidad y especificidad, aunque no es útil para la monitorización ya que permanece baja varias semanas o meses tras el brote. El amiloide A sérico elevado puede predecir el desarrollo de amiloidosis sistémica.

Existen otros biomarcadores prometedores implicados en la patogenia de la enfermedad, entre los que se encuentran determinadas citocinas proinflamatorias (especialmente la IL-18 o la IL-37), las proteínas S100A8, S100A9 y S100A12, la calprotectina sérica o las quimiocinas CXCL-10(+)/CXCL-13(+), que podrían ser útiles de cara al diagnóstico y monitorización de la enfermedad, pero que no se han validado en la práctica clínica.

Diagnóstico

El abordaje diagnóstico de la ESA (**Fig. 57-3**) se basa en una anamnesis y evaluación clínica exhaustiva, la identificación de hallazgos clínicos y analíticos característicos y un adecuado diagnóstico diferencial con otras enfermedades. Al diagnóstico de la ESA generalmente se llega por exclusión, dada la heterogeneidad de la presentación clínica, la similitud con otras enfermedades, la ausencia de pruebas diagnósticas específicas y la baja frecuencia de la enfermedad, lo que suele retrasar el diagnóstico entre 1,5 y 4 años.

Se han desarrollado varios criterios de clasificación de la enfermedad para homogeneizar el diagnóstico de esta entidad. Los más conocidos y extendidos son los criterios de Yamaguchi *et al.* (1992) y, en menor medida, los criterios de Fautrel *et al.* (2002) (**Tabla 57-1**).

La sensibilidad de los criterios de Yamaguchi (96,2 %) se ve dificultada por un gran número de condiciones clínicas que deben excluirse y no se especifican las pruebas de imagen o laboratorio necesarias, tampoco incluyen la determinación de ferritina. Los criterios de Fautrel no son aplicables en las fases tempranas de la enfermedad y requieren la medición de la ferritina glicosilada, que habitualmente no suele estar disponible en muchos centros.

Ninguno de ellos ha sido comparado o validado utilizando un grupo de control estándar (patrón oro) apropiado, lo que plantea interrogantes sobre sus capacidades diagnósticas.

Tratamiento

El tratamiento utilizado en la ESA es empírico, basado en un pequeño número de estudios aleatorizados o prospectivos y series de casos, y depende del patrón y de la gravedad de la enfermedad (**Fig. 57-4**). El tratamiento de primera línea consiste en antiinflamatorios no esteroideos y corticosteroides. Estos últimos resultan eficaces en el 60-70 % de los pacientes.

La dosis inicial de corticoides oscila entre 0,5 y 1 mg/kg de prednisona y se recomienda reducirla a las 4-6 semanas del inicio. Si existen complicaciones graves se utilizan bolos de metilprednisolona por vía intravenosa.

Aquellos pacientes refractarios (patrones policíclicos o articular crónico), con efectos secundarios de los esteroides o con manifestaciones graves requieren tratamiento adicional con fármacos antirreumáticos modificadores de enfermedad

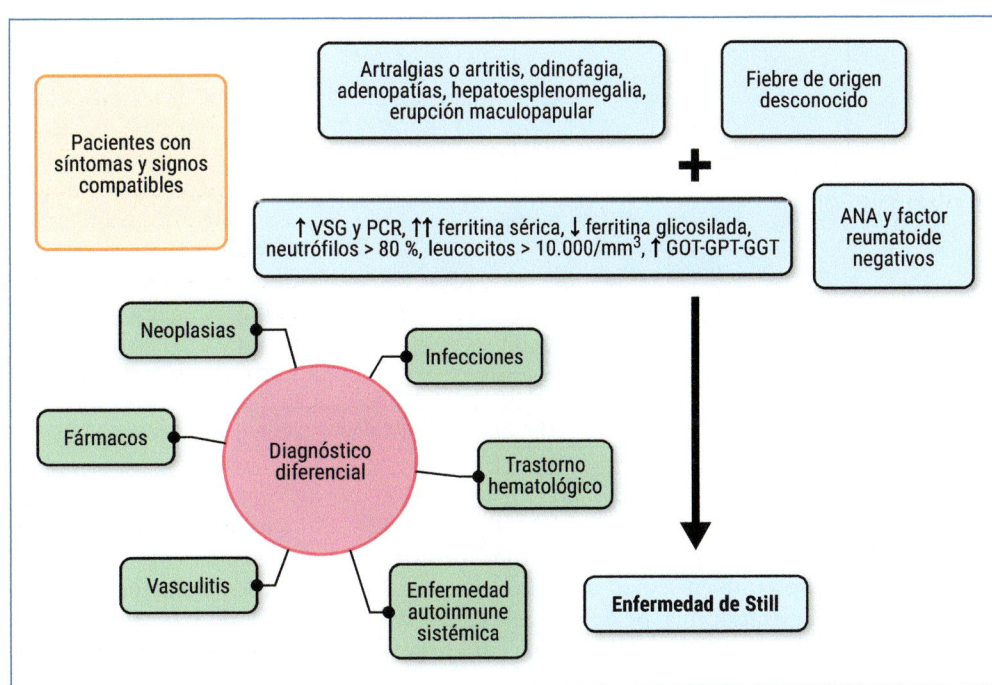

Figura 57-3. Algoritmo diagnóstico y diagnóstico diferencial en pacientes con sospecha de enfermedad de Still del adulto.
ANA: anticuerpos antinucleares; GGT: gammaglutamiltranspeptidasa; GOT: transaminasa glutámico oxalacética; GPT: transaminasa glutámico pirúvica; PCR: proteína C-reactiva; VSG: velocidad de sedimentación globular.

Tabla 57-1. Criterios de clasificación más utilizados para el diagnóstico de enfermedad de Still del adulto

Yamaguchi *et al.*	Fautrel *et al.*
Sensibilidad: 96,2 % Especificidad: 92,1 %	Sensibilidad: 80,6 % Especificidad: 98,5 %
Criterios mayores: 1. Fiebre > 39 °C durante > 1 semana 2. Artralgias o artritis durante > 2 semanas 3. Erupción cutánea típica asalmonada no pruriginosa 4. Leucocitosis > 10.000/mm³ con 80 % de polimorfonucleares	**Criterios mayores**: 1. Fiebre en agujas > 39 °C 2. Artralgias 3. Exantema transitorio 4. Faringitis 5. Neutrofilia > 80 % 6. Ferritina glicosilada < 20 %
Criterios menores: 1. Dolor de garganta 2. Adenomegalias 3. Hepatomegalia o esplenomegalia 4. Pruebas de función hepática anormales 5. Anticuerpos antinucleares y factor reumatoide negativos **Criterios de exclusión**: 1. Infecciones (especialmente sepsis y mononucleosis infecciosa) 2. Neoplasia maligna (principalmente linfoma maligno) 3. Otros trastornos reumáticos (principalmente poliarteritis nudosa y vasculitis reumatoide)	**Criterios menores**: 1. Erupción maculopapular 2. Leucocitos > 10.000/mm³
Para el diagnóstico de enfermedad de Still del adulto, el paciente debe cumplir ≥ 5 criterios, de los cuales al menos 2 deberían ser mayores	Para el diagnóstico de enfermedad de Still del adulto, el paciente debe cumplir 4 criterios mayores o 3 criterios mayores + 2 criterios menores

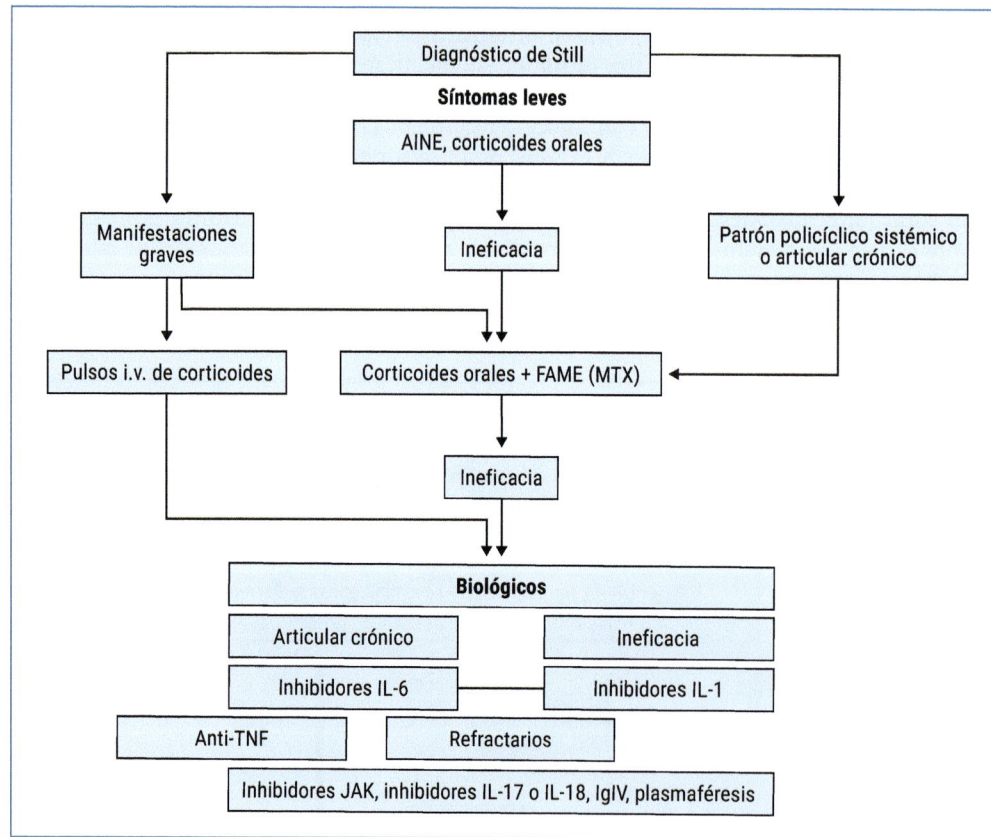

Figura 57-4. Algoritmo de tratamiento en pacientes con diagnóstico de enfermedad de Still del adulto en función del tipo de patrón y de la gravedad.
AINE: antiinflamatorios no esteroideos; FAME: fármacos antirreumáticos modificadores de la enfermedad; i.v.: intravenoso; IgIV: inmunoglobulinas intravenosas; IL: interleucina; JAK: cinasas Jano; MTX: meotrexato; TNF: factor de necrosis tumoral.

(FAME) convencionales o biológicos. El FAME convencional más utilizado es el metotrexato y, en menor medida, la ciclosporina A, pero también se han utilizado leflunomida, hidroxicloroquina y azatioprina. Se desaconseja el uso combinado con sulfasalacina por la asociación de fallo hepático y síndrome de activación macrofágica.

En pacientes refractarios a glucocorticoides y FAME convencionales o con enfermedad grave o sistémica desde el inicio, se recomienda iniciar terapia biológica. Los inhibidores de la IL-1 (anakinra y canakinumab) están aprobados en enfermedad de Still y son eficaces en el dominio sistémico y articular. El FAME biológico es de primera línea en las formas sistémicas. Anakinra es el fármaco más utilizado y con mayor experiencia de uso, con respuestas clínicas entre el 50 y el 100 %. Los inhibidores de IL-6R (especialmente tocilizumab) se utilizan con eficacia fuera de ficha técnica, principalmente en aquellos con afectación articular.

Los pacientes con artritis sin clínica sistémica también se pueden beneficiar de anti-TNF, al igual que en otras artropatías inflamatorias crónicas: infliximab es el más utilizado en series de casos. Abatacept y rituximab han sido también evaluados en ESA con resultados más pobres.

Por el contrario, las inmunoglobulinas intravenosas se han mostrado beneficiosas en pacientes refractarios o con enfermedad de Still grave. Los inhibidores de cinasas Jano se postulan como una terapia prometedora en estos pacientes, pues existen series de casos con eficacia y los inhibidores de IL-17 también se han postulado como diana en la enfermedad.

Últimamente, se están desarrollando nuevas moléculas cuya función es la inhibición de la vía IL-18, una de las más conocidas es el *tadekining* α, una proteína de unión a IL-18 humana recombinante que ha demostrado eficacia en un ensayo de fase II con un perfil de seguridad aceptable. Otra diana en desarrollo es la inhibición directa de NLPR3, que se está estudiando para el tratamiento de la gota.

En pacientes con desarrollo de síndrome de activación macrofágica se utilizan esteroides orales a dosis altas, precedidos de bolos por vía intravenosa además de ciclosporina oral o intravenosa, plasmaféresis o etopósido o bien inhibidores de IL-1 o IL-6 en casos refractarios.

POLICONDRITIS RECIDIVANTE

La policondritis recidivante es una enfermedad sistémica inflamatoria muy infrecuente, que se caracteriza por episodios inflamatorios de estructuras cartilaginosas, incluido el cartílago elástico de orejas y nariz, el cartílago hialino de las articulaciones periféricas, el fibrocartílago a nivel axial y el cartílago del árbol traqueobronquial. También puede involucrar a otras estructuras ricas en proteoglicanos, como el ojo, la válvula cardíaca y los vasos sanguíneos.

La policondritis recidivante se caracteriza por un inicio insidioso y un curso intermitente de brotes inflamatorios y remisión de forma alternante. En el 80 % de casos, la policondritis recidivante se identifica por condritis auricular y poliartritis.

Epidemiología

La policondritis recidivante es una enfermedad rara, que fue descrita en 1923, pero no se denominó como tal hasta 1960. Su incidencia estimada se sitúa en 3,5 casos/1.000.000 habitantes-año con una frecuencia similar entre ambos sexos. Aparece en todas las razas, aunque es más común en la raza caucásica. La edad media al inicio es entre la cuarta y la quinta décadas de la vida, pero puede ocurrir a cualquier edad.

Etiopatogenia

La causa última de la policondritis recidivante es desconocida, pero hoy día es considerada como una enfermedad inmuno-mediada, ya que existe una superposición bien documentada con otras enfermedades reumáticas y autoinmunes. Está fuertemente asociada con el HLA alelo DR4 en más de la mitad de los casos, que está implicado en la presentación de epítopos específicos del colágeno de tipo II.

Respecto a los posibles factores patogénicos desencadenantes, se han postulado tanto factores infecciosos, traumáticos o ambientales como factores endógenos y hormonales. Estos factores provocan una exposición de antígenos cartilaginosos y una respuesta inmune posterior con liberación de citocinas proinflamatorias y liberación de enzimas proteolíticas que destruyen el cartílago. Se han encontrado anticuerpos frente al colágeno de tipo II en más del 30 % de los pacientes y se ha detectado la participación de linfocitos T autorreactivos específicos al colágeno tipo II, con una respuesta Th1 predominante y la consiguiente producción de IFN-γ. En el suero de algunos pacientes se han detectado reacciones inmunes celulares y humorales frente a diferentes componentes de la matriz extracelular, además del colágeno tipo II, como son el colágeno IX y XI, matrilina I y fracciones de proteoglicanos.

Desde el punto de vista histológico, la policondritis recidivante se caracteriza por una fase aguda inflamatoria en el pericondrio y en la unión fibrocartilaginosa, con invasión de células mononucleares, histiocitos, linfocitos y células plasmáticas, una pérdida de basofilia y macromasia de la matriz cartilaginosa, que puede adquirir una tinción eosinofílica por disminución de proteoglicanos. Todo ello conduce a la liberación de metaloproteasas, catepsinas y radicales libres de oxígeno, que conducen a la fibrosis, destrucción y atrofia de la matriz cartilaginosa y reemplazo por tejido de granulación, calcificación y osificación.

Manifestaciones clínicas

La condritis y la poliartritis son los síntomas más comunes de la policondritis recidivante, pero, dado que puede afectar a múltiples localizaciones, la enfermedad se presenta a menudo como una combinación de signos y síntomas heterogéneos. A continuación, se detallan las manifestaciones clínicas más comunes.

Condritis auricular. Es el síntoma más característico. Puede ser unilateral o bilateral y se observa hasta en el 90 % de los pacientes; constituye el síntoma de presentación hasta en un 20 % de los casos. Se caracteriza por episodios de dolor e inflamación parcheada o difusa del pabellón auricular, que respeta el lóbulo de la oreja, carente de cartílago. Estos episodios son autolimitados, con recurrencia a intervalos variables y con degeneración progresiva fibrosa del cartílago y deformidad del pabellón auricular (oreja «en coliflor»), así como el cierre del meato auditivo. Esto último puede conducir a sordera conductiva o incluso a disfunción vestibular. Asimismo, se ha descrito también sordera neurosensorial en relación con vasculitis de la arteria auditiva interna o inflamación vestibular.

Condritis nasal. Está presente al diagnóstico en el 24 % de casos y se desarrolla a lo largo de la evolución en el 53 % de los pacientes. La inflamación puede ser subclínica, pero la mayoría de los pacientes experimenta dolor e inflamación en el puente nasal y pueden aparecer epistaxis, costras o rinorrea.

La destrucción progresiva del cartílago conduce al aplanamiento y deformidad nasal denominada «nariz en silla de montar» (**Fig. 57-5**).

Condritis laringotraqueal. Se observa en el 10 % de los casos de policondritis recidivante y constituye la principal causa de mortalidad, más frecuente en mujeres jóvenes. Los síntomas laríngeos incluyen tos seca, disfonía o afonía, ronquera, estridor o asfixia y dolor en la cara anterior del cuello. A la larga puede progresar a estenosis laríngea, con aparición de disnea e insuficiencia respiratoria. La *afectación traqueobronquial es mucho más grave* y se caracteriza por tos seca, disnea y sibilancias, esputos hemoptoicos, distrés respiratorio y colapso traqueal en las formas más agudas y fulminantes. La obstrucción de la vía área puede presentarse bruscamente, de forma espontánea o desencadenada por maniobras exploratorias o terapéuticas, por lo que podría requerir una traqueostomía urgente, que quizá no sea eficaz si hay afectación distal. La lesión predominante es una inflamación difusa de los cartílagos y zonas circundantes de la vía aérea, a veces con sangrado, que conducen a un engrosamiento de su pared y estenosis de la luz, lo que puede provocar destrucción del cartílago y fibrosis, cuya máxima expresión es la traqueobroncomalacia. A veces esta afectación es silente, lo que retrasa el diagnóstico. Un dato temprano y sugestivo de policondritis recidivante es que la región membranosa posterior de la tráquea se mantiene conservada.

Artropatía. Es el segundo síntoma más frecuente y aparece en el 50-85 % de los pacientes; en el 33 % es el síntoma de inicio. El patrón principal es una poliartritis u oligoartritis aguda asimétrica, migratoria e intermitente que afecta a las articulaciones metacarpofalángicas, interfalángicas proximales, carpos y rodillas. En la mayoría de los casos los episodios de artritis son leves y autolimitados a días o semanas y no suelen desarrollar secuelas. La afectación axial es rara y la tendinopatía o tenosinovitis se ha informado en pocos casos. La afectación de los cartílagos costales (articulaciones costocondrales, esternoclaviculares y manubrioesternales) es característica y ocurre en el 35 % de los pacientes, pero es infrecuente al momento del diagnóstico. Los pacientes presentan dolor en la pared torácica o inflamación de los cartílagos afectados y, excepcionalmente, se ha descrito destrucción y luxación de estas articulaciones que origina una deformidad del tórax con *pectus excavatum* y potencial compromiso respiratorio.

Enfermedad cardiovascular. Aparece hasta en el 25 % de los casos, especialmente en varones, en quienes es la segunda causa de mortalidad. Se pueden afectar vasos de cualquier tamaño, tanto arteriales como venosos y la vasculitis es la lesión subyacente. La lesión más frecuente es la de la aorta ascendente, en concreto, la *dilatación de la raíz aórtica* o, con menos frecuencia, la presencia de aortitis o la formación de aneurismas o estenosis. Estas manifestaciones suelen ocurrir de forma lenta e insidiosa y a veces se presentan bruscamente en forma de disección aórtica o rotura aneurismática. Otras manifestaciones incluyen pericarditis, vasculitis coronaria, arritmias y trastornos de la conducción. En ocasiones, también se producen trombosis de vasos grandes o pequeños.

Cutánea. Se observa en el 17-37 % de los pacientes y suele ocurrir simultáneamente o después de las condritis. Las manifestaciones cutáneas son muy variadas e inespecíficas y la mayoría son derivadas de una vasculitis leucocitoclástica. Se han descrito erupciones maculopapulares, vesículas, púrpura palpable, eritema multiforme, urticaria, paniculitis, angioedema, dermatosis neutrofílica, eritema nudoso, aftas bucales, trombosis venosa superficial, *livedo reticularis* o isquemia. Es frecuente la asociación entre dermatosis neutrofílica y síndrome mielodisplásico en los varones. Recientemente se ha descrito el nuevo acrónimo MAGIC (*mouth and genital ulcers with inflamed cartilage*, es decir, úlceras bucales y genitales con cartílago inflamado) para definir a pacientes con características de Behçet y de policondritis recidivante (pacientes con aftosis oral y genital junto con condritis), pero no se conoce la asociación patogénica entre estos síndromes.

Ocular. Suele ser leve y estar presente en el 50-60 % de los pacientes, aunque es rara en el inicio de la policondritis recidivante y aparece a lo largo de su evolución. Consisten, en orden de frecuencia, en episcleritis, escleritis y conjuntivitis. La escleritis es la más frecuente y a menudo es anterior, persistente o recidivante y, excepcionalmente, necrosante. Se suele considerar un marcador de gravedad, ya que suelen ir acompañadas de manifestaciones sistémicas. También pueden aparecer iritis, retinopatía, paresia muscular, uveítis anterior, neuritis óptica, inflamación orbitaria, queratoconjuntivitis seca, queratitis periférica, vasculitis retiniana, oclusión de las arterias retinianas o venosas, neuritis óptica isquémica y cataratas relacionadas con la enfermedad en sí o inducidas por los glucocorticoides.

Renal. Puede aparecer hasta en un 25 % de casos, en forma de proteinuria y microhematuria, y en la mayoría de las ocasiones el diagnóstico correcto no es de policondritis recidivante, sino de granulomatosis con poliangitis o poliangitis microscópica. La patología renal puede manifestarse como expansión mesangial, nefropatía por inmunoglobulina A,

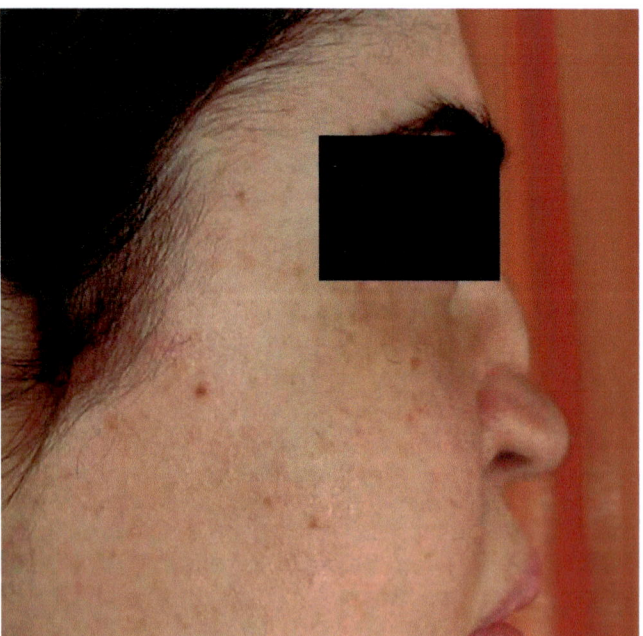

Figura 57-5. Paciente con diagnóstico de policondritis recidivante. Afectación nasal típica «en silla de montar» por destrucción del cartílago nasal.
Cortesía del Servicio de Reumatología del Hospital Universitario de La Princesa, Madrid.

nefritis tubulointersticial, glomerulonefritis necrosante segmentaria semilunar y nefropatía membranosa.

Neurológica. Afectan al 3 % de las policondritis recidivantes y los síntomas están relacionados con una vasculitis del sistema nervioso central o periférico en forma de polineuritis o mononeuritis múltiple o afectación de pares craneales. También se han descrito otras manifestaciones del sistema nervioso central, como cefalea, meningitis y meningoencefalitis asépticas, aneurismas cerebrales, infarto, hemiplejia, ataxia, convulsiones, confusión, psicosis y demencia.

Gastrointestinal. Es poco frecuente, salvo que haya vasculitis sistémica o solapamiento con otras conectivopatías.

Es conocida también la asociación entre policondritis recidivante y cáncer, especialmente con síndrome mielodisplásico (hasta en el 27 % de los casos) y, con menor frecuencia, otros tumores sólidos (vejiga, mama, pulmón, colon, páncreas) u otras neoplasias hematológicas (linfoma). La policondritis recidivante además se asocia hasta en el 30 % de casos con otras enfermedades autoinmunes o reumáticas, como lupus eritematoso sistémico, síndrome de Sjögren, vasculitis, síndrome antifosfolípido, artritis reumatoide, enfermedad de Behçet, espondiloartritis, enfermedad inflamatoria intestinal, tiroiditis, etc. La policondritis recidivante también forma parte del espectro clínico recientemente descrito del síndrome autoinflamatorio VEXAS: vacuolas, enzima E-1, ligado al cromosoma X, autoinflamatorio y somático. También puede estar asociado al tratamiento con inmunoterapia, como es el caso del nivolumab

Manifestaciones de laboratorio

Los pacientes con policondritis recidivante suelen mostrar reactantes de fase aguda elevados (más del 60 %), así como leucocitosis con neutrofilia y trombocitosis. Se ha descrito positividad para anticuerpos antinucleares (10 %) y anticuerpos anticitoplasma de los neutrófilos atípicos en la inmunofluorescencia. Algunos de los biomarcadores de actividad que se han descrito hasta el momento (anticuerpos anticolágeno tipo II, antimatrilina tipo I, IL-12, IL-2, etc.) no son lo suficientemente sensibles ni específicos ni están validados para la práctica clínica, pero se han correlacionado con la actividad de la enfermedad.

Diagnóstico

El diagnóstico de policondritis recidivante es un verdadero desafío para el clínico, pues es una enfermedad rara, con inicio insidioso y difícil de reconocer de forma temprana, especialmente en ausencia de la afectación cartilaginosa típica en pabellón auricular o nasal. El retraso diagnóstico medio es de 2,9 años.

El diagnóstico es meramente clínico, no hay pruebas analíticas específicas y es necesaria una evaluación inicial exhaustiva (**Fig. 57-6**) para evaluar la actividad de la enfermedad, la afectación de órganos y el daño provocado, así como para identificar enfermedades potencialmente asociadas.

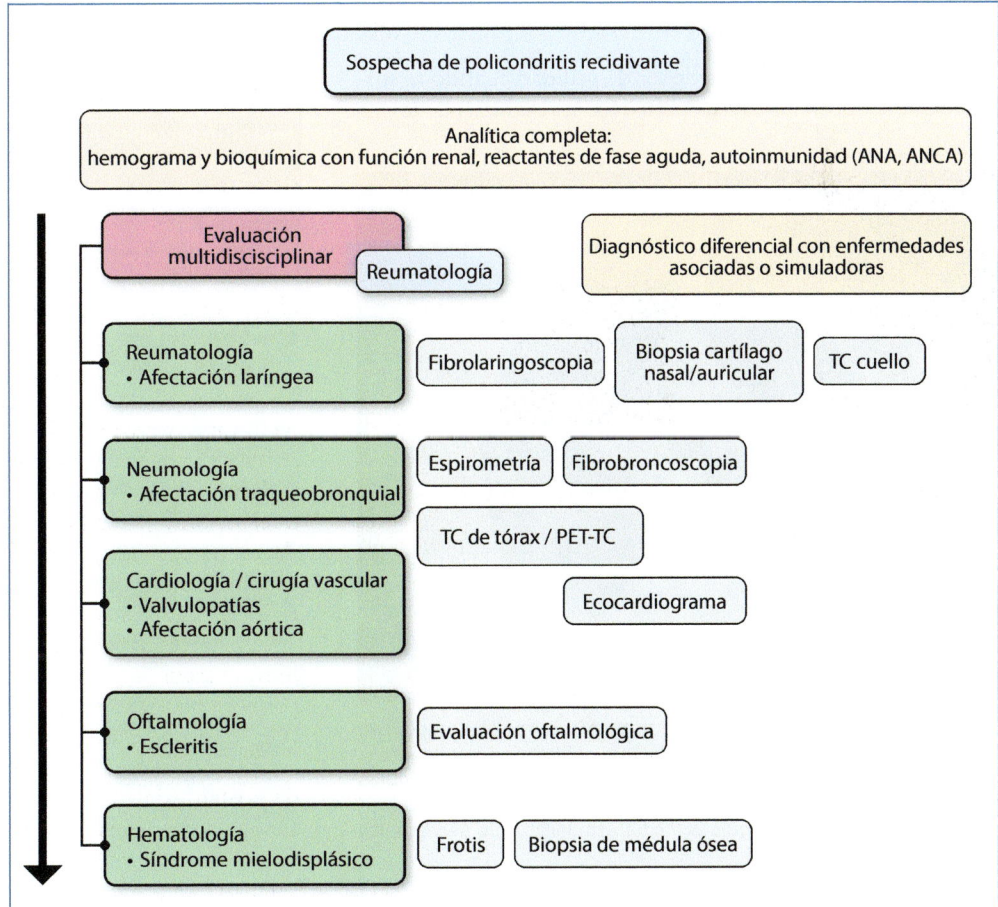

Figura 57-6. Algoritmo diagnóstico en pacientes con policondritis recidivante, en el que cabe resaltar el trabajo multidisciplinar entre las distintas especialidades.
ANCA: anticuerpos anticitoplasma de neutrófilos; ANA: anticuerpos antinucleares; PET: tomografía por emisión de positrones; TC: tomografía computarizada.

El seguimiento de esta enfermedad es un trabajo multidisciplinar con múltiples especialistas involucrados y debe ser estrecho para detectar pronto las potenciales complicaciones.

Se han desarrollado varios criterios de clasificación de la policondritis recidivante, entre los cuales los más conocidos son los de Michet *et al.* Estos criterios requieren la presencia de inflamación comprobada en al menos dos de tres de los cartílagos (auricular, nasal o laringotraqueal) o inflamación comprobada en un cartílago más otros dos signos típicos, que incluyen: inflamación ocular, disfunción vestibular, artritis inflamatoria o pérdida de la audición.

La biopsia de cartílago es positiva solo en 2/3 de los casos y los hallazgos son característicos, pero no específicos, y dependen del momento de evolución de la lesión, por lo que su valor añadido suele ser limitado para el diagnóstico de policondritis recidivante, pero es útil para descartar otros procesos infecciosos o tumorales (leucemia o linfoma cutáneo).

La tomografía computarizada (TC) de cuello y tórax es útil para evaluar la afectación cartilaginosa de laringe y traqueobronquial (**Fig. 57-7**), deben realizarse cortes en inspiración y en espiración, además del estudio cardiopulmonar. El estudio debe plantearse incluso en ausencia de clínica si hay condritis auricular o nasal, ya que puede presentarse de forma silente. La TC, además, identifica a pacientes con afectación aórtica, para los cuales también se utiliza la tomografía por emisión de positrones con fluorodesoxiglucosa marcada con flúor 18 (^{18}FDG-PET-TC), lo que permite evaluar la actividad metabólica y la respuesta al tratamiento. Cuando se sospeche afectación pulmonar o de la vía aérea, se harán también pruebas de función respiratoria, que incluyan espirometría y curvas flujo-volumen.

La fibrobroncoscopia puede ser de utilidad cuando se sospeche traqueobroncomalacia, pero debe ser evaluada de forma individual y cautelosa, por el riesgo elevado de perforación y será realizada por especialistas entrenados.

La resonancia magnética (RM) de tórax puede ser útil para diferenciar lesiones inflamatorias de las estructurales. La ecocardiografía Doppler debe hacerse con regularidad, pues ayuda a despistar la insuficiencia aórtica y la dilatación precoz del anillo aórtico o el desarrollo de aneurismas o estenosis. La RM cerebral será útil si se sospecha afectación del sistema nervioso central.

La gammagrafía con galio o tecnecio también se puede utilizar para evaluar la localización y el tipo de patrón en caso de patología osteoarticular.

Tratamiento

El tratamiento de la policondritis recidivante se selecciona en función de la presentación clínica y la gravedad (**Tabla 57-2**) y es empírico, ya que no existen ensayos clínicos, sino estudios basados en series de casos o estudios observacionales. Los antiinflamatorios no esteroideos, los esteroides orales y la colchicina se utilizan habitualmente para las manifestaciones menores y sin riesgo vital, como la condritis, la afectación articular o la cutánea. Si estos síntomas son refractarios o existen manifestaciones mayores, se utilizan FAME sintéticos o biológicos.

El FAME sintético con más experiencia y más utilizado es el metotrexato, pero también se utilizan otros fármacos ahorradores de esteroides como la azatioprina, ciclosporina, leflunomida o micofenolato de mofetilo. En pacientes con manifestaciones orgánicas graves con compromiso vital, como la afectación traqueobronquial o cardíaca, aórtica u ocular

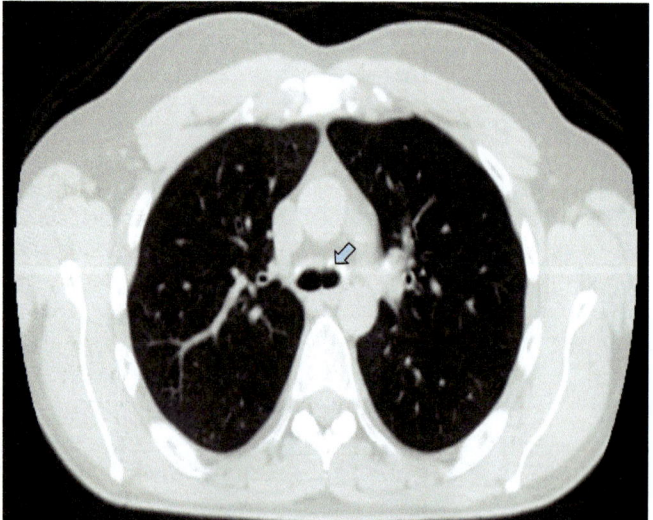

Figura 57-7. Imagen de tomografía computarizada de alta resolución en un paciente con policondritis recidivante y afectación traqueobronquial: engrosamiento difuso de la pared traqueal y de los bronquios principales con áreas de calcificación irregular en la pared. Disminución de calibre del bronquio principal izquierdo, que se visualiza semicolapsado.
Cortesía del Servicio de Reumatología del Hospital Universitario de La Princesa, Madrid.

Tabla 57-2. Tratamiento de las principales manifestaciones en pacientes con policondritis recidivante

Manifestación clínica principal	Manejo terapéutico
Condritis nasal o auricular o costocondral	AINE, GC. En casos refractarios: colchicina, dapsona, metotrexato, otros FAME sintéticos o biológicos
Condritis laringotraqueobronquial	GC o bolos de metilprednisolona + FAME sintéticos + ciclofosfamida o biológicos
Musculoesquelética (artralgias, artritis, afectación axial)	AINE o GC ± metotrexato, otros FAME sintéticos o biológicos
Cutánea (aftosis, nódulos)	GC, colchicina, dapsona (si hay dermatosis neutrofílica), metotrexato
Cardíaca o valvular (pericarditis, miocarditis, aortitis)	GC + otros FAME sintéticos o biológicos
Ocular (epiescleritis, escleritis)	GC tópicos, ciclopléjicos + FAME sintéticos o biológicos
Disfunción audiovestibular (sordera neurosensorial, disfunción vestibular)	GC o bolos de metilprednisolona + FAME sintéticos o biológicos
Neurológica (neuropatía sensitivomotora o encefalitis)	GC o bolos de metilprednisolona + FAME sintéticos + ciclofosfamida o biológicos

AINE: antiinflamatorios no esteroideos; FAME: fármacos modificadores de la enfermedad; GC: glucocorticoides.

grave, se utilizan bolos de esteroides por vía intravenosa asociados a ciclofosfamida o a terapia biológica.

En cuanto a la terapia biológica, los anti-TNF son los fármacos mejor posicionados, más utilizados y con mayor experiencia acumulada, especialmente infliximab y adalimumab. También existen comunicaciones de casos satisfactorios con tocilizumab y anakinra, y resultados contradictorios con rituximab y abatacept. Por último, en casos agudos y fulminantes refractarios a todo lo expuesto, el empleo de inmunoglobulinas intravenosas o plasmaféresis puede ser de utilidad.

En pacientes con afectación grave de la vía área, como es el caso de la estenosis traqueal, habrá que recurrir a medidas de ventilación asistida o a procedimientos quirúrgicos de reconstrucción o emergencia, como traqueotomía, dilatación con balón, colocación de *stent* o cirugía reconstructiva. No obstante, existe controversia en cuanto a su realización, ya que estos procedimientos podrían agravar la inflamación en las vías respiratorias distales. La cirugía reconstructiva nasal tiene resultados controvertidos y los injertos óseos (cráneo o hueso ilíaco) son los preferidos. En la cirugía arterial y valvular existe el riesgo de recidiva por inflamación silente a pesar del tratamiento farmacológico, lo que puede condicionar el tipo de cirugía.

Seguimiento y pronóstico

La policondritis recidivante es una enfermedad remitente-recidivante que precisa un seguimiento estrecho. Se ha diseñado un índice de actividad de la policondritis recidivante, el *Relapsing Polychondritis Disease Activity Index* (RPDAI) (**Tabla 57-3**) para evaluar la actividad de forma protocolizada, teniendo en cuenta las manifestaciones de la enfermedad durante un período de los 28 días previos. El RPDAI consta de 27 ítems con valores individuales ponderados, que van de 1 a 24, y alcanza una puntuación teórica máxima de 265 puntos. El pronóstico de la policondritis recidivante depende del tipo de afectación y de la gravedad y la evolución es variable e impredecible. En general, la mortalidad duplica a la de la población general. Los pacientes con síndrome mielodisplásico asociado tienen peor pronóstico. Las causas más frecuentes de muerte son las infecciones, la afectación laringotraqueobronquial y las cardiovasculares.

SARCOIDOSIS

La sarcoidosis es una enfermedad multisistémica de causa desconocida, con manifestaciones heterogéneas. Se caracteriza por la aparición de granulomas no caseificantes en múltiples órganos, de los que el pulmón es el afectado con más frecuencia.

Epidemiología

La sarcoidosis presenta una distribución universal con dos picos de incidencia, entre los 20-40 años y alrededor de los 65 años, con un ligero predominio por el sexo femenino. Tiene una incidencia variable según los países afectados y probablemente inferior a la real, ya que se trata de una entidad infradiagnosticada, dada la heterogeneidad de la clínica y la existencia de casos paucisintomáticos. Parece existir una incidencia más alta en los países escandinavos (alrededor de 11,5 casos por 100.000 habitantes).

Tabla 57-3. Índice de actividad de la policondritis recidivante (*Relapsing Polychondritis Disease Activity Index*, RPDAI)

Puntos	Síntomas	Puntos	Síntomas
2	Fiebre (> 38 °C)	3	Púrpura
1	Artritis	4	Hematuria
3	Condritis manubrioesternal	6	Proteinuria
4	Condritis esternoclavicular	17	Fracaso renal
4	Costocondritis	9	Pericarditis
9	Condritis auricular	16	Afectación de vasos grandes o medianos
9	Condritis nasal	17	Miocarditis
5	Epiescleritis	18	Insuficiencia aórtica o mitral aguda
9	Escleritis	12	Neuropatía sensitivomotora
9	Uveítis	22	Encefalitis
11	Úlcera corneal	14	Condritis laringotraqueobronquial
14	Vasculitis retiniana	24	Condritis laríngea o traqueobronquial + insuficiencia respiratoria aguda
3	Proteína C-reactiva > 20 mg/L	8	Sordera neurosensorial
12	Disfunción vestibular		

Además, existe una diversidad interracial: la población negra se ve tres veces más afectada, con un carácter más agudo y grave en comparación con la población caucásica, en la que son más frecuentes los casos crónicos y asintomáticos.

Etiopatogenia

La etiología de la sarcoidosis sigue siendo indeterminada y multifactorial, aunque se han identificado varios posibles factores patogénicos desencadenantes: factores ambientales orgánicos e inorgánicos (madera, insecticidas, mohos, etc.), agentes infecciosos (*Mycobacterium tuberculosis* y *Propionibacterium acnes*) o factores genéticos, como la implicación de alelos asociados y no asociados al HLA, como el HLA-DRB1 y DQB1, que parecen relacionados con diferentes manifestaciones clínicas y distinto curso evolutivo.

Desde el punto de vista patogénico, en la sarcoidosis se produce una reacción inmune anómala como respuesta a un desencadenante antigénico desconocido, en la que intervienen distintas estirpes celulares: linfocitos T (predominantemente CD4+), macrófagos, células presentadoras de antígeno, células epitelioides, células gigantes multinucleadas y fibroblastos, así como múltiples citocinas y quimiocinas (TNF-α, IL-2, IL-6, IL-8, IFN-γ e IL-12), entre las cuales el TNF-α es una de las más importantes, ya que interviene en la formación y el mantenimiento de los granulomas.

La lesión final típica de la sarcoidosis es el granuloma sarcoideo (**Fig. 57-8**), una estructura compacta y muy organizada, caracterizada por un núcleo interior central constituido principalmente por macrófagos, células epitelioides y células gigantes multinucleadas, rodeadas de un halo o capa periférica constituida por linfocitos y fibroblastos. Los granulomas producen un reemplazo del parénquima, que se traduce en una disfunción del órgano afectado, o bien una compresión extrínseca por masas o adenomegalias de las estructuras adyacentes. En la fase aguda e inflamatoria de la enfermedad, se produce una respuesta de citocinas del tipo Th1 (IFN-γ, TNF-α e IL-2, IL-12 e IL-15) y en la fase crónica, la población Th2 se transforma en mayoritaria, lo que se correlaciona con una menor inflamación y aparición de fibrosis, que va progresando desde la periferia hacia el interior de los granulomas.

También se ha visto una participación de la población Th17 y de los linfocitos T reguladores, que tienen su papel en el mantenimiento del granuloma. Los linfocitos T CD4 activados, a su vez, activan a los linfocitos B, lo que explicaría la hipergammaglobulinemia que se observa especialmente al diagnóstico y en las presentaciones más agudas.

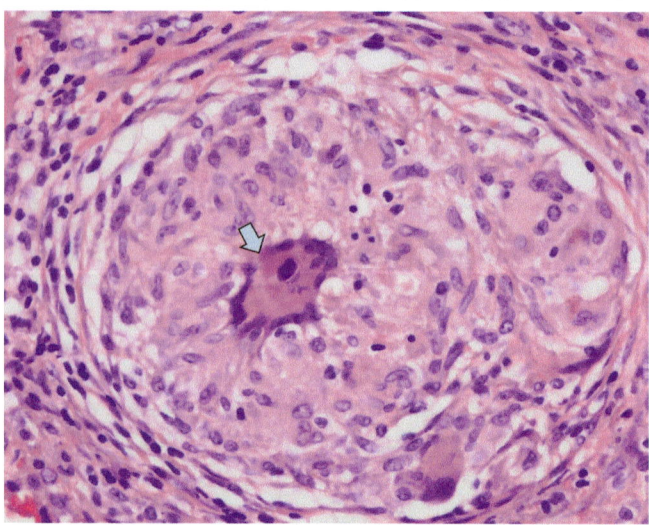

Figura 57-8. Imagen histológica teñida con hematoxilina-eosina en un paciente con sarcoidosis: se aprecia un granuloma no necrosante con presencia de células gigantes multinucleadas (flecha). Cortesía del Dr. J. Hernández Hefferman, Servicio de Anatomía Patológica, Hospital Universitario de La Princesa, Madrid.

Manifestaciones clínicas

La sarcoidosis se caracteriza por una gran variedad fenotípica en la que se puede ver afectado cualquier órgano, con una predilección especial por el pulmón. Con frecuencia los cuadros son asintomáticos y, en el 50 % de los casos, el diagnóstico es incidental tras la observación de adenopatías hiliares bilaterales de forma casual mediante una radiografía de tórax (**Fig. 57-9**), mientras que en el 30 % de los pacientes hay afectación extratorácica.

En otras ocasiones se inicia sintomáticamente en un único órgano extratorácico mientras que otros órganos son silentes. La presentación clínica más habitual es la aparición de síntomas y signos de varios órganos, tradicionalmente agrupadas en síndromes, como el de Löfgren (eritema nudoso, adenopatías hiliares, afectación articular y fiebre) o el de Heerfordt (uveítis asociada a fiebre, parotiditis y parálisis facial periférica). Las manifestaciones clínicas más características de la sarcoidosis son las siguientes:

Pulmonares (hasta en el 90 %). La manifestación más frecuente es la enfermedad pulmonar intersticial, que afecta especialmente los campos pulmonares superiores y medios de forma bilateral y simétrica y que puede afectar al mismo tiempo a la vía aérea distal, produciendo sobre todo restricción pulmonar y alteraciones de la difusión en las pruebas de función respiratoria. Este tipo de afectación constituye la principal causa de muerte en estos pacientes. En un tercio de los pacientes el cuadro respiratorio se inicia de forma insidiosa o subaguda, con la aparición de tos seca, disnea progresiva o dolor torácico, mientras que la afectación pulmonar aguda es menos frecuente. En el lavado broncoalveolar es típico encontrar una alveolitis linfocitaria con un predominio de CD4+, al menos en las fases agudas, con disminución del número de células CD8+, lo que da lugar a un cociente CD4/CD8 normalmente > 3,5. Hasta en el 20 % de los casos se produce también obstrucción de la vía aérea proximal, con infiltración submucosa de la faringe, laringe, tráquea o bronquios, lo que da lugar a un cuadro obstructivo con estridor, hiperreactividad bronquial y sibilancias. También aparecen, con menor frecuencia, hipertensión pulmonar, cavitación pulmonar, pleuritis y neumotórax.

Reticuloendoteliales. La inflamación granulomatosa de los ganglios linfáticos es la afectación órgano-específica más frecuente de la sarcoidosis (40 %) y, en la mayoría de los casos,

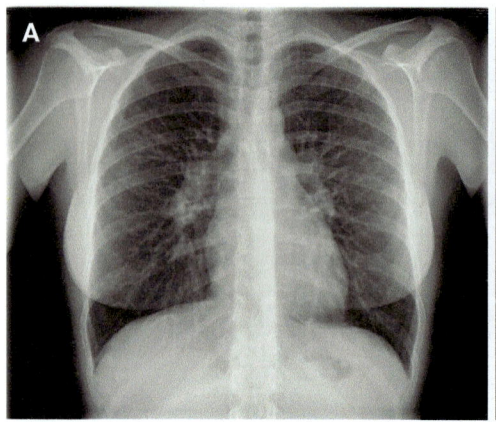

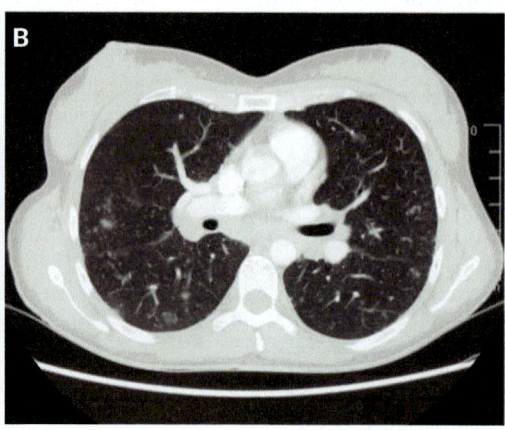

Figura 57-9. Paciente con sarcoidosis. Radiografía de tórax **(A)** y TC de alta resolución **(B)**, que muestran adenopatías hiliares mediastínicas bilaterales. Cortesía del Servicio de Reumatología del Hospital Universitario de La Princesa, Madrid.

esta afectación cursa de manera asintomática. La localización más frecuente y característica es el hilio pulmonar, con una afectación simétrica característica que la diferencia de otras enfermedades con afectación adenopática (tuberculosis, linfoma o metástasis). Es frecuente la coexistencia con adenopatías paratraqueales, en ventana aortopulmonar, paraaórticas y subcarinales. Las adenopatías periféricas (10-20 %) suelen ser indoloras, móviles y no se ulceran. También se detecta esplenomegalia en el 26 % de los casos.

Cutáneas (25-30 %). Comprenden un espectro heterogéneo de lesiones (micropápulas, placas, nódulos, etc.), tanto en morfología como en extensión, comportamiento clínico y respuesta al tratamiento. Los dos cuadros más característicos son el eritema nudoso y el lupus pernio, que se caracteriza por placas o nódulos infiltrados, eritematovioláceos, especialmente en la cabeza y cara. También son frecuentes las lesiones granulomatosas en cicatrices o tatuajes y el síndrome de Darier-Roussy, consistente en la aparición de nódulos subcutáneos indoloros, generalmente en los miembros superiores.

Oculares (25-70 %). La uveítis es la manifestación ocular predominante de la sarcoidosis. Suele ser bilateral y crónica y puede afectar a cualquier parte del segmento uveal o a su totalidad (panuveítis), o incluso presentarse de forma asintomática. A veces se forman depósitos groseros detrás de la córnea, con aspecto característico «en grasa de carnero». La afectación de la parte media de la úvea conduce a la aparición del edema macular quístico o a la opacificación vítrea, con acumulación de restos inflamatorios en la parte posterior del vítreo, con la típica morfología «en bolas de nieve» o «en cadenas de perlas». Además, puede producirse vasculitis retiniana, nódulos conjuntivales e hipertrofia de las glándulas lagrimales.

Cardiovasculares (5-10 %). El espectro clínico es muy variado, desde casos completamente asintomáticos (alrededor del 25 %) hasta casos de muerte súbita por «arritmias malignas» de origen ventricular. Por ello, constituyen la segunda causa de muerte. La presencia de granulomas en el miocardio puede afectar al sistema de conducción y ocasionar arritmias y bloqueos. De hecho, se recomienda descartar la afectación cardíaca en todo paciente con sarcoidosis que presente historia no justificada de presíncope, síncope, dolor torácico o palpitaciones no explicadas junto con alteraciones electrocardiográficas.

Trastornos del metabolismo óseo. La hipercalcemia aparece en el 5-10 % como consecuencia de un aumento en la producción de $1,25(OH)_2D_3$ debida al incremento en la formación extrarrenal de 1α-hidroxilasa por los macrófagos sarcoideos. Como resultado de este proceso, la hipercalcemia conduce a la formación de nefrocalcinosis en el 10-15 % de los pacientes.

Digestivas. Se pueden detectar granulomas hepáticos hasta en el 70 % de los casos, pero habitualmente la afectación clínica hepática suele pasar desapercibida y no causa excesiva morbilidad. Se han descrito casos de disfagia por compresión extrínseca del esófago debido a la existencia de adenopatías mediastínicas. También se puede afectar al tubo digestivo y simular una enfermedad inflamatoria intestinal.

Musculoesqueléticas. Las manifestaciones articulares (15-25 %) son variadas. La oligoartritis aguda de tobillos es el cuadro más habitual (en torno al 10 %), con un componente normalmente periarticular o tenosinovial. La afectación axial o sacroilitis también aparece con cierta frecuencia. La artritis crónica, bursitis, tenosinovitis nodular, entesitis y dactilitis son menos frecuentes (1-4 %). La afectación ósea aparece en el 1-15 % de los pacientes y es asintomática en la mitad de los casos. La localización más típica son las falanges proximales y mediales de manos y pies, pero puede afectar a otros huesos, y los patrones típicos son dos: el patrón trabecular permeativo «en encaje o celosía» en las diáfisis de las falanges y el patrón lítico, con lesiones quísticas trabeculares sin afectación cortical o patrón «en sacabocados». La afectación muscular es poco frecuente (1-2 %) y poco expresiva, pero cuando es sintomática aparece en forma de miositis aguda o crónica (la más frecuente) o miositis nodular.

Neurológicas (5-10 %). La neurosarcoidosis afectará a cualquier parte del neuroeje, con una variada expresividad clínica que suele aparecer al inicio de la enfermedad. La afección parenquimatosa cerebral representa el 20-45 % de los casos, en forma de lesiones solitarias o nódulos múltiples adyacentes a las áreas de afección meníngea. En el 50 % de los casos están afectados los pares craneales (principalmente II, VII y VIII), lo que conduce a neuropatía facial u óptica o a afectación vestibular. También se puede afectar la médula espinal, con lesiones normalmente perivasculares que pueden ser extramedulares o intramedulares y ocasionar un síndrome de «cola de caballo». También es frecuente el compromiso del hipotálamo o de la glándula pituitaria, que se manifiesta como diabetes insípida o hipopituitarismo. Otras manifestaciones menos frecuentes descritas en la neurosarcoidosis son la meningitis aséptica linfocitaria, la hidrocefalia, el seudotumor cerebral, la mielitis transversa y la neuropatía periférica.

Renales (0,5-2 %). Suelen ocurrir de forma asintomática. Se puede producir una nefropatía membranosa, nefritis intersticial, glomerulonefritis proliferativa, glomerulonefritis segmentaria y focal, poliuria, hipertensión, etcétera.

Otras manifestaciones menos frecuentes. Son la afectación nasal y de senos paranasales (en ocasiones con invasión localmente agresiva y destrucción del cartílago), parotídea o de glándulas salivales, laríngea y de vías genitourinarias.

Diagnóstico

La sarcoidosis es una gran simuladora y su diagnóstico se hace generalmente por exclusión de otros procesos. Para ello, se harán una anamnesis y una evaluación clínica detalladas, teniendo en cuenta que puede afectar a cualquier órgano. Es fundamental hacer un adecuado diagnóstico diferencial con otras patologías como enfermedades inflamatorias y autoinmunes sistémicas, infecciones crónicas (por ejemplo, la tuberculosis), neoplasias y enfermedades hematológicas y exposición crónica a tóxicos y ciertas drogas.

Sin lugar a dudas, el método de referencia para el diagnóstico de sarcoidosis, una vez descartados otros procesos autoinmunes o infecciosos, es la biopsia, en la que pueden observarse los típicos granulomas sarcoideos, aunque no siempre es necesaria. Algunas de las localizaciones más recomendadas son la piel, el músculo o los ganglios linfáticos, sobre todo cuando están en zonas fácilmente accesibles.

Entre las pruebas complementarias que se suelen solicitar al inicio se recomiendan:

- **Pruebas de laboratorio**: para objetivar alteraciones hematológicas (anemia, leucopenia a expensas de linfopenia, eosinofilia), velocidad de sedimentación globular elevada, alteración de las enzimas hepáticas, hipercalcemia, hipercalciuria o hipergammaglobulinemia. La enzima convertidora de la angiotensina puede estar elevada hasta en el 40-90 % de pacientes, sobre todo en pacientes con sarcoidosis crónica no tratada. Sin embargo, suele ser normal en las formas agudas, a excepción de si existe enfermedad pulmonar activa. Otros biomarcadores más sensibles que la enzima convertidora de la angiotensina incluyen quitotriosidasa sérica, el receptor soluble de la IL-2 o la proteína amiloide A sérica, pero son poco utilizados.
- **Pruebas de imagen**: son fundamentales en la evaluación del paciente con sarcoidosis, especialmente en tres escenarios clínicos diferenciados: afectación torácica, afectación extratorácica en un órgano específico y afectación multiorgánica sistémica:
  - **Radiografía posteroanterior de tórax**: sirve para evaluar la afectación torácica (adenopatías hiliares o alteraciones intersticiales). La clasificación radiológica más utilizada hasta la actualidad para la afectación pulmonar de la sarcoidosis en distintos estadios ha sido la propuesta por Scadding, que evalúa la afectación del parénquima pulmonar y los ganglios linfáticos mediante radiografía de tórax (**Tabla 57-4**), aunque ha caído en desuso por el uso de la TC de alta resolución.
  - **TC de alta resolución**: es útil para evaluar con precisión la afectación del parénquima pulmonar y del mediastino, así como para establecer correctamente la estadificación de la enfermedad.
  - **Gammagrafía con citrato de galio-67**: se han descrito dos signos o patrones muy característicos, el patrón del «oso panda» debido a la captación del isótopo en las glándulas parótidas y lagrimales, y el «patrón lambda» por la hipercaptación del marcador en hilios pulmonares y en la cadena ganglionar paratraqueal derecha.
  - **¹⁸F-FDG-PET-TC**: en los últimos años ha supuesto un gran avance en el diagnóstico de la sarcoidosis, pues los hallazgos que aporta (captación en las zonas de actividad) son bastante característicos, especialmente para una evaluación sistémica de la enfermedad, en búsqueda de

tejido susceptible de biopsia o cuando se sospecha afectación neurológica o cardíaca.
  - **RM**: también es de utilidad para valorar la afectación cardíaca y neurológica, aunque posiblemente ha sido superada por la PET fusionada con TC o RM. La RM en la neurosarcoidosis presenta algunos patrones bastante exclusivos; de ellos, el más característico es un engrosamiento con realce positivo en las leptomeninges, especialmente en la base del cráneo, que puede verse hasta en el 40 % de los pacientes con afectación del sistema nervioso central.
  - **Gammagrafía con bisfosfonatos marcados con tecnecio 99**: puede ser de utilidad para el cribado de la afectación ósea.

Asimismo, es esencial completar el estudio con otras pruebas pertinentes en función de la afectación o sospecha clínica, aunque en todos los casos se recomienda descartar la tuberculosis (quantiferón, Mantoux o tinción de micobacterias Ziehl-Neielsen en biopsia); también se recomienda hacer un electrocardiograma, una radiografía de tórax y una evaluación oftalmológica, dada la elevada frecuencia de afectación ocular, en ocasiones asintomática.

Tratamiento

Inicialmente se valorará la magnitud de la afectación y la extensión de la enfermedad para el correcto tratamiento, por lo que es necesario individualizar en cada caso. Por regla general, el tratamiento de la sarcoidosis se reservará para las formas agudas, sin aplicarlo en los casos inactivos o asintomáticos.

Las indicaciones para un tratamiento sistémico incluyen los siguientes escenarios: enfermedad sintomática refractaria, afectación multisistémica, afectación pulmonar progresiva y crónica, destrucción ósea o articular, enfermedad oftálmica refractaria, hipercalcemia, afectación cardíaca, renal y neurosarcoidosis.

Los principales tratamientos utilizados son los siguientes (**Fig. 57-10**):

- **Glucocorticoides sistémicos**: constituyen el tratamiento de primera línea. La dosis no está claramente establecida, pero se utilizan ciclos cortos a dosis bajas (< 20 mg de prednisona o 0,3-0,6 mg/kg al día) en caso de manifestaciones menores o sin compromiso de órgano vital (adenomegalias, artritis o lesiones cutáneas). Por el contrario, para el control de la enfermedad pulmonar se utilizan dosis intermedias (en torno a 40 mg/día) durante al menos 6 meses, mientras que para las manifestaciones graves (corazón, sistema nervioso central, enfermedad ocular grave o de la vía aérea superior) las dosis recomendadas son mayores de 40 mg/día (1-1,5 mg/kg al día), a veces precedidas de pulsos intravenosos de corticoides a dosis altas. Los corticoides inhalados también han demostrado un beneficio en la afectación pulmonar.
- **Fármacos modificadores de la enfermedad sintéticos**: constituyen la segunda línea de tratamiento en pacientes con fracaso a esteroides, corticodependencia o con manifestaciones graves, y ninguno de ellos se encuentra indicado en ficha técnica. El metotrexato a dosis de 10-15 mg

Tabla 57-4. Clasificación radiológica propuesta por Scadding de afectación pulmonar en la sarcoidosis

Estadio	Hallazgos radiográficos
0	Normal
I	Adenopatías hiliares o paratraqueales
II	Adenopatías hiliares bilaterales e infiltrados pulmonares
III	Infiltrados pulmonares sin adenopatías
IV	Fibrosis pulmonar

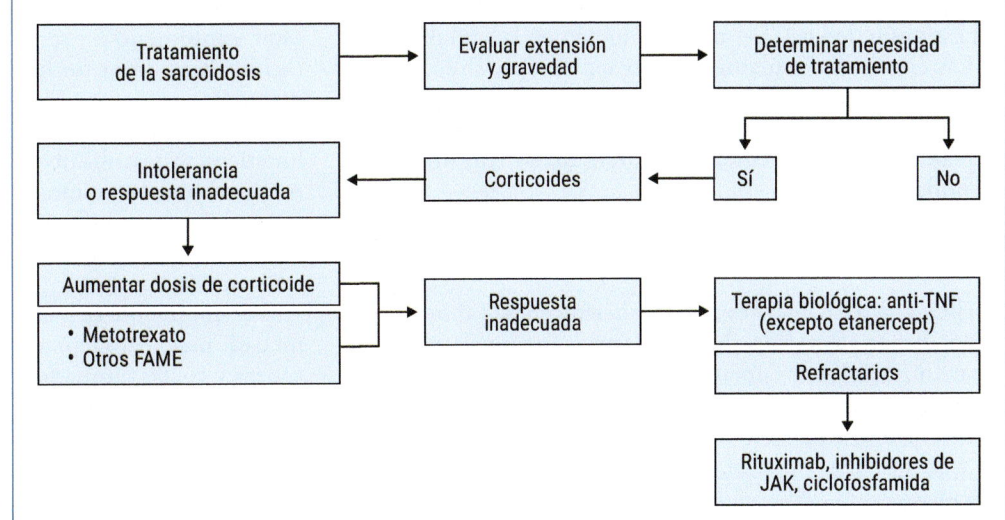

Figura 57-10. Algoritmo general de tratamiento en pacientes con diagnóstico de sarcoidosis.
FAME: fármaco antirreumático modificador de la enfermedad; JAK: cinasas Jano; TNF: factor de necrosis tumoral.

semanales es el fármaco más empleado y constituye el de elección. Se ha mostrado especialmente eficaz para la afectación pulmonar intersticial y en diversas formas de afectación extrapulmonar, así como para el tratamiento de las formas agudas. Los antimaláricos se emplean para las manifestaciones cutáneas moderadas y osteoarticulares. La azatioprina ha mostrado ser igual de eficaz que el metotrexato para las manifestaciones pulmonares, pero con más efectos adversos. La leflunomida se ha mostrado también eficaz para el pulmón y para algunas manifestaciones extrapulmonares (cutáneas, oftalmológicas y sinonasales) en pequeñas series retrospectivas. El micofenolato de mofetilo se ha utilizado para la sarcoidosis extrapulmonar. La ciclofosfamida ha sido utilizada como fármaco de segunda línea en casos graves de neurosarcoidosis y afectación cardíaca.

- **Terapias biológicas**: los fármacos biológicos más utilizados en el tratamiento de la sarcoidosis son el infliximab (a dosis de 5-10 mg/kg al mes) y el adalimumab. Ambos han demostrado ser efectivos en casos graves de sarcoidosis pulmonar y extrapulmonar, así como en complicaciones neurológicas y cardíacas. El etanercept no se recomienda, dado que puede dar lugar a la aparición de lesiones similares a los granulomas y es ineficaz para la afectación pulmonar y para la ocular. El golimumab ha sido ineficaz en la afectación pulmonar y en la cutánea. Rituximab se ha utilizado en algunos pacientes con sarcoidosis pulmonar refractaria o con afectación del sistema nervioso central o de los ojos, pero con evidencia débil. Apremilast puede ser eficaz en lesiones cutáneas resistentes. Los inhibidores de las cinasas Jano se postulan como terapia alternativa en sarcoidosis pulmonar, ya que existen algunas series de casos en las que se han mostrado eficaces.

Evolución y pronóstico

La evolución de la sarcoidosis es heterogénea debido a la variabilidad clínica de la enfermedad. Gran parte de los pacientes experimentarán regresión espontánea en pocas semanas o meses. En otros, con afectación orgánica más grave, la enfermedad puede cronificarse, especialmente con afectación pulmonar. En algunos casos, cuando afecta al corazón o al sistema nervioso central, pueden producirse cuadros fulminantes con riesgo vital o secuelas permanentes. La mortalidad global de la sarcoidosis es baja y la principal causa de muerte es la pulmonar, seguida de la cardíaca y la neurológica.

ENFERMEDAD RELACIONADA CON INMUNOGLOBULINAS G4

La enfermedad relacionada con IgG4 (ER-IgG4) es una patología inmunomediada con una histopatología única, que se caracteriza por lesiones fibroinflamatorias con abundantes células plasmáticas productoras de IgG4 y que se desarrolla en cualquier órgano, con tendencia a formar lesiones en forma de masa. La nomenclatura de esta enfermedad se propuso en el año 2010 y se aceptó en 2011 durante el primer congreso internacional de esta entidad.

Epidemiología

Se trata de una enfermedad infradiagnosticada debido a su desconocimiento, por lo que su prevalencia actual no es bien conocida. La edad media al diagnóstico está en torno a los 63 años en revisiones de cohortes y los casos pediátricos son excepcionales. Afecta a una mayor proporción de hombres que de mujeres, sobre todo de edades medias y altas. En Japón se ha estimado una incidencia de seis casos por 100.000 habitantes-año y la enfermedad se ha descrito principalmente en poblaciones asiática y caucásica, aunque la presencia de ER-IgG4 se ha comunicado en todas las razas.

Etiopatogenia

La etiopatogenia de la ER-IgG4 es desconocida. Se postula que un factor desconocido (antígeno o infección viral) desencadena una respuesta inmunológica que produce la infiltración del órgano afecto por linfocitos B (que se diferencian a células plasmáticas) y de otras células, como linfocitos CD4+. Estas células y sus mediadores (IL, TNF-α) podrían estimular la proliferación de tejido fibroso, pero el causante del estímulo de los CD4 no es conocido en la actualidad.

Las citocinas circulantes suelen ser de tipo Th2, lo que explica el aumento de la IgG4 sérica y en el tejido. Parece improbable que los anticuerpos IgG4 sean patógenos e incluso se plantea que representen un epifenómeno con un papel antiinflamatorio.

Manifestaciones clínicas

La clínica de la ER-IgG4 es variada y heterogénea (Tabla 57-5). Puede haber afectación de uno o varios órganos a la vez y las manifestaciones dependen del órgano afectado y de la extensión de la enfermedad. El compromiso de un órgano aislado es la excepción. Al inicio, muchos pacientes pueden estar asintomáticos y ser diagnosticados a partir de la exploración física o por un hallazgo incidental en pruebas complementarias.

Además del páncreas, las glándulas salivales y los ganglios linfáticos, se describe frecuentemente afectación renal, aórtica, retroperitoneal y pulmonar, con una gran variabilidad y heterogeneidad de manifestaciones entre las distintas cohortes. La afectación glandular es más frecuente en mujeres, y la renal y aórtica en hombres.

Recientemente se han descrito cuatro fenotipos de enfermedad: pancreatohepatobiliar, retroperitoneal y aórtica, de cabeza y cuello (limitado) y similar al síndrome de Mikulicz, con afectación sistémica.

Tabla 57-5. Principales manifestaciones clínicas de la enfermedad relacionada con la inmunoglobulina G4

Órgano afectado	Manifestaciones clínicas	Principal diagnóstico diferencial
Síntomas generales y musculoesqueléticos	• Pérdida de peso • Astenia • Artralgias	
Sistema nervioso	• Paquimeningitis hipertrófica • Hipofisitis • Lesiones en nervios orbitarios	Neoplasias, histiocitosis, paquimeningitis hipertrófica idiopática, granulomatosis con poliangitis, arteritis de células gigantes, histiocitosis de células de Langerhans y sarcoidosis
Órbitas	• Aumento de tamaño de glándulas lagrimales • Exoftalmos, sobre todo por miositis (a veces seudotumores orbitarios) • Afectación del conducto nasolagrimal y escleritis	Linfoma, enfermedad de Graves, granulomatosis con poliangitis y sarcoidosis
Glándulas salivales	Aumento de tamaño de glándulas parótidas y submandibulares	Linfoma, síndrome de Sjögren, sarcoidosis y sialolitiasis
Otorrinolaringología	• Pólipos nasales • Sinusitis, rinitis, rinorrea • Obstrucción nasal • Inflamación de vías respiratorias	Patología alérgica, granulomatosis con poliangitis, granulomatosis eosinofílica con poliangitis y sarcoma
Tiroides	Tiroiditis de Riedel	Linfoma o carcinoma
Ganglios linfáticos	• Linfadenopatías no dolorosas • Adenomegalias de 1-3 cm (sobre todo mediastínicas, hiliares, intraabdominales y axilares)	Linfoma o enfermedad de Castleman
Vascular	• Aortitis (aorta torácica > abdominal) • Periaortitis (aorta abdominal > torácica) • Aneurismas y estenosis	Arteritis de células gigantes y arteritis de Takayasu, sarcoidosis, enfermedad de Erdheim-Chester, histiocitosis o linfoma
Pulmón	• Engrosamiento bronquial • Nódulos • Engrosamiento pleural • Enfermedad intersticial • Masa paravertebral	Neoplasias, sarcoidosis, enfermedad de Castleman, enfermedad de Erdheim-Chester, granulomatosis linfomatoide, granulomatosis con poliangitis y neumonía intersticial idiopática
Riñón	• Nefritis tubulointersticial con hipocomplementemia • Nefropatía membranosa	Linfoma, carcinoma, nefritis tubulointersticial inducida por fármacos, sarcoidosis, síndrome de Sjögren, lupus eritematoso sistémico, crioglobulinemia mixta y glomerulonefritis necrosante y semilunar pauciinmune
Páncreas	• Pancreatitis autoinmune de tipo 1 • Masa pancreática o ictericia obstructiva no dolorosa • Diabetes *mellitus* secundaria	Neoplasia y pancreatitis autoinmune de tipo 2
Vías biliares	• Colangitis esclerosante • Colescistitis	Colangiocarcinoma y colangitis esclerosante primaria
Otras	• Lesiones cutáneas polimorfas (pápulas, placas, nódulos) • Lesiones esclerosantes en mesenterio y mediastino • Aumento del tamaño prostático	

La periarteritis es la manifestación cardiovascular más frecuente en la ER-IgG4, en el 10-40 % de los pacientes. Generalmente afecta a la capa adventicia de la aorta abdominal (en el 33 %), con aparición de aneurismas grandes y una masa fibroinflamatoria adyacente al tejido vascular que genera compresión de las estructuras vecinas.

También se ha descrito la presencia de neoplasias en relación con la ER-IgG4. Son, en este orden, las neoplasias gástricas, colorrectales y de próstata las más comunes en el diagnóstico simultáneo y las pulmonares, de forma posterior.

Criterios de clasificación y diagnóstico

La ER-IgG4 es una enfermedad muy heterogénea y de difícil clasificación, por lo que es preciso un adecuado diagnóstico diferencial con numerosas entidades (v. **Tabla 57-5**). Tras varios consensos y con la opinión de expertos, en 2019 se establecieron por primera vez los criterios de clasificación de la ER-IgG4.

El consenso de expertos del Colegio Americano de Reumatología (ACR) y de la Liga Europea contra las Enfermedades Reumáticas (EULAR) son los que se utilizan actualmente en la práctica clínica (**Tablas 57-6 y 57-7**). Estos criterios recogen aspectos clínicos, histológicos y serológicos, y permiten clasificar al paciente según el grado de afectación por dominios (**Fig. 57-11**). Para la clasificación de la enfermedad, en primer lugar, deben cumplirse los criterios iniciales: afectación clínica o radiológica de un órgano típico (páncreas, glándulas salivales, glándulas lacrimales, vías biliares, órbitas, riñones, pulmones, aorta, espacio retroperitoneal, meninges) o evidencia histopatológica de un proceso inflamatorio acompañado de un infiltrado linfoplasmocitario de etiología incierta en uno de esos órganos. En segundo lugar, debe descartarse la existencia de criterios de exclusión (descritos en el apartado de diagnóstico diferencial (v. **Tabla 57-6**). Por último, la suma de las puntuaciones de cada dominio de los criterios de inclusión debe ser ≥ 20 (v. **Tabla 57-7**).

En cuanto a las pruebas complementarias, la anatomía patológica del órgano afecto es una pieza clave, ya que los hallazgos histológicos son característicos de la entidad (**Fig. 57-12**): presencia de fibrosis estoriforme, un denso infiltrado linfoplasmocitario, flebitis obliterante, eosinofilia con ausencia de inflamación granulomatosa y necrosis. También se detecta un aumento de células que expresan IgG4 por inmunohistoquímica respecto a las positivas para IgG, con una relación IgG/IgG4 superior al 40 %. Esto y una correlación clínica compatible apoyarían el diagnóstico de esta entidad. Este patrón es cambiante en el tiempo: es más inflamatorio en las fases iniciales, y más fibroso, con escasas células inflamatorias, en fases avanzadas.

Las pruebas de laboratorio incluyen la determinación de los niveles de la IgG4 sérica, que se encuentran elevados en aproximadamente 2/3 de los pacientes. Si la concentración es muy alta (> 6-8 veces por encima del límite de la normalidad) podría asumirse una sospecha diagnóstica firme. En estos casos, la IgG4 podría considerarse un biomarcador de la enfermedad. Un aumento del valor de IgG4 en suero, en el momento del diagnóstico, está asociado con afectación multiorgánica y riesgo de recidiva; sin embargo, la pancreatitis no está relacionada con la presencia de IgG4 circulante. Además, pueden existir concentraciones elevadas de otras subclases de IgG.

Es importante tener en cuenta que una proporción no desdeñable de pacientes con diagnóstico de la enfermedad mediante clínica y biopsia presentan niveles normales de IgG4. Además, conviene tener en cuenta que la IgG4 puede estar elevada en otras enfermedades autoinmunes, patologías respiratorias, biliares, pancreatitis crónicas de otras etiologías y cirrosis hepática. Las pruebas radiológicas dependerán del órgano afectado (ecografía, TC, RM e incluso PET-TC en algunos casos).

Tabla 57-6. Criterios de exclusión para la clasificación de la enfermedad relacionada con inmunoglobulina G4 del ACR/EULAR 2019

Clínicos	Serológicos	Radiológicos	Histológicos
• Fiebre > 38 °C, sin clínica infecciosa • Ausencia de respuesta objetiva a glucocorticoides (≥ 40 mg/día y ≥ 4 semanas) con mejoría de lesiones clínicas, bioquímicas o radiológicas	• Leucopenia y trombocitopenia sin causa alternativa • Eosinofilia periférica (hasta > 3.000 mm³) • ANCA + • Otros anticuerpos positivos: anti-Ro, anti-La, anti-ADN de doble cadena, anti-RNP o anti-Sm + a título alto, antitopoisomerasa I (Scl-70) y anti-PLA2R • Crioglobulinemia	• Hallazgos radiológicos no estudiados de forma exhaustiva • Progresión radiológica rápida (intervalo de 4-6 semanas) • Anomalías de huesos largos compatibles con la enfermedad de Erdheim-Chester • Esplenomegalia: > 14 cm en ausencia de otra explicación	• Infiltrados celulares sospechosos de malignidad que no han sido suficientemente investigados • Marcadores compatibles con tumor miofibroblástico inflamatorio • Inflamación neutrofílica extensa • Vasculitis necrosante (necrosis fibrinoide) • Necrosis extensa • Inflamación granulomatosa primaria • Características patológicas de trastorno macrofágico/histiocítico

*También se incluyen en los criterios de exclusión algunas enfermedades específicas: enfermedad de Castleman multicéntrica, enfermedad de Crohn o colitis ulcerosa (con afectación pancreatobiliar), tiroiditis de Hashimoto (si el tiroides es la única manifestación de la enfermedad).
Adaptada de: Wallace ZS, Naden RP, Chari S, Choi H, Della-Torre E, Dicaire JF et al. The 2019 American College of Rheumatology/European League Against Rheumatism classification criteria for IgG4-related disease. Ann Rheum Dis. 2020;79(1):77-87.
ANCA: anticuerpo anticitoplasma de neutrófilo; anti-PLA2R: anticuerpos contra el receptor de la fosfolipasa A2.

Tabla 57-7. Criterios de inclusión para la clasificación de la enfermedad relacionada con inmunoglobulina G4 del ACR/EULAR 2019

Histopatología	
Biopsia que no aporta información relevante	0
Infiltrado linfocitario denso	4
Infiltrado linfocitario denso y flebitis obliterante	6
Infiltrado linfocitario denso y fibrosis glandular con o sin flebitis obliterante	13
Inmunotinción*	0-16
Niveles de IgG4 en suero	
Normal o sin determinar	0
Superior a la normal, pero < 2 × LSN	4
Desde 2 × hasta 5 × LSN	6
≥ 5 × LSN	11
Afectación bilateral de glándulas lacrimales, glándulas salivales parótidas, sublinguales y submaxilares	
Sin afectación	0
Afectación de un par	6
Afectación de ≥ 2 pares	14
Tórax	
Sin determinar o ninguno de los elementos mencionados está presente	0
Engrosamiento peribroncovascular y septal	4
Tejido blando similar a una banda paravertebral (*paravertebral band-like*) en el tórax	10
Páncreas y vías biliares	
Sin determinar o ninguno de los elementos mencionados está presente	0
Aumento difuso del páncreas (pérdida de lobulación)	8
Aumento difuso del páncreas y reborde en cápsula con baja densidad	11
Afectación del páncreas (una de las anteriores) y de las vías biliares	19
Riñón	
Sin determinar o ninguno de los elementos mencionados está presente	0
Hipocomplementemia	6
Engrosamiento de la pared pélvica	8
Áreas bilaterales de baja densidad en la corteza renal	10
Región retroperitoneal	
Sin determinar o ninguno de los elementos mencionados está presente	0
Engrosamiento difuso de la pared de la aorta abdominal	4
Tejido blando periférico o anterolateral alrededor de la aorta infrarrenal o las arterias ilíacas	8

*Puntuación según la razón IgG4+/IgG+ y el número de células IgG4+/campo de alto poder. Para valorar este ítem se excluyen las biopsias de ganglio linfático, mucosa del tracto intestinal y piel.
Adaptada de: Wallace ZS, Naden RP, Chari S, Choi H, Della-Torre E, Dicaire JF *et al*. The 2019 American College of Rheumatology/European League Against Rheumatism classification criteria for IgG4-related disease. Ann Rheum Dis. 2020;79(1):77-87.
LSN: límite superior de la normalidad.

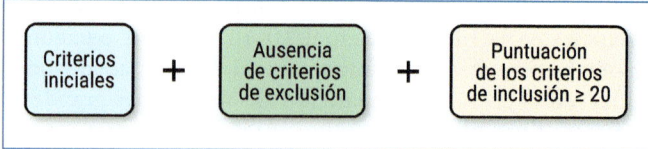

Figura 57-11. Criterios de clasificación ACR/EULAR 2019 de la enfermedad relacionada con IgG4.
Adaptada de: Wallace ZS, Naden RP, Chari S, Choi H, Della-Torre E, Dicaire JF *et al*. The 2019 American College of Rheumatology/European League Against Rheumatism classification criteria for IgG4-related disease. Ann Rheum Dis. 2020;79(1):77-87.

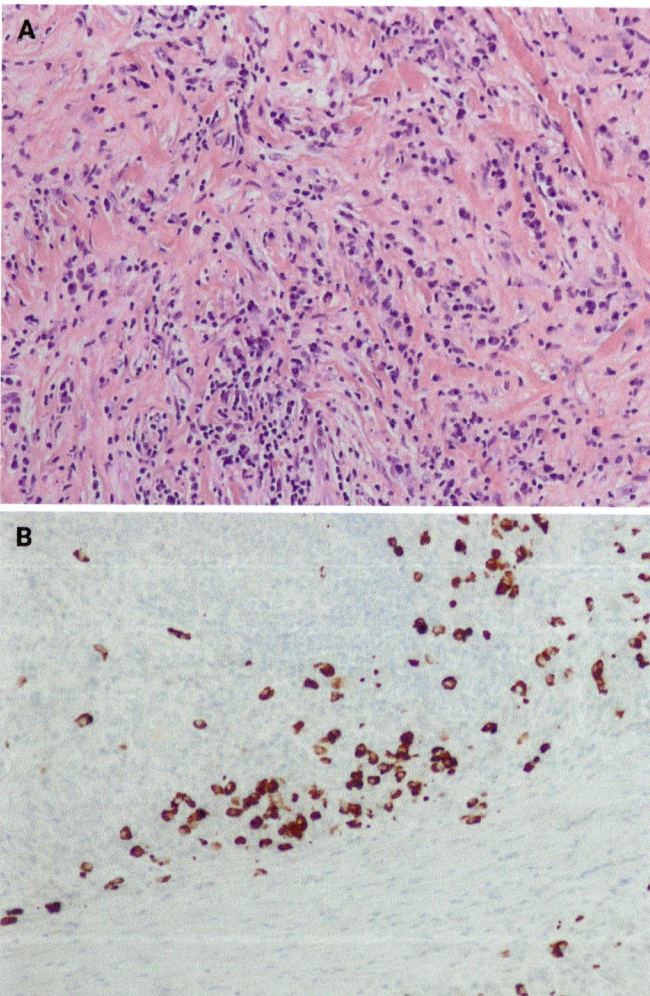

Figura 57-12. Sialoadenitis relacionada con IgG4. **A)** Imagen histológica teñida con hematoxilina-eosina (200×) en la que se observa fibrosis lamelar concéntrica «en capas de cebolla» (patrón estoriforme) e infiltrado inflamatorio constituido por linfocitos y células plasmáticas. **B)** Estudio inmunohistoquímico que revela células plasmáticas con expresión del anticuerpo IgG4 (200×).
Cortesía de la doctora Patricia Muñoz, Servicio de Anatomía Patológica, Hospital Universitario de La Princesa, Madrid.

Tratamiento

Inicialmente debe valorarse la necesidad de tratamiento teniendo en cuenta que algunos pacientes se encuentran asintomáticos.

Los pacientes sintomáticos o asintomáticos con alteraciones en las pruebas complementarias que indiquen progresión de la enfermedad en órganos vitales necesitarán tratamiento. En aquellos en los que se decida una actitud expectante por la ausencia de síntomas importantes o sin implicación pronóstica (adenopatías, aumento de glándulas salivales o lagrimales, etc.) se deberá hacer un seguimiento estrecho.

El tratamiento de primera línea son los glucocorticoides a dosis altas (en torno a 40 mg de prednisona o equivalente). La bajada o suspensión del tratamiento esteroideo produce en muchos pacientes su recaída, por lo que será necesaria la reintroducción de los glucocorticoides y la implementación de los ahorradores correspondientes.

La mayoría de las estrategias terapéuticas en la ER-IgG4 están basadas en estudios observacionales, en los que la azatioprina y el micofenolato de mofetilo son los fármacos más utilizados con respuestas favorables. En un ensayo reciente en el que se comparan los esteroides en monoterapia junto con micofenolato a dosis de 1-1,5 g/día en combinación con glucocorticoides, el grupo de micofenolato obtuvo mayores tasas de respuesta completa y de remisión de la enfermedad. Otro ensayo clínico mostró resultados significativamente superiores con la combinación de leflunomida y esteroides que con esteroides en monoterapia. Diversos estudios que incluyen metaanálisis, han encontrado resultados muy favorables con el uso de rituximab como terapia de inducción o mantenimiento, con baja tasa de recaídas. Recientemente, se está investigando el papel de abatacept, pero la experiencia es escasa. Además, hay algún caso en el que se ha utilizado el dupilumab (inhibidor del receptor de la IL-4 y la IL-13) en estos pacientes, con resultados pobres.

En algunos casos, sobre todo en fases crónicas, en las que predomina la fibrosis, será necesario el tratamiento quirúrgico tras la aparición de complicaciones, como la hidronefrosis, la compresión vascular o de órganos más relevantes, la icterica obstructiva, el aneurisma de aorta o la aortitis, entre otros.

 PUNTOS CLAVE

- La ESA se caracteriza por la tríada de fiebre en agujas, exantema asalmonado y artritis, asociada a niveles muy elevados de ferritina, principal biomarcador de la entidad.
- La ESA es una enfermedad muy heterogénea y el diagnóstico es de exclusión, por lo que es importante un adecuado diagnóstico diferencial, especialmente con enfermedades infecciosas o hematooncológicas.
- El tratamiento de la ESA se basa en antiinflamatorios y esteroides en el período agudo. En pacientes con enfermedad grave, crónica y refractaria se utiliza metotrexato o inhibidores de IL-1 o IL-6, con predilección por IL-1 en pacientes con predominio de síntomas sistémicos y por IL-6 o anti-TNF en aquellos con predominio articular.
- La policondritis recidivante es una enfermedad sistémica y grave que puede comprometer varios órganos, que requiere alta sospecha y una evaluación exhaustiva en busca de datos clínicos característicos, como la condritis, aunque no siempre aparece como primera manifestación. La valoración de los aparatos laringotraqueobronquial y cardiovascular es esencial, ya que determina su pronóstico.
- En un tercio de los casos de policondritis recidivante se asocia a otras enfermedades autoinmunes, y en ocasiones también puede estar en un contexto paraneoplásico, especialmente en varones mayores.
- El diagnóstico de policondritis recidivante es clínico y el tratamiento, empírico y se basa en el tipo y grado de afectación. Se utilizan tanto glucocorticoides como inmunomoduladores, entre los cuales el metotrexato y los agentes anti-TNF son los fármacos más utilizados.

- La sarcoidosis es una enfermedad inflamatoria y granulomatosa multisistémica con una clínica heterogénea y con predominio en el pulmón, cuya seña característica es el granuloma no caseoso.
- En la mitad de los casos de sarcoidosis, los pacientes se encuentran asintomáticos y el hallazgo es incidental mediante la observación de adenopatías hiliares bilaterales en una prueba de imagen.
- El tratamiento de sarcoidosis depende del tipo de afectación orgánica y de la gravedad de la enfermedad. Los corticoides son el tratamiento de primera línea y, en aquellos con necesidad de terapia sistémica, tanto el metotrexato como los anti-TNF son los fármacos más utilizados.
- La enfermedad relacionada con IgG4 es una patología autoinmune caracterizada por la aparición de lesiones fibroinflamatorias en cualquier órgano junto con la presencia de células plasmáticas productoras de IgG4.
- La enfermedad relacionada con IgG4 presenta una histología característica: fibrosis estoriforme, un denso infiltrado linfoplasmocitario y flebitis obliterante. También suelen aparecer niveles elevados de IgG4 en suero, aunque este dato no se observa en todos los pacientes. El tratamiento estándar lo constituyen los glucocorticoides a dosis altas. Rituximab ha demostrado resultados alentadores en pacientes refractarios al tratamiento estándar o en casos en los que existe contraindicación a los corticoides.

BIBLIOGRAFÍA

Arkema EV, Cozier YC. Sarcoidosis epidemiology: recent estimates of incidence, prevalence and risk factors. Curr Opin Pulm Med. 2020;26(5):527-34.

Arnaud L, Devilliers H, Peng SL, Mathian A, Costedoat-Chalumeau N, Buckner J, et al. The Relapsing Polychondritis Disease Activity Index: development of a disease activity score for relapsing polychondritis. Autoimmun Rev. 2012;12(2):204-9.

Baughman RP, Valeyre D, Korsten P, Mathioudakis AG, Wuyts WA, Wells A, et al. ERS clinical practice guidelines on treatment of sarcoidosis. Eur Respir J. 2021;58(6):2004079.

Borgia F, Giuffrida R, Guarneri F, Cannavò SP. Relapsing polychondritis: An updated review. Biomedicines. 2018;6(3):84.

Brito-Zerón P, Bosch X, Ramos-Casals M, Stone JH. IgG4-related disease: Advances in the diagnosis and treatment. Best Pract Res Clin Rheumatol. 2016;30(2):261-78.

Brito-Zerón P, Pérez-Álvarez R, Ramos-Casals M. Sarcoidosis. Med Clin (Barc). 2022;159(4):195-204.

Castañeda S, Blanco R, González-Gay MA. Adult-onset Still's disease: Advances in the treatment. Best Pract Res Clin Rheumatol. 2016;30(2):222-38.

Castañeda S, Vicente EF, González-Gay MA. Enfermedad de Still del adulto. Med Clin (Barc). 2016;147(5):217-22.

Efthimiou P, Kontzias A, Hur P, Rodha K, Ramakrishna GS, Nakasato P. Adult-onset Still's disease in focus: Clinical manifestations, diagnosis, treatment, and unmet needs in the era of targeted therapies. Semin Arthritis Rheum. 2021;51(4):858-74.

Fautrel B, Zing E, Golmard JL, Le Moel G, Bissery A, Rioux C,, et al. Proposal fora new set of classification criteria for adult-onset Still disease. Medicine (Baltimore). 2002;81:194-218.

Giacomelli R, Ruscitti P, Shoenfeld Y. A comprehensive review on adult onset Still's disease. J Autoimmun. 2018;93:24-36.

Khosroshahi A, Wallace ZS, Crowe JL, Akamizu T, Azumi A, Carruthers MN, et al. International Consensus Guidance Statement on the Management and Treatment of IgG4-Related Disease. Arthritis Rheumatol. 2015;67(7):1688-99.

Lanzillotta M, Della-Torre E, Wallace ZS, Stone JH, Karadag O, Fernández-Codina A, et al. Efficacy and safety of rituximab for IgG4-related pancreato-biliary disease: A systematic review and meta-analysis. Pancreatology. 2021;21(7):1395-401.

Macovei LA, Burlui A, Bratoiu I, Rezus C, Cardoneanu A, Richter P, et al. Adult-onset Still's disease-a complex disease, a challenging treatment. Int J Mol Sci. 2022;23(21):12810.

Michet CJ. Relapsing polychondritis: survival and predictive role of early disease manifestations. Ann Intern Med. 1986;104:74.

Petitdemange A, Sztejkowski C, Damian L, Martin T, Mouthon L, Amoura Z, et al. Treatment of relapsing polychondritis: a systematic review. Clin Exp Rheumatol. 2022;40 Suppl 134(5):81-5.

Rahaghi FF, Baughman RP, Saketkoo LA, Sweiss NJ, Barney JB, Birring SS. Delphi consensus recommendations for a treatment algorithm in pulmonary sarcoidosis. Eur Respir Rev. 2020;29(155).

Rednic S, Damian L, Talarico R, Scirè CA, Tobias A, Costedoat-Chalumeau N, et al. Relapsing polychondritis: state of the art on clinical practice guidelines. RMD Open. 2018;4(Suppl 1):e000788.

Sève P, Pacheco Y, Durupt F, Jamilloux Y, Gerfaud-Valentin M, Isaac S, et al. Sarcoidosis: a clinical overview from symptoms to diagnosis. Cells. 2021;10(4):766.

Stone JH, Zen Y, Deshpande V. IgG4-related disease. N Engl J Med. 2012;366(6):539-51.

Tomaras S, Goetzke CC, Kallinich T, Feist E. Adult-onset Still's disease: clinical aspects and therapeutic approach. J Clin Med. 2021;10(4):733.

Vitale A, Sota J, Rigante D, Lopalco G, Molinaro F, Messina M, et al. Relapsing polychondritis: an update on pathogenesis, clinical features, diagnostic tools, and therapeutic perspectives. Curr Rheumatol Rep. 2016;18(1):3.

Wallace ZS, Naden RP, Chari S, Choi H, Della-Torre E, Dicaire JF, et al. The 2019 American College of Rheumatology/European League Against Rheumatism Classification Criteria for IgG4-Related Disease. Arthritis Rheumatol. 2020;72(1):7-19.

Wang Y, Zhao Z, Gao D, Wang H, Liao S, Dong C, et al. Additive effect of leflunomide and glucocorticoids compared with glucocorticoids monotherapy in preventing relapse of IgG4-related disease: A randomized clinical trial. Semin Arthritis Rheum. 2020;50(6):1513-20.

Yamaguchi M, Ohta A, Tsunematsu T, Kasukawa R, Mizushima Y, Kashiwagi H, et al. Preliminary criteria for classification of adult Still's disease. J Rheumatol.1992;19:424-30.

Yunyun F, Yu P, Panpan Z, Xia Z, Linyi P, Jiaxin Z, et al. Efficacy and safety of low dose Mycophenolate mofetil treatment for immunoglobulin G4-related disease: a randomized clinical trial. Rheumatology (Oxford). 2019;58(1):52-60.

Enfermedades genéticas en reumatología: displasias esqueléticas

58

C. Tornero Marín, M. P. Aguado Acín y S. García Carazo

 OBJETIVOS

- Abordar el diagnóstico de una displasia esquelética y su tratamiento.
- Describir las principales displasias esqueléticas de interés en reumatología, su fisiopatología y características clínicas.
- Revisar el papel de la radiología en las displasias esqueléticas.

INTRODUCCIÓN

Las displasias esqueléticas representan un grupo muy amplio y heterogéneo de enfermedades genéticas caracterizadas por la organización anormal del tejido óseo y cartilaginoso. Son entidades infrecuentes, aunque colectivamente integran un grupo significativo (2-5 por cada 10.000 recién nacidos). La última revisión de los aspectos nosológicos de las displasias esqueléticas fue publicada en el año 2023 y recoge 771 entidades asociadas a 552 genes, que constituyen 41 grupos atendiendo a criterios clínicos, radiológicos o moleculares.

Su espectro clínico y radiológico es muy amplio, así como su gravedad, morbilidad y pronóstico. Comprende enfermedades con implicación esquelética significativa, enfermedades óseas metabólicas, disostosis, malformaciones de uno o más huesos y síndromes de reducción.

Los síntomas característicos, por tanto, serán diversos: retraso del crecimiento con o sin desproporción corporal, sobrecrecimiento, deformidad corporal, limitación articular, dolor, dismorfia facial, fragilidad, trastornos de la función metabólica del hueso y complicaciones no musculoesqueléticas.

El diagnóstico y manejo de estas enfermedades óseas supone un reto en las consultas. La historia clínica debe ser detallada y prestar especial atención a los antecedentes familiares, etnia y origen geográfico, así como a la posibilidad de consanguinidad, datos que ayudarán a orientar el diagnóstico y establecer un posible patrón de herencia. Ha de incluir una completa anamnesis por aparatos y sistemas, ya que un gran número de las displasias presentan afectación extraesquelética. La exploración física debe comprender, como mínimo, ciertas medidas antropométricas, como el perímetro cefálico, la estatura y la envergadura de los brazos, sin pasar por alto alteraciones faciales o desproporciones corporales.

Algunas displasias asocian alteraciones bioquímicas, pero existen otras condiciones, como el hipotiroidismo, que pueden simular una displasia, por lo que se recomienda el estudio, al menos, de los siguientes parámetros bioquímicos: creatinina, fosfato y calcio séricos y urinarios, fosfatasa alcalina, hormona estimulante de la tiroides, paratohormona, 25-hidroxivitamina D y 1,25-dihidroxivitamina D.

En lo que respecta a las pruebas de imagen, la radiografía simple sigue siendo la prueba de elección, a pesar de que los signos radiológicos característicos pueden no estar desde el inicio de la patología ni persistir durante toda la vida del paciente. Para la estandarización del estudio, se recomiendan radiografías anteroposterior y lateral de cráneo, lateral de columna dorsolumbar, anteroposterior de pelvis, tórax, un miembro superior y uno inferior y radiografía dorsopalmar de la mano izquierda, además de las dirigidas por sospecha diagnóstica.

La tecnología de secuenciación de nueva generación ha facilitado en gran medida el diagnóstico molecular y, en algunos casos, ha mostrado utilidad para la selección de la terapia adecuada en función de la mutación. No obstante, cabe destacar que es preciso ser críticos al interpretar los resultados y que hay que asegurarse de que el panel contenga los genes implicados: se hará un análisis apropiado cuando se observe un cambio patogénico en un gen.

El manejo de las displasias esqueléticas es complejo y depende en gran medida del diagnóstico subyacente. El tratamiento debe basarse en las características asociadas a la enfermedad y en los problemas de salud que se presenten a lo largo de las diferentes etapas de la vida e implica, generalmente, un abordaje multidisciplinar. En el caso de algunas displasias concretas, existe posibilidad de tratamiento farmacológico, ya sea como terapia hormonal o sustitución enzimática y trasplante de células madre hematopoyéticas.

Debido a los avances genéticos, con la constante aparición de nuevas mutaciones identificadas en genes particulares, el ámbito de las enfermedades óseas genéticas minoritarias se ha hecho muy complejo y la clasificación es objeto de continuas variaciones de forma periódica. En este capítulo se abordarán las principales entidades genéticas a tener en cuenta en una consulta de reumatología, entre las que destacan la osteogénesis imperfecta, el síndrome de Marfan, el síndrome de Ehlers-Danlos (SED), la acondroplasia, el síndrome de Stickler, la displasia fibrosa y otras displasias óseas esclerosantes. Otras patologías, como el raquitismo hipofosfatémico ligado al X y la hipofosfatasia se abordan en el **capítulo 52** de la **sección 9**.

OSTEOGÉNESIS IMPERFECTA

La osteogénesis imperfecta, también conocida como «enfermedad de los huesos de cristal», es una enfermedad genética rara que se caracteriza por fragilidad ósea y un alto riesgo de fracturas.

Se calcula una incidencia de 1 por cada 20.000 nacimientos. Se produce por mutaciones de los genes que codifican el colágeno de tipo I y las proteínas de la matriz ósea relacionadas, con la consiguiente alteración en la cantidad, estructura o biosíntesis del colágeno de tipo I. Está incluida en el grupo 26 de la clasificación actual de las displasias esqueléticas.

Patogenia

El principal componente estructural de la matriz ósea es el colágeno de tipo I, su proteína más abundante, ya que constituye el 90 %. Las fibras de colágeno de tipo I son polímeros de moléculas de tropocolágeno, cada una de las cuales es una triple hélice que contiene dos cadenas α1 idénticas y una cadena α2.

La mayoría de los casos de osteogénesis imperfecta son debidos a mutaciones autosómicas dominantes de los genes que codifican las cadenas α1 y α2 del colágeno de tipo I (*COL1A1* y *COL1A2*) y que son causantes del 95 % del total. Las mutaciones de estos genes que producen un alelo funcional nulo con una producción deficiente de colágeno normal (osteogénesis imperfecta de tipo I) suelen ser formas menos graves que las mutaciones que producen una anomalía estructural del colágeno. Las cadenas de colágeno sufren varias modificaciones translacionales, que incluyen la hidroxilación de prolinas y lisinas de las cadenas de colágeno, y la formación de enlaces transversales covalentes intramoleculares e intermoleculares. Las mutaciones de genes que codifican proteínas asociadas al procesamiento del colágeno causan el 5-10 % de las formas recesivas de osteogénesis imperfecta. La mayoría de estas se deben a defectos en los genes implicados en la producción, el plegamiento, la estabilidad, el procesamiento y la secreción de colágeno de tipo I, la función de los osteoblastos o la mineralización de la matriz ósea. La interrupción de cualquiera de estos procesos puede causar un fenotipo patológico con una producción disminuida o anormal de colágeno de tipo I, lo que da lugar a la enfermedad.

Manifestaciones clínicas

La expresión fenotípica de la enfermedad es muy variable. Las formas más graves (osteogénesis imperfecta tipo II) se manifiestan con fracturas múltiples en el feto y en el recién nacido, y muerte precoz por hemorragias intracerebrales o infecciones respiratorias. En el adulto las manifestaciones más frecuentes se corresponden con formas leves (osteogénesis imperfecta de tipo I) o moderadas.

Algunos adultos con osteogénesis imperfecta de tipo I presentan osteoporosis en edad joven o una pérdida ósea acelerada tras la menopausia. Es frecuente la sordera de conducción o neurosensorial por compresión del nervio auditivo. Las formas moderadas del adulto se expresan también con osteoporosis y pérdida auditiva, pero de mayor gravedad y de inicio más precoz. La pérdida ósea suele intensificarse durante el embarazo y la lactancia. La hiperlaxitud articular es también frecuente, cursa con dolor articular y con alteraciones cardiovasculares (valvulopatías mitral y aórtica y dilatación de la raíz aórtica), sobre todo en la osteogénesis imperfecta de tipo III. Las alteraciones secundarias a las deformidades óseas iniciadas en la infancia, fracturas, escleróticas azules y dentinógenesis imperfecta se expresan en el adulto en grado variable.

Clasificación

En 1979, Sillence *et al.* definieron cuatro tipos de osteogénesis imperfecta, que fueron numerados en el orden en que fueron descritos, según la gravedad de las manifestaciones clínicas, el color de las escleras, el patrón de herencia y la presencia o ausencia de anomalías de la audición. Desde esta clasificación inicial y con la identificación de nuevas mutaciones genéticas, se han ido añadiendo otros tipos en las clasificaciones más recientes, que representan un grupo heterogéneo desde el punto de vista clínico y genético.

Se han definido más de 20 tipos de osteogénesis imperfecta (**Tabla 58-1**) registrados según la base de datos Online Mendelian Inheritance in Man (disponible en: https://www.omim.org/), que muestran variaciones en sus genes causales, modo de herencia y fenotipos clínicos. Ha habido varios intentos de clasificar las osteogénesis imperfecta en función de la genética subyacente, el fenotipo clínico y el mecanismo de la enfermedad debido a que las intervenciones podrían ser más eficaces en algunos tipos de osteogénesis imperfecta, aunque la clasificación de Sillence sigue siendo muy utilizada como herramienta de clasificación en el ámbito clínico.

Diagnóstico

El diagnóstico en el adulto debe sospecharse en pacientes jóvenes con osteoporosis o fracturas de repetición e historia personal o familiar de algunas manifestaciones extraesqueléticas (pérdida auditiva, escleras azules, alteraciones cardiovasculares).

Algunos hallazgos radiológicos son característicos, como las «vértebras en pez», la cifoescoliosis, la platiespondilia, la protrusión acetabular, la coxa vara, el adelgazamiento de la cortical ósea o el arqueamiento diafisario (**Fig. 58-1**). No existen datos de laboratorio específicos. Las técnicas genéticas de secuenciación masiva han facilitado el diagnóstico definitivo, si bien hay que tener en cuenta que a veces identifican mutaciones de dudosa significación clínica.

En el adulto, el diagnóstico diferencial se hará, sobre todo, con entidades como la osteomalacia, que puede cursar también con fracturas y pérdida ósea, pero sin alteraciones auditivas ni escleras azules. En esta entidad son características las seudofracturas de Looser-Milkman (estrechas líneas radiolu-

Tabla 58-1. Características de la osteogénesis imperfecta por subtipo

Subtipo	Genes	Proteínas	Herencia	Gravedad
Defectos en la síntesis, estructura y ensamblaje del colágeno				
Tipo I	COL1A1	Colágeno tipo I, alfa 1	AD	Alta
Tipo II	COL1A1 o COL1A2	Colágeno tipo I, alfa 1 o alfa 2	AD	Alta
	CRTAP, P3H1	Cartilage-associatred protein/prolyl 3-hydroxylase 1	AR	
Tipo III	COL1A1 o COL1A2	Colágeno tipo I, alfa 1 o alfa 2	AD	
	CRTAP, LEPRE1, PP1B	Cartilage-associated protein/prolyl 3-hydroxylase 1/ cyclophilin B	AR	
Tipo IV	COL1A1 o COL1A2	Colágeno tipo I, alfa 1 o alfa 2	AD	De leve a moderada
Alteraciones en la mineralización ósea				
Tipo V	IFTM5	Interferon-induced transmembrane protein 5	AD	De moderada a grave
Tipo VI	SERPINF1	Pigment epithelium-derived factor	AR	De moderada a grave
Alteraciones en la 3-hidroxilación				
Tipo VII	CRTAP	Cartilage associated protein	AR	Moderada
Tipo VIII	P3HI	Prolyl 3-hydroxylase 1	AR	Letal/grave
Tipo IX	PPIB	Cyclophilin B	AR	Letal/grave
Alteración en el procesamiento y entrecruzamiento del colágeno				
Tipo X	SERPINH1	Heat shock protein 47	AR	Letal/grave
Tipo XI	FKBP10	FK506 binding protein 65	AR	Grave
Tipo XII	BMP1	Bone morphogenetic protein 1	AR	De moderada a grave
Defectos en la diferenciación de osteoblastos				
Tipo XIII	SP7	Osterix	AR	De moderada a grave
Tipo XIV	TMEM38B	Trimetric intracellular cation type B	AR	De moderada a grave
Tipo XV	WNT1	Wnt family member 1	AR	De moderada a grave
Tipo XVI	CREB3L1	Old astrocyte specifically induced substance	AR	Grave
Tipo XVII	SPARC	Osteonectina	AR	Grave
Nuevas formas de osteosíntesis imperfecta				
Tipo XVIII	TENT5A	TENT5A (family with sequence similarity 46 member A)	AR	Grave
Tipo XIX	MBTPS2	Site 2 protease	Recesivo ligado al X	Grave
Tipo XX	MESD	Mesoderm development LRP chaperone	AR	Letal neonatal o grave
Tipo XXI	KDELR2	KDEL endoplasmic reticulum protein retention receptor 2	AR	De moderada a grave
Tipo XXII	CCDC134	Coiled-coin domain-containing protein 134	AR	Letal neonatal o de moderada a grave

Adaptado de: Balasubramanian M. Osteogenesis imperfecta. An overview. En: UpToDate, Firth H, TePas E (editores). Uptodate, Waltham, MA: UpToDate Inc. [consultado el 15 de febrero de 2023]. Disponible en: https://www.uptodate.com.
AD: autosómica dominante; AR: autosómica recesiva; XR: recesiva ligada al cromosoma X.

centes en los márgenes corticales de los huesos). También debe establecerse con la hipofosfatasia, una enfermedad minoritaria genética que cursa con pérdida ósea por alteración de la mineralización, pero que se distingue por una disminución de la concentración sérica de fosfatasa alcalina. El SED también muestra hiperlaxitud articular en ocasiones. Otros síndromes a tener en cuenta son la osteoporosis juvenil idiopática, la displasia de Cole-Carpenter, el síndrome de Bruck y el síndrome de la osteoporosis-seudoglioma, entidades que suelen iniciarse en la infancia.

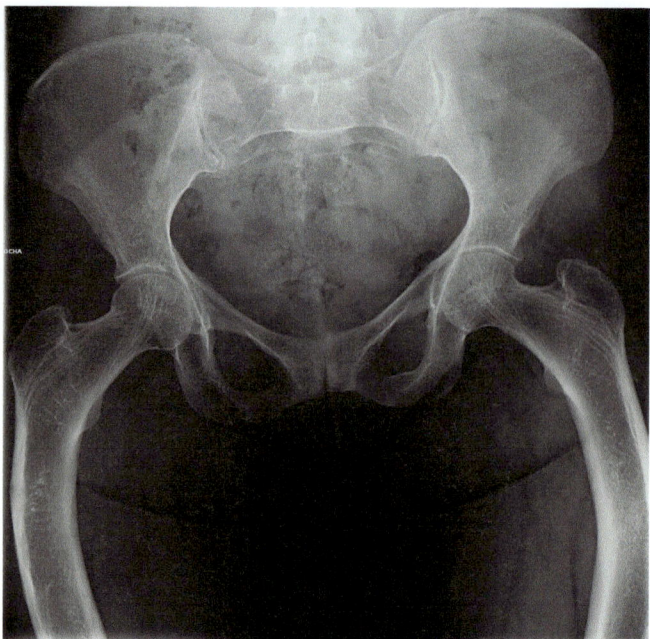

Figura 58-1. Osteogénesis imperfecta. Radiografía de pelvis que muestra la presencia de *coxa vara* y arqueamiento diafisario de ambos fémures en una paciente con osteogénesis imperfecta de tipo IV.

Tratamiento

Los objetivos del tratamiento en el adulto son disminuir las fracturas, abordar las deformidades óseas iniciadas en la infancia, la enfermedad degenerativa secundaria y la escoliosis, así como controlar el dolor y potenciar la capacidad funcional articular.

El tratamiento farmacológico con bisfosfonatos, tanto orales como intravenosos, ha mostrado en el adulto un aumento de densidad mineral ósea sin un efecto consistente en la disminución de fracturas, aunque algunas publicaciones por separado lo objetiven. El tratamiento con teriparatida ha mostrado un aumento de la densidad mineral ósea en columna, cadera total y cuello femoral de pacientes con la forma leve de la osteogénesis imperfecta de tipo I. No se dispone de resultados de ensayos aleatorizados con denosumab en adultos. El futuro del tratamiento de la osteogénesis imperfecta se encauzará a partir de los estudios con anticuerpos antiesclerostina (setrusumab y romosozumab), con la terapia celular (alotrasplante de *células madre* mesenquimales) y con la terapia génica.

 La osteogénesis imperfecta comprende alteraciones del colágeno de tipo I que dan lugar a baja masa ósea, fragilidad ósea y propensión a fracturas.

SÍNDROME DE MARFAN

El síndrome de Marfan es uno de los trastornos hereditarios más comunes del tejido conectivo, con una incidencia notificada de 1 por cada 3.000-5.000 individuos y que afecta a los dos sexos por igual. Está incluido en el grupo 31 de la clasificación de las displasias esqueléticas (síndromes de hipercrecimiento con talla alta y sobrecrecimiento segmentario) y

se caracteriza por una variabilidad fenotípica sustancial, que va desde rasgos aislados hasta la presentación neonatal de una enfermedad grave y rápidamente progresiva que afecta a múltiples sistemas orgánicos.

 Las principales manifestaciones son musculoesqueléticas, oculares y cardiovasculares si bien también se han descrito alteraciones cutáneas, pulmonares y del sistema nervioso central.

Patogenia

Está causada por mutaciones en el gen *FBN1*, que codifica a la fibrilina 1, un componente de la glucoproteína de las fibras elásticas que tiene importantes funciones estructurales de la matriz extraceular y regula la vía de señalización del factor de crecimiento-beta transformante.

La disregulación de dicho factor se manifiesta en los órganos con un mayor contenido en fibras elásticas y afecta a sistemas como el esquelético, ocular, cardiovascular o la piel. El gen *FBN1* es de gran tamaño (65 exones), está situado en el brazo largo del cromosoma 15 y se han registrado más de 1.800 mutaciones diferentes que implican a su proteína. El síndrome de Marfan se hereda de forma autosómica dominante, aunque se han descrito casos raros de mutaciones recesivas. Si bien la mayoría de los individuos con síndrome de Marfan tienen un progenitor afectado, el 25 % o más de los probandos tienen síndrome de Marfan como resultado de una mutación *de novo*.

Manifestaciones clínicas

El síndrome de Marfan puede afectar a diversos órganos o sistemas, tal y como se muestra a continuación:

- **Manifestaciones cardiovasculares**. La principal manifestación cardiovascular es la dilatación de la aorta ascendente, descrita en alrededor del 50 % en niños y el 60-80 % en adultos. Se produce por degeneración de las fibras elásticas de la capa media arterial y la presión hemodinámica favorece la formación de aneurismas, insuficiencia valvular y la disección aórtica. La dilatación también afectará a otros segmentos de la aorta (abdominal o descendente torácica). El prolapso de la válvula mitral se identifica con frecuencia y otras manifestaciones incluyen el aumento de tamaño de la arteria pulmonar.
- **Manifestaciones esqueléticas**. Talla alta, aracnodactilia (longitud exagerada de los dedos), dolicoestenomelia (extremidades desproporcionadamente largas en comparación con la longitud del tronco), longitud de la braza superior a la talla, relación disminuida del segmento corporal superior y el inferior, *pectus excavatum* o *carinatum*, escoliosis, contracturas en los codos, retropié valgo, protrusión acetabular, espondilolistesis, facies típica (dolicocefalia, hipoplasia malar, enoftalmos, retrognatia y fisuras palpebrales con inclinación inferior). También puede producir hipermovilidad articular generalizada. Son característicos el signo de Steinberg o del pulgar (al cerrar el puño

el pulgar sobrepasa el borde cubital de la mano) y el signo de Walker-Murdoch o de la muñeca (al abrazar la muñeca contralateral, el pulgar y el meñique se superponen). El dolor es frecuente y un síntoma de presentación en casi un tercio de los pacientes, por lo que es causa importante de discapacidad.

- **Manifestaciones oftalmológicas.** La luxación de cristalino, producida por la rotura de los ligamentos suspensorios, es unilateral o bilateral y afecta al 50-80 % de los pacientes. La miopía es frecuente por la elongación del globo ocular y ambliopía. Otras afectaciones que se observan son las cataratas, glaucoma y el desprendimiento de retina.
- **Enfermedad pulmonar.** Algunos pacientes con síndrome de Marfan desarrollan cambios enfisematosos, con bullas pulmonares predominantemente en los lóbulos superiores, que pueden predisponer a neumotórax espontáneo y neumopatía restrictiva.
- **Manifestaciones cutáneas.** Estrías atróficas no relacionadas con el cambio de peso ni con embarazos o hernias inguinales recurrentes.
- **Manifestaciones del sistema nervioso central.** Ectasia dural lumbosacra que se ha asociado a lumbalgia y dolor irradiado en miembros inferiores.

Diagnóstico

Para el diagnóstico se emplean los criterios de Gante revisados en 2010, que se basan en la presencia o ausencia de antecedentes familiares, exploración física, diagnóstico por imagen de la aorta y pruebas genéticas, en algunos casos (**Tabla 58-2**).

En el diagnóstico diferencial hay varias entidades en las que se reconocen manifestaciones clínicas que se superponen con el síndrome de Marfan en los sistemas cardiovascular, ocular y esquelético. Esto incluye entidades con aneurisma aórtico (síndrome de Loeys-Dietz, válvula aórtica bicúspide, aneurisma aórtico torácico familiar, SED vascular, síndrome de tortuosidad arterial), *luxación del cristalino* (síndrome de *ectopia lentis*, síndrome de Weill-Marchesani, homocistinuria y síndrome de Stickler) u otras fibrilinopatías con manifestaciones sistémicas (síndrome de Shprintzen-Goldberg, aracnodactilia contractural congénita o síndrome de Beals, síndrome del prolapso de la válvula mitral y el fenotipo MASS, caracterizado por miopía, prolapso mitral, dilatación limítrofe aórtica, estrías y manifestaciones esqueléticas).

Tratamiento

No existe un tratamiento específico. La principal morbimortalidad del síndrome de Marfan viene derivada de la afectación cardiovascular.

El principal factor de riesgo para enfermedad aórtica es la hipertensión arterial sistémica, que aumenta el riesgo de aneurismas y disección de aorta, por lo que el tratamiento médico incluye los beta-bloqueantes y bloqueantes de los receptores de angiotensina para mantener una presión arterial en el límite bajo de la normalidad. También se recomienda la restricción del ejercicio físico vigoroso.

Tabla 58-2. Criterios de Gante revisados para el diagnóstico del síndrome de Marfan

En ausencia de historia familiar de síndrome de Marfan

1. Dilatación aórtica[a] (puntuación Z ⩾ 2) y luxación del cristalino = SM
2. Dilatación aórtica[a] (puntuación Z ⩾ 2) y mutación en *FBN1* = SM
3. Dilatación aórtica[a] (puntuación Z ⩾ 2) y puntuación de las manifestaciones sistémicas (⩾ 7 puntos) = SM[b]
4. Luxación del cristalino, mutación en *FBN1* y aneurisma aórtico = SM

En presencia de historia familiar de síndrome de Marfan

5. Luxación del cristalino e historia familiar de SM = SMF
6. Puntuación sistémica ⩾ 7 puntos e historia familiar de SMF = SM[b]
7. Dilatación aórtica[a] (puntuación Z ⩾ 2 si edad > 20 años, puntuación Z ⩾ 3 si edad < 20 años) e historia familiar de SMF = SM[b]

Puntuación de las manifestaciones sistémicas (máximo 20 puntos; ⩾ 7 puntos indica afectación sistémica)

- Signo de la muñeca y el pulgar: 3 (signo de la muñeca o pulgar: 1)
- *Pectus carinatum*: 2 (*pectus excavatum* o asimetría pectoral: 1)
- Deformidad del retropié: 2 (pie plano: 1)
- Neumotórax: 2
- Ectasia dural: 2
- Protrusión acetabular: 2
- Reducción en la proporción del segmento superior/inferior < 0,85 y braza/talla > 1,05: 1
- Escoliosis o cifosis toracolumbar: 1
- Extensión reducida del codo < 170°: 1
- Hallazgos faciales (3/5): 1 (dolicocefalia, enoftalmos, fisura palpebral baja, hipoplasia malar, retrognatia)
- Estría cutánea: 1
- Miopía > 3 dioptrías: 1
- Prolapso de la válvula mitral (todos los tipos): 1

[a]La disección de la aorta ascendente se considera como un puntuación Z ⩾ 2.
[b]Descartar síndrome de Shprintzen-Goldberg, síndrome de Loeys-Dietz o Ehlers-Danlos de tipo vascular y tras estudio de mutaciones en *TGFBR1/2*, *COL3A1* y bioquímica de colágeno.
Adaptada de: Loeys BL, Dietz HC, Braverman AC, Vallewaert BL, De Backer J, Devereux RB,*et al.* The revised Ghent nosology for the Marfan syndrome. J Med Genet. 2010;47:476-85.
SM: síndrome de Marfan.

La monitorización rutinaria y no invasiva del tamaño de la aorta y la reparación aórtica electiva se asocian a una reducción de la mortalidad en comparación con la reparación urgente o de emergencia. La intervención quirúrgica electiva debe considerarse cuando un adulto tiene un diámetro de la raíz aórtica ≥ 50 mm y un niño, un aumento desproporcionadamente rápido del diámetro aórtico en comparación con la tasa de aumento de la superficie corporal.

Es recomendable la evaluación oftalmológica anual debido a la propensión a la subluxación del cristalino, entre otras afecciones. La escoliosis limitará la calidad de vida de los pacientes: puede tratarse inicialmente con corsés y suele considerarse la corrección quirúrgica cuando la curvatura supera los 40°.

 El síndrome de Marfan es un trastorno secundario a mutaciones en el gen que codifica la fibrilina 1 y se caracteriza por la dilatación de la aorta ascendente, luxación del cristalino y alteraciones musculoesqueléticas.

SÍNDROME DE EHLERS-DANLOS

El SED es un conjunto de trastornos hereditarios del tejido conectivo que se manifiestan clínicamente con hiperelasticidad cutánea, hiperlaxitud articular, cicatrices atróficas, fragilidad tisular y propensión a hematomas.

Su diagnóstico es fundamentalmente clínico, aunque dados la gran variabilidad y el posible solapamiento entre los distintos subtipos, identificar los genes que codifican el colágeno o las proteínas implicadas puede resultar de interés para su abordaje y para orientar el consejo genético.

Su prevalencia se calcula entre 1 de cada 5.000 y 1 de cada 100.000 individuos, según el subtipo. El SED hipermóvil es el más común (con una incidencia de 1 de cada 10.000-15.000), seguido del clásico (1 de cada 10.000-20.000). Varias formas de SED se incluyen en la clasificación actual de las displasias esqueléticas, concretamente en los grupos 4 (alteraciones de la sulfatación), 5 (grupo de las dislocaciones múltiples) y 13 (displasias espondiloepimetafisarias).

Patogenia

La fisiopatología de la mayoría de los subtipos de SED implica mutaciones en la síntesis o procesado del colágeno. El patrón de herencia es variable. A menudo es de herencia autosómica dominante, aunque hasta el 50 % de los pacientes presentarán una mutación *de novo*.

Manifestaciones clínicas

Las formas de presentación clínica serán variadas, atendiendo al subtipo correspondiente. Sin embargo, algunas características de estas condiciones son esenciales para el diagnóstico.

 La hipermovilidad articular y, en particular la generalizada, es común a todos los tipos.

Se recomienda el sistema de puntuación de Beighton para evaluarla.

La hiperelasticidad de la piel es también uno de los signos más frecuentes. A menudo, es suave al roce y frágil, su textura varía de pastosa a normal y puede mostrar retraso en la cicatrización de las heridas o cicatrices atróficas, así como nódulos profundos de pequeño tamaño en el tejido subcutáneo.

Las manifestaciones musculoesqueléticas más comunes incluyen la hipermovilidad en un grado variable y subluxaciones repetidas, que pueden conducir a una artrosis temprana y dolor crónico, con la luxación de hombro como un signo inicial frecuente.

Las fracturas recurrentes también pueden estar presentes. A menudo, las articulaciones de los dedos son hiperextensibles, aunque esta característica puede ser generalizada a todas las articulaciones.

Las patologías dentales, como la hipodoncia de la dentadura permanente, retraso en la erupción dentaria y displasia de la dentina, son frecuentes.

Debido a la disfunción del colágeno, otros tejidos, incluyendo órganos sólidos, son susceptibles de ser más friables y, por tanto, de roturas o perforaciones espontáneas o traumáticas. También las hernias y el prolapso rectal son hallazgos comunes.

Clasificación

Durante años, el SED ha sido caracterizado mediante el sistema de clasificación de Villefranche (1997) a partir del fenotipo, la herencia y datos moleculares. En 2017, el Consorcio Internacional del SED publicó una nueva clasificación en 13 subtipos con variantes patogénicas en 19 genes atendiendo al descubrimiento de nuevas mutaciones. En la **tabla 58-3** se muestra la clasificación clínica del SED, su patrón de herencia, base genética y principales características clínicas. Los cinco subtipos más relevantes, atendiendo a su incidencia y etiología se presentan a continuación:

- **SED subtipo clásico.** Su patrón de herencia es autosómico dominante y las variantes genéticas asociadas incluyen *COL5A1*, *COL5A2* o *COL1A1*, que codifican para el colágeno de tipo V y tipo I, respectivamente. Los criterios clínicos mayores incluyen hiperelasticidad cutánea, atrofia cicatricial e hiperlaxitud articular generalizada. Los menores, pliegue del epicanto, piel frágil, suave y aterciopelada, hematomas espontáneos, hernias, luxaciones, seudotumores moluscoides, esferoides subcutáneos e historia familiar positiva, con un familiar de primer grado con SED.

- **SED parecido al subtipo clásico.** Su patrón de herencia es autosómico recesivo y se asocia a una mutación en *TNXB*, que codifica para la tenascina XB. Son frecuentes los hematomas espontáneos, la debilidad y atrofia muscular, deformidades en dedos de manos y pies y la ausencia de cicatrices atróficas.

- **SED cardiovalvular.** Su patrón de herencia es autosómico recesivo y se asocia a mutaciones en *COL1A2*, que codifican para el colágeno de tipo I. Los criterios mayores incluyen la enfermedad valvular grave aórtica o mitral, la hiperelasticidad cutánea, piel fina, atrofia cicatricial, hiperlaxitud articular y el antecedente familiar positivo. Los criterios menores incluyen la presencia de tórax en embudo (*pectus excavatum*), dislocaciones articulares, deformidades en los pies o hernia inguinal.

- **SED vascular.** Su patrón de herencia es autosómico dominante y se asocia a mutaciones en el *COL3A1* o *COL1A1*, que codifican para el colágeno de tipo III y de tipo I, respectivamente. Los criterios mayores incluyen rotura arterial a temprana edad, rotura uterina, perforación espontánea del colon, fístula del seno carotídeo-cavernoso sin traumatismo y una historia familiar positiva confirmada. Los criterios menores incluyen la presencia de piel fina y traslúcida, hematomas atraumáticos, aspecto facial característico (ojos grandes, labios y nariz finos y cara delgada), acrogeria, hipermovilidad de pequeñas articulaciones, rotura tendinosa o muscular, neumotórax espontáneo, luxación congénita de cadera, deformidades del pie, queratocono, retracción gingival y venas varicosas de inicio temprano.

Tabla 58-3. Clasificación clínica de los síndromes de Ehlers-Danlos, patrón de herencia, base genética y principales características clínicas

Nº	Tipo SED	Patrón hereditario	Base genética	Proteína	Hipermovilidad articular	Piel	Otras
1	Clásico	AD	*COL5A1, COL5A2* Raro: *COL1A1*	Colágeno de tipo V Colágeno de tipo I	Generalizada	Elástica, pastosa, frágil, cicatrices atróficas	–
2	Semejante al clásico	AR	*TNXB*	Tenascina XB	Generalizada	Elástica, aterciopelada, sin cicatrices atróficas	Deformidad en dedos de manos y pies, debilidad o atrofia muscular
3	Cardiovalvular	AR	*COL1A2*	Colágeno de tipo 1	Generalizada o limitada a articulaciones distales	Elástica, frágil, cicatrices atróficas	Anomalías valvulares cardíacas progresivas
4	Vascular	AD	*COL3A1* Raro: *COL1A1*	Colágeno de tipo III Colágeno de tipo I	Pequeñas articulaciones	Translúcida, frágil, cicatrices atróficas	Rotura arterial, intestinal, uterina, fístula seno carotídeo-cavernoso
5	Hiperlaxo	AD	Desconocido	Desconocido	Generalizada	Ligeramente suave y elástica, cicatrices atróficas leves	–
6	Artrocalasia	AD	*COL1A1; COL1A2*	Colágeno de tipo I	Generalizada (grave); displasia congénita de cadera	Elástica, frágil, cicatrices atróficas	Hipotonía
7	Dermatoparaxis	AR	*ADAMTS2*	ADAMTS-2	Generalizada	Elástica, pastosa, fragilidad extrema, cicatrices atróficas	Facies características, retraso del crecimiento, extremidades acortadas, rotura vesicular o diafragmática
8	Cifoescoliótico	AR	*PLOD FKBP14*	LK1 FKBP22	Generalizada	Elástica, frágil	Hipotonía, rotura arterial, cifoescoliosis de inicio temprano
9	Síndrome de córnea frágil	AR	*ZNF469 PRDM5*	ZNF469 PRDM5	Displasia de cadera, articulaciones distales	Suave, aterciopelada, translúcida	Córnea adelgazada, esclera azulada, pérdida auditiva
10	Espondilodisplasia	AR	*B4GALT7 B3GALT6 SLC39A13*	4GalT7 4GalT6 ZIP13	Generalizada o limitada a articulaciones distales	Elástica, pastosa, translúcida	Talla baja, hipotonía, arqueamiento de huesos largos, retraso en el desarrollo
11	Contractura muscular	AR	*CHST14 DSE*	D4ST1 DSE	Contracturas múltiples, dislocaciones recurrentes	Elástica, frágil, cicatrices atróficas, arrugas palmares	Facies característica, hematomas
12	Miopático	AD o AR	*COL12A1*	Colágeno de tipo X	Hipermovilidad articulaciones distales, contracturas proximales	Pastosa, cicatrices atróficas	Hipotonía, retraso en el desarrollo
13	Periodontal	AD	*C1R C1S*	C1R C1S	Articulaciones distales	Elástica, frágil, cicatrices atróficas	Enfermedad periodontal grave, infecciones frecuentes

Adaptado de: Tinkle BT, 2017.
AD: autosómica dominante; AR: autosómica recesiva; SED: síndrome de Ehlers-Danlos.

- **SED subtipo hipermóvil.** Implica un patrón de herencia autosómico dominante y no tiene ninguna mutación genética asociada conocida. Este subtipo se caracteriza por una hiperlaxitud articular marcada y su diagnóstico es clínico. Es preciso cumplir tres criterios estrictos (**Tabla 58-4**) para evitar falsos diagnósticos.

Diagnóstico

Al diagnóstico se llega a partir de los antecedentes familiares, exploración física (incluyendo un examen completo de la piel y de las articulaciones aplicando los criterios de Beighton) y empleando la tomografía computarizada, la resonancia magnética y la ecocardiografía para evaluar problemas cardiovasculares comunes, como el prolapso de la válvula mitral y la dilatación aórtica.

Se han propuesto criterios mayores y menores para cada subtipo y es aconsejable la realización de pruebas genéticas para el diagnóstico específico de subtipo, dado el potencial solapamiento entre ellos.

Tabla 58-4. Criterios clínicos para el diagnóstico de síndrome de Ehlers-Danlos con hipermovilidad

Criterio 1. Según la escala de Beighton

- ⩾ 6 en edad prepuberal
- ⩾ 5 desde la edad pospuberal hasta los 50 años
- ⩾ 4 si la edad es superior a los 50 años

Criterio 2. Deben estar presentes dos o más de las siguientes características (A-C)

A. **Manifestaciones sistémicas (mínimo 5/12)**
  - Piel fina o aterciopelada
  - Hiperextensión cutánea moderada
  - Estrías cutáneas
  - Pápulas piezogénicas en ambos talones
  - Hernias recurrentes o múltiples (inguinal, umbilical o crural)
  - Cicatrices atróficas
  - Prolapso uterino o rectal
  - Apiñamiento dental o alteraciones palatinas
  - Aracnodactilia
  - Envergadura superior a altura (⩾ 1,05)
  - Prolapso mitral moderado
  - Dilatación aórtica (puntuación Z > 2+)

B. **Antecedentes familiares de primer grado con criterios de síndrome de Ehlers-Danlos con hipermovilidad**

C. **Manifestaciones musculoesqueléticas (mínimo 1/3)**
  - Dolor musculoesquelético en dos o más extremidades, diario, durante más de 3 meses
  - Dolor generalizado durante más de 3 meses
  - Luxaciones recurrentes o inestabilidad
    3a. Tres o más luxaciones de una misma articulación; o dos o más luxaciones en dos articulaciones en tiempos distintos
    3b. Inestabilidad atraumática de dos o más articulaciones

Criterio 3. Debe cumplir todos los requisitos siguientes

- Ausencia de fragilidad cutánea
- Excluir otro trastorno hereditario del tejido conjuntivo, incluyendo enfermedades reumáticas
- Excluir otras enfermedades asociadas con hipermovilidad articular

El diagnóstico clínico del síndrome de Ehlers-Danlos con hipermovilidad requiere cumplir simultáneamente los 3 criterios previamente descritos.
Adaptado de: Malfait F, 2017.

En relación con el diagnóstico diferencial, la mayoría de los trastornos se distinguen fácilmente del SED por características o afectación de sistemas distintos de las articulaciones y la piel, pero a veces las presentaciones leves pueden diagnosticarse erróneamente como SED de tipo hipermóvil.

El síndrome de Marfan produce manifestaciones esqueléticas, oculares, cardiovasculares, cutáneas y pulmonares aparte de las observadas en el SED y, genéticamente, las mutaciones suelen identificarse en el gen de la fibrilina-1 (*FBN1*).

La osteogénesis imperfecta de tipo I puede confundirse con algunos subtipos del SED debido a la importante morbilidad tras traumatismos menores y a la hipermovilidad articular, si bien muchos pacientes con osteogénesis imperfecta no deformante (tipo I) presentan escleróticas azules, sordera neurosensorial y huesos wormianos. La combinación de la sintomatología presentada y de las pruebas genéticas puede distinguir ambos procesos.

El síndrome de Loeys-Dietz se plantea como diagnóstico diferencial debido a su patrón de herencia autosómico dominante y la presencia de aneurismas. Sin embargo, en dicho síndrome existe una tríada consistente en úvula bífida o paladar izquierdo, hipertelorismo y aneurismas aórticos, que pueden detectarse por todo el sistema arterial (en lugar de agruparse alrededor de la raíz aórtica, como es más frecuente en ciertos subtipos de SED) y en el análisis genético se caracteriza por mutaciones en el gen de la fibulina-5.

Otras entidades a tener en cuenta son el síndrome de Stickler, la acondroplasia o hipoacondroplasia y el síndrome de Williams.

Tratamiento

En general, el pronóstico de los pacientes con los subtipos hiperlaxo y clásico no se ve afectado por la enfermedad, al contrario que la esperanza de vida de los pacientes con los subtipos vascular y cifoescoliótico.

> ! No existe tratamiento específico y las intervenciones médicas suelen centrarse en la aplicación de medidas preventivas contra la progresión de la enfermedad y sus potenciales complicaciones.

Resulta fundamental la información, consejo genético, fisioterapia y tratamiento sintomático de la afectación osteomuscular. Se recomienda mantener un peso adecuado, el ejercicio de baja resistencia y se debe informar de la limitación de las actividades de riesgo, como los deportes de contacto o el levantamiento de peso para evitar luxaciones repetidas y artrosis precoz.

Las anomalías del colágeno pueden provocar una mala cicatrización de la piel, por lo que el cuidado de las heridas debe ser meticuloso.

Por otro lado, se harán revisiones cardiovasculares periódicas para mitigar factores de riesgo como la hipertensión y un cribado de anomalías estructurales del corazón que pudieran requerir una intervención quirúrgica. El tratamiento del dolor y de las complicaciones psicológicas se adaptarán a cada persona.

El síndrome de Ehlers-Danlos engloba un conjunto de trastornos hereditarios del tejido conectivo secundarios a defectos del colágeno o enzimas asociadas a su regulación. Las principales manifestaciones clínicas son la hiperelasticidad cutánea, laxitud articular y fragilidad tisular.

ACONDROPLASIA

Es la displasia ósea más común en humanos, con una incidencia aproximada de 1 de cada 20.000 nacidos vivos y resulta en una talla baja marcada. Los pacientes presentan una variante de ganancia de función en el gen *FGFR3* (receptor del factor de crecimiento fibroblástico tipo 3), situado en el cromosoma 4p16. La penetrancia es del 100 % y el patrón de herencia es autosómico dominante. En el 80 % de los casos es una variante *de novo*; no heredada de los progenitores y asociada a una edad paterna avanzada (generalmente mayor de 35 años). Pertenece al grupo 1 de la clasificación actual de las displasias esqueléticas.

Patogenia

Dos variantes patogénicas específicas en el gen *FGFR3* son las causantes de casi todos los casos. Estas variantes ocurren en el mismo nucleótido del gen, 1138G>A (99 %) y 1138G>C (1 %), y en ambos casos resulta en una sustitución de glicina por arginina en el aminoácido 380 (p.Gly380Arg) en el dominio transmembrana. Esta variante se traduce en una ganancia de función del receptor *FGFR3* mediante la activación de la vía de señalización MAPK, que inhibe la proliferación y diferenciación de condrocitos, lo que en última instancia conduce a una reducción del crecimiento. Otras vías de señalización, como STAT, Wnt/β-catenina, PI3K/AKT y PLCγ están también implicadas.

Manifestaciones clínicas

Se caracteriza por rasgos craneofaciales distintivos, estatura baja desproporcionada con acortamiento rizomélico (en los segmentos proximales) de brazos y piernas, braquidactilia (acortamiento de los dedos de manos y pies) con aspecto de tridente secundaria a huesos metacarpianos cortos, cifoescoliosis y lordosis lumbar acentuada. La columna lumbar puede volverse estenótica, normalmente en la edad adulta. La laxitud articular es frecuente. Las rodillas suelen presentar deformidades en varo, en un principio debidas a la laxitud articular y después, secundarias al arqueamiento tibial y al sobrecrecimiento del peroné.

Los rasgos radiológicos más característicos al nacimiento son la presencia de la pelvis en tridente, con cótilos horizontales, cuerpos vertebrales pequeños y fémur proximal «en bola de helado». El desarrollo intelectual es normal.

Los adultos tienen una esperanza de vida más reducida en relación con el aumento de la mortalidad cardiovascular y su calidad de vida se ve disminuida por la discapacidad funcional y los factores psicosociales.

Diagnóstico

El diagnóstico se establece por las características clínicas y radiológicas, si bien el estudio genético se emplea para la confirmación molecular y el asesoramiento reproductivo. La mayoría de los laboratorios ofrecen pruebas específicas para la variante clásica 1138 en el gen *FGFR3*. Se recomienda una secuenciación más amplia del gen *FGFR3*, incluyendo múltiples exones o el gen completo si el diagnóstico clínico es dudoso o se sospechan otras afecciones.

La principal entidad que puede confundirse con la acondroplasia es la hipocondroplasia, causada por variantes del *FGFR3* en el nucleótido c.1620C>A o C>G, que dan lugar a un cambio N540K (asparagina a lisina) en el dominio intracelular del gen y que se caracteriza por una presentación clínica más leve y rasgos más proporcionados.

Otras afecciones que tener en cuenta en el diagnóstico diferencial de pacientes pediátricos son la displasia tanatofórica y la acondroplasia homocigota.

Tratamiento

El tratamiento se centra en maximizar la capacidad funcional y controlar, prevenir y tratar precozmente las complicaciones.

! Aparte de la talla baja disarmónica, asocia sintomatología extraesquelética y problemática psicosocial, por lo que se recomienda un abordaje y seguimiento multidisciplinar para prevenir o tratar las potenciales complicaciones.

En la actualidad diferentes dianas terapéuticas se centran en *FGFR3*, entre las que destacan los efectos de un análogo del péptido natriurético tipo C (vosoritida) que, al unirse a su receptor, inhibe la vía MAPK (activada por la variante patogénica en el gen *FGFR3*) en RAF-1, con incremento de la proliferación y diferenciación de los condrocitos en la epífisis.

En 2021, la Agencia Europea del Medicamento aprobó la vosoritida para pacientes de 2 años y mayores cuyas epífisis no se hayan cerrado. Es posible que pronto le sigan otros fármacos, ya que varios inhibidores conceptualmente diferentes de la señalización del *FGFR3* progresan en ensayos clínicos.

! La acondroplasia es un trastorno autosómico dominante causado por variantes patogénicas en el gen *FGFR3*. Se caracteriza por rasgos craneofaciales distintivos, estatura baja desproporcionada, acortamiento rizomélico, cifoescoliosis y lordosis lumbar acentuada.

SÍNDROME DE STICKLER

Es un trastorno hereditario del tejido conjuntivo descrito en 1965 por Gunnar B. Stickler como una artrooftalmopatía hereditaria progresiva. Se ha calculado una incidencia aproximada de 1 caso por cada 10.000 nacimientos. Las formas más comunes son autosómicas dominantes y la herencia recesiva se observa raramente, aunque debe considerarse si existe consanguinidad.

Varias formas de síndrome de Stickler se incluyen en la clasificación actual de las displasias esqueléticas, concretamente en los grupos 2 (trastornos del colágeno tipo II), 3 (trastornos del colágeno tipo XI) y 9 (displasias epifisarias múltiples y seudoacondroplasia).

Patogenia

Hasta la fecha se han descrito como causantes del síndrome de Stickler variantes patogénicas en seis genes asociados a la formación del colágeno de tipo II, tipo IX y tipo XI, que se expresan en el vítreo, el esqueleto y el oído interno.

Las mutaciones de los genes que actúan sobre el colágeno de tipo II y XI son autosómicas dominantes, mientras que la que actúa sobre el colágeno IX es recesiva.

El colágeno de tipo II es el que se encuentra en mayor proporción en el humor vítreo, cartílago y discos intervertebrales, con una distribución bastante similar a la del colágeno de tipo XI. Por otro lado, el colágeno de tipo IX se localiza asociado a fibrillas de colágeno de tipo II en la córnea, humor vítreo y cartílago articular maduro.

Manifestaciones clínicas

Las manifestaciones clínicas son variadas y entre ellas destacan las manifestaciones craneofaciales, como el paladar hendido y rasgos faciales característicos (hipoplasia malar, puente nasal ancho o plano y micrognatia o retrognatia), oculares (cambios vítreos o anomalías retinianas, como degeneración reticular, agujero retiniano, desprendimiento de retina o desgarro retiniano), otológicas (hipoacusia neurosensorial de alta frecuencia) y musculoesqueléticas (epifisiólisis de la cabeza femoral, *genu* valgo, protrusión acetabular, *coxa valga*, cifoescoliosis, platiespondilia, espondilolistesis, hipermovilidad articular y artrosis precoz).

Clasificación

Se ha clasificado en subtipos en dependencia del gen mutado y del fenotipo oftalmológico. El síndrome de Stickler de tipo I es el más frecuente (80-90 % de casos). Es el tipo clásico, es autosómico dominante y está producido por variantes patogénicas en heterocigosis en el gen *COL2A1*. Causa un síndrome completo que se caracteriza por manifestaciones oculares, craneofaciales, auditivas y articulares.

El síndrome de Stickler tipo II es mucho menos frecuente, se produce por la mutación en el gen *COL11A1* y también asocia un síndrome completo, si bien la artropatía no ha de estar presente necesariamente.

El subtipo III se caracteriza por la presencia de la mutación en el *COL11A2*, afección articular y auditiva, sin clínica ocular. Las variantes patogénicas bialélicas en *COL9A1*, *COL9A2* y *COL9A3*, más raras que las formas autosómicas dominantes, causan formas recesivas del síndrome de Stickler (tipos IV-VI) en las que se observa miopía progresiva, hipoacusia neurosensorial y anomalías esqueléticas variables.

Diagnóstico

El diagnóstico se basa en la clínica y en la actualidad no existe ningún criterio clínico de diagnóstico validado. Una vez confirmada clínicamente la sospecha, es recomendable el estudio genético.

El diagnóstico diferencial se establece con el síndrome de Wagner, la miopía de alto grado, el desprendimiento congénito de la retina, la degeneración vitreorretiniana, el síndrome de Binder o la secuencia de Robin.

Tratamiento

El tratamiento es sintomático. En el primer año de vida ya se actúa quirúrgicamente sobre los defectos del paladar duro cuando es preciso. Por otro lado, es importante la corrección de defectos de refracción y profilaxis del desprendimiento de retina. Desde el punto de vista articular, se aconseja adoptar medidas para disminuir el impacto de la artrosis precoz y considerar la artroplastia.

El síndrome de Stickler es consecuencia de la mutación en uno de los cuatro genes que controlan la síntesis de los colágenos II, IX y XI y se caracteriza por afectación ocular (cambios vítreos o anomalías retinianas), artrosis precoz y rasgos faciales característicos.

DISPLASIA FIBROSA

En la clasificación actual de displasias esqueléticas, basada en fenotipos, clínico, radiológico o molecular, la displasia fibrosa pertenece al grupo 30, junto a otras entidades que cursan con un desarrollo esquelético desestructurado.

La displasia fibrosa es un trastorno esquelético causado por una alteración de la maduración del mesénquima, en el que el tejido conectivo osteofibroso displásico sustituye a la médula ósea normal y produce una lesión expansiva, seudotumoral benigna.

La primera descripción fue realizada por Lichtenstein y Jaffe en 1938. Es una enfermedad rara que afecta a una de cada 30.000 personas y representa el 2,5 % de las lesiones óseas en general y el 1 % los tumores primarios óseos. La edad de inicio se encuentra entre los 5 y 20 años y cuanto más extensa es la enfermedad antes se desarrolla la sintomatología.

Puede ser monostótica o poliostótica y presentarse con un amplio espectro de manifestaciones clínicas, desde formas localizadas asintomáticas hasta formas extensas graves con deformidades óseas.

También puede asociarse a manifestaciones extraesqueléticas, como endocrinopatías de hiperfunción (pubertad precoz, acromegalia, hipercortisolismo e hipertiroidismo) y lesiones cutáneas hiperpigmentadas (manchas «café con leche») y constituir el denominado síndrome de McCune-Albright. Más infrecuente es su asociación con mixomas del músculo esquelético o síndrome de Mazabraud.

De forma reciente se ha descrito la asociación de displasia fibrosa con lesiones quísticas, posiblemente premalignas, del páncreas (neoplasias papilares mucinosas intraductales) que se están mostrando como una de las manifestaciones extraesqueléticas más frecuentes. La forma monostótica es la más frecuente y la prevalencia es similar en ambos sexos. Solo en el 2-3 % de los casos la displasia fibrosa se asocia con alteraciones endocrinas (síndrome de McCune-Albright) y en este caso existe un claro predominio en el sexo femenino. La displasia fibrosa también puede asociarse al desarrollo de una osteomalacia hipofosfatémica debido a un aumento de la hormona reguladora del metabolismo del fosfato, el factor de crecimiento fibroblástico 23 (*fibroblast growth factor 23*, FGF-23), producido por el tejido óseo displásico. Esta manifestación se considera un factor de gravedad clínica de la manifestación ósea.

Patogenia

La causa de la displasia fibrosa es una mutación activadora del gen *GNAS1*, localizada en el cromosoma 20q13.3, que codifica la subunidad α de la proteína G estimuladora que inhibe la actividad del trifosfato de guanosina; se produce en el exón 8, donde la arginina 201 es convertida a histidina (R201H) o a cisteína (R201C). La mutación se produce tras la fase cigótica, por lo que no es hereditaria, y puede transmitirse a las tres capas germinales (ectodermo, endodermo y mesodermo) y dar lugar a un mosaicismo somático en el que el tejido afectado codificado por el gen mutado coexiste con tejido normal sin alteraciones genéticas.

La expresividad fenotípica varía en función del momento del desarrollo embrionario en el que ocurre la mutación y el tamaño y viabilidad del clon mutado. En el síndrome de McCune-Albright se afectan tejidos originados desde las tres capas germinales, representadas por la afectación de la piel, hueso y sistema endocrino, con una posible hiperfunción en la piel, los ovarios, la tiroides, la suprarrenal o la hipófisis. Como consecuencia de la mutación se produce una activación constitutiva de la adenilciclasa por la subunidad α de la proteína G estimuladora mutada y el exceso de monofosfato de adenosina cíclico resultante interviene en el efecto patológico de la célula mutada.

Las células osteogénicas derivadas de las progenitoras mutadas son funcional y morfológicamente anómalas y dan lugar a la formación de un hueso alterado, con pérdida local de tejido hematopoyético y fibrosis medular. Las trabéculas óseas sufren alteraciones en la forma (patrón en «escritura china» o de «sopa de letras»), la orientación del colágeno, la composición bioquímica y en la mineralización. Se trata de un tejido muy vascularizado que puede dar lugar a quistes hemorrágicos. También se ha descrito una alteración en las fibras sensitivas y simpáticas en el hueso displásico que podría explicar, en parte, el aumento de dolor en los huesos afectados de displasia fibrosa, frecuente en las personas afectadas.

Los osteoblastos mutados presentan un aumento de la secreción de interleucina-6 (IL-6) que induce una activación de la osteoclastogénesis, favorece la aparición de lesiones osteolíticas y la expansión del tejido óseo displásico. La pérdida de fosfato renal que se asocia con frecuencia a la displasia fibrosa se debe a la producción de FGF-23 en el tejido óseo displásico, por un aumento de la vía de señalización de la proteína-cinasa A.

Manifestaciones clínicas

El desarrollo esquelético intrauterino parece ser normal, por lo que no suele haber signos clínicos en el nacimiento. Cuando ocurren anuncian una enfermedad grave con afectación de múltiples órganos.

 El dolor, las fracturas y la deformidad ósea son los síntomas y signos clínicos más frecuentes y aparecen en la infancia o adolescencia.

La extensión de la displasia y la deformidad ósea tienden a empeorar durante el crecimiento, generalmente antes de los 15 años de edad; a los 5 años el 95 % de las lesiones significativas de displasia fibrosa son ya aparentes y una gammagrafía ósea a esta edad permitiría establecer su extensión. En la edad adulta se detiene la progresión de la enfermedad.

En las formas monostóticas las localizaciones más frecuentes son en los maxilares, el fémur proximal, la tibia, el húmero, las costillas, la calota craneal, el radio y el hueso ilíaco. No suelen afectarse las manos, pies ni columna vertebral. En los huesos largos, suelen ser metafisarias o metadiafisarias y, excepcionalmente, centrodiafisarias.

En las formas poliostóticas (de predominio homolateral), la distribución varía ampliamente y el fémur proximal es el hueso afectado con más frecuencia.

Las formas monostóticas pueden ser asintomáticas hasta su descubrimiento casual en la edad adulta. Uno de los síntomas más habituales es el dolor, que se asocia a fracturas, deformidades o quistes óseos. En caso de localizaciones superficiales, como la tibia o las costillas, se puede objetivar cierto grado de tumefacción. Es característica la deformidad, especialmente en las extremidades inferiores, con un fémur proximal en varo o «en cayado de pastor». Las lesiones craneofaciales suelen comenzar en la infancia con la aparición de una tumoración o una asimetría facial y ocasionar quistes hemorrágicos o hernias a través de los orificios craneales y, según su localización, conducir a una pérdida de visión por afectación del nervio óptico o a una pérdida auditiva.

En las formas poliostóticas la sintomatología es más temprana y su gravedad es proporcional a la extensión de las lesiones. Los signos clínicos más frecuentes son: la deformidad esquelética, a veces con una tumefacción que indica expansión ósea activa; el dolor causado por microfracturas o fracturas patológicas; la pigmentación cutánea (20 % de los casos) producida por cúmulo de melanina sin relación con las lesiones óseas; rápido crecimiento y maduración esquelética, aunque la estatura final es más baja por el cierre fisario precoz y la pubertad precoz, casi exclusiva en el sexo femenino.

En cuanto a las manifestaciones extraesqueléticas, la más frecuente son las lesiones hiperpigmentadas (manchas «café con leche»), que pueden preceder a las alteraciones óseas o endocrinas y formar parte del síndrome de McCune-Albright.

Otro tipo de manifestación esquelética asociada a la displasia fibrosa es el raquitismo u osteomalacia hipofosfatémicos, que cursa con dolor óseo generalizado, debilidad y fracturas por aumento en los niveles séricos de FGF-23 y pérdida renal de fosfatos.

La malignización se produce en el 0,4 % de los casos, tanto en formas monostóticas como poliostóticas, y pueden aparecer osteosarcomas, fibrosarcomas y condrosarcomas. El riesgo de degeneración sarcomatosa aumenta al 4 % en el síndrome de McCune-Albright.

Los parámetros bioquímicos del metabolismo óseo suelen ser normales, excepto cuando existe aumento en la producción de FGF-23, que se acompaña de fósforo sérico bajo, fosfaturia aumentada y disminución de la reabsorción tubular de fosfato. En las formas poliostóticas pueden aumentar la fosfatasa alcalina y los marcadores de remodelado óseo. En el síndrome de McCune-Albright se objetivan las alteraciones hormonales de las endocrinopatías asociadas (por ejemplo, hipertiroidismo y aumento del cortisol y de la hormona del crecimiento).

Diagnóstico

El diagnóstico de la displasia fibrosa se alcanza con un estudio radiológico (radiología simple, tomografía computarizada o resonancia magnética).

La radiología simple puede traducir el tejido displásico como áreas de osteólisis, con un patrón geográfico, o bien zonas de esclerosis, con un aspecto ebúrneo en las lesiones osteoformadoras, como ocurre en los huesos craneofaciales. Cuando existen quistes intralesionales en una lesión lítica, la radiotransparencia es más intensa y si contiene múltiples áreas microscópicas osteoformadoras se observan imágenes «en vidrio esmerilado» (**Fig. 58-2**). La cortical puede estar adelgazada, insuflada o engrosada por aposición periostótica

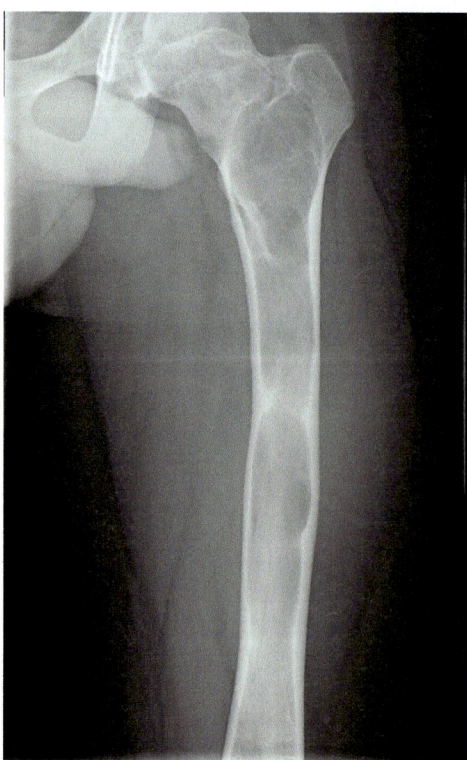

Figura 58-2. Displasia fibrosa en fémur. Radiografía anteroposterior de fémur en la que se aprecia deformidad de la diáfisis del fémur con zonas radiolucentes de aspecto «en vidrio esmerilado».

en formas expansivas. Las formas monostóticas suelen presentarse como un área osteolítica única o policíclica con aspecto de «vidrio esmerilado». Las formas poliostóticas suelen presentar expansión esquelética, insuflación metafisaria o diafisaria, adelgazamiento de la cortical y deformidad ósea.

La tomografía computarizada resulta útil para el seguimiento de las lesiones óseas, ya que define mejor su extensión, sirve para cuantificar el diámetro del canal óptico en casos de afectación craneal y para valorar la existencia de quistes óseos aneurismáticos y de fisuras.

De forma similar, la resonancia magnética permite valorar la composición de los tejidos blandos intralesionales y es la técnica de elección para el seguimiento en niños por su ausencia de radiación.

Además, debe emplearse la gammagrafía ósea, útil para el diagnóstico precoz, para determinar la extensión en formas poliostóticas y para detectar degeneraciones sarcomatosas, y realizar un estudio minucioso que descarte otros procesos asociados a la afectación ósea, especialmente un síndrome de McCune-Albright.

Cuando existan dudas en el diagnóstico, se hará una biopsia ósea con estudio mutacional. La técnica de secuenciación masiva tiene menor número de falsos negativos que la secuenciación de Sanger y no han sido descritos falsos positivos, por lo que puede utilizarse para diferenciar la displasia fibrosa o síndrome de McCune-Albright del osteosarcoma.

En las formas monostóticas el diagnóstico diferencial se establece con los encondromas, el quiste óseo, el osteoblastoma, el fibroma condromixoide, el quiste óseo aneurismático, el tumor de células gigantes, el granuloma eosinófilo, la osteodisplasia fibrosa de los huesos largos de Campanacci y la osteomielitis.

En las formas poliostóticas el diagnóstico diferencial se realiza con la enfermedad de Ollier y la enfermedad de Paget. Si existe hiperfosfaturia, deben descartarse otras patologías, como el hiperparatiroidismo y la acidosis tubular renal.

Manejo y tratamiento

La evaluación y monitorización de estos pacientes incluye la valoración y el control del dolor, con especial atención a sus causas. Si el tratamiento analgésico habitual no es efectivo, cabe considerar la administración intravenosa de bisfosfonatos, como ácido zoledrónico o pamidronato. En conjunto no hay una clara evidencia de la eficacia de los bisfosfonatos en la progresión de la enfermedad, aunque los estudios realizados con su administración parenteral les otorgan un papel en el control del dolor. Denosumab podría ser de utilidad, ya que se ha descrito un aumento de la expresión del ligando de receptor activador para el factor nuclear κ B (*receptor activator for nuclear factor κ B ligand*, RANKL) en las lesiones displásicas. Su uso en casos aislados de pacientes con formas graves se ha asociado a una mejoría del dolor, supresión del remodelado óseo y mejoría en la progresión de la lesión. Por otro lado, dado que en la displasia fibrosa existe un aumento en la expresión de IL-6 que favorece la activación de la osteoclastogénesis y, por tanto, de lesiones osteolíticas, se ha planteado que un anticuerpo dirigido contra el receptor de la IL-6 (tocilizumab) podría ser útil. Sin embargo, en un ensayo clínico para comparar los efectos en el remodelado óseo y dolor con tocilizumab frente a placebo, no se observó una disminución en el recambio óseo y tampoco el dolor óseo se redujo de modo significativo. Se necesitan estudios para determinar la potencial utilidad de burosumab, anticuerpo monoclonal anti-FGF23 en los casos que cursen con niveles séricos de fosfato disminuidos.

Otras dianas terapéuticas en investigación son la terapia génica o la terapia molecular; el trasplante de células madre hematopoyéticas es otra alternativa terapéutica por explorar.

La evaluación y el tratamiento de las endocrinopatías asociadas en el contexto del síndrome de McCune-Albright es un componente crítico en el manejo de la displasia fibrosa, ya que el mal control de las alteraciones hormonales empeorará la evolución ósea.

El abordaje quirúrgico puede estar indicado en casos con dolor que no responde al tratamiento conservador, sobre todo si existe riesgo de desarrollo de fracturas o afectación de estructuras vecinas.

La progresión de la escoliosis puede ser una complicación de la displasia fibrosa axial, que a diferencia de la escoliosis idiopática, continúa progresando durante la edad adulta y puede requerir intervención quirúrgica.

 En la displasia fibrosa, causada por una mutación activadora del gen *GNAS1*, el tejido conectivo osteofibroso displásico sustituye a la médula ósea normal. Puede ser monotóstica o poliostótica y en ocasiones asociarse a endocrinopatías (síndrome de McCune-Albright).

ENFERMEDADES ÓSEAS ESCLEROSANTES

Siguiendo con la clasificación empleada en este capítulo, las displasias óseas esclerosantes corresponden al grupo 24 (osteopetrosis y alteraciones relacionadas con el osteoclasto) y al grupo 25 (trastornos osteoscleróticos).

Un gran número de enfermedades se asocian con el aumento de la densidad ósea radiológica. Las displasias esqueléticas, algunas enfermedades nutricionales, metabólicas, endocrinas, hematológicas, infecciosas y neoplásicas producen un aumento generalizado o focal de la masa ósea. El grupo de las displasias óseas esclerosantes es un conjunto heterogéneo de enfermedades genéticas poco frecuentes caracterizadas por un aumento significativo de la masa ósea. En la **tabla 58-5** se muestra la clasificación de las principales displasias esclerosantes óseas resaltando el gen, mecanismo patogénico y célula ósea implicados y algunas de las características clínicas o terapéuticas más específicas.

Se ven a continuación la osteopetrosis y otras enfermedades relacionadas con el osteoclasto.

Osteopetrosis

La osteopetrosis («enfermedad de los huesos de mármol») fue descrita ya en 1904 por el radiólogo alemán Albers-Schönberg. Engloba un grupo de displasias óseas que son clínica y radiológicamente muy heterogéneas, pero que comparten un mecanismo patogénico común que es el defecto de resorción ósea del osteoclasto, lo que origina una alta masa ósea.

Se clasifican según el tipo de herencia, grado de afectación o gravedad, edad de comienzo y características clínicas. La incidencia calculada de la enfermedad es de uno por cada 100.000-500.000 habitantes.

Patogenia

La característica histológica distintiva es el remanente de cartílago calcificado no reabsorbido, depositado durante la formación de hueso endocondral que, a modo de «islotes», permanece dentro del tejido óseo maduro, lo que resulta en un hueso con menor resistencia y más frágil. El número de osteoclastos también ayuda a conocer mejor los diferentes mecanismos patogénicos que subyacen en las diferentes formas de osteopetrosis, ya que puede haber una menor formación de osteoclastos por una menor diferenciación desde la célula madre mesenquimal a osteoclasto maduro (osteopetrosis «pobre en osteoclastos»), o producirse un defecto funcional de la célula osteoclástica a pesar de haber una diferenciación y un número normal de osteoclastos (osteopetrosis «rica en osteoclastos»). Este defecto funcional se produce por una alteración de los genes que regulan el proceso de resorción ósea realizada por el osteoclasto, en su mayor parte por una alteración de la acidificación de la matriz ósea, que el osteoclasto precisa para ejercer su función catabólica ósea (pH ≤ 4). El osteoclasto acidifica las lagunas de resorción mediante la función de una anhidrasa carbónica. Un canal de cloro elimina el bicarbonato y una bomba de protones acidifica el medio. La matriz orgánica se disuelve mediante la actividad enzimática, en la que desempeña su papel la catepsina K. En los últimos años se han identificado algunos de los defectos genéticos que alteran la formación y la función del osteoclasto, que subyacen en los pacientes con osteopetrosis y que marcan en algunos casos el pronóstico y tratamiento de estos pacientes.

Manifestaciones clínicas y clasificación

Con base en su tipo de herencia y gravedad clínica, existen tres subtipos clínicos: la infantil (autosómica recesiva) con curso más grave, la forma del adulto (autosómica dominante) con un curso heterogéneo, desde asintomática a raramente mortal y la intermedia (autosómica recesiva).

Son las formas infantiles las que conducen a la muerte antes de que se cumpla la primera década de la vida (osteopetrosis infantil grave). Se asocian con trastornos hematológicos, como fallo medular, anemia y hepatoesplenomegalia por hematopoyesis extramedular, con trastornos neurológicos, como hidrocefalia, y afectación de pares craneales con atrofia óptica, alteraciones en la motilidad ocular, sordera y parálisis facial.

Diferentes genes intervienen en las formas con herencia autosómica recesiva. En algunos casos se afecta la formación y diferenciación de los osteoclastos, como las mutaciones con pérdida de función del gen *TNFSF11*, que codifica el RANKL, o mutaciones en el gen *TNFRSF11A*, que codifica a su receptor (RANK).

En otros tipos de osteopetrosis los genes implicados afectan la función resortiva del osteoclasto. Algunos de los genes iden-

Tabla 58-5. Clasificación displasias esclerosantes óseas: gen, mecanismo patogénico y célula ósea implicados y características clínicas y/o terapéuticas

Enfermedad	Herencia	Gen	Patogenia	Fenotipo
Osteopetrosis (OPT) y enfermedades relacionadas				
OPT infantil severa	AR	TCIRG1	Acidificación; «rica OC»	TMO
OPT infantil severa	AR	ClCN7	Acidificación; «rica OC»	Neurodegenerativa; TMO
OPT infantil severa	AR	OSTM1	Acidificación; «rica OC»	Neurodegenerativa
OPT infantil severa	AR	SNX10	Acidificación; «rica OC»	Hepatoesplenomegalia; TMO
OPT infantil severa	AR	TNFSF11	NFκB «pobre OC»	Tratamiento con RANKL recombinate
OPT infantil severa	AR	TNFSF11A	NFκB «pobre OC»	TMO
OPT con ATR y calcificación cerebral	AR	CAII	Acidificación; «rica OC»	TMO
OPT displasia ectodérmica y defecto inmune	XR	IKBKG (NEMO)	NFκB; «rica OC»	TMO
OPT del adulto	AD	ClCN7	Acidificación; «rica OC»	Comienzo tardío; fracturas
OPT intermedia	AR	ClCN7	Acidificación; «rica OC»	Fenotipo moderado a severo
OPT intermedia	AR	PLEKHM1	Autofagia; «rica OC»	Condrolisis cadera
OPT intermedia	AR	SLC4A2		Fracturas
OPT intermedia	AR	FERMT3/ RASGRP2		Déficit de adhesión leucocitaria
Picnodisostosis	AR	CTSK	Colagenasa	Displasia clavicular; falanges distales cortas
Disosteoesclerosis	AR	SLC29A3		Platiespondilia
Trastornos osteoescleróticos				
Osteopoiquilosis/SBO	AD	LEMD3	Hiperfunción TGFβ; OB	Asintomático
Melorreostosis	Postcigótica	MAP2K1	TGFβ; OB	Dolor; contractura
Esclerosteosis	AR	SOST/LRP4	Wnt; OB	Sindactilia; talla alta
Enfermedad de Van Buchem	AR	SOST	Wnt; OB	Tratamiento con esclerostina recombinante
Enfermedad de Pyle	AR	SFRP4	Wnt; OB	Fracturas
Displasia craneodiafisaria	AD	SOST/SP7	Wnt; OB	Facies leonina
Enfermedad de Camurati-Engelmann	AD	TGFB1	TGFβ; OB	Tratamiento con losartán para dolor
Displasia de Ghosal hematodiafisaria	AR	TBXAS1		Anemia, leucopenia, trombopenia
Síndrome tricodentoóseo	AD	DLX3	Retraso de senescencia celular; OB	
Displasia de Raine	AR	FAM20C	Defecto de fosforilización mineralización	Letal perinatal
Enfermedad de Caffey	AD	COL1A1	Anomalía de colágeno	Letal perinatal
Síndrome de Lenz-Majewski	AD	PTDSS1	Síntesis de fosfatidilserina; OB	No supervivencia adulta

Adaptado de: Boudin E, 2018.
AD: autosómica dominante; AR: autosómica recesiva; ATR: acidosis tubular renal; OB: osteoblasto; OC: osteoclasto; OPT: osteopetrosis; SBO: síndrome de Buschke-Ollendorf; TMO: trasplante de médula ósea; XR: recesiva ligada al X.

tificados tienen un papel clave en la generación intracelular de protones y en su transporte a través de la membrana plasmática al espacio extracelular, donde ocurre la resorción ósea y la disolución de la hidroxiapatita. Es el caso de la mutación con pérdida de función que ocurre en el gen de la enzima anhidrasa carbónica II (*CANII*) y que causa una forma de osteopetrosis autosómica recesiva asociada a calcificaciones cerebrales y a acidosis tubular renal. También las mutaciones en los genes *TCIRG1* y *Sortin Nexin 10* (*SNX10*) producen defectos funcionales en la bomba de protones vacuolar H+-ATPasa (V-ATPasa) y osteopetrosis infantiles graves.

Otras dos formas de osteopetrosis grave se relacionan con mutaciones de los genes (*CLCN7* y *OSTM1*), que codifican el canal 7 del cloro, que participa en la acidificación extracelular. Las formas autosómicas recesivas se asocian a atrofia retiniana y neurodegeneración.

También la osteopetrosis autosómica dominante o enfermedad de Albers-Schönberg se relaciona con una mutación en el gen *CLCN7* del cromosoma 16p13.3. En la actualidad, se considera que este es el gen causal del 78 % de la osteopetrosis del adulto y afecta principalmente a la base del cráneo, vértebras, pelvis y huesos largos. Puede ser asintomática y de diagnóstico casual, o ponerse de manifiesto por dolor óseo, por una fractura, por una osteomielitis o por la compresión de pares craneales, como ocurre en la forma recesiva. Las fracturas en los huesos largos ocurren en el 84 % de los casos, de las que la fractura de fémur es la más común.

El compromiso del riego sanguíneo debido a la obliteración de la médula predispone a la infección y la osteomielitis mandibular es frecuente. Entre las alteraciones dentales se incluyen la erupción dental retardada, hipodoncia, caries múltiples, displasias del esmalte e hipercementosis.

Las formas intermedias de herencia autosómica recesiva pero con fenotipo menos grave se diagnostican en la primera década de la vida. Cursan con talla baja y fracturas recidivantes, sobre todo del fémur proximal. Se han relacionado con mutaciones en el gen *ClCN7* y en el gen *LEKHM1*, que interviene en el transporte vacuolar y en el proceso autofágico del osteoclasto y se ha asociado a condrólisis de cadera. En la **tabla 58-5**, que contiene la clasificación de las principales displasias esclerosantes, se incluyen las diferentes formas de osteopetrosis según el gen afectado.

Diagnóstico

El aumento generalizado en la densidad ósea es el rasgo radiológico característico de la osteopetrosis. En la enfermedad grave, los defectos en el modelado de los huesos largos producen una «deformación en matraz de Erlenmeyer». En las metáfisis y en la pelvis se ve con frecuencia la aparición de bandas alternantes radiodensas y radiotransparentes (**Fig. 58-3**). El cráneo está generalmente engrosado y denso, sobre todo en la base, y los senos paranasales y las mastoides se encuentran escasamente neumatizados. Las vértebras muestran en la proyección lateral una imagen de «hueso dentro del hueso» (endohueso) o esclerosis del platillo distal y producen una imagen de vértebra «en sándwich» (**Fig. 58-4**).

La gammagrafía ósea revela la presencia de fracturas y osteomielitis. La resonancia magnética sirve para la monitorización

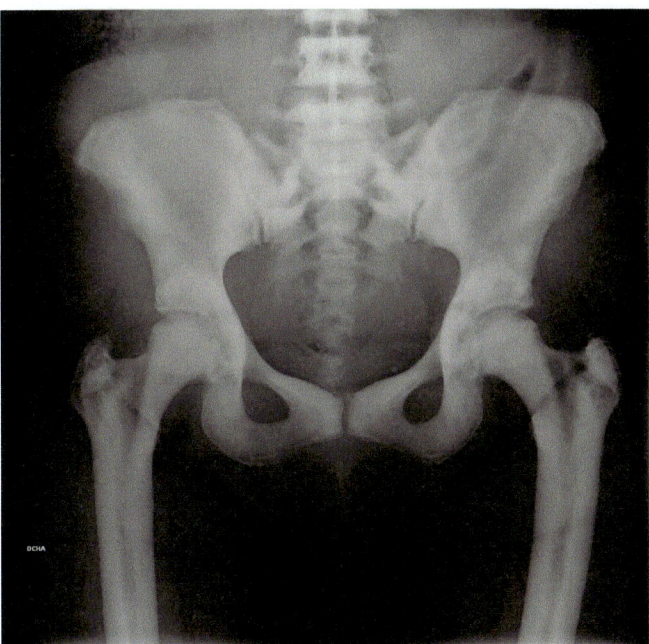

Figura 58-3. Osteopetrosis. Radiografía anteroposterior de pelvis en la que se aprecian zonas de hueso esclerótico intercaladas con zonas radiolúcidas con apariencia de «hueso dentro de hueso».

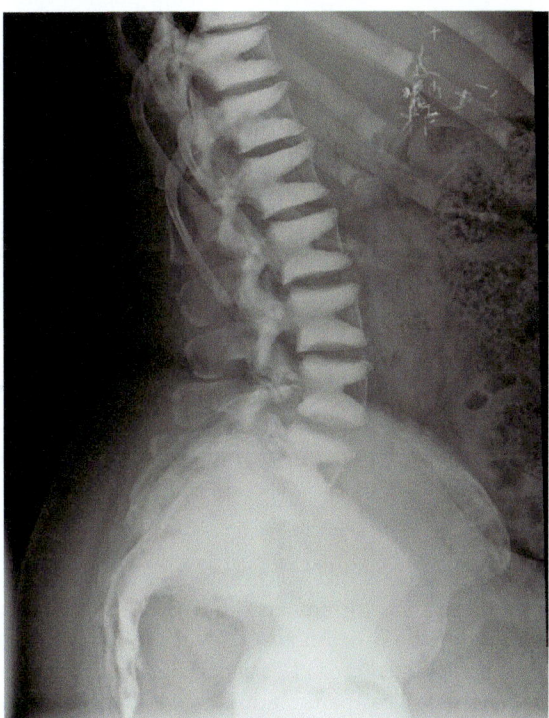

Figura 58-4. Osteopetrosis. Radiografía de columna lumbar lateral que muestra bandas hiperdensas en platillos superiores e inferiores con disminución del volumen de hueso esponjoso con apariencia de vértebra «en sandwich».

de la respuesta al trasplante de médula ósea. El examen genético se emplea generalmente para confirmar el diagnóstico y diferenciar entre los diferentes subtipos de osteopetrosis, además de ofrecer información sobre el pronóstico, la probabilidad de respuesta al tratamiento y el riesgo de recurrencia.

El diagnóstico diferencial debe incluir otras displasias esqueléticas, como displasia craneometafisaria, picnodisostosis, melorreostosis, osteopoiquilosis y la osteopatía estriada.

Tratamiento

En las formas graves de osteopetrosis se hace trasplante de células madre hematopoyéticas (TCMH). El trasplante reemplaza los osteoclastos anormales con células normales y se hará de forma temprana, antes de que exista un daño neurológico irreversible. En la forma benigna se recomiendan cuidados de soporte y vigilancia multidisciplinar preventiva.

Las fracturas y artrosis son comunes y requieren tratamiento ortopédico experimentado debido a la debilidad ósea y a la relativa frecuencia de complicaciones secundarias, tales como la no consolidación de fracturas y la osteomielitis.

En general, las fracturas se tratan con las técnicas habituales. La vigilancia y la higiene bucal adecuadas también son importantes. La aplicación de dieta con restricción de calcio implica riesgo de hipocalcemia y de raquitismo, con dudosa eficacia.

Las dosis farmacológicas de calcitriol (1,25-hidroxivitamina D_3) por vía oral, combinadas con restricción alimentaria de calcio o el interferón gamma humano, pueden estimular la actividad osteoclástica, pero se han obtenido escasos resultados.

El tratamiento con glucocorticoides estabiliza la pancitopenia y la hepatoesplenomegalia y pueden ser una opción en casos infantiles graves cuando el trasplante de células madre hematopoyéticas no está indicado.

La oxigenación hiperbárica sirve para tratar la osteomielitis. La descompresión quirúrgica de los nervios óptico y facial es útil en algunos casos.

En los últimos años se han establecido unas recomendaciones para el diagnóstico y manejo de las diferentes formas de osteopetrosis, en las que se resalta que el diagnóstico se basa en el estudio radiológico y se aconseja el estudio genético para filiar la forma de osteopetrosis, dada la implicación terapéutica que ello tiene sobre todo para la indicación del trasplante de células madre hematopoyéticas.

Picnodisostosis

Esta enfermedad autosómica recesiva se produce por mutaciones con pérdida de función en *CTSK*, el gen que codifica la catepsina K y que degrada el colágeno de la matriz ósea. Los rasgos clínicos típicos aparecen durante la infancia e incluyen cráneo relativamente grande, prominencia frontooccipital, ángulo mandibular obtuso, displasia clavicular y talla baja desproporcionada. Las suturas craneales permanecen abiertas. Los dedos de la mano son cortos y con acropaquias por acroosteólisis o por aplasia de las falanges terminales. No hay descrito ningún tratamiento eficaz.

Disosteosclerosis

Es una enfermedad autosómica recesiva caracterizada por osteoesclerosis del cráneo y platiespondilia. Los pacientes tie-

nen talla baja y compresión de los nervios craneales. Se han descrito en dos familias mutaciones en el gen *Solute carrier family 29, member 3* (*SLC29A3*).

Trastornos osteoescleróticos

Osteopoiquilosis

La osteopoiquilosis («huesos punteados») habitualmente consiste en una curiosidad radiológica que se produce por una mutación inactivadora del gen *LEM domain-containing protein 3* (*LEMD3*), que inhibe la formación ósea modulada por las proteínas morfogenéticas óseas y se hereda con un patrón autosómico dominante con alta penetrancia. Las lesiones óseas suelen ser asintomáticas.

Puede plantear el diagnóstico diferencial con otras entidades más graves, incluidas metástasis óseas. Algunos pacientes presentan nevo del tejido conjuntivo llamado dermatofibrosis lenticular diseminada (síndrome de Buschke-Ollendorff). En la radiografía se observan numerosos focos ovales o redondos pequeños de esclerosis ósea en el hueso esponjoso de los huesos tubulares del tarso, el carpo, la pelvis y las regiones metafisarias (**Fig. 58-5**).

Melorreostosis

La melorreostosis es un trastorno esporádico que presenta alteraciones óseas con aspecto de la «cera que gotea de una vela». No se ha podido establecer un patrón de herencia mendeliano. Se ha relacionado con una mutación del gen *LEMD3*, con un mosaicismo poscigótico.

Generalmente, se observa una afectación monomélica. La enfermedad bilateral es asimétrica. Los cambios cutáneos

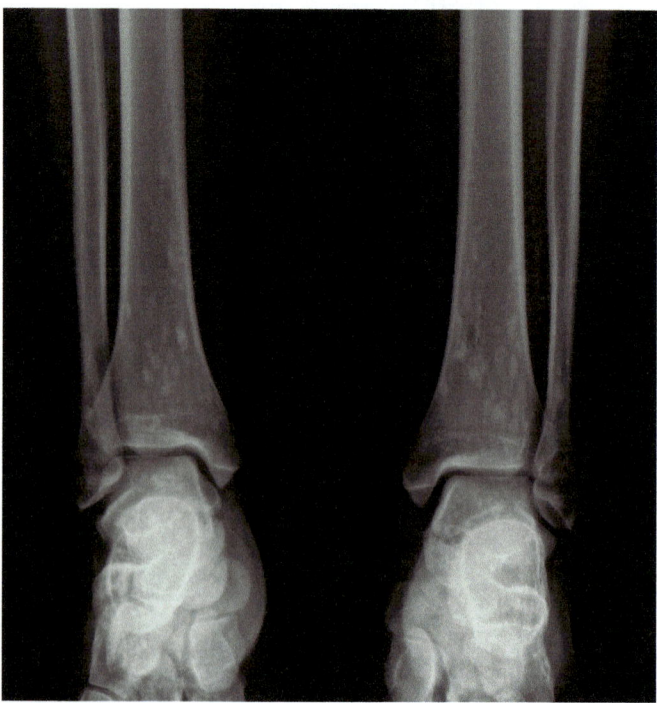

Figura 58-5. Osteopoiquilosis. Focos radiodensos en el extremo distal de ambas tibias y peronés.

sobre los huesos afectados son frecuentes (áreas lineales como esclerodermia e hipertricosis) y suelen aparecer antes que la hiperostosis. La enfermedad se suele presentar en la infancia con dolor y rigidez como síntomas principales. Las articulaciones se contraen y deforman. En los adultos, se disemina gradualmente en algunos casos y el dolor es especialmente frecuente.

En la radiografía se observa hiperostosis irregular, densa, excéntrica, en el endostio o periostio, que afecta un hueso aislado o varios huesos adyacentes (**Fig. 58-6**).

Esclerosteosis y enfermedad de Van Buchem

En 1955, Van Buchem *et al.* describieron por primera vez la enfermedad llamada hiperostosis cortical generalizada. Su publicación llevó a la caracterización de los trastornos conside-

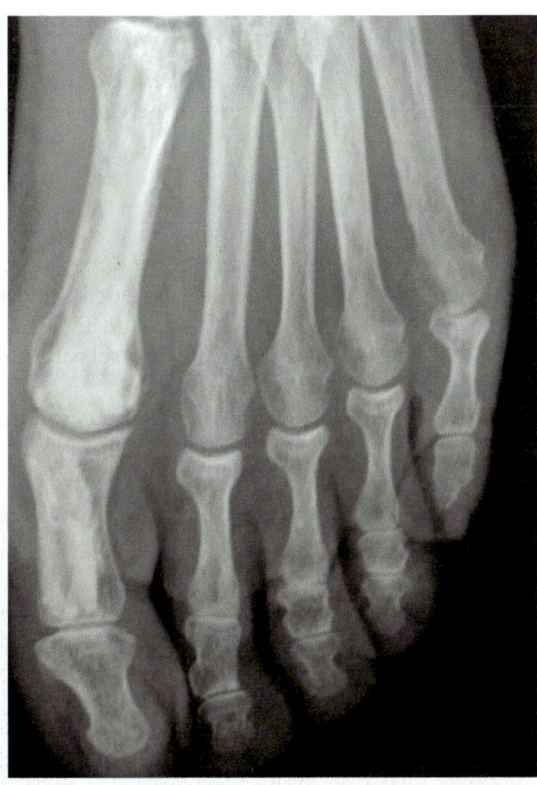

Figura 58-6. Melorreostosis. Afectación del primer metatarsiano y falange del primer dedo con presencia de esclerosis sin alteración cortical con apariencia de «cera que gotea de una vela».

rados como hiperostosis endósticas. En ambas enfermedades, de herencia autosómica recesiva, subyace una deficiencia de esclerostina, uno de los principales inhibidores de la vía Wnt, que uniéndose al receptor LRP5/6 impide la activación de la señalización canónica de esta vía, promoviendo la apoptosis del osteoblasto.

La esclerosteosis se debe a mutaciones inactivadoras en el gen *SOST*, que codifica la esclerostina. La enfermedad de Van Buchem implica una deleción de 52 kb que altera un estimulador del *SOST*. El aumento de la actividad osteoblástica por deficiencia de esclerostina, con insuficiencia de los osteoclastos para compensar el exceso de formación ósea, provoca los cambios óseos esclerosantes. Se produce una marcada hiperostosis diafisaria y también se afectan el cráneo y la mandíbula, con posible parálisis facial, sordera y atrofia óptica por la estenosis de los forámenes craneales. La esclerosteosis es una forma más grave que se caracteriza además por presentar los pacientes sindactilia y talla alta. La esclerostina se ofrece en estas entidades como una vía terapéutica por explorar.

Enfermedad de Pyle

La enfermedad de Pyle es una displasia metafisaria de curso benigno que se hereda con patrón autosómico recesivo. La causa de este proceso se conoce desde 2016, cuando se descubrió su relación con mutaciones en el gen que codifica la proteína relacionada con Frizzled segregada 4 (sFRP4), un inhibidor de la vía Wnt.

Las características radiográficas son una expansión metafisaria de los huesos largos y un marcado adelgazamiento cortical. Todos los huesos largos pueden estar afectados, aunque los hallazgos característicos son más evidentes en la tibia proximal y en el fémur distal (con el típico aspecto en «matraz de Erlenmeyer»).

Otras displasias, como la craneodiafisaria, la enfermedad de Camurati-Engelmann, la displasia hematodiafisaria de Ghosal, el síndrome tricodentóseo, la displasia de Raine, la enfermedad de Caffey o el síndrome de Lenz-Majewski, completan el grupo de esta clasificación.

 El grupo de las displasias óseas esclerosantes está constituido por un conjunto heterogéneo de enfermedades genéticas poco frecuentes caracterizadas por un aumento significativo de la masa ósea.

 PUNTOS CLAVE

- Las displasias esqueléticas representan un grupo amplio y heterogéneo de enfermedades genéticas caracterizadas por la organización anormal del tejido óseo y cartilaginoso.
- La osteogénesis imperfecta comprende un grupo de enfermedades hereditarias debidas a alteraciones del colágeno de tipo I, que dan lugar a baja masa ósea, fragilidad ósea y propensión a fracturas.

- El síndrome de Marfan es un trastorno autosómico dominante secundario a mutaciones en el gen que codifica la fibrilina 1, caracterizado por la dilatación de la aorta ascendente, luxación del cristalino y alteraciones musculoesqueléticas.
- El SED engloba un conjunto de trastornos hereditarios del tejido conectivo secundarios a defectos del colágeno

(Continúa)

PUNTOS CLAVE *(Cont.)*

o enzimas asociadas a su regulación. Las principales manifestaciones clínicas son hiperelasticidad cutánea, laxitud articular y fragilidad tisular.

- La acondroplasia es un trastorno autosómico dominante causado por variantes patogénicas en el gen *FGFR3*. Se caracteriza por rasgos craneofaciales distintivos, estatura baja desproporcionada, acortamiento rizomélico, cifoescoliosis y lordosis lumbar acentuada.

- El síndrome de Stickler es consecuencia de la mutación en uno de los cuatro genes que controlan la síntesis de los colágenos de tipo II, IX y XI, y se caracteriza por afectación ocular (cambios vítreos o anomalías reti-

nianas), artrosis precoz y rasgos faciales característicos.

- En la displasia fibrosa, causada por una mutación activadora del gen *GNAS1*, el tejido conectivo osteofibroso displásico sustituye a la médula ósea normal. Puede ser monostótica o poliostótica y, en ocasiones, asociarse a endocrinopatías (síndrome de McCune-Albright).

- El grupo de las displasias óseas esclerosantes está constituido por un conjunto heterogéneo de enfermedades genéticas poco frecuentes caracterizadas por un aumento significativo de la masa ósea.

BIBLIOGRAFÍA

Aguado Acín P, Tornero C. Displasia fibrosa y enfermedades óseas esclerosantes. En: Blanch i Rubió J, Casado Burgos E. Sociedad Española de Investigación Ósea y del Metabolismo Mineral. Manual SEIOMM de enfermedades metabólicas óseas. Madrid: Ibañez & Plaza; 2022.

Arboleya L, Queiro R, Alperi M, Lorenzo JA, Ballina J. Enfermedad de Pyle: un modelo humano de homeostasis corticotrabecular diferenciada. Reumatol Clin. 2020;16:56-8.

Bacino C. Achondroplasia. En: UpToDate. Sihoun H, TePas P (editores). Uptodate, Waltham, MA: UpToDate Inc. [consultado el 18 de febrero de 2023]. Disponible en: https://www.uptodate.com

Balasubramanian M. Osteogenesis imperfecta. An overview. En: UpToDate, Firth H, TePas E. (editores). Uptodate, Waltham, MA: UpToDate Inc. [consultado el 15 de enero de 2023]. Disponible en: https://www.uptodate.com

Boothe M, Morris R, Robin N. Stickler syndrome: A review of clinical manifestations and the genetics evaluation. J Pers Med. 2020;10(3):105.

Boudin E, Van Hul W. Sclerosing bone dysplasias. Best Pract Res Clin Endocrinol Metab. 2018;32:707-23.

Brady AF, Demirdas S, Fournel-Gigleux S, Ghali N, Giunta C, Kapferer-Seebacher I, et al. The Ehlers-Danlos syndromes, rare types. Am J Med Genet C Semin Med Genet. 2017;175(1):70-115.

Cabrera Bueno F, Gallego García de Vinuesa P, Evangelista Masip A. Nuevos criterios diagnósticos en el síndrome de Marfan. Cardiocore. 2011;46(3):82-5.

Castori M, Hakim A. Contemporary approach to joint hypermobility and related disorders. Curr Opin Pediatr. 2017;29(6):640-9.

Chapurlat RD, Hugueny P, Delmas PD, Meunier PJ. Treatment of fibrous dysplasia of bone with intravenous pamidronate: long-term effectiveness and evaluation of predictors of response to treatment. Bone. 2004;35:235-42.

De Paepe A, Malfait F. The Ehlers-Danlos syndrome, a disorder with many faces. Clin Genet. 2012;82(1):1-11.

Fafilek B, Bosakova M, Krejci P. Expanding horizons of achondroplasia treatment: current options and future developments. Osteoarthritis Cartilage. 2022;30(4):535-44.

Fiter Areste, J. Enfermedades hereditarias del tejido conjuntivo. En: Balsa A, Díaz-González F, Álvaro-Gracía J, Bustabad S, Carreira P, Gómez Puerta J. Sociedad Española de Reumatología. Tratado de enfermedades reumáticas. 2ª ed. Madrid: Editorial Médica Panamericana; 2022.

Flórez H, Peris P, Guañabens N. Displasia fibrosa. Revisión clínica y abordaje terapéutico. Med Clin. 2016;147:547-53.

Forlino A, Cabral WA, Barnes, Marini JC. New perspectives on osteogenesis imperfecta. Nat Rev Endocrinol. 2011;7:540-57.

Forlino A, Marini JC. Osteogénesis imperfecta. Lancet. 2016;387:1657-71.

Glorieux FH, Devogelaer JP, Durigova M, Goemaere S, Hemsley, Jakob F, et al. SBPS804 anti-sclerostin antibody in adults with moderate osteogenesis imperfecta: results of a randomized phase 2a trial. J Bone Miner Res. 2017;32(7):1496-504.

Guadalix-Iglesias, S. Osteogénesis imperfecta. En: Blanch i Rubió J, Casado Burgos E. Sociedad Española de Investigación Ósea y del Metabolismo Mineral. Manual SEIOMM de enfermedades metabólicas óseas. Madrid: Ibañez & Plaza; 2022.

Hakim A, Grahame R. Joint hypermobility. Best Pract Res Clin Rheumatol. 2003;17(6):989-1004.

Hendrickx G, Boudin E, van Hul W. A look behind the scenes: the risk and pathogenesis of primary osteoporosis. Nat Rev Rheumatol. 2015;11:462-74.

Huzum B, Antoniu S, Dragomir R. Treatment of fibrous dysplasia: focus on denosumab. Exp Opin Biol Ther. 2022;22(3):397-405.

Íñiguez-Rodríguez MR, Vázquez-Lamadrid J. Osteopetrosis, la enfermedad de la vértebra sándwich: a propósito de un caso. An Med (Méx). 2014;59:285-90.

Jacobsen CM. Application of anti-Sclerostin therapy in non-osteoporosis disease models. Bone 2017;96:18-23.

Javaid MK, Boyce A, Appelman-Dijkstra N, Ong J, Defabianis P, Offiah A, et al. Best practice management guidelines for fibrous dysplasia/McCune-Albright syndrome: a consensus statement from the FD/MAS international consortium. Orph J Rare Dis. 2019;14:139.

Leiva-Gea A, Martos Lirio MF, Barreda Bonis AC, Marín del Barrio S, Heath KE, Marín Reina P, et al. Achondroplasia: Update on diagnosis, follow-up and treatment. An Pediatr (Engl Ed). 2022;97(6):423.e1-11.

Lim J, Grafe I, Alexander S, Lee B. Genetic causes and mechanisms of osteogenesis imperfecta. Bone. 2017;102:40-9.

Liu W, Lee B, Nagamani SC, Nicol L, Rauch F, Ruchs ET, et al. Approach to the patient: Pharmacological therapies for fracture risk reduction in adults with osteogenesis imperfecta. J Clin Endocrinol Metab. 2023;108(7):1787-96.

Maeda K, Kobayashi Y, Koide M, Uehara S, Okamoto M, Ishihara A, et al. The regulation of bone metabolism and disorders by Wnt signaling. Int J Mol Sci. 2019;20(22):5525.

Malfait F, Francomano C, Byers P, Belmont J, Berglund B, Black J, et al. The 2017 international classification of the Ehlers-Danlos syndromes. Am J Med Genet C Semin Med Genet. 2017;175(1):8-26.

Marom R, Lee YC, Grafe I, Lee B. Pharmacological and biological therapeutic strategies for osteogenesis imperfecta. Am J Med Genet Part C Semin Med Genet. 2016;172C:367-83.

Masi L, Agnusdei D, Bilezikian J, Chappard D, Chapurlat R, Cianferotti L, et al. Taxonomy of rare genetic metabolic bone disorders. Osteoporos Int. 2015;26:2529-58.

Miklovic T, Sieg VC. Ehlers-Danlos syndrome. En: StatPears. NCBI Bookshelf version. StatPears Publishing: 2022.

Milewicz DM, Braverman AC, De Backer J, Morris SA, Boileau C, Maumenee, et al. Marfan syndrome. Nat Rev Dis Primers. 2021;7(1):64.

Nikkel SM. Skeletal dysplasias: What every bone health clinician needs to know. Curr Osteoporos Rep. 2017;15(5):419-24.

Nixon TR, Alexander P, Richards A, McNinch A, Bearcroft PW, Cobben J, et al. Homozygous type IX collagen variants (COL9A1, COL9A2, and COL9A3) causing recessive Stickler syndrome: Expanding the phenotype. Am J Med Genet. 2019;179A:1498-506.

Orwoll ES, Shapiro J, Veith S, Wang Y, Lapidus J, Vanem C, et al. Evaluation of teriparatide treatment in adults with osteogenesis imperfecta. J Clin Invest. 2014;124:491-8.

Pauker SC. Clinical manifestations and diagnosis of Ehlers-Danlos syndromes. En: UpToDate. Firth H, Seo P (editores). Uptodate, Waltham, MA: UpToDate Inc. [consultado el 15 de febrereo de 2023]. Disponible en: https://www.uptodate.com

Pauli RM. Achondroplasia: a comprehensive clinical review. Orphanet J Rare Dis. 2019;14(1):1.

Penna S, Capo V, Palagano E, Sobacchi C, Villa A. One disease, many genes: implications for the treatment of osteopetroses. Front Endocrinol. 2019;10:85.

Pepe G, Giusti B, Sticchi E, Abbate R, Gensini GF, Nistri S. Marfan syndrome: current perspectives. Appl Clin Genet. 2016;9:55-65.

Pollock L, Ridout A, Teh J, Nnadi C, Stavroulias D, Pitcher A, et al. The musculoskeletal manifestations of marfan syndrome: diagnosis, impact, and management. Curr Rheumatol Rep. 2021;23(11):81.

Riera Matute G, Riera Alonso E. Síndrome de Stickler. Semin Fund Esp Reumatol. 2009;10(3):83-6.

Roberts TT, Cepela D, Uhl RL, Lozman J. Orthopaedic considerations for the adult with osteogenesis imperfecta. J Am Acad Orthop Surg. 2016;24: 298-308.

Robin NH, Moran RT, Ala-Kokko L. Stickler syndrome. En: Adam MP, Everman DB, Mirzaa GM, Pagon RA, Wallace SE, Bean LJ, et al (eds.). GeneReviews®. Seattle (WA): University of Washington, Seattle; 1993-2023.

Sánchez Martínez R. Enfermedad de Marfan: revisión clinicoterapéutica y guías de seguimiento. Semin Fund Esp Reumatol. 2011;12(4):112-22.

Shi ChG, Zhang Y, Yuan W. Efficacy of bisphosphonates on bone mineral density and fracture rate in patients with osteogenesis imperfecta: a systematic review and meta-analysis. Am J Therap. 2016;23:e894-904.

Sillence DO, Senn A, Danks DM. Genetic heterogeneity in osteogenesis imperfecta. J Med Genet. 1979;16:101-16.

Thomas IH, Di Meglio LA. Advances in the classification and treatment of osteogenesis imperfecta. Curr Osteoporos Rep. 2016;14:1-9.

Tinkle BT, Levy HP. Symptomatic joint hypermobility: the hypermobile type of Ehlers-Danlos syndrome and the hypermobility spectrum disorders. Med Clin North Am. 2019;103(6):1021-33.

Unger S, Ferreira CR, Mortier GR, Ali H, Bertola DR, Calder A, et al. Nosology of genetic skeletal disorders: 2023 revision. Am J Med Genet. 2023;191(5):1164-209.

Van Dijk FS, Sillence DO. Osteogenesis imperfecta: clinical diagnosis, nomenclature and severity assessment. Am J Med Genet A. 2014;164: 1470-81.

Wordsworth P, Chan M. Melorheostosis and osteopoikilosis: a review of clinical features and pathogenesis. Calcif Tissue Int. 2019;104:530-43.

Wright M, Connolly H. Management of Marfan syndrome and related disorders. En: UpToDate. Dietz H, Yeon S (editores). Uptodate, Waltham, MA: UpToDate Inc. [consultado el 8 de enero de 2023]. Disponible en: https://www.uptodate.com

Wu CC, Econs MJ, DiMeglio LA, Insogna KL, Levine MA, Orchard PJ, et al. Diagnosis and management of osteopetrosis: consensus guidelines from the Osteopetrosis Working Group. J Clin Endocrinol Metab. 2017;102: 3111-23.

Xue JY, Ikegawa S, Guo L. SLC4A2, another gene involved in acid-base balancing machinery of osteoclasts, causes osteopetrosis. Bone. 2023;167: 116603.

Síndromes autoinflamatorios

59

A. D. Gómez Centeno y C. Galisteo Lencastre Da Veiga

OBJETIVOS

- Comprender los mecanismos patogénicos de los síndromes autoinflamatorios y el desarrollo posterior de terapias dirigidas.
- Incorporar la posibilidad de su diagnóstico en pacientes con fiebre y/o manifestaciones inflamatorias recurrentes o persistentes.
- Conocer la importancia del estudio genético para confirmar el diagnóstico.

INTRODUCCIÓN

Los síndromes autoinflamatorios (SAI) son un conjunto de enfermedades poco frecuentes, causadas por una desregulación del sistema inmunitario innato. El término «autoinflamatorio» fue utilizado por primera vez en 1999 por McDermott *et al.* en una descripción de la inflamación localizada en los síndromes de fiebre periódica monogénica. Desde su definición inicial se han identificado multitud de genes asociados a enfermedades autoinflamatorias que afectan a distintas partes del sistema inmunitario innato.

Una característica clave compartida es su patobiología sistémica, lo que significa que los síntomas pueden afectar a todos los sistemas del cuerpo.

Los SAI se podrían considerar como la contraparte de las enfermedades autoinmunes. Ambos tienen en común que son causados por respuestas inmunes anormales. La distinción principal es que las enfermedades autoinmunes generalmente se definen por un mal funcionamiento del sistema inmunitario adaptativo, mientras que en los SAI se ve afectado el sistema inmunitario innato (**Tabla 59-1**).

Entre las características comunes de los SAI están la falta de títulos elevados de autoanticuerpos o células T específicas de antígeno, que se acompaña de una inflamación sistémica sin una causa aparente. Los síntomas pueden incluir grados fluctuantes de fiebre, dolor abdominal, dolor e inflamación articulares y alteraciones cutáneas. Todos estos síntomas pueden ser inespecíficos, lo que dificulta su diagnóstico clínico, por lo que los SAI son un verdadero desafío clínico para el médico. En la mayoría de los casos, los SAI tienen un trasfondo genético con mutaciones de genes únicos, aunque también pueden ser de origen poligénico o multifactorial, con influencia ambiental modulando el fenotipo.

Si bien existen claras diferencias entre las enfermedades autoinflamatorias y autoinmunes, ambas comparten similitudes. En ambas, los procesos patológicos subyacentes se dirigen contra el propio cuerpo, son sistémicas, involucran el sistema musculoesquelético y ambas incluyen enfermedades monogénicas y poligénicas.

El sistema inmunitario innato también desempeña un papel crucial en la activación del sistema inmunitario adaptativo producida por las células presentadoras de antígeno, por lo que puede desencadenar la respuesta de las células B y T. La activación persistente a largo plazo de la inmunidad innata puede llegar a dar lugar a enfermedades autoinmunes.

Otro vínculo crucial entre la inmunidad innata y la adaptativa es la interleucina (IL)-1β. La IL-1β es una de las principales citocinas efectoras implicadas en los procesos autoinflamatorios, pero también actúa sobre las células efectoras del sistema inmunitario adaptativo, las células B y T. Las simi-

Tabla 59-1. Principales diferencias entre las enfermedades autoinflamatorias y las enfermedades autoinmunes

Característica	Enfermedades autoinflamatorias	Enfermedades autoinmunes
Causa	Desregulación del sistema inmunitario innato	Desregulación del sistema inmunitario adaptativo
Tipo de células predominantes	Monocitos, macrófagos y neutrófilos	Linfocitos B, linfocitos T
Patogénesis de la lesión tisular	Mediada por neutrófilos y macrófagos	Mediada por autoanticuerpos y linfocitos T específicos
Autoanticuerpos	No se producen autoanticuerpos ni células T autoagresivas	Se producen autoanticuerpos y células T autoagresivas

litudes y conexiones entre ellas llevaron a la discusión sobre si las enfermedades autoinflamatorias y autoinmunes deben considerarse como un solo grupo de enfermedades compuesto por un amplio espectro de anomalías inmunológicas con los SAI en un extremo y las enfermedades autoinmunes en el otro, como propusieron McGonagle y McDermott en 2006. En este modelo continuo, las enfermedades inmunológicas se agrupan a lo largo de un espectro con diversos grados de participación de los componentes de la inmunidad innata y adaptativa. Se clasifican a lo largo del espectro como enfermedades autoinflamatorias, enfermedades autoinflamatorias poligénicas, enfermedades de patrón mixto o enfermedades autoinmunes poligénicas y enfermedades autoinmunes.

Dado que por extensión sería imposible tratar todas y cada una de las enfermedades autoinflamatorias, en este capítulo se va a presentar una visión general con un enfoque centrado en los mecanismos patogénicos y fisiopatológicos compartidos, tratando de forma individual a los componentes más importantes de cada uno de los síndromes.

VISIÓN GENERAL DE LA PATOGÉNESIS

La respuesta inmunitaria requiere tanto de mecanismos dependientes de antígeno como de mecanismos independientes de antígeno.

El brazo dependiente de antígeno de la respuesta inmune se denomina *inmunidad adaptativa*, se basa en la discriminación aprendida entre lo propio y lo ajeno mediada por la expansión selectiva de clones de células T y B en los que la recombinación genética genera receptores específicos de antígeno.

Estas respuestas *aprendidas* no son el único mecanismo de defensa inmune, ya que la inmunidad innata está compuesta por una red de células y proteínas que responden a infecciones o lesiones tisulares a través del reconocimiento genético de moléculas extrañas (p. ej., componentes de la pared celular bacteriana) o moléculas del huésped producidas o liberadas por células dañadas (p. ej., IL-1 y cristales de ácido úrico). Entre los principales componentes celulares de la inmunidad innata están los neutrófilos, los macrófagos, los mastocitos y las células *natural-killer* (NK). El brazo no celular de la respuesta inmune innata lo constituye el sistema del complemento.

El sistema inmunitario innato actúa como una primera línea de defensa, que proporciona una gran variedad de receptores de señalización que se han conservado durante la evolución, también llamados *receptores de reconocimiento de patrones (pattern recognition receptors,* PRR) que detectan y actúan contra los patógenos. Estos PRR, tanto los unidos a la membrana como los intracelulares, son vitales para la detección de amenazas y el reconocimiento de estructuras expresadas por patógenos (patrones moleculares asociados a patógenos microbianos) y células dañadas (patrones moleculares asociados a daños no microbianos).

Entre los PRR unidos a la membrana destacan los receptores tipo Toll o *Toll-like* y los receptores de lectina de tipo C, que se caracterizan por la presencia de un dominio de unión a hidratos de carbono.

Entre los receptores intracelulares destacan los *NOD-like receptors* y los *AIM2-like receptors.* Otro componente importante son las pirinas, que son una parte sustancial de la estructura de proteínas multiméricas llamados *inflamasomas.*

Genéticamente, los SAI se pueden categorizar como monogénicos y poligénicos o multifactoriales.

Los SAI monogénicos son causados por variantes genéticas con alta penetrancia en genes únicos y siguen un patrón claro de herencia mendeliana. Los SAI poligénicos o multifactoriales son más complejos. Surgen de permutaciones y combinaciones de variantes genéticas comunes, donde cada variante por sí misma confiere solo un pequeño riesgo, pero que unida a otras variantes se convierten en patógenas. En general, los SAI poligénicos y multifactoriales son más comunes que los monogénicos, excluyendo la fiebre mediterránea familiar (FMF) en la cuenca del Mediterráneo oriental, cuya prevalencia está muy aumentada.

Los SAI monogénicos más comunes son la FMF, los síndromes autoinflamatorios asociados a NLRP3, antes conocidos como síndromes periódicos asociados a la criopirina (CAPS) y los síndromes periódicos asociados al receptor del factor de necrosis tumoral (TNF), conocidos como TRAPS.

Las enfermedades autoinflamatorias son raras, con prevalencia muy baja (inferior a cinco casos por 100.000 habitantes) por lo que son consideradas dentro del grupo de enfermedades minoritarias de la Unión Europea. Por tanto, con la excepción de la FMF y de las fiebres periódicas con estomatitis aftosa, faringitis y adenitis, va a ser poco probable encontrarlas en la práctica clínica habitual. Sin embargo, estas enfermedades enseñan que los mecanismos que controlan la inmunidad innata son críticos para la regulación de la inflamación, por lo que es probable que variantes más sutiles en estos mecanismos contribuyan a la presentación o a determinadas características de otras enfermedades mucho más comunes. Por ejemplo, cabe señalar que la mayoría de los portadores heterocigóticos de variantes patógenas del gen *FMF* (MEFV) no manifiestan una FMF franca, pero muestran manifestaciones más sutiles de aumento de la inflamación, que incluyen fiebres frecuentes, desarrollo de sepsis más graves, mayor susceptibilidad a determinadas enfermedades como la artritis idiopática juvenil, espondilitis anquilosante y ciertas vasculitis o mayor gravedad en enfermedades autoinmunes, como la artritis reumatoide. En general, la tendencia actual es considerar que muchos trastornos tenidos por autoinmunes probablemente también incluyen aspectos que podrían considerarse autoinflamatorios.

Por otro lado, enfermedades comunes como la gota, la condrocalcinosis y la arteriopatía coronaria aterosclerótica incluyen mecanismos autoinflamatorios en su patogenia.

Por ello, se considera que las enfermedades autoinflamatorias canónicas podrían representar solo la «punta del iceberg» de la relevancia de los mecanismos relacionados con la autoinflamación.

CATEGORÍAS DE LOS SÍNDROMES AUTOINFLAMATORIOS

Los SAI se pueden agrupar en categorías a partir de sus principales alteraciones patogénicas. Dentro de cada categoría, las distintas enfermedades pueden compartir características clínicas, en ocasiones superpuestas, aunque cabe destacar que muchas enfermedades presentan mecanismos fisiopatológicos que no se limitan a una sola categoría. En la **tabla 59-2** se citan las distintas enfermedades agrupadas en las categorías que se describen a continuación.

Tabla 59-2. Resumen de los síndromes autoinflamatorios según su fisiopatología y las enfermedades integradas en cada una de las categorías

Enfermedades de los inflamasomas y citocinas relacionadas con la familia de la interleucina-1

- Inflamasomopatías:
  - Fiebre mediterránea familiar (FMF)
  - Autoinflamación asociada a pirina con dermatosis neutrofílica (PAAND)
  - Síndrome de hiperinmunoglobulina D (HIDS)
  - Artritis piógena estéril, pioderma gangrenoso y acné (PAPA)
  - Hiperzincemia/hipercalprotectinemia (HZ/HC)
  - Fiebre periódica, inmunodeficiencia y trombocitopenia (PFIT)
- NALP3/criopirina inflamasoma:
  - Síndrome familiar autoinflamatorio por frío (FCAS)
  - Síndrome de Muckle-Wells (MWS)
  - Trastorno inflamatorio multisistémico de inicio neonatal (NOMID)
  - Síndrome de Majeed/lipina 2 (LPIN2)
- Inflamasoma NLRC4: autoinflamación con enterocolitis infantil (AIFEC)
- Inflamasoma NLRP12: síndrome autoinflamatorio familiar por frío 2 (FCAS2)
- Inflamasoma NLRP1:
  - Carcinoma palmoplantar múltiple autocurativo (CPMM)
  - Queratosis liquenoide crónica familiar (FKLC)
  - Autoinflamación asociada a NLRP1 con artritis y disqueratosis (NAIAD)
- Inflamasoma AIM2 (ninguno descrito)
- Inflamasoma no canónico (ninguno descrito)
- Deficiencia del antagonista del receptor de la interleucina 1 (DIRA)
- Deficiencia del antagonista del receptor de la interleucina 36 (DITRA)

Enfermedades de la producción y señalización del interferón

- Deterioro de la degradación o procesamiento de ácidos nucleicos endógenos:
  - AGS1 - Exonucleasa 1 de tres reparaciones principales (TREX1)
  - AGS2 - Subunidad B del complejo de endonucleasa ribonucleasa H2 (RNASEH2B)
  - AGS3 - Subunidad C del complejo de endonucleasa de ribonucleasa H2 (RNASEH2C)
  - AGS4 - Subunidad A del complejo de endonucleasa de ribonucleasa H2 (RNASEH2A)
  - AGS5 - Dominio SAM y dominio HD 1 (SAMHD1)
  - AGS6 - Adenosina desaminasa que actúa sobre el ARN 1 (ADAR1)
  - ADNasa II
  - Polirribonucleótido nucleotidiltransferasa 1 (PNPT1) - Polinucleótido fosforilasa (PNPasa)
- Detección de ácido nucleico mejorada:
  - Estimulador de genes de interferón (STING)
  - AGS7 - Proteína 1 que contiene el dominio de helicasa C inducida por interferón (IFIH1), que codifica la proteína 5 asociada a la diferenciación de melanoma (MDA5)
- Disfunción del proteasoma: dermatitis neutrofílica atípica crónica con lipodistrofia y temperatura elevada (CANDLE) - Múltiples genes
- Señalización del receptor de interferón amplificado:
  - Peptidasa 18 específica de ubiquitina (UPS18) - Síndrome de seudotoxoplasmosis, otros (sífilis), rubéola, citomegalovirus, virus del herpes simple (TORCH)
  - Modificador similar a la ubiquitina ISG15 (ISG15)

Enfermedades de la actividad anómala del NF-κB o factor de necrosis tumoral

- Haploinsuficiencia de A20/proteína 3 inducida por TNF-α (TNFAIP3)
- Proteína 2 del dominio de oligomerización de unión a nucleótidos (NOD2) - Síndrome de Blau
- Síndrome periódico asociado al receptor de TNF (TRAPS)
- Deficiencia de adenosina desaminasa 2 (DADA2)
- Modulador esencial NF-κB (NEMO)
- *RELA* haploinsuficiencia
- Trastornos de la ubiquitinación lineal:
  - Síndrome autoinflamatorio relacionado con OTULIN (ORAS; otulipenia)
  - Deficiencia del complejo de ensamblaje de cadena de ubiquitina lineal (LUBAC): ubiquitina ligasa 1 IRP2 oxidada con hemo (HOIL-1L), proteína que interactúa con HOIL-1 (HOIP)
- Síndrome periódico 11 asociado al receptor de TNF (TRAPS11)
  - Miembro de la superfamilia de receptores de TNF 11A (TNFRSF11A)
- Vacuolas, enzima E1, ligada al X, autoinflamatoria y somática (VEXAS)

Autoinflamación mediada por diversos mecanismos

- Síndrome de la subunidad alfa del complejo proteico del coatómero (COPA)
- Deficiencia de anticuerpos y desregulación inmunitaria asociada a PLCG2 (PLAID)/autoinflamación y deficiencia de anticuerpos y desregulación inmunitaria asociada a PLCG2 (APLAID)
- Anemia sideroblástica con inmunodeficiencia de linfocitos B, fiebres periódicas y retraso del desarrollo (SIFD)
- Trastornos de la activación del complemento

Trastornos del inflamasoma y citocinas relacionadas con la familia de la interleucina-1 (inflamasomopatías)

Los inflamasomas son grandes complejos proteicos intracelulares que escinden la pro-IL1-β inactiva en IL-1β, su forma madura, altamente inflamatoria. La activación aberrante de estos complejos da como resultado una generación inapropiada de IL-1β, lo que desencadena inflamación con fiebre, ya que la IL-1β es un potente pirógeno endógeno. Otras proteínas escindidas por los inflamasomas son la IL-18, una citocina que potencia la producción de interferón (IFN) gamma, y la gasdermina D, una proteína que forma dentro de la membrana celular poros que permiten la liberación de IL-1β e IL-18 maduras y provocan una forma proinflamatoria de muerte celular llamada *piroptosis*.

La composición del inflamasoma varía según el tipo de célula y el estímulo que lo activa, pero, en general, tiene tres elementos principales:

- Proteína adaptadora: la proteína adaptadora es la encargada de unir los componentes del inflamasoma y de activar la cascada de señalización que lleva a la producción de citocinas proinflamatorias. Las proteínas adaptadoras más estudiadas son ASC (*apoptosis-associated speck-like protein contains a CARD*) y PYCARD (*PYD and CARD domain-containing protein*).
- Proteína sensora: es la encargada de detectar el estímulo que activa el inflamasoma. Hay varias proteínas sensoras conocidas, entre ellas la NLRP3 (*NOD-like receptor family, pyrin domain-containing protein 3*), NLRC4 (*NOD-like receptor family, CARD domain-containing protein 4*) y AIM2 (ausente en melanoma 2).
- Proteína efectora: es la encargada de activar la caspasa-1, una enzima que corta y libera las citocinas proinflamatorias IL-1β e IL-18. La proteína efectora más conocida es la gasdermina D, aunque también se han identificado otras proteínas efectoras, como la gasdermina E.

Hay varios tipos de inflamasomas que se han identificado hasta el momento, cada uno de los cuales se activa en respuesta a distintos estímulos y está compuesto por diferentes proteínas. Entre los inflamasomas más estudiados cabe destacar:

- Inflamasoma NLRP3: es el inflamasoma más conocido y se activa en respuesta a una amplia gama de estímulos, incluyendo patógenos, daño celular, cristales y cambios en el pH y la concentración de iones en el ambiente extracelular. El inflamasoma NLRP3 está compuesto por la proteína adaptadora ASC, la proteína sensora NLRP3 y la proteína efectora GSDMD.
- Inflamasoma NLRC4: se activa en respuesta a la presencia de bacterias gramnegativas y está compuesto por la proteína adaptadora ASC, la proteína sensora NLRC4 y la proteína efectora GSDMD.
- Inflamasoma AIM2: se activa en respuesta a la presencia de ADN bacteriano y viral en el citosol celular y está compuesto por la proteína adaptadora ASC, la proteína sensora AIM2 y la proteína efectora GSDMD.

- Inflamasoma NLRP1: se activa en respuesta a la presencia de tóxicos producidos por bacterias y está compuesto por la proteína adaptadora ASC, la proteína sensora NLRP1 y la proteína efectora GSDMD.

Cabe destacar que hay otros inflamasomas menos estudiados, como el inflamasoma de pirina, que se activa en respuesta a la presencia de patógenos intracelulares, y el inflamasoma IFI16, que se activa en respuesta a la presencia de ADN viral en el núcleo celular.

Las mutaciones que afectan a estos complejos proteicos causan enfermedades autoinflamatorias mediadas por inflamasomas, a veces denominadas *inflamasomopatías*. Por ejemplo, la FMF y el síndrome de hiperinmunoglobulinemia D (HIDS) surgen de la activación aberrante del inflamasoma de pirina, mientras que el síndrome autoinflamatorio familiar por frío, el síndrome de Muckle-Wells y el trastorno inflamatorio multisistémico de inicio neonatal surgen de la activación aberrante del inflamasoma criopirina.

Las características clínicas de esta familia de enfermedades incluyen fiebre, exantema, artralgias y síntomas que afectan al tórax y el abdomen.

La familia IL-1 consta de 11 miembros, incluidos IL-1β e IL-18, pero también la citocina proinflamatoria IL-36 y el antagonista del receptor de IL-1 bloqueador de citocinas antiinflamatorias (IL-1RA). El déficit de IL-1RA o de un antagonista de la señalización de IL-36 producen trastornos similares desde el punto de vista clínico a los trastornos del inflamasoma, aunque normalmente sin fiebre.

Enfermedades relacionadas con la producción y señalización del interferón (interferonopatías)

Los IFN son un grupo de proteínas producidas por células del sistema inmunitario en respuesta a infecciones víricas y otros estímulos. Se han identificado tres familias de IFN:

- IFN de tipo I: incluyen los subtipos IFN-α, IFN-β, IFN-ε, IFN-κ, IFN-ω e IFN-τ. Estos son producidos principalmente por células inmunitarias, como los leucocitos y fibroblastos, y resultan importantes para la defensa antiviral, la regulación del crecimiento celular y la modulación de la respuesta inmunitaria.
- IFN de tipo II: incluyen el IFN-γ, que es producido por células T y células NK en respuesta a brotes específicos. El IFN-γ tiene un papel importante en la respuesta inmunitaria celular y es capaz de activar la función de las células NK y los macrófagos.
- IFN de tipo III: incluyen los subtipos IFN-λ1, IFN-λ2 y IFN-λ3. Son producidos principalmente por células epiteliales en respuesta a infecciones víricas y bacterianas. Como los IFN de tipo I, los de tipo III son importantes para la defensa antiviral y la regulación del crecimiento celular.

Así pues, los IFN son una familia de citocinas que participan en la señalización celular coordinando la respuesta inmune frente a la infección. La activación de estas vías da como resultado una inflamación multisistémica, que generalmente presenta fiebre. Las enfermedades autoinflamatorias asociadas a esta vía surgen de defectos genéticos en cualquier lugar a lo largo de la vía del IFN, desde la sobreproducción de citocinas hasta la señalización aberrante a través del receptor de IFN.

Estas enfermedades también son conocidas como *interferonopatías*. Se incluye en esta familia de enfermedades el síndrome de Aicardi-Goutières provocado por una alteración en el gen *TREX1* y la vasculopatía con inicio en la infancia asociada al gen *STING*. Estos síndromes son clínicamente distintos, pero tienen características comunes, que incluyen vasculitis cutánea que afecta a áreas expuestas al frío (dedos, nariz, orejas), enfermedad pulmonar intersticial y calcificación de los ganglios basales.

Enfermedades mediadas por NF-κB o actividad aberrante de factor de necrosis tumoral

El factor de transcripción nuclear kappa Beta (NF-κB) es una proteína que actúa como factor de transcripción en las células eucariotas, se une al ADN y regula la expresión de genes específicos. Es una proteína activada por señales celulares que participa en la regulación de la respuesta inflamatoria y de la supervivencia celular.

El NF-κB, en condiciones normales, se encuentra inactivo en el citoplasma de las células unido a proteínas inhibidoras llamadas inhibidores de κB (IκB). En respuesta a estímulos como el estrés celular, la inflamación o la infección, las proteínas IκB son fosforiladas y degradadas, lo que permite la translocación de NF-κB al núcleo de la célula, donde se une a secuencias de ADN específicas y activa la expresión de genes relacionados con la inflamación, la respuesta inmunitaria y la supervivencia celular.

La translocación de NF-κB desde el citoplasma hasta el núcleo de la célula es un proceso complejo que se puede activar por diferentes vías. Las dos vías principales se comentan a continuación:

- Vía clásica: la vía clásica de translocación de NF-κB se activa por señales como la inflamación, la infección o el estrés celular. En esta vía, las proteínas IκB son fosforiladas y degradadas por proteasas, lo que permite la liberación y translocación de NF-κB al núcleo de la célula.
- Vía no clásica: la vía no clásica de translocación de NF-κB se activa por señales como la diferenciación celular y la activación de receptores de células T. En esta vía, una proteína llamada p100 es procesada por una enzima proteolítica, lo que genera una forma activa de NF-κB llamada p52/RelB que puede translocar al núcleo.

Como vía central de activación celular, tanto la actividad reducida de NF-κB como la actividad aumentada puede provocar enfermedades inflamatorias en todo el espectro autoinflamatorio-autoinmune. En los SAI, la desregulación de la vía de NF-κB conduce directamente a una enfermedad inflamatoria independiente de antígeno, aunque la activación patológica de NF-κB no suele ser la única causa de la enfermedad, ya que muchas de las proteínas afectadas tienen múltiples funciones celulares.

Entre las enfermedades autoinflamatorias que se producen por la activación inadecuada de esta vía se incluyen el síndrome de Blau y la haploinsuficiencia de A20/TNFAIP3. Existen además una serie de enfermedades relacionadas con manifestaciones similares, pero que se producen por defectos en la señalización o producción de TNF, incluido el TRAPS.

Autoinflamación a través de otros mecanismos

La función inmunitaria normal requiere que las vías inflamatorias se activen cuando sea necesario para la defensa del huésped, pero que esa activación se limite a la intensidad, la ubicación y la duración imprescindibles para eliminar la amenaza a fin de minimizar el daño a los tejidos sanos. Para lograr este fin, existen múltiples bucles reguladores negativos para restringir y, en última instancia, cerrar las vías proinflamatorias. La disfunción en estos mecanismos puede resultar en autoinflamación. Como ejemplo se incluyen variantes en MEFV que hacen que la proteína pirina sea resistente al control a través de la fosforilación, lo que lleva a la FMF, a variantes en la peptidasa 18 específica de ubiquitina que intensifican las señales del receptor de IFN, lo que resulta en una interferonopatía denominada seudo-TORCH (toxoplasmosis, otras [sífilis], rubéola, citomegalovirus, virus del herpes simple) y activación aberrante del NF-κB por el déficit de la proteína reguladora clave A20.

Hay múltiples defectos genéticos que conducen a una inflamación desregulada, por lo que existen síndromes autoinflamatorios que no encajan en las categorías anteriores. Estos síndromes incluyen el déficit de adenosina desaminasa 2, el síndrome de enfermedad pulmonar intersticial autoinmune-artritis y el síndrome autoinflamatorio con déficit de anticuerpos y desregulación inmunitaria asociada al gen *PLCG2*.

CARACTERÍSTICAS DE LAS ENFERMEDADES AUTOINFLAMATORIAS

Los síndromes autoinflamatorios hereditarios forman un grupo de inmunodeficiencias primarias que se caracterizan por crisis inflamatorias generalizadas y recurrentes en ausencia de una etiología conocida. En general, son enfermedades de inicio en la infancia, aunque pueden diagnosticarse en la edad adulta. Se caracterizan por episodios de inflamación sistémica asociados con un amplio espectro clínico que depende de cada entidad. Las enfermedades autoinflamatorias más frecuentes son las que se asocian con fiebre periódica, aunque existen otras entidades en las que predominan otros síntomas clínicos.

Una de las complicaciones a largo plazo es el desarrollo de una amiloidosis secundaria. Su principal causa es el depósito de proteína amiloide A sérica (SAA) y el principal factor de riesgo para desarrollarla es la elevación mantenida de los parámetros de inflamación serológicos (especialmente la proteína SAA). Esta forma de amiloidosis afecta sobre todo al riñón, aunque también a otros órganos. La proteinuria o el síndrome nefrótico suele ser la forma más frecuente de presentación y con el tiempo evoluciona una insuficiencia renal.

Síndromes autoinflamatorios asociados a fiebre

También denominados síndromes hereditarios de fiebre periódica. Constituyen el principal grupo dentro de los síndromes autoinflamatorios hereditarios, ya que son los más frecuentes. Estas entidades tienen en común la aparición de episodios febriles agudos, autolimitados, con una duración y periodicidad variables. Suelen ser de aparición espontánea, aunque se han descrito causas precipitantes (ejercicio vigoroso, estrés emocional, exposición al frío, menstruación). En períodos intercríticos, el paciente suele estar asintomático. La periodicidad de la clínica depende de cada entidad.

Fiebre mediterránea familiar

La FMF es la enfermedad más frecuente del grupo de los síndromes hereditarios de fiebre periódica. Presenta una incidencia muy elevada en algunas poblaciones del este del Mediterráneo (1/250-1/500 entre los judíos sefardíes y 1/1.000 en la población turca). Afecta por igual a hombres y mujeres y la mayoría de los pacientes experimentan su primer ataque en la primera infancia, habitualmente antes de los 20 años. Sin embargo, en casos raros, el ataque inicial ocurre en mayores de 50 años. La herencia es autosómica recesiva y el gen responsable de la FMF es el *MEFV*, localizado en el cromosoma 16, que codifica la proteína pirina, implicada en la regulación de la respuesta inmune innata.

Los episodios se caracterizan por la aparición repentina de fiebre, habitualmente superior a 38 °C, y dolor intenso debido a la serositis. La serositis provoca dolor abdominal, torácico o articular debido a peritonitis, pleuritis o sinovitis, respectivamente. Otras manifestaciones incluyen un eritema similar a la erisipela, que simula una celulitis en el tobillo o el dorso del pie, habitualmente unilateral. Las manifestaciones menos frecuentes incluyen la pericarditis aguda, dolor escrotal agudo y mialgia febril prolongada. Algunos pacientes tienen un pródromo estereotípico previo al ataque. Los episodios duran de 1 a 3 días y se resuelven de forma espontánea. Entre los ataques, los pacientes están asintomáticos. La frecuencia de los ataques es muy variable, incluso en un mismo paciente, desde 1 semana hasta varios meses. El dolor articular ocurre en el 75 % de los casos y suele ser una monoartritis de gran articulación de predominio en extremidades inferiores. El análisis del líquido sinovial suele ser estéril, con un recuento celular entre 200 y 100.000 leucocitos/mm³. La sinovitis se suele resolver por completo y es no erosiva, aunque en el 5-10 % de los pacientes puede ser crónica y destructiva.

Los ataques agudos se acompañan de la elevación de los marcadores séricos de inflamación, como la velocidad de sedimentación globular (VSG), la proteína C-reactiva (PCR), y la proteína SAA. La presencia de proteinuria inexplicable entre ataques puede indicar amiloidosis renal. La amiloidosis secundaria es una complicación descrita en pacientes con FMF y una de las principales causas de mortalidad. Los factores de riesgo adicionales para desarrollar amiloidosis en pacientes con FMF incluyen: sexo masculino, antecedentes familiares positivos de amiloidosis, mutación *M694V* en homocigóticos, presencia de artritis crónica, el país de origen (Mediterráneo oriental y Armenia) y la ausencia de tratamiento preventivo con colchicina.

Síndrome de hiperinmunoglobulinemia y fiebre periódica

El HIDS y fiebre periódica es un trastorno genético autosómico recesivo poco frecuente que se caracteriza por episodios febriles recurrentes normalmente asociados con linfadenopatía, dolor abdominal y un nivel elevado de inmunoglobulina D (IgD) policlonal en suero. El HIDS se debe a una mutación del gen de la mevalonato cinasa, localizado en el brazo largo del cromosoma 12, y está implicado en la biosíntesis del colesterol. Suele presentarse durante el primer año de vida, aunque se han descrito casos en la edad adulta. Afecta por igual a hombres y mujeres.

Los episodios febriles suelen ser superiores a 38 °C y duran de 4 a 7 días, con un intervalo entre los ataques de 4 a 8 semanas. Con el paso de los años, los episodios tienden a espaciarse. Estos episodios se acompañan con mucha frecuencia de linfadenopatía, esplenomegalia, artralgia o artritis, dolor abdominal y exantema. La linfadenopatía es muy frecuente (90 %) y la región cervical es el sitio más afectado.

Como manifestaciones articulares suele presentarse en forma de una poliartritis simétrica de predominio en grandes articulaciones, no erosiva y con tendencia a persistir tras el final del período febril y resolverse antes del inicio del siguiente ataque. El dolor abdominal va acompañado con frecuencia de vómitos o diarrea y, en ocasiones, simula un abdomen agudo quirúrgico, lo que motiva apendicectomías y laparotomías exploratorias innecesarias. La erupción suele ser macular eritematosa y la mitad de los pacientes presentan aftas orales.

Los hallazgos de laboratorio que indican HIDS incluyen niveles elevados de IgD policlonal y la elevación de los reactantes de fase aguda (VSG, PCR, proteína SSA) durante los ataques. Es característico que los niveles de IgD estén aumentados por encima de 14 mg/dL (100 U/mL). En el 22 % de los pacientes los niveles de IgD son normales durante los ataques, por lo que la normalidad no excluye la enfermedad. Los pacientes suelen presentar elevación de ácido mevalónico urinario durante los episodios febriles, que son normales en los períodos de intercrisis. La amiloidosis secundaria es una complicación muy rara. Se han descrito síndromes de superposición de HIDS con otras enfermedades autoinflamatorias (TRAPS, FMF).

Síndrome periódico asociado al receptor del factor de necrosis tumoral

El TRAPS es un síndrome autoinflamatorio de herencia autosómica dominante que se produce por una mutación en el gen *TNFRSF1A*, localizado en el cromosoma 12p. Es el segundo síndrome hereditario de fiebre periódica más frecuente, con una prevalencia de aproximadamente 1/1.000.000. Afecta por igual a hombres y mujeres, y no hay diferencias étnicas. La mayoría de los pacientes debutan en la primera década de la vida, pero aproximadamente el 10 % se presentan después de los 30 años.

Las características clínicas incluyen períodos febriles prolongados, mialgias, dolor abdominal, edema periorbitario y erupción cutánea migratoria. Los episodios de fiebre son superiores a 38 °C y suelen durar al menos 5 días y, a menudo, continúan durante más de 2 semanas. Suelen repetirse cada 5-6 semanas, aunque puede ser variable. Con frecuencia se asocia con mialgias de predominio en las extremidades. Presenta un exantema erisipeloide con placas eritematosas únicas o múltiples de carácter migratorio que pueden extenderse distalmente por una extremidad. Las artralgias también son frecuentes, suelen ser monoarticulares de predominio periférico y es rara la artritis. Más del 80 % de los pacientes presentan afectación ocular (conjuntivitis, edema y dolor periorbitario) unilateral o bilateral. A veces afecta a las serosas y produce dolor abdominal y dolor torácico.

Las pruebas de laboratorio muestran una elevación de los reactantes de fase aguda, incluida la VSG y PCR. Dichos marcadores están elevados durante los ataques, pero suelen permanecer ligeramente elevados durante los períodos intercrisis.

Del 15 al 20 % de los pacientes desarrollan una amiloidosis secundaria. El riesgo de amiloidosis secundaria aumenta en los pacientes con variantes patogénicas que afectan a los residuos de cisteína.

Síndromes periódicos asociados a criopirinas

Bajo el nombre de CAPS se incluyen tres entidades diferentes. Todas ellas se transmiten con un patrón de herencia autosómico dominante y, probablemente, representan diferentes grados de la misma enfermedad: el síndrome autoinflamatorio familiar por frío, el síndrome de Muckle-Wells y el trastorno inflamatorio multisistémico de inicio neonatal.

Las criopirinopatías son raras, con una prevalencia estimada de 1 en 360.000. Todas las CAPS se asocian con mutaciones puntuales en el gen *NLRP3*, localizado en el cromosoma 1q44, que codifica la proteína criopirina. La característica clínica común a las tres entidades es un exantema urticariforme generalizado.

Síndrome autoinflamatorio familiar por frío

Es el más leve de los trastornos asociados con la criopirina. Es una condición inusual en la que la exposición al frío da como resultado una respuesta inflamatoria sistémica estereotipada que incluye fiebre, erupción urticariforme, inyección conjuntival y artralgias. Suele desarrollarse en el primer año de vida. Los ataques se suelen resolver antes de 24 horas, aunque hay una variabilidad considerable. La presencia de conjuntivitis y el desencadenante por el frío ayudan a discriminar el síndrome autoinflamatorio familiar por frío de otros trastornos de fiebre periódica. La amiloidosis secundaria es poco frecuente.

Síndrome de Muckle-Wells

El síndrome de Muckle-Wells es una afección rara caracterizada por episodios intermitentes de fiebre, dolor de cabeza, erupción cutánea de tipo urticaria y artralgias o artritis. Los episodios febriles ocurren en intervalos irregulares cada pocas semanas y duran de 12 a 36 horas. La edad de inicio es variable.

Los factores precipitantes varían y no siempre se pueden identificar, pero pueden incluir tanto el calor como el frío. Con el tiempo los pacientes desarrollan pérdida auditiva neurosensorial progresiva y amiloidosis secundaria.

Enfermedad inflamatoria multisistémica de inicio neonatal

También conocido como síndrome neurológico, cutáneo y articular infantil crónico. Es la más grave de las criopirinopatías autoinflamatorias. Las características clínicas incluyen un exantema eritematoso migratorio urticariforme, fiebre, retraso del crecimiento, facies anormal con prominencia frontal, ojos saltones y nariz en forma de silla de montar. En general, se presenta en el momento del nacimiento y puede desarrollar amiloidosis secundaria a largo plazo.

Síndromes autoinflamatorios no asociados a fiebre

Múltiples enfermedades autoinflamatorias se recogen en este subgrupo y tienen en común que la fiebre suele estar ausente o no es la manifestación clínica característica. A continuación se comentan las más importantes.

Deficiencia del antagonista del receptor de interleucina-1

El déficit del antagonista del receptor de IL-1 (DIRA, por sus siglas en inglés) es un síndrome autoinflamatorio de aparición neonatal que se caracteriza por la aparición de osteomielitis multifocal estéril, periostitis y pustulosis neutrofílica.

Tiene una herencia autosómica recesiva y es característica la ausencia de fiebre. Los antiinflamatorios no esteroideos y corticoides son solo eficaces en parte; los inhibidores de IL-1, como anakinra y rilonacept, son el tratamiento de elección.

Síndrome de artritis piógena estéril, piodermia gangrenoso y acné

El síndrome de artritis piógena estéril, piodermia gangrenoso y acné es una afección autosómica dominante que resulta de mutaciones del gen *PSTPIP1*. Suele presentarse en la primera década de la vida con artritis destructiva oligoarticular de grandes articulaciones. El líquido sinovial es de aspecto purulento pero estéril. El acné quístico grave se desarrolla en la mayoría de los pacientes durante el inicio de la adolescencia, mientras que la piodermia gangrenosa puede estar ausente.

Los glucocorticoides pueden emplearse para el control de la enfermedad a corto plazo y algunos pacientes muestran una excelente respuesta a la terapia antifactor de necrosis tumoral.

Síndrome de Blau (granulomatosis sistémica juvenil)

El síndrome de Blau es una enfermedad autoinflamatoria de herencia autosómica dominante caracterizada por la aparición temprana de artritis granulomatosa, uveítis y erupciones en la piel. Suelen presentarse en la primera década de la vida. Se asocia a mutaciones de la proteína NOD2, relacionada con el reconocimiento de patrones. Los pacientes presentan un exantema eritematoso papular asociado con fiebre.

La artritis a menudo suele ser oligosintomática, simétrica y mínimamente erosiva, de predominio en grandes articulaciones. La uveítis puede provocar glaucoma y ceguera. El tratamiento con inmunosupresores sintéticos (metotrexato, micofenolato de mofetilo) e inhibidores del TNF pueden ser eficaces.

Deficiencia de adenosina desaminasa 2

Se trata de una enfermedad autoinflamatoria asociada a la deficiencia homocigota de la enzima adenosina desaminasa 2. La edad de presentación y las manifestaciones clínicas son muy variables, pero habitualmente aparece en la infancia y se asocia con vasculitis del sistema nervioso central, accidente vasculocerebral hemorrágico o isquémico, livedo reticular e hipogammaglobulinemia.

El diagnóstico se confirma mediante estudio genético o por la ausencia de actividad enzimática de adenosina desaminasa 2 en sangre periférica. La terapia anti-TNF es eficaz en la prevención de episodios vasculíticos.

Deficiencia del antagonista del receptor de interleucina 36

La deficiencia del antagonista del receptor de IL-36 es una enfermedad autosómica recesiva debida a mutaciones del gen *IL36RN*. Se inicia en la edad pediátrica con episodios recurrentes de psoriasis o pustulosis generalizada asociadas con manifestaciones sistémicas.

DIAGNÓSTICO

Las enfermedades autoinflamatorias hereditarias deben sospecharse en aquellos pacientes que presentan episodios recurrentes de inflamación sistémica, con o sin fiebre, en ausencia de una etiología conocida. Siempre se deben excluir procesos infecciosos, autoinmunes y neoplásicos.

Los estudios de laboratorio en estas enfermedades a menudo son inespecíficos y el diagnóstico definitivo viene determinado por el estudio genético. El estudio analítico durante el episodio agudo objetiva una importante elevación de los reactantes de fase aguda (VSG, PCR, proteína SAA) y un característico perfil hematológico (leucocitosis con neutrofilia, trombocitosis). La única excepción la constituye el síndrome HIDS, cuyo diagnóstico definitivo se puede obtener bioquímicamente mediante la detección de una excreción urinaria elevada de ácido mevalónico durante los episodios inflamatorios.

Las diferentes edades de inicio, la duración de los episodios, la periodicidad y algunos rasgos clínicos característicos sirven para diferenciar algunas de estas entidades, especialmente las asociadas a fiebre (**Tabla 59-3**).

El diagnóstico de los síndromes autoinflamatorios hereditarios es fundamentalmente clínico. En ocasiones, los antecedentes familiares y el origen étnico del paciente sirven de ayuda. El estudio genético sirve para confirmar el diagnóstico y para excluir otros síndromes autoinflamatorios. En situa-

ciones con sospecha clínica elevada y con estudio genético negativo, probablemente por mutaciones no identificadas, a menudo se justifica el ensayo terapéutico de manera empírica.

Se han desarrollado criterios de clasificación para las principales enfermedades autoinflamatorias según la disponibilidad de los estudios genéticos, pero no han sido consensuados internacionalmente y suelen usarse en los ensayos clínicos.

DIAGNÓSTICO DIFERENCIAL

El diagnóstico diferencial de los síndromes autoinflamatorios hereditarios es muy amplio debido a la variabilidad clínica y la similitud de síntomas con otras enfermedades. Siempre debe incluir causas infecciosas, enfermedades autoinmunes y procesos neoplásicos.

Entre las principales enfermedades que se deben incluir en el diagnóstico diferencial de los síndromes autoinflamatorios destacan las siguientes:

- La fiebre recurrente es una infección causada por espiroquetas del género *Borrelia*. Es transmitida por artrópodos, que provocan episodios recurrentes de fiebre que simulan síndromes de fiebre periódica.
- Las enfermedades neoplásicas pueden cursar con fiebre recurrente, especialmente las hematológicas (linfoma, leucemia).
- Las enfermedades autoinmunes sistémicas presentan en ocasiones mucha sintomatología que se solapa con los síndromes hereditarios de fiebre periódica. La fiebre, la serositis, la artritis y el dolor abdominal también aparecen en otras enfermedades reumáticas sistémicas, como el lupus eritematoso sistémico, la artritis reumatoide, la vasculitis sistémica con afectación abdominal y el reumatismo palindrómico.
- Artritis idiopática juvenil sistémica (niños) o enfermedad de Still del adulto. Estos pacientes presentan características que incluyen fiebre alta, erupción cutánea, serositis y linfadenopatía. La artritis suele ser evidente al inicio, pero a veces puede presentarse semanas o meses después. A diferencia de los síndromes autoinflamatorios, suelen tener un patrón febril diario específico que no se resuelve después de varios días.
- Síndrome de fiebre periódica, estomatitis aftosa, faringitis y adenopatía cervical. Es el síndrome febril periódico más común en la infancia, cuya etiología se desconoce. Se caracteriza por episodios de fiebre entre 38,5 y 41 °C de inicio brusco que persiste durante 4-5 días. Suele acompañarse de estomatitis aftosa, faringitis y adenopatías cervicales. La fiebre cede espontáneamente, pero el episodio se repite cada 4-5 semanas; entre los episodios, el niño se encuentra totalmente asintomático. Los episodios acostumbran a ceder en la adolescencia y no se han identificado consecuencias a largo plazo. Responde muy bien a los corticoides.
- Neutropenia cíclica. Afecta tanto a niños como adultos, y se caracteriza por períodos de neutropenia grave asociada con fiebre que recurre cada 21 días. Los pacientes son propensos a estomatitis aftosa e incluso a infecciones graves cuando están neutropénicos.

Tabla 59-3. Principales características clínicas de los síndromes hereditarios que se presentan como fiebre periódica

	FMF	HIDS	TRAPS	FCAS	MWS	CINCA-NOMID
Inicio de síntomas	< 20 años (80 %)	< 12 meses	< 10 años	Neonato	< 5 años	Neonatal
Duración/periodicidad	1-3 días/3-4 semanas	4-6 días/4-6 semanas	> 7 días/variable	< 24 h	2-5 días/6-8 anuales	Clínica crónica con reagudizaciones
Desencadenante	Menstruación, estrés	Vacunaciones	Estrés	Frío	No	No
Síntomas generales	Fiebre	Fiebre	Fiebre	Febrícula	Fiebre	No
Manifestaciones digestivas	Dolor abdominal	Dolor abdominal, diarrea	Dolor abdominal	Dolor abdominal	Dolor abdominal	Raros
Manifestaciones articulares	Poliartralgias, monoartritis	Artralgias, artritis	Poliartralgias, monoartritis	Poliartralgias	Artralgias, monoartritis	Artralgias, artropatía deformante
Manifestaciones cutáneas	Eritema erisipeloide	Exantema maculopapular	Exantema migratorio	Exantema urticariforme	Exantema urticariforme	Exantema urticariforme
Manifestaciones oculares	Raras	Dolor periorbitario	Edema y dolor periorbitario	Conjuntivitis	Conjuntivitis	Papiledema
Manifestaciones neurológicas	Meningitis aséptica	Cefalea	Raros	No	Meningitis aséptica	Meningitis aséptica, hipertensión intracraneal
Otras manifestaciones	Pleuritis, pericarditis, orquitis, mialgia crónica	Adenopatías, organomegalias, aftas orales, mialgias	Mialgias migratorias, adenopatías, orquitis		Sordera neurosensorial	Implantación baja del cuero cabelludo, deformación de nariz «en silla de montar»
Desarrollo amiloidosis	Variable (< 5 %)	Muy raro	Variable (2-25 %)	Muy infrecuente	Frecuente (25 %)	Raro
Laboratorio	↑ RFA Leucocitosis Trombocitosis	↑ Excreción urinaria ácido mevalónico ↑ IgD, IgA y RFA	↑ RFA Leucocitosis Trombocitosis	↑ RFA Leucocitosis Trombocitosis	↑ RFA Leucocitosis Trombocitosis	↑ RFA Leucocitosis Trombocitosis
Gen	MEFV	MVK	TNFRSF1A	MLRP3		
Herencia	Recesiva/dominante	Recesiva	Dominante	Dominante		
Proteína	Pirina	Mevalonato cinasa	Receptor TNF1R	Criopirina		

FCAS: síndrome autoinflamatorio familiar inducido por el frío; FMF: fiebre mediterránea familiar; HIDS: síndrome de hiperinmunoglobulinemia D; IgD: inmunoglobulina D; MWS: síndrome de Muckle-Wells; PAPA: síndrome de artritis piogénica estéril, pioderma gangrenoso y acné; PCR: proteína C-reactiva; RFA: reactantes de fase aguda (VSG, PCR, proteína SAA); SAA: amiloide A sérica; TRAPS: síndrome periódico asociado al receptor del factor de necrosis tumoral; VSG: velocidad de sedimentación globular.

- **Dolor abdominal quirúrgico.** Cualquier causa de dolor abdominal quirúrgico puede simular el dolor abdominal asociado con los síndromes autoinflamatorios.

TRATAMIENTO

El objetivo del tratamiento de los síndromes autoinflamatorios hereditarios es controlar los síntomas, prevenir los ataques recurrentes y reducir el riesgo de desarrollar complicaciones a largo plazo, especialmente, la amiloidosis. Asimismo, siempre que sea posible, se ha de lograr la normalización de los parámetros inflamatorios. El tratamiento dependerá fundamentalmente del tipo de enfermedad y de la respuesta a la terapia de elección.

Fiebre mediterránea familiar

El tratamiento inicial en todos los pacientes con FMF es la colchicina. La dosis recomendada en adultos es de 1-1,5 mg al

día. La colchicina ha demostrado ser eficaz como tratamiento preventivo al disminuir la frecuencia de los episodios. Se recomienda su uso en todos los pacientes, con independencia de la frecuencia e intensidad de los ataques y se desaconseja el uso intermitente, ya que no protege del desarrollo de complicaciones a largo plazo (amiloidosis). Se inicia en dosis única, ya que favorece la adherencia al tratamiento y se reserva la dosis en dos tomas en casos de efectos secundarios, principalmente gastrointestinales.

Durante los ataques se debe continuar con la dosis habitual de colchicina y asociar un antiinflamatorio no esteroideo (naproxeno, diclofenaco, indometacina, etc.). Los glucocorticoides pueden disminuir la duración de los ataques, pero pueden aumentar su frecuencia, por lo que inicialmente no están recomendados.

La colchicina también reduce la incidencia de amiloidosis a largo plazo, e incluso puede prevenir el deterioro de la función renal en pacientes con proteinuria leve y amiloidosis establecida.

Alrededor del 5 % de los pacientes con FMF son resistentes a la colchicina y entre el 2 y el 5 % no toleran el fármaco, debido sobre todo a los efectos secundarios gastrointestinales. La inhibición de la IL-1 parece ser una alternativa segura y eficaz en los pacientes que no responden o no toleran la colchicina.

Dentro de esta línea terapéutica se incluyen dos moléculas: el canakinumab, un anticuerpo de IgG humana dirigido contra la IL-1β, y el anakinra, una versión recombinante del antagonista del receptor de IL-1. La elección del inhibidor de IL-1 se basa en una combinación de varios factores que incluyen los permisos reglamentarios, la vía de administración y el coste económico. En general, se prefiere canakinumab debido a su eficacia y mayor comodidad de administración. Además, los datos de varios estudios observacionales indican que el canakinumab puede ser beneficioso en casos refractarios a anakinra. Se desconoce si los inhibidores de IL-1 tienen un efecto beneficioso sobre la amiloidosis, por lo que se recomienda continuar con la colchicina en pacientes que reciben dicho tratamiento.

Síndromes periódicos asociados al receptor 1 del factor de necrosis tumoral

La terapia con corticoides es el tratamiento de elección del episodio agudo en pacientes con TRAPS, ya que los antiinflamatorios no esteroideos no suelen ser eficaces. Se recomienda iniciar tratamiento con prednisona a 0,5-1 mg/kg al inicio del ataque, seguida de una disminución gradual y suspensión después de 7 a 10 días. La dosis de glucocorticoides puede modificarse según la intensidad de los síntomas. En brotes leves con febrícula y malestar, el tratamiento con antiinflamatorios no esteroideos es una opción, al que se puede añadir el glucocorticoide oral si los síntomas aumentan.

La terapia anti-IL 1 es eficaz en pacientes con recurrencias frecuentes o graves. Tanto canakinumab como anakinra han demostrado ser eficaces en reducir el número de episodios. El etanercept, un agente anti-TNF, también es igualmente efectivo en algunos pacientes y es una alternativa cuando el bloqueo de IL-1 es ineficaz o mal tolerado. No hay datos que certifiquen que el uso de la terapia biológica sea eficaz en prevenir el desarrollo de amiloidosis, pero la experiencia clínica y la extrapolación de otros trastornos autoinflamatorios indican que la instauración temprana de terapia biológica reduce el riesgo. En algunas series de casos, la terapia anti-IL1 ha demostrado ser más eficaz que los anti-TNF en la reversión o ralentización de la progresión de la amiloidosis.

Síndrome de hiperinmunoglobulinemia D

Los antiinflamatorios no esteroideos son la terapia de primera línea para el control de los episodios febriles. Si hay una respuesta parcial a la dosis inicial, se aconseja aumentarla hasta la dosis máxima. Algunos pacientes responden mejor a ciertos antiinflamatorios no esteroideos que a otros, por lo que si uno es ineficaz, se debe probar con otro. En los pacientes que no responden a los antiinflamatorios no esteroideos, se aconseja el uso de glucocorticoide (prednisona: 0,5-1 mg/kg) seguida de una disminución gradual y de la suspensión después de 7-14 días.

En casos de refractariedad, tanto a antiinflamatorios no esteroideos como a glucocorticoides, está indicada la terapia con anti-IL-1. Los inhibidores IL-1 incluyen anakinra de acción corta y canakinumab de acción prolongada. El anakinra es considerado el tratamiento de elección en pacientes refractarios, además de ser eficaz como tratamiento del episodio agudo, reduciendo la duración del ataque, también lo es como tratamiento preventivo, reduciendo el número de brotes. El canakinumab no es adecuado para la terapia aguda debido a su inicio de acción más lento y su vida media más larga, por lo que se recomienda solo como tratamiento preventivo.

Síndromes periódicos asociados a la criopirina

Las terapias dirigidas contra la IL-1 han demostrado prevenir recurrencias, acortar la duración de los ataques y reducir el riesgo de amiloidosis. Estas terapias incluyen anakinra y canakinumab. El anakinra puede ser superior en casos de afectación del sistema nervioso central, debido a su mejor paso por la barrera hematoencefálica.

 PUNTOS CLAVE

- Los SAI constituyen una familia de trastornos caracterizados por la activación aberrante de vías de la inflamación innata en ausencia de autoinmunidad dirigida por antígeno.
- Los SAI pueden organizarse según su mecanismo patogénico. Las principales categorías incluyen enfermedades mediadas por el inflamasoma y las citocinas relacionadas con la familia de la IL-1, por los IFN y por el NF-κB y el TNF. Otras enfermedades autoinflamatorias están mediadas por mecanismos distintos a estos o por procesos aún por determinar.
- Los SAI deben sospecharse cuando un paciente presenta episodios recurrentes de inflamación sin explicación por otra causa. La mayoría de los pacientes desarrollan sus primeras manifestaciones de la enfermedad en la infancia. Las manifestaciones pueden incluir fiebre, exantema, serositis (pleuritis o peritonitis) o artritis. El patrón clínico se evalúa para determinar si es compatible con uno de los principales trastornos autoinflamatorios. Las pruebas genéticas se suelen emplear para confirmar una entidad clínicamente sospechosa.
- Los síndromes autoinflamatorios asociados con la fiebre incluyen la FMF, el TRAPS, el HIDS y los CAPS (incluye síndrome familiar autoinflamatorio por frío, síndrome de Muckle-Wells y trastorno inflamatorio multisistémico de inicio neonatal).

(Continúa)

PUNTOS CLAVE *(Cont.)*

- Los trastornos autoinflamatorios que no se presentan con fiebre como manifestación principal de la enfermedad incluyen DIRA, que causa osteomielitis con periostitis y pustulosis; el síndrome de artritis piógena estéril, piodermia gangrenoso y acné; el síndrome de Blau (granulomatosis sistémica juvenil); la deficiencia de adenosina desaminasa, que puede presentarse con accidente cerebrovascular, y la deficiencia del antagonista del receptor de IL-36, que causa psoriasis pustulosa generalizada.
- El diagnóstico diferencial incluye infecciones inusuales, como fiebre recurrente, cáncer, neutropenia cíclica y artritis idiopática juvenil sistémica y enfermedad de Still del adulto. También incluye fiebre periódica con estomatitis aftosa, faringitis y adenitis, un síndrome relativamente común de fiebre recurrente inexplicable en niños.
- El tratamiento se enfoca en bloquear la vía inflamatoria primaria involucrada en cada enfermedad con agentes biológicos que inhiben varias citocinas. Los fármacos antiinflamatorios no esteroideos y los glucocorticoides pueden desempeñar funciones auxiliares importantes.

BIBLIOGRAFÍA

Akgul O, Kilic E, Kilic G, Ozgocmen S. Efficacy and safety of biológic treatments in familial Mediterranean fever. Am J Med Sci. 2013;346:137.

Aróstegui JI. Enfermedades autoinflamatorias sistémicas hereditarias. Reumatol Clín. 2011;7:45-50.

Aróstegui JI, Yagüe J. Enfermedades autoinflamatorias sistémicas hereditarias. Síndromes hereditarios de fiebre periódica. Med Clin (Barc). 2007;14(129):267-77.

Bayram MT, Çankaya T, Bora E, Kavukçu S, Ülgenalp A, Soylu A, et al. Risk factors for subclinical inflammation in children with Familial Mediterranean fever. Rheumatol Int. 2015;35(8):1393-8.

Ben-Chetrit E, Yazici H. Familial Mediterranean fever: different faces around the world. Clin Exp Rheumatol. 2019; 37 Suppl 121:18.

Ben-Zvi I, Krichely-Vachdi T, Feld O, Lidar M, Kivity S, Livneh A. Colchicine-free remission in familial Mediterranean fever: featuring a unique subset of the disease-a case control study. Orphanet J Rare Dis. 2014; 9:3.

Ben-Zvi I, Kukuy O, Giat E, Pras E, Feld O, Kivity S, et al. Anakinra for colchicine-resistant familial Mediterranean fever: A randomized, double-blind, placebo-controlled trial. Arthritis Rheumatol. 2017;69(4):854.

Ceccherini I, Rusmini M, Arostegui JI. Genetic aspects of investigating and understanding autoinflammation. En: Hashkes PJ, Laxer RM, Simon A (editores). Textbook of autoinflammation. Springer International Publishing, Cham: 2019. p. 19-48.

De Benedetti F, Gattorno M, Anton J, Ben-Chetrit E, Frenkel J, Hoffman HM, et al. Canakinumab for the treatment of autoinflammatory recurrent fever syndromes. N Engl J Med. 2018;378:1908-19.

Dinarello CA, Wolff SM, Goldfinger SE, Dale DC, Alling DW. Colchicine therapy for familial Mediterranean fever. A double-blind trial. N Engl J Med. 1974;291:934.

Drenth JP, van der Meer JW. Hereditary periodic fever. N Engl J Med. 2001;345:1748.

Figueras-Nart I, Mascaró JM Jr, Solanich X, Hernández-Rodríguez J. Dermatologic and dermatopathologic features of monogenic autoinflammatory diseases. Front Immunol. 2019;10:2448.

Gattorno M, Hofer M, Federici S, Vanoni F, Bovis F, Aksentijevich I, et al. Classification criteria for autoinflammatory recurrent fevers. Ann Rheum Dis. 2019;78:1025.

Georgin-Lavialle S, Fayand A, Rodrigues F, Bachmeyer C, Savey L, Grateau G. Autoinflammatory diseases: State of the art. Presse Méd. 2019;48:e25-48.

Goldstein RC, Schwabe AD. Prophylactic colchicine therapy in familial Mediterranean fever. A controlled, double-blind study. Ann Intern Med. 1974;81:792.

González García A, Patier de la Peña JL, Ortego Centeno N. Enfermedades autoinflamatorias en el adulto. Características clínicas e implicaciones pronósticas. Rev Clín Esp. 2017;217:108-16.

Haj-Yahia S, Ben-Zvi I, Lidar M, Livneh A. Familial Mediterranean fever (FMF)-response to TNF-blockers used for treatment of FMF patients with concurrent inflammatory diseases. Joint Bone Spine. 2021;88:105201.

Hernández-Rodríguez J, Ruiz-Ortiz E, Yagüe J. Enfermedades autoinflamatorias monogénicas: Conceptos generales y presentación en pacientes adultos. Med Clin (Barc). 2018;150:67-74.

Marko L, Shemer A, Lidar M, Grossman C, Druyan A, Livneh A, et al. Anakinra for colchicine refractory familial Mediterranean fever: a cohort of 44 patients. Rheumatology (Oxford). 2021;60:2878.

Ozen S, Ben-Cherit E, Foeldvari I, Amarilyo G, Ozdogan H, Vanderschueren S, et al. Long-term efficacy and safety of canakinumab in patients with colchicine-resistant familial Mediterranean fever: results from the randomised phase III CLUSTER trial. Ann Rheum Dis. 2020;79:1362.

Ozen S, Demirkaya E, Erer B, Livneh A, Ben-Chetrit E, Giancane G, et al. EULAR recommendations for the management of familial Mediterranean fever. Ann Rheum Dis. 2016;75:644-51.

Ozen S, Kone-Paut I, Gul A. Colchicine resistance and intolerance in familial mediterranean fever: Definition, causes, and alternative treatments. Semin Arthritis Rheum. 2017;47:115-20.

Polat A, Acikel C, Sozeri B, Dursun I, Kasapcopur O, Gulez N, et al. Comparison of the efficacy of once- and twice-daily colchicine dosage in pediatric patients with familial Mediterranean fever: A randomized controlled non-inferiority trial. Arthritis Res Ther. 2016;18:85.

Shinar Y, Ceccherini I, Rowczenio D, Aksentijevich I, Arostegui J, Ben-Chétrit E, et al. ISSAID/EMQN best practice guidelines for the genetic diagnosis of monogenic autoinflammatory diseases in the next-generation sequencing era. Clin Chem. 2020;66:525.

Soriano A, Soriano M, Espinosa G, Manna R, Emmi G, Cantarini L, et al. Current therapeutic options for the main monogenic autoinflammatory diseases and PFAPA syndrome: Evidence-based approach and proposal of a practical guide. Front Immunol. 2020;11:865.

Ter Haar NM, Oswald M, Jeyaratnam J, Anton J, Barron KS, Brogan PA, et al. Recommendations for the management of autoinflammatory diseases. Ann Rheum Dis. 2015;74:1636-44.

Ugurlu S, Ergezen B, Egeli BH, Selvi O, Ozdogan H. Anakinra treatment in patients with familial Mediterranean fever: a single-centre experience. Rheumatology (Oxford). 2021;60:2327.

Uthman I. The arthritis of familial Mediterranean fever. J Rheumatol. 2005; 32:2278; author reply 2278. Uthman I. The arthritis of familial Mediterranean fever. J Rheumatol. 2005;32(11):2278.

Vineetha M, Palakkal S, Skaria L, Jose N, Philomina D, Nithin A. Autoinflammatory syndromes: A review. J Skin Sex Transm Dis 2020; 2(1):5-12.

Fibromialgia y síndrome de sensibilización central

60

J. Rivera Redondo

OBJETIVOS

- Conocer la complejidad de la fibromialgia para comprender sus manifestaciones clínicas y manejar con seguridad el tratamiento de estos enfermos.
- Reducir el impacto negativo que esta enfermedad ocasiona al paciente y al sistema sanitario.

CONCEPTO

El término de síndrome de sensibilización central se utiliza para describir una situación de hiperexcitabilidad del sistema nervioso central en la que existe una respuesta desproporcionada frente a determinados estímulos sensoriales. Se piensa que la sensibilización central se produce por una alteración de los neurotransmisores del sistema nervioso que afecta a las conexiones entre las diferentes áreas del cerebro y ocasiona las múltiples manifestaciones clínicas que se observan en este síndrome.

La fibromialgia es una enfermedad caracterizada por dolor crónico generalizado, pero asociada también con múltiples síntomas que indican una hiperactividad del sistema nervioso y de las redes neurales cerebrales, por lo que se puede considerar como un síndrome de sensibilización central.

Otros cuadros clínicos bien definidos, como el síndrome del intestino irritable, el síndrome migrañoso, el síndrome temporomandibular, la vejiga irritable o el síndrome de fatiga crónica o encefalomielitis miálgica, entre los más comunes, se pueden encuadrar también dentro de este mismo epígrafe y con mucha frecuencia aparecen juntos en un mismo paciente, lo que evidencia mecanismos patogénicos similares entre ellos.

La fibromialgia es conocida desde la antigüedad, aunque ha sido denominada con diferentes términos, como fibrositis o reumatismo muscular. Fue en 1970 cuando se acuñó definitivamente el término de fibromialgia y en 1990 la Organización Mundial de la Salud la incluyó dentro de su clasificación de enfermedades; desde entonces mantiene este nombre.

La fibromialgia se caracteriza por dolor crónico que el paciente localiza en el aparato locomotor, pero también existen otros muchos síntomas que acompañan al dolor y que en algunos pacientes son incluso hasta más relevantes que el mismo dolor.

Por tanto, la mejor definición que se puede dar de la fibromialgia es que se trata de una enfermedad de dolor crónico generalizado con manifestaciones clínicas de varios órganos y aparatos al mismo tiempo y asociada frecuentemente a otros síndromes de dolor crónico.

La fibromialgia es una enfermedad caracterizada por dolor crónico generalizado asociada con múltiples síntomas.

En la actualidad, la fibromialgia se clasifica dentro del epígrafe de dolor crónico primario y es la forma más frecuente de dolor crónico generalizado. La fibromialgia es el más frecuente de estos síndromes y el mejor conocido.

EPIDEMIOLOGÍA

Existen numerosos estudios sobre la prevalencia de la fibromialgia, con unas tasas que oscilan entre el 2 y el 3 % de la población general adulta. En España la prevalencia es del 2,4 %, cifra que se mantiene prácticamente casi constante en los dos estudios EPISER realizados con un intervalo de tiempo de 15 años.

En otros países occidentales la prevalencia también es muy similar a la nuestra, y en países con otras culturas distintas a la occidental también se han comprobado tasas muy parecidas. Este dato indica que la fibromialgia trasciende las barreras culturales e indica una causa orgánica de la enfermedad.

Dentro de las enfermedades reumáticas, la fibromialgia es la segunda enfermedad más frecuente con el 2,4 %, inmediatamente por detrás de la artrosis, que es el 24,7 %, y bastante por delante de las enfermedades inflamatorias, como la artritis reumatoide, que aparece aproximadamente en el 0,7 % de la población.

Como cabría esperar, la fibromialgia es una causa muy frecuente de consulta, tanto en asistencia primaria como en reumatología y constituye entre el 10 y el 20 % del total de las consultas.

La fibromialgia aparece principalmente en mujeres con una relación de 9:1 respecto al hombre, si bien la causa de esta desproporción no es bien conocida, ya que los estudios hormonales, psicológicos o sobre el diferente papel que desempeñan ambos géneros en la sociedad no han mostrado resultados concluyentes. Se ha especulado con la posibilidad de que la expresión de la enfermedad sea distinta en ambos sexos y que las herramientas para detectarla utilizadas en la actualidad discriminen peor a los hombres, lo que limita su diagnóstico.

La edad media del diagnóstico son los 50 años, aunque puede verse tanto en la infancia como entre las personas mayores. Sin embargo, la edad de aparición de los primeros síntomas es mucho más precoz y se tarda una media de 6 años en establecer el diagnóstico definitivo.

Con frecuencia la fibromialgia acompaña como comorbilidad a muchas enfermedades, de las que las enfermedades reumáticas son las mejor conocidas, pero no las únicas (**Tabla 60-1**).

Tabla 60-1. Porcentaje de pacientes con fibromialgia en diversas enfermedades

Enfermedad	Porcentaje
Obesidad	45
Lupus eritematoso sistémico	37
Enfermedades inflamatorias intestinales	30
Trastorno depresivo mayor	26
Insuficiencia cardíaca	23
Artritis reumatoide	17
Espondilitis anquilosante	14
Enfermedad celíaca	11
Síndrome pospolio	10
Esclerosis múltiple	7

ETIOLOGÍA Y PATOGENIA

Existe una cierta predisposición genética para la aparición de la fibromialgia. Se ha comprobado que hay familias con varios casos en diferentes generaciones, mientras que en otras familias no los hay. En este sentido, se han descrito algunos genes y algunos polimorfismos de nucleótido único asociados con su aparición.

Hasta la actualidad no se ha visto una causa específica que produzca la fibromialgia, pero se han descrito numerosos factores desencadenantes, como infecciones, accidentes de tráfico, cirugías, otras enfermedades graves, abusos en la infancia, traumatismos, divorcios o problemas laborales, entre los más frecuentemente descritos. Lo que tienen en común todos los factores desencadenantes es el componente de estrés emocional que ocasionan en el paciente y su posible relación con la aparición de los síntomas de la enfermedad.

> **!** En relación con los mecanismos patogénicos, en la actualidad existe ya suficiente evidencia científica que sitúa el origen de la enfermedad en una alteración del sistema nervioso central, probablemente de tipo inflamatorio.

Diversos estudios han encontrado un aumento de neurotransmisores excitadores, como el glutamato, la sustancia P o el factor de crecimiento nervioso, tanto en el líquido cefalorraquídeo como en determinadas áreas del cerebro.

También se ha comprobado un incremento de las interleucinas inflamatorias y una disminución de las antiinflamatorias, lo que indica un proceso de neuroinflamación del sistema nervioso central. En este sentido, se ha encontrado un aumento de la proteína translocadora y del factor neurotrófico derivado del cerebro ambas sustancias producidas por la activación de la microglia cerebral, célula que forma parte del sistema inmunitario del cerebro.

Este proceso de neuroinflamación es el causante de las alteraciones de las redes neurales que se observan en la resonancia magnética funcional de estos pacientes, donde se aprecia una disminución de la conectividad entre el sistema de red neuronal por defecto y los centros inhibidores del dolor, y un aumento de la conectividad de esta misma área con la ínsula, que ocasiona, a su vez, las alteraciones neuroendocrinas y del sistema nervioso autónomo que se observan en la fibromialgia.

En las neuronas de la asta posterior de la médula espinal se ha descrito una disminución del sistema 5-hidroxitriptaminérgico-noradrenérgico que permite el paso de los estímulos dolorosos con mayor facilidad.

Todo este proceso de neuroinflamación, que ocurre tanto de forma central como periférica, se piensa que ocasiona la sensibilización central, donde se encuentran la mayoría de los síndromes de dolor crónico.

MANIFESTACIONES CLÍNICAS

Como se ha comentado anteriormente, la fibromialgia es una enfermedad con múltiples síntomas que se van a describir brevemente.

Síntomas

Aunque el dolor crónico generalizado haya sido considerado tradicionalmente como el síntoma más característico de la enfermedad, se ha ido comprobando que la fibromialgia presenta otras manifestaciones clínicas tanto o más importantes que el dolor, de manera que en la actualidad se la considera como una de las enfermedades con un mayor número de síntomas (**Tabla 60-2**).

El paciente localiza la sensación de dolor en los músculos, tendones y articulaciones de una manera difusa y, en algunos casos, en localizaciones más precisas. Esto da lugar a determinar otros síndromes dolorosos, como cervicalgia, lumbalgia, omalgia, dolor de codo o manos, entre los más comunes.

Además del dolor del aparato locomotor, otros síndromes dolorosos crónicos son las cefaleas, dolor torácico, abdominal, pelviano, mandibular o genitourinario, que acompañan con frecuencia a los pacientes con fibromialgia.

💡 Además del dolor, la fibromialgia presenta otras manifestaciones clínicas, de manera que en la actualidad se la considera como una de las enfermedades con un mayor número de síntomas.

El cansancio, la fatiga con las actividades diarias, las alteraciones del sueño y los trastornos de la esfera cognitiva aparecen también en la mayoría de los pacientes y en muchos de ellos son más relevantes e invalidantes que el propio dolor.

Las alteraciones del estado del ánimo, como la ansiedad o los síntomas depresivos, aparecen con frecuencia en estos pacientes. Inicialmente se pensaba que estas alteraciones psicopatológicas precedían a la aparición de la fibromialgia o, incluso, que eran su causa, pero hay estudios que señalan que estas alteraciones no están presentes en la mayoría de los pacientes desde el inicio de los síntomas, sino que van apareciendo conforme evoluciona la enfermedad.

Sirva como dato que en la población general española la tasa de personas que cumplen criterios de depresión mayor es del 4 % y, teniendo en cuenta que la prevalencia de la fibromialgia en la población general es del 2,7 %, queda un amplio número de pacientes con depresión mayor que no padecen fibromialgia. Por otra parte, si se hiciera un corte transversal de la población de pacientes con fibromialgia, solo el 40 % de ellos reúnen los criterios de síndrome depresivo.

Estos datos van en contra de la relación causal entre depresión y fibromialgia que se había postulado inicialmente e indican, más bien, una asociación entre ambos procesos probablemente debido a que comparten mecanismos patogénicos similares.

Tabla 60-2. Presencia de las principales manifestaciones clínicas en los pacientes con fibromialgia

Síntoma	Porcentaje
Dolor	100
Cansancio	95
Alteraciones del sueño	92
Parestesias	91
Rigidez	90
Alteraciones cognitivas	87
Cefaleas	86
Mareos	77
Depresión	67

En este sentido, se ha comprobado que entre los fármacos que se van introduciendo para tratar los síntomas de la fibromialgia, las benzodiacepinas, los antidepresivos o los anticonvulsivantes, no se administran en las primeras etapas de la enfermedad, sino que van apareciendo mucho más tarde. Esto indica que la ansiedad y la depresión podrían ser más bien una consecuencia de la misma fibromialgia (**Fig. 60-1**).

Otros síntomas frecuentes que describen los pacientes son la rigidez articular, el entumecimiento de las articulaciones, las contracturas musculares, los mareos, las parestesias o las alteraciones digestivas variadas, aunque, en realidad, cualquier síntoma puede ser motivo de queja en estos pacientes.

La hipersensibilidad sensorial con intolerancia acústica, óptica u olfativa forma parte de los síndromes de sensibi-

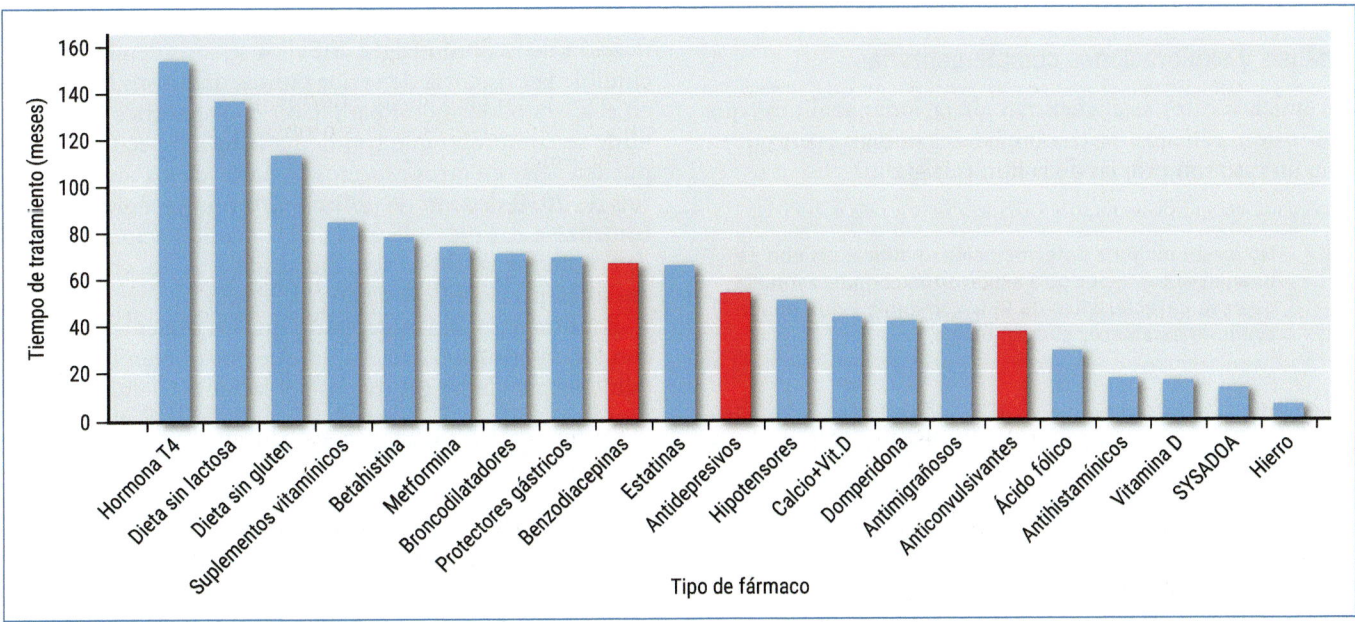

Figura 60-1. Duración de los tratamientos con diferentes fármacos en los pacientes con fibromialgia analizada en un corte puntual de la población. Las columnas en color rojo indican los fármacos sobre el sistema nervioso central que se utilizan habitualmente para el tratamiento de la fibromialgia. SYSADOA: fármacos modificadores sintomáticos de acción lenta en artrosis (*symptomatic slow action drugs for osteoarthritis*).

lización central y se puede apreciar en alguno de estos pacientes.

Exploración física

En algunos pacientes, la movilidad y la marcha se muestran enlentecidas, pero en la exploración no se aprecian limitaciones estructurales que justifiquen esta situación.

 En la exploración física de estos pacientes no se observa ningún dato que pueda considerarse como patognomónico de la fibromialgia y tampoco se aprecian datos específicos objetivos.

Algunos pacientes refieren hiperalgesia durante la exploración y en otros casos se observa una alodinia clara con respuesta defensiva de retirada de los miembros por el dolor ocasionado con las maniobras de la exploración.

En ocasiones, el paciente refiere inflamación en las articulaciones periféricas, especialmente de las manos, pero, de nuevo, en la exploración no se detecta el aumento de partes blandas tan característico de la inflamación y la movilidad pasiva de las articulaciones tampoco muestra limitación alguna. En algún estudio en el que se ha utilizado la ecografía para valorar la inflamación que describen los pacientes tampoco se han encontrado las señales propias de la inflamación.

En los pacientes con raquialgia es frecuente observar contracturas musculares inespecíficas en las zonas de trapecios y musculatura paravertebral sin que tampoco se puedan apreciar anomalías estructurales que las justifiquen.

Los puntos dolorosos, que en su día formaron parte de los criterios de clasificación de la fibromialgia, se corresponden con zonas de entesis o uniones musculotendinosas, o vientres musculares, y no presentan características específicas que los diferencien de otras zonas del aparato locomotor.

Análisis y exploraciones complementarias

En muchos casos se encuentran alteraciones analíticas que ponen de manifiesto otras comorbilidades asociadas, pero que en ningún caso son propias de la fibromialgia.

 No existe ninguna determinación analítica, prueba de imagen ni cualquier otra exploración complementaria que sea característica de la fibromialgia y que pueda ayudar a establecer el diagnóstico.

Con las pruebas de imagen ocurre algo parecido y muchas veces se observan las mismas alteraciones que se pueden encontrar entre la población sin fibromialgia.

En los estudios de resonancia magnética funcional se ha puesto de manifiesto que en el cerebro de los pacientes con fibromialgia existen zonas de hiperactividad metabólica que no aparecen en los sujetos control. Sin embargo, imágenes parecidas se observan en pacientes con enfermedades psiquiátricas, como esquizofrenia, autismo o psicosis, que dificultan su interpretación. En la actualidad todavía no está definida la utilidad de estas imágenes para hacer el diagnóstico de la fibromialgia.

Se sabe que a los pacientes con fibromialgia se les realizan más exploraciones que al resto de los pacientes. La consecuencia más relevante de esta situación es que en muchos casos se encuentran hallazgos casuales que no explican satisfactoriamente lo que le ocurre al enfermo, y menos todavía la presencia de fibromialgia. No obstante, en muchos casos se decide tratar estas alteraciones por medio de medicación o incluso cirugías, lo que aumenta el riesgo de yatrogenia.

DIAGNÓSTICO

El diagnóstico de la fibromialgia se establece exclusivamente por la presencia de las manifestaciones clínicas características de la enfermedad y no son necesarios análisis de laboratorio ni otras exploraciones complementarias.

La presencia de múltiples síntomas procedentes de diferentes órganos y sistemas, que aparecen de forma conjunta y que habitualmente son de gran intensidad, suele ser bastante orientativa para sospechar el diagnóstico.

Las pruebas de laboratorio se realizan cuando existe alguna duda razonable de que pueda haber alguna otra comorbilidad asociada. Si no es así, es recomendable abstenerse de exploraciones innecesarias.

 Hay que tener muy presente que el diagnóstico de fibromialgia no es un diagnóstico de exclusión.

Por tanto, no es preciso que previamente se hayan descartado otras enfermedades. Por el contrario, la fibromialgia es una comorbilidad muy frecuente que acompaña a otras enfermedades, por lo que establecer su diagnóstico es independiente de otros diagnósticos diferentes que coexistan.

En 1990 se establecieron los primeros criterios de clasificación de la fibromialgia. En ellos se consideraba imprescindible la existencia de varios puntos dolorosos localizados en el aparato locomotor para hacer el diagnóstico, pero más tarde se comprobó que son demasiado inespecíficos y que pueden verse en otros procesos. A partir de los nuevos criterios de 2010 dejaron de utilizarse los puntos dolorosos y se comenzó a dar más relevancia a las manifestaciones clínicas de la enfermedad; en la actualidad son estos los criterios que se siguen para clasificar a estos pacientes.

Por otra parte, no es necesario que los pacientes cumplan con los criterios establecidos, ya que estos sirven fundamentalmente para homogenizar las poblaciones cuando se hacen estudios clínicos. La Sociedad Española de Reumatología en su documento «Recomendaciones para el manejo de los pacientes con fibromialgia» recomienda establecer el diagnóstico cuando exista dolor crónico junto con la presencia de otros síntomas típicos de la enfermedad.

El retraso en el diagnóstico de la fibromialgia ocasiona consecuencias negativas para el paciente, con un pronóstico peor de su enfermedad. También produce un consumo innecesario de recursos sanitarios que se puede evitar estableciendo precozmente el diagnóstico.

En la actualidad, la fibromialgia se encuentra claramente infradiagnosticada. Por ejemplo, en Alemania, en una base de datos de seguro sanitario se comprobó que solo había un 0,3 % de pacientes con este diagnóstico, mientras que la prevalencia en ese país de la fibromialgia alcanza al 2,3 % de la población. En otro estudio realizado en Japón vieron que solamente el 2,3 % de los pacientes que cumplían con los criterios diagnósticos de 2010 estaban diagnosticados de fibromialgia.

Uno de los motivos de que ocurra esta situación es el retraso en establecer el diagnóstico desde que aparecen los primeros síntomas de la enfermedad, que en la actualidad se calcula que puede estar en unos 6 años.

Diagnóstico diferencial

Hay que hacerlo con todas aquellas enfermedades en las que exista dolor crónico, especialmente cuando está localizado en el aparato locomotor. En este sentido, las enfermedades inflamatorias como la artritis reumatoide, las espondiloartropatías, el lupus eritematoso y otras enfermedades del tejido conectivo suelen ser las que plantean dudas con más frecuencia.

Debido a que el diagnóstico de la fibromialgia se hace por la presencia de las manifestaciones clínicas características, la anamnesis es suficiente para establecer el diagnóstico sin necesidad de otras pruebas complementarias. Es importante tener en cuenta que la fibromialgia puede coexistir como comorbilidad con otras enfermedades inflamatorias o de otro tipo y que la necesidad de determinaciones analíticas y pruebas complementarias queda determinada por la sospecha fundada de que pueda haber otra enfermedad, pero nunca por la fibromialgia.

> ! La anamnesis es suficiente para establecer el diagnóstico sin necesidad de otras pruebas complementarias.

Debido a que los reumatólogos son los que más familiarizados están con este tipo de enfermedades también son los que mayor seguridad tienen para establecer el diagnóstico de fibromialgia.

Comorbilidad por fibromialgia

La fibromialgia puede coexistir con otras enfermedades o desarrollarse durante su curso.

> ! La importancia de esta asociación radica en el hecho de que la presencia de la fibromialgia añade nuevos síntomas o incrementa los ya existentes y distorsiona la gravedad de otras enfermedades, lo que propicia los errores en la evaluación y tratamiento del paciente.

En los ensayos clínicos con fármacos es necesario valorar bien esta asociación por las posibles implicaciones a la hora de hacer una correcta interpretación de los resultados de los estudios.

Una de las enfermedades sobre las que se dispone de más información en este sentido es la artritis reumatoide, que se asocia con la fibromialgia hasta en el 15-20 % de los casos, cifra 7-8 veces mayor de la que cabría esperar teniendo en cuenta la prevalencia entre la población general.

Los pacientes con las dos enfermedades presentan un número significativamente mayor de articulaciones dolorosas, una evaluación peor de su estado de salud y más dolor, según el criterio del paciente; pero también un número más elevado de articulaciones inflamadas, según criterio del médico evaluador. Sin embargo, la velocidad de sedimentación y los índices de afectación articular en las radiografías, que son valores objetivos, no son significativamente distintos.

Esto se traduce en que el *Disease activity score* 28 (DAS28) en estos pacientes es significativamente más elevado que en aquellos otros que no tienen fibromialgia asociada y, como este índice permite clasificar el grado de actividad del paciente y las estrategias terapéuticas, se produce un mayor número en el consumo de fármacos biológicos y de glucocorticoides entre los pacientes que asocian fibromialgia y artritis reumatoide.

La presencia de comorbilidad por fibromialgia ha sido estudiada en otras enfermedades reumáticas, con unos porcentajes de asociación bastante elevados como para no tener en cuenta esta asociación (v. **Tabla 60-1**).

Se ha comprobado que la fibromialgia va apareciendo a lo largo de la evolución de la artritis reumatoide, lo que indica que los mecanismos de la inflamación y las alteraciones inmunológicas que tienen lugar en la artritis reumatoide desempeñan un papel determinante en su aparición. No se conocen los mecanismos involucrados en este proceso, pero el paso de citocinas, moléculas inflamatorias y anticuerpos a través de la barrera hematoencefálica que ocurre en la artritis reumatoide podría ocasionar un proceso de neuroinflamación relacionado con la aparición de la fibromialgia en estos pacientes.

Por otra parte, es preciso tener en cuenta que los pacientes con fibromialgia también pueden desarrollar otro tipo de enfermedades y que los síntomas que presentan no deben ser atribuidos siempre a la fibromialgia. De nuevo, una cuidadosa anamnesis dará una valiosa información sobre la situación del paciente.

Por último, debido al reciente auge que ha tenido la fibromialgia, en algunos medios se ha producido un claro sobrediagnóstico de la enfermedad. En una revisión del *National Health Interview Survey* de 2012 de Estados Unidos, se comprobó que el 75 % de los pacientes diagnosticados no cumplían con los criterios diagnósticos de fibromialgia.

Los problemas de salud que más se confunden con la fibromialgia y que se relacionan con el aumento en el número de diagnósticos son las sobrecargas del aparato locomotor, los dolores mecánicos de la menopausia, los síndromes metabólicos con sobrepeso y la artropatía degenerativa, que habrán de tenerse en cuenta a la hora de enfocar el tratamiento de estos pacientes.

TRATAMIENTO

Uno de los mitos más extendidos en la actualidad es que la fibromialgia no tiene tratamiento y que no se puede hacer nada por aliviar la situación de estos pacientes.

Nada más lejos de la realidad, ya que un buen control de la enfermedad disminuye las manifestaciones clínicas, mejora la calidad de vida y evita la evolución desfavorable del paciente. El 40 % de los pacientes con fibromialgia describen una mejoría clínicamente significativa a los 6 meses del tratamiento.

En el tratamiento de los pacientes con fibromialgia existen varias modalidades terapéuticas que han demostrado una clara eficacia (**Tabla 60-3**) y que se irán describiendo a continuación en los siguientes apartados.

 Un buen control de la fibromialgia disminuye las manifestaciones clínicas, mejora la calidad de vida y evita la evolución desfavorable del paciente.

Información y educación

El tratamiento debe comenzar con una adecuada información a los pacientes sobre su enfermedad. Las características propias de la fibromialgia, su complejidad o el desconocimiento generalizado que existe sobre ella propician la aparición de mitos e informaciones inapropiadas que complican el tratamiento de la enfermedad.

En la actualidad existen guías para pacientes, vídeos descriptivos, páginas en Internet o blogs informativos que ofrecen una información de buena calidad sobre la fibromialgia.

Además de informar al paciente, es recomendable que los familiares más cercanos conozcan también la realidad para apoyarle y entender las dificultades con las que se van a encontrar en el curso de la enfermedad.

Tratamiento farmacológico

Se han utilizado numerosos fármacos para tratar la fibromialgia, pero solo los fármacos antidepresivos, algunos anticonvulsivantes y los analgésicos simples son los que han demostrado una mayor eficacia en el control de los síntomas. En la actualidad, en Europa no existe ningún fármaco aprobado con la indicación de fibromialgia y en Estados Unidos solamente la duloxetina, el milnaciprán y la pregabalina están aprobados desde hace varios años para esta indicación.

 Los fármacos antidepresivos, algunos anticonvulsivantes y los analgésicos simples son los que han demostrado una mayor eficacia.

Antidepresivos

En la actualidad, se conocen varias familias de fármacos antidepresivos (**Tabla 60-4**), pero no todos han sido estudiados con la misma frecuencia por lo que los resultados sobre su eficacia son incompletos y favorecen a los más modernos, que son los mejor estudiados. Por otra parte, no existen apenas estudios comparativos entre diferentes antidepresivos que permitan conocer las diferencias entre ellos.

Un metaanálisis que evaluó en conjunto todos los ensayos clínicos con antidepresivos en el tratamiento de la fibromialgia, muestra una eficacia moderada con un tamaño del efecto de 0,3.

Tabla 60-3. Varias modalidades terapéuticas que han demostrado eficacia en el tratamiento de los pacientes con fibromialgia
Modalidad terapéutica
Información y educación del paciente
Fármacos
Fisioterapia y ejercicios físicos
Terapia psicológica
Tratamiento multidisciplinar

La amitriptilina, un antidepresivo tricíclico, a dosis subterapéuticas de 10 o 25 mg diarios es uno de los más utilizados desde hace tiempo. Existen numerosos estudios que demuestran la eficacia de este fármaco en la mejoría del sueño y en la disminución del dolor, aunque no tiene ningún efecto sobre el estado de ánimo, ya que se emplea a dosis bajas en estos pacientes. Se puede combinar con otros antidepresivos a dosis terapéuticas con bastante margen de seguridad.

Otro fármaco relacionado con esta misma familia y que se ha utilizado con éxito ha sido la ciclobenzaprina a dosis de 10 mg diarios. Está aprobado como relajante muscular, pero los efectos que produce son similares a los de la amitriptilina, si bien existe una menor evidencia sobre su eficacia.

Los inhibidores duales de la recaptación de serotonina y noradrenalina, como la duloxetina y el milnaciprán, son los mejor estudiados y con un mayor número de ensayos clínicos disponibles, que llevaron a su aprobación. La duloxetina se emplea a dosis de 60 mg diarios y ha demostrado una clara eficacia en la mejoría de los síntomas de dolor, fatiga

Tabla 60-4. Fármacos antidepresivos más utilizados en el tratamiento de la fibromialgia, según la familia a la que pertenecen	
Familia de antidepresivos	**Fármaco**
Antidepresivos tricíclicos	• Amitriptilina • Doxepina • Ciclobenzaprina
Inhibidores selectivos de la recaptación de serotonina	• Fluoxetina • Sertralina • Citalopram • Escitalopram
Inhibidores de la recaptación de serotonina y noradrenalina	• Venlafaxina • Milnaciprán • Duloxetina • Sibutramina
Inhibidores selectivos de la recaptación de noradrenalina	Reboxetina
Inhibidores reversibles de la monoaminoxidasa A	• Moclobemida • Pirlindol
Otras clases de antidepresivos	• Nefazodona • Trazodona • Mirtacipina • Bupropión

y síntomas depresivos de los pacientes con fibromialgia. El efecto secundario más importante que tiene es el aumento de peso, motivo por el que muchos pacientes dejan de utilizarlo.

El milnaciprán está aprobado para la fibromialgia en Estados Unidos, pero no para el tratamiento de los síndromes depresivos, al contrario de lo que ha ocurrido en Europa. En algunos países europeos, como Alemania, la Sociedad Alemana de Reumatología no recomienda su empleo en la fibromialgia por los efectos marginales que tiene y por una elevada toxicidad psiquiátrica. En Estados Unidos también se utiliza muy poco en la actualidad.

Otro antidepresivo inhibidor dual de la recaptación de serotonina y noradrenalina es la venlafaxina y su derivado, la desvenlafaxina, que se vienen utilizando para el tratamiento de los síndromes de depresión mayor desde hace tiempo con buenos resultados. Para el tratamiento la fibromialgia se ha empleado más recientemente y no existen todavía demasiados estudios sobre su eficacia, aunque es probable que los resultados sean similares a los anteriores. Las dosis más habituales de venlafaxina oscilan entre 75 y 150 mg diarios y las de desvenlafaxina entre 50 y 100 mg diarios.

Los antidepresivos más utilizados en la actualidad para el tratamiento de la ansiedad y los síndromes depresivos mayores son los inhibidores de la recaptación de serotonina, como la fluoxetina, paroxetina, escitalopram o sertralina. Los ensayos clínicos con estos fármacos para el tratamiento de la fibromialgia son bastante más escasos y, además, los resultados son más inconsistentes que con los anteriores. No obstante, debido a su acción favorable sobre las alteraciones del estado de ánimo y a los escasos efectos secundarios que tienen, en muchos pacientes se pueden utilizar y ver en qué medida controlan el resto de los síntomas de la fibromialgia.

Por otra parte, es frecuente que los antidepresivos pierdan su eficacia con el uso prolongado y en estos casos es conveniente cambiarlos por otros, por lo que es necesario estar familiarizados con varios de ellos.

Los antidepresivos más modernos, como la reboxetina, bupropión, trazodona o mirtazapina, se utilizan con éxito en los pacientes con síndrome depresivo, pero los estudios en la fibromialgia son muy reducidos.

Algunos de estos últimos se suelen utilizar para los trastornos del sueño, como la trazodona a dosis de 100 mg, o la mirtazapina a dosis de 15 mg por la noche, porque entre sus efectos secundarios se encuentra la somnolencia. Es frecuente asociarlos con otros antidepresivos de los comentados anteriormente con un buen margen de seguridad.

Anticonvulsivantes

El mecanismo genérico de acción de los fármacos anticonvulsivantes es la inhibición de los canales iónicos y la reducción de los estímulos eléctricos que llegan a los núcleos superiores de la corteza cerebral. De esta forma, reducen la posibilidad de las crisis convulsivas y también los estímulos eléctricos que conducen el dolor.

Algunos anticonvulsivantes (**Tabla 60-5**) han demostrado previamente su eficacia en el tratamiento del dolor neuropático, como la neuralgia del trigémino o la neuropatía diabética,

pero en el caso de la fibromialgia solamente la gabapentina y la pregabalina han demostrado eficacia en ensayos clínicos concluyentes.

Con respecto a otros anticonvulsivantes como la lamotrigina, carbamacepina o clonacepam, no existen estudios de calidad que permitan valorar su eficacia en la fibromialgia, por lo que no se puede recomendar su uso.

No obstante, el tamaño del efecto para estos fármacos es también moderado, como en los antidepresivos, y está en torno al 0,3.

Analgésicos, opioides y antinflamatorios

Los ensayos clínicos con estos fármacos en los pacientes con fibromialgia son escasos debido a las dificultades metodológicas para utilizarlos en monoterapia sin otro tipo de tratamiento asociado, motivo por el que la evidencia científica es reducida.

Hay que tener presente que el dolor en la fibromialgia es fundamentalmente de tipo nociplástico o central, en lugar de nociceptivo, que es para el que los analgésicos, opioides y los antiinflamatorios no esteroideos han sido mejor estudiados. Sin embargo, en el caso de dolor de tipo nociplástico la eficacia de estos fármacos es menor.

Por otra parte, la eficacia de los antinflamatorios no esteroideos es similar a la de los analgésicos simples, como el paracetamol, en cuanto al control del dolor. Sin embargo, la posibilidad de efectos secundarios cuando se consumen durante largos períodos de tiempo es bastante superior a la del paracetamol, por lo que se recomienda no utilizar antiinflamatorios no esteroideos en estos pacientes. En el caso de que se utilicen, es preferible que se haga solo durante cortos períodos de tiempo.

El tramadol es un opioide menor que se utiliza como analgesia simple, pero a dosis por encima de los 100 mg diarios empieza a tener los mismos efectos secundarios que los opioides mayores, por lo que también se desaconseja su uso a estas dosis. Sin embargo, hay algún ensayo clínico en el que se ha comprobado que a dosis bajas, de 37,5 mg cada 8 horas, asociado con paracetamol, resulta útil para el control del dolor en los pacientes con fibromialgia.

El consumo de opioides mayores, como fentanilo, oxicodona, buprenorfina o morfina, ha aumentado considerablemente en los últimos años entre estos pacientes. En Estados Unidos alcanza hasta el 24 % de los pacientes y en

Tabla 60-5. Fármacos anticonvulsivantes más conocidos y sus mecanismos de acción	
Mecanismo de acción	**Fármaco**
Bloqueantes de los canales de sodio de las membranas celulares	• Fenitoína • Carbamacepina • Oxcarbacepina • Lamotrigina
Inhibición sináptica mediada por ácido gammaminobutírico	• Clonacepam • Ácido valproico
Otros mecanismos de acción	• Gabapentina • Pregabalina • Topiramato

la actualidad se ha convertido en un problema de salud de primer orden. En España esta cifra es mucho menor, pero aun así es del 13 % y en los últimos años está mostrando una clara tendencia al alta.

El uso prolongado de opioides produce numerosos efectos secundarios que empeoran la situación del paciente. Alteraciones cognitivas graves, problemas digestivos, debilidad muscular, alteraciones psicopatológicas o dependencia grave son algunos de los efectos secundarios que agravan el pronóstico de la enfermedad. Por otra parte, el consumo crónico de opioides se ha comprobado que está relacionado con un aumento del número de fallecimientos y de suicidios.

 La Sociedad Española de Reumatología, al igual que otras sociedades científicas, como la European League Against Rheumatism (EULAR), desaconsejan su uso en los pacientes con fibromialgia.

Benzodiacepinas

Esta familia de fármacos se utiliza mucho para tratar diversos síntomas, como insomnio, ansiedad, depresión, piernas inquietas, contracturas musculares o crisis epilépticas, entre los más frecuentes. España es uno de los países con mayor consumo de benzodiacepinas, de manera que el 23 % de la población general las ha tomado en algún momento.

La eficacia para tratar los síntomas mencionados depende de la duración del tiempo que se consuman; se calcula que los efectos beneficiosos desaparecen a las pocas semanas del tratamiento.

Los efectos secundarios de este grupo de fármacos son numerosos, entre los que los más habituales son las alteraciones cognitivas (se han llegado a relacionar con cuadros de demencia), debilidad muscular, apatía, alteraciones del estado del ánimo o dependencia del fármaco, con síndromes de abstinencia tras su retirada.

En el caso de los pacientes con fibromialgia, el 50 % de ellos reciben benzodiacepinas como tratamiento habitual. Sin embargo, no existe una buena evidencia científica que demuestre su utilidad en ellos, que continúan con síntomas de insomnio y ansiedad a pesar de estar consumiendo benzodiacepinas. La Sociedad Española de Reumatología, al igual que otras sociedades científicas, como EULAR, también desaconsejan su uso en los pacientes con fibromialgia y recomiendan tratar de mejorar esos síntomas con el empleo de otro tipo de fármacos o terapias físicas o psicológicas.

 No existe una buena evidencia científica que demuestre la utilidad de las benzodiacepinas en la fibromialgia.

Para el insomnio y la ansiedad es para lo que más se utilizan las benzodiacepinas, pero se ha comprobado que a los pocos meses del inicio ya no se mejoran estas manifestaciones clínicas. Es aconsejable utilizar antidepresivos como amitriptilina, trazodona o mirtazapina a dosis bajas para mejorar el sueño, e ir rotándolos cada cierto tiempo. Los antidepresivos con más perfil ansiolítico pueden mejorar la ansiedad sin necesidad de utilizar benzodiacepinas.

Otros fármacos

En realidad, se han probado multitud de fármacos con efectos sobre el sistema nervioso central en los pacientes con fibromialgia para el control de sus síntomas. Así, existen estudios sobre fármacos antihistamínicos, antipsicóticos, fármacos Z (zolpidem, zopiclona), antieméticos, inhibidores reversibles de la monoaminooxidasa (pirlindol), agonista de los receptores de dopamina (pramipexol), bloqueante de los receptores 5HT (ritanserina, tropisetrón), S-adenosil-metionina, 5-hidroxitriptofano, ácido gammahidroxibutírico y modafinilo, entre los más conocidos.

En general, aunque algunos de estos estudios muestran resultados favorables en el tratamiento de los síntomas de la enfermedad, el número de ensayos clínicos es muy reducido y tampoco se han repetido después de los estudios iniciales, por lo que la información sigue siendo escasa y no permite obtener un buen grado de evidencia científica para recomendar su empleo en estos pacientes.

También se han estudiado tratamientos hormonales con calcitonina, hormona tiroidea, melatonina, corticoesteroides, dehidroepiandrosterona y hormona del crecimiento, pero su eficacia ha sido moderada, y los efectos secundarios a largo plazo, como en el caso de los corticoesteroides, desaconsejan su empleo en estos pacientes.

Estrategias de prescripción de fármacos

Un porcentaje elevado de los pacientes con fibromialgia se encuentra polimedicado y, sin embargo, la eficacia de la medicación es reducida y los efectos secundarios del tipo de medicación son muy numerosos e importantes.

 Hay que tener en cuenta que algunos de los efectos secundarios de los fármacos son idénticos a los propios síntomas de la enfermedad, por lo que siempre se debe pensar si se están aumentando las manifestaciones clínicas del paciente con el uso de algunos fármacos.

Esto último es de especial relevancia en aquellos pacientes en los que los síntomas se mantienen invariables a pesar de estar tomando alguna medicación.

En general, es importante mantener al paciente con fibromialgia con el menor número posible de fármacos y evitar aquellos que claramente están desaconsejados, como se ha visto a lo largo de este apartado.

Terapia física y fisioterapia

Una de las medidas que ha demostrado una eficacia mayor para el control de los síntomas de los pacientes con fibromialgia es la práctica de ejercicio físico.

El tamaño del efecto, en algún metaanálisis, alcanza el valor del 0,4, por encima del tratamiento farmacológico.

Varios de los síntomas de la fibromialgia, como el sueño, el cansancio, la ansiedad, el dolor o el estado de ánimo, mejoran con el ejercicio físico. En este sentido, el ejercicio puede reducir considerablemente el uso de fármacos, algo que ya se ha visto que es necesario en estos pacientes.

Existen numerosos estudios que demuestran la eficacia de cualquier tipo de ejercicio, pero los aeróbicos son los que parecen tener una mayor eficacia si se comparan con, por ejemplo, los ejercicios de flexibilización.

La práctica de ejercicio físico no debe ser considerada como una medida terapéutica aplicada puntualmente durante un corto período de tiempo, sino más bien como un hábito saludable que hay que hacer a diario. Es preferible que el ejercicio físico lo elija el propio paciente, ya que de esta forma se conseguirá una mayor adherencia al tratamiento que si se le indica cualquier ejercicio que no le guste o que le resulte difícil de practicar.

Para asegurar una correcta práctica del ejercicio físico es recomendable el apoyo de un fisioterapeuta que oriente al paciente sobre la manera más conveniente de comenzar y vigile posteriormente que se están cumpliendo los objetivos.

Terapias psicológicas

Diferentes terapias psicológicas han demostrado también ser eficaces en el tratamiento de estos pacientes, entre las que se encuentran las terapias cognitivo-conductuales, el *mindfulness* y diversas intervenciones basadas en la relajación.

El tamaño del efecto de estas terapias también ha sido moderado en algunos metaanálisis, y en la mayoría de los trabajos las terapias psicológicas se añaden al resto de los tratamientos, con lo que resulta más complicado medir su eficacia aisladamente.

Terapias alternativas

Alrededor de la fibromialgia han ido surgiendo numerosas terapias alternativas de todo tipo. Múltiples revisiones sistemáticas han abordado el estudio sobre la eficacia de la mayoría de estas terapias y los resultados han sido bastante homogéneos en cuanto a que no existe una adecuada evidencia científica que permita recomendar ninguna de ellas.

Sin embargo, algunos pacientes sienten alivio con alguna de estas terapias, bien sea por efecto placebo o por el efecto relajante que producen y ello puede resultar útil para su mejoría.

El papel del médico cuando un paciente le plantea estos tratamientos debe ser explicarle la evidencia que existe sobre la eficacia de estas medidas y valorar los efectos secundarios indeseables que le puede ocasionar al enfermo, incluido el impacto económico que le pueda suponer.

Terapia multidisciplinar

La combinación de los diversos tratamientos y las medidas terapéuticas ya comentadas es lo que ha demostrado una eficacia mayor en el tratamiento de estos pacientes. Algunos estudios de metaanálisis muestran que el tamaño de efecto

es del 0,6, bastante por encima del que muestran cada una de las modalidades terapéuticas cuando se aplican de forma individual.

 El tratamiento multidisciplinar es el que ha demostrado una eficacia mayor en el tratamiento de estos pacientes.

Sin embargo, la dificultad que existe para combinar todas estas terapias en un mismo paciente hace que esta modalidad sea la más difícil de aplicar de forma sistematizada.

IMPACTO DE LA ENFERMEDAD

La fibromialgia es una de las enfermedades con una peor calidad de vida percibida por el paciente.

Además de la repercusión directa ocasionada por las múltiples manifestaciones clínicas, las consecuencias de la enfermedad sobre el paciente afectan a su vida personal, familiar, social y laboral. Para hacerse una idea de la magnitud de este impacto, sirva como ejemplo conocer que los pacientes con fibromialgia tienen una tasa mayor de fracasos en su vida familiar, con más divorcios y con un mayor número de personas que viven solas. La tasa de suicidios entre los pacientes con fibromialgia triplica a la de la población general.

Por otra parte, el gasto sanitario de la fibromialgia es equiparable al de otras enfermedades crónicas, como la enfermedad de Alzheimer, y dentro de las enfermedades reumáticas ocupa el segundo lugar después de la artritis reumatoide.

EVOLUCIÓN Y PRONÓSTICO

La fibromialgia evoluciona en forma de episodios que aparecen en relación con situaciones de estrés vividas por el paciente, pero también de forma espontánea sin ningún desencadenante conocido. La duración, intensidad y frecuencia de los episodios es muy variable y depende de cada paciente.

La tendencia que sigue la enfermedad es hacia la cronificación, con épocas con más o menos síntomas, pero por lo general siempre con la presencia de alguno de ellos.

En el momento actual el objetivo del tratamiento debe ser mejorar la situación clínica del paciente, conseguir una estabilización de los síntomas y, sobre todo, evitar el deterioro progresivo del paciente y de su entorno.

FUTURO DE LA FIBROMIALGIA

En la actualidad el estudio de la fibromialgia es uno de los campos de investigación más activos que existen en el terreno de las neurociencias, con hallazgos cada vez más prometedores.

Se va conociendo cada día mejor, pero todavía hay que hacer un esfuerzo para que los médicos de nuestro sistema sanitario tengan más en cuenta esta enfermedad.

También hay que conseguir que los estudiantes que se están formando en las aulas de las facultades de medicina conozcan la importancia que tiene esta enfermedad y la manera de reducir su impacto sobre los pacientes y la sociedad.

PUNTOS CLAVE

- La fibromialgia es una enfermedad muy frecuente entre la población general.
- Se origina como consecuencia de un proceso de neuroinflamación.
- Se caracteriza por la presencia de multitud de síntomas, además del dolor.
- Es una de las enfermedades con peor calidad de vida percibida.

- No existe ninguna prueba de laboratorio que permita establecer el diagnóstico.
- El tratamiento mejora las manifestaciones clínicas y evita la progresión de la enfermedad.
- Los opioides mayores y las benzodiacepinas no están recomendadas para su tratamiento.

BIBLIOGRAFÍA

Agencia Española de Medicamentos y Productos Sanitarios. Utilización de medicamentos opioides en España durante el periodo 2008-2015 [Internet]. 2017. Disponible en: https://www.aemps.gob.es/medicamentosUsoHumano/observatorio/docs/opioides-2008-2015.pdf

Basu N, Kaplan CM, Ichesco E, Larkin T, Harris RE, Murray A, et al. Neurobiologic features of fibromyalgia are also present among rheumatoid arthritis patients. Arthritis Rheumatol. 2018;70(7):1000-7.

Bennett R. Tramadol and acetaminophen combination tablets in the treatment of fibromyalgia pain: a double-blind, randomized, placebo-controlled study. Am J Med. 2003;114(7):537-45.

Choy E, Perrot S, Leon T, Kaplan J, Petersel D, Ginovker A, Kramer E. A patient survey of the impact of fibromyalgia and the journey to diagnosis. BMC Health Serv Res. 20106;10:102.

Collado A, Gómez E, Coscolla R, Sunyol R, Solé E, Rivera J, et al. Work, family and social environment in patients with Fibromyalgia in Spain: an epidemiological study: EPIFFAC study. BMC Health Serv Res. 2014;14:513.

Fitzcharles MA, Ste-Marie PA, Goldenberg DL, Pereira JX, Abbey S, Choinière M, et al. Canadian Pain Society and Canadian Rheumatology Association recommendations for rational care of persons with fibromyalgia: a summary report. J Rheumatol. 2013;40(8):1388-93.

Font Gayà T, Bordoy Ferrer C, Juan Mas A, Seoane-Mato D, Álvarez Reyes F, Delgado Sánchez M, et al. Prevalence of fibromyalgia and associated factors in Spain. Clin Exp Rheumatol. 2020;38 Suppl 123(1):47-52.

Gamero Ruiz F, Gabriel Sánchez R, Carbonell Abello J, Tornero Molina J, Sánchez-Magro I. El dolor en las consultas de Reumatología españolas: estudio epidemiológico EPIDOR. Rev Clin Esp. 2005;205(4):157-63.

Häuser W, Schug S, Furlan AD. The opioid epidemic and national guidelines for opioid therapy for chronic noncancer pain: a perspective from different continents. PAIN Reports. 2017;2(3):e599.

Häuser W, Walitt B, Fitzcharles MA, Sommer C. Review of pharmacological therapies in fibromyalgia syndrome. Arthritis Res Ther. 2014;16(1):201.

Huerta C, Abbing-Karahagopian V, Requena G, Oliva B, Álvarez Y, Gardarsdottir H, et al. Exposure to benzodiazepines (anxiolytics, hypnotics and related drugs) in seven European electronic healthcare databases: a cross-national descriptive study from the PROTECT-EU Project. Pharmacoepidemiol Drug Saf. 2016;25 Suppl 1:56-65.

Macfarlane GJ, Kronisch C, Atzeni F, Häuser W, Choy EH, Amris K, et al. EULAR recommendations for management of fibromyalgia. Ann Rheum Dis. 2017;76(12):e54.

Marschall U, Arnold B, Häuser W. Treatment and healthcare costs of fibromyalgia syndrome in Germany: analysis of the data of the Barmer health insurance (BEK) from 2008-2009]. Schmerz. 2011;25(4):402-4, 406-10.

Martínez-Lavín M. Centralized nociplastic pain causing fibromyalgia: an emperor with no cloths? Clin Rheumatol. 2022;41(12):3915-7.

Nakamura I, Nishioka K, Usui C, Osada K, Ichibayashi H, Ishida M, et al. An epidemiologic internet survey of fibromyalgia and chronic pain in Japan. Arthritis Care Res (Hoboken). 2014;66(7):1093-101.

Naranjo A, Ojeda S, Francisco F, Erausquin C, Rúa-Figueroa I, Rodríguez-Lozano C. Fibromyalgia in patients with rheumatoid arthritis is associated with higher scores of disability. Ann Rheum Dis. 2002;61(7):660-1.

Nüesch E, Häuser W, Bernardy K, Barth J, Jüni P. Comparative efficacy of pharmacological and non-pharmacological interventions in fibromyalgia syndrome: network meta-analysis. Ann Rheum Dis. 2013;72(6):955-62.

Perrot S, Choy E, Petersel D, Ginovker A, Kramer E. Survey of physician experiences and perceptions about the diagnosis and treatment of fibromyalgia. BMC Health Serv Res. 2012;12:356.

Queiroz LP. Worldwide epidemiology of fibromyalgia. Curr Pain Headache Rep. 2013;17(8):356.

Rivera J, Rejas J, Esteve-Vives J, Vallejo MA; Group ICAF. Resource utilization and health care costs in patients diagnosed with fibromyalgia in Spain. Clin Exp Rheumatol. 2009;27(5 Suppl 56):S39-45.

Rivera J, Vallejo MA. Fibromyalgia is associated to receiving chronic medications beyond appropriateness: a cross-sectional study. Rheumatol Int. 2016;36(12):1691-9.

Rivera Redondo J, Díaz del Campo Fontecha P, Alegre de Miquel C, Almirall Bernabé M, Casanueva Fernández B, Castillo Ojeda C, et al. Recomendaciones SER sobre el manejo de los pacientes con fibromialgia. Parte I: Diagnóstico y tratamiento. Reumatol Clin. 2022;18:131-40.

Rivera Redondo J, Díaz del Campo Fontecha P, Alegre de Miquel C, Almirall Bernabé M, Casanueva Fernández B, Castillo Ojeda C, et al. Recomendaciones SER sobre el manejo de los pacientes con fibromialgia. Parte II: educación del paciente y formación de los profesionales. Reumatol Clin. 2022;18:260-5.

Sluka KA, Clauw DJ. Neurobiology of fibromyalgia and chronic widespread pain. Neuroscience. 2016;338:114-29.

Walitt B, Ceko M, Gracely JL, Gracely RH. Neuroimaging of central sensitivity syndromes: key insights from the scientific literature. Curr Rheumatol Rev. 2016;12(1):55-87.

Walitt B, Nahin RL, Katz RS, Bergman MJ, Wolfe F. The prevalence and characteristics of fibromyalgia in the 2012 National Health Interview Survey. PLoS One. 2015;10(9):e0138024.

Wolfe F, Clauw DJ, Fitzcharles MA, Goldenberg DL, Häuser W, Katz RL, et al. 2016 rto the 2010/2011 fibromyalgia diagnostic criteria. Semin Arthritis Rheum. 2016;46(3):319-29.

Índice analítico

Los números de página seguidos de una «t» o «f» hacen referencia a tablas o figuras respectivamente